# Endodontia
## Biologia e Técnica

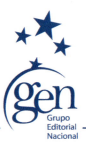

O GEN | Grupo Editorial Nacional – maior plataforma editorial brasileira no segmento científico, técnico e profissional – publica conteúdos nas áreas de ciências da saúde, exatas, humanas, jurídicas e sociais aplicadas, além de prover serviços direcionados à educação continuada e à preparação para concursos.

As editoras que integram o GEN, das mais respeitadas no mercado editorial, construíram catálogos inigualáveis, com obras decisivas para a formação acadêmica e o aperfeiçoamento de várias gerações de profissionais e estudantes, tendo se tornado sinônimo de qualidade e seriedade.

A missão do GEN e dos núcleos de conteúdo que o compõem é prover a melhor informação científica e distribuí-la de maneira flexível e conveniente, a preços justos, gerando benefícios e servindo a autores, docentes, livreiros, funcionários, colaboradores e acionistas.

Nosso comportamento ético incondicional e nossa responsabilidade social e ambiental são reforçados pela natureza educacional de nossa atividade e dão sustentabilidade ao crescimento contínuo e à rentabilidade do grupo.

# Endodontia
## Biologia e Técnica

**5ª Edição**

### Hélio Pereira Lopes

Professor dos Cursos de Especialização em Endodontia da INCO 25
e da FUNORTE, Núcleo Governador Valadares, MG

Coronel-Dentista R/1 do Exército Brasileiro

Doutor em Endodontia pela Universidade Estácio de Sá (UNESA)

Livre-Docente em Endodontia pela Universidade do Estado do Rio de Janeiro (UERJ)

### José Freitas Siqueira Jr.

Professor Adjunto do Programa de Pós-Graduação em Odontologia da
Universidade do Grande Rio (UNIGRANRIO), Duque de Caxias, RJ

Professor Titular de Endodontia da Universidade Iguaçu (UNIG), Nova Iguaçu, RJ

Mestre e Doutor em Ciências pela Universidade Federal do Rio de Janeiro (UFRJ)

Especialista em Endodontia pela Universidade Federal do Rio de Janeiro (UFRJ)

Pesquisador 1A do Conselho Nacional de Desenvolvimento Científico e Tecnológico (CNPq)

Laureado com o Louis I. Grossman Award da American Association of Endodontists em 2014

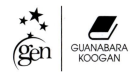

- Os autores deste livro e a editora empenharam seus melhores esforços para assegurar que as informações e os procedimentos apresentados no texto estejam em acordo com os padrões aceitos à época da publicação, *e todos os dados foram atualizados pelos autores até a data do fechamento do livro*. Entretanto, tendo em conta a evolução das ciências, as atualizações legislativas, as mudanças regulamentares governamentais e o constante fluxo de novas informações sobre os temas que constam do livro, recomendamos enfaticamente que os leitores consultem sempre outras fontes fidedignas, de modo a se certificarem de que as informações contidas no texto estão corretas e de que não houve alterações nas recomendações ou na legislação regulamentadora.

- Data do fechamento do livro: 01/06/2020

- Os autores e a editora se empenharam para citar adequadamente e dar o devido crédito a todos os detentores de direitos autorais de qualquer material utilizado neste livro, dispondo-se a possíveis acertos posteriores caso, inadvertida e involuntariamente, a identificação de algum deles tenha sido omitida.

- **Atendimento ao cliente: (11) 5080-0751 | faleconosco@grupogen.com.br**

- Direitos exclusivos para a língua portuguesa
  Copyright © 2020 by
  **GEN | Grupo Editorial Nacional S.A.**
  *Publicado pelo selo Editora Guanabara Koogan Ltda.*
  Travessa do Ouvidor, 11
  Rio de Janeiro – RJ – 20040-040
  www.grupogen.com.br

- Reservados todos os direitos. É proibida a duplicação ou reprodução deste volume, no todo ou em parte, em quaisquer formas ou por quaisquer meios (eletrônico, mecânico, gravação, fotocópia, distribuição pela Internet ou outros), sem permissão, por escrito, do GEN | Grupo Editorial Nacional Participações Ltda.

- Capa: Bruno Sales

- Editoração eletrônica: Estúdio Castellani

- Ficha catalográfica

---

L852e
5. ed.
    Lopes, Hélio Pereira
       Endodontia : biologia e técnica / Hélio Pereira Lopes, José Freitas Siqueira Jr ; colaboração Adalberto Ramos Vieira ... [et al.]. – 5. ed. – [Reimpr.] – Rio de Janeiro : GEN | Grupo Editorial Nacional. Publicado pelo selo Editora Guanabara Koogan Ltda., 2023.
       : il. ; 28 cm.

       Inclui índice
       ISBN 978-85-9515-0348

       1. Endodontia. I. Siqueira Jr., José Freitas. II. Vieira, Adalberto Ramos. III. Título.

20-63986                                           CDD: 617.6342
                                                             CDU: 616.314.18

---

Leandra Felix da Cruz Candido – Bibliotecária – CRB-7/6135

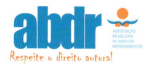

# Dedicatória

Este livro é dedicado às nossas esposas Isabelita Lopes e Isabela das Neves Rôças Siqueira; aos nossos filhos Marcelo e Isabela Lopes e Thaís, Marcus Vinícius e Esther Siqueira; aos netos (Hélio Lopes) Lucas, Daniel e Davi Lopes Vale; e aos nossos pais e irmãos.

# Agradecimentos

Muitas pessoas contribuíram decisivamente para que lográssemos êxito nesta jornada. Portanto, gostaríamos de expressar nossos sinceros e humildes agradecimentos às nossas famílias, aos amigos, às equipes de Endodontia das instituições de ensino UNESA, UNIG e UNIGRANRIO, aos nossos alunos e a todos os autores que colaboraram para esta edição e para as edições anteriores. Também somos gratos a todos da equipe do GEN | Grupo Editorial Nacional, especialmente a Juliana Affonso, Alice Barducci e Silvia Paes, pela forma competente com que produziram esta nova edição.

E, certamente, agradecemos a Deus por tudo.

# Prefácio à 5ª Edição

Cerca de 20 anos se passaram desde a publicação da primeira edição de *Endodontia: Biologia e Técnica*. Havíamos nos conhecido dois anos antes e um grande número de afinidades e coincidências (como o fato de fazermos aniversário no mesmo dia) fez com que estreitássemos nossos laços de amizade, consolidando uma parceria que dura até hoje, fundamentada em respeito e admiração. Dos nossos feitos e realizações juntos, no campo profissional, este livro, que chega à 5ª edição, é sem dúvida um dos mais impactantes. É gratificante saber que esta obra tem sido um grande sucesso editorial ao longo dessas duas décadas, tendo contribuído para a formação, o aperfeiçoamento e a atualização de um grande número de cirurgiões-dentistas brasileiros.

Esses 20 anos passaram rápido demais! Grandes avanços científicos na Endodontia puderam ser testemunhados e, a cada edição, praticamente um novo livro teve de ser preparado. A Endodontia se firma cada vez mais como uma das mais relevantes especialidades da Odontologia. Ela participa fortemente do quadro de promoção de saúde bucal e geral do paciente, por lidar com as lesões perirradiculares, uma das doenças infecciosas mais comuns que afetam humanos. As diferentes modalidades de tratamento endodôntico avançaram na previsibilidade dos resultados para salvar os dentes e mantê-los na boca assintomáticos e saudáveis. O tratamento endodôntico baseado em evidências tornou-se uma realidade e é a pedra fundamental deste livro. Buscamos, como profissionais de saúde, melhorar a qualidade de vida de nossos semelhantes. Desta forma, devemos oferecer aos nossos pacientes o que é melhor para eles. E o melhor é o que está comprovado pela Ciência.

Esta nova edição conta com capítulos praticamente reescritos por nós e pelos colaboradores de algumas edições anteriores. Também foram incluídos capítulos de novos colaboradores que aceitaram gentilmente se unir a nós neste desafio. A profundidade com que os assuntos são discutidos e a forma de apresentação fazem com que o livro seja útil para leitores em todos os níveis de formação: alunos de graduação, especialização, mestrado e doutorado, clínicos gerais, especialistas e professores.

Continuamos, ao longo dessas duas últimas décadas, e inclusive nesta nova edição, com o objetivo precípuo de transmitir o que há de mais consolidado e atual no conhecimento das duas diretrizes que representam a base sólida que sustenta a Endodontia – a Biologia e a Técnica. Não deve existir dicotomia entre as duas áreas, pois são indissociáveis. Uma não pode existir sem a outra. A integração entre elas permite o exercício de uma prática clínica salutar, segura e bem-sucedida. É a tão sonhada e verdadeira "Excelência" da Endodontia.

**Hélio Pereira Lopes**
**José Freitas Siqueira Jr.**

# Colaboradores

**Adalberto R. Vieira**
Professor Adjunto do Departamento de Endodontia do Centro Universitário Newton Paiva, Belo Horizonte, MG. Professor do Curso de Especialização em Endodontia da Associação Brasileira de Endodontia (ABO), Juiz de Fora, MG.

**Alejandro R. Pérez**
Pesquisador Associado do Grupo de Pesquisas em Odontologia (GPqO) da Universidade Iguaçu (UNIG), Nova Iguaçu, RJ.

**Ana M. Teles**
Professora Auxiliar da Faculdade de Ciências da Saúde, Medicina Dentária da Conservação – Endodontia, Universidade Fernando Pessoa, Portugal.

**Anibal R. Diogenes**
Professor Assistente do Departamento de Endodontia da University of Texas Health Science Center at San Antonio, San Antonio, Texas, Estados Unidos.

**Asgeir Sigurdsson**
Departamento de Endodontia da New York University College of Dentistry, Nova York, Estados Unidos. Clínica Privada de Endodontia, Reykjavik, Islândia.

**Carlos A. F. Murgel**
Professor de Microscopia Operatória e Endodontia da Pacific Endodontic Research Foundation, San Diego, Califórnia, Estados Unidos. Clínica Privada de Endodontia, Campinas, SP.

**Carlos N. Elias**
Professor do Curso de Pós-Graduação em Ciências dos Materiais (Mestrado e Doutorado) do Instituto Militar de Engenharia, RJ.

**Conor Durack**
Clínica Privada de Endodontia, Limerick, Irlanda.

**Domenico Ricucci**
Clínica Privada de Endodontia, Roma, Itália.

**Eduardo Nunes**
Professor Adjunto IV da Pontifícia Universidade Católica de Minas Gerais, MG.

**Emmanuel J. N. L. Silva**
Professor Adjunto da Universidade do Estado do Rio de Janeiro (UERJ), da Universidade do Grande Rio (UNIGRANRIO), e da Universidade Federal Fluminense (UFF), RJ.

**Fábio R. Pires**
Professor do Programa de Pós-Graduação em Odontologia da Universidade Estácio de Sá (UNESA), RJ. Professor Associado de Patologia Bucal da Universidade do Estado do Rio de Janeiro (UERJ).

**Flávio R. F. Alves**
Professor Titular de Endodontia da Universidade Iguaçu (UNIG), Nova Iguaçu, RJ. Coordenador do Programa de Pós-Graduação em Odontologia da Universidade do Grande Rio (UNIGRANRIO), Duque de Caxias, RJ.

**Frank F. Silveira**
Professor Adjunto IV da Pontifícia Universidade Católica de Minas Gerais, MG. Professor Titular da Faculdade de Odontologia, Universidade de Itaúna, MG.

**Gilberto Debelian**
Clínica Privada de Endodontia, Bekkestua, Noruega.

**Graziela Bianchi Leoni**
Professora Assistente do Departamento de Endodontia da Universidade de Ribeirão Preto (Unaerp), SP.

**Ilan Rotstein**
Professor Titular de Endodontia da University of Southern California (USC), Los Angeles, Califórnia, Estados Unidos.

**Inês de Fátima A. J. Inojosa**
Professora Associada de Endodontia da Faculdade de Odontologia da Universidade Federal de Alagoas, AL.

**Irene Pina Vaz**
Professora Associada com Agregação da Faculdade de Medicina Dentária da Universidade do Porto da FMDUP, Portugal. Coordenadora do Curso de Especialização em Endodontia da FMDUP, Portugal.

**Isabela N. Rôças**
Professora Adjunta do Programa de Pós-Graduação em Odontologia da Universidade do Grande Rio (UNIGRANRIO), e Professora Titular de Endodontia da Universidade de Iguaçu (UNIG), Nova Iguaçu, RJ.

**Jesus D. Pécora**
Professor Titular do Departamento de Endodontia da Faculdade de Odontologia de Ribeirão Preto, Universidade de São Paulo (FORP-USP). Editor do Brazilian Dental Journal.

**José Claudio Provenzano**
Professor Adjunto do Programa de Pós-Graduação em Odontologia da Universidade Estácio de Sá (UNESA), RJ, e de Endodontia da Universidade Iguaçu (UNIG), Nova Iguaçu, RJ.

**José Maurício P. Camargo**
Professor Coordenador do Curso de Especialização em Endodontia do Instituto Grisi de Odontologia – Ribeirão Preto, SP. Professor Coordenador dos Cursos de Atualização em Endodontia e Microcirurgia Parendodôntica da Associação dos Cirurgiões-Dentistas de Campinas (ACDC) e do Instituto Grisi de Odontologia – Ribeirão Preto, SP.

**Juan A. Pacheco-Yanes**
Clínica Privada de Endodontia, Caracas, Venezuela.

**Juliane M. Guerreiro-Tanomaru**
Professor Adjunto de Endodontia da Faculdade de Odontologia de Araraquara – Universidade Estadual Paulista (UNESP), SP.

**Kenneth M. Hargreaves**
Professor Titular do Departamento de Endodontia e Professor do Departamento de Farmacologia da University of Texas Health Science Center at San Antonio, San Antonio, Texas, Estados Unidos. Editor-Chefe do Journal of Endodontics.

**Luciana Armada**
Professora Adjunta do Programa de Pós-Graduação em Odontologia da Universidade Estácio de Sá (UNESA), RJ.

**Manoel Brito-Júnior**
Professor Doutor do Departamento de Odontologia da Universidade Estadual de Montes Claros – Unimontes, MG. Diretor da Faculdade de Ciências Odontológicas (FCO) do Norte de Minas, Montes Claros, MG.

**Manoel D. Sousa-Neto**
Professor Titular do Departamento de Endodontia da Faculdade de Odontologia de Ribeirão Preto, Universidade de São Paulo (FORP-USP), SP. Editor do Brazilian Dental Journal.

**Marcelo Sendra**
Coordenador do Curso de Especialização em Endodontia da INCO 25, RJ. Coronel-Dentista R1 do Exército Brasileiro.

**Márcia V. B. Vieira**
Professora do Curso de Especialização em Endodontia das Faculdades Integradas do Norte de Minas (Funorte), Núcleo Governador Valadares, MG, e da INCO 25, RJ.

**Marco Antonio H. Duarte**
Professor Titular do Departamento de Dentística, Endodontia e Materiais Odontológicos da Faculdade de Odontologia de Bauru/Universidade de São Paulo (USP), SP. Coordenador do Programa de Ciências Odontológicas Aplicadas da Faculdade de Odontologia de Bauru/USP, SP.

**Marco A. Versiani**
Coronel-Dentista e Gerente Regional de Saúde da Polícia Militar de Minas Gerais, MG. Clínica Privada em Endodontia, MG.

**Marcus V. Freire**
Professor Adjunto de Endodontia da Universidade Federal do Rio de Janeiro (UFRJ), RJ.

**Marcus Vinicius R. Só**
Professor Associado III de Endodontia da Universidade Federal do Rio Grande do Sul (UFRS), RS. Professor Efetivo do Programa de Pós-Graduação da UFRS, RS.

**Mario Tanomaru-Filho**
Professor Titular da Disciplina de Endodontia da Faculdade de Odontologia de Araraquara – Universidade Estadual Paulista (UNESP), SP. Coordenador do Curso de Especialização em Endodontia da Faepo/UNESP, SP.

**Martin Trope**
Professor do Departamento de Endodontia, School of Dental Medicine, University of Pennsylvania, Philadelphia, Estados Unidos.

**Mônica A. S. Neves**
Professora do Programa de Pós-Graduação em Odontologia da Universidade Estácio de Sá (UNESA), RJ.

**Murilo P. Alcalde**
Professor de Endodontia na Universidade Sagrado Coração, SP. Professor Substituto de Endodontia do Departamento de Dentística, Endodontia e Materiais Odontológicos da Faculdade de Odontologia de Bauru/Universidade de São Paulo (USP), SP. Coordenador

dos Cursos de Especialização e Aperfeiçoamento da Associação Paulista de Cirurgiões-Dentistas (APCD)/Regional Bauru e do Centro de Especialidades Odontológicas (CEO), Marília, SP.

**Navid Saberi**
Clínica Privada de Endodontia, Brighton, Reino Unido.

**Rafael V. Camargo**
Professor do Curso de Especialização em Endodontia do Instituto Grisi de Odontologia – Ribeirão Preto, SP. Professor dos Cursos de Atualização em Endodontia e Microcirurgia Parendodôntica da Associação dos Cirurgiões-Dentistas de Campinas (ACDC) e do Instituto Grisi de Odontologia – Ribeirão Preto, SP.

**Roberta Bosso-Martelo**
Professora Adjunta do Departamento de Clínica Odontológica da Faculdade de Odontologia da Universidade Federal da Bahia (UFBA), BA.

**Rodrigo R. Vivan**
Professor Associado do Departamento de Dentística, Endodontia e Materiais Odontológicos da Faculdade de Odontologia de Bauru/Universidade de São Paulo (USP), SP. Coordenador do Curso de Especialização da Fundação Bauruense de Estudos Odontológicos (FUNBEO/USP), SP.

**Shanon Patel**
Professor do Department of Conservative Dentistry, King's College London Dental Institute, Londres, Reino Unido.

**Stéphanie Q. Tonelli**
Professora do Centro Universitário Faculdades Integradas Pitágoras de Montes Claros (UNIFIPMoc), MG. Professora das Faculdades Verde Norte (FAVENORTE), MG.

**Vania R. C. Fontanella**
Professora Titular da Universidade Federal do Rio Grande do Sul (UFRGS). Editora Responsável pela Revista da Associação Brasileira de Ensino Odontológico (ABENO).

**Victor T. L. Vieira**
Professor Adjunto do Programa de Pós-Graduação em Odontologia da Universidade do Grande Rio (UNIGRANRIO), RJ.

**Wanderson M. M. Chiesa**
Professor Adjunto da Universidade do Estado do Amazonas (UEA), AM. Coordenador do Curso de Especialização em Endodontia da Ceproeducar Cursos de Capacitação em Odontologia, AM.

**Wantuil R. Araujo Filho**
Professor Associado do Instituto de Saúde de Nova Friburgo da Universidade Federal Fluminense (UFF), RJ.

**Weber S. P. Lopes**
Coordenador e Professor dos Cursos de Aperfeiçoamento e Especialização em Endodontia da Associação Brasileira de Odontologia, Regional Juiz de Fora (ABO/JF), MG.

# Material Suplementar

Este livro conta com o seguinte material suplementar:

- Referências bibliográficas
- Vídeos.

O acesso ao material suplementar é gratuito. Basta que o leitor se cadastre, faça seu *login* em nosso *site* (www.grupogen.com.br) e, após, clique em Ambiente de aprendizagem. Em seguida, insira no canto superior esquerdo o código PIN de acesso localizado na primeira capa interna deste livro.

*O acesso ao material suplementar online fica disponível até seis meses após a edição do livro ser retirada do mercado.*

Caso haja alguma mudança no sistema ou dificuldade de acesso, entre em contato conosco (gendigital@grupogen.com.br).

# Sumário

## PARTE 1

## Biologia Endodôntica, 1

**1** Biologia Pulpar e Perirradicular, 2
José F. Siqueira Jr. | Isabela N. Rôças | Luciana Armada | Domenico Ricucci

**2** Patologia Pulpar e Perirradicular, 13
Isabela N. Rôças | José F. Siqueira Jr. | Fábio R. Pires | Domenico Ricucci

**3** Diagnóstico Diferencial das Lesões Perirradiculares Inflamatórias, 50
Fábio R. Pires

**4** Microbiologia Endodôntica, 66
José F. Siqueira Jr. | Isabela N. Rôças

## PARTE 2

## Preparação para o Tratamento Endodôntico, 97

**5** Diagnóstico em Endodontia, 98

**5.1** Diagnóstico e Seleção de Casos, 98
Wanderson M. M. Chiesa | Wantuil R. Araujo Filho | Marcelo Sendra

**5.2** Aspectos Radiográficos de Interesse Endodôntico, 129
Marcus Vinicius R. Só | Vania R. C. Fontanella

**5.3** Tomografia Computadorizada de Feixe Cônico em Endodontia, 137
Navid Saberi | Shanon Patel | Conor Durack

**6** Preparação para o Tratamento Endodôntico, 152

**6.1** Esterilização e Desinfecção em Endodontia, 152
Flávio R. F. Alves | José Claudio Provenzano

**6.2** Anestesia em Endodontia, 159
José F. Siqueira Jr. | Isabela N. Rôças | Flávio R. F. Alves | Alejandro R. Pérez

**6.3** Isolamento Absoluto em Endodontia, 171
Inês de Fátima A. J. Inojosa

## PARTE 3

## Tratamento Endodôntico: Princípios e Técnica, 181

**7** Anatomia Interna, 182
Marco A. Versiani | Graziela Bianchi Leoni | Jesus D. Pécora | Manoel D. Sousa-Neto

**8** Acesso Coronário e Localização dos Canais Radiculares, 223
Weber S. P. Lopes | Adalberto R. Vieira

**9** Fundamentação Filosófica do Tratamento Endodôntico, 253
José F. Siqueira Jr. | Isabela N. Rôças | Hélio P. Lopes

**10** Instrumentos Endodônticos, 286

  **10.1** Instrumentos Endodônticos de Aço Inoxidável e Níquel Titânio, 286
  Hélio P. Lopes | Carlos N. Elias | Márcia V. B. Vieira | Victor T. L. Vieira

  **10.2** Dispositivos Mecânicos de Acionamento de Instrumentos Endodônticos, 346
  Hélio P. Lopes | Carlos N. Elias | Márcia V. B. Vieira | Victor T. L. Vieira

  **10.3** Instrumentos Endodônticos Especiais de Aço Inoxidável Mecanizados, 352
  Hélio P. Lopes | Carlos N. Elias | Márcia V. B. Vieira | Victor T. L. Vieira

  **10.4** Defeitos do Processo de Fabricação de Instrumentos Endodônticos, 358
  Hélio P. Lopes | Carlos N. Elias | Márcia V. B. Vieira | Victor T. L. Vieira

  **10.5** Corrosão dos Instrumentos Endodônticos, 361
  Hélio P. Lopes | Carlos N. Elias | Márcia V. B. Vieira | Victor T. L. Vieira

**11** Preparo Químico-Mecânico dos Canais Radiculares, 364
Hélio P. Lopes | José F. Siqueira Jr. | Isabela N. Rôças | Carlos N. Elias | Márcia V. B. Vieira

**12** Fratura dos Instrumentos Endodônticos: Fundamentos Teóricos e Práticos, 420
Hélio P. Lopes | Carlos N. Elias | José F. Siqueira Jr. | Victor T. L. Vieira

**13** Acidentes e Complicações em Endodontia, 440
Hélio P. Lopes | José F. Siqueira Jr. | Emmanuel J. N. L. Silva | Marcelo Sendra | Carlos N. Elias

**14** Irrigação dos Canais Radiculares, 468

  **14.1** Irrigação: Aspectos Físicos, 468
  Marco Antonio H. Duarte | Rodrigo R. Vivan | Murilo P. Alcalde

  **14.2** Irrigação: Substâncias Químicas Empregadas no Preparo de Canais Radiculares, 479
  Hélio P. Lopes | José F. Siqueira Jr. | Isabela N. Rôças | Carlos N. Elias

**15** Medicação Intracanal, 497
José F. Siqueira Jr. | Isabela N. Rôças | Hélio P. Lopes

**16** Obturação dos Canais Radiculares, 521

  **16.1** Materiais Obturadores, 521
  Mario Tanomaru-Filho | Roberta Bosso-Martelo | Juliane M. Guerreiro-Tanomaru

  **16.2** Princípios e Técnica de Compactação Lateral, 536
  José F. Siqueira Jr. | Hélio P. Lopes | Irene Pina Vaz | Ana M. Teles | Isabela N. Rôças

  **16.3** Técnicas de Termoplastificação da Guta-Percha, 559
  Manoel Brito-Júnior | Stéphanie Q. Tonelli | Eduardo Nunes | Frank F. Silveira

**17** Reparação Pós-Tratamento Endodôntico, 572
Domenico Ricucci | José F. Siqueira Jr.

## PARTE 4

# Fracasso Endodôntico: Causas e Manejo, 587

**18** Tratamento do Fracasso Endodôntico, 588

**18.1** Causas do Fracasso Endodôntico, 588
Isabela N. Rôças | José F. Siqueira Jr.

**18.2** Retratamento Endodôntico, 598
Hélio P. Lopes | José F. Siqueira Jr. | Carlos N. Elias

**18.3** Cirurgia Perirradicular, 625
Carlos A. F. Murgel | José Maurício P. Camargo | Rafael V. Camargo

**19** Causas e Manejo da Dor Crônica Persistente Pós-Obturação, 667
José F. Siqueira Jr. | Isabela N. Rôças | Marcus V. Freire | Hélio P. Lopes

## PARTE 5

# Tópicos Relacionados, 677

**20** Emergências e Urgências em Endodontia, 678
José F. Siqueira Jr. | Isabela N. Rôças | Hélio P. Lopes

**21** Analgésicos em Endodontia, 689
Anibal R. Diogenes | Kenneth M. Hargreaves

**22** Antibióticos Sistêmicos em Endodontia, 701
José F. Siqueira Jr. | Isabela N. Rôças

**23** Traumatismo Dentário, 714
Asgeir Sigurdsson | Gilberto Debelian | Martin Trope

**24** Reabsorções Dentárias, 739
Hélio P. Lopes | Isabela N. Rôças | José F. Siqueira Jr.

**25** Tratamento Endodôntico de Dentes com Rizogênese Incompleta, 761
Hélio P. Lopes | José F. Siqueira Jr. | Mônica A. S. Neves | Juan A. Pacheco-Yanes

**26** Inter-Relação de Endodontia e Periodontia, 776
Ilan Rotstein

**27** Síndrome do Dente Rachado, 800
Domenico Ricucci

Índice Alfabético, 806

# PARTE 1

# Biologia Endodôntica

# Biologia Pulpar e Perirradicular

José F. Siqueira Jr. | Isabela N. Rôças | Luciana Armada | Domenico Ricucci

A dentina e a polpa são tecidos que possuem origem embrionária semelhante, estão intimamente integrados em relação à anatomia e à fisiologia e frequentemente são considerados um complexo – o complexo dentinopulpar. Este encontra-se geralmente isolado do ambiente oral pelo revestimento de esmalte, na coroa, e de cemento, na raiz. Quando essas camadas protetoras naturais são perdidas, o complexo pode ser exposto a agentes irritantes e responder de diferentes formas. A presença de túbulos dentinários assegura que o estímulo aplicado à dentina geralmente resulte em efeito sobre a polpa. Por essa razão, o complexo responde a estímulos externos de forma integrada.

A polpa dental pode ser anatomicamente dividida em coronária (porção do tecido presente na câmara pulpar) e radicular (porção presente no canal radicular). A polpa radicular se conecta com o ligamento periodontal diretamente pelos forames apical(is) e lateral(is). Consequentemente, alterações patológicas no tecido pulpar podem afetar, por extensão, os tecidos perirradiculares (ligamento periodontal, osso alveolar e cemento). Este capítulo aborda os aspectos morfológicos, fisiológicos e fisiopatológicos do complexo dentinopulpar e dos tecidos perirradiculares. A compreensão desses conceitos básicos da ciência endodôntica é essencial para a realização de uma prática clínica de excelência.

## Embriologia do complexo dentinopulpar

O dente deriva de dois tipos de tecidos embrionários básicos: o ectoderma, que origina o esmalte, e o ectomesênquima, derivado da crista neural, que origina a dentina, a polpa e os tecidos periodontais (incluindo os perirradiculares). O início da formação do dente ocorre durante a sexta semana de vida embrionária e se caracteriza por um espessamento localizado do ectoderma oral, associado aos processos embrionários maxilar e mandibular. Esse crescimento epitelial ocasiona a formação da lâmina dentária.

A etapa seguinte do desenvolvimento dentário é dividida em três estágios sequenciais, que são denominados de acordo com a morfologia do desenvolvimento do germe dentário: (a) botão, (b) capuz e (c) campânula.[1] No estágio inicial, o germe dentário assume a forma de um "botão", em decorrência da proliferação do epitélio da lâmina dentária do ectomesênquima (Figura 1.1A). A proliferação epitelial contínua origina o órgão do esmalte e forma uma concavidade semelhante a um "capuz" (Figura 1.1B). O germe dentário aumenta e a invaginação se torna mais profunda, tomando uma forma semelhante a um "sino", característica do estágio de campânula (Figura 1.1C). O tecido localizado no interior da invaginação é conhecido como papila dentária e será responsável por originar a dentina e a polpa.[2,3]

Durante o estágio de campânula, as células da camada interna do órgão do esmalte se diferenciam em ameloblastos. A seguir, as células da camada externa da papila dentária se diferenciam em odontoblastos por meio de um processo iniciado e modulado por fatores de crescimento e moléculas sinalizadoras liberados por células do epitélio interno do esmalte. Os odontoblastos iniciam a deposição da matriz de dentina e a primeira a ser formada é denominada dentina do manto.

A formação radicular se inicia quando as células dos epitélios interno e externo do esmalte convergem para formar a alça cervical, que demarca o término anatômico da coroa e o ponto no qual a raiz começa a se formar.[1,3] A fusão epitelial origina a bainha epitelial de Hertwig, que orienta e inicia a formação radicular, fornecendo sinais para a diferenciação dos odontoblastos e a produção adicional de dentina. Após a deposição da primeira camada de dentina da raiz, a membrana basal abaixo da bainha epitelial de Hertwig se fragmenta. Em seguida, as células da camada mais interna da bainha secretam um material hialino sobre a dentina recém-formada, formando a camada hialina de Hopewell-Smith. Essa camada será importante para auxiliar na adesão do cemento à dentina radicular.[4]

Os tecidos perirradiculares são originários do ectomesênquima condensado que envolve o órgão do esmalte e a papila dentária e forma o folículo (ou saco) dentário.[3] Após a deposição da dentina, os fragmentos da bainha epitelial de Hertwig e as células do folículo dentário entram em contato com a dentina formada e, em seguida, se diferenciam em cementoblastos. Essas

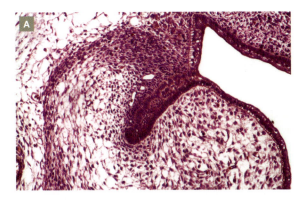
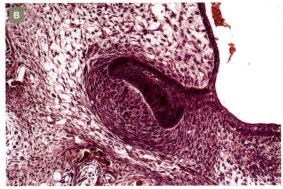
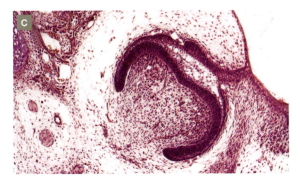

**Figura 1.1** Estágios de desenvolvimento do dente. **A.** Botão. **B.** Capuz. **C.** Câmpanula inicial.

células depositam cemento acelular sobre a camada hialina. Em sequência, feixes de colágeno, denominados fibras de Sharpey, são produzidos por fibroblastos na região central do folículo dentário, sendo incorporados ao cemento em formação.[4] Concomitantemente, as células na área mais externa do folículo dentário se diferenciam em osteoblastos e começam a produzir osso, que vai ancorar as fibras do ligamento periodontal. Os fibroblastos produzem uma quantidade maior de colágeno para originar as principais fibras do ligamento periodontal. As células-tronco mesenquimais indiferenciadas, abundantes no ligamento periodontal, são capazes de se diferenciar nas principais células produtoras de matriz dos tecidos perirradiculares, ou seja, fibroblastos, cementoblastos e osteoblastos.[1,3,5] A Tabela 1.1 resume a origem dos tecidos dentários e perirradiculares.

O tecido que se encontra frouxamente ligado ao ápice de uma raiz em desenvolvimento passou a ser denominado papila apical. Foi identificada uma zona apical rica em células, inclusive células-tronco, no limite entre a papila apical e a polpa radicular.[6] As características desse tecido fundamentam os procedimentos de Endodontia Regenerativa,[7] discutidos no Capítulo 25, Tratamento Endodôntico de Dentes com Rizogênese Incompleta.

## Dentina

### Composição

A dentina é um tecido mineralizado que constitui grande parte da estrutura dentária. É formada por 70% de material inorgânico, principalmente cristais de hidroxiapatita, 10% de água e 20% de matriz orgânica, composta principalmente de colágeno (cerca de 90%).[1,5] O colágeno tipo I é o mais abundante, mas o tipo V também pode ser encontrado em menor proporção. A matriz orgânica também contém diversas proteínas não

**Tabela 1.1** Formação do dente e dos tecidos perirradiculares.

| Componentes do germe dentário | Células do germe dentário | | Produto/resultado |
|---|---|---|---|
| Órgão do esmalte | Alça cervical | } Bainha epitelial de Hertwig | Forma da raiz |
| | Epitélio externo do esmalte<br>Retículo estrelado<br>Estrato intermediário<br>Epitélio interno do esmalte | } Epitélio reduzido do esmalte | Inserção epitelial primária |
| | Epitélio interno do esmalte | } Ameloblastos | Esmalte<br>Forma da coroa |
| Papila dentária | Odontoblastos | | Dentina<br>Forma da coroa |
| | Células mesenquimais indiferenciadas, fibroblastos | | Polpa |
| Folículo dentário | Cementoblastos | | Cemento |
| | Fibroblastos | | Ligamento periodontal |
| | Osteoblastos | | Osso alveolar |

colagenosas, incluindo fosfoproteínas dentinárias, proteoglicanas, fosfoglicoproteína de matriz extracelular, sialoproteínas dentinárias, osteonectina, osteocalcina e osteopontina.[1,5,8-10] Muitas dessas proteínas também estão presentes na matriz óssea, enquanto outras, como fosfoproteínas e sialoproteínas dentinárias, são mais características da dentina.[10]

Muitos fatores de crescimento também são encontrados na matriz orgânica da dentina, incluindo o fator de crescimento transformante beta (TGF-β), fatores de crescimento semelhantes à insulina 1 e 2 (IGF-1 e IGF-2), fator de crescimento de fibroblastos 2 (FGF-2), proteínas morfogenéticas ósseas (BMP) e fatores de crescimento angiogênico, como fator de crescimento derivado de plaquetas (PDGF) e fator de crescimento endotelial vascular (VEGF). Esses fatores são ligados à matriz da dentina durante a dentinogênese, mas podem ser liberados durante o processo de dissolução da dentina (p. ex., durante lesões cariosas) e contribuir em eventos de reparo, incluindo a estimulação da formação de dentina terciária.[11] A dentina também possui um pequeno percentual de lipídios.[8]

## Tipos de dentina

Existem diferentes tipos de dentina. A *dentina do manto* é a primeira a ser formada e está localizada imediatamente abaixo do esmalte ou cemento. A *dentina primária* é fisiologicamente depositada pelos odontoblastos durante a formação do dente e constitui grande parte da estrutura dentária.[12] A *pré-dentina* é uma zona estreita com espessura de 10 a 40 μm de tecido dentinário não mineralizado, localizada entre a camada odontoblástica e a dentina mineralizada. Durante a dentinogênese, os odontoblastos se movem em direção centrípeta, deixando seus processos celulares no interior da dentina para formar os túbulos dentinários (Figura 1.2). O processo odontoblástico se estende de um terço até a metade do túbulo. A dentina que reveste o interior dos túbulos é denominada *dentina intratubular* (peritubular). A dentina que circunda a dentina intratubular constitui grande parte da massa dentinária e é denominada *dentina intertubular*. A dentina intratubular é mais calcificada e rígida do que a dentina intertubular.

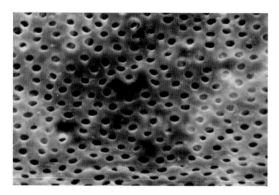

**Figura 1.2** Túbulos dentinários em seção transversal. Microscopia eletrônica de varredura.

A *dentina secundária* é depositada fisiologicamente após a raiz estar completamente formada e o ápice ter alcançado o estágio final de desenvolvimento. É depositada por odontoblastos originais em taxa menor do que a primária.

A *dentina terciária* é formada em resposta a estímulos externos. É depositada no lado pulpar, logo abaixo do local de injúria. A taxa de deposição é proporcional ao grau de agressão.[12] A dentina terciária pode ser categorizada como reacional ou reparadora. A *dentina reacional* é produzida por odontoblastos que sobreviveram à injúria e exibem túbulos que são contínuos aos túbulos da dentina secundária. A *dentina reparadora*, por sua vez, é formada por células recém-diferenciadas semelhantes aos odontoblastos, que se originam a partir de células-tronco mesenquimais da polpa; os odontoblastos originais são destruídos pelo estímulo nocivo.[13] Na dentina reparadora, os túbulos (se presentes) não são contínuos aos túbulos da dentina secundária.

A *dentina esclerosada* (ou esclerótica) é caracterizada pela obliteração total ou parcial dos túbulos dentinários e pode ser resultado tanto do aumento da produção de dentina intratubular como da deposição de hidroxiapatita e de cristais de whitlockita (forma não usual de fosfato de cálcio) na luz tubular. As dentinas terciária e esclerosada podem ser importantes mecanismos de defesa do complexo dentinopulpar contra agressões externas (ver Capítulo 2, Patologia Pulpar e Perirradicular).

## Túbulos dentinários

Os túbulos dentinários se estendem por toda a espessura da dentina e apresentam conformação cônica, com o diâmetro maior voltado para a polpa (média de 2,5 μm) e o diâmetro menor voltado para a periferia, próximo ao esmalte ou cemento (média de 0,9 μm).[14] A densidade tubular também é maior próximo à polpa, com aproximadamente 65.000 túbulos/mm², quando comparada com aproximadamente 15.000 túbulos/mm² na junção amelodentinária (JAD).[14,15] A área ocupada pelos túbulos dentinários varia de 1% (na JAD) a 30% (próximo à polpa). Túbulos associados à polpa viva contêm fluido dentinário, processos odontoblásticos, terminações nervosas (somente até 100 μm de profundidade), colágeno tipo I, proteoglicanas e outras proteínas. Como consequência da presença do conteúdo tubular, o diâmetro funcional ou fisiológico dos túbulos dentinários corresponde a apenas 5 a 10% do diâmetro anatômico observado por microscopia eletrônica de varredura.[16]

## Permeabilidade e sensibilidade

A estrutura tubular confere à dentina duas propriedades importantes: permeabilidade e sensibilidade. Por causa da permeabilidade, qualquer substância aplicada à dentina tem o potencial de atingir e afetar a polpa. A permeabilidade dentinária depende essencialmente de alguns importantes fatores físico-químicos, incluindo a área da superfície de difusão dentinária, a espessura da dentina, a proximidade com a polpa e algumas características do soluto (tamanho, carga, concentração e solubilidade).[17] Uma vez que tanto a densidade quanto o diâmetro dos túbulos aumentam com a profundidade, a permeabilidade da dentina aumenta substancialmente com a proximidade da polpa. A presença de *smear layer* (camada de *debris* dentinários de 1 a 5 μm de espessura formada após o corte da dentina) e o grau de oclusão dos túbulos (p. ex., em virtude da esclerose) também influenciam a permeabilidade.[17,18]

A sensibilidade dentinária também está relacionada com a existência dos túbulos. Apesar de outras teorias tentarem explicar os mecanismos de sensibilidade dentinária, a teoria hidrodinâmica é a mais aceita atualmente. Essa teoria considera que estímulos externos atuam na dentina, induzindo o movimento abrupto do fluido dentinário no interior dos túbulos, seja em direção à polpa ou em direção à periferia, dependendo do estímulo (Figura 1.3). O rápido deslocamento do fluido dentinário por estímulos térmicos (calor e frio), mecânicos (mastigação e sondagem), osmóticos (doces) e evaporativos (jato de ar) provoca o deslocamento de odontoblastos e a deformação mecânica direta das terminações nervosas sensoriais de baixo limiar, as fibras A-δ, gerando dor. Essas fibras apresentam localização periférica na polpa e se encontram em íntimo contato com odontoblastos nos túbulos ou na camada odontoblástica adjacente.

## Polpa

### Funções

As principais funções da polpa dental são:

a. Formativa: os odontoblastos do tecido pulpar são responsáveis pela dentinogênese.[3]

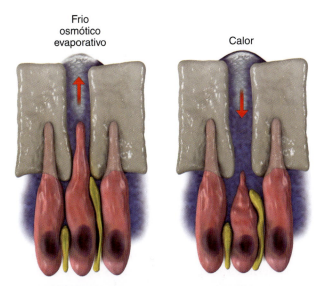

**Figura 1.3** Teoria hidrodinâmica da sensibilidade da dentina. Estímulos externos causam movimento do fluido dentinário em direção externa ou interna, com consequente distorção mecânica e ativação das fibras nervosas sensoriais.

b. Sensitiva: a inervação sensorial pulpar atua como um sistema de alarme eficaz, indicando alterações na normalidade. Por exemplo, em um dente despolpado, a sensação dolorosa não será percebida até que eventuais estímulos nocivos afetem os tecidos ao redor da raiz.[19]

c. Nutritiva: a vascularização pulpar fornece oxigênio e nutrientes, essenciais para a formação de dentina e para a própria sobrevivência pulpar.

d. Defensiva: o tecido pulpar pode se defender contra infecções por meio da produção de dentina esclerosada e/ou terciária e da ativação da resposta imune. Dentes com polpas sadias, que possuem vascularização abundante, são muito mais resistentes à infecção. Uma vez que a infecção pulpar somente se desenvolve em casos nos quais a polpa está necrosada ou foi removida, depreende-se que a manutenção da vitalidade pulpar pode ser considerada a melhor forma de prevenção da lesão perirradicular.

### Composição

A polpa dental é um tecido conjuntivo frouxo, constituído por células, matriz extracelular, vasos sanguíneos e nervos. Os odontoblastos são as células mais características do complexo dentinopulpar. Estão organizados em uma única camada de células (a camada odontoblástica) no limite entre a dentina e a polpa (Figura 1.4). O corpo celular do odontoblasto está localizado na camada pulpar adjacente à pré-dentina. Essa célula também apresenta uma projeção citoplasmática que foi deixada para trás durante a dentinogênese para formar o túbulo dentinário, denominada processo odontoblástico. Os odontoblastos maduros são células altamente diferenciadas que perdem a capacidade de realizar mitose. Apresentam formato colunar, são mais numerosos na região coronária da polpa e são achatados e menos numerosos na região radicular.

Fibroblastos, células-tronco mesenquimais indiferenciadas e diversas células de defesa (macrófagos, células dendríticas, linfócitos) também estão presentes na polpa. O fibroblasto é o tipo de célula mais abundante da polpa (Figura 1.5) e é responsável pela produção e manutenção do colágeno. As células-tronco mesenquimais indiferenciadas se encontram distribuídas por todo o tecido pulpar, sendo mais numerosas na região da polpa propriamente dita.[20] Essas células têm a capacidade de se diferenciar em células semelhantes a odontoblastos em resposta a injúria e estimulação.[21]

A matriz extracelular da polpa é produzida principalmente por fibroblastos e consiste em proteínas colagenosas e não colagenosas. Colágeno dos tipos I e III correspondem à grande maioria do total de fibras colágenas do tecido pulpar. As proteínas não colagenosas incluem laminina, fibronectina, tenascina e proteoglicanas. Por causa da alta celularidade, a polpa dental possui 10 a 15% de sua massa seca composta por lipídios.[8]

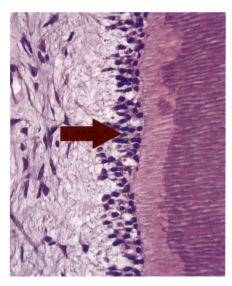

**Figura 1.4** Os odontoblastos formam uma camada (*seta*) na periferia da polpa em contato com a dentina. Essas células são características da polpa.

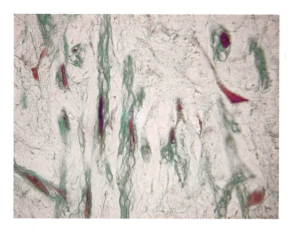

**Figura 1.5** Fibroblastos da polpa. Estas células são as mais abundantes no tecido pulpar.

## Zonas da polpa

Histologicamente, zonas distintas são perceptíveis na polpa sadia (Figura 1.6). A *camada odontoblástica* é a zona mais periférica da polpa e se encontra adjacente à pré-dentina. Uma área de alta densidade celular, contendo fibroblastos, células-tronco indiferenciadas e células imunes, é observada na região pulpar denominada *zona rica em células*, que é separada da camada odontoblástica pela *zona pobre em células* (ou *zona de Weil*). A zona rica em células é mais proeminente na polpa coronária do que na polpa radicular. A zona pobre em células, por sua vez, contém capilares sanguíneos, uma rica rede de fibras nervosas (formando o plexo nervoso de Rashkow) e processos fibroblásticos. A polpa ainda apresenta uma região denominada *polpa propriamente dita*, que é a zona central e contém os maiores vasos sanguíneos e nervos, junto a fibroblastos e outras células.

## Vascularização

O suprimento sanguíneo principal para a polpa provém de vasos que penetram pelo forame apical e se estendem no sentido coronário, ramificando-se extensivamente. A vascularização é originada a partir dos ramos da artéria infraorbital, da artéria alveolar posterossuperior e da artéria alveolar inferior, que, por sua vez, têm origem na artéria maxilar, um ramo da artéria carótida externa (Figura 1.7). Ocasionalmente, duas arteríolas, com cerca de 100 μm (ou até menos) de diâmetro, entram pelo forame apical e se posicionam um pouco deslocadas do centro do tecido pulpar.[1,22] Essas arteríolas se estendem longitudinalmente em direção à polpa coronária, enquanto numerosos capilares se ramificam em ângulo reto para formar uma densa rede de capilares na periferia da polpa (Figuras 1.8 e 1.9). O sangue em seguida drena para as vênulas, que geralmente são inferiores a 200 μm de diâmetro e ocupam uma área maior na porção central da polpa.[22]

A microcirculação pulpar também apresenta anastomoses arteriovenosas, anastomoses venovenosas e arteríolas que formam alças em U, que participam da regulação do fluxo sanguíneo.[23,24]

Ao contrário da maioria dos tecidos vascularizados do corpo, a polpa dental não possui um verdadeiro suprimento sanguíneo colateral, o que torna esse tecido mais suscetível aos efeitos deletérios de uma inflamação grave.

A função primária da microcirculação em qualquer tecido é fornecer oxigênio e nutrientes para as células e remover dióxido de carbono e resíduos do metabolismo celular para fora do tecido. O percentual do volume de tecido pulpar ocupado por vasos sanguíneos é de cerca de 14%.[25] Consequentemente, a polpa dental tem um dos

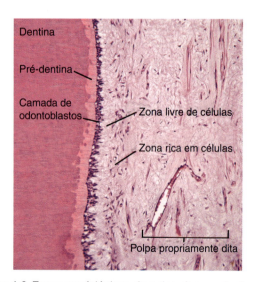

**Figura 1.6** Zonas morfológicas da polpa. A *camada de odontoblastos* é a zona mais periférica, revestindo internamente a pré-dentina. A *zona livre de células* (ou zona de Weil) contém capilares sanguíneos e uma rica rede de fibras nervosas (plexo nervoso de Rashkow). Uma alta densidade de células, incluindo fibroblastos, células mesenquimais indiferenciadas e células da defesa imune, forma a *zona rica em células*. A zona central da polpa, ou *polpa propriamente dita*, contém vasos e nervos mais calibrosos, além de fibroblastos e outras células.

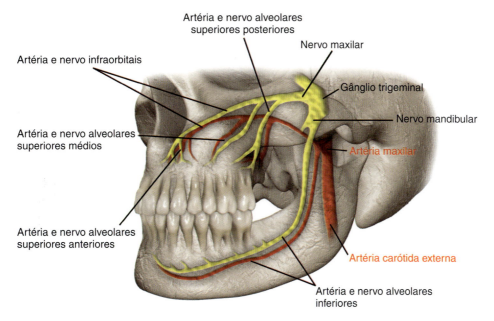

**Figura 1.7** Suprimento vascular e inervação sensorial da polpa e dos tecidos perirradiculares.

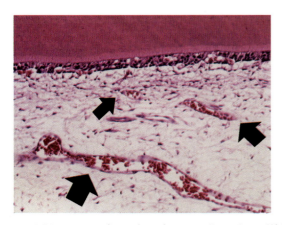

**Figura 1.8** Vasos sanguíneos (*setas*) na porção mais periférica da polpa.

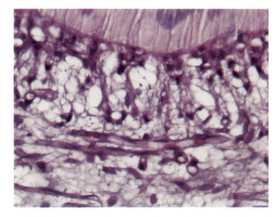

**Figura 1.9** Vasos sanguíneos próximos à camada de odontoblastos.

maiores valores de fluxo sanguíneo por unidade de peso entre os tecidos orais.[22] O fluxo sanguíneo pulpar é de aproximadamente 40 a 50 mℓ/minuto/100 g.[22] As medições da pressão de arteríolas, capilares e vênulas na polpa revelaram, respectivamente, os valores de 43 mmHg, 35 mmHg e 19 mmHg.[26] A pressão tecidual na polpa normal tem sido estimada em cerca de 6 a 11 mmHg.[27-29] Em condições de exposição da dentina, essa pressão relativamente alta provoca um fluxo de fluido dentinário em direção externa. Se a exposição da dentina foi causada por cárie, esse mecanismo auxilia a diluir os produtos bacterianos e oferece resistência à invasão bacteriana da polpa viva através dos túbulos.

## Inervação

Aproximadamente 1.000 a 2.000 nervos penetram em um único dente – 80% são amielinizados e 20% são mielinizados. Os nervos pulpares geralmente seguem o trajeto dos vasos sanguíneos que se estendem e ramificam no sentido coronário. Na zona subodontoblástica pobre em células, as fibras nervosas originam uma rica rede de terminações nervosas para formar o plexo nervoso de Rashkow.

A polpa dental apresenta inervação sensorial e autônoma. A inervação sensorial da polpa e dos tecidos perirradiculares é originada das divisões maxilar e mandibular do nervo trigêmeo (quinto par craniano) (Figura 1.7). Os neurônios sensoriais do trigêmeo possuem uma projeção primária aferente que se encerra como terminações nervosas livres na polpa e no tecido periodontal.

A inervação sensorial da polpa é representada por três tipos de fibras nervosas trigeminais: A-β, A-δ e C (Tabela 1.2). As fibras nervosas A-β são mielinizadas com rápida velocidade de condução. Constituem apenas um pequeno percentual das fibras mielinizadas (1 a 5%) e possuem função ainda desconhecida no tecido pulpar. Acredita-se que essas fibras possam ser recrutadas para nocicepção. As fibras nervosas A-δ também são mielinizadas, com rápida velocidade de condução e baixo limiar de excitabilidade.[5,30] As fibras A-δ medeiam a dor aguda e transitória

**Tabela 1.2** Características dos principais tipos de fibras nervosas encontradas na polpa.

| Fibra | Função | Diâmetro (μm) | Velocidade de condução (m/s) |
|---|---|---|---|
| Aβ | Pressão, toque | 5 a 12 | 30 a 70 |
| Aδ | Dor, temperatura, toque | 1 a 5 | 6 a 30 |
| C | Dor | 0,4 a 1 | 0,5 a 2 |
| Simpática | Simpática pós-ganglionar | 0,3 a 1,3 | 0,7 a 2,3 |

**Tabela 1.3** Percentual de túbulos dentinários contendo terminações nervosas em diferentes áreas do dente.

| Localização | Pré-dentina (%) | Matriz mineralizada (%) | Dentina a 100 μm de profundidade (%) |
|---|---|---|---|
| Cornos pulpares | 27 | 11 | 8 |
| Resto da coroa | 14 | 6 | 2 |
| Raiz | 11 | 0 | 0 |

*Dados de acordo com Lilja, 1980.[31]

característica da sensibilidade dentinária. Após deixar o plexo nervoso de Rashkow, as fibras A-δ perdem os envoltórios de células de Schwann e acabam como terminações nervosas livres na camada odontoblástica e no limite entre a polpa e a dentina. Essas fibras podem penetrar em alguns túbulos e se estender por não mais que 100 μm de profundidade, principalmente na dentina coronária e raramente na dentina radicular.[31] As fibras nervosas sensoriais mielínicas são especialmente numerosas na região próxima à extremidade do corno pulpar, o que torna essa área a região mais sensível da dentina (Tabela 1.3).[31-33]

A inervação mielinizada da polpa não alcança plena maturação e organização até que o dente esteja totalmente formado, o que ajuda a explicar por que a polpa de dentes jovens é menos responsiva a testes de sensibilidade do que a de adultos.[34]

As fibras do tipo C são amielínicas, com velocidade de condução lenta e alto limiar de excitabilidade.[5,30] A estimulação das fibras C produz uma dor que se caracteriza por ser lenta, excruciante e, algumas vezes, difusa, típica de pulpite irreversível sintomática. A inflamação pulpar grave pode causar aumento da pressão tecidual e redução nos níveis de oxigênio, comprometendo a função condutora das fibras A-δ, mas praticamente não afetando as fibras C.

A inervação autônoma da polpa é representada por fibras nervosas simpáticas provenientes do gânglio cervical superior. Estão relacionadas com a modulação neurogênica da microcirculação e existem suspeitas de que essas fibras exerçam algum papel na dentinogênese.

## Os tecidos perirradiculares

Os tecidos perirradiculares compreendem o cemento, o ligamento periodontal e o osso alveolar (Figuras 1.10A e B). A região perirradicular que circunda o terço apical da raiz é usualmente referida como "periápice" ou "tecidos periapicais".

## Ligamento periodontal

O ligamento periodontal é um tecido conjuntivo particularmente adequado para a sua função principal, que é sustentar o dente no seu alvéolo, permitindo que ele resista às cargas de compressão decorrentes da mastigação.

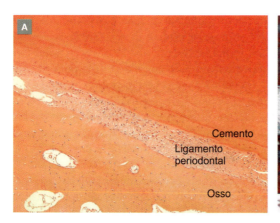
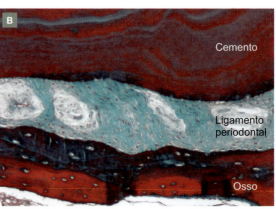

**Figura 1.10** Tecidos perirradiculares. **A.** Coloração de hematoxilina e eosina. **B.** Tricrômico de Masson.

Também atua como receptor sensorial indispensável para o posicionamento adequado da maxila e da mandíbula durante a função mastigatória. A espessura do ligamento periodontal normal pode variar entre 150 e 380 μm, com a porção mais delgada geralmente localizada no terço médio da raiz.[1]

Como qualquer outro tecido conjuntivo, o ligamento periodontal é composto por células e compartimentos extracelulares, que incluem fibras e substância fundamental amorfa. O colágeno tipo I é o principal componente, mas outros tipos de colágeno (p. ex., III e XII) e proteínas não colagenosas (p. ex., fosfatase alcalina, proteoglicanas, undulina, tenascina, fibronectina) também estão presentes. O colágeno do ligamento periodontal é organizado principalmente na forma de fibras distintas e bem definidas. As principais fibras se estendem do cemento até o osso alveolar, mas não necessariamente todas as fibras atingem essa distância. Coletivamente, essas fibras são organizadas em uma complexa rede de ramificações.[35]

As características estruturais e histomorfológicas do ligamento periodontal são exemplificadas nas Figuras 1.11 e 1.12. As células presentes neste tecido incluem osteoblastos e osteoclastos (funcionalmente associados ao osso), fibroblastos, restos epiteliais de Malassez, macrófagos, mastócitos, células mesenquimais indiferenciadas e cementoblastos (funcionalmente associados ao cemento) (Figuras 1.11 e 1.12). Os fibroblastos são as células predominantes no ligamento periodontal (Figura 1.11); apresentam forma alongada quando localizados entre as fibras principais, mas adquirem forma irregular ou estrelada quando estão no tecido intersticial. Os macrófagos e os mastócitos aumentam consideravelmente em quantidade durante quadros inflamatórios. Os osteoclastos desempenham importante papel na remodelação óssea. Outras células clásticas, genericamente chamadas "odontoclastos" por alguns autores,[36] podem estar envolvidas na reabsorção radicular induzida por movimentação ortodôntica excessiva, traumatismo ou pela infecção endodôntica associada à lesão perirradicular. Os "odontoclastos" também estão relacionados com a reabsorção radicular fisiológica dos dentes decíduos. Há questionamentos se o odontoclasto realmente é morfológica e funcionalmente diferente do osteoclasto, e se somente a mudança de tipo de tecido reabsorvido seria suficiente para justificar a diferença de nome da célula.

A riqueza de vasos sanguíneos no espaço do ligamento periodontal fica evidente na Figura 1.13. Estima-se que o volume vascular total do ligamento periodontal corresponda a 20% do tecido, em comparação com 14% na polpa e apenas 3 a 4% na maioria dos outros tecidos do corpo humano.[25,35]

O ligamento periodontal também possui inervação sensorial e autônoma. Os receptores sensoriais do ligamento periodontal são os nociceptores (sensação de dor) e mecanorreceptores (sensíveis a estímulos mecânicos). A maioria das terminações nervosas mecanorreceptoras é semelhante às terminações de Ruffini e estão localizadas principalmente na porção apical do ligamento periodontal.

As células epiteliais presentes no ligamento periodontal são os restos da bainha epitelial radicular (ou bainha radicular de Hertwig). Em cortes histológicos, essas células epiteliais aparecem como agregados celulares que estão localizados próximo ao cemento radicular (Figura 1.14). São conhecidos como restos epiteliais de Malassez e parecem persistir no ligamento periodontal durante toda a vida do dente. Essas células não têm função conhecida; especula-se que elas possam desempenhar algum papel na prevenção da anquilose por impedir a proliferação de osso para o espaço do ligamento.[37] Por meio de estudos imuno-histoquímicos realizados em gatos, foi possível observar que as células dos restos epiteliais de Malassez contêm neuropeptídeos, sugerindo, assim, que elas seriam células endócrinas.[38] O que está claro é que, após a estimulação por fatores de crescimento liberados durante a resposta inflamatória perirradicular à infecção do canal radicular, essas células epiteliais podem sofrer proliferação, determinando a formação do cisto perirradicular (ver Capítulo 2, Patologia Pulpar e Perirradicular).

## Cemento

O cemento é um tecido conjuntivo duro que recobre a raiz dentária (Figura 1.11). A sua principal função é fornecer uma superfície de contato para as fibras do ligamento

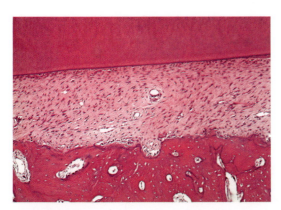

**Figura 1.11** Ligamento periodontal. Células, vasos e relação com cemento e osso.

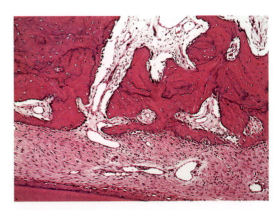

**Figura 1.12** Ligamento periodontal. Vasos sanguíneos e franca comunicação e interação com o osso alveolar.

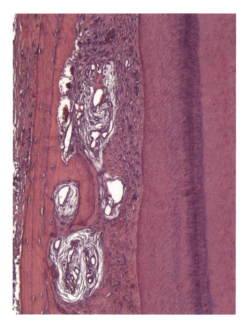

**Figura 1.13** Ligamento periodontal. Densa vascularização.

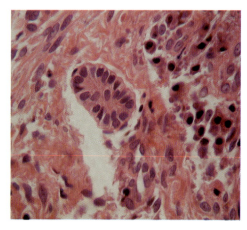

**Figura 1.14** Restos epiteliais de Malassez no ligamento periodontal.

periodontal.[4] Diferentemente do osso, o cemento não possui sua própria vascularização e geralmente é mais resistente à reabsorção. De acordo com o padrão celular, dois tipos podem ser distinguidos: cemento celular e acelular. O cemento celular é observado mais frequentemente no terço apical radicular e na região inter-radicular e é usualmente encontrado sobre uma camada de cemento acelular. No entanto, a distribuição dos dois tipos é altamente variável e ambos podem ser observados na mesma raiz, distribuídos de forma aleatória.

A largura do cemento geralmente é maior na porção apical da raiz (média, 150 a 200 µm) do que na junção amelocementária (20 a 50 µm), e pode variar com a idade, já que o lento processo de cementogênese pode compensar o desgaste oclusal do dente.[1] O cemento é coberto por pré-cemento, que é uma área estreita de matriz de cemento desmineralizada (3 a 5 µm de espessura) cobrindo o cemento mineralizado e separando-o do ligamento periodontal.

O cemento é composto por cerca de 50% de matéria orgânica e 50% de matéria inorgânica. A porção orgânica é constituída principalmente por colágeno tipo I, que corresponde a 90% da matriz orgânica do cemento. Outros tipos de colágeno, especialmente os tipos III e XII, e algumas proteínas não colagenosas podem ser encontrados na matriz cementária.

As células associadas ao cemento são os cementoblastos e os cementócitos. Os cementoblastos depositam o cemento e podem ser observados ao longo da superfície radicular, interpostos nas fibras do ligamento periodontal.[39] Quando se encontram na fase ativa, os cementoblastos geralmente são maiores em tamanho. A deposição de cemento continua com fases alternadas de atividade e repouso ao longo da vida de um indivíduo.

Quando os cementoblastos formam cemento acelular, acabam desaparecendo, deixando para trás a matriz cementária. Quando o cemento celular é formado, os cementoblastos são aprisionados em lacunas no interior da matriz e cessam a atividade funcional, transformando-se em cementócitos. Os cementócitos apresentam numerosos processos citoplasmáticos, que ocupam canalículos da matriz cementária mineralizada. Como o cemento é avascular, os cementócitos recebem nutrientes por difusão a partir do ligamento periodontal. Essa é a razão pela qual os processos dos cementócitos são orientados para o ligamento. À medida que a deposição de cemento ocorre, os cementócitos permanecem separados do ligamento e, se não receberem nutrientes, se degeneram, deixando lacunas vazias no cemento.

Quando não há patologia, os cementoblastos que revestem a superfície do cemento normalmente encontram-se em fase de repouso. O cemento não é submetido à remodelação como o osso. Assim, a presença de "odontoclastos" pode ser observada apenas em algumas condições patológicas (especialmente inflamação) e em resposta a forças ortodônticas excessivas.[40]

Em virtude das fases repetidas de deposição de cemento, linhas de quiescência podem ser claramente observadas através de cortes histológicos. Com o envelhecimento, um aumento da deposição cementária ao redor do ápice radicular pode ser observado. A deposição de cemento ao redor do forame apical é frequentemente observada em resposta ao tratamento endodôntico. Cemento, muitas vezes do tipo celular, é depositado no interior do forame apical, reduzindo consideravelmente o diâmetro do mesmo (Figura 1.15). Essa observação tem feito alguns autores introduzirem o termo "selamento biológico" do forame para indicar esse tipo de resposta reparadora, mas a total oclusão da área foraminal por cemento raramente ocorre.[41]

## O osso normal

O tecido ósseo é extensamente descrito em livros de histologia geral, que são indicados para uma descrição mais abrangente e aprofundada. Essencialmente, os ossos do

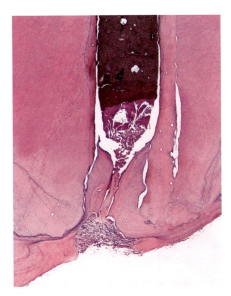

**Figura 1.15** Extensa neoformação de cemento estreitando o forame apical após tratamento endodôntico.

maxilar e da mandíbula não diferem significativamente sob o ponto de vista estrutural e histológico de outros ossos do esqueleto humano.

O tecido ósseo é uma forma especializada de tecido conjuntivo, cuja característica fundamental é a mineralização da matriz extracelular. Não é um tecido estático, sendo continuamente renovado e remodelado durante a vida de um indivíduo. Esse processo contínuo de remodelação tem, entre outras, a função fundamental de regular a concentração de cálcio no sangue.

O tecido ósseo é constituído por matrizes orgânica (cerca de 30% do peso) e inorgânica (cerca de 70%). A maior parte do componente orgânico do osso é constituída por fibras colágenas (especialmente tipo I, que corresponde a mais que 95% da matriz orgânica, mas também os tipos III, V e XII). Uma pequena parte é constituída por fatores de crescimento, proteoglicanas, glicoproteínas e outras proteínas não colagenosas. A matriz inorgânica é constituída por hidroxiapatita.

Macroscopicamente, dois tipos de ossos podem ser distinguidos: o osso trabecular (ou esponjoso) e o osso cortical (ou compacto). O osso trabecular é constituído por uma rede de finas camadas de osso compacto que conferem um aspecto de favo de mel, com uma quantidade inumerável de pequenas cavidades que alojam a medula óssea. Macroscopicamente, o osso compacto parece massa sólida uniforme. Os ossos trabecular e cortical estão presentes em praticamente todos os ossos, mas a distribuição deles pode variar.

As superfícies ósseas são cobertas pelo periósteo, uma membrana fibrosa densa e ricamente vascularizada. A superfície interna do osso compacto e toda a superfície do osso trabecular são cobertas por membrana fibrosa com uma única camada de células ósseas – o endósteo, que separa fisicamente a superfície óssea da medula óssea. Tanto o periósteo quanto o endósteo têm capacidade de formar osso.

Microscopicamente, o tecido ósseo está estruturado em lamelas de 3 a 7 µm de espessura, organizadas em camadas paralelas. Cada lamela é formada por células e substância intercelular. Os osteócitos estão alojados em cavidades da matriz calcificada, denominadas lacunas osteocíticas. As lacunas estão conectadas umas com as outras por intermédio de pequenos canais denominados canalículos. Estes estão ligados aos canais haversianos e de Volkmann, que contêm vasos sanguíneos. As lacunas e os canalículos formam um sistema de cavidades no osso, que permite trocas de produtos metabólicos e gases entre o sangue e os osteócitos. Sem esse sistema, tais trocas seriam impossíveis, por causa da presença da matriz calcificada.

Além dos osteócitos, outros dois tipos celulares muito importantes são encontrados no osso: osteoblastos e osteoclastos. Os osteoblastos podem ser observados na superfície de crescimento ósseo e na camada osteogênica do periósteo e do endósteo. Durante a fase ativa de síntese, os osteoblastos são organizados em uma camada de grandes células com citoplasmas basofílicos. Quando a formação óssea termina, os citoplasmas basofílicos tendem a reduzir. Nesse momento, os osteoblastos se tornam osteócitos.

Os osteoclastos podem ser vistos na superfície de trabéculas ósseas submetidas à reabsorção. São grandes células multinucleadas que ocupam depressões escavadas na superfície óssea, conhecidas como *lacunas de Howship*, que, na verdade, representam pontos focais de reabsorção óssea causados pelas células clásticas (Figura 1.16).

Os ossos compacto e trabecular apresentam a mesma estrutura. A diferença é que as lamelas do osso trabecular estão dispostas de modo a formar uma rede de lâminas de formato irregular e espículas do trabeculado, que delimitam um labirinto de espaços comunicantes, ocupados pela medula óssea. No osso compacto, as lamelas estão dispostas paralelamente, formando estruturas mais compactas e regulares. A estrutura óssea é cruzada por inúmeros canais longitudinais ou oblíquos, os canais haversianos, que se anastomosam uns com outros. Uma segunda categoria de canais de menor diâmetro, os canais de Volkmann, cruza o osso perpendicular ou obliquamente, ligando os canais haversianos e abrindo para as superfícies periosteal e endosteal do osso. Vasos sanguíneos e nervos

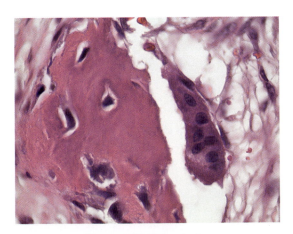

**Figura 1.16** Osteoclasto.

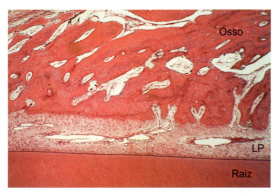

Figura 1.17 Osso alveolar. LP: ligamento periodontal.

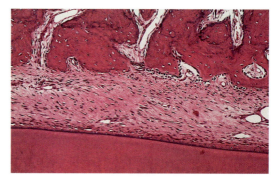

Figura 1.18 Extensa comunicação celular e vascular entre o osso alveolar e o ligamento periodontal.

penetram através do endósteo e do periósteo nos canais de Volkmann e, destes, para os canais haversianos. Esse sistema de canais de intercomunicação vascular é, em seguida, conectado com a rede formada por canalículos e lacunas osteocíticas.

## Osso alveolar

A porção da maxila e da mandíbula que contém os dentes e os alvéolos nos quais estão inseridos é chamada processo alveolar. O processo alveolar é constituído por uma tábua cortical externa de osso compacto (vestibular e palatina ou lingual), um centro esponjoso (compartimento constituído de osso trabecular) e o osso que reveste o alvéolo (osso alveolar propriamente dito) (Figura 1.17). A lâmina cortical e o osso que reveste o alvéolo se encontram na crista alveolar, normalmente 1,5 a 2 mm abaixo da junção amelocementária do dente.

O osso que reveste o alvéolo é o osso alveolar propriamente dito (também osso fascicular). Ele promove a fixação das fibras do ligamento periodontal e é perfurado por numerosos orifícios que dão passagem a vasos e nervos. Por essa razão, é também conhecido como lâmina cribriforme.

A tábua cortical é constituída por uma camada superficial de osso lamelar com fascículos finos, sustentados por osso compacto com sistema haversiano de espessuras variáveis. O osso trabecular ocupa a região central do processo alveolar e é constituído por osso lamelar com fascículos finos e por sistema haversiano nas trabéculas maiores.

A principal função de sustentar o dente é desempenhada pelo osso alveolar. Radiograficamente, o osso alveolar é denominado lâmina dura em referência à linha radiopaca do osso que segue a linha radiolúcida correspondente ao espaço do ligamento periodontal. Essa densidade radiográfica da lâmina dura ocorre por causa do aumento da espessura do osso, livre de trabéculas, e não por causa do aumento do conteúdo mineral do osso alveolar.

A superfície do osso alveolar em contato com o ligamento periodontal é recoberta por osteoblastos que podem estar em fase ativa ou em repouso, dependendo do estado funcional do ligamento. Assim, em cortes microscópicos os osteoblastos podem ser vistos como células achatadas na fase de repouso ou como células ativas volumosas. Quando um processo de reabsorção inflamatória ocorre, por exemplo, associado à lesão perirradicular, osteoclastos podem ser vistos na superfície óssea. Essa variabilidade na distribuição de células ósseas ao longo da parede alveolar reflete as mudanças contínuas que podem acontecer no osso alveolar. A íntima relação e a comunicação entre o osso alveolar e o ligamento periodontal ilustradas na Figura 1.18 são de extrema importância nos processos patológicos de origem endodôntica e na reparação após o tratamento endodôntico.

---

As referências bibliográficas deste capítulo estão disponíveis no Ambiente de aprendizagem do GEN | Grupo Editorial Nacional.

# Capítulo 2

# Patologia Pulpar e Perirradicular

Isabela N. Rôças | José F. Siqueira Jr. | Fábio R. Pires | Domenico Ricucci

Os profissionais de saúde necessariamente estão envolvidos com a prevenção e o tratamento de doenças. Para que o clínico seja bem-sucedido na prevenção e no tratamento de qualquer doença, é essencial que conheça os seus aspectos etiológicos e fisiopatológicos, bem como a sua manifestação clínica. Além disso, apenas de posse desse conhecimento, o profissional poderá diagnosticar de forma mais acurada as doenças pulpares e perirradiculares e projetar um prognóstico para o tratamento dessas doenças. Grande parte da frustração de profissionais e pacientes em determinadas situações clínicas provém da falta de conhecimento em relação à doença a ser diagnosticada, prevenida ou tratada.

A lesão perirradicular representa a principal doença de interesse para o endodontista, ou seja, aquela que o profissional previne ou trata em sua clínica diuturna. Essa doença também é referida na literatura como lesão periapical, periodontite apical ou periodontite periapical. O problema principal com esses termos é que levam em consideração somente a doença que ocorre na região ao redor do ápice da raiz. A doença de origem endodôntica é resultado de um processo inflamatório que se desenvolve no ligamento periodontal e pode afetar o osso e o cemento (tecidos perirradiculares), em resposta à infecção do canal radicular. Embora seja muito mais comum na região periapical em associação com o forame apical ou ramificações apicais, a lesão inflamatória pode ocorrer adjacente a qualquer área em que bactérias estejam saindo do canal, seja via um canal lateral (lesão lateral) ou um canal presente na região inter-radicular (lesão na furca). Essas lesões também são de origem endodôntica, causadas pela infecção do sistema de canais radiculares, e não podem ser classificadas como "periapicais" ou "apicais". Assim, concluímos que o melhor termo a ser genericamente usado para classificar a doença é *lesão perirradicular de origem endodôntica*, que dependendo da localização pode ser *periapical*, *lateral* ou *na furca*.

Apesar de a doença perirradicular ser a de principal interesse para o endodontista, é também de suma importância o estudo da patologia pulpar, uma vez que o entendimento dos mecanismos da doença perirradicular, a prevenção, a seleção de casos, as propostas terapêuticas e vários outros aspectos dependem desse conhecimento.

As principais alterações patológicas que acometem a polpa e os tecidos perirradiculares são de natureza inflamatória e de etiologia infecciosa (Figura 2.1). A inflamação é a principal resposta da polpa e dos tecidos perirradiculares a uma gama variada de estímulos que causam lesão tecidual. A intensidade da resposta inflamatória irá variar conforme o tipo de agressão e, principalmente, a sua intensidade. Uma vez que a agressão rompe a integridade tecidual, a resposta inflamatória visa localizar e preparar os tecidos alterados para a reparação da região afetada.

Muitas vezes, quando a agressão é persistente e não se resolve pela mobilização dos mecanismos inespecíficos de defesa do hospedeiro, instala-se um processo crônico, caracterizado pela participação da resposta imunológica adaptativa, de caráter específico. Nesse caso, se a resposta imunológica não consegue eliminar o agente agressor, ela, na grande maioria das vezes, consegue controlá-lo, confinando-o ao local da agressão. Na persistência do estímulo agressor, as próprias respostas de defesa do hospedeiro, específicas ou inespecíficas, podem gerar o dano tecidual. No caso das doenças pulpares e perirradiculares, a destruição tecidual causada pelas defesas do hospedeiro em resposta a uma agressão persistente parece ser mais significativa do que os próprios efeitos diretos proporcionados pelos microrganismos, embora estes sejam os principais agentes desencadeadores de todo o fenômeno.

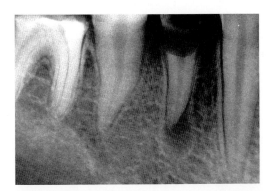

**Figura 2.1** As doenças pulpares e perirradiculares são de natureza inflamatória e de etiologia microbiana, sendo que a cárie e a infecção do sistema de canais radiculares representam as principais fontes de agressão microbiana persistente à polpa e aos tecidos perirradiculares, respectivamente.

A agressão à polpa e ao ligamento periodontal apical e lateral pode ser de origem biológica, física (térmica ou mecânica) ou química (Figura 2.2). Apesar de a agressão física e a agressão química serem capazes de induzir a inflamação pulpar e perirradicular, esses processos geralmente são transitórios. Portanto, a inflamação se desenvolve, mas não persiste por muito tempo. Uma vez que os microrganismos representam uma agressão biológica que é usualmente persistente, a resposta inflamatória à agressão microbiana também persiste. Por essa razão, os microrganismos (principalmente bactérias) são essenciais para o desenvolvimento e a perpetuação das doenças pulpares e perirradiculares.[1-4] A persistência da agressão bacteriana está relacionada com o fato de as bactérias que colonizam o canal radicular necrosado serem, em geral, protegidas das defesas do hospedeiro localizadas nos tecidos perirradiculares. Apenas as bactérias que deixam o canal para atingir os tecidos perirradiculares inflamados são efetivamente combatidas e eliminadas pelas defesas do hospedeiro. A resposta inflamatória nos tecidos perirradiculares limita a propagação da infecção ao osso e a outras regiões do corpo. A lesão perirradicular geralmente é caracterizada por reabsorção óssea, que permite ao osso recuar estrategicamente para longe da zona infectada, sendo substituído por um tecido inflamado. A eficácia desses mecanismos para limitar a infecção ao canal radicular é atestada por observações de que bactérias raramente são encontradas no corpo da lesão (exceto nos abscessos agudos)

e que a osteomielite é uma complicação extremamente rara em casos de infecções endodônticas.[5]

Este capítulo aborda os principais aspectos da defesa do hospedeiro contra as infecções bacterianas do sistema de canais radiculares e os tecidos perirradiculares, bem como as principais características e manifestações clínicas e histopatológicas das diferentes condições patológicas pulpares e perirradiculares.

## Resposta imune à infecção – visão geral

A resposta imune contra bactérias que penetram e proliferam nos tecidos do hospedeiro é dividida em imunidade inata, que é a primeira linha de defesa, e imunidade adaptativa, que é uma resposta mais sofisticada e eficaz em termos de reconhecimento de antígenos bacterianos, combate à infecção e prevenção da reinfecção.

A imunidade inata serve como defesa inicial, atuando imediatamente após a invasão bacteriana dos tecidos. Os principais mecanismos de imunidade inata contra bactérias são a ativação do sistema complemento, a fagocitose e a resposta inflamatória.[6] Na imunidade inata, a ativação do complemento pode ocorrer pela via alternativa, induzida por componentes estruturais bacterianos (p. ex., peptidoglicano, lipopolissacarídeos [LPS] e ácido lipoteicoico [LTA]) ou pela via da lectina, induzida por bactérias que expressam manose em suas superfícies. A ativação do complemento gera subprodutos envolvidos com:

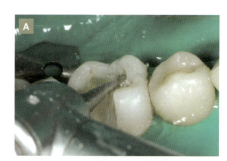

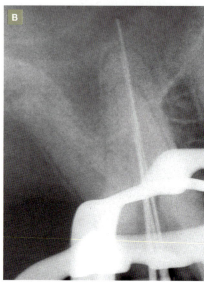

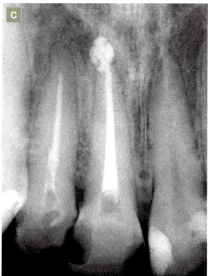

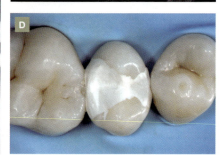

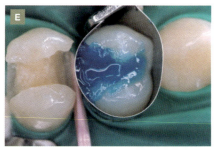

**Figura 2.2** Formas de agressão física (mecânica ou térmica) e química à polpa e aos tecidos perirradiculares. **A.** Preparo cavitário (agressão mecânica e térmica). **B.** Sobreinstrumentação (agressão mecânica). **C.** Sobreobturação (agressão mecânica e química). **D.** Materiais restauradores temporários ou definitivos (agressão química). **E.** Ataque ácido da dentina e/ou polpa (agressão química).

a. Opsonização, que torna mais eficaz a fagocitose de bactérias por neutrófilos e macrófagos.
b. Formação do complexo de ataque à membrana, que lisa a célula bacteriana.
c. Estimulação da resposta inflamatória.

Os fagócitos usam vários receptores de superfície para reconhecer bactérias extracelulares, bem como os receptores Fc e os receptores do complemento para reconhecer bactérias opsonizadas por anticorpos e componentes do complemento, respectivamente. Receptores semelhantes a Toll (TLR) expressos em fagócitos participam da ativação dessas células quando do encontro com bactérias (Figura 2.3). Todos esses receptores promovem a fagocitose e estimulam as atividades bactericidas dos fagócitos. Além disso, fagócitos ativados secretam citocinas, quimiocinas e outros mediadores químicos que induzem a inflamação e a atração de leucócitos para o local infectado, aumentando o número de células e moléculas de defesa para combater bactérias. Apesar de todos esses eventos serem dirigidos para a eliminação de bactérias, a lesão dos tecidos do hospedeiro é um efeito colateral indesejável da inflamação. O pus é um bom exemplo de destruição tecidual causada por uma resposta inflamatória exacerbada contra bactérias.

Mesmo que a infecção não seja eliminada pelos mecanismos da imunidade inata, esta pode ainda contribuir para a ativação da resposta imune adaptativa subsequente. A inflamação aumenta o fluxo de linfa que coleta antígenos bacterianos na forma solúvel ou capturados por células dendríticas ou macrófagos e os conduz aos linfonodos regionais. Isso facilita a apresentação dos antígenos bacterianos a linfócitos circulantes específicos contra esses antígenos, que, após reconhecimento, se tornam ativados e dão origem a uma resposta imune adaptativa eficaz e direcionada.

A resposta imune adaptativa irá desenvolver-se apenas quando as defesas inatas do hospedeiro forem evitadas ou superadas pela infecção. Há a ativação e a geração de células imunes efetoras específicas contra os antígenos associados aos agentes patogênicos e o desenvolvimento de células imunes de memória que podem impedir a reinfecção com as mesmas bactérias.

A imunidade adaptativa é dividida em dois ramos – imunidade humoral e imunidade celular.

A imunidade humoral consiste na produção de anticorpos específicos, cujos mecanismos de combate à infecção incluem: (a) neutralização de fatores de virulência; (b) opsonização para aumentar a fagocitose de células bacterianas; e (c) ativação do sistema complemento pela via clássica.

A imunidade celular está relacionada com a ação das células T CD4+ ativadas por antígenos bacterianos proteicos. As células T CD4+ ativadas produzem citocinas que: (a) estimulam a produção de anticorpos; (b) induzem a inflamação local; e (c) aumentam a fagocitose e os efeitos bactericidas de macrófagos e neutrófilos.

A resposta imune adaptativa é usualmente ativada no linfonodo que drena o local da infecção e demora vários dias para se desenvolver. Isto porque as células T e B circulantes devem encontrar o antígeno para o qual são específicas, de modo que possam proliferar e diferenciar-se em células efetoras. Em seguida, os anticorpos secretados e células T efetoras entram na circulação e são recrutados para os tecidos infectados, onde os antígenos que deram origem à resposta foram introduzidos e encontram-se acumulados. O processo infeccioso é então combatido, as bactérias participantes são contidas ou mortas e seus fatores de virulência, inativados e removidos.

As Tabelas 2.1 e 2.2 mostram algumas características das respostas imunes inata e adaptativa à infecção.

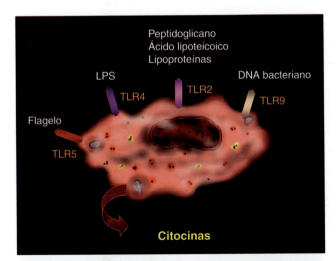

**Figura 2.3** Receptores envolvidos no reconhecimento de padrões microbianos por macrófagos. LPS: lipopolissacarídeo; TLR: receptor semelhante a Toll (do inglês, *Toll-like receptor*).

**Tabela 2.1** Funções básicas dos mediadores químicos.

| Efeito | Mediador envolvido |
|---|---|
| Vasodilatação | Prostaglandinas<br>Histamina<br>Óxido nítrico<br>Neuropeptídeos |
| Aumento de permeabilidade vascular | Histamina<br>C3a e C5a<br>Bradicinina<br>Leucotrienos<br>Neuropeptídeos<br>Radicais oxigenados |
| Quimiotaxia | Quimiocinas<br>C5a<br>Leucotrieno B4<br>Peptídeos bacterianos N-formilados<br>Fibrinopeptídeos |
| Dano tecidual | Radicais oxigenados<br>Enzimas lisossomais<br>Metaloproteinases de matriz<br>Óxido nítrico<br>Citocinas<br>Prostaglandinas |
| Febre | IL-1 e TNF<br>Prostaglandinas |
| Dor | Bradicinina<br>Prostaglandinas<br>Histamina |

IL-1: interleucina 1; TNF: fator de necrose tumoral.

## Reação do complexo dentinopulpar à cárie

A cárie é a causa mais comum de agressão ao complexo dentinopulpar (Figuras 2.4A e B). Uma vez que a dentina é exposta como resultado da destruição do esmalte ou do cemento por cárie, os túbulos dentinários podem atuar como canais de difusão de produtos bacterianos até a polpa. Por continuidade biológica, a dentina e a polpa respondem aos estímulos bacterianos da cárie basicamente por intermédio de três mecanismos principais de defesa[7-9] (Figura 2.5):

a. Redução da permeabilidade dentinária.
b. Formação de dentina terciária.
c. Resposta imune.

As duas primeiras reações envolvem a dentina e são realizadas para reforçar as barreiras contra a invasão bacteriana, proporcionando proteção adicional à polpa. Todas as três reações podem se desenvolver simultaneamente e apresentam intensidade diretamente proporcional à intensidade da agressão causada pelo avanço do processo carioso. Como a cárie pode progredir rápida ou lentamente, ou, ainda, se tornar inativa, a reação do complexo dentinopulpar irá variar de acordo com cada situação.

## Redução da permeabilidade dentinária

A redução da permeabilidade dentinária é um importante mecanismo de defesa contra o avanço bacteriano em direção à polpa. Em dentes com polpa vital, o movimento do fluido dentinário em direção externa e a presença do conteúdo tubular vital influenciam a permeabilidade dentinária e podem retardar a invasão bacteriana intratubular. Além disso, a polpa pode fazer com que a dentina exposta se torne ainda menos permeável, por meio do aumento do fluxo de fluidos para o exterior, da indução do revestimento dos túbulos por proteínas plasmáticas e da deposição de dentina esclerosada. Moléculas de defesa do hospedeiro, como anticorpos e componentes do sistema complemento, podem estar presentes no fluido dentinário de dentes vitais e auxiliar na proteção contra a invasão bacteriana profunda da dentina.[10-12] A esclerose dentinária é um fator muito importante que contribui para a redução da permeabilidade e é observada em cerca de 95% dos dentes com lesões cariosas.[13]

## Formação de dentina terciária

Outro importante mecanismo de proteção pulpar contra a invasão por bactérias do biofilme da cárie é a formação de dentina terciária. Esse mecanismo pode ser encarado

**Tabela 2.2** Mecanismos de defesa do hospedeiro contra bactérias presentes no canal radicular.

| Mecanismo | Características | 2º encontro | Elementos de defesa | Patologia perirradicular |
|---|---|---|---|---|
| Defesa inata não induzida | Inespecífica não induzida | Sem memória | Macrófagos<br>Complemento (VA, VL) | Sem alterações significativas |
| Resposta inflamatória aguda | Inespecífica induzida | Sem memória | Neutrófilos<br>Macrófagos<br>Complemento (VA, VL)<br>Anticorpos (–) | LPSin<br>APA |
| Resposta imunológica adaptativa | Específica induzida | Memória | Macrófagos<br>Anticorpos (+)<br>Complemento (VC) | LPAini<br>GP<br>CP<br>APC |

VA: via alternativa; VL: via da lectina; VC: via clássica; LPSin: lesão perirradicular sintomática; APA: abscesso perirradicular agudo; LPAini: lesão perirradicular assintomática em fase inicial; GP: granuloma perirradicular; CP: cisto perirradicular; APC: abscesso perirradicular crônico.

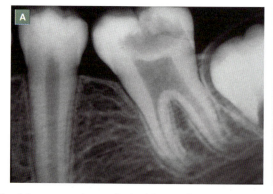
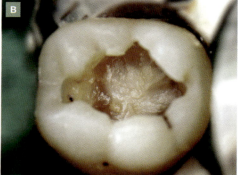

**Figura 2.4** A cárie representa a principal forma de agressão ao complexo dentinopulpar. **A.** Radiografia mostra cárie extensa. **B.** Lesão cariosa extensa e profunda na dentina. (Cortesia do Prof. Ricardo Carvalhaes Fraga.)

Capítulo 2 | Patologia Pulpar e Perirradicular 17

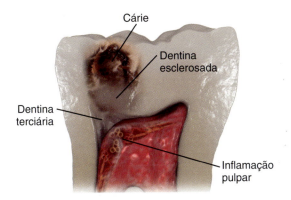

**Figura 2.5** Mecanismos básicos de resposta do complexo dentinopulpar ao biofilme da cárie.

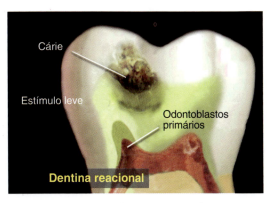

**Figura 2.7** Uma lesão de cárie superficial e/ou de progressão lenta resulta em estímulo irritante leve que estimula a produção de dentina reacional.

como uma forma de a polpa recuar em resposta ao avanço de uma lesão cariosa na dentina, retardando a sua exposição (Figuras 2.6A e B). Bactérias presentes no biofilme da cárie produzem ácidos que desmineralizam a dentina e provocam a consequente liberação de moléculas bioativas previamente aprisionadas na matriz dentinária. Muitas dessas moléculas bioativas são fatores de crescimento que têm a capacidade de estimular a formação de dentina terciária.

A dentina terciária pode ser reacional ou reparadora ver Capítulo 1, Biologia Pulpar e Perirradicular. A dentina reacional frequentemente é formada abaixo de cáries superficiais ou de progressão lenta (Figura 2.7). Produtos bacterianos liberados do biofilme da cárie induzem aumento focal da produção de matriz por odontoblastos, resultando na formação de dentina reacional.[14] Entretanto, lesões cariosas mais avançadas e agressivas podem provocar a morte dos odontoblastos subjacentes. Os túbulos desprovidos dos processos celulares odontoblásticos são denominados *tratos mortos*. A polpa reage por meio da deposição de dentina reparadora na área adjacente à dentina afetada, selando, assim, a porção pulpar dos tratos mortos, que são altamente permeáveis (Figura 2.8). Portanto, enquanto a dentina reacional é produzida por odontoblastos primários, originais e sobreviventes,

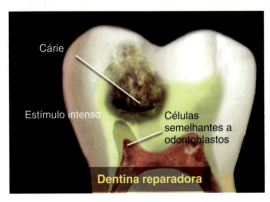

**Figura 2.8** Uma lesão de cárie profunda e/ou de progressão rápida resulta em estímulo irritante intenso que pode causar a morte dos odontoblastos primários e a produção de dentina reparadora.

que aumentam a formação de dentina em resposta a um estímulo irritante relativamente suave/moderado, a dentina reparadora, por sua vez, é produzida por células semelhantes a odontoblastos, recém-formadas e originadas de células-tronco mesenquimais indiferenciadas, em resposta a um estímulo irritante mais grave que resultou na morte dos odontoblastos primários.[14]

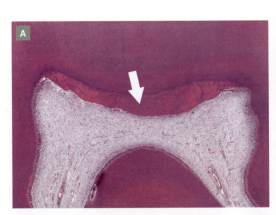
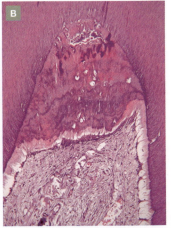

**Figura 2.6** Dentina terciária. **A.** Extensa área de dentina reacional (*seta*) em resposta à lesão de cárie superficial. **B.** Dentina reparadora no corno pulpar abaixo de lesão profunda de cárie. Notar inclusões de tecido necrosado e vasos sanguíneos na dentina recém-formada.

A quantidade de dentina terciária formada em resposta a lesões cariosas crônicas de progressão lenta é maior do que aquela produzida em casos de lesões cariosas de progressão rápida. A dentina reparadora pode ocorrer em cerca de 64% dos dentes acometidos por cárie, na maioria das vezes em associação com a dentina esclerosada.[13]

## Resposta imune – inflamação inicial

Como qualquer outro tecido conjuntivo no corpo, a polpa dental responde à injúria tecidual por meio de inflamação. As bactérias do biofilme da cárie representam a fonte mais comum de antígenos e agressão à polpa. A inflamação pulpar se desenvolve como uma resposta de baixa intensidade a bactérias e seus produtos presentes no biofilme da cárie, muito antes de a polpa se tornar diretamente exposta e infectada.

Leves alterações inflamatórias são observadas na região pulpar subjacente aos túbulos afetados, tão logo o processo carioso destrua o esmalte e alcance a dentina. Essas alterações são induzidas por produtos bacterianos liberados pelo biofilme da cárie e não pelas células bacterianas *per se*. Produtos bacterianos se diluem no fluido dentinário e percorrem toda a extensão tubular até atingir a polpa e induzir uma resposta inflamatória.

A inflamação pulpar inicial em resposta à cárie envolve o acúmulo focal de células inflamatórias crônicas abaixo da dentina afetada. Os odontoblastos desempenham um papel importante na resposta inicial. Por serem as células de localização mais periférica na polpa, os odontoblastos representam as primeiras a entrar em contato com produtos bacterianos e com componentes bioativos da matriz dentinária liberados durante a desmineralização. Os odontoblastos podem reconhecer produtos bacterianos e liberar moléculas pró-inflamatórias que recrutam células dendríticas (e mais tarde outras células de defesa) para a região pulpar subjacente à dentina afetada.[15,16]

As células dendríticas, assim como os macrófagos pulpares, participam ativamente do processo não só porque também produzem citocinas pró-inflamatórias, mas porque capturam antígenos e os levam para os linfonodos para apresentá-los aos linfócitos e desencadear a resposta imune adaptativa. À medida que a cárie avança em direção à polpa, a intensidade do infiltrado inflamatório crônico no tecido pulpar aumenta.

A rica inervação pulpar pode influenciar a resposta imune por meio de um processo denominado inflamação neurogênica.[16] Na inflamação neurogênica, os neurônios aferentes respondem aos produtos bacterianos por liberação de neuropeptídeos, que são mediadores que podem atrair células de defesa do hospedeiro e induzir mudanças vasculares características da inflamação.[17]

A intensidade da inflamação pulpar em resposta à cárie depende da profundidade da invasão bacteriana intratubular, da virulência bacteriana, da duração do processo de doença e do quanto a permeabilidade dentinária foi alterada. Em relação à profundidade da lesão cariosa, quando a distância entre o biofilme da cárie e a polpa for maior que 1 mm, a intensidade da inflamação pulpar é quase insignificante.[18] Conforme o biofilme avança e atinge a distância de 0,5 mm da polpa, a inflamação aumenta significativamente e se torna ainda mais grave quando a dentina terciária formada abaixo da cárie é invadida por bactérias.[18]

Apesar de a reação inflamatória se desenvolver cedo em resposta à cárie superficial e células bacterianas do biofilme da cárie serem observadas invadindo os túbulos dentinários subjacentes por alguma extensão (Figura 2.9), o tecido pulpar geralmente não é infectado enquanto a polpa permanecer vital ou a camada de dentina remanescente abaixo da lesão cariosa não for muito delgada. Bactérias podem alcançar a polpa através dos túbulos, mesmo antes de uma real exposição pulpar,[19] mas não se espera que um dano irreversível ao tecido pulpar seja causado. É concebível que a polpa vital possa eliminar bactérias e remover ou inativar produtos bacterianos que chegam através dos túbulos.

Portanto, a polpa sob uma lesão cariosa raramente sofre alterações deletérias significativas devido à inflamação (p. ex., formação de abscesso e necrose), enquanto a cárie estiver confinada à dentina.[18,20] Nesses casos, a inflamação pulpar (pulpite) frequentemente é considerada reversível, uma vez que se a cárie for removida ou tornar-se inativa,

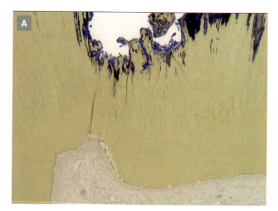 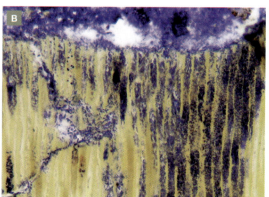

**Figura 2.9 A.** Bactérias no biofilme da cárie e invadindo a dentina subjacente. **B.** Maior aumento da área cariada abaixo do biofilme, evidenciando extensa invasão dos túbulos dentinários. (Coloração de Brown & Brenn, modificada por Taylor.)

ocorre o reparo tecidual e a polpa volta ao seu estado normal. Se não houver exposição pulpar e outros indícios de pulpite irreversível, a remoção da cárie e o tratamento clínico adequado geralmente levarão à resolução da reação inflamatória pulpar, com redução dos níveis de células de defesa e de mediadores pró-inflamatórios, preparando o meio para favorecer o reparo tecidual.[14]

## Patologia pulpar

### Resposta da polpa à invasão bacteriana

A cárie dentária é uma doença causada por biofilme bacteriano e representa a fonte mais comum de agressão e antígenos para a polpa (Figuras 2.4A e B). Como discutido na seção anterior, à medida que o biofilme da cárie promove a destruição da dentina e se aproxima da polpa, a resposta inflamatória torna-se mais intensa. No entanto, a inflamação normalmente não se torna grave ao ponto de ser considerada irreversível até que a polpa seja exposta.

O tecido pulpar exposto entra em contato direto com bactérias presentes no biofilme da cárie, na saliva e/ou na placa acumulada sobre a superfície exposta e, quase invariavelmente, desenvolve inflamação grave, seguida de necrose e infecção (Figuras 2.9 e 2.10). O tempo decorrido entre a exposição da polpa e a infecção de todo o canal radicular é imprevisível, mas normalmente é um processo lento, que geralmente ocorre por incrementos de tecido.[21-25]

A resposta da polpa exposta à infecção tem um forte componente da microcirculação pulpar, que é composta basicamente por:[24]

- Arteríolas: vasos com calibre abaixo de 100 µm e pressão sanguínea de 43 mmHg
- Capilares: vasos com calibre aproximado de 10 µm e pressão de 35 mmHg
- Vênulas: vasos com calibre abaixo de 200 µm e pressão de 19 mmHg.

Durante a inflamação em resposta à invasão bacteriana, são observados eventos vasculares típicos, incluindo vasodilatação e aumento da permeabilidade vascular, o que resulta em exsudação. Isso ocasiona a formação de edema, com consequente aumento da pressão intratecidual, o que pode ser crítico para a polpa, por estar circundada por paredes duras e inextensíveis de dentina. Se a agressão for grave, a pressão intratecidual pode exceder a pressão intravascular das vênulas de paredes finas, que podem colabar, com redução ou fechamento do lúmen. Consequentemente, a drenagem é impedida e a estagnação do fluxo sanguíneo não só promove o aumento da viscosidade do sangue, como favorece a ocorrência de hipoxia tecidual, a concentração de produtos tóxicos oriundos do metabolismo celular e a queda de pH.[26] Tais eventos podem causar morte celular, com necrose do tecido na área em contato direto com a agressão (Figuras 2.9 e 2.10). Além disso, vários produtos bacterianos são tóxicos para as células do hospedeiro e podem contribuir para a necrose. Os neutrófilos que são atraídos para a área também contribuem para o dano tecidual por meio da liberação de enzimas lisossomais e produtos derivados do oxigênio que degradam os componentes do tecido pulpar. A intensidade e a duração da agressão influenciam a gravidade da resposta tecidual.

Essa sequência de eventos ocorre na área do tecido adjacente ao *frontline* da infecção e não em toda a extensão da polpa (Figura 2.10). A pressão do tecido próximo ao local da agressão é quase normal e não mostra sinais de inflamação grave, indicando que as alterações da pressão tecidual não se propagam rapidamente.[24] Uma diferença de pressão de 8 a 10 mmHg pode ocorrer entre a região pulpar inflamada e as áreas não inflamadas adjacentes.[25,27,28] Tonder e Kvinnsland[25] relataram que, na área inflamada, a pressão tecidual pode atingir cerca de 16 mmHg; na região 1 a 2 mm distante dela, a pressão é de aproximadamente 7 mmHg, muito próxima da encontrada normalmente, que é de 6 mmHg.

Essa diferença de pressão pode ser resultado de vários mecanismos de prevenção de edema envolvidos com a manutenção da normalidade fisiológica do tecido que não foi

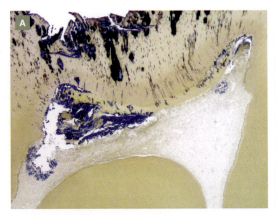
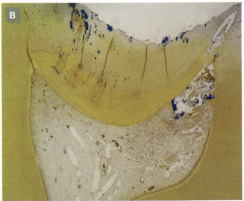

**Figura 2.10** Bactérias em lesões de cárie são a principal fonte de agressão à polpa. **A.** Notar cárie extensa, com profunda penetração de bactérias nos túbulos dentinários e na dentina terciária. Uma extensa área de infecção na polpa pode ser visualizada. **B.** Área de exposição pulpar mostrando infecção da porção superficial da polpa exposta. (Coloração de Brown & Brenn, modificada por Taylor.)

diretamente afetado. O aumento da pressão intratecidual pode, por si só, forçar fluidos de volta para os vasos linfáticos e dos capilares no tecido não inflamado nas proximidades, consequentemente, reduzindo a pressão nas áreas adjacentes à área agredida.[25,26,29] A resiliência da substância fundamental do tecido pulpar também pode ajudar a impedir a propagação da pressão para toda a polpa.[27]

A necrose total da polpa é resultante do acúmulo gradual de focos de necrose.[24,30,31] Após a necrose de um compartimento de tecido pulpar, perde-se a capacidade de defesa contra a invasão bacteriana nessa área, que é então invadida pelo biofilme bacteriano avançando em direção apical. Consequentemente, o tecido imediatamente adjacente à região infectada vai ser agredido e reagir da mesma forma descrita. Portanto, após a exposição da polpa à cárie, compartimentos de tecido pulpar são submetidos à agressão bacteriana, tornam-se inflamados, necrosados e finalmente infectados.

Em resumo, esses eventos sequenciais de *agressão bacteriana, inflamação, necrose e infecção* ocorrem na polpa por incrementos de tecido que coalescem e gradualmente migram em direção apical até que toda a polpa esteja necrosada e infectada (Figura 2.11).

Isso explica por que, em determinados momentos, as diferentes etapas do processo da doença podem ser observadas ao longo de toda a polpa. Por exemplo, enquanto a região da polpa exposta pode estar necrosada e a área adjacente gravemente inflamada, a polpa radicular pode apresentar inflamação mínima ou mesmo estar normal.[22,32]

## Pulpite – inflamação da polpa

Tentativas de classificar clinicamente a pulpite com base no tipo e na intensidade da inflamação em nível histológico (p. ex., pulpite aguda serosa, pulpite aguda purulenta/supurativa e pulpite crônica ulcerativa) fracassaram por ausência de uma correlação aceitável entre as características histológicas e os achados clínicos.[33-36] Assim, a classificação mais aceita atualmente é baseada no prognóstico do tratamento da pulpite:[37-39] ela é *reversível* quando a polpa puder previsivelmente retornar às suas condições normais após a remoção do estímulo irritante; e *irreversível* quando as condições pulpares tiverem poucas chances de serem revertidas ao normal apenas pela remoção dos irritantes, exigindo intervenção para a excisão parcial ou total do tecido pulpar afetado.

Ricucci *et al.*[32] avaliaram a confiabilidade do diagnóstico clínico de polpas normais, pulpite reversível e pulpite irreversível quando comparado ao diagnóstico histopatológico. O diagnóstico clínico de polpa normal ou pulpite reversível coincidiu com o diagnóstico histológico em 97% dos casos, enquanto a correspondência do diagnóstico clínico e histológico de pulpite irreversível ocorreu em 84% dos casos. Infecção avançando para o tecido pulpar foi um achado comum em dentes com pulpite irreversível, mas nunca observado em polpas normais ou reversivelmente inflamadas. Os achados desse estudo utilizando critérios definidos para classificação clínica e histológica das condições pulpares revelaram uma boa concordância, especialmente para casos sem doença ou com pulpite reversível.[32] Isso significa que a classificação das condições pulpares como polpa normal, pulpite reversível e pulpite irreversível tem grandes chances de direcionar a terapia correta na maioria dos casos.

### Pulpite reversível

É por definição uma leve alteração inflamatória da polpa, em fase inicial, em que a reparação tecidual advém uma vez que seja removido o agente desencadeador do processo. Se os irritantes persistirem ou aumentarem, a

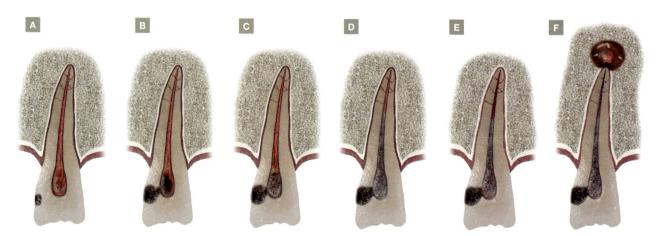

**Figura 2.11** Dinâmica dos processos patológicos pulpar e perirradicular tendo como início um processo de cárie. **A.** Pulpite reversível. À medida que a cárie avança na dentina em direção à polpa, aumenta a gravidade do processo inflamatório pulpar. **B.** Pulpite irreversível. Após exposição pulpar por cárie, a agressão exercida diretamente por microrganismos é intensa e gera inflamação grave e irreversível. **C.** Pulpite irreversível e necrose parcial. A infecção avança no canal em direção apical. **D.** Necrose e infecção de praticamente toda a polpa radicular, como resultado do avanço apical dos eventos compartimentalizados de agressão, inflamação, necrose e infecção. **E.** Estabelecida a infecção na porção apical do sistema de canais radiculares. **F.** O processo inflamatório se estende para os tecidos perirradiculares e uma lesão osteolítica se estabelece.

inflamação pulpar se tornará de intensidade moderada a grave, o que caracteriza a pulpite irreversível, com ulterior progresso para necrose pulpar.

### Características histopatológicas

Em dentes com lesão de cárie superficial já afetando a dentina, é possível observar um discreto acúmulo de células de defesa, como macrófagos, linfócitos e plasmócitos na porção pulpar próxima aos túbulos dentinários afetados. Em dentes com lesão cariosa profunda, que ainda não causou exposição, os vasos sanguíneos pulpares podem encontrar-se dilatados, um quadro conhecido histologicamente como hiperemia (Figura 2.12). A vasodilatação prolongada predispõe ao edema, como resultado da elevação da pressão capilar e do aumento de permeabilidade vascular. A resposta hiperêmica em uma área localizada da polpa pode ser acompanhada de um infiltrado leve a moderado de células inflamatórias. A zona livre de células da polpa pode ser ocupada por esse infiltrado, na região subjacente aos túbulos dentinários afetados. A arquitetura tecidual da polpa encontra-se usualmente organizada.

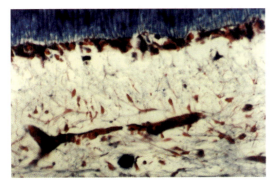

**Figura 2.12** Hiperemia pulpar. Notar o aumento do calibre vascular.

### Diagnóstico

#### Sinais e sintomas

A pulpite reversível usualmente é assintomática. Contudo, em determinadas situações, o paciente pode acusar dor aguda, rápida, localizada e fugaz, em resposta a estímulos que normalmente não evocam dor. Esta cede imediatamente ou poucos segundos depois da remoção do estímulo. A dor ao frio é a queixa mais comum por parte do paciente.

A vasodilatação prolongada pode resultar em lesão capilar, com consequente extravasamento de fluido para o compartimento extravascular. Além disso, a ação de mediadores químicos promove aumento da permeabilidade, a princípio, em nível venular. A formação de edema, então, é discreta nessas fases iniciais da resposta inflamatória aguda na polpa, exercendo pressão subliminar sobre as fibras nervosas A-δ, responsáveis pela inervação e pela dor dentinária. Assim, não há dor espontânea nessa fase do processo inflamatório da polpa. Contudo, esse aumento de pressão pode diminuir o limiar de excitabilidade dessas fibras, fazendo com que a dentina fique em estado de hipersensibilidade. Isso faz com que estímulos (como o frio) que normalmente não causam dor passem a fazê-lo.

A dor oriunda da estimulação de fibras A-δ é resultado da hidrodinâmica do fluido dentinário, sendo de natureza aguda e súbita, passando rapidamente após a remoção do estímulo.[40,41] É possível que mediadores químicos endógenos da inflamação, como prostaglandinas e serotonina, promovam a redução do limiar de fibras A-δ.[7] Produtos bacterianos, como amônia, indol e determinadas enzimas, também podem tornar as fibras A-δ mais excitáveis.[42,43] Os níveis de LPS em lesões cariosas parecem estar também diretamente relacionados com a sintomatologia pulpar.[44]

#### Inspeção

Pelo exame visual detecta-se restauração ou lesão de cárie extensa. Não há exposição pulpar. Entretanto, deve-se ter em mente que, em alguns casos, mesmo antes de haver exposição da polpa, pode haver o desenvolvimento de uma pulpite irreversível (ver adiante). Para o diagnóstico definitivo, é necessário avaliar as diversas informações colhidas.

#### Testes pulpares

**Calor.** O calor pode ser aplicado por meio de bastão de guta-percha aquecido (76°C) ou pela fricção de uma taça de borracha sobre a superfície vestibular do dente. O paciente pode relatar dor aguda e imediata, que passa logo após a remoção do estímulo ou pode ser um pouco mais prolongada quando comparada a um dente normal. Esse tipo de dor é característico das fibras nervosas do tipo A-δ, cujas terminações encontram-se na porção pulpar da dentina (penetram de 100 a 200 μm de profundidade nos túbulos). Se mantida a aplicação do calor, o paciente acusa dor tardia à aplicação inicial do estímulo (segundos depois, à medida que a temperatura aumenta na polpa pela manutenção do estímulo).

**Frio.** A aplicação de frio pode ser feita por meio de bastões de gelo (0°C) ou gelo seco (dióxido de carbono) (−78°C), ou *spray* refrigerante, como o tetrafluoretano (Endo-Ice) (cerca de −26°C), que é mais compatível com a camada de ozônio. O frio evoca dor aguda, rápida, localizada, que passa logo ou poucos segundos após a remoção da fonte estimuladora. Essa resposta é geralmente bastante similar à de uma polpa normal. Às vezes, a dor é um pouco mais acentuada e demora mais para desaparecer quando comparada a um dente normal.

A dentina normalmente é mais sensível ao frio do que ao calor. Isso se deve provavelmente ao fato de que, pela teoria hidrodinâmica que explica a sensibilidade dentinária, a resistência ao movimento de fluido pelo túbulo é diferente quando o mesmo se move no sentido da polpa ou interno (calor aplicado) ou no sentido contrário à polpa ou externo (frio aplicado). No sentido externo, o fluido pressiona os odontoblastos firmemente para o interior dos túbulos, reduzindo as dimensões para o movimento do fluido intratubular, o que resulta em maior pressão contra os odontoblastos e as fibras nervosas. No movimento em sentido interno, os odontoblastos são empurrados em direção à polpa, oferecendo menos resistência ao deslocamento intratubular de fluido.

**Elétrico.** Quando da utilização de um *Pulp Tester*, a intensidade de corrente elétrica necessária para o paciente acusar um formigamento ou sensação de queimação em um dente com pulpite reversível geralmente é igual ou levemente inferior à de um dente normal, usado como controle.

**Cavidade.** A estimulação dentinária por meio de brocas, sonda exploradora ou colher de dentina evoca dor, indicando presença de vitalidade pulpar. Esse teste é de grande valia para dentes com restaurações extensas, que podem não reagir aos demais testes.

Todos os testes citados devem ser aplicados em paciente não anestesiado, que deve ser informado quanto aos resultados esperados. Cumpre salientar que os testes pulpares são sujeitos a resultados falso-positivos (resposta positiva de uma polpa necrosada) e falso-negativos (resposta negativa de uma polpa vital). Um estudo[45] comparou a capacidade de testes térmicos (calor e frio) e elétrico avaliarem a vitalidade pulpar e revelou que os testes de frio e elétrico tiveram valores similares de eficácia, sendo ambos mais eficazes que o teste térmico de calor.

### Testes perirradiculares

**Percussão e palpação.** Estes testes apresentam resultado negativo na pulpite reversível, uma vez que não há comprometimento dos tecidos perirradiculares.

### Achados radiográficos

Radiograficamente, verifica-se a presença de lesões cariosas ou restaurações extensas, próximo à câmara pulpar. Na grande maioria dos casos, apenas por radiografias é arriscado afirmar se houve ou não exposição da polpa. Por exemplo, cáries ou restaurações por vestibular ou lingual podem sobrepor-se à câmara pulpar na radiografia, dando a falsa impressão de terem atingido a polpa. A tomografia computadorizada de feixe cônico permite avaliar melhor a relação da cárie ou restauração com a polpa, mas não é indicada para diagnóstico rotineiro.[46]

### Tratamento

Nos casos de pulpite reversível não envolvendo lesão de cárie profunda, a mesma pode ser removida e o dente restaurado na mesma consulta. Alguns casos com sintomatologia provocada mais acentuada e que apresentam cárie profunda ou restauração defeituosa (e/ou extensa) podem ser tratados inicialmente pela cuidadosa remoção da cárie/restauração e aplicação de um curativo à base de óxido de zinco-eugenol, que é dotado de efeito analgésico e anti-inflamatório.[47] O paciente é remarcado para, pelo menos, 7 dias depois, quando o caso é reavaliado, considerando-se a possibilidade de restaurar o dente definitivamente.

## Pulpite irreversível

Quando a polpa é exposta, uma área de contato direto desta com as bactérias do biofilme da cárie é estabelecida (Figura 2.13). Inicia-se então um verdadeiro "combate", visando à eliminação do agente agressor. Na grande maioria das vezes, por causa das características anatômicas peculiares da polpa, esta usualmente sofre alterações irreversíveis, caracterizadas por inflamação de alta intensidade com focos de microabscessos. Mesmo a remoção de irritantes não é suficiente para reverter o quadro, havendo a necessidade de intervenção direta na polpa.

Acometida por um processo inflamatório de caráter irreversível, a polpa invariavelmente progride para necrose, a qual pode dar-se lenta ou rapidamente. A necrose pulpar pode ser retardada se o exsudato inflamatório for absorvido por linfáticos ou vênulas ou se for drenado pela área de exposição. Polpas mais jovens também podem ter capacidade de defesa maior, devido a vascularização e celularidade mais pronunciadas, o que pode retardar a necrose. A polpa radicular pode permanecer viável por dias a anos. Se a área de exposição pulpar for selada ou obstruída, há o risco de exacerbação da sintomatologia, além de rápida progressão de necrose tecidual e infecção, com consequente desenvolvimento de lesão perirradicular.

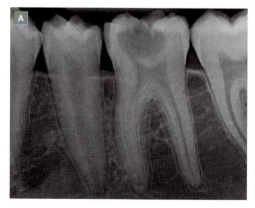
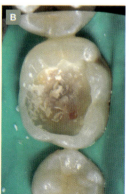
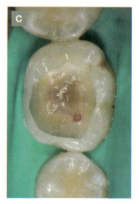

**Figura 2.13** Exposição pulpar por cárie. Quando uma lesão extensa de cárie atinge a polpa, esta se torna intensamente inflamada na tentativa de impedir o avanço da infecção. **A.** Radiografia. **B.** Exposição pulpar evidente após remoção parcial. **C.** Após remoção total da cárie.

É imperioso ressaltar que, em alguns casos, a pulpite irreversível pode se instalar mesmo antes de haver exposição da polpa à cavidade oral. O diagnóstico diferencial de pulpite reversível fica dificultado; no entanto, na grande maioria desses casos, há sintomas mais dramáticos, típicos de inflamação pulpar irreversível (ver a seguir).

### Características fisiopatológicas

Bactérias que entram em contato com a polpa na área de exposição podem causar dano direto, por meio de seus fatores de virulência, e indireto, por evocar resposta inflamatória e/ou imunológica no tecido pulpar que, quando exacerbada, é crítica para a sobrevivência da polpa. Peptídeos N-formilados (liberados por bactérias), componentes do sistema complemento (ativado pela formação de complexos antígeno-anticorpo) e mediadores químicos da inflamação (oriundos do tecido pulpar ou do plasma) são quimiotáticos para os neutrófilos polimorfonucleareas (PMN), atraindo-os para o local da agressão.[48] A liberação de enzimas lisossomais proteolíticas e radicais oxigenados por essas células inflamatórias promove a destruição tecidual, na maioria das vezes caracterizada por formação de microabscessos (Figuras 2.14, 2.15 e 2.16).

A área tecidual imediatamente em contato com o agente agressor também sofre uma série de fenômenos fisiopatológicos, ditados pelos caracteres anatômicos da polpa. A resposta inflamatória torna-se mais acentuada, em virtude do contato direto da polpa com bactérias. Como resultado do aumento de permeabilidade vascular prolongado e acentuado, há elevação significativa da pressão hidrostática tecidual. A pressão gerada pode exceder o limiar de excitabilidade das fibras nervosas amielínicas do tipo C. Isso gera a dor pulsátil, excruciante,

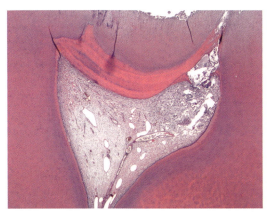

**Figura 2.15** Exposição pulpar por cárie. Corte corado com hematoxilina e eosina. Notar extensa destruição tecidual na área de exposição pulpar. No entanto, a porção da polpa do lado oposto e próximo à entrada do canal encontra-se em estado de relativa normalidade.

lenta, lancinante e espontânea, característica de pulpite irreversível.

Com o aumento da pressão tecidual, vasos sanguíneos também são comprimidos e o fluxo sanguíneo torna-se reduzido, o que faz com que as fibras A-δ, dependentes de oxigênio, parem de responder, degenerando-se.[49] Por essa razão, em estágios avançados de inflamação pulpar, a polpa apenas responde a altas correntes do teste elétrico e pode não responder positivamente ao teste térmico de frio. Quando o calor é aplicado, a dor é usualmente exacerbada. Isso ocorre porque o calor causa vasodilatação, potencializando a pressão tecidual. O frio pode causar alívio da sintomatologia, graças ao seu efeito vasoconstritor ou anestésico. Pacientes acometidos por pulpite irreversível sintomática comumente procuram o auxílio do profissional portando uma bolsa de gelo ou relatam o seu uso para alívio dos sintomas. As fibras tipo C são mais resistentes à hipoxia tecidual, podendo sobreviver por períodos de tempo prolongados em áreas de necrose.[49]

Mediadores químicos, como bradicinina e histamina, podem causar dor por ação direta sobre as fibras do tipo C. Prostaglandinas reduzem o limiar dessas fibras,

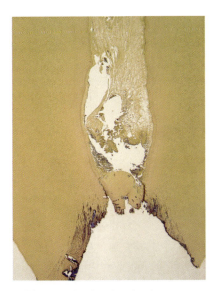

**Figura 2.14** Cárie profunda de dentina em um segundo pré-molar superior associada a dor espontânea. A polpa apresenta inflamação grave e irreversível após exposição (a área de exposição não pode ser visualizada nesse corte, mas aparece em outros cortes seriados do mesmo espécime). Os espaços vazios indicam a presença de microabscessos na polpa coronária. (Coloração de Brown & Brenn modificada por Taylor.)

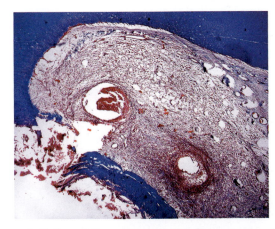

**Figura 2.16** Exposição pulpar por cárie. Presença de microabscessos na região pulpar próxima à exposição.

tornando-as mais suscetíveis aos efeitos estimulatórios da bradicinina e da histamina. Uma polpa inflamada apresenta níveis elevados de prostaglandinas.[50] Esses mediadores parecem não causar dor de forma direta sobre as fibras A-δ, mesmo que possam reduzir seu limiar de excitabilidade. Embora mediadores químicos exerçam efeito diretamente sobre as fibras do tipo C, o aumento de pressão tecidual é o principal responsável pela dor de origem pulpar e perirradicular.

A inflamação pulpar pode diminuir o limiar de excitabilidade das fibras nervosas ao ponto de um aumento na pressão sanguínea sistólica poder ativar os neurônios pulpares. A sincronia de ativação das fibras pulpares em resposta aos batimentos cardíacos explica a dor pulsátil da pulpite irreversível sintomática, que aumenta durante esforço físico ou ao decúbito.[51]

Cumpre ressaltar, entretanto, que *a dor em pulpite irreversível nem sempre está presente, podendo ser considerada exceção e não regra*. Na verdade, tem sido sugerido que o papel principal das fibras nervosas pulpares seria controlar o fluxo sanguíneo e participar da inflamação neurogênica. Existem algumas razões plausíveis para a pulpite ser assintomática. Muitas vezes, há drenagem de exsudato inflamatório para a cavidade oral, via exposição pulpar. Isso ajuda a impedir o estabelecimento da sintomatologia oriunda da compressão das fibras nervosas pelo edema, podendo também retardar, mas não impedir, a necrose pulpar. Além disso, embora a maioria dos mediadores químicos liberados durante a inflamação ative ou sensibilize os neurônios periféricos, alguns mediadores liberados na polpa após a lesão parecem ser inibitórios.[52] Estes incluem somatostatina e opioides endógenos, como a endorfina, que reconhecidamente reduzem ou cessam a atividade nervosa sensorial intradental, mesmo na presença de mediadores estimulantes.[52] Esses mediadores têm sido encontrados na polpa normal, mas principalmente na inflamada, sendo que os linfócitos T são aparentemente a principal fonte dessas substâncias.[53] A liberação dessas substâncias durante a inflamação pode ser uma das explicações para o fato de a maioria dos casos de pulpite ser assintomática.[52,54]

A elevação da pressão hidrostática tecidual não é tão crítica para outros tecidos do organismo quanto é para o cérebro e a polpa. Em outras áreas, a presença de edema gera aumento de volume tecidual, caracterizado por tumefação. Na polpa, que se encontra situada entre paredes inextensíveis da dentina, o aumento da pressão hidrostática tecidual pode comprometer a sua sobrevivência. A resposta vascular da polpa à inflamação e aos efeitos da pressão foram discutidas na seção "Resposta da polpa à invasão bacteriana", inicialmente neste capítulo.

Como aclarado anteriormente, no avanço do processo infeccioso pela polpa, cada compartimento tecidual experimenta os seguintes eventos: *agressão, inflamação, necrose* e *infecção*. Tais eventos ocorrem gradativamente em direção apical até que toda a polpa esteja necrosada e infectada.

Em determinadas situações, a inflamação aguda da polpa pode tornar-se crônica, sem progredir diretamente para a necrose. Isso acontece quando a agressão bacteriana tem sua intensidade reduzida, em polpas jovens e/ou quando há drenagem satisfatória do exsudato inflamatório, que pode ocorrer por meio de vênulas, linfáticos ou por uma área de exposição pulpar extensa. Uma polpa acometida por inflamação crônica pode levar anos para tornar-se necrosada. As alterações degenerativas da polpa, como fibrose, calcificações e reabsorção interna, podem eventualmente se desenvolver durante o curso de um processo inflamatório crônico na polpa (Figura 2.17).

Em dentes de pacientes jovens, a inflamação crônica da polpa pode resultar na formação de um pólipo, condição conhecida como pulpite hiperplásica. Esta é uma forma de pulpite irreversível, caracterizada pela proliferação de um tecido polipoide que se projeta a partir da câmara pulpar (Figuras 2.18 e 2.19). O pólipo formado, usualmente, torna-se epitelizado (Figura 2.20), uma vez que as células

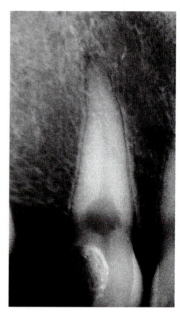

**Figura 2.17** Reabsorção interna da polpa. Radiografia de diagnóstico.

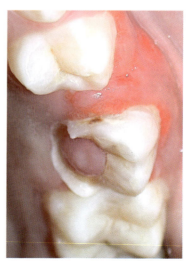

**Figura 2.18** Pulpite irreversível hiperplásica. Aspecto clínico.

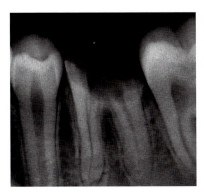
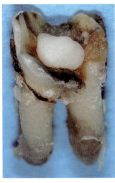

**Figura 2.19** Pulpite irreversível hiperplásica. Radiografia de dente extraído por causa de fratura. (Cortesia do Dr. Henrique Antunes.)

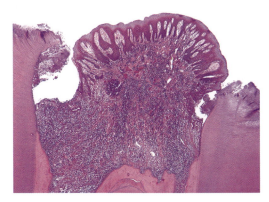

**Figura 2.20** Pulpite irreversível hiperplásica. Aspecto histopatológico. Notar o revestimento epitelial do pólipo.

epiteliais descamadas da mucosa oral são adsorvidas à superfície do tecido granulomatoso, o que contribui para a redução da sensibilidade desse tecido pulpar exposto.

## Diagnóstico

### Sinais e sintomas

A grande maioria dos pacientes que são acometidos por pulpite irreversível não se queixa de dor. Poucos pacientes relatam episódio de dor prévia. Como discutido antes, a ausência de sintomas da pulpite irreversível, provavelmente, se dá em virtude da exposição pulpar, que possibilita a drenagem do exsudato inflamatório e/ou a liberação de substâncias analgésicas na região inflamada. Além disso, o fenômeno dor é extremamente influenciado por fatores psicológicos, além dos somáticos. Assim, muitos pacientes acometidos por inflamação pulpar aguda podem não apresentar dor.

Quando presente, a dor associada à inflamação aguda irreversível da polpa, em estágios intermediários, pode ser provocada, aguda e localizada e persiste por um longo período após a remoção do estímulo. O paciente usualmente relata o uso de analgésicos, que podem ou não ser eficazes no alívio da sintomatologia. Em casos mais avançados de inflamação pulpar aguda, a dor relatada pelo paciente pode ser pulsátil, excruciante, lancinante, contínua e espontânea. O emprego de analgésicos comuns pelo paciente geralmente não apresenta eficácia em debelar os sintomas.

### Inspeção

Pelo exame clínico-visual, geralmente, se observa a presença de cáries ou restaurações extensas (Figura 2.21). Uma vez removidas, a observação da exposição pulpar é de fundamental importância para se estabelecer o diagnóstico de pulpite irreversível. Se a causa da exposição for de origem bacteriana, pela cárie, considera-se que a polpa esteja inflamada irreversivelmente, necessitando de tratamento invasivo, representado pela pulpotomia ou pelo tratamento endodôntico.

Em casos de exposições traumáticas recentes (máximo de 48 horas) ou iatrogênicas assépticas, pode-se considerar que a inflamação pulpar tem caráter de reversibilidade, podendo o tecido ser salvo pelo capeamento direto, uma vez que não houve ainda tempo hábil para uma significativa colonização e invasão bacteriana da superfície pulpar exposta. Por outro lado, mesmo que não se observe inflamação pulpar, mas o paciente queixa-se de dor lancinante, espontânea, pulsátil e contínua, há fortes indícios de que o tecido pulpar esteja inflamado irreversivelmente e o tratamento endodôntico convencional está indicado.

### Testes pulpares

**Calor.** O resultado do teste é positivo. Nos casos sintomáticos, a aplicação de calor exacerba a dor. Isso ocorre porque o calor causa vasodilatação, potencializando a pressão tecidual.

**Frio.** Nos estágios iniciais da pulpite irreversível, pode haver resposta positiva. Entretanto, nos estágios mais avançados da inflamação pulpar, geralmente, não há resposta positiva em virtude da perda de atividade por hipoxia e degeneração das fibras A-$\delta$. Nos casos sintomáticos, o frio pode causar alívio da dor, graças ao seu efeito vasoconstrictor e anestésico. Pacientes acometidos por pulpite irreversível sintomática comumente procuram auxílio do profissional portando uma bolsa de gelo ou relatam o seu uso para alívio dos sintomas.

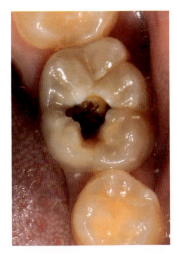

**Figura 2.21** Lesão extensa de cárie associada a pulpite irreversível.

**Elétrico.** Usualmente, observa-se que a polpa apenas responde a altas correntes do teste elétrico.

**Cavidade.** A resposta geralmente é positiva.

### Testes perirradiculares

**Percussão.** Usualmente negativo, pois a resposta inflamatória normalmente é localizada e restrita à polpa. Contudo, um estudo relatou que 57% dos pacientes com pulpite irreversível apresentaram alodinia mecânica em resposta ao teste de percussão.[55] Isso pode ocorrer devido:[56]

a. À ativação de mecanonociceptores pulpares em decorrência da inflamação.
b. À extensão da inflamação pulpar para os tecidos perirradiculares, ativando mecanonociceptores no ligamento periodontal apical.
c. À sensibilização central no nível do corno dorsal da medula, causada por atividade intensa dos nociceptores pulpares durante a inflamação. A sensibilização central resulta em expansão dos campos receptivos periféricos que ocasiona o desenvolvimento de alodinia mecânica em regiões mais distantes (como o ligamento periodontal e até mesmo os dentes e a mucosa adjacentes).

**Palpação.** A palpação da mucosa no nível do ápice gera resposta negativa.

### Achados radiográficos

Pela radiografia, podem ser detectadas lesões cariosas e/ou restaurações extensas, geralmente sugerindo exposição pulpar. O espaço do ligamento periodontal (ELP) usualmente apresenta-se normal. No entanto, em alguns raros casos, pode haver espessamento do ELP ou pequena lesão (espessamento maior que a metade da espessura do ELP normal). A prevalência de espessamento/pequena lesão em dentes com pulpite irreversível é de 3% na avaliação por radiografias periapicais e 14% quando a tomografia de feixe cônico é usada.[57]

### Tratamento

O tratamento consiste na remoção do tecido pulpar, total (tratamento endodôntico convencional) ou parcial (tratamento conservador pulpar).

## Necrose pulpar

A necrose é caracterizada pelo somatório de alterações morfológicas que acompanham a morte celular em um tecido.[48] Dos tipos conhecidos de necrose e dependendo da causa, a necrose da polpa pode ser classificada como:

a. **Necrose de liquefação:** comum em áreas de infecção bacteriana. Resulta da ação de enzimas hidrolíticas, de origem bacteriana e/ou endógena (neutrófilos PMN), que promovem a destruição tecidual. As células mortas são digeridas, transformando o tecido em um líquido viscoso, que, se associado com inflamação aguda, caracteriza o pus.[58]
b. **Necrose de coagulação:** geralmente, é causada por uma lesão traumática, com interrupção do suprimento sanguíneo pulpar por causa do rompimento do feixe vasculonervoso que penetra pelo forame apical, ocasionando isquemia tecidual. Embora se perca o núcleo, a morfologia celular usualmente é mantida, a despeito da morte. Esse modelo de necrose resulta de extensa desnaturação proteica, não apenas de proteínas estruturais, mas também de enzimas autolíticas, impedindo a proteólise e a total destruição da célula. A arquitetura tecidual é preservada por no mínimo vários dias a semanas após a morte das células e o tecido afetado pode ter uma textura firme.[58]
c. **Necrose gangrenosa:** quando o tecido que sofreu necrose de coagulação é invadido por bactérias que atraem neutrófilos PMN e resultam em liquefação. Ocorre em dentes traumatizados, cujas polpas sofreram necrose de coagulação asséptica e que se tornaram infectadas posteriormente. Os modelos de coagulação e liquefação coexistem na gangrena pulpar.

### Diagnóstico

### Sinais e sintomas

A necrose pulpar geralmente é assintomática, sendo que o paciente pode relatar episódio prévio de dor. Entretanto, dependendo do *status* dos tecidos perirradiculares, a dor pode estar presente, como nos casos de lesão perirradicular sintomática ou abscesso agudo de origem endodôntica.

### Inspeção

Pelo exame clínico-visual, detecta-se a presença de cáries e/ou restaurações extensas que alcançaram a polpa. Em outras situações, quando a causa de necrose foi traumática, a coroa dentária pode até mesmo estar hígida. A necrose pulpar pode promover o escurecimento da coroa.

### Testes pulpares

**Calor.** A aplicação de calor, na grande maioria das vezes, não evoca dor. No entanto, há raras situações em que o paciente pode acusar sensibilidade, em virtude da presença de fibras do tipo C, que, por serem mais resistentes à hipoxia tecidual, podem permanecer responsivas por determinado período após a necrose pulpar.

**Frio.** A resposta à aplicação de frio é sempre negativa. Este é um dos testes mais confiáveis para determinar a necrose pulpar.

**Elétrico.** Não há resposta à corrente elétrica por parte da polpa. Em raras ocasiões, se ainda houver fibras tipo C viáveis ou a polpa apresentar necrose de liquefação, altas correntes podem evocar uma resposta positiva (resultado falso-positivo).

**Cavidade.** É um teste também bastante eficaz e derradeiro para diagnosticar necrose pulpar. A resposta é negativa.

### Testes perirradiculares

**Percussão e palpação.** Podem evocar resposta positiva ou negativa, dependendo do *status* dos tecidos perirradiculares.

### Achados radiográficos

Pela radiografia de diagnóstico, observa-se a presença de cárie, coroa fraturada e/ou restaurações extensas. Se a causa de necrose foi traumática, a coroa dentária pode apresentar-se hígida, fraturada ou com pequenas restaurações. O ELP pode apresentar-se normal, espessado ou uma lesão perirradicular caracterizada por reabsorção óssea pode estar presente.

### Tratamento

O tratamento da necrose pulpar consiste na remoção de todo o tecido necrosado, e possivelmente infectado, medicação intracanal e obturação do sistema de canais radiculares.

## Patologia perirradicular

Como discutido no início deste capítulo, a lesão perirradicular também pode ser referida em outras fontes como lesão periapical, periodontite apical ou periodontite periapical. O termo perirradicular é preferido e usado neste livro por abranger não somente as lesões na região periapical (certamente, as mais comuns), mas também as lesões inflamatórias de origem endodôntica que afetam a porção lateral da raiz ou a área de furca.

A lesão perirradicular, na maioria das vezes, pode ser considerada uma sequela da cárie. Uma vez não tratada, a cárie pode resultar em inflamação pulpar. A reversibilidade da inflamação em resposta à cárie depende muitas vezes da presença de exposição. Em outras palavras, a pulpite é reversível (por meio da remoção da causa) antes de a polpa tornar-se exposta pelo processo de cárie. Depois disso, a inflamação se torna geralmente irreversível, no sentido de que a remoção da causa não é suficiente para proporcionar um resultado previsível. O índice de sucesso da terapia da polpa vital, que consiste em manutenção da vitalidade pulpar e prevenção da lesão perirradicular, é relativamente baixo nesses casos, porque a extensão da degeneração e a infecção pulpar não podem ser determinadas clinicamente de forma confiável. Como discutido na seção anterior, o processo de inflamação, necrose e infecção da polpa avança para a parte apical do canal por compartimentos de tecido, até que grande parte ou a totalidade da polpa coronária e radicular torne-se necrosada e infectada. À medida que o processo se aproxima do forame apical, os tecidos perirradiculares são afetados (Figura 2.11). Em alguns casos, a lesão perirradicular pode se desenvolver mesmo antes de os processos de necrose e infecção atingirem o forame apical.[59-61] O desenvolvimento de lesão perirradicular está relacionado com as respostas imunes inata e adaptativa contra a infecção intrarradicular, na tentativa de conter a propagação da infecção ao osso e outros locais do corpo (Figura 2.22).[36-38]

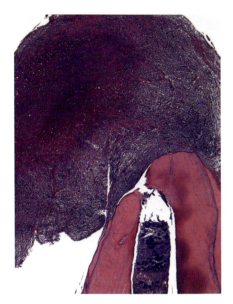

**Figura 2.22** Lesão perirradicular inflamatória aderida à porção apical da raiz.

As lesões perirradiculares de origem endodôntica podem ser classificadas como:

- Lesão perirradicular sintomática (ou aguda)
- Abscesso perirradicular agudo
- Lesão perirradicular assintomática (ou crônica)
- Abscesso perirradicular crônico.

## Resposta dos tecidos perirradiculares à agressão bacteriana

A intensidade da agressão bacteriana depende do número de bactérias patogênicas e de sua virulência. Esses fatores, contra-atacados pelas defesas do hospedeiro, podem dar origem a uma resposta inflamatória aguda (lesão perirradicular sintomática ou abscesso perirradicular agudo) ou a uma resposta crônica (lesão perirradicular assintomática ou abscesso perirradicular crônico).

Nas infecções endodônticas, bactérias estão localizadas em posição estratégica e privilegiada dentro do sistema de canais radiculares que contenham tecido necrosado. Os fagócitos têm acesso limitado a elas, porque não existe mais circulação ativa na polpa. Podem até ser carreados pela infiltração de exsudato inflamatório pelo forame apical para o interior do canal, mas as condições severas de hipoxia e a organização bacteriana em biofilmes no terço apical do canal drasticamente reduzem as chances dos fagócitos de eliminarem a infecção (Figura 2.23).

Por outro lado, as bactérias que saem do canal para os tecidos perirradiculares são imediatamente combatidas, em geral, de forma eficaz pelos mecanismos de defesa do hospedeiro. Esses mecanismos inicialmente são representados pela imunidade inata e, posteriormente, pela imunidade adaptativa, que são mobilizadas para a região na tentativa de conter o avanço da infecção.[48,62-64] Assim, embora a fonte da infecção dentro do canal não seja efetivamente eliminada, o hospedeiro consegue estabelecer um

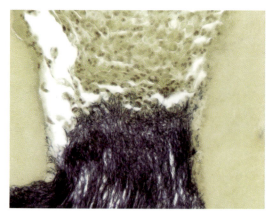

**Figura 2.23** Acúmulo de neutrófilos próximo a espesso biofilme bacteriano na porção apical do canal.

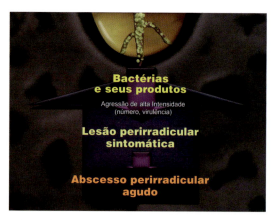

**Figura 2.24** Se a agressão proveniente da infecção do canal radicular for de alta intensidade, uma lesão perirradicular sintomática se estabelece, podendo evoluir para um abscesso agudo.

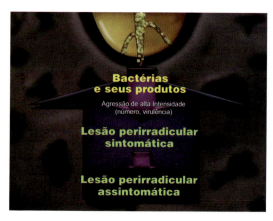

**Figura 2.25** Se a agressão proveniente da infecção do canal radicular for reduzida pelas defesas do hospedeiro, o quadro cronifica.

equilíbrio, que, muitas vezes, é caracterizado por inflamação crônica. Sendo o canal radicular tratado de forma adequada, o clínico promove um desequilíbrio em favor do hospedeiro e o reparo dos tecidos perirradiculares é iniciado. Portanto, a lesão perirradicular pode ser considerada uma segunda linha de barreira (sendo a primeira o revestimento de esmalte) estabelecida pelas defesas do tecido com a finalidade evidente de proteger o restante do corpo contra invasores bacterianos (Figura 2.22).

As defesas do hospedeiro contra a infecção são representadas pela imunidade inata e imunidade adaptativa.[48] A resposta imune inata é a primeira linha de defesa e pode ser subdividida em duas fases. A fase inicial é imediata e pode ser considerada uma resposta pré-inflamatória. Após a invasão tecidual, bactérias imediatamente são combatidas pelos macrófagos teciduais residentes e pelo sistema complemento ativado pela via alternativa e/ou da lectina. O encontro de bactérias com esses mecanismos de defesa do hospedeiro desencadeia a produção e a liberação de mediadores químicos da inflamação, que induzem alterações vasculares e recrutam mais células e moléculas de defesa para o local da agressão. Por conseguinte, em resposta às bactérias não eliminadas pelos mecanismos inatos imediatos, uma inflamação aguda com todos os seus elementos vasculares e celulares se desenvolve. Isso dá origem a uma condição denominada *lesão perirradicular sintomática* (também conhecida como periodontite apical sintomática ou aguda) (Figura 2.24).

Se a resposta inflamatória não conseguir reduzir significativamente a intensidade da agressão proveniente do canal radicular, o processo avança e exacerba-se, dando origem a uma inflamação caracterizada por exsudação purulenta (pus) – o *abscesso perirradicular agudo* está formado (Figura 2.24).

Como a resposta aguda só pode reduzir a intensidade de agressão, mas não eliminar a fonte de infecção localizada no canal radicular necrosado, o processo inflamatório cronifica-se. A inflamação crônica contém elementos da resposta imune adaptativa, bem como do processo de reparação. Essa condição é conhecida como *lesão perirradicular assintomática* (também conhecida como periodontite apical assintomática ou crônica) (Figura 2.25), inicialmente caracterizada radiograficamente por um espessamento do ELP apical. Se a infecção persistir no sistema de canais radiculares, o processo crônico resulta em reabsorção óssea e dá origem ao que é denominado histologicamente *granuloma perirradicular* (Figura 2.26). Posteriormente, à medida que os restos epiteliais de Malassez começam a proliferar nos granulomas, a lesão torna-se um *granuloma epiteliado*. Com a passagem do tempo e com a contínua proliferação do epitélio, uma cavidade revestida por epitélio se forma no tecido – o *cisto perirradicular* (Figura 2.26). Clínica e radiograficamente, não é possível diferenciar granulomas de cistos; somente por histopatologia e talvez por tomografia de feixe cônico.[65] Ambos clinicamente representam formas de lesão perirradicular assintomática.

A resposta inflamatória crônica pode, em muitos casos, ser iniciada mesmo sem um episódio agudo anterior. Isso ocorre quando a agressão bacteriana é de baixa intensidade desde o início.

## Reabsorção óssea e resposta imune

O osso é reabsorvido pelos osteoclastos, células multinucleadas gigantes formadas pela fusão de precursores da

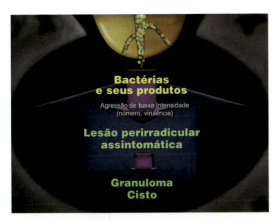

**Figura 2.26** Se a agressão proveniente da infecção do canal radicular for originalmente de baixa intensidade ou for reduzida pelas defesas do hospedeiro, o processo crônico se estabelece e pode levar à reabsorção óssea com a formação de um granuloma e posteriormente um cisto.

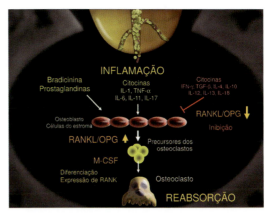

**Figura 2.28** Mecanismos inflamatórios que podem resultar em ativação ou inibição da reabsorção óssea. IFN-γ: interferon gama; IL: interleucina; M-CSF: fator estimulador de colônias de macrófagos; OPG: osteoprotegerina; RANKL: ligante do receptor ativador do fator nuclear kappa B; TGF-β: fator transformante de crescimento beta; TNF-α: fator de necrose tumoral alfa.

linhagem monócito/macrófago (Figura 2.27). Os mediadores químicos envolvidos principalmente na regulação da osteoclastogênese incluem o ligante do receptor ativador do fator nuclear kappa B (NF-κB) (RANKL), o fator estimulador de colônias de macrófagos (M-CSF) e a osteoprotegerina (OPG) (Figura 2.28).[66-68] A diferenciação dos precursores dos osteoclastos necessita da presença concomitante de osteoblastos ou células estromais da medula, que produzem tanto RANKL quanto M-CSF (Figura 2.29).[69,70] O M-CSF é uma molécula secretada que se liga ao seu receptor (c-Fms) sobre o osteoclasto e, então, fornece os sinais essenciais para a sobrevivência e a proliferação dessas células.[71] Uma nova citocina, a IL-34, também pode se ligar ao receptor c-Fms e estimular a proliferação e formação dos osteoclastos junto com RANKL, mesmo na ausência do M-CSF.[72] Na verdade, a IL-34 pode ser um substituto do M-CSF na indução da osteoclastogênese em processos patológicos, mas provavelmente não na remodelação óssea normal.[73]

O contato entre os precursores dos osteoclastos e os osteoblastos/células estromais geralmente é necessário para a osteoclastogênese ocorrer. Isso, porque o RANKL é uma molécula de superfície de osteoblastos e células do estroma essencial para a diferenciação dos precursores em osteoclastos por meio da interação com o RANK.[71] No entanto, tem sido observado que, além da forma ligada à membrana, o RANKL pode também ocorrer na forma solúvel. A ligação de RANKL ao RANK ativa uma cascata de transdução de sinais que conduz à osteoclastogênese na presença do fator de sobrevivência M-CSF.

A OPG é produzida por osteoblastos, células do estroma, linfócitos B e células dendríticas e serve como um receptor solúvel que pode se ligar ao RANKL, concorrendo com o RANK e, assim, inibindo a osteoclastogênese e a ativação dos osteoclastos.[74] É o equilíbrio entre a expressão do RANKL (estimulador) e da OPG (inibidora), que, em última análise, determina a quantidade de osso a ser reabsorvida. Vários fatores podem influenciar esse equilíbrio, um deles é a inflamação em resposta à infecção.

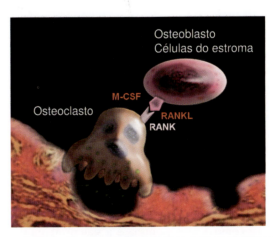

**Figura 2.29** A ativação de osteoclastos exige a presença de células do estroma da medula óssea ou de osteoblastos, que expressam as duas moléculas essenciais para a promoção da osteoclastogênese – fator estimulador de colônias de macrófagos (M-CSF) e ligante do receptor ativador do fator nuclear kappa B (RANKL).

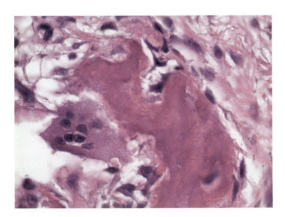

**Figura 2.27** Osteoclasto, célula multinucleada envolvida na reabsorção óssea.

Sob condições fisiológicas, existe equilíbrio entre reabsorção e formação óssea. Em determinadas condições inflamatórias, no entanto, o equilíbrio é alterado de modo que a formação do osso ou a reabsorção excessiva possam ocorrer. A formação excessiva de osso é observada em certas condições, como a osteíte condensante, e pode ser atribuída a uma abundância de OPG ou expressão reduzida de RANKL, resultando em uma proporção de RANKL/OPG reduzida. Por outro lado, um aumento relativo na expressão de RANKL ou diminuição na produção de OPG provoca aumento da proporção de RANKL/OPG com consequente reabsorção óssea. Esse é o caso de doenças como osteoporose, doença periodontal e lesão perirradicular.[66]

As células imunes podem participar ativamente da diferenciação e ativação dos osteoclastos nos processos inflamatórios crônicos. Em resposta à infecção, citocinas pró-inflamatórias (p. ex., interleucina [IL] 1β, IL-6, IL-11, IL-17 e fator de necrose tumoral alfa [TNF-α]), quimiocinas (IL-8/CXCL8) e outros mediadores químicos (prostaglandinas e bradicinina) são liberados por macrófagos, células T e outros tipos de células, podendo atingir concentrações críticas que, indiretamente, estimulam a osteoclastogênese por meio da indução da expressão de RANKL e diminuição da produção de OPG por osteoblastos/células do estroma da medula (Figura 2.28).[75-77,175] Efeitos diretos sobre a osteoclastogênese também podem ser induzidos por células do sistema imune, uma vez que alguns tipos celulares, além dos osteoblastos/células do estroma, como fibroblastos e células T e B, também produzem RANKL.

As células T também produzem mediadores que inibem a reabsorção, como OPG, interferon gama (IFN-γ), IL-4, IL-10, IL-13, IL-15, IL-18 e IL-23.[77,78] A maior parte desses mediadores inibe a reabsorção do osso por redução da expressão de RANKL e/ou aumento da expressão de OPG.[66] Assim, as células do sistema imunológico podem ser de extrema importância na modulação do processo de reabsorção óssea patológica.

## Como os osteoclastos reabsorvem o osso

O osso é constituído de um componente inorgânico (primariamente hidroxiapatita) e um orgânico (mais de 20 proteínas, com colágeno do tipo I como a mais abundante – >90%).[79] A reabsorção óssea envolve a dissolução dos cristais de hidroxiapatita seguida pela degradação proteolítica do componente orgânico da matriz óssea. Após a remoção do osteoide por proteases geralmente liberadas pelo osteoblasto, os osteoclastos diferenciados aderem à superfície do osso por meio da ligação da integrina αvβ₃ presente na zona clara do osteoclasto a proteínas da matriz óssea que contenham os aminoácidos Arg-Gli-Asp (RGD), como a osteopontina e a sialoproteína do osso (Figura 2.30).[70] Após a ligação ao osso, uma cascata de sinais intracelulares é gerada no osteoclasto, promovendo a reorganização do citoesqueleto e induzindo as vesículas ácidas a migrar para a região das bordas pregueadas, abaixo da qual dar-se-á a reabsorção do osso.

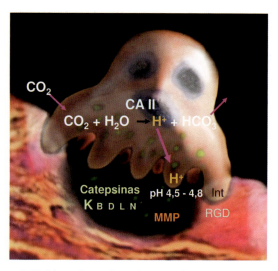

**Figura 2.30** Mecanismo de reabsorção óssea pelo osteoclasto (ver texto para detalhes). MMP: metaloproteinases da matriz; Int: Integrina; RGD: arginina-glicina-aspartato.

A adesão do osteoclasto ao osso acontece de tal forma que a região do osso sob a célula clástica fica segregada do ambiente ao redor. Assim, os ácidos e as enzimas liberados se concentram nesse compartimento e promovem a reabsorção do osso. Tal compartimento de reabsorção é conhecido como lacuna de Howship. A atividade reabsortiva do osteoclasto usualmente dura de 8 a 10 dias, presumivelmente correspondente à sua vida média.[80]

Sob a ação da enzima anidrase carbônica II e na presença de água, o $CO_2$ que penetra no osteoclasto é convertido em bicarbonato ($HCO_3$) e prótons $H^+$. Esses prótons são liberados no microambiente isolado entre os osteoclastos e a superfície óssea por meio da ação de bombas de prótons tipo vacuolar $H^+$–adenosina trifosfatase (ATPase), concentradas na região de bordas pregueadas do osteoclasto. Os íons cloreto que entram na célula em troca pelo bicarbonato são transportados para o compartimento de reabsorção através de canais de cloreto acoplados à $H^+$–ATPase. Assim, a ação conjunta da bomba de prótons e dos canais de cloreto na região de bordas pregueadas acidifica o compartimento de reabsorção.[81] O ácido clorídrico (HCl) formado no compartimento da reabsorção reduz o pH para cerca de 4,5.[71] Nessa magnitude de pH, o osso é desmineralizado e a matriz orgânica exposta é subsequentemente degradada por proteases lisossomais colagenolíticas – as catepsinas, principalmente catepsina K, e posteriormente por metaloproteinases de matriz (MMP-1, MMP-2, MMP-3 e MMP-9), que também são secretadas pela região de bordas pregueadas do osteoclasto (Figura 2.30).[70,80,82] Tanto a catepsina K quanto a MMP-9 degradam o colágeno tipo I em um ambiente ácido. A fosfatase ácida tartarato-resistente (TRAP) é altamente expressa nos osteoclastos e também pode ser secretada na lacuna de reabsorção, onde contribui para a degradação da matriz óssea.[82] Estudos em animais demonstraram que silenciar o gene para catepsina K ou usar inibidores para esse mediador reduz significativamente a destruição óssea e a expansão de lesões perirradiculares.[83-86]

## Mediadores químicos envolvidos na patogênese das lesões perirradiculares

Os mediadores químicos detectados em lesões perirradiculares formam uma rede interligada, onde um mediador pode ativar, ter ação sinérgica ou mesmo suprimir o outro. A progressão e a estabilização da lesão perirradicular são determinadas pelo *status* dessa rede de mediadores.[87]

### Resposta inflamatória inespecífica

Os principais mediadores químicos da resposta inflamatória aguda são: bradicinina, derivados do ácido araquidônico, componentes do sistema complemento, aminas vasoativas, citocinas, quimiocinas, neuropeptídeos, enzimas lisossomais, radicais oxigenados e óxido nítrico. Uma vez liberados após a agressão tecidual, esses mediadores químicos podem iniciar, amplificar e perpetuar uma alteração patológica dos tecidos perirradiculares.

O sistema complemento pode ser ativado por três vias, a clássica, a alternativa e a da lectina, sendo que as duas últimas fazem parte dos principais mecanismos de defesa inespecífica do hospedeiro. Vários estudos relataram a presença do componente C3 e outros do sistema complemento em lesões perirradiculares.[64,88-90]

Os principais derivados do ácido araquidônico incluem prostaglandinas e leucotrienos. As prostaglandinas podem exercer um papel importante na patogênese de lesões perirradiculares.[91,92] McNicholas et al.[93] encontraram altos níveis de prostaglandinas em lesões perirradiculares, sobretudo nos abscessos agudos. Takayama et al.[94] encontraram correlação entre os níveis de $PGE_2$ e a presença de sintomatologia clínica. Torabinejad et al.[95] relataram que os níveis de $LTB_4$, um leucotrieno quimiotático para neutrófilos PMN, eram significativamente maiores em lesões sintomáticas. Um estudo demonstrou que a concentração de $LTC_4$, outro leucotrieno pró-inflamatório, liberado principalmente por mastócitos e, possivelmente, por outras células inflamatórias, foi significativamente maior em lesões perirradiculares do que em tecidos não inflamados.[96] O $LTC_4$ tem ação vasodilatadora e, por meio da ligação a células endoteliais, promove o aumento da permeabilidade vascular.

Níveis elevados de ciclo-oxigenase 2 (COX-2) e óxido nítrico sintase, envolvidos na produção de prostaglandinas e óxido nítrico durante a inflamação, têm sido observados em macrófagos presentes em lesões perirradiculares.[97,98] A síntese desses mediadores também parece estar relacionada com o período inicial de expansão da lesão.

Quimiocinas são mediadores liberados em resposta à infecção que irão atrair um número maior de células inflamatórias para a região. Por meio de imuno-histoquímica, Marton et al.[99] detectaram três importantes quimiocinas em lesões perirradiculares crônicas – IL-8/CXCL8 (quimiotática para neutrófilos), MCP-1/CCL2 (quimiotática para monócitos/macrófagos) e Rantes/CCL5 (quimiotática para linfócitos T e outros leucócitos). A distribuição diferenciada de MCP-1/CCL2, que é a única quimiocina presente no endotélio, sugere que ela esteja envolvida no contínuo recrutamento de células de defesa para a região, enquanto IL-8/CXCL8 e Rantes/CCL5 podem alcançar os vasos sanguíneos, mas apenas exercer uma função quimioatrativa periodicamente. Shimauchi et al.[100] relataram a ocorrência de IL-8/CXCL8 e óxido nítrico em 24 e 19 de 27 amostras de lesões perirradiculares, respectivamente. Enquanto níveis significativos de IL-8/CXCL8 foram detectados em lesões sintomáticas, não houve correlação entre níveis elevados de óxido nítrico e a presença de sintomas.

Os tecidos perirradiculares são inervados por fibras sensoriais e simpáticas[101-103] e o brotamento de axônios tem sido observado em lesões inflamatórias.[104-107] Os fibroblastos estimulados pela agressão podem liberar NGF (fator de crescimento de nervos), o qual se liga a um receptor expresso na membrana axonal e nas células de Schwann, fazendo com que ocorra a proliferação de fibras nervosas. Isso resulta em aumento da densidade nervosa, com consequente aumento da liberação de neuropeptídeos. Assim, a agressão aos tecidos perirradiculares induz o aumento da densidade nervosa, por brotamento axonal mediado por NGF, o que pode elevar os níveis de neuropeptídeos, como a substância P (SP) e o peptídeo relacionado com o gene da calcitonina (CGRP), liberados nos tecidos perirradiculares afetados.[52] Os neuropeptídeos causam vasodilatação e aumento da permeabilidade vascular, exercendo papel importante nas fases iniciais da inflamação. O número de fibras nervosas que contêm CGRP está correlacionado com o tamanho da lesão, enquanto o número de fibras que contêm SP está associado ao acúmulo de células inflamatórias. Está bem estabelecido que as interações neuroimunes são moduladores importantes na determinação da progressão das lesões perirradiculares.[87]

Bactérias e os seus produtos também podem causar a lesão de vasos sanguíneos. Isso pode ocorrer por meio da ação de enzimas bacterianas que degradam o colágeno, componente da membrana basal vascular. Os produtos do metabolismo bacteriano também podem ser tóxicos às células endoteliais, rompendo, assim, a integridade do revestimento endotelial interno dos vasos. Do mesmo modo, o dano vascular causado pelas bactérias pode se dar pela ação indireta delas. Os macrófagos ativados por componentes bacterianos liberam enzimas e radicais livres que danificam as paredes dos vasos. Uma vez que os vasos são lesados, há ativação dos sistemas de cininas, de coagulação e fibrinolítico, resultando na produção de potentes mediadores químicos, como bradicinina e fibrinopeptídeos. Níveis elevados de cininas têm sido detectados em lesões perirradiculares.[108]

Marton et al.,[109] investigando a atividade de radicais oxigenados em lesões perirradiculares crônicas, relataram que eles foram principalmente liberados por células fagocíticas e que podem contribuir para a destruição tecidual e perda óssea associadas a essas lesões. As enzimas lisossomais hidrolíticas, como as arilsulfatases A e B, foram encontradas em níveis elevados nas lesões perirradiculares.[110]

Kettering e Torabinejad[111] relataram a presença de células *natural killer* (assassinas naturais, ou NK) em lesões de origem endodôntica. A detecção de células NK em praticamente todas as lesões granulomatosas e císticas examinadas por Saboia-Dantas *et al.*[112] confirma que essas células podem participar ativamente do processo de defesa, principalmente em casos em que há infecção de células do hospedeiro por herpes-vírus.

### Resposta imunológica adaptativa

A resposta imunológica adaptativa, de caráter específico, é representada por uma resposta celular, mediada, basicamente, por linfócitos T, macrófagos e citocinas secretadas e por uma resposta humoral, mediada por linfócitos B, plasmócitos e anticorpos secretados (Figura 2.31). Em infecções endodônticas, em virtude da presença de bactérias no canal, os neutrófilos PMN também se encontram presentes, mesmo nesses processos crônicos (Figura 2.31).

O canal radicular pode funcionar como uma via para a sensibilização do hospedeiro.[113] Em outras palavras, os produtos antigênicos presentes em um canal infectado podem ser conduzidos aos linfonodos regionais e desencadear uma resposta imunológica que irá se concentrar nas imediações do local de saída dos antígenos (forame apical ou ramificações).[6] Vários estudos observaram que, praticamente, todos os componentes de uma resposta imunológica adaptativa estão presentes nas lesões perirradiculares crônicas, como granulomas e cistos.[114-116] Assim, pode-se inferir que essas lesões representam uma resposta imunológica adaptativa a antígenos presentes no sistema de canais radiculares, visando ao combate da infecção, mas acabam resultando em inevitável destruição óssea perirradicular.

Os macrófagos que expressam complexo principal de histocompatibilidade (MHC) classe II parecem participar ativamente da fase inicial de expansão da lesão, enquanto células dendríticas que expressam MHC classe II parecem estar mais envolvidas na defesa imune contra os desafios antigênicos que persistem após a estabilização da lesão.[117] Um papel de grande relevância para essas células na lesão perirradicular seria a apresentação de antígenos para linfócitos T efetores ou de memória que circulam pela região e encontram, então, o antígeno para o qual são específicos.[118,119]

Stern *et al.*[120] observaram que os macrófagos, seguidos pelos linfócitos, são as principais células inflamatórias presentes em lesões perirradiculares. Isso foi confirmado pelo estudo de Kopp e Schwartin.[121] Torabinejad e Kettering[116] relataram a presença de linfócitos B e T em lesões perirradiculares, sendo que os linfócitos T foram significativamente mais numerosos do que os linfócitos B. Stashenko e Yu[122] demonstraram a presença de linfócitos T CD4+ e CD8+ em lesões perirradiculares. Eles observaram que, durante o período de atividade lítica da lesão (expansão), os linfócitos T CD4+ predominaram. Nas fases de estabilização do crescimento da lesão, os linfócitos T CD8+ (*supressor*) estavam em maior número.

As duas subpopulações de linfócitos $T_H$ (T *helper* ou auxiliares), $T_H1$ e $T_H2$, parecem exercer papéis distintos na patogênese das lesões perirradiculares. A inflamação e a reabsorção óssea aparentemente são aumentadas pelas

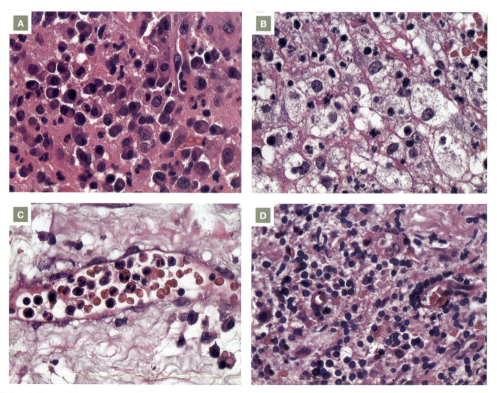

**Figura 2.31** Células inflamatórias encontradas em lesões perirradiculares. **A.** Plasmócitos. **B.** Macrófagos espumosos. **C.** Neutrófilos polimorfonucleares no interior de um vaso sanguíneo. **D.** Linfócitos.

células T_H1 e diminuídas por T_H2. T_H1 aumenta a produção de IL-1 e outros mediadores pró-inflamatórios, enquanto os inibidores de IL-1 estão relacionados com T_H2. A produção de citocinas de T_H1 predomina no estágio inicial de expansão da lesão, enquanto a produção de citocinas de T_H2 é induzida em estágios mais tardios.[123] Assim, os linfócitos T_H1 parecem contribuir para a fase de progressão das lesões perirradiculares, enquanto os linfócitos T_H2 podem estar mais associados à fase de estabilização da lesão. O envolvimento de T_H1 na indução de lesões em humanos tem sido confirmado pela detecção de células positivas para IFN-γ nestas lesões.[124,125] Por sua vez, maior expressão de IL-4, IL-6 e IL-10 do que de IL-2 e IFN-γ, em lesões de humanos, sugere que os mediadores relacionados com T_H2 predominem e atuem na fase de estabilização de lesões crônicas.[126]

Níveis elevados de citocinas, como IL-1 e TNF, que são potentes mediadoras da reabsorção óssea, têm sido verificados em lesões perirradiculares em humanos e em animais.[127-132] A produção de IL-1 e TNF-α aumenta significativamente nos estágios iniciais de expansão da lesão.[123] IL-12 e IFN-γ (citocinas de T_H1) podem participar da destruição óssea perirradicular porque induzem a produção de outras citocinas pró-inflamatórias por macrófagos.[123] Por outro lado, IL-4 e IL-10 (citocinas de T_H2) parecem participar da estabilização da lesão.[87,125] IL-6 e IL-11, que podem estimular a formação de novos osteoclastos a partir dos precursores hematopoiéticos, também têm sido detectadas em lesões perirradiculares.[123,126,133] Em um estudo detalhado de lesões perirradiculares, Colic et al.[134] observaram que a resposta por T_H1 é importante para todos os estágios de desenvolvimento da lesão, enquanto T_H2 e citocinas imunorreguladoras são mais significativos na forma avançada da lesão, provavelmente agindo para estabilizar o tamanho da lesão.

IL-17, produzida por células T_H17, podem exercer um papel importante em exacerbar a inflamação e ativar a reabsorção óssea, tendo sido detectada em lesão perirradiculares.[135-137]

A regulação das respostas imunes destrutivas também pode ser mediada por linfócitos T reguladores (Treg). A presença de Treg em lesões perirradiculares de humanos tem sido relatada.[138] As respostas de T_H1 e T_H2 podem ser suprimidas por células Treg por intermédio de mecanismos dependentes de contato e/ou pela produção de IL-10 e TGF-β.[138] TGF-β e IL-10 inibem a produção de IL-1β, TNF-α, IL-6 e IL-8/CXCL8 por células inflamatórias isoladas de lesões sintomáticas e assintomáticas.[139] Tregs podem aparecer mais tardiamente nas lesões perirradiculares, provavelmente para controlar a resposta imune exagerada e, por conseguinte, a expansão da lesão.[140]

Um estudo avaliou a expressão do mRNA para RANKL, RANK, OPG e citocinas em lesões perirradiculares experimentais em ratos e demonstrou que a expressão de RANKL aumentou, sobretudo em comparação com o seu competidor OPG, durante o período de expansão da lesão.[141] A expressão de citocinas pró-inflamatórias, como TNF-α, IL-1α e IL-1β, também aumentou nesse estágio, indicando sinergismo entre RANKL e citocinas na expansão da lesão. A maioria das células que produziram RANKL eram fibroblastos, mas os linfócitos T também estavam envolvidos.[141] Outro estudo também havia indicado que a presença de células que expressam RANKL aumenta no estágio inicial de expansão da lesão.[142] A elevada expressão de RANKL foi relatada em lesões perirradiculares de humanos.[143-145]

Diversos isótipos de anticorpos têm sido detectados em lesões perirradiculares.[64,88,90,120,146,147] Nesse grupo, incluem-se aqueles com especificidade para bactérias, principalmente as anaeróbias estritas, presentes no sistema de canais radiculares.[148,149]

Os plasmócitos, células produtoras de anticorpos, correspondem a cerca de 19% das células inflamatórias presentes em uma lesão perirradicular.[120] A IgG foi produzida por 74%, IgA por 20%, IgE por 4% e IgM por 2% dos plasmócitos.[120] Pulver et al.[114] confirmaram que a IgG foi o principal isótipo de anticorpo produzido em lesões perirradiculares. Demonstraram, também, que os níveis de imunoglobulinas, em especial a IgA, eram mais elevados em cistos do que em granulomas. Kuntz et al.[88] observaram a presença de IgG, IgA, IgM e C3 em lesões perirradiculares. Os anticorpos foram detectados tanto extra quanto intracelularmente em plasmócitos, sendo que aqueles que sintetizavam IgG foram os mais numerosos. A IgG aparentemente exerce um papel importante em lesões perirradiculares no que tange à proteção contra a disseminação da infecção endodôntica.[126] Tal papel deve-se, provavelmente, ao seu efeito opsonizador, tornando as bactérias mais prontamente fagocitadas e eliminadas por neutrófilos e macrófagos. Das subclasses de IgG, a IgG1 é produzida em maior quantidade, seguida por IgG2, IgG3 e IgG4, as duas últimas em níveis similares.[150] Matsuo et al.,[151] avaliando o exsudato coletado de lesões, observaram que os níveis de IgG e IgA eram diretamente proporcionais ao tamanho da lesão perirradicular. Relataram, ainda, que esses níveis decaíram após a realização do tratamento endodôntico. Esses dados sugerem que essas imunoglobulinas possam estar envolvidas na imunopatogênese das lesões perirradiculares.

Complexos imunes (antígeno/anticorpo) podem ser formados em lesões perirradiculares quando antígenos microbianos interagem com IgG ou IgM. Tem sido demonstrado que as reações oriundas da formação de complexos imunes podem participar da patogênese das lesões perirradiculares.[152] Quando complexos imunes foram aplicados a canais radiculares de gatos, houve rápido desenvolvimento de lesões perirradiculares, caracterizadas por perda óssea e acúmulo de neutrófilos e osteoclastos.[153] Em lesões perirradiculares crônicas, tais complexos ficam confinados a elas, não penetrando na circulação e, portanto, não se distribuindo sistemicamente.[154] Por outro lado, os complexos que se formam durante alterações agudas, como os abscessos, atingem concentrações mais elevadas na circulação em comparação com as concentrações observadas em pacientes sem lesões.[155]

A presença de inúmeros componentes das reações imunológicas nas lesões perirradiculares indica que estes podem iniciar, amplificar e perpetuar tais alterações, desde que o elemento desencadeador de tais reações, que é representado pela infecção do sistema de canais radiculares, não tenha sido eliminado. Tais elementos, além de participarem na defesa do hospedeiro contra a infecção, também são os principais responsáveis pela destruição tecidual associada às lesões perirradiculares. A Tabela 2.3 resume os principais elementos de defesa do hospedeiro que estão presentes em lesões perirradiculares, bem como suas prováveis e mais importantes funções.

## Lesão perirradicular sintomática (ou aguda)

Se a agressão causada por bactérias que saem pelo forame apical for de alta intensidade, haverá o desenvolvimento de uma resposta inflamatória aguda no ligamento periodontal, caracterizando a lesão perirradicular sintomática (ou periodontite apical sintomática). O aumento da permeabilidade vascular associado à inflamação produz edema, que causa elevação da pressão hidrostática tecidual. Como resultado, as fibras nervosas são comprimidas, produzindo dor. A bradicinina, as prostaglandinas e a histamina também podem causar dor, agindo sobre as fibras nervosas. Contudo, a compressão das fibras é mais significativa nesse aspecto.[6,156]

## Características histopatológicas

A análise histopatológica evidencia hiperemia e presença de um infiltrado inflamatório no ligamento periodontal contendo, predominantemente, neutrófilos PMN. As fibras colágenas podem estar dilaceradas, como resultado do edema formado. Se o quadro clínico for resultante de exacerbação aguda de uma lesão assintomática, o quadro histopatológico pode ser igual ao de um granuloma com focos de concentração de neutrófilos PMN próximo à saída de bactérias.

### Diagnóstico

#### Sinais e sintomas

O paciente geralmente se queixa de dor intensa, espontânea e localizada. Pode também relatar extrema sensibilidade ao toque do dente e a sensação de este estar "crescido". Isso está relacionado com uma ligeira extrusão dentária, visando acomodar o edema inflamatório formado no ligamento periodontal apical. A mastigação usualmente provoca ou exacerba a dor.

#### Testes pulpares

Os resultados dos testes pulpares são negativos, uma vez que a lesão perirradicular sintomática está associada, usualmente, à necrose pulpar. Nos raros casos em que uma lesão perirradicular estiver associada à inflamação pulpar irreversível, os resultados dos testes serão similares aos da pulpite irreversível.

#### Testes perirradiculares

**Percussão.** A resposta a este teste é sempre positiva, podendo, por vezes, ser extremamente dolorosa ao paciente.

**Tabela 2.3** Funções de células e moléculas de defesa presentes em lesões perirradiculares.

| Células | Função |
| --- | --- |
| Neutrófilos | Fagocitose; produção de citocinas e outros mediadores |
| Macrófagos | Fagocitose; apresentação de antígenos para linfócitos T; produção de citocinas e outros mediadores |
| Linfócitos B | Diferenciam-se em plasmócitos; apresentação de antígenos para linfócitos T; baixa produção de anticorpos |
| Plasmócitos | Grande produção de anticorpos |
| Linfócitos T CD4+ | $T_H1$: resposta imune celular – ativação de macrófagos; produção de citocinas<br>$T_H2$: auxilia na resposta imune humoral; produção de citocinas que participam na modulação anti-inflamatória |
| Linfócitos T CD8+ | Citotoxicidade celular; supressão da resposta imune |
| Linfócitos $T_H17$ | Exacerbação da inflamação e reabsorção óssea |
| Linfócitos T reguladores | Controle da resposta imune e do dano tecidual |
| Células natural killer | Citotoxicidade celular; produção de citocinas |
| **Moléculas** | **Função** |
| Anticorpos | IgG: opsonização; formação de complexos imunes; ativação do complemento<br>IgM: ativação do complemento<br>IgA: inibição de adesão microbiana<br>IgE: desconhecida, mas pode estar relacionada com fenômenos de anafilaxia |
| Sistema complemento | Opsonização; quimiotaxia; citólise de microrganismos |
| Citocinas | Ativação celular, incluindo macrófagos, neutrófilos e osteoclastos; efeitos pró e anti-inflamatórios; estímulo à reabsorção |
| Quimiocinas | Quimiotaxia para células inflamatórias |
| Outros mediadores químicos | Vasodilatação; aumento da permeabilidade vascular; adesão de leucócitos aos vasos sanguíneos; quimiotaxia |

Assim, quando se suspeita de lesão perirradicular sintomática com base nos achados do exame subjetivo, o teste de percussão, se necessário, deve ser apenas realizado por meio de leve pressão vertical, em direção apical, exercida pela polpa digital do dedo indicador sobre o dente suspeito.

**Palpação.** Pode revelar sensibilidade ou não, dependendo da extensão da resposta inflamatória.

### Achados radiográficos

Na grande maioria das vezes, a radiografia revela espessamento do ELP apical (Figura 2.32). Isso se deve à leve extrusão do dente no alvéolo para comportar o edema formado. Uma vez que o processo é rápido, não há tempo disponível para que ocorra reabsorção óssea perirradicular. Quando se observa extensa área de destruição óssea perirradicular associada à lesão perirradicular sintomática, esta encontra-se associada à agudização de um processo crônico, como granuloma ou cisto.

### Tratamento

Muitas das vezes, há necessidade de tratamento de emergência para aliviar os sintomas (ver Capítulo 20, Emergências e Urgências em Endodontia). Consiste na eliminação do agente agressor por meio de instrumentação, irrigação e medicação do canal, seguidas pela obturação em sessão posterior. Para alívio da sintomatologia, o dente deve ser retirado da oclusão (por desgaste orientado por fita de carbono) e um analgésico/anti-inflamatório deve ser receitado.

## Abscesso perirradicular agudo

O abscesso perirradicular agudo é resultado da evolução da lesão perirradicular sintomática, sendo caracterizado por uma resposta mais dramática e com formação de pus. Em resposta à agressão, células inflamatórias, principalmente neutrófilos PMN e macrófagos, são atraídas para o local, visando à eliminação de bactérias que estejam invadindo os tecidos perirradiculares. Se a resposta inflamatória não conseguir eliminar o agente agressor ou reduzir a intensidade da injúria, haverá exacerbação, caracterizada por inflamação purulenta. Isso ocorre por causa da presença de bactérias altamente virulentas associadas à infecção. Em associação às enzimas proteolíticas liberadas por bactérias, enzimas lisossomais e radicais oxigenados descarregados por neutrófilos promovem liquefação tecidual, gerando o pus.

Análise do exoproteoma humano (proteínas secretadas) do pus de abscessos perirradiculares agudos revelou alta frequência de imunoglobulinas, alarminas (sinalizam dano e ativam inflamação), componentes do sistema complemento e proteínas relacionadas com o estresse celular.[90] Enzimas e outras proteínas oriundas de neutrófilos PMN também foram comumente detectadas, incluindo mieloperoxidases, defensinas, elastases e gelatinases. Outro exemplo de proteínas encontradas foram as sequestradoras de ferro, incluindo transferrina e lactoferrina. As proteínas encontradas no abscesso podem participar em diferentes mecanismos do hospedeiro contra infecção, podem causar dano tecidual ou podem proteger contra o dano aos tecidos.[90]

O processo agudo, geralmente, dura de 72 a 96 horas, sendo bastante eficaz na redução da agressão bacteriana, embora isso possa custar a destruição da arquitetura tecidual. Todavia, a disseminação da infecção para espaços anatômicos da cabeça e do pescoço pode provocar quadros clínicos graves, inclusive com risco à vida.

### Características histopatológicas

Verifica-se a presença de reação intensa, localizada e adjacente ao forame apical, caracterizada pela presença de exsudato purulento (pus) (Figura 2.33A). Células inflamatórias (principalmente neutrófilos PMN) podem ser detectadas em combate franco contra bactérias, em estado normal, de degeneração ou já deterioradas (Figura 2.33B). As fibras periodontais podem encontrar-se diláceradas pelo edema intenso.

### Diagnóstico

#### Sinais e sintomas

O paciente queixa-se de dor espontânea, pulsátil, lancinante e localizada. Pode ou não apresentar evidências de envolvimento sistêmico, como linfadenite regional, febre e mal-estar. A dor é pronunciada quando o abscesso ainda está intraósseo ou já se localiza subperiosteal, nesse caso por causa da rica inervação do periósteo.[157] Um dramático alívio da dor ocorre após a ruptura do periósteo pelo exsudato purulento, atingindo os tecidos moles supraperiosteais.

#### Inspeção

Verifica-se tumefação intra e/ou extraoral, flutuante ou não, o que dependerá do estágio de evolução do abscesso (Figuras 2.34A e B). Nas fases iniciais, quando a inflamação aguda purulenta está confinada apenas ao ligamento periodontal apical, pode não haver tumefação. Nesses casos sem tumefação, o diagnóstico diferencial com a lesão perirradicular sintomática é muito difícil, sendo apenas possível se, ao promover a abertura coronária do dente afetado, o clínico observa a drenagem de pus pelo canal,

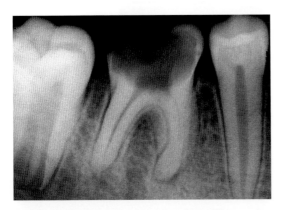

**Figura 2.32** Lesão perirradicular sintomática. Notar o espessamento do espaço do ligamento periodontal.

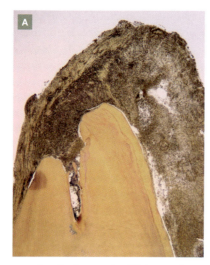
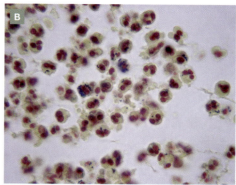

**Figura 2.33** Abscesso perirradicular agudo. Clinicamente, este caso apresentava dor e tumefação. **A.** Corte passando pelo forame apical e evidenciando extensa lesão inflamatória aderida à raiz, com intenso infiltrado inflamatório rico em neutrófilos. **B.** Maior aumento da lesão evidenciando neutrófilos envolvidos em atividade fagocítica. Bactérias podem ser vistas nos citoplasmas dos neutrófilos. (Coloração de Brown & Brenn, modificada por Taylor.)

caracterizando o abscesso em fase inicial. Em determinados casos, verifica-se a presença de mobilidade dentária e ligeira extrusão dentária.

### Testes pulpares

O normal é todos os testes pulpares apresentarem resultados negativos, uma vez que a polpa se encontra necrosada. Em raras ocasiões, os testes de calor e elétrico podem oferecer falsos resultados positivos, em virtude da presença de líquido no canal, oriundo da necrose de liquefação. Os testes do frio e de cavidade são os mais confiáveis.

### Testes perirradiculares

**Percussão.** Este teste apresenta resultado positivo, devendo, assim como nos casos de lesão perirradicular sintomática, ser realizado com extrema cautela, pois a sensibilidade pode ser exagerada.

**Palpação.** Se ainda não aparente visualmente, uma discreta tumefação pode ser sentida à palpação. O paciente relata desconforto quando se palpa a mucosa sobre a região apical do dente, com ou sem tumefação.

### Achados radiográficos

Quando o abscesso se desenvolve pela agudização de um granuloma ou cisto preexistente, observa-se a presença de destruição óssea perirradicular (área radiolúcida). Quando o processo supurativo se desenvolve como extensão direta da necrose e da infecção pulpar, verifica-se apenas a presença de um espessamento do ELP apical, como resultado do edema que causa uma ligeira extrusão do dente no alvéolo.

Pode ser observada também a destruição da coroa dentária por processo carioso extenso ou a presença de restauração extensa e profunda, associada ou não à cárie recidivante.

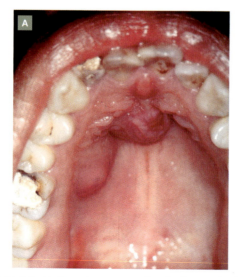
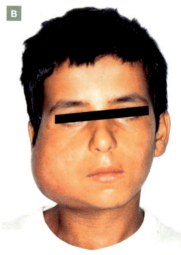

**Figura 2.34** Tumefação associada a abscesso perirradicular agudo. **A.** Intraoral, neste caso específico, localizada no palato e associada a abscesso no incisivo lateral superior. **B.** Extraoral. (Cortesia do Dr. Henrique Martins.)

## Tratamento

O tratamento imediato deve ser direcionado para a drenagem da coleção purulenta e eliminação do agente agressor. Se o profissional for bem-sucedido nesse intento, ocorrerá a remissão dos sintomas. A drenagem do exsudato purulento pode ser obtida via canal radicular, por incisão da mucosa ou ambos. O canal deve ser limpo e desinfetado, preferencialmente na consulta de emergência. Em sessão ulterior, após medicação intracanal, obtura-se o canal. Analgésicos/anti-inflamatórios devem ser prescritos. O emprego de antibióticos apenas está indicado em condições especiais (ver Capítulo 22, Antibióticos Sistêmicos em Endodontia).

## Vias de disseminação e drenagem do abscesso

Dependendo da relação anatômica do ápice do dente envolvido com as inserções musculares, a disseminação da infecção pode seguir vias diferentes e resultar em tumefação intraoral ou extraoral (Figura 2.35). O abscesso irá se disseminar por áreas de menor resistência e a proximidade do ápice com a cortical óssea também irá ditar se a tumefação será por vestibular ou lingual/palatina.

**Dentes inferiores, cortical vestibular.** A via de disseminação poderá ser o fundo do vestíbulo mandibular, se o ápice do dente envolvido estiver localizado acima da inserção do músculo bucinador (dentes posteriores) (Figura 2.35F) ou mentoniano (dentes anteriores) (Figura 2.35E).

**Dente anterior inferior, cortical vestibular.** A via de disseminação poderá ser o espaço mentoniano, se o ápice do dente envolvido estiver localizado abaixo da inserção do músculo mentoniano (Figura 2.35C).

**Dente anterior inferior, cortical lingual.** A via de disseminação poderá ser o espaço submentoniano, se o ápice do dente envolvido estiver localizado abaixo da inserção do músculo milo-hióideo (Figura 2.35D).

**Dentes inferiores, cortical lingual.** A via de disseminação poderá ser o espaço sublingual, se o ápice do dente envolvido estiver localizado acima da inserção do músculo milo-hióideo (Figura 2.35H).

**Dentes posteriores inferiores, cortical lingual.** A via de disseminação pode ser o espaço submandibular, se o ápice do dente envolvido estiver localizado abaixo da inserção do músculo milo-hióideo (Figura 2.35G). Se os espaços submentoniano, sublingual e submandibular forem envolvidos ao mesmo tempo, o quadro é denominado angina de Ludwig, que ainda pode avançar para os espaços faríngeo e cervical, resultando em obstrução das vias aéreas e em risco à vida (Figura 2.36).

Os segundos e terceiros molares inferiores também podem drenar para o espaço pterigomandibular. Infecções

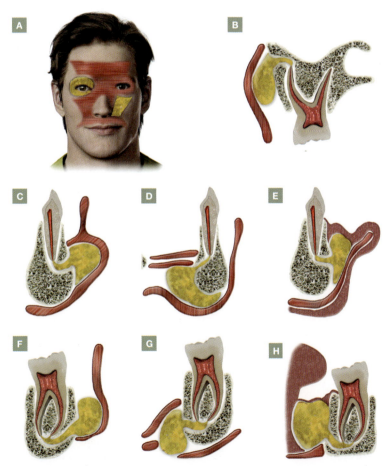

**Figura 2.35** Vias de drenagem do abscesso perirradicular agudo. A disseminação do processo purulento vai depender da localização do ápice do dente em relação às inserções musculares (ver texto para detalhes).

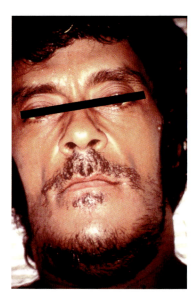

**Figura 2.36** Disseminação do abscesso perirradicular agudo para espaços anatômicos, resultando em angina de Ludwig. (Cortesia do Dr. Henrique Martins.)

resultantes da anestesia troncular do nervo alveolar inferior também podem atingir esse espaço.

**Dentes posteriores superiores, cortical vestibular.** A via de disseminação poderá ser o fundo de vestíbulo, se o ápice do dente envolvido estiver localizado abaixo da inserção do músculo bucinador (Figura 2.35B).

**Dentes superiores, cortical palatina.** A via de disseminação poderá ser o palato. Os dentes comumente envolvidos são o incisivo lateral superior, o primeiro pré-molar superior e os molares superiores (raiz palatina).

**Incisivo central superior, cortical vestibular.** A via de disseminação poderá ser a base do lábio superior, se o ápice do dente envolvido estiver localizado acima da inserção do músculo orbicular da boca.

**Canino e primeiro molar superiores, cortical vestibular.** A via de disseminação poderá ser o espaço infraorbitário ou canino, se o ápice do dente envolvido estiver localizado acima da inserção do músculo levantador do ângulo da boca (Figura 2.35A).

As infecções do espaço canino ou do fundo de vestíbulo podem se disseminar para o espaço periorbital. Tais infecções podem ser muito perigosas, uma vez que podem resultar em *trombose do seio cavernoso*. Sob condições normais, as veias oftálmica e angular e o plexo venoso pterigoide drenam para as veias facial e jugular externa. Todavia, se uma infecção se dissemina para a região mediana da face, o edema e a pressão resultante podem fazer com que o sangue flua de volta para o seio cavernoso, no qual pode estagnar e coagular. Os trombos infectados gerados permanecem no seio cavernoso ou escapam para a circulação. Clinicamente, o paciente com trombose do seio cavernoso usualmente apresenta edema facial, febre, mal-estar, exoftalmia com edema periorbital, pupilas dilatadas e cessação de reflexos corneais.

## Lesão perirradicular assintomática (ou crônica)

Clinicamente, as lesões perirradiculares assintomáticas apresentam as mesmas características, enquanto radiograficamente podem variar de um espessamento do ELP a uma lesão osteolítica localizada ao redor do ápice, lateralmente ou na região de furca do dente, que pode atingir grande diâmetro se não tratada.

Quando a resposta inflamatória associada à lesão perirradicular sintomática é eficaz na redução da intensidade da agressão, a resposta cronifica. Células imunocompetentes, como linfócitos, plasmócitos e macrófagos, são atraídas para a região afetada. Isso representa o início da resposta imunológica adaptativa, de caráter específico. Está estabelecida uma *lesão perirradicular assintomática*. É imperioso ressaltar que, se o agente agressor for inicialmente de baixa intensidade, a inflamação crônica no ligamento periodontal pode se estabelecer sem ser precedida por uma resposta inflamatória aguda.

Para que a resposta imunológica específica se inicie, o hospedeiro precisa ser sensibilizado pelos antígenos que saem pelo forame apical. A sensibilização para antígenos oriundos do canal se dá no nível dos linfonodos, onde os linfócitos T ou B específicos para determinado antígeno terão mais chances de encontrá-lo e, assim, serem ativados.

Durante a resposta inflamatória aguda, vários fragmentos antigênicos, oriundos da destruição de bactérias, são gerados. Eles podem ser drenados para os linfonodos por meio dos vasos linfáticos aferentes na sua forma solúvel ou capturados por células apresentadoras de antígenos. A linfa da maioria dos dentes drena para os linfonodos submandibulares. A linfa proveniente dos incisivos inferiores pode drenar para os submentonianos e da região de molares diretamente para os cervicais profundos, que são secundários aos submentonianos e submandibulares.

Uma vez aprisionada no linfonodo por células especializadas, a probabilidade de a molécula antigênica ser apresentada a linfócitos circulantes inocentes (que ainda não contataram o antígeno) ou células de memória residentes no linfonodo (resultado da expansão clonal após o primeiro contato) com especificidade para ela é muito maior do que ocorreria nos tecidos perirradiculares. Por isso, nos primórdios do desenvolvimento de uma lesão perirradicular crônica, o antígeno deve ser conduzido aos linfonodos para que seja apresentado a linfócitos com especificidade para ele. Além de serem especializados em aprisionar antígenos e facilitar o encontro entre estes e os linfócitos específicos, os órgãos linfoides secundários (no caso, os linfonodos) também permitem o estabelecimento de interações celulares, necessárias para a ativação.[158]

Quando o linfócito específico para determinado antígeno o reconhece no linfonodo, passa então a proliferar, expandindo o clone. A proliferação é intensa, de forma que um linfócito original ativado pode dar origem a um clone de aproximadamente 1.000 células-filhas de idêntica especificidade antigênica. Estas então se diferenciam em células efetoras. Os linfócitos B dão origem aos plasmócitos, células que secretam anticorpos. Os linfócitos T se diferenciam em células que destroem as células-alvo infectadas por vírus ou estranhas (T citotóxico CD8+) ou que ativam outras células do sistema imune (T auxiliar CD4+).

Depois de ativados, os linfócitos levam de 4 a 5 dias para promover a expansão clonal completa e ulterior diferenciação.[158,159] Por essa razão, a resposta imunológica adaptativa desenvolve-se tardiamente. Algumas células não sofrem a diferenciação final, dando origem às células de memória.

Após a ativação, as células efetoras passam a expressar, em sua superfície, moléculas de adesão especializadas que irão afetar o padrão de recirculação. Após deixarem o linfonodo, são atraídas para o foco infeccioso por mediadores químicos, onde o antígeno responsável pela ativação está em alta concentração. As células efetoras, imunocompetentes, se estabelecem na região, visando conter o avanço do processo infeccioso. Um estudo revelou que as células imunológicas raramente proliferam na lesão perirradicular.[160] Na verdade, a proliferação de tais células de defesa ocorre a distância, nos linfonodos, após o reconhecimento de antígenos específicos e, então, caem na circulação e migram para a lesão perirradicular.[160]

Se o indivíduo já tiver sido sensibilizado por um contato prévio com os antígenos dos mesmos microrganismos, a resposta secundária pode se desenvolver muito mais rapidamente e se deve à apresentação e ao reconhecimento dos antígenos por células de memória formadas quando do primeiro contato. Essas células são então rapidamente ativadas. O contato prévio do sistema imune com os mesmos microrganismos pode ter ocorrido, por exemplo, em resposta a cárie, doença periodontal ou mesmo lesão perirradicular em outro dente, desde que os microrganismos que estão causando o problema agora também tenham estado presentes em uma dessas outras situações. Na verdade, inúmeros antígenos diferentes estão simultaneamente envolvidos na patogênese das lesões perirradiculares (uma célula bacteriana pode ter vários antígenos distintos e, considerando-se que as infecções endodônticas são mistas, pode-se imaginar a grande quantidade de antígenos diferentes envolvidos). Isso provoca a resposta de vários clones diferentes de linfócitos, cada um específico para cada antígeno e, provavelmente, a sobreposição das respostas primária ou secundária, ou seja, alguns antígenos podem estar sendo contatados pela primeira vez e outros não.

### Lesão perirradicular assintomática em fase inicial

### Características histopatológicas

No ligamento periodontal adjacente ao forame apical ou às ramificações, observa-se a presença de um infiltrado inflamatório do tipo crônico, composto basicamente por linfócitos, plasmócitos e macrófagos, e de componentes do processo de reparo tecidual, como fibroblastos, além de fibras nervosas e vasos sanguíneos neoformados. Não há ainda reabsorção óssea significativa. A lesão perirradicular assintomática em fase inicial, se não tratada, pode evoluir para a formação do granuloma, que é caracterizado por reabsorção óssea e substituição do osso reabsorvido por um tecido mole com inflamação crônica.

### Diagnóstico

### Sinais e sintomas

Ausentes, todavia o paciente pode relatar apenas episódio prévio de dor.

### Inspeção

Verifica-se a presença de cárie profunda ou de restauração extensa associada ou não à cárie recidivante.

### Testes pulpares

Apresentam resultados negativos, desde que a polpa se encontre necrosada. Na grande maioria das vezes em que se detecta a necrose pulpar associada à ausência de sintomatologia e com espessamento do ELP detectado radiograficamente, pressupõe-se que se está perante um quadro de lesão perirradicular assintomática em fase inicial.

### Testes perirradiculares

**Percussão e palpação.** Também resultam em respostas negativas.

### Achados radiográficos

O ELP na região periapical encontra-se espessado na radiografia. A causa da necrose pulpar também pode ser detectada radiograficamente (cárie e/ou restaurações extensas etc.).

### Tratamento

O tratamento consiste na eliminação do agente agressor, por meio de limpeza, modelagem e desinfecção do sistema de canais radiculares, seguidas de obturação.

### Lesão perirradicular assintomática – granuloma

A partir do momento que há reabsorção óssea detectada na radiografia ou na tomografia computadorizada de feixe cônico, e na ausência de sintomas, uma lesão perirradicular assintomática está estabelecida. Histologicamente pode ser classificada como granuloma ou cisto.

O granuloma é a alteração patológica perirradicular mais comum. Bhaskar,[161] examinando o número expressivo de 2.308 lesões perirradiculares, constatou que 48% eram granulomas. Os cistos corresponderam a 42% das lesões, enquanto as demais doenças perirradiculares compreenderam 10% do total de espécimes analisados.

### Características histopatológicas

O granuloma é constituído, basicamente, por um infiltrado inflamatório do tipo crônico, associado a elementos de reparação (tecido de granulação) que substitui o osso reabsorvido (Figura 2.37A). Na periferia, circunscrevendo a lesão, encontra-se uma cápsula composta basicamente por fibras colágenas. As células inflamatórias compreendem cerca de 50% dos elementos da lesão, sendo que os macrófagos predominam, seguidos em ordem decrescente por linfócitos, plasmócitos e neutrófilos. Os mastócitos também são encontrados em granulomas perirradiculares.[162,163] Os corpúsculos de Russel podem ser visualizados em algumas lesões (Figura 2.37B).

### Patogênese

Em resposta à agressão bacteriana aos tecidos perirradiculares, as células presentes no ligamento periodontal e no osso produzem uma gama variada de mediadores químicos. Citocinas, como IL-1β, TNF-α, IL-6 e IL-17, e prostaglandinas são moléculas bioativas de grande relevância na indução da reabsorção óssea.[48,135,164-166] Além disso, como dito anteriormente neste capítulo, RANK, RANKL, OPG e M-CSF são moléculas essenciais para a ativação e diferenciação dos osteoclastos.[68,167]

Como resultado dos efeitos dos mediadores químicos, o osso é reabsorvido e substituído por tecido com inflamação crônica, constituído basicamente de células imunocompetentes, como linfócitos, plasmócitos e macrófagos, e de componentes do processo de reparo tecidual, como fibroblastos e fibras nervosas e vasos sanguíneos neoformados (Figura 2.38). Assim, o processo reabsortivo cria um espaço capaz de comportar um número maior de células

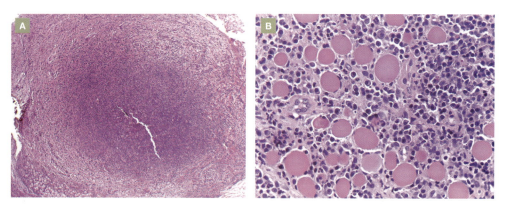

**Figura 2.37** Granuloma perirradicular. **A.** Células inflamatórias crônicas concentradas na porção central e diminuindo em quantidade na periferia da lesão. No ângulo inferior esquerdo, presença de macrófagos espumosos. **B.** Corpúsculos de Russel.

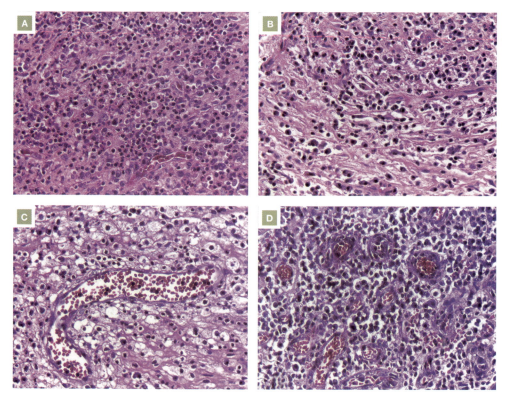

**Figura 2.38** Granuloma perirradicular. **A.** Área agudizada mostrando infiltrado inflamatório crônico permeado por neutrófilos polimorfonucleares. **B.** Infiltrado inflamatório crônico composto predominantemente por plasmócitos. **C.** Área mostrando macrófagos espumosos e detalhe de um vaso sanguíneo contendo hemácias e células inflamatórias. **D.** Tecido mostrando intenso infiltrado inflamatório e vasos sanguíneos de pequeno calibre.

imunocompetentes na região adjacente ao forame apical, visando impedir a disseminação da infecção para o tecido ósseo e o restante do organismo. Isso possibilita o estabelecimento de um equilíbrio entre a agressão e a defesa. Na periferia desse tecido inflamado, ocorre deposição de fibras colágenas que encapsulam a lesão. Está formado o *granuloma perirradicular*. A lesão passa a ser detectada radiograficamente a partir do momento em que quantidade suficiente de osso é reabsorvida (Figura 2.39).

A reabsorção radicular, principalmente envolvendo cemento, pode ser observada acompanhando a reabsorção óssea em dentes com granuloma ou outras lesões perirradiculares crônicas (Figuras 2.40 a 2.42). Mesmo assim, o cemento é significativamente menos afetado pela reabsorção do que o osso. As razões para isso incluem:

a. Presença de pré-cemento. A reabsorção ocorre em superfícies do osso alveolar não cobertas por osteoide. A porção mineralizada do cemento é revestida por pré-cemento, uma camada de matriz não mineralizada de 3 a 5 μm de espessura, que é continuamente depositada durante a vida. Por sua vez, o osso alveolar é coberto por osteoide (matriz óssea não mineralizada) apenas durante a formação do osso. A matriz não mineralizada tende a resistir à atividade osteoclástica.[168]
b. Restos epiteliais de Malassez podem, de alguma forma, proteger o cemento contra a reabsorção.
c. Cementoblastos que formam uma camada que reveste a superfície radicular podem também exercer papel protetor por não responderem a estímulos reabsortivos como o fazem as células que revestem o osso.
d. Ausência de vascularização do cemento.[169]

### Proliferação epitelial no granuloma

Como resultado da resposta inflamatória no ligamento periodontal, as células epiteliais remanescentes da bainha epitelial de Hertwig começam a proliferar. Essas células,

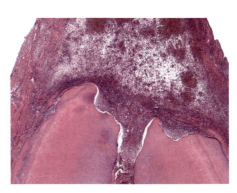

**Figura 2.40** Reabsorção radicular apical associada à lesão perirradicular inflamatória.

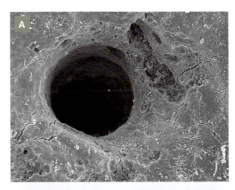

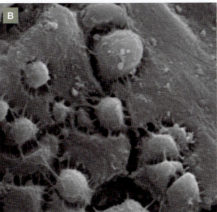

**Figura 2.41** Eletromicrografia de reabsorção radicular apical associada a lesão perirradicular. **A.** Área de reabsorção radicular adjacente ao forame apical. **B.** Maior aumento da área de reabsorção mostrada em **A**. Notar a presença de inúmeras células clásticas.

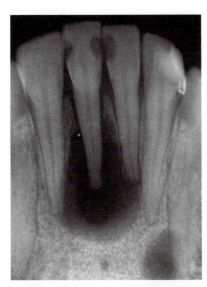

**Figura 2.39** Lesão perirradicular detectada radiograficamente. A radiolucidez perirradicular representa área de extensa reabsorção óssea em resposta à infecção do canal.

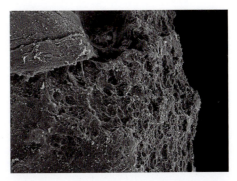

**Figura 2.42** Várias lacunas de reabsorção radicular provocando a aparência de "favo de mel" em virtude da extensa área de erosão próximo ao forame.

conhecidas como restos epiteliais de Malassez, são, em condições fisiológicas, quiescentes, não apresentando atividade mitótica (Figura 2.43). Contudo, durante um processo inflamatório crônico (resposta imunológica adaptativa localizada), diversos fatores de origem bacteriana ou endógena podem ativar a proliferação epitelial.

O fator de crescimento epidermal (EGF) é um peptídeo que pode ser produzido por macrófagos ativados, presentes em uma área inflamada. Atua como um potente fator de crescimento para células epiteliais, fibroblastos e células endoteliais. Para induzir seu efeito, o EGF deve ligar-se a receptores específicos presentes na membrana citoplasmática da célula-alvo. Essa ligação gera um sinal mitogênico intracelular, conduzindo à proliferação celular. Os restos epiteliais de Malassez possuem receptores de superfície para EGF.[170]

Outra citocina, o fator de crescimento de queratinócitos (KGF), também é mitogênica para células epiteliais, estimulando sua proliferação. O KGF pode ser produzido em grandes quantidades por fibroblastos estimulados por citocinas, como IL-1 e TNF, liberadas durante a resposta imunológica adaptativa que esteja ocorrendo em um granuloma. Gao *et al.*[171] relataram que, enquanto o ligamento periodontal em condições de normalidade apresentava poucas células produzindo KGF, a síntese desse fator de crescimento de células epiteliais era pronunciada no estroma do tecido conjuntivo próximo a locais de proliferação epitelial em granulomas e adjacente ao revestimento epitelial de cavidades císticas.

Outros mediadores químicos produzidos por células presentes em um granuloma (linfócitos, fibroblastos e, principalmente, macrófagos) podem estimular a proliferação epitelial. Estes incluem: TNF, IL-1, IL-6 e $PGE_2$. As próprias células epiteliais podem produzir IL-1 e IL-6, citocinas que podem ter efeito autócrino, isto é, agir sobre a própria célula que as produziu. É bastante admissível que os efeitos desses mediadores sobre a atividade mitótica das células epiteliais ocorram de forma indireta, por meio da indução de uma expressão maior de receptores para EGF na célula epitelial e uma biossíntese maior de KGF por fibroblastos.

Componentes bacterianos, como endotoxinas (LPS), que podem ser encontrados em elevadas concentrações no granuloma, também induzem a proliferação de células epiteliais.[172]

A proliferação epitelial no granuloma gera a formação de fitas e verdadeiras ilhotas de epitélio organizado, condição conhecida histologicamente como *granuloma epiteliado* (Figuras 2.43 e 2.44). Acredita-se que essa proliferação vise produzir uma barreira física contra irritantes egressos pelo forame apical. Este seria mais um mecanismo de defesa do hospedeiro.

### Diagnóstico

**Sinais e sintomas**

Geralmente, o granuloma é assintomático.

**Inspeção**

A causa da necrose pulpar pode ser aparente, como indicada pela presença de cárie e/ou restauração extensa. O dente pode apresentar escurecimento, oriundo da necrose pulpar.

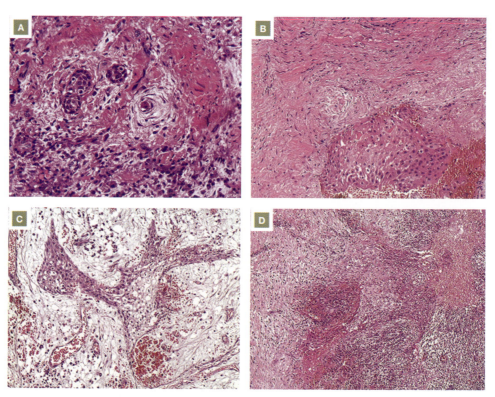

**Figura 2.43** Proliferação epitelial em lesões perirradiculares. **A.** Restos epiteliais de Malassez. **B.** Proliferação de restos epiteliais. **C.** Restos epiteliais proliferando e mostrando área central de degeneração. **D.** Proliferação epitelial em meio a um intenso infiltrado inflamatório.

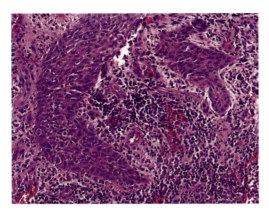

**Figura 2.44** Granuloma epiteliado. Fitas de proliferação epitelial.

### Testes pulpares

Usualmente negativos, uma vez que a polpa se encontra necrosada.

### Testes perirradiculares

**Percussão e palpação.** Negativo. Em raras ocasiões, o paciente pode queixar-se de ligeira sensibilidade. Quando há fenestração óssea em nível apical, a palpação pode revelar leve aumento de volume, por causa da presença de tecido granulomatoso abaixo da mucosa. Inclusive, a própria fenestração pode ser causada pela expansão da lesão, que promove o rompimento da cortical óssea.

### Achados radiográficos

Pela radiografia, verifica-se a presença de uma área radiolúcida unilocular associada ao ápice radicular, lateralmente à raiz (quando associada a um forame lateral) ou na região de furca (associada a um canal cavo-inter-radicular), bem circunscrita, com perda da integridade da lâmina dura. A radiolucidez perirradicular deve-se à reabsorção óssea, com consequente perda de densidade do osso e substituição por um tecido mole com inflamação crônica (Figura 2.45).

Cárie e/ou restauração extensa podem ser observadas.

### Tratamento

O indicado é o tratamento endodôntico convencional. O insucesso deste pode indicar o retratamento ou a cirurgia perirradicular.

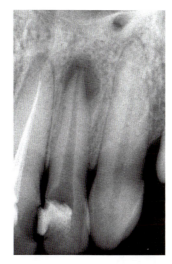

**Figura 2.45** Imagem radiográfica sugestiva de granuloma perirradicular. Todavia, não se pode distinguir granulomas e cistos apenas tendo como base a radiografia.

### Lesão perirradicular assintomática – cisto

O cisto perirradicular sempre se origina de um granuloma, que se tornou epiteliado; no entanto, não se sabe se todo granuloma necessariamente progredirá para um cisto caso não tratado. Mantida a causa, que é a infecção situada no interior do sistema de canais radiculares, a proliferação epitelial assume maiores proporções, gerando lojas no interior das aglomerações de células epiteliais. Está formado o *cisto perirradicular*. Tal mecanismo sugere que esse tipo de lesão resulte de uma infecção endodôntica de longa duração.

### Características histopatológicas

Histologicamente, o cisto consiste em uma cavidade patológica que contém material fluido ou semissólido, composto principalmente por células epiteliais degeneradas. Essa loja é revestida por epitélio pavimentoso estratificado, escamoso, de espessura variável (Figuras 2.46 a 2.48). O cisto perirradicular pode ser classificado como "verdadeiro" ou "baía" (ou "em bolsa"), dependendo da relação da loja cística com o canal radicular via forame apical ou lateral.[61,173,174] Se a loja cística estiver imediatamente

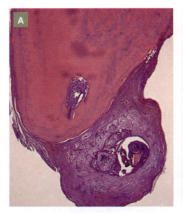
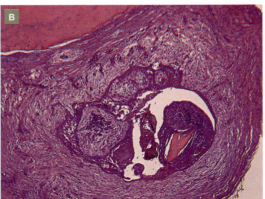

**Figura 2.46** Cisto perirradicular.

**44** Endodontia | Biologia e Técnica

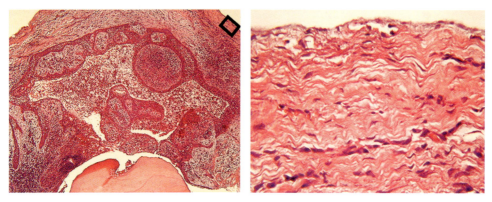

**Figura 2.47** Cisto perirradicular, com o detalhe da cápsula fibrosa.

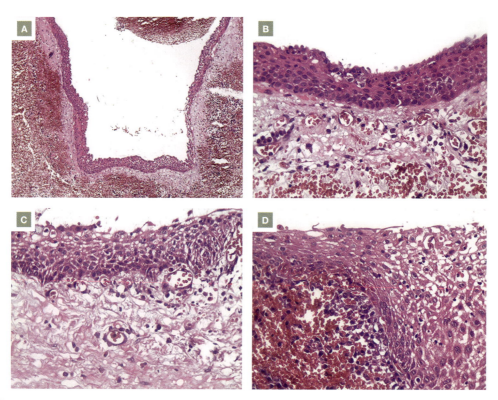

**Figura 2.48** Cisto perirradicular. **A.** Cisto perirradicular mostrando revestimento epitelial pavimentoso estratificado não queratinizado e cápsula de tecido conjuntivo fibroso permeado por infiltrado inflamatório e extensas áreas de hemorragia. **B** a **D.** Detalhe do padrão variável do epitélio cístico mostrando uma área de epitélio de espessura uniforme, uma área de epitélio, apresentando exocitose, e uma área com epitélio hiperplásico em associação a exocitose e intensa inflamação e hemorragia no tecido conjuntivo subjacente.

contígua ao canal, ele é conhecido como cisto "baía". Se a loja cística não tem contato com a luz do canal, sendo completamente revestida por epitélio, o cisto é conhecido como "verdadeiro".

Em contato com o epitélio, há um tecido conjuntivo inflamado que, à semelhança do granuloma, é constituído de macrófagos, linfócitos, plasmócitos, neutrófilos, fibroblastos e vasos neoformados. Mastócitos também são encontrados.[175,176] Eventualmente, cristais de colesterol podem ser observados (Figuras 2.49 e 2.50). Mais externamente, encontra-se uma cápsula de tecido conjuntivo denso, composto basicamente de colágeno e que separa a lesão do osso (Figura 2.47).

**Patogênese**

Várias teorias tentam explicar a formação da loja cística.

1. A teoria do "colapso" (ou *breakdown*) postula que, quando as células epiteliais em proliferação formam massa crescente, as células centrais ficariam distantes da nutrição sanguínea e tornar-se-iam necrosadas, resultando na formação de uma cavidade revestida por epitélio.[177]
2. A teoria do "abscesso" afirma que, quando uma cavidade de abscesso se forma no tecido conjuntivo, as células epiteliais iriam proliferar para cobrir essa cavidade, como parte das características inerentes do epitélio.[178,179]

Capítulo 2 | Patologia Pulpar e Perirradicular 45

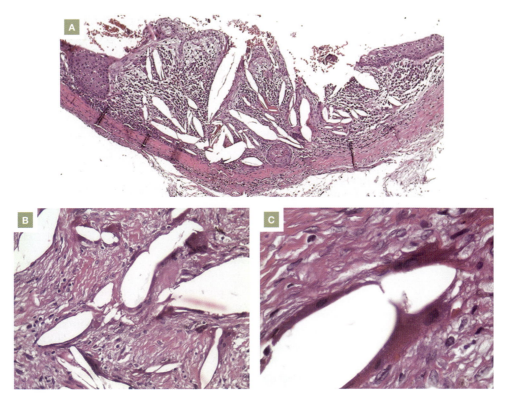

**Figura 2.49** Cisto perirradicular. **A.** Fendas dos cristais de colesterol na porção superficial do tecido conjuntivo. **B.** Células gigantes multinucleadas circundando as fendas dos cristais de colesterol. **C.** Detalhe das células gigantes multinucleadas circundando uma fenda de cristal de colesterol.

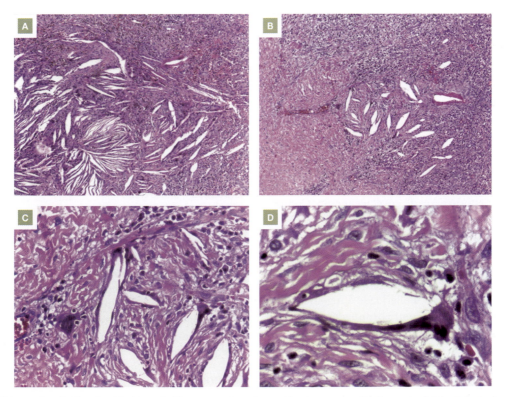

**Figura 2.50** Cisto perirradicular. **A** e **B.** Cápsula fibrosa mostrando reação de corpo estranho aos cristais de colesterol. **C.** Fendas dos cristais de colesterol e células gigantes multinucleadas do tipo corpo estranho. **D.** Detalhe de uma célula gigante multinucleada circundando um cristal de colesterol.

3. A teoria "imunológica" assume que o desenvolvimento da cavidade cística no epitélio em proliferação é mediada por uma resposta imune contra os restos epiteliais de Malassez ativados, que tornam-se antigênicos em consequência do crescimento anormal.[180] Por ser considerada a mais viável, essa teoria será discutida em detalhes na próxima seção.
4. A quarta teoria é mais recente e sugere que a formação do cisto possa ser causada pelas fitas epiteliais em proliferação que se juntam para formar massa tridimensional que aprisiona áreas de tecido conjuntivo fibroso inflamado. Aprisionado na massa epitelial, o tecido conjuntivo perderia o suprimento sanguíneo, dando origem a uma cavidade circundada por epitélio.[181]

### Formação do cisto perirradicular – papel do sistema imune

A teoria "imunológica" sugere o envolvimento do sistema imune na destruição epitelial, um processo possivelmente semelhante à resposta autoimune ou de combate a tumores.[180] Ela se baseia na presença de elementos da resposta imunológica adaptativa na lesão, como linfócitos T e B, plasmócitos, macrófagos, células NK, anticorpos e componentes do sistema complemento.

As células epiteliais no centro de massa celular tridimensional sofrem apoptose e dão origem à cavidade cística.[181] É possível que, durante a proliferação, essas células adquiram propriedades antigênicas, fazendo com que sejam reconhecidas como estranhas pelo sistema imune. Siqueira[182] propôs alguns mecanismos possivelmente envolvidos na aquisição de antigenicidade pelo epitélio:

a. Os restos epiteliais de Malassez, em estado de proliferação induzido por um processo patológico, podem expressar em sua superfície moléculas que, anteriormente, em estado quiescente, não produziam. Se o sistema imune não foi treinado para reconhecer tais moléculas como próprias, o epitélio é destruído. A produção de moléculas estranhas (principalmente proteínas) pode resultar de alterações genéticas induzidas pelos processos inflamatório e/ou de envelhecimento. Cumpre ressaltar que o cisto perirradicular é formado por restos celulares que já completaram a sua função primária de formação da raiz.
b. Pode haver reatividade cruzada entre antígenos próprios (da célula epitelial) e estranhos (de origem bacteriana). Quando existe similaridade antigênica, o sistema imune pode reagir contra os antígenos estranhos e destruir componentes próprios (no caso, o epitélio).
c. Durante a resposta inflamatória, podem ocorrer alterações estruturais nos tecidos, como resultado da ação de substâncias bacterianas, virais e/ou endógenas. Células epiteliais podem ter moléculas de superfície alteradas, gerando, assim, novos determinantes antigênicos, capazes de evocar uma resposta autoimune.[180]
d. Lipopolissacarídeos (endotoxinas), liberados por bactérias gram-negativas, dependendo da concentração que atingem nos tecidos, podem atuar como ativadores policlonais, estimulando a proliferação de vários clones de linfócitos, com diferentes especificidades.[158] Os linfócitos que reconhecem os antígenos próprios são eliminados ou inativados (anergia). Isso impede o desenvolvimento de doenças autoimunes. Se, porventura, houver ativação de clones autorreativos circulantes com especificidade para moléculas presentes em células epiteliais, estas podem ser destruídas. Embora plausível, esse mecanismo é pouco provável de acontecer.

Independentemente da forma como o epitélio adquire antigenicidade, o sistema imune pode exercer seu efeito citotóxico, ocasionando a formação do cisto. Essa citotoxicidade pode ser mediada pela ação de anticorpos, sistema complemento, células NK e linfócitos T citotóxicos.

### Anticorpos

As imunoglobulinas podem ligar-se a moléculas antigênicas presentes na superfície de células epiteliais, induzindo a lise celular. Esta não se dá diretamente pelos efeitos dos anticorpos, mas sim por intermédio do sistema complemento ou de células NK. Esse tipo de resposta é denominada hipersensibilidade do tipo II, ou citotóxica, de acordo com a classificação de Gell e Coombs.[183]

- *Complemento.* Se os anticorpos do isotipo IgG reconhecem e se ligam a moléculas antigênicas sobre a superfície celular, o sistema complemento é ativado pela via clássica. Uma série de reações de clivagem de proteínas se desencadeia, provocando a formação do complexo C5b-9, que se fixa à membrana, promovendo sua lise e, consequentemente, da célula expressando o antígeno
- *Células NK.* Anticorpos podem ligar-se à superfície das células epiteliais se elas estiverem expressando moléculas reconhecidas como estranhas. A lise da célula coberta por anticorpos por meio de células NK é denominada citotoxicidade mediada por células dependente de anticorpos (ADCC; do inglês *antibody-dependent cellular cytotoxicity*). Vários estudos têm relatado a presença de células NK em lesões perirradiculares crônicas, inclusive cistos.[111,112]

### Linfócitos T citotóxicos

Os peptídeos antigênicos sintetizados pelas células epiteliais podem ser expressos na membrana destas, associados a moléculas do complexo principal de histocompatibilidade (*major histocompatibility complex* ou MHC) classe I. Linfócitos T citotóxicos apenas reconhecem antígenos de natureza proteica complexados às moléculas de MHC I. Após o reconhecimento antigênico, o linfócito T citotóxico liga-se à célula-alvo (no caso, a epitelial), tornando-se ativado. Ele então promove a exocitose de substâncias que levarão à morte da célula epitelial por apoptose.

### Diagnóstico

Os achados dos exames são similares aos do granuloma, uma vez que o cisto é oriundo deste.

### Sinais e sintomas

Na grande maioria das vezes, o cisto perirradicular é assintomático.

### Inspeção

Detecta-se a presença de cárie e/ou restauração extensa. A coroa do dente pode apresentar-se escurecida, como resultado da necrose pulpar.

### Testes pulpares

Apresentam resultados negativos, uma vez que a polpa se encontra necrosada.

### Testes perirradiculares

**Percussão e palpação.** Normalmente apresentam resultados negativos. Em algumas ocasiões, o paciente pode queixar-se de ligeira sensibilidade. Assim como no granuloma, a ocorrência de uma fenestração óssea em nível apical pode fazer com que, à palpação, se sinta leve aumento de volume, em virtude da expansão da lesão.

### Achados radiográficos

Os achados radiográficos assemelham-se aos do granuloma, o que faz com que essas duas entidades patológicas sejam indistinguíveis radiograficamente. Essas duas condições apenas poderão ser diferenciadas, clinicamente, por meio de outros testes, como a eletroforese do fluido da lesão,[184,185] a tomografia computadorizada,[186] incluindo a técnica *cone-beam*[65] e a ultrassonografia em tempo real (ecografia).[187,188] Entretanto, a necessidade de diferenciação é questionável, uma vez que o tratamento e o prognóstico não são diferentes nessas duas entidades patológicas.

A lesão cística pode assumir grande diâmetro, inclusive promovendo o deslocamento dos elementos dentários envolvidos (Figura 2.51).

### Tratamento

O tratamento indicado é o endodôntico convencional ou, nos casos de insucesso, o retratamento ou a cirurgia perirradicular.

### Reparo de cistos perirradiculares

Embora o sistema imune disponha de mecanismos para eliminar as células epiteliais em proliferação, esta continua em razão da manutenção do fator etiológico, isto é, a infecção endodôntica.

Existe uma crença de que as lesões císticas não regridem após a terapia endodôntica. Contudo, fortes evidências científicas indicam que essa afirmativa não procede. Utilizando o método de eletroforese para diagnosticar cistos clinicamente, Morse *et al.*[185] demonstraram que muitas dessas lesões curaram após o tratamento endodôntico. Do mesmo modo, a maioria dos cistos perirradiculares pode regredir espontaneamente após a extração do dente afetado, no qual se localiza o fator etiológico.[189]

Deve-se ter em mente que o cisto perirradicular é o resultado da resposta do hospedeiro à infecção do sistema de canais radiculares e não a fonte de irritação. Uma vez eliminada a causa da proliferação epitelial, por meio do tratamento endodôntico, esta cessa, e o sistema imune, gradualmente, promove a destruição e a remoção das células epiteliais proliferadas. Se a agressão persistir, o sistema imune pode não ser capaz de lidar, de forma eficaz, com a frequente renovação das células epiteliais em proliferação.[180]

Além desse mecanismo, tem sido sugerido que, uma vez cessada a produção de mediadores envolvidos na proliferação epitelial, sinais de morte são gerados durante o processo de reparação que ativam a apoptose ou morte programada das células epiteliais.[181]

### Abscesso perirradicular crônico

Outro tipo de lesão perirradicular de origem inflamatória é o *abscesso perirradicular crônico*, também conhecido como periodontite apical supurativa. Essa doença resulta do egresso gradual de irritantes do canal radicular para os tecidos perirradiculares, com consequente formação de exsudato purulento no interior de um granuloma/cisto. Essa lesão também pode se originar da cronificação do abscesso perirradicular agudo. Sua característica clínica principal é a presença de fístula.

### Características histopatológicas

Histologicamente, verifica-se a presença de zonas de necrose de liquefação contendo neutrófilos PMN desintegrados,

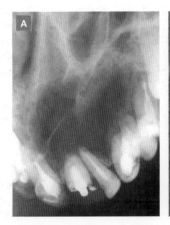 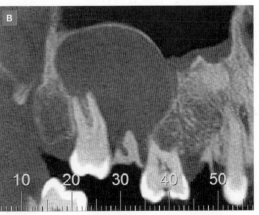

**Figura 2.51** Extensos cistos perirradiculares. **A.** Radiografia (notar a separação de raízes). **B.** Tomografia computadorizada de feixe cônico. O diagnóstico de cisto em ambos os casos foi baseado nos achados histopatológicos após enucleação.

circundadas por macrófagos e neutrófilos PMN. A fístula comunica essas zonas à periferia, sendo revestida por epitélio ou por tecido conjuntivo inflamado.

### Diagnóstico

#### Sinais e sintomas

Geralmente assintomático, o abscesso crônico encontra-se associado a uma drenagem intermitente ou contínua por meio de fístula, que pode ser intraoral ou extraoral (Figura 2.52 A e B).

#### Inspeção

Verifica-se a presença de cárie e/ou restauração extensa. Uma fístula, ativa ou não, usualmente localizada no nível da mucosa alveolar, é observada. Massa de tecido de granulação inflamado pode ser observada na abertura intraoral da fístula, sendo conhecida como parúlide (Figura 2.53). O trajeto fistuloso pode ser rastreado pela introdução de um cone de guta-percha em sua luz, seguido por constatação radiográfica (Figura 2.54). O cone percorre o trajeto e alcança o ponto de origem do processo, isto é, o dente envolvido. Esse procedimento, denominado rastreamento da fístula (ou fistulografia), é de grande utilidade para a detecção do dente afetado, uma vez que a fístula nem sempre se encontra próximo dele.

#### Testes pulpares

Resultam em respostas negativas, uma vez que a polpa se encontra em estado de necrose.

#### Testes perirradiculares

**Percussão e palpação.** Usualmente negativos, não devendo ser descartada a hipótese de haver uma ligeira sensibilidade em resposta a esses testes.

#### Achados radiográficos

Observa-se, assim como para o granuloma e o cisto, uma área de destruição óssea perirradicular, indistinguível dessas outras duas entidades patológicas (Figura 2.55). Todavia, os limites da área radiolúcida podem não estar bem definidos, como o são para o granuloma e o cisto. Cáries e/ou restaurações profundas também podem ser detectadas radiograficamente.

### Tratamento

Consiste, assim como nas outras entidades patológicas perirradiculares, basicamente, na eliminação da fonte de irritantes situada no interior do sistema de canais radiculares. Se o canal radicular for tratado convenientemente, a lesão e a fístula regridem.

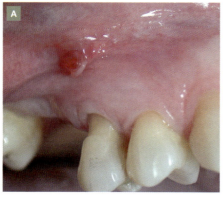 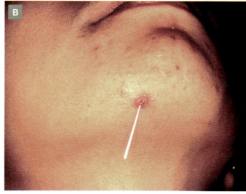

**Figura 2.52** Abscesso perirradicular crônico. **A.** Fístula intraoral. **B.** Fístula extraoral. Um cone de guta-percha foi introduzido na fístula para seguir seu trajeto e indicar o dente responsável (fistulografia).

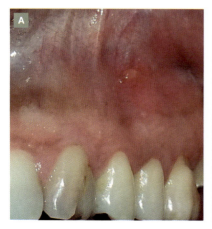 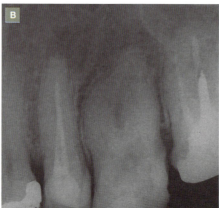 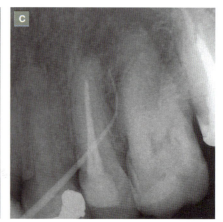

**Figura 2.53** Abscesso perirradicular crônico. **A.** Fístula intraoral. **B.** Radiografia. **C.** Radiografia com cone de guta-percha introduzido na fístula (fistulografia).

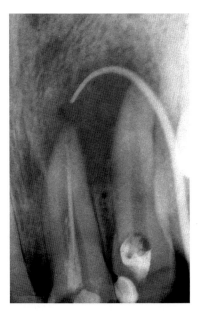
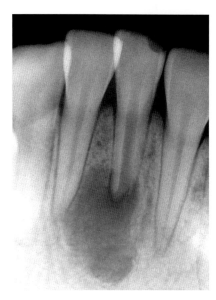

**Figura 2.54** Rastreamento (fistulografia). Radiografia após inserção de um cone de guta-percha em uma fístula, visando seguir o trajeto fistuloso e detectar o dente envolvido.

**Figura 2.55** Imagem radiográfica de um dente com abscesso perirradicular crônico. Notar a presença de reabsorção radicular. A fístula extraoral mostrada na Figura 2.52B estava associada a este dente.

O profissional pode utilizar a fístula como indicador biológico de que o tratamento foi eficaz na eliminação da fonte de infecção. O desaparecimento da fístula, que usualmente ocorre entre 7 e 30 dias, indica que os procedimentos endodônticos foram realizados de forma satisfatória. Entretanto, se, na sessão marcada para a obturação, a fístula ainda persistir, há fortes indícios de que a infecção do canal não foi adequadamente controlada. O prognóstico do tratamento, quando se obtura o canal nessas circunstâncias, é sombrio.[182] É aconselhável, então, recapitular a instrumentação, a irrigação e a medicação intracanal, apenas obturando após o desaparecimento do trato fistuloso.

As referências bibliográficas deste capítulo estão disponíveis no Ambiente de aprendizagem do GEN | Grupo Editorial Nacional.

# Capítulo 3
# Diagnóstico Diferencial das Lesões Perirradiculares Inflamatórias

Fábio R. Pires

As doenças de origem inflamatória pulpar, ou, mais raramente, endoperiodontal, são aquelas que, com maior frequência, acometem a região perirradicular. Essas condições são habitualmente tratadas por meio da terapia endodôntica convencional ou, quando indicado, por abordagens cirúrgicas, incluindo cirurgias perirradiculares ou a remoção da lesão em conjunto com o dente associado. No entanto, diversas outras doenças podem manifestar-se na região perirradicular sem mostrar relação etiológica com a inflamação pulpar ou endoperiodontal, e devem fazer parte do arsenal de conhecimentos do clínico e do endodontista, sendo incluídas no diagnóstico diferencial das alterações perirradiculares.[1-7] Em virtude de sua etiopatogenia distinta, o tratamento dessas condições diverge das terapias habituais direcionadas às lesões perirradiculares inflamatórias, reforçando a necessidade da anamnese completa, da avaliação clínica minuciosa e das corretas indicação e interpretação dos exames complementares laboratoriais e imaginológicos.[2,4]

Na anamnese, a obtenção da história da doença atual detalhada é imprescindível para a consideração da origem inflamatória do quadro, incluindo informações sobre seu tempo e padrão de evolução, a sintomatologia associada e a resposta às terapias previamente instituídas. A história médica atual e pregressa dos pacientes pode salientar informações importantes sobre as manifestações orais de doenças sistêmicas e as limitações ao tratamento odontológico. Além disso, a história familiar é essencial quando pensamos em condições geneticamente adquiridas, como síndromes, que podem se manifestar nos maxilares. A avaliação clínica detalhada, que faz parte do exame físico locorregional, deve integrar a avaliação inicial dedicada a todos os pacientes odontológicos. Nesse momento, temos a oportunidade de associar os achados clínicos objetivos às informações obtidas durante a anamnese, além de podermos diagnosticar alterações não percebidas previamente pelos pacientes, oferecendo a possibilidade de diagnóstico precoce para diversas condições. Informações precisas quanto a integridade das mucosas, sensibilidade à palpação, localização das alterações e relação com os dentes são essenciais quando construímos o processo diagnóstico das doenças inflamatórias perirradiculares. Esse conjunto de informações, aliado àquelas obtidas na anamnese, pode justificar a necessidade de solicitação de exames complementares laboratoriais, visando à confirmação do diagnóstico e ao melhor planejamento terapêutico.

Os testes complementares de sensibilidade e vitalidade pulpar são imprescindíveis, quando indicados, no diagnóstico do comprometimento pulpar e, consequentemente, no diagnóstico das afecções inflamatórias perirradiculares. Cabe ressaltar, entretanto, que, mesmo que um dente não responda aos testes de sensibilidade pulpar, esse achado isoladamente não permite a conclusão quanto a sua participação etiológica no quadro em questão. Eventualmente, podemos encontrar um dente com necrose pulpar na mesma região anatômica onde se localiza uma alteração radiográfica de origem não inflamatória, por vezes dificultando o correto diagnóstico final e, consequentemente, a melhor terapêutica a ser proposta.

Mesmo com todas as informações obtidas com a anamnese e o exame físico, o diagnóstico das alterações pulpoperirradiculares depende de exames complementares imaginológicos. Entre esses, as radiografias convencionais, incluindo radiografias panorâmicas, oclusais e, principalmente, as radiografias periapicais, são componentes imprescindíveis do processo diagnóstico. Nestas últimas, a avaliação da integridade do contorno radicular, assim como do espaço correspondente ao ligamento periodontal e da lâmina dura e do osso alveolar adjacente, é fundamental. As alterações perirradiculares inflamatórias produzem alteração nos tecidos que compõem o ligamento periodontal, determinando seu alargamento, com consequente resposta de esclerose ou rompimento da integridade da lâmina dura do osso alveolar. Esse processo, quando não interrompido, e dependendo diretamente de seu padrão de evolução, pode também determinar alterações reacionais no osso alveolar adjacente, visíveis ao exame radiográfico convencional. Mais recentemente, tomografias computadorizadas obtidas pela técnica volumétrica trouxeram valiosa contribuição ao estudo particular de alguns casos, mas as técnicas radiográficas convencionais ainda representam o pilar do diagnóstico endodôntico.

Nas páginas seguintes, procuramos resumir informações importantes acerca do diagnóstico diferencial das principais condições que podem, clínica e radiograficamente, simular doenças inflamatórias perirradiculares de origem pulpar. Este texto não tem a pretensão de esgotar o assunto, mas sim, de servir de porta de entrada para o estudante de Odontologia, o cirurgião-dentista clínico geral ou especialista em outras áreas e o especialista em Endodontia, neste fascinante capítulo da Odontologia que integra a Endodontia, a Imaginologia, a Estomatologia e a Patologia Oral. Apenas por finalidade didática, as condições serão divididas em alterações que possam produzir imagens radiográficas radiolúcidas ou radiopacas, de forma a facilitar a consulta do leitor quando do estabelecimento do diagnóstico diferencial entre as distintas doenças perirradiculares. Incluímos, ainda, um grupo de condições que podem simular doenças inflamatórias agudas (como os abscessos perirradiculares), mas podem não apresentar alterações radiográficas marcantes.

## Alterações inflamatórias/infecciosas de origem não pulpar que podem simular abscessos perirradiculares

### Sialolitíases

Sialolitíases, ou sialoadenites litiásicas, são processos inflamatórios associados à presença de sialólitos (cálculos ou pedras salivares) nas porções ductais ou acinares das glândulas salivares. Os sialólitos são compostos por mucina, restos celulares, restos bacterianos e cálcio, e, embora sejam mais comuns no sistema de ductos excretores, podem ser encontrados também no istmo glandular ou mesmo nos ductos intraglandulares.[8] Esses depósitos provocam obstrução parcial ou total do fluxo salivar, podendo ocasionar aumento de volume doloroso na glândula afetada ou na porção ductal obstruída, associado ou não a infecção retrógrada e drenagem de secreção purulenta (Figura 3.1).[9] As glândulas submandibulares são as mais envolvidas e os sialólitos apresentam-se mais comumente na porção lateral do assoalho de boca, em associação com o ducto da glândula (Figura 3.2).[9,10] As sialolitíases são mais frequentes em adultos jovens, não mostrando predileção por gênero, e usualmente são mais sintomáticas na proximidade das refeições. Os sialólitos apresentam consistência pétrea e, em geral, podem ser visualizados em exames radiográficos de rotina, incluindo especialmente radiografias oclusais inferiores e radiografias panorâmicas (Figuras 3.3 e 3.4).[8] Quando o grau de calcificação dos sialólitos não for suficiente para sua visualização em

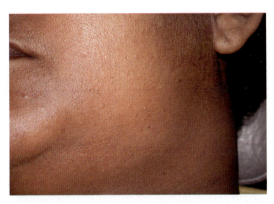

**Figura 3.1** Aumento de volume submandibular do lado esquerdo em paciente com sialoadenite litiásica.

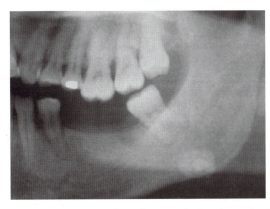

**Figura 3.3** Detalhe da radiografia panorâmica da paciente da Figura 3.1 mostrando imagem radiopaca bem delimitada sobreposta à região posterior de mandíbula, do lado esquerdo, compatível com sialólito.

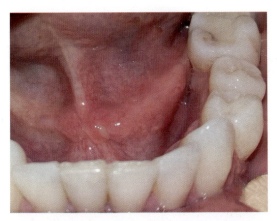

**Figura 3.2** Aumento de volume em assoalho bucal do lado esquerdo associado a saída de secreção purulenta pela carúncula sublingual ipsilateral.

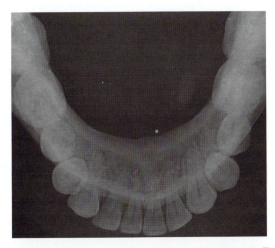

**Figura 3.4** Radiografia oclusal inferior da paciente da Figura 3.2 mostrando imagem radiopaca bem delimitada no assoalho de boca do lado esquerdo, compatível com sialólito.

radiografias rotineiras, as ultrassonografias e tomografias computadorizadas são úteis. Seu tratamento é variável e pode incluir a estimulação do fluxo salivar (por meio do aumento da ingestão de líquidos, de sucos de frutas cítricas, da mastigação de chicletes sem açúcar, do uso de sialogogos como a pilocarpina etc.), calor úmido local, ordenha ductal e massageamento da glândula, sialolitotripsia e remoção cirúrgica do sialólito, associada ou não à remoção da glândula associada.[10]

## Tuberculose ganglionar

A tuberculose é uma infecção bacteriana causada pelo *Mycobacterium tuberculosis* e representa um importante problema de saúde em nossa população. A patogênese da doença de dá por meio da infecção primária pulmonar por via inalatória, seguida de um período de latência e da progressão do quadro infeccioso nos pulmões e eventual disseminação em outros sítios. O envolvimento oral pela tuberculose é incomum, sendo, em geral, associado à disseminação da doença pulmonar pelo escarro ou por via hematogênica.[8] Entretanto, o *M. tuberculosis* e o *M. bovis* podem também causar doença nos linfonodos cervicais, no quadro clínico conhecido como tuberculose ganglionar (Figura 3.5).[11-13] Essa forma apresenta-se como aumento de volume único ou múltiplo, submerso, discretamente doloroso, recoberto por pele normal, eritematosa ou ulcerada, podendo apresentar drenagem purulenta e assemelhar-se a um abscesso dentoalveolar agudo (Figura 3.6).[8,11] Como os pacientes acometidos por tuberculose ganglionar frequentemente não apresentam envolvimento pulmonar sincrônico, o diagnóstico deve basear-se em exames imaginológicos (ultrassonografias, tomografias computadorizadas e ressonâncias magnéticas), punção aspirativa, biopsias e cultura ou PCR (reação em cadeia da polimerase) nos casos em que se obtém material de drenagem.[11-13] Uma vez que a tuberculose é uma importante infecção oportunista em pacientes imunocomprometidos, avaliar a possibilidade de infecção pelo HIV em pacientes acometidos pela doença é importante no cenário da saúde pública.

O tratamento da tuberculose ganglionar segue protocolos semelhantes àqueles empregues para o tratamento da tuberculose sistêmica.

## Áreas radiolúcidas (diagnóstico diferencial de granulomas, cistos e cicatrizes fibrosas periapicais)

### Depressão mandibular lingual da glândula submandibular

Essa alteração do desenvolvimento, também chamada defeito de Stafne, cisto ósseo de Stafne, cisto ósseo estático e defeito ósseo estático, foi descrita por Stafne, em 1942. A despeito da nomenclatura de "cisto", não apresenta revestimento epitelial, não sendo considerada uma entidade cística verdadeira.[14] Essa alteração é caracterizada por uma depressão na cortical lingual da mandíbula, mais comumente localizada na região da fóvea submandibular, mas que pode apresentar-se mais anteriormente e, raramente, na região de ramo mandibular.[14] Sua origem está associada ao posicionamento ectópico da glândula submandibular e, consequentemente, ao afinamento da espessura do osso mandibular na região, produzindo uma imagem radiográfica que simula lise óssea. Os casos localizados mais anteriormente podem estar associados à glândula submandibular ectópica, ou às glândulas sublinguais, e àqueles localizados no ramo mandibular podem associar-se às glândulas parótidas.[15] A imagem radiográfica mais comum dessa condição é radiolúcida, unilocular, bem ou mal delimitada, localizada na região de corpo mandibular posterior, próximo ao ângulo mandibular, e em continuidade com a cortical inferior da mandíbula, usualmente abaixo do canal mandibular (Figura 3.7).[16] Essa condição é assintomática, sendo detectada em exames radiográficos de rotina, podendo estar presente em até 0,3% das radiografias panorâmicas.[16] Aproximadamente 80 a 90% dos casos de defeito de Stafne acometem homens, especialmente adultos e de forma unilateral. A imagem radiográfica geralmente é suficiente para o seu

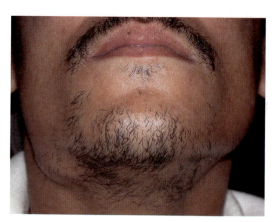

**Figura 3.5** Aumento de volume múltiplo em região submandibular e submentoniana em paciente portador de tuberculose ganglionar.

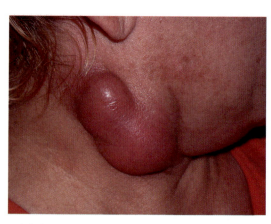

**Figura 3.6** Aumento de volume de características intensamente inflamatórias na região cervical superior, do lado direito, com diagnóstico de tuberculose ganglionar.

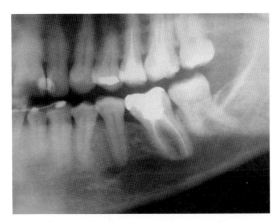

**Figura 3.7** Área radiolúcida sem corticais de esclerose localizada na região posterior da mandíbula, do lado esquerdo, diagnosticada como depressão lingual da glândula submandibular.

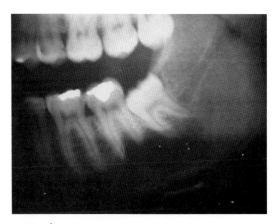

**Figura 3.8** Área radiolúcida unilocular localizada na região posterior da mandíbula, em íntima relação com as raízes dos dentes 37 e 38, diagnosticada como cavidade óssea idiopática.

diagnóstico, mas quando a imagem se sobrepõe à porção medular do osso mandibular ou ao periápice dos elementos dentários da região, tomografias computadorizadas em cortes axiais evidenciam a presença de depressão na face lingual da mandíbula, na área afetada.[17] Embora a maioria das lesões permaneça com a mesma imagem radiográfica ao longo dos anos, o controle radiográfico panorâmico anual deve ser sugerido aos pacientes, uma vez que existem relatos esporádicos de aumento da área de depressão cortical, com fragilização da região acometida.

## Cavidade óssea idiopática

Essa alteração tem sido descrita com uma série de sinônimos, dentre os quais cisto ósseo simples, cisto ósseo traumático, cisto ósseo solitário e cisto ósseo hemorrágico, mas a nomenclatura "cavidade óssea idiopática" parece descrever melhor o quadro clínico-macroscópico encontrado.[18,19] Ela representa um pseudocisto, por não possuir revestimento epitelial interno, e a teoria mais aceita para a sua formação é a de que um trauma ósseo produza uma área de hemorragia e reabsorção óssea, preenchida inicialmente por um coágulo que, aos poucos, vai sendo reabsorvido, deixando uma cavidade vazia.[18] Acomete pacientes jovens, usualmente na segunda década de vida, apresentando predileção pela mandíbula, especialmente em sua região posterior.[20] As lesões são assintomáticas e usualmente descobertas em radiografias de rotina (solicitadas por indicação ortodôntica ou para planejamento da extração de terceiros molares), mas até 20% dos pacientes podem apresentar abaulamento das corticais na área da lesão.[18,20,21] A imagem radiográfica da cavidade óssea idiopática é radiolúcida e unilocular, podendo ou não apresentar as bordas radiopacas de esclerose bem definidas (Figuras 3.8 e 3.9). Na região dos molares inferiores, essa imagem radiolúcida se insinua por entre as raízes dos dentes, dando um aspecto festonado (em forma de "dedos de luva") às bordas da lesão (Figura 3.10).[19] Mesmo com essa íntima relação, os dentes não estão associados ao seu surgimento, mostrando resultados positivos ante

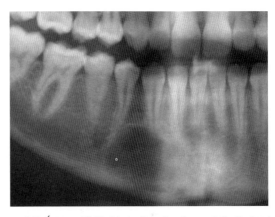

**Figura 3.9** Área radiolúcida unilocular, bem delimitada, localizada na região anterior da mandíbula de paciente jovem, em íntima relação com as raízes dos dentes 43 e 44, diagnosticada como cavidade óssea idiopática.

os testes de sensibilidade pulpar. Seu diagnóstico é feito analisando em conjunto as características sociodemográficas, clínicas e radiográficas, associadas à abordagem cirúrgica das lesões. Durante esta última, observa-se ausência de conteúdo na cavidade. A curetagem das paredes internas da loja óssea, estimulando a hemorragia intralesional e, posteriormente, a neoformação óssea, é usualmente suficiente para o seu tratamento.[21]

## Lesão central de células gigantes (granuloma central de células gigantes)

Embora seja considerada uma entidade não neoplásica, eventualmente, a lesão central de células gigantes pode apresentar comportamento agressivo com grande destruição tecidual local.[22] A maioria dos pacientes acometidos encontra-se nas três primeiras décadas de vida e há predileção pelas mulheres. Localiza-se preferencialmente na região anterior aos pré-molares e a mandíbula é o sítio de acometimento em cerca de 70% dos casos.[22] Pode produzir abaulamento das corticais, sendo usualmente assintomática, mas podendo causar discreto desconforto local

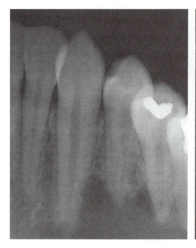
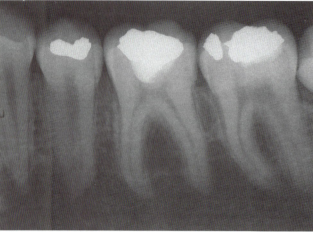

**Figura 3.10** Detalhe das radiografias periapicais de uma lesão diagnosticada como cavidade óssea idiopática, mostrando as bordas festonadas insinuando-se entre as raízes dos dentes da região.

(Figura 3.11). Ao exame radiográfico, pode apresentar-se como áreas radiolúcidas, uniloculares ou multiloculares, que podem ser bem ou mal delimitadas (Figuras 3.12 e 3.13).[23,24] Eventualmente, podem ser observadas discretas áreas de maior radiodensidade em seu interior pela formação de tecido osteoide em associação à lesão. O aspecto microscópico dessa condição é semelhante ao de outras doenças dos maxilares caracterizadas pela presença de células gigantes multinucleadas, como a lesão periférica de células gigantes, o querubismo e os tumores marrons do hiperparatireoidismo, das quais deve ser diferenciada.[22,25] O tratamento da lesão central de células gigantes pode incluir procedimentos cirúrgicos tradicionais, como curetagens ou ressecções, ou tratamentos mais conservadores, como a injeção intralesional de esteroides.[25] As taxas de recidiva podem ser altas, variando de 10 a 50%, dependendo da terapêutica selecionada.

## Cisto do ducto nasopalatino

O cisto do ducto nasopalatino, também conhecido como cisto nasopalatino, cisto do canal incisivo e cisto do ducto incisivo, é o cisto não odontogênico intraósseo mais

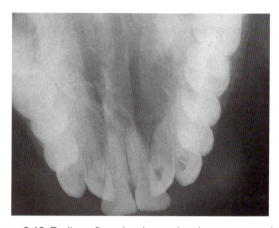

**Figura 3.12** Radiografia oclusal superior do mesmo paciente da Figura 3.11, mostrando área radiolúcida mal delimitada localizada em maxila à esquerda. Observar a imagem radiográfica dos acessos endodônticos nos dentes 22 e 23.

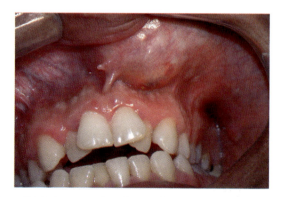

**Figura 3.11** Aumento de volume eritematoso em fundo de vestíbulo anterior superior do lado esquerdo, diagnosticado como lesão central de células gigantes, inicialmente interpretado como abscesso dentoalveolar agudo.

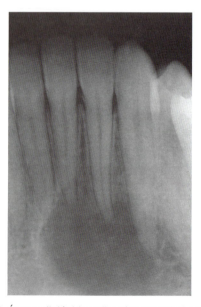

**Figura 3.13** Área radiolúcida unilocular associada ao periápice dos dentes anteriores inferiores com diagnóstico final de lesão central de células gigantes.

comum dos maxilares.[8] Sua origem está associada à proliferação de remanescentes epiteliais do ducto nasopalatino, estrutura embrionária que comunica a cavidade nasal com a porção mediana anterior do palato duro, desembocando no forame nasopalatino.[26,27] Em virtude dessa associação, a sua localização anatômica é bastante típica, ao longo da linha média de união das duas maxilas. Esse cisto apresenta predileção por homens adultos, em geral manifestando-se por aumento de volume recoberto por mucosa normal de evolução lenta, entre as raízes dos incisivos centrais superiores, produzindo aumento na região da papila palatina e, muitas vezes, afastando as raízes dos incisivos centrais superiores.[26-28] As lesões podem ser assintomáticas; entretanto, dor e desconforto local são achados frequentes, visto que, com seu crescimento, o cisto pressiona o feixe vasculonervoso palatino anterior. Ele se apresenta como uma área radiolúcida, unilocular, bem delimitada, circundada por uma cortical de esclerose, localizada na linha média da maxila, ao longo da rafe palatina, podendo situar-se entre as raízes dos incisivos centrais ou mais superiormente (Figuras 3.14 e 3.15).[20,21] Quando há sobreposição anatômica do cisto com a espinha nasal anterior, o padrão radiográfico encontrado pode assemelhar-se à imagem de um coração. Cistos pequenos podem ser radiograficamente indistinguíveis do forame nasopalatino, mas o afastamento dentário e a dor são critérios úteis para o diagnóstico diferencial. Em virtude de sua proximidade com as raízes dos incisivos centrais superiores, as lesões perirradiculares inflamatórias são o principal diagnóstico diferencial do cisto do ducto nasopalatino, mas neste último a inflamação pulpar não está relacionada com a patogênese da doença. O tratamento do cisto do ducto nasopalatino envolve a enucleação cirúrgica conservadora.

## Cisto nasolabial

Esse cisto não odontogênico dos tecidos moles (também conhecido como cisto nasoalveolar ou cisto de Kledstadt) tem sua origem associada à permanência e à proliferação de restos epiteliais embrionários aprisionados na fusão dos processos maxilar, nasal mediano e nasal lateral, durante a embriogênese da face.[8] Caracteriza-se clinicamente por aumento de volume no fundo de vestíbulo superior, lateralmente à linha média, na região correspondente ao incisivo lateral e ao canino, e pode produzir abaulamento no lábio superior e elevação da asa do nariz (Figura 3.16).[29] Acomete preferencialmente indivíduos adultos, sem mostrar predileção marcante por gênero e, habitualmente, é indolor. Entretanto, em virtude de seu crescimento lento e progressivo, pode tornar-se secundariamente traumatizado e infectado, passando a exibir dor e a se assemelhar às lesões perirradiculares inflamatórias agudizadas.[30,31] Apesar de surgir nos tecidos moles, com seu crescimento pode causar reabsorção superficial da cortical óssea, produzindo

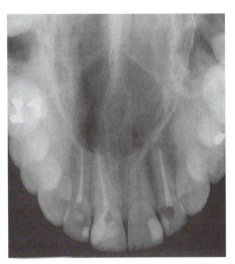

**Figura 3.15** Cisto do ducto nasopalatino mostrando área radiolúcida unilocular bem delimitada extensa na linha média do palato duro. Observar a relação próxima com o periápice dos incisivos superiores.

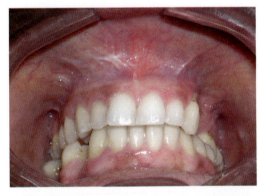

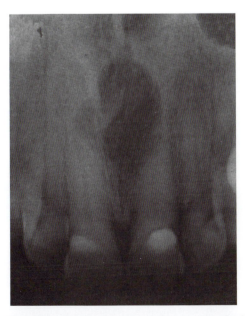

**Figura 3.14** Cisto do ducto nasopalatino mostrando área radiolúcida unilocular na linha média da maxila. Observar a relação próxima com a face lateral e com a porção apical das raízes dos incisivos superiores.

**Figura 3.16** Aumento de volume submerso no fundo do vestíbulo superior, na região do incisivo lateral e do canino, do lado direito, em paciente portadora de cisto nasolabial. Observar a cicatriz de biópsia incisional prévia. (Reproduzida de Pascual *et al.*, Rev Bras Odontol 2007; 64:200-204.)

imagem radiográfica radiolúcida difusa e sobreposta aos ápices do incisivo lateral e canino superior (Figura 3.17).[29] A proximidade da lesão com a fossa nasal pode fazer com que as queixas nasais sejam mais evidentes que as orais, direcionando os pacientes à avaliação otorrinolaringológica antes da avaliação odontológica.[31] Seu tratamento usualmente inclui a remoção cirúrgica conservadora por via intraoral. Alguns cistos maiores e inflamados podem mostrar cápsula em íntimo contato com a mucosa nasal, aumentando a possibilidade de sequelas pós-operatórias, tais como as comunicações buco-nasais.

## Cisto paradentário

O cisto paradentário foi descrito por Craig em 1970 e, à semelhança dos cistos perirradiculares e residuais, também é classificado como um cisto odontogênico de origem inflamatória. Diversas etiologias têm sido sugeridas para esse cisto; porém, a mais provável inclui um processo inflamatório crônico, muitas vezes precedido por pericoronarite, associado a um dente semierupcionado.[32,33] Acredita-se que a inflamação localizada entre a coroa/face lateral da raiz do dente semierupcionado estimule o epitélio do capuz pericoronário ou do sulco gengival (correspondendo a uma bolsa periodontal inflamada) a proliferar, produzindo destruição do osso alveolar na face lateral da raiz, provocando a formação de uma cavidade na região.[33] O cisto paradentário mostra predileção pela região distal dos terceiros molares inferiores, mas também pode surgir em associação à face vestibular dos molares, especialmente primeiros molares inferiores, sendo denominado, nessa situação, cisto da bifurcação vestibular (Figuras 3.18 e 3.19).[8]

O cisto paradentário geralmente é assintomático, podendo ou não mostrar aumento de volume local. Radiograficamente apresenta-se como uma área radiolúcida unilocular bem delimitada localizada lateralmente à raiz de um dente semierupcionado ou associada à sua face vestibular, sobrepondo a imagem as porções inferior da coroa e superior da raiz. Os dentes envolvidos apresentam vitalidade, uma vez que sua origem não está relacionada com a inflamação pulpar. Seu tratamento inclui a enucleação cirúrgica e os dentes associados podem ser preservados caso exista indicação clínica. O cisto paradentário apresenta aspecto microscópico muito semelhante ao dos cistos perirradiculares e residuais, e a associação com os aspectos clínicos, radiográficos e transcirúrgicos é essencial para seu correto diagnóstico.[33]

## Cisto dentígero

O cisto dentígero, também conhecido como cisto folicular, é um cisto odontogênico caracterizado pelo acúmulo de líquido entre a coroa de um dente não erupcionado e o epitélio reduzido do órgão do esmalte que a circunda.[8] É considerado o segundo cisto odontogênico mais

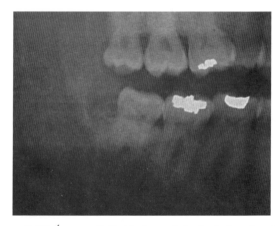

**Figura 3.18** Área radiolúcida bem delimitada localizada na região distal ao dente 48, diagnosticada como cisto paradentário.

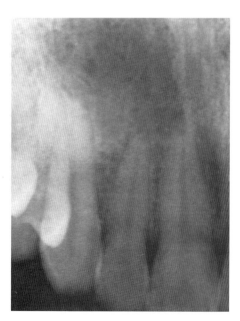

**Figura 3.17** Radiografia periapical da mesma paciente e da mesma região anatômica da Figura 3.16 mostrando área radiolúcida, difusa, sobreposta ao periápice dos dentes 12 e 13. (Reproduzida de Pascual et al., Rev Bras Odontol 2007; 64:200-204.)

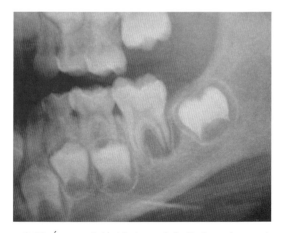

**Figura 3.19** Área radiolúcida bem delimitada, sobreposta distalmente às raízes do dente 36, diagnosticada como cisto paradentário na variante da bifurcação vestibular.

comum, sendo apenas menos frequente que o cisto perirradicular (periapical).[34,35] Por associar-se a dentes não erupcionados (em especial, terceiros molares), apresenta predileção por indivíduos jovens, nas duas primeiras décadas de vida, não mostrando predileção por gênero. Além da ausência clínica do dente associado, esse cisto pode promover abaulamento local, usualmente assintomático e recoberto por mucosa normal. Caracteriza-se por uma área radiolúcida unilocular que envolve a coroa de um dente não erupcionado, estando aderida a este no seu limite amelocementário.[17]

Em pacientes na fase de dentição mista, entretanto, pode haver sobreposição da imagem do cisto com o periápice dos dentes decíduos próximos (Figura 3.20). Nessa situação clínica, é essencial testar a vitalidade dos dentes decíduos da região para excluir o envolvimento inflamatório do tecido pulpar.[36] Nos casos em que o dente decíduo não apresente vitalidade pulpar, especialmente em associação a cáries ou histórico de trauma, será difícil diferenciar uma lesão perirradicular inflamatória do dente decíduo de um cisto dentígero do dente permanente incluso (Figura 3.21). A intervenção cirúrgica na região poderá mostrar a coroa do dente permanente incluso dentro da cavidade cística, reforçando a possibilidade de cisto dentígero. Essa informação é essencial, uma vez que a inflamação local pode alterar o padrão do revestimento epitelial cístico, dificultando o diagnóstico final correto e valorizando a importância dos aspectos clínicos, imaginológicos e transcirúrgicos.[36,37] O tratamento do cisto dentígero inclui sua enucleação cirúrgica, associada ou não à remoção do dente relacionado com a lesão, na dependência direta da possibilidade de seu aproveitamento. Cistos dentígeros de grandes dimensões podem beneficiar-se de descompressão ou marsupialização prévias ao procedimento cirúrgico final.

## Queratocisto odontogênico

O queratocisto odontogênico tem merecido destaque especial dentro do grupo dos cistos e tumores odontogênicos em virtude de sua frequência e do seu comportamento biológico mais agressivo (com potencial maior de crescimento e de recidiva), em comparação com as demais entidades císticas odontogênicas, reforçando a importância do seu diagnóstico correto.[8,34] Os queratocistos são comuns, sendo considerados menos frequentes apenas que os cistos perirradiculares/residuais e os cistos dentígeros.[35] São mais comuns em adultos jovens, apresentando discreta predileção pelo gênero masculino. Cerca de 60 a 80% dos casos envolvem a região posterior da mandíbula, podendo estender-se ao ramo mandibular (Figura 3.22), mas podem ser encontrados em qualquer região dos ossos maxilares.[8,38] São usualmente assintomáticos e raramente promovem abaulamento das corticais, mas lesões grandes podem produzir aumento de volume local, assim como afastamento dentário.[17] Radiograficamente produzem imagem radiolúcida unilocular ou multilocular bem delimitada, estando comumente em íntima associação com as raízes dos dentes da região (Figura 3.23).[38-40] Podem estar associados a dentes não irrompidos, em uma relação que lembra aquela encontrada nos cistos dentígeros. Durante a punção aspirativa ou a abertura cirúrgica dos queratocistos, frequentemente observa-se a presença de queratina em seu interior.

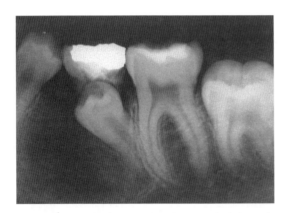

**Figura 3.20** Área radiolúcida unilocular associada lateralmente à coroa do dente 35 incluso e em íntima relação com o periápice do dente 75 sem vitalidade pulpar, diagnosticada como cisto dentígero.

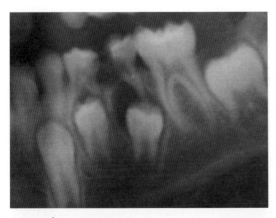

**Figura 3.21** Área radiolúcida unilocular associada à coroa do dente 35 incluso, diagnosticada como cisto dentígero, mostrando relação com o periápice do dente 75 acometido por extensa lesão cariosa.

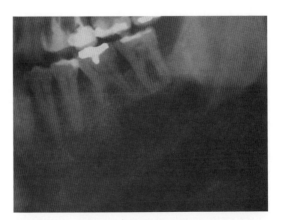

**Figura 3.22** Queratocisto odontogênico apresentando-se como área radiolúcida bem delimitada na região posterior da mandíbula do lado esquerdo, mostrando associação com o periápice dos molares da região.

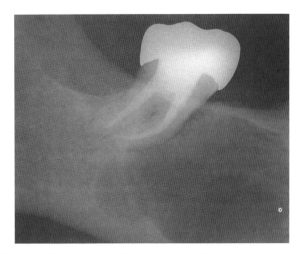

**Figura 3.23** Imagem radiolúcida na região posterior da mandíbula do lado direito, em íntima associação com o periápice do dente 47, diagnosticada como queratocisto odontogênico.

O tratamento dos queratocistos pode incluir a enucleação, a descompressão e a marsupialização, a curetagem associada à ostectomia periférica e até mesmo as ressecções cirúrgicas, dependendo do tamanho, da localização e da relação dentária das lesões e da idade e do grau de colaboração e compreensão do paciente. Vale ressaltar que eles apresentam índices maiores de recidiva em comparação com outros cistos odontogênicos e que esses índices variam com a terapia proposta, reforçando a necessidade de monitoramento regular dos pacientes após o tratamento.

Os pacientes portadores de queratocistos, especialmente múltiplos, devem ser investigados quanto à possibilidade da presença da síndrome dos múltiplos carcinomas basocelulares nevoides, também conhecida como síndrome de Gorlin-Goltz.[8] Essa síndrome, usualmente de transmissão autossômica dominante, caracteriza-se por mutações no gene *PTCH*, responsáveis pela predisposição ao aparecimento de múltiplos carcinomas basocelulares de padrão nevoide, cistos epidermoides, disqueratose palmoplantar, alterações nas costelas (costela bífida ou fusão de costelas), calcificações cerebrais e outros tumores, como os meduloblastomas, nos pacientes afetados. Na região da cabeça e do pescoço, os pacientes podem apresentar especialmente bossa craniana, hipertelorismo ocular e queratocistos múltiplos, estes últimos presentes em até 75% dos pacientes com a síndrome.

### Cisto periodontal lateral

O cisto periodontal lateral surge lateralmente à raiz de dentes erupcionados, simulando lesões perirradiculares inflamatórias associadas a canais radiculares colaterais.[41, 42] Sua etiologia está associada à proliferação de remanescentes epiteliais da bainha epitelial radicular de Hertwig (restos epiteliais de Malassez) ou a restos da lâmina dentária. Esse cisto acomete especialmente adultos jovens, sem predileção por gênero.[8,43] Usualmente é assintomático, mas alguns casos pode produzir pressão entre os dentes vizinhos ou gerar discreto afastamento entre eles.

A região entre canino e os pré-molares mandibulares é acometida em cerca de 60 a 70% dos casos.[43,44]

A imagem radiográfica habitual do cisto periodontal lateral é radiolúcida unilocular e bem delimitada, raramente ultrapassando 1 cm em seu maior diâmetro (Figura 3.24).[43,44] Em alguns casos, a imagem pode ser radiolúcida multilocular e macroscopicamente o cisto pode ser composto por várias lojas ("cisto odontogênico botrioide"). Alguns autores consideram que esse subtipo pode apresentar maior potencial de agressividade local e recidiva, embora outros o considerem apenas variante do cisto periodontal lateral.[8]

É importante ressaltar que, embora o cisto periodontal lateral apresente íntimo contato com a face lateral das raízes dos dentes adjacentes, sua origem não é inflamatória e, portanto, os dentes apresentam vitalidade pulpar.[42] As radiografias periapicais da região mostram o espaço correspondente ao ligamento periodontal preservado. Seu tratamento inclui a enucleação cirúrgica conservadora e as recidivas são raras.

### Cisto odontogênico calcificante

Esse cisto, também conhecido como cisto de Gorlin, já foi interpretado como neoplasia benigna de padrão predominantemente cístico nas classificações de cistos e tumores odontogênicos da Organização Mundial da Saúde em 1992 e 2005, tendo sido classificado como cisto odontogênico na última classificação, em 2017.[34] Acomete preferencialmente pacientes jovens, sem predileção por gênero, e envolve a região anterior dos maxilares em até dois terços dos casos, sem mostrar predileção pela mandíbula ou pela maxila.[45] Embora sua imagem radiográfica mais comum seja uma área radiolúcida unilocular com focos radiopacos no interior (encontrada em 50% dos casos), lesões iniciais podem apresentar imagem exclusivamente radiolúcida ou conter apenas focos calcificados incipientes (Figura 3.25).[34,45]

Em virtude da faixa etária de acometimento, é frequente a associação com dentes não irrompidos (até 30% dos casos), especialmente os caninos. Esses cistos podem ainda estar associados a outros tumores odontogênicos,

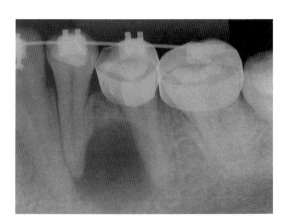

**Figura 3.24** Área radiolúcida unilocular bem delimitada localizada entre as raízes dos dentes 34 e 35, diagnosticada como cisto periodontal lateral.

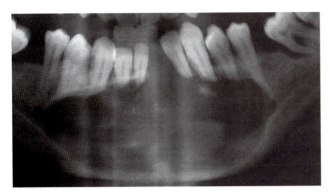

**Figura 3.25** Área radiolúcida unilocular bem delimitada contendo pequenos focos de calcificação, na região anterior da mandíbula, diagnosticada como cisto odontogênico calcificante. (Cortesia da Dra. Valéria Totti e do Dr. Jacks Jorge Júnior; Faculdade de Odontologia de Piracicaba/Universidade Estadual de Campinas [FOP/Unicamp].)

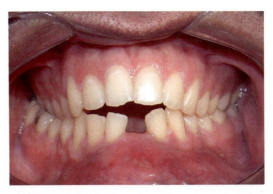

**Figura 3.26** Aumento de volume recoberto por mucosa normal no fundo de vestíbulo e rebordo alveolar, na região anterior inferior, causando afastamento dentário na região, diagnosticado como ameloblastoma.

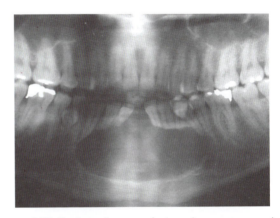

**Figura 3.27** Radiografia panorâmica do mesmo paciente da Figura 3.26, mostrando área radiolúcida unilocular bem delimitada e reabsorção radicular dos dentes associados à lesão.

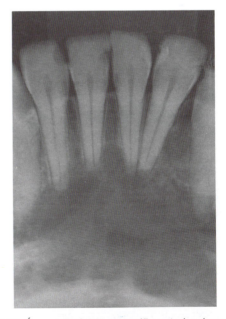

**Figura 3.28** Área radiolúcida, na região anterior da mandíbula, diagnosticada como ameloblastoma. Apesar de sua proximidade com o periápice dos dentes da região e da existência de cárie e restaurações, todos os dentes apresentavam vitalidade pulpar.

especialmente os odontomas. Seu tratamento usualmente inclui a enucleação cirúrgica e alguns casos podem ser tratados em conjugação com as técnicas de marsupialização e descompressão.

## Ameloblastoma

Os ameloblastomas, tumores odontogênicos de origem epitelial relativamente frequentes, são considerados um capítulo à parte na Patologia Oral, uma vez que, apesar de seu comportamento benigno, podem causar grande destruição local por seu padrão infiltrativo de crescimento. São subdivididos em três variantes: a forma sólida (também chamada policística, multicística ou comum), que representa até 85% dos casos; a forma unicística, representando até 20% dos casos; e a forma periférica, que representa apenas 2% dos casos.[34,46] A forma sólida (mais comum) tem predileção por pacientes adultos entre a terceira e a quinta décadas de vida, de ambos os gêneros, localizando-se na região posterior de mandíbula em até 75% dos casos. Apesar de usualmente produzirem aumento de volume assintomático, não é incomum a presença de dor e desconforto local, além do rompimento das corticais ósseas (Figura 3.26). Radiograficamente, sua imagem mais comum é radiolúcida multilocular, contendo loculações de tamanho pequeno (padrão em "favos de mel") ou grande (padrão em "bolhas de sabão"), que podem estar associadas à reabsorção dentária; no entanto, também podem apresentar-se na forma de áreas radiolúcidas uniloculares próximas aos ápices dos dentes adjacentes (Figuras 3.27 a 3.30).[34,47-49] O tratamento dos ameloblastomas sólidos inclui a ressecção cirúrgica.

A forma unicística mostra predileção por pacientes mais jovens, na segunda década de vida, e usualmente caracteriza-se por uma imagem radiolúcida unilocular.[50] A mandíbula posterior é o sítio das lesões em até 90% dos casos, e há a associação de um dente incluso, especialmente um terceiro molar inferior, em 50 a 80% dos casos.[46,51] Nessa variante, caracterizada pela presença de uma única cavidade, lembrando a morfologia de um cisto, podem

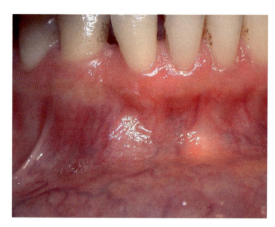

**Figura 3.29** Aumento de volume recoberto por mucosa normal no fundo de vestíbulo da região anterior de mandíbula do lado direito.

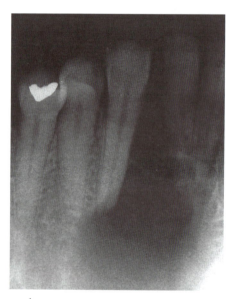

**Figura 3.30** Área radiolúcida difusa na região anterior da mandíbula, diagnosticada como ameloblastoma e mostrando íntimo contato com as raízes dos dentes 32 e 33 (mesmo paciente da Figura 3.29).

existir focos de proliferação sólida no interior da luz do cisto ou na parede da cápsula. Seu tratamento é habitualmente mais conservador que o da variante sólida.[50]

### Áreas mistas (radiolúcidas e radiopacas) ou radiopacas (diagnóstico diferencial de osteítes condensantes e osteomielites dos maxilares)

#### Lesões fibro-ósseas benignas

As lesões fibro-ósseas benignas fazem parte de um grupo de condições caracterizadas pela troca do osso normal por um tecido fibroso que vai sendo gradativamente mineralizado.[52,53] Em virtude de sua patogênese semelhante, iniciando com áreas de reabsorção e culminando com áreas de neoformação óssea, o aspecto radiográfico desse grupo de doenças pode envolver imagens radiolúcidas (imaturas), mistas (intermediárias) e radiopacas (maduras).[52,53] Dessa forma, podem simular, em seus estágios iniciais, granulomas e cistos perirradiculares e, nas fases intermediárias e maduras, podem simular osteítes condensantes e osteomielites dos maxilares. De forma geral, o padrão microscópico dessas lesões é semelhante e não suficientemente específico para diferenciá-las, sendo a associação com os achados sociodemográficos, clínicos e radiográficos imprescindível para o seu diagnóstico correto.

A displasia fibrosa pode acometer apenas um osso (forma monostótica, 80 a 85% dos casos) ou vários ossos do esqueleto (forma poliostótica, 15 a 20% dos casos).[52,53] Quando a displasia fibrosa monostótica acomete a região da cabeça e do pescoço é mais encontrada em pacientes jovens com predileção pela maxila. Apresenta-se com aumento de volume de consistência pétrea, unilateral, de evolução lenta e sem sintomatologia. Alguns casos iniciam-se na maxila, mas, com sua progressão, podem envolver outros ossos adjacentes, no quadro chamado displasia fibrosa craniofacial. Sua imagem radiográfica pode ser radiolúcida, mista ou radiopaca, mostrando-se mal delimitada e misturando-se com o osso normal adjacente. Nas fases mais maduras, as áreas radiopacas de osso neoformado lembram um padrão semelhante a "vidro fosco" ou "vidro despolido" (Figura 3.31).[52,53] Seu tratamento pode incluir apenas controle clínico-radiográfico ou procedimentos cirúrgicos remodeladores.

As displasias cemento-ósseas também podem manifestar-se como áreas radiolúcidas, mistas ou radiopacas.[52-56] A forma periapical apresenta predileção por mulheres melanodermas adultas ou idosas, manifestando-se de forma isolada ou múltipla, usualmente na região perirradicular dos dentes anteriores mandibulares. Essa condição é assintomática e, como não mantém relação com o estímulo inflamatório, os dentes da região usualmente apresentam vitalidade pulpar.[52] As áreas iniciam-se radiolúcidas e, especialmente nessa fase, é imprescindível a diferenciação com as doenças inflamatórias perirradiculares, evitando-se o tratamento endodôntico desnecessário dos elementos associados (Figura 3.32).[57,58] Com a evolução da lesão, há incremento gradual na deposição de material mineralizado (Figuras 3.33 e 3.34). Não há necessidade de tratamento cirúrgico para essa condição, apenas acompanhamento clínico-radiográfico periódico.

A forma focal acomete usualmente mulheres adultas e localiza-se preferencialmente na região posterior de mandíbula, sendo também assintomática e raramente ultrapassando 1,5 cm em seu maior diâmetro.[54] O aspecto radiográfico pode ser variável, como na forma periapical, e os dentes da região não apresentam alterações nos testes de vitalidade pulpar (Figura 3.35).[54] Nessa região anatômica, é comum a presença de outras lesões císticas e tumorais que podem mostrar imagem semelhante; portanto, a biópsia pode ser necessária para esclarecimento diagnóstico, após o qual basta apenas o controle clínico-radiográfico.

Capítulo 3 | Diagnóstico Diferencial das Lesões Perirradiculares Inflamatórias    61

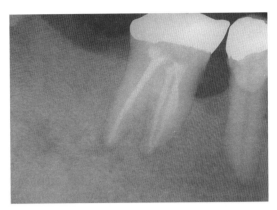

**Figura 3.31** Displasia fibrosa acometendo a mandíbula à direita, mostrando o aspecto de "vidro despolido" na radiografia periapical.

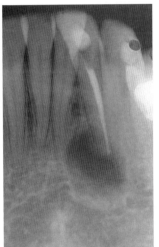 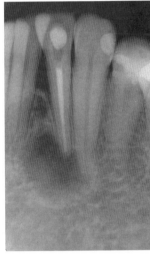

**Figura 3.32** Radiografia periapical da região anterior inferior, mostrando displasia cemento-óssea periapical em sua fase inicial, com imagem radiolúcida, bem delimitada, próxima ao periápice do dente 32.

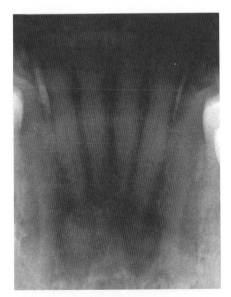

**Figura 3.33** Radiografia periapical da região anterior inferior, mostrando displasia cemento-óssea periapical em fase intermediária, mostrando áreas radiolúcidas e radiopacas.

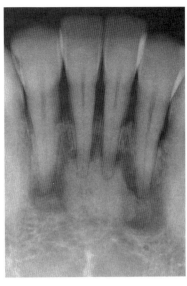

**Figura 3.34** Radiografia periapical da região anterior inferior, mostrando displasia cemento-óssea perirradicular em fase mais madura, com imagem mais radiopaca, próximo ao periápice dos incisivos inferiores, todos com vitalidade pulpar.

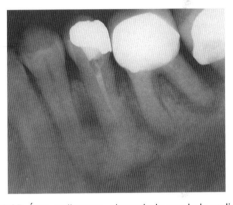

**Figura 3.35** Área radiopaca, circundada por halo radiolúcido, próximo ao periápice dos dentes 34 e 35, diagnosticada como displasia cemento-óssea focal.

A forma florida é a mais exuberante, acometendo mulheres melanodermas adultas e idosas em 90% dos casos.[55] Nessa forma, as lesões são múltiplas e usualmente bilaterais em ambos os maxilares ou só na mandíbula, podendo ou não ser simétricas.[56] Lesões em pacientes mais jovens tendem a ser mais imaturas e, portanto, radiolúcidas, ao passo que em pacientes idosas tendem a mostrar imagem radiopaca (mais madura) (Figuras 3.36 e 3.37).[52,56] Algumas áreas podem apresentar cavidades vazias associadas, que são compatíveis com áreas de cavidades ósseas idiopáticas. O quadro isolado das lesões usualmente é assintomático, mas quando as áreas, especialmente as radiopacas, tornam-se secundariamente inflamadas ou infectadas por traumatismo local, infecção dentária ou ambos, podem tornar-se sintomáticas e apresentar drenagem purulenta.[55] Nesse caso, pode ser observada a formação de sequestros ósseos, que devem ser removidos sob antibioticoterapia. Os quadros assintomáticos não necessitam de tratamento, apenas controle clínico-radiográfico, como

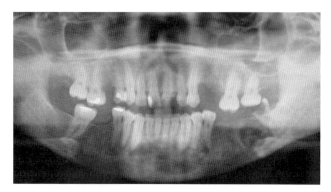

**Figura 3.36** Radiografia panorâmica mostrando áreas predominantemente radiolúcidas, próximo ao periápice dos dentes, em uma paciente portadora de displasia cemento-óssea florida.

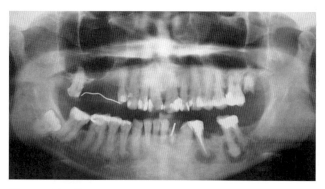

**Figura 3.37** Paciente portadora de displasia cemento-óssea florida apresentando várias áreas envolvendo a proximidade das regiões periapicais nos dentes inferiores, simulando lesões perirradiculares de origem pulpar.

as formas periapical e focal. Deve-se orientar os pacientes acometidos a evitar traumatismo ou irritação local desnecessária ou iatrogênica nas áreas acometidas, como traumatismo por próteses mal-adaptadas, exodontias, doença periodontal crônica e colocação de implantes osseointegrados para evitar o desenvolvimento de osteomielites.

O fibroma ossificante central afeta especialmente adultos jovens, com predileção por mulheres, e acomete preferencialmente a região posterior de mandíbula.[52] Clinicamente, produz abaulamento das corticais na região afetada, mas é usualmente assintomático. Sua imagem radiográfica pode ser radiolúcida, mista ou radiopaca, como nas demais lesões fibro-ósseas benignas, mas tipicamente se mostra bem delimitada em relação ao osso normal adjacente pela presença de uma borda de esclerose óssea.[52] Pode produzir ainda afastamento dentário, além de divergência e reabsorção radiculares. Seu tratamento usualmente inclui a enucleação cirúrgica simples, com excelente plano de clivagem, raramente produzindo recidivas.

### Osteoescleroses idiopáticas

Essas lesões, também conhecidas como cicatrizes ósseas, enostoses e osteopetroses perirradiculares (periapicais) focais, representam áreas focais de condensação óssea de origem idiopática.[59-61] Devem ser diferenciadas de áreas radiograficamente similares de causa inflamatória (como a osteíte condensante e a osteomielite crônica esclerosante), displásica e neoplásica (como as lesões fibro-ósseas benignas).[60] À semelhança das displasias cemento-ósseas, apresentam predileção por mulheres melanodermas adultas, sendo assintomáticas. Cerca de 90% dos casos acometem a região posterior de mandíbula, estando frequentemente localizadas na proximidade do periápice dos dentes da região, os quais apresentam vitalidade pulpar.[59,61] Podem ser únicas ou múltiplas e, radiograficamente, apresentam-se como áreas radiopacas de formato arredondado ou elíptico, sem halo radiolúcido ou delimitação em relação ao osso normal adjacente, medindo entre 3 e 20 mm (Figura 3.38).[8,60] Com seu aspecto radiográfico típico e com a vitalidade dos dentes adjacentes, não há necessidade de tratamento complementar e alguns casos podem, inclusive, regredir durante o acompanhamento radiográfico periódico.

### Exostoses

Exostoses são crescimentos originados a partir da porção cortical do osso, comumente encontrados na mandíbula e na maxila. Sua etiologia é desconhecida, mas acredita-se que fatores genéticos e ambientais (especialmente traumatismo local) participem em conjunto, produzindo resposta proliferativa no osso subjacente. São usualmente encontradas em pacientes adultos, sem predileção por gênero, sendo, geralmente, assintomáticas e recobertas por mucosa normal. À palpação apresentam consistência pétrea e são fixas em relação aos planos ósseos adjacentes.

Existem várias formas clínicas de exostoses, dentre as quais podemos citar o *torus* palatino, o *torus* mandibular, as exostoses vestibulares, as exostoses em tuberosidade e as exostoses subpônticas.[8] O *torus* palatino localiza-se caracteristicamente na porção mediana do palato duro, sendo usualmente séssil e podendo apresentar morfologia variada, incluindo lesões achatadas, fusiformes, nodulares e lobuladas. Já o *torus* mandibular surge na face lingual do rebordo

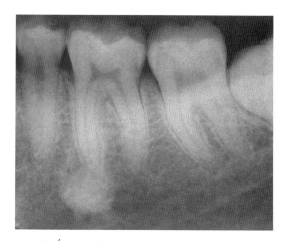

**Figura 3.38** Área radiopaca misturando-se ao osso normal adjacente, sem a presença de halo radiolúcido, diagnosticada como osteoesclerose idiopática, localizada na proximidade do periápice do dente 36 com vitalidade pulpar.

alveolar inferior acima da linha milo-hióidea, usualmente na região dos caninos e pré-molares, sendo bilateral em até 90% dos casos. Usualmente, são encontradas várias protuberâncias que podem variar de discretas elevações a grandes massas de tecido ósseo, que podem dificultar o posicionamento lingual, com alteração na fala e deglutição.

As exostoses vestibulares são mais incomuns que os *tori*, podem localizar-se na maxila ou na mandíbula e, embora frequentemente sejam múltiplas, podem também ser encontradas de forma isolada (Figura 3.39). As exostoses palatinas localizam-se na região de tuberosidade, sendo usualmente bilaterais e simétricas. A forma mais incomum de exostose é a subpôntica, que surge em áreas edêntulas abaixo de pônticos de próteses parciais fixas.

O diagnóstico das exostoses é realizado por meio do exame clínico associado a avaliação radiográfica complementar. Dependendo de sua localização e dimensão, as exostoses podem mostrar imagem radiográfica radiopaca difusa, que eventualmente se sobrepõe às raízes dos dentes adjacentes, especialmente no *torus* mandibular e nas exostoses vestibulares (Figura 3.40).[62] Nessas situações, é importante considerá-las no diagnóstico diferencial das osteítes condensantes, pois mostram imagens radiopacas difusas sem halo radiolúcido e em continuidade com o osso adjacente. As exostoses usualmente não necessitam de tratamento, exceção feita àqueles casos nos quais exista interferência estética ou funcional, localizados em áreas sujeitas a traumatismo constante, ou os raros casos que apresentem sintomatologia dolorosa, usualmente em consequência de traumatismo local.

## Cementoblastoma

Os cementoblastomas são neoplasias odontogênicas benignas caracterizadas pela proliferação de tecido mineralizado de origem cementária unido à raiz de um ou mais elementos dentários.[63,64] Acometem usualmente pacientes jovens na segunda e na terceira décadas de vida, sem predileção por gênero. A mandíbula posterior é a região de predileção e o primeiro molar inferior é o dente mais associado ao desenvolvimento dessas lesões.[8] Ao contrário da grande maioria dos tumores odontogênicos, os cementoblastomas apresentam dor associada em cerca de 50% dos casos. Ao exame radiográfico, observa-se massa de tecido misto ou radiopaco unida à raiz do dente associado, circundada por um halo radiolúcido, podendo produzir reabsorção radicular (Figura 3.41).[63,64] Diferentemente das osteoescleroses idiopáticas e das osteítes condensantes, nos cementoblastomas não é possível observar o contorno radicular, visto que a massa está aderida diretamente à raiz do dente afetado. Seu tratamento usualmente envolve a remoção por completo da lesão associada à raiz acometida ou a todo o dente associado.

## Osteoma

Os osteomas são neoplasias ósseas benignas que apresentam predileção pelo esqueleto craniofacial, especialmente pela mandíbula, pela maxila e pelos seios paranasais.[8] Quando surgem a partir do osso cortical, seu diagnóstico é mais simples; entretanto, quando surgem a partir do osso medular, podem simular outras condições radiopacas dos maxilares, incluindo aquelas associadas à inflamação pulpar e perirradicular.[65] Acometem usualmente adultos jovens, sem predileção por gênero, e habitualmente são assintomáticos, causando apenas abaulamento

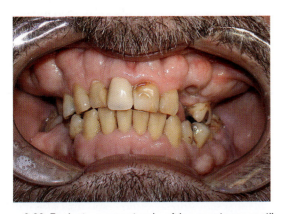

**Figura 3.39** Paciente apresentando várias exostoses vestibulares assintomáticas nas maxilas e na mandíbula bilateral.

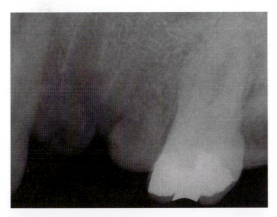

**Figura 3.40** Radiografia periapical da região dos molares superiores, do lado direito, mostrando a sobreposição das áreas de neoformação óssea das exostoses com as raízes dos dentes na área (mesmo paciente da Figura 3.39).

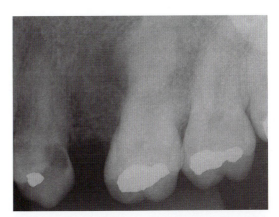

**Figura 3.41** Massa radiopaca relativamente bem delimitada, localizada em continuidade com a raiz do dente 26, circundada por discreto halo radiolúcido, diagnosticada como cementoblastoma.

local de proporções variáveis, sendo este geralmente mais evidente nas lesões de origem cortical.

Radiograficamente, manifestam-se como massas escleróticas radiopacas, circunscritas, únicas, corticais ou medulares, e são tratados por meio de remoção cirúrgica conservadora.[65,66] Pacientes que apresentam múltiplos osteomas devem ser investigados sobre a possibilidade de associação dessas lesões com a síndrome de Gardner, uma condição rara de transmissão usualmente autossômica dominante.[8,66] Essa síndrome caracteriza-se pela presença de polipose colorretal familiar e pelo desenvolvimento de cistos epidermoides e fibromas cutâneos múltiplos, além da presença de osteomas que surgem na puberdade. Nos maxilares, além dos osteomas, podemos encontrar dentes supranumerários, frequentemente impactados, e odontomas (Figura 3.42).[66] A maior importância da síndrome reside na possibilidade de desenvolvimento de adenocarcinomas a partir dos pólipos intestinais preexistentes, motivo pelo qual os pacientes devem ser adequadamente diagnosticados e monitorados sistemicamente.

## Osteonecrose dos maxilares associada ao uso de medicamentos

Em 2002, surgiram, na literatura, os primeiros relatos de necrose óssea dos maxilares associada ao uso de bisfosfonatos, medicamentos que possuem como função principal a inibição da função osteoclástica.[67] Esses medicamentos, análogos do pirofosfato, são internalizados pelos osteoclastos, inibindo a sua função e, consequentemente, o *turnover* do tecido ósseo. São utilizados principalmente no tratamento da osteoporose e no controle da progressão do envolvimento ósseo por cânceres, especialmente mieloma múltiplo e neoplasias metastáticas de mama, próstata e pulmão.[68] A via de administração desses fármacos pode ser oral (via mais utilizada para a osteoporose; alendronato é a substância mais prescrita por essa via) ou intravenosa (habitualmente indicada no controle do envolvimento neoplásico ósseo; zolendronato é a substância mais prescrita por essa via). O risco de desenvolvimento das áreas de necrose está diretamente relacionado com a forma de utilização e a potência relativa dos bisfosfonatos e seu tempo de uso, sendo o zolendronato utilizado por via intravenosa, o que apresenta maior risco.[67,68] Como essas substâncias apresentam níveis baixos de excreção e possuem elevada adesão ao tecido ósseo, seus efeitos podem perdurar durante anos, mesmo após a suspensão de uso. Embora a grande maioria dos casos de osteonecrose associadas ao uso de medicamentos esteja relacionada com os bisfosfonatos, outras substâncias antirreabsortivas e antiangiogênicas, tais como denosumabe, bevacizumabe e sunitinibe, também podem estar associadas ao seu desenvolvimento.[69] Dessa forma, a terminologia "osteonecrose dos maxilares associada ao uso de medicamentos" tem sido universalmente aceita como a mais apropriada.

Usualmente as áreas de necrose óssea surgem após manipulação dentária cirúrgica na região, especialmente exodontias, mas o quadro pode surgir espontaneamente ou motivado por doença periodontal ou traumatismo por próteses mal-adaptadas.[68,70,71] Clinicamente, podemos observar áreas de inflamação aguda (parúlides com ou sem drenagem purulenta), habitualmente dolorosas, associadas ou não a áreas de exposição de osso necrótico na cavidade oral (Figura 3.43).[68,70,71] Na avaliação radiográfica, as áreas acometidas podem variar de alterações precoces, como espessamento da lâmina dura do osso alveolar, alargamento do espaço correspondente ao ligamento periodontal e áreas discretas de lise óssea, até extensas áreas radiolúcidas e radiopacas mal delimitadas, com formação de sequestros, simulando osteomielites (Figuras 3.44 e 3.45).[68,70,71]

Nos momentos iniciais, quando ainda não se visualiza a exposição óssea, o quadro doloroso agudo pode simular odontalgias, dentre as quais aquelas de origem endodôntica, e os abscessos periodontais (Figuras 3.46 e 3.47).[71] Nesses casos, a anamnese minuciosa, especialmente incluindo informações sobre a história oncológica ou de osteoporose, assim como seu respectivo tratamento, é essencial para o diagnóstico da osteonecrose dos maxilares associada ao uso de medicamentos. O tratamento endodôntico convencional tem sido sugerido como uma alternativa às exodontias nesses pacientes, com intuito de evitar a exposição do osso sob efeito dos medicamentos ao traumatismo

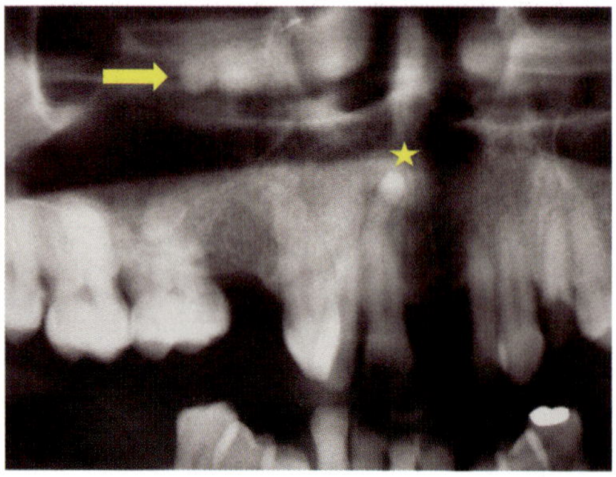

**Figura 3.42** Paciente portador de síndrome de Gardner apresentando osteomas no seio maxilar, do lado direito (*seta*), e um dente supranumerário, próximo ao ápice dos incisivos superiores (*estrela*).

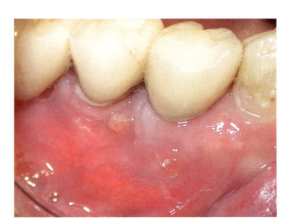

**Figura 3.43** Paciente portadora de osteonecrose dos maxilares associada ao uso de zolendronato, apresentando parúlides na região posterior da mandíbula do lado direito.

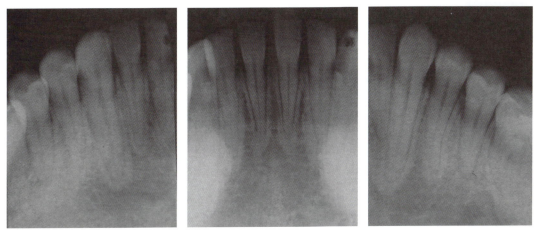

**Figura 3.44** Paciente em uso de zolendronato para controle de metástases ósseas, mostrando aumento da espessura e da densidade mineral na lâmina dura do osso alveolar na mandíbula.

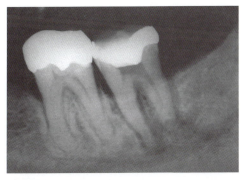

**Figura 3.45** Área radiolúcida difusa em associação ao periápice do dente 37 em paciente portadora de osteonecrose associada a zolendronato, inicialmente diagnosticada como abscesso dentoalveolar agudo.

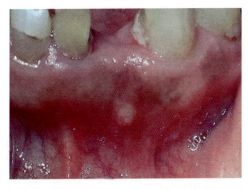

**Figura 3.46** Parúlide na região anterior de mandíbula relacionada com a área de osteonecrose associada ao alendronato.

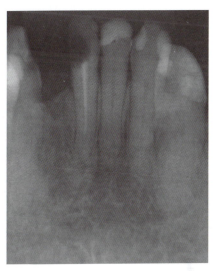

**Figura 3.47** Área radiolúcida difusa na região anterior de mandíbula diagnosticada como osteonecrose associada ao alendronato (mesma paciente da Figura 3.46).

associado aos procedimentos cirúrgicos invasivos.[72] A literatura tem mostrado que o tratamento endodôntico parece uma estratégia segura nesses pacientes e que o reparo perirradicular em usuários de medicamentos associados à osteonecrose parece ocorrer de forma semelhante ao que se dá em não usuários.[72] Vale ressaltar, entretanto, que alguns relatos isolados de osteonecrose associada ao uso de medicamentos têm sido associados ao tratamento endodôntico convencional ou à cirurgia perirradicular.[73-75]

O manejo da osteonecrose associada ao uso de medicamentos envolve usualmente manobras conservadoras, incluindo antibioticoterapia e remoção das áreas de osso necrótico em processo de sequestro; os procedimentos cirúrgicos mais amplos e invasivos estão reservados para situações específicas, nas quais as manobras conservadoras não produziram o efeito desejado.[70,76] O ideal para esses pacientes é a avaliação odontológica prévia ao início da terapia com bisfosfonatos ou outros medicamentos associados a sua patogênese, para que os procedimentos cirúrgicos e a adaptação das próteses sejam realizados antes que os efeitos dos medicamentos no tecido ósseo alveolar ocorram.[71,76]

As referências bibliográficas deste capítulo estão disponíveis no Ambiente de aprendizagem do GEN | Grupo Editorial Nacional.

Capítulo 4

# Microbiologia Endodôntica

José F. Siqueira Jr. | Isabela N. Rôças

Uma das definições mais aceitas e utilizadas para a Endodontia é que ela consiste em uma disciplina clínica voltada para o tratamento ou a prevenção da lesão perirradicular, que é a principal doença de interesse do profissional envolvido com essa especialidade (Figura 4.1). Uma vez que a lesão perirradicular apresenta etiologia infecciosa, depreende-se então que a Endodontia é a disciplina envolvida com o controle e a prevenção da infecção pulpar e perirradicular. Com base nesse conceito, é dever do profissional que se habilita nessa área conhecer as principais nuances do processo infeccioso endodôntico, reconhecendo os principais microrganismos envolvidos, suas vias de acesso ao sistema de canais radiculares, o padrão de colonização microbiana desse sistema e as consequências da infecção endodôntica para o hospedeiro (paciente). Nesse conhecimento reside a base sólida e fundamental sobre a qual o profissional irá apoiar sua estratégia para tratar e prevenir uma infecção endodôntica, com o intuito de lograr êxito na terapia endodôntica. Este capítulo discute os principais aspectos da microbiologia endodôntica de interesse clínico.

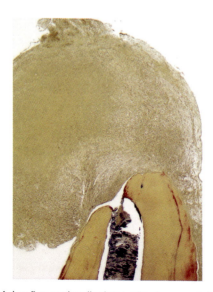

**Figura 4.1** Lesões perirradiculares são doenças inflamatórias de origem infecciosa causadas por bactérias infectando o sistema de canais radiculares (coloração de Brown & Brenn, modificada por Taylor). (Cortesia do Dr. Domenico Ricucci.)

## Relação causal entre microrganismos e as patologias pulpar e perirradicular

O primeiro relato da presença de bactérias em canais radiculares remonta ao século XVII, pelo fabricante amador de microscópios, o holandês Antony van Leeuwenhoek (1632-1723). Em 1697, ele escreveu: "A coroa deste dente estava praticamente toda cariada, suas raízes apresentavam duas ramificações, eram ocas, e as cavidades nelas estavam preenchidas com uma matéria amolecida. Eu removi este material dos canais das raízes, misturei com água de chuva limpa e levei ao meu microscópio para ver se havia tantas criaturas vivas nele quanto eu já tinha observado anteriormente; e devo confessar que todo o material parecia estar vivo."[1] Entretanto, naquela época, desconhecia-se o papel dos "animálculos" (bactérias) de Leeuwenhoek na indução de doenças. Apenas cerca de 200 anos depois, as suas observações quanto aos canais radiculares foram ratificadas e uma relação de causa e efeito entre bactérias e lesões perirradiculares foi sugerida.

Isso ocorreu em 1894, quando Willoughby Dayton Miller, um dentista norte-americano que desenvolveu seus estudos relacionados com a Microbiologia Oral inspirado por Robert Koch, em Berlim, Alemanha, relatou a associação entre bactérias e a patologia perirradicular após a análise de material coletado de canais radiculares contendo polpas necrosadas.[2] Por bacterioscopia do esfregaço obtido dos canais, ele encontrou os três tipos morfológicos básicos de células bacterianas, isto é, cocos, bacilos e espirilos (espiroquetas) (Figura 4.2). Verificou também que muitas bactérias observadas em microscopia não foram passíveis de cultivo pelas técnicas disponíveis naquela época. Miller relatou que "os odores desenvolvidos pela polpa são determinados pela natureza das bactérias presentes e pelo estágio de putrefação. Entre os produtos de decomposição, eu facilmente identifiquei amônia e hidrogênio sulfuretado (sulfeto de hidrogênio). (...) Diferentes espécies de bactérias na polpa doente ainda não foram passíveis de cultivo em meio artificial, e seus efeitos patogênicos não são definidos. O grande número de bactérias em algumas polpas, e especialmente a repetida ocorrência de espiroquetas, sugere que, sob certas

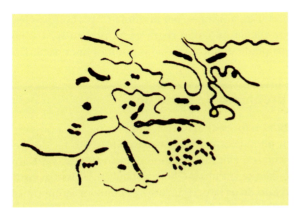

**Figura 4.2** Ilustração do trabalho clássico de W. D. Miller (1894), evidenciando as formas bacterianas encontradas em um canal infectado.

circunstâncias, elas podem exercer um papel importante em processos supurativos".

Todavia, os achados de Miller, embora pioneiros, não foram suficientes para o estabelecimento de uma relação causal entre microrganismos e as patologias de origem endodôntica. Dois eventos que ocorrem simultaneamente não necessariamente representam uma relação de causa e efeito. Cerca de 70 anos após os achados clássicos de Miller, um estudo confirmou definitivamente o papel essencial desempenhado por bactérias na etiopatogenia das doenças pulpares e perirradiculares. Kakehashi et al.[3] expuseram polpas dentais de ratos convencionais e *germ-free* ao meio bucal, observando a resposta desse tecido por métodos histológicos. Enquanto nos animais convencionais desenvolveu-se inflamação grave ou necrose pulpar associada a lesões perirradiculares, nos animais *germ-free* esse tipo de resposta não ocorreu. Na ausência de microrganismos, as polpas de animais *germ-free* se repararam por deposição de dentina neoformada na área de exposição, isolando o tecido pulpar da cavidade oral.

Até meados da década de 1970, a maioria dos estudos microbiológicos das infecções endodônticas indicava o predomínio de bactérias facultativas. As espécies comumente isoladas eram *Streptococcus mitis*, *Streptococcus salivarius*, *Streptococcus mutans*, *Streptococcus sanguinis* e enterococos. *Staphylococcus epidermidis*, lactobacilos, pseudomonas e *Candida albicans* (um fungo) também eram frequentemente isolados de canais radiculares infectados.[4,5] Entretanto, nem sempre bactérias eram detectadas em dentes com polpa necrosada e lesão perirradicular associada. Em decorrência de tais achados, estabeleceu-se a crença de que o tecido pulpar necrosado, embora estéril, pudesse representar um irritante para os tecidos perirradiculares, capaz de *per se* induzir e perpetuar o desenvolvimento de uma lesão.

Entretanto, em meados da década de 1970, com o desenvolvimento e aperfeiçoamento das técnicas de isolamento e cultivo de anaeróbios estritos, surgiu um interesse considerável quanto ao papel desses microrganismos na patogênese da lesão perirradicular. O estudo de Sundqvist, em 1976,[6] representou um marco na literatura endodôntica, tendo em vista o fato de que seus achados revolucionaram os conceitos vigentes até então. Esse autor avaliou as condições bacteriológicas de 32 canais de dentes unirradiculares com polpas necrosadas e coroas intactas, sem cáries ou restaurações. A perda da vitalidade pulpar foi resultado de injúria traumática. Não havia doença periodontal, tampouco a existência de fístula. Em 19 dentes, foi detectada radiograficamente a presença de lesão perirradicular. Alguns dos achados mais importantes desse estudo foram:

a. Bactérias foram encontradas apenas nos canais de dentes com lesões perirradiculares associadas. Esse achado confirmou o papel essencial desempenhado por bactérias na etiopatogenia dessas lesões, além de ter combatido o conceito de que o tecido pulpar necrosado, mesmo na ausência de bactérias, pudesse funcionar como irritante tecidual. Evidentemente, a explicação para a diferença entre esse estudo e os trabalhos que o precederam reside na sensibilidade da técnica utilizada no que tange ao cultivo e isolamento de bactérias anaeróbias estritas. Depreende-se, então que, o simples fracasso em isolar bactérias de canais com polpa necrosada e lesão perirradicular não implica que estas estivessem realmente ausentes. Certamente, pela baixa sensibilidade e limitações das técnicas microbiológicas até então empregadas, bactérias anaeróbias não foram passíveis de serem isoladas.

Deve-se ter precaução quando se analisa esse achado. Cumpre lembrar que as amostras do trabalho de Sundqvist[6] consistiram em dentes traumatizados, sem exposição pulpar. Na situação clínica em que ocorre a exposição da polpa à cavidade oral e esta torna-se necrosada, bactérias certamente estarão presentes no canal radicular, mesmo que uma lesão perirradicular não tenha ainda se desenvolvido. É apenas uma questão de tempo.

b. No total, 88 cepas bacterianas pertencendo a cerca de 20 espécies foram isoladas dos 18 canais infectados. Dessas, apenas cinco cepas eram anaeróbias facultativas. Assim, bactérias anaeróbias estritas representaram 94% das cepas isoladas. As bactérias mais frequentemente isoladas foram espécies de bacilos produtores de pigmentos negros, *Fusobacterium*, *Eubacterium* e *Peptostreptococcus*. Esse achado modificou o conceito de que os principais patógenos endodônticos eram bactérias facultativas e foi confirmado por praticamente todos os trabalhos que se seguiram utilizando métodos de cultura de anaeróbios e técnicas moleculares para identificação microbiológica.

c. Casos sintomáticos foram diretamente relacionados com maior número de bactérias no canal.

d. O número de espécies no interior dos canais variou de 1 a 12, com média de aproximadamente cinco espécies.

e. Houve uma correlação positiva entre o tamanho da lesão perirradicular e a densidade e o número de espécies bacterianas presentes no canal. Em outras palavras, quanto maior o diâmetro da lesão perirradicular, maior era o número de células (densidade) e de espécies (complexidade) bacterianas no interior do canal radicular.

f. Sete casos apresentaram sinais e sintomas de inflamação aguda perirradicular. Em todos eles, foi detectada uma espécie do grupo dos bacilos produtores de pigmentos negros, naquela época denominados *Bacteroides melaninogenicus* (atualmente, membros dos gêneros *Porphyromonas* e *Prevotella*). Esse foi o primeiro estudo a sugerir a associação entre determinada espécie bacteriana e algum tipo de sinal ou sintoma de uma doença de origem endodôntica.

Em estudo posterior, Möller et al.[7] também confirmaram o papel crucial exercido por microrganismos na etiopatogenia de lesões perirradiculares. Esses autores induziram necrose pulpar asséptica ou séptica, em dentes de macacos e, após 6 a 7 meses, as análises clínica, radiográfica, microbiológica e histológica evidenciaram que, enquanto nos casos de polpas necrosadas não infectadas os tecidos perirradiculares estavam desprovidos de inflamação e apresentavam indícios de reparação, nos casos de dentes contendo polpas infectadas havia sempre o desenvolvimento de lesões perirradiculares. Esse estudo, além de confirmar o papel fundamental da infecção como causa da lesão perirradicular, ajudou a derrubar de vez o conceito de que o tecido pulpar necrosado seria um irritante suficiente para induzir e manter a inflamação perirradicular. Na verdade, o tecido pulpar necrosado serve como fonte de nutrientes para a proliferação bacteriana, além de não oferecer nenhuma resistência ao estabelecimento de uma infecção.

Bactérias colonizando o sistema de canais radiculares em associação com lesão perirradicular estão primariamente organizadas em biofilmes. Vários estudos morfológicos haviam relatado a ocorrência de organizações bacterianas sugestivas de biofilmes em infecções endodônticas,[8-11] mas foram Ricucci e Siqueira[12] os primeiros a demonstrar a forte associação entre biofilmes bacterianos na porção apical do canal e as lesões perirradiculares primária e pós-tratamento. Esses achados são de grande relevância clínica, uma vez que biofilmes na natureza são usualmente difíceis de serem erradicados e podem representar um desafio para o adequado controle microbiano durante o tratamento endodôntico.

Em suma, os estudos citados definitivamente demonstraram a relação causal entre microrganismos e as doenças de origem endodôntica e foram confirmados por estudos mais recentes que usaram métodos moleculares, mais sofisticados e sensíveis para detecção e identificação microbiana.[13,14] Apesar de microrganismos como fungos, arqueias e vírus já terem sido encontrados em infecções endodônticas, bactérias são inquestionavelmente os principais microrganismos envolvidos.[15] Os conceitos atuais, sustentados por evidências científicas sólidas e irrefutáveis, afirmam que bactérias exercem um papel-chave no desenvolvimento das patologias pulpares e perirradiculares e que o tecido pulpar necrosado, na ausência de infecção, não possui a capacidade de estimular, tampouco de sustentar, o desenvolvimento de uma lesão perirradicular. Bactérias que colonizam o sistema de canais radiculares em geral organizam-se em biofilmes;[16] portanto, as lesões perirradiculares, como regra geral, podem ser incluídas no grupo de doenças causadas por biofilmes bacterianos.

## O problema da infecção

Embora fatores de natureza química ou física possam induzir alterações patológicas na polpa e nos tecidos perirradiculares, elas são usualmente transitórias (ver Capítulo 2, Patologia Pulpar e Perirradicular).[3,17] Isso se justifica pelo fato de os fatores agressores também serem transitórios. Por sua vez, bactérias presentes em uma lesão de cárie ou em um canal necrosado e infectado representam fonte de agressão persistente para a polpa e para os tecidos perirradiculares, respectivamente (Figuras 4.3 e 4.4). Assim, além de induzirem uma patologia, são também capazes de perpetuá-la.

Cumpre ressaltar que as infecções endodônticas só se desenvolvem quando a polpa perde suas capacidades de defesa, ou seja, quando sofreu necrose ou foi removida por um tratamento anterior. Bactérias e seus produtos exercem um papel de extrema relevância na indução dos problemas apresentados a seguir.

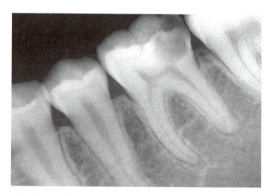

**Figura 4.3** Bactérias em uma lesão de cárie representam a principal causa de agressão à polpa.

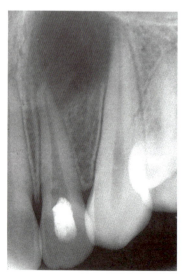

**Figura 4.4** Lesão perirradicular extensa detectada radiograficamente, cuja causa é a infecção do canal radicular.

### Patologia pulpar e perirradicular

Enquanto a polpa estiver viva, as defesas do hospedeiro conseguem evitar que uma infecção se instale nesse tecido. Todavia, se o tecido pulpar se tornar necrosado em decorrência de uma série de fatores já discutidos no Capítulo 2, Patologia Pulpar e Perirradicular, bactérias podem invadir e colonizar o sistema de canais radiculares. Uma vez que a polpa se torna infectada, o egresso de bactérias e de seus produtos para os tecidos perirradiculares estimula o desenvolvimento das respostas inflamatória e imunológica. A ocorrência da patologia perirradicular está associada às respostas de defesa do hospedeiro visando conter o avanço da infecção endodôntica para o osso e outras regiões do organismo.[18-24]

A agressão aos tecidos perirradiculares resulta da ação direta e indireta das bactérias (Figura 4.5). O dano direto aos tecidos depende da liberação de alguns fatores de virulência, como enzimas (p. ex., colagenase, hialuronidase, condroitinase, DNAse), exotoxinas e produtos metabólicos (butirato, propionato, amônia, indol, poliaminas e compostos sulfurados).[25-31] Além disso, componentes bacterianos coletivamente denominados modulinas, como peptidoglicano, ácido lipoteicoico, fímbrias e lipopolissacarídeos (LPS ou endotoxinas), podem ativar componentes do sistema imune, que liberam mediadores químicos pró-inflamatórios e indutores de reabsorção.[29,30,32-36] Quando da persistência da agressão, essa ativação pode causar dano tecidual, o que representa um efeito destrutivo indireto que parece ser o mais relevante na patogênese das lesões perirradiculares.[37]

Bactérias estão localizadas em uma posição privilegiada e estratégica no interior do canal radicular contendo tecido necrosado. Devido à perda de microcirculação sanguínea ativa no canal, células e moléculas de defesa não têm acesso facilitado à polpa necrosada e, portanto, não são capazes de eliminar bactérias nessa localização. Por outro lado, bactérias que avançam pelo forame apical ou ramificações em direção ao ligamento periodontal são imediatamente combatidas pelos mecanismos de defesa do hospedeiro. Estes, representados pelas respostas imunes inata e adaptativa, são mobilizados para impedir o avanço da infecção.[19] Assim, embora a fonte original da infecção no interior do canal não seja debelada, o hospedeiro consegue estabelecer um equilíbrio. Quando o canal radicular é tratado convenientemente, o profissional desequilibra em favor do hospedeiro e a reparação tecidual se inicia.

### Agudizações (flare-ups)

Bactérias e seus produtos, quando da extrusão de detritos contaminados pelo forame apical, do desequilíbrio da microbiota endodôntica, ou mesmo da elevação do potencial de oxirredução dentro do canal radicular, podem ser responsáveis por agudizações deflagradas pela intervenção endodôntica, também conhecidas como *flare-ups* (ver Capítulo 20, Emergências e Urgências em Endodontia).[38-43]

### Sintomatologia e exsudação persistentes

Bactérias que sobrevivem aos procedimentos intracanais (infecção persistente) ou que penetram no canal durante ou entre as consultas de tratamento por contaminação (infecção secundária) podem induzir ou manter a agressão tecidual perirradicular, com consequente manutenção ou desenvolvimento de sinais/sintomas.[44-46]

### Fracasso do tratamento endodôntico

Bactérias e seus produtos, constituindo uma infecção persistente ou secundária, são os principais causadores da lesão perirradicular pós-tratamento endodôntico (ver Seção 18.1, Causas do Fracasso Endodôntico).[47-57] Acidentes operatórios, como desvios, degraus, perfurações, instrumentos fraturados e sobreobturações, usualmente resultam em fracasso quando associados a um processo infeccioso (Figuras 4.6 e 4.7).[53,54] Mesmo quando o tratamento endodôntico é executado de forma adequada, o fracasso pode advir em cerca de 5 a 15% dos casos.[58] Bactérias localizadas em irregularidades e áreas não tocadas das paredes do canal,[56] em canais laterais,[59] em ramificações apicais,[60,61] em istmos,[56,62] em túbulos dentinários[63] e na lesão perirradicular[64-66] podem sobreviver aos procedimentos intracanais e serem responsáveis pelo fracasso da terapia (ver Capítulo 9, Fundamentação Filosófica do Tratamento Endodôntico).

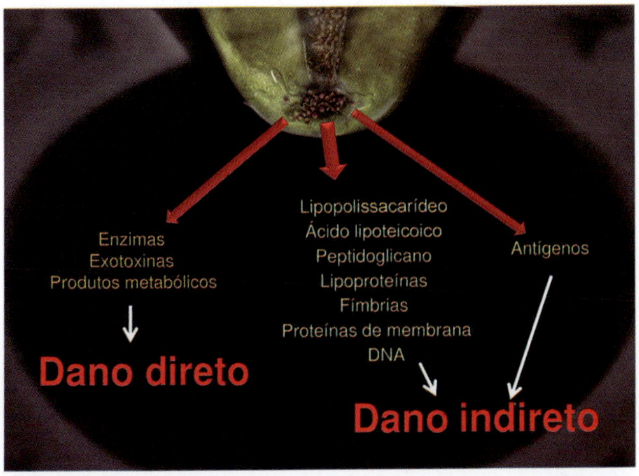

**Figura 4.5** Bactérias podem causar dano direto ou indireto aos tecidos perirradiculares.

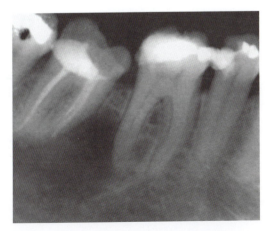

**Figura 4.6** Lesão perirradicular que se desenvolve em associação a um acidente, como esta perfuração, é, na verdade, causada por infecção endodôntica concomitante.

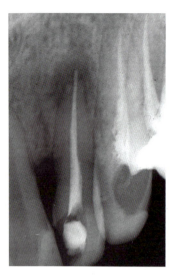

**Figura 4.7** Fracasso endodôntico atribuído à sobreobturação geralmente tem um componente microbiano associado.

## Vias de infecção da polpa dental

Em condições normais, os envoltórios naturais do dente, por exemplo, esmalte e cemento, protegem e isolam a dentina e a polpa dental da agressão por parte de bactérias provenientes da cavidade oral. Contudo, em determinadas situações nas quais essa proteção se perde (p. ex., por cárie, traumatismo ou procedimentos restauradores), cria-se um potencial para a invasão bacteriana do tecido pulpar com consequente instalação de um processo infeccioso (Figura 4.8).[32] No passado, alguns autores acreditavam que bactérias poderiam alcançar o tecido pulpar por via sanguínea (anacorese hemotogênica),[67] mas não há evidências de que isso possa realmente ocorrer. As principais vias de acesso que bactérias utilizam para atingir a polpa são túbulos dentinários, exposição pulpar direta e doença periodontal.

### Túbulos dentinários

Os túbulos dentinários percorrem toda a extensão da dentina, desde a junção dentinopulpar (JDP) até as junções amelodentinária (JAD) ou cementodentinária (JCD). Esses túbulos ocupam de 20 a 30% do volume da dentina e apresentam uma conformação cônica, com diâmetro maior próximo à polpa, o qual é, em média, de aproximadamente 2,5 μm, próximo à JDP. Na periferia, nas JAD ou JCD, o diâmetro médio dos túbulos é de aproximadamente 0,9 μm.[68]

Os túbulos dentinários também são mais numerosos na JDP, atingindo um valor numérico de aproximadamente 45.000 túbulos/mm². A área ocupada pelos túbulos nessa região corresponde a 22% da área de superfície total. À medida que se distancia da polpa, em direção à periferia, a densidade tubular diminui, podendo, na JAD, apresentar cerca 15.000 túbulos/mm², ocupando uma área de 1% do total.[69]

Os túbulos de uma dentina associada a uma polpa viva contêm em seu interior prolongamentos odontoblásticos, fibras colágenas, lâmina limitante, fluido dentinário e, algumas vezes, fibras nervosas. A dentina tem espessura média de 3 a 3,5 mm. O prolongamento do odontoblasto possui de 0,1 a 1 mm de comprimento, percorrendo, então, no máximo, aproximadamente um terço da espessura dentinária.[70]

O fluido dentinário ocupa cerca de 22% do volume da dentina. Esse fluido é um transudato de plasma oriundo da microcirculação pulpar, que banha toda a extensão tubular. Seu conteúdo é similar ao do fluido intercelular, isto é, ele é composto basicamente por água (cerca de 95%), íons e moléculas. Se a dentina for exposta, o fluxo de fluido dentinário apresentará movimento em direção periférica, uma vez que a pressão intrapulpar é maior do que a atmosférica e é transmitida para o compartimento intratubular. Vários estudos tentaram quantificar a pressão intrapulpar normal, e os valores mais aceitos atualmente variam entre 6 e 10,4 mmHg (7,5 a 14 cmH$_2$O), dependendo da metodologia utilizada.[71,72]

Sempre que a dentina é exposta por perda de esmalte ou cemento, a polpa é colocada em risco de infecção em virtude da permeabilidade relativamente alta da dentina normal, que é ditada pela presença dos túbulos dentinários (Figura 4.9). Essa permeabilidade se acentua à

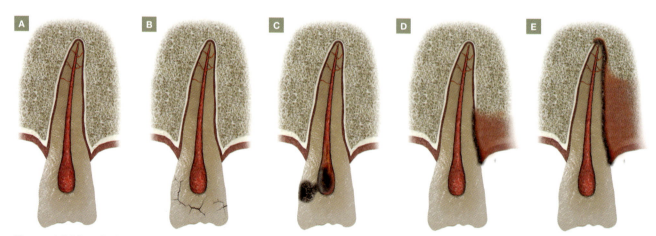

**Figura 4.8** Vias de infecção pulpar. **A.** Condições normais. **B.** Exposição dentinária por macro ou microfissuras de esmalte. **C.** Exposição pulpar por cárie. **D.** Exposição da dentina na região cervical do dente ou de canais laterais em área de bolsa periodontal. **E.** Doença periodontal avançada atingindo o forame apical.

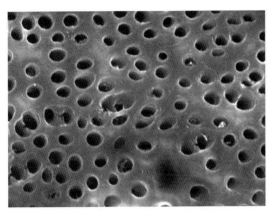

**Figura 4.9** Eletromicrografia da dentina, evidenciando sua estrutura tubular.

medida que se aproxima da polpa, por causa do aumento de diâmetro e densidade tubulares. Assim, teoricamente, uma dentina exposta oferece uma franca via de acesso para bactérias alcançarem o tecido pulpar.

Bactérias contatam a dentina basicamente de três formas: contaminação de uma área dentinária exposta por saliva; formação de placa bacteriana sobre uma superfície dentinária exposta; ou por um processo de cárie.

O diâmetro dos túbulos dentinários é inteiramente compatível com aquele da maior parte das bactérias encontradas na cavidade oral. Dessa forma, se este fosse o único fator envolvido na invasão bacteriana, seria apropriado afirmar que, uma vez que a dentina é exposta, bactérias têm livre acesso à polpa. Entretanto, túbulos dentinários associados a uma polpa viva não são facilmente invadidos por bactérias.[73,74] Nestes casos, o conteúdo dos túbulos pode retardar a invasão intratubular. Outros fatores, como esclerose dentinária, dentina reparadora, *smear layer*, deposição de proteínas plasmáticas (como o fibrinogênio) nas paredes tubulares e a presença de elementos de defesa no fluido dentinário (anticorpos e componentes do sistema complemento) podem limitar ou impedir o avanço bacteriano via túbulos dentinários.[75-78] Por sua vez, túbulos dentinários de dentes tratados endodonticamente ou com polpa necrosada são facilmente invadidos por bactérias,[74] pois todos esses principais mecanismos de proteção contra a penetração bacteriana não mais existem.

A formação da lesão na dentina envolve desmineralização por uma microbiota acidogênica e ulterior degradação da matriz orgânica exposta por bactérias proteolíticas. Uma sucessão de populações bacterianas pode ocorrer durante a formação e progressão da cárie de dentina. Na microbiota que coloniza lesões profundas de cárie de dentina, predominam bactérias anaeróbias estritas.[79,80] Espécies bacterianas gram-negativas dos gêneros *Prevotella* e *Porphyromonas* têm sido frequentemente isoladas de lesões de cárie de dentina sem exposição pulpar e com sintomas clínicos de pulpite reversível, como dor provocada e exacerbada por estímulos térmicos.[81] Enzimas e produtos do metabolismo bacteriano (como amônia e indol) liberados por bactérias da cárie podem tornar fibras nervosas sensoriais mais suscetíveis a estímulos que provocam dor.[82,83] Em dentes com lesões de cárie de dentina associadas a pulpite irreversível e exacerbação da sintomatologia pela aplicação de calor, bacilos produtores de pigmentos negros têm sido frequentemente isolados.[84] Uma correlação positiva também foi verificada entre a presença de *Fusobacterium nucleatum* e *Actinomyces viscosus* na lesão cariosa e a sensibilidade ao frio.[84] *Parvimonas micra* e *Porphyromonas endodontalis* na dentina cariada foram positivamente relacionadas com a ocorrência de pulpite irreversível.[85] Todos esses achados fornecem indícios significativos de que anaeróbios estritos presentes na lesão de cárie dentinária estão envolvidos na indução dos sintomas de pulpite reversível e irreversível.

A maioria das bactérias presentes em uma lesão de cárie não apresenta motilidade. Sua movimentação dá-se lentamente por meio do processo de divisão celular. Embora a pressão do fluido dentinário seja, na maioria das vezes, insuficiente para impedir a invasão tubular pelo processo de multiplicação bacteriana, sabe-se que pode, pelo menos, retardá-lo. Entretanto, em algumas ocasiões, a pressão da mastigação pode deslocar bactérias profundamente no interior tubular. Hoshino *et al.*[86] relataram que, em seis de nove casos, bactérias presentes em lesões profundas de cárie de dentina foram capazes de invadir a polpa. Bactérias anaeróbias estritas dos gêneros *Eubacterium*, *Propionibacterium* e *Actinomyces* foram as predominantes.

Na maioria das vezes, bactérias não alcançam a polpa, via túbulos, até que o processo carioso tenha destruído o tecido dentinário e deixado uma espessura remanescente de dentina de 0,2 mm separando-o da polpa.[87] Todavia, antes mesmo que bactérias atinjam diretamente a polpa, seus produtos, como enzimas, toxinas, ácidos graxos, compostos sulfurados e amônia, difundem-se pelo fluido dentinário, alcançando a polpa. O LPS liberado por bactérias gram-negativas pode se difundir pela dentina e alcançar a polpa.[88] Khabbaz *et al.*[89] demonstraram que a quantidade de LPS em lesões de cárie foi significativamente maior em dentes com pulpite irreversível sintomática do que em casos assintomáticos. A difusão de produtos bacterianos pela dentina induz alterações inflamatórias no tecido pulpar. Em uma polpa saudável e jovem, a microcirculação pode rapidamente diluir e drenar esses produtos bacterianos, impedindo que se acumulem na região tecidual subjacente aos túbulos afetados pelo processo carioso. Contudo, em lesões cariosas profundas, a concentração de produtos bacterianos tóxicos pode exceder essa capacidade de drenagem da microcirculação, principalmente se ela se encontrar alterada pelo processo inflamatório.

Assim, a intensidade da resposta inflamatória pulpar sob uma área de dentina cariada dependerá da relação de equilíbrio entre os produtos bacterianos que alcançam a polpa e a capacidade de drenagem da microcirculação pulpar. Essa relação pode ser influenciada pela virulência bacteriana, pela concentração que os produtos bacterianos atingem na polpa, pela duração da agressão e pelo estado geral de saúde da polpa. Se o dente for tratado por remoção da cárie e colocação de uma restauração adequada, a inflamação usualmente cessa e a polpa volta ao normal.

Por outro lado, a polpa pode encontrar-se debilitada como resultado de um processo carioso de longa duração, envolvimento periodontal, envelhecimento ou traumatismo. Nessas circunstâncias, a inflamação pulpar pode ser mais deletéria, pois há uma predisposição para o acúmulo de produtos bacterianos tóxicos no tecido.

Se a cárie não for tratada de maneira conveniente, bactérias inevitavelmente alcançarão o tecido pulpar, estabelecendo um contato direto e induzindo o desenvolvimento de inflamação mais grave.

Túbulos dentinários expostos são a principal via de infecção pulpar de dentes traumatizados, que apresentam ausência de cárie e de exposição pulpar, mas com necrose da polpa e lesão perirradicular associada. Quando acometido por traumatismo, o esmalte dental pode apresentar rachaduras e/ou fissuras, ou acentuá-las (se já existentes), que expõem a dentina em extensões variáveis de profundidade. Esses defeitos são, na maioria das vezes, imperceptíveis clinicamente. Por eles, bactérias podem invadir os túbulos dentinários expostos, os quais não oferecem maior resistência, uma vez que o seu conteúdo encontra-se necrosado e sem função, como resultado da necrose pulpar advinda do traumatismo.[19,73,90] Love[91] demonstrou *in vitro* a penetração de *Streptococcus gordonii* em fissuras de esmalte e dentina, com consequente invasão do canal radicular. Cumpre salientar que, se a injúria traumática não afetar a vitalidade pulpar, bactérias não conseguirão invadir os túbulos expostos e, dessa forma, alcançar a polpa.

### Exposição pulpar

A cárie dental é, inquestionavelmente, a causa mais comum de exposição pulpar (Figuras 4.10A e B). Quando a lesão de cárie destrói uma quantidade suficiente de tecido dentinário, a polpa torna-se então exposta diretamente a bactérias e seus produtos, presentes tanto na lesão cariosa quanto na saliva. Uma miríade de espécies bacterianas passa a colonizar a superfície da polpa exposta. Em resposta, a polpa torna-se inflamada. Se o tecido pulpar irá permanecer inflamado por um longo período ou se irá sucumbir, necrosando, dependerá dos seguintes fatores: número e virulência das bactérias envolvidas; resistência do hospedeiro; estado da microcirculação; e grau de drenagem do edema gerado durante a inflamação.

Bactérias no *front* avançado do biofilme da cárie estão muito provavelmente envolvidas com a etiologia da pulpite irreversível e são as primeiras a invadir a polpa e iniciar a infecção endodôntica. Em um estudo molecular, Rôças *et al.*[92] avaliaram a microbiota presente nas camadas mais profundas da cárie dentinária em contato com uma polpa exposta e relataram que as espécies ou filotipos mais frequentes foram *Atopobium* genomoespécies C1, *Pseudoramibacter alactolyticus* e *Streptococcus* spp. Os estreptococos e as espécies *Dialister invisus* e *Parvimonas micra* foram associados a dor latejante, *Streptococcus mutans* a dor à percussão e espécies de *Lactobacillus* a dor contínua.[92] Em outro estudo molecular usando sequenciamento de nova geração, Rôças *et al.*[93] avaliaram a diversidade bacteriana da cárie associada a exposição pulpar e pulpite irreversível. Uma alta diversidade foi encontrada, com espécies representativas de 14 filos e 101 gêneros bacterianos. Lactobacilos foram o grupo bacteriano mais abundante e frequente, seguido de *Olsenella*, *Pseudoramibacter* e *Streptococcus*. A microbiota de metade dos casos foi dominada por espécies de lactobacilos, enquanto a outra metade apresentou maior predomínio de outras bactérias, como *Pseudoramibacter*, *Olsenella* e *Streptococcus*. Com exceção dos lactobacilos, as espécies e filotipos mais prevalentes em cáries dentinárias profundas também têm sido comumente encontrados em infecções endodônticas e podem ser considerados não somente patógenos candidatos para a pulpite irreversível, mas também as espécies pioneiras que iniciam a infecção endodôntica.[93]

Como a densidade bacteriana e o número de espécies aumentam por causa da exposição, o tecido pulpar passa, então, a ser afetado por concentrações maiores de produtos bacterianos tóxicos. Dessa forma, a porção tecidual em contato direto com o agente agressor sofre alterações inflamatórias graves, culminando com sua necrose. Essa área de tecido necrosado não oferece nenhuma resistência à invasão bacteriana. Uma vez que bactérias avançam

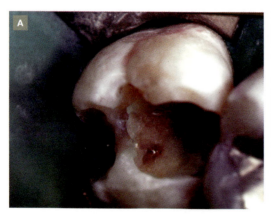 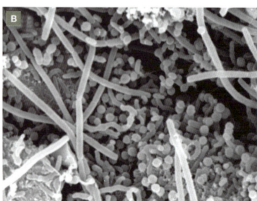

**Figura 4.10** Exposição pulpar por cárie. **A.** Aspecto clínico. (Cortesia do Prof. Ricardo Carvalhaes Fraga.) **B.** Eletromicrografia evidenciando diversos morfotipos, como cocos, filamentos e espiroquetas em um biofilme associado a cárie profunda de dentina. A polpa exposta entra em contato direto com este biofilme.

na polpa em direção apical, a agressão passa a incidir sobre a porção tecidual subjacente. Esta passará pelos mesmos fenômenos já descritos, sofrendo necrose. Depreende-se, então, que os processos de agressão bacteriana, inflamação pulpar, necrose pulpar e invasão bacteriana avançam gradualmente pela polpa em direção apical.

A polpa também pode tornar-se exposta após traumatismo ou por procedimentos iatrogênicos. Uma polpa viva, sadia, exposta por traumatismo, apresenta uma grande resistência à invasão bacteriana, que ocorre lentamente. Quando uma lesão traumática resulta em exposição da polpa e esta permanece exposta à saliva por cerca de 2 semanas, a necrose pulpar e a invasão bacteriana usualmente irão se restringir a apenas uma extensão de aproximadamente 2 mm.[94] É possível especular que uma polpa exposta por traumatismo e que tenha permanecido até cerca de 48 horas em contato com a microbiota da cavidade oral ainda seja passível de recuperação por meio de capeamento direto (Figura 4.11). Se o período em que a polpa permaneceu exposta ao meio bucal exceder 48 horas, deve-se considerar a porção superficial do tecido pulpar já infectado, exigindo um procedimento mais invasivo, como pulpotomia ou tratamento endodôntico (biopulpectomia).

A exposição iatrogênica da polpa não oferece maiores problemas se ocorrer de forma asséptica, o que é raro. Contudo, se houver contaminação pela saliva ou pelo próprio instrumento que promoveu a exposição (p. ex., brocas usadas na remoção de cárie e, portanto, contaminadas), a resposta da polpa dependerá: do número e da virulência dos microrganismos introduzidos; do estado de saúde pulpar; do tratamento e das medidas restauradoras a serem instituídos.

## Doença periodontal

Durante o curso de uma doença periodontal, bactérias e seus produtos, presentes no biofilme da bolsa periodontal, podem ter acesso à polpa via forames laterais associados a ramificações do canal, túbulos dentinários e forame apical.

Canais laterais estão presentes em cerca de 27% dos dentes, sendo mais frequentes em pré-molares e molares, principalmente na região radicular mais apical.[95] Na região cervical do dente, os túbulos dentinários podem estar expostos em 10% dos dentes por ausência de coaptação entre esmalte e cemento.[96] Além disso, os túbulos podem ainda ser expostos por perda do envoltório de cemento, oriundo da necrose e/ou reabsorção desse tecido, ou de sua remoção por procedimentos periodontais. A exposição de forames laterais e túbulos dentinários às bactérias componentes do biofilme periodontal não parece induzir maiores alterações no tecido pulpar, desde que este esteja em estado de vitalidade. Alterações degenerativas, como calcificações, fibrose e produção de dentina reparadora, podem ser observadas na porção pulpar adjacente a um forame lateral exposto.

Existem fortes evidências de que a total desintegração e necrose do tecido pulpar em dentes com doença periodontal, apenas ocorre quando a doença periodontal atinge o forame apical (Figura 4.12).[94] Nesses casos, o feixe vasculonervoso principal que penetra pelo forame apical pode ser lesado pela presença do biofilme periodontal, acarretando necrose pulpar. Destarte, a invasão bacteriana pelo forame fica facilitada, uma vez que a polpa não tem mais como combatê-la. Kobayashi et al.,[97] examinando dentes com necrose pulpar associada a bolsas periodontais de 6 a 12 mm de profundidade que atingiam o forame apical, coletaram amostras microbiológicas do canal radicular e da bolsa. Eles verificaram que o predomínio de anaeróbios estritos foi mais pronunciado no canal do que na bolsa periodontal. Várias espécies bacterianas dos gêneros *Peptostreptococcus*, *Eubacterium*, *Fusobacterium*, *Porphyromonas* e *Prevotella* foram comuns às duas regiões. Kurihara et al.[98] também realizaram um estudo dessa natureza e verificaram que, enquanto na bolsa periodontal o número de espécies bacterianas isoladas era elevado, no canal radicular esse número era reduzido. As espécies que predominavam na bolsa nem sempre eram as mesmas que predominavam no canal do mesmo dente. Isso pode ser explicado por diferenças ecológicas entre os dois ambientes. Em um estudo molecular usando sequenciamento de nova geração, Gomes et al.[99] avaliaram amostras de canais de dentes com lesão endoperiodontal e observaram que a microbiota presente foi bastante complexa. Concluíram que a similaridade entre a microbiota do canal e a da bolsa periodontal indica uma via de infecção entre a polpa e o periodonto.

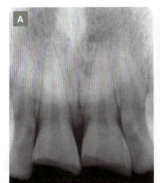 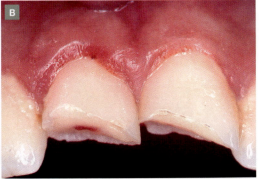

**Figura 4.11** Exposição pulpar traumática. **A.** Radiografia. **B.** Fratura da coroa com exposição pulpar. Na maioria dos casos, se o traumatismo for recente, a infecção pulpar é apenas superficial. (Cortesia do Dr. Domenico Ricucci.)

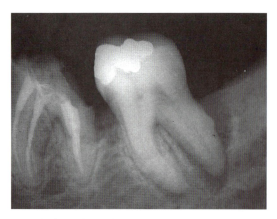

**Figura 4.12** Quando a doença periodontal atinge o forame apical, alterações significativas na polpa, incluindo necrose e infecção, podem advir. (Cortesia do Dr. Wilson Rosalém Jr.)

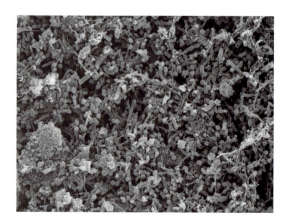

**Figura 4.14** Eletromicrografia evidenciando biofilme bacteriano aderido às paredes do canal e composto por formas celulares diversas.

### Padrão de colonização e o biofilme endodôntico

O conhecimento da estrutura da microbiota endodôntica, da sua organização e distribuição no interior do sistema de canais radiculares assume importância vital no entendimento do processo infeccioso e no estabelecimento de estratégias terapêuticas para combater a infecção endodôntica.

Estudos utilizando microscopia óptica e/ou eletrônica têm revelado a organização e a estrutura das comunidades microbianas que infectam o sistema de canais radiculares.[8-11] Morfologicamente, a microbiota endodôntica consiste em cocos, bacilos, filamentos e espirilos (Figuras 4.13A e B). Um dos achados mais importantes em termos de implicações terapêuticas é que, enquanto algumas células bacterianas se encontram em suspensão na fase fluida, na luz do canal principal, e misturadas com o tecido necrosado, grandes aglomerados bacterianos são vistos aderidos às paredes do canal, formando estruturas semelhantes a biofilmes de multicamadas e multiespécies (Figuras 4.14 a 4.16).[8,10,12] É inteiramente possível que as células bacterianas presentes na fase fluida do canal estejam sendo liberadas a partir do biofilme aderido à parede do canal. Quanto maior o grau de organização da comunidade bacteriana instalada no sistema de canais radiculares, maior o seu potencial antigênico e patogênico e mais difícil será sua eliminação durante a execução da terapia endodôntica.

Tem sido demonstrado que, quanto maior a lesão perirradicular, maior é a probabilidade de serem encontrados biofilmes bem organizados na porção apical do canal.[12] Isso se explica pelo fato de, em tais circunstâncias, a infecção endodôntica ser de longa duração. Nesses casos, há maior risco para o fracasso endodôntico; por isso, todos os esforços devem ser despendidos no sentido de eliminar a infecção de forma adequada (ver Capítulo 9, Fundamentação Filosófica do Tratamento Endodôntico, para mais informações sobre o tratamento desses casos). Torna-se, então, evidente que as lesões perirradiculares, assim como a cárie e as doenças periodontais, também são doenças causadas por biofilmes.[16]

Bactérias presentes na base do biofilme aderido às paredes do canal radicular são, muitas vezes, visualizadas penetrando nos túbulos dentinários (Figura 4.17). Esse achado pode ser observado em qualquer região do canal, desde sua porção mais coronária até a apical. Apesar de uma penetração mais superficial ser o achado mais comum, há regiões em que bactérias são visualizadas em uma profundidade de aproximadamente 300 μm no interior tubular (Figura 4.18).[10]

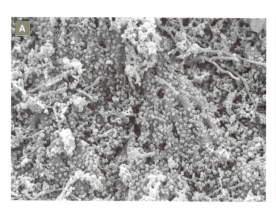
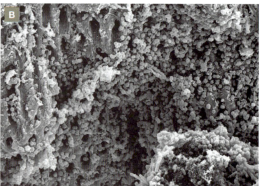

**Figura 4.13** Padrão de colonização bacteriana do canal radicular. **A.** Bactérias na forma de cocos, bacilos e espirilos colonizando a parede do canal, compondo uma infecção mista. (Reproduzida de Siqueira *et al.*, 2002, com a permissão de Elsevier Inc.[10]) **B.** Bactérias colonizando a parede do canal radicular, com predomínio de cocos.

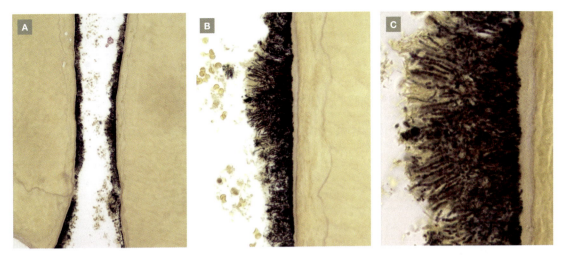

**Figura 4.15** Biofilme cobrindo as paredes dentinárias na região apical do canal radicular. **A** a **C**. Os diferentes aumentos mostram grande densidade de células bacterianas aderidas à parede do canal (coloração de Brown & Brenn, modificada por Taylor). (Cortesia do Dr. Domenico Ricucci.)

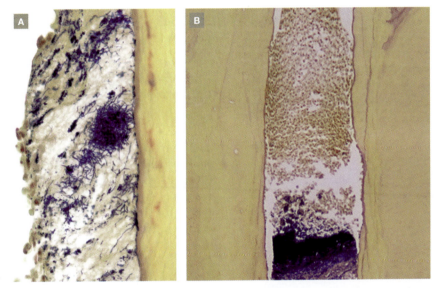

**Figura 4.16** Biofilme endodôntico. **A.** Biofilme bacteriano recobrindo a parede do canal. Notar a grande área de matriz extracelular envolvendo as colônias bacterianas no biofilme. **B.** Região apical do canal. Acúmulo de neutrófilos próximo ao *front* avançado do biofilme (coloração de Brown & Brenn, modificada por Taylor). (Cortesia do Dr. Domenico Ricucci.)

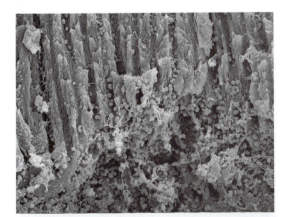

**Figura 4.17** Aglomerados bacterianos, compostos quase que exclusivamente por cocos, colonizando a parede do canal radicular com algumas células invadindo os túbulos dentinários.

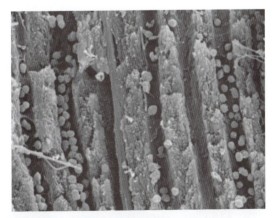

**Figura 4.18** Bactérias invadindo túbulos dentinários. Notar que algumas células estão em processo de divisão celular, o que sugere a presença de nutrientes no interior dos túbulos. (Reproduzida de Siqueira *et al*., 2002, com permissão de Elsevier Inc.[10])

A infecção intratubular também não é uniforme. Enquanto alguns túbulos podem ser densamente infectados, a maioria dos túbulos adjacentes usualmente mantém-se livre de infecção. A razão para isso não é aparente, mas pode estar relacionada com fatores nutricionais, anatômicos e os tipos de espécies bacterianas que estão infectando o canal. Tanto cocos quanto bacilos podem invadir os túbulos e o fato de que eles podem ser vistos se dividindo no ambiente intratubular indica que bactérias também têm acesso a nutrientes nessa região.

Siqueira et al.[100] demonstraram que patógenos endodônticos, como *Porphyromonas endodontalis*, *Porphyromonas gingivalis*, *Fusobacterium nucleatum*, *Actinomyces israelii*, *Propionibacterium acnes* e *Enterococcus faecalis*, são dotados da capacidade de invadir túbulos dentinários (Figura 4.19). Peters et al.[101] em um estudo *in vivo*, isolaram e identificaram bactérias presentes em túbulos dentinários em diferentes profundidades. O maior número de células bacterianas foi detectado próximo à luz do canal principal, mas bactérias também foram detectadas em 62% dos dentes em amostras de dentina mais periférica, próximo ao cemento. No geral, as espécies mais frequentemente isoladas de túbulos dentinários pertenciam aos gêneros *Prevotella*, *Porphyromonas*, *Fusobacterium*, *Veillonella*, *Peptostreptococcus* e *Parvimonas*. Matsuo et al.,[102] por meio de análise imuno-histológica de dentes extraídos que apresentavam infecção endodôntica, relataram que 70% dos casos apresentavam bactérias invadindo túbulos dentinários. As espécies mais encontradas foram *Fusobacterium nucleatum*, *Pseudoramibacter alactolyticus*, *Eubacterium nodatum*, *Lactobacillus casei* e *Parvimonas micra*.

Fungos, principalmente na forma de leveduras, mas também, às vezes, na forma de hifas, têm sido ocasionalmente observados na microbiota associada à infecção endodôntica primária (Figura 4.20).[10,11,103,104] *Candida albicans*, um dos fungos mais prevalentes na cavidade oral, também pode invadir túbulos dentinários (Figura 4.21).[105] Na infecção primária, fungos estão geralmente associados a bactérias, condição que difere das infecções secundária e persistente, nas quais os fungos podem ocasionalmente ser detectados em monoinfecção.

Bactérias que colonizam o sistema de canais radiculares utilizam como fonte de nutrientes: componentes dos fluidos teciduais e exsudato inflamatório (geralmente proteínas e glicoproteínas), que provêm dos tecidos perirradiculares; componentes da saliva, que pode penetrar no canal; células pulpares mortas; outras bactérias mortas; tecido pulpar necrosado; e produtos do metabolismo de outras bactérias.

## Conceito de "comunidade como unidade de patogenicidade"

Desde as observações pioneiras de Robert Koch, os estudos sobre a etiologia das doenças infecciosas têm sido tradicionalmente realizados sob a égide do conceito de "etiologia por uma única espécie". Isso é certamente válido para muitas doenças clássicas causadas por patógenos exógenos e verdadeiros; por exemplo, tétano, sífilis, difteria e tuberculose. No entanto, esse conceito pode não ser inteiramente aplicável a infecções endógenas em humanos, nas quais um conjunto de espécies geralmente organizadas em comunidades mistas e formando biofilmes são a causa da doença. Essas doenças são consideradas de etiologia polimicrobiana.

Há uma tendência atual de aceitar uma abordagem mais holística sobre a etiologia das infecções endógenas, sendo a comunidade microbiana reconhecida como a

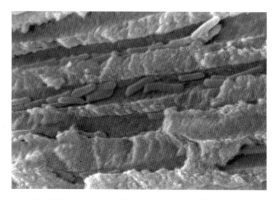

**Figura 4.19** Células de *Actinomyces israelii* invadindo túbulos dentinários. (Reproduzida de Siqueira et al., 1996, com permissão de Elsevier Inc.[100])

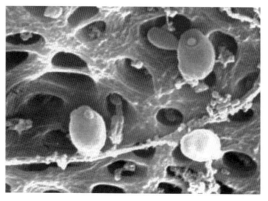

**Figura 4.20** Fungos colonizando a parede do canal.

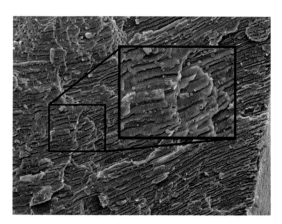

**Figura 4.21** Penetração intratubular por células de *Candida albicans*. A área delimitada à esquerda é vista em maior aumento à direita.

unidade de patogenicidade.[106-108] De acordo com esse conceito, o todo pode ser, muitas vezes, maior do que a simples soma das suas partes, assim como nenhum componente individual pode ser completamente compreendido, exceto pela sua relação com o conjunto.[107] O conceito de comunidade como patógeno baseia-se no princípio de que o "trabalho em equipe é o que conta".[16] O comportamento da comunidade e o resultado da interação da comunidade com o hospedeiro dependerão das espécies que compõem a comunidade e da miríade de associações que podem ocorrer entre elas.[16] A capacidade de virulência de determinada espécie é supostamente diferente quando ela está em cultura pura, em pares ou como parte de uma grande "sociedade" bacteriana (comunidade).[107-112]

A patogênese da lesão perirradicular depende da ação conjunta de bactérias que estejam formando uma comunidade mista. Fatores de virulência bacterianos envolvidos na patogênese da lesão perirradicular consistem em um somatório de componentes estruturais celulares, antígenos e substâncias secretadas que se acumulam no biofilme.[30] A concentração e virulência dessa "sopa" dependerão da densidade populacional bacteriana, da composição de espécies e das interações dos membros da comunidade. Uma vez que o biofilme pode se estender à porção mais apical do canal, essa "sopa" de antígenos e fatores de virulência fica em contato constante e direto com os tecidos perirradiculares para causar danos e estimular/modular a resposta imune do hospedeiro.[113]

### Estudo das comunidades bacterianas endodônticas

Embora nenhuma espécie bacteriana tenha sido incontestavelmente relacionada com algum sinal ou sintoma de lesão perirradicular, os perfis da comunidade bacteriana parecem seguir alguns padrões relacionados com as diferentes apresentações clínicas da doença.[108] Assim, do ponto de vista reducionista, quanto à participação de espécies específicas na etiologia da lesão perirradicular, a doença pode ser considerada de caráter inespecífico. Por sua vez, na visão holística da comunidade como unidade de patogenicidade, a etiologia das lesões perirradiculares parece apresentar alguma especificidade.

Perfis comunitários são determinados essencialmente pela riqueza e abundância de espécies. Técnicas de microbiologia molecular têm sido aplicadas ao estudo das comunidades microbianas endodônticas e os principais resultados são os seguintes:

a. Os diferentes tipos de infecções endodônticas são compostos de comunidades bacterianas mistas.[114-118] Isso também se aplica a infecções persistentes e secundárias associadas a casos de fracasso endodôntico,[49,51,57,116,119-122] os quais eram tradicionalmente considerados compostos por apenas uma ou duas espécies com base em estudos de cultura.

b. Algumas bactérias não cultiváveis podem ser comumente encontradas em canais radiculares infectados, como parte da comunidade endodôntica.[123-129]

c. Há uma grande variabilidade interindividual na diversidade de comunidades bacterianas endodônticas associadas com a mesma doença.[115-117,121,130] Em outras palavras, cada indivíduo abriga uma microbiota endodôntica que é única em termos de riqueza e abundância de espécies. O fato de a composição da microbiota endodôntica ser diferente entre vários indivíduos com a mesma doença indica uma etiologia heterogênea para as lesões perirradiculares, em que múltiplas combinações de espécies podem provocar o mesmo quadro clínico.

d. As comunidades bacterianas parecem seguir um padrão específico de acordo com a condição clínica (lesões primárias assintomáticas, abscessos agudos e lesões pós-tratamento).[49,115,117,129] Portanto, a gravidade da doença (intensidade dos sinais e sintomas) ou a resposta ao tratamento pode ser relacionada com a composição da comunidade bacteriana. Assim, é possível inferir que algumas comunidades bacterianas estão mais relacionadas com certas formas da doença do que outras, o que confere certa especificidade etiológica.[115,129]

e. Parece haver um padrão relacionado com a geografia, ou seja, a variabilidade interindividual é menor entre os indivíduos que residem na mesma localização geográfica em relação ao observado para os indivíduos que vivem em países distantes.[49,114,115,131]

f. A porção apical do canal radicular abriga uma microbiota significativamente diferente da presente na região mais coronária do canal.[132,133] As comunidades bacterianas apicais são tão diversas como as que ocorrem nas regiões mais coronárias. Uma elevada variabilidade é observada nas comparações interindividuais (amostras da mesma região do canal radicular, mas de diferentes pacientes) e até mesmo nas intraindividuais (amostras provenientes de regiões diferentes dos canais radiculares do mesmo dente).[132]

### Biofilme e lesão perirradicular

Como aclarado anteriormente, a evidência de que a lesão perirradicular é uma doença induzida por biofilmes bacterianos tem sido montada a partir de estudos in situ usando microscopia óptica e eletrônica de varredura ou transmissão.[8-10,56,62,134] Esses estudos relataram que bactérias colonizam o sistema de canais radiculares em infecções primárias, persistentes ou secundárias como estruturas sésseis, geralmente cobrindo as paredes do canal principal (Figuras 4.15A a C), mas também se estendendo para ramificações apicais, canais laterais, istmos e túbulos dentinários.[61,135] Além disso, os biofilmes aderidos à superfície apical externa próximo ao forame apical têm sido relatados e considerados uma possível causa de lesões perirradiculares pós-tratamento.[66,136,137]

Apesar de estudos morfológicos terem sugerido a organização bacteriana em biofilme no canal radicular, a prevalência dessas estruturas bacterianas e sua associação com diversas apresentações de lesão perirradicular foram apenas demonstradas por Ricucci e Siqueira, em 2010.[12] Os autores avaliaram a prevalência de biofilmes na porção apical de canais de dentes com lesão perirradicular primária ou lesão pós-tratamento. Além disso, a associação do biofilme com diversas condições clínicas e histopatológicas foi avaliada. Os principais achados desse importante estudo foram:

a. Bactérias foram observadas nos canais de todos os dentes com lesão perirradicular. Organizações bacterianas em biofilmes intrarradiculares foram observadas no segmento apical de 77% dos canais radiculares de dentes com lesão perirradicular (80% em lesões primárias e 74% nas lesões pós-tratamento).
b. Morfologicamente, o biofilme intrarradicular apresentou espessura variável, usualmente com várias camadas de células bacterianas. Diferentes morfotipos bacterianos foram comumente observados por biofilme, indicando diferentes espécies. As proporções relativas entre as populações bacterianas e a matriz extracelular do biofilme foram altamente variáveis. A morfologia do biofilme endodôntico diferiu significativamente de indivíduo para indivíduo, o que condiz com os achados de métodos moleculares revelando a variabilidade interindividual na composição da microbiota.
c. Os túbulos dentinários logo abaixo do biofilme frequentemente foram invadidos por bactérias presentes na porção inferior da estrutura do biofilme. Além disso, os biofilmes também foram comumente vistos cobrindo as paredes de ramificações apicais, canais laterais e istmos. Todas essas áreas geralmente representam um desafio para a desinfecção adequada por causa do acesso difícil (ou mesmo impossível) para instrumentos e irrigantes.
d. O biofilme bacteriano foi muito mais frequente na porção apical de canais de dentes com lesões grandes (82%) do que pequenas (62%). Todos os canais radiculares associados a lesões muito grandes (> 10 mm de diâmetro) apresentavam biofilmes bacterianos. Uma vez que leva tempo para a lesão perirradicular se desenvolver e tornar-se visível radiograficamente, parece razoável supor que grandes lesões representam um processo patológico de longa duração causada por uma infecção intrarradicular ainda mais antiga. Em um processo infeccioso de longa duração, as bactérias envolvidas podem ter tido tempo e condições suficientes para se adaptar ao ambiente e formar uma comunidade madura e organizada. O fato de os canais radiculares de dentes com lesões grandes abrigarem um grande número de células e espécies bacterianas, quase sempre organizadas em biofilmes, pode ajudar a explicar por que esses casos apresentam um índice menor de sucesso do tratamento.[138]
e. A prevalência de biofilmes intrarradiculares em dentes associados a cistos, abscessos e granulomas foi de 95%, 83% e 69,5%, respectivamente. O cisto perirradicular se desenvolve como resultado da proliferação epitelial em um granuloma;[139] logo, a maioria dos cistos está associada a infecções de longa duração. Por conseguinte, maior o a chance de um biofilme bacteriano estar organizado na porção apical do canal. Também por serem processos de longa duração, na maioria das vezes, lesões grandes são cistos.
f. Biofilmes extrarradiculares foram muito pouco frequentes, sendo observados em apenas 6% dos casos. Com exceção de um caso, eles sempre estavam associados a biofilmes intrarradiculares. Todos os casos apresentavam sintomas clínicos. Assim, parece que as infecções extrarradiculares, na forma de biofilmes, não são uma ocorrência comum, geralmente dependem da infecção intrarradicular e são mais frequentes em dentes sintomáticos.

## Lesão perirradicular é uma doença causada por biofilmes

Os seguintes critérios foram propostos por Parsek e Singh[140] para estabelecer a relação causal entre o Biofilme e a Lesão Perirradicular e determinada doença infecciosa:

1. Bactérias estão aderidas ou associadas a uma superfície.
2. O exame direto do tecido infectado mostra bactérias formando aglomerados ou microcolônias envoltos por matriz extracelular.
3. A infecção geralmente é limitada a um local particular e a difusão da infecção, embora possível, é um evento secundário.
4. A infecção é difícil, ou impossível, de erradicar com antibióticos, apesar de os microrganismos responsáveis serem suscetíveis aos medicamentos quando em estado planctônico (não aderido).

Um quinto critério foi posteriormente adicionado por Hall-Stoodley e Stoodley:[141]

5. O hospedeiro é ineficaz em debelar a infecção, o que pode ser evidenciado pela localização de colônias de bactérias em áreas teciduais associadas a intenso infiltrado inflamatório. O acúmulo de neutrófilos e macrófagos em torno de agregados e coagregados bacterianos aumenta consideravelmente a suspeita de envolvimento de biofilmes como causa da doença.

Ricucci e Siqueira[12] propuseram o sexto critério:

6. Eliminação ou perturbação significativa da estrutura e da ecologia do biofilme leva à remissão da doença.

Os resultados do estudo de Ricucci e Siqueira,[12] mostrando estruturas de biofilme na grande maioria dos casos de lesão perirradicular primária e pós-tratamento, juntamente com as características morfológicas desses biofilmes, revelam que quatro dos seis requisitos foram preenchidos. Agregados/coagregados bacterianos foram visualizados aderidos ou, pelo menos, associados à superfície das paredes do canal (critério 1). As colônias bacterianas foram observadas na grande maioria das amostras recobertas por matriz extracelular amorfa (critério 2). Biofilmes endodônticos foram, na maioria das vezes, confinados ao sistema de canais radiculares, e em apenas alguns casos, se estendiam para a superfície externa da raiz (critério 3). Na grande maioria dos casos, o biofilme foi confrontado diretamente por células inflamatórias acumuladas na porção mais apical do canal, em ramificações e em istmos (critério 5) (Figura 4.16).

Embora o critério 4 não tenha sido avaliado no estudo de Ricucci e Siqueira,[12] é amplamente conhecido que as infecções endodônticas intrarradiculares não podem ser tratadas de forma eficaz por antibióticos sistêmicos, muito embora a maioria das bactérias endodônticas em estado planctônico seja suscetível aos antibióticos utilizados atualmente.[142-144] A falta de eficácia de antibióticos sistêmicos contra infecções intrarradiculares deve-se ao fato de que as bactérias não são alcançadas pelo medicamento, uma vez que estão presentes em um espaço avascular com tecido necrosado. A organização das comunidades bacterianas endodônticas em biofilmes fortalece ainda mais as explicações para a falta de eficácia de antibióticos contra as infecções endodônticas. Em relação ao critério 6, as observações da presença de biofilmes em dentes com lesão pós-tratamento e da ausência dos mesmos em dentes com tratamento bem-sucedido permite sugerir que esse requisito também é preenchido.[56,145]

### Requisitos para o biofilme causar lesão perirradicular

Não basta bactérias conseguirem se organizar em biofilmes para que a doença perirradicular se estabeleça ou seja mantida. Os seguintes requisitos devem ser preenchidos, de acordo com a adaptação dos critérios de Siqueira para um patógeno endodôntico:[28]

1. A densidade da comunidade bacteriana deve ser alta o suficiente para alcançar uma carga patogênica.
2. A comunidade deve possuir um conjunto de fatores de virulência e antígenos que sejam expressos durante a infecção do canal, se acumulem na matriz do biofilme e então sejam gradualmente liberados para o ambiente.
3. A comunidade deve estar espacialmente localizada no sistema de canais radiculares de forma que as células bacterianas e seus fatores de virulência possam ter franco acesso aos tecidos perirradiculares.
4. A comunidade deve conter espécies patogênicas que estejam bem integradas e organizadas em relações sinérgicas com outras espécies compondo o biofilme.
5. O hospedeiro deve montar uma estratégia de defesa nos tecidos perirradiculares que iniba o avanço da infecção para o osso e outras áreas do corpo, mas que ainda resulte em dano tecidual em resposta ao biofilme.

### Dinâmica da formação do biofilme endodôntico

A princípio, pode-se pensar que o biofilme endodôntico se forma de maneira similar a muitos outros biofilmes na natureza (incluindo a placa supragengival), ou seja, a partir da colonização de uma superfície sólida por células bacterianas planctônicas presentes na fase líquida que banha essa superfície. Tal mecanismo pode ser observado na situação de coroa extensamente destruída ou perda de curativo entre sessões do tratamento, em que o canal radicular (com polpa necrosada ou ausente) torna-se francamente exposto à saliva, sendo preenchido por esta. As células bacterianas em suspensão na saliva se aproximam e aderem à parede do canal, iniciando a colonização e a formação do biofilme.

No entanto, na maioria dos casos, levando-se em conta a dinâmica de invasão do canal radicular por bactérias presentes em lesões de cárie que expõem o tecido pulpar, uma dinâmica diferente para a formação de biofilme é sugerida e apoiada por observações histobacteriológicas.

A cárie é uma doença causada também por biofilme bacteriano.[146] À medida que a cárie avança em direção à polpa, o mesmo acontece com o biofilme. Eventualmente, quando a última camada de dentina é destruída em lesões de cárie avançada, a polpa torna-se exposta ao biofilme da cárie. Como resultado da exposição, a porção pulpar em franco contato com o biofilme torna-se gravemente inflamada e depois necrosada, permitindo, então, o avanço do *front* de infecção para o interior da câmara pulpar. Com a repetição dos fenômenos de agressão microbiana, inflamação e necrose no compartimento tecidual subjacente, o biofilme bacteriano vai gradativamente migrando em direção apical. O biofilme é o que está presente na linha de frente da infecção. Finalmente, o canal apical será afetado e tornar-se-á necrosado e infectado.

Portanto, na maioria dos casos, é possível assumir que o processo de formação de biofilme endodôntico ocorra progressivamente no canal à medida que o processo infeccioso migra em direção apical.[16]

## Tipos de infecção endodôntica

Existem diferentes tipos de infecção endodôntica, que estão relacionados com diferentes situações clínicas. A classificação do tipo de infecção endodôntica é baseada na localização da infecção e no momento em que bactérias se estabeleceram no canal radicular.[28,37,113] Enquanto a infecção primária do canal está envolvida na etiologia das lesões perirradiculares primárias (Figura 4.22), as infecções secundárias ou persistentes são as causas de lesões perirradiculares também secundárias ou persistentes (pós-tratamento) que podem resultar em sintomatologia e/ou exsudação persistente e até mesmo no fracasso do tratamento endodôntico (Figura 4.23). A composição da microbiota varia de acordo com os diferentes tipos de infecção. Os diferentes aspectos de cada tipo de infecção serão discutidos adiante neste capítulo. Segue a definição de cada tipo.

### Infecção intrarradicular primária

Causada por microrganismos que colonizam o tecido pulpar necrosado. Pode ser chamada também infecção inicial. A microbiota envolvida pode variar de acordo com

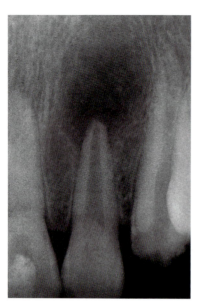

**Figura 4.22** Infecção primária do canal associada a lesão perirradicular.

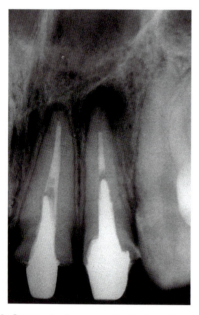

**Figura 4.23** Casos de fracasso do tratamento endodôntico, causado por uma infecção persistente ou secundária. Em canais aparentemente bem tratados, a microbiota é menos complexa do que em casos tratados de forma inadequada.

o tempo de infecção. A microbiota também pode diferir dependendo do tipo de lesão perirradicular (sintomática ou assintomática).[117,147]

### Infecção intrarradicular secundária

É causada por microrganismos que não estavam presentes na infecção primária e que penetraram no canal durante o tratamento endodôntico, entre as sessões ou mesmo após a conclusão do tratamento. Recebe essa denominação por ser *secundária* à intervenção profissional. Se tais microrganismos forem capazes de sobreviver e colonizar o novo *habitat* (o canal radicular), uma infecção secundária se estabelecerá. É claramente um problema de contaminação causado por quebra de cadeia asséptica durante o tratamento ou por perda do selamento coronário provisório ou definitivo.

### Infecção intrarradicular persistente

É causada por microrganismos que, de alguma forma, resistiram aos procedimentos intracanais de desinfecção. Geralmente, os microrganismos envolvidos foram membros da infecção primária, mas é possível que, em alguns casos, tenham se originado de uma infecção secundária.

Infecções persistentes e secundárias são usualmente difíceis de serem diferenciadas clinicamente. Todavia, nas seguintes circunstâncias, o profissional pode ter certeza de que o problema foi causado por uma infecção secundária: (a) desenvolvimento de um abscesso perirradicular agudo (infecção) após a intervenção em um canal com polpa viva (sem infecção); (b) aparecimento de lesão perirradicular associada a um dente com o canal tratado e que, na época do tratamento, não apresentava lesão. Infecções persistentes e secundárias podem ser responsáveis por vários problemas clínicos, incluindo exsudação e sintomatologia persistente, *flare-ups* e fracasso do tratamento caracterizado por persistência ou aparecimento de uma lesão perirradicular.

### Infecção extrarradicular

A infecção extrarradicular está sempre presente em dentes com abscesso perirradicular agudo. Dentes com abscesso crônico caracterizado pela presença de fístula também geralmente apresentam um componente extrarradicular de infecção (83% dos casos).[148] A origem das infecções extrarradiculares usualmente encontra-se na infecção intrarradicular que se estendeu para os tecidos perirradiculares. Com exceção do abscesso e dos casos com fístula, a infecção extrarradicular é uma ocorrência rara. Conceitualmente, a infecção extrarradicular pode ser dependente ou independente da intrarradicular. Neste último caso, a infecção extrarradicular poderia persistir apesar da eliminação eficaz da infecção intrarradicular, resultando no fracasso da terapia endodôntica. No entanto, há controvérsias quanto à possibilidade de tais infecções extrarradiculares independentes realmente ocorrerem.[149,150] Se de fato existirem, consistem em entidades bastante raras.[64]

## Infecção intrarradicular primária

Das mais de 1.000 espécies bacterianas capazes de colonizar a cavidade oral,[151-153] um grupo mais restrito é selecionado para colonizar o sistema de canais radiculares que contém polpa necrosada.[15,154] Resultados dos estudos que utilizaram métodos de cultura e de microbiologia molecular têm permitido dissecar a diversidade microbiana em canais infectados, revelando que aproximadamente 500 espécies já foram encontradas em infecções endodônticas.[15] A Tabela 4.1 apresenta os principais gêneros e espécies de bactérias encontradas em infecções endodônticas. Destas, é possível identificar um grupo mais seleto

**Tabela 4.1** Gêneros bacterianos e respectivas espécies representantes comumente isoladas ou detectadas em infecções endodônticas.

## GRAM-NEGATIVOS

### Anaeróbios

**Bacilos**

*Dialister*
  D. invisus, D. pneumosintes,
  filotipos não cultiváveis

*Porphyromonas*
  P. endodontalis, P. gingivalis

*Tannerella*
  T. forsythia

*Prevotella*
  P. intermedia, P. nigrescens, P. denticola,
    P. multissacharivorax, P. baroniae
  filotipos não cultiváveis

*Fusobacterium*
  F. nucleatum, F. periodonticum
  filotipos não cultiváveis

*Campylobacter*
  C. rectus, C. gracilis, C. curvus, C. showae

*Pyramidobacter*
  P. piscolens

*Fretibacterium*
  F. fastidiosum

*Synergistetes*
  filotipos não cultiváveis

*Selenomonas*
  S. sputigena, S. noxia
  filotipos não cultiváveis

*Centipeda*
  C. periodontii

*Catonella*
  C. morbi

*Alloprevotella*
  A. tannerae

**Cocos**

*Veillonella*
  V. parvula
  filotipos não cultiváveis

*Megasphaera*
  filotipos não cultiváveis

### Facultativos

**Bacilos**

*Capnocytophaga*
  C. gingivalis
  C. ochracea

*Eikenella*
  E. corrodens

*Haemophilus*
  H. aphrophilus

**Cocos**

*Neisseria*
  N. mucosa, N. sicca

## GRAM-POSITIVOS

### Anaeróbios

**Bacilos**

*Actinomyces*
  A. israelii, A. gerencseriae,
  A. meyeri, A. odontolyticus

*Pseudoramibacter*
  P. alactolyticus

*Filifactor*
  F. alocis

*Eubacterium*
  E. infirmum, E. saphenum,
  E. nodatum, E. brachy,
  E. minutum, E. sulci

*Mogibacterium*
  M. timidum, M. pumilum,
  M. neglectum, M. vescum

*Propionibacterium*
  P. acnes, P. propionicum

*Eggerthella*
  E. lenta

*Olsenella*
  O. uli, O. profusa
  filotipos não cultiváveis

*Bifidobacterium*
  B. dentium

*Slackia*
  S. exigua

*Atopobium*
  A. parvulum, A. minutum, A. rimae
  filotipos não cultiváveis

*Solobacterium*
  S. moorei
  filotipos não cultiváveis

*Lactobacillus*
  L. catenaformis

**Cocos**

*Parvimonas*
  P. micra

*Peptostreptococcus*
  P. anaerobius
  filotipos não cultiváveis

*Finegoldia*
  F. magna

*Peptoniphilus*
  P. asaccharolyticus

*Anaerococcus*
  A. prevotii

*Streptococcus*
  S. anginosus, S. constellatus,
  S. intermedius

*Gemella*
  G. morbillorum

### Facultativos

**Bacilos**

*Actinomyces*
  A. naeslundii

*Corynebacterium*
  C. matruchotii

*Lactobacillus*
  L. salivarius, L. paracasei

**Cocos**

*Streptococcus*
  S. mitis, S. sanguinis,
  S. gordonii, S. oralis
  filotipos não cultiváveis

*Enterococcus*
  E. faecalis

*Granulicatella*
  G. adiacens

## Espiroquetas

*Treponema*
  T. denticola, T. socranskii, T. parvum,
  T. maltophilum, T. lecithinolyticum
  filotipos não cultiváveis

de espécies consideradas patógenos endodônticos putativos, com base, principalmente, em dados de prevalência e potencial patogênico. As próximas seções deste capítulo discutem, entre outros aspectos, as espécies com maior possibilidade de classificação como patógenos endodônticos.

Estudos que utilizam o método de cultura demonstraram definitivamente o papel essencial de bactérias na etiologia das diferentes formas de lesões perirradiculares. Além disso, vários patógenos suspeitos têm sido identificados (Figura 4.24). Mais recentemente, com o advento de métodos sofisticados de microbiologia molecular, várias limitações do método de cultura foram significativamente contornadas ou resolvidas.[155,156] Esses métodos moleculares podem detectar e identificar microrganismos baseados em informações genômicas, diretamente na amostra clínica e sem a necessidade de cultivo em laboratório. A aplicação de métodos moleculares na pesquisa endodôntica não só confirmou os achados da maioria dos estudos anteriores usando cultura, como também tem expandido significativamente a lista de patógenos endodônticos putativos (Figuras 4.25 e 4.26).[157] Essa tecnologia tem possibilitado o reconhecimento de novos patógenos, que jamais haviam sido identificados em canais pelos métodos de cultura.[158-160] Do mesmo modo, muitas espécies que já possuíam o *status* de patógenos endodônticos suspeitos, em virtude de suas altas prevalências relatadas por métodos de cultura, têm sido encontradas com mais frequência por métodos moleculares, reforçando a associação com as lesões perirradiculares.

Métodos de cultura e de microbiologia molecular têm coletivamente revelado a natureza polimicrobiana das infecções endodônticas com um evidente predomínio de bactérias anaeróbias estritas na infecção primária. A composição da microbiota varia significativamente de indivíduo para indivíduo,[114,115,117,123,129,131,132] indicando que as lesões perirradiculares têm etiologia heterogênea, na qual diferentes combinações de espécies podem causar a mesma doença em diferentes indivíduos.

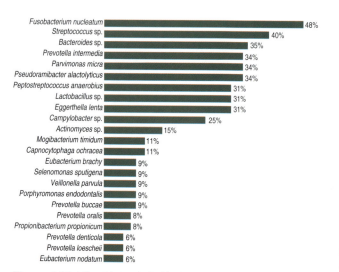

**Figura 4.24** Microbiota endodôntica determinada por cultura em estudo de Sundqvist *et al.*, 1992.[193]

## Diversidade da microbiota

Cerca de 500 espécies microbianas diferentes já foram encontradas em canais por métodos de cultura e de microbiologia molecular (Figura 4.27).[15] No entanto, cerca de 15 a 30 dessas espécies estão entre as mais prevalentes na maioria dos estudos. Infecções primárias são caracterizadas por uma comunidade mista, composta, em média, por 10 a 30 espécies (podendo atingir, em alguns casos, até 40 a 50 espécies) e $10^3$ a $10^8$ células bacterianas por canal.[6,115,120,129,159,161-166] Canais de dentes associados a fístulas (abscesso perirradicular crônico) podem abrigar mais espécies do que dentes sem fístula.[164]

Quanto maior o diâmetro da lesão perirradicular, mais complexa é a microbiota, com mais espécies e mais células

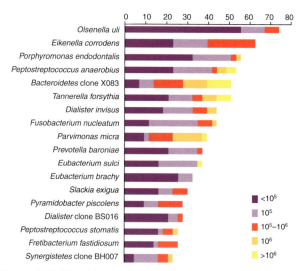

**Figura 4.25** Microbiota endodôntica em casos assintomáticos determinada pelo método molecular *checkerboard* de captura reversa para hibridização DNA-DNA em estudo de Rôças e Siqueira, 2008.[164]

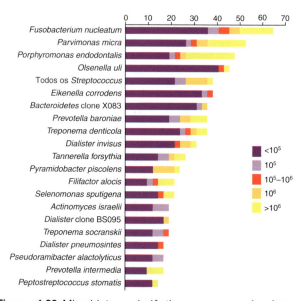

**Figura 4.26** Microbiota endodôntica em casos de abscesso perirradicular agudo determinada pelo método molecular *checkerboard* de captura reversa para hibridização DNA-DNA em estudo de Siqueira e Rôças, 2009.[199]

(Figura 4.28).[6,164,167,168] Rôças e Siqueira[164] demonstraram, em um estudo molecular, que o número de espécies por canal estava claramente relacionado com o tamanho da lesão perirradicular; lesões pequenas (< 5 mm) apresentaram cerca de 12 espécies; lesões de 5 a 10 mm apresentaram 16 espécies; e lesões com mais de 10 mm apresentaram cerca de 20 espécies. Alguns canais de dentes com grandes lesões apresentaram mais de 40 espécies.[164]

Evidências científicas revelam que bactérias participantes da infecção endodôntica primária pertencem a 9 dos 13 filos que possuem representantes orais, mais especificamente Firmicutes, Bacteroidetes, Spirochaetes, Fusobacteria, Actinobacteria, Proteobacteria, Synergistetes, TM7 e SR1.[129,163,164,169,170] No entanto, métodos mais recentes de identificação molecular, como os de sequenciamento de alta produção (ou nova geração), têm expandido ainda mais o número de filos que possuem representantes nas infecções endodônticas (Figura 4.29).[117,118,122,130,171-174]

Entre as espécies representantes desses filos, incluem-se muitas bactérias cultiváveis, isoladas por cultura ou apenas recentemente detectadas por métodos moleculares. Além disso, é importante ressaltar a alta ocorrência de bactérias não cultiváveis: cerca de 40 a 65% das espécies encontradas na microbiota endodôntica de infecções primárias compreendem filotipos que ainda não foram cultivados em laboratório, não foram ainda caracterizados fenotipicamente e, portanto, ainda não receberam um nome de espécie.[128,129,163] Bactérias não cultiváveis têm sido descobertas por métodos moleculares que analisam a sequência do gene do 16S rRNA, a qual permite classificar a bactéria em um gênero ou família com base em análise filogenética. Tais bactérias são então chamadas filotipo, e são denominadas pelo gênero (ou unidade taxonômica mais elevada), seguido de um código composto por letras e números, escolhido a critério do investigador (p. ex., *Desulfobulbus* clone R004, *Eubacterium* clone oral BB142, *Megasphaera* clone CS025, Bacteroidetes clone oral X083 etc.). Recentemente, para uniformizar a nomenclatura de bactérias orais cultiváveis e não cultiváveis, foi criado o Human Oral Microbiome Database – HOMD (Banco de Dados do Microbioma Oral Humano).[153] Com base nesse banco de dados, por exemplo, Bacteroidetes clone oral X083, um dos filotipos mais prevalentes em infecções endodônticas,[126] foi renomeado como Bacteroidaceae sp. HOT-272 (HOT – Human Oral Taxa).

Bacilos produtores de pigmentos negros são assim denominados por causa da capacidade de formar colônias com pigmentação negra sobre a superfície de placas de ágar sangue (Figuras 4.30A e B). Essas bactérias eram anteriormente conhecidas como *Bacteroides melaninogenicus* e foram reclassificadas em dois gêneros: *Prevotella* (contendo as espécies sacarolíticas) e *Porphyromonas* (espécies assacarolíticas).[175,176] Algumas espécies não pigmentadas

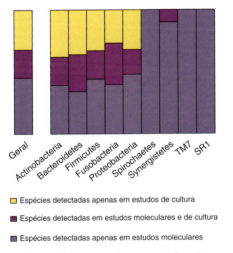

**Figura 4.27** Diversidade bacteriana em infecções endodônticas revelada por métodos de cultura e moleculares. Dados segundo Siqueira e Rôças, 2009.[15]

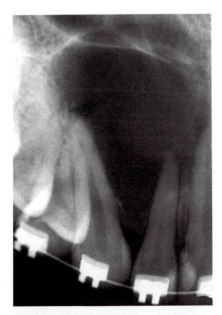

**Figura 4.28** Canais infectados associados a lesões perirradiculares extensas abrigam maior número de células e espécies bacterianas.

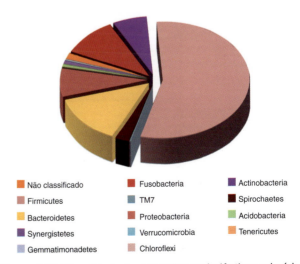

**Figura 4.29** Diversidade das infecções endodônticas primárias demonstrada por um estudo usando sequenciamento de alta produção (pirossequenciamento).[117]

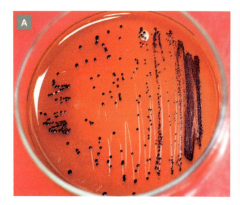 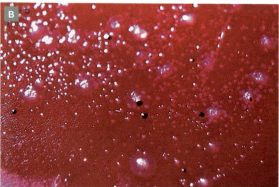

**Figura 4.30** Bacilos produtores de pigmentos negros. **A.** Cultura pura de *Prevotella intermedia*. **B.** Amostra clínica evidenciando infecção mista, com tipos coloniais diferentes, incluindo colônias pigmentadas (identificadas como *Porphyromonas gingivalis*).

de *Bacteroides* também foram transferidas para o gênero *Prevotella*.[164,177] Espécies de *Prevotella*, principalmente *P. intermedia, P. nigrescens, P. baroniae, P. tannerae* (reclassificada como *Alloprevotella tannerae*), *P. multisaccharivorax* e *P. denticola*, têm sido frequentemente detectadas em infecções primárias (Figura 4.31).[129,143,164,178-189] Das espécies de *Porphyromonas* encontradas em humanos, apenas *P. endodontalis* (o epíteto "endodontalis" se refere ao fato de essa espécie ter sido originalmente encontrada em canais radiculares) e *P. gingivalis* parecem estar envolvidas com a etiologia de diferentes formas de lesões perirradiculares, inclusive abscessos (Figura 4.31).[14,178,179,188-192]

*Fusobacterium nucleatum*, um bacilo filamentoso gram-negativo anaeróbio estrito, é uma das espécies mais frequentemente encontradas em canais radiculares infectados associados a lesões crônicas e abscessos.[117,184,193-200] Moraes et al.[201] identificaram quatro tipos clonais de *F. nucleatum* em infecções endodônticas, dois por canal. Um dos clones foi bastante prevalente, sugerindo que tipos clonais diferentes podem ter acesso ao canal radicular, mas nem todos podem predominar no canal infectado e, assim, participar ativamente do processo infeccioso.

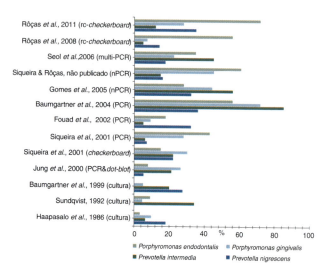

**Figura 4.31** Prevalência de quatro espécies de bacilos produtores de pigmentos negros em infecções endodônticas primárias reveladas por diferentes estudos.

Espécies do gênero *Dialister* são cocobacilos gram-negativos anaeróbios estritos e assacarolíticos que representam outro exemplo de bactérias detectadas consistentemente em infecções endodônticas somente depois do advento de técnicas de biologia molecular. *Dialister invisus* e *Dialister pneumosintes* têm sido frequentemente encontrados como membros da microbiota endodôntica em casos sintomáticos e assintomáticos.[129,163,169,170,202-206]

Espiroquetas são bactérias gram-negativas espiraladas dotadas de motilidade, que é ditada pela presença de flagelos periplásmicos que se originam em polos opostos da célula. Todos as espiroquetas orais estão incluídas no gênero *Treponema*[207] e podem estar associadas a várias doenças na cavidade oral.[208-210] Embora espiroquetas tenham sido observadas em canais radiculares infectados por meio de microscopia, elas nunca foram identificadas no nível de espécie. O motivo deve-se ao fato de que são bactérias de difícil cultivo em laboratório. A aplicação de métodos moleculares demonstrou que essas bactérias espiraladas são comumente encontradas em infecções primárias associadas a diferentes formas de lesões perirradiculares. Encontram-se listadas no HOMD 10 espécies orais cultiváveis de *Treponema*. Elas podem ser classificadas em dois grupos de acordo com a capacidade de fermentar carboidratos: as espécies sacarolíticas incluem *T. pectinovorum, T. socranskii, T. amylovorum, T. lecithinolyticum, T. maltophilum* e *T. parvum*, enquanto as espécies assacarolíticas compreendem *T. denticola, T. medium, T. putidum* e *T. vincentii*.[211] Todas as 10 espécies foram identificadas em infecções endodônticas primárias por métodos de biologia molecular (Figura 4.32).[164,212-224] As mais prevalentes são *T. denticola* e *T. socranskii*.[212,213,217,220] As espécies *T. parvum, T. maltophilum* e *T. lecithinolyticum* são moderadamente prevalentes, enquanto as demais são encontradas, mas em menor número de casos.[213,214,219,220,223] Muitos filotipos não cultiváveis de *Treponema* existem na cavidade oral[207] e têm sido detectados no canal radicular.[225]

*Tannerella forsythia* é uma bactéria anaeróbia gram-negativa que tem sido considerada um importante patógeno periodontal.[112,226] Essa espécie jamais havia sido isolada de canais radiculares por cultura, tendo sido identificada pela primeira vez em infecções endodônticas por

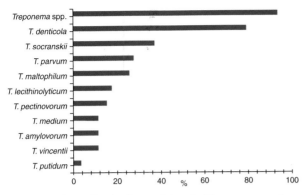

**Figura 4.32** Prevalência de espécies de *Treponema* orais em infecções endodônticas primárias reveladas por estudos de Rôças e Siqueira.

um método molecular (reação em cadeia da polimerase – PCR).[227] Estudos posteriores usando diversas técnicas moleculares confirmaram que *T. forsythia* é um membro comum da microbiota associada a diferentes tipos de infecção endodôntica, incluindo casos de abscessos (Figura 4.33).[13,14,128,133,195,197,221,224,228-231]

Embora se acredite que bactérias anaeróbias gram-negativas sejam as mais frequentes em infecções endodônticas primárias, vários bacilos gram-positivos também têm sido detectados com grande frequência na microbiota mista do canal. Destes, *Pseudoramibacter alactolyticus* pode ser encontrado em números tão elevados quanto os mais prevalentes gram-negativos.[193,232,233] *Filifactor alocis* foi apenas ocasionalmente isolado de canais infectados por cultura,[193] mas estudos moleculares mostram que essa espécie pode ser bastante comum, sendo detectada em cerca de metade dos casos de infecção primária.[200,224,234] Espécies de *Actinomyces*, particularmente *A. gerencseriae* e *A. israelii*, que podem estar envolvidas no fracasso da terapia endodôntica por causar uma infecção extrarradicular denominada actinomicose perirradicular (ver adiante), têm sido detectadas em cerca de 10% dos casos,[193,235] embora prevalências mais elevadas tenham sido relatadas por alguns estudos para estas ou outras espécies de actinomicetos.[236,237] *Propionibacterium propionicum*, outra espécie que pode estar envolvida na actinomicose perirradicular,

também é comumente encontrada em infecções primárias.[238] Espécies de *Olsenella* compreendem bacilos anaeróbios gram-positivos que representam mais um exemplo de bactérias encontradas em infecções endodônticas somente após o emprego de técnicas de identificação molecular.[163,197] Dos membros desse gênero, *Olsenella uli* é a espécie mais comum em infecções primárias.[164,239,240]

Alguns cocos gram-positivos também podem ser membros comuns da microbiota endodôntica. *Parvimonas micra* (previamente *Micromonas* ou *Peptostreptococcus micros*) é um coco anaeróbio assacarolítico que tem sido encontrado em aproximadamente um terço dos canais com infecção primária e sua prevalência, em casos sintomáticos, também pode ser elevada.[143,187,193,194,241,242] Membros do grupo dos *Streptococcus anginosus* são os estreptococos mais prevalentes, mas *S. gordonii*, *S. mitis* e *S. sanguinis* também são frequentemente encontrados.[168,193,235] *E. faecalis*, espécie encontrada em grande prevalência em dentes com lesão pós-tratamento (ver adiante), não é tão frequente em infecções primárias.[235,243]

Espécies de *Campylobacter*, como *C. gracilis* e *C. rectus*, são bacilos anaeróbios gram-negativos que podem ser encontrados em infecções primárias, mas em prevalência baixa a moderada.[14,193,244-246] Outras espécies bacterianas mais esporadicamente encontradas em infecções primárias incluem: *Veillonella parvula*, *Eikenella corrodens*, *Catonella morbi*, *Slackia exigua*, *Eubacterium infirmum*, *Mogibacterium timidum*, *Centipeda periodontii*, *Granulicatella adiacens*, *Gemella morbillorum*, *Capnocytophaga gingivalis* e lactobacilos anaeróbios.[13,14,193,247-251]

*Aggregatibacter* (*Actinobacillus*) *actinomycetemcomitans*, espécie envolvida na etiologia de algumas periodontites marginais, particularmente da periodontite agressiva localizada (ou periodontite juvenil),[252,253] raramente é detectado em canais infectados.[254] Isso sugere que essa espécie capnofílica não seja favorecida pelo microambiente endodôntico e, portanto, não participe da patogênese das lesões perirradiculares.

Filotipos são espécies que ainda não foram cultivadas e que são conhecidas apenas por uma sequência do gene do 16S rRNA, o mais usado para identificação molecular de bactérias. Dados de estudos moleculares indicam que alguns filotipos bacterianos podem participar em infecções endodônticas primárias. Por exemplo, filotipos orais de *Synergistetes* têm sido comumente detectados em amostras de infecções primárias sintomáticas e assintomáticas.[124,170,202,255] Muitas espécies do filo Synergistetes não são cultiváveis, sendo identificadas apenas por métodos moleculares, o que explica o fato de essas bactérias nunca terem sido previamente relatadas como possíveis patógenos endodônticos. Alguns filotipos desse filo foram recentemente cultivados, caracterizados fenotipicamente e receberam um nome de espécie, incluindo *Pyramidobacter piscolens*,[256] *Jonquetella anthropi*,[257] e *Fretibacterium fastidiosum*.[258] Essas três espécies têm sido frequentemente encontradas em canais infectados. Resultados de estudos que analisaram bibliotecas de clones do gene do 16S rRNA também evidenciaram a presença de

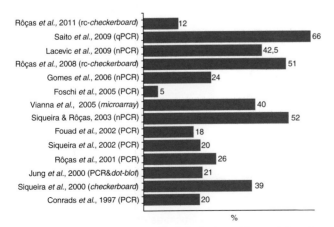

**Figura 4.33** Prevalência de *Tannerella forsythia* em infecções endodônticas primárias reveladas por diferentes estudos.

filotipos não cultiváveis dos gêneros *Dialister, Prevotella, Fusobacterium, Solobacterium, Olsenella, Eubacterium, Megasphaera, Selenomonas* e *Veillonella*, além de filotipos relacionados com a família Lachnospiraceae e o filo Bacteroidetes.[128,129,161,163,164,169,259,260] Dos filotipos ainda não cultiváveis encontrados em infecções endodônticas, Bacteroidetes clone oral X083 (Bacteroidaceae sp. HOT-272) é um dos mais prevalentes.[127,164,261]

## Influência geográfica

Achados de laboratórios em diferentes países, em geral, diferem muito quanto à prevalência de determinadas espécies em infecções endodônticas.[156] Isto é, espécies muito prevalentes em um país podem ser pouco encontradas ou mesmo ausentes em amostras de outro país. Embora essas diferenças possam ser atribuídas a variações nas técnicas de identificação usadas em diferentes laboratórios, uma influência geográfica na composição da microbiota pode explicar tais discrepâncias. Iniciativas de nosso grupo, em associação com outros grupos de Estados Unidos,[114,184,262] Coreia do Sul,[50,263] Noruega[131] e Alemanha,[119] utilizaram diversos métodos moleculares para comparar diretamente a microbiota endodôntica de pacientes residentes em localidades diferentes. Nossos resultados indicaram que há realmente diferenças na prevalência de importantes patógenos endodônticos putativos (Figura 4.34).[184,262,263] A análise do perfil das comunidades bacterianas em amostras de abscessos perirradiculares agudos de pacientes do Brasil e dos Estados Unidos também revelou um padrão relacionado com a posição geográfica, com várias espécies sendo exclusivas de uma localidade e outras mostrando grandes diferenças de prevalência.[114] Resultados similares foram observados quando amostras de canais associados a lesões crônicas de pacientes brasileiros e noruegueses foram comparadas.[131] Os fatores que podem levar a tais diferenças na composição da microbiota endodôntica e o impacto dessas diferenças na resposta ao tratamento, principalmente em casos de abscessos que exijam antibioticoterapia sistêmica, necessitam ser elucidados.

## Outros microrganismos em infecções endodônticas

### Fungos

Fungos são microrganismos eucariotos que podem ser encontrados em duas formas básicas: os bolores (fungos filamentosos multicelulares que consistem em túbulos cilíndricos ramificados) e as leveduras (fungos unicelulares com células assumindo uma forma ovalada ou esférica). Embora fungos sejam membros da microbiota oral, particularmente as espécies de *Candida*, eles são apenas ocasionalmente encontrados em infecções primárias.[196,264-266]

### Archaea (arqueias)

O domínio Archaea representa um dos três domínios evolucionários de vida no planeta, sendo distintas filogeneticamente dos outros dois domínios Bacteria e Eucarya. As arqueias são procariotas, mas bastante diferentes de bactérias. Membros desse domínio foram tradicionalmente considerados extremófilos, isto é, capazes de sobreviver somente em condições ambientais extremas, onde nenhum outro membro dos demais domínios poderia se estabelecer. Todavia, algumas arqueias têm sido recentemente encontradas em ambientes não extremos, como o corpo humano, embora nenhum patógeno tenha sido ainda reconhecido. Arqueias metanogênicas têm sido encontradas na placa subgengival associada à doença periodontal.[267] Embora um estudo não tenha encontrado arqueias em canais com polpas necrosadas,[268] outro estudo detectou arqueias metanogênicas em 25% dos canais de dentes com lesões perirradiculares crônicas.[269] A diversidade de arqueias foi restrita a um filotipo semelhante a *Methanobrevibacter oralis* e a proporção da população de arqueias correspondeu a até 2,5% do total de bactérias e arqueias na comunidade. Outros estudos confirmaram que arqueias podem ser encontradas em infecções endodônticas, mas com prevalência muito baixa, sendo que um papel para esses microrganismos na patogênese de lesões perirradiculares é questionável.[171,260,270]

### Vírus

Vírus não são células, mas partículas estruturalmente compostas de uma molécula de ácido nucleico (DNA ou RNA)

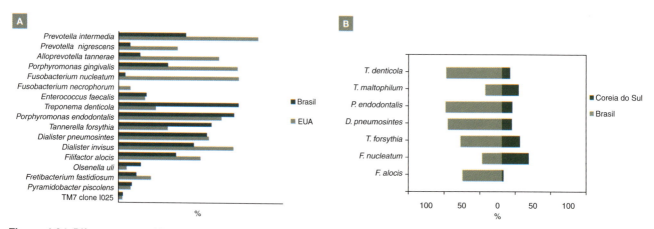

**Figura 4.34** Diferença geográfica na microbiota. **A.** Prevalência de diferentes espécies em amostras de abscesso perirradicular agudo do Brasil e dos Estados Unidos. Dados de Baumgartner *et al.*, 2004,[184] e Rôças *et al.*, 2006.[262] **B.** Prevalência de diferentes espécies em infecções endodônticas primárias de pacientes brasileiros e sul-coreanos. Dados de Siqueira *et al.*, 2005.[263]

e uma cobertura proteica. Vírus são inanimados, não replicam por si sós e são parasitas intracelulares obrigatórios que necessitam infectar células vivas. Quando vírus infectam uma célula, a molécula de ácido nucleico viral tem a capacidade de direcionar a replicação completa do vírus e assume o controle das atividades metabólicas da célula hospedeira. Uma vez que vírus necessitam de células vivas para infectar e usar a maquinaria celular para replicar o genoma viral, eles não conseguem se estabelecer em canais radiculares contendo polpa necrosada. Há alguns poucos relatos de detecção de vírus em dentes com polpa viva. Um estudo encontrou o vírus da imunodeficiência humana adquirida (HIV) em polpas vitais não inflamadas de pacientes infectados por esse vírus.[271] Outro estudo relatou a presença de herpes-vírus em polpas normais não inflamadas e em casos de pulpite irreversível.[272]

Por outro lado, vírus (principalmente os herpes-vírus) têm sido frequentemente detectados em lesões perirradiculares em que células vivas podem ser encontradas em abundância. Os herpes-vírus consistem em uma molécula dupla fita de DNA inserida em um envelope viral. Atualmente, oito herpes-vírus humanos estão identificados: herpes-vírus simples 1 e 2, vírus varicela-zóster, vírus Epstein-Barr (EBV), citomegalovírus (HCMV), herpes-vírus 6, herpes-vírus 7 e herpes-vírus 8 (vírus do sarcoma de Kaposi).[273] Alguns estudos sugerem o envolvimento de HCMV e EBV na etiologia das doenças periodontais.[274-278] Estudos usando métodos moleculares[279-285] e imuno-histoquímica[286,287] também detectaram herpes-vírus em amostras de lesões perirradiculares; assim, um papel na patogênese dessas doenças tem sido proposto. HCMV e EBV poderiam participar da etiologia das lesões perirradiculares por: (a) ação direta da infecção e replicação viral, induzindo a liberação de citocinas e outros mediadores inflamatórios; (b) por ação citotóxica direta na célula infectada; ou (c) por redução das defesas locais do hospedeiro, favorecendo a proliferação de bactérias na porção mais apical do canal radicular (Figura 4.35).[283,288,289]

Herpes-vírus foram encontrados em alta prevalência em associação a sintomas,[281,282] incluindo casos de abscessos perirradiculares agudos (Figuras 4.36 e 4.37)[284,285,290] e lesões perirradiculares extensas.[279,282] Pacientes HIV-positivos são mais suscetíveis à coinfecção da lesão perirradicular com herpes-vírus.[287] Embora sugerido, o papel dos herpes-vírus na patogênese das lesões perirradiculares é desconhecido.

### Infecções sintomáticas

Infecções sintomáticas são caracterizadas pela presença de uma lesão perirradicular sintomática ou um abscesso perirradicular agudo. Tem sido sugerido que algumas bactérias, principalmente espécies anaeróbias gram-negativas, possam estar relacionadas com o desenvolvimento de lesões sintomáticas (Figura 4.38).[6,117,129,190,241,291-293] Contudo, vários estudos têm relatado frequências similares das mesmas espécies em casos sintomáticos e assintomáticos (Figura 4.38).[13,14,178,186,195,197] Assim, outros fatores, além da mera presença de uma espécie potencialmente patogênica, podem influenciar o desenvolvimento da dor. Esses fatores incluem os listados a seguir (Figura 4.39).[28,39,147]

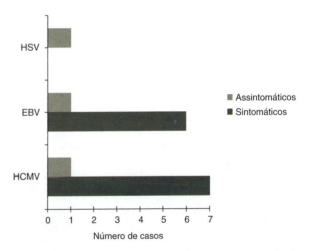

**Figura 4.36** Ocorrência de herpes-vírus associada a lesões perirradiculares sintomáticas. Dados de Sabeti *et al.*, 2003.[281]

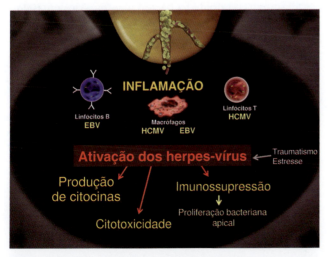

**Figura 4.35** Potenciais mecanismos de envolvimento de herpes-vírus com a patogênese das lesões perirradiculares. EBV: vírus Epstein-Barr; HCMV: citomegalovírus humano.

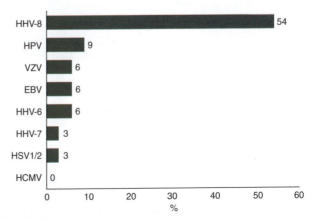

**Figura 4.37** Ocorrência de herpes-vírus em abscessos perirradiculares agudos. Dados de Ferreira *et al.*, 2011.[284]

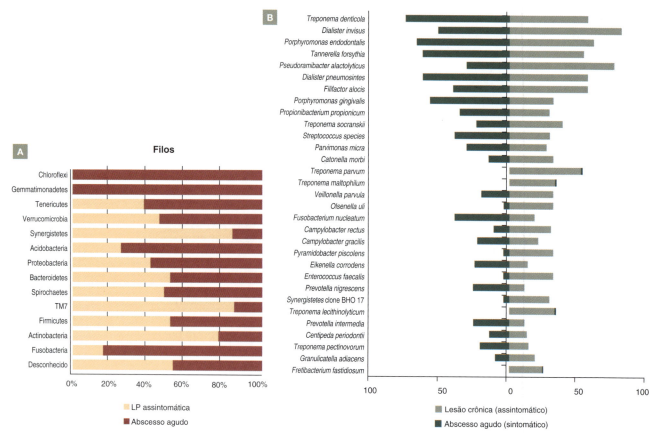

**Figura 4.38 A.** Frequência de detecção de diferentes filos bacterianos em infecções sintomáticas e assintomáticas. Dados de Santos et al.[117] **B.** Prevalência de diferentes espécies bacterianas em casos sintomáticos e assintomáticos determinada por método molecular *nested PCR* em vários estudos de Siqueira e Rôças.

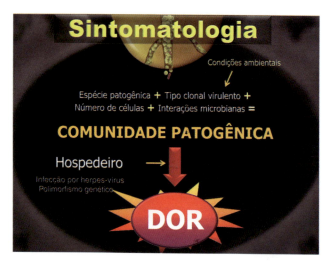

**Figura 4.39** Diversos fatores que influenciam o desenvolvimento de um quadro agudo sintomático.

### Presença de tipos clonais virulentos

Tipos clonais de determinada espécie patogênica podem divergir em relação à propriedade de virulência.[26,294-297] Uma doença atribuída a um patógeno é, na verdade, causada pelos tipos clonais virulentos daquela espécie. Assim, a presença de tipos clonais mais virulentos de determinada espécie, no canal, pode ser um fator predisponente para dor.

### Interações bacterianas sinérgicas

A maioria dos candidatos a patógenos endodônticos apresenta apenas virulência ou é significativamente mais virulenta quando em associação a outras espécies.[109-111,298-300] Isso ocorre por causa das interações sinérgicas das espécies presentes na comunidade. Entende-se por sinergismo quando o resultado é superior à soma da virulência das espécies. É inteiramente plausível que casos sintomáticos abriguem comunidades bacterianas mais virulentas por causa das inúmeras interações que podem ocorrer entre as diferentes espécies presentes. Por exemplo, *Porphyromonas endodontalis* pode ser encontrada em casos sintomáticos e assintomáticos, mas as outras espécies parceiras variam nessas duas condições.[301] Uma vez que certas espécies bastante prevalentes são observadas em diferentes parcerias em casos sintomáticos e assintomáticos, conclui-se que comunidades multiespécies mais virulentas sejam formadas e resultem em inflamação aguda.

### Número de células bacterianas

A "carga" bacteriana é bem estabelecida como um fator relevante para a indução de doença. Casos sintomáticos podem apresentar um número total de células bacterianas maior quando comparados a casos assintomáticos. Além disso, a carga específica de algumas espécies presentes em uma comunidade mista pode ser relevante para o aparecimento de sintomas. Por exemplo, *Tannerella forsythia* tem sido encontrada tanto em casos sintomáticos quanto em assintomáticos, mas em maior número de células (carga) nos primeiros.[230] *Porphyromonas endodontalis, Prevotella baroniae, Treponema denticola* e espécies de *Streptococcus* foram detectados em casos sintomáticos e assintomáticos em prevalências similares, mas estavam em maior quantidade (carga) nos casos com dor.[302] Dessa forma, a presença de espécies potencialmente virulentas em elevadas contagens pode aumentar a patogenicidade coletiva da comunidade e resultar em sintomas.

### Sinais do microambiente

Um tipo clonal virulento de determinada espécie patogênica nem sempre expressa seus fatores de virulência durante o ciclo de vida. O microambiente exerce um papel importante neste aspecto, pois pode fazer com que genes de virulência sejam "ligados" ou "desligados".[25,303-305] Isso representa uma parte crucial da adaptação de bactérias ao ambiente, possibilitando estabelecimento, crescimento e sobrevivência.[306] Bactérias podem "sentir" o ambiente e, assim, responder pela expressão de determinados genes que permitirão a adaptação naquele ambiente. Estudos revelam que sinais do microambiente influenciam a expressão de genes e proteínas de vários patógenos orais (e endodônticos), incluindo *Porphyromonas gingivalis, Fusobacterium nucleatum, Prevotella intermedia* e treponemas.[307-311] Se as condições microambientais no canal forem favoráveis à expressão de genes de virulência, esta pode aumentar e levar à indução de sintomas.

### Resistência do hospedeiro

É sobejamente conhecido que diferentes indivíduos apresentam distintos padrões de resistência a infecções e tais padrões podem variar mesmo durante a vida de determinado indivíduo.[312] Fatores genéticos (polimorfismo de genes da inflamação) e sistêmicos (diabetes, estresse), bem como hábitos adquiridos (fumo) podem funcionar como modificadores de doença e predispor a infecções sintomáticas.[113,147,313-315]

### Infecção concomitante por herpes-vírus

Infecções por herpes-vírus têm sido associadas a quadros de dor,[281] sugerindo que esses vírus podem iniciar ou contribuir para a ocorrência de sintomas.[283] Vários herpes-vírus têm também sido detectados em amostras de abscesso perirradicular agudo.[284,285,290]

Algumas lesões assintomáticas podem evoluir para sintomáticas espontaneamente em aproximadamente 5% dos casos.[316] Tais exacerbações são conhecidas como abscesso "fênix" e podem ser diferenciadas dos *flare-ups*, que são exacerbações que se desenvolvem após a intervenção do profissional e não de forma espontânea (ver Capítulo 20, Emergências e Urgências em Endodontia). A agudização espontânea de uma lesão está muito provavelmente relacionada com flutuações na resistência do hospedeiro; uma queda nesta, devido a estresse, doença sistêmica ou outro fator, pode resultar na exacerbação da inflamação local perirradicular.

No entanto, é possível que fatores da microbiota também possam ser responsáveis por um abscesso "fênix".

As alterações na microbiota, durante a transição espontânea de um quadro assintomático para sintomático, não foram ainda completamente elucidadas. A estrutura das comunidades bacterianas em canais associados a sintomas é significativamente diferente em comparação a casos assintomáticos.[115,117] Tais diferenças são principalmente representadas por diferentes espécies dominantes nas comunidades e por um maior número de espécies em casos sintomáticos. Assim, uma modificação na estrutura da comunidade bacteriana pode anteceder o aparecimento de sintomas. Tal modificação pode ser decorrente da chegada de novas espécies ao local ou consequência de variações e rearranjos na composição dos membros da comunidade mista que está colonizando o canal. Alguma mudança hormonal do hospedeiro também pode resultar em tipos diferentes de nutrientes penetrando no canal e favorecendo algumas espécies que, proliferando em demasia, poderiam exacerbar a inflamação.

## Infecção intrarradicular secundária/persistente

Além de causarem outros problemas na clínica endodôntica diuturna, como exsudação/sintomatologia persistente e *flare-ups*, infecções persistentes ou secundárias são os principais agentes etiológicos do fracasso da terapia endodôntica, caracterizado por manutenção ou aparecimento de uma lesão perirradicular pós-tratamento.[56] Essa afirmativa tem o suporte de dois fortes argumentos científicos:

1. Há um risco aumentado de fracasso do tratamento, se bactérias forem encontradas no canal no momento da obturação (culturas positivas).[53,317-324]
2. Praticamente, todos os casos de fracasso abrigam uma infecção intrarradicular.[50-53,55,57,119,325-327]

Com base nesses argumentos, estudos têm objetivado identificar: (1) microrganismos presentes no canal, no momento da obturação, que tenham potencial de colocar o tratamento em risco; e (2) microrganismos em canais já tratados e que apresentem lesões perirradiculares, que possam ser os causadores do fracasso do tratamento.

### Bactérias presentes no momento da obturação – fracasso em potencial

Mesmo quando bem realizado, o tratamento pode fracassar em promover a total eliminação bacteriana dos canais radiculares. Bactérias encontradas no canal após o preparo químico-mecânico ou a medicação intracanal normalmente encontram-se em áreas inacessíveis aos procedimentos intracanais de desinfecção.[328] De qualquer forma, o número de células e espécies bacterianas no canal é significativamente reduzido após o tratamento. As amostras de canais radiculares positivas quanto à presença de bactérias após o preparo químico-mecânico, seguido ou não de medicação intracanal, podem abrigar uma média de uma a cinco espécies, com o número de células variando entre $<10^2$ e $10^5$ por canal.[161,162,318,329-331]

Nenhuma espécie em especial tem sido reconhecida como persistente aos procedimentos intracanais. Bactérias gram-negativas, que são muito comuns no canal infectado não tratado, usualmente são eliminadas após o preparo, seguido ou não da medicação. Exceções talvez incluam alguns bacilos anaeróbios, como *Fusobacterium nucleatum* e *Prevotella* spp., que têm sido encontrados em amostras pós-instrumentação.[130,161,318,329,332-334] Todavia, a grande maioria dos estudos revela que bactérias gram-positivas são as mais frequentemente encontradas. Bactérias gram-positivas anaeróbias estritas ou facultativas que têm sido isoladas ou detectadas em amostras colhidas pós-tratamento incluem *Streptococcus* spp. (*S. mitis*, *S. gordonii*, *S. anginosus*, *S. sanguinis* e *S. oralis*), *Parvimonas micra*, *Actinomyces* spp. (*A. israelii* e *A. odontolyticus*), *Propionibacterium* spp. (*P. acnes* e *P. propionicum*), *Pseudoramibacter alactolyticus*, lactobacilos (*Lactobacillus paracasei* e *Lactobacillus acidophilus*), *Enterococcus faecalis* e *Olsenella uli*.[130,161,318,329-333,335-338] Tais achados sugerem que gram-positivos podem ser mais resistentes ao tratamento antimicrobiano e ser mais capazes de se adaptar às condições ambientais bastante desfavoráveis em um canal instrumentado (e medicado). Estudos moleculares realizados pelo nosso grupo revelaram que bactérias não cultiváveis podem também ser encontradas em amostras de canais pós-instrumentação ou pós-medicação,[161,339,340] incluindo o filotipo Bacteroidetes clone oral X083 (Bacteroidaceae sp. HOT-272).[341,342]

Para que bactérias remanescentes no canal após o tratamento causem o fracasso caracterizado por uma lesão persistente, elas devem:[328]

a. Adaptar-se ao microambiente drasticamente modificado pelos procedimentos de tratamento, adquirindo nutrientes e resistindo aos efeitos antimicrobianos dos materiais obturadores.
b. Alcançar números críticos e exibir atributos de virulência suficientes para manter ou induzir a inflamação perirradicular.
c. Ter acesso irrestrito aos tecidos perirradiculares para exercer a patogenicidade.

A necessidade de preencher tais requisitos ajuda a explicar por que algumas lesões perirradiculares se reparam mesmo quando bactérias são encontradas no canal no momento da obturação.[317,318] Contudo, o fato de haver um risco aumentado de fracasso quando o canal é obturado na presença de bactérias[53,317-324] indica que, em muitos casos, bactérias residuais conseguem preencher os requisitos mencionados, sobrevivendo e proliferando no canal obturado e mantendo a lesão perirradicular.

## Microbiota em dentes com canal tratado – fracasso estabelecido

A microbiota de canais tratados associados à patologia perirradicular persistente também apresenta reduzida diversidade quando comparada à infecção primária. Canais tratados aparentemente de forma adequada podem abrigar de uma a cinco espécies. Por sua vez, canais com tratamento prévio inadequado podem apresentar até cerca de 30 espécies, o que é bastante similar aos casos de infecção primária.[49,51-53] O número de células bacterianas pode variar entre $10^3$ e $10^7$ em canais tratados;[120,335,343] canais com tratamento inadequado tendem a apresentar maior carga bacteriana.

Independentemente do método de identificação bacteriana utilizado, *Enterococcus faecalis* tem sido a espécie mais prevalente em dentes com canal tratado, sendo encontrada em até 90% dos casos (Figuras 4.40 e 4.41).[50-54,119,243,343,344] *Enterococcus faecalis* é 9 vezes mais comum em canais tratados do que em infecções primárias,[243] o que sugere que essa espécie pode ser inibida por outros membros da comunidade microbiana mista comumente encontrada em infecções primárias e que as condições ambientais adversas em um canal tratado não impedem a sua sobrevivência.

O fato de *Enterococcus faecalis* ser a espécie mais comumente encontrada em canais tratados e a sua capacidade de sobreviver em condições ambientais desfavoráveis fizeram com que muitos autores o apontassem como o principal patógeno envolvido no fracasso do tratamento. Em decorrência disso, uma avalanche de artigos foi publicada tendo como foco essa espécie.[345] Contudo, dados de estudos realizados em laboratórios diferentes têm de alguma forma questionado o papel do *Enterococcus faecalis* como principal espécie envolvida no fracasso. Um desses estudos

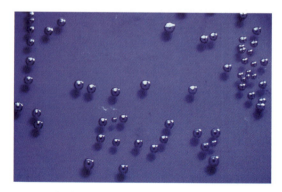

**Figura 4.40** Colônias de *Enterococcus faecalis* crescidas sobre a superfície de meio ágar Mitis-Salivarius.

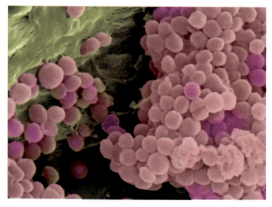

**Figura 4.41** *Enterococcus faecalis* formando biofilme sobre as paredes dentinárias do canal radicular.

nem mesmo detectou a presença de *Enterococcus faecalis* em canais de dentes com lesões pós-tratamento,[259] enquanto outros demonstraram que essa espécie, quando presente, não era a dominante.[49,55,57,119,122] Outros estudos também mostraram que o *Enterococcus faecalis* não é mais prevalente em canais tratados de dentes com lesão em comparação a dentes sem lesão.[344,346] Todos esses achados aparentemente questionam o *status* do *Enterococcus faecalis* como a mais importante espécie envolvida no fracasso endodôntico.

Espécies de *Streptococcus* também são encontradas em grande prevalência e abundância em casos de lesão perirradicular pós-tratamento, sugerindo que possam exercer um papel importante no fracasso endodôntico.[55,130,347,348] Outros microrganismos encontrados em canais tratados associados à lesão perirradicular incluem *Candida albicans* (um fungo) e algumas espécies bacterianas anaeróbias estritas: *Pseudoramibacter alactolyticus*, *Propionibacterium propionicum*, *Propionibacterium acnes*, *Filifactor alocis*, *Dialister pneumosintes*, *Fusobacterium nucleatum*, *Dialister invisus* e *Pyramidobacter piscolens* (Tabela 4.2).[49,51-55,122,130,170,348] Bactérias não cultiváveis correspondem a 55% das bactérias encontradas em canais tratados.[57] Destas, Bacteroidetes clone oral X083 tem sido bastante prevalente.[57]

A estrutura das comunidades bacterianas em casos de fracasso pode variar de indivíduo para indivíduo, sugerindo que combinações bacterianas distintas possam participar da etiologia da lesão perirradicular pós-tratamento.[49,122,130] Assim, conclui-se que a microbiota associada a lesões pós-tratamento endodôntico geralmente é mista, mas com bem menos espécies do que na infecção primária, com possível predomínio de bactérias facultativas.

## Infecções extrarradiculares

Lesões perirradiculares são formadas em resposta à infecção intrarradicular e, de modo geral, representam uma barreira eficaz contra a disseminação da infecção para o osso alveolar e outras regiões do corpo. Na maioria das situações, as lesões perirradiculares conseguem prevenir o acesso de bactérias aos tecidos perirradiculares. Entretanto, em circunstâncias específicas, bactérias podem superar essa barreira e estabelecer uma infecção extrarradicular. A forma mais comum de infecção extrarradicular é o abscesso perirradicular agudo, caracterizado por inflamação purulenta nos tecidos perirradiculares em resposta à saída maciça de bactérias virulentas pelo forame apical. Há, entretanto, outra forma de infecção extrarradicular que, ao contrário do abscesso, usualmente é caracterizada pela ausência de sintomas. Essa condição consiste no estabelecimento de bactérias nos tecidos perirradiculares, aderidas à superfície radicular externa na forma de biofilme[66,349] ou formando colônias coesas no interior do corpo da lesão inflamatória.[61,350] A infecção extrarradicular tem sido considerada uma das causas de fracasso do tratamento endodôntico, mesmo quando este foi bem executado.[351]

A infecção extrarradicular pode ser dependente ou independente da intrarradicular.[352] Por exemplo, a presença de fístula usualmente indica a ocorrência extrarradicular de bactérias – foi observada a presença de bactérias nos tecidos perirradiculares em 83% dos dentes com abscesso crônico e fístula (Figura 4.42A a C).[148] A presença de biofilme extrarradicular em dentes com fístula foi relatada em 71% dos casos.[148] A maioria das fístulas fecha após tratamento endodôntico adequado e a lesão se repara no longo prazo sem necessidade de tratamento diferenciado ou adicional.[138,353-355] Isso sugere que, na maioria dos casos, a infecção extrarradicular é dependente da intrarradicular, uma vez que somente a última é afetada diretamente pelos procedimentos terapêuticos intracanais. Além disso, o abscesso perirradicular agudo geralmente depende da infecção intrarradicular – se a infecção intrarradicular for devidamente controlada pelo tratamento endodôntico, ou pela extração dentária, e a drenagem de pus for obtida, a infecção extrarradicular é combatida pelas defesas do hospedeiro, sendo usualmente eliminada.

Exceto pelos casos com fístula em abscessos perirradiculares crônicos, há ainda controvérsias quanto às lesões perirradiculares assintomáticas poderem abrigar bactérias por muito tempo além da invasão tecidual inicial. Estudos de cultura[356-358] e de métodos moleculares[65,359-361] relataram a ocorrência extrarradicular de uma microbiota complexa associada a lesões que não responderam favoravelmente ao tratamento endodôntico. Bactérias anaeróbias predominaram em várias dessas lesões.[357,359,361] Uma vez que esses estudos não avaliaram as condições

**Tabela 4.2** Microrganismos detectados em casos de fracasso do tratamento endodôntico.

| Espécie microbiana | Prevalência (%) |
|---|---|
| Enterococcus faecalis | 77 |
| Pseudoramibacter alactolyticus | 55 |
| Propionibacterium propionicum | 50 |
| Filifactor alocis | 48 |
| Dialister pneumosintes | 46 |
| Streptococcus spp. | 23 |
| Tannerella forsythia | 23 |
| Dialister invisus | 14 |
| Campylobacter rectus | 14 |
| Porphyromonas gingivalis | 14 |
| Treponema denticola | 14 |
| Fusobacterium nucleatum | 10 |
| Prevotella intermedia | 10 |
| Candida albicans | 9 |
| Campylobacter gracilis | 5 |
| Actinomyces radicidentis | 5 |
| Porphyromonas endodontalis | 5 |
| Parvimonas micra | 5 |
| Pyramidobacter piscolens | 5 |
| Olsenella uli | 5 |

Dados de estudos que utilizaram métodos de biologia molecular, de acordo com Siqueira e Rôças, 2004; 2005.[51,170]

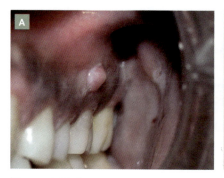 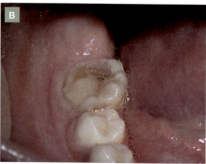 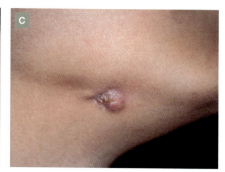

**Figura 4.42** Casos apresentando fístula, geralmente, estão associados à cronificação de abscessos agudos e infecção extrarradicular. **A.** Intraoral, tendo como origem o primeiro molar superior. (Cortesia do Prof. Fábio Ramoa Pires.) **B** e **C.** Extraoral, tendo como origem o primeiro molar inferior.

bacteriológicas da porção mais apical do canal radicular associado a essas lesões, torna-se impossível determinar se as infecções extrarradiculares observadas eram dependentes ou independentes da intrarradicular.

A presença de colônias bacterianas fora do canal usualmente caracteriza uma delimitação entre a infecção intrarradicular e os tecidos perirradiculares inflamados (Figura 4.43). Mesmo assim, a presença dessas bactérias no espaço extrarradicular pode caracterizar uma infecção, a qual, contudo, depende de uma infecção intrarradicular. Uma vez que se esta seja controlada de forma eficaz pelo profissional, a infecção extrarradicular pode ser combatida e eliminada pelas defesas do hospedeiro.

Na verdade, a maioria dos microrganismos orais apresenta um comportamento de patógeno oportunista e apenas poucas espécies têm a capacidade de desafiar e superar as defesas do hospedeiro, adquirir nutrientes e prosperar nos tecidos perirradiculares inflamados, estabelecendo, então, uma infecção extrarradicular. Das várias espécies que têm sido detectadas em lesões refratárias ao tratamento endodôntico, algumas são dotadas de um conjunto de fatores de virulência que, pelo menos teoricamente, pode possibilitar que invadam e sobrevivam em ambientes hostis (como os tecidos inflamados). Por exemplo, atualmente, é reconhecido que *Actinomyces* spp. e *Propionibacterium propionicum* podem participar em infecções extrarradiculares e causar uma entidade patológica denominada actinomicose perirradicular (Figuras 4.44A a C).[352,362,363] Embora alguns autores sugiram que a actinomicose perirradicular possa ser um exemplo típico

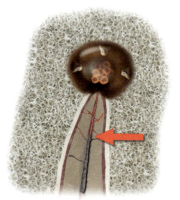 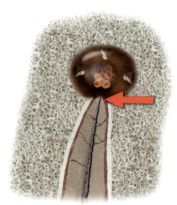 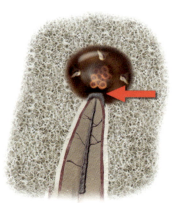

**Figura 4.43** A fronteira entre a infecção endodôntica e as defesas do hospedeiro pode estar dentro do canal, no limite do forame apical ou já no ambiente extrarradicular.

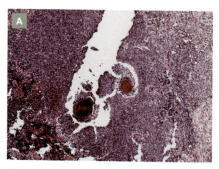 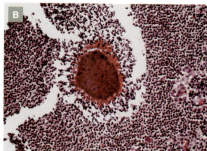 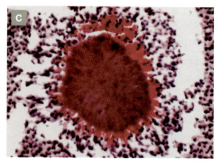

**Figura 4.44 A,** Actinomicose perirradicular. **B** e **C.** Maiores aumentos da colônia actinomicótica, mostrando a aparência de "fungo raiado". (Cortesia do Prof. Fábio Ramoa Pires.)

de infecção extrarradicular independente da intrarradicular,[364] nenhum estudo ou caso relatado de actinomicose perirradicular avaliou consistentemente as condições microbiológicas da porção apical do canal. Assim, não se pode concluir que a actinomicose perirradicular seja uma entidade independente e, uma vez presente, não seja curada após o tratamento endodôntico não cirúrgico.[61]

A incidência de infecções extrarradiculares em dentes com infecção primária do canal é consideravelmente baixa,[12,365] o que é compatível com o alto índice de sucesso do tratamento endodôntico.[366] Mesmo em dentes com canal tratado e apresentando lesão perirradicular pós-tratamento, para os quais maior incidência de infecção extrarradicular tem sido relatada, o elevado índice de sucesso após retratamento[367,368] indica que a principal causa do fracasso é uma infecção intrarradicular persistente ou secundária. Isso tem sido confirmado por inúmeros estudos histológicos e moleculares que investigaram as condições microbiológicas de dentes com lesões pós-tratamento.[12,49,51-56] Com base nesses argumentos, é possível inferir que as infecções extrarradiculares observadas em dentes com canal tratado, na grande maioria das vezes, são mantidas (dependentes) por uma infecção intrarradicular.

Bactérias alcançam os tecidos perirradiculares e estabelecem uma infecção extrarradicular nas seguintes condições:[369]

a. Quando do avanço direto de algumas espécies que superam as defesas do hospedeiro concentradas próximo ao forame apical ou que conseguem invadir a cavidade de cistos "baía", a qual está em comunicação direta com o forame apical (Figuras 4.45 e 4.46).
b. Quando da persistência bacteriana em uma lesão após a remissão de um abscesso.
c. Quando detritos contaminados são extruídos durante o preparo químico-mecânico (geralmente, após sobreinstrumentação) (Figuras 4.47A e B), tais detritos podem fisicamente abrigar e proteger bactérias contra as defesas do hospedeiro e, assim, persistir nos tecidos perirradiculares, gerando ou mantendo a inflamação.
d. quando colônias bacterianas estão presentes na porção mais apical do canal radicular e uma posterior reabsorção do ápice da raiz faz com que essas colônias fiquem separadas do canal e agora dentro da lesão.

Nesses casos, a virulência e a quantidade das bactérias envolvidas, bem como a resistência do hospedeiro, são fatores decisivos no que se refere ao desenvolvimento de uma infecção extrarradicular.

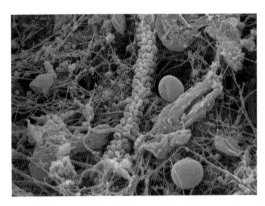

**Figura 4.45** Agregado bacteriano conhecido como "espiga de milho" em uma área de infecção extrarradicular. Tal formação consiste na coagregação entre uma bactéria filamentosa e vários cocos. (Reproduzida de Siqueira e Lopes, 2001, com permissão de John Wiley & Sons Ltd. [365])

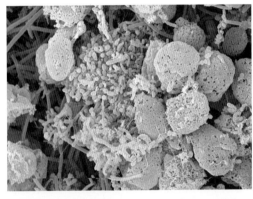

**Figura 4.46** Colônia bacteriana circundada por células de defesa no interior da cavidade de um cisto em bolsa persistente após o tratamento endodôntico.

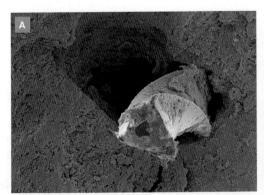
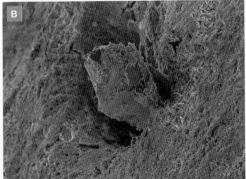

**Figura 4.47** Extrusão apical de detritos dentinários contaminados durante a instrumentação pode ser uma das causas de infecção extrarradicular. **A** e **B**. Eletromicrografias evidenciando instrumentos que ultrapassam os limites do forame apical carreando grande quantidade de detritos.

## Bacteriemia e infecção focal

Em 1900, William Hunter[370] escreveu: "(...) quanto mais eu estudo a sepsia oral como causa de doenças médicas, mais impressionado eu fico com sua importância e com a extraordinária negligência com a qual ela é tratada por médicos e cirurgiões. (...) Eu confesso que é urgente, para o bem daqueles acometidos por gastrite, bem como para aqueles sofrendo de infecções piogênicas gerais, que algumas providências sejam tomadas com relação à boca – o canal principal de acesso, em minha opinião, de todas as infecções piogênicas."

Apesar dos relatos anedóticos referentes a pacientes que foram curados de problemas médicos após a extração dentária, a teoria da infecção focal tem permanecido controversa em virtude da ausência de evidências inquestionáveis sobre a relação causal entre infecções orais e outras condições médicas. Em reação aos relatos de Hunter,[370,371] um médico que, no início do século XX, publicou artigos que atribuíam a culpa de várias doenças sistêmicas às infecções orais, a Odontologia por muitos anos descartou a hipótese da infecção focal, exceto para os pacientes imunocomprometidos ou com risco de desenvolver endocardite infecciosa. Todavia, um interesse renovado por esse assunto surgiu nas últimas décadas.[372-374] Relatos de estudos epidemiológicos têm apresentado a tendência de mudar o paradigma a favor da aceitação da teoria da infecção focal.[375,376] Uma vez mais, o conceito de infecção focal bate em nossas portas. Felizmente, dessa vez, ele pode ser avaliado e discutido sobre bases científicas sólidas, sem o sensacionalismo do início do século XX.

Achados referentes a estudos epidemiológicos apenas podem detectar relação entre dois fatos, mas são insuficientes para estabelecer uma relação causal.[377] O fato de duas coisas estarem acontecendo ao mesmo tempo não necessariamente indica uma relação de causa e efeito. Do mesmo modo, nenhum estudo bem controlado e reprodutível tem substanciado a teoria da infecção focal de forma incontestável. Por outro lado, salienta-se que a ausência de efeitos sistêmicos causados por infecções orais crônicas também não tem sido definitivamente demonstrada.

É sobejamente conhecido que infecções agudas, como o abscesso, podem levar a complicações sérias pela disseminação direta da infecção, incluindo angina de Ludwig, abscesso cerebral, mediastinite aguda, septicemia e até a morte.[147,378-387] No entanto, em casos de doenças orais crônicas, o estabelecimento de um elo com doenças em outras partes do corpo depende de alguns fatores. Talvez um dos mais relevantes seja determinar se o microrganismo associado à doença em outra região do corpo é o mesmo microrganismo oral suspeito. Ser o mesmo inclui não apenas a espécie, mas também o tipo clonal, o que é muito difícil de comprovar, pois a bactéria tem que ser isolada dos dois sítios e avaliada por métodos de genotipagem. Além disso, o início da doença médica deve ser subsequente ao início da infecção oral. Nos casos em que um procedimento odontológico é suspeito de causar bacteriemia, o início da doença médica deve se dar dentro do período esperado de incubação.[388]

Nenhum estudo demonstrou, até o momento, que bacteriemias ocorrem, espontaneamente, em casos de canais infectados associados a uma lesão perirradicular crônica. Por outro lado, bacteriemias podem ocorrer em casos de abscesso perirradicular agudo e durante a manipulação de canais radiculares infectados (Figura 4.48).[198,373,389-391] Embora tenha sido demonstrado que as espécies presentes no sangue de pacientes submetidos ao tratamento endodôntico são as mesmas de seus respectivos canais,[198,392-394] tais achados apenas confirmam que a terapia endodôntica causa bacteriemia, mas não necessariamente que os microrganismos envolvidos irão causar danos em partes remotas do corpo.

Deve-se ter em mente que bacteriemias naturalmente podem ocorrer como resultado de atividades diárias normais, como durante a escovação dos dentes e a mastigação. Alguns indivíduos podem gerar bacteriemia 90 horas por mês em função de atividades normais.[395] Mais importante do que a bacteriemia *per se*, é a virulência e o número dos microrganismos que obtêm acesso à corrente sanguínea, a duração da bacteriemia e fatores predisponentes do hospedeiro. Bacteriemias usualmente são transitórias, não durando mais que 10 a 30 minutos em indivíduos saudáveis.[389,396-399] Além disso, a quantidade de células bacterianas lançadas na corrente sanguínea, após uma intervenção odontológica, atinge usualmente 1 a 10 unidades formadoras de colônias (UFC) por mililitro de sangue,[400,401] enquanto a quantidade necessária para causar endocardite experimental em animais seria muito maior, isto é, de $10^3$ a $10^9$ por mililitro de sangue.[402]

Entretanto, na ausência de evidências definitivas com relação aos efeitos da bacteriemia em indivíduos medicamente comprometidos, um consenso empírico indica

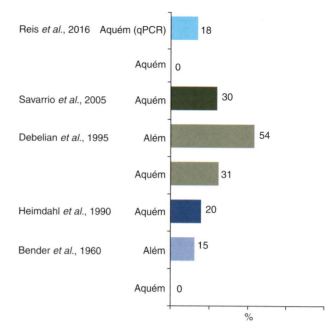

**Figura 4.48** Prevalência de bacteriemia após tratamento endodôntico, com instrumentação além ou aquém do ápice.

que a profilaxia antibiótica deve ser administrada em tais pacientes, mormente naqueles com risco de desenvolver endocardite bacteriana. Além disso, pacientes imunossuprimidos, indivíduos que estejam passando por hemodiálise e pacientes com próteses ortopédicas podem ter algum benefício ao receber profilaxia antibiótica, embora não existam evidências claras a esse respeito.

Excluindo esses raros exemplos nos quais há um risco não comprovado, mas potencial, de ocorrerem complicações decorrentes de bacteriemia, a infecção focal é um fenômeno improvável em pacientes saudáveis. Entretanto, um fator importante que deve ser elucidado é o quanto uma lesão perirradicular persistente (inflamação em resposta à infecção) pode contribuir para o estado geral do paciente. Há uma crescente preocupação no sentido de que uma inflamação de longa duração, mesmo que localizada, possa afetar a saúde geral do paciente.[403] Enquanto esse fator não for elucidado de forma convincente, dentistas devem resistir à tentação de não tratar ou retratar os canais de dentes com lesões perirradiculares pelo mero fato de elas estarem assintomáticas. Lesões perirradiculares são doenças inflamatórias de origem infecciosa e têm sido consideradas parte da carga infecciosa bucal junto com cárie e doença periodontal, que podem coletivamente afetar a saúde geral do paciente, incluindo predisposição a problemas cardiovasculares.[404-410] Neste contexto, o tratamento endodôntico assume uma importância especial na promoção da saúde bucal e, consequentemente, geral do paciente, pois é a principal forma conservadora de tratar a infecção do canal e a lesão inflamatória perirradicular, mantendo o dente na boca em função e com saúde.

As referências bibliográficas deste capítulo estão disponíveis no Ambiente de aprendizagem do GEN | Grupo Editorial Nacional.

# PARTE 2

# Preparação para o Tratamento Endodôntico

# Capítulo 5
# Diagnóstico em Endodontia

## Seção 5.1
## Diagnóstico e Seleção de Casos

Wanderson M. M. Chiesa | Wantuil R. Araujo Filho | Marcelo Sendra

### Diagnóstico

A palavra *diagnóstico* deriva do prefixo latino *dia*, que significa "por intermédio de", mais o sufixo *gnosticu*, que quer dizer conhecimento.[1] Assim, diagnosticar é a etapa das atividades clínicas de um profissional da área de saúde em que se busca obter informações sobre os sinais e sintomas das doenças, que assemelha a uma verdadeira arte.

Realizar o diagnóstico em Endodontia já foi comparado a um verdadeiro jogo de "quebra-cabeças",[2] pois são diversas as informações que devem ser colhidas e interpretadas, em busca de se identificar determinada doença.

A técnica de diagnóstico exige uma abordagem sistemática do paciente, incluindo a anamnese (exame subjetivo), o exame físico (exame objetivo) e os exames complementares. A interpretação e o cruzamento das informações colhidas em cada uma das três etapas possibilitarão o fechamento do diagnóstico com a consequente elaboração do plano de tratamento. Diagnóstico é, portanto, produto do conhecimento, aliado à lógica e ao raciocínio.

### Exame subjetivo | anamnese

A anamnese (do grego *ana*: trazer de novo + *mnesis*: memória), ou exame subjetivo, constitui o passo inicial e essencial para o estabelecimento do diagnóstico. Nessa fase, é fundamental questionar e ouvir o paciente, colhendo importantes subsídios e dando cuidadosa atenção às informações prestadas.

As informações julgadas relevantes precisam ser bem entendidas, às vezes sendo elucidadas com novas perguntas e registradas por escrito. Destaque-se ser fundamental obter a confiança do paciente, estabelecendo a chamada relação de empatia ou *rapport*. É importante também evitar embaraços que façam o paciente esquecer ou mesmo desistir de prestar alguma informação, em razão de algum constrangimento.

### Queixa principal

O registro do que o paciente refere como queixa principal é muito importante para definição do elemento dentário causador de desconforto de origem endodôntica. Ela se refere ao motivo que levou o paciente a procurar pelo profissional e deve ser anotada com as próprias palavras do paciente. Vale ressaltar que a queixa principal nem sempre existe para determinado dente com comprometimento endodôntico,[3] pois, muitas vezes, o paciente possui um elemento dentário portador de doença de etiologia endodôntica, mas de curso silencioso e assintomático, portanto, sem possuir queixa alguma.

### História médica e odontológica

O diagnóstico começa a ser estabelecido assim que o profissional visualiza o paciente. Sua fisionomia, a aparência do rosto, sua expressão facial, é o que se denomina *fácies* (substantivo feminino).[2] O paciente poderá demonstrar *fácies* sofrida, denotando dor ou cansaço, ou transparecer com seu semblante sua saúde e/ou tranquilidade.

Deve-se obter a história da doença atual, verificando-se o seu início, duração, características, evolução, remissões, se há fatores que a modificam e se houve tratamentos prévios. A história da doença atual se amplia para a história médica, realizando-se a revisão das condições gerais de saúde do paciente ou uso de algum tipo de medicação.

Além disso, sintomas como cansaço, prostração e inapetência também serão úteis, sobretudo, se associados aos sinais de edema ou febre, para o diagnóstico de processos infecciosos que estejam provocando toxemia.

Particularmente para o estabelecimento do diagnóstico em Endodontia, as perguntas constantes da anamnese buscarão esclarecer sobretudo aspectos relativos à dor, seu surgimento, duração, se houve uso ou não de analgésicos ou anti-inflamatórios, se a dor é localizada ou irradiada (também chamada dor referida) e ainda se há alteração na intensidade da dor com algum tipo de postura ou atitude (p. ex., dor em decúbito ou mudanças com alimentos frio ou quentes etc.).

### Exame objetivo | exame clínico do paciente endodôntico

#### Inspeção

A inspeção do paciente deve começar no momento em que ele entra no consultório, pois a simples observação do gestual e da expressão facial pode apresentar informações muito relevantes, denunciando, por exemplo, se o paciente está acometido ou não de uma dor de grande intensidade. Além disso, outros aspectos importantes para o seu estado de saúde geral, seu diagnóstico e até mesmo para o tratamento podem ser observados nessa fase.

Por outro lado, em relação às entidades patológicas de origem endodôntica, assimetrias faciais que acometam os ângulos mandibulares e a região geniana costumam ser notadas, mesmo em uma observação a distância. Além disso, edemas e alterações da textura da pele e de sua cor, como eritema, equimose ou hematoma, também poderão ser visualizados no momento da inspeção e devem ser levados em conta (Figura 5.1).

#### Inspeção bucal

Nesse exame, é importante observar alteração de cor da coroa, estado das restaurações, exposição pulpar, presença ou ausência de cáries. Nesse momento, o endodontista deverá observar também as demais estruturas bucais, sua cor e morfologia, presença de tumefação (edema), existência de fístula e sua parúlide (furúnculo gengival) (Figura 5.2),[4] bem como demais aspectos dos tecidos moles.

Se a história clínica e os aspectos semiológicos da dor forem compatíveis com elemento dentário portador de polpa viva, a busca deve ser direcionada a cavidades de cárie, restaurações infiltradas e restaurações recentes, de modo a identificar o elemento dentário causador do processo patológico.[3]

A utilização generalizada de técnicas adesivas – em que ataques ácidos, resinas e outras substâncias químicas em cavidades profundas são realizadas rotineiramente – tem sido motivo de estudos e controvérsias sobre o papel dessas manobras como agressor pulpar de modo irreversível.[5] De qualquer forma, restaurações complexas e profundas em resinas fotopolimerizáveis precisam ser criteriosamente investigadas, uma vez que tornam esses dentes potenciais candidatos ao tratamento endodôntico em dentes portadores de inflamação irreversível ou necrose, tanto pelas agressões químicas provenientes das

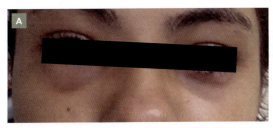
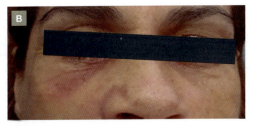

**Figura 5.1** Pacientes apresentando edemas faciais de interesse odontológico, porém por motivos distintos; no caso clínico da paciente em **A,** trata-se de uma reação alérgica, com edema infraorbitário e da conjuntiva do olho, mais acentuados do lado direito, surgidos imediatamente após a administração de anti-inflamatório injetável (diclofenaco intramuscular) prescrito por cirurgião-dentista em Serviço de Pronto Atendimento, em virtude de uma odontalgia; no caso da figura **B,** a paciente apresenta edema e equimose infraorbitários no lado direito, associados à infecção de origem endodôntica (abscesso perirradicular agudo) no elemento dentário 12.

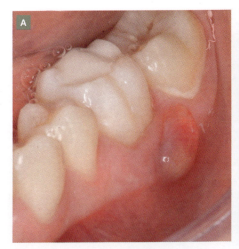
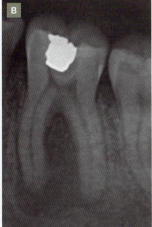

**Figura 5.2 A.** Parúlide associada ao abscesso apical (ou perirradicular) crônico no elemento dentário 36. **B.** Radiografia periapical do caso.

restaurações, quanto pela profundidade e extensão das cavidades, submetidas, às vezes, a sucessivas agressões mecânicas, como desgaste com a broca, calor, trauma oclusal, além da agressão microbiana.

Se os aspectos semiológicos apontarem para um dente despolpado, a busca ainda permanece direcionada a lesões cariosas e/ou restaurações infiltradas, assumindo especial importância a busca por coroas naturais escurecidas, grandes restaurações metálicas ou coroas protéticas e, mais uma vez, por extensas restaurações em resina fotopolimerizável,[6] frequentemente relacionadas com a necrose pulpar pelas razões expostas, além de elementos endodonticamente tratados, nos quais possa ter havido o insucesso da terapia inicialmente instituída.

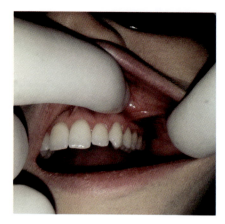

**Figura 5.4** Palpação apical.

## Palpação

É uma manobra que pode ser intra e extrabucal para se aferir o grau de sensibilidade dolorosa do paciente em determinada região. Utilizam-se a ponta do dedo indicador, os dedos indicador e médio, ou também o polegar para palpar a região da face que será examinada, buscando fazê-lo também bilateralmente, estabelecendo, assim, as semelhanças e as diferenças entre os lados direito e esquerdo do paciente, investigando alterações (Figura 5.3).

## Palpação apical

Consiste em se tatear a região apical do elemento dentário examinado, fazendo-o delicadamente com a ponta do dedo indicador, verificando se há resposta dolorosa ou, pelo tato, a presença de alterações patológicas de sua forma (Figura 5.4). Dentre as possíveis respostas ao estímulo de palpação apical, destacamos: (a) edema periapical, mole à palpação, pressupondo passagem de líquido para o interstício tecidual, como ocorre, por exemplo, no caso de elemento portador de polpa necrosada, infectada, com abscesso apical; (b) aumento de volume apical endurecido, de sensibilidade leve, respondendo à palpação com a chamada *crepitação óssea* (resposta à palpação parecida com a de apertar uma bolinha de tênis de mesa), demonstrando a existência de um processo apical de origem endodôntica com crescimento lento e expansivo, que é o que se espera, por exemplo, de uma lesão cística; (c) perda de continuidade na integridade do osso, às vezes acompanhada de uma ligeira depressão, preenchida por tecido mole à palpação, denotando lise óssea na região perirradicular apical, características de lesões que rompem a cortical óssea, como cistos e granulomas.

## Percussão horizontal e vertical

A percussão deve ser iniciada com delicadeza, empregando-se, de preferência, também o dedo indicador, percutindo a coroa do dente, investigando-se a resposta à percussão com leves toques com as costas do dedo, horizontal e verticalmente. Se essa manobra resultar negativa, fica, então, indicado lançar mão do cabo do espelho, percutindo a coroa do paciente, perpendicularmente à mesma ou no sentido do seu eixo, sempre de forma delicada, evitando o sofrimento desnecessário do paciente (Figura 5.5). A percussão vertical positiva tem sido associada à inflamação de origem endodôntica, enquanto a dor relacionada com a percussão horizontal diz respeito a alterações periodontais.

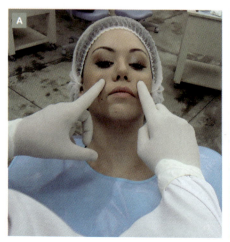 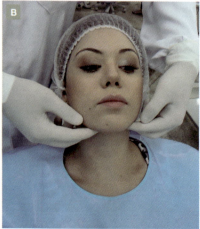

**Figura 5.3 A** e **B.** Manobras de palpação feitas bilateralmente, conforme descrito no texto.

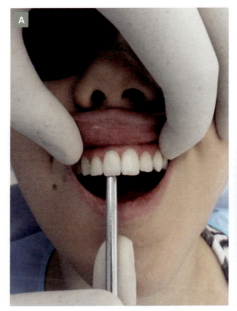
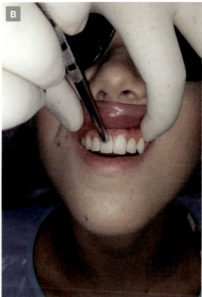

**Figura 5.5 A.** Percussão vertical. **B.** Percussão horizontal.

## Mobilidade dentária

O método de avaliação da mobilidade dentária envolve um procedimento clínico simples, empregando-se dois instrumentos metálicos apoiados com firmeza na superfície dentária ou utilizando um instrumento metálico e um dedo (Figura 5.6). Aplica-se força na tentativa de movimentar o elemento dentário em todas as direções (a mobilidade patológica ocorre, com mais frequência, no sentido vestibulolingual). Dessa maneira, gradua-se a mobilidade do seguinte modo: (a) Grau 1: ligeiramente maior que a normal; (b) Grau 2: moderadamente maior que a normal; (c) Grau 3: mobilidade grave vestibulolingual e mesiodistal, combinada com deslocamento vertical.

A presença de mobilidade patológica pode ser causada por diversos fatores: perda de suporte ósseo do dente, sobrecarga dentária, trauma, hipofunção do dente, extensão de um processo inflamatório no tecido gengival ou na região perirradicular, após cirurgia periodontal e nos processos patológicos dos maxilares que resultam em destruição do osso alveolar ou das raízes dentárias.

Tem sido verificado, também, aumento da mobilidade dentária durante a gravidez, associada a ciclo menstrual ou uso de anticoncepcionais.

## Sondagem periodontal

Na obtenção de um diagnóstico endodôntico é necessário avaliar a condição da estrutura dos tecidos periodontais. Para tanto, não se pode abrir mão da sondagem periodontal, verificando as condições do periodonto (Figura 5.7). Verifica-se o elemento dentário nas suas proximais, pelo menos em três regiões por vestibular e por lingual, não se esquecendo da região de furca.

Não chega a ser um achado incomum o fato de dentes portadores de processo inflamatório irreversível ou necrose pulpar apresentarem alguma radiolucidez na região da furca ou perirradicular, simulando, ao aspecto radiográfico, a presença de uma bolsa periodontal que, na verdade, não existe, pois a sondagem periodontal confirma a normalidade de profundidade do sulco. Como não existe, de fato, lesão periodontal a ser tratada, esse caso se enquadra na classificação de lesão pulpar[7] e seu

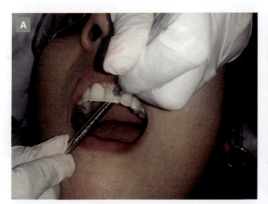
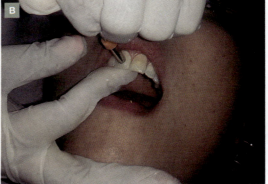

**Figura 5.6** Avaliação da mobilidade dentária: **A.** Com dois instrumentos metálicos. **B.** Com um instrumento metálico e um dedo.

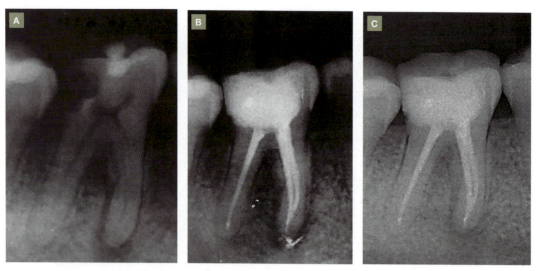

**Figura 5.7 A.** Radiografia de paciente com quadro de abscesso apical (perirradicular) crônico no elemento dentário 46, apresentando imagem radiolúcida na região de furca e perirradicular. A sondagem periodontal demonstrou normalidade de profundidade do sulco. O preparo químico-mecânico, medicação intracanal à base de hidróxido de cálcio (pó da pasta L&C + glicerina PA) e a obturação em uma segunda sessão levaram ao desaparecimento das lesões em um período de 4 meses, sem nenhuma intervenção periodontal, evidenciando caso de lesão endodôntica primária. Acompanhamento pós-obturação do caso: **B.** 2 meses; **C.** 4 meses.

tratamento deve ser exclusivamente endodôntico, que bastará para a remineralização do osso e a volta ao aspecto radiográfico de normalidade. Nos demais casos em que haja comprometimento endododôntico e se confirme a presença de bolsa, o tratamento deve ser concomitantemente endodôntico e periodontal.[7]

Para a manobra de sondagem periodontal, além do emprego da sonda milimetrada convencional, sugere-se a utilização de uma sonda periodontal luminosa, com fibra luminosa de 0,75 mm de diâmetro, com marcas de profundidade a 3 mm, 5 mm e 7 mm.

### Exames complementares

São considerados exames complementares: exames radiográfico e hematológico; provas bioquímicas do sangue e biopsia. Atualmente, o exame de imagem por tomografia computadorizada tem assumido importância especial (Figuras 5.8 e 5.9),[8-10] particularmente a partir do advento de aparelhos com imagens mais adequadas ao exame dos dentes e dos tecidos perirradiculares, a chamada tomografia computadorizada de feixe cônico (*cone beam*).[9-12]

Em casos de atresias ou calcificações, a tomografia poderá ser uma alternativa bastante eficaz, como mostra o caso registrado na Figura 5.10.

### Exame radiográfico

O exame radiográfico pode ser inserido em qualquer momento do processo de diagnóstico. Deve-se atentar para o princípio da justificação da exposição individual, previsto pela Portaria Federal nº 453, de 1º de junho de 1998,[11] que estabelece as diretrizes básicas de proteção radiológica em radiodiagnóstico médico e odontológico: todas as

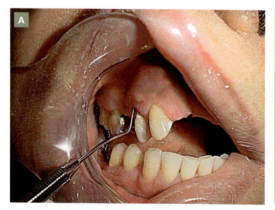
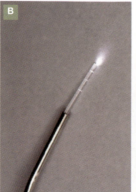
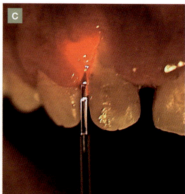

**Figura 5.8 A.** Sondagem vestibular do elemento dentário 14 com sonda periodontal convencional 14. **B.** Sonda periodontal com ponta de fibra luminosa Perio-Probe® acoplada ao aparelho transiluminador Microlux Transilluminator™, que será apresentado adiante, neste capítulo. **C.** Sondagem luminosa de bolsa periodontal associada a uma perfuração vestibular ocorrida durante cirurgia de acesso do elemento dentário 12.

Capítulo 5 | Diagnóstico em Endodontia 103

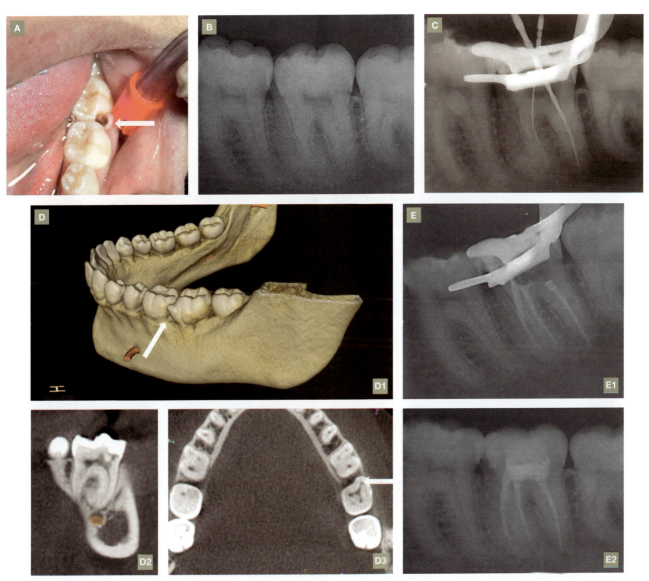

**Figura 5.9** Caso clínico: paciente portadora de pulpite irreversível no elemento dentário 37. **A.** Clinicamente observou-se lesão cariosa profunda junto a uma excrescência coronária mesiovestibular ali existente (*seta*). **B.** A radiografia periapical apresentou imagem de interpretação julgada inconclusiva quanto à anatomia da região raiz mesial e região perirradicular, havendo diagnóstico diferencial entre elemento supranumerário, alteração de forma do elemento, hipercementose ou osteíte condensante. **C.** A dificuldade na detecção do canal mesiovestibular corroborou a indicação de realização de tomografia *cone beam* (em **D**). **D1.** Cúspide anômala (que também pode ser denominada tubérculo) vista na reconstrução tridimensional, conforme a *seta*. **D2.** Corte transaxial (também chamado corte parassagital), em que se verifica a existência de um divertículo pulpar (corno pulpar), associado à cúspide anômala, comunicando-se com a lesão cariosa. **D3.** Corte axial evidenciando a localização bastante vestibularizada e mesializada do canal mesiovestibular. Tais imagens tomográficas foram fundamentais na elaboração do diagnóstico, planejamento e conclusão do caso, como se vê em **E1** e **E2**. O diagnóstico definitivo foi o de alteração de forma do elemento dentário 37, com a presença de tubérculo anômalo (cúspide anômala).

exposições do paciente à radiação devem ser justificadas individualmente, tendo em conta os objetivos específicos da exposição e as características do indivíduo envolvido.

As incidências de maior interesse para o diagnóstico endodôntico são a periapical, a interproximal (*bite-wing*) e a panorâmica. Por vezes, também a radiografia oclusal é utilizada. São limitadas pela bidimensionalidade de suas imagens e apenas sugestivas das alterações nelas observadas.[12]

A incidência radiográfica periapical torna possível, além de uma visão panorâmica do dente, observar a largura, o comprimento e o raio da curvatura radicular (dentro de suas limitações), elementos determinantes no planejamento do tratamento endodôntico. Mostra também alterações ósseas perirradiculares resultantes do comprometimento da polpa dental.

Com o advento dos métodos digitais de obtenção da imagem radiográfica, a Endodontia pôde se beneficiar de suas várias vantagens em relação ao método químico de processamento, como: maior rapidez; menor exposição à radiação; obtenção da imagem de forma mais limpa, sem os inconvenientes da utilização de soluções químicas de processamento; emprego de *softwares* com ferramentas

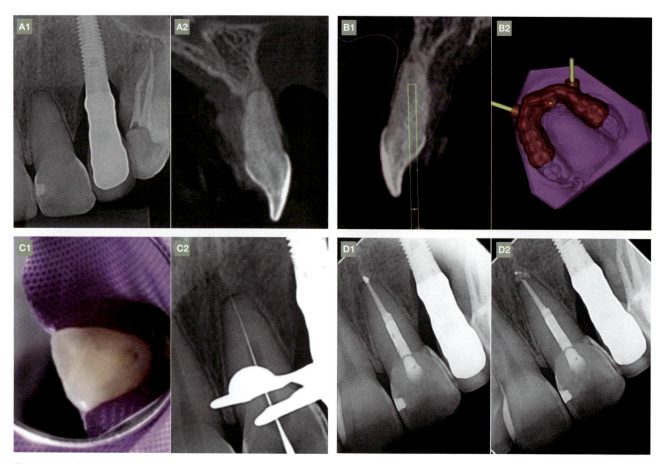

**Figura 5.10** Caso clínico de tratamento endodôntico guiado, cedido pela Prof.ª Sonia Lara Mendes, constando de: **A1.** Radiografia periapical do elemento 12, em que se observa extrema atresia do canal radicular. **A2** e **B1.** Corte tomográfico sagital. **B2.** Guia cirúrgico obtido pela prototipagem via tomografia por feixe cônico. **C1** e **C2.** Planejamento da localização e direção da trepanação cirúrgica, odontometria. **D1** e **D2.** Caso clínico concluído.

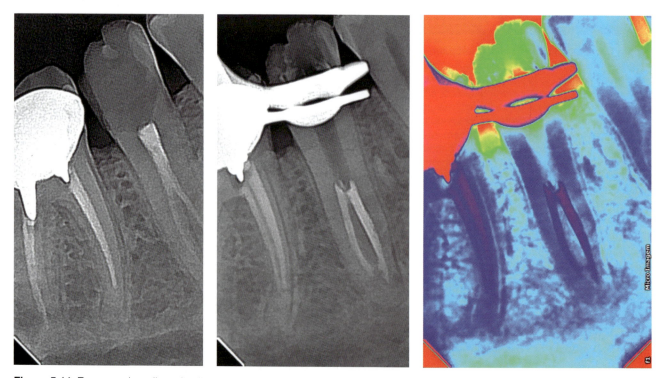

**Figura 5.11** Emprego de radiografia digital direta (sensor Micro Imagem FIT®) em caso de retratamento endodôntico do 45, sendo as imagens trabalhadas em *software* específico (Dental Master®).

para trabalhar as imagens digitais, tais como filtros e *templates*, auxiliando no diagnóstico e em diversas fases do tratamento, medição (incluindo odontometria), inversão, brilho, contraste, rotação, *zoom*, negativo, positivo, montagem de *template*, histograma, equalização dos tecidos moles, contraste adaptativo, realce multiescala e 3D, tendo, ainda, as vantagens de reproduzir imagens em uma mesma posição, possibilidade de arquivamento digital e comunicação pela internet.

A incidência interproximal mostra a coroa dental e o segmento cervical da raiz. Pode-se observar melhor a relação de proximidade entre a polpa dental e as restaurações ou cavidades cariosas, a deposição irregular de dentina ou calcificações que possam modificar a arquitetura da câmara pulpar, e observar o arco de curvatura do segmento cervical do canal radicular, que define o seu perfil de emergência na câmara pulpar.

A radiografia panorâmica é útil para avaliar estruturas anexas a dentes endodonticamente comprometidos, melhor observação da intimidade entre acidentes anatômicos, como o seio maxilar e o canal mandibular. Particularmente em casos de lesões extensas, em que a radiografia periapical não consiga mostrar toda a extensão do processo patológico circundado por tecido sadio, é obrigatório que se realize outra tomada imaginológica que possibilite delimitar a real extensão, podendo ser indicadas a radiografia oclusal ou tomadas extrabucais, a exemplo da radiografia panorâmica, ou preferencialmente a tomografia computadorizada *cone beam*, como apresentado adiante neste capítulo.

## Exploração cirúrgica

A investigação cirúrgica é o último recurso para a elucidação de situações obscuras, lançando-se mão de um exame invasivo, o qual é informado ao paciente tratar-se de um procedimento em que se tenta obter esclarecimento sobre a entidade patológica que acomete o dente ou a região.

A presença de fraturas verticais não visualizadas radiograficamente é um exemplo típico de casos em que a cirurgia exploratória pode ser indicada (Figura 5.12), pois até mesmo exames de maior possibilidade de detecção, como a tomografia computadorizada, podem ter dificuldade em sua evidenciação.

## Testes clínicos pulpares

O diagnóstico endodôntico lança mão de uma série de manobras, os testes pulpares, conhecidos como testes de vitalidade pulpar. Contudo, esses testes apenas apontam a *sensibilidade* positiva ou negativa da polpa dental, sem, na verdade, apontar o real estágio da higidez pulpar.

Para os testes que envolvem a aplicação de estímulo e resposta dolorosa, deve-se estabelecer um código de resposta ao estímulo aplicado, podendo-se, por exemplo, pedir que o paciente erga a mão esquerda assim que ele sentir qualquer desconforto, solicitando também que ele baixe a mão assim que a dor desaparecer.

A resposta ao estímulo doloroso poderá resultar nas seguintes respostas das fibras nervosas sensitivas pulpares: (a) dentes normorreativos, com polpa dentária normal, cuja resposta a determinada intensidade de estímulo seja mais ou menos semelhante para os elementos dentários saudáveis de determinado paciente, principalmente quando forem comparados elementos dentários vizinhos ou homólogos; (b) dentes hiper-reativos, com polpa dentária anormal, em que a resposta ao estímulo doloroso acontece com estímulo de intensidade menor que os dentes vizinhos ou homólogos de determinado paciente; (c) dentes hiporreativos, com polpa dentária anormal, que apresentam resposta somente com estímulo doloroso muito superior aos elementos dentários vizinhos ou homólogos, ou mesmo ausência de resposta. Esses dados serão muito importantes para ajudar a chegar ao diagnóstico pulpar. Cabe enfatizar o cuidado que se deve ter para identificar a condição clínica da polpa antes de lançar mão da anestesia dentária.

### Emprego dos testes térmicos

Em Endodontia, as denominações "teste pelo frio" e "teste pelo calor", que serão abordados neste capítulo, tornaram-se

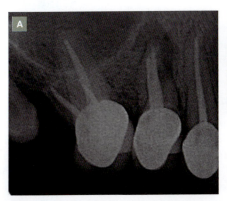
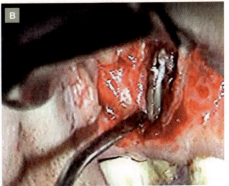
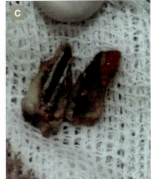

**Figura 5.12 A.** Paciente foi submetida a tratamento e posterior retratamento endodôntico do elemento, em virtude de manifestação recidivante de insucesso (edema apical). **B.** Somente após rebatimento do retalho cirúrgico pôde-se evidenciar a extensa fratura longitudinal da raiz, já que nem mesmo a tomografia computadorizada *cone beam* foi conclusiva nesse caso. **C.** Aspecto da raiz dentária fraturada, logo após sua remoção.

populares. Porém, a Física explica que ambos os testes térmicos são, na verdade, testes de transmissão de calor: quando um corpo ou uma substância são aquecidos, estamos aplicando calor, contudo, ao esfriá-los, estamos, na verdade, retirando calor.

### Teste pelo frio

Ao realizar esse teste, o profissional usa algum artifício para retirar calor do dente, empregando o bastão de gelo ou a neve carbônica (gelo seco). Contudo, o uso de *spray* de fluido refrigerante (popularmente conhecido como "gás refrigerante", segundo informam os fabricantes) ganhou largo emprego nos últimos anos. Os fluidos refrigerantes mais utilizados são o butano, o diclorodifluormetano[13] e o tetrafluoretano.[14] No Brasil, encontram-se marcas comerciais que usam uma mistura de butano e propano (Endo Ice – Maquira®; Endo Frost e Endo Ice F – Coltene®; Endo Test – Wilcos®).

### Técnica do uso do gás refrigerante

- Isolamento do dente (relativo ou absoluto)
- Aplicação da substância refrigerante sobre cotonete ou pelota de algodão apreendida com pinça durante 5 segundos, no máximo (Figura 5.13)
- Em caso de necessidade de repetição, aguardar, pelo menos, 5 minutos.

### Teste pelo calor

O calor é transferido ao dente por intermédio de substância ou instrumento previamente aquecido. Tem sido relatado o emprego de água morna, aquecimento da superfície dental com taça de borracha ou um bastão de guta-percha aquecida, que é o mais usado.

### Técnica da aplicação da guta-percha

Para o teste pulpar com o bastão de guta-percha se realiza o isolamento (relativo ou absoluto) do dente e, em seguida, aplica-se um gel isolante na superfície do dente (p. ex., vaselina), para que a guta-percha não fique aderida ao dente. A seguir procede-se ao aquecimento e à plastificação da ponta do bastão de guta-percha em chama e faz-se a aplicação da guta-percha sobre a superfície dentária, enquanto esta ainda estiver brilhosa (Figura 5.14).

### Teste da anestesia seletiva

Emprega-se quando o paciente refere uma dor difusa ou reflexa (dor referida), sem definir o dente responsável. Dessa forma, quando for possível (e nem sempre será), deve-se anestesiar apenas o elemento dentário suspeito de ser o causador da dor, sem anestesiar o dente suspeito de ser aquele que está refletindo a dor. Se a dor cessar após a anestesia, sua hipótese diagnóstica será

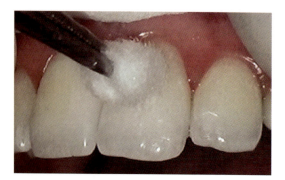

**Figura 5.13** Teste pelo frio com gás refrigerante.

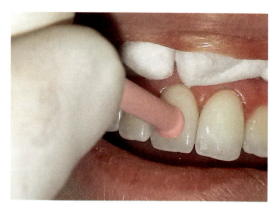

**Figura 5.14** Aplicação da guta-percha aquecida.

confirmada, identificando-se o elemento causador (dente algógeno) e o elemento que somente está refletindo a dor (dente sinálgico).

### Teste de cavidade

É um teste invasivo no qual se estimula o dente suspeito de ser portador de necrose pulpar sem anestesiá-lo previamente, utilizando-se, para isso, uma broca de alta rotação. Muitas vezes apenas o jato de ar ou a água da seringa tríplice, ou mesmo o ar da turbina de alta rotação, são suficientes para que o paciente acuse a resposta dolorosa, mesmo antes da abertura da cavidade. Se a resposta negativa persistir, deve-se avançar com a cirurgia de acesso, até que a trepanação seja obtida. Em minoria de casos o paciente com necrose pulpar ainda acusará desconforto de origem pulpar, o que é atribuído às células nervosas do tipo C (amielínicas) remanescentes.[15]

### Teste pulpar elétrico

Para o teste pulpar elétrico, utiliza-se um aparelho conhecido como *pulp tester*. Ele tem demonstrado muita eficácia, particularmente quando coadjuvante do teste térmico pelo frio.[15] Vale ressaltar que o teste pulpar elétrico é recomendado no protocolo de diagnóstico da American Association of Endodontists (AAE)/American Board of Endodontics (ABE). No Brasil, temos como exemplo o aparelho Pulp Tester® Digital VCR-200 da Odous de Deus, de adequado desempenho clínico (Figura 5.15).

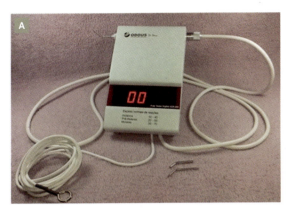
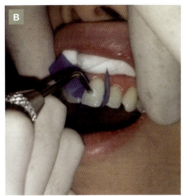

**Figura 5.15 A.** Aparelho Pulp Tester® Digital VCR-200 (Odous de Deus). **B.** Aplicação do teste pulpar elétrico, conforme descrito no texto.

## Testes para identificação de fraturas

A identificação de um elemento dentário fraturado (com fratura completa) ou rachado (apresentando fratura incompleta, também chamada trinca) tem sido um grande desafio diagnóstico na prática clínica.[16]

Algumas vezes, o paciente pode relatar a procura a vários profissionais sem sucesso no diagnóstico, bem como episódios alternados de dor espontânea ou muito intensa à mastigação, seguidos de períodos com misteriosa remissão dos sintomas, caracterizando a chamada síndrome do dente rachado, mais bem detalhada no Capítulo 27, Síndrome do Dente Tachado. Para elucidação desses casos, têm sido propostas técnicas descritas a seguir:

### Técnica da mordida

Este teste costumava consistir, no passado, em manobra na qual se pedia ao paciente para morder sobre alguma superfície dotada de flexibilidade, como rolo de algodão, cotonete, palito de madeira ou sugador de plástico, empregando-se também superfícies mais rígidas, a exemplo de instrumentos metálicos, buscando-se reproduzir a posição em que a trinca existente fosse estimulada a se abrir, deflagrando a dor de origem pulpar ou periodontal decorrente da mesma. Embora esses artefatos possam ainda ser utilizados, surgiram dispositivos plásticos especialmente desenhados para esse fim. AAE/ABE ratificaram, em 2013, a recomendação de se usar o dispositivo denominado Tooth Slooth® (Figura 5.16A). Contudo, verifica-se a existência de outros produtos comerciais com a mesma finalidade, como os detectores Fracfinder™ (Figura 5.16B).

### Técnica de identificação de fraturas com o uso de corantes

Consiste em se impregnar a região suspeita da localização da fratura com uma, substância que possa evidenciá-la, podendo ser usada para esse fim, a solução aquosa de azul de metileno de 1 a 2%, removendo-se seu excesso com ácido fosfórico gel a 37%, o mesmo utilizado na técnica de restauração fotopolimerizável (37%).

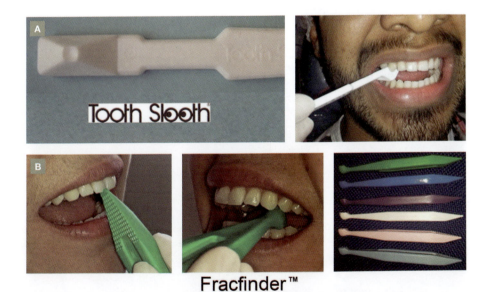

**Figura 5.16** Detectores de fratura dental, por gentileza e permissão de seus fabricantes: **A.** Tooth Slooth® (Professional Results, Inc. EUA – www.toothslooth.com). **B.** Fracfinder™ (Denbur, Inc. EUA – www.denbur.com/FracFinder.html).

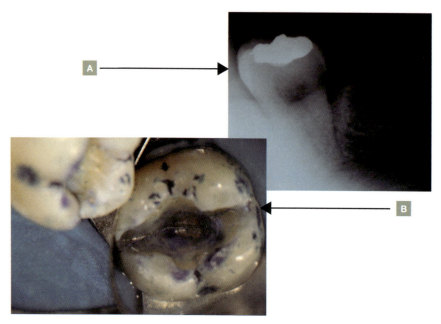

**Figura 5.17 A.** Elemento dentário 38, com queixa de dor insuportável em alguns momentos, de difícil reprodução na clínica, apresentando amálgama em preparo de istmo largo e radiograficamente distante da cavidade pulpar. **B.** A remoção da restauração resultou em uma cavidade sem lesão cariosa. A aplicação da solução aquosa de azul de metileno a 1% evidenciou a presença de uma trinca mesiodistal na parede pulpar do elemento.

## Microscopia operatória e diagnóstico

Enfatizam-se atualmente as vantagens do emprego da microscopia operatória (também chamada microscopia clínica, microscopia odontológica ou microscopia cirúrgica) em Odontologia[17,18] e em especial na Endodontia, pois seu emprego perpassa todas as fases do tratamento endodôntico, trazendo inúmeras vantagens em cada uma delas.

A American Dental Association (ADA) ratificou, em 2018, os pareceres anteriores de sua Comissão de Acreditação, assegurando que os estudantes de pós-graduação em Endodontia, nos Estados Unidos, devem ser treinados em magnificação e iluminação do campo o operatório, além da simples ampliação por óculos ou lupas. Adicionalmente ao microscópio operatório, pode-se incluir, entre outros, o endoscópio, o orascópio ou outras tecnologias que produzam ampliação (Figura 5.18).[19]

Contudo, ao contrário do que se possa imaginar à primeira vista, não é só pelo aumento do objeto visualizado que a microscopia operatória traz melhor qualidade ao tratamento endodôntico, havendo benefícios adicionais, como: (a) melhor iluminação do campo operatório, uma vez que o microscópio proporciona iluminação coaxial, na qual a área examinada recebe o feixe de luz paralelamente à incidência da luz nos olhos do observador, eliminando o aparecimento de sombras; (b) melhor resolução do objeto ampliado, comparativamente a outros dispositivos que produzem magnificação, como microcâmeras, endoscópios ou orascópios, embora com

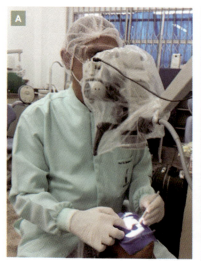
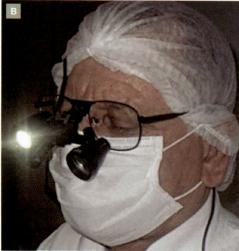

**Figura 5.18 A.** Tratamento realizado por microscopia operatória. **B.** Lupa binocular e fotóforo.

menor profundidade de campo, que é a extensão ao longo da linha de visão no qual o objeto parece estar em foco. Em óptica, o limite de resolução é a menor distância entre dois pontos para que eles apareçam individualizados. Quanto menor essa distância proporcionada pelo aparelho óptico empregado, isso se traduzirá, na prática, como melhor nitidez da imagem ampliada;[20] (c) aumento maior e melhor comodidade visual que a proporcionada por lupas. A acomodação visual é melhor com o uso do microscópio porque as suas objetivas ficam distantes do operador, possibilitando que os seus olhos direcionem-se para a frente; já com as lupas, o profissional precisa acomodar os olhos em posição convergente,[21] o que parece explicar as queixas de dor de cabeça ou sobre os olhos para os usuários não acostumados ao uso de lupas; (d) posição ergométrica, uma vez que a coluna vertebral do operador permanece ereta, durante a observação ao microscópio; (e) maior biossegurança, em função de a distância profissional-paciente ser maior; (f) facilidade de documentação visual, possibilitando fotografar ou gravar em vídeo o atendimento, resultando em imagens que ajudam a esclarecer o paciente, podendo ser arquivadas, enviadas a outros profissionais e até mesmo usadas com fins didáticos; (g) menor desgaste do dente a ser tratado, possibilitando, inclusive, o emprego de delicadas pontas ultrassônicas em substituição às brocas convencionais. As principais indicações da microscopia operatória no tratamento endodôntico são: (a) no diagnóstico: aumenta a possibilidade de identificação de circunstâncias que possam levar ao comprometimento pulpar, como infiltrações de restaurações, fraturas ou trinca, utilizando-se o microscópio associado ou não à transiluminação e ao uso de corantes; (b) na localização de canais, evidenciação de perfurações e identificação de corpos estranhos nos canais (Figuras 5.17 e 5.19); (c) durante a cirurgia de acesso: a visão microscópica possibilita uma abertura coronária mais conservadora, com maior preservação de tecido sadio; (d) nas fases de instrumentação e obturação: ajuda na visualização dos canais, antes, durante e após o seu preparo, bem como na desobstrução de canais a serem retratados, na remoção de limas ou outros corpos estranhos e também na inspeção microscópica dos instrumentos endodônticos, com a finalidade de verificar alguma alteração na sua superfície que recomende o seu descarte; (e) nas fases de instrumentação e obturação: ajuda na visualização dos canais, antes, durante e após o seu preparo, bem como na desobstrução de canais a serem retratados, na remoção de limas ou outros corpos estranhos e também na inspeção microscópica dos instrumentos endodônticos, com a finalidade de verificar alguma alteração na sua superfície que recomende o seu descarte.

## Transiluminação

Consiste em exame com uso de um aparelho dotado de uma fibra óptica, aplicando-se um feixe luminoso intenso no elemento dentário, a fim de se poder diagnosticar, por translucidez do esmalte e da dentina, algumas alterações presentes, como: trincas, fraturas, perfurações, cáries interproximais, reabsorções coronárias e escurecimento da área correspondente à câmara pulpar nas necroses pulpares (Figura 5.20).

## Incidentaloma *versus* incidentalose

O termo genérico achado incidental é aplicado em imaginologia para descrever uma entidade oculta descoberta inesperadamente em um exame de imagem realizado por uma razão não relacionada.[22] Por exemplo, uma simples radiografia periapical de rotina pode detectar uma lesão intraóssea de origem não odontogênica. Esses achados incidentais são, por vezes, referidos na literatura como um incidentaloma, o que é muitas vezes um equívoco, já que o sufixo *oma* sugere que o achado é um tumor e frequentemente não se trata de um tumor.[22] Nesse contexto, parafraseando o conceito de incidentaloma descrito, Chiesa *et al.*[23] cunharam o termo incidentalose, cuja etimologia da palavra parece muito mais apropriada, pois o sufixo *ose* refere-se a uma doença.

## Incidentalose

É definida como uma imagem visualizada por mero acaso, quando se analisa determinada região sob exame imaginológico (tal como radiografia, tomografia computadorizada, ressonância magnética nuclear, cintigrafia,

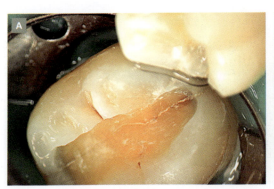
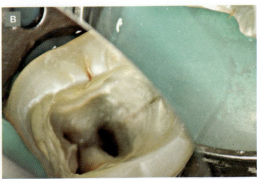

**Figura 5.19 A.** Após a remoção de restauração, foi identificada fratura no assoalho do elemento dentário 47, no sentido mesiodistal. **B.** Após cirurgia de acesso, evidenciou-se tratar-se de uma fratura completa do elemento, o que determinou a sua exodontia.

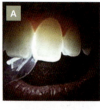
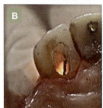
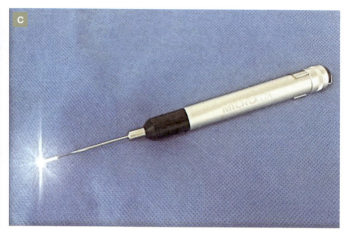

**Figura 5.20 A** e **B.** Aplicações clínicas do transiluminador, conforme descrito no texto. **C.** Aparelho Microlux™ Transilluminator com ponta Endo Lite, distribuído no Brasil por HaiatBazzi & Cia Ltda. (www.haiatbazzi.com.br.)

ultrassom etc.) ou à luz de microscopia operatória, identificando estruturas ou aspectos muitas vezes sem correlações patológicas definidas, mas que merecem ser registradas, informadas ao paciente e, principalmente, acompanhadas, em razão de não se ter a certeza da relevância desses achados. Alguns achados incidentais podem ser facilmente identificados com base na sua apresentação ou localização, enquanto outros podem ser indeterminados e apresentam-se como verdadeiro dilema para o diagnóstico imaginológico. Também não é incomum que muitas características fisiológicas, variantes normais, anomalias de desenvolvimento menores e artefatos de imagem sejam identificados erroneamente como patologia potencial por observadores inexperientes ou até mesmo experientes. Tal identificação incorreta pode resultar em preocupação desnecessária para o paciente, bem como exames complementares inapropriados e dispendiosos.[22] As Figuras 5.9 e 5.19 demonstram casos de incidentaloses na Odontologia.

São exemplos de achados incidentais em Endodontia:[23]

- Em microscopia operatória:
  - Paredes de esmalte ou dentina com trincas microscópicas
  - Falsas entradas de canais
  - Sujidade sobre a lente do microscópio, simulando trinca, conforme demonstra a Figura 5.21
- Em imaginologia:
  - Imagens simulando trincas, fraturas ou reabsorções, sem correlação clínica e sem conduta clínica a ser tomada, conforme demonstra a Figura 5.22.

## O Futuro: métodos étodos fisiométricos de diagnóstico

O oxímetro de pulso é um aparelho que mensura a saturação de oxigênio no sangue arterial dos tecidos e a sua taxa de pulso (frequência de batimentos cardíacos), sendo rotineiramente empregado na Medicina, quando se deseja manter o paciente sob monitoramento, principalmente em unidades de cuidados intensivos ou durante a administração da anestesia intravenosa. Ele também é considerado indispensável em pacientes odontológicos submetidos à sedação consciente com óxido nitroso. Assim, a aplicação desse mesmo oxímetro em dentes, com a finalidade de estabelecer a vitalidade pulpar, tem sido apresentada como uma real possibilidade,[24] embora não seja rotina na prática endodôntica (Figura 5.23).

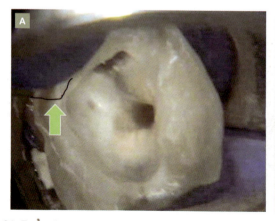
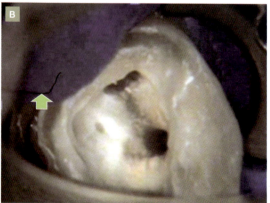

**Figura 5.21** Exemplo esquemático. **A.** Sujidade sobre a lente do microscópio, sugerindo falsa trinca. **B.** Observa-se que a imagem não está sobre o dente, pois mudou de posição.

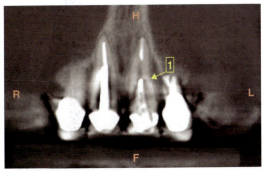

**Figura 5.22** Imagem hipodensa (*seta*) apontada no laudo do imaginologista como possível fratura ou trinca em elemento dentário assintomático. O caso está sendo acompanhado desde 2017, com absoluta normalidade clínica.

A fluxometria *laser* Doppler é um método eletro-óptico, não invasivo e indolor que possibilita um registro semiquantitativo do fluxo sanguíneo, mesmo em pequenos vasos da microcirculação, e que já foi testado em sua possibilidade de detectar a integridade vascular da polpa dental com sucesso. Contudo, o fluxômetro *laser* Doppler permanece como um aparelho extremamente caro para uso em consultórios odontológicos (Figura 5.24).

Vale ressaltar que esses métodos não foram levados em consideração no estabelecimento dos protocolos para o diagnóstico da AAE/ABE.

## Perfil psicológico do paciente, seus responsáveis e humanização do atendimento

Naturalmente, há que se entender que o componente reacional da dor – característica individual que varia de pessoa para pessoa – poderá influenciar significativamente a busca por um diagnóstico correto. Ao se interpretarem essas respostas dolorosas, deve-se estabelecer um parâmetro relativo a cada paciente, que é único e que pode responder diferentemente a um mesmo estímulo. Daí a importância de considerar o paciente também no aspecto mental. Na arte de cuidar, é preciso ser receptivo, saber ouvir, explorar dados que o paciente traz sem invadir seu espaço pessoal. Assim, a entrevista deixa de ser apenas um diálogo e passa a ser um momento em que o profissional se encontra em contato com um ser com várias dimensões.

Para entender melhor e tratar essas diferenças, ampliando a individualização e a humanização do atendimento, dividimos o comportamento do paciente em três grupos principais: (a) o paciente colaborador; (b) o paciente

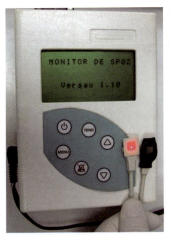
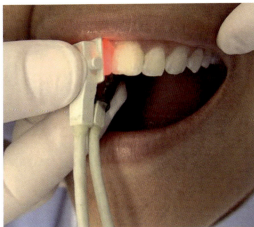

**Figura 5.23** Aplicação odontológica do oxímetro de pulso, para verificação da vitalidade pulpar. (Foto: Prof. Celso Luiz Caldeira.)

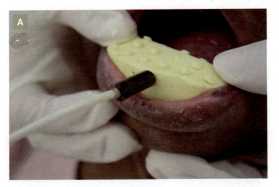
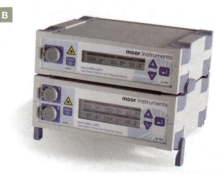

**Figura 5.24** Emprego odontológico do fluxômetro, conforme descrito no texto. **A.** Aplicação odontológica. (Foto: Prof. Celso Luiz Caldeira.) **B.** Fluxômetro. (Foto: Moor Instruments Ltd., Axminster, Devon, Inglaterra.)

refratário; e (c) o paciente simulador. Esta é uma classificação que guarda relação com conceitos semelhantes encontrados em tratados de Medicina e Psicologia.

### Pacientes colaboradores

Esses pacientes, embora acometidos de um desconforto importante, permanecem psicologicamente equilibrados; são os que classificamos como colaboradores. Respondem aos testes de forma diretamente proporcional ao estímulo doloroso aplicado, dentro de uma gradação esperada, facilitando, assim, o diagnóstico e, em consequência, o próprio tratamento.

### Pacientes refratários

São os pacientes com grande dificuldade de fornecer respostas que sejam proporcionais ao estímulo aplicado. Há causas multifatoriais que podem levar a esse tipo de comportamento, como os deficientes físicos sensitivos ou motores, sindrômicos ou neuropatas. Pode-se incluir também os pacientes com fobias específicas, descritas na Classificação Internacional de Doenças, 10ª edição (CID-10) sob o nº F40.2. – fobias específicas (isoladas). Segundo a CID-10, esses pacientes respondem de forma não usual a situações altamente específicas, como locais fechados ou elevados, trovões, escuridão, visualização de sangue ou ida ao consultório odontológico, situações que podem desencadear um estado de pânico ao paciente.[25]

O nervosismo natural do paciente ou o seu contato com a dor durante muitos dias (ou uma experiência com dor pregressa) podem aumentar a ansiedade, diminuindo seu limiar à dor e podendo alterar as respostas aos testes, tornando-as não confiáveis. A CID-10 descreve esses pacientes no código F68.0 – sintomas físicos aumentados por fatores psicológicos, explicando que são sintomas físicos compatíveis com uma doença ou incapacidade física, inicialmente em virtude de um transtorno, mas exagerados ou prolongados pelo estado psíquico do paciente, quando o indivíduo apresenta habitualmente um sentimento de angústia em resposta à dor e mostra-se preocupado, às vezes com razão, com a possibilidade da persistência ou do agravamento dessa dor.[25]

### Pacientes simuladores

São pacientes que simulam uma doença inexistente ou que ocultam uma doença real. São comuns em ambulatórios, entre aqueles que desejam esconder sua doença especialmente alguns portadores de doenças infectocontagiosas ou pessoas portadoras de alguma doença, mas que desejam obter um atestado de sanidade bucal, a fim de assumirem algum cargo, emprego ou função.

O profissional poderá também se deparar com simuladores que não portam doença alguma, mas que estão interessados em obter atestado odontológico, com a finalidade de abonar a sua ausência a trabalho remunerado ou atividade escolar, e buscam uma consulta, fingindo estar acometidos de alguma moléstia. Essa situação encontra-se enquadrada na CID-10 sob o código Z76.5 – pessoa fingindo ser doente (simulação consciente) ou simulador (com motivação óbvia). Além do simulador consciente, existem os portadores de moléstias necessitados de tratamento psiquiátrico, como os enquadrados sob a CID-10 com o código F45.2 – transtorno hipocondríaco, em que a característica essencial é uma apreensão constante em serem portadores de um ou vários distúrbios orgânicos, externando queixas somáticas persistentes, preocupação duradoura com a sua aparência física, sendo que a atenção do sujeito se concentra em geral em um ou dois órgãos ou sistemas.[25]

Outro transtorno psiquiátrico que leva à simulação está definido no código F68.1 – produção deliberada ou simulação de sintomas ou de incapacidades, físicas ou psicológicas (transtorno factício), em que há simulação repetida e coerente de sintomas, às vezes com automutilações, com o objetivo de provocar sinais ou sintomas. Segundo a CID-10, a motivação desses pacientes é obscura e possivelmente de origem interna, com o objetivo de adotar um papel ou um *status* de doente, frequentemente se associando a grandes transtornos da personalidade e das relações. Inclui os chamados pacientes itinerantes, o peregrino hospitalar e os portadores da síndrome de Münchausen.[25] Devemos também ter cuidado ao perceber a possibilidade de estar lidando com crianças filhas de portadores da síndrome de Münchausen por procuração, em que a simulação é provocada pelos pais (frequentemente, a mãe), que maltratam ou intoxicam seus filhos, a fim de simularem alguma doença.[26]

### Lesões endodônticas em crianças e adolescentes vítimas de maus-tratos

Com grande frequência as lesões de maus-tratos a crianças e adolescentes ocorrem na cabeça, na face, na boca ou no pescoço.[27,28] Por isso, é importante destacar que o endodontista deve estar atento às lesões bucofaciais que possam ter sido provocadas por traumatismos decorrentes de agressões ou maus-tratos, uma vez que o traumatismo dental pode desencadear vários processos de repercussão à polpa e aos tecidos perirradiculares (Figura 5.25) ver Capítulo 23 Traumatismo Dentário.

Geralmente, o cirurgião-dentista brasileiro não é bem informado quanto à sua responsabilidade ética e legal em relação à criança ou aos adolescentes que recebem

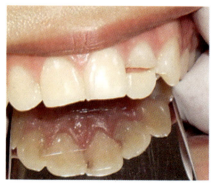

**Figura 5.25** Fratura coronária do elemento 22, em consequência de traumatismo dental, durante prática desportiva.

maus-tratos.[27,29] Nossa legislação atual prevê que os casos de suspeita ou confirmação de maus-tratos infantis devem ser obrigatoriamente comunicados ao Conselho Tutelar da respectiva localidade, sem prejuízo de outras providências legais, e que o profissional deve comunicar à autoridade competente os casos de que tenha conhecimento.[30] Assim, o profissional de Odontologia deverá tomar as providências aqui expostas e lembrar-se de colaborar para um possível exame de corpo de delito, se necessário.

## Terminologia diagnóstica

Várias classificações e terminologias de diagnóstico têm sido utilizadas por diversos autores em todo o mundo, o que tem sido alvo de controvérsias e discussões há várias décadas.

No intuito de dirimir tais controvérsias, a AAE recomendou a construção e adoção de um sistema de classificação fundamentado em evidências e no consenso para o diagnóstico endodôntico. Buscou-se chegar a um acordo na terminologia, melhorando a comunicação entre os diversos profissionais da área da saúde e, finalmente, proporcionando tratamento previsível para pacientes com base em sólidos e reproduzíveis diagnósticos. Em 2008, foi realizada uma conferência de consenso, com vistas à adoção de uma classificação diagnóstica padronizada de termos diagnósticos principais, estabelecendo os critérios radiográficos, resultados objetivos de testes e critérios clínicos necessários para validar o diagnóstico dos termos estabelecidos naquela conferência.

Como consequência das ações iniciadas em 2008, foi publicada, em 2013, a relação dos procedimentos julgados necessários para se chegar ao diagnóstico na Endodontia, bem como a terminologia de diagnóstico aprovada pela AAE/ABE,[3] as quais foram integralmente transcritas neste capítulo.

### Procedimentos necessários para o diagnóstico em endodontia

| Coletar história médica e odontológica | Tratamento pregresso |
| --- | --- |
| Queixa principal (se houver) | Sintomas, dor: localização, início, o que estimula ou alivia, se é localizada ou referida (irradiada) |
| Exame clínico | Simetria facial, presença ou ausência de fístula, aspecto da mucosa e dos tecidos periodontais (sondagem e mobilidade), presença ou ausência de cáries, condição das restaurações |
| Testes clínicos: testes pulpares | Frio, quente, teste pulpar elétrico |
| Testes perirradiculares | Percussão, palpação, teste de identificação de fraturas (dispositivo *tooth slooth* para identificação de fraturas) |
| Análise radiográfica | Exames principais recentes (ao menos duas radiografias), interproximais, tomografia computadorizada *cone beam* |
| Testes adicionais | Transiluminação, anestesia seletiva, teste de cavidade |

## Nomenclatura diagnóstica recomendada pela AAE/ABE (2013)[3]

### Diagnóstico pulpar

- Polpa normal
- Pulpite reversível
- Pulpite irreversível sintomática
- Pulpite irreversível assintomática
- Necrose pulpar
- Previamente tratado
- Terapia previamente iniciada.

### Diagnóstico apical

- Tecidos apicais normais
- Periodontite apical sintomática
- Periodontite apical assintomática
- Abscesso apical crônico
- Abscesso apical agudo
- Osteíte condensante.

Recomendamos o termo *perirradicular*, em vez de *apical*, porque ele abrange não somente as lesões na região apical ou periapical (certamente as mais comuns), mas também as lesões inflamatórias que afetam a porção lateral da raiz ou a área de furca.

## Diagnóstico pulpar

### Polpa normal

A polpa dentro desta categoria de diagnóstico está livre de sinais e sintomas e responderá positivamente aos testes pulpares térmicos e elétrico, reagindo aos estímulos com resposta dolorosa de intensidade compatível com a excitação provocada.

Embora se admita que essa polpa possa não estar histologicamente normal, a polpa clinicamente normal responde de forma suave ou transitória ao teste térmico pelo frio, demorando não mais do que um a dois segundos para alívio, após a remoção desse estímulo.

É importante ter em mente que não se chega a um diagnóstico provável, sem antes haver comparado o dente analisado com seus vizinhos e dente homólogo, sendo preferível testá-los primeiro, no intuito de familiarizar o paciente com uma resposta normal ao frio. As manobras de palpação apical e percussão de um dente com polpa normal resultam em resposta negativa.

### Pulpite reversível

A pulpite reversível apresenta uma sintomatologia provocada de resposta um pouco mais intensa que na polpa normal. Os resultados objetivos e subjetivos devem levar o profissional a acreditar que a inflamação pulpar regredirá, após ter sido instituída a terapêutica apropriada.

O desconforto pulpar é experimentado quando um estímulo, como frio ou doce, é aplicado, havendo o aparecimento de uma dor brusca, que tenderá a desaparecer poucos segundos após a sua remoção. Assim, a dor nesses casos é sempre provocada e nunca espontânea. Situações frequentes em que a pulpite reversível ocorre são a dentina exposta (sensibilidade dentinária), a cárie ou as restaurações profundas.

Vale lembrar que, em cavidades cariosas, é comum o paciente relatar dor persistente após a ingestão de doces e alimentos gelados, muitas vezes porque esses fatores de agressão ficam retidos nas lesões de cárie. Quando removidos pela escovação dental ou bochecho, costumam referir o alívio imediato.

A radiografia periapical assemelha-se à de um dente com polpa normal. Frequentemente o paciente informa não ter sentido necessidade de buscar medicação analgésica para o desconforto. A remoção de tecido cariado e restauração apropriada leva à completa remissão dos sintomas evidenciados.

## Pulpite irreversível sintomática

Trata-se de um diagnóstico com base em achados subjetivos e objetivos de que a polpa inflamada vital é incapaz de se recuperar e retornar à sua higidez após a remoção dos fatores que levaram a essa condição inflamatória, sendo indicado o tratamento endodôntico não conservador: pulpectomia ou, quando indicada, a pulpotomia. As características dessa entidade patológica podem incluir dor aguda após estímulo térmico (demorando a cessar após a remoção do estímulo, geralmente 30 segundos ou mais), dor espontânea (dor não provocada) e dor irradiada (também chamada dor referida ou dor reflexa).

Em algumas situações, o paciente pode relatar aumento da dor com aplicação de frio e seu alívio quando entra em contato com uma substância quente. Outras vezes, é exatamente o contrário que ocorre (alívio com frio e dor com o quente), o que já foi atribuído ao fato de a fase de pulpite irreversível ser inicial ou tardia, mas o que se pode concluir, clinicamente, é que ambas caracterizam a necessidade de uma intervenção com remoção total ou parcial da polpa envolvida (pulpectomia ou pulpotomia).

De qualquer forma, a dor experimentada nesse quadro é importante, podendo ser paroxística, ou seja, uma dor excruciante considerada a de maior intensidade no curso da inflamação pulpar. O paciente pode relatar dor em determinadas mudanças posturais, como dor em decúbito (quando se deita) ou ao curvar-se. O uso de analgésicos e/ou anti-inflamatórios costuma não surtir o efeito desejado. As causas mais frequentemente observadas estão relacionadas com cáries profundas, restaurações extensas ou, ainda, fraturas com exposição pulpar.

Em certas ocasiões o diagnóstico de pulpite irreversível sintomática pode ser dificultado pelo fato de ainda não haver desconforto à percussão vertical e à palpação apical, ocasião em que a história dental e os testes térmicos assumem fundamental importância. Assim, a resposta à palpação apical e à percussão vertical pode ser negativa ou positiva, e o aspecto radiográfico pode se apresentar normal ou com ligeiro espessamento do espaço periodontal (Figura 5.26).

## Pulpite irreversível assintomática

Trata-se de um diagnóstico clínico que se baseia fundamentalmente em respostas aos exames subjetivo e objetivo, que indicam que a polpa está inflamada e incapaz de retornar à sua condição de normalidade. Contudo, muitas vezes não há, nesse caso, uma queixa clínica dolorosa importante descrita pelo paciente. Ao contrário, elementos portadores de pulpite irreversível assintomática costumam responder normalmente ou de forma bastante moderada aos testes térmicos, podendo ter sofrido agressão ou cárie profunda, cuja remoção frequentemente leva à exposição da polpa. Quando existente, a dor costuma ser intermitente (não contínua), sobretudo por compressão.

### Pólipo pulpar

Um exemplo bastante elucidativo e rotineiro de pulpite irreversível assintomática é o do quadro clínico do surgimento

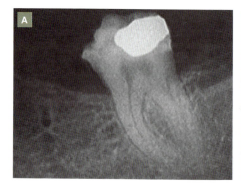 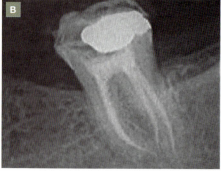

**Figura 5.26** Caso clínico. **A.** Paciente do sexo feminino, 40 anos, informou que inicialmente sentia dor provocada ao frio e ao quente no elemento dentário 37, evoluindo, em algumas semanas, para momentos de dor espontânea, fazendo uso de analgésicos e anti-inflamatórios. Ao exame clínico, apresentava restauração em resina fotopolimerizável infiltrada, com cárie na proximidade do corno pulpar distal. A aplicação de gás refrigerante resultou em dor persistente após sua remoção por mais de 30 segundos. Não foi verificada resposta dolorosa à palpação e à percussão, sendo que a radiografia periapical não apresentou nenhuma alteração detectável. Diagnóstico: pulpite irreversível sintomática; tecidos apicais normais. **B.** Tratamento endodôntico envolvendo pulpectomia, com preparo químico-mecânico e obturação do sistema de canais.

do pólipo pulpar, que guarda relação clínica direta com o quadro histológico da pulpite crônica hiperplásica (Figura 5.27). Embora estas duas entidades patológicas estejam fortemente correlacionadas, é necessário enfatizar ser mais adequado ao cirurgião-dentista empregar o termo pólipo pulpar em seu diagnóstico clínico, uma vez que a hiperplasia (aumento do número de células) é manifestação somente observável ao exame microscópico desse achado histopatológico.

Acerca do pólipo pulpar, o paciente pode apresentar como queixa principal "uma gengiva crescendo dentro do dente" (*sic!*). De fato, o pólipo pulpar tem sido descrito como um achado incidental que pode ocasionalmente mimetizar uma doença periodontal ou até mesmo uma neoplasia e, embora acometa com grande prevalência as crianças e pacientes jovens, cujo tecido pulpar apresenta alta resistência e bom suprimento de sangue, é importante destacar que também é possível encontrar essa condição em pacientes adultos jovens e até mesmo em adultos de meia-idade, embora de forma mais rara.[31]

Pólipos pulpares são também encontrados em dentes com cáries crônicas oclusais de dentes posteriores cujo antagonista já não existe há um longo período. Em razão disso, o tecido crônico hiperplásico estende-se além da cavidade dentária, simulando tecido gengival crescendo na cavidade.

Em algumas ocasiões tem-se verificado a dificuldade de profissionais menos experientes em estabelecer diagnóstico diferencial entre pólipo pulpar e pólipo gengival, o que não se justifica. Uma vez realizada uma radiografia periapical, vai-se verificar facilmente, nos casos de pólipo pulpar, que não há lesão de furca, lateral ou mesmo radicular, por onde a gengiva pudesse ter crescido de fora para dentro do elemento dentário. A imagem radiográfica pode apresentar normalidade da região perirradicular ou ligeiro espessamento do espaço periodontal. Além disso, a simples sondagem elucidará a origem do pólipo pulpar no interior da cavidade pulpar ou ao redor do dente para o pólipo gengival.

Cabe também esclarecer que não se pode observar clinicamente o quadro de pulpite crônica ulcerativa, por se tratar igualmente de uma classificação histopatológica. Quando empregados, analgésicos e anti-inflamatórios têm eficácia no alívio de algum possível desconforto nos quadros de pulpites irreversíveis assintomáticas.

## Necrose pulpar

Trata-se de um diagnóstico clínico que indica a necrose da polpa dental, quadro em que será necessário o tratamento endodôntico radical.

A necrose do tecido pulpar está associada à presença de microrganismos, mesmo nos casos em que a causa da necrose teve origem em fatores não microbianos, como o traumatismo dental, conforme demonstrou Sundqvist, em seu clássico estudo.[32]

Em resposta à agressão e à necrose da polpa dental, o organismo desencadeia processos inflamatórios agudos ou crônicos de defesa na região perirradicular, podendo resultar na formação de cistos e granulomas perirradiculares e, eventualmente, no surgimento de coleções purulentas (abscessos).

É possível diagnosticar clinicamente a necrose pulpar, os quadros de periodontite apical e de abscessos agudos ou crônicos, mas o diagnóstico diferencial entre cistos e granulomas perirradiculares só acontecerá mediante análise histopatológica. O aspecto radiográfico de dentes com necrose pulpar variará desde situações em que ainda existirão os padrões de normalidade, passando pelos quadros de espessamento do espaço do ligamento periodontal, podendo ser identificadas as chamadas lesões perirradiculares.

Deve-se destacar que alguns dentes podem não responder aos testes pulpares, em decorrência de o canal estar calcificado, haver sofrido lesão traumática recente, ou simplesmente não ter uma resposta positiva. Como já descrito anteriormente neste texto, os testes devem ser aplicados de forma comparativa, fazendo-o também nos dentes vizinhos e homólogos, estabelecendo um parâmetro para determinado paciente.

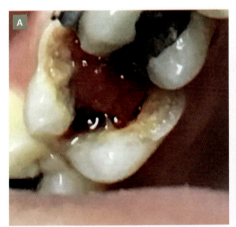 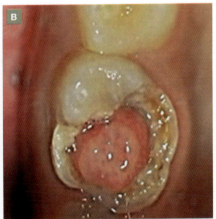

**Figura 5.27 A.** Paciente do sexo masculino, 10 anos. Sua queixa de dor era muito discreta, somente à mastigação. Diagnóstico clínico de pólipo pulpar do elemento dentário 16. **B.** Paciente sexo masculino, 25 anos, igualmente apresentando queixa discreta à mastigação. Diagnóstico clínico também de pólipo pulpar, não devendo ser confundido com tecido gengival, só pelo fato de o paciente ser adulto. Ver texto.

### Previamente tratado

Um dente previamente tratado é o diagnóstico clínico que indica que ele recebeu tratamento endodôntico e os canais foram obturados com algum material definitivo, e não somente preenchidos com medicação intracanal. Elementos dentários nessa categoria não respondem aos testes térmicos ou elétricos. O exame radiográfico ajudará a elucidar esse diagnóstico, pela presença do material radiopaco preenchendo os canais radiculares, mas deve-se assegurar de que não seja medicação intracanal à qual se tenha agregado material dotado de radiopacidade.

### Terapia previamente iniciada

É um diagnóstico clínico no qual a polpa dental recebeu somente uma terapêutica endodôntica parcial, como uma pulpotomia ou uma pulpectomia. Dependendo do estágio em que encontra o tratamento instituído, os dentes que se enquadram nessa classificação podem ou não responder aos testes pulpares.

## Diagnóstico apical (ou perirradicular)

### Tecidos apicais (perirradiculares) normais

Tecidos apicais normais não apresentam resposta dolorosa ao teste da percussão e palpação e radiograficamente a lâmina encontra-se intacta, bem como o espaço periodontal está uniforme. Assim como no caso dos testes pulpares, o exame de palpação e percussão deve ser comparativo, iniciando-se por dentes cuja resposta esperada seja a normal.

### Periodontites apicais (lesões perirradiculares)

As periodontites apicais (ou lesões perirradiculares) são processos inflamatórios reversíveis, que podem ocorrer tanto em dentes portadores de polpa viva inflamada quanto em elementos dentários com polpa necrosada, tendo várias e distintas causas.

Periodontite apical (lesão perirradicular) sintomática

Esta classificação refere-se à inflamação do periodonto apical, em que ocorrem sintomas clínicos de dor à mordida e/ou percussão e palpação apical. Poderá estar ou não acompanhada de alteração radiográfica, pois, dependendo do estágio da doença, haverá ou não espessamento do espaço periodontal ou radiolucidez perirradicular apical. Uma resposta gravemente dolorosa à percussão/palpação é altamente indicativa de processo degenerativo pulpar e o tratamento de canal faz-se necessário. Quando acompanhada de necrose pulpar, as respostas aos testes pelo frio, quente e elétrico são negativas; a dor à percussão vertical, à palpação apical e à percussão resulta em um dente muito sensível. A radiografia pode apresentar um discreto espessamento do espaço periodontal e a tentativa de aliviar o problema doloroso com medicação sistêmica pode não surtir efeito.

Entretanto, há casos em que ocorrem periodontites apicais sintomáticas em dentes portadores de polpa viva. Restaurações com sobrecontornos oclusais, pontos de contato oclusais prematuros, maloclusões e forças ortodônticas excessivas podem desencadear o seu aparecimento, mesmo com a vitalidade e higidez pulpar. A remoção dos fatores desencadeadores nesses casos levará à remissão total do quadro.

Por outro lado, a sobreinstrumentação de canais além da região foraminal, a extrusão de *debris*, restos necróticos e microrganismos, além da injeção incidental, via forame, de substâncias químicas irritantes, são fatores que podem levar ao aparecimento do quadro de periodontite apical sintomática.

A dor em pacientes portadores de periodontite apical sintomática tem sido referida como latejante e martelante. Um sinal característico e patognomônico desse quadro é a *sensação* de "dente crescido" informada pelo paciente. De fato, o ligamento periodontal inflamado leva a uma discreta extrusão do elemento, produzindo tal desconforto, no qual o paciente mal consegue tocar o dente com seu antagônico.

Periodontite apical (lesão perirradicular) assintomática

A periodontite apical assintomática consiste na inflamação e na destruição do periodonto apical de origem pulpar, e, nesses casos, não há dor ou ela é muito discreta. Como esse quadro está relacionado com dentes portadores de necrose pulpar, os testes pulpares apresentam resposta negativa, bem como não há desconforto importante como resposta à palpação e à percussão. No exame radiográfico, manifesta-se a radiolucidez apical.

### Abscessos apicais (perirradiculares)

Abscessos são cavidades circundadas por paredes de tecido fibrótico ou de granulação, que contêm pus em seu interior. Podem ocorrer na região apical, como consequência da morte das células de defesa no combate à infecção perirradicular preexistente, recebendo o nome de *abscessos apicais*, também conhecidos como *abscessos perirradiculares, periapicais* ou ainda como *abscessos dentoalveolares*. Vários autores dividem os abscessos apicais em crônicos e agudos, conforme descreveremos adiante, porém há os que preferem empregar a classificação de assintomáticos e sintomáticos.[4]

O aspecto radiográfico dos abscessos apicais dependerá do tempo de evolução do caso, podendo apresentar um espessamento do espaço periodontal e/ou uma imagem perirradicular difusa, mal definida, nesse caso com perda da continuidade da lâmina dura. Poderá também ocorrer o aspecto radiográfico da lesão crônica original, com ou sem radiolucidez difusa associada.[4]

### Abscesso apical (perirradicular) crônico

Caracteriza-se por processo inflamatório em que a formação de pus se dá lentamente, sem desconforto importante para o paciente. A presença de fístula é típica dessa entidade patológica (Figura 5.28). O trajeto da fístula pode ser rastreado radiograficamente (fistulografia).

### Fistulografia (rastreamento radiográfico de fístulas)

Quando o paciente apresenta uma fístula cuja origem precise ser esclarecida, pode-se introduzir um cone de guta-percha delicadamente através do trajeto fistuloso, desde sua saída (parúlide) até o ponto em que encontre resistência (Figura 5.28). Uma radiografia será então realizada, e o dente responsável, detectado, identificando-se também a sua causa.

### Abscesso apical (perirradicular) agudo

São bastante sensíveis às manobras de percussão, palpação e pressão e estão associados à presença de polpa necrótica e infectada, na qual o dente não responde mais a quaisquer testes térmicos pulpares. O quadro costuma ser doloroso, pela pressão do pus e tumefação dos tecidos moles, frequentemente acompanhadas de manifestações sistêmicas, como prostração, febre, infartamento ganglionar, podendo haver trismo. O inchaço existente pode ser intra e/ou extrabucal e a infecção poderá progredir para a cortical ou espaços medulares do osso – o que caracteriza a osteomielite – ou se difundir pelos tecidos moles como uma celulite (Figura 5.29), sendo notadamente grave a angina de Ludwig, um tipo de celulite de tecidos moles com risco de morte envolvendo três compartimentos no assoalho da boca, incluindo os espaços submentuais, sublinguais e submandibulares bilateralmente.[33]

### Osteíte condensante

A osteíte condensante, também chamada osteomielite esclerosante focal,[4] osteomielite crônica esclerosante focal ou osteíte esclerosante,[34] é o crescimento patológico dos ossos maxilomandibulares acompanhado de sintomas clínicos discretos.[34]

A osteíte condensante é uma resposta dos tecidos ósseos perirradiculares a uma agressão de baixo estímulo inflamatório[3,34] ou microbiano,[34] ambos com origem na polpa dental, caracterizada por crescimento ósseo periódico.[34]

Clinicamente, as áreas de esclerose óssea aparecem associadas a ápices de dentes com pulpite e grandes lesões cariosas, restaurações coronárias profundas, em dentes portadores de necrose pulpar e em casos de tratamento endodôntico inapropriado.[4,34]

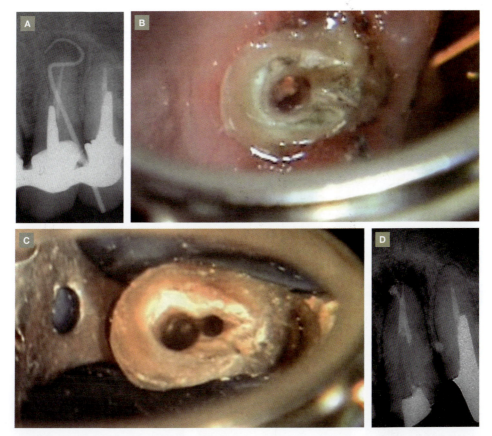

**Figura 5.28** Caso clínico. **A.** Rastreamento da fístula vestibular existente, que demonstrou a origem periapical do elemento dentário 24. **B.** Verifica-se que somente o canal palatino foi localizado e tratado. **C.** Detecção e preparo químico mecânico dos canais vestibular e palatino. **D.** Obturação endodôntica dos canais.

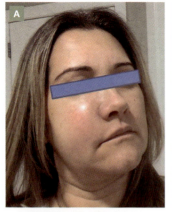
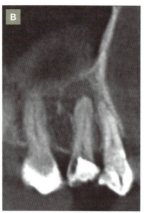
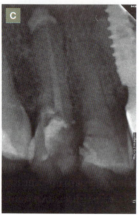
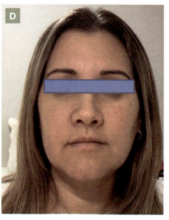

É comum em crianças e adultos jovens, podendo acometer também pessoas idosas, e envolve com mais frequência pré-molares e molares inferiores inflamados ou necrosados.[4]

O aspecto radiográfico da osteíte condensante tem sido descrito como massa densa e uniforme e vaga transição para o osso circunjacente, combinada com perda apical da lâmina dura e ampliação do espaço do ligamento periodontal,[4,34] ou, ainda, como uma lesão difusa apical radiopaca.[3] A lesão da osteíte condensante não apresenta margem radiolúcida, como se costuma observar na displasia cemento-óssea focal, e também não se verifica uma radiopacidade separada do ápice, como no caso da esclerose óssea idiopática, ambas sem etiologia endodôntica (Figura 5.30).[4]

O desaparecimento da imagem característica de osteíte condensante perirradicular já foi objeto de estudo radiográfico, podendo haver sua completa remissão após tratamento endodôntico.[35]

## Considerações clínicas relevantes

A dor é o principal sintoma associado à doença pulpar e perirradicular, assim, a história da doença atual confunde-se com a própria análise das características semiológicas da dor, a saber: tempo de evolução, frequência, duração, intensidade, localização, fatores que exacerbam e fatores que amenizam. O histórico de intervenções torna-se também fator determinante para o esclarecimento da origem da dor.

A doença pulpar inflamatória, em geral, é assintomática. O diagnóstico, na maioria das vezes, é realizado por achados em exames de rotina. Cavidades de cárie interproximais, cáries sob restaurações e lesões ósseas no periápice dental passam, com frequência despercebidas pelo paciente.

**Figura 5.29 A.** Paciente com celulite facial, região geniana, lado direito, tendo como causa abscesso apical (perirradicular) agudo no elemento dentário 15. **B.** Imagem hipodensa, apicalmente ao elemento dentário 15 em corte sagital de tomografia computadorizada de feixe cônico. **C.** Radiografia periapical após acesso, preparo químico mecânico com instrumento Reciproc 25® coadjuvado com hipoclorito de sódio de 2 a 2,5% (Q Boa®), medicação intracanal (pó da pasta L&C® + glicerina PA). **D.** Fotografia 72 horas após a intervenção odontológica descrita e prescrição sistêmica (amoxicilina 500 mg de 8/8 h).

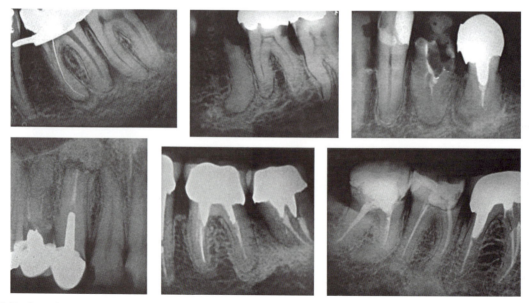

**Figura 5.30** Radiografias de elementos dentários associados a áreas de esclerose óssea, características de osteíte condensante, conforme descrito no texto. (Cortesia do Prof. Rielson Cardoso.)

A história da doença é o fator fundamental para definição do estado inflamatório pulpar, ou seja, se é reversível ou irreversível.

As manifestações dolorosas nas pulpites sintomáticas evoluem em relação direta com a intensidade do agente agressor, desde um quadro de hipersensibilidade por exposição dentinária até a dor espontânea, ponto de referência para a irreversibilidade da doença pulpar e marco indicativo da terapia endodôntica radical.

Em pacientes jovens, pode-se pensar na manutenção da polpa vital, nos casos em que a dor espontânea e de leve intensidade ocorra em episódios espaçados e que respondam prontamente ao uso de analgésicos comuns. Em adultos, essa tentativa tende ao fracasso, embora algumas escolas mais conservadoras preconizem o emprego da pulpotomia, dependendo das condições do tecido pulpar.

Existe um padrão de manifestação que diferencia a dor originada em dente vital daquela oriunda do dente despolpado. Entender essas manifestações dolorosas básicas possibilita ao profissional desconfiar de uma sintomatologia incomum que leve ao diagnóstico diferencial com afecções de origem diversa, que possam acometer os dentes e/ou ossos maxilares.

Passemos, então, a avaliar as características semiológicas da dor.

## Tempo de evolução

A dor da polpa viva pode evoluir ao longo de semanas ou mesmo meses, com episódios que vão desde a resposta fugaz às bruscas mudanças de temperatura, à dor contínua, espontânea e intensa. A tendência dos episódios de dor provocada, quando a doença é deixada ao próprio curso, é progredir para surtos que se prolongam após a remoção do estímulo e tornam-se menos espaçados, com clara redução no limiar da dor. A dor que se repete ao longo de semanas ou meses e manifesta-se de maneira constante, denotando um caráter estático, tem origem diversa e não se origina em polpa viva.

A dor do dente despolpado pode apresentar-se por longos períodos com baixa intensidade, quase sempre relatada pelo paciente como dor ao toque ou à mastigação. Pode haver relato de exacerbação com remissão espontânea da sensibilidade dolorosa, em resposta ao equilíbrio da equação:

$$\frac{n^{\circ} \text{ de microrganismos} \times \text{virulência}}{\text{capacidade de resposta do hospedeiro}}$$

O desequilíbrio definitivo, em favor da microbiota, determinará alteração inflamatória aguda. A dor então será de curso rápido, passando de desconforto a dor espontânea em questão de horas. A resposta à pergunta "há quanto tempo a dor está presente?" pode direcionar a atenção para um dente vital ou despolpado.

## Frequência

A dor intermitente é característica de dentes vitais. A alternância entre dor e acalmia coincide com o comprometimento progressivo da polpa dental, até que a extensão do processo determine dor intensa e contínua.

A dor da lesão perirradicular aguda, causada por traumatismo de manipulação endodôntica e/ou pela capacidade de agressão da flora bacteriana, manifesta-se de forma contínua.

## Duração

Nos dentes vitais, a dor pode estender-se desde apenas alguns segundos após a remoção do estímulo, até longos períodos que mereçam o uso de analgésicos.

Nas lesões perirradiculares, a dor permanecerá por algumas horas, quando a origem for o traumatismo da manipulação endodôntica ou até que o processo se cronifique, quando a origem for infecciosa. Esse critério de avaliação deve, inclusive, nortear a conduta clínica em casos de dor pós-operatória. A dor espontânea que se estende após a segunda dose de um analgésico comum quase sempre é de origem infecciosa.

## Intensidade

O limiar da dor é muito semelhante para indivíduos da mesma espécie. O padrão de manifestação da dor é que varia em função de questões culturais. A intensidade da dor relatada pelo paciente deve, portanto, ser analisada com prudência. Um indicador tangível de referência seria a necessidade e a frequência da ingestão de analgésicos. Assim, dores leves não mereceriam o uso de analgésicos e dores intensas não cederiam ao uso de analgésicos comuns.

Dores intensas em polpa viva ou em dentes despolpados são agentes facilitadores do diagnóstico, porque são de fácil localização.

## Localização

A dor da polpa viva, especialmente nos estágios iniciais do processo inflamatório, apresenta-se difusa. É um clássico do diagnóstico em Endodontia o paciente imputar a um dente endodonticamente tratado a responsabilidade por sensibilidade térmica acompanhada de dor que se irradia para estruturas anatômicas anexas. Esse fato explica-se por ser a dor um fenômeno aprendido. O cérebro registra o desconforto e a agressão sofridos durante o tratamento endodôntico e qualquer desconforto futuro que acomete aquele hemiarco será inconscientemente imputado ao tal dente tratado. Ora, a sensibilidade térmica, especialmente pelo frio, só se justifica pela presença da polpa viva, o que descarta a participação de um dente despolpado. Ademais, o processo inflamatório, ao se estender ao periápice, acomete fibras proprioceptivas do ligamento periodontal, tornando a dor localizada.

Dor irradiada é, portanto, característica de dente com polpa viva. Se presente, a dor associada a um dente despolpado geralmente é provocada ou exacerbada por estímulo mecânico.

### Fatores que exacerbam

Os agentes térmicos, especialmente o frio, podem exacerbar o desconforto em dentes vitais. Mas não raramente, pela presença de dentina exposta ou restaurações defeituosas, tornam-se sensíveis ao consumo de alimentos doces ou ácidos. A posição de decúbito pode determinar o início ou a exacerbação da sensibilidade dolorosa.

Dentes despolpados apresentam desconforto pela mastigação, pelo toque e compressão, quando terminações nervosas contidas no ligamento periodontal edemaciado são estimuladas.

### Fatores que amenizam

As mesmas variações térmicas responsáveis pela exacerbação da dor em polpa viva podem amenizá-la. A imagem do paciente portando uma garrafa térmica na sala de espera do endodontista é consagrada na literatura.

Dentes despolpados, nos estágios iniciais do comprometimento perirradicular poderão ter o desconforto amenizado pelo ajuste oclusal ou pela retirada de função. Na lesão perirradicular aguda de natureza infecciosa, estas medidas serão paliativas e somente o uso de analgésicos potentes ou a cronificação do processo serão capazes de mitigar a dor.

### Considerações complementares

O diagnóstico pode ser complicado quando nos deparamos com um padrão pouco usual da dor, quando a sintomatologia incide de forma espaçada ou quando as informações prestadas são conflituosas.

Por vezes, faz-se necessária a prescrição de medicação analgésica, com o adiamento da abertura do dente suspeito. Essa conduta expectante propicia o surgimento de sintomas mais claros, característicos das etapas evoluídas da doença pulpar.

O clínico defronta-se, eventualmente, com quadros dramáticos de dor. Reiteramos aqui a ideia de que o profissional não se deixe envolver pelo desespero do paciente. O erro mais comum cometido nestas circunstâncias é o bloqueio anestésico da área suspeita. Os dentes anestesiados não mais responderão aos exames complementares, inviabilizando o diagnóstico. Assim, o risco de abrir o dente errado é grande. Como já afirmamos, anestesia só deve ser aplicada após o fechamento do diagnóstico ou, conforme foi explicado, como último recurso do próprio diagnóstico.

A indicação equivocada de tratamento endodôntico realizada pelo clínico geral pode se justificar pela pouca vivência e fundamentação semiológica de alguns profissionais. A abertura equivocada de um elemento suspeito de dor pelo endodontista constitui, porém, procedimento lamentável e depõe fortemente contra o profissional. Difícil explicar ao paciente que a dor permanecerá sob controle analgésico até que se esclareça por completo a sua origem. Impossível, porém, explicar quando o dente aberto não alivia a dor preexistente. Há uma máxima consagrada no meio científico que diz: "Saber parar também é arte."

## Cuidados no atendimento de pacientes com necessidades especiais

Com o diagnóstico endodôntico confirmado, avalia-se o paciente sistemicamente para conhecê-lo integralmente antes do início da terapia.

Busca-se um conhecimento integral do paciente, pois um comprometimento da saúde pode, muitas vezes, complicar um caso aparentemente simples. Deve-se valorizar todas as informações prestadas por ele, bem como os exames realizados.

Aos pacientes com necessidades especiais, deve-se dar uma atenção ainda mais qualificada. A definição formal para o paciente especial é todo aquele indivíduo que não pode receber o tratamento usual, em razão de alguma doença ou deficiência física, mental, sensorial, de algum distúrbio emocional ou da combinação de ambos.[36]

Atualmente, vem sendo observado que fatores inerentes ao hospedeiro são determinantes na instalação e na progressão das doenças, como também no diagnóstico e no tratamento. A resposta imunológica sofre íntima influência de estados mentais, emocionais e estresse.[36] Torna-se necessário, portanto, a identificação da condição sistêmica do paciente ou a utilização de algum medicamento especial que ele relate, que mostrará a necessidade de uma abordagem multidisciplinar, incluindo o profissional que o assiste, para uma avaliação em conjunto do estado de saúde do paciente.

Quando pensamos na saúde oral do paciente, a Endodontia, quando indicada e bem executada, sempre será a primeira opção, mesmo em pacientes especiais. O traumatismo e a bacteriemia transitória como consequência, têm menos possibilidades de ocorrer do que em um procedimento para se realizar uma exodontia, conforme relataram Bender et al.[37] e Bender e Montgomery.[38]

Pacientes portadores de doenças sistêmicas que procuram tratamento odontológico, especialmente os hipertensos, diabéticos e cardiopatas, são cada vez mais numerosos. Embora qualquer paciente possa desenvolver situações clínicas que exijam intervenção durante o tratamento odontológico, os cardiopatas e diabéticos têm maior chance de sofrer situações emergenciais. Torna-se, assim, necessária melhor qualificação profissional para o atendimento desses casos com segurança e confiança.

### Pacientes cardiopatas

Estima-se que, no mundo, 23 milhões de pessoas possuam alguma cardiopatia. No Brasil são cerca de 100 mil casos diagnosticados por ano.[39,40]

O cirurgião-dentista tem papel fundamental na salvaguarda da saúde oral dos pacientes e deve estar apto a reconhecer doenças cardiovasculares e os fatores de risco associados a elas. Reconhecer os sintomas básicos dessas doenças, a terapia farmacológica e as possíveis interações medicamentosas a que eles estão sujeitos torna o cirurgião dentista mais qualificado no cuidado ao paciente.

Estudos demonstram que o estresse provocado pelo tratamento dentário pode ocasionar alterações transitórias no sistema cardiovascular, que em um paciente normal não acusa nenhuma alteração, diferentemente de quando se tem algum distúrbio cardiovascular.

Uma vez identificado o paciente portador de doença do sistema cardiovascular, ele será considerado compensado ou controlado, quando se enquadrar em uma das seguintes condições, com uma boa margem de segurança, segundo Andrade.[41]

- Período mínimo de 6 meses após o infarto do miocárdio ou acidente vascular cerebral (AVC)
- Período mínimo de 3 meses após cirurgia de revascularização do miocárdio com "ponte" de veia de safena ou artéria mamária
- Angina *pectoris* estável (a medicação prescrita pelo médico deve ser suficiente para evitar episódios constantes de dor no peito)
- Tomar a pressão arterial e avaliar o pulso carotídeo antes e durante a sessão de atendimento
- Insuficiência cardíaca congestiva estável (avaliação médica)
- Hipertensão arterial controlada – pressão diastólica até 100 mmHg
- Frequência cardíaca em repouso menor que 100 batimentos/minuto
- Paciente que estiver fazendo uso de vasodilatador coronariano deverá receber uma dose profilática, por via sublingual, 1 a 2 minutos antes do procedimento, sob orientação médica
- Pacientes que fazem uso de anticoagulantes e antiagregadores plaquetários: deve-se entrar em contato com o médico antes de realizar procedimentos que envolvam sangramento, para saber se há necessidade ou não de suspender ou diminuir a dose da medicação, enquanto durar o tratamento
- Pacientes com insuficiência cardíaca congestiva: deve-se procurar uma posição mais confortável na cadeira odontológica, com o encosto menos reclinado, para evitar dispneia
- Nenhuma mudança recente quanto aos medicamentos ou à orientação médica
- A avaliação dos sinais vitais deve fazer parte do exame físico desde a consulta inicial e nas consultas subsequentes. Os valores relativos a pulso carotídeo, frequência respiratória, pressão sanguínea arterial e temperatura, com o paciente em repouso, devem constar do prontuário odontológico.[41]

As principais doenças cardíacas encontradas na população adulta são:[40]

- Doenças orovalvulares
- Cardiopatias congênitas
- Doença arterial coronária: angina *pectoris* (estável e instável)
- Infarto agudo do miocárdio
- Insuficiência cardíaca
- Arritmias cardíacas.

É importante conhecer a história médica pregressa do paciente, buscando avaliar sua estabilização clínica adquirida no tratamento médico, para que o tratamento endodôntico seja realizado com mais segurança.

Para identificação desses pacientes, consideramos os níveis do VII Relatório do Joint National Committee on Prevention, Detection, Evaluation and Treatment of High Blood Pressure.[42]

## Cuidados com o uso de medicamentos em pacientes cardiopatas

### Anestesia local

O risco de evento coronário está relacionado com ansiedade, presença ou não de dor e fatores de risco de doença cardiovascular de cada paciente.[43] Nos pacientes cardiopatas, torna-se muito importante o controle eficaz da dor e da ansiedade.

A escolha da solução anestésica local ainda é um procedimento de muita controvérsia. Isso se deve, principalmente, à recomendação da maioria dos médicos de se empregarem, nesses pacientes, anestésicos locais sem vasoconstritor. Compreendemos que isso se deva ao fato de que a epinefrina seja usada em Medicina principalmente em situações emergenciais, quando a média empregada é de 0,5 a 1 mg, enquanto em um tubete anestésico com esse vasoconstritor a 1:100.000, encontramos apenas 0,018 mg.[44]

Ao empregar uma solução anestésica em pacientes cardiopatas, destacamos dois pontos importantes: (1) a presença de um vasoconstritor promove anestesia pulpar de maior duração, com maior conforto ao paciente, o que não é conseguido quando se utiliza uma solução sem agente vasoconstritor; (2) quando se emprega solução anestésica local sem vasoconstritor, diminui-se a margem de segurança clínica, pois a dose máxima é geralmente calculada em função da quantidade do sal anestésico, e não do agente vasopressor.[35]

Em pacientes cardiopatas, devemos obedecer aos seguintes princípios básicos:

1. A injeção deve ser lenta e precedida de aspiração prévia.
2. Respeitar a quantidade máxima de 0,04 mg de epinefrina (equivalente a dois tubetes).
3. Empregar vasoconstritor em concentrações mínimas: epinefrina 1:100.00 ou 1:200.000 ou felipressina 0,03Ul/m$\ell$.
4. Havendo contraindicação absoluta do uso de vasoconstritor, pode-se optar pelas soluções anestésicas à base de mepivacaína a 3% sem vasoconstritor; elas proporcionam anestesia pulpar de até 20 minutos nas injeções infiltrativas e de até 30/40 minutos nos bloqueios regionais.[35]
5. Levar em consideração o risco das interações medicamentosas indesejáveis, uma vez que esses pacientes, normalmente, fazem uso de medicamentos que podem interagir com os vasoconstritores adrenérgicos e provocar efeitos adversos. Por exemplo, a norepinefrina interagindo com o propanolol, um medicamento betabloqueador, pode promover taquicardia e aumento brusco da pressão arterial sanguínea.[45]

## Controle da ansiedade

Em pacientes cardiopatas deve-se reduzir ao máximo possível o nível de estresse e procedimentos longos. Recomenda-se que o atendimento seja feito preferencialmente pela manhã, quando o paciente se encontra mais calmo e tranquilo. A relação profissional-paciente deve ser sustentada por confiança, atenção e segurança. No planejamento do tratamento, deve-se deixar um intervalo entre as sessões de pelo menos 10 dias e manter um diálogo permanente com o paciente e evitar surpresas no decorrer do tratamento. Por isso, o procedimento deverá ser explicado de forma clara e objetiva, com linguagem adequada, enfatizando as medidas que serão tomadas em caso de dor de modo a tranquilizar o paciente.

Como complemento à prevenção da ansiedade, indica-se o uso de métodos farmacológicos[46] e a primeira escolha tem recaído sobre os benzodiazepínicos. Desse grupo de medicamentos, destacam-se diazepam, lorazepam e alprazolam, que diferem entre si, principalmente com relação ao início e à duração da ação. As doses recomendadas para adultos são:

1. Diazepam de 5 a 10 mg ou 0,5 a 0,75 mg de alprazolam, que têm rápido início de ação: dose única 30 a 45 minutos antes do atendimento.
2. Lorazepam, 1 a 2 mg, que tem início de ação mais lento: dose única 2 horas antes do atendimento.

## Controle da dor pós-operatória

Nas situações em que a expectativa de dor pós-operatória for de intensidade leve a moderada, os medicamentos indicados são dipirona ou paracetamol. Em procedimentos mais invasivos, os corticosteroides de ação prolongada (betametasona ou dexametasona) administrados em uma ou, no máximo, duas doses, constituem boas opções.[35]

## Pacientes com hipertensão arterial

A elevação da pressão arterial é um fator de risco independente, linear e contínuo da doença cardiovascular, que aumenta progressivamente com a idade, trazendo grandes implicações no aparecimento dos infartos do miocárdio e acidentes vasculares cerebrais.[47-49]

Os principais problemas na abordagem do paciente hipertenso são o desconhecimento da doença pelo paciente, a dificuldade do tratamento ou a falta de controle adequado da pressão arterial (PA).[43] Mesmo em pacientes com diagnóstico firmado, apenas uma parcela é tratada e tem controle adequado.[50] No Brasil, estudos populacionais realizados nos últimos 15 anos revelaram níveis baixos de controle da PA (19,6%).[51]

A classificação mais recente de hipertensão arterial, de acordo com as VII Diretrizes Brasileiras de Hipertensão, consta na Tabela 5.1.

Vários efeitos dos medicamentos empregados no controle da PA têm interferência antes e durante o procedimento endodôntico. Os betabloqueadores, por exemplo, podem causar bradicardia e fadiga e aumentam o efeito da lidocaína; os inibidores da enzima de conversão da angiotensina, mais comumente utilizados, podem causar tosse, hipotensão e diminuir o efeito de anti-inflamatórios.

Recomenda-se ao profissional consultar o Dicionário de Especialidades Terapêuticas (DEF) para identificação das substâncias anti-hipertensivas, cujas apresentações comerciais são as mais variadas e, a partir daí, conhecer as possíveis interferências.

Em pacientes mais estressados, é prudente indicar o uso de ansiolíticos 30 a 45 minutos antes do procedimento.

Para maior segurança durante o atendimento, o paciente deve estar com a PA controlada, de preferência com níveis abaixo de 140/90 mmHg, após um período de repouso de 15 a 30 minutos, mas o procedimento pode ser realizado com valores até 160/110 mmHg (estágio 2 de hipertensão arterial).[43]

Na prática clínica, os valores de 180/110 mmHg (estágio 3) são limites para intervir em um tratamento de urgência sem avaliação médica,[43] e em casos de PA superior a 210/120 mmHg, o paciente deve ser encaminhado para avaliação médica e o procedimento, se eletivo, não deve ser realizado. Se o procedimento for de urgência, de acordo com as VII Diretrizes Brasileiras de Hipertensão, o paciente deve ser encaminhado para um serviço médico de emergência, pois o quadro caracteriza uma urgência hipertensiva.[43]

O uso de vasoconstritor deve ser feito com muito critério, já que pode elevar a PA, porém, a dor envolvendo o procedimento, quando a analgesia não ocorre de forma adequada, torna-se ainda pior para a resposta da PA. Assim,

**Tabela 5.1** Classificação da pressão arterial (PA) em adultos a partir de 18 anos.

| Classificação | PAS (mmHg) | PAD (mmHg) |
|---|---|---|
| Normal | ≤ 120 | ≤ 80 |
| Pré-hipertensão | 121 a 139 | 81 a 89 |
| Hipertensão estágio 1 | 140 a 159 | 90 a 99 |
| Hipertensão estágio 2 | 160 a 179 | 100 a 109 |
| Hipertensão estágio 3 | ≥ 180 | ≥ 110 |

Quando a pressão arterial sistólica (PAS) e a diastólica (PAD) situam-se em categorias diferentes, a maior deve ser utilizada para classificação da PA.
Considera-se hipertensão sistólica isolada se PAS ≥ 140 mmHg e PAD < 90 mmHg, devendo a mesma ser classificada em estágios 1, 2 e 3.

recomenda-se usar a menor quantidade possível e evitar a injeção intravascular.

A injeção de 1,8 mℓ de lidocaína a 2% com epinefrina a 1:100.000, em pacientes saudáveis, não resulta em aumentos significativos da PA ou da frequência cardíaca.[52,53] Outros estudos, porém, demonstraram que 5,4 mℓ de lidocaína a 2% com epinefrina a 1:100.000 resultaram em aumento da PA e da frequência cardíaca, sem sintomas significativos.[52]

O uso de vasoconstritor não é contraindicado; a epinefrina (1:100.000 ou 1:200.000) pode ser empregada em doses pequenas, com injeção lenta e aspiração prévia negativa, no máximo dois tubetes.[53,54] No entanto, Armonia et al.[55] afirmam que a a epinefrina, a norepinefrina, a fenilefrina e a levonordefrina podem interferir em alguns anti-hipertensivos. Outra opção é o uso da felipressina 0,03 UI/mℓ associada à prilocaína a 3%, que seguramente não altera a PA e a atividade cardíaca, não interferindo, portanto, no efeito farmacológico dos anti-hipertensivos.

Para os pacientes com hipertensão nos estágios 2 e 3, recomenda-se a prescrição de diazepam 5 mg ou lorazepam 1 ou 2 mg como medicação pré-anestésica, 1 hora antes do procedimento. Os pacientes com pressão diastólica acima de 100 mmHg e/ou sistólica acima de 180 mmHg, que necessitem de atendimento de urgência, devem primeiro receber um benzodiazepínico (p. ex., diazepam 5 mg) para se tentar reduzir a PA para nível adequado.

## Prevenção da endocardite bacteriana

A endocardite bacteriana é doença infecciosa rara e sistêmica que afeta as válvulas cardíacas, causada por bacteriemia transitória.[56] Os pacientes que têm maior risco de desenvolvê-la são aqueles portadores de doença cardíaca congênita, doença reumática ou próteses valvulares cardíacas.[57]

Entre os fatores precipitantes da endocardite infecciosa pode-se citar: alguns procedimentos odontológicos, tonsilectomia, piodermite, pneumonia, intervenções geniturinárias ou uterinas, hemodiálise, cateteres venosos, uso de drogas venosas ilícitas etc.

Classicamente, os estreptococos são os agentes etiológicos mais comuns (30 a 50% dos casos).[58] Ultimamente, entretanto, a porcentagem de estafilococos vem aumentando, encontrando-se taxas superiores a 30% em algumas séries. Procedimentos odontológicos são responsáveis por aproximadamente 40% das causas de endocardite bacteriana.

A endocardite é uma doença de pouca incidência, mas são graves suas consequências para pacientes de risco. Para minimizar ou eliminar a sua incidência em Odontologia, a American Heart Association (AHA), indica métodos preventivos de profilaxia antibiótica naqueles pacientes. No entanto, a eficácia da antibioticoprofilaxia não está comprovada em humanos, mas deixar de prescrevê-la pode causar prejuízo para os pacientes de risco. Atualmente, há uma grande preocupação quanto à resistência bacteriana, e o uso indiscriminado de antibióticos é uma das causas fundamentais dessa resistência.

Faz-se necessário conhecer os parâmetros preventivos e terapêuticos para a realização de um tratamento endodôntico clínico/cirúrgico com segurança, minimizando o risco de complicações para o paciente portador de problemas cardiovasculares ou história pregressa de endocardite bacteriana.

Cerca de dois terços dos pacientes com endocardite infecciosa apresentam, pelo menos, um dos seguintes fatores de risco para aquisição dessa infecção: doença cardíaca estrutural, prótese valvar cardíaca, uso de medicamentos intravenosos, endocardite infecciosa prévia, HIV/AIDS, procedimentos invasivos intravasculares em ambiente hospitalar e hemodiálise. Pacientes jovens com endocardite infecciosa, em geral, são portadores de sequela valvar de febre reumática, cardiopatia congênita ou são usuários de drogas intravenosas.

A profilaxia antibiótica é atualmente limitada apenas aos pacientes de alto risco cardíaco e em determinados procedimentos dentários[59] (Tabela 5.2).

Atualmente, de acordo com a European Society of Cardiology (ESC), são procedimentos de risco aqueles que "envolvem manipulação da região gengival, região periapical dos dentes ou perfuração da mucosa oral (incluindo procedimentos de Endodontia)".[60] Esses procedimentos, assim como os que não necessitam de profilaxia prévia, estão mais especificamente listados na Tabela 5.3.

**Tabela 5.2** Condições cardíacas associadas a risco de resultados adversos da endocardite.

| Profilaxia recomendada |
|---|
| **Alto risco** |
| Presença de qualquer válvula protética |
| Episódio anterior de endocardite infecciosa |
| Doença cardíaca congênita |
| Qualquer tipo de doença cardíaca congênita cianótica |
| Receptores de transplante cardíaco que desenvolvem valvulopatia cardíaca |
| **Risco moderado** |
| Valvulopatia adquirida |
| Cardiopatias congênitas estruturais |
| Cardiomiopatia hipertrófica |
| Prolapso da valva mitral com insuficiência e/ou espessamento ou displasia valvular |
| **Profilaxia não recomendada** |
| **Risco mínimo** |
| Sopros inofensivos ou funcionais |
| Lesão do septo atrial sem complicações |
| Reparo cirúrgico sem resíduos por 6 meses, defeito no septo atrial, no septo ventricular ou ducto arterial persistente |
| Cirurgia com enxerto para derivação da artéria coronária |
| Prolapso da valva mitral sem refluxo valvar |
| Febre reumática prévia sem disfunção valvar |
| Marca-passo cardíaco ou implantes de desfibriladores |
| Doença de Kawasaki sem disfunção |

**Tabela 5.3** Procedimentos odontológicos com indicação de profilaxia.

**Profilaxia recomendada**
- Exodontias
- Procedimentos periodontais
- Reimplantes dentários
- Tratamento endodôntico ou cirurgia paraendodôntica
- Inserção subgengival de tiras antibióticas
- Colagem de bandas ortodônticas (não inclui *brackets*)
- Anestesia intraligamentar
- Profilaxia dental ou de implantes em que o sangramento gengival seja previsível

**Profilaxia não recomendada**
- Restaurações dentárias com ou sem afastamento gengival
- Anestesia local (não intraligamentar)
- Colocação de medicamento intracanal e pinos intrarradiculares
- Colocação de dique de borracha
- Remoção de suturas
- Instalação de aparelhos protéticos ou ortodônticos
- Moldagem
- Aplicação tópica de flúor
- Tomada de radiografias intraorais
- Ajuste de aparelho ortodôntico
- Aplicação de selantes

A antibioticoterapia a instituir previamente aos procedimentos citados varia consoante a idade e a história pessoal do paciente. Verifica-se, atualmente, que as atuais recomendações para prevenção da endocardite mostram-se mais simples, na medida em que o objetivo atual é reduzir ou até mesmo eliminar o uso da profilaxia antibiótica para procedimentos dentários.[61]

Estudos têm mostrado que a profilaxia previne a ocorrência de endocardite em número muito limitado de indivíduos, o que nos mostra que outros microrganismos, para além dos cobertos pela antibioterapia tradicionalmente utilizada, estão implicados.[62]

Pereira dos Santos, em 2018, na Europa, questionou o benefício da aplicação da profilaxia antibiótica na endocardite prévia à realização de procedimentos dentários, enfatizando que é mais importante manter uma boa saúde oral. Para isso, é essencial maior conscientização pública sobre a importância da saúde oral para a manutenção da saúde sistêmica, especificando à população que existem mecanismos diretos ou indiretos, que correlacionam as bactérias orais e as doenças em geral.[59]

O National Institute for Health and Clinical Excellence sugeriu abandonar a profilaxia antibiótica da endocardite infeciosa no caso em específico dos tratamentos dentários, inclusive nos pacientes de alto risco.[63] Na Inglaterra, os profissionais responderam bem a essa publicação e isso repercutiu nas quantidades de prescrições de antibiótico para profilaxia, que caíram drasticamente.[64] Contudo, alguns especialistas ainda levantam muitas reações, principalmente cardiologistas, afirmando que na prática é algo arriscado de se aplicar, principalmente aos indivíduos de alto risco.[64,65]

É conveniente sempre uma relação estreita com o médico do paciente[54] e adotar medidas simples como o uso da solução de digluconato de clorexidina a 0,2% por 1 minuto, antes de cada procedimento.[43]

A Tabela 5.4 especifica mais pormenorizadamente os fármacos a serem aplicados em cada situação.

## Pacientes portadores de diabetes melito

Diabetes melito é uma doença sistêmica crônica que engloba sistemas metabólicos, vasculares e endócrinos, provavelmente de caráter hereditário, consequente à deficiência parcial ou total de insulina, que acarreta uma inadequada utilização dos carboidratos e alterações no metabolismo lipídico e proteico.[54,66]

No Brasil, estima-se que essa doença já atinja 13 milhões de indivíduos. A American Diabetes Association, no ano 2000, removeu a classificação da diabetes com base no tratamento e na idade (insulinodependente e não insulinodependente) e introduziu um sistema baseado na etiologia da doença, classificando-a em quatro tipos:[43,67]

- Tipo 1 (10% dos pacientes): decorre de agressão autoimune às células beta do pâncreas, produtoras de insulina, apresentando, assim, deficiência absoluta desse hormônio
- Tipo 2 (90% dos pacientes): resulta de resistência à insulina, com relativa deficiência desta, até um defeito secretório predominante, com pequena resistência à insulina

**Tabela 5.4** Profilaxia antibiótica para procedimentos odontológicos invasivos.

| Via de administração (30 a 60 minutos antes do procedimento) | Medicação | Dose única Criança | Dose única Adulto |
|---|---|---|---|
| Oral | Amoxicilina | 50 mg/kg | 2 g |
| Incapacidade de tomar medicação oral | Amoxicilina | 2 g IM ou IV | 50 mg/kg IM ou IV |
| Oral Alergia à penicilina | Clindamicina Azitromica ou claritromicina | 20 mg/kg 15 mg/kg | 600 mg 500 mg |
| Parenteral (IV ou IM) | Ampicilina | 50 mg/kg | 2 g |
| Parenteral (IV ou IM) alergia à penicilina | Clindamicina | 20 mg/kg | 600 mg |

IM: via intramuscular; IV: via intravenosa.

- Tipo 3: agrupa situações específicas do diabetes, mais raras, como aquelas associadas a defeitos genéticos da função da célula beta, a outras doenças endócrinas, ao uso de medicamentos e a infecções
- Tipo 4: conhecido como diabetes gestacional; caracteriza-se por hiperglicemia diagnosticada pela primeira vez durante a gravidez. Ocorre predominantemente entre a 24ª e a 30ª semana de gestação. A maioria das mulheres tem o quadro revertido para níveis normais de glicose após o parto, porém com substancial risco de desenvolver diabetes posteriormente.

## Normas gerais de conduta

A partir do momento em que a doença é relatada, por meio de anamnese dirigida e identificação dos principais sintomas, como xerostomia, polidipsia, poliúria e polifagia, algumas questões precisam ser definidas.[66]

### Descoberta do paciente diabético

- Você é diabético?
- Faz uso de que medicamentos?
- Está sob cuidados médicos?

### Gravidade da doença e grau de controle

- Quando foi a primeira vez que foi diagnosticada sua doença?
- Quando foi realizado seu último exame e qual foi o resultado?
- Como está sendo o seu tratamento de diabetes?
- Com que frequência você tem reações com insulina?
- Quando foi a última consulta com o médico?
- Você tem qualquer sintoma de diabetes atualmente?

### Horário da consulta

Recomenda-se o atendimento no período matutino, momento em que os níveis de glicose se encontram geralmente mais elevados, evitando-se consultas prolongadas que mantenham o indivíduo em longos períodos de jejum.

### Redução do estresse e da ansiedade

O tempo de trabalho e estresse devem ser reduzidos. A ansiedade e o medo podem induzir maior secreção de catecolaminas pelas suprarrenais, desencadeando o processo de glicogenólise hepática e aumentando ainda mais os níveis de glicemia. Está indicado o uso de ansiolíticos, como os benzodiazepínicos: diazepam (p. ex., Valium®) ou lorazepam (p. ex., Lorax®).

### Classificação do paciente quanto ao risco

Os pacientes não compensados não devem ser submetidos ao tratamento odontológico; adiar o tratamento odontológico eletivo de pacientes com níveis de glicose inferiores a 70 mg/dℓ e superiores a 200 mg/dℓ por conferirem risco ao sucesso do procedimento.[69]

### Escolha do anestésico

O tipo de anestésico a ser empregado no paciente acometido de diabetes melito é motivo de controvérsia entre alguns autores. Pérusse *et al.*,[69] em um trabalho de revisão sobre as contraindicações de vasoconstritores, sugerem que esses medicamentos podem ser empregados com segurança na maioria dos pacientes diabéticos em condições estáveis. No entanto, pelos conhecimentos atuais do efeito hiperglicêmico da epinefrina, embora seja empregada em baixas concentrações, a maioria dos autores reconhece que, em pacientes diabéticos instáveis ou não compensados, o uso de vasoconstritores do grupo das catecolaminas deve ser evitado. A utilização de Citanest® 3% ou Citocaína® 3%, em associação com felipressina, obedecendo às doses, limite recomendadas para as distintas soluções anestésicas, é indicada.[55]

### Interações medicamentosas

Interações podem ocorrer de analgésicos/anti-inflamatórios com os hipoglicemiantes orais dos pacientes diabéticos. O efeito hipoglicêmico das sulfonilureias é potencializado, geralmente, pelo uso de ácido acetilsalicílico (AAS) e anti-inflamatórios não esteroidais (AINE). Indica-se adotar o uso de paracetamol em casos de dores leves e, em procedimentos invasivos, recomenda-se prescrever dexametasona ou betametasona em dose única de 4 mg.[41,54]

### Terapia antimicrobiana

Em diabéticos cuja doença encontre-se controlada, não há necessidade de antibióticos previamente a qualquer procedimento odontológico. Tal conduta só deve ser observada em pacientes descompensados, apresentando cetoacidose sanguínea e cetonúria (presença de corpos cetônicos na urina), situação na qual as funções dos neutrófilos encontram-se diminuídas.[54]

## Pacientes gestantes

Ao atender uma gestante temos dupla responsabilidade, pois, além da segurança da mãe, deve-se também ter atenção com a saúde do feto. O atendimento dessas pacientes requer certos cuidados, especialmente com relação ao uso das soluções anestésicas locais e outros medicamentos.[70] Deve-se estar atento também às alterações psíquicas e fisiológicas, muito comuns nessas pacientes. A frequência cardíaca aumenta na ordem de 10 batimentos/minuto a partir da 14ª até a 30ª semana de gestação. A pressão arterial diastólica pode diminuir discretamente e a sistólica, por sua vez, aumentar levemente, a partir da 30ª semana.[54]

As alterações hormonais durante a gestação são notáveis e, em função de suas alterações psicológicas, a mulher nesse estado tende a questionar até mesmo os procedimentos propostos, especialmente quanto ao emprego de raios X e anestésicos.

Assim, justificam-se algumas normas de conduta visando a maiores segurança e tranquilidade para a paciente:

### Relação entre dentista/médico/paciente

É boa medida, dos pontos de vista clínico e psicológico e ético, que haja uma interação amigável dos profissionais que cuidam da paciente, visando ao plano de tratamento odontológico e à avaliação risco/benefício dos procedimentos.[54]

**Procedimentos**

O tratamento endodôntico não é contraindicado durante a gravidez, mas, por uma questão de bom senso, é preciso avaliar previamente as condições da paciente e o período de gestação, priorizando o controle da dor e da infecção, programando para o período pós-parto procedimentos mais invasivos, como cirurgias perirradiculares. O profissional deve otimizar o tratamento para evitar o estresse da paciente.

**Época de atendimento**

O primeiro trimestre é o mais crítico para o embrião, pois, nessa época, os órgãos estão se desenvolvendo, tornando-o mais vulnerável às agressões teratogênicas e ao aborto, embora não haja evidências efetivas de que a medicação ou o tratamento dentário causem esses transtornos.[54]

Naquela fase pode haver aumento entre 20 e 40% do débito cardíaco, além de aumento de 30% do seu volume sanguíneo. Em alguns casos, o feto pode exercer pressão sobre a veia cava inferior, quando a mãe se encontra deitada, prejudicando o retorno venoso, gerando hipotensão e síncope.[71] Outro fenômeno que pode ser observado nesse período é a dispneia, que pode levar à hipoxia discreta das gestantes quando na posição supina. O mecanismo responsável por essa alteração é o volume do conteúdo abdominal pressionando o diafragma.[72]

A melhor época para o atendimento da gestante é o segundo trimestre de gestação, quando a organogênese está completa e a gestante bem adaptada física e psicologicamente. Existe apenas o perigo de hipotensão postural se a paciente for tratada na posição supina e houver uma mudança brusca para a posição em pé.[54]

Devem ser consideradas, em caráter de urgência, independentemente do período da gestação, as intervenções que tenham por objetivo controlar a dor e remover focos de infecção, pois tem sido demonstrada a relação entre as infecções e a toxemia.[41,73]

Sabe-se que a disseminação sistêmica de uma infecção (septicemia) é considerada teratogênica e pode ser apontada como uma das causas, em potencial, do aborto espontâneo.[74]

**Duração da consulta e posicionamento da paciente**

O atendimento deve ser de preferência pela manhã, com procedimentos realizados em condições mais favoráveis e pouco extenuantes. É conveniente que a gestante não fique na posição supina, principalmente após o sexto mês de gestação, quando o feto pode exercer pressão sobre as veias abdominais, diminuindo o retorno venoso dos membros inferiores, predispondo a paciente à hipotensão postural. Convém que a paciente, ao término da consulta, fique sentada ou deitada pelo lado esquerdo por alguns minutos antes de assumir a posição em pé.[54]

**Exame radiográfico**

Hoje, o avanço tecnológico nos possibilita obter imagem com o mínimo de radiação, por meio da radiografia digital. Os localizadores apicais eletrônicos também são excelentes recursos que evitam o uso da radiografia. No entanto, os raios X convencionais não devem ser motivo de preocupação, embora ainda sejam motivo de angústia para a gestante, por falta de orientação e conhecimento. A quantidade de radiação em uma radiografia periapical está muito aquém dos níveis nocivos. Doses abaixo de 5 a 10 rads não trazem nenhum prejuízo ao feto. A literatura registra malformações com doses acima de 250 rads, antes de 16 semanas de gestação. Em nível de comparação, em radiografia de abdome anteroposterior (AP), a dose é de 0,05 a 0,1 rad e, em uma panorâmica, a dose cai para 0, 00015 rad.[75]

Com tudo isso, recomenda-se que, nas tomadas radiográficas, quando indispensáveis, utilizem-se um avental com revestimento de chumbo e filmes ultrarrápidos que permitem menor tempo de exposição.

**Uso de medicamentos**

O efeito dos medicamentos sobre o feto depende de uma série de fatores, incluindo a quantidade de substâncias que o atingem e sua suscetibilidade ao efeito dos medicamentos (idade gestacional).[76]

O principal mecanismo de passagem placentária dos medicamentos ocorre por difusão simples. A quantidade de substância que atinge o feto depende basicamente do peso molecular do medicamento, sua lipossolubilidade, grau de ionização, ligação às proteínas, fluxo sanguíneo uteroplacentário e as condições das plaquetas.[76]

Quase nenhum fármaco é totalmente inócuo para o concepto, pelo que a conduta geral deve ser a de evitar o uso de medicamentos durante a gestação.

O efeito teratogênico, com relação ao feto ou embrião, tem uma relação direta com a dosagem e a concentração do medicamento, dependendo de vários fatores, como: a época gestacional; a via de aplicação; a solubilidade; a quantidade prescrita; o peso molecular; as doenças maternas que poderão alterar a permeabilidade placentária.

O profissional deve verificar se o medicamento é considerado seguro na fase da gestação. Deve também avaliar se a indicação medicamentosa é realmente indispensável, não podendo ser substituída por um procedimento clínico que remova a dor ou infecção.

Não se recomenda o uso de ansiolíticos; deve-se optar pela tranquilização verbal ou outro método de condicionamento psicológico, evitando-se o uso de agentes farmacológicos.[54] Quando houver uma indicação precisa de analgésicos, deve-se empregar paracetamol (500 a 700 mg) ou dipirona (500 mg), respeitando-se o limite de três doses diárias, com o ácido acetilsalicílico de 4 em 4 horas, por tempo restrito. Os AINE, assim como o ácido acetilsalicílico, devem ser usados com muita precaução nos últimos 3 meses de gestação, e por tempo restrito.

Quanto ao uso de antibióticos, o procedimento mais adequado é remover a causa de infecção e evitá-los. Se forem indispensáveis, deve-se optar pelas penicilinas (penicilina V ou amoxicilina), por serem praticamente atóxicas, não causando danos ao organismo materno e ao feto. Em casos de alergia às penicilinas, a opção é a eritromicina sob a forma de estearato em vez do estolato, que apresenta maior potencial hepatotóxico.[77]

Em infecções graves recomenda-se o uso de metronidazol (p. ex., Flagyl®) associado às penicilinas ou o emprego de amoxicilina associada ao clavulanato de potássio (p. ex., Clavulin®) e optando-se pela clindamicina para as alérgicas à penicilina. No entanto, o profissional sempre deve usar do bom senso e avaliar, junto ao médico, a relação risco/benefício quanto ao uso desses medicamentos.

### Uso de soluções anestésicas locais

É importante, para sua segurança e da paciente, que o profissional conheça as propriedades, indicações e dose máxima permitida dos anestésicos empregados.

Os seguintes aspectos devem ser observados quando são usados em gestantes: técnica anestésica; quantidade da dose administrada; ausência/presença de vasoconstritor; efeitos citotóxicos e possibilidade de causar problemas ao feto (quando ocorre a passagem da solução anestésica através da placenta).[77]

Todos os anestésicos, por serem lipossolúveis, atravessam a placenta. A velocidade e a quantidade transferida são proporcionais ao tamanho das moléculas e ao grau de ligação plasmática do anestésico na circulação materna e aos tecidos da mãe. Assim, quanto maior o grau de ligação do anestésico às proteínas plasmáticas, maior é o grau de proteção ao feto.[78]

A escolha do anestésico local na gestante ainda é muito controvertida, principalmente pela presença ou não do vasoconstritor. Há um consenso, porém, de que o anestésico local deve ser aquele que proporcione a melhor anestesia à grávida.

A American Heart Association e o Council on Dental Therapeutics recomendam o uso de vasoconstritor em todos os anestésicos locais, pois o uso dessas soluções sem vasoconstritor constitui risco maior. A anestesia pode não ser eficaz e seu efeito tem um tempo muito curto. A dor resultante pode levar a paciente ao estresse, resultando em liberação de catecolaminas endógenas em quantidades muito superiores àquelas contidas em tubetes anestésicos e, consequentemente, mais prejudiciais.[54,79]

Os vasoconstritores adicionados aos anestésicos locais têm os seguintes objetivos: prolongar a duração da anestesia, diminuindo, assim, sua toxicidade; possibilitar menos sangramento, em função da diminuição do calibre dos vasos com a vasoconstrição; promover hemostasia; aumentar a concentração local dos anestésicos, o que possibilita anestesia mais profunda, reduzindo a dose administrada. Estas características promovem mais conforto à paciente, pois o aumento da efetividade anestésica evita o estresse provocado pela dor e por injeções repetidas.

Que substâncias são mais indicadas para a gestante? É preciso conhecer um pouco mais sobre suas características, para que possamos tomar uma decisão consciente em benefício dos pacientes (gestante e feto):

**Prilocaína.** É o sal anestésico que apresenta menor percentual de ligação proteica (55%), o que permite maior proporção de passagem pela placenta. Sabe-se que, quanto maior o grau de ligação do anestésico às proteínas plasmáticas na circulação materna, maior a proteção ao feto. O metabolismo da prilocaína é hepático, produzindo metabólitos que contêm ortotoluidina. Esses metabólitos, se doses excessivas forem empregadas, podem oxidar a hemoglobina, transformando-a em metemoglobina e tornando a molécula incapaz de transportar oxigênio, desenvolvendo um quadro de cianose, redução da função cerebral, fraqueza, dispneia e cefaleia, fenômeno chamado metemoglobinemia.[54]

É importante destacar que a quantidade de metemoglobina formada é diretamente proporcional à dose de prilocaína administrada. A dose máxima de prilocaína em um indivíduo saudável de 60 kg seria de 360 mg, equivalente ao volume aproximado de seis a sete tubetes. Verifica-se, assim, que o risco de uma paciente ambulatorial desenvolver metemoglobinemia é muito remoto, desde que as doses sejam administradas nos limites recomendados.

Entretanto, devemos estar atentos à possibilidade de ocorrer uma injeção acidental intravascular da solução anestésica, aumentando o risco de metemoglobinemia, o que pode ser preocupante, não somente em relação à mãe, mas principalmente em relação ao feto.[54,78] Esse fato reforça a importância da aspiração prévia da injeção e de administrá-la lentamente, para diminuir a possibilidade de ocorrer uma concentração sanguínea excessivamente alta.

Além disso, a prilocaína possui, em sua composição, o vasoconstritor felipressina, que, em altas doses, provoca contrações uterinas.[64]

**Mepivacaína.** Tem duração e profundidade excelentes. O grau de ligação às proteínas plasmáticas é de 77%, o que oferece uma boa proteção ao feto. No entanto, o que restringe seu uso em gestantes é sua velocidade de metabolização, que no feto é 2 a 3 vezes menor que a da lidocaína. Como o sangue fetal tem menos quantidade de globulinas, a ligação proteica é de aproximadamente 50% daquela observada nos adultos. Assim, a quantidade de anestésico livre na circulação é maior, tornando-a mais tóxica.

**Bupivacaína.** Apresenta alto grau de ligação com as proteínas plasmáticas da mãe, o que poderia nos levar a pensar ser uma excelente indicação para as gestantes. Entretanto, sua ação, de longa duração (média de 6 a 7 horas), limita seu uso em pacientes grávidas.

**Lidocaína.** Pode ser encontrada nas concentrações de 2 e 3%, sem vasoconstritor ou associada a epinefrina (1:50.000 e 1:100.000), norepinefrina (1:50.000) e fenilefrina (1:2.500).[80]

Os anestésicos sem vasoconstritores, em princípio, são contraindicados, salvo em casos específicos, conforme já relatamos. No que se refere às associações com os demais vasoconstritores, a maioria dos autores preconiza a utilização de lidocaína a 2% com epinefrina a 1:100.000 ou norepinefrina 1:50.000, respeitando o limite máximo de dois tubetes por consulta.[54]

**Articaína.** É um anestésico tão seguro e potente quanto a lidocaína; porém, não há estudos conclusivos sobre sua ação em pacientes gestantes. A articaína também tem o potencial de produzir metemoglobinemia, embora nos estudos realizados tenha sido utilizada dosagem acima das empregadas em Odontologia.[50]

**Vasoconstritores.** Entre os principais utilizados em Odontologia, a epinefrina é o mais potente e um dos mais empregados. Durante muito tempo, seu uso em gestantes foi visto com desconfiança, pois se acreditava que a epinefrina adicionada às soluções anestésicas locais poderia reduzir a frequência e a duração das contrações uterinas, dificultando o parto. Entretanto, ao entrar na corrente circulatória, a epinefrina é rapidamente biotransformada, não sendo seus efeitos cumulativos. É importante ressaltar que a epinefrina e a norepinefrina são hormônios produzidos pelo organismo, estando sempre presentes na corrente circulatória. O estresse causado pela dor ou ansiedade pode provocar o aumento acentuado desses hormônios, tornando essa situação mais lesiva à mãe e ao feto do que a presença desses vasoconstritores nas soluções anestésicas, sempre em concentrações muito diluídas. A epinefrina, na concentração de 1:100.000, é atualmente o vasoconstritor mais indicado, com bastante segurança, para pacientes gestantes, desde que se observem a recomendação da técnica de injeção e a dosagem máxima recomendada (dois tubetes).[81]

A norepinefrina, na concentração de 1:50.000, também é recomendada por alguns autores.[55,82] Corrêa,[81] no entanto, relata que ela pode ser mais preocupante que a epinefrina. Em virtude de seu mecanismo de ação, ela pode causar aumento mais acentuado da pressão arterial e resistência vascular periférica, ocasionando uma bradicardia reflexa, efeito indesejável não apenas às gestantes, mas a todos os pacientes.

A felipressina não é contraindicada em pacientes gestantes, mas deve ser evitada por sua semelhança com o hormônio ocitocina, provocando contrações uterinas, conforme já citamos.

O vasoconstritor fenilefrina tem efeito ocitóxico, diminui a circulação placentária e dificulta a fixação do óvulo no útero da mulher.

Qualquer necessidade especial da paciente que possa criar alguma dificuldade ao tratamento ou mesmo impedi-lo, deve ser avaliada com critério e bom senso. Em muitas oportunidades, a melhor iniciativa é o encaminhamento a um profissional especializado e habilitado.

---

As referências bibliográficas deste capítulo estão disponíveis no Ambiente de aprendizagem do GEN | Grupo Editorial Nacional.

# Aspectos Radiográficos de Interesse Endodôntico

### Seção 5.2

Marcus Vinicius R. Só | Vania R. C. Fontanella

A Endodontia contemporânea vem experimentado avanços tecnológicos nas diferentes etapas do tratamento endodôntico, a ponto de poder ser considerada uma das especialidades odontológicas que mais evoluíram nas últimas décadas. Dentre as transformações observadas, o avanço no campo do diagnóstico por imagens assume papel primordial para a tomada de decisão do profissional que trabalha com a Endodontia. Com o apoio dos sistemas radiográficos digitais, da tomografia computadorizada de feixe cônico e da ressonância magnética, o clínico trabalha com maior segurança no diagnóstico e, consequentemente, elabora planos de tratamento mais acurados, alcançando melhores prognósticos para cada caso.

O estado da arte na obtenção de imagens no consultório odontológico é atualmente representado pelo uso de imagens digitais e, por isso, não faremos menção ao uso de radiografias processadas pelos métodos convencionais (temperatura-tempo e automático) neste capítulo. Segue uma breve exposição do significado e da importância dos sistemas radiográficos digitais empregados em Odontologia.

## Sistemas de radiografias digitais

No final do século XX, foi lançado o primeiro sistema de radiografia digital, o qual recebeu aprovação da ADA (American Dental Association), em 1989.[1] Os sistemas digitais para imagens radiográficas intrabucais podem ser classificados como direto, semidireto ou indireto. As imagens indiretas são radiografias convencionais digitalizadas por meio de *scanners* com um adaptador de transparência ou câmeras fotográficas digitais. Mesmo não sendo radiografias verdadeiramente digitais, ainda apresentam algumas vantagens, tais como correção de densidade e contraste, compartilhamento entre profissionais e a possibilidade de processamento por *softwares*.

Nos sistemas diretos, o filme é substituído por um sensor (Figura 5.31A) do tipo Charge Coupled Device (CCD) ou Complementary Metal-Oxide-Semiconductor (CMOS). A imagem latente formada pela exposição aos raios X é transferida diretamente a um computador via cabo ou, mais recentemente, por tecnologia *wireless*.[2,3]

O sistema CCD é um *chip* de silício puro que possui semicondutores sensíveis à luz e aos próprios raios X. São revestidos por uma superfície plástica rígida, apresentando, em média, $25 \times 18$ mm$^2$ de área e 8 mm de espessura, ligada ao computador por meio de um cabo.[4] Os sensores variam em tamanho e espessura, dependendo do fabricante, e são rígidos, o que pode acarretar desconforto ao paciente. Como vantagens adicionais em comparação ao sistema indireto, as imagens são produzidas instantaneamente e com dose de radiação reduzida, a etapa do processamento radiográfico é eliminada, com claras repercussões ecológicas.[5,6]

No sistema semidireto, o filme é substituído por um receptor de imagem denominado placa de fósforo fotoestimulável (FFE), que, após ser exposta à radiação, é levada a uma unidade de processamento para que a imagem latente seja transformada em imagem permanente.[3,6] Essa placa apresenta os mesmos tamanhos e flexibilidade que os filmes radiográficos; portanto, apresenta vantagem adicional em relação ao conforto do paciente (Figura 5.31B).

Comparando-se a relação custo-benefício dos sistemas direto e semidireto, os sensores oferecem imagens imediatas, sem necessidade de um sistema de leitura (Figura 5.31C), que demanda tempo. Por outro lado, podem ser mais desconfortáveis, especialmente nos tamanhos maiores, e apresentam maior custo de reposição em caso de avarias, quando comparados às placas.

## Significado da radiografia na endodontia

A Endodontia é uma especialidade dependente da radiografia, pois o campo de trabalho do endodontista não é visível na grande maioria das vezes. Radiografias de boa qualidade são exigidas para a realização do tratamento, pois em nada auxiliam o profissional imagens mal processadas, nas quais o detalhe pode fazer a diferença no resultado do tratamento endodôntico.[7,8] Os recursos presentes nos sistemas digitais contemporâneos podem auxiliar com maior acurácia a interpretação radiográfica de alterações que, por meio das radiografias convencionais, poderiam ficar prejudicadas.

A técnica interproximal permite a visualização das coroas dentárias, terço cervical radicular e crista óssea alveolar com distorção mínima, pois na sua obtenção o receptor de imagem fica praticamente paralelo e próximo das estruturas radiografadas. Contudo, a técnica periapical é a radiografia de escolha para diagnóstico, planejamento e acompanhamento (proservação) em Endodontia. Nela,

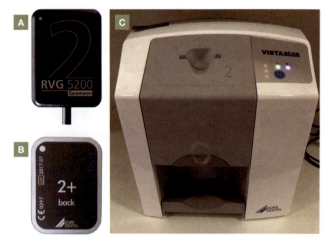

**Figura 5.31** Sistemas radiográficos digitais. **A.** Sensor do sistema direto. **B.** Placa de fósforo. **C.** Equipamento de leitura do sistema semidireto.

são visualizados os dentes de uma região em toda a sua extensão, tecido ósseo perirradicular e estruturas anatômicas adjacentes.

A utilização de dispositivos posicionadores com anel indicador é fortemente recomendada, pois favorece a padronização geométrica, de extrema importância para a comparação de imagens obtidas em diferentes momentos. Entretanto, o uso desses dispositivos no transoperatório pode ser difícil, razão pela qual foram desenvolvidos modelos específicos para Endodontia nos quais a oclusão se dá em outra região, liberando espaço para os cabos das limas endodônticas.[9] Existem versões para filmes/placas de fósforo e para sensores (Figura 5.32).

Com base no papel que o exame radiográfico tem para a Endodontia, para fins didáticos podemos dividir os aspectos radiográficos de interesse endodôntico em três momentos: pré-operatório, transoperatório e pós-operatório.

## Pré-operatório

A radiografia de diagnóstico reveste-se de grande importância para o início do tratamento endodôntico. Com ela, é possível prever dificuldades que poderão advir nas diferentes etapas do tratamento. Uma importante informação ao profissional é que ele obtenha a imagem inicial no momento do atendimento do paciente, não aceitando imagens realizadas em outros serviços, principalmente se o paciente tiver recebido algum tipo de atendimento prévio no dente a ser tratado.

Nessa etapa, as imagens auxiliarão no diagnóstico das patologias pulpares, perirradiculares, lesões endoperiodontais, lesões de origem não endodôntica, estruturas anatômicas, morfologia endodôntica, reabsorções dentárias externas e internas, fraturas radiculares e outras condições relevantes.

### Patologias pulpares

O clínico geral e o especialista realizam frequentemente o diagnóstico e o tratamento de polpas dentárias inflamadas. O sucesso do tratamento adotado, seja conservador ou radical, depende de conhecimento e habilidade na técnica de obtenção do diagnóstico do tecido pulpar patológico. A radiografia periapical poderá demonstrar a presença de lesões cariosas e/ou restaurações extensas (Figura 5.33), sugerindo ou não exposição pulpar. O espaço do ligamento periodontal, em estágios finais de inflamação pulpar irreversível, poderá apresentar leve espessamento (Figura 5.34).

### Patologias perirradiculares

A resposta da batalha entre a injúria representada pelos agressores presentes no canal radicular, ou seja, pelas bactérias e seus produtos, e os sistemas de defesa do hospedeiro caracteriza a patologia perirradicular. As lesões perirradiculares são usualmente caracterizadas por reabsorção óssea patológica. Nesse contexto, a reabsorção constitui-se em um mecanismo protetor do indivíduo que serve para criar um espaço para o infiltrado inflamatório celular, permitindo retração do osso na área adjacente ao sítio da infecção, minimizando a invasão e a disseminação bacteriana.[10] O exame radiográfico periapical permite a observação de imagens que vão desde um espessamento do ligamento periodontal apical até uma lesão óssea representada por área radiolúcida (Figura 5.33). No entanto, há condições caracterizadas pelo aumento da formação de osso (osteíte condensante), em que a região periapical apresenta-se mais radiopaca (Figura 5.35).

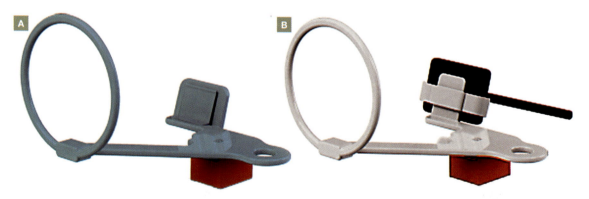

**Figura 5.32** Dispositivos posicionadores para técnica periapical em Endodontia. **A.** Modelos para filme/placas de fósforo. **B.** Modelos para sensores.

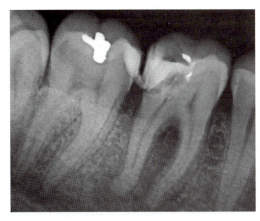

**Figura 5.33** Halo radiolúcido sob extensa restauração do 46, em proximidade com a câmara pulpar atrésica. Radiolucidez apical.

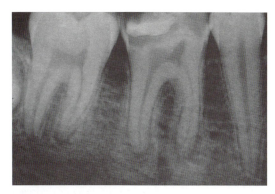

**Figura 5.35** Osteíte condensante no 46. (Cortesia do Dr. João Ferlini Filho.)

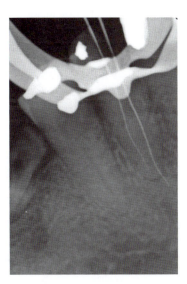

**Figura 5.34** Radiografia transoperatória do 34, que apresenta aumento do espaço periodontal apical.

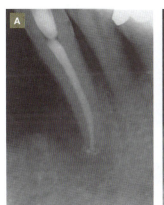 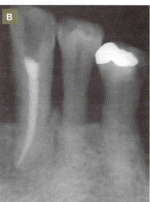

**Figura 5.36 A.** Imagem característica de lesão endoperiodontal do 33. **B.** Reparo ósseo após o tratamento.

### Lesões endoperiodontais

Lesão na qual ocorrem coexistência e interdependência entre os processos patológicos pulpar e periodontal, caracterizando-se como um processo infecto inflamatório único, representado por uma faixa radiolúcida contínua em torno da raiz, necessitando das abordagens endodôntica e periodontal associadas e sequencialmente dispostas para sua adequada resolução (Figura 5.36).

### Lesões de origem não endodôntica

A radiografia é extremamente importante na determinação da presença de uma área de rarefação, das estruturas envolvidas e da extensão do processo destrutivo.[11] Inúmeras são as patologias que merecem receber diagnóstico diferencial das doenças do periápice de origem endodôntica (ver Capítulo 3, Diagnóstico Diferencial das Lesões Perirradiculares Inflamatórias). Dentre elas, destacam-se displasia cementária periapical, cisto do ducto nasopalatino, cisto periodontal lateral (Figura 5.37), cisto em posição glóbulo-maxilar, cisto dentígero e cisto ósseo traumático.

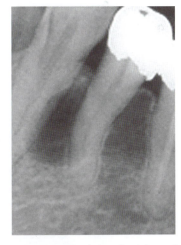

**Figura 5.37** Imagem característica de cisto periodontal lateral entre as raízes dos dentes 34 e 33.

### Estruturas anatômicas

Os aspectos radiográficos dos acidentes anatômicos devem ser observados e diferenciados das alterações patológicas de origens endodôntica e não endodôntica. Como exemplo, vale citar o forame mentoniano, o seio maxilar, o canal incisivo e a fóvea da glândula submandibular. De forma geral, a dissociação radiográfica esclarece a natureza anatômica ou patológica de imagens radiolúcidas periapicais, pois a variação de angulagem vertical ou horizontal comumente separa a imagem do ápice dentário (Figuras 5.38 e 5.39D).

## Morfologia endodôntica

Aspectos relacionados com a morfologia endodôntica devem ser explorados com a radiografia periapical e serão extremamente importantes para o plano de tratamento. Assim, devemos observar a relação entre assoalho e o teto da câmara pulpar, curvatura das raízes e canais radiculares, grau de atresia dos canais radiculares, calcificações e dilacerações apicais (Figura 5.39).

## Reabsorções dentárias externas e internas

A reabsorção radicular é manifestação frequente na dentição permanente (70%) quando se movimentam dentes ortodonticamente. No entanto, isso ocorre mais frequentemente de maneira superficial e localizada, dificultando, por vezes, a sua visualização radiográfica, pelas dimensões reduzidas de suas cavidades.

Segundo Andreasen e Andreasen,[12] as reabsorções dentárias externas podem ser de três tipos: *superficial*, que é um processo autolimitante, normalmente envolvendo pequenas áreas seguidas por reparo espontâneo das partes adjacentes do ligamento periodontal na forma de novo cemento; *inflamatória*, em que a reabsorção inflamatória radicular alcança os túbulos dentinários de uma polpa necrosada e infectada, desencadeando processo reabsortivo invasivo; e *de reposição ou substituição*, no qual o tecido dentário vai sendo substituído por tecido ósseo, levando à anquilose. Uma quarta modalidade de reabsorção denominada *cervical invasiva* caracteriza-se, segundo Frank e Bakland,[13] como atividade inflamatória com evolução independente de fatores de manutenção (Figura 5.40).

A reabsorção dentária interna ocorre por diferenciação das células do tecido pulpar, destruindo a dentina de dentro para fora. Ao exame radiográfico apresenta-se como imagem radiolúcida, simétrica, de bordas regulares, com um formato que lembra uma ampola. Essa reabsorção pode se instalar em qualquer ponto da cavidade pulpar, do terço apical até a região coronária (Figura 5.41).

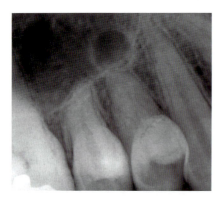

**Figura 5.38** Extensão palatina do seio maxilar simulando lesão na região apical do 14.

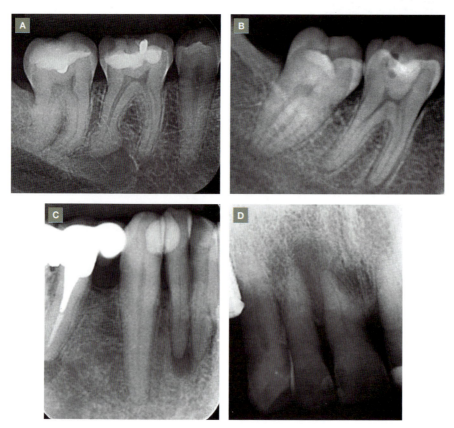

**Figura 5.39** Exemplos de detalhes da morfologia endodôntica na radiografia periapical. Proximidade entre assoalho e teto da câmara pulpar do 46, que também apresenta hipercementose na raiz distal e raízes curvas do 47 (**A**); presença de dois canais na raiz distal do 46 (**B**); atresia da câmara pulpar e dos canais radiculares do 42 (**C**) e 11 (**D**).

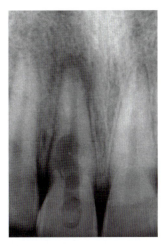

**Figura 5.40** Extensa reabsorção radicular externa no dente 11.

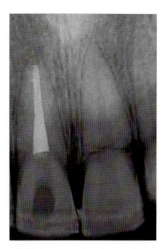

**Figura 5.42** Fratura radicular horizontal no terço cervical do dente 21.

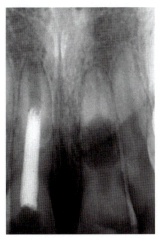

**Figura 5.41** Extensa reabsorção radicular interna no dente 21.

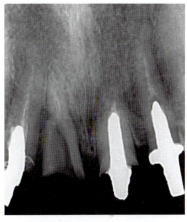

**Figura 5.43** Fratura radicular oblíqua do 11, cuja visualização é facilitada pela direção vestibulolingual do traço e pelo afastamento dos fragmentos.

### Fraturas radiculares

As fraturas radiculares horizontais envolvem o cemento, a dentina e a polpa dentária. Esse tipo de lesão traumática, na radiografia, se apresenta como uma linha horizontal radiolúcida que, dependendo da incidência da tomada radiográfica, poderá não ser registrada ou dar a falsa imagem de um duplo traço de fratura. O traço de fratura horizontal é observado em lesões traumáticas recentes na dependência do paralelismo entre a incidência do raio e a direção do traço de fratura (Figura 5.42).

As fraturas verticais (Figuras 5.43 e 5.44) podem ser mais desafiadoras ao diagnóstico por radiografias, especialmente quando recentes, sem ou com discreto afastamento dos fragmentos ou com direção mesiodistal. Nesses casos, a tomografia pode ser fundamental para o diagnóstico.

## Transoperatório

Assim como a radiografia está incorporada na fase do diagnóstico em Endodontia, ela assume importância crucial durante a execução do tratamento endodôntico. Salienta-se a importância da radiografia periapical durante o estabelecimento do comprimento de trabalho para o correto preparo do canal radicular e na detecção de acidentes operatórios tais como degrau, fratura de instrumentos e perfurações de assoalho de câmara pulpar ou radicular. Quando do emprego do hidróxido de cálcio como medicação intracanal, é de bom alvitre proceder à radiografia periapical para certificar-se do correto preenchimento do canal radicular. Durante a última etapa técnica do tratamento endodôntico, faz-se necessário o emprego da imagem radiográfica na seleção e prova do cone de guta-percha principal, após a execução da obturação do canal com vistas à observação de uma correta compactação do material obturador e uma imagem final, com a obturação concluída e após inserção do material restaurador temporário/definitivo na cavidade coronária (Figura 5.45).

Na fase da odontometria de molares superiores, a sobreposição do processo zigomático da maxila à região apical das raízes pode dificultar a visualização da ponta do instrumento em relação ao ápice radicular, o que é facilmente evitado com a correta utilização dos posicionadores, resultando em melhor relação de paralelismo

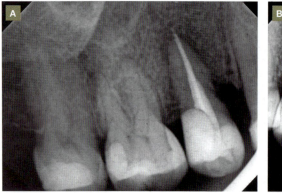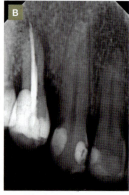

**Figura 5.44 A.** A fratura radicular vertical do 14 é de difícil visualização na incidência ortorradial. **B.** A mesma fratura pode ser facilmente identificada na imagem dissociada.

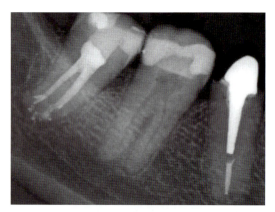

**Figura 5.45** Radiografia final evidenciando a obturação do sistema de canais radiculares.

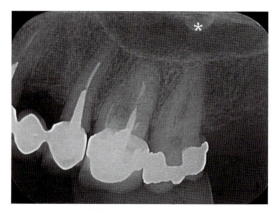

**Figura 5.46** Radiografia da região de molares superiores obtida com posicionador, permitindo paralelismo entre o longo eixo do dente e o receptor de imagem. O processo zigomático da maxila (*) não aparece sobreposto aos ápices dentários.

entre o longo eixo do dente e o receptor de imagem, de maneira a evitar a sobreposição (Figura 5.46).

Durante a tomada radiográfica em alguns grupos dentais, depara-se com a sobreposição de imagens de canais radiculares, de instrumentos endodônticos ou obturações de canais radiculares que dificultam a visualização do vértice radiográfico de cada raiz. Isso é mais comum quando de radiografias de pré-molares superiores (canal vestibular e palatino), molares superiores, incisivos inferiores (2 canais), pré-molares inferiores (portadores de 2 canais) e molares inferiores.

A técnica da dissociação radiográfica, também chamada técnica de Clark,[14] é a técnica indicada para a localização de raízes, canais, perfurações e dilacerações radiculares. Com esta, utiliza-se a tomada de duas incidências de uma mesma região, uma padrão e outra variando o ângulo horizontal ou vertical. Estruturas mais próximas do filme (linguais/palatinas) se deslocam na imagem para a mesma direção em que o tubo de raios X foi movimentado, enquanto as estruturas vestibulares, por estarem mais próximas do filme, deslocam-se no sentido oposto.

Na região de pré-molares superiores, a incidência indicada para a dissociação da imagem é para mesial. Já para molares superiores, recomenda-se deslocar o tubo na mesma direção da raiz vestibular que aparece sobreposta à palatina (Figura 5.47) ou para mesial na necessidade de dissociar o canal mesiovestibular do mesiopalatino (ou mesiovestibular 2; MV2).

Na dissociação horizontal, com o objetivo de interpretar qual foi a direção do feixe de raios X, emprega-se a regra do objeto vestibular, proposta por Richards (1953).[15] A radiografia padrão é aquela na qual as raízes dentárias apresentam-se verticais e as faces proximais estão livres de sobreposição. Estruturas localizadas mais distantes do filme, tais como ápices dentários, cúspides vestibulares (mais próximas da borda oclusal do filme) e raízes vestibulares de molares superiores se movimentam no sentido oposto ao deslocamento do tubo.

A técnica triangular de rastreamento, proposta por Bramante e Berbert,[16] consiste em três incidências periapicais: uma padrão, uma dissociação mesial e outra distal. Os autores justificam o uso de três incidências pelo fato de curvaturas, perfurações e reabsorções radiculares poderem ser identificadas de forma mais acurada. De posse das três imagens, elas são interpretadas utilizando um gráfico (Figura 5.48).

## Pós-operatório

A radiografia periapical é o recurso mais empregado para o controle radiográfico pós-tratamento endodôntico

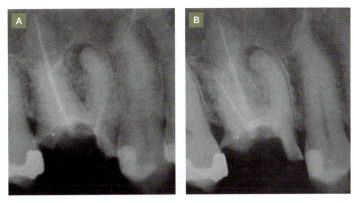

**Figura 5.47 A.** Sobreposição das raízes distovestibular e palatina do 16. **B.** A dissociação mesial permite visualizar a lesão apical e avaliar o tratamento.

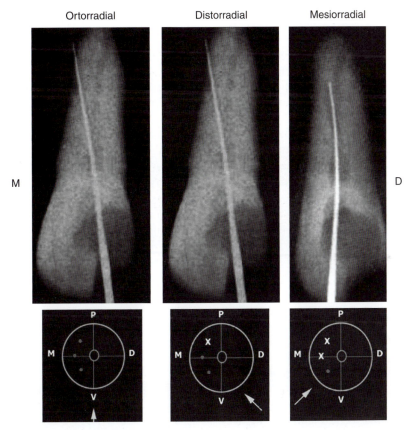

**Figura 5.48** Técnica triangular de rastreamento. Imagens das incidências orto, mésio e distorradial (*acima*) e gráficos para interpretação *abaixo*. Na imagem ortorradial a lima demonstra perfuração mesial que, segundo o gráfico, pode ser mesial, mesiovestibular ou mesiopalatina. Na incidência distorradial a imagem continua sendo de perfuração mesial, o que elimina a posição mesiopalatina. Na incidência mesiorradial a imagem da lima se sobrepõe ao canal radicular, o que determina o diagnóstico de perfuração na posição mesiovestibular.

(proservação). Com ela, é possível observar regressão de lesões perirradiculares, consolidação de fraturas radiculares, reparação de perfurações radiculares, acompanhamento da apicogênese, apicificação e procedimentos de Endodontia Regenerativa, controle de dentes traumatizados etc.

Além disso, o restabelecimento das condições de saúde do periodonto apical ou lateral ocorre, em muitas vezes, meses ou anos após a finalização do tratamento endodôntico, podendo ser detectado apenas pelos exames radiográficos e tomográficos de controle. Dentro dessa perspectiva, a função que os exames radiográficos exercem na proservação do tratamento dos canais radiculares merece ser comparada com a sua utilização nas etapas pré e transoperatórias.

Com base na correta interpretação do exame radiográfico, conjugado com os dados obtidos do exame clínico, torna-se possível avaliar o sucesso ou fracasso do tratamento endodôntico, bem como o julgamento da necessidade de reintervenção.[17,18]

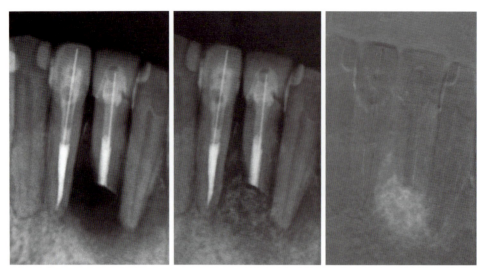

**Figura 5.49** Exemplo de subtração digital de imagens na preservação do reparo ósseo após cirurgia perirradicular.

A subtração de imagens é uma ferramenta bastante útil para detectar alterações entre duas radiografias padronizadas tomadas em tempos diferentes, sendo, portanto, capaz de evidenciar a progressão de uma lesão apical e o seu processo de reparação.[19,20] A radiografia inicial tem os tons de cinza invertidos e transparência ajustada em 50%, sendo sobreposta à imagem mais recente. As tonalidades intermediárias de cinza representam as estruturas que não sofreram alteração, enquanto o reparo é representado por *pixels* mais claros e a perda mineral por *pixels* mais escuros (Figura 5.49).

## Técnicas de imagem avançadas

Técnicas mais avançadas de imagens têm aportado grande contribuição à Endodontia. A tomografia computadorizada de feixe cônico será abordada na Seção 5.3.

O espectro do diagnóstico por imagens em Endodontia está também sendo expandido pelas técnicas de ultrassonografia e ressonância magnética, as quais não utilizam radiação ionizante, razão pela qual vislumbra-se um futuro promissor.

A ultrassonografia é uma técnica amplamente acessível e utilizada na Medicina desde os anos 1950. Ondas de ultrassom geradas por meio de um transdutor interagem com os tecidos de diferentes densidades, propriedades mecânicas e acústicas. O eco, a parte da onda de ultrassom que é refletida de volta para o transdutor, varia na dependência das características dos tecidos, sendo convertido para corrente elétrica, utilizada para a formação da imagem em tempo real no monitor. O eco produz imagens brilhantes, denominadas hiperecoicas; sua ausência resulta em imagens escuras ou hipoecoicas.[21] Sua aplicação em Endodontia relaciona-se com o diagnóstico extremamente acurado das lesões perirradiculares. Imagens hipoecoicas, com limites bem definidos e sem evidência de vascularização no modo Doppler, são características de lesões com diagnóstico histopatológico de cisto. Já as imagens ecogênicas mal definidas e vascularizadas internamente caracterizam o granuloma apical. Trajetos fistulosos também são identificados.

A ressonância magnética (Figura 5.50) utiliza o magnetismo e ondas de radiofrequência para a formação de imagens, denominadas hipersinal (claras) ou hipossinal (escuras), em função da maior ou menor quantidade de hidrogênio presente nos tecidos. A técnica evidencia tecidos moles com precisão e detalhe, com potencial para se tornar uma ferramenta de investigação bastante útil em Endodontia, pois permite avaliar a extensão de lesões cariosas, vitalidade e vascularização da polpa, detecção precoce e acompanhamento mais acurado das lesões perirradiculares.[23] Equipamentos dedicados à Odontologia têm sido bastante pequisados, contudo, ainda não estão disponíveis para uso clínico.

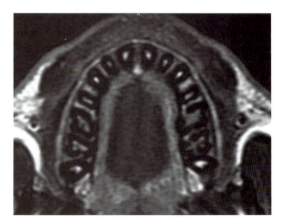

**Figura 5.50** Imagem por ressonância magnética da maxila (plano axial). Polpas dentárias vitais evidenciadas em hipersinal.

As referências bibliográficas deste capítulo estão disponíveis no Ambiente de aprendizagem do GEN | Grupo Editorial Nacional.

# Tomografia Computadorizada de Feixe Cônico em Endodontia

Seção 5.3

Navid Saberi | Shanon Patel | Conor Durack

Desde a sua descoberta em 1895 e primeira aplicação em Odontologia no mesmo ano, a radiografia convencional tem sido de ajuda inestimável para a prática odontológica e consiste no pilar imaginológico da Endodontia.[1] Clínicos ainda dependem muito da radiografia dentária para a obtenção de informações diagnósticas, incluindo a Endodontia e o diagnóstico das lesões perirradiculares. O tratamento bem-sucedido de problemas endodônticos está entrelaçado com as técnicas de diagnóstico por imagem para fornecer informações importantes sobre os dentes sob investigação e sua anatomia circundante.[2] Uma grande falha da radiografia dentária clássica, no entanto, é a reprodução bidimensional de uma entidade tridimensional.[3] Nas últimas décadas, entretanto, os avanços da imaginologia médica foram aplicados, com sucesso variável, para as várias disciplinas odontológicas. Dentre as técnicas de imagem específicas que têm sido pesquisadas como potenciais ferramentas de diagnóstico e plano de tratamento em Endodontia estão a ultrassonografia (US), a radiografia digital de subtração (SRD), a tomografia computadorizada de abertura afinada (*tuned aperture computed tomography* ou TACT), a imagem por ressonância magnética (IRM) e a tomografia computadorizada (TC),[2,3] que foi inventada no início dos anos 1970.[4] No entanto, por causa da elevada exposição à radiação, não se poderia justificar o uso da tomografia computadorizada em Odontologia.[3] Esse dilema foi resolvido pela introdução da tomografia computadorizada de feixe cônico (TCFC) tridimensional e, desde o final dos anos 1990, a TCFC tem sido seriamente considerada uma técnica de diagnóstico radiográfico maxilofacial.[5,6]

Por uma série de razões diferentes, as técnicas de imagem anteriormente mencionadas têm tido dificuldade de aceitação em Endodontia. Assim, a radiografia convencional, apesar de suas limitações inerentes, continua a ser o sistema de imagem padrão.[2] No entanto, nos últimos anos, a TCFC tem sido objeto de inúmeras investigações relacionadas com o desenvolvimento da imagem dentária. Uma parcela significativa dos estudos publicados tem sido dirigida especificamente para Endodontia; essas pesquisas, cujos resultados são enfáticos, têm destacado as insuficiências da radiografia convencional na avaliação da anatomia única do esqueleto maxilofacial.[2,3]

## Limitações da radiografia convencional

As limitações das imagens radiográficas convencionais em Odontologia têm sido bem relatadas. O rendimento reduzido do diagnóstico da radiografia convencional pode ser atribuído à compressão das entidades anatômicas tridimensionais, dificuldades de visualização em virtude da presença de ruído anatômico, problemas com perspectivas temporais e reprodução de imagem e distorção geométrica dos objetos.[2,3]

### Compressão das estruturas tridimensionais

Como explicado anteriormente, a radiografia convencional comprime estruturas tridimensionais em uma imagem bidimensional. A radiografia intraoral proporciona uma visualização da anatomia em análise no plano mediodistal, mas pouco oferece em relação às estruturas na terceira (bucolingual) dimensão.[3]

A compressão da anatomia tridimensional associada à radiografia convencional, muitas vezes, impede uma apreciação acurada da relação espacial das raízes de um dente com a anatomia circundante e com uma lesão perirradicular associada (Figura 5.51).[2,7] Além disso, complexidades anatômicas e doenças que afetam os tecidos dentais duros, como a reabsorção,[8] juntamente com erros operatórios,[9] não podem ser apreciadas se técnicas de imagem mais precisas não forem utilizadas. O desempenho no diagnóstico fica, portanto, prejudicado.[10,11]

Imagens radiográficas com mudanças na angulação horizontal do feixe de raios X, em relação à área de interesse, podem contribuir para aumentar a profundidade de percepção e valorização da relação espacial na imagem radiográfica odontológica, melhorando o rendimento do diagnóstico.[2,12]

### Ruído anatômico

Elementos anatômicos maxilofaciais sobre ou internamente à área de interesse podem prejudicar a visualização do objeto sob investigação e complicar a interpretação da radiografia.[2] Essas interferências anatômicas podem variar de radiodensidade e são referidas como ruídos anatômicos.[13,14] Ruído anatômico causado por características do osso alveolar sobrejacente, como a lâmina cortical, trabeculado e espaços

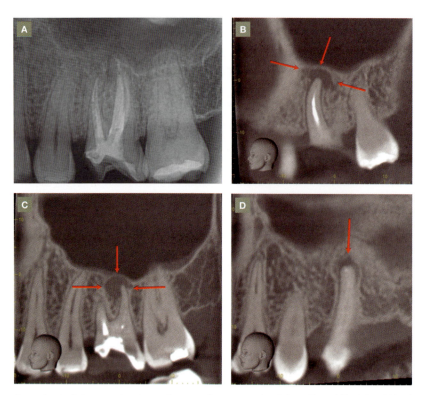

**Figura 5.51 A.** Radiografia periapical de um primeiro molar superior esquerdo sintomático. Não há evidência de lesão perirradicular. **B** a **D.** Cortes sagitais de TCFC do mesmo dente revelando a presença e verdadeira extensão da lesão perirradicular, a qual envolve a raiz mesiovestibular (**B**), a raiz distovestibular (**C**) e a raiz palatina (**D**) (*setas vermelhas*). Isso certamente afeta o plano de tratamento.

medulares foram especificamente relatados como fatores complicadores na detecção precisa de lesões perirradiculares[15-17] e de reabsorção radicular externa (RRE).[18,19]

### Perspectivas temporais

Radiografias periapicais intraorais de determinada área ou dente devem ser comparadas ao longo do tempo para avaliar o desenvolvimento ou a progressão de uma doença. As radiografias devem ser normalizadas em relação ao ângulo do feixe de raios X, à distância do objeto ao receptor de imagem e a todos os parâmetros de exposição à radiação. Além disso, a relação de posições entre o receptor de imagens e o objeto deve ser reproduzida para cada radiografia. Dessa forma, todas as variáveis, exceto aquela sob investigação, ou seja, o processo da doença, devem ser mantidas constantes.[2,20] Radiografias mal padronizadas podem resultar em má interpretação do início ou progressão da doença. Isto é particularmente importante para a avaliação de RRE, que pode iniciar e progredir rapidamente.[8] Mesmo quando blocos de mordida personalizados unidos ao dispositivo de paralelismo (posicionador) são utilizados para realizar radiografias em série, as imagens nunca serão idênticas.[21]

### Distorção geométrica

Radiografias periapicais intraorais devem ser tomadas usando a técnica do paralelismo. Isso fornece uma representação geométrica mais precisa do objeto de interesse do que outras técnicas radiográficas intraorais, como o método do "ângulo da bissetriz".[22-24] Para obter imagens paralelas, o receptor de imagem deve ser posicionado em paralelo com o dente sob investigação e o feixe de raios X deve ser perpendicular a ambos.[25] Os limites anatômicos da cavidade oral significam que esse ideal raramente é alcançado, apesar da disponibilidade de posicionadores de filme para paralelismo.

A utilização de receptores de imagens rígidos, como os utilizados nos sistemas digitais de dispositivo de carga acoplada (*charged couple device* – CCD), aumenta a dificuldade.[2] Um aumento mínimo de 5% do objeto a ser radiografado pode ser esperado na imagem final, mesmo quando o processo é executado pela técnica do paralelismo.[26] Isso ocorre em virtude da separação inevitável entre o receptor de imagens e o objeto e a natureza divergente do feixe de raios X durante o exame. O resultado é que a geometria da área a ser avaliada raramente é reproduzida com precisão absoluta quando são utilizadas radiografias intraorais convencionais.[2,3]

## Tomografia computadorizada de feixe cônico

### Breve histórico

A TCFC é um sistema contemporâneo, tridimensional, de diagnóstico por imagem projetado especificamente para uso no esqueleto maxilofacial.[27,28] Tem suas origens na TC convencional. No entanto, a TCFC difere desta última em uma série de maneiras fundamentais; essas diferenças otimizam a sua adequação para a imagem dentária.[2]

## Aquisição de imagens e reconstrução

A técnica de TCFC consiste em uma fonte de raios X e um detector, ou sensor, montado sobre um ponto rotativo. Durante a exposição, um feixe de raios X em forma de cone é emitido e direcionado através da área de interesse no esqueleto maxilofacial do paciente.[2] Depois de atravessar a área de interesse, o feixe é projetado sobre o detector de raios X, à medida que a fonte de raios X gira, de 180 a 360 graus, ao redor da cabeça do paciente, em uma única varredura, sem a necessidade de mover o equipamento ou o paciente, como é o caso da TC de corpo inteiro.[2] O tempo de varredura normalmente varia entre 5 e 40 segundos, dependendo do equipamento e da exposição dos parâmetros empregados. No entanto, muitos sistemas de TCFC empregam um feixe de raios X pulsátil e o tempo real de exposição do paciente pode ser tão baixo quanto 2 a 5 segundos. Além disso, o feixe e o campo de raios X também podem ser colimados para incluírem apenas a região de interesse.[2,5]

Durante a sequência de exposição, centenas de imagens da área de interesse são adquiridas. As imagens de projeção são então reconstruídas, utilizando programas de computador sofisticados, para produzir um volume esférico ou cilíndrico de dados, chamado campo de visão (*field of view* – FOV). Cada imagem de projeção é composta por até 262.144 (512 × 512) *pixels* (um *pixel* é um elemento de imagem bidimensional que é um quadrado). A reconstrução terá um conjunto de dados tridimensionais que compreenderá $512^3$ *pixels* tridimensionais ou *voxels*. Voxels são as unidades básicas do volume da imagem que foi capturada pela TCFC, processada e digitalizada por um programa de computador.[5] Um *voxel* é um elemento de volume tridimensional em cubo, que pode ou não ser isométrico.[5,29,30]

Como explicado anteriormente, o feixe de raios X que passou pela área de interesse é projetado sobre o detector de raios X ou sensor. O tipo de detector determina as características importantes de volume da imagem, como o tamanho, a forma e a resolução espacial do volume reconstruído, que são importantes para o clínico.[5,29,32]

As opções de sensor incluem um intensificador de imagem, que está acoplado a um CCD ou semicondutor complementar de óxido metálico (CMOS), um *chip* DDC ou um transistor de filme fino (TFT) tipo painel plano de receptor de imagem.[29,30,33]

Uma das características mais importantes do sensor, que determina a superioridade de diagnóstico do equipamento de TCFC, é o sinal de ruído ou sinal de encadeamento proporcional. Essa proporção varia entre os sensores. Sensores CCD e painel plano têm maior (melhor) relação sinal-ruído do que os sistemas intensificadores de imagem. Melhorias na tecnologia CMOS têm levado também a uma relação sinal-ruído superior nesses sensores. Isso melhora a precisão do diagnóstico em casos nos quais há dispersão produzida por próteses e elementos metálicos presentes no osso ou dentes.

O tamanho menor e mais compacto dos sensores CCD e o painel plano também reduzem o peso total e o tamanho da unidade TCFC, tornando-a mais ergonômica. No entanto, os sensores CCD compactos produzem pequenos volumes de imagem reconstruída e, portanto, um campo de visão menor quando comparado com o painel plano e os sensores intensificadores de imagem. Assim, eles não são adequados para reconstrução da imagem da arcada total e do esqueleto maxilofacial completo. Melhorias tecnológicas na engenharia de *hardware* têm levado à produção de sensores CMOS com ótimas capacidades que podem ser usados tanto em FOV pequenos quanto amplos.[5,30,31,33]

O CMOS e os detectores de painel plano são os mais novos receptores de imagem. Eles oferecem menos distorção da imagem, larga escala de contraste e eliminação do brilho, quando comparados com os receptores intensificadores de imagem.[30,31,33]

Imagens reconstruídas por TCFC podem ser exibidas de várias maneiras. Uma opção é a exibição simultânea das imagens nos três planos ortogonais (axial, sagital e coronal), proporcionando ao clínico uma visão realmente tridimensional da área de interesse. A qualidade dos dados e o formato da imagem reconstruída estão relacionados principalmente com a dimensão do *voxel*, a relação sinal-ruído e o contraste ou faixa dinâmica. A maioria das unidades disponíveis, atualmente, pode produzir uma faixa dinâmica de mais de 16.384 tons de cinza (14 bits).[29,31,33-35]

## Classificação da TCFC

Os sistemas de TCFC são mais comumente classificados de acordo com as dimensões de seu campo de visão ou do volume de digitalização. A seguinte categorização foi proposta.[2,36]

- Sistemas de volume pequeno (também conhecido como volume focal, limitado, de campo pequeno ou de campo limitado): têm uma altura de volume máximo de verificação de 4 cm
- TCFC de arcada única: tem altura de FOV de 5 a 7 cm dentro de uma arcada
- TCFC interarcadas: tem FOV com altura de 7 a 10 cm
- TCFC maxilofacial: tem altura de FOV variando entre 10 e 15 cm
- TCFC craniofacial: tem altura de FOV superior a 15 cm.

Métodos menos populares de classificar os sistemas de TCFC são baseados na posição do paciente durante o exame (supino, sentado ou em pé) e na funcionalidade dos sistemas; alguns sistemas são multimodais e têm um tomógrafo panorâmico de função digital (TPD) (Figura 5.52).[2,36]

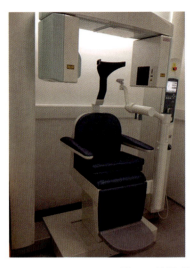 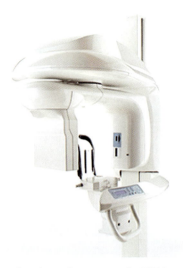 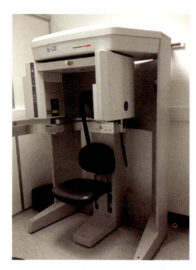

Figura 5.52 Exemplos de equipamentos de TCFC comumente usados.

### Dose eficaz de TCFC

A dose de radiação produzida por determinado sistema de TCFC depende de inúmeros fatores. A natureza do feixe de raios X, quer seja contínua ou pulsátil, o grau de rotação da fonte de raios X e do detector e o tamanho do FOV têm influência sobre a dose de radiação. O mesmo é válido para a quantidade e o tipo de filtração do feixe e os valores de kV, mA e de tamanho de *voxel*. Esses fatores são referidos como parâmetros de exposição. Alguns parâmetros de exposição, como a filtração do feixe, a natureza do feixe de raios X e, em certa medida, o FOV são específicos de um sistema em particular, enquanto fatores como o grau de rotação da fonte de raios X, kV e mA podem ser alterados na maioria dos sistemas.[2,36]

No entanto, alguns tecidos humanos são mais sensíveis à radiação ionizante do que outros. Exames tomográficos com diferentes FOV vão irradiar diferentes tecidos. Assim, de modo a ganhar uma apreciação significativa do efeito biológico que a radiação tem sobre o paciente, tecidos humanos são considerados de acordo com a sua sensibilidade à radiação. A dose eficaz leva em consideração a dose de radiação produzida pelo sistema de imagem e a sensibilidade à radiação dos tecidos em que o feixe de raios X passa durante a sequência de exposição. A dose efetiva é medida em sieverts (Sv) e frequentemente expressa em microssieverts (µSv), já que os números envolvidos são muito baixos.[2,37]

Aparelhos de TCFC de pequeno volume são bem adequados ao uso em Endodontia, pois a área de interesse pode ser facilmente capturada por seu FOV menor. Loubele *et al.*[38] mediram as doses eficazes a partir de um digitalizador de pequeno volume para TCFC (Accuitomo 3D®; J. Morita Corporation, Kyoto, Japão), quando diferentes áreas do esqueleto maxilofacial foram capturadas. O digitalizador tinha um FOV cilíndrico de 3 cm de altura e 4 cm de largura, e as varreduras envolveram 360 graus de rotação da fonte de raios X e do detector. As doses eficazes associadas aos exames tomográficos, utilizando esse dispositivo, variaram de 13 µSv (mandíbula anterior) a 44 µSv (canino superior/região pré-molar), respectivamente.[38] Por comparação, a dose eficaz de uma única radiografia periapical intraoral varia de 1 a 5 µSv, dependendo da área de interesse e do tipo de colimação de feixe utilizado.[38,39]

No entanto, até 2011, poucos dados existiam referentes ao efeito de alterar os parâmetros de exposição (com exceção de configurações de tamanho de *voxel*) de TCFC verificados no rendimento do diagnóstico das imagens produzidas e as doses de radiação eficazes relacionadas com o paciente. As varreduras tendiam a ser feitas usando as configurações do fabricante do equipamento para TCFC, como foi o caso do estudo de dose de radiação mencionado anteriormente.[38] Evidências sugerem que, alterando o grau de rotação da fonte de raios X e do detector de 360 para 180 graus e, portanto, distante das definições do fabricante, a dose eficaz para o paciente é potencialmente reduzida pela metade, sem redução no rendimento do diagnóstico ou redução na precisão da medição linear das estruturas anatômicas.[8,40,41] Dessa forma, o maior incentivo à aplicação da TCFC em Endodontia consiste no fato de que esses estudos examinaram a eficácia diagnóstica da TCFC na detecção das doenças mais comuns endodônticas, ou seja, reabsorção radicular externa[8] e lesão perirradicular.[40]

### Vantagens da TCFC

A TCFC supera as limitações da radiografia convencional.[2] A produção de imagens tridimensionais permite uma apreciação global da anatomia e sua relação espacial com a destruição de tecido causada por patologias em investigação (Figura 5.53). As fatias de dados volumétricos podem ser escolhidas pelo clínico e vistas em todos os planos ortogonais e em planos não ortogonais.[2] Dessa forma, o ruído anatômico pode ser facilmente eliminado.[33] *Voxels* isotrópicos da TCFC asseguram que as imagens produzidas são geometricamente precisas em qualquer plano e livres de distorção.[42] De fato, a precisão geométrica tridimensional da TCFC tem sido repetidamente

Capítulo 5 | Diagnóstico em Endodontia 141

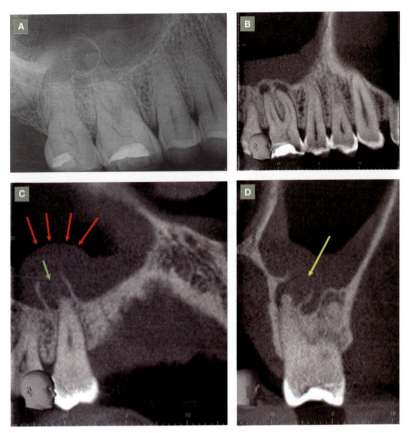

**Figura 5.53 A.** Radiografia periapical de um primeiro molar superior direito sintomático. Uma radiolucência circular pode ser observada na raiz palatina, mas as raízes vestibulares estavam aparentemente livres de lesão. **B** e **C.** Cortes sagitais de TCFC do mesmo dente mostrando a verdadeira extensão da lesão perirradicular. **C.** A lesão na raiz palatina perfurou o assoalho do seio maxilar (*seta verde*) e a lesão se estende para formar um pólipo sinusal (*setas vermelhas*). **D.** Corte coronal de TCFC do mesmo dente revela a gravidade da destruição óssea periapical (*seta amarela*). Ruído anatômico, causado em parte pelo processo zigomático e pela compressão dessa entidade tridimensional na radiografia periapical, reduziu a visibilidade da área de interesse e o campo de diagnóstico.

confirmada.[43-46] Por sua vez, as imagens de TC são compostas por *voxels* anisotrópicos, o que limita a precisão geométrica na geração de imagens.[2,5]

As principais vantagens da TCFC sobre a TC são a exposição reduzida do paciente à radiação ionizante[2,27,28] e uma qualidade de imagem superior em relação aos exames dos tecidos dentários duros[47-49] e do osso.[50] Uma vez que o feixe de raios X da TCFC pode ser pulsátil, o paciente é exposto à radiação em apenas uma pequena porção do tempo de escaneamento. Além disso, a fonte de raios X pode ser colimada de tal modo que apenas a área de interesse seja irradiada, produzindo um volume de dados específicos (FOV), apropriados e relevantes para as necessidades do paciente. Quanto menor o FOV, menor a exposição do paciente à radiação.[51] O grau de rotação da fonte de raios X, em torno da cabeça do paciente, também pode ser modificado.[2] Um número maior de imagens é produzido com graus mais elevados de rotação.[36] Teoricamente, isso pode ser acompanhado pelo aumento na avaliação diagnóstica, porém com maior exposição do paciente à radiação.[2]

Um programa de computador é necessário para a reconstrução de dados da TCFC e pode ser executado em computadores pessoais, potencializando o seu uso como ferramenta de diagnóstico e planejamento do tratamento.[2,36] Além disso, múltiplos cortes podem ser examinados em tempo real, produzindo imagens dinâmicas. Medições orientadas por cursor permitem avaliações dimensionais em tempo real. Além disso, a manipulação das imagens básicas também é possível. Níveis de janelas podem ser ajustados em áreas específicas, podendo ser ampliadas e anotações serem adicionadas.[33,36] *Softwares* de interpretação de superfície também se encontram disponíveis.[2,5]

Os tempos de varredura alcançáveis com TCFC são curtos em comparação com a radiografia panorâmica. Isso é benéfico, porque a probabilidade de o paciente se movimentar durante o exame é menor.[2] Além disso, o equipamento de TCFC é muito menor e menos dispendioso do que as máquinas de TC. Assim, TCFC é bastante adequada ao uso na prática odontológica.[5]

## Limitações da TCFC

As imagens por TCFC são, por vezes, afetadas por artefatos radiográficos relacionados com o feixe de raios X.[2] Quando o feixe de raios X de TCFC encontra um objeto de densidade muito elevada, como esmalte ou restaurações metálicas, fótons de energia mais baixos são absorvidos pela estrutura em detrimento dos fótons de maior energia.[2] O resultado é que a energia média do feixe de raios X aumenta. Isso é chamado *beam hardening* ("endurecimento do feixe"); esse fenômeno produz dois tipos de artefatos: a distorção de estruturas metálicas chamadas "artefato em taça", e o aparecimento de estrias e faixas escuras entre duas estruturas densas (Figura 5.54).[33] Esses artefatos podem reduzir o rendimento diagnóstico das imagens.[52,53] Além disso, o movimento do paciente durante o exame pode afetar adversamente a nitidez da imagem final.[33] A resolução espacial da TCFC é de aproximadamente dois pares de linhas por mm e é inferior à radiografia dentária convencional,[54] que tem uma resolução na ordem de 15 a 20 pares de linhas por mm.[55] Além do mais, a resolução de contraste de TCFC é pobre[33] e inferior à da TC, que tem uma elevada resolução de contraste.[2,56]

Como já foi dito, a dose eficaz de TCFC geralmente é maior do que a da radiografia intraoral convencional. No entanto, essa diferença está diminuindo continuamente e, em certos cenários clínicos, a tendência é a dose eficaz de TCFC aproximar-se da radiografia periapical.[2]

## Aplicações da TCFC na prática endodôntica

Uma vez que a TCFC supera as limitações da radiografia convencional, os potenciais benefícios desse sistema de imagem em Endodontia, na qual a anatomia que está sendo avaliada é complexa, são vastos. Essas vantagens, combinadas com o custo e o tamanho do *hardware* reduzidos em comparação com a TC convencional, têm aumentado a aceitação da TCFC na prática odontológica nos últimos anos.[2,42] Com a TCFC se tornando um componente cada vez mais acessível no arsenal do endodontista, é importante estar ciente das aplicações desse tipo de imagem na gestão de problemas endodônticos.[2] Todos os profissionais devem, no entanto, estar cientes das especificações técnicas, da capacidade de produção de imagem e configurações dos aparelhos de TCFC, a fim de escolher uma máquina e uma configuração que sejam adequadas à finalidade, pois aparelhos diferentes têm diferentes rendimentos de diagnóstico e qualidade de imagem.[57] Um estudo clínico para comparar a precisão de dois aparelhos de TCFC para identificar fraturas radiculares verticais encontrou uma diferença de 25% entre eles, um resultado substancial.[58]

## Detecção de lesão perirradicular

A TCFC é muito mais sensível do que a radiografia convencional na detecção de lesões ósseas menores e lesões perirradiculares em seres humanos.[53,59] A destruição óssea perirradicular associada à infecção endodôntica pode ser identificada usando TCFC antes de se comprovar a existência dessas lesões em radiografias convencionais.[60,62] Embora o uso da dissociação radiográfica (técnica de Clark) e de radiografias intraorais múltiplas possam ajudar a melhorar o diagnóstico de lesões perirradiculares, em um estudo recente foi comprovado que não são tão precisas quanto a TCFC (Figura 5.55). O uso de dissociações radiográficas foi considerado clinicamente mais preciso do que a radiografia periapical ortorradial, mas sem diferença estatisticamente significativa.[63] Lofthag-Hansen *et al.*[52] compararam a prevalência de lesões perirradiculares em dentes posteriores superiores e inferiores em uma pequena população humana utilizando radiografias periapicais convencionais e TCFC. Eles verificaram que a TCFC resultou na detecção de 62% a mais de lesões perirradiculares do que as radiografias convencionais. Esses achados foram confirmados por estudos semelhantes com tamanhos de amostra muito maiores.[53,64] Além disso, em um estudo recente, a TCFC foi confirmada como significativamente mais precisa do que a radiografia periapical na detecção de lesões perirradiculares em 307 raízes pareadas associadas com pulpite irreversível.[65]

As conclusões desses experimentos em humanos *in vivo* foram validadas utilizando modelos humanos *ex vivos*[66] e modelos animais,[67] em que lesões perirradiculares foram criadas artificialmente. Patel *et al.*[66] demonstraram que a sensibilidade da TCFC para detecção de lesões perirradiculares simuladas foi 1,0 (precisão de 100%). Radiografias periapicais intraorais, por outro lado, detectaram lesões simuladas em apenas 24,8% dos casos, uma diferença estatisticamente significativa.

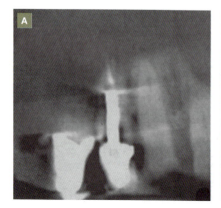 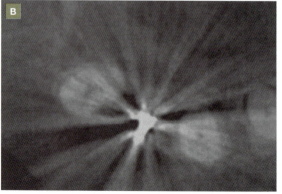

**Figura 5.54 A.** Corte tomográfico coronal. **B.** Corte tomográfico axial dos dentes anteriores superiores. Observar a aparência das bandas e estrias como resultado de *beam hardening* provocado pelo pino metálico. Isso compromete a qualidade das imagens.

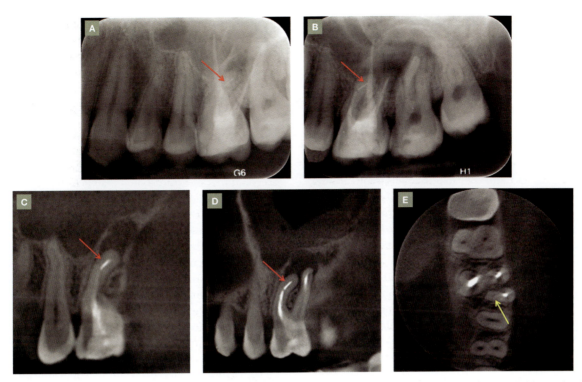

**Figura 5.55 A** e **B.** Radiografias periapicais de um molar superior esquerdo com tratamento endodôntico obtidas pela técnica de dissociação (Clark). Observar a presença do que parece ser um instrumento fraturado no terço apical da raiz mesiovestibular (*setas vermelhas*). **C** e **D.** Cortes sagitais de TCFC revelam a verdadeira extensão da lesão perirradicular e confirmam a posição do instrumento fraturado. **E.** Corte axial de TCFC do mesmo dente mostrando a presença do segundo canal mesiovestibular (2.MV) (*seta amarela*).

Em um estudo clínico realizado em 151 dentes de 132 pacientes, Patel *et al.*[68] validaram esses achados. Esse estudo revelou aumento de 28% na taxa de detecção de lesões perirradiculares por TCFC quando comparada com radiografias intraorais convencionais. A superioridade na especificidade da TCFC sobre a radiografia periapical é significativa. Nesse estudo, 76 raízes acessórias também foram identificadas somente por TCFC.[68]

Deve-se considerar que a TCFC pode não ser capaz de auxiliar o clínico para detectar com precisão lesões ósseas menores do que 0,8 mm de diâmetro. No entanto, isso ainda é muito mais do que a radiografia convencional, que é incapaz detectar com precisão lesões perirradiculares com 1,4 mm de diâmetro.[69]

O potencial de uso da TCFC é ainda incrementado por evidências recentes que indicam que o mesmo desempenho de diagnóstico pode ser esperado quando certos parâmetros de exposição são ajustados para reduzir a dose de radiação ao paciente. Lennon *et al.*,[40] usando materiais experimentais e métodos semelhantes aos de Patel *et al.*,[66] examinaram o efeito de alterar o arco de rotação do mesmo digitalizador da TCFC na capacidade dos examinadores para identificar a presença de lesões perirradiculares simuladas. Os autores não observaram diferença significativa na sensibilidade e na especificidade do tomógrafo de pequeno volume na detecção de lesões simulada, independentemente de o grau de rotação da fonte de raios X ser de 360 (definições do fabricante) ou 180 graus. No entanto, o tempo de verificação e, portanto, o tempo de exposição e a dose eficaz que o paciente poderia esperar podem ser reduzidos pela metade com o menor grau de rotação.[40]

Os resultados do tratamento endodôntico são melhores em dentes sem lesão perirradicular detectada radiograficamente.[70] A TCFC pode revelar-se um complemento útil para o diagnóstico da doença perirradicular associada à infecção endodôntica, especialmente quando os sinais e sintomas clínicos e as evidências radiográficas convencionais se provarem inconclusivos.[5,71] A detecção precoce de lesões perirradiculares pode ser esperada, com resultados potenciamente melhores para o tratamento endodôntico não cirúrgico.[2]

## Avaliação de locais cirúrgicos em potencial

A TCFC tem sido destacada como uma ferramenta extremamente útil no planejamento da cirurgia perirradicular.[72-74] A relação espacial da(s) raiz(raízes) específica(s) submetida(s) ao procedimento cirúrgico (e da destruição óssea associada) pode ser precisamente relacionada com as estruturas anatômicas adjacentes, como os seios maxilares, o canal do nervo mandibular e o forame mentoniano.[2,31,52,74] Ao se depararem com essa informação, clínicos podem avaliar a adequação de casos individuais para o tratamento. Identificar e excluir os casos inadequados pode reduzir a morbidade cirúrgica. Em casos indicados para cirurgia, medições precisas pré-operatórias relevantes para o procedimento cirúrgico (p. ex., comprimento da raiz e angulação, espessura da lâmina cortical, distância do ápice radicular para o forame mentoniano) podem ser feitas e aplicadas, melhorando o manejo do caso e reduzindo o potencial de danos iatrogênicos.[2,74]

## Avaliação e manejo do traumatismo dentário

Os benefícios da TCFC na avaliação e manejo do traumatismo dentoalveolar têm recebido destaque na literatura.[75,76] As exatas natureza e extensão das lesões aos dentes e ao osso alveolar podem ser avaliadas com precisão, eliminando o ruído anatômico e a compressão de imagem, permitindo, assim, que o tratamento adequado seja implementado.[2] O grau e a direção do deslocamento associado às lesões por luxação podem ser avaliados facilmente usando TCFC (Figura 5.56).[77] Além disso, a TCFC demonstrou ser muito mais sensível do que várias radiografias periapicais na detecção de fraturas radiculares horizontais.[78] Falhas em identificar a presença de fraturas radiculares após traumatismo dentário podem levar a um tratamento inapropriado e prognóstico ruim desses dentes.[2,79]

Tomógrafos de pequeno volume são mais adequados para a avaliação de problemas endodônticos, capturando todos os dentes e a anatomia circundante em um FOV de 4 cm × 4 cm. Portanto, vários dentes podem ser avaliados, sem distorção geométrica, em uma única varredura. Além disso, como a TCFC é uma modalidade de captura extraoral, o conforto do paciente é reforçado durante o processo de geração de imagens. Isso é particularmente pertinente na avaliação do traumatismo dentário, no qual a dificuldade de o paciente acomodar suportes de filmes e receptores de imagem na captura radiográfica convencional é exacerbada pelos dentes potencialmente móveis e tecidos orais e dentários doloridos. Considerando que a incidência de pico do traumatismo dentário tem sido registrada nas idades de 3 e 9 anos,[79,80] o conforto do paciente nos procedimentos, após traumatismo dentário, é importante do ponto de vista emocional.[2]

A reabsorção radicular externa (RRE) é uma complicação comum após luxação dentária[81,82] e avulsão.[83-85] A reabsorção inflamatória externa (RIE) responde ao tratamento endodôntico e tem prevalência variável entre quase 5%[82] e 18%,[86] após lesões por luxação, independentemente do tipo específico. Acomete 30% dos dentes avulsionados reimplantados.[85] RIE é a forma mais comum de RRE após lesões de luxação ou avulsão.[86] O diagnóstico de RIE é baseado unicamente na manifestação radiográfica do processo.[18,83,87] O processo pode ter um início rápido e progressão agressiva, de tal modo que a reabsorção completa de uma raiz pode ocorrer em 3 meses.[2] O diagnóstico de RIE em um estádio precoce após traumatismo é, por conseguinte, essencial para a sobrevivência do dente afetado. Durack *et al.*,[8] utilizando um modelo humano *ex vivo*, demonstraram que a sensibilidade e a especificidade da TCFC para a detecção de lesões incipientes de RIE simuladas é significativamente superior à das radiografias periapicais na técnica de dissociação. Os autores relataram também que a redução do grau de rotação da fonte de raios X, de 360 para 180 graus, e, assim, redução pela metade na dose de radiação efetiva do paciente, não prejudicou o rendimento do sistema de imagem

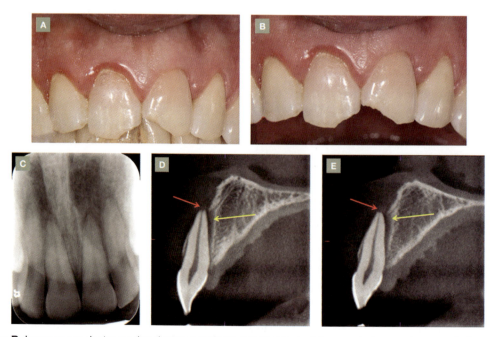

**Figura 5.56 A** e **B.** Imagem em destaque dos dentes anteriores superiores. Incisivos centrais superiores, após terem sofrido fratura de esmalte-dentina e luxação lateral, na sequência de um traumatismo dentário. **C.** A radiografia revela pouco sobre a natureza e a extensão da lesão. **D** e **E.** Cortes sagitais de TCFC através do (**D**) incisivo central superior direito e (**E**) do incisivo central superior esquerdo mostram claramente deslocamento palatino das coroas, resultando no deslocamento vestibular das raízes (*setas amarelas*) por meio da lâmina cortical vestibular (*setas vermelhas*). Isso resultou em ampliação do espaço do ligamento periodontal no aspecto palatino da raiz (*setas amarelas*) e fratura da lâmina cortical no aspecto vestibular/labial (*setas vermelhas*).

do diagnóstico. Se a reabsorção puder ser diagnosticada precocemente e o dente puder ser tratado imediatamente, o prognóstico do dente será, naturalmente, melhor. Se, no entanto, a reabsorção progredir despercebida, até que se torne evidente em imagens convencionais, danos significativos podem já ter ocorrido ao dente.

Lesões dentárias traumáticas representam as únicas situações clínicas em que a TCFC poderia ser justificada para avaliar, nos dentes, a presença de reabsorção externa, antes que o processo se torne aparente em radiografias convencionais. Isso seria parte de uma avaliação global das lesões dos dentes traumatizados. Atualmente, a TCFC, muitas vezes, é usada para examinar a extensão de certos tipos de RRE (p. ex., reabsorção de superfície relacionada com pressão e reabsorção cervical externa) e o prognóstico do dente afetado. Nesses casos, exames tomográficos são sempre prescritos secundariamente às alterações radiográficas convencionais, o que raramente representa um estágio inicial do processo de reabsorção.[2,87]

## Avaliação da anatomia e da morfologia do canal radicular

As radiografias convencionais frequentemente não permitem a determinação do número de canais de dentes a serem submetidos ao tratamento endodôntico.[62,88,89] A falha na identificação e no tratamento de canais adicionais pode influenciar negativamente o resultado do tratamento[90] (Figuras 5.55, 5.57 e 5.58). Matherne et al.,[91] utilizando um modelo humano *ex vivo*, demonstraram a superioridade da TCFC em relação às radiografias convencionais na detecção de canais adicionais. A radiografia convencional não conseguiu identificar pelo menos um canal radicular em quatro dos 10 dentes examinados. Tu et al.[88] relataram maior prevalência de raízes distolinguais nos primeiros molares inferiores de uma população do Taiwan, quando utilizada TCFC (33%) em comparação com radiografias convencionais (21%). Abella et al.[92] também recomendaram o uso de várias radiografias intraorais, especialmente com dissociação mesial de 25 graus, ou TCFC, a fim de detectar a posição exata e a angulação das raízes distolinguais. Além disso, Patel et al.[68] também identificaram 22% a mais de raízes quando exames por TCFC de 132 pacientes foram comparados com radiografias periapicais. Cheung et al.[62] também relataram resultados similares.

O conhecimento sobre a presença ou a ausência de canais e raízes adicionais antes do início do tratamento deve conduzir a taxas de sucesso do tratamento mais elevadas e preparos mais conservadores da cavidade de acesso.[2]

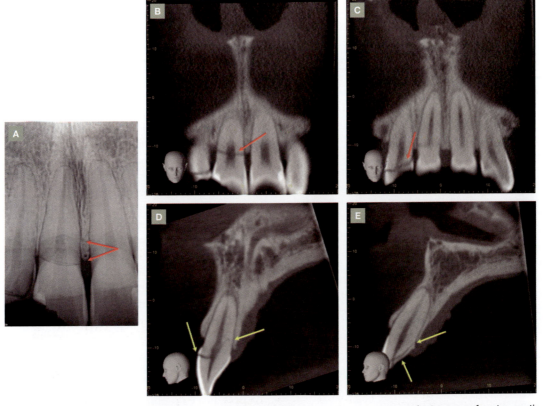

**Figura 5.57 A.** Radiografia periapical dos incisivos central e lateral direitos superiores em um paciente que sofreu traumatismo dentário. O incisivo central apresenta fratura radicular (*setas vermelhas*). **B** e **C.** Cortes coronais de TCFC do incisivo central (**B**) e do lateral (**C**) fornecem mais informações sobre a natureza do traumatismo e a localização e a extensão da fratura (*setas vermelhas*). Contudo, a verdadeira extensão da injúria apenas foi revelada nos cortes sagitais da TCFC do incisivo central (**D**) e do lateral (**E**) (*setas amarelas*). Essa avaliação tridimensional de dentes traumatizados após a radiografia convencional deveria se tornar prática padrão. Como pode ser claramente observado nas imagens de TCFC, a verdadeira extensão da fratura coronorradicular com envolvimento pulpar associada ao incisivo central e a fratura coronorradicular do lateral sem envolvimento pulpar não poderiam ser avaliadas pela radiografia convencional.

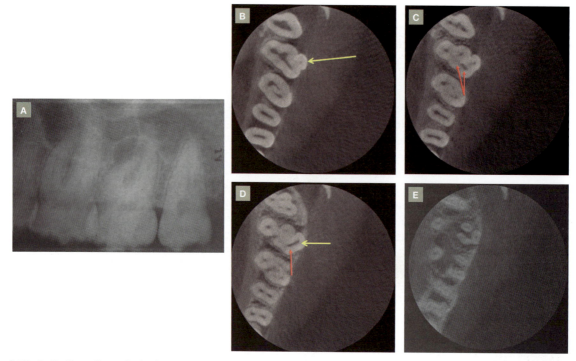

**Figura 5.58 A.** Radiografia periapical de um segundo molar superior esquerdo sintomático. Há evidência de 3 possíveis raízes. **B.** Corte axial de TCFC da câmara pulpar mostrando a presença de um canal geminado no aspecto distovestibular (DB) (*seta amarela*). **C.** Corte axial de TCFC do terço coronário das raízes mostrando a presença de um canal mesiovestibular oval (MB) e um segundo canal mesiovestibular separado (MB2) (*setas vermelhas*). **D.** Corte axial do terço médio das raízes revelando uma confluência entre o canal mesiovestibular (*seta vermelha*) e a raiz geminada (*seta amarela*). **E.** Corte axial do terço apical das raízes mostrando fusão da raiz mesiovestibular e da raiz geminada. Além disso, a separação da geminação e da raiz distovestibular pode ser vista.

Falha na determinação da morfologia do canal radicular aumenta a possibilidade de acidentes operatórios, como a formação de degraus, transporte ou até mesmo a perfuração,[93-95] comprometendo o resultado do tratamento.[96] A TCFC é uma ferramenta confiável para avaliar o grau de curvatura radicular em dentes com formas anatômicas "normais"[97,98] e avaliar com precisão a morfologia dos canais radiculares com reentrâncias e recessos.[99] A disponibilidade dessas informações no pré-operatório reduz as chances dos problemas descritos anteriormente, auxiliando o clínico a debridar efetivamente os canais radiculares. Além disso, a TCFC revelou-se um instrumento útil de avaliação e planejamento do tratamento endodôntico de dentes com anomalias anatômicas e morfológicas, como dentes invaginados e fusionados (Figura 5.59).[100,101] A precisão geométrica da TCFC também foi confirmada para a medição correta do comprimento de trabalho quando comparada com o localizador apical eletrônico.[45] É importante mencionar que a radiação deve sempre permanecer tão baixa quanto razoavelmente alcançável (ALARA – *as low as reasonably achievable*), e a TCFC não pode ser usada unicamente para estimativa do comprimento de trabalho. No entanto, se uma TCFC preexistente estiver disponível, pode então ser usada para esse propósito.[45,46]

## Diagnóstico, avaliação e tratamento da reabsorção radicular

O diagnóstico clínico de reabsorção radicular baseia-se na demonstração radiográfica do processo.[18,83,87,102] A sensibilidade da radiografia convencional é significativamente menor do que a TCFC na detecção da RRE em seus estágios iniciais[8,87] e, portanto, danos significativos ao tecido duro podem ter potencialmente ocorrido até que a reabsorção tenha se tornado evidente nas radiografias convencionais. Além disso, quando um diagnóstico de reabsorção radicular é feito com base nos achados radiológicos convencionais, deve-se lembrar de que a RRE sobreposta ao canal radicular pode imitar a reabsorção interna.[103] A diferenciação entre a reabsorção cervical externa e a reabsorção interna pode ser particularmente difícil.[87,103,104] Os estudos clínicos que compararam diretamente a capacidade das radiografias intraorais e da TCFC para detectar e avaliar a natureza da reabsorção radicular são limitados. Um estudo relatou que a TCFC é superior à radiografia convencional no diagnóstico e na determinação da extensão da reabsorção inflamatória não específica na superfície radicular.[105] Patel *et al.*,[106] em outro estudo clínico, compararam a precisão da radiografia intraoral convencional e da TCFC no diagnóstico e no tratamento das lesões cervicais externas e da reabsorção interna e relataram que a TCFC é 100% precisa para o diagnóstico da presença e do tipo de reabsorção radicular. No geral, a sensibilidade das radiografias intraorais foi menor do que a da TCFC (Figura 5.60).

Esses achados foram validados em estudos *ex vivo*. Kamburoğlu *et al.*[107] avaliaram a capacidade de o examinador identificar e diferenciar entre a reabsorção cervical externa simulada e a reabsorção radicular interna

Capítulo 5 | Diagnóstico em Endodontia 147

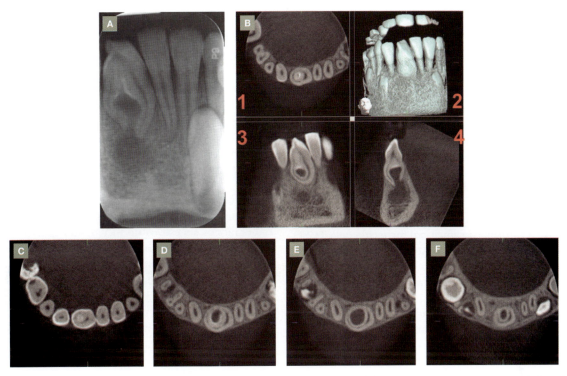

**Figura 5.59 A.** Radiografia periapical de incisivo central inferior direito sintomático, que aparentemente possui *dens in dente* tipo III. **B.** (1) Imagens por TCFC axial, (2) com reconstrução, (3) coronal e (4) sagital ajudam os clínicos a analisar e estimar as verdadeiras natureza e morfologia do dente invaginado. **C** a **F.** Cortes axiais por TCFC através do mesmo dente: **C.** em nível da coroa; **D.** no terço coronário da raiz; **E.** no terço médio da raiz; e **F.** no terço apical da raiz para descrever a estrutura deste dente invaginado.

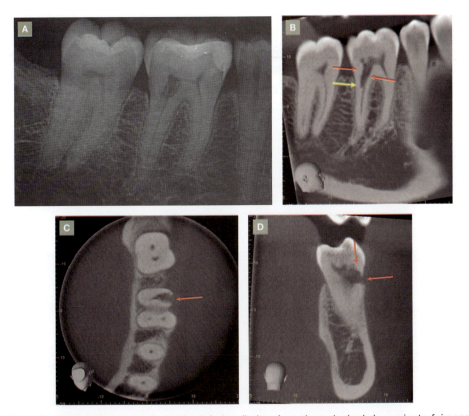

**Figura 5.60 A.** Radiografia periapical do primeiro molar inferior direito. A queixa principal do paciente foi sensibilidade durante mastigação. Uma radiolucência oval sutil, mas bem definida, pode ser vista na câmara pulpar. O canal radicular parece intacto na radiografia. Imagens de TCFC sagital reconstruída (**B**), axial (**C**) e coronal (**D**) do mesmo dente revelam a presença de reabsorção externa cervical e as verdadeiras extensão e natureza do defeito (*setas vermelhas*), que envolve inteiramente o aspecto cervical vestibular da raiz distal e penetrou no terço coronário da dentina radicular (*seta amarela*).

simulada na região cervical do canal radicular, usando TCFC e radiografia periapical convencional. A TCFC mostrou-se estatisticamente melhor do que a radiografia periapical na detecção e na localização das cavidades de reabsorção simuladas. Concluiu-se que a TCFC é um método eficaz e adequado para a identificação e a diferenciação desses tipos de reabsorção, ao contrário da radiografia convencional. Além disso, Bernardes *et al.*[108] relataram que a TCFC apresenta capacidade de diagnóstico mais preciso do que a radiografia intraoral na detecção de reabsorções radiculares externas simuladas.

O uso da TCFC ajuda o clínico a determinar a posição, a profundidade e, mais importante, a possibilidade de restauração dos dentes afetados antes do início do tratamento. A informação adicional fornecida pela TCFC pode alterar o plano de tratamento original e levar a um manejo mais efetivo e pragmático de dentes afetados por reabsorção e, principalmente, reabsorção cervical externa e reabsorção interna.[87]

TCFC também levou a alterações na classificação da reabsorção cervical externa.[87] Uma vez que a classificação anterior era bidimensional, só era válida se a reabsorção cervical externa fosse exclusivamente confinada aos aspectos proximais do dente. Na verdade, isso nunca é o caso, uma vez que essas lesões de reabsorção afetam os aspectos vestibular e palatino dos dentes e, dessa forma, são subestimadas. Para contornar essas limitações, uma classificação tridimensional foi proposta para documentar de forma mais acurada a verdadeira natureza da reabsorção cervical externa (Figura 5.61).[87]

## Diagnóstico de fraturas radiculares verticais

Identificar a presença de fraturas radiculares verticais (FRV) muitas vezes é um desafio para o endodontista.[2,109] As evidências clínicas e radiográficas da fratura radicular não são sempre observadas até que a fratura esteja presente há algum tempo. No entanto, mesmo com FRV de longa data, os sinais clínicos, às vezes, são restritos a uma fístula por vestibular,[110] o que certamente não é patognomônico do problema. Embora um defeito periodontal profundo, isolado e estreito seja sugestivo de FRV,[110] a dificuldade de se alinhar uma sonda periodontal ao longo do defeito faz com que essa evidência não sempre seja notada. Achados radiográficos sugestivos de FRV, como radiolucência em forma de J ou halo,[110] não aparecem até ter ocorrido destruição óssea significativa, além do fato de que a radiolucência de formato similar pode se manifestar em casos de lesão perirradicular não associada com FRV.

Outros estudos *in vivo* demonstraram que a TCFC é mais sensível do que a radiografia convencional na detecção de FRV.[111] No entanto, deve-se ter cuidado quando se avaliam por TCFC dentes com canais obturados para a presença de FRV, uma vez que a dispersão produzida pela obturação ou outro material de alta densidade intrarradicular pode incorretamente sugerir a presença de uma fratura (Figura 5.62).[111]

Um estudo *in vivo* também abordou a precisão da TCFC na detecção de FRV, revelando uma diferença substancial entre dois tomógrafos diferentes, sendo que um

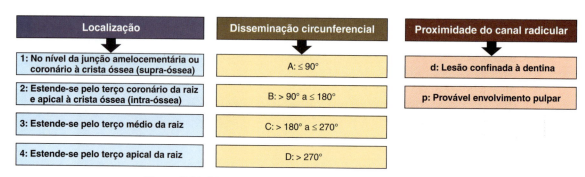

**Figura 5.61** Classificação 3D da reabsorção cervical externa.

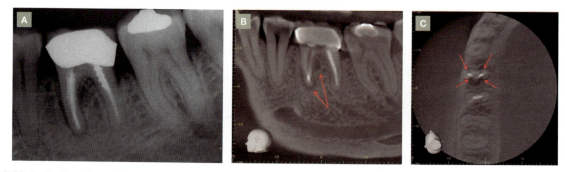

**Figura 5.62 A.** Radiografia periapical de um primeiro molar inferior esquerdo. Há evidências de radiolucidez perirradicular na raiz mesial. **B.** Corte sagital da TCFC através do mesmo dente revela claramente o contorno da lesão. **C.** TCFC axial do mesmo dente, no entanto, quando afetado por *beam hardening* e dispersão, causados por guta-percha. Observar a dispersão associada à guta-percha (*setas vermelhas*), aparecendo como linhas pretas retas, as quais são comumente interpretadas erroneamente como fraturas em imagens da TCFC, em geral, e em cortes axiais, em particular.

deles não foi preciso.[58] Portanto, na detecção de FRV, a precisão da TCFC depende do sistema utilizado e, possivelmente, de outras variáveis.

Brady *et al.*[112] demonstraram isso em um modelo *ex vivo*. Os autores compararam a precisão diagnóstica de dois diferentes tomógrafos e da radiografia periapical na detecção completa (> 50 µm) e incompleta (< 50 µm) de FRV. Eles concluíram que ambos os aparelhos de TCFC não foram confiáveis para a detecção de FRV incompletas. Um tomógrafo teve desempenho muito melhor, com diferença estatisticamente significativa, do que o outro na detecção de FRV completas. Portanto, a largura da fratura e o sistema utilizado exercem grande impacto sobre a detecção de FRV.[112]

Patel *et al.*[113] também realizaram um estudo *ex vivo* comparando a precisão da TCFC e de radiografias periapicais para a detecção de FRV em dentes com canais obturados. Eles relataram que as radiografias periapicais e a TCFC não foram precisas na detecção de FRV. Artefatos e dispersão causados pela guta-percha foram identificados como as principais razões por trás da superestimação da FRV em TCFC. No entanto, a sensibilidade da TCFC foi superior a radiografias periapicais na detecção de FRV (Figura 5.63).[113]

Esses resultados foram validados por Chavda *et al.*,[114] que realizaram um estudo *in vivo* em que a diferença na precisão do diagnóstico da radiografia digital e da TCFC na detecção de FRV foi comparada. Nesse estudo, foram avaliados as radiografias e os exames tomográficos de 21 dentes, em 20 pacientes, que foram diagnosticados como não restauráveis e que, posteriormente, foram extraídos de forma atraumática. Os dentes foram analisados microscopicamente para confirmar ou descartar a presença de FRV, sendo este o padrão-ouro. A largura da fratura, quando presente, foi medida usando tomografia de coerência óptica. Tanto as radiografias digitais intraorais quanto os exames tomográficos apresentaram baixa sensibilidade na detecção de FRV.[114] Embora a especificidade de ambas as técnicas tenha sido elevada, não foi encontrada diferença estatisticamente significativa entre as duas técnicas de imagem.[114] Curiosamente, a largura da fratura não afetou a precisão do diagnóstico da radiografia intraoral digital ou da TCFC.

## Avaliação e manejo da dor orofacial complexa e complicações endodônticas

A TCFC também é útil para o diagnóstico e planejamento do tratamento da dor facial odontogênica e não odontogênica complexa. Isso pode ser facilitado pela exclusão da causa de origem odontogênica.[115] Deve ser enfatizado que a natureza complexa de alguns sintomas da dor orofacial exige uma abordagem multidisciplinar para garantir que o diagnóstico correto seja atingido e não restem dúvidas.[115]

Complicações endodônticas também podem ser avaliadas e tratadas de forma adequada usando TCFC. Behrents *et al.*[116] publicaram um relato segundo o qual a avaliação da lesão dos tecidos moles causada por acidente com hipoclorito de sódio foi facilitada pela TCFC. Imagens tridimensionais podem ajudar o clínico a analisar o local correto para a operação, de modo que a drenagem completa seja estabelecida.

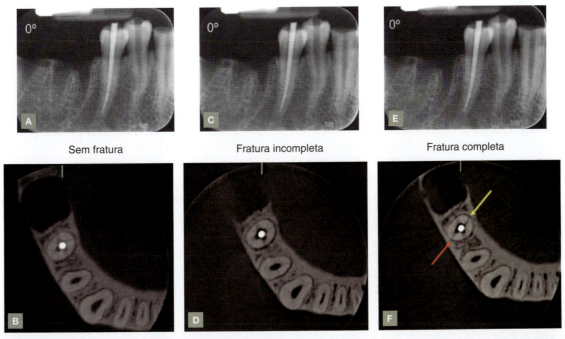

**Figura 5.63 A.** Radiografia periapical. **B.** Imagem axial reconstruída por TCFC de um pré-molar inferior, sem fratura radicular vertical (FRV). **C.** Radiografia periapical. **D.** Imagem axial reconstruída por TCFC do mesmo dente com uma FRV incompleta. **E.** Radiografia periapical. **F.** Imagem axial reconstruída por TCFC do mesmo dente com uma FRV completa (*setas vermelhas e amarelas*). A FRV é mais claramente delineada do que a dispersão. (Reimpressa de Patel *et al*. International Endodontic Journal 2013; 46:1140-1152, com permissão de John Wiley & Sons Ltd.)

## Avaliação dos resultados do tratamento endodôntico

A capacidade de a TCFC detectar a destruição óssea associada à lesão perirradicular, antes que o dano seja evidente nas radiografias convencionais, é uma descoberta animadora.[2] O resultado do tratamento endodôntico é superior quando ele é executado antes do desenvolvimento de sinais radiográficos convencionais da doença.[70] No entanto, essa teoria, enquanto lógica, baseia-se no pressuposto de que o resultado do tratamento será avaliado com a utilização de métodos radiográficos convencionais.[2] Quando o processo da doença é diagnosticado usando TCFC e o resultado do tratamento é avaliado por meio de radiografias convencionais, uma verdadeira apreciação do resultado do tratamento não pode ser obtida. Para uma avaliação mais precisa dos resultados do tratamento endodôntico, quando se utiliza a TCFC, exames pré e pós-tratamento (acompanhamento) devem ser comparados. Há poucos dados, na literatura, referentes ao resultado do tratamento endodôntico utilizando TCFC como ferramenta de avaliação, mas os existentes sugerem que o resultado do tratamento pode não ser tão favorável, como parece, quando radiografias convencionais são usadas para avaliar o resultado.[2]

Paula-Silva et al.[61] compararam TCFC e radiografias periapicais convencionais na avaliação do resultado do tratamento endodôntico em cães. Seis meses após o tratamento, a taxa de sucesso foi de 79% quando da avaliação com radiografias convencionais. A taxa de sucesso foi de 35% quando a TCFC foi usada para avaliar o resultado do tratamento.

Em um estudo clínico em humanos, Liang et al.[117] relataram as taxas de sucesso de 87%, quando os casos foram avaliados por meio de radiografias periapicais, e 74%, quando a TCFC foi usada. O período de análise foi de 2 anos.

Em outro estudo clínico, Liang et al.[118] compararam o resultado do tratamento endodôntico em casos de canais com obturação satisfatória ou insatisfatória (com espaços vazios e imperfeições). Os autores concluíram que a reparação perirradicular foi observada pela TCFC em apenas 49% dos casos com obturação insatisfatória, em comparação com 61% quando foram utilizadas radiografias periapicais. Os melhores resultados foram associados com a alta qualidade do tratamento endodôntico. A TCFC foi mais precisa do que a radiografia periapical na detecção de espaços vazios e imperfeições da obturação, bem como na avaliação do resultado do tratamento.

Patel et al.,[119] usando TCFC e radiografias periapicais, avaliaram o resultado do tratamento endodôntico convencional após 1 ano de acompanhamento. Esse estudo clínico revelou que a reparação perirradicular foi superestimada pelas radiografias convencionais quando comparadas com a TCFC.[119] O índice de sucesso (reparação) foi de 93% e 74% para a radiografia periapical e a TCFC, respectivamente. Nos molares, o índice de reparação foi menor do que nos dentes unirradiculares. Além disso, houve aumento de 14% na taxa de fracasso de dentes sem lesão pré-operatória, quando exames por TCFC e radiografias periapicais foram comparados.[119]

Diante dessa evidência, é provável que muitos casos de tratamento de dentes com lesão perirradicular, julgados como sucesso pela análise radiográfica, possam, de fato, não ter apresentado reparação completa. Isto pode levar a uma reavaliação dos critérios atualmente aplicados na avaliação radiográfica de sucesso do tratamento endodôntico.[120]

Em vez da análise bidimensional por radiografias, a avaliação volumétrica da reparação perirradicular pós-tratamento endodôntico deveria idealmente ser realizada (por meio de TCFC). Programas de computador atuais nos permitem calcular e analisar verdadeiras mudanças volumétricas das lesões com precisão e confiabilidade. Ahlowalia et al.[121] demonstraram a precisão da TCFC na mensuração volumétrica de lesões perirradiculares simuladas. Os autores compararam a precisão da TCFC e da micro-TC (tomógrafo 3D de laboratório com maior dose de radiação) com o padrão-ouro representado pelas medições de massa e densidade e o princípio de Arquimedes. Tanto a TCFC quanto a micro-TC mostraram elevada concordância quando comparadas com o padrão-ouro. A TCFC foi muito precisa na medição volumétrica de cavidades ósseas criadas artificialmente. Esses resultados foram confirmados em estudos clínicos por Metska et al.[122] e Liang et al.[123]

## O futuro da TCFC

Avanços em tecnologia de realidade virtual (RV) e melhorias nos dispositivos aplicados à educação odontológica, ao diagnóstico e aos procedimentos operatórios estão interligados com a TCFC para a coleta precisa de dados tridimensionais. Os primeiros trabalhos sobre o uso da TCFC e da RV em microcirurgia endodôntica parecem promissores.[124] Precisão no diagnóstico e no plano de tratamento, bem como a incorporação da TCFC nos procedimentos terapêuticos, será inevitável.[74,125] Além disso, a futura redução da dose eficaz da TCFC, pela introdução de digitalizadores avançados, com sensores mais sensíveis, rotação alterada da fonte de raios X e diferente configuração, pode ocorrer.[8,40]

## Conclusão

Este capítulo destaca os potenciais usos da TCFC na avaliação e no tratamento dos problemas endodônticos. Essa técnica de imagem tridimensional supera as limitações da radiografia convencional e é um coadjuvante útil para o arsenal do endodontista. No entanto, a dose de radiação eficaz com a utilização da TCFC é maior do que a dose de radiação da radiografia intraoral convencional e qualquer benefício para o paciente com o uso da TCFC deve compensar os riscos potenciais do procedimento.[126] A radiação deve ser tão baixa quanto razoavelmente alcançável (ALARA).

Além do mais, é imperativo que os profissionais, na requisição e na obtenção da TCFC, tenham conhecimento e compreensão suficientes da imagem por TCFC, já que serão responsáveis pela avaliação e comunicação pertinente a todo o volume de imagem, e não apenas à área de interesse.[71,127,128] A importância da análise e a elaboração de relatórios do volume da TCFC completa também foi destacada por Price et al.,[129] que identificaram múltiplas lesões ocasionais em mais de 90% dos exames obtidos para fins de diagnósticos dentários específicos em um estudo retrospectivo. Esses achados incluíram patologias das vias aéreas, calcificações de tecidos moles e lesões ósseas maxilofaciais e na articulação temporomandibular. Foi alarmante o fato de que mais de 16% desses achados incidentais necessitariam da intervenção ou encaminhamento a outros profissionais.[129] Além disso, em um estudo retrospectivo observacional, o espessamento mucoso do seio maxilar foi observado por TCFC em mais de 60% dos pacientes que já possuíam exames tomográficos por várias razões. Houve uma forte associação entre lesões perirradiculares e o espessamento da mucosa sinusal. No entanto, o espessamento mucoso não foi diagnosticado no momento da avaliação inicial por TCFC.[130]

Esse requisito essencial foi recentemente abordado pela European Academy of Dentomaxillofacial Radiology (EADMFR) e pela European Society of Endontology (ESE).[127,128] Além disso, a ESE também delineou critérios de seleção e de execução com base em evidências para a utilização da TCFC em Endodontia.[128]

A decisão de prescrever exames de TCFC no tratamento dos problemas endodônticos deve ser feita com base em cada caso e somente quando as informações diagnósticas não forem suficientes a partir de outros testes de diagnóstico, sejam eles clínicos ou radiográficos.

As referências bibliográficas deste capítulo estão disponíveis no Ambiente de aprendizagem do GEN | Grupo Editorial Nacional.

# Capítulo 6
## Preparação para o Tratamento Endodôntico

### Seção 6.1
## Esterilização e Desinfecção em Endodontia

Flávio R. F. Alves | José Claudio Provenzano

Ainda que existam indícios de que o homem já aplicava alguns métodos de purificação e desinfecção centenas de anos antes da era Cristã, uma das evidências científicas mais concretas quanto à preocupação com o que hoje chamamos esterilização é o trabalho de Heródoto (484-424 a.C.), que relata a utilização do fogo para a destruição de materiais nocivos e infectantes, assim como para a eliminação dos odores provenientes da putrefação dos corpos humanos mortos nas guerras. Hipócrates (460-370 a.C.) reconhecia, naquela época, a importância da lavagem de feridas com água fervida e da limpeza das mãos e das unhas do operador.[1]

A existência de microrganismos foi teorizada antes da era Cristã, mas a comprovação somente foi possível com o trabalho de Antonie van Leeuwenhoek, costureiro holandês que fabricou lentes de aumento, de curta distância focal, que lhe permitiram observar o que na época descreveu como "animálculos" (ou pequenos animais) em diferentes ambientes. Leeuwenhoek comunicou seus achados à Royal Society por meio de uma carta em 1676.[2] Nascia neste momento mais uma ciência, a Microbiologia.

Contudo, a teoria microbiana das doenças somente foi estabelecida na segunda metade do século XIX. A preocupação com o controle dos microrganismos aumentou substancialmente após a comprovação da etiologia microbiana de algumas doenças, principalmente em decorrência dos trabalhos de Robert Koch e Louis Pasteur. Dentre outras descobertas da época, está a comprovação de que a tuberculose é causada por uma bactéria, atualmente denominada *Mycobacterium tuberculosis*.[3]

As décadas seguintes consolidaram as primeiras medidas eficazes para fornecer as bases justificadoras dos protocolos de biossegurança, hoje difundidos mundialmente. Os conhecimentos acumulados pela Microbiologia mostraram que a eliminação de todas as formas microbianas não era obtida adequadamente pela utilização apenas de soluções desinfetantes, nem com a fervura do instrumental cirúrgico. Assim, foi desenvolvida a esterilização em temperaturas mais elevadas, chegando-se ao forno com 170°C e às modernas autoclaves que trabalham com umidade a altas temperaturas sob pressão. Descobriu-se, também, que mesmo a lavagem das mãos não garantia a proteção do ambiente cirúrgico e do próprio operador contra infecções; desenvolveu-se, então, o recurso das luvas cirúrgicas.

Nesse contexto está inserido o controle de infecções na prática odontológica e, por extensão, na prática endodôntica, que assume um interesse especial, pois, além dos riscos biológicos do próprio trabalho odontológico, o ambiente endodôntico ora é rico em tecido conjuntivo e sangue, ora rico em microrganismos. Não é somente uma questão de controlar e prevenir os riscos inerentes à atividade clínica, mas também uma questão que influencia diretamente o sucesso dos tratamentos, uma vez que as patologias endodônticas são, em essência, doenças infecciosas, causadas por microrganismos (ver Capítulo 4, Microbiologia Endodôntica). A eliminação dos microrganismos do sistema de canais radiculares e as medidas voltadas para a manutenção desse ambiente livre de infecção constituem os principais fatores para um prognóstico favorável ao tratamento endodôntico.[4]

Não devemos encarar a biossegurança apenas como uma consciência individual do profissional, mas sim um compromisso coletivo de todos os membros da equipe, sendo o descaso de um, o prejuízo de todos.

Os instrumentos endodônticos são classificados como críticos porque mantêm contato com o tecido conjuntivo e o sangue,[5,6] exigindo, portanto, esterilização. O equipamento considerado padrão para a esterilização do material endodôntico é a autoclave. Há disponíveis no mercado vários tipos de equipamentos, sendo que alguns padrões devem ser observados: exposição do material por 30 minutos a uma temperatura de 121°C ou 15 minutos a uma temperatura de 132°C (autoclaves convencionais com uma atmosfera de pressão) e exposição por 4 a 7 minutos a uma temperatura de 132°C (autoclaves de alto vácuo).

Nesta seção, apresentaremos os principais conceitos que norteiam o controle de infecções na prática endodôntica, assim como as etapas e considerações do processamento dos artigos endodônticos.

## Conceitos

- **Biossegurança:** Condição de segurança alcançada por um conjunto de ações destinadas a prevenir, controlar, reduzir ou eliminar riscos inerentes às atividades que possam comprometer a saúde humana, animal e vegetal e o meio ambiente
- **Limpeza:** Remoção mecânica de sujidades, com o objetivo de reduzir a carga microbiana, a matéria orgânica e os contaminantes de natureza inorgânica, de modo a garantir o processo de desinfecção e esterilização e a manutenção da vida útil do artigo. Deve ser realizada em todo artigo exposto ao campo operatório
- **Desinfecção:** Processo físico ou químico que elimina a maioria dos microrganismos patogênicos, com exceção de esporos bacterianos, de objetos inanimados e superfícies
- **Esterilização:** Processo que visa destruir ou eliminar todas as formas de vida microbiana presentes, por meio de métodos físicos ou químicos
- **Antissepsia:** Processo físico-químico que elimina a maioria dos microrganismos patogênicos, com exceção de esporos bacterianos, de superfícies expostas do corpo humano
- **Assepsia:** Prevenção de contaminação por microrganismos. Inclui condições estéreis em tecidos, materiais e em salas; é obtida por exclusão, remoção ou destruição de microrganismos.

## Equipamentos de proteção individual (EPI) na prática endodôntica

De acordo com o Ministério da Saúde, um equipamento de proteção individual (EPI) é todo dispositivo ou produto de uso individual utilizado pelo trabalhador, destinado à proteção de riscos capazes de ameaçar a segurança e a saúde no trabalho. A Tabela 6.1 apresenta os EPI indicados pelo Ministério da Saúde para a proteção corporal do cirurgião-dentista contra diferentes ameaças, incluindo recomendações específicas para cada equipamento.[6]

**Tabela 6.1** Equipamentos de proteção individual (EPI) indicados pelo Ministério da Saúde para cada parte do corpo do operador.

| Parte do corpo protegida | EPI indicado | Proteção contra | Recomendações |
|---|---|---|---|
| Cabeça | Gorro | Contaminação por secreções, aerossóis e produtos, além de prevenir acidentes e evitar a queda de cabelos nas áreas de procedimento | Deve ser preferencialmente descartável, cobrir todo o cabelo e as orelhas e ser trocado sempre que necessário ou a cada turno de trabalho. Recomenda-se o uso pelo paciente em casos de procedimentos cirúrgicos |
| Olhos e face | Óculos de proteção | Impactos de partículas volantes. Luminosidade intensa. Radiação ultravioleta. Respingos de produtos químicos e material biológico | Devem possuir as laterais largas, ser confortáveis, com boa vedação lateral e devem ser totalmente transparentes, permitir a lavagem com água e sabão, desinfecção quando indicada, sendo guardados em local limpo, secos e embalados. Recomenda-se o uso também pelo paciente para evitar acidentes |
| Tronco | Avental | Aerossóis e respingos durante os procedimentos, riscos de origem térmica, acidentes de origem mecânica, ação de produtos químicos, umidade proveniente de operações com uso de água, contaminação por agentes biológicos, exposições radiológicas – vestimenta plumbífera | Deve ter mangas longas, tecido claro e confortável, podendo ser de pano ou descartável para os procedimentos que envolvam o atendimento a pacientes e impermeável nos procedimentos de limpeza e desinfecção de artigos, equipamentos ou ambientes. Deve ser usado fechado durante todos os procedimentos |
| Membros superiores | Luvas | Agentes abrasivos e escoriantes, agentes cortantes e perfurantes, choques elétricos, agentes térmicos, agentes biológicos, agentes químicos | Devem ser de boa qualidade e usadas em todos os procedimentos. Devem ser utilizadas luvas apropriadas para cada momento, conforme segue: Luva de procedimento: exame clínico e tratamento odontológico de rotina. Luva cirúrgica (esterilizada): indicada para procedimentos cirúrgicos. Luva de borracha espessa longa: indicada para lavagem do material e remoção de barreiras físicas dos equipos. Sobreluva: indicada para recobrir a luva de procedimento quando o profissional necessitar tocar em aparelhos e objetos não recobertos por barreiras físicas |
| Membros inferiores | Calçados | Impactos de quedas de objetos, choques elétricos, agentes térmicos, agentes cortantes e escoriantes, umidade proveniente de operações com uso de água, respingos de produtos químicos | Devem ser fechados e com solado antiderrapante |

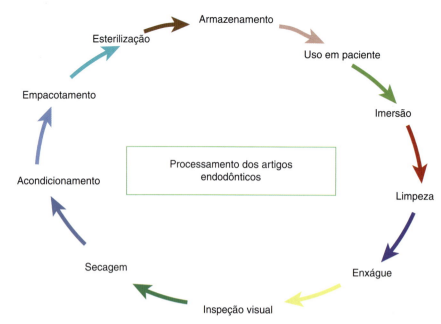

Figura 6.1 Processamento de artigos endodônticos.

## Processamento dos artigos endodônticos (Figura 6.1)

Primeira fase | imersão

Após a consulta endodôntica, o profissional deverá acondicionar todos os artigos não descartáveis em um recipiente de plástico resistente, totalmente imersos em solução de detergente/desincrostante enzimático, seguindo as instruções do fabricante quanto ao tempo de ação e à diluição. Os detergentes enzimáticos degradam apenas a matéria orgânica, não afetando, portanto, os instrumentos metálicos. É importante salientar que todos os instrumentos contidos no mesmo recipiente, antes do atendimento, devem ser considerados contaminados, uma vez que esse recipiente tenha sido violado (aberto), independentemente de ter sido utilizado diretamente para o atendimento ou não. Após esse procedimento, o profissional deverá se dirigir ao setor ou local de expurgo, distante do ambiente clínico, para proceder às etapas seguintes.

Segunda fase | limpeza dos artigos endodônticos

Independentemente do fato de necessitarem de esterilização, os artigos endodônticos utilizados (que devem ser considerados contaminados), não descartáveis, deverão receber uma limpeza prévia e, para tal, o profissional deverá utilizar equipamentos de proteção individual (EPI) apropriados para esta etapa, que incluem luvas de borracha resistente e de cano longo, gorro, máscara, óculos de proteção, avental impermeável e calçados fechados. A limpeza pode ser realizada de duas formas: manual ou automatizada.

A limpeza manual consiste na aplicação de sabão/detergente nos artigos, seguida da fricção com escovas e esponjas. Instrumentos que retêm sujidades, como as limas endodônticas, os grampos de isolamento e as brocas, devem ser desincrustados com escovas de cerdas de metal.

Já a limpeza ultrassônica (automatizada) é realizada para a remoção mecânica de sujeira ou matéria orgânica pela ação de ondas ultrassônicas de baixa frequência (Figura 6.2). As cubas ultrassônicas promovem a cavitação ultrassônica que se propaga através dos materiais condutores de som, como metal, vidro e líquidos, promovendo a limpeza em cavidades e orifícios de difícil acesso. Uma solução de detergente enzimático deve preencher a cuba e nela os instrumentos ficam submersos. Algumas cubas existentes no mercado promovem o aquecimento da solução enzimática durante o processo. A limpeza automatizada apresenta como vantagens a redução do risco de acidentes durante a limpeza dos artigos, a reprodutibilidade e o fato de que reduz significativamente os detritos residuais das limas endodônticas quando comparada a outros métodos.[7-9] Pelo exposto, consideramos a limpeza ultrassônica um passo essencial durante o processamento dos artigos endodônticos, que, quando combinada com a limpeza manual, proporciona a máxima eliminação de detritos presentes nos instrumentos.[10,11]

Terceira fase | enxágue

Imediatamente após a limpeza, deve-se enxaguar os artigos sob água corrente, garantindo a completa remoção das sujidades e do(s) produto(s) utilizado(s) na limpeza. Artigos que contêm lúmen, como cânulas de aspiração, devem ser enxaguados com bicos de água sob pressão.

Quarta fase | inspeção visual

Após o enxágue, deve-se inspecionar o material a fim de verificar a qualidade da limpeza e a integridade dos artigos. Caso exista sujidade visível, devemos repetir os passos

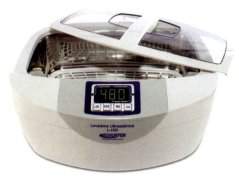

**Figura 6.2** Cuba ultrassônica para limpeza de instrumental.

anteriores. Na inspeção das limas endodônticas, caso sejam detectadas deformações plásticas, elas devem ser descartadas e substituídas. Nesta etapa, as lupas auxiliam o profissional no exame do material, principalmente das limas endodônticas.

### Quinta fase | secagem

A secagem do material pode ser realizada com o auxílio de compressas descartáveis (tipo fralda) ou em estufa a 60°C. Os lumens dos artigos devem ser secos com ar comprimido.

### Sexta e sétima fases | acondicionamento e empacotamento dos artigos endodônticos

Como o processo de esterilização indicado para artigos endodônticos é físico, com a utilização de autoclaves, é necessário que os instrumentos metálicos estejam acondicionados, preferencialmente, em caixas metálicas perfuradas e fechadas, a fim de prevenir a perfuração das embalagens. As embalagens devem permitir a penetração do agente esterilizante e, posteriormente, proteger os artigos de modo a garantir a esterilidade até o rompimento.[6]

A Anvisa (Agência Nacional de Vigilância Sanitária) recomenda os seguintes materiais para empacotamento: papel grau cirúrgico, papel crepado, tecido não tecido (TNT) e tecido de algodão cru (campo duplo). A utilização de indicadores de monitoramento dentro ou fora das embalagens é imprescindível (Tabela 6.2), assim como a colocação, no material, da data em que está sendo realizada a esterilização.

### Acondicionamento das limas endodônticas

As limas endodônticas e os materiais de dimensões similares (brocas de Gates-Glidden, espirais de Lentulo, espaçadores digitais etc.) sempre foram instrumentos de difícil armazenamento no que concerne à combinação da esterilização com o trabalho ergonômico. Existem inúmeras formas de organizar esses instrumentos. Apresentamos aqui nossas recomendações, visando atender aos preceitos anteriores. Existem recipientes plásticos ou metálicos destinados especificamente ao armazenamento de limas e instrumentos similares de maneira agrupada. Uma forma muito prática e efetiva é a confecção de diferentes jogos de acordo com o comprimento dos instrumentos. O profissional deverá adequar seus jogos à sua necessidade, de acordo com suas técnicas de instrumentação e obturação. Existem evidências que comprovam que a utilização de esponjas não interfere na esterilização das limas endodônticas por meio de vapor saturado sob pressão.[12,13]

Todo o conjunto deve ser convenientemente embalado e esterilizado, estando pronto para o uso. Vale ressaltar que a utilização das esponjas favorece a limpeza desses instrumentos durante o atendimento. Esse procedimento otimiza o trabalho do profissional, pois não será necessária a confecção do jogo durante a consulta, o que demanda tempo. Não recomendamos a confecção de jogos de limas organizados em gazes e acondicionados em envelopes de grau cirúrgico ou outros, em virtude do risco de perfuração das embalagens, contaminação durante a abertura e a dificuldade do trabalho durante o atendimento.

### Oitava fase | esterilização

A esterilização dos artigos endodônticos deverá ser realizada por processo físico, com a utilização de vapor saturado sob pressão (autoclave) (Figura 6.3 e Tabela 6.3).[5,14] Exceção apenas para os cones de papel e de obturação, que serão esterilizados por métodos próprios, apresentados adiante. A autoclavação destrói microrganismos e partículas virais por meio da ação combinada da temperatura, pressão e umidade, que promove a termocoagulação e a desnaturação das proteínas e da estrutura genética destes.[6]

As autoclaves odontológicas são, em sua maioria, do tipo gravitacional. Nesses modelos, o ar é eliminado por

**Tabela 6.2** Indicadores para o monitoramento da funcionalidade de autoclaves.

**Indicadores para autoclaves**

| Físicos | Químicos | Biológicos |
|---|---|---|
| Informações obtidas dos mostradores dos equipamentos: temperatura, pressão e tempo | Avaliam o ciclo de esterilização por meio da mudança de cor, conforme o indicador utilizado. Podem ser usados indicadores de processo, teste Bowie-Dick, de parâmetro simples, multiparamétrico, integrador e emuladores. O indicador químico mais comum é a fita adesiva para autoclave, que indica que a temperatura selecionada para esterilização foi atingida em algum momento | São realizados utilizando-se tiras de papel impregnadas por esporos bacterianos do gênero *Bacillus*, capazes de sobreviver em temperaturas nas quais as proteínas são desnaturadas |

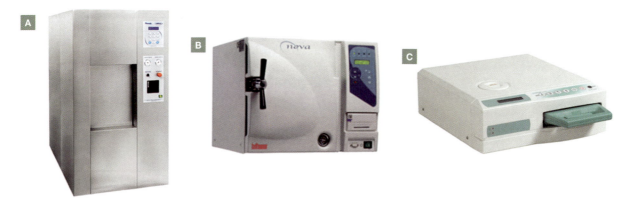

**Figura 6.3** Autoclaves para uso odontológico. **A.** Para demandas institucionais. **B.** Para consultórios e clínicas de pequeno porte. **C.** Modelo de autoclave ultrarrápido.

**Tabela 6.3** Padrões de temperatura e pressão correlacionados com o tempo de esterilização em autoclaves.

| Temperatura | 121°C a 127°C | 132°C a 134°C |
|---|---|---|
| Pressão | 1 atm | 2 atm |
| Tempo | 15 a 30 min | 4 a 7 min |

gravidade, à medida que o vapor é admitido. Cumpre ressaltar que o ar pode prejudicar o processo de esterilização, pois atua como obstáculo na transmissão de calor e umidade, razão pela qual deve ser removido. Menos frequentes, contudo, mais rápidas e eficazes, são as autoclaves do tipo pré-vácuo, nas quais o ar é retirado pela formação de vácuo, antes da entrada do vapor, fazendo com que este último penetre instantaneamente nas embalagens.

A esterilização por autoclaves deve ser monitorada com indicadores químicos, físicos e biológicos, a fim de evidenciar possíveis falhas humanas ou mecânicas durante o processo, conforme apresentado na Tabela 6.2. Alguns estudos demonstraram que a eficiência de corte dos instrumentos endodônticos não é afetada pela esterilização pelo vapor saturado sob pressão, mesmo após repetidos ciclos, independentemente de a liga metálica ser de aço inoxidável[14,15] ou de níquel-titânio.[16-18]

Embora a Anvisa permita a utilização de métodos químicos na esterilização de artigos termossensíveis, com o uso de soluções, quando não houver outro método que o substitua, na Endodontia, a única medida a frio indicada é para a desinfecção dos cones de guta-percha, para os quais indicamos a imersão em solução de hipoclorito de sódio a 2,5% por 1 minuto. Existem várias razões para não recomendarmos soluções esterilizantes na Endodontia: esterilização por soluções químicas não pode ser monitorada biologicamente; instrumentos esterilizados por soluções necessitam de rinsagem em água esterilizada e secagem com compressa esterilizada, o que não permite o empacotamento dos instrumentos, fazendo com que devam ser utilizados imediatamente ou estocados em condições estéreis.[19]

### Nona fase | Armazenamento

Deve ser destinado um local exclusivo (armário) para o armazenamento dos materiais esterilizados. A Anvisa determina que esses locais apresentem as seguintes características: estejam a uma distância mínima de 20 cm do chão, 50 cm do teto e 5 cm da parede, sejam fechados e protegidos da poeira, da umidade e dos insetos.[6]

## Considerações quanto à esterilização de limas endodônticas

### Reprocessamento *versus* descarte

Na Endodontia, houve minimização do risco de contaminação cruzada com o advento de instrumentos de uso único, que não podem ser reutilizados mesmo após serem autoclavados, como os instrumentos Reciproc® (VDW, Munique, Alemanha), SAF (Re-Dent Nova, Ra'anana, Israel) e Wave One™ (Dentsply-Maillefer, Ballaigues, Suíça) (Figura 6.4). Os benefícios do descarte das limas na prevenção da contaminação cruzada são inquestionáveis.

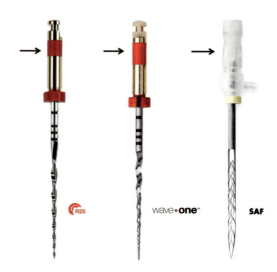

**Figura 6.4** Instrumentos de uso único. As *setas* apontam para os dispositivos plásticos que se deformam durante a esterilização.

Um estudo demonstrou que, mesmo quando procedimentos de descontaminação recomendados são realizados, há um risco de contaminação por doenças priônicas, como a doença de Creutzfeldt-Jakob, que é uma forma de encefalopatia espongiforme transmissível.[20] O número de procedimentos considerados de risco para esse tipo de doença aumentou recentemente, comparado com o que se pensava anteriormente. Um desses procedimentos é o tratamento endodôntico e alguns fatores justificam esse risco: a polpa dental é um tecido ricamente inervado, cuja infectividade por príons já foi demonstrada em modelos animais;[21] as limas endodônticas são reutilizadas pela maioria dos profissionais; esses instrumentos são de difícil limpeza e descontaminação por causa das suas pequenas dimensões e da sua superfície altamente retentora de resíduos. Remanescentes proteicos já foram observados em limas endodônticas mesmo após procedimentos de limpeza habituais.[22]

Existe uma forte tendência, na Endodontia, à não reutilização de limas endodônticas; contudo, ainda que existam sistemas de limas de uso único, com dispositivos que impedem a esterilização e o reaproveitamento, outros ainda são desprovidos de tais dispositivos. Portanto, certamente, ainda levará tempo para que a prática da reutilização das limas endodônticas seja descontinuada.

Nos casos de reutilização, a esterilização das limas endodônticas deverá ser realizada por processo físico, utilizando-se o vapor saturado sob pressão (autoclave), atentando para as questões de processamento e acondicionamento apresentadas anteriormente (ver Processamento dos artigos endodônticos e Acondicionamento das limas endodônticas).

### Efeitos do vapor saturado sob pressão na eficiência de corte, na corrosão e na resistência à fratura de instrumentos endodônticos

Ainda que existam controvérsias, evidências sugerem que repetidos ciclos de esterilização reduzem significativamente a eficiência de corte dos instrumentos endodônticos, sejam de aço inoxidável ou níquel e titânio.[23-25] Quanto maior o número de ciclos, menor será a capacidade de corte do instrumento.

A autoclavação pode determinar também o aparecimento de corrosão em alguns instrumentos endodônticos. Um exemplo típico desse problema é a corrosão de brocas de baixa rotação fabricadas em aço-carbono. Segundo o Ministério da Saúde, a corrosão em instrumentos odontológicos pode ser removida desde que não comprometa a utilização do artigo, por meio de soluções ácidas preaquecidas, seguindo as orientações do fabricante. Entretanto, ressalta-se que não devem ser utilizados produtos e objetos abrasivos.[6] Para aspectos particulares quanto à corrosão de limas endodônticas, ver Capítulo 10, Instrumentos Endodônticos.

Por outro lado, a autoclavação pode trazer alguns benefícios. Alguns estudos avaliaram o efeito da autoclavação na resistência à fratura cíclica de instrumentos endodônticos com tratamento térmico. Um deles comprovou que três ciclos de autoclavação diminuíram significativamente a resistência à fratura dos instrumentos Twisted Files™ (SybronEndo, Orange, EUA), o que não foi verificado com os instrumentos HyFlex™ CM (Coltene Whaledent, Cuyahoga Falls, EUA).[26] Outros estudos demonstraram, inclusive, que a autoclavação estendeu a vida em fadiga cíclica de instrumentos HyFlex™ CM (Coltene), K3XF™ (SybronEndo, Orange, EUA) e GT® (Dentsply, Tulsa Dental Specialties, Tulsa, EUA).[27,28] Foi também observado que a autoclavação pode recuperar a forma de alguns instrumentos deformados após o uso, como confirmado para o instrumento HyFlex™ CM (Coltene).[29]

### Esterilização de dentes humanos extraídos

O método mais eficaz para a esterilização de dentes humanos extraídos destinados a estudo e treinamento é o vapor saturado sobre pressão (autoclave). Entretanto, dentes portadores de restaurações em amálgama devem ser esterilizados em solução de formalina a 10% por 7 dias, por causa do risco de liberação de vapores e contaminação residual por mercúrio nas autoclaves.[30,31]

### Esterilização de cones de obturação

A fabricação dos cones de guta-percha e cones de polímero sintético termoplástico (poliéster) ocorre em ambientes não esterilizados. Além disso, alguns tipos de cones de guta-percha ainda são fabricados manualmente. Mesmo cones de guta-percha testados diretamente de caixas lacradas pelo fabricante demonstraram contaminação microbiana.[32-34] Portanto, é imprescindível a desinfecção desses cones previamente à obturação dos canais radiculares. Com base na literatura, recomendamos a imersão dos cones de guta-percha e de poliéster em soluções de hipoclorito de sódio de 2,5 a 5,25% por 1 minuto.[32,35-40]

### Esterilização dos cones de papel

Embora a esterilização de cones de papel absorvente seja possível no ambiente clínico, com a utilização de métodos físicos e químicos, empregando-se calor seco,[41] esterilizador de bolinhas de vidro[42] e pastilhas de formaldeído,[43] desaconselhamos esses métodos em virtude da dificuldade de controle e das possíveis alterações na propriedade de absorção desses cones quando submetidos a temperaturas elevadas.[44]

Existem, atualmente, no mercado, cones de papel esterilizados por meio de radiação gama em embalagens tipo *cell pack*. Recomendamos esses cones por causa das razões citadas anteriormente e pela praticidade. Além disso, não existe o risco de contaminação dos outros cones contidos nas caixas, já que os cones são providos em células individuais contendo pequena quantidade de cones, suficiente para a secagem de um canal radicular. Contudo, é necessário atentar para o fato de que existem marcas no mercado que não são confiáveis. Um estudo investigou a presença de contaminação em cones de papel absorvente de diferentes marcas, contidos em embalagens tipo *cell-pack*. Lamentavelmente, a esterilidade dos cones de determinado fabricante, embora anunciada na embalagem, não pôde ser comprovada. Contrariando o esperado, a contaminação foi evidente em todas as amostras testadas dessa marca.[45]

 As referências bibliográficas deste capítulo estão disponíveis no Ambiente de aprendizagem do GEN | Grupo Editorial Nacional.

# Anestesia em Endodontia

Seção 6.2

José F. Siqueira Jr. | Isabela N. Rôças | Flávio R. F. Alves | Alejandro R. Pérez

Um dos conceitos arraigados na população refere-se à concepção de que o tratamento odontológico e, em particular, o endodôntico, é doloroso. A associação entre dor e cirurgião-dentista assume, às vezes, proporções exageradas e insensatas que contribuem para uma visão distorcida da profissão. Tal visão é calcada em experiências que remontam à época em que a Odontologia realmente não dispunha de métodos eficazes para tratar sem dor (especialmente em casos de inflamação), sendo então perpetuada pela crença popular e, inclusive, pela conivência e contribuição de alguns profissionais mal informados ou mal preparados.

Na atualidade, o desenvolvimento de anestésicos e técnicas eficazes possibilita a execução de todo e qualquer tipo de tratamento odontológico de forma indolor. A anestesia local bem-sucedida confere ausência total de sensibilidade, o que, na grande maioria das vezes, é de vital importância para a execução satisfatória de uma intervenção, voltada para a remoção do fator etiológico da doença a ser tratada, além de reduzir drasticamente os níveis de estresse tanto do paciente quanto do profissional.

Os anestésicos locais são utilizados em Endodontia para a obtenção de três efeitos básicos:

a. Anestesia durante o procedimento endodôntico.
b. Hemostasia durante os procedimentos cirúrgicos.
c. Controle da dor pós-operatória imediata e prolongada (reduzindo o subsequente desenvolvimento de sensibilização central).

O objetivo desta seção é discutir vários aspectos da anestesia em Endodontia, incluindo as indicações de técnicas e agentes anestésicos, bem como o manejo de casos especiais. Para mais detalhes sobre técnicas e agentes anestésicos, o leitor deve consultar uma obra inteiramente dedicada ao assunto.[1]

## Requisitos para a técnica anestésica

Os seguintes critérios devem ser observados para se considerar uma técnica anestésica de grande utilidade:

1. Deve prover profundidade adequada de anestesia.
2. O tempo de latência deve ser rápido.
3. A duração deve ser suficiente para a execução dos procedimentos.
4. O desconforto durante e após a injeção não deve existir ou, pelo menos, ser mínimo.
5. A injeção deve ser segura para a polpa e o periodonto.
6. A técnica deve ser segura para o paciente em geral, sem expô-lo a maiores riscos.

## Características dos agentes anestésicos

A potência intrínseca de um agente anestésico local é determinada por sua lipossolubilidade. Quanto maior o seu coeficiente de partição óleo/água, maior será sua potência.

A duração da anestesia é ditada pelo grau de ligação a proteínas apresentado pelo agente anestésico. Os anestésicos que apresentam grande afinidade aos componentes proteicos da fibra nervosa têm menor probabilidade de se difundir para além do local da injeção e de serem absorvidos pela corrente sanguínea. Por conseguinte, permanecem por um tempo maior no local, aumentando, assim, a duração do efeito anestésico.

A constante de dissociação (pKa) representa o pH no qual as formas ionizadas e não ionizadas de um agente anestésico estão em equilíbrio. Apenas a forma não ionizada consegue atravessar a bainha de mielina e a membrana do nervo, penetrando, assim, na fibra nervosa e bloqueando a propagação do impulso. O pKa de um anestésico determina seu tempo de latência. Quanto mais alto o seu valor, menor a proporção de formas não ionizadas, indicando que o tempo de latência do agente anestésico será maior.

A associação do anestésico com um vasoconstritor reduz temporariamente a circulação local nos tecidos e, assim, retarda a remoção do anestésico. Isso aumenta a eficácia e a duração da anestesia. Outra vantagem é que o vasoconstritor pode reduzir o sangramento durante um procedimento cirúrgico.

As principais características farmacocinéticas dos anestésicos mais usados em Endodontia são mostradas na Tabela 6.4.

## Agentes anestésicos a serem utilizados em endodontia

A solução usualmente recomendada é a lidocaína a 2% com 1:100.000 de epinefrina como vasoconstritor. Estudos demonstraram que a articaína a 4% com 1:100.000 de

**Tabela 6.4** Farmacocinética de alguns agentes anestésicos locais usados em endodontia.

| Agente | pKa | Coeficiente de partição | Ligação a proteínas | Latência | Duração |
|---|---|---|---|---|---|
| Lidocaína | 7,8 | 2,9 | 64% | Rápida | Moderada |
| Prilocaína | 7,9 | 0,9 | 55% | Rápida | Moderada |
| Mepivacaína | 7,8 | 0,8 | 77% | Lenta | Moderada |
| Articaína | 7,8 | 52 | 95% | Rápida | Moderada |
| Bupivacaína | 8,1 | 27,5 | 95% | Lenta | Longa |

epinefrina, a prilocaína a 4% e a mepivacaína a 3% (um agente anestésico que não requer o emprego de vasoconstritor) apresentaram a mesma eficácia que a lidocaína a 2% com epinefrina a 1:100.000 na anestesia pulpar, após bloqueio do nervo alveolar inferior.[2,3]

Quanto à articaína, uma revisão sistemática e metanálise[4] concluiu que a articaína a 4% não é superior à lidocaína a 2% nos casos de pulpite irreversível sintomática, tanto para o bloqueio do nervo alveolar inferior quanto para a infiltração em maxila, quando analisados os estudos em separado. Contudo, seu efeito anestésico foi 3,6 vezes maior que o da lidocaína na infiltração suplementar na mandíbula, nos casos de dor persistente mesmo após o sucesso do bloqueio do nervo alveolar inferior (constatado pela dormência labial). Recomenda-se precaução quanto ao uso de articaína, uma vez que alguns estudos demonstraram uma elevada incidência de neuropatias associadas a esse anestésico.[5-7] Anestésicos de longa duração, como a bupivacaína e a etidocaína, podem ser utilizados em casos de consultas extensas, de cirurgia perirradicular ou quando houver risco de *flare-ups*. Todavia, nem todos os pacientes desejam se submeter à dormência labial por longos períodos, devendo ser consultados quanto às suas preferências. Dos anestésicos de longa duração, a bupivacaína a 0,5% com epinefrina a 1:200.000 tem sido bastante recomendada. A anestesia pulpar com a bupivacaína pode levar mais tempo do que com a lidocaína para ocorrer (tempo de latência), mas apresenta duração de aproximadamente 5 a 9 horas, o que representa praticamente 2 a 4 vezes o tempo de duração promovido pela lidocaína. Além disso, a bupivacaína também apresenta efeito pós-analgésico, o que usualmente dispensa o emprego de analgésicos potentes no pós-operatório imediato.[8,9]

## Anestesia indolor

Além do fato de que anestesia deve ser eficaz, também é de extrema relevância uma aplicação indolor.

Existem várias medidas propostas para se reduzir o desconforto gerado durante a injeção do anestésico. Algumas medidas apresentam um caráter empírico, enquanto outras têm eficácia clínica realmente comprovada.

O emprego de *anestésicos tópicos* na mucosa da área a ser injetada tem sido uma prática comum na clínica odontológica (Figura 6.5). Todavia, a eficácia dos anestésicos tópicos em aliviar a dor da injeção é controversa. Talvez o aspecto mais importante relacionado com o seu uso não seja tanto a diminuição da sensibilidade da mucosa, mas a demonstração de que tudo está sendo feito pelo profissional para prevenir a ocorrência de dor. Outro fator envolvido é o poder de sugestão de que o anestésico tópico reduzirá a dor da injeção. Ambos os fatores introduzem um efeito placebo que pode realmente funcionar na maioria dos pacientes.

O uso de *anestésicos preaquecidos* não tem demonstrado eficácia em aliviar a dor da injeção. Os diferentes calibres das agulhas comumente usadas em Odontologia (*gauge* 25, 27 ou 30) também não parecem influenciar a incidência de dor durante a injeção.[10]

A *injeção lenta da solução* possibilita a distribuição gradual nos tecidos sem pressão dolorosa. A injeção deveria idealmente levar aproximadamente 1 minuto por tubete. Tal conduta é significativamente eficaz em reduzir a dor da injeção. Sistemas computadorizados para aplicação controlada de anestesia têm sido disponibilizados no comércio. Exemplos de sistemas disponíveis atualmente incluem CompuDent/Wand®/STA (Milestone Scientific, EUA), Comfort Control™ Syringe (Midwest Dentsply, EUA) e Morpheus® (Meibach Tech, Brasil) (Figura 6.6). São equipamentos que exigem mais espaço operacional, mas têm boa receptividade por parte dos pacientes. Embora os resultados, quando comparados às técnicas tradicionais no que tange à dor da injeção, sejam promissores, os dados no geral são conflitantes.[11-13]

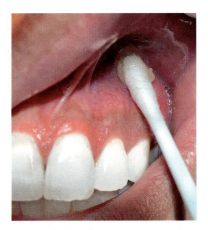

**Figura 6.5** Uso de anestésico tópico na mucosa da área a ser injetada.

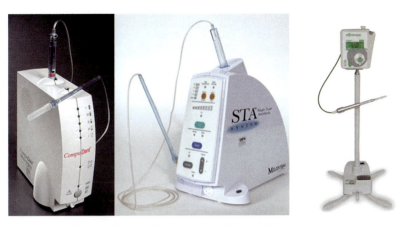

**Figura 6.6** Aparelhos para injeção anestésica controlada.

## Quando anestesiar

*Todos os dentes que serão submetidos a qualquer tipo de procedimento endodôntico devem ser anestesiados.* Tal necessidade é calcada no fato de que o paciente pode apresentar sensibilidade durante a execução de um procedimento, o que pode impedir ou atrapalhar sua correta realização. Além disso, há o efeito psicológico envolvido. O paciente anestesiado pode colaborar muito mais, uma vez que se sente *protegido* pela anestesia.

É recomendável testar se a polpa foi anestesiada de forma eficaz (por meio de testes de sensibilidade pulpar, principalmente frio ou elétrico) antes de iniciar os procedimentos operatórios.

A colocação dos grampos para isolamento absoluto pode, em alguns casos, gerar desconforto ao paciente e, nestas situações, impedir a obtenção de um adequado isolamento. As razões para o emprego de anestésicos durante o tratamento de dentes com polpa viva e a cirurgia perirradicular são óbvias. Já nos casos de dentes com polpa necrosada, alguns profissionais questionam se o paciente deve ser anestesiado. Nestes casos, além da necessidade de realizar a anestesia para facilitar a aplicação do isolamento absoluto, é comum, na clínica endodôntica diurna, se observar que, em alguns casos, o paciente ainda se queixa de sensibilidade quando o profissional introduz uma lima no interior de um canal contendo polpa necrosada. Isso geralmente é observado quando o instrumento alcança o terço médio ou apical do canal. As justificativas para tal ocorrência podem ser diversas:

a. Uma delas se refere ao fato de a necrose pulpar ocorrer por compartimentos teciduais e, como consequência, a necrose ainda não ter ocorrido em toda a extensão pulpar. Isso é chamado *necrose parcial* e pode até mesmo ser observado em dentes que já apresentam lesão perirradicular detectada radiograficamente.
b. Outra causa de dor, durante a manipulação de canal contendo polpa necrosada, se refere à *ação de êmbolo* que o instrumento endodôntico pode exercer quando inserido apicalmente no canal, levando à compressão do ligamento periodontal apical pelo tecido necrosado sendo empurrado em direção a ele.
c. Uma outra se refere ao fato de que as *fibras do tipo C pulpares são mais resistentes à hipoxia tecidual* oriunda da necrose do tecido. Se a necrose pulpar tiver ocorrido recentemente, essas fibras podem ainda estar reativas e responder à dor durante o avanço do instrumento no canal.

A utilização de limas no comprimento de patência do canal com o intuito de limpar o forame apical faz com que estas, inevitavelmente, contatem os tecidos perirradiculares, os quais podem estar normais ou inflamados. Tal contato pode gerar algum desconforto para o paciente, o que pode ser prevenido anestesiando-se o mesmo para uma consulta de instrumentação do canal, independentemente de ser uma biopulpectomia, necropulpectomia ou retratamento.

Já na obturação do sistema de canais radiculares, componentes de forças laterais e verticais são sempre gerados durante a compactação do material obturador, independentemente da técnica. Tais forças podem ocasionar um desconforto ao paciente e, por conseguinte, impedir que o profissional proceda de forma adequada à obturação. Por exemplo, o cone principal de guta-percha usualmente está em íntimo contato com os tecidos perirradiculares via forame apical. Durante a compactação para a obturação, o cone pode comprimir os tecidos perirradiculares ou o cimento endodôntico pode extravasar, o que gera, então, dor em um paciente não anestesiado, prejudicando sua colaboração com o profissional. Se o paciente se encontra anestesiado, tal problema não existirá. Todavia, o profissional deve estar atento e ter consciência de que forças excessivas, geradas pela técnica obturadora, podem não ser detectadas por um paciente anestesiado e podem levar a danos irreparáveis ao dente, como é o caso das fraturas radiculares verticais ou oblíquas, cuja causa principal é justamente o emprego demasiado de força durante a obturação.[14-16]

Casos de retratamento também requerem o emprego de anestesia para permitir a remoção adequada do material obturador, no limite desejado. Em muitos casos, na porção do canal apical ao material obturador a ser removido, pode ainda existir tecido pulpar em estado de vitalidade que pode responder com dor, quando tocado por um instrumento endodôntico. Durante a desobstrução do canal, o material obturador amolecido pode ser forçado contra o ligamento periodontal apical e tal compressão pode gerar dor. A anestesia também deve ser empregada durante a instrumentação e a obturação de canais que estejam sendo retratados pelas razões discutidas anteriormente.

## Indicações para técnicas anestésicas em endodontia

### Anestesia mandibular

A principal técnica indicada para a anestesia dos dentes inferiores a serem tratados endodonticamente, principalmente dos posteriores, é o bloqueio do nervo alveolar inferior (Figura 6.7). A dormência dos lábios usualmente ocorre em 5 a 7 minutos. Contudo, isso apenas indica que a injeção bloqueou os nervos dos tecidos moles do lábio e não necessariamente que a anestesia pulpar foi obtida. A acurácia do teste da dormência labial em atestar o sucesso da anestesia pulpar é de apenas 51%.[17] A estimulação da dentina durante a remoção da cárie ou restauração coronária é o método mais acurado (73%), seguido pelo teste térmico com frio (69%).[17] Todavia, se a dormência labial não for relatada, significa que o bloqueio não ocorreu. A duração da anestesia labial não corresponde inteiramente à pulpar, uma vez que a polpa não permanece anestesiada por tanto tempo quanto os tecidos moles do lábio. A anestesia pulpar ocorre em cerca de 10 a 15 minutos e, em média, pode durar aproximadamente de 2 a 2,5 horas. As fibras nervosas localizadas no centro do nervo inervam as regiões mais distantes e são as últimas a serem anestesiadas.[18] Isso, inclusive, pode explicar por que a anestesia de molares é mais rápida do que a de dentes anteriores.

De acordo com Malamed,[1] de todas as técnicas de bloqueio anestésico, a alveolar inferior convencional oferece o maior índice de fracasso, mesmo quando bem executada e a despeito da condição pulpar (inflamada ou não). Estudos utilizando ultrassonografia[19] e radiografias[20,21] para localizar com precisão o feixe neurovascular alveolar inferior ou o forame mandibular revelaram que a localização precisa da agulha não garante o sucesso da anestesia pulpar. Portanto, a precisão da colocação da agulha não é o principal motivo para falha da anestesia pulpar com esse bloqueio. Além disso, a orientação do bisel da agulha (contrário ou diretamente voltado em direção ao ramo mandibular) para um bloqueio do nervo alveolar inferior não afeta o sucesso da anestesia.[22]

A taxa de fracasso da anestesia de dentes com pulpite irreversível por meio de bloqueio do nervo alveolar inferior pode variar entre 40 e 81%.[23-28] As possíveis razões deste problema serão explicadas adiante.

Uma vez que a eficácia anestésica do bloqueio do nervo alveolar inferior diminui em pacientes com pulpite irreversível sintomática, a pré-medicação com AINEs (anti-inflamatórios não esteroidais) é recomendada, quando possível. Essa estratégia, conhecida como analgesia preemptiva, é justificada com base em muitas evidências,[29,30] incluindo duas metanálises.[31,32]

Uma alternativa à anestesia dos dentes anteriores é o bloqueio do nervo incisivo (segmento anterior do nervo alveolar inferior) por meio da injeção de cerca de 0,5 mℓ dentro do canal mandibular via forame mentoniano. Nestes casos, é recomendável também complementar com uma injeção infiltrativa por vestibular no nível do ápice do dente envolvido.

### Medidas alternativas em caso de fracasso da anestesia mandibular

Aqui serão discutidas algumas medidas alternativas. Contudo, as técnicas suplementares para anestesia mandibular serão apresentadas em uma seção separada.

A indicação de medidas alternativas para os casos de fracasso da anestesia mandibular deve partir da premissa de que a técnica anestésica tenha sido acurada. A maneira mais conhecida de comprovar que a técnica do bloqueio do nervo alveolar inferior foi executada da maneira correta é a constatação da dormência labial, passados 5 a 7 minutos da injeção do anestésico.

O volume ideal de lidocaína a 2% com epinefrina 1:100.000 necessário para induzir o bloqueio adequado do alveolar inferior é de cerca de 2 mℓ (aproximadamente 1 tubete). O aumento do volume de anestésico de um para dois tubetes ou o aumento da concentração de vasoconstritor de 1:100.000 para 1:50.000 não aumentam o sucesso da anestesia pulpar com o bloqueio do nervo alveolar inferior, particularmente quando os sintomas clássicos de anestesia não são relatados pelo paciente.[33-36]

Existem técnicas alternativas ao bloqueio convencional do nervo alveolar inferior, como a técnica de Gow-Gates,[37-39] que afeta todo o nervo mandibular com suas ramificações, e a técnica de boca fechada de Akinosi,[40] que afeta o alveolar inferior. Tais técnicas não são superiores à técnica convencional de bloqueio do nervo alveolar inferior, além de serem mais difíceis de aplicar. Todavia, podem ser empregadas em pacientes com problemas que impeçam o uso da técnica convencional, como em casos de trismo ou tumefações difusas.

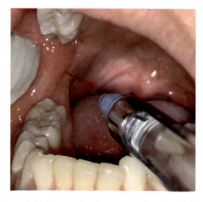

**Figura 6.7** Bloqueio do nervo alveolar inferior.

## Anestesia maxilar

A anestesia na maxila é usualmente mais previsível do que na mandíbula. A anestesia infiltrativa utilizada, isoladamente, apresenta alto índice de sucesso em toda a arcada, por isso, é a preferida para a anestesia dos dentes superiores (Figura 6.8). Com esse tipo de injeção, a anestesia pulpar ocorre em 3 a 5 minutos, embora possa demorar mais em molares. A duração é de aproximadamente 30 a 60 minutos. Uma pequena quantidade de anestésico deve ser injetada na região palatina dos dentes para aplicação do isolamento absoluto.

### Medidas alternativas em caso de fracasso da anestesia maxilar

Aqui serão discutidas algumas medidas alternativas. As técnicas suplementares para anestesia maxilar serão apresentadas separadamente.

Em caso de anestesia infiltrativa na maxila, o aumento do volume de anestésico de um para dois tubetes aumenta a eficácia e a duração da anestesia pulpar.

O bloqueio do nervo alveolar superior posterior anestesia os segundos e terceiros molares e usualmente os primeiros molares. A infiltrativa por mesial (próximo ao ápice da raiz mesiovestibular) às vezes se torna necessária para a anestesia adequada dos primeiros molares superiores.[41] O bloqueio do nervo infraorbitário, por sua vez, é mais eficaz para os pré-molares, com duração de anestesia inferior a 60 minutos sem, contudo, apresentar vantagens em relação à injeção infiltrativa, exceto nos casos de cirurgia perirradicular.

Ocasionalmente, pode ser necessária a aplicação adicional de cerca de 0,5 m$\ell$ de anestésico na região palatina correspondente ao ápice da raiz palatina dos molares superiores para eliminar a sensibilidade eventualmente persistente no canal palatino.

## Razões do fracasso da anestesia pulpar

1. Variações na anatomia óssea envolvendo as raízes dentárias podem dificultar a penetração da solução anestésica. Um exemplo ocorre na área vestibular adjacente ao osso zigomático, onde a penetração da solução anestésica no nervo alveolar superior médio pode ser prejudicada, especialmente em crianças. Outro exemplo são os casos de proeminência da espinha nasal anterior que limita a distribuição da solução anestésica aos ápices dos incisivos superiores. Além disso, a distância das raízes palatinas dos pré-molares e molares em relação à cortical óssea vestibular pode indicar a necessidade de infiltração anestésica por palatina.[42]
2. Inervação acessória. A ocorrência de variações anatômicas pode ser uma das responsáveis pelo fracasso da anestesia, mesmo quando a técnica é bem executada. Por exemplo, o nervo milo-hióideo pode fornecer inervação acessória para os molares inferiores.

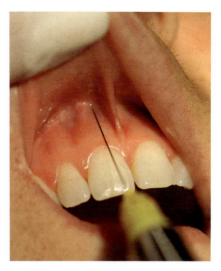

**Figura 6.8** Anestesia infiltrativa na maxila.

Tal probabilidade varia entre 10 e 20% dos casos e pode explicar parcialmente o fracasso do bloqueio do nervo alveolar inferior.[43,44] Todavia, o índice de fracasso do bloqueio excede a incidência de inervação acessória dos molares inferiores. Um estudo demonstrou que a inervação acessória do nervo milo-hióideo não é a principal causa de falha da anestesia pulpar após o bloqueio do nervo alveolar inferior, uma vez que ambos os bloqueios combinados não aumentaram significativamente a anestesia pulpar em dentes mandibulares, quando comparado ao bloqueio do nervo alveolar inferior sozinho.[45] Outros nervos (bucal, lingual e plexo cervical) têm sido citados como possíveis origens de inervação acessória para dentes mandibulares; contudo, é muito difícil relacionar a inervação acessória como a principal causa de fracasso da anestesia pulpar na mandíbula após bloqueio do nervo alveolar inferior.[46]

3. Inervação cruzada. Falhas na anestesia de incisivos inferiores quando do bloqueio do nervo alveolar inferior também já foram relacionadas com a ocorrência de inervação cruzada de ambos os hemiarcos. Contudo, essa não parece ser a principal causa do fracasso da anestesia nestes dentes, uma vez que a taxa de sucesso da anestesia pulpar de incisivos laterais e centrais inferiores após o bloqueio bilateral do nervo alveolar inferior é menor que 75%.[47]
4. Teoria do núcleo central. Segundo esta, os nervos periféricos do feixe nervoso suprem os molares enquanto os nervos mais internos do feixe se destinam aos incisivos. A solução anestésica pode não se difundir no tronco nervoso para atingir todos os nervos e bloqueá-los de forma adequada. Isso ajuda a explicar as altas taxas de falha nos dentes incisivos inferiores com o bloqueio do nervo alveolar inferior.[4,46,48]
5. Presença de dor pré-operatória. O fracasso da anestesia de dentes acometidos por pulpite irreversível sintomática tem sido extensivamente relatado. Algumas explicações para essa ocorrência incluem:

a. O tecido inflamado causa alterações nos potenciais de repouso e diminuição dos limiares de excitabilidade dos nervos.[49,50] Essas alterações não são restritas ao tecido inflamado apenas, mas afetam também toda a extensão da membrana neuronal em cada fibra envolvida.[50-52] A natureza destas alterações é tal que a redução no fluxo iônico e no potencial de ação gerado pelos agentes anestésicos não é suficiente para prevenir a transmissão do impulso nervoso, em virtude de o limiar de excitabilidade reduzido ainda permitir a transmissão, mesmo sob condições de anestesia.
b. O brotamento nervoso é aumentado em área de inflamação e supre mais receptores para dor na polpa, o que, teoricamente, pode aumentar a sensibilidade deste tecido.
c. A inflamação leva ao aumento da expressão de canais de sódio resistentes à tetrodotoxina (TTXr) por fibras nervosas pulpares.[41] Esses canais de sódio TTXr também são resistentes à ação de anestésicos locais.[41,53] A administração prévia de AINE tem o potencial de aumentar a eficácia anestésica por inibir a síntese de prostaglandinas e, consequentemente, bloquear a expressão de canais de sódio TTXr associados à dor de origem inflamatória (ver adiante).[54]
d. Aumento considerável da expressão dos canais de sódio. Em polpas diagnosticadas com pulpite irreversível, existe um aumento considerável da expressão dos canais de sódio em comparação com polpas normais.[55]
e. Sensibilização central, que amplifica a sensibilidade periférica de neurônios aferentes.
6. Estado psicológico do paciente. Limiar de excitabilidade representa o nível em que, acima dele, um estímulo causará dor. A ansiedade diminui diretamente o limiar para dor.[56,57] Tal redução torna o anestésico local menos eficaz. A fadiga e o estresse também resultam em redução do limiar de excitabilidade. O manejo psicológico do paciente é um fator de extrema relevância para a elevação do limiar de excitabilidade.[10,57] Algumas vezes, em casos de apreensão extrema e de difícil manejo, pode ser necessária a prescrição de ansiolíticos previamente à consulta. Outro fator de extrema importância no manejo de pacientes é a obtenção de anestesia profunda, que alivia a dor, se presente, e ameniza a ansiedade e a apreensão do paciente em relação à probabilidade de sentir dor durante os procedimentos.

### Analgesia preemptiva

Resultados de duas metanálises revelaram que a administração por via oral de uma única dose de AINE (se não contraindicado por questões sistêmicas), 30 a 60 minutos antes do procedimento, é eficaz em aumentar a taxa de sucesso da anestesia nos casos de pulpite irreversível sintomática.[31,32] Resultados mais favoráveis foram observados para os oxicans e o diclofenaco de potássio. No geral, tempo e dosagem não foram associados à eficácia.

### Anestesia suplementar

As técnicas convencionais nem sempre resultam em anestesia pulpar eficaz, principalmente na mandíbula.[10,58,59] Em geral, se os sintomas clássicos da anestesia forem relatados pelo paciente, uma nova injeção é ineficaz. Se a sensibilidade pulpar ainda persistir após o emprego das técnicas de primeira escolha indicadas, deve-se executar uma técnica suplementar que usualmente oferece grandes possibilidades de sucesso (Tabela 6.5). Cabe salientar que essas técnicas são suplementares e que, por isso, não podem substituir as técnicas primariamente indicadas, mas apenas complementá-las, quando houver necessidade.

Um estudo demonstrou que mais da metade dos pacientes (65 a 73%) com pulpite irreversível em molares inferiores experimentam dor moderada ou intensa (falha na anestesia) durante o acesso coronário, ou seja, na estimulação da dentina após o bloqueio do nervo alveolar inferior com 1,8 ou 3,6 mℓ de lidocaína com epinefrina 1:100.000.[28] Obviamente, o clínico teria dificuldade em atingir a polpa para uma injeção intrapulpar nestes casos. Por essa razão e, devido ao fato de a anestesia intrapulpar ser, em geral, extremamente desconfortável, indicamos a infiltração vestibular e/ou lingual como suplementar de primeira opção em alguns casos, a intraligamentar como segunda, e a intrapulpar como de última escolha.

### Infiltrativa por vestibular ou lingual

A anestesia infiltrativa por vestibular ou lingual, quando utilizada isoladamente, não é muito eficaz para a anestesia de dentes inferiores, tanto anteriores quanto posteriores. Contudo, como suplementar ao bloqueio do nervo alveolar inferior tradicional, a anestesia infiltrativa por vestibular aumenta o sucesso da anestesia pulpar.[60] Preferência deve ser dada à articaína 4%, 1:100.000 de epinefrina, nos casos de pulpite irreversível sintomática que necessitem desta infiltração suplementar.[4]

### Intraligamentar

A técnica é clinicamente eficaz, sendo considerada uma auxiliar de grande valia. Existem, no mercado, seringas especialmente desenhadas para aplicar a injeção intraligamentar, mas elas não são imprescindíveis (Figura 6.9). Na verdade, não há vantagens no emprego de seringas especialmente desenhadas para esse tipo de injeção.[10,61,62] Diferentes calibres de agulha (gauge 25, 27 ou 30) também não influenciam o sucesso da técnica.[41]

A agulha é inserida no sulco gengival, na região mesial do dente a ser tratado, em um ângulo de 30 graus com o longo eixo do mesmo e em contato com ele

**Tabela 6.5** Indicações sugeridas de técnicas anestésicas em diferentes situações endodônticas.

| Condição clínica | Analgesia preemptiva indicada | 1ª escolha | Suplementares em ordem de indicação |
|---|---|---|---|
| *Pulpite irreversível assintomática* | | | |
| Dentes superiores | Não | Infiltrativa ou bloqueio | Infiltração vestibular, intraligamentar e intrapulpar |
| Dentes inferiores | Não | Bloqueio do NAI | Infiltração vestibular, intraligamentar e intrapulpar |
| *Pulpite irreversível sintomática* | | | |
| Dentes superiores | Sim | Infiltrativa ou bloqueio | Infiltração vestibular, intraligamentar e intrapulpar |
| Dentes inferiores | Sim | Bloqueio do NAI | Infiltração vestibular, intraligamentar e intrapulpar |
| *Necrose assintomática* | | | |
| Dentes superiores | Não | Infiltrativa ou bloqueio | Infiltração vestibular e intraligamentar |
| Dentes inferiores | Não | Bloqueio do NAI | Infiltração vestibular e intraligamentar |
| *Abscesso agudo ou LPS* | | | |
| Dentes superiores | Sim | Infiltrativa ou bloqueio | |
| Dentes inferiores | Sim | Bloqueio do NAI | |
| *Cirurgia perirradicular* | | | |
| Dentes superiores | – | Infiltrativa e bloqueio | Nos casos de dor persistente durante a cirurgia, deve-se repetir o bloqueio ou a infiltração, expandindo lateralmente à área-alvo, pela vestibular e palatina |
| Dentes inferiores | – | Infiltrativa e bloqueio do NAI | Nos casos de dor persistente durante a cirurgia, deve-se repetir o bloqueio ou a infiltração, expandindo lateralmente à área-alvo, pela vestibular e lingual |
| *Incisão para drenagem* | | | |
| Dentes superiores | Sim | Infiltrativa ou bloqueio | – |
| Dentes inferiores | Sim | Bloqueio do NAI | – |
| *Obturação ou retratamento* | | | |
| Dentes superiores | Não | Infiltrativa ou bloqueio | Infiltração vestibular e intraligamentar |
| Dentes inferiores | Não | Bloqueio do NAI | Infiltração vestibular e intraligamentar |

NAI: nervo alveolar inferior; LPS: lesão perirradicular sintomática.

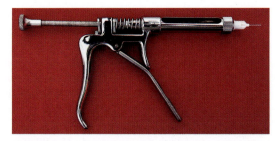

**Figura 6.9** Seringa especialmente desenhada para a injeção intraligamentar.

(Figuras 6.10 e 6.11). A agulha deve ser segura e sustentada com os dedos do profissional ou com um porta-agulhas (mais seguro do ponto de vista da biossegurança) e então posicionada com penetração máxima entre a raiz e a crista óssea, com o bisel voltado para o dente, para evitar que a raiz seja sulcada, o que pode posteriormente favorecer a retenção de placa bacteriana subgengival. Deve-se, então, aplicar lentamente uma forte pressão no êmbolo da seringa por cerca de 10 segundos. Quando se empregam seringas especiais, o gatilho deve ser acionado lentamente 1 ou 2 vezes. Deve haver resistência à injeção. Se isso não ocorrer, a agulha deve ser reposicionada e outra tentativa feita. Repete-se a injeção na região distal do dente. Cerca de 0,2 mℓ de solução é injetada tanto na mesial quanto na distal do dente. Esse tipo de anestesia pode ser muito doloroso em dentes anteriores.

Outro recurso para a técnica intraligamentar é o uso de um sistema computadorizado. A grande vantagem é a injeção de uma quantidade significativamente maior de anestésico, com menor velocidade de injeção, em comparação com seringa convencional. O volume pode chegar a um tubete nos casos de molares.[63]

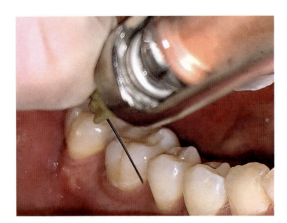

**Figura 6.10** Anestesia intraligamentar.

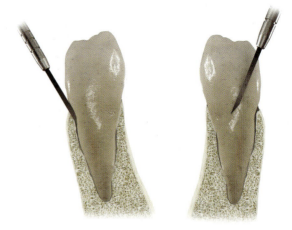

**Figura 6.11** Esquema da injeção intraligamentar. Observar o ângulo de introdução da agulha e a posição do bisel voltado para o dente.

O nome anestesia intraligamentar é errôneo, uma vez que a solução injetada não atinge os nervos pulpares por se difundir através do ligamento periodontal.[41] Na verdade, a anestesia intraligamentar força a solução anestésica através da lâmina cribriforme do osso alveolar (a qual é muito porosa na região cervical) para o interior dos espaços medulares e para os vasos, dentro e ao redor do dente. A direção primária não é o ligamento periodontal e o mecanismo de ação não está relacionado com a pressão direta sobre as fibras nervosas,[64] ao contrário da injeção intrapulpar.[65,66] A pressão é necessária para forçar o anestésico para os espaços medulares, com o objetivo de contatar e bloquear as fibras nervosas.[67-69]

A anestesia ocorre imediatamente,[61,62,64,70] não havendo necessidade de espera para iniciar o procedimento clínico. A anestesia dura aproximadamente 20 minutos e é mais eficaz em dentes posteriores. Todavia, na maioria das vezes, sua duração é imprevisível. Pode ser aplicada sem que o isolamento absoluto seja removido. Como técnica suplementar, apresenta índice de sucesso de 63 a 74% dos casos e, se necessária, a reinjeção aumenta o índice de sucesso para 92 a 96% dos casos.[61,62,71]

Um leve desconforto pós-operatório pode ocorrer na maioria dos casos e pode persistir por horas a até 1 ou 2 dias. Esse risco deve ser antecipado ao paciente. Isso ocorre por causa do leve dano tecidual imposto no local de penetração da agulha. Contudo, tal dano é mínimo e reversível, como demonstrado em um estudo histológico em macacos.[72]

A injeção intraligamentar, em geral, é segura para a polpa, não apresentando efeitos deletérios a longo prazo, embora alterações fisiológicas, principalmente caracterizadas pela diminuição do fluxo sanguíneo, possam ocorrer dependendo do vasoconstritor empregado.[62,73,74] Entretanto, tais efeitos usualmente não acarretam risco à sobrevivência da polpa, mesmo durante a execução de procedimentos restauradores, embora não se conheçam os seus efeitos em casos de preparos cavitários extensos ou em dentes com cáries extensas e profundas.

A técnica é contraindicada em dentes com patologia perirradicular aguda (lesão perirradicular sintomática ou abscesso perirradicular agudo) e é provável que apresente efeitos adversos em dentes com doença periodontal. Tem o potencial de também acarretar danos a dentes não erupcionados.

Vantagens da anestesia intraligamentar como suplementar:[75]

1. Doses menores são necessárias em comparação com a infiltrativa.
2. Apresenta elevado índice de sucesso.
3. Tem uma limitada anestesia de tecidos moles, diminuindo significativamente o desconforto do paciente após a consulta, especialmente aquele relacionado com a dormência labial.
4. Não existem casos relatados de complicações envolvendo hemorragia ou hematoma, mesmo em pacientes hemofílicos.

### Intrapulpar

A injeção pode ser extremamente dolorosa uma vez que a polpa está vital e, usualmente inflamada. Portanto, o paciente deve ser consultado e permitir a sua utilização.

O maior desafio da anestesia intrapulpar é, justamente, ter acesso à câmara pulpar nos casos em que a mesma não esteja exposta, sendo necessário que o clínico trabalhe na dentina, que está hipersensível. Para ter acesso à câmara com menor desconforto para o paciente, brocas esféricas de pequeno diâmetro (números 1 e 2) devem ser usadas em investidas curtas e rápidas, em um único ponto, seja seguindo o trajeto direto a partir do ponto de eleição da abertura coronária ou na direção do corno pulpar mais elevado.

A anestesia é imediata e dura cerca de 15 a 20 minutos. Uma anestesia profunda é obtida se executada sob pressão (Figura 6.12). Na verdade, a resistência à injeção é essencial para o sucesso da técnica. Para essa técnica, é utilizada uma agulha curta *gauge* 30. Com os dedos firmando a agulha, ela é inserida lentamente no canal, ao mesmo tempo que, também lentamente, o êmbolo da carpule é pressionado para injetar a solução anestésica. A agulha é inserida apicalmente até sofrer máxima resistência. Neste ponto,

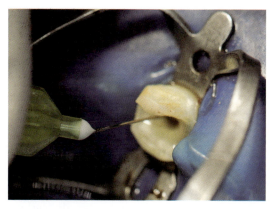

**Figura 6.12** Anestesia intrapulpar. A pressão exercida durante a injeção é essencial para o sucesso da técnica.

uma forte pressão deve ser aplicada ao êmbolo da carpule por cerca de 5 a 10 segundos. A quantidade de anestésico injetado deve ser em torno de 0,2 mℓ. É importante ressaltar que a anestesia intrapulpar de um canal não garante a anestesia de outro nos casos dos dentes multirradiculares.

O efeito da pressão para que a anestesia intrapulpar seja eficaz é mais importante do que a solução anestésica empregada.[66,76] A pressão prolongada provoca a degeneração das fibras nervosas e é a principal responsável pela anestesia gerada pela técnica.[41] Todavia, se a polpa não for totalmente removida durante a duração da anestesia, sua sensibilidade poderá retornar, uma vez que a anestesia intrapulpar tem duração curta, de 15 a 20 minutos.

Para aumentar a pressão durante a injeção, especialmente nos casos de grande abertura da câmara pulpar, pode-se utilizar *stoppers*, como cursores para limas, guta-percha, cera ou mecha de algodão, ajustados à agulha e bloqueando a cavidade de acesso, o que aumenta a resistência ao refluxo da solução injetada. Depositar passivamente o anestésico na câmara pulpar não é um procedimento usualmente eficaz para atingir a anestesia suplementar.

O índice de sucesso da técnica intrapulpar é de cerca de 95% quando a resistência à injeção é sentida. É contraindicada em dentes com necrose pulpar, pois pode projetar microrganismos para os tecidos perirradiculares.

### Anestesia intraóssea

A injeção intraóssea é uma técnica de anestesia suplementar que tem demonstrado grande eficácia clínica,[77,78] principalmente após o fracasso do bloqueio do nervo alveolar inferior. Em casos de pulpite irreversível, o índice de sucesso da técnica como anestesia suplementar varia de 71 a 98%.[24,25,79-81] Essa técnica encontra grande popularidade nos Estados Unidos,[41] sendo considerada a principal para anestesia suplementar por alguns profissionais. Entretanto, não é muito difundida no Brasil. Por requerer dispositivos especiais e treinamento específico prévio, deve ser restrita ao uso por especialistas em Endodontia.

Vários sistemas têm sido propostos para aplicação da anestesia intraóssea, como o sistema Stabident® (Fairfax Dental, Miami, EUA) e o X-tip® (X-tip Technologies, Lakewood, NJ, EUA). Todavia, um que tem recebido grande atenção, é o IntraFlow™ (Pro-Dex Inc, Santa Ana, CA, EUA) (Figura 6.13), por causa da facilidade de aplicação e eficácia. O sistema IntraFlow™ compreende uma peça de mão com um perfurador/agulha acoplado na ponta e integrada a um sistema de injeção por pressão de ar. A

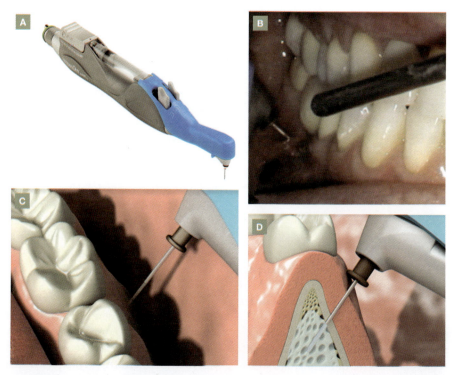

**Figura 6.13** Sistema IntraFlow para anestesia intraóssea. **A.** Aparelho utilizado. **B.** Uso clínico. **C** e **D.** Representação esquemática da aplicação da técnica.

peça de mão é acoplada na saída de ar do equipo e o sistema, então, é controlado pelo pedal. O sistema permite, em um só passo, a perfuração do osso e a subsequente deposição de solução anestésica pelo próprio lúmen do perfurador/agulha.[77,78] Esses dispositivos, contudo, não apresentam registro da Anvisa, tendo, portanto, seu uso e comercialização proibidos no Brasil (Lei nº 6437, de 20 de agosto de 1977).

A técnica intraóssea consiste na aplicação de solução anestésica diretamente no osso esponjoso adjacente ao dente. A porosidade do osso permite rápida difusão da solução anestésica, promovendo anestesia profunda quase que imediatamente após a injeção. A área de perfuração do osso e injeção está 2 a 3 mm em direção apical à interseção entre uma linha horizontal, que passa pela margem gengival vestibular, e uma linha vertical, que passa pela papila interdental distal ao dente a ser anestesiado. Os tecidos moles devem ser inicialmente anestesiados por injeção infiltrativa. O perfurador é então inserido na gengiva, perpendicularmente à cortical óssea. O dispositivo é então ativado, sob pressão moderada constante, até que a cortical seja perfurada e a sensação de "queda" no osso esponjoso seja sentida, ocasião em que se injeta a solução anestésica. A anestesia intraóssea da mandíbula dura aproximadamente 60 minutos, enquanto o bloqueio do alveolar inferior pode durar cerca de 120 a 150 minutos.

Um estudo[41] sugeriu que a anestesia intraóssea com o sistema IntraFlow™ pode ser usada como anestesia primária em dentes com pulpite irreversível, uma vez que apresentou eficácia estatisticamente comparável com o bloqueio do nervo alveolar inferior. O sucesso da anestesia primária com o IntraFlow™ foi de 87%, enquanto com o bloqueio foi de 60%, embora não tenha havido diferença estatisticamente significativa entre as técnicas. Para ser usada como técnica primária, os autores recomendam anestesia infiltrativa prévia no local a ser perfurado, com cerca de 0,1 mℓ de lidocaína a 2% com epinefrina a 1:100.000, com a finalidade de assegurar conforto ao paciente durante o procedimento.

A injeção intraóssea é contraindicada nos casos de infecção no local da injeção e quando há grande proximidade com estruturas vitais, raízes dentárias ou dentes em estágio de desenvolvimento.

## Indicações para a técnica anestésica em diferentes situações clínicas

### Pulpite irreversível

Os dentes com pulpite irreversível mais difíceis de anestesiar são, em ordem decrescente: os molares inferiores, os pré-molares inferiores e superiores, os molares superiores e os incisivos inferiores.

Após a anestesia convencional (infiltrativa nos superiores e bloqueio nos inferiores) deve-se primeiro verificar se o paciente relata indícios de que esteja anestesiado, como, por exemplo, a ocorrência de dormência labial após bloqueio do alveolar inferior ou infraorbitário. Caso isso não ocorra após um período de 10 a 15 minutos, deve-se repetir a anestesia. Uma vez constatado o sucesso da anestesia, pode-se, opcionalmente, testar se a polpa está efetivamente anestesiada por meio de testes térmicos e elétricos antes de se fazer o acesso. Se o paciente ainda responder com dor, deve-se empregar técnicas suplementares seguindo as indicações da Tabela 6.5.

### Abscesso perirradicular agudo

Se uma tumefação estiver presente, pode-se realizar infiltrações em cada lado dela (anterior e posterior) ou, então, o bloqueio. Em dentes superiores, dependendo da região envolvida, pode-se fazer o bloqueio do nervo alveolar superior posterior ou da segunda divisão (tuberosidade alta) para os molares, ou do infraorbitário para os anteriores. Em dentes inferiores, opta-se pelo bloqueio do nervo alveolar inferior.

Em casos de tumefações no palato, nos quais se necessita de incisão para drenagem, procede-se à injeção de um pequeno volume de anestésico no forame nasopalatino (para dentes anteriores) ou no forame palatino maior (para posteriores). A injeção no forame palatino maior anestesia o mucoperiósteo dos dois terços posteriores do palato no lado injetado. Se a tumefação estiver sobre um dos forames, deve-se fazer injeções infiltrativas lateralmente a ela. É recomendada uma compressão com hastes de algodão a fim de promover a isquemia da região na qual a agulha será inserida, o que atenua o desconforto da penetração da agulha no palato duro (Figura 6.14).

Em caso de incisão para drenagem em dentes mandibulares posteriores, deve-se proceder, além do bloqueio do nervo alveolar inferior, à injeção bucal longa, para anestesia do nervo bucal. O bloqueio do nervo lingual também pode ser necessário.

As técnicas suplementares intraligamentar, intraóssea e intrapulpar são contraindicadas nesses casos.[82] Embora eficazes em dentes com polpa viva, são extremamente dolorosas e ineficazes em dentes com inflamação perirradicular aguda.

O emprego da bupivacaína ou da etidocaína pode ajudar a controlar a dor pós-operatória, o que não exclui a necessidade do uso de analgésicos ou anti-inflamatórios.

As principais razões para não realizar a injeção na coleção purulenta são: a dor resultante da pressão e a ineficácia da técnica, o que pode ser explicado, principalmente, pelo fluxo sanguíneo maior na área inflamada, que remove o anestésico rapidamente para a circulação, e/ou pelo edema que dilui a solução anestésica.

### Necrose assintomática

As razões para o desenvolvimento de dor durante a manipulação de canais contendo polpa necrosada já foram explicitadas. As técnicas a serem utilizadas são a infiltrativa nos dentes superiores e o bloqueio nos inferiores. Se necessária uma anestesia suplementar, deve-se empregar a intraligamentar. A anestesia intrapulpar é contraindicada.

## Cirurgia perirradicular

Para a execução da cirurgia perirradicular, é de extrema importância a obtenção de uma anestesia eficaz e profunda na região a ser operada. Além do controle da dor, a proposta é também promover hemostasia. Portanto, o uso de anestésicos com maior concentração de vasoconstritor é recomendado[83-85] (p. ex., 1:50.000 de epinefrina), sendo poucos seus efeitos sistêmicos na quantidade usualmente empregada para cirurgia perirradicular.[85,86] Embora a bupivacaína possa não ser tão eficaz quanto lidocaína para obter anestesia transoperatória, ela é muito eficaz na redução da dor pós-operatória.[87] Neste contexto, iniciar a cirurgia com lidocaína com epinefrina 1:50.000 e, em um segundo momento, mais próximo do término da cirurgia aplicar 0,5% de bupivacaína com epinefrina 1:200.000 tem sido recomendado como estratégia para melhor controle da dor intra e pós-operatória.[87]

As técnicas indicadas para cirurgia que envolva os dentes inferiores são o bloqueio do nervo alveolar inferior e as injeções infiltrativas na região vestibular da área envolvida, que são essenciais para obter vasoconstrição adequada. Quando a cirurgia envolve dentes superiores, estão indicadas injeções infiltrativas na região envolvida. O bloqueio do nervo infraorbitário está indicado nos casos de anteriores superiores com lesões perirradiculares extensas. Além disso, deve-se também proceder à anestesia no forame nasopalatino (para dentes anteriores) ou no forame palatino maior (para posteriores) (Figura 6.14).

Durante o procedimento cirúrgico, a tentativa de se obter anestesia adicional por meio de injeção na área sensível geralmente é infrutífera. Nos casos em que o paciente acuse dor no transoperatório, deve-se repetir o bloqueio ou a infiltração, desta vez expandindo lateralmente a área-alvo para incluir ramificações adjacentes, tanto pela vestibular quanto pela palatina/lingual.

Se todos os esforços para oferecer conforto ao paciente falharem, o profissional deve interromper o procedimento, suturar o retalho e reagendar a cirurgia, possivelmente com a utilização de anestesia intravenosa ou geral em ambiente apropriado, monitorado e seguro.

A Tabela 6.5 resume as indicações de técnicas anestésicas a serem utilizadas nas diferentes situações da prática endodôntica, indicando também os casos em que a analgesia preemptiva com AINE orais é recomendada.

## Anestesia em pacientes com condições sistêmicas especiais

### Gestantes e lactantes

Os anestésicos locais e vasoconstritores usados em Odontologia podem ser administrados com segurança em gestantes ou lactantes. O uso desses agentes permite o tratamento definitivo, o que pode, por sua vez, evitar o uso prolongado de analgésicos sistêmicos e antibióticos, que

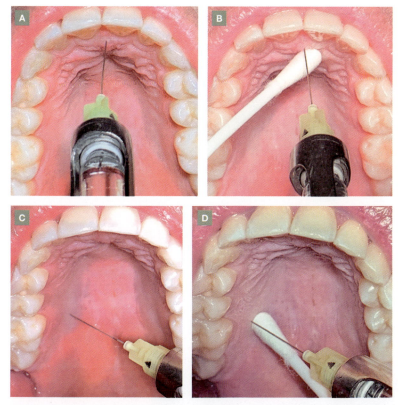

**Figura 6.14** Anestesia palatina. **A.** Injeção no nível do forame nasopalatino. **B.** Injeção no nível do forame nasopalatino com compressão da mucosa. **C.** Injeção no nível do forame palatino maior. **D.** Injeção no nível do forame palatino maior com compressão da mucosa.

poderiam acarretar complicações mais graves. Contudo, a aspiração deve ser sempre realizada para minimizar a probabilidade de injeção intravascular. Nestes casos, preferência deve ser dada à lidocaína a 2% com epinefrina 1:100.000 ou 1:200.000, restringindo a dose máxima a dois tubetes por sessão (3,6 mℓ da solução).[88]

## Cardiopatas

A dosagem de epinefrina deve ser minimizada para pacientes com doença cardiovascular, em particular doença cardíaca isquêmica, ainda que controlados.[88] Algumas recomendações são imprescindíveis para a anestesia segura em pacientes cardiopatas:

1. Verificar a possível interação de medicamentos sistêmicos de que o paciente faz uso com vasoconstritores, que pode resultar no aumento da pressão arterial (p. ex., alguns antidepressivos e betabloqueadores).
2. Monitorar a pressão arterial e a frequência cardíaca no pré-operatório.
3. Sempre aspirar antes de depositar o anestésico para minimizar a probabilidade de injeção intravascular.
4. Minimizar a administração de epinefrina.
5. Monitorar pressão arterial e frequência cardíaca 5 minutos após a injeção.
6. Considerar a readministração de epinefrina somente se a pressão arterial e a frequência cardíaca estiverem estáveis.
7. Não utilizar anestésicos com epinefrina 1:50.000.

### Controlados

Nesses casos se recomenda a lidocaína 2% ou articaína 4% com epinefrina 1:200.000. Não exceder o máximo de quatro tubetes por sessão (7,2 mℓ da solução). Outras opções incluem lidocaína a 2%, mepivacaína a 2% ou articaína a 4% com epinefrina 1:100.000. Não exceder o máximo de dois tubetes por sessão (3,6 mℓ da solução).

### Não controlados

Só atenda em casos de urgência, com o objetivo único de aliviar a dor nos quadros agudos. Dependendo dos valores da pressão arterial, o profissional deverá decidir pelo atendimento ambulatorial ou hospitalar. Quando for o caso, é recomendada a prilocaína a 3% com felipressina 0,03 UI/mℓ. Não exceder o máximo de três tubetes por sessão (5,4 mℓ da solução).

---

As referências bibliográficas deste capítulo estão disponíveis no Ambiente de aprendizagem do GEN | Grupo Editorial Nacional.

# Isolamento Absoluto em Endodontia

Seção 6.3

Inês de Fátima A. J. Inojosa

Na Odontologia, o isolamento absoluto é um meio empregado para isolar um ou mais dentes do contato com fluidos orais e microrganismos durante tratamentos clínicos restauradores e endodônticos, sendo também utilizado em algumas modalidades de cirurgia perirradicular.[1,2]

Sua invenção ocorreu por acaso, durante o tratamento restaurador com ouro coesivo em um molar inferior esquerdo. A frustração por não conseguir conter a umidade da saliva apenas com a ajuda de papel absorvente levou o cirurgião-dentista de Nova York, Dr. Sanford Christie Barnum, em 1864, a cortar um pedaço de seu avental de tecido oleado, fazer um orifício no mesmo, fixando-o ao colo do dente com um pequeno anel de borracha, denominando o conjunto de dique de borracha. Dois meses depois, essa invenção foi apresentada pelo Dr. Barnum à New York City Dental Society.[3,4] Nos dias atuais, por questões biológicas, éticas e legais, o isolamento absoluto é considerado um dos princípios básicos da Endodontia, por impedir que, durante o tratamento, haja contato do campo operatório e dos instrumentos de trabalho com saliva, sangue, fluidos tissulares e demais estruturas da cavidade oral. Consequentemente, a não utilização do isolamento absoluto é considerada negligência profissional, podendo ocasionar a contaminação da câmara pulpar e do canal radicular e até acidentes de maior complexidade.[5]

No tratamento endodôntico, o isolamento absoluto proporciona as seguintes vantagens:

1. Diminui o cansaço e melhora o desempenho profissional, porque possibilita a atuação em um campo seco, isolado de saliva, sangue e outros fluidos.
2. Ajuda a manter o campo de trabalho asséptico e reduz a possibilidade de contaminação adicional ao canal radicular,[6-10] diminuindo a chance de desenvolvimento de infecções secundárias relacionadas com o fracasso endodôntico.[11]
3. Auxilia o controle de infecção. O uso do lençol de borracha diminui o risco de infecção cruzada e proporciona uma excelente barreira contra a disseminação potencial de agentes infecciosos (Figura 6.15A).[8,12,13]
4. Protege o paciente contra possível ingestão e aspiração de pequenos instrumentos (Figura 6.15B).[6-8,14,15]
5. Impede o contato direto de detritos, substâncias químicas e medicamentos que possam ocasionar injúrias aos tecidos da cavidade oral do paciente (Figura 6.15C).[6-8]
6. Promove o afastamento da língua e da bochecha, melhorando a visibilidade da área de trabalho pelo operador.[6]
7. Aumenta a chance de sucesso do tratamento endodôntico de forma significativa, quando comparado com tratamentos realizados sem isolamento.[16]

## Material e instrumental

### Lençol de borracha

Como o próprio nome diz, é um lençol confeccionado em látex natural, fino e liso (Figura 6.16A), comercializado nos tamanhos de 15 × 15 cm ou 13 × 13 cm, em diferentes espessuras, cores e aromas. Os de espessura média permitem adaptação adequada à região cervical do dente, não rasgam com facilidade, promovem elevada proteção aos tecidos moles subjacentes e exercem maior força

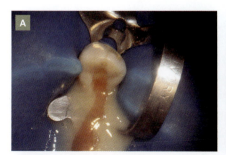
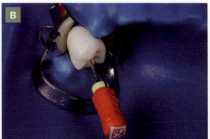
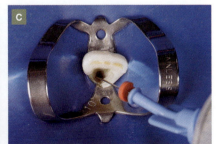

**Figura 6.15 A.** O isolamento impede a entrada de exsudato purulento proveniente do canal radicular para a cavidade oral. **B** e **C.** Proteção do paciente contra a ingestão acidental de limas e substância química, na odontometria e irrigação dos canais, respectivamente.

de retração sobre os lábios e bochechas. A vantagem da espessura fina ocorre no isolamento de dentes parcialmente irrompidos, nos quais é menor a força de deslocamento que o lençol exerce sobre o grampo, permitindo a sua retenção em dentes afunilados e com coroas expulsivas. No entanto, rasgam-se com facilidade. Quanto às cores, as escuras oferecem maior contraste entre dente e lençol e as mais claras permitem visualizar o posicionamento do filme para a tomada radiográfica.

Em caso de alergia ao látex, deve-se utilizar lençol antialérgico à base de silicone (Roeko Dental Dam Silicone Non Latex®) ou lençol de borracha sintética, não derivada do látex (Roeko Flexi Dam Non Latex®).[17]

Todo lençol de borracha deve ser usado uma única vez e descartado após o uso.

### Arco ou porta-lençol

É fabricado em metal ou plástico autoclavável e tem por função fixar o lençol de borracha nas projeções laterais em forma de espinho ou farpa, mantendo-o distendido, firme e liso. Na Endodontia, é indicado o arco de plástico, que não necessita ser removido durante as tomadas radiográficas por ser radiolúcido. Dessa forma, a face do lençol voltada para o dente em tratamento não entra em contato com a saliva, contribuindo para a manutenção da cadeia asséptica (Figura 6.17A e B). Os dois tipos de arcos mais usados são em forma de U (com a denominação arco de Young) ou octogonal (chamado arco de Ostby). Além desses, são encontrados arcos dobráveis, indicados para pacientes que tenham "sensação de falta de ar" ou claustrofóbicos[18] e arcos descartáveis, que já vêm adaptados ao lençol, disponíveis também para pacientes alérgicos.

### Pinça perfuradora

É responsável pela perfuração do lençol de borracha; sendo geralmente utilizado o alicate ou perfurador de Ainsworth (Figura 6.16B). Como na Endodontia, na maioria das vezes, o isolamento é unitário, é recomendado realizar um orifício no maior diâmetro para que possa receber o grampo. Com o lençol preso no arco, o local da perfuração é realizado no centro para os dentes posteriores e

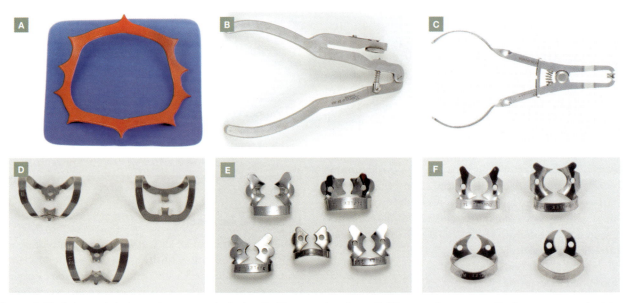

**Figura 6.16 A.** Lençol de borracha e arco de Ostby. **B.** Pinça perfuradora. **C.** Pinça porta-grampo. **D.** Grampos para incisivos. **E.** Grampos para pré-molares. **F.** Grampos para molares.

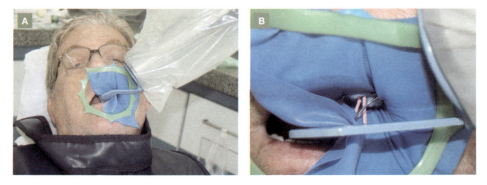

**Figura 6.17 A.** Tomada radiográfica com lençol parcialmente removido do arco de plástico evita que a face do lençol voltada para o dente em tratamento seja contaminada por saliva. **B.** A não remoção do arco mantém o campo seco e sem contaminação durante a radiografia com os cones principais para obturação dos canais.

Capítulo 6 | Preparação para o Tratamento Endodôntico 173

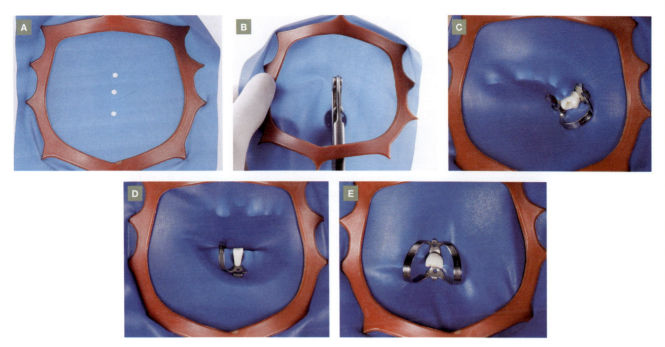

**Figura 6.18 A.** Localização das perfurações de acordo com o grupo dentário. **B.** Perfuração no centro do lençol para isolamento de dente posterior, sem necessitar de marcação com caneta. **C.** Posição após isolamento do dente. **D.** Isolamento de dentes anteriores inferiores. **E.** Isolamento de dentes anteriores superiores.

1 cm acima ou abaixo do ponto central, para os dentes anteriores superiores e anteriores inferiores, respectivamente,[19] sendo este método simples, asséptico (dispensa o uso de marcação com canetas) e eficaz (Figura 6.18A a E).

### Pinça porta grampo

É utilizada para posicionar e remover o grampo do colo dentário por meio da sua apreensão e distensão durante o uso.[20] As pinças do tipo Palmer (reta) (Figura 6.16C) ou Brewer (com dupla curvatura) são as mais difundidas.

### Grampos

Têm a finalidade de reter e manter a borracha adaptada ao colo clínico do dente, além de promover o afastamento gengival. São comercializados por uma série de fabricantes, com diferentes números e com uma variedade de formatos para todas as classes de dentes. De forma didática e objetiva, os grampos mais comumente utilizados são numerados de acordo com os grupos de dentes: 200 a 205 para molares; 206 a 208 para pré-molares; e 210 a 212 para caninos e incisivos.

Em dentes parcialmente erupcionados, mal posicionados, com coroas cônicas ou muito destruídas, entre outras situações que dificultam o isolamento, são empregados grampos especiais, como 14, 14A e W8A ou 8A para molares, e 00, 1, 1A e 2 para pré-molares e incisivos (Figura 6.19A e B).

O grampo 211 para incisivos é chamado grampo universal e pode ser usado em qualquer tipo de dente, principalmente os mais difíceis de isolar (Figura 6.20A a C). Na Figura 6.16D a F e na Tabela 6.6, encontram-se exemplificados alguns grampos para isolamento absoluto de acordo com os grupos de dentes e suas indicações.

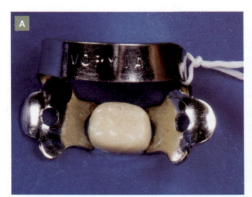
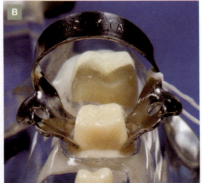

**Figura 6.19 A.** Mordentes do grampo 1A bem adaptados e estabilizados na cervical, apesar da expulsividade vestibular e lingual observada em **B.**

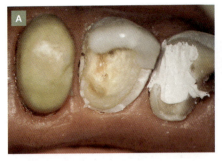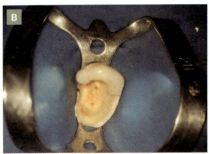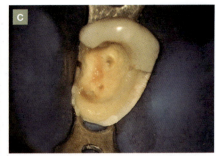

**Figura 6.20 A.** Remanescente coronário do dente 14 com destruição extensa na parede palatina. **B** e **C.** Isolamento com o grampo universal 211 bem adaptado na cervical possibilitou a vedação adequada.

**Tabela 6.6** Sugestão de grampos úteis para isolamento absoluto na endodontia.

| Grampos (Número) | Indicação |
| --- | --- |
| 9 (Ivory e Hu-Friedy) 211* (SS White) | Grampo universal para dentes anteriores; útil para pré-molares e molares difíceis de isolar |
| 212 (Ferrier), sem asa | Dentes anteriores, que necessitam de afastamento gengival |
| 00 | Pré-molares e dentes anteriores inferiores pequenos |
| 1 A | Pré-molares e anteriores superiores com pouca retenção, expulsivos, coroa destruída etc. |
| 2 | Pré-molares e dentes anteriores |
| 3 | Molares menores |
| 7 | Molares superiores e inferiores |
| W8A (sem asa) | Molares menores com pouca retenção, expulsivos, coroa destruída etc. |
| 12A e 13A (serrilhado) | Molares esquerdo e direito nos quais se deseja maior retenção |
| 14 e 14A | Molares menores e maiores, respectivamente, com pouca retenção, coroa destruída etc. |

### Dispositivos auxiliares

Com o objetivo de otimizar o isolamento absoluto, o profissional deve dispor dos seguintes dispositivos auxiliares (Figura 6.21A a G):

- **Fio dental:** é utilizado para amarrar e prevenir a ingestão do grampo durante sua escolha e colocação;[21] na confecção de amarrias que auxiliam na retenção e adaptação cervical do lençol; e para adaptar o lençol nos espaços interproximais, promovendo a vedação dessa área[20,22]
- **Tira de lixa:** tem por função regularizar arestas dentárias cortantes situadas nas faces dentárias interproximais em situações que impeçam a correta passagem do lençol
- **Sugador de saliva:** proporciona conforto ao paciente e ao profissional, impedindo o acúmulo excessivo de saliva durante o tratamento
- **Tesoura pequena:** útil quando é necessário cortar o lençol
- **Cureta (colher) de dentina, espátula nº 1 ou similares:** empregada para remover o lençol das asas do grampo
- **Tubo de cianoacrilato[23] ou protetor gengival fotopolimerizável:** veda pequenas falhas cervicais existentes no isolamento, que podem permitir infiltração de fluidos. Em caso de suspeita da ocorrência de tais falhas, é possível conferir banhando-se o dente isolado em água e solicitando ao paciente que sopre levemente. A formação de bolhas significa passagem de ar, sendo então indicado a vedação cervical adicional para não ocorrer infiltração de saliva ou ingestão de substâncias químicas (Figura 6.21H).

### Momento do isolamento

Inicialmente, realiza-se a profilaxia no dente para eliminar o biofilme bacteriano e, em situações mais complexas, pode ser necessária a cirurgia periodontal prévia, para aumento de coroa clínica com o objetivo de isolar e tratar adequadamente o dente. Após a profilaxia, passa-se o fio dental nas regiões interproximais para verificar os contatos dessas áreas e, se necessário, utiliza-se tira de lixa para regularizar arestas cortantes.[22]

Estando o paciente devidamente anestesiado e a coroa do dente sem placa e/ou cálculo, o dente deve ser isolado para dar início ao acesso à câmara pulpar e demais etapas do tratamento. No entanto, o lençol de borracha pode impedir a observação da posição do dente e de seus vizinhos na arcada dentária, o que pode levar à ocorrência de perfurações durante a abertura coronária em mãos inexperientes, como também em casos de difícil acesso à câmara pulpar, como nos dentes com coroas inclinadas em relação à raiz, casos de fenestração de coroas totais, acesso endodôntico em dentes preparados para prótese ou com calcificações na câmara, entre outras situações. Diante disso, não é errado realizar o isolamento somente após a câmara pulpar ser trepanada, pois, ainda que ocorra a sua contaminação, ela será fugaz e transitória, sendo rapidamente eliminada após irrigação com hipoclorito de sódio a 2,5%.

### Técnicas de aplicação

Independentemente da técnica de aplicação, faz-se o preparo inicial do dente, citado no item anterior. Em seguida,

Capítulo 6 | Preparação para o Tratamento Endodôntico 175

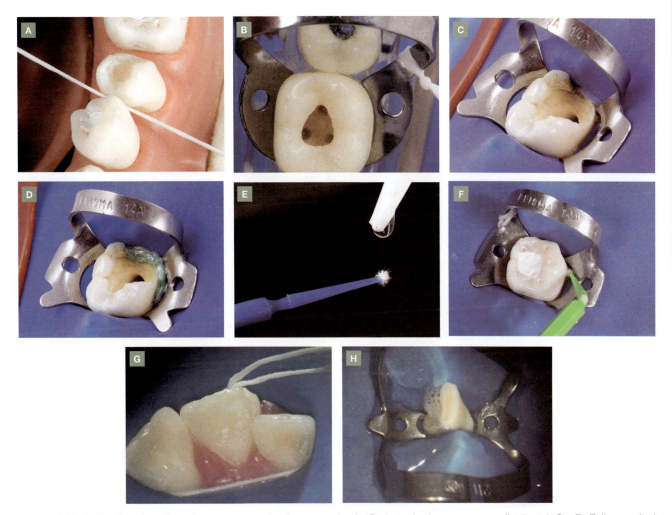

**Figura 6.21 A.** Fio dental verificando os contatos das faces proximais. **B.** Amarria do grampo com fio dental. **C** e **D.** Falha cervical no isolamento e vedação dela com protetor gengival fotopolimerizável (Top Dam®). **E** e **F.** Aplicação de cianoacrilato (Super Bonder®), na interface dente/lençol, impede infiltração de fluidos através das pequenas falhas existentes. **G.** Isolamento em fenda e vedação dos espaços com cianoacrilato. **H.** Dente banhado em água para verificar falhas na vedação pela formação de bolhas de ar ao soprar.

escolhe-se o grampo de acordo com o dente e sua condição clínica e, uma vez adaptado ao colo dentário, sua estabilidade e retenção são testadas, pressionando-o levemente com a ponta dos dedos polegar e indicador. Na prova do grampo, é fundamental amarrá-lo corretamente com fio dental para prevenir sua ingestão ou aspiração em caso de deslocamento ou fratura do dente[21] (Figura 6.22).

Terminado os procedimentos iniciais e a seleção do grampo, aplica-se o isolamento com uma das opções técnicas apresentadas a seguir.[22]

### Primeira | colocação do conjunto, grampo, lençol de borracha e arco de uma só vez

Essa técnica é indicada para grampos com asa, que permitem sua adaptação no orifício do lençol de borracha já distendido e preso no arco. Estando preparado o conjunto, abre-se o grampo previamente selecionado com o auxílio de uma pinça porta-grampo, levando-o em posição até alcançar o colo clínico do dente. Feito isso, remove-se

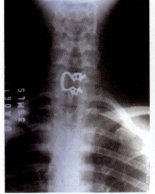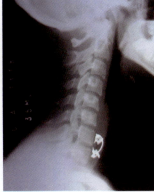

**Figura 6.22** Radiografias de paciente após ingestão acidental de grampo, que foi removido com endoscopia sem maiores complicações. (Cortesia da Dra. Adeli Brugnaroto.)

a pinça e, com o auxílio de um instrumento de ponta romba, alivia-se a borracha das aletas ou asas do grampo para, em seguida, acomodar o lençol nos espaços interproximais com o fio dental (Figura 6.23A a F).

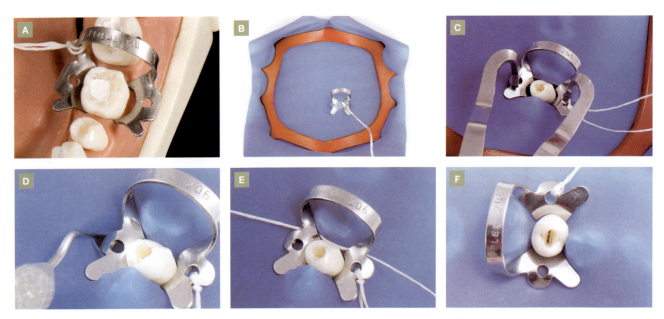

**Figura 6.23 A.** Seleção do grampo. **B.** Conjunto preparado (lençol, arco e grampo). **C.** Grampo distendido e posicionado com a pinça. **D.** Remoção do lençol das asas do grampo com cureta. **E.** Adaptação interproximal com fio dental. **F.** Dente isolado.

Segunda | colocação do grampo no dente, seguido do lençol preso ao arco

Técnica indicada para grampos sem asa. Após a seleção, coloca-se o grampo no colo do dente devidamente amarrado pelo fio dental. Em seguida, distende-se a abertura do orifício do lençol já preso no arco, passando-o sobre o grampo de distal para mesial, a fim de posicionar o lençol sob o grampo por vestibular e lingual e, com a ajuda do fio dental, o lençol é acomodado nos espaços interproximais (Figura 6.24A a E).

Terceira | colocação do lençol/arco envolvendo o colo do dente, seguido do grampo

Essa opção é indicada para grampos com ou sem asa, sendo geralmente realizada a quatro mãos, ou seja, enquanto o operador ou auxiliar posiciona e mantém o orifício do lençol, já preso no arco, adaptado ao colo do dente, o outro leva o grampo em posição com o auxílio da pinça porta-grampo. No entanto, pode ser realizada a duas mãos, desde que haja domínio por parte do operador (Figura 6.25A a E).

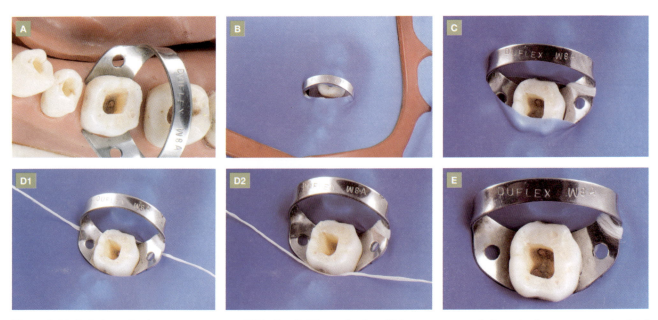

**Figura 6.24 A.** Colocação do grampo sem asa W8A. **B** e **C.** Distensão do orifício e passagem do lençol sobre o grampo de distal para mesial. **D1** e **D2.** Adaptação interproximal com fio dental. **E.** Dente isolado.

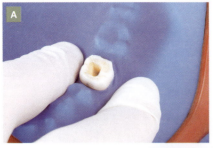 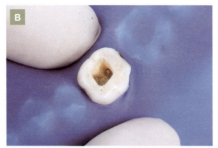 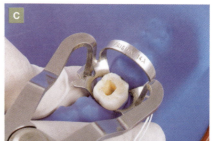
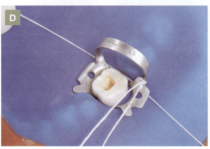 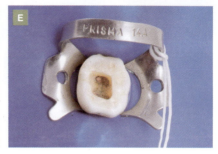

**Figura 6.25 A** e **B.** Auxiliar mantendo o lençol adaptado no colo dentário. **C.** Operador posicionando o grampo com a pinça. **D.** Adaptação interproximal com fio dental. **E.** Dente isolado.

A escolha pela técnica de colocação depende do caso em particular e da preferência do profissional.

Uma vez posicionado, verifica-se a qualidade da vedação (Figura 6.21H) e realiza-se a desinfecção do campo operatório, incluindo a coroa dentária, o grampo, o lençol e o arco, friccionando mecha de algodão ou gaze embebida em hipoclorito de sódio a 2,5%,[24] no sentido centrífugo, iniciando-se no dente, quantas vezes for necessário durante o tratamento (Figura 6.26). A clorexidina a 2% ou o álcool iodado a 2% também podem ser usados em vez do hipoclorito de sódio. A limpeza do campo operatório com peróxido de hidrogênio a 3 ou 6% antes da desinfecção com o hipoclorito de sódio aumenta a eficácia da desinfecção e é recomendada antes da coleta microbiológica para estudos científicos.

É importante desinfetar o campo operatório, pois bactérias residuais presentes na coroa do dente podem ser uma fonte de infecção secundária. Além disso, tem sido demonstrado que tanto lençóis de borracha recém-abertos, como os armazenados em consultórios, abrigam bactérias em suas superfícies que podem causar infecções secundárias e o fracasso endodôntico.[25]

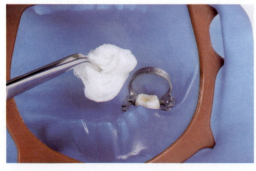

**Figura 6.26** Gaze embebida em hipoclorito de sódio a 2,5% para desinfecção do isolamento absoluto.

## Situações atípicas no isolamento absoluto

### Isolamento em fenda ou em bloco

Indicado para isolar dentes que sofreram traumatismos dentários, dentes apinhados ou malposicionados, dentes sem coroa, elementos dentários de ponte fixa, entre outras situações em que o isolamento unitário não pode ser executado. Nessa técnica, o isolamento de vários dentes será realizado por meio de uma fenda feita no lençol de borracha, unindo-se dois ou mais orifícios de maior calibre, englobando o dente que irá ser submetido ao tratamento endodôntico e um ou mais dentes para distal e mesial.

O grampo deve estar posicionado no(s) dente(s) situado(s) na(s) extremidade(s) da fenda, para manter o lençol em posição. Nos espaços onde a vedação estiver comprometida, emprega-se cianoacrilato[23] ou realiza-se uma barreira com protetor gengival fotopolimerizável, resina acrílica, cimento provisório, entre outros, para impedir a infiltração de saliva e a ingestão de substâncias químicas usadas na irrigação do canal (Figura 6.27A a D).

### Isolamento de dentes com aparelho ortodôntico

Nessa situação o isolamento é individual e o grampo normalmente é posicionado sob o braquete, na cervical do dente. Os espaços existentes são então vedados com barreira, como o protetor gengival fotopolimerizável (Figura 6.28A e B).

### Isolamento de dentes que necessitam de reconstrução coronária provisória

Com o advento das resinas compostas fotopolimerizáveis e dos sistemas adesivos, a reconstrução provisória de uma coroa de dente parcialmente destruída cria condições

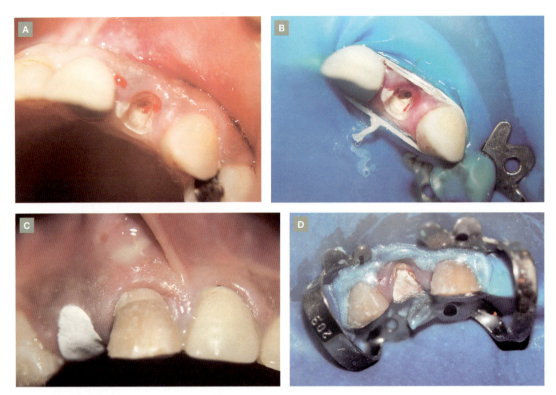

**Figura 6.27 A.** Dente 22 sem remanescente coronário. **B.** Isolamento em fenda englobando um dente na mesial e na distal, fixado por meio de amarria com fio dental e vedação da interface dente/lençol/mucosa com cianoacrilato. **C.** Dente 12 sem remanescente coronário. **D.** Isolamento em fenda englobando um dente na distal e na mesial, realizando barreira com protetor gengival fotopolimerizável (Top Dam®), para vedação dos espaços da fenda.

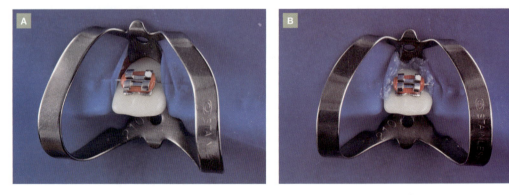

**Figura 6.28 A e B.** Isolamento de dentes com aparelho ortodôntico.

para a realização de uma boa adaptação e estabilização cervical do grampo,[26] fornecendo um reservatório intracoronário para a solução irrigadora, prevenindo que ela seja ingerida pelo paciente e impedindo a infiltração de saliva e sangue na cavidade pulpar durante o tratamento (Figura 6.29A a D).

### Isolamento de dentes que necessitam de cirurgia periodontal

Determinadas situações clínicas, como dentes que sofreram invaginação gengival no espaço coronário destruído, dentes com fratura coronorradicular, dentes com remanescente coronário subgengival, entre outras, necessitam que procedimentos periodontais cirúrgicos, como gengivectomia ou até mesmo uma cirurgia a retalho para a recuperação do espaço biológico com ou sem osteotomia, sejam realizados para permitir que o tratamento endodôntico seja feito sob isolamento absoluto (Figura 6.30A a H).[26]

### Isolamento de pacientes claustrofóbicos

Em pacientes que sentem dificuldade de respirar ou apresentam sensação de sufocamento durante o isolamento absoluto, o profissional pode fazer uso do arco dobrável ou então cortar o lençol no sentido vertical, deixando o lado bucal oposto ao do tratamento parcialmente descoberto pelo lençol, o que proporciona alívio ao paciente (Figura 6.31A e B).

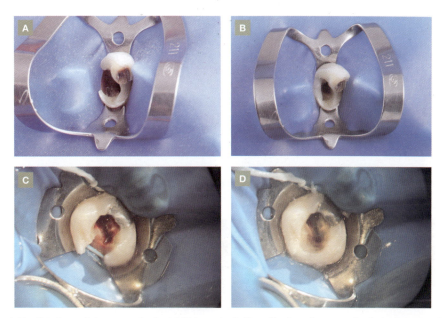

**Figura 6.29 A.** Destruição distolingual da coroa de dente 13 permite infiltração de saliva através do isolamento. **B.** Reconstrução provisória da coroa com resina fotopolimerizável permitiu isolar o dente em condições ideais. **C.** Dente 16 com destruição da face distolingual mostra infiltração de saliva após o isolamento. **D.** Reconstrução provisória com resina fotopolimerizável solucionou o problema.

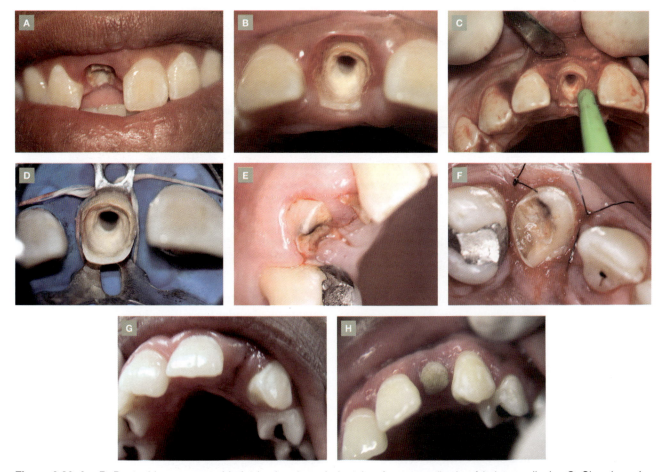

**Figura 6.30 A** e **B.** Dente 11 com necessidade de cirurgia periodontal após a remoção de cárie intrarradicular. **C.** Cirurgia periodontal possibilitou isolamento imediato, observado em **D.** (Cortesia do Prof. Daniel Brandão Vilela – especialização em Endodontia /Faculdade Integrada Tiradentes [FITS]) **E.** Dente 13 com destruição coronária invaginada por tecido gengival demonstra necessidade de aumento de coroa clínica. **F.** Resultado imediato após o procedimento cirúrgico. (Cortesia do Prof. João Francisco Tenório Neto – disciplina de Periodontia/Centro Universitário CESMAC) **G.** Necessidade de cirurgia periodontal no incisivo lateral superior esquerdo. **H.** Condição clínica 15 dias após gengivectomia e gengivoplastia da região possibilita o isolamento absoluto. (Cortesia da aluna Renata Cabral de Vasconcellos e do Prof. Adelmo Farias Barbosa – Universidade Federal de Alagoas [UFAL])

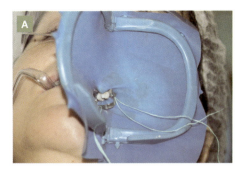
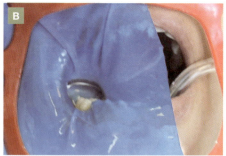

**Figura 6.31 A e B.** Isolamento com arco dobrável em **A** e com o lençol cortado em **B**, indicado para pacientes claustrofóbicos.

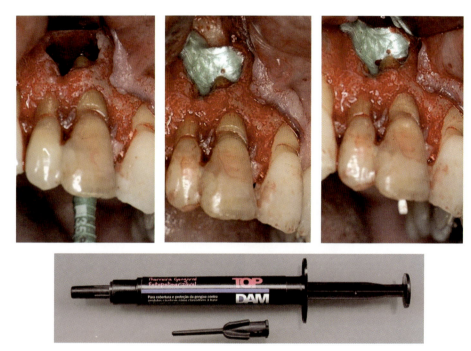

**Figura 6.32** Isolamento apical com barreira gengival fotopolimerizável. (Cortesia do Professor Clóvis Monteiro Bramante – Faculdade de Odontologia de Bauru da Universidade de São Paulo [FOB/USP])

### Isolamento em cirurgias perirradiculares

O uso de protetor gengival fotopolimerizável foi recentemente proposto em algumas modalidades de cirurgia perirradicular em que se necessita de um ápice livre de sangue e umidade, pelo fato de não ser irritante à mucosa alveolar e pela facilidade na aquisição, aplicação e remoção.[1] Após a obtenção da hemostasia, o protetor gengival é aplicado diretamente na cavidade cirúrgica, revestindo todas as suas paredes, deixando exposto apenas o ápice do dente. O material é fotopolimerizado durante 30 segundos e, caso haja necessidade, novas porções podem ser agregadas até que a cavidade cirúrgica seja isolada. Sua remoção é feita com curetas e, como o material é facilmente identificado pela diferença de cor, isso evita a sua permanência na loja cirúrgica[1] (Figura 6.32).

### Considerações finais sobre isolamento absoluto

Em virtude de o tratamento endodôntico empregar frequente e abundantemente substâncias químicas que agridem o organismo quando ingeridas, de operar com instrumentos de pequenas dimensões, que ingeridos ou aspirados colocam a vida do paciente em risco, e de ter na manutenção da cadeia asséptica um dos pilares para o sucesso do tratamento, é necessário ter em mente a importância que esse procedimento ocupa durante a fase operatória e ter em mãos instrumentais e materiais apropriados para planejar e executar um isolamento absoluto de excelência.

As referências bibliográficas deste capítulo estão disponíveis no Ambiente de aprendizagem do GEN | Grupo Editorial Nacional.

# PARTE 3

# Tratamento Endodôntico: Princípios e Técnica

# Capítulo 7

# Anatomia Interna

Marco A. Versiani | Graziela Bianchi Leoni | Jesus D. Pécora | Manoel D. Sousa-Neto

O conhecimento da morfologia dos canais radiculares é um dos requisitos básicos para se atingir os objetivos do preparo químico-mecânico: a completa remoção do tecido pulpar, dos microrganismos e da dentina infectada, além da adequada modelagem, propiciando condições ideais para o selamento da cavidade pulpar e o reparo dos tecidos perirradiculares. Esses conceitos de limpeza e modelagem, bem como de obturação "hermética" e "tridimensional" do sistema de canais radiculares (SCR), postulados há mais de quatro décadas,[1,2] revolucionaram o enfoque eminentemente germicida e medicamentoso vigentes à época, lançando as bases da Endodontia contemporânea.

Desde então, apesar do impacto resultante do desenvolvimento de novos instrumentos e dispositivos, a complexidade anatômica do SCR continua a ser um fator limitante durante o preparo químico-mecânico,[3,4] favorecendo a permanência de bactérias e remanescentes teciduais em istmos, reentrâncias e ramificações, especialmente em canais ovais, achatados ou curvos.[5,6] Além disso, evidências indicam que o resultado do preparo químico-mecânico sofre mais influência da anatomia do canal radicular do que dos instrumentos ou técnicas utilizadas.[3,7] Pode-se inferir, portanto, que é a anatomia do SCR que ditará os parâmetros sob os quais o tratamento endodôntico deve ser realizado, tendo impacto direto sobre seu índice de sucesso.

Partindo-se desses pressupostos, a intervenção endodôntica de resultado previsível exige o conhecimento detalhado da configuração interna de todos os grupos de dentes. Entretanto, os métodos complementares de diagnóstico convencionais não possuem definição e acuidade suficientes para mostrar detalhes da complexa estrutura tridimensional dos dentes. O exame radiográfico, por exemplo, fornece importantes informações como número de raízes, gravidade da curvatura radicular, presença de calcificações e reabsorções, mas não possibilita visualizar detalhes importantes da anatomia interna, como o grau de achatamento dos canais, a presença de istmos, canais acessórios e ramificações apicais. Nos últimos anos, contudo, significativos avanços na área de imaginologia foram introduzidos na Odontologia, incluindo o uso da tomografia computadorizada de feixe cônico de alta resolução na prática clínica,[8,9] com o objetivo de melhorar a precisão do diagnóstico em seu aspecto tridimensional.

## Estudo da anatomia do sistema de canais radiculares

### Contextualização histórica | métodos convencionais

Os primórdios da investigação da anatomia dental se confundem com a própria evolução dos estudos anatômicos na área médica. Porém, a primeira imagem publicada na literatura ocidental evidenciando a presença de uma cavidade no interior dos dentes ocorreu apenas na primeira metade do século XVI. Naquela ocasião, Andreas Vesalius (1514 a 1564) publicou um conjunto de sete livros intitulados *De Humani Corporis Fabrica*,[10] considerados o maior avanço no entendimento da anatomia humana desde as obras clássicas de antigos escritores da Idade Média. Em seu Capítulo XI, há uma imagem de um molar inferior seccionado mostrando uma cavidade interna única estendendo-se da coroa à ponta das raízes. Vinte anos depois, tendo como base inúmeras dissecações em cadáveres humanos e animais, Bartolomeo Eustachi (c.1520 a 1574) contribuiu significativamente para a compreensão da anatomia e da fisiologia dos dentes em seu tratado *Libellus de Dentibus*, incluindo as primeiras descrições da polpa dentária, do ligamento periodontal, dos folículos dentais, do nervo trigêmeo, além de outras.[11] No Capítulo XVIII, Eustachi descreve a cavidade pulpar e utiliza tabelas para especificar com precisão o número e as variações morfológicas das raízes dentárias em todos os grupos de dentes. Nesse livro, o estudo da anatomia macroscópica dos dentes foi elevado a um patamar que permaneceu insuperável até o final do século XIX, quando o estudo da anatomia interna dos dentes despertou o interesse de maior número de pesquisadores. Até então, a maioria das informações publicadas restringia-se à descrição da anatomia externa dos dentes, uma vez que o método de análise era o da simples observação. Em razão da natureza opaca dos tecidos dentais, essa mesma abordagem não era passível de ser aplicada no estudo da anatomia interna, o que viria a estimular o desenvolvimento de novos métodos.[12]

Georg Carabelli (1787 a 1842) foi eternizado na literatura odontológica pela descrição de uma cúspide adicional na face palatina da cúspide mesiopalatina dos molares superiores, o tubérculo de Carabelli. Porém, ele foi também o primeiro autor, em 1842, a fornecer descrição detalhada do número e localização dos canais radiculares de todos os grupos de dentes.[13] Trinta anos depois, Eduard Mühlreiter (1839 a 1917) publicou o primeiro estudo sistemático sobre a anatomia do canal radicular, após a seção de dentes em diferentes planos.[14] Algumas décadas mais tarde, Greene Vardiman Black (1836 a 1915) sistematizou a terminologia odontológica, detalhando a anatomia interna e externa dos dentes.[15] Em 1894, Alfred Gysi (1865 a 1957) publicou uma coleção de microfotografias em que seções histológicas de dentes humanos demonstravam a complexidade do SCR.[16] Em resumo, até o fim do século XIX, a abordagem metodológica predominante para o estudo da anatomia interna era baseada no seccionamento dos dentes.

No início do século XX, Gustav Preiswerk (1866 a 1908) introduziu uma técnica inovadora que consistia na injeção de metal fundido na cavidade pulpar com posterior desmineralização do dente obtendo-se, pela primeira vez, um modelo metálico tridimensional da cavidade pulpar.[17] Em 1908, Guido Fischer (1877 a 1959) modificou esse método, injetando solução de celuloide dissolvida em acetona que, após seu endurecimento e a descalcificação do dente, possibilitava a obtenção de réplicas tridimensionais mais detalhadas da anatomia interna.[18] Em seus estudos, Fischer deu atenção especial às pequenas ramificações e terminações apicais do SCR. Porém, a intrincada e imprevisível anatomia observada levou-o a cunhar o termo "sistema de canais radiculares" (*Kanalsystem*), usado hoje em todo o mundo para descrever a complexa morfologia da cavidade pulpar.

Em 1911, o anatomista alemão Werner Spalteholz (1861 a 1940)[19] desenvolveu um processo para tornar órgãos humanos translúcidos, denominado diafanização, usado pela primeira vez no estudo da anatomia do canal radicular por Fasoli e Arlota na Itália.[20] Basicamente, o método consistia em tornar transparentes os tecidos duros dos dentes, possibilitando visualizar os canais radiculares por meio da injeção de materiais fluidos, como ligas metálicas fundidas, corantes ou gelatina associada a corantes. Alguns anos depois, Turukichi Okumura (1881 a 1959) usou esse método no estudo da anatomia de 2.146 dentes, sendo o primeiro autor a classificar os canais radiculares de acordo com sua distribuição anatômica.[21]

Contudo, foi apenas a partir dos trabalhos de Walter Hess (1885 a 1980) e seu colaborador Ernst Zürcher,[22-24] analisando mais de 5 mil dentes pelas técnicas de diafanização e de injeção de borracha vulcanizada com posterior descalcificação dos dentes, que de fato se estabeleceram as bases definitivas para os futuros trabalhos de anatomia dos canais radiculares. A partir dos estudos de Hess, os canais radiculares deixaram de ser apenas uma estrutura complexa para se tornar uma entidade bem definida na qual tratamentos desenvolvidos com embasamento científico poderiam ser aplicados.

Nas décadas seguintes, a morfologia do SCR foi descrita usando-se diferentes metodologias e foi o conjunto desses trabalhos que estabeleceu os pressupostos para o entendimento e a discussão dos principais aspectos relacionados com a anatomia interna dos dentes e sua inter-relação com o tratamento endodôntico. Conforme aumentava o conhecimento sobre a anatomia interna dos dentes, confirmou-se sua complexidade e sua influência em todas as etapas do tratamento endodôntico, desde o diagnóstico, passando pelo preparo químico-mecânico e obturação, refletindo finalmente no prognóstico. Apesar do valor intrínseco e incontestável desses estudos, e de eles utilizarem, em sua maioria, métodos economicamente viáveis e relativamente fáceis de executar, algumas limitações importantes merecem ser destacadas. Os métodos radiográficos e de seção fornecem apenas uma imagem bidimensional de uma estrutura tridimensional. Os cortes seriados usados em estudos histológicos são de difícil preparo, podendo haver perda ou alteração das características morfológicas do canal durante o processo de descalcificação. As técnicas de modelagem por meio de injeção de diferentes materiais, com posterior remoção dos tecidos circundantes por desmineralização, produzem mudanças irreversíveis nas amostras e muitos artefatos, não refletindo com precisão a morfologia do canal, além de não permitir a análise tridimensional da anatomia interna e externa simultaneamente. A injeção de metal fundido sob pressão pode ocasionar microfraturas que seriam confundidas com ramificações naturais do canal. Assim, em virtude das limitações previamente elencadas, almejou-se o desenvolvimento de métodos não destrutivos e que possibilitassem uma avaliação precisa da cavidade pulpar em seu aspecto tridimensional.[12]

## Métodos computacionais

Em 1986, o recurso computacional foi sugerido como ferramenta de pesquisa para se avaliar a anatomia do SCR.[25] Após injetar solução de contraste no canal radicular de pré-molares, os autores realizaram seis tomadas radiográficas em diferentes ângulos de cada espécime. Ao combinar essas imagens, a representação gráfica obtida do SCR possibilitou o cálculo do seu volume e diâmetro. Apesar da significativa discrepância dos resultados obtidos, essencialmente causada pela limitação tecnológica relacionada com o processamento computacional disponível à época, o método foi considerado promissor, sendo aperfeiçoado por outros autores.[26-28]

Posteriormente, uma nova proposta de análise tridimensional do canal radicular foi introduzida.[29] Nesse método, imagens de cinco seções transversais da raiz mesial de primeiros molares obtidas em intervalos de 1 mm, antes e após o preparo químico-mecânico, foram digitalizadas. Utilizando recursos computacionais, essas imagens foram sobrepostas, alinhadas e interpoladas, obtendo-se modelos tridimensionais da raiz e dos canais. Esse método foi aprimorado por outros autores reduzindo-se a espessura das seções transversais.[30-32] Além de gerar modelos tridimensionais da anatomia interna e externa dos dentes, esse método permitia a análise de parâmetros morfológicos como espessura da dentina, contorno, diâmetro, perímetro, área de superfície e volume do canal. Apesar do avanço, essa ainda era uma abordagem destrutiva e, como se demonstrou posteriormente, a espessura das seções transversais e a perda de material durante o procedimento de corte influenciava os resultados.[33]

O desenvolvimento da tomografia computadorizada (TC) em 1973[34] resultou em avanço significativo na Medicina diagnóstica, por ser um método não invasivo e não destrutivo que permite a obtenção de modelos tridimensionais de estruturas internas do organismo, além da análise de inúmeros parâmetros quantitativos. Na Endodontia, Tachibana e Matsumoto[35] foram os primeiros a avaliar sua viabilidade para fins de pesquisa. Os autores concluíram que, em razão do alto custo, do excessivo tempo de processamento computacional e da baixa resolução espacial (0,6 mm), gerando imagens imprecisas para análise, a TC teria utilidade limitada na Endodontia.

Com a melhoria dos recursos computacionais, outros sistemas de geração de imagens digitais foram utilizados para avaliar a anatomia do SCR, como a TC helicoidal,[36] a TC por abertura afinada,[37,38] a TC de coerência óptica,[39] a TC de feixe cônico,[40,41] e a ressonância magnética.[42-44] No entanto, para o estudo detalhado e preciso da anatomia interna dos dentes, esses sistemas de processamento digital ainda tinham como principais limitações o custo e a baixa resolução espacial.[45]

Uma década após o desenvolvimento da TC, Elliott e Dover[46] desenvolveram um dispositivo de alta resolução, a microtomografia computadorizada (micro-TC) e, usando resolução de 12 µm, reproduziram tridimensionalmente a concha do pequeno caramujo *Biomphalaria glabrata*. O termo "micro" nesse dispositivo indica que o tamanho dos *pixels* obtidos nas seções transversais está em escala micrométrica, o que o torna ideal para o estudo do SCR. Além disso, significa que o aparato é menor que os aparelhos de tomografia médica, sendo indicado para avaliação de objetos e pequenos animais. Atualmente, esta é considerada a ferramenta de pesquisa mais importante no estudo da anatomia interna dos dentes.

## A microtomografia computadorizada

Assim como a TC convencional, a micro-TC também usa raios X para criar seções transversais de um objeto que posteriormente podem ser usadas para gerar modelos tridimensionais de forma não destrutiva. Em Endodontia, a micro-TC foi usada pela primeira vez na reconstrução da anatomia externa e interna de quatro primeiros molares superiores extraídos e para análise qualitativa das alterações morfológicas ocorridas no SCR após o preparo e obturação, usando-se uma resolução isotrópica de 127 µm.[47] Nesse estudo, imagens tridimensionais da anatomia interna e externa dos dentes apresentaram um detalhamento ainda não demonstrado pelos métodos anteriores.

A primeira análise quantitativa utilizando a micro-TC correlacionou a anatomia interna e externa de molares superiores usando resolução de 33 µm.[48] No entanto, seu potencial para análise de diferentes parâmetros morfométricos dos canais radiculares como volume, área de superfície, diâmetro e circularidade, foi descrito apenas no ano seguinte.[49] Contudo, é importante ressaltar que foram necessários mais de 18 anos desde o seu desenvolvimento para que essa tecnologia estivesse acessível a diferentes grupos de pesquisa e estudos mais detalhados da anatomia interna dos dentes, utilizando amostras maiores, começassem a ser publicados. O advento dessa tecnologia trouxe, contudo, mais do que a possibilidade de analisar a configuração e desenvolver modelos tridimensionais dos canais radiculares. A micro-TC permite obter e analisar diversos parâmetros quantitativos, como área, perímetro, diâmetro, circularidade, volume e área de superfície, de forma automática, a partir de centenas ou milhares de seções de um mesmo dente.[50]

A avaliação qualitativa é também uma abordagem bastante usada em várias áreas da Odontologia, mas apresenta subjetividade inerente que pode levar a resultados imprecisos. Nos estudos convencionais, por exemplo, o formato geométrico do canal radicular tem sido qualificado como arredondado, achatado, oval, irregular, cônico, cilíndrico etc.[51] Alguns algoritmos obtidos pela micro-TC, como o fator de forma, a circularidade, o *structure model index* (SMI) e, mais recentemente, o *un-rod index*, possibilitam a representação numérica do formato geométrico do canal radicular, tanto em sua seção transversal quanto tridimensionalmente.

Assim, a micro-TC tem sido cada vez mais importante para o estudo da anatomia interna dos dentes, consistindo em uma técnica precisa, reprodutível, não destrutiva e que pode ser utilizada tanto para análise quantitativa quanto qualitativa. Por outro lado, suas principais limitações se referem ao considerável tempo despendido em escaneamento, reconstrução e análise das imagens, bem como ao alto custo do equipamento e à complexidade dos procedimentos técnicos, que exigem alta curva de aprendizado e conhecimento aprofundado de análise computacional.[45]

As imagens apresentadas neste capítulo foram obtidas a partir do escaneamento de dentes permanentes humanos no microtomógrafo SkyScan 1174v.2 (Brucker-MicroCT, Kontich, Bélgica) do Departamento de Endodontia da Faculdade de Odontologia de Ribeirão Preto, Universidade de São Paulo.

## Anatomia da cavidade pulpar

A cavidade pulpar é definida como o espaço situado na porção central dos dentes que abriga a polpa dentária. Didaticamente pode ser dividida em câmara pulpar e canal radicular. A câmara pulpar corresponde à porção mais coronária da cavidade pulpar, enquanto os canais se localizam em sua porção radicular. A porção coronária da cavidade pulpar é facilmente identificada nos dentes com duas ou mais raízes, mas, na quase totalidade dos dentes unirradiculares, seu limite com a porção radicular não é nítido, uma vez que há continuidade natural entre eles (Figura 7.1A).

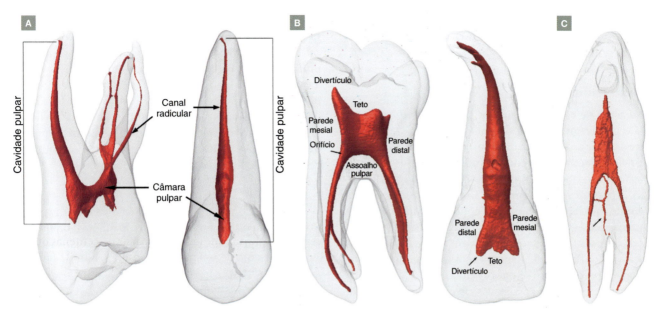

**Figura 7.1 A.** Representação tridimensional da cavidade pulpar em molar e canino superiores. **B.** Componentes da câmara pulpar em dentes multi e unirradiculares. **C.** Canal cavointer-radicular (*seta*) em canino inferior birradicular.

## Câmara pulpar

A câmara pulpar é uma cavidade única, geralmente volumosa, que aloja a polpa coronária e ocupa internamente o centro da coroa, assemelhando-se, em forma, à superfície externa do dente. Nos dentes anteriores, a câmara pulpar é contígua ao canal radicular, sendo delimitada pelas paredes vestibular, lingual, mesial e distal, correspondentes às faces coronárias do dente. O teto da câmara pulpar está localizado abaixo da margem incisal e geralmente apresenta reentrâncias que correspondem às saliências na coroa, os chamados divertículos pulpares, mamelões ou tubérculos. Nos incisivos, a câmara pulpar é triangular, estreita no sentido vestibulolingual e ampla em sentido mesiodistal, não apresentando divertículos pulpares proeminentes, exceto nos dentes jovens. Nos caninos, a câmara apresenta seu maior diâmetro no sentido vestibulolingual na altura da região cervical, afilando-se em direção à ponta da cúspide, onde apresenta um divertículo pronunciado. Nos dentes posteriores, a parede oclusal se relaciona com a face oclusal e denomina-se teto da câmara, enquanto a face cervical é o assoalho da câmara. A câmara geralmente é estreita no sentido mesiodistal e ampla na direção vestibulolingual, apresentando o formato de um prisma quadrangular irregular com seis lados: o teto e o assoalho bem nítidos, além de quatro paredes axiais que recebem seus nomes de acordo com a face do dente para a qual está voltada, sendo identificadas como mesial, distal, vestibular e lingual (ou palatina). O teto tem forma côncava e apresenta divertículos pulpares — reentrâncias subjacentes às cúspides, tubérculos e outras saliências da coroa — ocupados pelos cornos pulpares, muito evidentes principalmente em dentes jovens. O assoalho da câmara pulpar é a face oposta ao teto da câmara e é onde estão localizadas as entradas dos canais — os orifícios radiculares —, aberturas que conectam a câmara pulpar ao SCR (Figura 7.1B).[52] É importante salientar que, em um mesmo grupo dental, pode haver variações em forma, tamanho e localização da câmara pulpar em função de alterações morfológicas da coroa. Além disso, em algumas anomalias anatômicas como no taurodontismo, a câmara pulpar é mais avantajada e seu assoalho está deslocado no sentido apical.[53]

Em dentes multirradiculares podem existir canais acessórios no assoalho conectando a câmara pulpar ao ligamento periodontal na região da furca, denominados canais cavointer-radiculares.[54] Sua existência se manifesta clinicamente como áreas de rarefação óssea envolvendo estruturas periodontais na região de furca de dentes com necrose pulpar.[55] Vertucci e Williams[56] observaram a presença de um único canal cavointer-radicular em 13% dos primeiros molares inferiores. Em sua maioria, esses canais originavam-se no centro do assoalho pulpar enquanto, em outros espécimes, foram observados nas extremidades mesial e distal. Posteriormente, sua prevalência foi observada em 36% dos primeiros molares superiores, 12% dos segundos molares superiores, 32% dos primeiros molares inferiores e 24% dos segundos molares inferiores.[57] Estudos com micro-TC demonstraram sua existência em pré-molares[58] e caninos inferiores com 2 ou mais raízes[6] (Figura 7.1C).

A câmara pulpar poderá, ainda, apresentar alterações decorrentes de modificações fisiológicas relacionadas com a deposição contínua de dentina secundária ou terciária com a idade, bem como em virtude da resposta pulpar diante de fatores irritantes, com a formação de nódulos pulpares ou outros processos degenerativos, resultando em redução progressiva do seu volume e possível bloqueio dos orifícios de entrada dos canais radiculares.[59] Nesse sentido, Krasner e Rankow[60] avaliaram 500 câmaras pulpares de dentes extraídos e observaram a existência de características anatômicas do assoalho compartilhadas pelos diversos grupos dentais, estabelecendo preceitos que orientam o clínico na localização desses orifícios (Figura 7.2).

## Canal radicular

O sistema de canais radiculares (SCR) é a parte da cavidade pulpar que se estende por toda a porção radicular dos dentes, acompanhando sua forma externa. O canal principal geralmente tem a forma cônica e se afunila a partir de sua abertura ou embocadura (orifício de entrada) progressivamente em direção ao forame apical (orifício de saída). Didaticamente, pode ser dividido em três porções ou terços denominados cervical, médio e apical. Pode apresentar variações quanto ao número, forma, direção e configuração. Raramente apresenta seção arredondada, excetuando-se nas proximidades do ápice radicular. Geralmente são achatados ou ovais no sentido mesiodistal ou vestibulolingual, acompanhando a direção das raízes.[61]

Na dentição humana, uma ampla gama de variações anatômicas tem sido relatada em termos de número e forma de raízes e canais radiculares.[62] Durante décadas, este tema tem sido objeto de numerosas pesquisas clínicas e laboratoriais. No geral, os resultados desses estudos mostram que a morfologia das raízes e do SCR é complexa e varia entre diferentes populações, dentro da mesma população e até em relação ao mesmo indivíduo,[62,63] ou seja, a variação é a regra. Assim, diferentes propostas visando organizar as distintas configurações do SCR foram sugeridas.[64] Essas classificações consideram o quantitativo de canais radiculares existentes no assoalho da câmara pulpar de cada raiz, seguido de divisões e ramificações que surgem ao longo do seu curso até a região apical.[63]

### Configurações do sistema de canais radiculares

Com o diagnóstico e o plano de tratamento, o conhecimento da morfologia do canal radicular e suas variações mais frequentes é um requisito básico para o sucesso endodôntico.[63] Dados das diferentes configurações anatômicas do SCR acumulados desde a compilação dos estudos clássicos de Hess e Zürcher[24] exigiram o desenvolvimento de um sistema de classificação próprio a fim de facilitar a comunicação entre pesquisadores e clínicos. Utilizando radiografia e porções radiculares seccionadas da raiz mesiovestibular de molares superiores, Weine *et al.*[65] foram os primeiros a classificar diferentes configurações

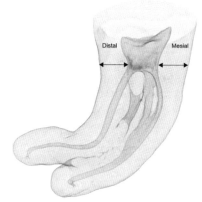

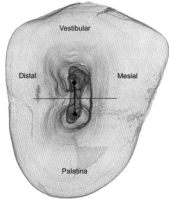

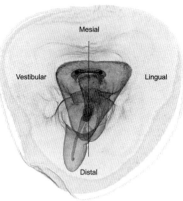

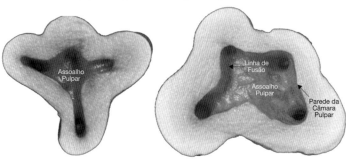

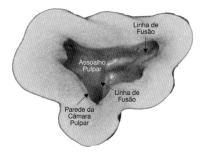

**Figura 7.2** Regras de Krasner e Rankow[60] para auxiliar na localização dos orifícios dos canais radiculares a partir das características morfológicas da câmara pulpar.

do canal radicular dentro de uma única raiz em três tipos, dependendo do padrão de divisão do canal radicular principal ao longo de sua trajetória desde a câmara pulpar até o ápice radicular. Posteriormente,[66] um tipo adicional foi acrescido ao sistema original:

- Tipo I: um canal se estende da câmara pulpar ao ápice (configuração 1)
- Tipo II: dois canais distintos deixam a câmara pulpar, mas convergem perto do ápice para formar um canal radicular (configuração 2-1)
- Tipo III: dois canais distintos se estendem da câmara pulpar ao ápice (configuração 2)
- Tipo IV: um canal deixa a câmara pulpar e se divide perto do ápice em dois canais distintos (configuração 1-2).

Posteriormente, Vertucci et al.[54] submeteram 200 segundos pré-molares superiores ao método de diafanização e identificaram um SCR mais complexo que o descrito anteriormente:

- Tipo I: um canal se estende da câmara pulpar ao ápice (configuração 1)
- Tipo II: dois canais distintos deixam a câmara pulpar, mas convergem perto do ápice para formar um canal radicular (configuração 2-1)
- Tipo III: um canal deixa a câmara pulpar e se divide em dois no corpo da raiz; então, os dois se fundem para formar um canal (configuração 1-2-1)
- Tipo IV: dois canais distintos se estendem da câmara pulpar ao ápice (configuração 2)
- Tipo V: um canal deixa a câmara pulpar e se divide, próximo ao ápice, em dois canais distintos (configuração 1-2)
- Tipo VI: dois canais distintos deixam a câmara pulpar, fundem-se no corpo da raiz e se dividem novamente em dois canais próximo ao ápice (configuração 2-1-2)
- Tipo VII: um canal deixa a câmara pulpar e se divide em dois, que então se fundem, no corpo da raiz, e se dividem novamente em dois canais distintos próximo ao ápice (configuração 1-2-1-2)
- Tipo VIII: três canais distintos que se estendem da câmara pulpar ao ápice (configuração 3).

Apesar dos esforços para sistematizar a classificação anatômica do SCR em uma mesma raiz, tipos adicionais de configurações foram relatados por vários autores em diferentes populações no decorrer dos anos,[67-69] além da sugestão de outros métodos de classificação.[70,71] Em razão do aumento no número de relatos de dentes com configurações anatômicas diversas daquelas já identificadas, Versiani e Ordinola-Zapata[62] condensaram as informações dispostas na literatura, junto com dados levantados em seus estudos, e relataram 37 tipos que possivelmente incluem a quase totalidade das configurações anatômicas possíveis de serem observadas em uma única raiz. A Figura 7.3 mostra esquematicamente essas configurações organizadas pelo número de canais radiculares na região apical.

Categorizar a configuração do canal radicular por "tipo" usando números romanos simples tem sido popular há muitos anos. No entanto, o aumento considerável no volume de informações referente às variações morfológicas do SCR[62] tornou esse sistema limitado e impreciso. Por esse motivo, Ahmed et al.[72] propuseram uma classificação mais genérica, baseada em um sistema de códigos passíveis de serem usados para descrever tanto a configuração da raiz quanto a do SCR. Essa nova proposta consiste na utilização de códigos para três componentes em separados: o número do dente, o número de raízes e a configuração do canal radicular, podendo ser utilizada em todos grupos dentários, independentemente do número de raízes que o dente possua (Tabela 7.1 e Figura 7.4). Contudo, mesmo com a possibilidade de se abranger maior número de configurações anatômicas comparado ao método convencional, esse sistema também apresenta limitações, justamente em razão da enorme variabilidade anatômica do SCR. Ele não aborda, por exemplo, o grau de curvatura dos canais radiculares e das raízes, o nível da bifurcação dos canais/raízes, a ocorrência de fusão radicular e a presença de canais acessórios (canais laterais, canais de furca, deltas apicais). A literatura, por sua vez, apresenta classificações específicas que abrangem anomalias de desenvolvimento relacionadas com a raiz ou o canal radicular, tais como *dens invaginatus*,[73] canais em forma de C,[74] taurodontismo,[53] raízes extras,[75] dentre outras, e que também não estão incluídas nessa proposta. Essas informações adicionais poderiam ser úteis e, em alguns aspectos, permitir a classificação mais precisa da anatomia dos dentes. Entretanto, os benefícios de qualquer novo sistema devem ser simples o suficiente para que possam ser adotados de forma universal.[72]

**Tabela 7.1** Resumo dos códigos alocados para classificação de dentes uni, bi e multirradiculares segundo Ahmed et al.[72]

| Tipo do dente | Código |
| --- | --- |
| Unirradicular | $^{1}ND^{O\text{-}C\text{-}F}$ |
| Birradicular | $^{2}ND\ R1^{O\text{-}C\text{-}F}\ R2^{O\text{-}C\text{-}F}$ |
| Multirradicular | $^{n}ND\ R1^{O\text{-}C\text{-}F}\ R2^{O\text{-}C\text{-}F}\ Rn^{O\text{-}C\text{-}F}$ |

ND: número do dente; R: raiz; O: orifício; C: canal; F: forame. Apenas 1 número é informado caso O=C=F; use a barra '/' para indicar raízes fusionadas.

Com o advento da micro-TC no âmbito da pesquisa, da tomografia de feixe cônico no exame diagnóstico e da magnificação na prática clínica, é esperado que haja aumento na quantidade de relatos referentes às diferentes configurações anatômicas do SCR. Para o clínico, é importante conhecer essas variações, de modo que a anatomia de determinado elemento dental possa ser previamente identificada e apropriadamente tratada.[63] Além da complexidade referente ao quantitativo de canais em uma mesma raiz, há ainda aspectos morfológicos distintos no SCR que afetam diretamente a efetividade dos procedimentos endodônticos, como a presença de canais acessórios, istmos e canais em forma de C, além daqueles relacionados com o terço apical.

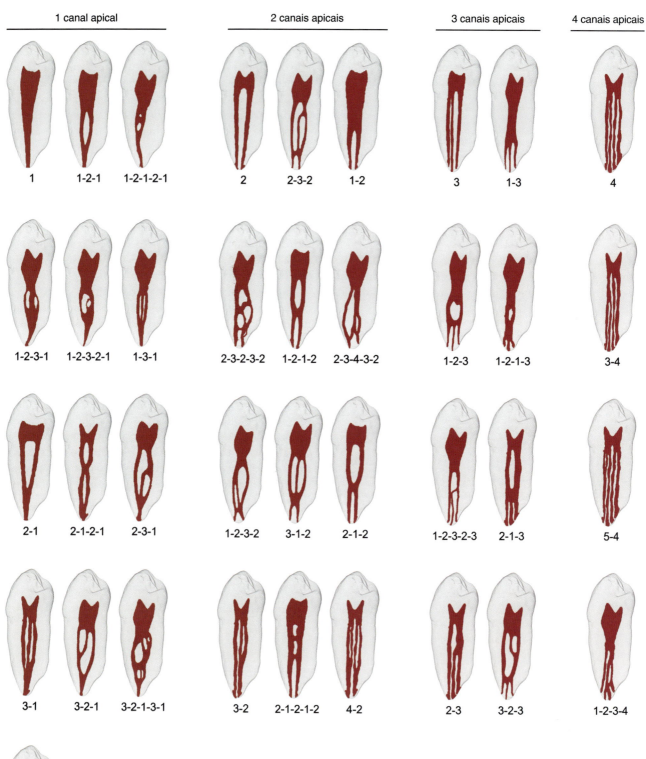
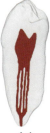

**Figura 7.3** Representação esquemática das variações na configuração do SCR em uma única raiz organizadas pelo número de canais radiculares na região apical. Adaptada de Versiani et al., 2015.[62]

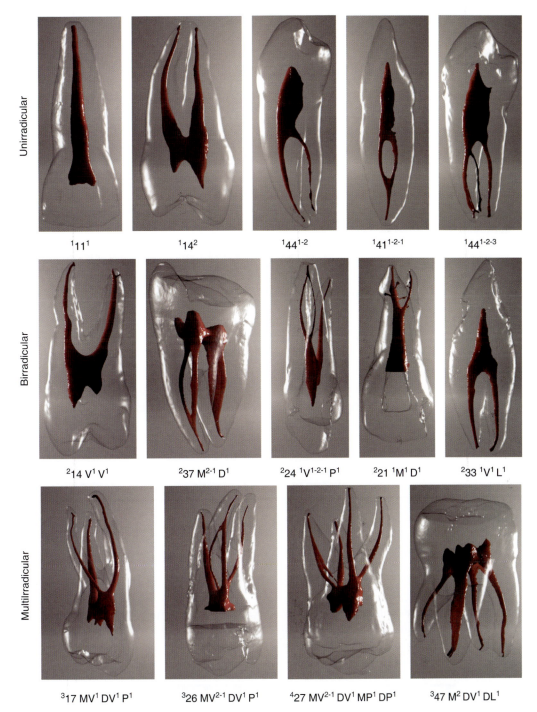

**Figura 7.4** Proposta de categorização das configurações do SCR apresentada por Ahmed et al.[72] e que consiste na utilização de códigos para o número do dente, o número de raízes e a configuração do canal radicular, podendo ser utilizado em todos grupos dentários, independentemente do número de raízes.

## Canais acessórios

Canais acessórios são ramificações diminutas que comunicam o canal principal à superfície externa da raiz, enquanto canais laterais são canais acessórios localizados nos terços cervical ou médio da raiz, geralmente estendendo-se horizontalmente a partir do canal principal.[76] Essas ramificações surgem durante a formação radicular. Acredita-se que, nos locais onde a bainha epitelial de Hertwig se rompe, antes da diferenciação odontoblástica, não se formará dentina nem cemento, deixando um canal de comunicação entre a cavidade pulpar e o periodonto. Outra hipótese sugere que pequenos vasos colaterais que interligam a papila e o saco folicular poderiam impedir a formação de tecido mineralizado, originando canais acessórios naqueles locais específicos.[77] Clinicamente, esses canais servem como via de passagem de irritantes, principalmente da polpa necrosada/infectada para o periodonto,[59] sendo difíceis de acessar, limpar, descontaminar e obturar durante o tratamento endodôntico.[78]

A prevalência, a localização e a direção das ramificações dependem do grupo dentário estudado.

De Deus[79] avaliou a prevalência, a localização e a direção dos canais acessórios em 1.140 dentes utilizando a técnica de diafanização. Ele observou a presença de canais acessórios em 27,4% da amostra, distribuídos principalmente no terço apical (17%) e, com menor frequência, nos terços médio (8,8%) e cervical (1,6%). Vertucci,[80] por sua vez, avaliou 2.400 dentes pelo mesmo método e identificou também menor frequência de canais acessórios nos terços médio (11,4%) e cervical (6,3%) dos dentes, em comparação ao terço apical (73,5%). Ricucci e Siqueira,[78] contudo, avaliaram histologicamente 493 dentes e observaram maior percentual de canais acessórios (75%) que os estudos anteriores. Essa discrepância pode ser explicada por diferenças relacionadas com a seleção da amostra e o método de avaliação. No entanto, os resultados destes estudos convergem para o fato de que pré-molares e molares são os dentes que apresentam maior frequência de canais acessórios.

Os canais acessórios geralmente não são visualizados no exame radiográfico convencional, mas pode se suspeitar de sua presença quando há espessamento localizado no ligamento periodontal ou presença de lesão na superfície lateral da raiz. Avaliações morfométricas mostraram que, em molares, seu diâmetro (10 a 200 μm) pode ser até 3 vezes menor que o diâmetro médio do forame apical.[81] Embora essa diferença explique a razão pela qual a lesão periapical é observada com mais frequência que a lesão lateral,[78] canais acessórios com diâmetros maiores permitem que o processo inflamatório se difunda da polpa para o periodonto e vice-versa,[81] ao passo que a quantidade de irritantes bacterianos presentes em pequenas ramificações pode ser insuficiente para induzir doença a ponto de ser discernível radiograficamente.[78] Clinicamente, é relevante que, em sua quase totalidade, os canais laterais não sejam passíveis de ser instrumentados. Dessa forma, seu conteúdo só pode ser limpo e desinfetado por meio de irrigação eficaz com solução dotada de atividade antimicrobiana e capacidade de dissolver matéria orgânica. Esse procedimento pode ser, ainda, complementado pela utilização de medicação intracanal entre sessões. Porém, evidências histológicas demonstraram que, mesmo após esses procedimentos, ainda é possível observar a presença de tecido pulpar vivo ou necrosado, bem como microrganismos viáveis nessas regiões.[78]

### Istmos

Outro aspecto anatômico importante que limita a ação dos procedimentos endodônticos é a presença do istmo, definido como uma área estreita, em forma de fita, que conecta dois ou mais canais radiculares (Figura 7.5).[63] Estudos em dentes posteriores demonstraram a presença de tecido necrosado e biofilme nos istmos, mesmo após o preparo químico-mecânico dos canais radiculares, indicando que os métodos de desinfecção têm ação limitada nessas regiões.[82,83] Os istmos podem apresentar diferentes configurações e sua prevalência depende do grupo dentário, do nível da raiz e da idade do paciente.[84] O conhecimento de sua morfologia, contudo, é essencial para o tratamento endodôntico cirúrgico e não cirúrgico. Hsu e Kim[85] classificaram os istmos em cinco tipos:

- Tipo I: dois canais sem comunicação evidente
- Tipo II: conexão extremamente estreita entre dois canais principais
- Tipo III: difere do tipo II pela presença de três canais
- Tipo IV: os canais principais se estendem para a área do istmo
- Tipo V: há uma conexão mais larga entre os dois canais principais.

A partir da análise de istmos na raiz mesial de molares inferiores com micro-TC, Fan et al.[84] descreveram quatro diferentes configurações:

- Tipo I (conexão em folha): conexão estreita, mas completa, existente entre os canais em toda a extensão da raiz. Às vezes, pequenas fusões de dentina podem ser observadas
- Tipo II (conexão dividida): conexão estreita, mas incompleta, existente entre os canais

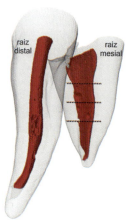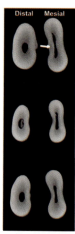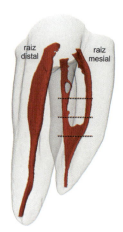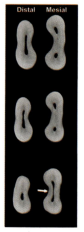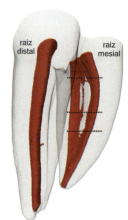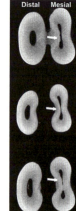

**Figura 7.5** Seções transversais de modelos tridimensionais de molares inferiores mostrando a presença de istmos com diferentes configurações e posições (*setas brancas*) na raiz mesial.

- Tipo III (conexão mista): istmo incompleto presente acima e/ou abaixo de um istmo completo
- Tipo IV (conexão em cânula): comunicação estreita em forma de cânula entre dois canais.

A limpeza e a desinfecção dos istmos representam um desafio clínico, uma vez que todas as técnicas de preparo de canais radiculares geram detritos que podem se acumular nessas áreas de difícil acesso, reduzindo ou impedindo a ação efetiva das soluções irrigantes e afetando diretamente o prognóstico do tratamento.[85] Atualmente, com o advento da magnificação e de sistemas de preparo e irrigação ultrassônicos, é possível identificar e limpar a maior parte dessas áreas.[86,87]

## Canais em C

A configuração do canal em forma de C se refere ao seu formato, semelhante à letra "C", observado em corte no sentido transversal da raiz. Sua principal característica anatômica é a presença de um ou mais istmos conectando canais individuais ao longo de toda a raiz (Figura 7.6).[88] A limpeza e a desinfecção desses canais é, portanto, um desafio para o clínico, uma vez que remanescentes de material orgânico e detritos infectados podem permanecer sem serem removidos ou neutralizados durante o tratamento de canal.

Essa variação anatômica foi identificada em diferentes grupos dentários, porém é mais comumente encontrada em dentes com raízes fusionadas, principalmente primeiros pré-molares e segundos molares inferiores, com prevalência variando de acordo com a população estudada, sendo mais comum em asiáticos.[89] Nos molares superiores, a literatura relata uma prevalência de canais em C abaixo de 1%;[63] no entanto, estudo realizado com a micro-TC identificou essa configuração em 22% dos segundos molares superiores com raízes fusionadas.[90] O diagnóstico pré-operatório de canais em forma de C é difícil, principalmente se realizado por meio de exame radiográfico.[74]

## Canal radicular apical

Anatomicamente, essa região compreende a porção apical do canal principal, o forame apical e suas ramificações, além de canais acessórios, assumindo grande importância durante o preparo e a obturação do SCR, em razão de sua complexidade.[61] As principais características dessa região são suas variabilidade e imprevisibilidade, o que tem alimentado inúmeras controvérsias a respeito do limite apical de instrumentação e obturação, das dimensões vertical e lateral do preparo, bem como da realização de procedimentos complementares como patência apical e ampliação foraminal.[63,91]

A porção apical do canal radicular que apresenta menor diâmetro e que, às vezes, coincide com a zona de união entre a dentina e o cemento é chamada constrição apical ou forame menor (Figura 7.7A). A topografia da constrição apical não é constante[4,92] e, quando presente, normalmente se localiza de 0,5 a 1,5 mm a partir de um ponto de referência virtual no centro do forame.[63] A partir da constrição apical, o canal se amplia à medida que se aproxima do forame apical (forame maior), estrutura que separa o término do canal da superfície externa da raiz. O forame apical é a principal abertura do canal radicular na região apical através do qual os tecidos da polpa e do ligamento periodontal se comunicam e por onde penetram os vasos sanguíneos que vão suprir a polpa dentária,[61] enquanto o ápice anatômico é a ponta ou a extremidade da raiz.[76]

O forame não apresenta formato uniforme[30,51] e, na maioria dos dentes, se encontra lateralmente à superfície da raiz, em uma distância que pode variar de 0,2 a 3,8 mm do ápice anatômico.[93] Dependendo do elemento dentário, o forame apical pode coincidir com o ápice anatômico em 6,7 a 46% das vezes,[80,94-97] e o seu diâmetro médio varia de 0,21 a 0,39 mm (Figura 7.7B).

Essa região pode, ainda, conter múltiplas derivações do canal principal próximas ao ápice radicular, determinando a existência de diversas foraminas, em um quantitativo que pode variar de 1 a 16 em uma mesma raiz (Figura 7.7C e D).[61] A maior prevalência de forames múltiplos foi observada na raiz mesial dos molares inferiores (50%), seguida pelos pré-molares superiores (48,3%) e pela raiz mesiovestibular dos molares superiores (41,7%).[98] Clinicamente, a presença de configurações complexas na região apical pode favorecer a permanência de biofilme bacteriano, tecido necrosado e túbulos dentinários infectados, tendo impacto direto no índice de sucesso do tratamento não cirúrgico. Além disso, em caso de cirurgia, a anatomia apical pode ser alterada com a exposição de istmos.[99] Nesse caso, o uso da magnificação e pontas especiais de ultrassom favorece a incorporação das áreas de irregularidades de forma mais precisa durante o retropreparo, assegurando o selamento adequado.[82,85,100]

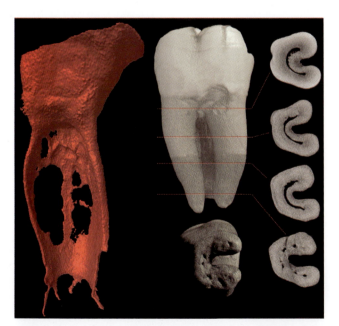

**Figura 7.6** Configurações anatômicas interna e externa de um segundo molar inferior apresentando canal em forma de C.

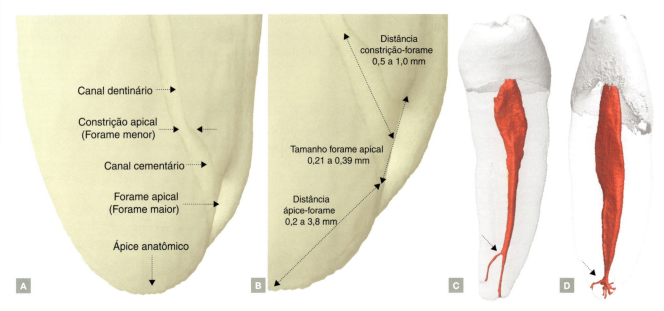

**Figura 7.7 A.** Topografia convencional da região apical dos dentes. **B.** Distâncias entre pontos anatômicos de referência na região apical. **C.** Canal acessório único na região apical. **D.** Canais acessórios múltiplos na região apical (ramificações apicais).

O conhecimento das direções mais frequentes da curvatura do canal radicular em sua porção apical também é fator importante na prática clínica, uma vez que diferentes protocolos de preparo químico-mecânico podem ser utilizados e iatrogenias, como transporte, perfuração e fratura de instrumentos, evitadas. De modo geral, o canal principal acompanha a direção e as assimetrias das raízes, incluindo sua inclinação, curvatura e angulação. Inclinação é o deslocamento do eixo longitudinal da raiz em relação ao da coroa, o que acontece quase sempre no sentido distal. Curvatura é o desvio gradual e paulatino do eixo da raiz que se torna curvo, enquanto angulação é o desvio brusco de uma parte do eixo da raiz em relação ao outro.

O método mais usado para se descrever a curvatura do canal na prática clínica tem sido considerar tanto o ângulo[101] quanto o raio[102] da mesma, por meio do exame radiográfico. Contudo, a maioria dos canais apresenta curvatura na direção vestibulolingual que pode não ser identificada na tomada radiográfica ortorradial.[63]

Segundo Schneider,[101] o ângulo de curvatura pode ser mensurado traçando-se uma linha no sentido do longo eixo da raiz, a partir do orifício do canal na câmara pulpar. Em seguida, uma segunda linha é traçada a partir do forame apical intersectando com a primeira no ponto onde o canal começa a se desviar. O ângulo agudo formado pelas duas retas é o ângulo de curvatura da raiz. A partir desse cálculo, o grau de curvatura do canal pode ser classificado como suave (≤ 5 graus), moderado (10 a 20 graus) ou severo (> 20 graus).

Para o cálculo do raio de curvatura, Pruett et al.[102] recomendam traçar uma linha no sentido do longo eixo da raiz a partir do orifício do canal. Em seguida, uma segunda linha é traçada a partir do forame apical, seguindo o longo eixo da raiz no terço apical. Em razão da curvatura, há um ponto em que cada uma dessas retas se desvia e sobre as quais tangencia um círculo cujo raio é definido como raio de curvatura. Assim, dois canais com ângulos semelhantes medidos pelo método de Schneider poderiam ter diferentes raios de curvatura. Uma curvatura pode ser gradual, acompanhando todo o eixo do canal, ou pode ser acentuada próximo ao ápice, e ambas possuírem o mesmo ângulo de curvatura. Quanto mais abrupta a curvatura, menor o seu raio. De acordo com esses dois parâmetros, quanto menor o raio e maior o ângulo de curvatura, mais curvo será o canal (Figura 7.8).

Com o uso cada vez mais frequente da tomografia computadorizada de feixe cônico de alta resolução, surgem novas propostas de cálculo da curvatura radicular com essa ferramenta de abordagem tridimensional. Por meio de imagens em alta resolução obtidas por tomografia computadorizada de feixe cônico e com o auxílio de recursos computacionais suplementares, Estrela et al.[103] propuseram o cálculo matemático do raio de curvatura a partir do circuncentro do canal, tomando-se como base três pontos, tanto para a frente em sentido apical, como para trás em direção cervical. De acordo com os autores, esse método seria de fáceis execução e reprodução, favorecendo a previsibilidade do preparo no caso de canais curvos.

Do ponto de vista epidemiológico, Schäfer et al.[104] avaliaram radiograficamente o grau e o raio de curvatura de 1.163 canais de todos os grupos dentários tanto na direção vestibulolingual (visão clínica) quanto mesiodistal (ou proximal). O grau de curvatura dos canais variou de 0 a 75 graus e de 0 a 69 graus nas visões clínica e proximal, respectivamente. O maior grau de curvatura foi observado no canal mesiovestibular do molar superior e nos canais mesiais do molar inferior, na visão clínica. Os menores raios de curvatura foram de 2,1 mm e 1,3 mm, observados na visão clínica da raiz palatina do primeiro molar superior e na visão proximal do primeiro pré-molar inferior, respectivamente. Em vários casos, o ângulo de curvatura na visão proximal foi maior do que na visão clínica. Além disso, a

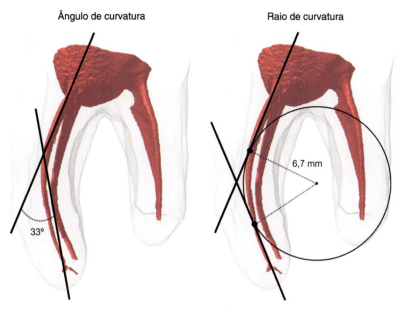

**Figura 7.8** Mensuração do ângulo e raio de curvatura do canal mesiovestibular de um primeiro molar inferior, segundo metodologia proposta por Schneider[101] e Pruett *et al.*,[102] respectivamente.

presença de curvaturas secundárias (canal em forma de S) foi observada em 12 e 23% dos dentes superiores e inferiores, respectivamente. Em resumo, raramente o canal radicular se apresenta totalmente reto, mesmo que a imagem radiográfica revele uma raiz sem curvatura. Assim, a curvatura do canal radicular representa um achado relativamente comum na dentição humana, podendo ocorrer em diferentes direções mesmo em um único canal.[64]

A existência de curvatura radicular é fator importante a ser considerado na prática clínica pois introduz dificuldades no preparo do canal radicular ou nos procedimentos cirúrgicos perirradiculares. Sua relevância na Endodontia é tão evidente que, no passado, todos os conceitos de instrumentação foram desenvolvidos priorizando essa peculiaridade anatômica. No entanto, recentemente, o desenvolvimento de instrumentos mais flexíveis para o preparo dos canais radiculares, construídos com ligas de níquel-titânio, reduziu significativamente a ocorrência de iatrogenias como transporte e perfuração, observados frequentemente quando do uso de instrumentos confeccionados com liga de aço inox.

## Inclinação dos dentes nos arcos

A inclinação é um deslocamento do eixo longitudinal da raiz em relação ao da coroa. A inclinação pode ocorrer em um sentido ao mesmo tempo que curvaturas ou angulações do canal radicular coexistem em outro. Seu conhecimento, portanto, tem implicação direta na prática endodôntica, principalmente em relação aos procedimentos de acesso coronário e cirurgia apical. Assim, cada dente se dispõe segundo uma inclinação particular de seu eixo longitudinal em ambos os arcos dentários, tanto na direção vestibulolingual (visão clínica) quanto mesiodistal (ou proximal) (Figura 7.9).

## Morfologia da cavidade pulpar nos grupos dentários

Considerando que cada elemento dental tem uma função definida dentro do seu grupamento dentário, além de apresentar variações morfológicas próprias, é de fundamental importância sua descrição particularizada (Figuras 7.10 a 7.27). É importante ressaltar que, além das representações tridimensionais dos canais radiculares e de suas seções transversais, sejam acrescentados também dados morfológicos que possam auxiliar a prática clínica, incluindo as médias do comprimento dos dentes, o número de canais radiculares, a frequência de canais acessórios, a direção e o ângulo de inclinação no arco dentário, a direção apical da curvatura radicular, as variações no ângulo de curvatura do canal, o diâmetro dos canais a 1 mm do forame principal, além das anomalias anatômicas mais comuns. Além disso, visando condensar o conhecimento relativo à frequência percentual de diferentes tipos de configuração de raízes e canais radiculares de todos os grupos dentários, Martins e Versiani[45] revisaram todos os estudos epidemiológicos realizados em grandes populações nos quais esses parâmetros foram avaliados *in vivo* por meio de tomografia computadorizada de feixe cônico. Apesar de as maiores frequências percentuais observadas nesses estudos estarem de acordo com os resultados obtidos pelos métodos convencionais, informações atualizadas sobre as diferentes configurações do canal radicular em cada grupo dental estão disponíveis nas Tabelas 7.2 a 7.7.

O conhecimento sobre a média do comprimento dos dentes e das raízes é de grande valia na determinação da profundidade de inserção dos instrumentos durante o tratamento endodôntico, enquanto o conhecimento das direções da curvatura mais comuns em cada elemento dentário tem implicação direta principalmente em

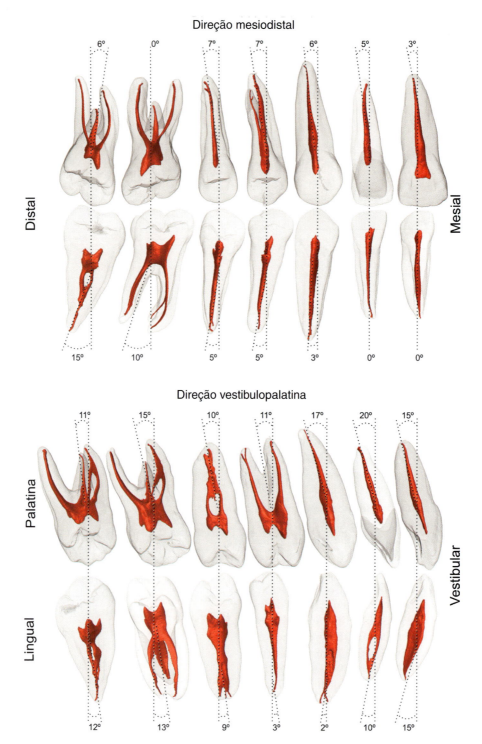

**Figura 7.9** Inclinações médias dos dentes nos arcos dentários, em graus, nas direções mesiodistal e vestibulopalatina.

relação aos procedimentos cirúrgicos apicais. O número, a forma e a localização dos canais radiculares dependem basicamente do número e do formato das raízes e seu conhecimento é importante para a realização do tratamento endodôntico.[50,62,105] Embora o formato transversal da raiz seja variado, seis configurações foram descritas: circular, oval, elíptica, forma de pera, forma de rim e de halteres. Contudo, a forma e a localização do canal radicular serão ditadas pelo formato da raiz, que pode variar nos seus vários terços.[4] Sabe-se que há, no mínimo, um canal para cada raiz, mas o número e a configuração do sistema de canais dependerá principalmente da dimensão vestibulolingual da raiz e do seu formato. Quanto maior o achatamento mesiodistal, maior a possibilidade de existirem dois canais independentes, vestibular e lingual. Se a raiz se torna mais cônica apicalmente, maior a possibilidade de esses canais confluírem para um único forame apical. Além disso, a presença de sulcos radiculares profundos (*radicular grooves*) também tem sido correlacionada com a maior probabilidade de ocorrência de múltiplos

# Incisivos

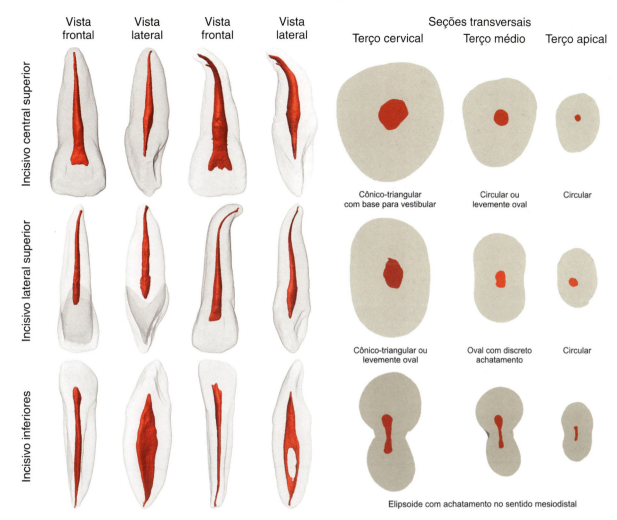

**Figura 7.10** Grupo dos Incisivos: vista frontal, lateral e seções transversais dos terços cervical, médio e apical das raízes mostrando as configurações anatômicas mais frequentes nestes grupos de dentes.

canais em uma raiz.[58,106] Finalmente, é importante frisar que a literatura apresenta divergências quanto aos dados estatísticos referentes aos parâmetros elencados relativos às variações da anatomia interna dos dentes permanentes. Esse fato pode ser explicado devido a diferenças raciais, à seleção da amostra, ao método investigativo e à definição dos parâmetros de mensuração dos pontos anatômicos. Alguns dados morfológicos descritos neste capítulo foram compilados e adaptados de recentes revisões sistemáticas da literatura[45,105] e condensados nas Tabelas 7.8 e 7.9. De forma complementar, considerações adicionais de importância clínica para cada grupo dentário podem ser encontradas nas Tabelas 7.10 a 7.15.

Os terceiros molares devem ser considerados um grupo à parte durante o estudo da anatomia interna dos dentes por apresentarem morfologia variável e imprevisível e por terem sua extração indicada com frequência, sendo raramente considerados para tratamento endodôntico ou restaurador. Por outro lado, se considerarmos que os principais objetivos da prática odontológica contemporânea são a mínima intervenção e a retenção de todos os dentes funcionais na arcada dentária, podemos considerar que terceiros molares totalmente irrompidos e funcionais podem servir de pilar para próteses fixas ou removíveis quando os primeiros e/ou segundos molares estiverem ausentes. Além disso, esses dentes podem ser transplantados, substituindo primeiros ou segundos molares perdidos e, por essa razão, o tratamento endodôntico pode estar indicado. A morfologia interna e externa dos terceiros molares foi investigada por estudos clínicos e laboratoriais, além de relatos de casos clínicos. Em geral, esses estudos mostram uma anatomia extremamente variada, com terceiros molares superiores apresentando de 1 a 5 raízes com 1 a 6 canais radiculares, enquanto os terceiros molares inferiores têm de 1 a 4 raízes e de 1 a 6 canais radiculares, além da presença de canais em forma de C (Tabela 7.16). Além disso, os terceiros molares superiores e inferiores apresentam alta incidência de raízes fusionadas, totalizando em média 70,1% e 40,7%, respectivamente, o que explica suas variações quanto a número, morfologia, direção e disposição das raízes e canais.[107]

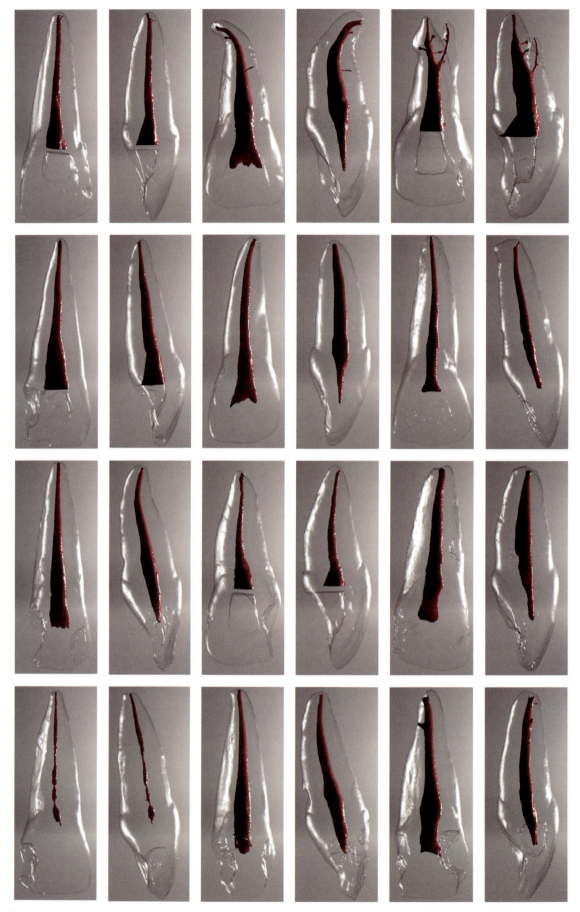

**Figura 7.11** Vistas frontal e lateral de modelos tridimensionais mostrando a variabilidade morfológica dos canais radiculares dos incisivos centrais superiores.

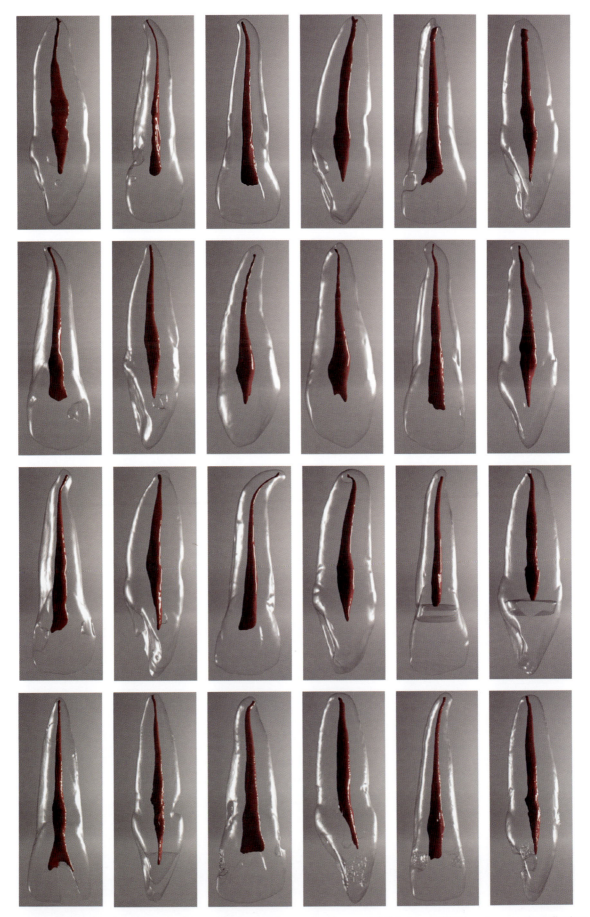

**Figura 7.12** Vistas frontal e lateral de modelos tridimensionais mostrando a variabilidade morfológica dos canais radiculares dos incisivos laterais superiores.

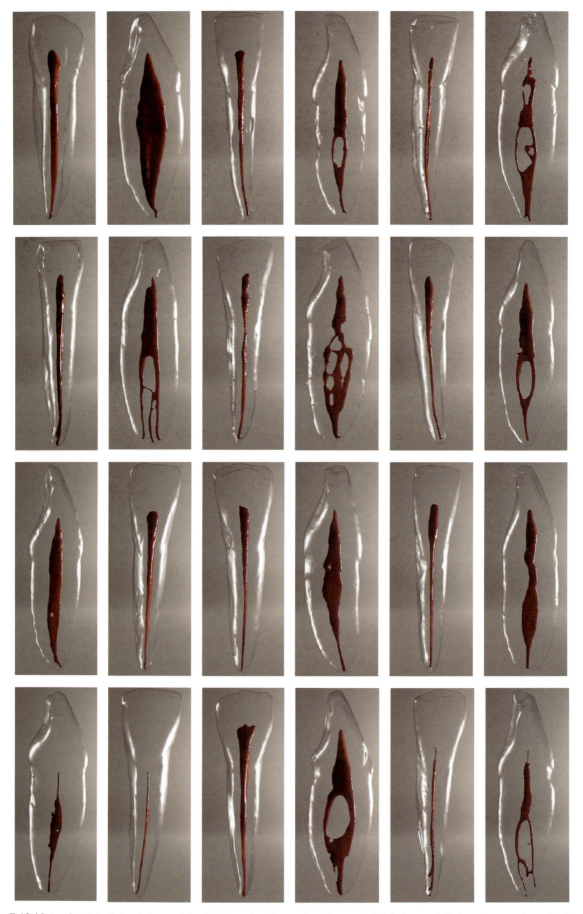

**Figura 7.13** Vistas frontal e lateral de modelos tridimensionais mostrando a variabilidade morfológica dos canais radiculares dos incisivos inferiores.

# Caninos

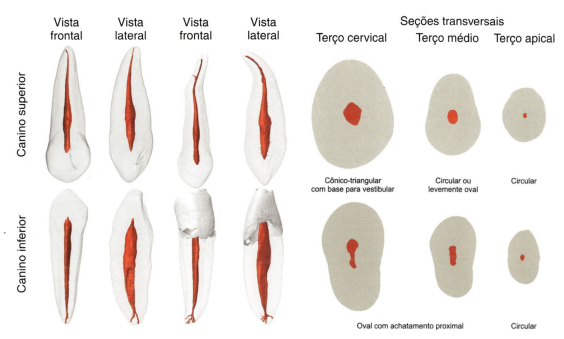

**Figura 7.14** Caninos: vistas frontal, lateral e seções transversais dos terços cervical, médio e apical das raízes mostrando as configurações anatômicas mais frequentes nestes grupos de dentes.

**Tabela 7.2** Aspectos morfológicos da anatomia das raízes e do sistema de canais radiculares dos incisivos.

| Parâmetros | Incisivo central superior | Incisivo lateral superior | Incisivos inferiores |
|---|---|---|---|
| Comprimento do dente | 23,6 mm (16,5 a 32,6 mm) | 22,5 mm (17,7 a 28,9 mm) | **C**: 20,8 mm (16,9 a 26,7 mm)<br>**L**: 22,1 mm (18,5 a 26,6 mm) |
| Comprimento da raiz | 13,0 mm (6,3 a 20,3 mm) | 13,4 mm (9,6 a 19,4 mm) | **C**: 12,6 mm (7,7 a 17,9 mm)<br>**L**: 13,5 mm (9,4 a 18,1 mm) |
| Número de raízes | 1 (99,94%); 2 (0,06%) | 1 (99,94%); 2 (0,06%) | **C**: 1 (100%)<br>**L**: 1 (99,92%); 2 (0,08%) |
| Número de canais | 1 (99,2%); 2 (0,8%) | 1 (98,5%); 2 (1,5%) | **C**: 1 (86,5%); 2 (14,4%); outro (0,1%)<br>**L**: 1 (79,7%); 2 (20,2%); outro (0,1%) |
| Configurações do canal | Tipos I (99,2%), IV (0,5%), II (0,1%), III (0,1%), V (0,1%) | Tipos I (98,5%), II (0,8%), V (0,4%), III (0,2%), IV (0,1%) | **C**: Tipos I (86,5%), III (8,1%), V (2,8%), II (2%), IV (1,4%), VII (0,1%), outro (0,1%)<br>**L**: Tipos I (79,7%), III (11,9%), V (3,8%), II (2,6%), IV (1,8%), VII (0,1%), outro (0,1%) |
| Canais acessórios | 18,9 a 42,6% (cervical: 1%; médio: 6%; apical: 93%) | 5,5 a 26% (cervical: 1%; médio: 8%; apical: 91%) | **C**: 0 a 20% (cervical: 3%; médio: 12%; apical: 85%)<br>**L**: 0,9 a 18% (cervical: 2%; médio: 15%; apical: 83%) |
| Curvatura apical | Reto (75%); Vestibular (9,3%); Distal (7,8%); Mesial (4,3%); Palatino (3,6%) | Distal (49,2%); Reto (29,7%); Palatino (3,9%); Vestibular (3,9%); Mesial (3,1%); Forma de S (1,6%); Outros (8,6%) | **C**: Reto (66,7%); Vestibular (18,8%); Distal (12,5%); Forma de S (2%)<br>**L**: Reto (54%); Distal (33,3%); Vestibular (10,7%); Forma de S (2%) |
| Anomalias | 2 canais;[109-111] 3 canais;[112] 4 canais;[113] 2 raízes;[109-111] sulco radicular;[114] fusão/geminação[115] | 2 canais;[116-118] 3 canais;[119,120] 4 canais;[121] 2 raízes;[122] sulco radicular;[114] fusão/geminação;[123] *dens invaginatus*;[124] *dens evaginatus*;[125] canal em forma de C[126] | 3 canais;[99] geminação/fusão;[127] *dens invaginatus*;[128] 2 raízes[129] |

C: central; L: lateral. Adaptada de Versiani *et al.*, 2018.[105] Em razão de a morfologia dos incisivos central e lateral inferiores serem similares, alguns parâmetros para estes elementos foram considerados em conjunto.

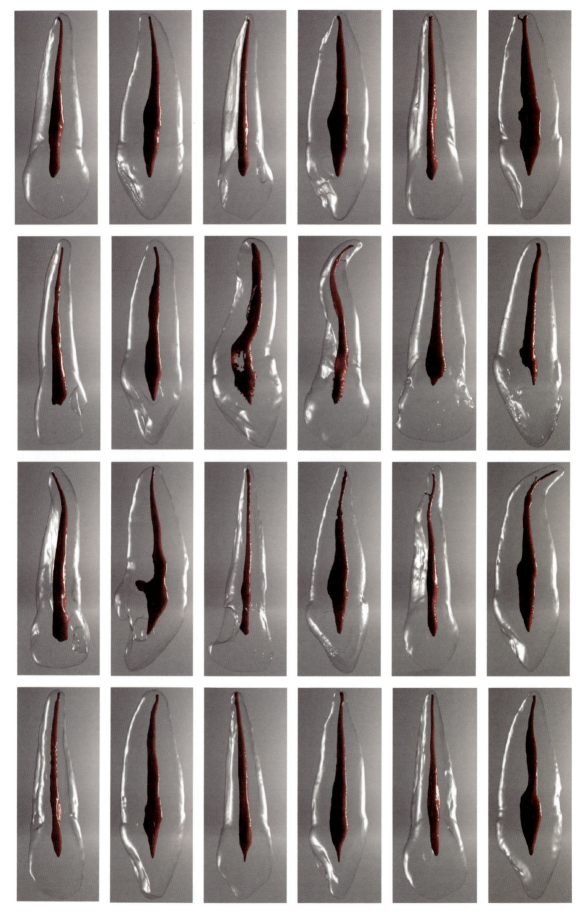

**Figura 7.15** Vistas frontal e lateral de modelos tridimensionais mostrando a variabilidade morfológica dos canais radiculares dos caninos superiores.

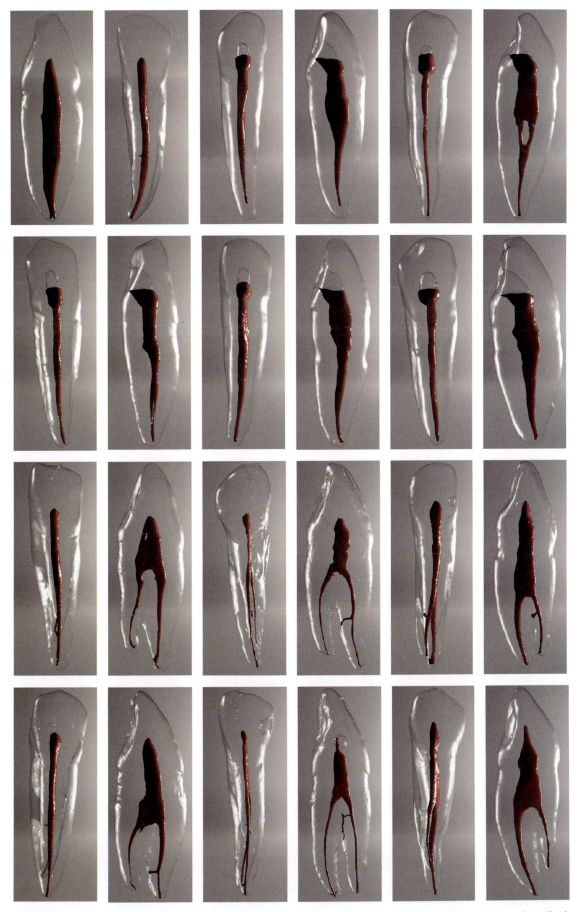

**Figura 7.16** Vistas frontal e lateral de modelos tridimensionais mostrando a variabilidade morfológica dos canais radiculares dos caninos inferiores.

## Pré-molares superiores

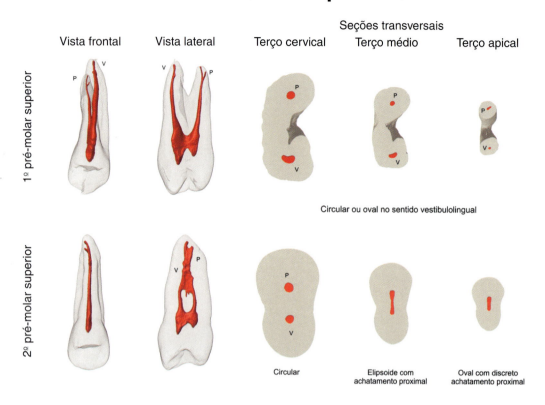

## Pré-molares inferiores

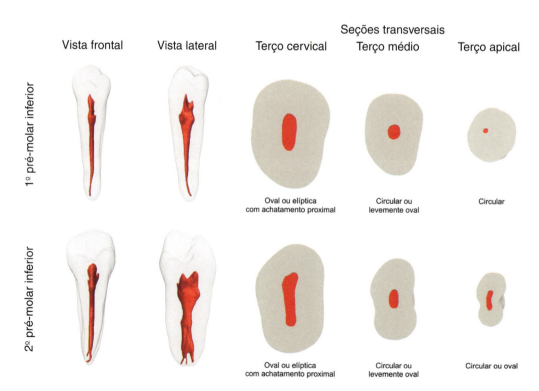

**Figura 7.17** Pré-molares, vistas frontal, lateral e seções transversais dos terços cervical, médio e apical das raízes mostrando as configurações anatômicas mais frequentes nestes grupos de dentes.

**Tabela 7.3** Aspectos morfológicos da anatomia das raízes e do sistema de canais radiculares dos caninos.

| Parâmetros | Canino superior | Canino inferior |
|---|---|---|
| Comprimento do dente | 26,4 mm (20,0 a 38,4 mm) | 25,9 mm (16,1 a 34,5 mm) |
| Comprimento da raiz | 16,5 mm (10,8 a 28,5 mm) | 15,9 mm (9,5 a 22,2 mm) |
| Número de raízes | 1 (100%) | 1 (98,57%); 2 (1,43%) |
| Número de canais | 1 (97%); 2 (3%) | 1 (92,4%); 2 (7,3%); outro (0,3%) |
| Configurações do canal | Tipos I (98,5%), III (1,2%), II (0,8%), V (0,7%), IV (0,2%), outro (0,1%) | Tipos I (92,4%), III (2,7%), II (1,9%), IV (1,5%), V (1,2%), outro (0,3%) |
| Canais acessórios | 3,4 a 30% (cervical: 0%; médio: 10%; apical: 90%) | 4,5 a 30% (cervical: 4%; médio: 16%; apical: 80%) |
| Curvatura apical | Reto (38,5%); Distal (19,5%); Vestibular (12,8%); Mesial (12%); Palatino (6,5%); Outros (10,7%) | Reto (68,2%); Distal (19,6%); Vestibular (6,8%); Mesial (0,8%); Forma de S (1,5%); Outros (3,1%) |
| Anomalias | 2 canais;[130-132] dens invaginatus[133] | 2 canais;[134] 3 canais;[135] 2 raízes[134] |

Adaptada de Versiani et al., 2018.[105]

**Tabela 7.4** Aspectos morfológicos da anatomia das raízes e do sistema de canais radiculares dos pré-molares superiores.

| Parâmetros | 1º Pré-molar superior | 2º Pré-molar superior |
|---|---|---|
| Comprimento do dente | 21,5 mm (15,5 a 28,9 mm) | 21,2 mm (15,2 a 28,4 mm) |
| Comprimento da raiz | 13,4 mm (8,3 a 19,0 mm) | 14,0 mm (8,0 a 20,6 mm) |
| Número de raízes | 2 (55,3%); 1 (43,1%); 3 (1,6%) | 1 (86,2%); 2 (13,5%); 3 (0,3%) |
| Número de canais | 2 (77,3%); 1 (20,1%); 3 (1,2%); outro (1,3%) | 2 (56,7%); 1 (42,7%); 3 (0,4%); outro (0,3%) |
| Configurações do canal | Tipos IV (50,1%), I (20,1%), II (17,4%), VI (4,9%), V (3%), III (1,5%), VIII (1,2%), VII (0,4%), outro (1,3%) | Tipos I (42,7%). II (18,7%). IV (17,6%). V (9,6%), VI (6,3%), III (4%), VII (0,5%), VIII (0,4%), outro (0,3%) |
| Canais acessórios | 17,8 a 49,5% (cervical: 4,7%; médio: 10,3%; apical: 74%) | 12,9 a 59,5% (cervical: 4%; médio: 16,2%; apical: 78,2%) |
| Curvatura apical | **V**: Palatino (36,2%); Reto (27,8%); Distal (14%); Vestibular (14%); Forma de S (8%) **P**: Reto (44,4%); Vestibular (27,8%); Distal (14%); Palatino (8,3%); Forma de S (5,5%) | Reto (37,4%); Distal (29,5%); Vestibular (15,7%); Forma de S (13%); Distal (4,4%) |
| Anomalias | 3 canais;[136] sulco radicular na região de furca;[137] geminação/fusão;[138] dens evaginatus[139] | 3 canais;[136] dens invaginatus[140] |

V: raiz/canal vestibular; P: raiz/canal palatino. Adaptada de Versiani et al., 2018.[105]

**Tabela 7.5** Aspectos morfológicos da anatomia das raízes e do sistema de canais radiculares dos pré-molares inferiores.

| Parâmetros | 1º Pré-molar inferior | 2º Pré-molar inferior |
|---|---|---|
| Comprimento do dente | 22,4 mm (17,0 a 28,5 mm) | 22,1 mm (16,8 a 28,1 mm) |
| Comprimento da raiz | 14,4 mm (9,7 a 20,2 mm) | 14,7 mm (9,2 a 21,2 mm) |
| Número de raízes | 1 (97,5%); 2 (2,5%) | 1 (98,5%); 2 (1,5%) |
| Número de canais | 1 (71,3%); 2 (27,9%); 3 (0,1%); outro (0,7%) | 1 (84,7%); 2 (15,05%); 3 (0,05%); outro (0,2%) |
| Configurações do canal | Tipos I (71,3%), V (18,7%), IV (3,5%), III (2,8%), II (2,3%), VI (0,5%), VII (0,1%), VIII (0,1%), outro (0,7%) | I (84,7%); V (13,44%); II (0,7%); III (0,5%); IV (0,3%); VI (0,07%); VIII (0,05%); VII (0,04%); outro (0,2%) |
| Canais acessórios | 8,8 a 44,3% (cervical: 4,3%; médio: 16,1%; apical: 78,9%) | 4 a 48,3% (cervical: 3,2%; médio: 16,4%; apical: 80,1%) |
| Curvatura apical | Reto (47,5%); Distal (34,8%); Lingual (7,1%); Vestibular (2,1%); Forma de S (6,4%); outros (2,1%) | Distal (39,8%); Reto (38,5%); Vestibular (10,1%); Lingual (3,4%); Forma de S (6,8%); outros (1,4%) |
| Anomalias | 3 canais;[58] 4 canais;[141] sulco radicular;[142] canal em forma de C;[88] dens evaginatus;[143] dens invaginatus;[144] geminação/fusão[145] | 3 canais;[146] 4 canais;[147] 5 canais;[148] 2 raízes;[149] canal em forma de C;[150] dens evaginatus;[151] taurodontismo;[148] geminação/fusão[152] |

Adaptada de Versiani et al., 2018.[105]

**Tabela 7.6** Aspectos morfológicos da anatomia das raízes e do sistema de canais radiculares dos molares superiores.

| Parâmetros | 1º Molar superior | 2º Molar superior |
|---|---|---|
| Comprimento do dente | 20,1 mm (17,0 a 27,4 mm) | 20,0 mm (16,0 a 26,2 mm) |
| Comprimento da raiz | **MV**: 12,9 mm (8,5 a 18,8 mm)<br>**DV**: 12,2 mm (8,9 a 15,5 mm)<br>**P**: 13,7 mm (10,6 a 17,5 mm) | **MV**: 12,9 mm (9,0 a 18,2 mm)<br>**DV**: 12,1 mm (9,0 a 16,3 mm)<br>**P**: 13,5 mm (9,8 a 18,8 mm) |
| Número de raízes | 3 (97,7%); 2 (1,8%); 4 (0,3%); 1 (0,2%) | 3 (73,7%); 2 (14,9%); 1 (10,7%); 4 (0,7%) |
| Número de canais | **MV**: 2 (60,4%); 1 (29,3%); 3 (0,1%); outro (0,4%)<br>**DV**: 1 (98,6%); 2 (1,4%)<br>**P**: 1 (99,26%); 2 (0,7%); outro (0,04%) | **MV**: 1 (66,1%); 2 (33,7%); 3 (0,05%); outro (0,2%)<br>**DV**: 1 (99,6%); 2 (0,4%)<br>**P**: 1 (99,67%); 2 (0,35%); 3 (0,01%); outro (0,01%) |
| Configurações do canal | **MV**: Tipos I (39,1%); II (29,3%); IV (26%); V (2%); III (1,6%); VI (1,4%); VII (0,1%); VIII (0,1%); outro (0,4%)<br>**DV**: Tipos I (98,6%); II (0,4%); 5 (0,4%); III (0,3%); IV (0,2%); VI (0,1%)<br>**P**: Tipos I (99,26%); II (0,3%); III (0,2%); IV (0,1%); V (0,1%); outro (0,04%) | **MV**: Tipos I (39,1%), II (29,3%), IV (26%), V (2%); III (1,6%), VI (1,4%), VII (0,1%), VIII (0,1%), outro (0,4%)<br>**DV**: Tipos I (98,6%), II (0,4%), V (0,4%), III (0,3%), IV (0,2%), VI (0,1%)<br>**P**: Tipos I (99,26%), II (0,3%), III (0,2%), IV (0,1%), V (0,1%), outro (0,04%) |
| Canais acessórios | **MV**: 51% (cervical: 10,7%; médio: 13,1%; apical: 58,2%)<br>**DV**: 36% (cervical: 10,1%; médio: 12,3%; apical: 59,6%)<br>**P**: 48% (cervical: 9,4%; médio: 11,3%; apical: 61,3%) | **MV**: 50% (cervical: 10,1%; médio: 14,1%; apical: 65,8%)<br>**DV**: 29% (cervical: 9,1%; médio: 13,3%; apical: 67,6%)<br>**P**: 42% (cervical: 8,7%; médio: 11,2%; apical: 70,1%) |
| Curvatura apical | **MV**: Distal (78%); Reto (21%); Forma de S (1%)<br>**DV**: Reto (54%); Mesial (19%); Distal (17%); Forma de S (10%)<br>**P**: Vestibular (55%); Reto (40,7%); Mesial (3,2%); Distal (1,1%) | **MV**: Distal (54%); Reto (22%); Outros (24%)<br>**DV**: Reto (54%); Mesial (17%); Outros (29%)<br>**P**: Reto (63%); Vestibular (37%) |
| Anomalias | 1 canal;[153] 5 canais;[154] 6 canais;[155] 7 canais;[156] 8 canais;[157] canal em forma de C;[158] 4 raízes;[159] hipertaurodontismo[160] | 1 ou 2 canais;[161] 5 canais;[40] geminação/fusão;[162] 4 raízes;[163] hipertaurodontismo[164] |

MV: raiz/canal mesiovestibular; DV: raiz/canal disto vestibular; P: raiz/canal palatino. Adaptada de Versiani *et al.*, 2018.[105]

**Tabela 7.7** Aspectos morfológicos da anatomia das raízes e do sistema de canais radiculares dos molares inferiores.

| Parâmetros | 1º Molar inferior | 2º Molar inferior |
|---|---|---|
| Comprimento do dente | 20,9 mm (17,0 a 27,7 mm) | 20,6 mm (15,5 a 25,5 mm) |
| Comprimento da raiz | **M**: 14,0 mm (10,6 a 20,0 mm)<br>**D**: 13,0 mm (8,1 a 17,7 mm) | **M**: 13,9 mm (9,3 a 18,3 mm)<br>**D**: 13,0 mm (8,5 a 18,3 mm) |
| Número de raízes | 2 (86,9%); 3 (12,5%); 1 (0,55%); 4 (0,05%) | 2 (78,6%); 1 (19%); 3 (2,2%); 4 (0,2%) |
| Número de canais | **M**: 1 (2,37%); 2 (96,59%); 3 (0,03%); outro (1,01%)<br>**D**: 1 (70,3%); 2 (29,56%); outro (0,14%) | **M**: 2 (87,1%); 1 (12,5%)<br>**D**: 1 (92,56%); 2 (7,44%) |
| Configurações do canal | **M**: Tipos IV (71,3%), II (19,9%), III (2,9%), I (2,37%), V (2,1%), VI (0,3%) VII (0,09%), VIII (0,03%), outro (1,01%)<br>**D**: Tipos I (70,3%), II (13%), IV (10,1%), III (3,6%), V (2,7%), VI (0,08%), VII (0,08%), outros (0,14%) | **M**: Tipos IV (47,8%), II (32,8%), I (12,5%), III (3,27%), V (3%), VI (0,2%), VII (0,1%), outros (0,33%)<br>**D**: Tipos I (92,56%), II (4,4%) IV (2%), III (0,5%), V (0,5%), VI (0,04%) |
| Canais acessórios | **M**: 45% (cervical: 10,4%; médio: 12,2%; apical: 54,4%)<br>**D**: 30% (cervical: 8,7%; médio: 10,4%; apical: 57,9%) | **M**: 49% (cervical: 10,1%; médio: 13,1%; apical: 65,8%)<br>**D**: 34% (cervical: 9,1%; médio: 11,6%; apical: 68,3%) |
| Curvatura apical | **M**: Distal (84%); Reto (16%)<br>**D**: Reto (73,5%); Distal (18%); Mesial (8,5%) | **M**: Distal (60,8%); Reto (27,2%); Vestibular (4%); Forma de S (8%)<br>**D**: Reto (57,6%); Distal (18,4%); Mesial (13,6%); Vestibular (4%); Forma de S (6,4%) |
| Anomalias | 5 canais;[165] 6 canais;[166] 7 canais;[167] *radix*;[168] taurodontismo;[169] geminação/fusão;[170] istmos;[84] 3 raízes;[171] canal em forma de C;[172] 3 canais na raiz mesial;[173] 3 canais na raiz distal[174] | 1 canal;[175] 2 canais;[176] 5 canais;[177] geminação/fusão;[178] istmo;[84] canal em forma de C;[74,179] 3 canais na raiz mesial[180] |

M: raiz/canal mesial; D: raiz/canal distal. Adaptada de Versiani *et al.*, 2018.[105]

**Tabela 7.8** Dados combinados de estudos sobre a configuração da raiz e dos canais radiculares dos dentes permanentes superiores usando a tomografia computadorizada de feixe cônico de alta resolução.

| Grupo dentário | Número de dentes | Número de raízes (%) ||||| Configurações de Vertucci (%) |||||||||
|---|---|---|---|---|---|---|---|---|---|---|---|---|---|
| | | 1 | 2 | 3 | 4 | I | II | III | IV | V | VI | VII | VIII | Outro |
| Incisivo central | 3.125 | 99,94 | 0,06 | 0 | 0 | 99,20 | 0,1 | 0,1 | 0,5 | 0,1 | 0 | 0 | 0 | 0 |
| Incisivo lateral | 3.068 | 99,94 | 0,06 | 0 | 0 | 98,50 | 0,8 | 0,2 | 0,1 | 0,4 | 0 | 0 | 0 | 0 |
| Canino | 3.148 | 100 | 0 | 0 | 0 | 97,0 | 0,8 | 1,2 | 0,2 | 0,7 | 0 | 0 | 0 | 0,1 |
| 1º Pré-molar | 2.575 | 43,1 | 55,3 | 1,6 | 0 | 20,10 | 17,4 | 1,5 | 50,1 | 3,0 | 4,9 | 0,4 | 1,2 | 1,3 |
| 2º Pré-molar | 2.345 | 86,2 | 13,5 | 0,3 | 0 | 42,70 | 18,7 | 4,0 | 17,6 | 9,6 | 6,3 | 0,5 | 0,4 | 0,3 |
| 1º Molar | 8.934 | 0,2 | 1,8 | 97,7 | 0,3 | | | | | | | | | |
| Raiz MV | 8.934 | | | | | 39,10 | 29,3 | 1,6 | 26,0 | 2,0 | 1,4 | 0,1 | 0,1 | 0,4 |
| Raiz DV | 7.473 | | | | | 98,60 | 0,4 | 0,3 | 0,2 | 0,4 | 0,01 | 0 | 0 | 0 |
| Raiz P | 8.445 | | | | | 99,26 | 0,3 | 0,2 | 0,1 | 0,1 | 0 | 0 | 0 | 0,04 |
| 2º Molar | 9.570 | 10,7 | 14,9 | 73,7 | 0,7 | | | | | | | | | |
| Raiz MV | 9.353 | | | | | 66,10 | 15,3 | 2,8 | 13,0 | 1,9 | 0,6 | 0,1 | 0,05 | 0,2 |
| Raiz DV | 9.570 | | | | | 99,60 | 0,2 | 0,07 | 0,1 | 0,03 | 0 | 0 | 0 | 0 |
| Raiz P | 9.570 | | | | | 99,67 | 0,1 | 0,1 | 0,1 | 0,05 | 0 | 0 | 0,01 | 0,01 |

DV: distovestibular; MV: mesiovestibular; P: palatina. Em letras vermelhas estão, em destaque, os percentuais de frequência mais altos relacionados com o número de raízes e a configuração dos canais radiculares.
Referências: incisivos central e lateral;[181-186] canino;[181,182,184,186-188]
1º pré-molar;[184,189-192] 2º pré-molar;[184,189-191,193] 1 molar (raiz MV);[184,194-211] 1º molar (raiz DV);[184,194,195,198,199,201,203-211] 1º molar (raiz palatina);[184,194-199,201,203-211]
2º molar (raízes DV e palatina);[184,195-197,199,201,204-210,212,213] 2º molar (raiz MV).[184,195,197,199-201,204-210,212,213]

**Tabela 7.9** Dados combinados de estudos sobre a configuração da raiz e dos canais radiculares dos dentes permanentes inferiores usando a tomografia computadorizada de feixe cônico de alta resolução.

| Grupo dentário | Número de dentes | Número de raízes (%) | | | | Configurações de Vertucci (%) | | | | | | | |
|---|---|---|---|---|---|---|---|---|---|---|---|---|---|
| | | 1 | 2 | 3 | 4 | I | II | III | IV | V | VI | VII | VIII | Outro |
| Incisivo central | 11.860 | 100 | 0 | 0 | 0 | 86,5 | 2,0 | 8,1 | 1,4 | 2,8 | 0 | 0,1 | 0 | 0,1 |
| Incisivo lateral | 11.805 | 99,92 | 0,08 | 0 | 0 | 79,7 | 2,6 | 11,9 | 1,8 | 3,8 | 0 | 0,1 | 0 | 0,1 |
| Canino | 10.009 | 98,57 | 1,43 | 0 | 0 | 92,4 | 1,9 | 2,7 | 1,5 | 1,2 | 0 | 0 | 0 | 0,3 |
| 1º Pré-molar | 6.043 | 97,5 | 2,5 | 0 | 0 | 71,3 | 2,3 | 2,8 | 3,5 | 18,7 | 0,5 | 0,1 | 0,1 | 0,7 |
| 2º Pré-molar | 6.350 | 98,5 | 1,5 | 0 | 0 | 84,7 | 0,7 | 0,5 | 0,3 | 13,4 | 0,07 | 0,04 | 0,05 | 0,2 |
| 1º Molar | 7.388 | 0,55 | 86,9 | 12,5 | 0,05 | | | | | | | | | |
| Raiz mesial | 7.388 | | | | | 2,37 | 19,9 | 2,9 | 71,3 | 2,1 | 0,3 | 0,09 | 0,03 | 1,01 |
| Raiz distal | 6.712 | | | | | 70,3 | 13,0 | 3,6 | 10,1 | 2,7 | 0,08 | 0,08 | 0 | 0,14 |
| 2º Molar | 7.439 | 19,0 | 78,6 | 2,2 | 0,2 | | | | | | | | | |
| Raiz mesial | 6.734 | | | | | 12,5 | 32,8 | 3,27 | 47,8 | 3,0 | 0,2 | 0,1 | 0 | 0,33 |
| Raiz distal | 7.439 | | | | | 92,56 | 4,4 | 0,5 | 2,0 | 0,5 | 0,04 | 0 | 0 | 0 |

Em letras vermelhas estão, em destaque, os percentuais de frequência mais altos relacionados com o número de raízes e a configuração dos canais radiculares. Referências: incisivos central e lateral;[181,184,186,214-221] canino;[181,184,186,187,214,216,220-222] 1º pré-molar;[184,185,190,191,223-229] 2º pré-molar;[183-185,190,191,196,224-227,229-231] 1º molar (raiz distal);[184,205,206,232-241] 1º molar (raiz mesial);[184,205,206,233,234,236,238,239,243,244] 2º molar (raiz distal).[184,196,205,206,233,234,236,238,239,242-245] 2º molar (raiz mesial);[184,205,206,232-240,242]

**Tabela 7.10** Considerações clínicas relacionadas com a anatomia do sistema de canais radiculares dos incisivos.

| Dente | Considerações clínicas |
|---|---|
| Incisivo central superior | ■ Normalmente apresenta raiz única com canal reto e amplo. Canais múltiplos são raros, apesar de relatos de incisivos com dois, três ou quatro canais. O tratamento endodôntico, quando indicado, geralmente não apresenta dificuldades, a não ser em caso de rizogênese incompleta, atresiamento por calcificação ou traumatismo<br>■ A câmara pulpar apresenta-se estreita no sentido vestibulopalatino, havendo risco potencial de perfuração na face vestibular durante o procedimento de acesso coronário<br>■ Na maioria das vezes, a saída do forame apical localiza-se de 0,5 a 1 mm de distância do ápice anatômico<br>■ Canais acessórios são relativamente comuns, principalmente no terço apical. Em 56,4% das vezes, contudo, seu diâmetro médio é menor que 0,1 mm<br>■ O ombro palatino precisa ser removido durante o preparo do terço cervical, permitindo o acesso direto ao canal radicular<br>■ O ápice radicular pode apresentar curvatura abrupta para vestibular, a qual pode não ser identificada no exame radiográfico<br>■ Os eixos da coroa e da raiz não coincidem, exigindo cuidado durante o procedimento de acesso coronário para não promover perfuração. |
| Incisivo lateral superior | ■ Geralmente é menor que o incisivo central, apresentando uma raiz única com um canal amplo. Múltiplos canais são raros, mas há relatos de incisivos laterais com dois, três ou quatro canais<br>■ Este dente está situado em uma área de risco embriológico, apresentando diferentes anomalias anatômicas, incluindo raízes múltiplas, fusão, geminação, sulcos radiculares, *dens invaginatus*, cúspide talão (*dens evaginatus*), canais em C ou S, coroa cônica e porção apical delgada<br>■ A raiz é ligeiramente cônica e a porção apical tende a apresentar curvatura no sentido distopalatino. Essa curvatura, por ser abrupta, pode levar à formação de degrau, ao transporte ou à perfuração durante os procedimentos de preparo químico-mecânico<br>■ A seção transversal do canal varia da forma ovalada na porção cervical a arredondada no terço apical<br>■ O ombro palatino precisa ser removido durante o preparo do terço cervical, permitindo o acesso direto ao canal radicular<br>■ O ápice radicular localiza-se próximo à tábua óssea vestibular, podendo estar em proximidade com a cavidade nasal, exigindo cuidado durante procedimentos cirúrgicos. |
| Incisivos inferiores | ■ São os menores dentes permanentes e normalmente apresentam raiz única<br>■ Pode haver um canal único estendendo-se da câmara pulpar até o ápice. Contudo, frequentemente, dois canais (vestibular e lingual) se originam da câmara pulpar e se unem no terço apical. A presença de dois canais é mais frequente no incisivo lateral. Com menor frequência, dois canais separados podem também ser observados. Contudo, diferentes configurações têm sido relatadas neste grupo de dentes<br>■ A maior prevalência de curvatura na porção apical da raiz é no sentido distolingual<br>■ A seção transversal do canal é normalmente oval ou achatada, com seu maior diâmetro no sentido vestibulolingual<br>■ Caso o dente apresente dois canais, é necessária a remoção do ombro lingual para acessar o canal lingual durante o preparo químico-mecânico<br>■ O ápice radicular encontra-se próximo da tábua óssea lingual, dificultando procedimentos cirúrgicos. |

**Tabela 7.11** Considerações clínicas relacionadas com a anatomia do sistema de canais radiculares dos caninos.

| Dente | Considerações clínicas |
|---|---|
| Canino superior | ■ É o maior dente permanente e normalmente apresenta raiz única com um canal<br>■ O canal radicular normalmente é reto e relativamente longo, exigindo, na maioria das vezes, o uso de instrumentos acima de 25 mm para seu preparo<br>■ A seção transversal do canal radicular geralmente é oval em toda a extensão do canal, apresentando maior diâmetro vestibulolingual na porção média da raiz<br>■ A porção apical da raiz geralmente é cônica e fina, podendo se curvar abruptamente, principalmente nos sentidos vestibular ou palatino<br>■ Sua morfologia raramente varia e a presença de canais acessórios ocorre em menor frequência que nos incisivos superiores<br>■ O ombro palatino precisa ser removido durante o preparo do terço cervical, permitindo o acesso direto ao canal radicular<br>■ Em razão de seu tamanho, o ápice radicular se aproxima muito da cavidade nasal, exigindo atenção quando indicado algum procedimento cirúrgico paraendodôntico. |
| Canino inferior | ■ Normalmente, apresenta raiz única com um canal; porém, pode também apresentar duas raízes (vestibular e lingual) e dois canais. Nesse caso, para acessar o canal lingual, é necessária a remoção do ombro lingual durante o preparo cervical<br>■ É menor do que o canino superior em todas as dimensões<br>■ Sua raiz apresenta formato similar ao canino superior, contudo, muito mais achatada na direção mesiodistal e mais alongada na direção vestibulolingual, com curvatura apical frequentemente no sentido vestibular ou lingual<br>■ O canal radicular geralmente é oval ou achatado na direção mesiodistal, apresentando seu maior diâmetro na direção vestibulolingual<br>■ A seção transversal do canal radicular geralmente é oval em toda a extensão do canal, tornando-se arredondada na região apical e apresentando maior diâmetro na porção média da raiz. |

**Tabela 7.12** Considerações clínicas relacionadas com a anatomia do sistema de canais radiculares dos pré-molares superiores.

| Dente | Considerações clínicas |
|---|---|
| 1º Pré-molar superior | ▪ Normalmente apresenta duas raízes (vestibular e palatina) e dois canais com forames independentes, normalmente localizados próximo ao ápice anatômico. Quando as raízes se encontram fusionadas, os dois canais podem continuar independentes ou se unir no terço médio ou apical<br>▪ A prevalência de pré-molares superiores com três raízes (duas raízes vestibulares e uma palatina) tem sido relatada em 6% dos casos estudados. Nesse caso, o orifício de entrada dos canais vestibulares encontra-se normalmente no terço médio e suas dimensões são menores, dificultando sua localização, além do preparo e obturação dos canais, sendo necessária maior ampliação do acesso coronário no sentido vestibular<br>▪ Frequentemente, estes dentes apresentam concavidade radicular na porção mesial da raiz logo abaixo da câmara pulpar, o que aumenta o risco potencial de perfuração lateral durante o preparo químico-mecânico ou quando da inserção de retentores intrarradiculares<br>▪ A seção transversal do canal palatino apresenta-se ligeiramente maior que a do canal vestibular. Na altura da junção cemento-esmalte tem formato de rim, com maior diâmetro na direção mesiodistal, em razão da concavidade existente no aspecto mesial da raiz<br>▪ A prevalência de sulcos radiculares no aspecto palatino da raiz vestibular é alta. Essa alteração morfológica pode favorecer a perfuração radicular caso a porção coronária do canal seja instrumentada excessivamente<br>▪ Quando um dos orifícios for encontrado, a linha de desenvolvimento presente no assoalho da câmara pulpar (e de coloração mais escura) serve como referência para a localização do(s) outro(s) orifício(s)<br>▪ Variações na configuração do sistema de canais radiculares incluem a presença de raízes fusionadas com canais separados, com interconexões (istmos) ou saída foraminal única<br>▪ A porção apical da raiz pode se apresentar extremamente fina e curva, favorecendo a perfuração ou o rasgamento da raiz em caso de alargamento apical excessivo. Além disso, geralmente se encontra próxima ao seio maxilar, exigindo cuidados durante os procedimentos cirúrgicos paraendodônticos. |
| 2º Pré-molar superior | ▪ Em geral, morfologicamente é similar ao primeiro pré-molar superior. Em sua configuração típica, apresenta uma raiz com um único canal de seção transversal ovalada e maior diâmetro na direção vestibulopalatina<br>▪ Raramente pode apresentar dois ou três canais separados e com origem em um único orifício ou dois canais conectados por istmos<br>▪ Na presença de dois canais que se confluem na porção apical, o canal palatino é o que normalmente apresenta acesso direto ao ápice<br>▪ A presença de curvatura apical é comum<br>▪ Canais acessórios podem estar presentes, mas sua prevalência é menor que nos incisivos<br>▪ Sua porção apical se encontra bem próxima ao assoalho do seio maxilar, exigindo cuidados em relação ao tratamento cirúrgico e não cirúrgico dos canais radiculares. |

**Tabela 7.13** Considerações clínicas relacionadas com a anatomia do sistema de canais radiculares dos pré-molares inferiores.

| Dente | Considerações clínicas |
|---|---|
| 1º Pré-molar inferior | ▪ Apresenta normalmente raiz única com um canal de seção transversal mais ampla na direção vestibulolingual; contudo, o sistema de canais radiculares pode apresentar diferentes configurações que não se mostram tão óbvias no exame radiográfico convencional, incluindo a presença de múltiplos canais. Nesse caso, os canais normalmente se dividem nos terços médio ou apical, sendo que o canal lingual, quando presente, tende a divergir do canal principal em um ângulo agudo, exigindo adequação na forma de conveniência do acesso coronário<br>▪ A seção transversal do canal varia da forma oval na porção cervical, tornando-se mais arredondada nos terços médio e apical<br>▪ Um segundo canal pode ser identificado em cerca de 30% destes dentes e três canais (dois vestibulares e um lingual) podem ocorrer ocasionalmente. Nesse tipo de configuração, além do menor diâmetro, os canais são muito divergentes, o que dificulta sua localização, preparo e obturação<br>▪ Canais em forma de C têm sido relatados em 14% das raízes que apresentam canal único e duas saídas foraminais<br>▪ O forame mentual pode estar localizado distalmente ou entre este e o segundo pré-molar inferior, exigindo cuidado quando da realização de procedimentos cirúrgicos paraendodônticos nessa região. |
| 2º Pré-molar inferior | ▪ Geralmente apresenta raiz única, quase sempre cônica, com um canal<br>▪ O sistema de canais radiculares apresenta menores variações de configuração que o primeiro pré-molar inferior<br>▪ A seção transversal do canal geralmente é oval, com seu maior diâmetro no sentido vestibulolingual<br>▪ O canal lingual, quando presente, tende a divergir do canal principal em um ângulo agudo, exigindo adequação na forma de conveniência da abertura coronária<br>▪ Na sua porção apical é frequente a deposição secundária de cemento. |

**Tabela 7.14** Considerações clínicas relacionadas com a anatomia do sistema de canais radiculares dos molares superiores.

| Dente | Considerações clínicas |
|---|---|
| 1º Molar superior | ▪ É o mais volumoso dos molares superiores e geralmente apresenta três raízes divergentes (mesiovestibular, distovestibular e palatina), com um total de três ou quatro canais. É rara a ocorrência de fusões radiculares<br>▪ A raiz palatina apresenta maior volume e oferece o acesso mais fácil; porém, sua porção apical frequentemente se curva no sentido vestibular (54,6% dos casos), o que pode não ser evidente radiograficamente. Essa raiz raramente apresenta duas saídas foraminais<br>▪ A raiz distovestibular é cônica, geralmente reta e normalmente possui apenas um canal; porém, pode apresentar dois canais que se unem na porção apical. O orifício do canal distovestibular normalmente se localiza mais próximo ao orifício palatino do que o mesiovestibular<br>▪ A raiz mesiovestibular frequentemente apresenta dois canais que se conectam por meios de istmos, podendo se unir na porção apical ou ter saídas foraminais independentes. Mais raramente, essa raiz pode apresentar três canais<br>▪ A posição do orifício do segundo canal da raiz mesiovestibular varia muito, mas geralmente se encontra em algum ponto entre o orifício do canal mesiovestibular principal e o palatino. A linha de desenvolvimento presente no assoalho da câmara pulpar (de coloração mais escura), conectando os orifícios da raiz mesiovestibular e palatina, serve como referência para sua localização. A presença de um sulco no assoalho pulpar, saindo do canal mesiovestibular, é também forte indicativo da presença do segundo canal nessa raiz<br>▪ O trajeto do segundo canal da raiz mesiovestibular normalmente é tortuoso, dificultando seu preparo. Além disso, os canais mesiovestibulares podem apresentar curvaturas severas na direção vestibulopalatina e que não são evidentes radiograficamente<br>▪ A presença de concavidade no aspecto distal da raiz mesiovestibular favorece a ocorrência de perfuração em caso de preparo excessivo da porção coronária dos canais<br>▪ Em razão da proximidade dos ápices com o seio maxilar, algumas vezes, infecções sinusais podem surgir em decorrência de alterações patológicas pulpares. |
| 2º Molar superior | ▪ Este dente apresenta morfologia externa semelhante à do primeiro molar superior, com a presença de três raízes (mesiovestibular, distovestibular e palatina) com três ou quatro canais. Contudo, as raízes são mais curtas, menos divergentes e curvas, com maior tendência à fusão parcial ou total, principalmente entre as raízes mesiovestibular e palatina<br>▪ Geralmente há um canal em cada raiz, porém podem existir dois ou três canais na raiz mesiovestibular ou dois canais nas raízes distovestibular e palatina. Há também prevalência relativamente significativa de segundos molares com duas raízes palatinas independentes<br>▪ No caso de fusão das raízes, o formato da câmara pulpar torna-se distorcido e alongado na direção vestibulolingual, podendo os orifícios dos canais se dispor quase que em linha reta, havendo maior proximidade entre os orifícios dos canais mesiovestibular e distovestibular<br>▪ Na presença de raízes fusionadas, este dente pode apresentar apenas dois canais (vestibular e palatino) com dimensões semelhantes. |

**Tabela 7.15** Considerações clínicas relacionadas com a anatomia do sistema de canais radiculares dos molares inferiores.

| Dente | Considerações clínicas |
|---|---|
| 1º Molar inferior | ▪ É o maior dos molares inferiores. Normalmente, apresenta duas raízes (mesial e distal). Ocasionalmente, pode haver três raízes, com dois ou três canais na raiz mesial e um, dois ou três canais na raiz distal. Raramente, uma terceira raiz mais curta e com curvatura acentuada no sentido vestibular pode estar presente, principalmente no seu aspecto distolingual (*radix entomolaris*), tendo maior incidência nos povos de origem asiática<br>▪ Mais de 25% das raízes distais apresentam dois canais que geralmente são mais amplos do que os da raiz mesial. Quando há canal único, ele normalmente é oval e sua saída foraminal ocorre lateralmente ao ápice anatômico<br>▪ A raiz mesial geralmente é curva no sentido distal. O canal mesiolingual é maior e mais reto que o mesiovestibular, mas pode apresentar curvatura no sentido mesial próximo ao ápice. O canal mesiovestibular apresenta curvaturas mais frequentes, inclusive no plano vestibulolingual<br>▪ Os dois canais mesiais podem convergir apicalmente, apresentando forame único em 45% dos casos. Em 55% das vezes, há presença de anastomoses complexas entre eles<br>▪ Os aspectos distal da raiz mesial e mesial da raiz distal podem apresentar uma concavidade, o que diminui a espessura dentinária na região, favorecendo a perfuração quando do preparo excessivo do terço cervical do canal<br>▪ Múltiplas foraminas podem existir na região de furca e, em casos de necrose pulpar, simular patologia de etiologia periodontal<br>▪ A presença de um orifício amplo na direção vestibulolingual do assoalho pulpar indica a possibilidade da existência de outro(s) canal(is) na mesma raiz ou um canal em forma de fita, o que pode dificultar os procedimentos de preparo e desinfecção durante o tratamento endodôntico<br>▪ Em caso de indicação de cirurgia perirradicular, a presença de uma tábua óssea espessa em seu aspecto vestibular pode dificultar o procedimento. |
| 2º Molar inferior | ▪ Este dente tem sua morfologia externa semelhante à do primeiro molar inferior, apresentando normalmente duas raízes (mesial e distal) com três ou quatro canais; porém as raízes são mais curtas, com os ápices mais próximos e canais mais curvos, havendo alta prevalência de anomalias de desenvolvimento, incluindo a presença de canais em forma de C e *radix entomolaris*. Além disso, há maior tendência à fusão radicular parcial ou total<br>▪ Os dois orifícios mesiais encontram-se mais próximos um ao outro<br>▪ A porção apical deste dente se encontra próxima ao canal mandibular, exigindo maior atenção no sentido de evitar traumatismo mecânico ou químico nos tecidos perirradiculares durante o tratamento do sistema de canais radiculares. |

**Tabela 7.16** Resumo esquemático de estudos da anatomia da raiz e dos canais radiculares dos terceiros molares permanentes.

| Referências | População | Tipo de estudo | Amostra | Número de raízes (%) |||| Número de canais (%) |||||
|---|---|---|---|---|---|---|---|---|---|---|---|---|
| | | | | 1 | 2 | 3 | ≥4 | 1 | 2 | 3 | 4 | ≥5 |
| **Terceiros molares superiores** |
| Barret[246] | EUA | Secção | 32 | 28,1 | 34,4 | 37,5 | – | – | – | – | – | – |
| Piñeda & Kuttler[94] | México | Radiografia | 292 | – | – | – | – | 21,4 | 51,7 | 21,0 | 5,9 | – |
| Green[247] | EUA | Secção | 100 RMV | – | – | – | – | 63,0 | 37,0 | – | – | – |
| Hession[248] | Austrália | Radiografia | 12 | – | – | – | – | 16,7 | 25,0 | 58,3 | – | – |
| Pécora et al.[249] | Brasil | Diafanização | 50 | – | – | – | – | – | – | 68,0 | 32,0 | – |
| Guerisoli et al.[250] | Brasil | Diafanização | 155 | 12,3 | 1,9 | 81,9 | 3,8* | 4,5 | 11,6 | 67,8 | 14,2 | 1,9 |
| Stropko[251] | EUA | Retrospectivo | 25 | – | – | – | – | – | 20,0 | 60,0 | 20,0 | – |
| Sidow et al.[252] | EUA | Diafanização | 150 | 15,3 | 32 | 45,3 | 7,4 | 7,4† | 3,3 | 57,3 | 27,3 | 4,7‡ |
| Ng et al.[253] | Mianmar | Diafanização | 72 | 19,4 | 19,4 | 55,6 | 5,6 | 5,6 | 25,0 | 47,2 | 22,2 | - |
| Alavi et al.[254] | Tailândia | Diafanização | 151 | 1,3 | 6,6 | 88,1 | 4,0 | 9,9 | 11,3 | 48,3 | 29,1 | 1,3 |
| Weng et al.[255] | China | Diafanização | 43 | – | – | – | – | 27,9 | 11,6 | 44,2 | 16,3 | – |
| Sert et al.[256] | Turquia | Diafanização | 290 | 35,5 | 28,6 | 34,1 | 1,7 | 12,4 | 29,7 | 46,9 | 11,0 | – |
| Cosic et al.[257] | Croácia | Secção | 56 | 8,9 | 5,4 | 83,9 | 1,8 | 7,1 | 7,1 | 75,0 | 10,8 | – |
| Tomaszewska et al.[258] | Polônia | Micro-TC | 78 | 38,5 | – | 61,5 | – | 23,1 | 15,4 | 46,1 | 15,4 | – |
| **Terceiros molares inferiores** |
| Barret[246] | EUA | Secção | 32 | 15,6 | 71,9 | 12,5 | – | – | – | – | – | – |
| Piñeda & Kuttler[94] | México | Radiografia | 259 | – | – | – | – | – | 65,8 | 26,4 | 7,8 | – |
| Green[247] | EUA | Secção | 100 RM | – | – | – | – | 74,0 | 26,0 | – | – | – |
| Hession[248] | Austrália | Radiografia | 3 | – | – | – | – | – | 33,3 | 66,7 | – | – |
| Zakhary et al.[259] | Egito | Radiografia | 374 | 11,8 | 82,3 | 5,9 | – | 11,8 | 17,6 | 64,7 | 5,9 | – |
| Guerisoli et al.[250] | Brasil | Diafanização | 114 | 51,8 | 46,4 | 1,8 | – | 12,3 | 69,3 | 18,4 | – | – |
| Sidow et al.[252] | EUA | Diafanização | 150 | 16,7 | 76,7 | 5,3 | 1,3 | 7,3§ | 16,7 | 55,3 | 16,7 | 4,0‖ |
| Gulabivala et al.[67] | Mianmar | Diafanização | 58 | – | 100 | – | – | 1,7 | 51,7 | 44,8 | 1,7 | – |
| Gulabivala et al.[260] | Tailândia | Diafanização | 173 | 11,6 | 86,7 | 21,2 | 0,6 | 6,4 | 64,1 | 28,3 | 5,2 | – |
| Sert et al.[256] | Turquia | Diafanização | 370 | 24,9 | 69,5 | 5,4 | 0,3 | 10,8 | 52,7 | 17,3 | 18,6 | 0,5 |
| Kuzekanani et al.[261] | Irã | Diafanização | 150 | 21,4 | 72,6 | 5,3 | 0,7 | 10,0¶ | 52,0 | 32,7 | 5,3 | – |
| Cosic et al.[257] | Croácia | Secção | 50 | 56,0 | 44,0 | – | – | 4,0 | 6,0 | 90,0 | – | – |
| Park et al.[262] | Coreia do Sul | Tomografia | 214 | 41,6** | 56,5 | 1,9 | – | – | – | – | – | – |

RMV: raiz mesiovestibular; RM: raiz mesial; Micro-TC: microtomografia computadorizada. * 0,6% da amostra tinha 5 raízes; ** 3,7% da amostra tinha 5 raízes; † 4,7% da amostra tinha canal em forma de C; ‡ 4,7% da amostra tinha canal em forma de C; § 4,0% da amostra tinha canal em forma de C; ¶ 3,3% da amostra tinha canal em forma de C. Adaptada de Ahmad et al., 2016.[107]
‖ e ‡ 0,7% da amostra tinha 6 canais;

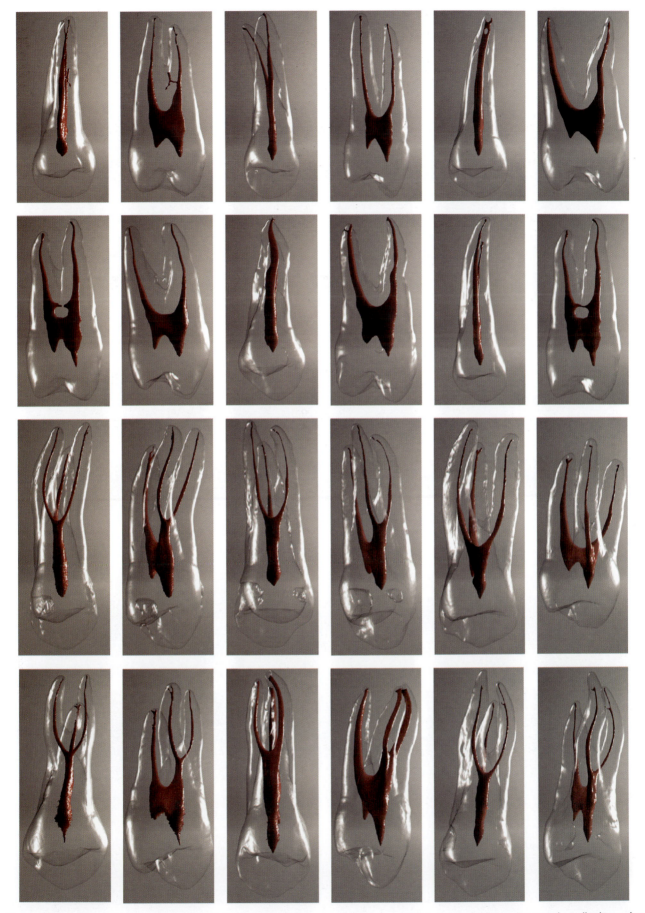

**Figura 7.18** Vistas frontal e lateral de modelos tridimensionais mostrando a variabilidade morfológica dos canais radiculares dos pré-molares superiores.

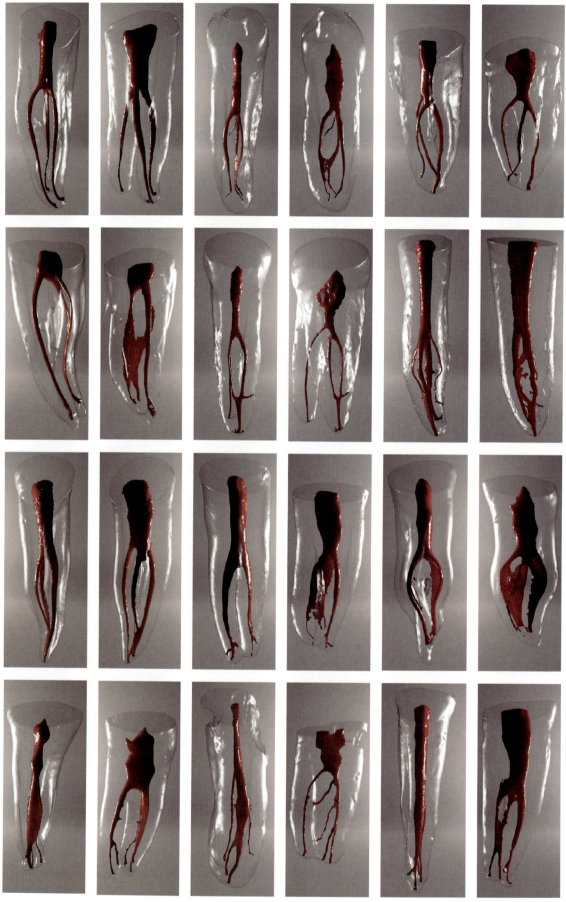

**Figura 7.19** Vistas frontal e lateral de modelos tridimensionais mostrando a variabilidade morfológica dos canais radiculares dos pré-molares inferiores.

## Primeiro molar superior

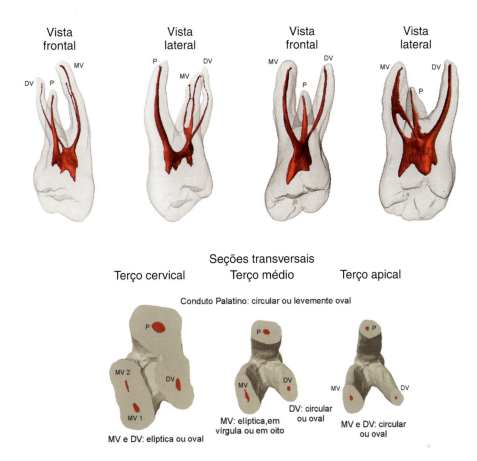

## Segundo molar superior

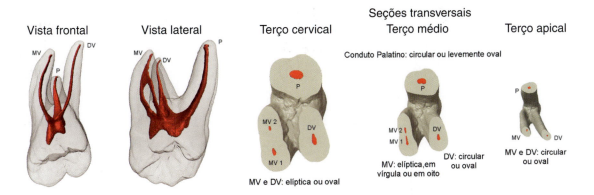

**Figura 7.20** Molares superiores: vistas frontal, lateral e seções transversais dos terços cervical, médio e apical das raízes mostrando as configurações anatômicas mais frequentes nestes grupos de dentes.

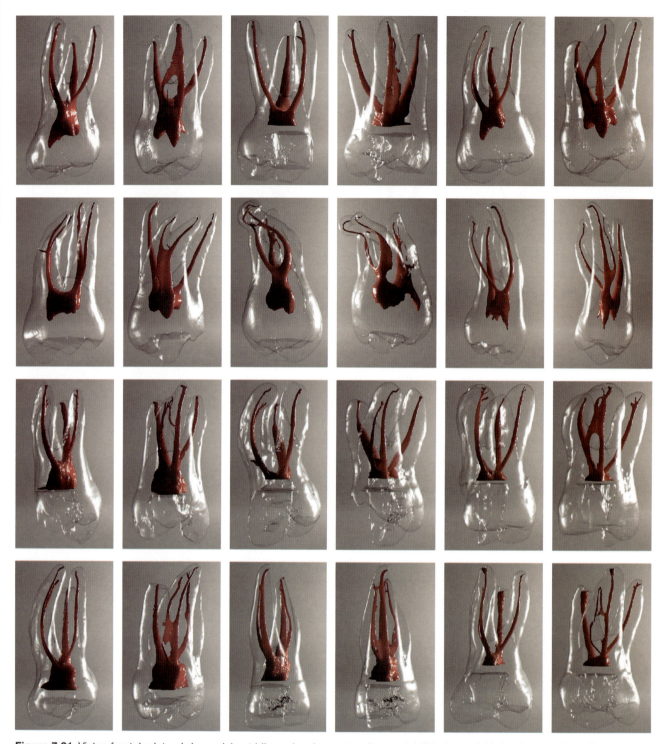

**Figura 7.21** Vistas frontal e lateral de modelos tridimensionais mostrando a variabilidade morfológica dos canais radiculares dos molares superiores.

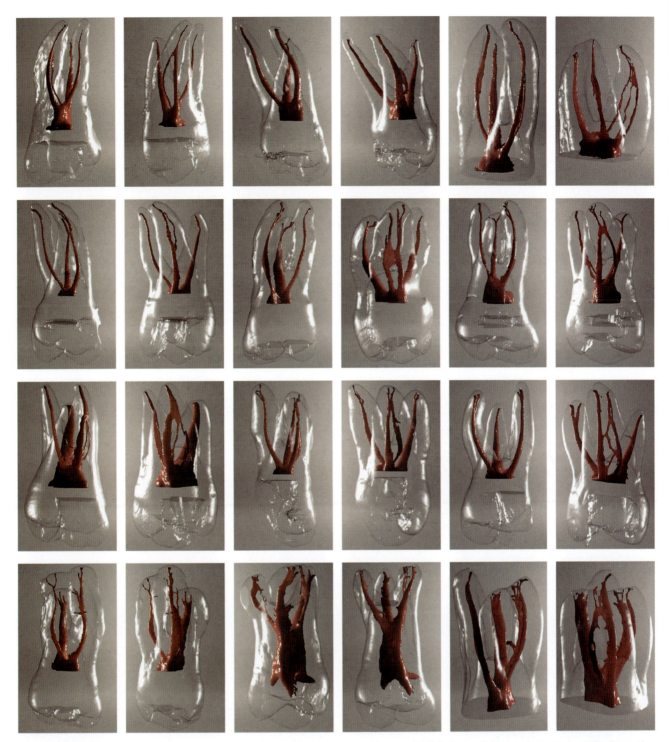

**Figura 7.22** Vistas frontal e lateral de modelos tridimensionais mostrando a variabilidade morfológica dos canais radiculares dos molares superiores.

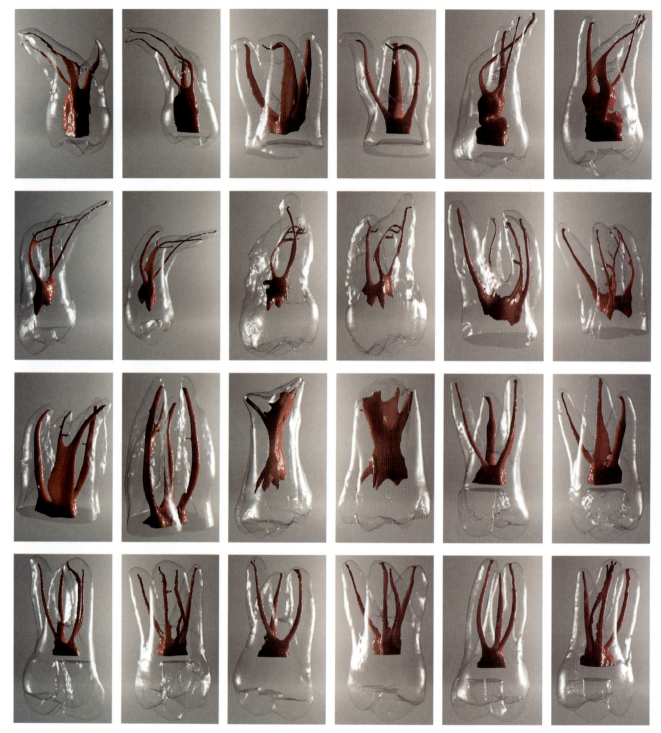

**Figura 7.23** Vistas frontal e lateral de modelos tridimensionais mostrando a variabilidade morfológica dos canais radiculares dos molares superiores.

## Primeiro molar inferior

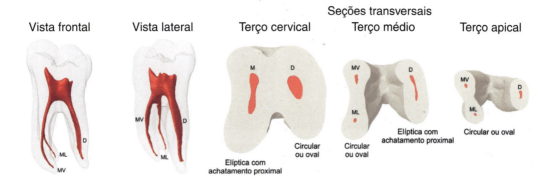

## Segundo molar inferior

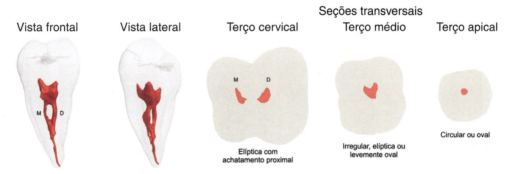

**Figura 7.24** Molares inferiores: vistas frontal, lateral e seções transversais dos terços cervical, médio e apical das raízes mostrando as configurações anatômicas mais frequentes nestes grupos de dentes.

As anomalias dentais são defeitos de formação em função de distúrbios genéticos durante a morfogênese de dentes.[77] A incapacidade de diagnosticar dentes com a anatomia anormal pode levar a erros de diagnóstico e um plano de tratamento que pode causar danos permanentes e perda de dentes. Dessa forma, o clínico deve estar ciente da possível existência de algumas anomalias anatômicas da cavidade pulpar a fim de executar um plano de tratamento adequado. As principais anomalias com impacto na prática endodôntica[108] e das quais se faz necessária uma breve definição, incluem:

- Fusão: dois germes dentários se unem parcial ou totalmente, formando um dente com dupla coroa, duas cavidades pulpares separadas e dois canais radiculares distintos (Figura 7.28A e B)
- Geminação: o germe dentário sofre uma divisão por invaginação, dando origem a um dente com coroa dupla, cavidade pulpar única e canal radicular único (Figura 7.28A-B)
- *Radix entomolaris*: raiz supranumerária localizada na posição distolingual dos molares inferiores (Figura 7.28C)
- *Radix paramolaris*: raiz supranumerária localizada na posição mesiovestibular dos molares inferiores (Figura 7.28D)
- Taurodontismo: caracteriza-se pelo desenvolvimento avantajado da porção coronária da cavidade pulpar, na qual o assoalho da câmara pulpar está deslocado apicalmente (Figura 7.28E)
- Sulco radicular: depressão radicular que pode se iniciar na coroa, estendendo-se em direção apical e que predispõe a problemas periodontais sérios (Figura 7.28F)
- *Dens invaginatus* (*dens in dente*): anomalia de desenvolvimento resultante da invaginação do epitélio interno do órgão dental, em direção à papila dentária, durante a fase de proliferação (capuz). Embora sejam mais frequentes nos incisivos laterais superiores, também podem ser observados nos centrais superiores, incisivos inferiores e outros dentes, em menor proporção. Seu principal significado clínico é a possibilidade de ocorrer necrose do órgão pulpar associada à contaminação bacteriana devido à comunicação anormal da cavidade pulpar com a cavidade bucal. Nesse caso, em razão de sua complexidade, pode dificultar o acesso e a desinfecção do SCR durante o tratamento endodôntico. Segundo Oehlers,[73] essa anomalia pode ser classificada em quatro tipos: tipo I — invaginação restrita à coroa; tipo II — invaginação além da junção amelocementária sem comunicação com o ligamento periodontal; tipo III — invaginação além da junção amelocementária, com comunicação lateral com

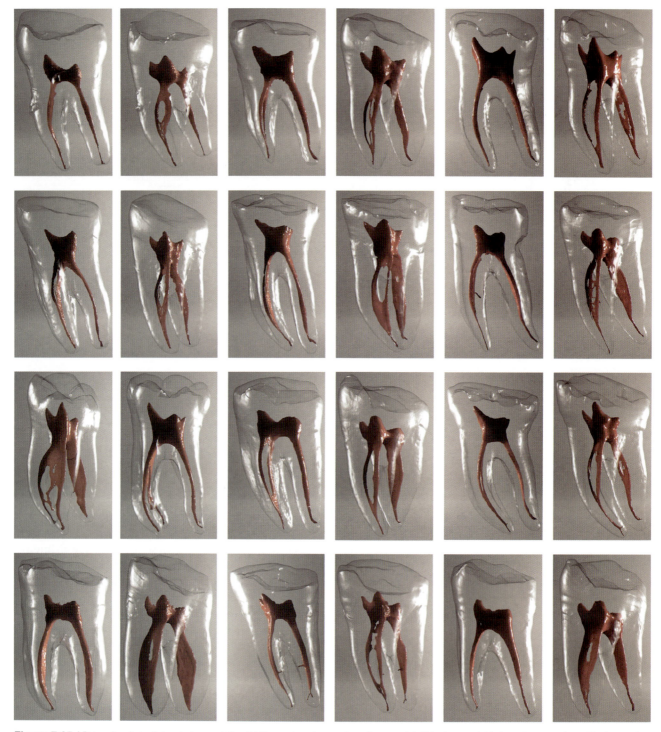

**Figura 7.25** Vistas frontal e lateral de modelos tridimensionais mostrando a variabilidade morfológica dos canais radiculares dos molares inferiores.

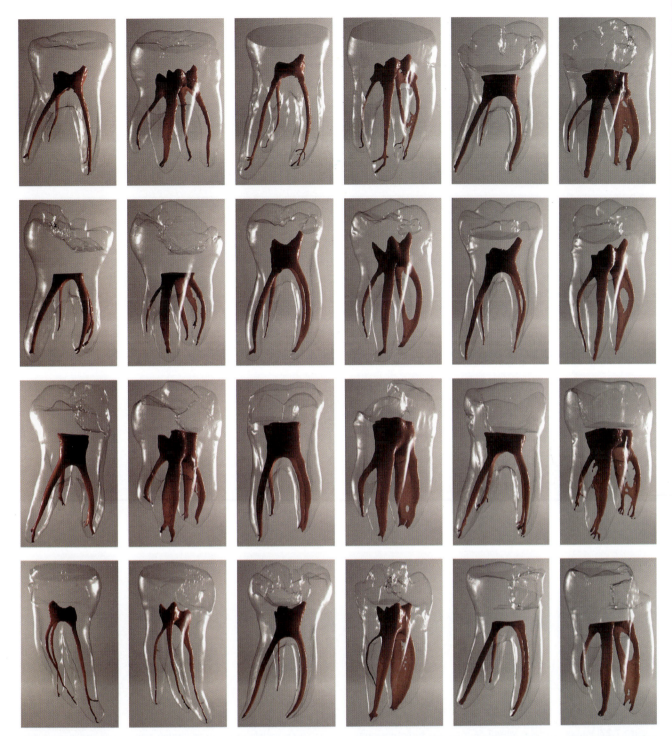

**Figura 7.26** Vistas frontal e lateral de modelos tridimensionais mostrando a variabilidade morfológica dos canais radiculares dos molares inferiores.

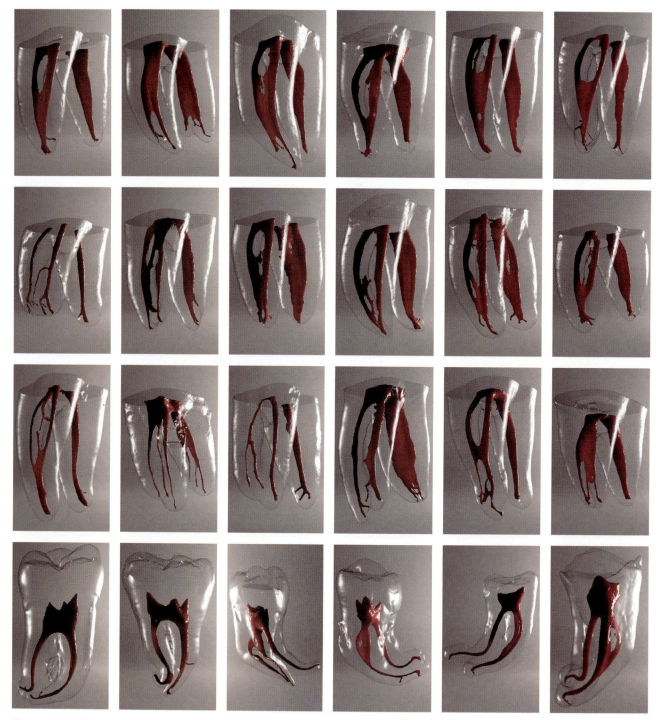

**Figura 7.27** Vistas frontal e lateral de modelos tridimensionais mostrando a variabilidade morfológica dos canais radiculares dos molares inferiores.

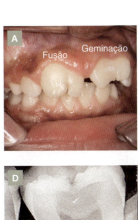
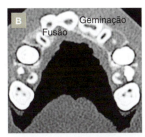
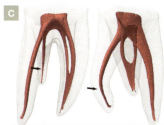
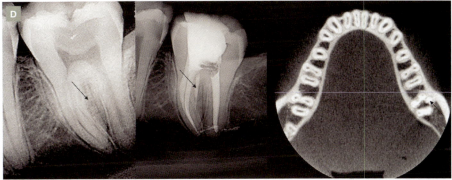
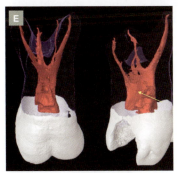
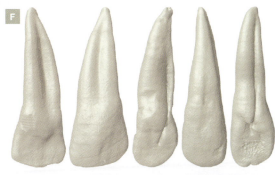
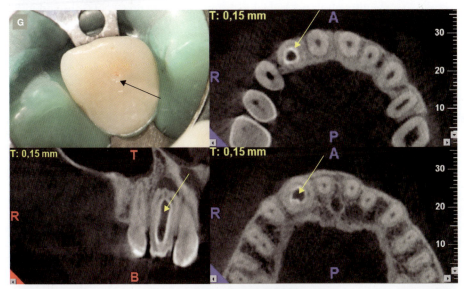
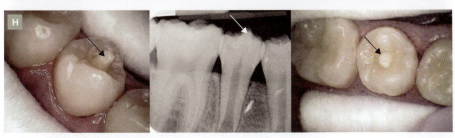

**Figura 7.28** Anomalias de desenvolvimento relacionadas com a cavidade pulpar. **A** e **B.** Fusão e geminação. (Cortesia do Prof. Jorge Martins.) **C.** Vistas frontal e lateral do modelo tridimensional do sistema de canais radiculares de um primeiro molar inferior com *radix entomolaris* (*setas*). **D.** Exames radiográfico e tomográfico de um segundo molar inferior direito com *radix paramolaris* (*setas*) antes e após o tratamento endodôntico. (Cortesia do Prof. Nuno Pinto.) **E.** Vistas frontal e lateral do modelo tridimensional de um segundo molar superior com taurodontismo (*seta* mostrando câmara pulpar bem desenvolvida). **F.** Modelos tridimensionais mostrando a anatomia externa de incisivos superiores apresentando sulcos radiculares (*radicular grooves*). **G.** Visões clínica e tomográfica de um incisivo lateral apresentando morfologia de *dens invaginatus*. A *seta preta* mostra o *foramen coecum* e as *setas amarelas*, o dente com a alteração morfológica. (Cortesia do Dr. Oscar von Stetten.) **H.** Visões clínica e radiográfica de um pré-molar inferior apresentando *dens evaginatus* (*setas*). (Cortesia da Dra. Daniela Bololoi.)

o ligamento periodontal; e tipo IV — invaginação além da junção amelocementária, com comunicação apical com o ligamento periodontal (Figura 7.28G)

- *Dens evaginatus* (cúspide talão): proliferação anormal do epitélio de esmalte no interior do retículo estrelado do órgão de esmalte, resultando em uma protuberância na face palatina dos dentes anteriores ou oclusal dos dentes posteriores. Essa evaginação do epitélio e células da papila subjacente formam um tubérculo de esmalte e dentina, com um canal central conectado à polpa. Em caso de desgaste ou fratura, a polpa pode ser exposta e se necrosar. É mais frequente em pré-molares inferiores, sendo descrito com maior incidência na população asiática (Figura 7.28H).

É ainda importante frisar que a literatura apresenta divergências quanto aos dados estatísticos referentes à frequência de variações da anatomia interna dos dentes permanentes. Esse fato pode ser explicado em virtude das diferenças raciais, da seleção da amostra, do método investigativo e da definição dos parâmetros de mensuração dos pontos anatômicos. Portanto, os dados aqui apresentados precisam ser considerados dentro desse contexto.

## Considerações finais

O resultado dos procedimentos endodônticos cirúrgicos e não cirúrgicos é influenciado diretamente pelas variações na configuração do canal radicular, bem como pela presença de curvaturas e outras anomalias. A alta incidência de irregularidades morfológicas do SCR acaba por tornar impossível sua completa limpeza e desinfecção. É importante salientar que alguns fatores, como o envelhecimento fisiológico ou patológico, a condição de oclusão do dente, bem como a deposição secundária de cemento, podem comprometer ainda mais a complexidade natural do SCR, tornando o preparo químico-mecânico um verdadeiro desafio. Nesse sentido, o clínico precisa conhecer a complexidade estrutural e as variações de configuração da anatomia interna dos diferentes grupos dentários. A associação desses conhecimentos, aliada à interpretação cuidadosa do exame radiográfico ou tomográfico, à realização de um acesso coronário adequado e à exploração detalhada do interior do dente, de preferência sob magnificação, são pré-requisitos essenciais para o sucesso do tratamento endodôntico.

No futuro, em virtude dos avanços tecnológicos (métodos complementares de diagnóstico por imagem, estudos de anatomia com micro-TC, desenvolvimento de recursos imaginológicos de alta resolução, além de novos recursos auxiliares computacionais), será possível realizar o tratamento endodôntico de posse de informações anatômicas essenciais, tais como ângulo e raio de curvatura, diâmetro anatômico, forma do canal radicular, presença de achatamentos e canais acessórios, além de outras, o que tornarão as técnicas de instrumentação, irrigação e obturação mais eficientes, aumentando a qualidade e previsibilidade do tratamento.

As referências bibliográficas deste capítulo estão disponíveis no Ambiente de aprendizagem do GEN | Grupo Editorial Nacional.

# Acesso Coronário e Localização dos Canais Radiculares

## Capítulo 8

Weber S. P. Lopes | Adalberto R. Vieira

O acesso coronário, o preparo químico-mecânico e a obturação do sistema de canais radiculares constituem as três etapas operatórias básicas do tratamento endodôntico. O preparo adequado da cavidade de acesso coronário está intimamente relacionado com a execução satisfatória das etapas subsequentes e, consequentemente, com o sucesso da terapia endodôntica. A inobservância dos princípios ou a negligência na correta realização do acesso quase sempre conduz ao fracasso.[1-3]

Conceitualmente, o acesso coronário pode ser definido como o preparo de uma cavidade na coroa do dente para se ter acesso à cavidade pulpar, representada por câmara pulpar e canal radicular.[4] Várias terminologias são usadas para definir esse tempo operatório: acesso coronário, abertura coronária, preparo coronário, preparo intracoronário, cirurgia de acesso, cavidade de acesso, acesso endodôntico, entre outras.

A abertura coronária é um tempo operatório que engloba desde o acesso à câmara pulpar, seu preparo, até a obtenção da configuração final da cavidade pulpar, sua limpeza, antissepsia e localização dos orifícios de entrada dos canais radiculares.[4,5] Erros durante essa etapa do tratamento podem tornar o canal radicular inoperável e, às vezes, inacessível. Em alguns casos, a permanência do teto da câmara pulpar pode levar ao futuro escurecimento da coroa dentária pela retenção de restos pulpares, sangue e resíduos. Divertículos não removidos podem ainda abrigar bactérias que servem de fonte para infecção secundária do canal. Além disso, pode dificultar ou impedir a localização dos canais, resultando em surgimento, desenvolvimento, persistência ou, até mesmo, na perpetuação da doença endodôntica.[6,7] Segundo Walton e Torabinejad,[8] os erros de diagnóstico e plano de tratamento são as principais causas de falhas do tratamento endodôntico, seguidas imediatamente pela falta de conhecimento da anatomia da cavidade pulpar. Portanto, o operador deve conhecer a anatomia interna dos diversos grupos dentais e capacitar-se para poder realizar o acesso livre e direto aos canais radiculares.[4,9] Destarte, ficam facilitadas as futuras etapas do preparo químico-mecânico e da obturação dos canais radiculares.

É válido ressaltar que a Endodontia, além de exigir conhecimentos científicos básicos para o entendimento do que se executa na prática clínica, é uma disciplina que demanda um adequado treinamento profissional. Devemos ter em mente que não se aprende a realizar acessos coronários apenas por meio de leituras ou aulas expositivas. A abertura coronária é uma manobra autoinstrucional; para isso, recomenda-se aos profissionais iniciantes, que desejam ganhar segurança na realização desse tempo operatório, o treinamento pré-clínico, em dentes humanos extraídos (*ex vivo*), apoiado por um livro-texto bem ilustrado. É importante que, durante esse treinamento, os procedimentos de biossegurança durante a coleta e manuseio dos dentes e os equipamentos de proteção individual não sejam negligenciados.

### Princípios básicos gerais

Antes de iniciar as manobras operatórias do acesso coronário, é fundamental observar alguns princípios básicos. Juntamente ao exame clínico, tomadas radiográficas periapicais, realizadas pela técnica do paralelismo, preferencialmente em dois ângulos, podem ser uma ferramenta auxiliar importante para o planejamento da realização do acesso.[10,11] Tal procedimento poderá fornecer informações preciosas, como a inclinação do dente, a presença e a extensão de cáries, a localização dos cornos pulpares, a presença de calcificações, a relação do teto com a câmara pulpar, a localização da entrada dos canais, o número de canais, curvaturas, lesões perirradiculares e outras estruturas anatômicas. Em algumas situações, uma tomada radiográfica interproximal (*bite-wing*) poderá complementar e auxiliar na visualização de cáries interproximais, na verificação de recidiva de cáries abaixo das restaurações, analisar a profundidade da cárie, a relação do dente com o nível da crista óssea e sua relação com os dentes vizinhos.

Além disso, o exame radiográfico poderá, ainda, contribuir na análise da espessura da estrutura dentária (esmalte e dentina) a ser desgastada para se atingir a câmara pulpar e, assim, visualizar a presença de perfurações e danos ao assoalho que, porventura, tenham sido provocados previamente.[10,11] A observação desses detalhes, somada às condições clínicas apresentadas pelo dente com comprometimento endodôntico, são extremamente relevantes para o planejamento prévio da realização do acesso coronário (Figura 8.1).

De maneira genérica, para facilitar a realização dessa fase, podem ser estabelecidas formas geométricas que estão vinculadas às formas coronárias externas do elemento dentário, uma vez que a anatomia interna assemelha-se à anatomia externa do dente.[12-16] No entanto, mudanças e adaptações podem ser necessárias em função das características individuais de cada caso.[17,18]

Algumas medidas preliminares básicas devem ser tomadas antes de iniciar o acesso propriamente dito:

a. Verificar a inclinação do dente e das raízes no arco dentário.
b. Remoção de toda dentina cariada e das restaurações que impeçam o adequado acesso aos canais radiculares.
c. Alisar as superfícies pontiagudas dos dentes, que possam interferir na colocação do lençol de borracha e facilitar a realização do isolamento absoluto.
d. Remover todos os planos inclinados da coroa, que possam interferir no estabelecimento correto de referências externas, para a futura instrumentação e obturação dos canais radiculares.
e. Estabelecer a área de eleição adequada de acordo com as características anatômicas do elemento dentário.

## Etapas operatórias

As manobras descritas a seguir se relacionam entre si e são comuns a todos os dentes, independentemente do grupo a que pertençam.

## Acesso à câmara pulpar

Esta etapa se inicia com o estabelecimento de uma área de eleição, confecção de uma forma de contorno inicial e direção de trepanação.

A área de eleição é o ponto escolhido para ser iniciado o desgaste do dente. Nos incisivos e caninos superiores, fica na face palatina, 1 a 2 mm abaixo do cíngulo; nos inferiores, na face lingual, 1 a 2 mm acima do cíngulo; nos pré-molares e molares, na face oclusal, junto à fossa central em ambos os arcos.

A forma de contorno inicial é a obtida partindo do ponto de eleição, normalmente utilizando brocas 1557 ou similares, operando em motor de alta rotação, sob refrigeração adequada, com uma velocidade lenta, dando uma conformação apropriada à cavidade e procurando respeitar a anatomia interna do dente. O uso de velocidade lenta permite melhor controle operatório e evita a realização do desgaste excessivo da estrutura dental sadia. Esse cuidado objetiva evitar o enfraquecimento desnecessário da estrutura do dente e o comprometimento da sua futura restauração e resistência à fratura. O operador deve tomar cuidado para realizar o corte em área e direção corretas, apical e lateralmente, sem forçar a broca, com toques leves e suaves. Essa penetração inicial deve ser estendida para o interior do dente, em direção à câmara pulpar, reduzindo a espessura da dentina, contudo, sem atingir a remoção do seu teto, respeitando a forma de contorno padrão de cada grupo dental. Uma medida preventiva importante é que durante essa manobra, antes de se remover o teto da câmara pulpar, toda dentina cariada seja removida, mesmo que isso envolva outras faces do dente.

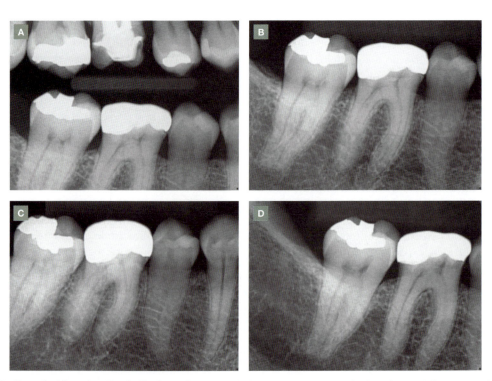

**Figura 8.1** **A.** Radiografia *bite-wing*. **B** a **D.** Radiografias periapicais realizadas com a técnica do paralelismo em três ângulos diferentes: ortorradial, mesiorradial e distorradial, respectivamente. Essas tomadas radiográficas são importantes para o planejamento do acesso coronário.

Após a penetração e o desenho da forma de contorno inicial, com a broca 1557 ou, de preferência, com uma broca esférica diamantada de tamanho compatível com a cavidade (1011, 1012, 1013 e 1014) (Figura 8.2A), deve-se, agora, atingir o teto e penetrar no interior da câmara pulpar. Essa manobra, conhecida como trepanação da câmara pulpar, deve, em condições normais, obedecer à inclinação e à direção de acordo com cada grupo dental. Inicialmente, nos incisivos e caninos, superiores e inferiores, a broca é posicionada perpendicularmente ao longo eixo do dente. Após a penetração, e quando a configuração inicial estiver delimitada, a posição da broca deve ser alterada para o sentido paralelo ao longo eixo do dente, até atingir o interior da câmara pulpar, realizando a trepanação. Nos pré-molares e molares, a broca é posicionada, desde o estabelecimento do ponto de eleição, paralelamente ao longo eixo do dente e em direção ao canal mais volumoso (p. ex., distal dos molares inferiores, palatino dos molares superiores), para realizar a trepanação. Nos casos em que a polpa é mais volumosa, durante a penetração na câmara pulpar, o operador pode ter a sensação de "cair no vazio". No entanto, nos casos em que a câmara está bem calcificada, essa sensação tátil poderá diminuir ou não ser percebida. Uma radiografia interproximal poderá fornecer detalhes sobre a profundidade procurada para penetrar no interior da câmara pulpar (Figura 8.3).

Tecnicamente, esse procedimento poderá sofrer modificações em função da presença de cárie, calcificações, deposição de dentina secundária ou terciária, fraturas coronárias e variações morfológicas e de posição do dente no arco dentário (Figuras 8.4 a 8.7). O bom senso clínico deve ser levado em conta para determinar essa direção (Figuras 8.8 e 8.9). É preferível, até este momento, que todas as manobras sejam executadas sem a colocação do isolamento absoluto. A sua presença poderia induzir a um erro

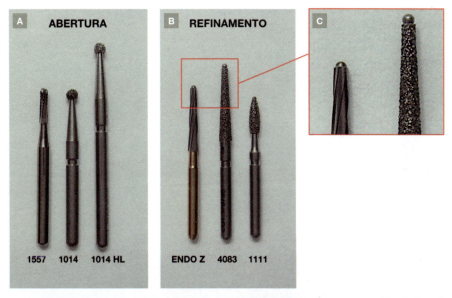

**Figura 8.2 A e B.** Brocas que podem ser utilizadas para abertura e refinamento do acesso coronário. **C.** Detalhe em maior aumento das brocas Endo Z e 4083 evidenciando a ponta inativa dos instrumentos para a proteção do assoalho da câmara pulpar durante a fase de refinamento do acesso coronário.

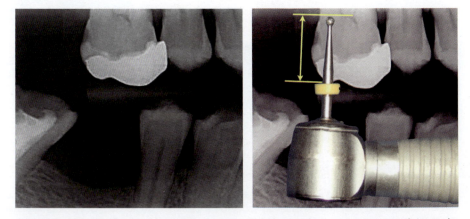

**Figura 8.3** Nos casos em que há dificuldade de planejar a profundidade de câmaras pulpares atrésicas e/ou calcificadas, recomenda-se verificar a profundidade por meio de uma radiografia interproximal (*bite-wing*) e transportar a medida para a broca, com o uso de um cursor de borracha.

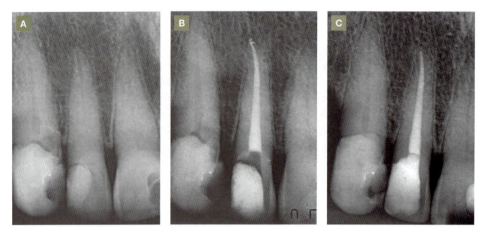

**Figura 8.4 A.** Presença de calcificação na câmara pulpar dos incisivos central e lateral. Observar que a calcificação no incisivo lateral avança até o segmento médio da raiz. **B.** Conclusão do tratamento endodôntico. **C.** Controle radiográfico com 13 anos. A presença de calcificação pode causar erros no momento da trepanação na câmara pulpar.

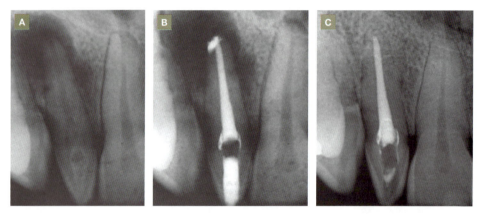

**Figura 8.5 A.** *Dens invaginatus* (*dens in dente*) afetando incisivo lateral superior. **B.** Pós-operatório imediato evidenciando a obturação do canal radicular. **C.** Controle radiográfico de 18 anos após a conclusão do tratamento endodôntico. A presença de *dens invaginatus* pode levar a erros no momento da trepanação da câmara pulpar.

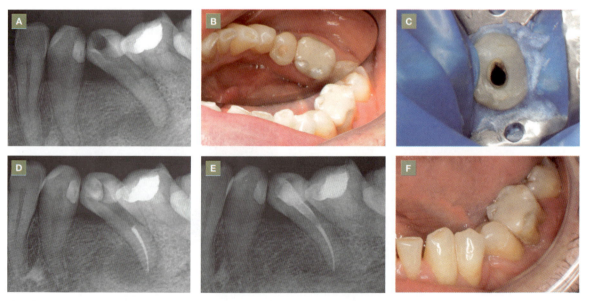

**Figura 8.6 A.** Radiografia inicial evidenciando o ângulo de inclinação acentuado na direção mesial em relação ao eixo longitudinal do segundo pré-molar inferior esquerdo. **B** e **C.** Vista oclusal do aspecto da cavidade de acesso. **D.** Radiografia final com presença da lesão perirradicular. **E** e **F.** Controle clínico e radiográfico de 2 anos confirmando a reparação da lesão perirradicular e o respeito ao ângulo de inclinação do dente. A inobservância do grau de inclinação do dente pode causar desvios e perfurações radiculares durante as manobras do acesso coronário.

Capítulo 8 | Acesso Coronário e Localização dos Canais Radiculares 227

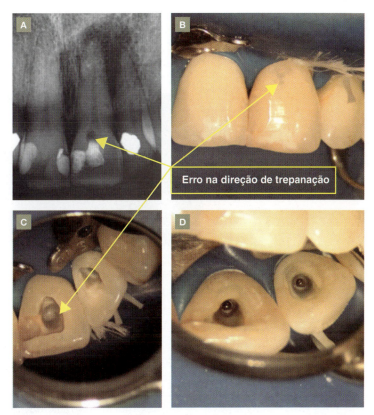

**Figura 8.7 A.** Radiografia inicial. *Seta* mostrando área radiolúcida correspondente ao desgaste excessivo na direção vestibular da coroa do incisivo superior esquerdo. **B** e **C.** *Setas* evidenciando a remoção excessiva do suporte dentinário da câmara pulpar causada pelo desvio durante a manobra da abertura coronária, vistas vestibular e palatina, respectivamente. **D.** Aberturas coronárias corretas seguindo o longo eixo dos dentes incisivos central e lateral superiores esquerdos.

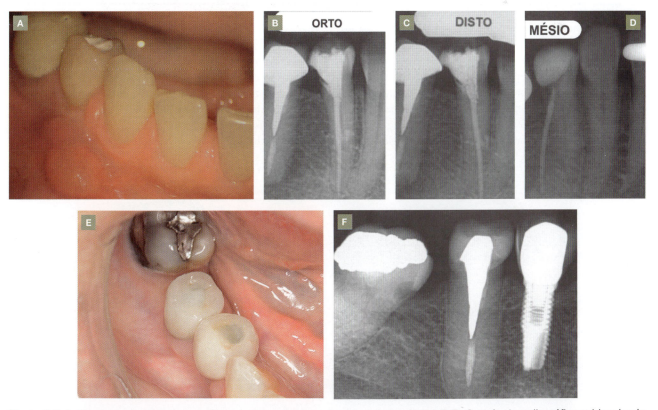

**Figura 8.8 A.** Presença de edema na região apical do primeiro pré-molar inferior direito. **B-D.** Sequência radiográfica evidenciando o cone de obturação deslocado e inserido no osso alveolar mandibular. **E** e **F.** Controle clínico e radiográfico de 2 anos após a substituição do primeiro pré-molar inferior direito por implante dentário.

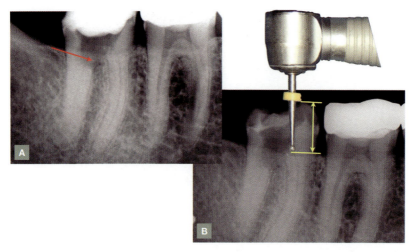

**Figura 8.9 A.** Radiografia mostrando área radiolúcida referente à perfuração do assoalho da câmara pulpar do segundo molar inferior (*seta vermelha*). Este acidente é bastante comum quando não se observa a distância entre a referência externa e o assoalho da câmara. **B.** Observar a *seta amarela* indicando a possível distância entre o assoalho da câmara pulpar e a referência externa do dente.

de direção e inclinação dos cortes, produzindo acidentes, tais como abertura insuficiente ou inadequada, degraus, perfurações de uma das paredes da câmara, danos ao assoalho, preparo demasiadamente extenso lateralmente e inadequado em profundidade. Uma vez atingida a trepanação, realiza-se o isolamento absoluto do campo operatório, com a colocação de grampo e lençol de borracha, para poder dar início ao preparo da câmara pulpar.

### Preparo da câmara pulpar

Após a colocação do isolamento absoluto e antissepsia do campo operatório, inicia-se a preparação da câmara pulpar. Essa etapa consiste na remoção de todo restante da parede do teto e no preparo das paredes laterais da câmara pulpar. Para essa manobra, podem ser utilizadas brocas esféricas e troncas cônicas diamantadas de pontas inativas (Endo Z, 3081, 3082, 3083, ou 4081, 4083) (Figura 8.2B e C). Ao se utilizarem as brocas esféricas, elas devem ser trabalhadas no sentido de dentro para fora, sem tocar no assoalho da câmara. As brocas de corte ativo não devem tocar o assoalho, pois, além do risco de causar alterações na morfologia, podem obliterar as entradas dos canais radiculares, dificultando sua futura localização e penetração.

Preferencialmente, devemos utilizar as brocas sem corte na ponta, que podem ser apoiadas no assoalho da câmara, sem o risco de causar danos. Permitem realizar um desgaste lateral da cavidade pulpar, percorrendo todos os seus ângulos, produzindo uma ligeira expulsividade nas suas paredes. Caso haja a necessidade de trabalhar o assoalho, quando ele apresentar calcificações, nódulos ou for atingido por processos de cárie muito avançados, deve-se antes explorar e tentar localizar as entradas dos canais radiculares. O uso de brocas esféricas de baixa rotação, broca tipo LN e de insertos ultrassônicos especiais de diferentes formas e tamanhos poderão ser extremamente úteis para romper calcificações e auxiliar a localizar o orifício de entrada do canal (Figuras 8.10 a 8.12).[19]

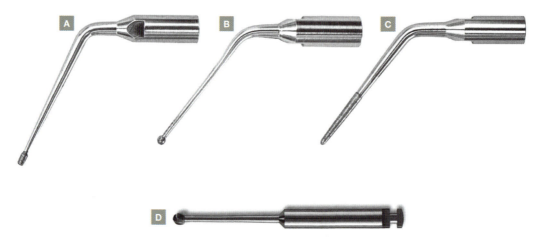

**Figura 8.10 A a C.** Insertos ultrassônicos especiais de diferentes formas e tamanhos utilizados para romper calcificações e auxiliar na localização do orifício de entrada do canal radicular. (Imagens gentilmente cedidas pela Helse Indústria e Comércio Ltda.). **D.** Broca LN esférica que poderá ser utilizada, em baixa rotação, com os mesmos objetivos descritos acima para os insertos ultrassônicos.

Capítulo 8 | Acesso Coronário e Localização dos Canais Radiculares    229

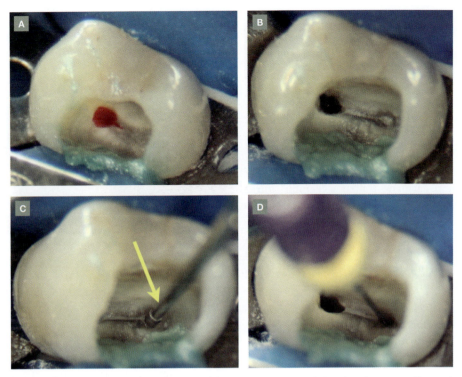

**Figura 8.11 A** a **C.** Sequência de fotos mostrando a utilização de inserto ultrassônico (*seta*) para auxiliar na localização do canal palatino calcificado do pré-molar superior. **D.** Instrumento endodôntico tipo K nº 10 inserido no canal palatino após a remoção do tecido calcificado pela ponta ultrassônica.

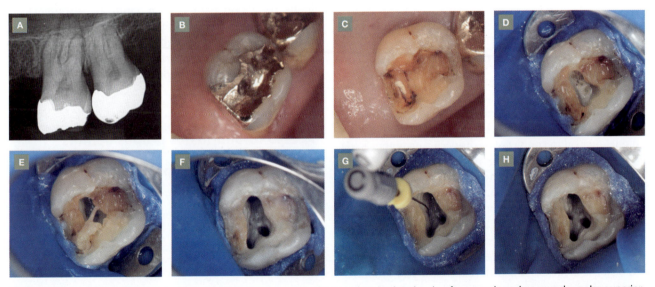

**Figura 8.12 A.** Radiografia inicial evidenciando a presença de nódulo pulpar no interior da câmara pulpar do segundo molar superior. **B.** vista oclusal da restauração metálica. **C.** Aspecto da estrutura dentária após remoção completa da restauração metálica. **D.** Vista oclusal da forma de contorno do acesso coronário com a presença do nódulo pulpar. **E.** Aspecto do nódulo pulpar após o seu deslocamento da cavidade pulpar. **F.** Forma de contorno do acesso coronário após remoção do nódulo pulpar. **G.** Instrumento endodôntico localizando a entrada do segundo canal da raiz mesiovestibular (MV2). **H.** Aspecto final da cavidade (forma de conveniência). Observar o acesso direto aos canais da raiz mesiovestibular (MV1 e MV2), canal distovestibular (DV) e canal palatino (P).

Uma sonda endodôntica tipo Rhein (Figura 8.13), ou mesmo um instrumento endodôntico de pequeno calibre, pode ser utilizado para auxiliar e manter os orifícios de entrada dos canais sempre visíveis.[4,12] Lavagens intermitentes, durante o preparo, com uso de solução irrigadora, são altamente recomendáveis, porque auxiliam a manter o campo limpo.[20,21] Cuidados devem ser tomados para evitar forçar o conteúdo da câmara pulpar para o interior do canal radicular. As projeções e os restos do teto da câmara, além de poderem dificultar o posterior acesso ao canal radicular, podem abrigar dentina cariada, detritos, biofilme bacteriano, sangue e outros elementos capazes de ocasionar a contaminação do canal, além do risco de alterar a cor da coroa dentária.[22,23]

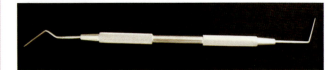

**Figura 8.13** Sonda endodôntica tipo Rhein utilizada para auxiliar na localização da entrada dos canais.

## Forma de conveniência

Essa etapa operatória é realizada com a intenção de dar uma conformidade à cavidade pulpar e facilitar outros procedimentos operatórios. Poderão ser utilizadas brocas diamantadas em forma de chama de vela, tipo 1111, brocas tronco-cônicas de ponta inativa (Endo Z, 3081, 3083, 4083) ou insertos ultrassônicos de diversos formatos, com ou sem diamantes (Figuras 8.2B e C e 8.14).

A forma de conveniência visa:

a. Facilitar o franco acesso dos instrumentos endodônticos ao canal radicular.
b. Possibilitar a visualização e dar linhas diretas às paredes da cavidade pulpar em direção às entradas dos canais (acesso direto e reto aos canais).
c. Permitir que a cavidade adquira paredes lisas e planas, para favorecer a visualização adequada dos orifícios de entrada dos canais radiculares.
d. Simplificar todas as manobras operatórias de instrumentação e de obturação dos canais radiculares.

## Limpeza e antissepsia do campo operatório

Esta etapa é essencial para que se inicie o tratamento dos canais radiculares.[24,25] Todo tecido cariado, placa bacteriana, cálculo, gengiva hiperplásica, restaurações imperfeitas ou qualquer outra condição que impeça a manutenção da cadeia asséptica devem ser rigorosamente removidos. Esse cuidado deve ser realizado antes de se iniciarem os procedimentos de acesso coronário.

Logo após a realização da trepanação, o dente receberá o isolamento absoluto. Em seguida, com o auxílio de uma gaze estéril, embebida em solução de hipoclorito de sódio em uma concentração entre 2,5 e 5,25% (ou clorexidina a 2% ou álcool iodado), realiza-se a descontaminação do campo operatório, incluindo lençol de borracha, grampo e dente.[24,25] Após a antissepsia do campo operatório, lavagens frequentes da câmara pulpar com solução irrigadora antimicrobiana devem ser realizadas durante todas as etapas do acesso e localização da entrada dos canais radiculares. Essas medidas são fundamentais para garantir a limpeza e a desinfecção da cavidade pulpar, evitar alteração cromática da coroa e prevenir que fragmentos de esmalte, dentina, amálgama, metais restauradores, cimentos e outros materiais sejam inadvertidamente introduzidos no interior do canal radicular. A quebra da cadeia asséptica, durante toda ou qualquer fase operatória, poderá comprometer gravemente os resultados do tratamento, favorecendo uma infecção secundária e

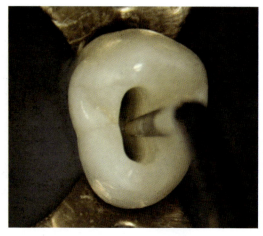

**Figura 8.14** Inserto ultrassônico utilizado para refinamento da cavidade de acesso endodôntico. Notar que a visibilidade melhora em virtude da ausência das cabeças das peças de alta e baixa rotação que normalmente impedem a visão direta da cavidade.

contribuir substancialmente para o fracasso do tratamento endodôntico.[6,7,25,26]

O acesso coronário poderá sofrer alterações futuras na sua forma de contorno e/ou configuração final à medida que o procedimento de instrumentação seja iniciado. Essas retificações visam melhorar e aprimorar a qualidade do acesso para facilitar tanto a instrumentação quanto os futuros procedimentos de obturação.[27] Além disso, poderá auxiliar na melhora da qualidade do fluxo e refluxo da solução irrigadora e aumentar a segurança do uso de instrumentos endodônticos durante a modelagem dos canais radiculares.[9,21,28]

## Acesso coronário dos grupos dentais

### Incisivos e caninos superiores[4,5,12,13,29,30]

Área de eleição

Área mais central da superfície palatina, próxima do cíngulo.

Direção de trepanação

A penetração inicial é realizada com a broca operada perpendicularmente à linha do longo eixo do dente. Penetra-se, em profundidade, em toda a espessura do esmalte. Posteriormente, modifica-se a direção de sua inclinação, de modo que ela fique paralela ao longo do eixo do dente, aprofundando alguns milímetros, diminuindo a espessura da dentina em direção à câmara sem, contudo, nela penetrar.

Forma de contorno inicial

Triangular regular, com a base voltada para incisal e o vértice voltado para o cíngulo. A forma de contorno inicial estende-se 2 a 3 mm da borda incisal e aproximadamente 2 mm em direção ao cíngulo. Nos caninos superiores, particularmente, pode ser necessária maior extensão no sentido cervicoincisal, por causa da presença do divertículo central, o qual é voltado em direção à cúspide. Essa característica anatômica pode conferir aos caninos superiores uma forma lanceolada ou de chama de vela. Em seguida, com a broca posicionada e mantida paralela ao longo do dente, realiza-se a trepanação.

Preparo da câmara pulpar

Remoção completa do teto e preparo das paredes vestibular e palatina da câmara pulpar, trabalhando com a broca de dentro para fora. Remove-se os divertículos pulpares e complementa-se, tanto quanto possível, a forma de contorno inicial.

Configuração final da câmara pulpar (forma de conveniência)

Remoção das anfractuosidades, regularização e alisamento dos ângulos mesial e distal do vértice da câmara pulpar, remoção da projeção dentinária na região do cíngulo, proporcionando, ao final do preparo, um acesso direto e amplo ao canal.

Limpeza e antissepsia da cavidade

Seguir de acordo com as normas gerais descritas (Figuras 8.15 a 8.19).

## Pré-molares superiores[4,5,12,13,31,32]

Área de eleição

Área central da superfície oclusal, junto à fossa central.

Direção de trepanação

Vertical, paralela ao longo eixo do dente.

Forma de contorno inicial

Forma cônico-ovoide, achatada no sentido mesiodistal, com extensões maiores de preparo no sentido vestibulopalatino. Remove-se toda a dentina cariada restante, se ainda existente, de acordo com as normas gerais descritas. Logo a seguir, com a broca operando paralelamente ao longo eixo do dente, realiza-se a trepanação do teto da câmara pulpar, no sentido do canal palatino. No caso da presença de um único canal, o local será central, ligeiramente inclinado em direção ao corno pulpar palatino.

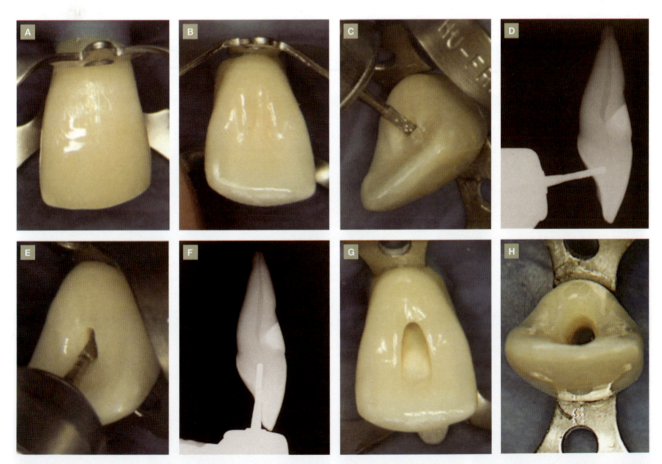

**Figura 8.15 A** e **B.** Vistas vestibular e palatina do incisivo central superior. **C** e **D.** Fotografia e radiografia com a broca em posição perpendicular ao longo eixo do dente no início do procedimento da abertura endodôntica. **E** e **F.** Fotografia e radiografia com a broca em posição paralela ao longo eixo do dente para se obter acesso direto ao canal radicular. **G** e **H.** Vistas palatina e oclusal do aspecto final da cavidade (forma de conveniência).

232 Endodontia | Biologia e Técnica

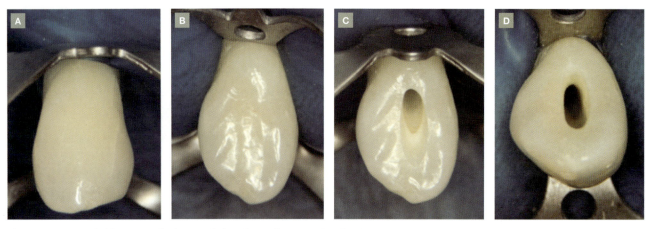

**Figura 8.16 A** e **B.** Vistas vestibular e palatina do canino superior. **C** e **D.** Vistas palatina e oclusal do aspecto final da cavidade (forma de conveniência).

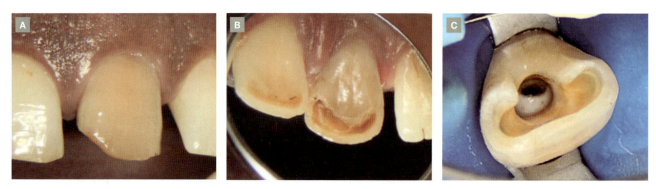

**Figura 8.17 A** e **B.** Vistas vestibular e palatina do incisivo central superior esquerdo. **C.** Acesso coronário com a forma de contorno alterada em virtude de desgaste coronário e lesão cariosa.

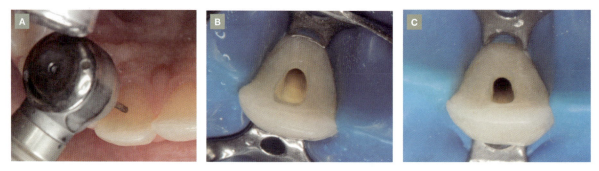

**Figura 8.18 A.** Broca carbide 1557 posicionada no ponto de eleição da face palatina do incisivo central superior durante a fase inicial do acesso coronário. **B** e **C.** Vistas oclusais do aspecto final do acesso coronário do incisivo superior.

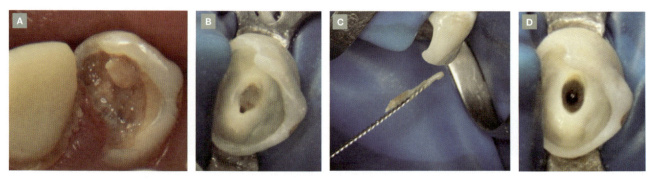

**Figura 8.19 A.** Extensa lesão cariosa no canino superior esquerdo. **B.** Remoção de todo o tecido cariado. **C.** Polpa em estado de necrose removida durante o acesso ao canal radicular. **D.** Aspecto final da cavidade endodôntica com formas de contorno e conveniência determinadas pela remoção do tecido cariado.

## Preparo da câmara pulpar

Realizam-se a remoção completa do teto e o preparo das paredes laterais da câmara pulpar. Complementa-se, tanto quanto possível, a forma cônica elíptica achatada no sentido mesiodistal da cavidade pulpar.

## Configuração final da câmara pulpar (forma de conveniência)

Com o auxílio de uma sonda endodôntica tipo Rhein ou de um instrumento endodôntico tipo K de diâmetro compatível com o do orifício de entrada do canal (6, 8, 10 ou 15), observam-se a direção e a inclinação com a sua exploração inicial. A seguir, verifica-se a necessidade de realização de desgastes compensatórios, a fim de permitir um acesso reto e direto ao canal ou canais radiculares.

## Limpeza e antissepsia da cavidade

De acordo com as normas gerais descritas (Figuras 8.20 a 8.24).

## Molares superiores[4,5,12,13,33-36]

### Área de eleição

Na superfície oclusal, no centro da fossa mesial.

### Direção de trepanação

Vertical, paralela ao longo eixo do dente.

### Forma de contorno inicial

Triangular, com a base voltada para vestibular e o vértice voltado para a palatina. A forma de contorno inicia-se no centro da fossa mesial, próximo à cúspide mesiovestibular. Desse ponto, segue em direção distal, até ultrapassar o sulco oclusovestibular. Posteriormente, continua em direção palatina, atravessa a fossa central, para se unir novamente ao ponto inicial junto à cúspide mesiovestibular. Assim, obtém-se uma forma triangular irregular ampla. A seguir, aprofunda-se a penetração da broca, operada paralelamente ao longo eixo do dente. No momento da trepanação, a broca deverá mudar um pouco sua posição e ser colocada com ligeira inclinação na direção do canal palatino.

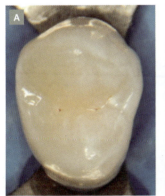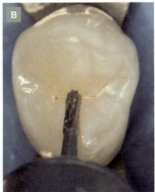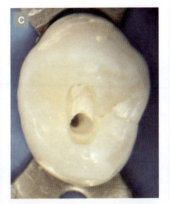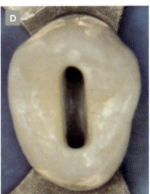

**Figura 8.20 A.** Vista oclusal do pré-molar superior. **B.** Broca no centro da superfície oclusal evidenciando o ponto de eleição para o início do acesso coronário. **C.** Rompimento do teto da câmara pulpar que normalmente se inicia pelo lado palatino nos pré-molares superiores. **D.** Vista oclusal do aspecto final da cavidade (forma de conveniência). Observar as entradas dos canais vestibular e palatino.

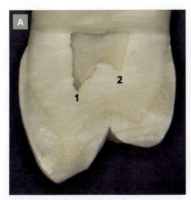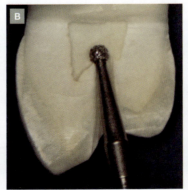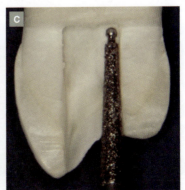

**Figura 8.21 A.** Corte longitudinal do pré-molar superior. Observar câmara pulpar com os seus divertículos vestibular (1) e palatino (2), onde se alojam os cornos pulpares vestibular e palatino, respectivamente. **B.** Broca esférica em posição para a remoção do teto da câmara pulpar. **C.** Aspecto final da cavidade (forma de conveniência) evidenciando a remoção do teto da câmara para se obter o acesso direto aos canais radiculares.

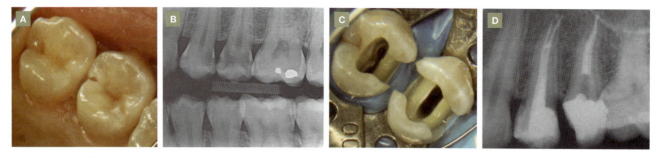

**Figura 8.22 A.** Vista oclusal dos pré-molares superiores apresentando lesões cariosas. **B.** Radiografia *bite-wing* mostrando que as lesões cariosas são maiores do que aparentavam no exame clínico. **C.** Aspecto das cavidades de acesso que tiveram as suas formas de contorno alteradas por causa da extensão das lesões cariosas. **D.** Radiografias evidenciando a obturação dos canais radiculares.

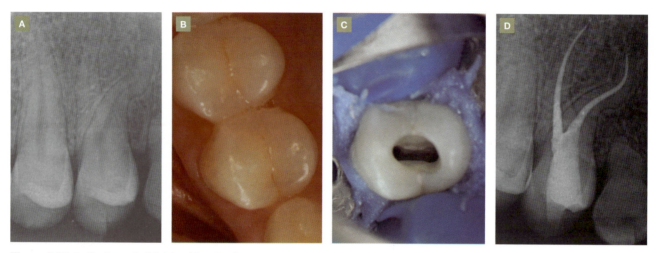

**Figura 8.23 A.** Radiografia inicial evidenciando a presença da dilaceração da raiz palatina do primeiro pré-molar superior direito. **B.** Vista oclusal do primeiro pré-molar superior direito. **C.** Aspecto final do acesso coronário. **D.** Radiografia final evidenciando diferentes detalhes da forma final do acesso coronário e da obturação dos canais radiculares.

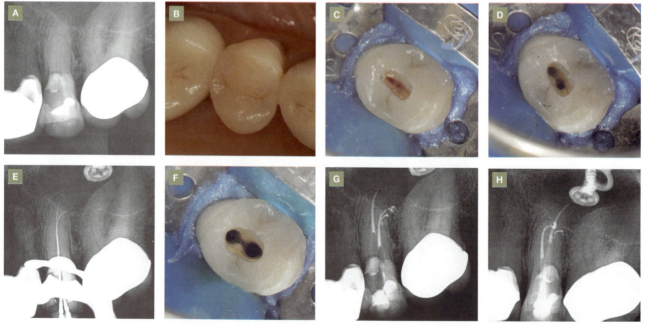

**Figura 8.24 A.** Radiografia inicial evidenciando a dificuldade do acesso à câmara pulpar e aos canais radiculares do segundo pré-molar superior esquerdo. **B.** Vista oclusal do segundo pré-molar superior esquerdo. **C.** Aspecto inicial do acesso coronário. **D.** Aspecto inicial da forma de contorno do acesso coronário. **E.** Radiografia de odontometria. **F.** Aspecto final do acesso coronário. **G.** Radiografia final evidenciando detalhes da obturação dos canais radiculares. **H.** Controle radiográfico de 14 meses após a conclusão do tratamento endodôntico.

## Preparo da câmara pulpar

Remoção completa do teto e preparo das paredes laterais da câmara pulpar.

## Configuração final da câmara pulpar (forma de conveniência)

Observando os critérios anatômicos de normalidade, deve-se reproduzir a anatomia da câmara pulpar e o número de canais dos molares superiores. O primeiro molar é o mais volumoso e possui, quase sempre, quatro canais, sendo dois localizados na raiz mesiovestibular. O canal localizado mais próximo da cúspide mesiovestibular recebe o mesmo nome da cúspide, também sendo chamado MV1. O canal situado mais para a palatina é denominado mesiopalatino ou MV2. As raízes distovestibular e palatina apresentam, normalmente, cada uma, um único canal: o distovestibular e o palatino, respectivamente. Em função das variações anatômicas, o primeiro molar superior poderá apresentar, com menor frequência, três ou, muito raramente, até cinco canais. Estudos recentes com tomografia computadorizada têm revelado uma grande variação no número de canais dos molares superiores.[33-36]

## Limpeza e antissepsia da cavidade

De acordo com as normas gerais descritas (Figuras 8.25 a 8.31).

## Incisivos e caninos inferiores[4,5,12,13,37-41]

### Área de eleição

Área mais central da superfície lingual, próxima do cíngulo.

### Direção de trepanação

É realizada em duas manobras. Primeiramente a penetração inicial é operada com a broca de forma perpendicular à linha do longo eixo do dente. Penetra-se em profundidade em toda a espessura do esmalte. Posteriormente, modifica-se a direção da broca, situada ainda no mesmo ponto central inicial, operando agora na direção paralela ao longo eixo do dente, aprofundando alguns milímetros em direção à câmara pulpar, sem nela penetrar.

### Forma de contorno inicial

Triangular, com a base voltada para incisal e o vértice voltado para o cíngulo. Estende-se até aproximadamente 2 mm da borda incisal e 1 a 2 mm acima do cíngulo. Como podemos observar, a forma de abertura é muito semelhante à dos incisivos e caninos superiores, mas, comparativamente, mais estendida nos sentidos incisal e lingual. Esse fato deve-se à característica anatômica desses dentes, que têm uma forma achatada no sentido mesiodistal e, algumas vezes, apresentam bifurcação em função da presença de dois canais. Nos caninos inferiores, particularmente, pode ser necessária maior extensão no sentido cervicoincisal, por causa da presença do divertículo incisal mediano. Assim, o canino poderá apresentar uma conformação mais ovalada em relação aos incisivos inferiores.

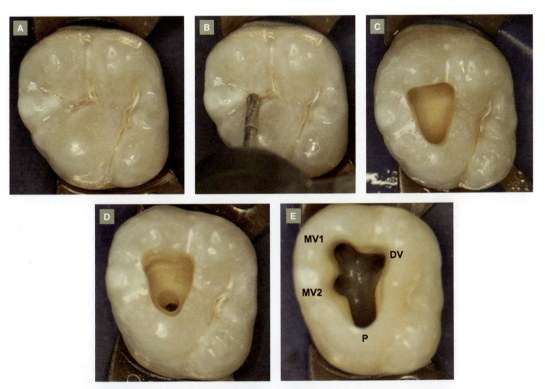

**Figura 8.25 A.** Vista oclusal do primeiro molar superior. **B.** Broca na fossa mesial da superfície oclusal evidenciando o ponto de eleição para o início do acesso coronário. **C.** Forma de contorno da cavidade de acesso. **D.** Rompimento do teto da câmara pulpar que normalmente se inicia pelo lado palatino nos molares superiores. **E.** Vista oclusal do aspecto final da cavidade (forma de conveniência). Observar o acesso direto aos canais da raiz mesiovestibular (MV1 e MV2), canal distovestibular (DV) e canal palatino (P).

236  Endodontia | Biologia e Técnica

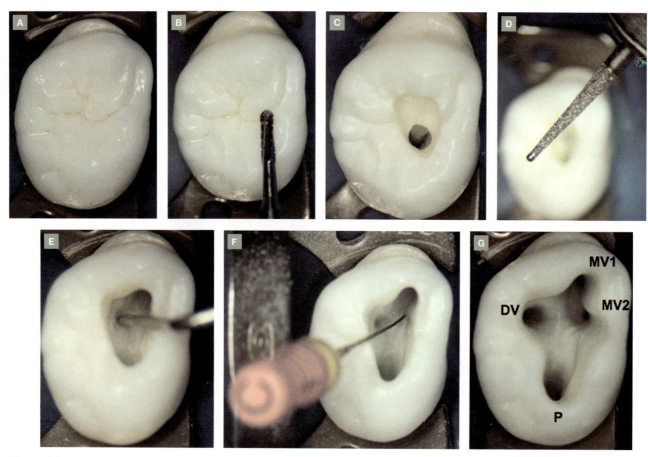

**Figura 8.26 A.** Vista oclusal de um terceiro molar superior. **B.** Broca na fossa mesial da superfície oclusal evidenciando o ponto de eleição para o início do acesso coronário. **C.** Rompimento do teto da câmara pulpar que normalmente se inicia pelo lado palatino nos molares superiores. **D.** Broca com ponta inativa para finalizar a remoção do teto da câmara pulpar sem risco de lesar o seu assoalho. **E.** Sonda endodôntica tipo Rhein localizando a entrada do canal distovestibular. **F.** Instrumento endodôntico localizando a entrada do segundo canal da raiz mesiovestibular (MV2). **G.** Vista oclusal do aspecto final da cavidade (forma de conveniência). Observar o acesso direto aos canais da raiz mesiovestibular (MV1 e MV2), canal distovestibular (DV) e canal palatino (P).

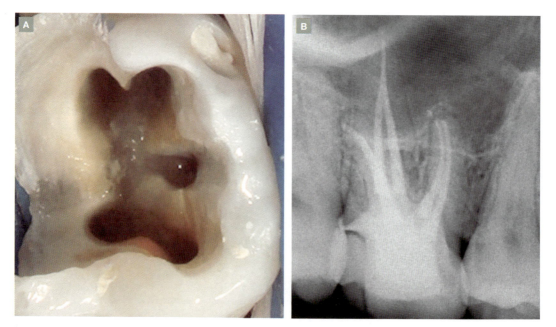

**Figura 8.27 A.** Primeiro molar superior com cinco canais. **B.** Radiografia da obturação dos canais radiculares evidenciando dois canais na raiz mesial, dois na raiz palatina e um canal na raiz distal. Observar formas de contorno e conveniência assumidas pela remoção da restauração anterior e posição dos canais radiculares.

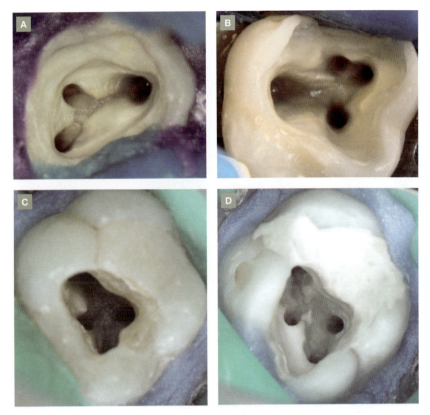

**Figura 8.28 A** a **D.** Acessos coronários de molares superiores.

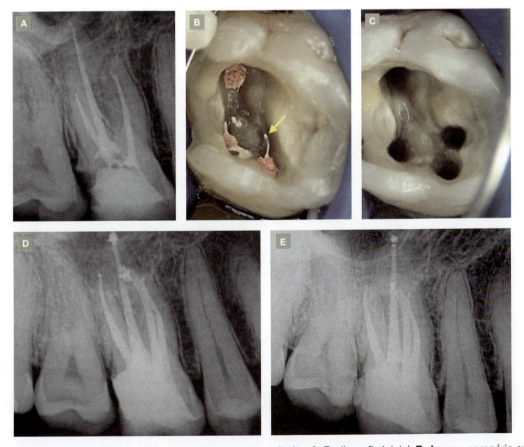

**Figura 8.29** Retratamento endodôntico do primeiro molar superior direito. **A.** Radiografia inicial. **B.** Acesso coronário evidenciando somente o cimento endodôntico preenchendo o canal MV2 (*seta*). **C.** Aspecto da abertura coronária após reinstrumentação dos 4 canais do primeiro molar superior direito. **D.** Pós-operatório imediato. **E.** Preservação de 3 anos.

238  Endodontia | Biologia e Técnica

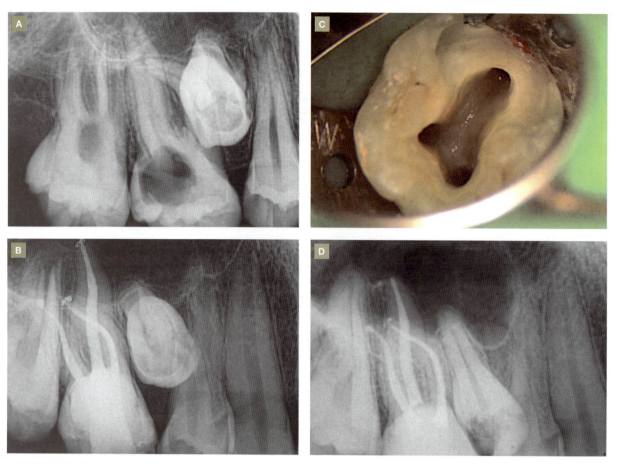

**Figura 8.30 A.** Radiografia do primeiro molar superior direito mostrando extensa lesão cariosa. **B.** Acesso coronário com a forma de contorno alterada em função da remoção total do tecido cariado. **C.** Pós-operatório imediato. **D.** Proservação com 3 anos.

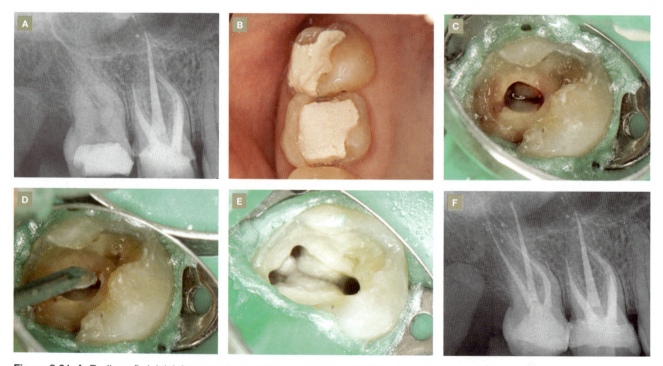

**Figura 8.31 A.** Radiografia inicial do segundo molar superior. **B.** Vista oclusal evidenciando a estrutura coronária remanescente coberta por restauração temporária. **C.** Aspecto inicial da forma de contorno do acesso coronário. **D.** Inserto ultrassônico auxiliando na forma de contorno e conveniência do acesso coronário para facilitar os procedimentos operatórios do tratamento endodôntico. **E.** Aspecto final do acesso coronário. **F.** Aspecto radiográfico final do tratamento endodôntico.

Preparo da câmara pulpar

Remoção completa do teto e preparo das paredes laterais da câmara pulpar, sobretudo das paredes vestibular e lingual.

Configuração final da câmara pulpar (forma de conveniência)

Remoção das anfractuosidades, regularização e alisamento dos ângulos mesial e distal do vértice da câmara pulpar, remoção da projeção dentinária na região do cíngulo para remoção do ombro lingual, proporcionando, ao final do preparo, um acesso direto e amplo ao canal.

Limpeza e antissepsia da cavidade

De acordo com as normas gerais descritas (Figuras 8.32 a 8.35).

## Pré-molares inferiores[4,5,12,13,42-44]

Área de eleição

Área central da superfície oclusal junto à fossa central, com discreta tendência para a mesial do dente.

Direção de trepanação

Direção vertical, paralela ao longo eixo do dente. A penetração inicial se faz com a broca dirigida paralelamente à linha do longo eixo do dente, aprofundando-se alguns milímetros, em direção à câmara pulpar, sem nela penetrar. Observar, durante a trepanação, que a coroa desses dentes quase sempre apresenta uma inclinação lingual bem acentuada em relação à linha do longo eixo da raiz. Erros, neste momento, podem provocar acidentes (degrau, desvios e perfurações).

Forma de contorno inicial

Forma cônico-ovoide, que deve ser iniciada pelo alargamento da área do ponto de eleição, aprofundamento da broca em direção à câmara pulpar, com maior dimensão no sentido vestibulolingual, para favorecer a eliminação das angulações do teto. Remove-se toda a dentina cariada restante, se ainda existente, de acordo com as normas gerais descritas. Logo a seguir, com a broca operando paralelamente ao longo do eixo do dente, realiza-se a trepanação do teto da câmara pulpar. No caso da presença de um único canal, a forma de contorno poderá assumir um aspecto mais circular. No entanto, diante das possíveis variações anatômicas, podem existir dois ou três canais. Nesses casos, a forma de contorno poderá se apresentar ligeiramente achatada no sentido mesiodistal ou mesmo no sentido vestibulolingual, com um aspecto mais elíptico. Entretanto, essas mudanças estarão diretamente relacionadas com a anatomia interna dos canais, a localização e o número de raízes.

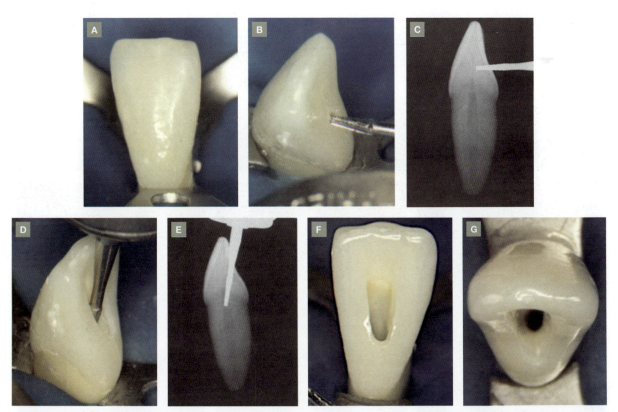

**Figura 8.32 A.** Vista vestibular do incisivo central inferior. **B** e **C.** Fotografia e radiografia com a broca em posição perpendicular ao longo eixo do dente no início do procedimento da abertura endodôntica. **D** e **E.** Fotografia e radiografia com a broca em posição paralela ao longo eixo do dente para obter acesso direto ao canal radicular. **F** e **G.** Vistas lingual e oclusal do aspecto final da cavidade de acesso (forma de conveniência).

240  Endodontia | Biologia e Técnica

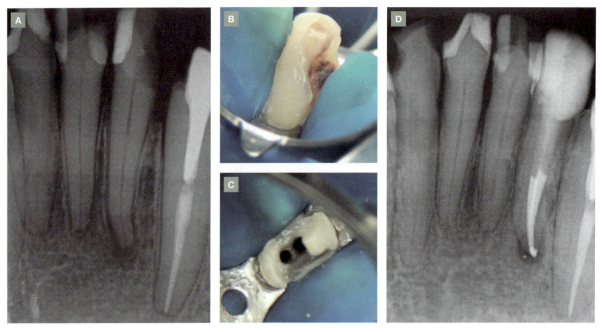

**Figura 8.33 A** e **B.** Radiografia e fotografia do incisivo lateral inferior esquerdo mostrando extensa lesão cariosa. **C.** Acesso coronário com a forma de contorno alterada em função da remoção total do tecido cariado; observar a presença dos canais vestibular e lingual. **D.** Proservação de 3 meses mostrando redução da lesão perirradicular vista em **A**.

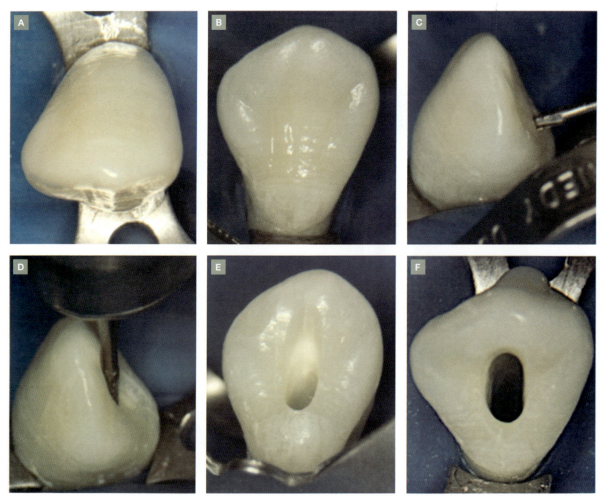

**Figura 8.34 A** e **B.** Vistas vestibular e lingual do canino inferior. **C.** Broca em posição perpendicular ao longo eixo do dente no início da abertura endodôntica. **D.** Broca em posição paralela ao longo eixo do dente para obter acesso direto ao canal radicular. **E** e **F.** Vistas lingual e oclusal do aspecto final da cavidade de acesso (forma de conveniência).

Preparo da câmara pulpar

Realizam-se a remoção completa do teto e o preparo das paredes laterais da câmara pulpar.

Configuração final da câmara pulpar (forma de conveniência)

Complementa-se, tanto quanto possível, a forma cônica, elíptica e achatada no sentido mesiodistal da cavidade pulpar. A presença de dois ou três canais radiculares poderá exigir maior abertura da cavidade para facilitar as manobras operatórias sobre eles.

Limpeza e antissepsia da cavidade

De acordo com as normas gerais descritas (Figuras 8.36 e 8.37).

## Molares inferiores[4,5,12,13,45-50]

Área de eleição

Área central da superfície oclusal junto à fossa central.

Direção de trepanação

Vertical, paralela à linha do longo eixo do dente.

Forma de contorno inicial

Triangular, irregular ou trapezoidal, por causa da presença de dois canais na raiz distal. Utiliza-se a broca operando paralelamente ao longo eixo do dente para penetrar na câmara pulpar. Remove-se toda a dentina cariada restante, se ainda existente. Em seguida, aprofunda-se a broca, sempre paralela ao longo do eixo do dente, e caminha-se em direção ao teto, para facilitar o seu rompimento. A penetração inicial deve ser dirigida preferencialmente para o orifício de entrada do canal ou canais distais.

Preparo da câmara pulpar

Realizam-se a remoção completa do teto e o preparo das paredes laterais da câmara pulpar.

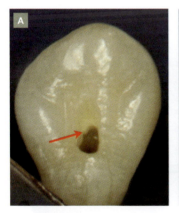 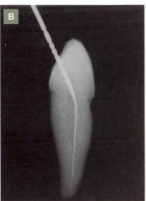 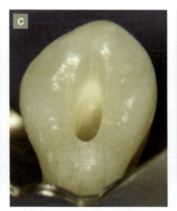 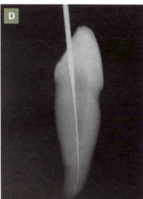

**Figura 8.35 A.** Vista lingual do canino inferior evidenciando pequena abertura sem a extensão de conveniência adequada. Observar os restos do teto da câmara pulpar (seta). **B.** Radiografia mostrando instrumento endodôntico encurvado porque ainda não se obteve acesso direto ao canal radicular. **C.** Vista lingual do aspecto final da cavidade (forma de conveniência). **D.** Radiografia após obtenção do acesso direto ao canal radicular mostrando o instrumento endodôntico acompanhando o trajeto do canal com mais facilidade.

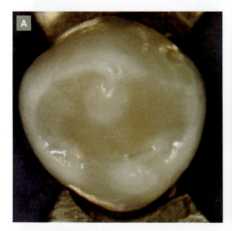 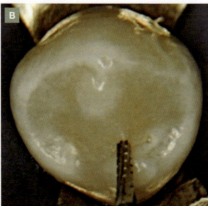 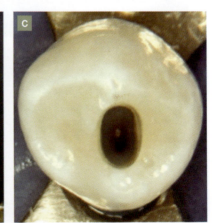

**Figura 8.36 A.** Vista oclusal do pré-molar inferior. **B.** Broca ligeiramente descentralizada na superfície oclusal, evidenciando o ponto de eleição para o início do acesso coronário. Essa posição ocorre porque as cúspides deste dente estão assumindo uma posição levemente fora do centro da coroa. **C.** Vista oclusal do aspecto final da cavidade (forma de conveniência). Observar o acesso direto e reto ao canal radicular.

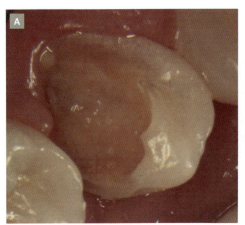
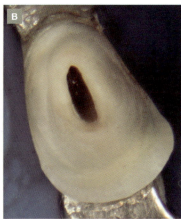

**Figura 8.37 A.** Extensa lesão cariosa em um pré-molar inferior. **B.** Aspecto final da cavidade endodôntica com formas de contorno e conveniência determinadas pela remoção de todo o tecido cariado.

Configuração final da câmara pulpar (forma de conveniência)

Tenta-se explorar a entrada dos canais radiculares e realiza-se desgaste compensatório, principalmente na parede mesial da câmara pulpar, para facilitar a penetração nos orifícios de entrada dos canais radiculares. Essa manobra visa proporcionar acesso direto e reto aos canais radiculares.

Limpeza e antissepsia da cavidade

De acordo com as normas gerais descritas (Figuras 8.38 a 8.45).

### Localização da entrada dos canais radiculares

É extremamente importante que o orifício de entrada de todos os canais radiculares seja localizado. Uma radiografia inicial de boa qualidade constitui um valioso elemento auxiliar para esse procedimento.

Essa manobra é executada por meio de inspeção e da exploração por sondagem. Para esse fim, um explorador fino, resistente, rígido, pontiagudo e com as partes ativas retas, como a sonda endodôntica tipo Rhein ou similar, pode ser empregado (Figuras 8.11D, 8.13 e 8.26E e F).

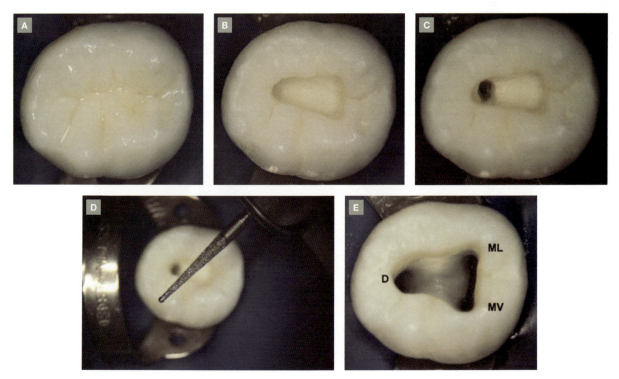

**Figura 8.38 A.** Vista oclusal do molar inferior. **B.** Forma de contorno inicial da cavidade de acesso. **C.** Rompimento do teto da câmara pulpar que normalmente se inicia pelo lado distal nos molares inferiores. **D.** Broca com ponta inativa para finalizar a remoção do teto da câmara pulpar sem risco de lesar o seu assoalho. **E.** Vista oclusal do aspecto final da cavidade (forma de conveniência). Observar o acesso direto aos canais da raiz mesial (MV e ML) e ao canal distal (D).

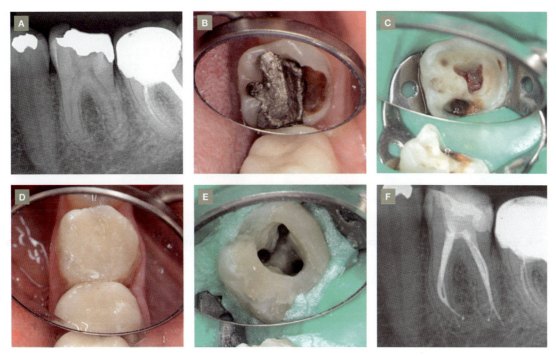

**Figura 8.39 A.** Radiografia inicial mostrando a relação entre a lesão cariosa e a câmara pulpar do primeiro molar inferior esquerdo. **B.** Vista oclusal da extensa lesão cariosa e do comprometimento da restauração dentária remanescente. **C.** Vista oclusal da forma de contorno do acesso coronário, após remoção da lesão cariosa, evidenciando o tecido pulpar. **D.** Vista oclusal após reconstrução coronária com resina composta. **E.** Aspecto final da cavidade de acesso após a reconstrução coronária. **F.** Aspecto radiográfico final do tratamento endodôntico.

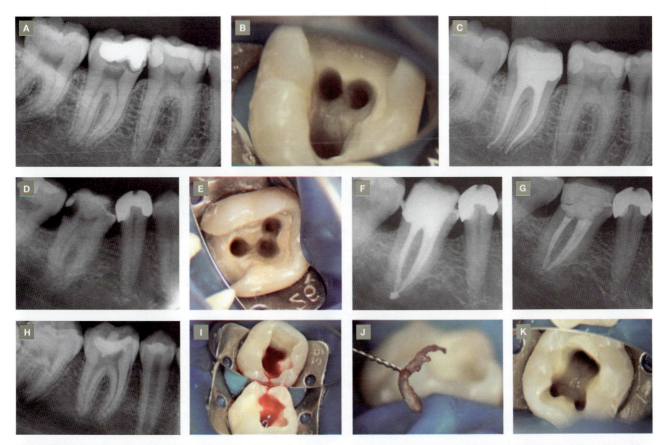

**Figura 8.40 A a K.** Aspectos clínicos e radiográficos dos acessos coronários de molares inferiores. **F e G.** Aspecto radiográfico do tratamento endodôntico do segundo molar inferior direito, evidenciando o pós-operatório imediato e o controle de 6 anos, respectivamente. **J.** Remoção da polpa do canal distal do primeiro molar inferior direito durante a instrumentação.

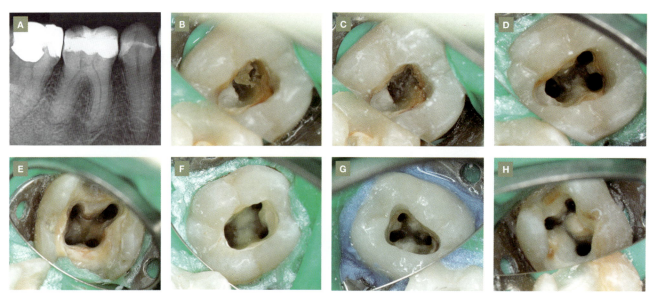

**Figura 8.41 A a D.** Acesso coronário do primeiro molar inferior direito. **B.** Visão clínica do nódulo pulpar presente na câmara pulpar da radiografia inicial em **A. D.** Aspecto final do acesso coronário do primeiro molar inferior direito. **E a H.** Acessos coronários de molares inferiores evidenciando variações anatômicas.

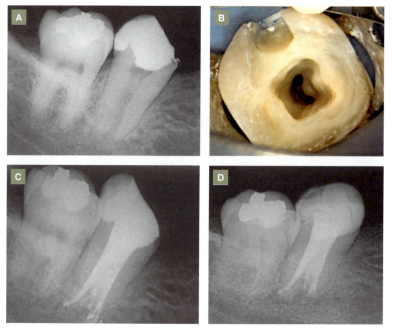

**Figura 8.42 A.** Radiografia do segundo molar inferior direito. Observar que, nesse caso, a configuração anatômica das raízes do segundo molar difere da forma típica dos molares inferiores. **B.** Canal radicular em forma de C (*C-shaped*), normalmente presente em segundos molares inferiores. **C.** Radiografia mostrando a configuração da cavidade pulpar moldada pelo material obturador endodôntico. **D.** Controle radiográfico de 6 anos.

A exploração somente deverá ser iniciada após o preparo da cavidade de acesso coronário. O explorador é levado, deixando-o correr gentilmente no assoalho da câmara, até onde se espera que esteja o orifício (ou orifícios) de entrada dos canais radiculares. No caso de dentes multirradiculares, a própria forma convexa e a presença de linhas mais escuras no assoalho (*rostrum canali*), que unem os canais entre si, podem servir como guia de orientação na localização dos orifícios de entrada (Figura 8.46). Além disso, essa exploração auxilia na verificação da direção e da inclinação dos canais, permitindo que sejam feitos refinamentos, se necessário, na forma de conveniência do acesso. Qualquer tipo de interferência, conforme mencionado anteriormente, como a presença de calcificações ou irregularidades nas paredes, deve ser removido se prejudicar a qualidade do acesso coronário (Figuras 8.11, 8.12, 8.14, 8.26E a G e 8.28).

Krasner e Rankow,[50] com o objetivo de auxiliar e facilitar a localização e o número dos orifícios de entrada dos canais radiculares no assoalho da câmara pulpar dos dentes posteriores, exceto dos molares superiores, propuseram a lei da proporcionalidade (simetria), a qual pode ser aplicada conforme apresentado nas Figuras 8.47 e 8.48.

Capítulo 8 | Acesso Coronário e Localização dos Canais Radiculares 245

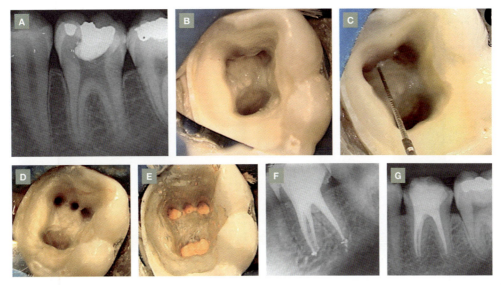

**Figura 8.43 A.** Radiografia inicial. **B.** Acesso coronário após remoção da lesão cariosa e de restauração deficiente. **C.** Instrumento endodôntico mostrando a localização do canal mesiomedial. **D** e **E.** Acessos coronários antes e após a obturação dos canais radiculares evidenciando os três canais da raiz mesial. **F.** Pós-operatório imediato. **G.** Preservação de 7 anos.

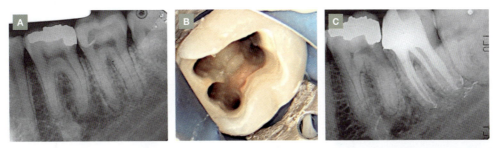

**Figura 8.44 A.** Radiografia inicial. Segundo molar inferior esquerdo com três canais na raiz mesial e dois canais na raiz distal. **B.** Aspecto clínico do acesso coronário evidenciando os três canais da raiz mesial. **C.** Radiografia do pós-operatório imediato. Observar formas de contorno e conveniência assumidas pela remoção da restauração anterior e pela posição dos canais radiculares.

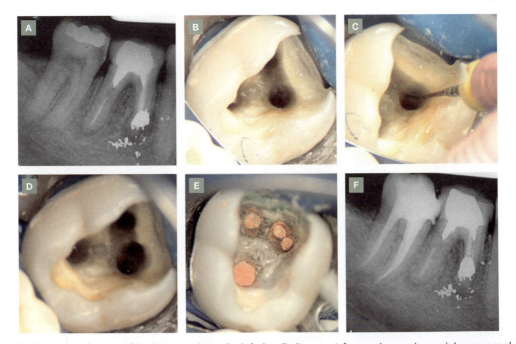

**Figura 8.45 A.** Radiografia pré-operatória do segundo molar inferior direito com três canais na raiz mesial e um canal na raiz distal. **B.** Observar formas de contorno e conveniência assumidas pela remoção do tecido cariado e da restauração. Notar a presença do canal mesiomedial. **C.** Instrumento endodôntico inserido no canal mesiomedial. **D.** Detalhe dos três canais da raiz mesial após a forma final do acesso coronário e do preparo dos canais radiculares. **E.** Aspecto clínico da obturação do sistema de canais radiculares. **F.** Aspecto radiográfico da obturação do sistema de canais radiculares.

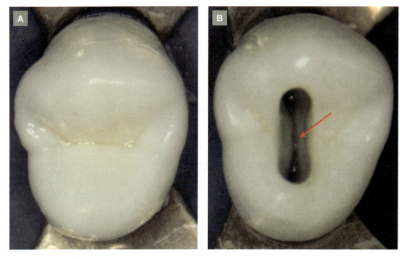

**Figura 8.46 A.** Vista oclusal do pré-molar superior. **B.** Vista do aspecto final da cavidade (forma de conveniência). Observar as entradas dos canais vestibular e palatino e a linha escura, denominada *rostrum canalium,* que une os dois canais (*seta vermelha*).

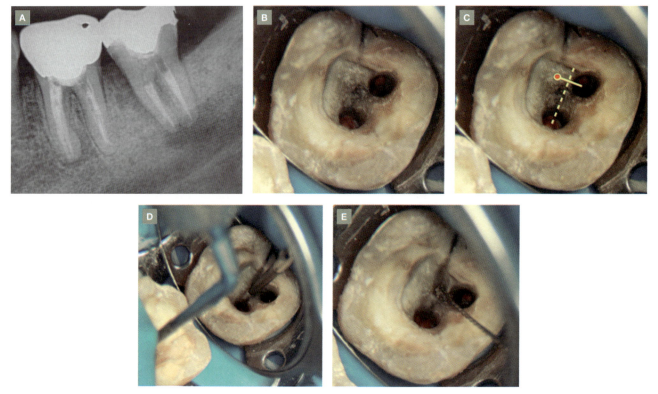

**Figura 8.47 A.** Aspecto radiográfico do segundo molar inferior esquerdo. **B.** Aspecto clínico do acesso coronário mostrando os canais mesiovestibular e distal e a calcificação sobre o canal mesiolingual. **C.** A *linha tracejada* representa uma linha imaginária traçada no sentido mesiodistal ao longo e ao centro do assoalho da câmara pulpar. Os canais mesiolingual e mesiovestibular se encontram em uma linha perpendicular à linha central imaginária e são equidistantes em relação a ela. **D.** A aplicação da lei da simetria possibilitou o desgaste, com um inserto ultrassônico, no local exato em que se encontrava o orifício de entrada do canal mesiolingual. **E.** Lima endodôntica inserida no canal mesiolingual.

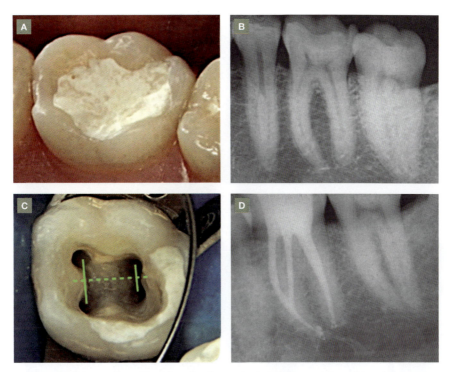

**Figura 8.48 A** e **B.** Aspectos clínico e radiográfico do primeiro molar inferior esquerdo evidenciando a presença de restauração provisória com ionômero de vidro. **C.** Acesso coronário confirmando a aplicação da lei de proporcionalidade (simetria) observada na localização dos orifícios de entrada dos canais radiculares. Após traçar uma linha central imaginária ao longo do assoalho da câmara pulpar, linhas perpendiculares à linha central são traçadas e os orifícios de entrada dos canais radiculares encontram-se em posições equidistantes em relação à linha central. **D.** Radiografia do pós-operatório imediato.

## Acesso minimamente invasivo | uma visão crítica

Atrelado aos avanços da ciência e à disponibilidade de recursos tecnológicos, como o microscópio operatório e os instrumentos de níquel-titânio tratados termicamente, bem como os exames de imagens obtidas por tomografia computadorizada de feixe cônico, novos desenhos para cavidades de acesso endôntico têm sido propostos como alternativa à abordagem tradicional.[51] Um conceito emergente de acesso endôntico tem sido denominado acesso minimamente invasivo, cavidade endôntica constrita ou acesso endôntico tipo "ninja" devido às suas características ultraconservadoras (Figura 8.49). Essa conduta tem como base minimizar a remoção da estrutura dentária seguindo a tendência dos princípios atuais adotados pela Odontologia minimamente invasiva,[51] protegendo o dente contra uma suposta predisposição à fratura. Divergindo dos princípios básicos gerais das aberturas coronárias tradicionais, esses acessos ultraconservadores propõem preservar uma parte significativa do teto da câmara pulpar e da dentina pericervical.[52,53] Entende-se como dentina pericervical a área que está localizada 4 mm acima e 4 mm abaixo da crista óssea alveolar, a qual é responsável pela distribuição de forças mecânicas funcionais no interior do dente. No entanto, apesar da possibilidade de preservar uma grande área de tecido dentário, essa proposta tem sido motivo de bastante controvérsia na literatura e na prática endôntica.

Alguns estudos têm demonstrado que, ao mesmo tempo que essa conduta oferece uma preocupação em proteger fatores estruturais e funcionais do elemento dentário, surge a dúvida se essa nova abordagem realmente é capaz de garantir a previsibilidade do sucesso do tratamento endôntico no longo prazo, sem comprometer a eficiência do preparo químico-mecânico.[52,54-57] Embora a cavidade de acesso minimamente invasiva preserve mais tecido dentário mineralizado, sua fundamentação está evidenciada em poucos trabalhos *ex vivo*.[58-62] Alguns estudos observaram que acessos endôdonticos conservadores, em determinados grupos dentais, podem proporcionar maior resistência à fratura dentária quando comparados aos acessos tradicionais.[57,59] Entretanto, sua execução resulta em diminuição substancial tanto do espaço operatório quanto do alcance visual. Dessa forma, pode tornar-se desafiador limpar, modelar e obturar os canais radiculares com essa configuração mínima de acesso (Figura 8.49). Além disso, a habilidade, a capacidade técnica de execução, a experiência, o conhecimento do profissional, a disponibilidade e o acesso a recursos tecnológicos podem ser elementos fundamentais para essa mudança de conceito ser transportada de uma forma realística para a prática endôntica.[52,60,63]

Outro aspecto crítico com relação à Endodontia minimamente invasiva é quanto à efetividade da irrigação e do preparo dos canais radiculares.[51,64] Os benefícios de preparos mais amplos são incontestáveis na literatura, como comprovado por trabalhos utilizando hipoclorito

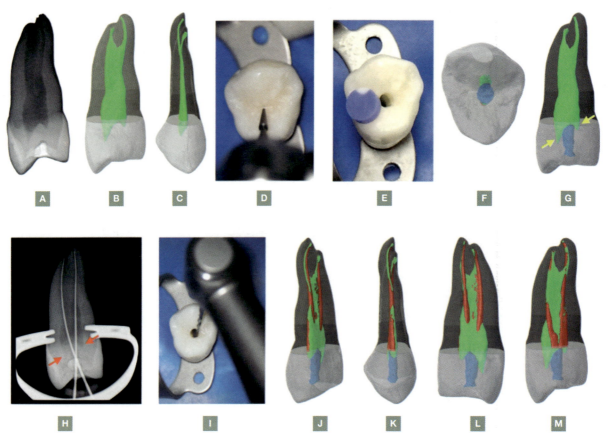

**Figura 8.49 A.** Radiografia pré-clínica do segundo pré-molar superior (vista proximal). **B** e **C.** Imagens de microtomografia computadorizada com vistas proximal e vestibular, respectivamente. **D.** Vista da área de eleição para o início da abertura coronária. **E.** Acesso coronário minimamente invasivo. **F.** Aspecto microtomográfico do acesso minimamente invasivo visto pela superfície oclusal. Área *em azul* representa o acesso minimamente invasivo e a área *em verde* representa a estrutura preservada da câmara pulpar. **G.** Preservação do teto da câmara pulpar após a realização do acesso minimamente invasivo (*setas amarelas*). **H.** Radiografia de odontometria. *Setas em vermelho* indicam a preservação do teto da câmara pulpar. **I.** Vista oclusal da instrumentação dos canais radiculares através do acesso minimamente invasivo. **J** a **M.** Imagens tridimensionais evidenciando as áreas tocadas (*em vermelho*) e não tocadas (*em verde*) pelos instrumentos endodônticos durante o preparo dos canais radiculares. Imagens gentilmente cedidas pelos doutorandos do Programa de Pós-Graduação em Odontologia da Universidade Estácio de Sá (PPGO-Unesa-RJ) Juan Pacheco-Yanes e Isbelia Gazzaneo. As imagens foram obtidas no Laboratório de Microtomografia do PPGO-Unesa-RJ.

de sódio, variando o diâmetro apical, ver Capítulo 9, Fundamentação Filosófica do Tratamento Endodôntico. Um preparo mais amplo, tanto da parte coronária quanto da parte radicular, demonstra que a solução irrigante penetra mais profundamente, melhorando sua efetividade e, consequentemente, produzindo melhor limpeza da zona crítica apical. Soma-se a essa condição a forte evidência na literatura que, quanto maior o preparo apical, maior a redução bacteriana intracanal, resultando em melhor prognóstico, principalmente em dentes com lesão perirradicular.[56,64-68]

Diante das condições expostas e das limitações em função do baixo nível de evidência científica, baseada em poucos trabalhos *ex vivo*, até o presente momento, cavidades de acesso minimamente invasivas parecem satisfazer ao princípio de preservação da dentina natural. No entanto, o desenvolvimento de novas estratégias complementares de desinfecção endodôntica é necessário para que o acesso minimamente invasivo seja rotineiramente praticado. Pesquisas clínicas, para avaliar a influência dessa mudança de paradigma no prognóstico de longo prazo de dentes tratados endodonticamente, também são justificadas.

## Considerações finais

Na prática clínica diária, os dentes com necessidade de tratamento endodôntico, muitas vezes, estão comprometidos por tecido cariado ou apresentam restaurações prévias extensas. Nesses casos, as características do acesso coronário ficam diretamente vinculadas ao aspecto da estrutura dental sadia remanescente, sujeito a adaptações e modificações. Apesar do grau de destruição ser acentuado, os princípios fundamentais dos procedimentos operatórios do acesso coronário e da localização da entrada dos canais radiculares, discutidos até o momento, deverão ser respeitados. Por exemplo, toda a dentina cariada sempre deve ser removida, mesmo que isso implique aumento acentuado do acesso coronário (Figuras 8.17, 8.19, 8.22, 8.27, 8.28, 8.30, 8.33, 8.37, 8.39, 8.40, 8.44 e 8.45).

A permanência da restauração deverá ser considerada viável não somente por motivo protético, mas também por não comprometer o desenvolvimento dos procedimentos operatórios endodônticos. Caso seja interessante a preservação da restauração ou da coroa protética presente no dente com comprometimento endodôntico, cuidados permanentes devem ser tomados para evitar a obstrução dos canais (Figuras 8.50 e 8.51). Caso, em algum momento, a sua permanência coloque em risco a integridade da estrutura dentária remanescente ou a manutenção da cadeia asséptica, a restauração deverá ser removida.

Nos casos em que a restauração seja mantida, esta deverá:

a. Permitir o acesso direto e reto aos canais.
b. Não dificultar a visualização da câmara pulpar e da entrada dos canais.

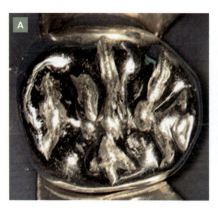 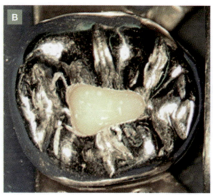 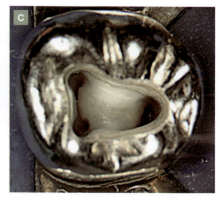

**Figura 8.50** Acesso coronário através da coroa protética do molar inferior. **A.** Vista oclusal da coroa metálica. **B.** Forma de contorno inicial da cavidade de acesso. **C.** Aspecto final da cavidade (forma de conveniência). Observar o acesso direto aos canais da raiz mesial (MV e ML) e ao canal da raiz distal (D).

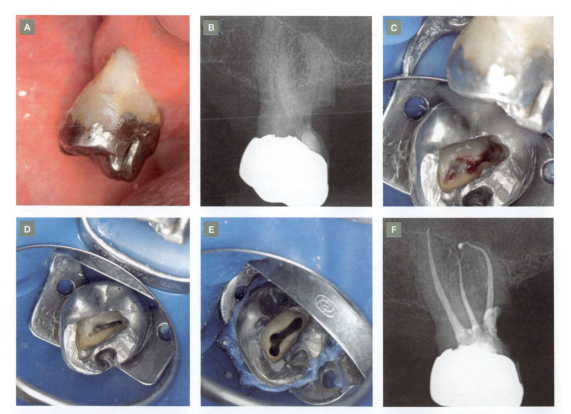

**Figura 8.51 A.** Visão clínica das restaurações presentes no terceiro molar superior direito, base de uma prótese móvel. **B.** Radiografia inicial evidenciando a proximidade do material restaurador na região cervical junto à raiz mesiovestibular. **C** e **D.** Aspecto inicial do acesso coronário realizado através da coroa protética. **E.** Aspecto final do acesso coronário. **F.** Radiografia mostrando a preservação da restauração e o aspecto final da obturação dos canais radiculares.

c. Não apresentar risco de restos dos materiais restauradores penetrarem no interior do canal radicular e funcionarem como obstáculo às manobras operatórias.
d. Possuir margens bem adaptadas e sem infiltrações, sem associação com cárie.

Crane afirma: "Infelizmente, muitas vezes o acesso implica uma destruição extensa da substância dentinária sã. Mas, ainda que tivéssemos que sacrificar toda a coroa do dente, o procedimento seria justificável."[69]

Para Levin, "muito poucos dentes são perdidos após o tratamento endodôntico, porque não podem ser restaurados, mas muitos deles são perdidos devido ao acesso inadequado".[70]

Outra situação comum, com a qual o operador poderá se deparar, é a presença de uma restauração temporária sobre um elemento dentário que já foi acessado previamente. Além de se obter uma radiografia prévia à nova intervenção, para visualizar a nova situação encontrada após o acesso, é importante avaliar, após a remoção da restauração temporária, a presença residual de cárie e a necessidade de refinamento do acesso. Retificações da forma de contorno e conveniência poderão ser necessárias para permitir um acesso reto e direto à entrada dos canais radiculares (Figura 8.52).

Tradicionalmente, para realização do acesso coronário e localização dos canais radiculares, apresentamos, até o presente momento, os recursos mínimos necessários para a prática endodôntica. No entanto, novos recursos e avanços tecnológicos têm sido introduzidos e incorporados na terapia dos canais radiculares. Dentre eles, destaca-se o microscópio operatório, que permite a realização de procedimentos com maiores precisão e acuidade visual do operador, por meio do uso da magnificação e aumento da iluminação do campo operatório.[71] Durante todos os momentos do acesso coronário, o microscópio operatório, com a possibilidade de visualização amplificada com aumentos variados, em conjunto com a luz fornecida por fibra óptica, é um recurso tecnológico que poderá fornecer detalhes minuciosos relacionados com a localização e a exploração dos canais, facilitando, dessa forma, a realização desse procedimento e de todas as etapas futuras do tratamento endodôntico. Outra possibilidade é o seu uso associado ao ultrassom.[19,72-74] Esses dois recursos juntos permitem a realização de acessos mais conservadores, preservando a estrutura dental sadia sem, contudo, deixar de ter um acesso livre e direto aos canais radiculares.[19]

Na verdade, a visão amplificada favorece a precisão do corte do dente e diminui a possibilidade de enfraquecer a estrutura dental. O refinamento do acesso, a remoção de cárie, a localização de câmaras pulpares extremamente atrésicas, a remoção de nódulos pulpares, a regularização e o alisamento das paredes laterais, a localização de canais extras são algumas das possibilidades aplicadas ao uso do microscópio operatório associado ao ultrassom durante a realização do acesso coronário (Figuras 8.11, 8.14, 8.26 a 8.28, 8.31, 8.43 e 8.47). Por mais habilidoso que seja o profissional, a limitação da visão humana e a própria dimensão dos instrumentos convencionais aumentam, naturalmente, o desgaste da estrutura dentária em comparação ao uso de microinstrumentos.[71] Existe uma grande variedade de insertos ultrassônicos, de diversas marcas, disponíveis no mercado odontológico (Figura 8.10).[19,71,72]

Outro recurso tecnológico que pode auxiliar na realização do acesso coronário e na localização dos canais é a tomografia computadorizada volumétrica de feixe cônico.[11,30,31,35,36,40,41] Ela permite identificar com precisão o orifício de entrada de canais atresiados, localizar o quarto canal de molares superiores e inferiores, a presença de *dens invaginatus* e os canais ocultos ao exame radiográfico (Figura 8.53).

Desde a introdução da tomografia computadorizada de feixe cônico na Odontologia no final da década de 1990,[75] novas possibilidades de diagnóstico e tratamento tornaram-se possíveis especificamente na Endodontia. O acesso endodôntico guiado (EndoGuide) tem sido proposto para lidar com canais apresentando calcificações extensas nos segmentos cervical e médio da raiz. O EndoGuide envolve uma associação entre tomografia computadorizada, escaneamento digital direto (escaneamento intraoral da arcada) ou indireto (escaneamento do modelo de gesso), prototipagem e impressão 3D da

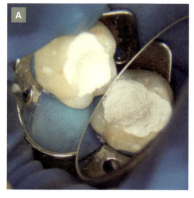
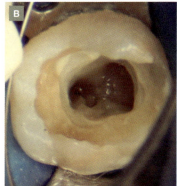
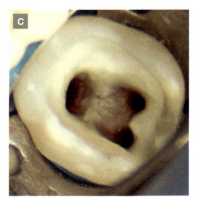

**Figura 8.52 A.** Material restaurador provisório colocado em atendimento de urgência odontológica. **B.** Acesso coronário incompleto e remanescente de tecido cariado observado após a remoção do material restaurador provisório. **C.** Vista oclusal do acesso coronário após o seu refinamento e remoção do tecido cariado.

Capítulo 8 | Acesso Coronário e Localização dos Canais Radiculares 251

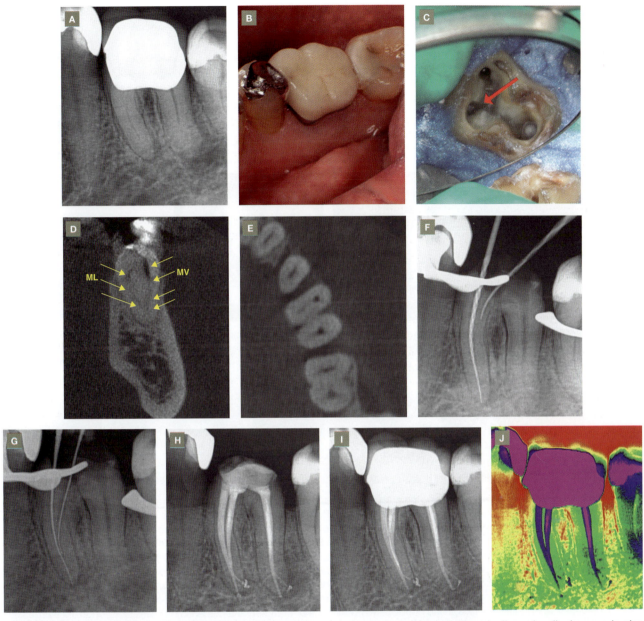

**Figura 8.53 A.** Radiografia inicial evidenciando a presença de extensa coroa metalocerâmica e lesão perirradicular no primeiro molar inferior esquerdo. **B.** Vista oclusal da coroa metalocerâmica. **C.** Vista do acesso coronário evidenciando a presença de tecido calcificado na entrada do canal mesiolingual (*seta vermelha*) após remoção completa da coroa metalocerâmica. **D** e **E.** Tomografia computadorizada evidenciando a localização dos canais mesiovestibular, mesiolingual e distal do primeiro molar inferior. **F.** Aspecto radiográfico evidenciando a dificuldade de penetração e avanço no canal mesiolingual. **G.** Aspecto radiográfico após a penetração dos instrumentos endodônticos em toda extensão dos canais mesiovestibular e mesiolingual. **H.** Aspecto radiográfico final da obturação dos canais radiculares. **I** e **J.** Controle radiográfico de 18 meses evidenciando a colocação da nova restauração metalocerâmica, obturação do sistema dos canais radiculares e reparo da lesão perirradicular.

guia que direcionará a broca para o canal radicular. Tanto a parte CAD (*Computed-aided Design*) do processo, que envolve a construção virtual da guia de acesso, quanto a parte CAM (*Computed-aided Manufacturing*), que envolve a construção física da guia com o auxílio de uma impressora 3D, são realizadas pelo serviço de radiologia que dispõe dessa tecnologia.[76,77] Cabe ao endodontista a fixação da guia na cavidade oral do paciente e o uso de uma broca específica para a remoção do tecido calcificado. A Figura 8.54 mostra os passos clínicos e laboratoriais dessa nova abordagem de tratamento.

A agregação de conhecimento, pesquisa e desenvolvimento tecnológico à prática clínica tem sido a chave para o aprimoramento constante da Endodontia.[71,78-82] A tendência é que, com o passar do tempo, todo esse arsenal técnico-científico fique mais próximo, viável e acessível para o profissional. O objetivo final da prática baseada em evidências é fortalecer e melhorar o resultado do tratamento clínico de todas as áreas médicas e odontológicas.[78,82] O aprimoramento constante do acesso coronário e a busca pela localização dos canais radiculares fazem parte desse processo.

252 Endodontia | Biologia e Técnica

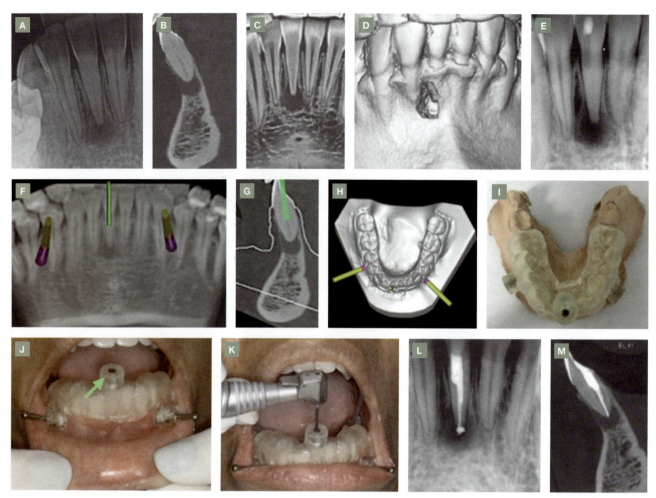

**Figura 8.54 A.** Radiografia inicial do incisivo central inferior direito com presença de lesão perirradicular. Observar que a calcificação do canal radicular avança até o segmento médio da raiz. **B.** Corte sagital do incisivo central inferior direito na tomografia de feixe cônico inicial. **C.** Vista panorâmica da tomografia. **D.** Modelo 3D da tomografia de feixe cônico evidenciando a lesão perirradicular. **E.** Radiografia evidenciando erro na direção de trepanação durante as manobras iniciais do acesso coronário e localização do canal radicular. **F e G.** Planejamento tomográfico para confecção da guia endodôntica (EndoGuide). Observar a construção virtual da broca para a remoção da calcificação do canal radicular (*detalhe em verde*) e dos pontos para a fixação da guia na cavidade oral (*detalhes em amarelo e rosa*). **H.** Modelo escaneado utilizado para a confecção virtual do *template* do EndoGuide que será prototipado e posteriormente construído com o auxílio de uma impressora 3D. **I.** Vista da guia após impressão 3D e adaptada no modelo de gesso. **J.** Adaptação e fixação do EndoGuide na cavidade oral. Observar a presença da anilha que conduzirá a broca em direção ao canal calcificado (*seta verde*). **K.** Broca específica posicionada na anilha do EndoGuide. Observar que a anilha apresenta uma altura previamente planejada que funcionará como um *stop* para que a broca alcance a profundidade que coincida com o lúmen visível do canal radicular. **L.** Radiografia do pós-operatório imediato evidenciando a retomada do caminho do canal radicular. **M.** Vista tomográfica da obturação do canal em corte sagital. Caso clínico gentilmente cedido pela Dr. Renata Costa Val Rodrigues. O EndoGuide foi confeccionado pelo Dr. Vinicius de Carvalho Machado.

As referências bibliográficas deste capítulo estão disponíveis no Ambiente de aprendizagem do GEN | Grupo Editorial Nacional.

# Fundamentação Filosófica do Tratamento Endodôntico

Capítulo 9

José F. Siqueira Jr. | Isabela N. Rôças | Hélio P. Lopes

No que tange à filosofia terapêutica, as condições clínicas que requerem intervenção endodôntica podem ser classificadas em três tipos: dentes com polpa viva (pulpite irreversível); dentes com polpa necrosada (com ou sem lesão perirradicular primária); e dentes com necessidade de retratamento (com lesão perirradicular pós-tratamento) (Figura 9.1). O sucesso do tratamento endodôntico depende do reconhecimento das peculiaridades de cada uma dessas três condições. A diferença fundamental entre elas reside no problema da infecção – os casos de polpa necrosada e de retratamento são caracterizados pela presença de infecção no sistema de canais radiculares e em raras ocasiões nos tecidos perirradiculares, enquanto os casos de polpas vivas são livres de infecção no canal e nos tecidos perirradiculares.

Para que um índice de sucesso de similar magnitude seja alcançado no tratamento dessas três condições, é importante reconhecer que medidas terapêuticas diferenciadas devem ser instituídas. Em outras palavras, o tratamento para tais condições deve ser calcado em estratégias diferentes, se o mesmo índice de sucesso for esperado. Este capítulo discute os aspectos filosóficos que norteiam a tomada de decisão e o tratamento dessas condições e oferece protocolos de atendimento baseados em evidências científicas que garantem uma alta taxa de sucesso.

## Tratamento de dentes não infectados (biopulpectomia)

O tratamento endodôntico de dentes com polpa viva também tem sido denominado biopulpectomia e tem indicação primordial nos casos de pulpite irreversível, sintomática ou assintomática, ou quando houve fracasso do tratamento conservador (capeamento indireto, capeamento direto ou pulpotomia). Entretanto, existem situações clínicas em que a polpa, apesar de estar clinicamente normal (não inflamada), necessita ser removida, principalmente em dentes que serão submetidos a procedimentos periodontais invasivos, protéticos ou cirúrgicos, nos quais o tratamento endodôntico passa a ser indicado dentro do plano de tratamento global do paciente. Essa situação é definida como biopulpectomia eletiva.

Do ponto de vista periodontal, a biopulpectomia eletiva pode ser indicada para dentes portadores de defeitos ósseos angulares profundos, nos quais serão realizadas técnicas periodontais regenerativas (enxerto ósseo, regeneração tecidual guiada), ou nos casos em que será realizada a remoção de uma raiz de dentes multirradiculares.

Do ponto de vista protético, a biopulpectomia eletiva pode ser indicada em alguns casos de dentes que servirão como pilares protéticos e nos quais os procedimentos para a obtenção do paralelismo levarão a uma grande perda da estrutura dentinária, podendo, inclusive, resultar em exposição pulpar. Outra indicação seria para dentes que necessitam da colocação de um retentor intrarradicular.

Do ponto de vista cirúrgico, a biopulpectomia eletiva está indicada em casos de procedimento cirúrgico em que a intervenção envolverá o ápice radicular, ou suas

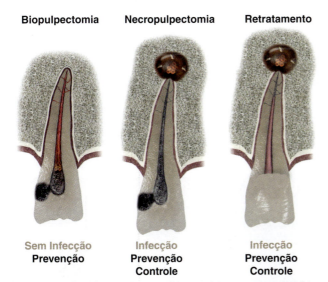

**Figura 9.1** As três condições clínicas básicas: *polpa vital* (biopulpectomia), quando não há infecção e o sucesso depende da prevenção da infecção; *polpa necrosada* (necropulpectomia), quando há infecção intrarradicular primária e o sucesso depende não só da prevenção, mas também do controle da infecção existente; *retratamento* por causa de fracasso do tratamento anterior, quando há infecção intrarradicular persistente ou secundária e o sucesso também depende da prevenção e do controle da infecção.

proximidades, de um dente com polpa viva. Para prevenir o desconforto pós-operatório e futuras complicações, realiza-se a biopulpectomia profilática nesses casos.

## Bactérias e polpa

Embora agentes físicos e químicos possam causar inflamação pulpar, em geral ela não irá persistir porque tais estímulos também não são de caráter persistente. Na realidade, bactérias e seus produtos representam o principal fator causador de agressões ao tecido pulpar.[1,2]

A simples difusão dos produtos bacterianos pelos túbulos dentinários é suficiente para desencadear um processo inflamatório pulpar, ou seja, a polpa se inflama antes mesmo de sua franca exposição (para revisão mais detalhada, ver Capítulo 2, Patologia Pulpar e Perirradicular, e Capítulo 4, Microbiologia Endodôntica). Mesmo quando há exposição à cavidade oral por cárie ou outros fatores, enquanto permanecer vital a polpa consegue se defender da invasão bacteriana por meio da inflamação. A infecção se restringe à superfície exposta do tecido, ao nível da câmara pulpar; mais profundamente, a polpa radicular e os tecidos perirradiculares geralmente não se encontram infectados, mas normais ou apenas inflamados.[3-6]

Em termos filosóficos, o tratamento de dentes com polpa viva assume um caráter profilático, pois visa essencialmente prevenir o desenvolvimento de uma lesão perirradicular. Uma polpa inflamada irreversivelmente é removida para prevenir necrose e infecção subsequentes, sendo então substituída pela obturação do sistema de canais radiculares. Uma vez exposta por cárie, a polpa sofre inflamação de caráter irreversível e invasão bacteriana em variadas extensões, o que requer intervenção mais invasiva no tecido para a remoção da parte afetada (Figura 9.2A a C). Em casos de exposição por cárie, o capeamento direto é contraindicado, uma vez que a porção pulpar exposta usualmente apresenta áreas de necrose, microabscessos e bactérias. Pelo menos uma parte dessa polpa exposta deverá ser excisada. Não há como determinar clinicamente a extensão do tecido pulpar afetado (Figura 9.3). Assim, tem sido demonstrado que, quanto mais profundamente o tecido pulpar for excisado, maior será

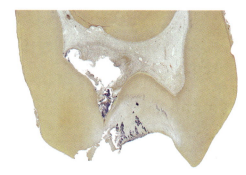

**Figura 9.3** Polpa exposta por cárie. Notar extensa área de abscesso e inflamação intensa próximo à área de exposição, onde há grande número de bactérias provenientes do processo de cárie avançada. A polpa na entrada dos canais, no entanto, aparenta normalidade (coloração de Brown e Brenn modificada por Taylor. Cortesia do Dr. Domenico Ricucci).

a chance de sucesso do tratamento. Isso se justifica pelo fato de que, quanto maior a parte de tecido pulpar removida, maior será a margem de segurança quanto à probabilidade de se remover a porção tecidual afetada por inflamação intensa e infecção. Assim, a curetagem pulpar, na qual apenas uma porção da polpa é excisada próximo à área de exposição, oferece um índice de sucesso menor do que a pulpotomia, na qual toda a polpa coronária é removida. A pulpotomia, por sua vez, oferece um índice de sucesso menor do que a biopulpectomia, na qual, além da polpa coronária, também a radicular é excisada.[7]

Destarte, a remoção de uma polpa inflamada irreversivelmente e a realização de um adequado tratamento endodôntico apresentam aspectos favoráveis no que diz respeito ao processo de reparação tecidual perirradicular, tendo em vista a ausência de infecção no interior do sistema de canais radiculares. Além desse importante aspecto, a reparação também será favorecida se não forem empregadas substâncias de elevada e permanente toxicidade durante a realização do tratamento, as quais são representadas pelas soluções usadas na irrigação, pelos medicamentos aplicados entre as sessões operatórias e pelos materiais obturadores.

Em suma, o sucesso do tratamento endodôntico em dentes com polpa viva depende diretamente de dois fatores

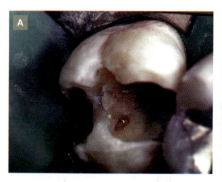
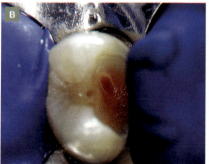
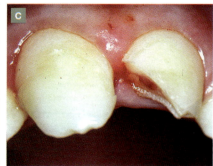

**Figura 9.2** Exposição pulpar. **A** e **B.** Uma vez exposta por cárie, a polpa sofre inflamação de caráter irreversível em profundidade imprevisível, exigindo intervenção mais invasiva no tecido para remoção da parte afetada. **C.** Em casos em que a polpa foi exposta em decorrência de traumatismo à coroa, dependendo do tempo de exposição à cavidade oral, o capeamento pulpar direto pode ser realizado com margem maior de sucesso. (Cortesia do Dr. Ricardo Carvalhaes Fraga.)

básicos: a prevença da introdução de bactérias no sistema de canais radiculares (assepsia) e a não utilização de substâncias com elevado poder citotóxico que poderiam desencadear ou manter uma inflamação nos tecidos perirradiculares.

## Assepsia

Das quase 1.000 espécies bacterianas encontradas na cavidade oral, cada indivíduo pode abrigar cerca de 100 a 200 em sua boca.[8] A grande maioria delas pode agir como patógenos oportunistas, desde que existam condições predisponentes para tal. Como os procedimentos endodônticos são realizados em ambiente com alto risco de contaminação, cabe ao profissional estar bastante alerta e utilizar estratégias bem definidas, para não levar microrganismos para o interior do sistema de canais radiculares. Ao mesmo tempo, ele deve se empenhar para eliminar os já existentes na porção superficial do tecido pulpar exposto nos casos de biopulpectomia.

Nesse ponto, é crucial enfatizar o papel da esterilização de todo o instrumental a ser empregado, como o instrumental de exame clínico, curetas, instrumentos endodônticos, canetas, micromotores, brocas etc.

O primeiro passo para evitar a contaminação do campo operatório é o preparo do dente que vai receber o tratamento. A remoção total de cárie, placa bacteriana, cálculo, hiperplasias gengivais invaginadas nas destruições coronárias e a reconstrução da porção dentária perdida, por exemplo, são medidas preventivas que irão propiciar melhor condição de assepsia antes do início do tratamento (Figura 9.4A).[3]

Após o preparo do dente, procede-se à antissepsia da cavidade bucal por meio de bochecho com solução antisséptica, por exemplo, uma solução de digluconato de clorexidina (CX) a 0,12% por 1 minuto.

Em sequência, aplica-se o isolamento absoluto do campo operatório, que é o conjunto formado pelo lençol de borracha, grampo e arco. O uso do isolamento absoluto é extremamente vantajoso para o profissional e o paciente, porque:

a. Permite o trabalho em um campo seco e com melhor visão.
b. Reduz o risco de contaminação por bactérias orais e ambientais.
c. Protege a os tecidos adjacentes (gengiva, bochecha, língua) contra a ação de medicamentos e soluções irrigadoras usados no tratamento.
d. Torna o trabalho mais rápido e mais cômodo.
e. Protege o paciente contra a aspiração ou sucção de qualquer tipo de substância ou instrumento.

Com base em todas essas vantagens, infere-se que a utilização do isolamento absoluto é imprescindível durante a execução do tratamento endodôntico não somente por motivos de assepsia, mas também por questões éticas e legais. Quando da impossibilidade de isolar o dente, o tratamento é contraindicado. Os materiais e técnicas de isolamento absoluto são discutidos no Capítulo 6, Preparação para o Tratamento Endodôntico, Seção 6.3, Isolamento Absoluto em Endodontia.

Após a aplicação do isolamento absoluto e antes de qualquer procedimento endodôntico, procede-se à descontaminação do campo operatório, incluindo dente, grampo e lençol de borracha, por meio do uso de uma gaze ou algodão embebido em peróxido de hidrogênio de 3 a 6%, seguido pela aplicação de uma das seguintes substâncias: álcool iodado a 5%, CX a 2% ou hipoclorito de sódio (NaOCl) a 2,5% (Figura 9.4B).

Após o preparo da cavidade de acesso e a remoção da polpa coronária, deve-se realizar profusa irrigação da câmara pulpar com solução de NaOCl na concentração de 2,5%. Esse procedimento não apenas promove a remoção de restos pulpares e de coágulos sanguíneos (limpeza e prevenção do escurecimento da coroa), mas também permite combater a possível infecção presente na polpa coronária (desinfecção).

Outro aspecto de grande relevância para manutenção da cadeia asséptica é evitar a contaminação da parte dos instrumentos endodônticos estéreis que será introduzida no canal, pelo toque intencional ou acidental com os dedos. Isso pode veicular bactérias contaminantes da luva

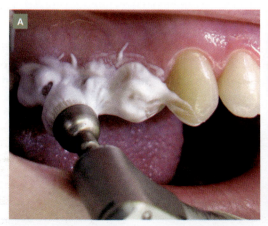 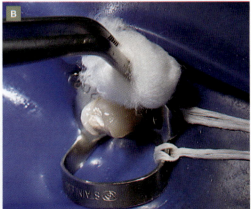

**Figura 9.4** Medidas essenciais para prevenção da infecção endodôntica: assepsia. **A.** Remoção de placa previamente ao isolamento absoluto. **B.** Após a aplicação do isolamento absoluto, o campo operatório, incluindo dente, lençol de borracha e grampo, deve ser limpo e descontaminado.

para o interior do canal, levando ao risco de infecção endodôntica secundária. Além disso, tocar a parte ativa de um instrumento que já foi usado no canal coloca o profissional em risco de contaminação em caso de acidente perfurante com o instrumento. Assim, existem dispositivos e/ou manobras especiais que permitem ao profissional pré-encurvar o instrumento ou introduzi-lo em um contra-ângulo sem a necessidade do toque com os dedos na parte do instrumento que penetrará no canal.

## Preservando a saúde perirradicular

Partindo-se do pressuposto de que a infecção superficial foi combatida após a remoção da polpa coronária, o profissional deve ter em mente que a biopulpectomia é um procedimento cirúrgico que, mesmo realizado com os rigores de uma técnica adequada, vai produzir inflamação no tecido adjacente à polpa que foi extirpada. A intensidade do processo inflamatório é proporcional ao traumatismo causado aos tecidos; quanto maior a intensidade da injúria, mais grave a intensidade da resposta inflamatória.[9] Portanto, todos os procedimentos clínicos devem ser realizados com o intuito de minimizar a inflamação e, ao mesmo tempo, manter a normalidade dos tecidos vivos remanescentes.

### Escolha da solução irrigadora

Sob condições de uso clínico intracanal, apesar do potencial citotóxico demonstrado em laboratório,[10] as soluções de NaOCl não apresentam maiores preocupações.[11] Uma vez confinada ao canal durante a irrigação, a solução irrigadora apenas entra em contato com uma área mínima de tecido perirradicular no nível do forame apical e de eventuais ramificações. Além disso, por permanecer no canal por um curto período, as soluções de NaOCl não produzem maiores danos a esses tecidos. Na verdade, o NaOCl é a solução eleita para casos de biopulpectomia por apresentar capacidade solvente de matéria orgânica, o que auxilia na limpeza do sistema de canais radiculares, e por ter atividade antimicrobiana, o que ajuda a manter o canal em condições assépticas, evitando os riscos de infecção secundária transoperatória. Livre de infecção, os tecidos perirradiculares irão se reparar normalmente após a conclusão da terapia endodôntica, a despeito de uma irritação efêmera em uma pequena área tecidual causada pelo NaOCl.[12]

### Escolha da medicação intracanal

Após a realização do preparo químico-mecânico em dentes com polpas vitais, duas são as opções de tratamento: a obturação do sistema de canais radiculares na mesma sessão operatória; ou a colocação de uma medicação intracanal, postergando a conclusão do tratamento para uma segunda sessão.

Na biopulpectomia, além de não apresentar diferença significativa no índice de sucesso quando comparado ao tratamento em duas sessões,[13] o tratamento em sessão única apresenta as seguintes vantagens: economia de tempo, economia de material descartável, maior produtividade e início imediato dos procedimentos restauradores.[14] Ademais, tal tratamento vem se tornando rotineiro, principalmente quando os fatores habilidade do profissional, ergonomia na execução e aceitação pelo paciente permitirem a sua realização.[14,15] O fato de que na biopulpectomia a polpa radicular encontra-se inflamada, mas não infectada, permite a conclusão do tratamento em sessão única, não havendo a necessidade de empregar um medicamento entre as consultas para auxiliar na desinfecção do sistema de canais radiculares.

Por outro lado, quando a biopulpectomia estiver indicada em dentes portadores de pulpite irreversível com sintomatologia perirradicular, canais atresiados e/ou calcificados ou raízes com curvaturas abruptas, o procedimento em sessão única talvez deva ser substituído pelo tratamento em duas sessões em função das dificuldades inerentes ao aumento na intensidade do processo inflamatório perirradicular no primeiro caso ou um tempo muito longo para realização do tratamento nas outras situações mencionadas.

Na impossibilidade de completar o tratamento em sessão única, após a biopulpectomia e o preparo químico-mecânico do sistema de canais radiculares, a ausência de medicação intracanal pode acarretar o retardo do processo de reparo por causa da persistência de um processo inflamatório na região perirradicular.[16] Portanto, faz-se necessário o emprego de uma substância que, além de ser biocompatível com os tecidos perirradiculares, controle a intensidade do processo inflamatório decorrente do traumatismo cirúrgico decorrente da excisão da polpa e do preparo químico-mecânico e previna a infecção do canal durante o período entre as consultas.[17] Deve-se optar por uma associação corticosteroide-antibiótico, quando o canal não foi totalmente instrumentado, e por uma pasta de hidróxido de cálcio, quando o preparo químico-mecânico estiver concluído. Uma vez que nos casos de biopulpectomia não há infecção do canal, pode-se optar pelo emprego de veículos inertes para o hidróxido de cálcio, como a água destilada, o soro fisiológico ou a glicerina.

Se houver disponibilidade de tempo e não houver suspeita de quebra da cadeia asséptica, deve-se realizar a obturação imediata do sistema de canais radiculares. Em casos de biopulpectomia, essa é a conduta ideal, uma vez que o clínico não está lidando com um processo infeccioso no canal e que, quanto mais rapidamente o tratamento for concluído, menor o risco de infecção secundária do canal e maior a chance de sucesso da terapia. Nos casos em que há suspeita de quebra da cadeia asséptica durante o tratamento, indica-se o emprego de medicação intracanal com pasta de hidróxido de cálcio em um veículo biologicamente ativo, como o paramonoclorofenol canforado (PMCC) (pasta HPG) ou a CX (pasta HCX).

## Tratamento de dentes infectados (necropulpectomia e retratamento)

Enquanto a polpa dental se mantiver viva, inflamada ou não, a infecção do sistema de canais radiculares não se estabelece por causa da capacidade de defesa do tecido pulpar.

Todavia, se a polpa se tornar necrosada, independentemente da causa, uma infecção irá se instalar no sistema de canais radiculares mais cedo ou mais tarde, uma vez que a capacidade de defesa tecidual foi perdida em decorrência da necrose. O risco de infecção do canal também é grande quando a polpa foi removida para tratamento, principalmente quando o canal se encontra vazio por algum motivo ou inadequadamente preenchido (obturado). Contudo, salienta-se que mesmo alguns casos de canais bem obturados podem abrigar uma infecção que usualmente é a causa da manutenção de uma lesão perirradicular que leva à necessidade de retratamento.[18-20] Os dentes com polpa necrosada ou ausente devido tratamento anterior são coletivamente chamados, neste capítulo, *despolpados*.

Bactérias que colonizam o sistema de canais radiculares representam o principal fator etiológico das patologias perirradiculares (Figura 9.5A e B). Conceitualmente, doenças infecciosas (como as lesões perirradiculares) apenas são tratadas com sucesso quando há eliminação dos microrganismos causadores. É nesse contexto que se insere o tratamento de dentes despolpados. Ou seja, além da importância de se prevenir a introdução de novos microrganismos no interior do sistema de canais radiculares, deve-se eliminar a infecção endodôntica ou reduzi-la significativamente e controlá-la para que o tratamento (ou retratamento) logre êxito. Assim, uma vez que as lesões perirradiculares têm etiologia infecciosa, prevenir e tratar a infecção endodôntica é a principal tarefa do profissional que pratica a Endodontia, seja consciente ou inconscientemente, direta ou indiretamente.

Para efeito de tratamento, deve-se considerar infectado todo dente que contenha polpa necrosada, independentemente da detecção radiográfica de alteração patológica perirradicular. Em alguns casos de dentes com polpa necrosada, sem lesão perirradicular diagnosticada radiograficamente, o aparecimento da lesão é apenas uma questão de tempo. Em outros, a lesão pode estar mesmo presente, mas ainda não acarretou destruição óssea suficiente para que seja discernida radiograficamente.[21] A tomografia computadorizada de feixe cônico (*cone-beam*) tem sido de grande valia no diagnóstico de lesões que não aparecem na radiografia (ver Capítulo 5, Diagnóstico em Endodontia, Seção 5.3, Tomografia Computadorizada de Feixe Cônico em Endodontia).[22-24] Assim, o tratamento de dentes com polpa necrosada sem lesão perirradicular aparente deverá ser idealmente o mesmo dos dentes em que a lesão é visível na radiografia. Esse tratamento deverá ser voltado primordialmente para erradicação ou controle da infecção intrarradicular.

## Infecções endodônticas

As patologias pulpares e perirradiculares são usualmente de natureza inflamatória e de etiologia microbiana. Bactérias e seus produtos exercem um papel significativo na indução e, principalmente, na perpetuação de tais doenças.[25-28] Na necropulpectomia, o profissional lida com a infecção intrarradicular primária do canal. Nos casos de retratamento de dente com lesão perirradicular pós-tratamento, uma infecção intrarradicular persistente ou secundária está presente; em alguns raros casos (especialmente sintomáticos ou com fístula), pode haver um componente extrarradicular da infecção (ver Capítulo 18, Tratamento do Fracasso Endodôntico, Seção 18.1, Causas do Fracasso Endodôntico). Cada um desses tipos de infecção apresenta suas peculiaridades já destacadas no Capítulo 4, Microbiologia Endodôntica, sendo as principais características resumidas a seguir.

Mais de 500 espécies microbianas diferentes (a grande maioria bactérias), muitas potencialmente patogênicas, têm sido detectadas em canais radiculares infectados, usualmente em combinações de 10 a 30 espécies na infecção primária, com grande prevalência das anaeróbias estritas.[29-31] Já nas infecções persistentes ou secundárias em

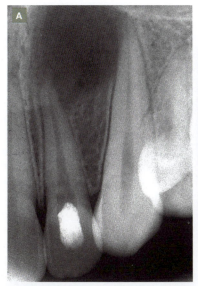 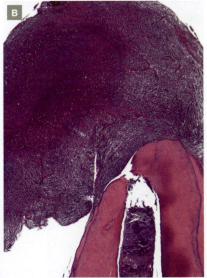

**Figura 9.5** Lesão perirradicular. Bactérias colonizando o sistema de canais radiculares exercem papel essencial na etiologia dessa doença. **A.** Radiografia de um dente com lesão perirradicular. **B.** Corte histológico mostrando a lesão aderida à porção radicular apical (coloração de hematoxilina e eosina). (Cortesia do Dr. Domenico Ricucci.)

canais bem tratados usualmente são encontradas de uma a cinco espécies, com predomínio de anaeróbias facultativas.[32] Casos de retratamento que tiveram tratamento prévio inadequado geralmente apresentam mais espécies (10 a 30) compondo a infecção.[31,33,34]

Estudos empregando métodos de cultura para anaeróbios ou metodologia avançada de biologia molecular têm revelado que os gêneros de bactérias anaeróbias estritas mais prevalentes em infecções primárias são *Fusobacterium, Dialister, Prevotella, Porphyromonas, Parvimonas, Treponema, Tannerella, Pseudoramibacter, Olsenella* e *Actinomyces*.[29-31,35-49] Algumas espécies aeróbias ou anaeróbias facultativas também têm sido encontradas em canais radiculares, muitas das vezes associadas a infecções persistentes ou secundárias, as quais podem comprometer o sucesso da terapia endodôntica.[50] Entre estas, destacam-se: *Streptococcus, Enterococcus faecalis* e *Pseudomonas aeruginosa*.[33,34,51-56] Além disso, em alguns casos de infecções persistentes ou secundárias, fungos, sobretudo do gênero *Candida*, podem ser encontrados (Figura 9.6).[57,58] *E. faecalis, Candida albicans* e *P. aeruginosa* podem apresentar resistência a substâncias usadas durante o tratamento, como o hidróxido de cálcio.[59-62] Como essas espécies são mais encontradas em infecções persistentes ou secundárias, estas podem ser de tratamento mais difícil e teoricamente requerer estratégias antimicrobianas especiais para o controle da infecção.

Algumas escolas preconizam o tratamento diferenciado para as três condições: polpa viva (sem infecção), polpa necrosada (com infecção primária) e retratamento (com infecção persistente ou secundária) (Figura 9.1). Nessas escolas, preconizam-se:

a. Sessão única para casos de polpa viva.
b. Duas sessões usando hidróxido de cálcio com veículo inerte nos casos de polpa necrosada.
c. Hidróxido de cálcio com veículo inerte em várias sessões com trocas ou em duas sessões substituindo o veículo inerte por um biologicamente ativo (paramonoclofenol canforado, CX ou iodeto de potássio iodetado) nos casos de retratamento.

Tal filosofia é pautada no grau de complexidade que a condição de infecção do canal impõe. No nosso caso específico, embora reconhecidas as diferenças essenciais de infecção entre as três condições, recomendamos:

a. Sessão única para dentes com polpa viva.
b. Duas sessões com pasta de hidróxido de cálcio em veículo biologicamente ativo nos casos infectados (necrose pulpar e retratamento).

Independentemente do tipo de infecção, utilizamos um protocolo eficaz nos casos de infecção mais difíceis de tratar (persistentes/secundárias). Destarte, nossos protocolos de tratamento estão baseados na classificação dos casos como canais não infectados (biopulpectomia) e infectados (necropulpectomia e retratamento).

### Padrão de colonização bacteriana

O clínico deve conhecer como a infecção se estabelece no local a ser tratado para que uma terapia adequada seja instituída. Para maior entendimento, destaca-se aqui como a infecção está distribuída espacialmente no sistema de canais radiculares de dentes com polpa necrosada (infecção primária). Nos casos de infecção persistente ou secundária, nos quais o canal já foi submetido à intervenção profissional, o mesmo padrão de colonização bacteriana pode ser basicamente esperado, sendo, entretanto, a população bacteriana no lúmen do canal principal bastante reduzida ou ausente em casos em que o tratamento foi anteriormente bem efetuado.

Na infecção primária, muitas células bacterianas encontram-se em suspensão no fluido presente no lúmen do canal principal; essas céulas então encontram-se no chamado "estado planctônico" (Figura 9.7). Essse fluido pode ser oriundo da liquefação pulpar, da penetração de fluidos tissulares/exsudato inflamatório dos tecidos perirradiculares para o canal via forame apical ou ramificações ou por infiltração coronária de saliva.

Entretanto, agregados bacterianos são usualmente visualizados colonizando as paredes dentinárias do canal, formando estruturas organizadas na forma de biofilmes (Figuras 9.8 e 9.9).[6,63-65] Um estudo de Ricucci e Siqueira[64] demonstrou claramente que a lesão perirradicular é uma doença causada por biofilmes bacterianos, na maioria das vezes estabelecidos na região apical do sistema de canais radiculares. Além disso, a infecção pode se propagar para os túbulos dentinários e para variações da anatomia interna (canais laterais, delta apical, istmos, recessos, reentrâncias), que consistem mais em regra do que em exceção, principalmente no terço apical do canal (Figuras 9.7D e E e 9.9D).[63-65] Em mais da metade dos casos de dentes com lesão perirradicular associada, bactérias podem ser detectadas profundamente na dentina radicular, próximo ao cemento.[66]

Reconhecendo-se o papel de microrganismos na indução e na perpetuação das lesões pulpares e perirradiculares, sintomáticas ou não, torna-se evidente a necessidade de prevenir e controlar a infecção endodôntica, visando ao reparo das estruturas perirradiculares e ao restabelecimento da função dentária normal e da saúde bucal. Esta é a base sólida na qual se fundamenta a Endodontia contemporânea.

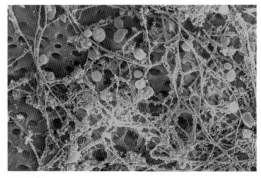

**Figura 9.6** Eletromicrografia de um agregado de células fúngicas colonizando as paredes do canal radicular.

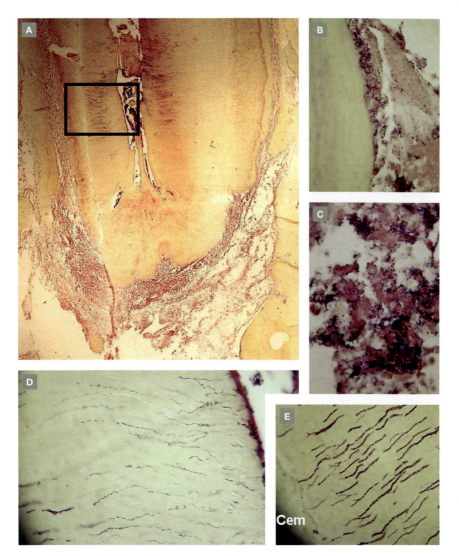

**Figura 9.7** Seções histológicas de um dente de cão com infecção endodôntica induzida. **A.** Presença de extenso infiltrado inflamatório apical. O canal radicular e os túbulos dentinários estão densamente infectados. **B** a **E.** Maiores aumentos do detalhe em **A**. **B.** Colonização bacteriana da parede dentinária e do tecido necrosado no lúmen do canal. **C.** Células bacterianas colonizando o tecido pulpar necrosado no lúmen do canal. **D.** Células bacterianas aderidas à parede do canal, invadindo túbulos dentinários. **E.** Células bacterianas invadindo profundamente os túbulos dentinários até o cemento (cem).

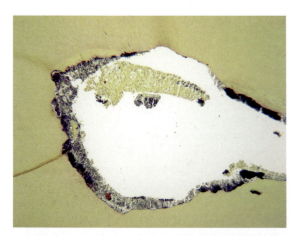

**Figura 9.8** Biofilme espesso aderido às paredes do canal mesial de um primeiro molar inferior com lesão perirradicular associada. Notar o acúmulo de neutrófilos na região do lúmen do canal próximo ao biofilme (coloração de Brown e Brenn modificada por Taylor). (Cortesia do Dr. Domenico Ricucci.)

Tendo isso em mente, é imperioso ressaltar que o sucesso do tratamento de dentes despolpados (necropulpectomia ou retratamento) dependerá não somente da assepsia, que, como na biopulpectomia, assume extrema importância, mas também da eliminação ou da máxima redução possível de bactérias no interior do sistema de canais radiculares. Estudos[13,67-72] demonstraram que uma resposta tecidual perirradicular e, por conseguinte, o índice de sucesso do tratamento endodôntico de dentes com polpa necrosada e lesão perirradicular podem ser significativamente melhores quando a infecção endodôntica é erradicada.

Em geral, a infecção endodôntica possui algumas peculiaridades que a diferem de outras infecções em outras partes do corpo. Uma vez instalada, ela não é passível de remissão espontânea pela ação dos mecanismos de defesa do hospedeiro e tampouco pode ser tratada de forma eficaz por antibioticoterapia sistêmica. Isso é justificado pelo fato de que o canal com polpa necrosada

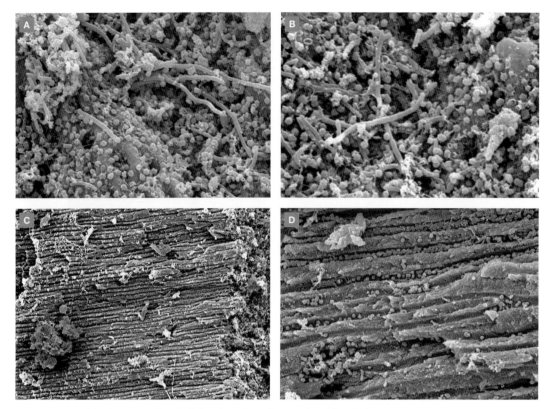

**Figura 9.9** Infecção primária do canal. **A** e **B**. Infecção mista do canal, evidenciada pela presença de cocos, bacilos e espirilos colonizando as paredes do canal radicular. (Reproduzida de Siqueira et al., 2002, com permissão de Elsevier Inc.[63]) **C**. Dentina radicular evidenciando a invasão bacteriana intratubular. **D**. Maior aumento.

(necropulpectomia) ou previamente tratado (retratamento) é desprovido de vasos sanguíneos que possam transportar células e moléculas de defesa, assim como antibióticos administrados sistemicamente, para o sítio infectado. Assim, bactérias presentes na infecção do canal radicular encontram-se alojadas em um "santuário" privilegiado, sem o acesso dos mecanismos intrínsecos ou extrínsecos de combate à infecção, que são eficazes apenas para impedir a disseminação da infecção, mas não em eliminá-la. Em virtude da localização anatômica da infecção endodôntica, ela só pode ser combatida de forma eficaz por meios químicos e mecânicos aplicados no local da infecção e representados pela intervenção profissional.

Destarte, o tratamento endodôntico apresenta três etapas principais de combate à infecção: o preparo químico-mecânico, a medicação intracanal e a obturação do sistema de canais radiculares.[73]

### Controle da infecção | efeito do preparo químico-mecânico

Durante o preparo químico-mecânico, instrumentos endodônticos promovem a remoção mecânica de microrganismos, seus produtos e tecidos degenerados, auxiliados por uma substância química que, além de maximizar a remoção de detritos por meio da ação mecânica do fluxo e refluxo, também pode exercer efeito químico significativo, desde que possua ação antimicrobiana e solvente de matéria orgânica.[74-76]

### Ação mecânica | irrigação com solução inerte

Mesmo quando se emprega uma solução irrigadora inerte, não dotada de atividade antibacteriana, a ação mecânica da instrumentação e da irrigação é suficiente para eliminar uma quantidade substancial de microrganismos e de tecido degenerado do interior do sistema de canais radiculares.[77-82] Todavia, a eliminação total de bactérias não é observada na maioria dos casos. Ingle e Zeldow[81] verificaram que, imediatamente após a instrumentação e irrigação com água destilada, 80% dos canais radiculares inicialmente infectados apresentaram culturas positivas. No início da segunda sessão, 48 horas depois da instrumentação, esse número aumentou para 95%. Byström e Sundqvist,[78] utilizando solução salina durante a instrumentação, verificaram que o número de células bacterianas no canal pode ser reduzido em 100 a 1.000 vezes, mas todos os canais apresentaram cultura positiva após uma sessão de instrumentação. Recapitulando a instrumentação em sessões sucessivas, foi possível obter culturas negativas apenas nos casos com baixo número pré-operatório de bactérias. A infecção persistiu principalmente nos dentes que apresentavam um número elevado de bactérias na amostragem inicial. Dalton et al.[79] também utilizaram solução salina como irrigante em duas técnicas de instrumentação, uma com limas de níquel-titânio (NiTi) acionadas a motor e a outra com limas de aço inoxidável manuais. Apesar da alta redução no número de bactérias observada após uma sessão de instrumentação, apenas 28%

dos dentes apresentaram cultura negativa e nenhuma diferença significante foi observada entre as duas técnicas. Em outro estudo clínico, Rodrigues *et al.*[82] observaram que, mesmo após preparos amplos na porção apical utilizando instrumentos acionados a motor, somente 33% dos canais estavam livres de bactérias detectáveis por um método molecular muito mais sensível que a cultura (qPCR – reação em cadeia da polimerase em tempo real).

Em estudo *ex vivo*, Siqueira *et al.*[80] avaliaram a capacidade de a instrumentação com limas manuais ou acionadas a motor e a irrigação reduzirem mecanicamente a população bacteriana do canal radicular. As técnicas e os instrumentos utilizados foram eficazes na redução significativa do número de bactérias no canal radicular. Como não foram empregadas soluções irrigadoras com atividade antibacteriana, tal efeito dependeu exclusivamente da ação mecânica dos instrumentos e da irrigação. Infere-se, então, que a ação mecânica da instrumentação e da irrigação exerce um papel de destaque na eliminação da infecção instalada no sistema de canais radiculares.

### Diâmetro do preparo apical

Preparos suficientemente amplos podem incorporar irregularidades anatômicas e permitir uma remoção substancial de irritantes do interior do sistema de canais radiculares (Figura 9.10).[83] Um estudo[80] revelou que a cada troca sequencial de instrumentos para um de diâmetro maior, a redução da população bacteriana foi significativamente maior quando comparada com a lima anterior. Tal achado indica que quanto mais amplo for o preparo do canal, maior também será a eliminação de bactérias do seu interior, o que foi corroborado por outros estudos *ex vivo*[84,85] e *in vivo*.[82,86] Além disso, os efeitos de desinfecção do NaOCl usado na irrigação são mais evidentes em preparos mais amplos (Figura 9.11).[82,87]

O alargamento apical permite maior penetração da agulha irrigadora, melhorando a renovação de irrigantes na porção apical do canal e potencializando a limpeza.[88-90] Por incrementar a desinfecção e a limpeza do canal radicular, é esperado que preparos mais amplos aumentem o índice de sucesso do tratamento endodôntico, como demonstrado por alguns estudos.[91,92]

A microtomografia computadorizada (micro-TC) tem sido utilizada para estudar a capacidade de modelagem dos instrumentos, pois permite uma análise tridimensional não destrutiva de alta resolução da anatomia do canal radicular. Em canais atresiados e aproximadamente circulares, estudos de micro-TC relataram que diferentes sistemas de instrumentação deixam de aproximadamente 10 a 50% da área de superfície total do canal sem ser tocados (Figura 9.12).[93-112] Esses valores são

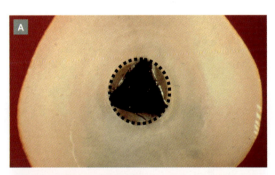

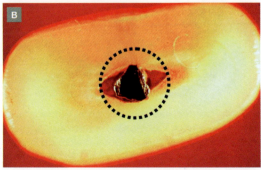

**Figura 9.10** O preparo do canal deve ser suficientemente amplo para incorporar irregularidades anatômicas, o que é mais fácil de se obter em canais com seção transversal circular (**A**) do que oval ou achatada (**B**).

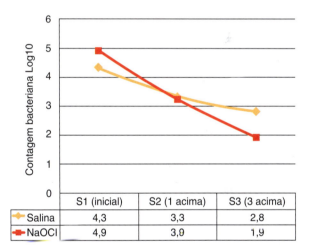

**Figura 9.11** Dados do estudo de Rodrigues *et al.*, (2017)[82] mostrando que o preparo com instrumentos de maior diâmetro resultou em redução bacteriana mais pronunciada. Além disso, os benefícios antibacterianos do NaOCl apenas foram observados após preparos mais amplos.

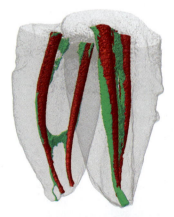

**Figura 9.12** Reconstrução 3D representativa de microtomografias computadorizadas sobrepostas realizadas antes (*verde*) e após o preparo químico-mecânico (*vermelho*). As áreas *em verde* não foram tocadas pelos instrumentos.

geralmente ainda maiores quando somente a superfície do canal apical é avaliada. Quanto aos canais ovais ou achatados, a quantidade de área de superfície não tocada após o preparo mostrou-se entre 10 e 80%.[101,113-124]

Bactérias e tecidos moles podem permanecer inalterados em paredes e recessos que não foram tocados pelos instrumentos, tampouco afetados por irrigação com NaOCl,[124,125] e representam um risco para o resultado do tratamento.[126] Essas áreas do canal geralmente não são tocadas porque o formato do canal é irregular na seção transversal (oval ou achatada), ou o diâmetro dos instrumentos não é amplo o suficiente para envolver e incorporar toda a superfície das paredes (Figuras 9.13 e 9.14).

Em um estudo de micro-TC, Pérez *et al.*[127] avaliaram os efeitos do aumento progressivo do diâmetro apical do preparo sobre a área de superfície do canal que permaneceu não preparada. A quantidade de áreas não tocadas na porção apical do canal após o preparo com o 2º, 3º e 4º instrumentos acima do 1º a se adaptar no comprimento de trabalho foi de 30%, 24% e 16%, respectivamente. Quando toda a extensão do canal foi avaliada, a quantidade de áreas não preparadas foi de 32%, 27% e 20%, respectivamente (Figura 9.15). Houve uma redução significativa na quantidade de áreas não tocadas após cada aumento no diâmetro do instrumento. Os autores concluíram que preparo apical com até 4 instrumentos acima do 1º que trava no comprimento de trabalho causou uma redução progressiva significativa na área não preparada do canal.[127] Isso ajuda a explicar maiores limpeza, desinfecção e índice de sucesso em canais com preparos apicais mais amplos.

Na prática clínica, o diâmetro final do preparo do canal dependerá do volume radicular e da presença de curvaturas. Instrumentos rotatórios e manuais, confeccionados a partir de uma liga de NiTi, podem alargar canais curvos a diâmetros dificilmente alcançados por instrumentos de aço inoxidável, com risco muito menor de acidentes transoperatórios.

Nos últimos anos, tem crescido o interesse em procedimentos que promovam o mínimo desgaste possível à estrutura dentária, visando ao não enfraquecimento do dente de modo significativo após o tratamento, tornando-o propenso à fratura. O conjunto desses procedimentos, calcados principalmente no tamanho da cavidade de acesso coronário e no diâmetro do preparo do canal, deu, então, origem ao conceito de Endodontia minimamente invasiva.

Conquanto esse conceito seja bastante importante para prevenir a fratura dentária causada por desgaste excessivo do dente durante o tratamento endodôntico, é importante salientar os riscos de se executarem procedimentos por demais conservadores que comprometam um dos objetivos primordiais do tratamento que é a cura da lesão perirradicular. Um acesso mínimo pode interferir na execução adequada do preparo ou da obturação, enquanto preparos muito finos comprometem a desinfecção do canal como revisado anteriormente. Tais deficiências podem predispor ao fracasso do tratamento. Não há estudos mostrando que os procedimentos minimamente invasivos sejam tão eficazes quanto os convencionais na limpeza, desinfecção e sucesso do tratamento. Assim, embora o profissional deva estar ciente dos riscos de desgaste excessivo durante o tratamento, há que se atingir um meio-termo de remoção da estrutura dentária que não interfira na eficácia dos procedimentos intracanais e que ainda não coloque o dente em risco de fratura.

Ao planejar o diâmetro final do preparo apical, o clínico deve levar em consideração alguns aspectos importantes, como o tipo de instrumento utilizado, o volume

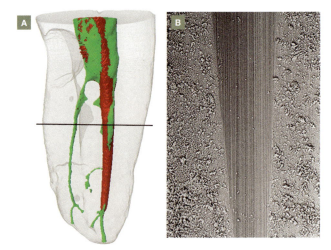

**Figura 9.13** Paredes não tocadas após o preparo em pré-molar inferior. Correlação de microtomografia computadorizada e microscopia eletrônica de varredura. **A.** A sobreposição das imagens tomográficas evidencia áreas não tocadas *em verde*. **B.** Análise por microscopia eletrônica do corte mostrado em **A** revela um sulco na parede do canal resultante da ação de corte do instrumento. Note que nas regiões à direita e à esquerda do sulco as paredes não tocadas contêm muitos detritos.

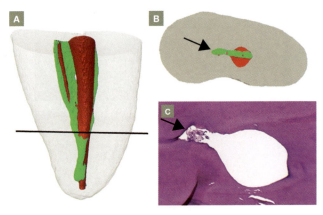

**Figura 9.14** Paredes não tocadas após o preparo na raiz distal de molar inferior. Correlação de microtomografia computadorizada e histologia. **A.** A sobreposição de imagens tomográficas evidencia áreas não tocadas pelos instrumentos *em verde*. **B.** Seção tranversal das tomografias sobrepostas no ponto mostrado em **A**. Note a área do recesso que permaneceu não tocada (*seta*). **C.** Corte histológico da mesma área revelando a presença de remanescentes teciduais no recesso.

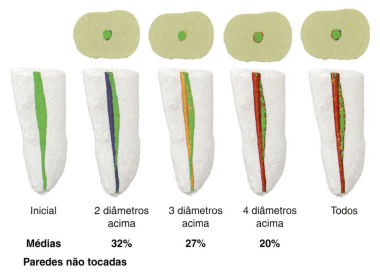

**Figura 9.15** Reconstrução 3D representativa de microtomografias computadorizadas realizadas antes (*verde*) e após o preparo usando 2 (*azul*), 3 (*amarelo*) e 4 (*vermelho*) tamanhos de instrumento maiores que o primeiro que se ajustou ao comprimento de trabalho. As áreas estão *em verde*. Acima estão as seções transversais correspondentes da raiz 10 mm aquém do comprimento de trabalho. As médias das áreas não tocadas foram significativamente reduzidas a cada aumento do diâmetro dos instrumentos. (Dados de acordo com Pérez et al., 2018.)[127]

da raiz, o diâmetro médio do canal apical e a presença de curvatura. O alargamento do canal radicular deve ser amplo o suficiente no segmento apical para aumentar a limpeza e a desinfecção, e, ao mesmo tempo, deve ser compatível com a anatomia da raiz, de modo a não resultar em desgaste excessivo com consequente formação de degraus ou de perfuração. Cuidado também deve ser tomado para evitar a remoção excessiva de dentina pericervical, o que promoveria um enfraquecimento desnecessário da raiz com consequente predisposição à fratura.

A Figura 9.16 mostra sugestão para diâmetros mínimos de ampliação no comprimento de trabalho para cada canal de acordo com o conceito de instrumentação planejada,[17] que leva em consideração o diâmetro médio do canal 1 mm aquém do forame apical de cada dente.[128-131] O critério de se usarem 3 a 4 instrumentos acima do primeiro que se adapta no comprimento de trabalho pode ser associado ao conceito de instrumentação planejada para que o profissional possa definir o diâmetro apical mais adequado para cada caso específico.

### Instrumentos manuais *versus* rotatórios

Nos últimos anos, inúmeros instrumentos de níquel-titânio (NiTi) acionados a motor têm sido introduzidos no mercado e várias técnicas e sequências de instrumentação propostas. É possível imaginar que a instrumentação mecanizada possa causar agitação e aquecimento da solução de NaOCl no canal e que isso resulte em aumento da eficácia antibacteriana. No entanto, estudos comparando os efeitos do preparo químico-mecânico usando instrumentos manuais ou acionados a motor na eliminação bacteriana dos canais revelam ausência de diferença significativa entre eles.[79,80,132,133] Em um estudo clínico, Rôças et al.[134] compararam a redução bacteriana promovida por duas técnicas de instrumentação: a de movimentos contínuos de rotação alternada (MRA) com instrumentos de NiTi manuais e a dos instrumentos acionados a motor BioRaCe™ (FKG Dentaire). Em ambas, NaOCl a 2,5% foi usado na irrigação. Na análise pelo método de cultura, 45% e 35% dos canais foram ainda positivos para bactérias após a instrumentação manual e rotatória, respectivamente (Figura 9.17). Embora a instrumentação rotatória tenha apresentado menor incidência de resultados positivos do que a manual, não houve diferença nos dados quantitativos, ou seja, a redução bacteriana promovida pelas duas técnicas foi semelhante.

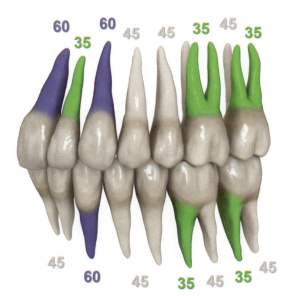

**Figura 9.16** Conceito de instrumentação planejada para servir como guia de diâmetros mínimos de ampliação do canal no comprimento de trabalho.

### Sistemas de instrumento único

O uso de uma abordagem de instrumento único para preparar canais radiculares foi proposto há cerca de 10 anos[135] e, desde então, numerosos sistemas foram introduzidos, com grande aceitação por parte da maioria dos clínicos. O sistema Reciproc® (VDW, Munique, Alemanha) é atualmente um dos sistemas de instrumento único mais utilizados. O instrumento é feito de liga NiTi com tratamento M-wire e encontra-se disponível em 3 tamanhos (R25, R40 e R50) para ser selecionado de acordo com o diâmetro inicial do canal radicular. Os instrumentos Reciproc® apresentam conicidade variável ao longo de seu eixo e são operados em movimento reciprocante.

Um motivo de preocupação com o uso de sistemas de instrumento único para preparar canais radiculares é que existe um risco teórico de redução da eficácia antibacteriana. Uma vez que o tempo de preparo é substancialmente reduzido usando esses sistemas, o irrigante antibacteriano permanecerá por um período mais curto no canal. Além disso, como não há mudanças frequentes de instrumentos e o instrumento único é retirado do canal apenas algumas vezes durante seu avanço em direção apical, o volume e a renovação do irrigante também podem ser reduzidos. O tempo de retenção e o volume de irrigação são fatores importantes que influenciam a atividade antibacteriana do NaOCl. No entanto, estudos *ex vivo*[95,136-140] e *in vivo*[141-144] mostraram que sistemas com um único instrumento podem apresentar desempenho antibacteriano semelhante a sistemas com múltiplos instrumentos. Uma condição comum em todos os estudos que mostraram similaridade em eficácia antibacteriana entre os sistemas de instrumento único e os de múltiplos instrumentos foi que volumes altos e iguais de irrigantes foram usados. Assim, o clínico deve estar atento para que, durante o preparo com sistemas de instrumento único, renovações frequentes e um grande volume de irrigante sejam utilizados.

### Instrumentos ajustáveis ou expansíveis

Nos últimos anos, novos instrumentos com conceito e design completamente diferentes dos instrumentos convencionais têm sido introduzidos no mercado. Esses instrumentos podem ser classificados como "ajustáveis" ou "expansíveis", uma vez que apresentam a proposta de se adaptar à anatomia do canal em seção transversal. Exemplos incluem a Self-Adjusting File (SAF, ou limas autoajustáveis) (ReDentNOVA, Raana, Israel), TRUShape® (Dentsply Sirona, Tulsa, OK, EUA) e XP-Endo® Shaper (FKG Dentaire, La Chaux-de-Fonds, Suíça).

Usado como técnica de instrumento único, o sistema SAF tem sido bastante avaliado e parece promover melhor limpeza, modelagem e desinfecção do que instrumentos convencionais em canais ovais ou achatados (Figura 9.18A).[115,145-147] SAF tem apresentado menores valores de paredes não tocadas em canais ovais em estudos de micro-TC: de 6 a 35%.[95,115-117,148] Um estudo clínico demonstrou que o preparo com a SAF apresentou desempenho antimicrobiano superior a uma técnica de instrumentação manual durante o preparo de canais de dentes unirradiculares (Figura 9.18B).[149] No entanto, a *performance* de SAF em canais atresiados e/ou circulares é similar à dos instrumentos convencionais (Figura 9.19).[95,150]

TRUShape® e XP-Endo® Shaper são mais recentes no mercado e não há muitos estudos avaliando seus efeitos na desinfecção e limpeza dos canais. Um estudo de nosso grupo comparou três sistemas ajustáveis quanto à capacidade de limpeza e modelagem de canais ovais utilizando uma abordagem correlativa micro-TC e histologia.[124] Os canais foram pareados por semelhanças anatômicas e preparados usando SAF, TRUShape® e XP-Endo® Shaper. NaOCl a 5,25% foi o irrigante. SAF proporcionou menos paredes não tocadas do que XP-Endo® Shaper no canal apical. Quanto toda a extensão do canal foi analisada, nenhuma diferença significativa foi encontrada entre os três sistemas. A avaliação histológica também não revelou diferenças entre eles quanto à limpeza do canal. Apesar de serem instrumentos desenhados para se adaptar às irregularidades do canal radicular, metade dos espécimes preparados ainda exibiram restos de polpa em recessos bucais e linguais não instrumentados.

Alves *et al.*[151] comparam dois sistemas de instrumento único – XP-Endo® Shaper e Reciproc® (VDW) – quanto à eliminação bacteriana por efeitos mecânicos (irrigação com salina) e à extrusão apical de bactérias. Os resultados

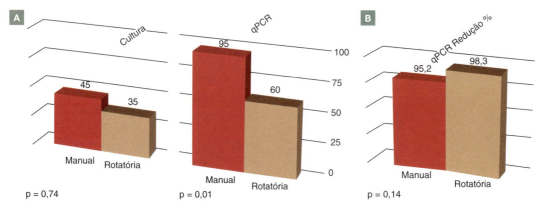

**Figura 9.17 A.** Incidência de resultados positivos para a presença de bactérias após preparo com instrumentos de níquel-titânio manuais ou acionados a motor. **B.** Redução percentual média das contagens bacterianas obtidas após o preparo com os dois tipos de instrumentos. qPCR: reação em cadeia da polimerase em tempo real. (Dados de acordo com Rôças *et al.*, 2013.)[134]

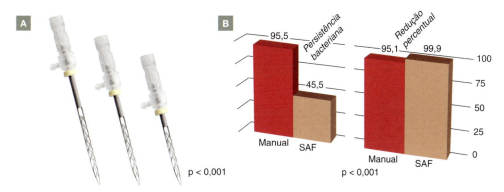

**Figura 9.18 A.** Lima autoajustável (*self-adjusting file* – SAF). **B.** Eficácia clínica antimicrobiana do sistema SAF comparada a uma técnica que usa instrumentos manuais. (Dados de acordo com Neves *et al.*, 2013.)[149]

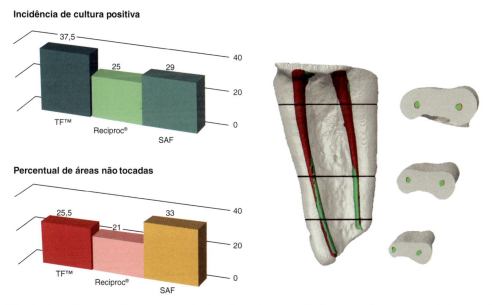

**Figura 9.19** Incidência de culturas positivas e percentual de área do canal não tocada após preparo químico-mecânico utilizando os instrumentos SAF (*self-adjusting file*), Reciproc® e Twisted File (TF)™. Em *verde* e *vermelho*, as áreas do canal antes e após o preparo, respectivamente. (Dados de acordo com Siqueira *et al.*, 2013.)[95]

mostraram que a eliminação bacteriana foi significativamente maior com XP-Endo® Shaper. Isso pode ser explicado pelo fato de esse instrumento ser expansível, com a haste ativa em forma de serpente, o que pode propiciar maior toque nas paredes para desalojar biofilmes. Por sua vez, a extrusão apical de bactérias foi significativamente menor com Reciproc®.

### Ação química

Apesar de a ação mecânica promover redução significativa do número de bactérias do canal radicular, a eliminação total dificilmente é observada.[77-82] Bactérias que persistem no sistema de canais radiculares podem sobreviver em número suficiente para comprometer o sucesso da terapia endodôntica.[18] Assim, torna-se evidente a necessidade de se utilizar soluções irrigadoras (substância química auxiliar) e medicamentos dotados de atividade antimicrobiana durante a execução do tratamento endodôntico para potencializar o controle da infecção.

Estudos clínicos mais antigos relataram a incidência de culturas negativas em mais de 70% dos canais radiculares após o preparo químico-mecânico utilizando irrigantes com atividade antibacteriana.[152,153] No entanto, como esses estudos não utilizaram protocolos rigorosos de coleta microbiológica, tampouco metodologia para a detecção de bactérias anaeróbias, o impacto dos resultados foi limitado.

Mais recentemente, estudos clínicos usando cultura[87,154] ou métodos moleculares mais sensíveis,[82] bem como estudos *ex vivo*,[132,155,156] têm demonstrado claramente que uma solução de irrigação com ação antibacteriana, como o NaOCl, aumenta significativamente a redução bacteriana intracanal quando comparada com irrigação usando solução salina (Figura 9.20). Estudos também revelaram que os efeitos benéficos da utilização de NaOCl como irrigante, quando comparados com a solução salina, foram observados apenas após o canal ter sido ampliado a maiores diâmetros (ou seja, maior do que #30).[82,87] Assim, o NaOCl não oferece vantagem significativa sobre

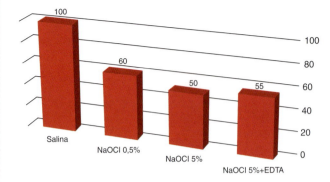

**Figura 9.20** Incidência de culturas positivas após instrumentação usando irrigação com solução salina, NaOCl a 0,5%, NaOCl a 5% sozinho ou alternado com ácido etilenodiaminotetracético (EDTA). Não houve diferença significante entre os regimes usando NaOCl, mas todos eles foram mais eficazes do que a solução salina. (Dados de acordo com Byström et al., 1985.)[158]

a solução salina em preparos com diâmetro reduzido. Esse achado, além de confirmar a necessidade de um irrigante antibacteriano durante a instrumentação, também reforça a necessidade de preparos mais amplos, de modo a maximizar a desinfecção.

Diversos estudos clínicos avaliaram a atividade antibacteriana intracanal do NaOCl usado como irrigante. Siqueira et al.[157] relataram que a maioria dos casos instrumentados e irrigados com NaOCl a 2,5% apresentou redução da carga bacteriana de $10^2$ a $10^5$ vezes e, em geral, a redução foi maior do que 95%. Esses resultados salientam o papel importante desempenhado pelo preparo químico-mecânico na redução da população bacteriana em canais infectados. A maioria dos estudos tem demonstrado uma incidência de culturas negativas, após o preparo químico-mecânico com NaOCl (entre 0,5 e 5%), variando entre 40 e 70%.[68,87,157-165] Preparos mais amplos em associação com NaOCl permitem ainda melhor desinfecção. Card et al.[86] revelaram que, após preparo apical com instrumentos de maior diâmetro e usando NaOCl como irrigante, 100% dos canais de pré-molares e 89% dos canais mesiais de molares estavam livres de bactérias cultiváveis.

Métodos moleculares são muito mais sensíveis que cultura, detectando menor número de células bacterianas. Além disso, permitem a detecção de bactérias não cultiváveis ou de difícil cultivo. Por isso, métodos moleculares podem promover melhor indicação das condições bacteriológicas do canal após o tratamento. Estudos moleculares revelaram que cerca de 30 a 60% dos canais apresentaram resultados negativos para bactérias quando usando NaOCl a 2,5% na irrigação e diferentes técnicas de instrumentação.[143,166-171]

O NaOCl possui forte ação antimicrobiana, sendo capaz de eliminar mesmo esporos bacterianos, que estão entre as formas mais resistentes de vida, após 1 minuto de contato direto.[172-175] Além disso, ele apresenta forte atividade antibiofilme, exercendo efeitos destrutivos tanto sobre o componente celular quanto sobre a matriz do biofilme.[176-178] A Endodontia talvez seja a única especialidade da área de saúde que tem a oportunidade de usar altas concentrações de NaOCl para combater a infecção, uma vez que essa substância é bastante cáustica e não pode ser usada diretamente sobre tecidos vivos. No tratamento endodôntico, o NaOCl entra em contato com uma área pequena e restrita de tecido vivo, no nível de forame apical e eventuais forames laterais, e por um período de tempo muito curto, insuficiente para causar danos significativos aos tecidos perirradiculares. No entanto, se extravasado para esses tecidos, há aumento da área e do tempo de contato, resultando em consequências desastrosas e graves para o paciente.[179-182]

Embora seja sobejamente conhecido que maiores concentrações de NaOCl possuem maior efeito antimicrobiano em testes laboratoriais sob condições ideais de tempo e de contato[183] (Figura 9.21), estudos in vivo e ex vivo têm demonstrado que o aumento da concentração da solução de NaOCl não aumenta necessariamente sua potência no interior do canal radicular.[155,158] Byström e Sundqvist[158] avaliaram clinicamente os efeitos antibacterianos das soluções de NaOCl a 0,5 e 5%. Os resultados indicaram que não houve diferença entre as duas soluções. Após o preparo químico-mecânico utilizando NaOCl a 0,5%, NaOCl a 5% ou NaOCl a 5% associado ao ácido etilenodiaminotetracético (EDTA), bactérias ainda foram encontradas em 60%, 50% e 55% dos casos, respectivamente.[158] Em um estudo ex vivo, Siqueira et al.[155] compararam os efeitos das soluções irrigadoras de NaOCl a 1, 2,5 e 5,25%, usadas durante o preparo de canais de dentes extraídos que haviam sido contaminados experimentalmente com *Enterococcus faecalis*. Não houve diferença significante entre as três soluções de NaOCl (Figura 9.22). Esse estudo demonstrou claramente que a renovação constante da solução no canal, bem como a utilização de grande volume da substância podem compensar os efeitos de concentração. Achados semelhantes foram observados por Baumgartner e Cuenin[184] no que tange à capacidade de o NaOCl dissolver matéria orgânica. Conclui-se, então, que uma vez que grandes volumes de NaOCl podem ser usados na irrigação dos canais (total de

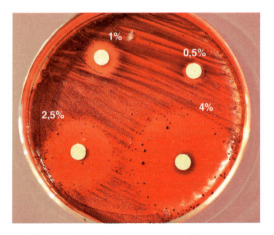

**Figura 9.21** Atividade antibacteriana de diferentes concentrações de NaOCl contra *Prevotella nigrescens*. Notar os halos de inibição crescentes de acordo com a concentração, isto é, quanto maior a concentração, maior o halo.

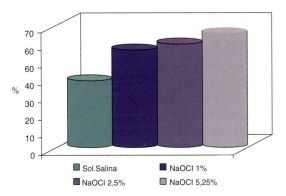

**Figura 9.22** Comparação da eficácia de diferentes concentrações de NaOCl na redução (%) da população bacteriana em canais radiculares. Não foi observada diferença significativa entre as três concentrações, mas todas foram significativamente mais eficazes que a solução salina. (Dados segundo Siqueira et al., 2000.)[155]

10 a 20 m$\ell$), sob constante renovação, o emprego de soluções menos concentradas pode levar a resultados similares a soluções mais concentradas. Um estudo randomizado revelou que o índice de sucesso do tratamento endodôntico foi similar quando usando NaOCl em baixa (1%) ou alta (5%) concentração.[185]

A clorexidina (CX) também tem sido avaliada quanto à sua eficácia como substância química auxiliar na irrigação. Leonardo et al.[186] relataram que 41% dos canais apresentaram culturas negativas após o preparo químico-mecânico com CX a 2%. Ercan et al.[187] concluíram que tanto a CX a 2% como o NaOCl a 5,25% foram significativamente eficazes na redução da população bacteriana em canais radiculares infectados. No grupo da CX, 80% dos canais estavam livres de bactérias cultiváveis, enquanto no grupo de NaOCl 73% dos canais apresentaram culturas negativas. Viana et al.[188] compararam a redução bacteriana após preparo químico-mecânico usando NaOCl a 2,5% ou CX gel a 2% como irrigantes. A análise por cultura revelou que 75% e 50% dos canais irrigados, respectivamente, com NaOCl e CX estavam livres de bactérias cultiváveis. Siqueira et al.[164] relataram que 50% dos canais não apresentaram bactérias cultiváveis após a instrumentação e irrigação com solução de CX a 0,12% (Figura 9.23). Wang et al.[189] avaliaram a eficácia clínica do gel de CX a 2% na redução bacteriana durante instrumentação rotatória e observaram que cerca de 90% dos casos foram negativos para a presença de bactérias cultiváveis. No entanto, esses excelentes resultados não foram corroborados por Vianna et al.,[190] que relataram apenas 67% de culturas negativas após usar também o gel de CX a 2% durante o preparo.

Estudos moleculares também avaliaram os efeitos da CX. Em um estudo utilizando os métodos PCR e *checkerboard* de captura reversa, Rôças e Siqueira[168] revelaram que 53% dos casos irrigados com CX a 0,12% ainda apresentavam níveis detectáveis de bactérias no canal, não havendo diferença significante quando comparados com o NaOCl

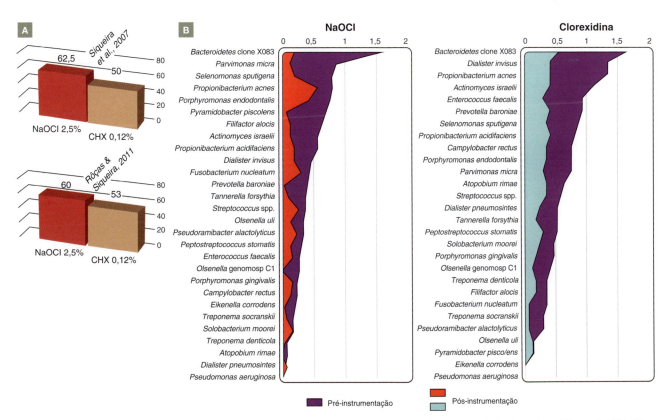

**Figura 9.23 A.** Incidência de casos apresentando persistência bacteriana após irrigação com NaOCl ou clorexidina a 0,12%. (Dados de acordo com Siqueira et al. 2007,[165] um estudo por cultura, e Rôças e Siqueira, 2011,[168] um estudo molecular.) **B.** Contagem do número de células de diferentes espécies bacterianas antes e depois da instrumentação usando NaOCl ou clorexidina a 0,12% como irrigante. (Dados de acordo com Rôças e Siqueira, 2011.)[168]

(Figura 9.23). Em um estudo usando qPCR para comparar os efeitos antibacterianos clínicos da CX a 2% com NaOCl a 2,5%, Rôças et al.[171] relataram a presença de bactérias residuais após o preparo em 40% e 44% dos casos, respectivamente (Figura 9.24). Não foram observadas diferenças significantes entre os dois irrigantes quanto ao número de casos positivos para bactérias e à redução nas contagens bacterianas. Em um estudo usando qPCR para avaliar os efeitos antibacterianos do preparo do canal em casos de retratamento endodôntico, Zandi et al.[191] também não encontraram diferença significante entre NaOCl a 1% e CX a 2%. A incidência de casos ainda contendo bactérias detectáveis foi de 35% para NaOCl e de 41% para CX (Figura 9.25).

No contexto da lesão perirradicular como doença infecciosa e com base nos estudos relatados nesta seção, infere-se que a propriedade mais importante da substância a ser utilizada como irrigante deve ser a eficácia antimicrobiana. Estudos que utilizaram cultura e métodos moleculares revelaram não haver diferença significativa na eliminação bacteriana proporcionada por NaOCl e CX como irrigantes.[165,168,171,191,192] Embora a capacidade de dissolução de tecido (que o NaOCl possui) e substantividade (que a CX possui) sejam propriedades desejáveis, estas e outras propriedades devem estar subordinadas à eficácia antimicrobiana. O NaOCl continua sendo o irrigante de escolha no tratamento endodôntico, enquanto a CX aparece como potencial substituta oferecendo resultados antimicrobianos semelhantes. Independentemente da concentração da solução utilizada, volumes elevados e trocas frequentes da solução irrigadora são necessários para exercer o máximo de atividade antimicrobiana.

## Sessão única *versus* duas sessões

O tratamento endodôntico efetuado em sessão única apresenta algumas prováveis vantagens para o profissional e o paciente. Além de poupar tempo, reduz o risco de contaminação (dentes com polpa vital) ou a recontaminação (dentes despolpados) do canal que pode ocorrer entre as sessões de tratamento, caso haja perda do selamento coronário. Como discutido anteriormente, em casos de tratamento de dentes com polpa vital (biopulpectomia), o tratamento em sessão única deve ser executado quando o fator tempo, a habilidade do operador, as condições anatômicas e o material disponível assim o permitirem. Por outro lado, a obturação imediata em casos de dentes despolpados, com uma infecção endodôntica estabelecida e lesão perirradicular associada, representa o tema mais controverso da Endodontia contemporânea.[15]

Dois fatores são críticos quando se considera o tratamento em sessão única de dentes despolpados: a incidência de sintomatologia pós-operatória e o sucesso no longo prazo da terapia. Observando a incidência de sensibilidade pós-operatória após tratamentos endodônticos realizados em sessão única ou múltiplas, alguns estudos atestam que não há diferenças significantes.[193,194] No entanto, um estudo revelou maior incidência de *flare-ups* durante o retratamento em uma sessão de dentes com lesão quando comparado a duas sessões.[195] Além da avaliação do desenvolvimento de sintomatologia após o tratamento de dentes despolpados em sessão única, outro fator de extrema relevância deve ser levado em consideração: o sucesso de longo prazo do tratamento. Ou seja, a capacidade de o tratamento restabelecer a saúde dos tecidos perirradiculares ao criar um ambiente propício para a reparação da lesão perirradicular. Por ambiente propício, entende-se aquele livre de microrganismos e outros irritantes persistentes, similar ao ambiente observado em casos de dentes com polpa vital e capaz de levar ao sucesso em quase 100% dos casos. A busca por um protocolo de tratamento que permita restabelecer esse ambiente favorável ao reparo perirradicular deve ser a máxima que norteia a Endodontia atual.

Na verdade, tanto em Medicina quanto na Odontologia, o sucesso de longo prazo é o parâmetro mais importante pelo qual modalidades de tratamento são comparadas. Deve-se oferecer ao paciente o tratamento que apresente maior probabilidade de resultar em sucesso a longo prazo, ou seja, a manutenção do dente na cavidade oral em estado de saúde perirradicular.

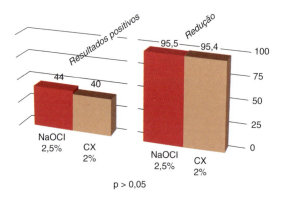

**Figura 9.24** Incidência de casos de infecção primária apresentando persistência bacteriana e redução percentual nas contagens bacterianas após irrigação com NaOCl ou clorexidina (CX) a 2%. (Dados de acordo com Rôças et al., 2016.)[171]

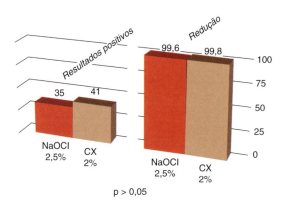

**Figura 9.25** Incidência de casos de retratamento apresentando persistência bacteriana e redução percentual nas contagens bacterianas após irrigação com NaOCl ou clorexidina (CX) a 2%. (Dados de acordo com Zandi et al., 2016.)[191]

Estudos em animais têm comparado o tratamento em uma ou duas sessões de dentes com lesão perirradicular. Em um estudo histológico em dentes de cães, Katebzadeh et al.[70] avaliaram o reparo de lesões perirradiculares após o tratamento endodôntico efetuado em uma ou duas sessões. Os canais foram irrigados com solução salina e, no grupo de duas sessões, foi utilizada medicação com hidróxido de cálcio. Após 6 meses, a análise histológica revelou que houve significativamente menos inflamação perirradicular no grupo tratado em duas sessões. Em outro estudo também em cães,[196] mas realizando análise radiográfica do sucesso, os mesmos autores revelaram melhores resultados também para o grupo de duas sessões, o qual apresentou um número significativamente menor de casos que fracassaram (15,8%) do que o grupo de sessão única (41,2%). Tais achados em cães foram corroborados por vários outros estudos similares (Figura 9.26).[197-199]

Estudos de acompanhamento em humanos possuem maior peso de evidência científica. Um estudo bem controlado e delineado por Sjögren et al.[68] revelou resultados relativamente desalentadores para o tratamento em sessão única de canais infectados. Esses autores investigaram o papel da infecção no sucesso da terapia endodôntica concluída em sessão única. Todos os canais (n = 53) estavam infectados antes do tratamento, e o percentual de sucesso foi investigado após acompanhamento de 5 anos. Em 44 casos (83%), as lesões desapareceram completamente. Em nove casos (17%), houve fracasso da terapia endodôntica. Dos nove casos que fracassaram, sete apresentaram cultura positiva antes da obturação. Esse índice de sucesso obtido em sessão única (83% dos casos) pode ser considerado baixo quando comparado ao de outro estudo de Sjögren et al.,[69] no qual os canais de dentes despolpados tratados em múltiplas sessões, quando obturados no limite de 0 a 2 mm do ápice radiográfico, resultaram em um índice de sucesso de 94% dos casos.

Analisando o sucesso do tratamento endodôntico em pacientes humanos por meio de um estudo multicêntrico prospectivo, Friedman et al.[200] revelaram que dentes com canais radiculares infectados apresentaram um índice de sucesso 9% maior quando tratados em múltiplas sessões do que quando tratados em sessão única.

Em outro estudo clínico, Trope et al.[71] compararam radiograficamente o sucesso de dentes tratados em sessão única ou em duas sessões. Todos os tratamentos foram efetuados pelo mesmo operador, empregando sempre a mesma técnica de instrumentação e o mesmo tipo de substância química auxiliar (NaOCl a 2,5%). No grupo de duas sessões, o hidróxido de cálcio foi a medicação

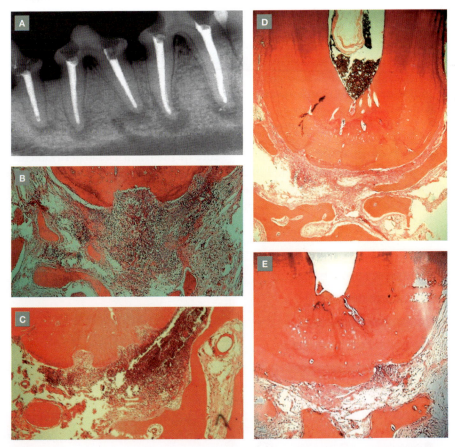

**Figura 9.26** Reparação perirradicular em cães após tratamento em uma ou duas consultas. **A.** Radiografia quando da conclusão dos tratamentos de dentes com lesão induzida. **B** e **C.** Espécimes obturados em sessão única. Notar intenso infiltrado inflamatório e reabsorção radicular. **D.** Espécime tratado em duas sessões com pasta HPG ou **E,** com óleo ozonizado. Ambos demonstraram reparo perirradicular compatível com o sucesso do tratamento. (Dados extraídos de Silveira et al., 2007.)[199]

utilizada por no mínimo 1 semana. A proservação de 1 ano revelou um índice de sucesso de 64% para os casos concluídos em sessão única e de 74% para os casos em que foram realizadas duas sessões. A ação desinfetante adicional da medicação intracanal elevou em 10% o índice de sucesso do tratamento. Essa diferença foi considerada clinicamente relevante.

Assim, com base em estudos clínicos randomizados, pode-se inferir que o tratamento efetuado em uma ou mais sessões, utilizando uma pasta de hidróxido de cálcio como medicamento, oferece um índice de sucesso 10 a 20% maior do que o efetuado em sessão única.[68,69,71,201] Entretanto, outros estudos mostram que praticamente não há diferença percentual[202,203] ou mesmo uma taxa de sucesso 10% maior com sessão única (Figura 9.27).[204,205] O problema com a maioria desses estudos é que o tamanho amostral foi baixo, diminuindo a eficácia dos testes estatísticos em encontrar diferenças entre os tratamentos. Revisões sistemáticas desses estudos em humanos têm apresentado resultados inconsistentes em decorrência de baixo número de estudos selecionáveis[206] ou inclusão de estudos em língua não inglesa e publicados em artigos em periódicos sem impacto.[207]

Em um estudo em que todos os casos foram tratados pelo mesmo operador, Ricucci et al.[13] avaliaram durante 5 anos os resultados do tratamento endodôntico de 1.369 canais. Entre inúmeros parâmetros avaliados, os autores também investigaram o índice de sucesso do tratamento realizado em uma ou mais sessões. Enquanto não houve diferença entre os grupos nos dentes com polpa viva, foi observado que, nos casos de necrose, o tratamento utilizando o hidróxido de cálcio como medicação intracanal resultou em um índice de sucesso significativamente maior do que o tratamento realizado em sessão única (p = 0,002) (Figura 9.28). Esse estudo, que utilizou um grande número de pacientes, nos quais o tratamento foi realizado por um único operador, fornece forte evidência de que o emprego da medicação intracanal influencia positivamente o sucesso do tratamento endodôntico de dentes com canais infectados.

Lesões perirradiculares são doenças infecciosas causadas por biofilmes bacterianos colonizando o canal radicular. Em decorrência disso, o sucesso do tratamento depende do combate à infecção. O bom senso deve prevalecer no sentido de que se deve optar por protocolos que previsivelmente eliminem a infecção endodôntica, a causa das lesões perirradiculares. Esses protocolos devem ter eficácia antimicrobiana comprovada e demonstrada por estudos clínicos, sendo então os eleitos para o tratamento ou retratamento de dentes com lesões perirradiculares.

Meta | protocolos que previsivelmente eliminem a infecção

Embora substâncias irrigadoras antimicrobianas aumentem significativamente a eliminação bacteriana de canais, estudos clínicos utilizando métodos moleculares sofisticados demonstram que, em cerca de 40 a 70% dos casos, bactérias sobrevivem aos efeitos do preparo químico-mecânico independentemente da solução ou concentração empregada.[143,166-171] Muitas bactérias residuais estão destinadas a morrer pela exposição a um material obturador dotado de atividade antibacteriana, pela desorganização das interações bacterianas em comunidades mistas ou por estarem confinadas ao interior do canal, ficando desprovidas de nutrientes.[208] Contudo, em alguns casos, bactérias podem sobreviver mesmo a despeito de uma obturação adequada do canal radicular, obtendo nutrientes e sobrevivendo em número suficiente para perpetuar uma lesão perirradicular.[209] Isso é claramente comprovado por inúmeros estudos que demonstraram que o índice de sucesso de dentes com canais obturados na presença de níveis detectáveis de bactérias cultiváveis (cultura positiva) é significativamente menor do que em casos de cultura negativa (Figura 9.29).[68,210-213] Em outras palavras, a presença de bactérias no canal, no momento da obturação, é um importante fator de risco para a lesão perirradicular pós-tratamento.

É evidente que a redução da população bacteriana dos canais radiculares promovida pelo preparo químico-mecânico é, na maioria das vezes, suficiente para

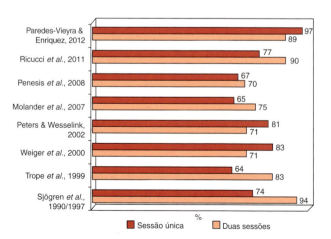

**Figura 9.27** Dados de estudos comparando o índice de sucesso do tratamento endodôntico efetuado em uma ou mais consultas.

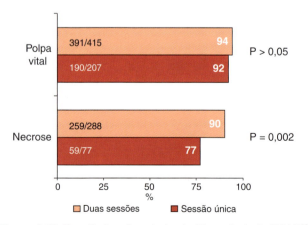

**Figura 9.28** Resultados do estudo de Ricucci et al., (2011)[13] comparando o índice de sucesso do tratamento endodôntico de dentes com polpa vital ou necrosada efetuado em uma ou mais consultas.

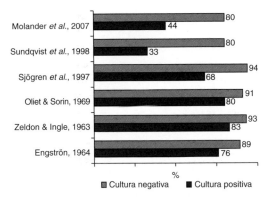

**Figura 9.29** Dados de estudos comparando o índice de sucesso de dentes obturados com cultura do canal positiva ou negativa para bactérias.

permitir que os mecanismos de reparo dos tecidos perirradiculares tenham efeito. Contudo, a perpetuação de processos patológicos perirradiculares causada pela persistência de uma infecção endodôntica vai depender: (a) do acesso dessas bactérias aos tecidos perirradiculares; (b) da resistência do hospedeiro; (c) da virulência; e (d) do número de células bacterianas (carga) envolvidas.[209] O alojamento de bactérias no interior de irregularidades do sistema de canais radiculares impede o acesso das células inflamatórias e imunológicas de defesa ao sítio infectado.

Assim, como bactérias remanescentes, localizadas em pontos anatômicos inacessíveis aos instrumentos e à substância química auxiliar, representam um potencial para o fracasso a longo prazo do tratamento endodôntico, medidas adicionais, que envolvam o controle desse processo infeccioso (por eliminação ou máxima redução de microrganismos), devem ser empregadas durante a execução da terapia em dentes despolpados. No momento, apenas a medicação intracanal com determinadas substâncias químicas pode ser eficaz, como demonstrado por inúmeros estudos que usaram cultura,[59,87,159,161,163,164,214] métodos moleculares[169,215] e análise histobacteriológica.[216]

Como mencionado anteriormente, nos casos de biopulpectomia, a opção pela obturação imediata do canal radicular, após o preparo químico-mecânico, deve ser feita sempre que possível. Essa conduta baseia-se no fato de o canal estar originalmente livre de bactérias, desde que a cadeia asséptica tenha sido mantida pelo profissional durante os procedimentos intracanais. Assim, não há razão aparente para protelar o término do tratamento, mesmo nos casos de pulpite irreversível sintomática, pois, uma vez removida a polpa, há remissão dos sintomas.

Por outro lado, em casos de necrose pulpar e de retratamento, principalmente quando há associação com lesões perirradiculares, o canal deve ser obturado em uma segunda sessão, após a permanência de uma medicação intracanal antimicrobiana. Tal opção, como já dito, baseia-se em fundamentos científicos, e não na opinião clínica. Deve-se ter em mente que todo procedimento clínico deve ser fundamentado por achados científicos sérios e consolidados, não por suposições. Isso não significa ser "teórico", "ortodoxo" e/ou "conservador", mas sim responsável, consciente e bem informado, oferecendo ao paciente o melhor tratamento possível, fundamentado em evidências científicas.

É imperioso salientar que a medicação intracanal, assim como qualquer outro procedimento, não promove a esterilização do canal. Embora este seja o ideal a ser alcançado, o objetivo viável a ser atingido, na realidade clínica, é a máxima redução das populações bacterianas a um nível (limiar) que seja compatível com o reparo perirradicular.[50] Com base em estudos clínicos, que se localizam no topo da hierarquia de evidência científica, esse limiar pode ser interpretado como o número de células bacterianas aquém do necessário para ser detectado pelos métodos microbiológicos (cultura e moleculares). Isso não significa que o clínico deva realizar testes microbiológicos no consultório, mas sim que deve se pautar na literatura científica para utilizar protocolos clínicos que previsivelmente promovam um elevado índice de canais com resultados negativos para a presença de bactérias. Assim, se um estudo clínico publicado em uma revista de impacto na área compara um protocolo de tratamento "X" com um protocolo "Y", o que promover maior redução bacteriana e resulta em mais canais livres de bactérias detectáveis pode ser considerado uma boa opção para a adoção pelo clínico, já que cientificamente se comporta melhor na remoção da causa de lesões perirradiculares.

É aparentemente óbvio que, no futuro, o tratamento endodôntico em sessão única poderá oferecer resultados previsivelmente satisfatórios para o tratamento de dentes despolpados. As pesquisas caminham para a descoberta de medidas que maximizem a desinfecção em sessão única. Por enquanto, o protocolo de tratamento que oferece uma eliminação bacteriana previsível, ao ponto de atingir índices elevados de resultados microbiológicos negativos antes da obturação e, consequentemente, maior sucesso do tratamento, envolve a aplicação de uma medicação intracanal entre as consultas.

## Controle da infecção | efeito da medicação intracanal

Pode-se obter uma redução considerável no número de células bacterianas do lúmen do canal principal por meio dos efeitos químicos e mecânicos da instrumentação e da irrigação, mas mesmo assim bactérias podem permanecer viáveis em regiões inacessíveis. As áreas anatômicas com menos irregularidades podem ser incorporadas no preparo, porém as áreas mais irregulares, como reentrâncias, recessos de canais ovais ou achatados, istmos, ramificações laterais e apicais e túbulos dentinários, podem abrigar bactérias que, uma vez não eliminadas, põem o resultado do tratamento em risco (Figuras 9.30 a 9.32).[126] Essas áreas não são comumente afetadas por instrumentos e a substância química auxiliar empregada na irrigação não tem tempo de ação intracanal suficiente para agir

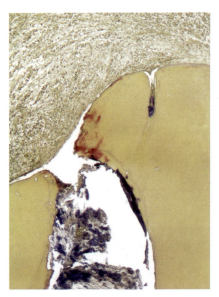

**Figura 9.30** Bactérias colonizando ramificações apicais (coloração de Brown e Brenn modificada por Taylor). (Cortesia do Dr. Domenico Ricucci.)

em profundidade (Figura 9.33).[74,216-220] Estudos morfológicos revelaram a ocorrência de infecções intrarradiculares persistentes nessas áreas como causa do fracasso endodôntico.[64,126,221-225]

Por permanecer por tempo mais prolongado no interior do canal radicular, um medicamento intracanal dotado de ação antibacteriana tem mais chances de atingir áreas não afetadas pela instrumentação do canal. Assim, exercendo sua ação antibacteriana, pode contribuir decisivamente para que haja uma redução máxima da microbiota endodôntica. Possivelmente, por potencializar essa redução, o emprego de curativos intracanais está diretamente relacionado com uma reparação mais adequada dos tecidos perirradiculares e, consequentemente, com um maior índice de sucesso da terapia endodôntica.[13,67,70,71,199,226,227]

Desde a sua introdução por Bernhard Hermann, em 1920,[228] o hidróxido de cálcio tem sido amplamente usado em Endodontia como um medicamento intracanal, por possuir atividade antibacteriana pronunciada, que é ditada pela sua elevada alcalinidade.[59,229] Entretanto,

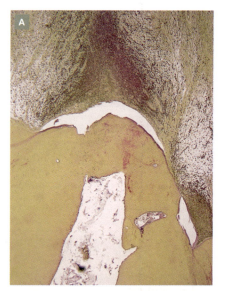

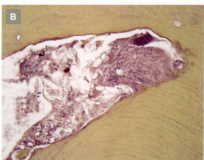

**Figura 9.32** Dente com extensa lesão perirradicular. Notar em **A** a presença de um amplo canal lateral. **B.** Maior aumento do canal lateral mostrando bactérias colonizando o tecido necrosado (coloração de Brown e Brenn modificada por Taylor). (Cortesia do Dr. Domenico Ricucci.)

seus efeitos dependem bastante da disponibilidade de íons hidroxila em solução. Meios de cultura (em testes *in vitro*), fluidos teciduais e a dentina (estes em testes *ex vivo* com dentes extraídos ou *in vivo*) possuem substâncias tamponadoras que podem limitar a ação antibacteriana do hidróxido de cálcio porque elas impedem que haja aumento significativo no pH.[229-235] Essa afirmativa é reforçada por numerosos estudos que avaliaram a capacidade do hidróxido de cálcio de desinfetar os túbulos

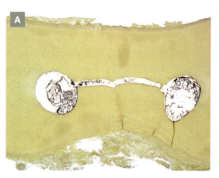
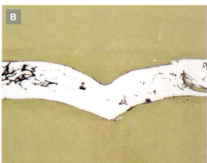
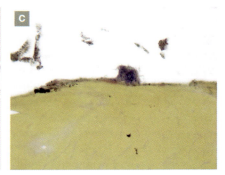

**Figura 9.31 A.** Istmo na raiz mesial de um molar inferior comunicando os dois canais mesiais. **B.** Maior aumento da região do istmo, evidenciando a presença de bactérias. **C.** Maior aumento da colônia bacteriana aderida à parede do istmo (coloração de Brown e Brenn modificada por Taylor). (Cortesia do Dr. Domenico Ricucci.)

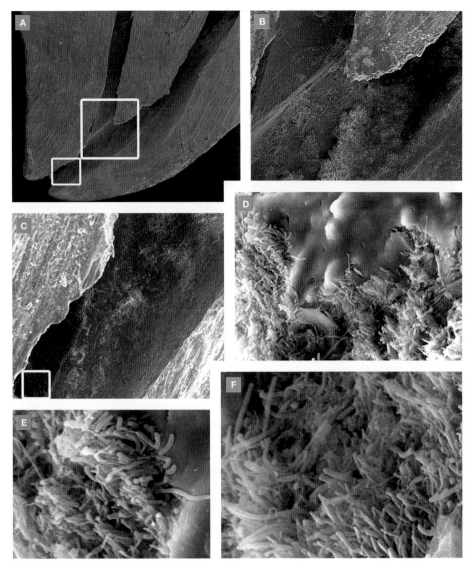

**Figura 9.33** Eletromicrografias evidenciando canal de dente extraído com lesão associada após preparo com limas acionadas a motor do Sistema ProTaper®. O retângulo maior em **A** é visto em maior aumento em **B,** evidenciando área de confluência dos canais e permanência de detritos dentinários. O retângulo menor em **A** é visto em maior aumento em **C** e revela uma irregularidade na parede do canal. Maior aumento do detalhe em **C** revela a presença de colônias bacterianas compostas por bacilos e filamentos formando um biofilme na porção mais apical do canal radicular (**D** a **F**).

dentinários[232,236-241] e a sua atividade inibitória através do teste de difusão em ágar.[233,242,243] Haapasalo e Ørstavik[237] observaram que uma pasta à base de hidróxido de cálcio (Calasept, Swedia, Knivsta, Suécia) falhou na eliminação, mesmo superficial, de células de *E. faecalis* dentro dos túbulos da dentina. Safavi *et al.*[239] relataram que células de *Enterococcus faecium* permaneceram viáveis no interior de túbulos dentinários após tratamento com uma pasta de hidróxido de cálcio em solução salina por períodos de tempo relativamente longos. Siqueira e Uzeda[232] verificaram que a pasta de hidróxido de cálcio, em solução salina, foi ineficaz na eliminação de *E. faecalis* e de *Fusobacterium nucleatum* no interior de túbulos dentinários, mesmo após 1 semana de exposição. Contrariamente, a pasta de hidróxido de cálcio e PMCC eliminou efetivamente bactérias anaeróbias estritas nos túbulos após 1 hora de exposição, mas não o *E. faecalis*, para o qual foi necessário 1 dia. Em estudo posterior, Estrela *et al.*[236] avaliaram a atividade antibacteriana da pasta de hidróxido de cálcio em solução salina no interior de túbulos dentinários experimentalmente infectados com *E. faecalis, Staphylococcus aureus, Bacillus subtilis, Pseudomonas aeruginosa* ou com uma mistura dessas bactérias. A pasta foi ineficaz para desinfetar os túbulos, mesmo após 1 semana de contato. Tais achados e os de estudos subsequentes[240,241] confirmam que a pasta de hidróxido de cálcio, em veículo inerte, é ineficaz para desinfetar a dentina pelo menos após única aplicação.

Estudos clínicos têm demonstrado que, em média, 20 a 30% dos canais ainda apresentam bactérias viáveis após medicação com hidróxido de cálcio em um veículo inerte (Figura 9.34).[87,157,214,244-246] Além dos efeitos da dentina, de matéria orgânica e de fluidos teciduais que podem tamponar o pH do hidróxido de cálcio e assim reduzir

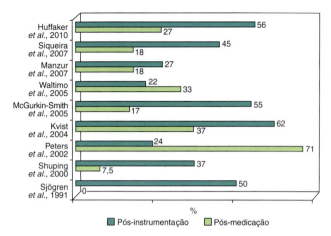

**Figura 9.34** Dados de estudos revelando a incidência de culturas positivas do canal após instrumentação e medicação com hidróxido de cálcio em veículo inerte.

sua eficácia, alguns microrganismos, como *E. faecalis* e *C. albicans*, frequentemente detectados em canais de dentes com lesão pós-tratamento,[33,34,52-54,56,57,247,248] são resistentes ao efeito antimicrobiano dependente do pH do hidróxido de cálcio.[59,60,232,237,249] Essa resistência se deve a mecanismos regulatórios que controlam e mantêm o pH interno da célula próximo à neutralidade, apesar de haver alterações significativas no meio circundante.[62,250-252]

Em 1966, Frank[253] preconizou a utilização do paramonoclorofenol canforado (PMCC) como veículo para o hidróxido de cálcio em casos de apicificação. Vários estudos utilizando metodologias diferentes demonstraram que a pasta de hidróxido de cálcio com PMCC apresenta excelente atividade antibacteriana e antifúngica.[229,232,233,243,254-257] Além disso, estudos clínicos usando análise por cultura ou métodos moleculares têm confirmado a excelente *performance* antibacteriana da pasta HPG, potencializando a desinfecção do canal (Figuras 9.35 e 9.36).[163,169]

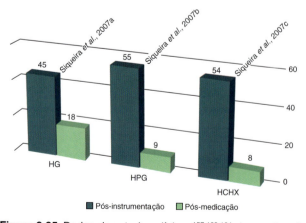

**Figura 9.35** Dados de estudos clínicos[157,163,164] demonstrando a eficácia da medicação intracanal, principalmente com HPG ou HCX, para diminuir a incidência de culturas positivas em relação ao preparo químico-mecânico. HG: hidróxido de cálcio/glicerina; HPG: hidróxido de cálcio/paramonoclorofenol canforado/glicerina; HCX: hidróxido de cálcio/clorexidina.

Em suma, a pasta de hidróxido de cálcio com PMCC e glicerina (HPG) apresenta excelente raio de atuação, amplo espectro de atividade antibacteriana, rapidez na destruição de células bacterianas, não é significativamente afetada por tecido necrosado e soro, retarda a reinfecção do canal, quando da microinfiltração pelo selador temporário, e é biocompatível, propriedades atestadas por vários trabalhos.[163,169,199,226,232,233,254-263]

Outros medicamentos, como a CX e o iodeto de potássio iodetado, também apresentam bom potencial como medicação intracanal. Usados isoladamente ou associados ao hidróxido de cálcio, ambos atendem aos requisitos de atividade antimicrobiana satisfatória associada à baixa toxicidade.[249,264-269] Todavia, ainda são necessários mais estudos laboratoriais e clínicos antes que se estabeleçam como medicamentos intracanais de eleição durante o tratamento de dentes despolpados. Por sua vez, os bons resultados apresentados pela associação do hidróxido de cálcio com a clorexidina (HCX) em vários estudos clínicos[164,202,215,270,271] permitem considerar essa pasta uma boa opção de medicação intracanal durante o tratamento de dentes despolpados (Figura 9.37). Para mais detalhes sobre os medicamentos intracanais, ver Capítulo 15, Medicação Intracanal.

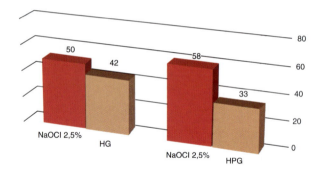

**Figura 9.36** Incidência de persistência bacteriana em canais após preparo usando NaOCl como irrigante e medicação intracanal com pasta de hidróxido de cálcio e glicerina (HG) ou hidróxido de cálcio/paramonoclorofenol canforado/glicerina (HPG). Dados de acordo com estudo molecular de Rôças e Siqueira.[169]

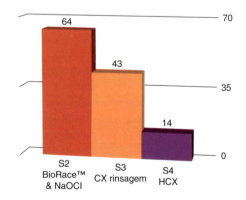

**Figura 9.37** Incidência de persistência bacteriana em canais após instrumentação e irrigação com NaOCl (S2), rinsagem final com clorexidina (S3) e medicação intracanal com pasta de hidróxido de cálcio e clorexidina (HCX). Dados de reação em cadeia da polimerase em tempo real (qPCR).[215]

## Controle da infecção | efeito da obturação

Canais radiculares preparados são usualmente obturados com um material sólido (geralmente guta-percha) associado a um material plástico (os cimentos endodônticos). A guta-percha apresenta alguma atividade antibacteriana, atribuída ao componente de óxido de zinco presente nos cones.[272,273] Todavia, é pouco provável que essa atividade contribua para melhorar a desinfecção do canal radicular, uma vez que o cone apresenta solubilidade muito baixa, que impede a liberação de componentes com potencial antimicrobiano em concentração suficiente para exercer um efeito adicional significativo. O mesmo é válido para os cones de guta-percha que possuem hidróxido de cálcio ou CX em sua composição. Além de a quantidade de hidróxido de cálcio ser baixa no cone para exercer o efeito antimicrobiano desejado quando de sua utilização na obturação definitiva de canais, a liberação de hidróxido de cálcio exigiria a solubilização do cone, o que acarretaria perda de estrutura, prejudicando o preenchimento do canal, função primária da obturação. Dessa forma, a adição de substâncias com atividade antimicrobiana aos cones de guta-percha, além de não apresentar benefícios aparentes, tem ainda o potencial de prejudicar a performance do material.

A maioria dos cimentos endodônticos apresenta alguma atividade antimicrobiana antes de endurecer (Figura 9.38), mas perde essa propriedade após o endurecimento. Uma vez que a atividade antimicrobiana dos principais cimentos endodônticos não é pronunciada e é efêmera,[242,274-279] é altamente improvável que eles colaborem na eliminação de bactérias que sobreviveram aos efeitos do preparo químico-mecânico e da medicação intracanal (caso tenha sido usada).

A importância da obturação é mais evidente em análises no longo prazo. Por exemplo, um estudo em dentes de cães, nos quais foi induzida infecção pulpar e lesão perirradicular, demonstrou que canais instrumentados, mas não obturados, apresentaram um índice de reparação perirradicular após 190 dias similar aos casos com canais obturados.[280] Todos os dentes foram selados coronariamente. Isso demonstra que o preparo químico-mecânico exerce papel fundamental na desinfecção e redução das populações bacterianas em níveis compatíveis com a cura perirradicular no curto prazo. No entanto, se os canais forem deixados sem obturação, o espaço vazio será extremamente vulnerável e propício à recolonização bacteriana, que pode ocorrer por bactérias que permaneceram em pequena quantidade no canal e que com o tempo recomeçaram a proliferar ou por novas bactérias que podem adentrar o canal vazio via microinfiltração coronária de saliva. Assim, o papel principal da obturação é eliminar o espaço vazio do canal para impedir a reinfecção, exercendo um papel relevante no sucesso do tratamento a longo prazo.

Idealmente, os canais desinfectados deveriam ser obturados com um material que promovesse um selamento antimicrobiano. No entanto, não existem atualmente materiais capazes de comprovadamente promover selamento à prova de microrganismos (ou "selamento antimicrobiano"). Assim, os canais devem ser preenchidos tridimensionalmente, eliminando-se o espaço vazio que teria o potencial de ser infectado ou reinfectado. Além disso, por meio do preenchimento tridimensional, que abrange os aspectos apical, lateral e coronário do sistema de canais radiculares, a obturação pode exercer algum papel em confinar microrganismos residuais ao interior do canal, impedindo ou reduzindo seu egresso aos tecidos perirradiculares. A eficácia de tal *sepultamento microbiano* vai depender da localização e do número de microrganismos remanescentes no canal. Bactérias remanescentes em áreas de ramificações ou na porção mais apical do canal próxima ao forame não podem ser sepultadas, pois estão em contato direto com a fonte de nutrientes (tecidos perirradiculares).

No que se refere ao número de bactérias residuais, os resultados dos estudos de cultura revelam que casos de cultura negativa apresentam maior taxa de sucesso.[68,210-213] Esses casos podem apresentar números muito baixos e não detectáveis de bactérias cultiváveis no canal, que podem talvez ser sepultadas de forma eficaz pela obturação. Casos de cultura positiva apresentam maior índice de fracasso, o que demonstra que o *sepultamento* não funciona bem em casos com maior número de bactérias residuais.

O preenchimento tridimensional do sistema de canais radiculares também previne a recontaminação do canal

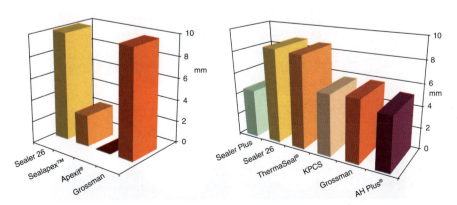

**Figura 9.38** Atividade antibacteriana de cimentos endodônticos. (Dados de acordo com Siqueira e Gonçalves, 1996;[276] e Siqueira et al., 2000.)[275]

por microrganismos da saliva, além de impedir a infiltração de fluidos teciduais para o interior do canal, negando substrato para bactérias sobreviventes. Destarte, infere-se que a função crítica primordial da obturação é essencialmente atuar como uma barreira física à infecção ou à reinfecção do sistema de canais radiculares, ajudando a manter o estado de desinfecção obtido após o preparo e a medicação intracanal.

Em outras palavras, *enquanto a função do preparo químico-mecânico e da medicação intracanal é promover a eliminação ou redução da população bacteriana intracanal a níveis compatíveis com a reparação perirradicular, a função da obturação é manter esses níveis baixos.*[12]

O sistema de canais radiculares usualmente apresenta anatomia complexa, ditada pela presença de reentrâncias, saliências, istmos, ramificações apicais e laterais e outras irregularidades (Figura 9.39A e B). Tem sido sugerido por alguns que tais áreas não são apenas difíceis de desinfetar, mas também de preencher, quando da utilização de técnicas convencionais de obturação, como a técnica de compactação lateral. Com base nessa premissa, técnicas de termoplastificação da guta-percha têm sido preconizadas com a justificativa de que elas permitem uma obturação mais homogênea e um preenchimento mais adequado de irregularidades do sistema de canais radiculares, quando comparadas à compactação lateral.[281,282] Todavia, tem sido exaustivamente demonstrado que nenhuma técnica contemporânea de obturação ou material obturador podem promover um selamento absoluto contra a microinfiltração.[283-292] Até o momento, nenhum estudo clínico bem controlado demonstrou definitivamente que as técnicas de guta-percha termoplastificada oferecem um índice maior de sucesso do tratamento endodôntico quando comparadas à compactação lateral.[293] Aliás, deve-se ter em mente que a observação de que o material obturador (guta-percha e/ou cimento) foi forçado para variações anatômicas, como istmos e ramificações, não necessariamente implica que o sistema de canais radiculares esteja apropriadamente limpo, desinfetado, selado e protegido dos riscos de infecção ou reinfecção (Figura 9.40A e B).[83,294] Na verdade, a grande vantagem das técnicas de termoplastificação de guta-percha reside na obturação de canais radiculares com anatomia aberrante, alterados por reabsorção interna ou com deformidades em virtude do preparo inadequado.

## Otimização da desinfecção pós-preparo

Como o preparo químico-mecânico usando NaOCl ou CX como substância química auxiliar não é capaz de atingir a meta ideal – eliminação previsível de bactérias detectáveis por métodos microbiológicos –, na maioria dos casos, torna-se necessária a utilização de uma estratégia pós-preparo para a otimização da desinfecção. Isso pode ser feito usando as manobras apresentadas a seguir.

### Manobra de efeito mediato

Consiste no emprego de uma medicação intracanal entre as consultas, que deve permanecer no canal idealmente por 7 a 14 dias. Como já discutido neste capítulo, tal manobra tem sua eficácia comprovada por inúmeros estudos, incluindo experimentos clínicos randomizados.[87,159,161,214-216] Por tal razão, consiste manobra de escolha para tratamento de dentes despolpados (necropulpectomia e retratamento), como extensamente discutido anteriormente neste capítulo.

### Manobras de efeito imediato

Essas manobras visam maximizar os efeitos do preparo imediatamente após a conclusão, tentando evitar a necessidade de medicação intracanal, para que o tratamento possa ser realizado em sessão única com alta incidência de

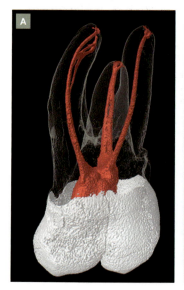 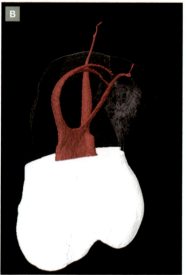

**Figura 9.39** Alta complexidade anatômica do sistema de canais radiculares. Molares superiores (**A** e **B**) vistos por microtomografia computadorizada.

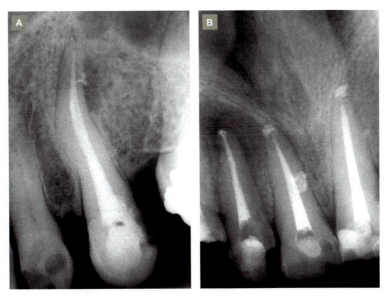

**Figura 9.40** Radiografias evidenciando a obturação de uma ramificação associada à lesão perirradicular lateral (**A**) e de ramificações e deltas apicais (**B**). A obturação de ramificações é importante do ponto de vista do preenchimento de espaço, embora a mera visualização da ocorrência de tais *puffs* de cimento não seja garantia de desinfecção adequada e tampouco de selamento do canal.

culturas negativas no ato da obturação e, assim, com maior potencial de sucesso. Tentativas de aplicar após o preparo o NaOCl a 5,25% por 30 minutos com trocas a cada 5 minutos[161] ou o hidróxido de cálcio[159] por 10 minutos no canal não resultaram em efeitos antibacterianos adicionais significativos na redução das populações bacterianas.

Assim, várias outras manobras têm sido sugeridas para tal intento, algumas com resultados promissores *ex vivo* e outras apenas com resultados clínicos incipientes. As principais estratégias propostas são discutidas a seguir. Salienta-se, entretanto, que praticamente todas ainda se encontram no campo experimental, cujos resultados até o momento não permitem que sejam consideradas substitutas para uma medicação com pasta de hidróxido de cálcio em PMCC/glicerina ou CX entre as consultas.

As manobras imediatas mais promissoras incluem:

- Irrigação final com solução de CX
- Irrigação final com BioPure® MTAD®
- Ativação sônica ou ultrassônica do NaOCl
- Agitação mecânica por instrumentos expansíveis
- *Laser* e terapia fotodinâmica.

Todas devem ser empregadas após a conclusão do preparo e da remoção da *smear layer*.

### Irrigação final com solução de CX

Estudos não têm revelado diferenças significantes entre a eficácia antimicrobiana do NaOCl e da CX utilizados como substância química auxiliar durante o preparo em casos de tratamento ou retratamento.[165,168,171,187,191,295] Por possuir ação solvente de matéria orgânica, propriedade não compartilhada pela CX e que pode auxiliar na limpeza do sistema de canais radiculares,[184,296-298] o NaOCl continua sendo a solução de escolha para a irrigação durante o preparo. No entanto, a CX possui substantividade, ao contrário do NaOCl, o que faz com que sua eficácia possa durar por dias a semanas no canal.[186,299-305] Para aproveitar tais efeitos, tem sido recomendado o uso do NaOCl como irrigante principal durante o preparo e, após a remoção da *smear layer*, a realização de irrigação final com CX a 2%, que é então deixada no canal por até 5 minutos.[306] É importante salientar que alguma solução, como por exemplo solução salina, álcool absoluto ou EDTA, deve ser usada para remover o NaOCl antes da irrigação com CX, uma vez que a mistura de NaOCl e CX gera um pigmento acastanhado, provavelmente paracloro-anilina, que tem efeito citotóxico e pode manchar a estrutura dentária.[307,308]

Em um estudo clínico, Zamany et al.[309] avaliaram os efeitos antibacterianos suplementares de uma rinsagem com CX a 2%, após o preparo químico-mecânico utilizando NaOCl a 1% como irrigante. A análise por cultura revelou que após o preparo 67% das amostras de canais radiculares foram positivas para a presença de bactérias. Após a irrigação final com CX, esse número caiu para apenas 8% (Figura 9.41). Em um estudo *ex vivo*, utilizando

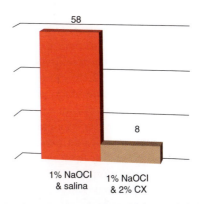

**Figura 9.41** Incidência de persistência bacteriana em canais após rinsagem final com clorexidina (CX) ou salina (controle). (Dados de cultura extraídos de Zamani et al., 2003.)[309]

canais radiculares de dentes extraídos experimentalmente com *E. faecalis*, Alves et al.[310] mostraram que os efeitos antibacterianos cumulativos de irrigação ultrassônica passiva (PUI) usando NaOCl a 2,5%, seguida por uma lavagem final com CX, reduziram significativamente as contagens de bactérias em relação aos obtidos imediatamente após o preparo de canais ovais longos (Figura 9.42).

Em um estudo clínico, Paiva et al.[170] avaliaram os efeitos de dois protocolos de desinfecção suplementares ao preparo químico-mecânico: a rinsagem final com CX a 2% e PUI para ativação do NaOCl. Após o preparo, 36% dos canais apresentavam cultura positiva, número que reduziu para 14% após a rinsagem final com CX (Figura 9.43). No grupo PUI, 38,5% dos canais apresentavam culturas positivas após o preparo, mas, após o emprego de PUI, o número caiu para 23%. No geral, os resultados mostraram não haver melhoria significativa na redução bacteriana após esses procedimentos suplementares.

Em outro estudo, Paiva et al.[215] avaliaram clinicamente os efeitos antibacterianos de procedimentos endodônticos consecutivos: preparo químico-mecânico com instrumentos de NiTi acionados a motor usando NaOCl a 2,5% na irrigação, rinsagem final com CX a 2% e medicação intracanal com pasta HCX. As amostras foram coletadas de canais radiculares necrosados de dentes com lesão perirradicular antes (S1) e após o preparo (S2), após irrigação final com CX (S3) e medicação com a pasta HCX por 1 semana (S4). Métodos moleculares foram usados na análise. Após o preparo, 64% das amostras S2 foram positivas para a presença de bactérias. Esse número diminuiu para 43% em S3 e 14% em S4. Não foram observadas diferenças significativas em relação à incidência de resultados positivos entre S2 e S3 e S3 e S4, mas o número de resultados positivos foi significativamente menor para S4 quando comparado com S2 (Figura 9.37). Tais achados também foram corroborados na análise quantitativa usando qPCR. Esses resultados indicam que as duas etapas adicionais de rinsagem com CX e medicação intracanal com HCX promoveram redução significativa nas populações bacterianas quando comparadas às amostras coletadas imediatamente após o preparo químico-mecânico.

### Irrigação final com MTAD®

O BioPure® MTAD® (Dentsply, Tulsa, OK, EUA) é um produto comercial para irrigação de canais e consiste em uma mistura de um isômero da tetraciclina (doxiciclina), ácido cítrico e um detergente (Tween 80). O MTAD® tem um baixo pH (2,15) em virtude da presença do ácido cítrico e é recomendado para a irrigação final do canal após o emprego do NaOCl para remoção da *smear layer*. A tetraciclina presente, além de participar da remoção da porção inorgânica da *smear layer* por quelar cálcio, também tem efeitos antibacterianos sobre grande parte dos patógenos endodônticos. A forma de utilização proposta é irrigação do canal com NaOCl a 1,3% durante o preparo químico-mecânico seguido de irrigação final com BioPure® MTAD®, que é deixado no canal por 5 minutos.[311] Por ser capaz de quelar o cálcio, espera-se

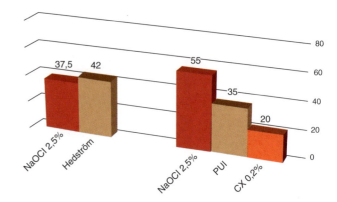

**Figura 9.42** Incidência de culturas positivas após preparo de canais ovais usando NaOCl como irrigante, suplementado por instrumentação circunferencial com limas Hedström ou irrigação ultrassônica passiva (PUI) mais rinsagem com clorexidina (CX). (Dados de estudo *ex vivo* de Alves et al., 2011.)[310]

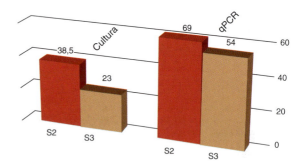

**Figura 9.43** Incidência de persistência bacteriana em canais após instrumentação e irrigação com NaOCl (S2) e rinsagem final com clorexidina (S3). Dados de cultura e de reação em cadeia da polimerase em tempo real (qPCR).[170]

um efeito antibacteriano residual da tetraciclina no canal, em virtude de sua ligação à dentina, que poderia perdurar por dias e eliminar a necessidade de medicação intracanal. Um estudo revelou que a substantividade antibacteriana do MTAD® à dentina foi superior à da CX a 2% e durou cerca de 28 dias.[312]

Em um estudo clínico, Malkhassian et al.[313] relataram que a irrigação final com BioPure® MTAD®, seguida de medicação intracanal com 2% de CX, não promoveu redução significativa na carga bacteriana em relação aos níveis bacterianos alcançados após o preparo usando NaOCl a 1,3%. Portanto, além de os resultados *ex vivo* para o MTAD® não serem conclusivos,[314-316] o único estudo clínico realizado até o momento não evidenciou benefícios na ação antibacteriana.[313]

### Ativação sônica ou ultrassônica do NaOCl

Alguns autores recomendam a inundação do canal com NaOCl após o término do preparo e da remoção da *smear layer* e ativação dessa substância por meio de aparelhos sônicos (frequência entre 20 Hz e 20 kHz) ou ultrassônicos (frequência > 20 kHz).

O sistema EndoActivator® (Dentsply Tulsa Dental, Tulsa, OK, EUA) consiste em um contra-ângulo sônico

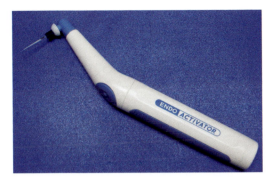

**Figura 9.44** Sistema sônico EndoActivator®.

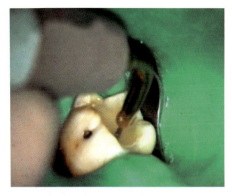

**Figura 9.45** Ativação final ultrassônica do hipoclorito de sódio. (Cortesia do Dr. Gilberto Debelian.)

e pontas de plástico de diâmetros variáveis desenvolvido para energizar substâncias, como o NaOCl, no canal e criar um fenômeno hidrodinâmico que teoricamente maximizaria os efeitos antibacterianos dessa substância (Figura 9.44).[317]

Um estudo *ex vivo* não mostrou vantagem significativa na utilização desse sistema para aumentar a eficácia antibacteriana do NaOCl.[156] Em um estudo clínico, Huffaker et al.[214] avaliaram a capacidade da ativação do NaOCl com o sistema EndoActivator® em eliminar bactérias cultiváveis de canais radiculares quando comparada com a irrigação convencional. O emprego do EndoActivator® resultou em 60% de culturas positivas em comparação com 52% para a irrigação convencional, sem diferença significativa entre os grupos.

O emprego do ultrassom é bastante difundido na Endodontia. Instrumentos endodônticos ou pontas especiais são empregados acoplados a unidades de ultrassom que oscilam em frequências que variam entre 25 e 30 kHz.[318,319] A irrigação ultrassônica do canal radicular pode ser realizada com ou sem instrumentação ultrassônica simultânea. A expressão "irrigação ultrassônica passiva" (*passive ultrasonic irrigation* – PUI) foi proposta para descrever a última abordagem e "passiva" refere-se à ação não cortante do instrumento ativado por ultrassom.[318,320] PUI pode se referir tanto à aplicação intracanal do irrigante com uma seringa seguida então pela ativação ultrassônica quanto à irrigação contínua através da peça de mão (Figura 9.45).[319]

Os dados obtidos em estudos *ex vivo* avaliando a eficácia de PUI na redução da população bacteriana intracanal têm sido pouco conclusivos, com estudos mostrando superioridade sobre a irrigação convencional[321] ou ausência de diferenças significativas.[310,322] PUI não foi superior à irrigação convencional ou à ativação sônica com EndoActivator, todas usando NaOCl a 5,25%, na eliminação de *E. faecalis* de canais radiculares de dentes extraídos.[323] Alves et al.[310] relataram que, apesar de PUI não ter sido significativamente mais eficaz na redução das populações bacterianas em canais após o preparo químico-mecânico, o uso sequencial de PUI e rinsagem com CX apresentou excelentes resultados.

Em estudo *ex vivo* correlacionando micro-TC e teste microbiológico, Alves et al.[104] avaliaram a capacidade de desinfecção suplementar de PUI e um instrumento de refinamento (XP-Endo® Finisher) acionado a motor nos canais mesiais dos molares inferiores. Os dentes foram anatomicamente distribuídos entre os grupos com base em parâmetros de micro-TC, os canais foram contaminados, instrumentados sob irrigação com NaOCl e submetidos aos procedimentos suplementares. Amostras microbiológicas foram obtidas do canal principal e da área do istmo identificada por micro-TC e processadas por criopulverização. A análise molecular quantitativa demonstrou que ambas as abordagens suplementares resultaram em alguma redução bacteriana adicional, que foi significativa apenas para o XP-Endo® Finisher. A análise dos fragmentos de raiz criopulverizados correspondentes à área do istmo não revelou desinfecção efetiva com os dois métodos suplementares.[104]

Em estudos clínicos em dentes com lesão perirradicular primária, Paiva et al.[170,324] revelaram que a PUI para ativação do NaOCl não resultou em significante aumento da desinfecção (Figura 9.46). Tal resultado foi corroborado pelo estudo clínico de Beus et al. (Figura 9.47).[325] Também um estudo em dentes com lesão pós-tratamento não encontrou benefício significativo ao utilizar PUI após o preparo (Figura 9.48).[150]

Uma variação na PUI em que o NaOCl é bombeado sob elevada taxa de fluxo através de uma agulha acoplada à peça de mão ultrassônica foi proposta[326,327] e aparentemente resultou em limpeza[326] e desinfecção[327,328] mais adequadas.

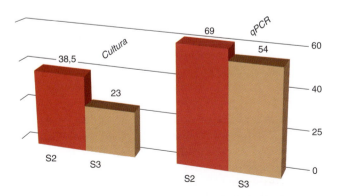

**Figura 9.46** Incidência de persistência bacteriana em canais após instrumentação e irrigação com NaOCl (S2) e irrigação ultrassônica passiva (S3). Dados de cultura e de reação em cadeia da polimerase em tempo real (qPCR).[170,324]

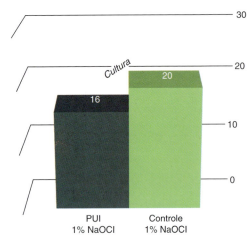

**Figura 9.47** Incidência de persistência bacteriana em canais após irrigação ultrassônica passiva (PUI). Dados de cultura.[325]

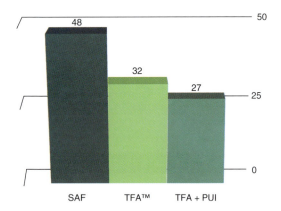

**Figura 9.48** Incidência de persistência bacteriana em casos de retratamento após preparo usando os sistemas SAF e TF™ Adaptive. No grupo TF™ Adaptive, irrigação ultrassônica passiva (PUI) foi usada, mas sem melhorar significativamente a desinfecção. Dados de estudo molecular.[150]

Os efeitos antibacterianos associados ao ultrassom estão provavelmente relacionados com os fenômenos de cavitação e fluxo acústico, ou o aquecimento da solução de NaOCl.[318,329-331] Além disso, espera-se que a substância química auxiliar seja impulsionada para áreas do canal de anatomia complexa. Tanto o fluxo acústico quanto a cavitação dependem da amplitude do deslocamento do instrumento ultrassônico.[330-332] Por isso, tem sido recomendado que um instrumento ou ponta #15 seja usado em um canal ampliado até a lima #40, pois terá espaço suficiente para oscilar livremente e gerar fluxo acústico e cavitação.[330-332]

Um estudo clínico avaliou o resultado de longo prazo (10 a 19 meses) do tratamento endodôntico utilizando ou não PUI.[333] A análise incluiu radiografias e tomografia de feixe cônico. Ausência ou redução da lesão perirradicular ocorreu em 95% dos dentes do grupo tratado com PUI e em 88% dos casos nos quais PUI não foi utilizada. Essa diferença não foi estatisticamente significante, indicando que o uso de PUI não influenciou o resultado do tratamento.

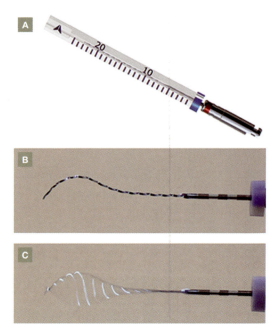

**Figura 9.49** Instrumento de acabamento XP-Endo® Finisher. **A.** O instrumento é armazenado em um tubo de plástico milimetrado, que mantém sua forma reta e permite transferir a medida do comprimento de trabalho ao instrumento. **B.** Na temperatura do corpo, sofre alteração para fase austenítica e assume forma de colher. **C.** Quando acionado no motor, gera áreas de expansão e contração que podem tocar mais paredes do canal e melhorar a limpeza e a desinfecção.

### Agitação mecânica por instrumentos expansíveis

O instrumento expansível XP-Endo® Finisher (FKG Dentaire) foi recentemente introduzido no mercado para ser usado após o preparo químico-mecânico para um refinamento da limpeza e desinfecção do canal. É um instrumento único com diâmetro 25 na ponta e sem conicidade, feito de uma liga de NiTi MaxWire (*Martensite-Austenite Electropolish FleX*). Em temperatura ambiente, o instrumento é reto em sua fase martensítica, mas quando inserido no canal radicular, na temperatura do corpo, ele muda para a fase austenítica e desenvolve a forma de colher (Figura 9.49A). Por isso, é classificado como expansível, uma vez que, quando acionado em rotação no motor e movido para cima e para baixo no canal, essa forma faz com que o instrumento se expanda e se contraia para tocar as paredes do canal e agitar a solução irrigante (Figura 9.49B).[334]

Quanto à limpeza do canal, um estudo mostrou que o XP-Endo® Finisher e a PUI reduziram significativamente os níveis de detritos de tecido duro em comparação com a irrigação convencional e um protocolo modificado do sistema SAF.[335] Estudos de remoção de material obturador após retratamento mostraram que o XP-Endo® Finisher® usado após o preparo melhorou significativamente a limpeza do canal.[336,337] Quanto à desinfecção do canal radicular, estudos *ex vivo* demonstraram resultados muito bons para XP-Endo® Finisher.[104,338] No entanto, assim como PUI, o protocolo suplementar com esse instrumento expansível não foi eficaz em desinfetar o istmo de raízes mesiais de molares inferiores.[104]

*Laser* e terapia fotodinâmica (PDT)

A palavra *laser* é uma sigla derivada do inglês *light amplification by stimulated emission of radiation* (amplificação da luz por emissão estimulada de radiação). O *laser* é um dispositivo que transforma a luz de várias frequências em uma radiação cromática nas regiões do visível, do infravermelho e do ultravioleta, com todas as ondas em fase capazes de induzir força e calor intenso quando focalizadas em uma região.[339] Muitos tipos de *laser* têm sido utilizados em Odontologia. Entre algumas potenciais aplicações em Endodontia, o *laser* tem sido testado em relação à sua eficácia em desinfetar canais radiculares.

Todos os *lasers* apresentam efeitos antimicrobianos em alta potência. O *laser* Nd-YAG tem sido o mais estudado, uma vez que a energia do *laser* e a fibra óptica podem ser mais facilmente controladas. Embora resultados promissores tenham sido relatados em estudo laboratorial,[340] a desinfecção do canal radicular pode ser problemática em canais atrésicos e por causa da possível agressão térmica aos tecidos periodontais. Além disso, aparelhos de *laser* são relativamente de alto custo para o profissional. Não existem ainda estudos clínicos randomizados avaliando a eficácia do *laser* na desinfecção de canais.

O processo de fluxo fotoacústico induzido por fótons (PIPS – *photon-induced photoacoustic streaming*) baseia-se na onda de choque direta gerada por um *laser* de Er:YAG (Fotona, Liubliana, Eslovênia) em um irrigante líquido. O sistema de *laser* é equipado com uma ponta de fibra óptica e parâmetros subablativos são usados com mínimo efeito térmico. Sob aplicação do *laser*, a dinâmica de fluxo do irrigante é incrementada e espera-se que cause a lise de bactérias e destrua biofilmes. Alguns estudos laboratoriais mostraram que PIPS apresenta boa atividade antibacteriana inclusive contra biofilmes aderidos à dentina e bactérias em túbulos dentinários.[341-343] No entanto, mais estudos são necessários para avaliar essa tecnologia, principalmente *in vivo*.

A terapia fotodinâmica (PDT – *photodynamic therapy* ou ainda PAD – *photoactivated disinfection*) envolve a utilização de um corante fotoativo (fotossensibilizador) que é ativado por exposição a um *laser* com comprimento de onda específico na presença do oxigênio. A transferência de energia do fotossensibilizador ativado para o oxigênio disponível no ambiente resulta na formação de compostos derivados do oxigênio, como o oxigênio singlete e os radicais livres. Esses compostos são altamente reativos e podem danificar proteínas, lipídios e ácidos nucleicos.

O oxigênio do ar atmosférico está no estado não excitado e é simbolizado pela abreviatura $^3O_2$. Ele é um radical livre, na verdade, um dirradical, uma vez que possui dois elétrons não pareados na última camada orbital. Moléculas cujos pares mais externos de elétrons têm rotação paralela estão no estado triplete enquanto as que possuem elétrons em rotação antiparalela estão no estado singlete. O oxigênio atmosférico está no estado triplete, que não é muito reativo. Se o oxigênio triplete absorver energia suficiente para reverter a rotação de um dos elétrons não pareados, o estado singlete está formado.

Assim, o oxigênio singlete ($^1O_2$) é a forma excitada de oxigênio molecular, possuindo um par de elétrons com rotações opostas que fazem com que seja altamente reativo, mesmo sem ser um radical livre verdadeiro. O oxigênio singlete é o principal composto do oxigênio gerado em PDT responsável pela eficácia antimicrobiana.

As aplicações de PDT em Odontologia têm crescido rapidamente, incluindo tratamento do câncer e terapias anti-infecciosas contra bactérias e fungos. Um grande número de espécies bacterianas pode ser eliminado por *laser* de luz vermelha após sensibilização do azul de metileno ou do azul de toluidina.[344-348] A ausência de efeitos genotóxicos e mutagênicos de PDT sobre os tecidos do hospedeiro é um fator importante para a segurança de longo prazo durante o tratamento.[349]

A maioria dos fotossensibilizadores é ativada por luz vermelha entre 630 e 700 nm de comprimento de onda. Alguns dos fotossensibilizadores bastante usados em PDT incluem o azul de metileno, o azul de toluidina, clorinas, porfirinas, xantenos, monoterpenos etc.[349] Nanopartículas também têm sido associadas a fotossensibilizadores para uso em PDT.[350-352] O *laser* diodo tem sido o mais utilizado em PDT, por ser eficaz, portátil e de fácil manuseio.

Vários estudos *in vitro* ou *ex vivo* têm relatado a eficácia de diferentes protocolos de PDT contra bactérias em fase planctônica ou em biofilmes.[353-358] No entanto, todos esses estudos avaliaram os efeitos diretos do PDT, não como procedimento suplementar.

A técnica de PDT não promove o alargamento do canal, sendo recomendada para emprego após o preparo para auxiliar na eliminação microbiana. O fotossensibilizador é utilizado em baixa concentração para evitar pigmentação do dente. Após o preparo químico-mecânico, o canal é inundado com o agente fotossensibilizador, que é então ativado pelo *laser* diodo por meio de fibra óptica inserida profundamente no canal (Figura 9.50). Poucos estudos avaliaram PDT como procedimento suplementar ao preparo do canal.

Um estudo *ex vivo* investigou os efeitos antibacterianos de PDT com azul de metileno azul ou toluidina, como um suplemento para a fase de instrumentação/irrigação, e revelou que os protocolos testados não melhoraram significativamente a desinfecção além dos níveis alcançados pelo preparo químico-mecânico usando NaOCl como irrigante.[359] Não foram observadas diferenças significativas entre os dois fotossensibilizadores.

No entanto, Garcez *et al.*[360] analisaram os efeitos antimicrobianos de PDT em associação com o tratamento endodôntico em estudo *in vivo*. A combinação do tratamento endodôntico com PDT aumentou significativamente a redução da população bacteriana nos canais. Em um estudo *ex vivo*, em dentes extraídos com lesão perirradicular, Ng *et al.*[361] avaliaram os efeitos antimicrobianos de preparo químico-mecânico com NaOCl a 6%, seguido ou não por PDT com azul de metileno. A melhor *performance* foi relatada para o protocolo usando PDT (86,5% de culturas negativas em comparação com 49%, quando PDT não foi usado).

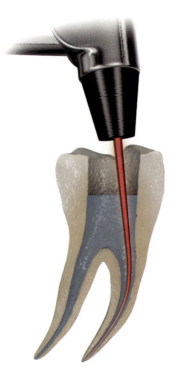

**Figura 9.50** Terapia fotodinâmica para desinfecção de canais. O canal é repleto com um fotossensibilizador, que é então ativado por *laser* de luz vermelha de baixa intensidade.

Uma melhoria possível em PDT é o uso de nanopartículas encapsuladas com medicamentos fotoativos. Pagonis *et al.*[351] estudaram os efeitos de nanopartículas de poli(ácido láctico-coglicólico)(PLGA) carregadas com o azul de metileno e ativadas por luz contra *E. faecalis* em fase planctônica e em canais radiculares infectados experimentalmente. As nanopartículas se concentraram principalmente nas paredes das células bacterianas. Os autores relataram que a PDT usando azul de metileno carregado em nanopartículas promoveu significante eliminação bacteriana em ambos experimentos, abrindo novas perspectivas nessa área. Bons resultados também têm sido relatados para o uso do PDT combinado com nanopartículas de quitosana.[350,362]

A técnica de PDT tem sido recomendada para a maximização da desinfecção pós-preparo, teoricamente eliminando a necessidade de medicação intracanal (Figura 9.51). Contudo, sua eficácia antimicrobiana e seu impacto no sucesso do tratamento precisam ainda ser confirmados por estudos clínicos.

### Método multissônico | sistema GentleWave®

O Sistema GentleWave® (Sonendo, Laguna Hills, CA, EUA) é um aparelho desenvolvido para limpeza e desinfecção do canal radicular e inicialmente projetado como uma técnica inovadora de limpeza sem instrumentação (Figura 9.52). O dispositivo fornece NaOCl ao canal radicular por meio de um instrumento de procedimento especializado, ativado por um amplo espectro de ondas acústicas. Esse instrumento de procedimento é montado firmemente na coroa do dente por um anel e plataforma de silicone personalizados. O GentleWave® limpa e desinfecta o canal gerando ondas acústicas (multissônicas) iniciadas na ponta do instrumento. A solução de irrigação otimizada entra no canal criando uma poderosa força de cisalhamento que causa cavitação hidrodinâmica na forma de uma "nuvem de cavitação". Há uma formação contínua de microbolhas que, combinada com a energia multissônica e a dinâmica dos fluidos, resultam na dissolução do tecido pulpar e na remoção de biofilmes.[363,364]

Esse sistema encontrou grandes adeptos dentro da filosofia da Endodontia minimamente invasiva, uma vez que requer instrumentação mínima – a recomendação mais recente do fabricante é que um preparo com instrumentos de pequeno diâmetro (como até um instrumento #20) seja feita antes de usar o GentleWave®, apenas para criar um leito para a substância química auxiliar e a ulterior obturação. Há estudos incipientes indicando bons resultados em termos de sucesso no tratamento endodôntico após o uso de GentleWave®.[365,366] No entanto, há a necessidade de estudos avaliando sua eficácia antimicrobiana, bem como os resultados de longo prazo comparando com técnicas tradicionalmente usadas em Endodontia. Um inconveniente desse sistema é o custo elevado e, por enquanto, a disponibilidade limitada à América do Norte.

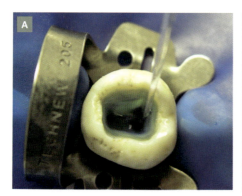
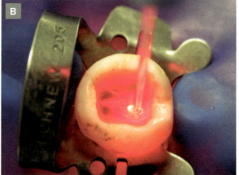

**Figura 9.51** Terapia fotodinâmica. Caso clínico. **A.** Canal repleto com fotossensibilizador (azul de metileno) e fibra óptica levada ao canal. **B.** O corante é ativado pela emissão do *laser*.

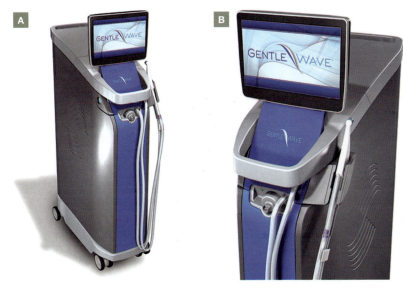

**Figura 9.52** Sistema GentleWave®. (Cortesia da Sonendo.)

## Controle da infecção | uso sistêmico de antibióticos

O propósito da antibioticoterapia é auxiliar as defesas do hospedeiro no controle da infecção, eliminando bactérias que temporariamente tenham escapado de tais mecanismos de defesa.[367] Deve-se ter em mente que a decisão mais importante em relação à antibioticoterapia não é tanto qual o antibiótico a ser utilizado, mas se antibióticos deveriam ser realmente empregados.

A grande maioria das infecções de origem endodôntica é tratada sem a necessidade de receitar antibióticos. Na verdade, a infecção endodôntica assume uma característica peculiar que a difere da maioria das outras infecções do corpo no sentido de não ser passível de tratamento via antibioticoterapia sistêmica. Essa impossibilidade reside no fato de que antibióticos não têm acesso a bactérias colonizando um canal com tecido necrosado ou que foi previamente tratado, por causa da ausência de circulação sanguínea, que é a responsável pela veiculação do antibiótico para um sítio infectado. Além disso, bactérias são encontradas no canal geralmente formando biofilmes, que são reconhecidamente mais resistentes a antibióticos.[368]

Na verdade, antibióticos são indicados em Endodontia para ajudar a prevenir a disseminação da infecção do canal ou dos tecidos perirradiculares para outra região do organismo. Assim, tal função se restringe a alguns casos de abscesso perirradicular agudo e a casos de profilaxia antibiótica para pacientes com risco de desenvolver alguma doença a distância, por exemplo, a endocardite bacteriana. A maioria das espécies bacterianas encontradas em abscessos perirradiculares é sensível à amoxicilina,[369,370] que corresponde então ao antibiótico de primeira escolha em casos de infecção de origem endodôntica. O leitor encontrará mais detalhes sobre o uso de antibióticos em Endodontia no Capítulo 22, Antibióticos Sistêmicos em Endodontia.

## Protocolo clínico com base em estratégia antimicrobiana

Os objetivos microbiológicos do tratamento endodôntico são:

1. Reduzir as populações bacterianas intracanais a níveis compatíveis com a reparação dos tecidos perirradiculares por meio do preparo químico-mecânico, das medidas suplementares e da medicação intracanal.
2. Manter esses níveis bacterianos baixos por meio de uma obturação que preencha bem o espaço do canal e de uma restauração coronária que proteja o canal contra a microinfiltração de saliva.

Uma estratégia antimicrobiana diligente deve ser focada no emprego de agentes antimicrobianos que exibam eficácia contra os microrganismos mais prevalentes nas infecções endodônticas primária e persistente/secundária. Outrossim, além de eliminar microrganismos presentes no lúmen do canal principal, a terapia antimicrobiana deve abranger uma estratégia que possibilite a eliminação de microrganismos alojados em áreas mais distantes do canal principal, incluindo túbulos dentinários, istmos, ramificações apicais e laterais e outras irregularidades.[73] O seguinte protocolo para tratar rotineiramente canais infectados (necropulpectomia e retratamento) é pautado tanto em evidências científicas quanto na experiência clínica (Figura 9.53A a F e Tabela 9.1). Os passos até o de número 6 também são aplicáveis para casos de biopulpectomia, que idealmente deverão ser obturados na mesma sessão do preparo.

1. O dente a ser tratado ou retratado deve estar totalmente isento de placa bacteriana e de cálculo.
2. O preparo da cavidade de acesso pode ser iniciado sem isolamento absoluto. Isso facilita o procedimento e diminui riscos de acidentes, mormente em dentes com inclinação anormal. Todavia, após a trepanação

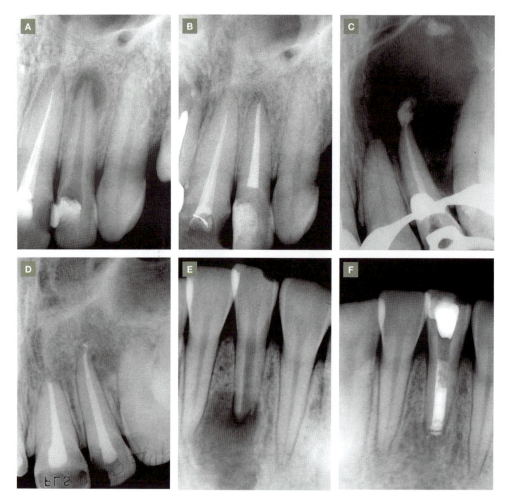

**Figura 9.53** Dentes com lesão perirradicular tratados pelo protocolo sugerido. **A, C** e **E.** Radiografias iniciais. **B, D** e **F.** Radiografias de acompanhamento, demonstrando completa reparação perirradicular. (Caso **C-D**, cortesia do Dr. Luís Paulo Mussi.)

**Tabela 9.1** Procedimentos recomendados para tratamento ou retratamento de dentes com canais infectados.

**Tratamento da infecção endodôntica**

| | |
|---|---|
| Prevenção | Assepsia |
| | Selamento coronário adequado |
| Controle | Preparo apical: no mínimo, até a lima # 35 |
| | Irrigação: NaOCl de 2,5 a 5,25% |
| | Procedimento suplementar: PUI, XP-Endo® Finisher ou rinsagem com CX |
| | Medicação intracanal: pasta HPG ou HCX |
| | Obturação: guta-percha e cimento |

PUI: irrigação ultrassônica passiva; CX: clorexidina; HPG: hidróxido de cálcio/paramonoclorofenol canforado/glicerina; HCX: hidróxido de cálcio/clorexidina.

do teto da câmara pulpar e da ampliação da área de exposição, o isolamento deve ser aplicado antes da conclusão das manobras de acesso.

3. Após a aplicação do isolamento absoluto, o campo operatório, incluindo dente, grampo e lençol de borracha, deve ser inicialmente limpo com solução de peróxido de hidrogênio a 3% (água oxigenada 10 volumes) e então descontaminado com solução de álcool iodado a 2%, CX a 2% ou NaOCl a 2,5%.
4. Após a conclusão das manobras de acesso coronário, a câmara pulpar deve ser copiosamente irrigada com solução de NaOCl a 2,5%.
5. O preparo químico-mecânico deve ser realizado empregando-se uma técnica progressiva no sentido coroa-ápice, com instrumentos de NiTi manuais e/ou acionados a motor, associados à irrigação copiosa e frequente com NaOCl a 2,5% após cada uso de instrumento (no mínimo 1 a 2 mℓ de solução irrigadora a cada troca de instrumento). O canal deve ser ampliado na medida de 0,5 a 1 mm aquém do ápice radiográfico ou 0,5 a 1 mm aquém do forame, detectado por um localizador apical eletrônico. Preparos amplos potencializam a desinfecção, mas um meio-termo tem que ser atingido para evitar o enfraquecimento demasiado da estrutura dentária, que poderia predispor à fratura quando o dente for submetido aos esforços mastigatórios. O segmento apical do canal até o forame apical deve ser idealmente limpo e mantido livre de detritos através do emprego das limas de patência de pequeno diâmetro. Todavia, o alargamento foraminal e a sobreinstrumentação são

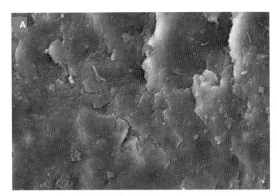 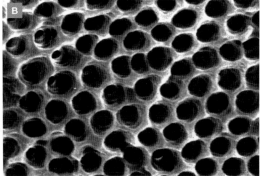

**Figura 9.54** *Smear layer*. **A.** Eletromicrografia da *smear layer* gerada pós-instrumentação. **B.** Túbulos dentinários patentes após a remoção da *smear layer*, o que favorece a difusão e a ação da medicação profundamente na dentina.

condutas indesejáveis, pois predispõem à sintomatologia pós-operatória e ao fracasso do tratamento endodôntico.

6. Remoção da *smear layer*, pois ela pode conter bactérias, pode impedir ou retardar a ação em profundidade da medicação intracanal e interferir na adaptação do material obturador às paredes do canal (Figura 9.54A e B).
7. Otimização da desinfecção e limpeza
    7a. Antes de aplicar o medicamento intracanal, parece ser boa conduta realizar a ativação do NaOCl por meio de PUI. Inunda-se o canal com NaOCl a 2,5% e promove-se a ativação dessa solução por 1 minuto, utilizando-se um instrumento ou ponta acoplado à unidade de ultrassom e que penetra livremente até o comprimento de trabalho.
    7b. Opcionalmente ou mesmo de forma complementar à PUI, pode-se fazer uma rinsagem do canal com solução de CX a 2%, deixando-a no canal por 5 minutos. É importante salientar que sempre que se utiliza NaOCl e CX no mesmo canal, algum irrigante (p. ex., solução salina ou EDTA) deve ser utilizado entre os dois para evitar a formação de um forte pigmento acastanhado.
    7c. Outra opção ainda, com bons resultados em estudos laboratoriais, consiste no emprego do instrumento de refinamento XP-Endo® Finisher. Com o canal inundado com NaOCl, o XP-Endo® Finisher é usado no comprimento de trabalho por 1 minuto com lentos movimentos de vaivém com amplitude longa de 7 a 8 mm. O instrumento é operado em motor elétrico a 800 rpm, 1 Ncm.
8. O canal deve ser medicado com a pasta HPG ou HCX. A pasta HPG é preparada em uma placa de vidro esterilizada, empregando-se proporções iguais de PMCC e glicerina (1:1, v:v). Inicialmente, misturam-se os líquidos e então agrega-se lentamente o hidróxido de cálcio até se atingir uma consistência similar à de cimento obturador ou de cimentação. Na pasta HCX, utiliza-se a solução ou o gel de CX de 0,12 a 0,2%. Nesse caso, mistura-se o pó do hidróxido de cálcio à CX até que a consistência de creme dental seja obtida. A aplicação da pasta com espirais de Lentulo acoplada a um micromotor de baixa rotação confere resultados melhores de preenchimento do canal, mas o profissional menos experiente pode aplicá-la com uma lima ou com a espiral de Lentulo acionada manualmente.
9. Radiografa-se o dente para a verificação do preenchimento adequado do canal com a pasta HPG ou HCX. Limpa-se então a câmara pulpar e aplica-se o selamento coronário com um cimento temporário.
10. Na segunda sessão, no mínimo 5 a 7 dias depois, remove-se a pasta utilizando a lima de memória associada à irrigação copiosa com NaOCl a 2,5% (no caso da pasta HPG) ou CX a 2% (no caso da pasta HCX) e procede-se a obturação do canal.

As referências bibliográficas deste capítulo estão disponíveis no Ambiente de aprendizagem do GEN | Grupo Editorial Nacional.

# Capítulo 10
# Instrumentos Endodônticos

## Seção 10.1
## Instrumentos Endodônticos de Aço Inoxidável e Níquel Titânio

Hélio P. Lopes | Carlos N. Elias | Márcia V. B. Vieira | Victor T. L. Vieira

Instrumentos endodônticos são ferramentas metálicas empregadas como agentes mecânicos na instrumentação de canais radiculares. São fabricados em ligas de aço inoxidável ou níquel-titânio (NiTi).

É fundamental o profissional conhecer as características geométricas e o comportamento mecânico dos instrumentos endodônticos, uma vez que o resultado de um tratamento endodôntico depende da ferramenta de trabalho. Entretanto, esses conhecimentos são, na maioria das vezes, ignorados, contando o profissional apenas com as informações de interesse do fabricante ou de relatos clínicos.

Existem diferentes tipos ou modelos de instrumentos endodônticos que podem ser classificados: quanto ao acionamento, em manuais e mecanizados; quanto ao desenho da parte de trabalho, em farpados, tipo K, tipo Hedstrom e especiais; quanto ao tipo de movimento executado, em limas e alargadores endodônticos; quanto à natureza da liga metálica, em instrumentos de aço inoxidável e de níquel-titânio; e quanto ao processo de fabricação, em torcidos e usinados.

Os instrumentos acionados manualmente possuem cabo que serve para a empunhadura digital e acionamento do instrumento por meio da mão do operador. Os denominados mecanizados possuem haste que serve para fixação e acionamento do instrumento por meio de uma máquina manuseada por um operador. Os instrumentos endodônticos acionados manualmente também podem ser acionados por máquinas.

Lima endodôntica é um instrumento (ferramenta) de natureza metálica, multicortante, com arestas ou fios cortantes ao longo de seu corpo. As limas endodônticas são ferramentas projetadas para serem empregadas por meio de um movimento longitudinal alternado em relação ao eixo do instrumento denominado limagem, na raspagem de parte da superfície dentinária de um canal radicular.

Alargador endodôntico é um instrumento (ferramenta) de natureza metálica cuja haste de corte, geralmente, é cônica, apresenta certo número de arestas cortantes ao longo de sua parte de trabalho. São projetados para serem empregados por meio de movimento de alargamento com giro contínuo e reciprocante ou parcial à direita, no desbaste (corte) de parte da superfície dentinária de um canal radicular.

Os instrumentos endodônticos, quanto ao desenho da parte de trabalho, são fabricados obedecendo a diversos critérios, baseados nas especificações ISO 3630-1 (1992), ANSI/ADA nº 58 (1997), ANSI/ADA nº 58 (1997) e ANSI/ADA nº 101 (2001). Porém, vários fabricantes têm produzido instrumentos endodônticos denominados especiais com modificações principalmente em relação a conicidade, comprimento da parte de trabalho, desenho da haste de corte helicoidal, forma da seção reta transversal e da ponta. Para os instrumentos endodônticos mecanizados não há especificações normativas quanto a sua fabricação. Entretanto, algumas características, como o diâmetro na extremidade D0, têm sido adotadas de acordo com as especificações propostas para os instrumentos endodônticos tipo K.

### Ligas metálicas

Ligas metálicas são materiais obtidos pela fusão de dois ou mais metais e, em alguns casos, por elementos não metálicos. As propriedades físicas, químicas, mecânicas e biológicas das ligas são diferentes das propriedades de seus componentes.

Metal é a designação comum aos elementos químicos eletropositivos, brilhantes, bons condutores de calor e eletricidade.

Todos os metais e ligas metálicas no estado sólido apresentam estrutura cristalina, exceto quando solidificados bruscamente. Nesses casos, são amorfos, ou seja, não há arranjo periódico de seus átomos. Na estrutura cristalina temos um arranjo atômico tridimensional: os seus átomos estão distribuídos em uma rede tridimensional, organizada para formar os cristais.

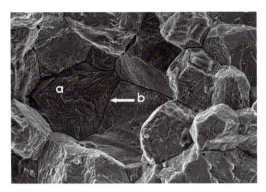

**Figura 10.1** Estrutura cristalina. Cristal ou grão **(a)**. Contorno de grão **(b)**.

Cristal ou grão é definido como arranjo ordenado de átomos, com periodicidade e regularidade tridimensionais. A área que os separa é denominada contorno de grão. A menor porção da rede cristalina que guarda as propriedades de todo o cristal é chamada célula unitária (Figura 10.1).

Durante a solidificação dos metais ou ligas metálicas os átomos não ficam totalmente arranjados com periodicidade; sempre existem falhas na disposição atômica, formando as imperfeições cristalinas (lacunas, discordância, contornos de grão etc.). O número das imperfeições pode ser modificado durante a deformação plástica do material. As imperfeições ou defeitos cristalinos exercem grande influência na resistência mecânica, propriedade elétrica e química do metal ou liga.[1-3]

## Aço inoxidável

Os aços inoxidáveis são ligas de ferro que contêm teores de cromo acima de 12%.[4-6]

O cromo adicionado aos aços inoxidáveis, em contato com o ar ou com soluções oxigenadas, fornece o caráter protetor da liga. Entre as teorias que explicam a capacidade protetora desse elemento, destaca-se a que se baseia no fato de o mesmo formar, na superfície dos instrumentos, uma película de óxido de cromo aderente, impermeável, de elevadas dureza e densidade, a qual protege o aço contra a maioria dos agentes agressivos. Os danos que porventura possam ocorrer à referida película, durante o uso dos instrumentos, são espontaneamente reparados. A rápida regeneração da película passivadora é uma propriedade quase exclusiva do cromo, que pode ser aniquilada, em ambientes redutores, ou reduzida, em presença de soluções cloradas.[7]

O níquel, depois do cromo, é o elemento de liga mais importante adicionado aos aços inoxidáveis. O níquel contribui para aumentar a resistência ao calor, à corrosão e a tenacidade. Essa influência é maior, quando o teor de níquel é superior a 6%.[5-8]

Na Odontologia, o aço inoxidável passou a ser empregado com maior frequência, na fabricação de instrumentos endodônticos a partir de 1961.[6,9-11]

Em geral, os instrumentos endodônticos são produzidos em ligas de aço inoxidável austenítico, com percentuais de elementos químicos variáveis, de acordo com o fabricante. Os aços recomendados na fabricação de instrumentos endodônticos, conforme especificação número 29 da ANSI/ADA de 1976, são ligas inoxidáveis austeníticas, da série AISI (American Iron and Steel Institute) 301, 302 e 303. Na Tabela 10.1 são mostradas as composições químicas em peso dos aços inoxidáveis austeníticos usados nos instrumentos endodônticos manuais.

Essas ligas possuem boa resistência a corrosão e fratura, e grandes tenacidade e dureza, características que permitem que os instrumentos endodônticos resistam a carregamentos adversos encontrados durante a instrumentação dos canais radiculares.

## Liga níquel-titânio

A liga níquel-titânio (NiTi) pertence a um grupo de ligas metálicas com propriedades especiais caracterizadas pelo efeito de memória de forma (EMF) e a superelasticidade (SE).

O efeito memória de forma pode ser definido como uma capacidade que certos materiais possuem de recuperar grandes deformações não lineares por meio de um tratamento térmico apropriado, apesar de o material ter sofrido uma deformação aparentemente permanente.[12,13]

O efeito superelasticidade ou pseudoelasticidade é um caso particular do efeito memória de forma, em que a recuperação da forma acontece apenas com a retirada da tensão, sem a necessidade de aquecimento.[12,13]

A grande elasticidade da liga NiTi comparada à das ligas tradicionais, denominada superelasticidade mais do que o próprio efeito memória de forma, é o grande diferencial das ligas NiTi em relação às de aço inoxidável empregadas na fabricação de instrumentos endodônticos.

Até 2011, os instrumentos eram produzidos de maneira que sua microestrutura proporcionasse a superelasticidade, porém, naquele ano, foi publicado um trabalho mostrando um novo instrumento, que demonstrava

**Tabela 10.1** Composições químicas dos aços inoxidáveis austeníticos dos instrumentos endodônticos manuais.

| Aço | C (máx) | Cr | Ni | Mn (máx) | P (máx) | S | Si (máx) | Fe | Outros |
|---|---|---|---|---|---|---|---|---|---|
| 301 | 0,15 | 16 a 18 | 6 a 8 | 2,0 | 0,045 | 0, 030 (máx) | 1,0 | 70,9 a 74,9 | |
| 302 | 0,15 | 17 a 19 | 8 a 10 | 2,0 | 0,045 | 0,030 (máx) | 1,0 | 67,9 a 71,9 | |
| 303 | 0,15 | 17 a 19 | 8 a 10 | 2,0 | 0,020 | 0,015 (min) | 1,0 | 66,45 a 70,45 | Mo: 0,6 Zr: 0,6 |

Adaptado da ANSI/ADA Especificação 29.

flexibilidade superior aos instrumentos de NiTi convencionais.[14] Os instrumentos Hyflex CM não apresentam superelasticidade e podem ser deformados a temperatura ambiente. Quando autoclavados, eles recuperam sua forma original, demonstrando o efeito memória de forma.

Vários trabalhos[15-20] têm demonstrado que durante o preparo de um canal radicular curvo o deslocamento apical é superior com os instrumentos de aço inoxidável, em relação aos de níquel-titânio. Esse comportamento pode ser atribuído à maior resistência à deformação elástica (rigidez) do instrumento de aço inoxidável. Os instrumentos de níquel-titânio, por terem maior elasticidade e menor rigidez, são deformados elasticamente com níveis inferiores de tensão durante a instrumentação de um canal radicular curvo. Quanto maior a resistência à deformação de um instrumento endodôntico no regime elástico, maior a força exercida por ele contra a parede dentinária externa da curva de um canal radicular, o que poderá induzir o deslocamento do preparo apical (desvio) de um canal radicular.

De acordo com Serene et al.,[21] a liga NiTi empregada na Endodontia apresenta pequeno módulo de elasticidade, cerca de um quarto a um quinto em relação ao do aço inoxidável. Em consequência, possui grande elasticidade e alta resistência à deformação plástica e à fratura. O percentual atômico de níquel nestas ligas está entre 50 e 56%. A força necessária para flexionar um instrumento de NiTi de número 45 é equivalente à necessária para flexionar um instrumento de mesma geometria de aço inoxidável de número 25. Essas propriedades fazem com que o instrumento acompanhe com facilidade a curvatura do canal radicular, reduzindo o deslocamento apical e a alteração de sua forma original. Quanto à microdureza, uma haste de aço inoxidável revelou microdureza Vickers (HV) variando de 342 a 522, ao passo que a de NiTi variou no intervalo de 303 a 362 HV.

Quanto à microdureza, verificamos que os instrumentos de aço inoxidável (FlexoFile® – Maillefer, Suíça) possuem valor médio de 523 HV e os instrumentos de NiTi (Nitiflex® – Maillefer, Suíça) valor de 345 HV. Quanto à força para a flexão em cantiléver de 45 graus (deformação elástica), para os instrumentos FlexoFile® de número 30 e de 25 mm de comprimento, encontramos os valores de 202 gf, e para os instrumentos Nitiflex® de mesmas dimensões, os valores de 118 gf.

Com o objetivo de melhorar a flexibilidade e a resistência à fratura de instrumentos endodônticos de NiTi, pesquisadores e fabricantes têm desenvolvido outras ligas NiTi, assim como outros métodos de fabricação de instrumentos endodônticos.

## Liga NiTi Fase R

A liga NiTi fase R foi desenvolvida a partir de um fio de NiTi submetido a tratamentos térmicos distintos (resfriamento e aquecimento), que permitiu a formação e a manutenção de uma fase cristalográfica conhecida como fase R (estrutura cristalina romboédrica), possibilitando a fabricação de instrumentos de NiTi por torção. Instrumentos endodônticos obtidos de liga NiTi fase R apresentam menor resistência à deformação elástica (maior flexibilidade e menor rigidez) e maior vida útil em flexão rotativa (fratura por fadiga).[22-24]

Para Lopes et al.[24] os instrumentos K[3TM]XF (SybronEndo, Orange, CA, EUA), fabricados com liga NiTi fase R, apresentaram maior flexibilidade, maior deflexão angular até a fratura por torção e maior resistência à fratura por fadiga quando comparados aos instrumentos ProFile® Vortex (Dentsply Tulsa Dental, Tulsa, OK, EUA) fabricados com liga M-Wire. Os instrumentos ProFile® Vortex não exibiram os resultados esperados em relação aos parâmetros avaliados.

## Liga NiTi M-Wire

A liga NiTi M-Wire é obtida por um processo termomecânico especial.[25] Segundo Alapati et al.,[26] o tratamento termomecânico empregado no fio M-Wire faz com que a martensita esteja presente na microestrutura da liga. Essa presença de martensita é primordial para melhorar os resultados quanto à flexibilidade e a resistência a fratura por fadiga observadas na comparação com instrumentos obtidos da liga NiTi convencional.

Vários autores[22,27,28] observaram maior resistência à flexão rotativa (fratura por fadiga) dos instrumentos endodônticos fabricados com o fio M-Wire se comparados com os instrumentos obtidos com liga NiTi convencional.

## Liga NiTi com memória controlada

Os instrumentos endodônticos com memória de forma controlada são fabricados com um processo único que controla a memória de forma do material. Isso permite ao instrumento acompanhar a trajetória anatômica do canal, o que reduz o risco de formação de degraus, transporte apical do canal e perfurações radiculares.

Instrumentos endodônticos com memória de forma controlada durante o uso clínico apresentam acentuada distorção das hélices da haste de corte helicoidal cônica. A distorção das hélices diminui a aderência do fio de corte às paredes dentinárias de um canal radicular, reduzindo a possibilidade de imobilização do instrumento no interior de um canal radicular e, consequentemente, a sua fratura por torção. A distorção das hélices dos instrumentos pode ser revertida rapidamente mediante tratamento térmico (durante a esterilização em autoclave ou esterilizadores de esfera de vidro), recuperando sua forma original.

Nos casos em que ocorre a inversão do sentido das hélices durante o uso clínico, ou seja, da esquerda para a direita e não da direita para a esquerda, o instrumento endodôntico deve ser descartado, ou sua forma deve ser recuperada, caso contrário, poderá ocorrer a fratura ou sua vida em fadiga poderá reduzir, conforme verificado em um estudo.[29] Durante a utilização clínica, é possível a visualização da inversão do sentido da hélice ao longo da haste de corte helicoidal cônica do instrumento endodôntico quando de sua retirada do interior de um canal radicular; esta é uma vantagem desse tipo de liga.

Instrumentos endodônticos obtidos de fios metálicos NiTi com memória de forma controlada, quando em comparação com instrumentos obtidos de NiTi convencional, são mais flexíveis, resistentes à fratura por flexão rotativa (fratura por fadiga) e por torção.[14,30-33]

É provável que a maior plasticidade (distorção das hélices) apresentada pelos instrumentos endodônticos obtidos a partir de liga NiTi com memória controlada possa apresentar alteração na capacidade de corte da dentina radicular.

O tratamento termomecânico proporciona propriedades mecânicas superiores aos instrumentos de NiTi.[34] Algumas variações de ligas com memória controlada vêm sendo denominadas *gold* e *blue* pelos fabricantes, devido à aparência dos instrumentos após o tratamento térmico. As cores são geradas pela deposição de óxido na superfície do material; a espessura do óxido confere diferentes cores. A espessura da camada de óxido depende da temperatura e do tempo do tratamento térmico.

Os tratamentos térmicos *gold* e *blue* vêm se mostrando mais eficientes no que diz respeito à melhora das propriedades mecânicas dos instrumentos endodônticos em relação a flexibilidade e flexão rotativa.[34-37]

## Propriedades mecânicas dos instrumentos endodônticos

As propriedades mecânicas estão associadas ao comportamento dos instrumentos, quando submetidos à ação de forças externas. É a capacidade que o material tem para transmitir ou resistir aos esforços que lhe são aplicados. A caracterização destas propriedades é feita em ensaios mecânicos.[1,6,8,11,38,39] As principais propriedades mecânicas e alguns conceitos relacionados com elas de interesse na área de Endodontia serão descritos a seguir.

### Resistência mecânica

Quando uma carga é aplicada a um material, a força de ligação de seus átomos se opõe a esse carregamento. Essa oposição é denominada resistência mecânica do material. A resistência mecânica é uma propriedade intrínseca que indica a capacidade de os materiais resistirem à solicitação externa estática ou dinâmica, sem apresentar fratura. Depende dos tipos e arranjos dos seus átomos. Como exemplo podemos citar a resistência de um instrumento endodôntico à torção, à tração e à flexão rotativa (fadiga).

### Força

Podemos definir força como uma grandeza vetorial que, aplicada a um corpo, deforma-o ou tende a mudar seu estado de repouso ou movimento. Uma força, assim como um vetor, para ser conhecida precisa ter sua direção, sentido e intensidade definidos.

A Figura 10.2 mostra diversas forças sendo aplicadas em um corpo. A força $F_1$ é diferente da $F_2$, pois possuem magnitudes, sentidos e direções diferentes. A força $F_2$, apesar de apresentar a mesma intensidade e direção que a $F_3$, é diferente dela, pois elas possuem sentidos opostos.

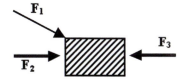

**Figura 10.2** Representação de forças diferentes aplicadas em um corpo.

As forças podem ser classificadas em dois tipos: normais (compressivas ou trativas) e cisalhantes. Quando a força é distribuída em uma superfície do corpo perpendicular à direção de aplicação é denominada normal. É chamada força trativa quando aplicamos uma força para alongar um corpo e de força compressiva para comprimir. Quando a força aplicada fica distribuída em uma superfície do corpo paralela à sua direção é denominada cisalhante; exemplo: corte de um material por uma tesoura, força aplicada ao cabo de um instrumento endodôntico para promover o corte da dentina ou até a sua fratura por torção.

### Tensão

A tensão pode ser definida como a relação entre a força aplicada em um corpo por unidade de área na qual atua. A mesma equação é usada para o cálculo de tensão e pressão. Assim como a força, a tensão pode ser classificada em normal e cisalhante.

$$\text{Tensão} = F/A$$

### Deformação

Quando uma força (carga) é aplicada em um corpo impedido de alterar sua posição, a força tende a deformar o corpo, ou seja, em consequência da tensão aplicada, promovemos uma deformação, que pode ser elástica ou plástica.

*Deformação elástica*

A deformação é denominada elástica (temporária ou transitória) quando desaparece após a retirada da força aplicada (Figura 10.3).

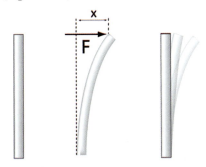

**Figura 10.3** Deformação elástica.

Deformação plástica

A deformação é denominada plástica (permanente ou residual) quando o corpo permanece deformado após a retirada da força aplicada. Um corpo (instrumento endodôntico), ao sofrer deformação na região plástica, após a remoção da força, apresenta recuperação da elástica (efeito mola), porém permanece a plástica (Figura 10.4).

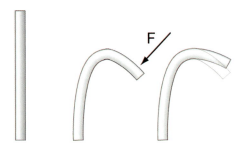

**Figura 10.4** Deformação plástica.

Com base nos tipos de deformação, podem-se dividir as propriedades dos materiais (instrumentos endodônticos) em elásticas, que são medidas no regime elástico, e plásticas, que são medidas no regime plástico.

## Elasticidade

A elasticidade é a propriedade que indica a capacidade de o material sofrer grandes deformações elásticas. É medida pelo módulo de elasticidade, o qual relaciona a tensão aplicada e a deformação no regime elástico. Essa propriedade depende das forças de ligação entre os átomos. Como essas forças são constantes para cada material, o módulo de elasticidade é uma das propriedades mais constantes dos metais ou ligas metálicas, embora possa ser levemente afetado por adição de elementos de liga, tratamentos térmicos ou trabalhos a frio. Quanto menor a força de atração entre os átomos, menor o módulo de elasticidade e maior a elasticidade do material. O comportamento dos materiais na região elástica pode ser determinado pela elasticidade em torção, flambagem e flexão.

Comportamento elástico em torção

A elasticidade em torção (rotação) é a deformação elástica apresentada por um instrumento tendo uma de suas extremidades imobilizada e na outra aplicada um torque. Quanto maior o ângulo de torção no limite elástico, maior a elasticidade do instrumento. Pode ser quantificada em graus ou números de voltas.

Comportamento elástico na flambagem

Flambagem é a deformação elástica apresentada pelo instrumento quando submetido ao carregamento compressivo na direção do seu eixo (axial) (Figura 10.5). Durante esse tipo de carregamento, o instrumento encurva e forma um arco.

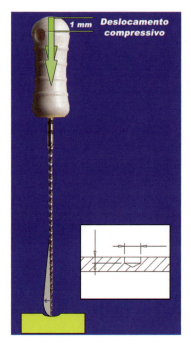

**Figura 10.5** Flambagem.

A resistência à flambagem dos instrumentos endodônticos pode ser calculada com o emprego da equação:

$$Pcr = \frac{\pi^2 EI}{L^2}$$

$Pcr$ = carga axial máxima
$E$ = módulo de elasticidade
$I$ = momento de inércia
$L$ = comprimento do instrumento

Nesta equação, pode-se observar que a resistência à flambagem é elevada com o aumento do módulo de elasticidade do material (rigidez do material), com o aumento do momento de inércia do instrumento endodôntico e com a diminuição do comprimento do instrumento endodôntico (comprimento da haste helicoidal cônica).[40] Quanto maior a resistência à flambagem, maior a capacidade que um instrumento endodôntico tem de avançar em sentido apical durante a exploração de um canal radicular atresiado.[41,42]

Comportamento elástico em flexão

Flexibilidade é a deformação elástica (encurvamento) apresentada pelo instrumento quando submetido a um carregamento localizado na sua extremidade e na direção perpendicular ao seu eixo. Nesse caso, o instrumento encurva e forma um arco como na flambagem (Figura 10.6). Para o mesmo carregamento e arcos de mesmo comprimento, quanto maior a flecha formada no regime elástico, maior a flexibilidade do instrumento.

A resistência em flexão dos instrumentos endodônticos pode ser calculada com o emprego da equação:

$$f = \frac{PL^4}{3EI}$$

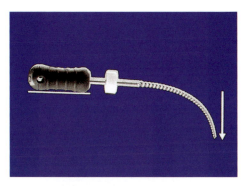

**Figura 10.6** Flexibilidade.

Nesta equação, pode-se observar que a deflexão (deslocamento) da ponta do instrumento ($f$) com carregamento em cantiléver depende da força aplicada ($P$), comprimento da haste helicoidal cônica do instrumento ($L$), do módulo de elasticidade da liga empregada ($E$) e do momento de inércia ($I$) da seção reta transversal do instrumento.[6,8,38,40] Quanto maiores a força e o comprimento da haste helicoidal cônica, maior a deflexão do instrumento, ou seja, menor a resistência em flexão.

O módulo de elasticidade em tração é o quociente entre a tensão aplicada a um corpo (instrumento) e a deformação elástica que ela provoca. Quanto menor o módulo de elasticidade da liga metálica, menor a resistência em flexão (maior a flexibilidade) do instrumento endodôntico. Momento de inércia é o produto da massa de uma partícula pelo quadrado da distância desta a um eixo. O momento de inércia depende da geometria (forma e dimensão) e da seção reta transversal do instrumento. O conceito de momento de inércia é puramente matemático e fisicamente representa a resistência ao movimento que um corpo apresenta; daí a designação "inércia". A resistência em flexão é inversamente proporcional ao módulo de elasticidade e ao momento de inércia do instrumento endodôntico.[1,6,8,38]

Para uma mesma força aplicada, quanto maior o encurvamento elástico provocado, maior a flexibilidade de um instrumento endodôntico. Um instrumento endodôntico é considerado rígido quando apresenta resistência ao encurvamento elástico.

Na Endodontia clínica, é importante conhecer a flexibilidade de um instrumento endodôntico obtido em ensaio de flexão em cantiléver para a predição do desempenho e comportamento mecânico durante a instrumentação de canais radiculares curvos.[14,24,43]

### Efeito mola

O efeito mola é a capacidade que um instrumento endodôntico de aço inoxidável dobrado tem de se deformar elasticamente quando submetido à aplicação de uma força dentro do regime elástico do material. Quanto maior a flexibilidade, maior o efeito mola do instrumento. É maior para os instrumentos de menor diâmetro (D0 08-10-15-20-25). Na Endodontia, o efeito mola é evidente quando um instrumento de aço inoxidável de pequeno diâmetro dobrado é movimentado por limagem ou alargamento no interior de um canal radicular curvo. Esse efeito permite que o segmento dobrado de um instrumento de aço inoxidável de pequeno diâmetro se movimente no interior de um canal sem ocorrer o desdobramento do instrumento. Em consequência, a movimentação do instrumento não induzirá o deslocamento apical do preparo ou até mesmo a fratura por torção do instrumento endodôntico. Para instrumentos de aço inoxidável de maior diâmetro (igual ou acima de D0 30), o efeito mola será menor. Assim, com a movimentação do instrumento de maior diâmetro no interior de um canal radicular curvo, mesmo estando o instrumento dobrado, haverá deformação do preparo do canal ou fratura do instrumento por torção junto ao segmento curvo do canal.[11]

### Limite elástico

O limite elástico de um material é definido como a maior tensão a que um material pode ser submetido de modo que o faça retornar às suas dimensões originais quando a força é removida. Refere-se à carga de trabalho permitida e é a maior tensão que pode ser aplicada a um instrumento sem que ocorra deformação plástica.

Para um instrumento endodôntico o limite elástico depende da natureza da liga metálica, do diâmetro, da conicidade e do comprimento da haste helicoidal cônica. Depende também da forma e da área da seção reta transversal da haste helicoidal cônica de um instrumento endodôntico.

### Plasticidade

É a capacidade de o material sofrer grandes deformações permanentes, sem atingir a fratura. Essa propriedade permite avaliar a capacidade de trabalho mecânico que o material poderá suportar, conservando sua integridade física. É calculada em porcentagem e o seu valor, obtido pelo alongamento, medido no ensaio de tração. A plasticidade, conforme a natureza da força aplicada, recebe as denominações particulares de maleabilidade e ductibilidade.

Na Endodontia, quanto maior a plasticidade da liga metálica, maior o ângulo máximo em torção suportado pelo instrumento endodôntico quando sua extremidade estiver imobilizada no interior de um canal radicular. A presença de deformação plástica (distorção das hélices) dá um alerta de que uma fratura por torção é iminente, permitindo que medidas preventivas sejam tomadas, ou seja, quanto maior o ângulo de torção, mais seguro o instrumento em relação à fratura por torção.

### Maleabilidade

A maleabilidade é a capacidade de o material sofrer grandes deformações plásticas na compressão em todas as direções, indicando a maior ou menor facilidade de ser laminado e transformado em placas.

## Ductibilidade

A ductilidade é a capacidade de o material sofrer grandes deformações permanentes na direção do carregamento sem atingir a ruptura. Representa a facilidade de o material ser estirado ou reduzido à forma de fio. Essa propriedade é avaliada pelo alongamento total do corpo antes da fratura (alongamento).

## Limite de escoamento

É determinado pela tensão máxima acima da qual o material começa a apresentar deformação plástica permanente com a retirada da carga (descarregamento). Define o final da região elástica e o início da plástica. Na maioria dos casos, o início do escoamento não é nítido e não pode ser identificado com precisão. Normalmente, emprega-se como limite de escoamento a tensão necessária para deformar plasticamente o material em 0,2%.

## Rigidez

Propriedade que indica a capacidade de o material resistir a carregamentos elásticos sem apresentar deformação plástica quando submetido a uma tensão não excedente ao limite de escoamento, ou seja, no regime elástico. Representa baixas deformações dentro da região elástica. É medida pelo módulo de elasticidade: quanto maior o valor do módulo, maior a rigidez do metal.

Um instrumento é considerado rígido quando não é flexível e não se verga.

O transporte apical no preparo de um canal radicular curvo basicamente ocorre devido ao emprego de instrumentos endodônticos rígidos. Quando a rigidez do instrumento é aumentada, a força de oposição da parede dentinária externa do canal radicular curvo não é suficiente para manter o preparo centrado. Nesses casos, há maior desgaste da parede externa do segmento do canal induzindo o transporte apical.

## Fragilidade

É a capacidade de um material romper-se com facilidade sem antes deformar. Indica a ausência de deformações plásticas do material antes de sofrer a ruptura. Pode ser definida como a baixa resistência aos choques (impacto). São materiais duros que tendem a quebrar quando sofrem batidas (vidro e porcelana). Com base nesse conceito, a fragilidade e a plasticidade são propriedades opostas. Todavia, um material frágil não é necessariamente fraco (pouco resistente à ruptura).

## Tenacidade à fratura

É a quantidade de energia que um material pode absorver antes da fratura. Indica a capacidade de o material resistir aos carregamentos (choques, vibrações, golpes e impactos) e sofrer grandes deformações elásticas e plásticas sem atingir a ruptura. Define-se como tenacidade à fratura dos materiais a sua resistência contra a propagação de uma trinca. Os materiais são caracterizados por baixa e alta tenacidade. Os primeiros são classificados como frágeis e os últimos, dúcteis. A tenacidade de um material é reduzida pela diminuição da temperatura e pelo aumento da taxa de encruamento. A tenacidade pode ser calculada por meio do ensaio de torção pela integração da tensão e da área abaixo da curva de integração.

## Dureza

Dureza é a resistência do material a penetração, deformação plástica e desgaste mecânico. Geralmente materiais duros são também frágeis. Quanto maior a dureza, maior a resistência mecânica ao desgaste.

O ensaio de dureza é muito empregado em pesquisas, sendo um parâmetro de referência na escolha de materiais. A principal vantagem na determinação da dureza de um material é que essa propriedade possui proporcionalidade com outras propriedades mecânicas. Por exemplo, quanto maior a dureza do material, maior a resistência à tração, ao corte, ao dobramento e à abrasão. Quando a dureza aumenta, a tenacidade e a plasticidade diminuem e a fragilidade aumenta. A dureza é uma propriedade do material: portanto, não é influenciada pela geometria de um instrumento endodôntico.

Na Odontologia, os métodos de dureza ou microdureza mais empregados são os ensaios Knoop (Hard Knoop – HK) e Vickers (Hard Vickers – HV). Os números de dureza HK e HV obtidos pelas escalas de dureza para ambos os métodos são aproximadamente equivalentes. O valor da microdureza é adimensional. Uma grandeza ou número adimensional é um número desprovido de qualquer unidade física que o defina – portanto, é um número puro. Os números adimensionais se definem como produtos ou quocientes de quantidades cujas unidades se cancelam. Dependendo do seu valor, esses números têm um significado físico (microdureza de um material) que caracteriza determinadas propriedades para alguns sistemas.

## Limite de resistência

Limite de resistência é a tensão máxima suportada pelo instrumento antes da fratura. Pode ser determinada em ensaios de tração, fadiga, flexão e torção. Em cada ensaio, teremos o limite de resistência específico, por exemplo, limite de resistência à tração, à torção e à fadiga (flexão rotativa).

## Encruamento

É o mecanismo de aumento da resistência mecânica (endurecimento) por deformação plástica a frio. O mecanismo de endurecimento por deformação plástica é denominado encruamento. Portanto, quanto maior o encruamento, menor a tenacidade e maior a possibilidade de fratura sem que ocorra deformação plástica. Um exemplo de encruamento é a fratura de um clipe usado para unir folhas de papel quando submetido a ciclos de dobramentos e desdobramentos (dobramento alternado). Para minimizar o risco de fratura, em virtude da diminuição da plasticidade, devemos realizar a deformação plástica do material em pequenos incrementos intercalados por aquecimento para alívio de tensões e recozimento pleno. No caso dos instrumentos endodônticos dobrados, para evitar o encruamento e a fratura, devemos aplicar a eles, durante a instrumentação de um canal radicular curvo, pequenas deformações mantidas no regime elástico do material. Essas pequenas deformações elásticas (efeito mola) são obtidas pela aplicação de pequeno ângulo de torção durante a execução do movimento de alargamento e de pequeno movimento longitudinal de avanço e retrocesso (deslocamento) no instrumento dobrado durante a instrumentação de um canal radicular por meio do movimento de limagem.

## Fabricação dos instrumentos endodônticos

Os instrumentos endodônticos são ferramentas destinadas a ampliação, limpeza e modelagem de um canal radicular, sendo produzidos de acordo com os princípios usados na fabricação de ferramentas denominadas alargadores.[2,44-46] São fabricados a partir de fios metálicos primitivos de forma cilíndrica.

Para os instrumentos endodônticos fabricados por torção, a porção dos fios metálicos correspondentes às hastes de corte dos instrumentos é inicialmente submetida à usinagem (aplainamento), para a obtenção de hastes metálicas com formas piramidais e seções retas transversais triangulares ou quadrangulares. As interseções das paredes (faces) das hastes piramidais formam três ou quatro arestas ou fios laterais de corte. Para se obter a forma final dos instrumentos, os fios metálicos são imobilizados em uma das extremidades e submetidos à deformação plástica por torção à esquerda. Quanto maior o número de rotações à esquerda, maior o número de hélices, o ângulo agudo de inclinação das hélices e menor o passo das hélices. À medida que o fio é torcido, as paredes e arestas laterais de corte da haste piramidal são dispostas na forma helicoidal com sentido anti-horário, constituindo a haste de corte helicoidal cônica dos instrumentos endodônticos. As arestas ou os fios laterais de corte da haste piramidal dão origem às hélices, enquanto as paredes dão origem aos canais helicoidais. A ponta facetada ou piramidal dos instrumentos é obtida por aplainamento, enquanto a ponta cônica circular é obtida por torneamento cônico externo (Figura 10.7).

Para os instrumentos endodônticos fabricados por usinagem, as partes de trabalho (pontas e hastes de corte helicoidal cônica) são obtidas por meio de um processo mecânico de usinagem de um fio metálico (Figura 10.8). Denomina-se usinagem o trabalho de corte realizado pelas máquinas e ferramentas para a fabricação de uma peça com determinada forma, dimensão e acabamento.

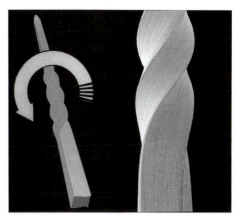

**Figura 10.7** Instrumento endodôntico. Fabricação por torção.

A haste de corte helicoidal cônica da parte de trabalho dos instrumentos é obtida por um processo mecânico de usinagem denominado roscamento externo. Roscamento externo é um processo mecânico de usinagem destinado à obtenção de arestas ou fios de corte dispostos na forma de hélices por meio da abertura de um ou mais canais helicoidais, em superfícies cilíndricas ou cônicas. O número de arestas de corte corresponde ao número de canais helicoidais. A ponta cônica circular dos instrumentos é obtida por um processo mecânico de usinagem denominado torneamento cônico externo. Os instrumentos endodônticos de aço inoxidável ou de NiTi podem ser fabricados por torção ou usinagem. Os de níquel-titânio (NiTi), em função de superelasticidade apresentada pela liga metálica, geralmente são confeccionados por usinagem. Todavia, por um processo de resfriamento e de aquecimento, mantendo-se a estrutura da liga NiTi na fase R-romboédrica, hastes piramidais de seções triangulares podem ser submetidas a deformação plástica por torção à esquerda, dando origem a instrumentos endodônticos torcidos. Como exemplo de instrumentos de NiTi fabricados por torção temos os TF® (Twisted File) da Sybron Endo, Orange, CA, Estados Unidos.

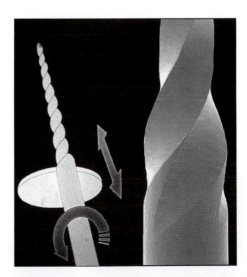

**Figura 10.8** Instrumento endodôntico. Fabricação por usinagem.

Os instrumentos usinados, devido ao menor encruamento do material (liga metálica), teoricamente deveriam suportar maior ângulo de rotação até a fratura por torção quando comparados aos instrumentos fabricados por torção. Todavia, os ensaios de torção revelaram resultados opostos.[47] Certamente, isso se deve às maiores deficiências de acabamento superficial observadas nos instrumentos usinados. Esses defeitos funcionam como pontos concentradores de tensão, induzindo à fratura por torção do instrumento usinado a níveis inferiores de tensão dos teoricamente esperados.

Outro aspecto a ser considerado é que, na fabricação de um instrumento endodôntico por usinagem, os cristais (fibras) alinhados na direção da trefilação do fio metálico são cortados com redução significativa da resistência à fratura por torção. Ao contrário, na fabricação por torção, a integridade dos cristais é preservada (Figura 10.9A e B).

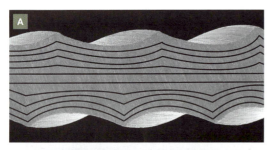
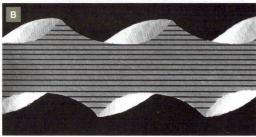

**Figura 10.9** Instrumento endodôntico. **A.** Fabricados por torção. Cristais não são cortados. **B.** Fabricados por usinagem. Cristais cortados.

Trefilação é a redução da seção transversal de uma barra ou fio "puxando-se" a peça através de uma ferramenta (fieira ou trefila) com forma de canal convergente.

Outros instrumentos endodônticos são fabricados por cortes do fio de aço inoxidável, com diferentes profundidades, formando farpas, sendo, por isso, denominados farpados (Figura 10.10).

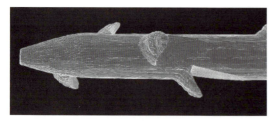

**Figura 10.10** Instrumento endodôntico farpado.

## Nomenclatura

Nomenclatura é o conjunto de termos peculiares a uma ciência. Na Endodontia a nomenclatura é importante para padronizar a terminologia empregada para os instrumentos endodônticos. Ela oferece a cada um que escreve e fala sobre instrumentos endodônticos a utilização de uma mesma linguagem. A terminologia proposta para os instrumentos endodônticos é uma adaptação das normas da ABNT TB-111 e NB-205, citadas pelo Manual de Brocas e Furações usadas na Engenharia.[2,11]

**Cabo.** É a extremidade pela qual se empunha um instrumento endodôntico (Figura 10.11).

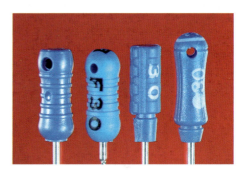

**Figura 10.11** Instrumento endodôntico. Cabo.

**Haste de acionamento.** É a extremidade para fixação e acionamento mecânico de um instrumento endodôntico (Figura 10.12).

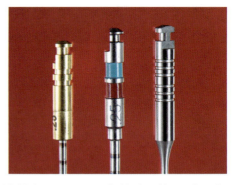

**Figura 10.12** Instrumento endodôntico. Haste de acionamento.

**Corpo.** Parte de um instrumento que se estende desde o cabo ou haste de acionamento até a extremidade da ponta (Figura 10.13).

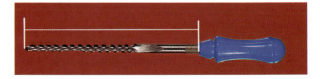

**Figura 10.13** Instrumento endodôntico. Corpo.

**Intermediário.** Parte do corpo que se estende do cabo ou haste de acionamento até a parte de trabalho (Figura 10.14).

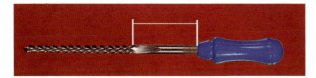

**Figura 10.14** Instrumento endodôntico. Intermediário.

**Parte de trabalho.** Parte do instrumento que se estende desde a ponta até o término da haste de corte. Representa a soma dos comprimentos da ponta e da haste de corte (Figura 10.15).

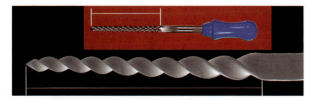

**Figura 10.15** Instrumento endodôntico. Parte de trabalho.

**Ponta.** É o extremo do instrumento com perfil cônico. Pode apresentar seção reta transversal cilíndrica ou poligonal (Figura 10.16).

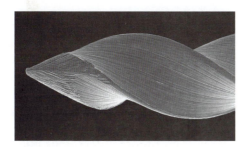

**Figura 10.16** Instrumento endodôntico. Ponta.

**Base da ponta.** É a região de passagem da ponta para a haste de corte do instrumento (Figura 10.17). Essa passagem pode ocorrer por meio de um ângulo de transição (ângulo obtuso) ou de uma curva de transição (arco), para suavizar a passagem.

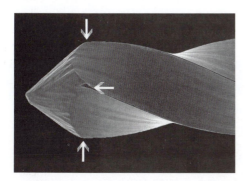

**Figura 10.17** Instrumento endodôntico. Base da ponta.

**Ângulo da ponta.** Ângulo sólido formado pelo contorno da ponta. O vértice do ângulo é sempre voltado para a ponta do instrumento (Figura 10.18).

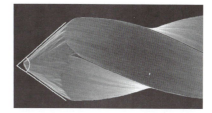

**Figura 10.18** Instrumento endodôntico. Ângulo da ponta.

**Haste de corte.** Porção da parte de trabalho que se estende da base da ponta até o intermediário. Geralmente, a forma é cônica. Pode apresentar seção reta transversal com diferentes formas. É constituída pelas arestas de corte e pelos canais do instrumento (Figura 10.19).

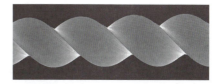

**Figura 10.19** Instrumento endodôntico. Haste de corte.

**Aresta ou fio de corte.** É o gume da aresta de corte de instrumentos cortantes (Figura 10.20A e B).

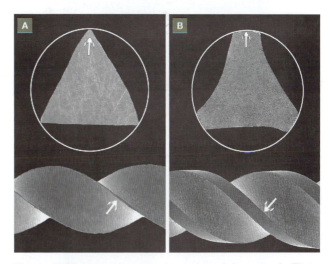

**Figura 10.20** Haste de corte. Aresta lateral de corte. **A.** Filete. **B.** Guia radial.

**Hélice.** É a aresta ou fio lateral de corte disposta na forma helicoidal (hélice) traçada em volta de um cone ou de um cilindro (Figura 10.21).

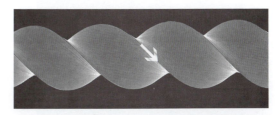

**Figura 10.21** Aresta lateral de corte disposta na forma de hélice.

**Número de hélices.** Número de filetes ou de guias radiais presente na haste de corte helicoidal de um instrumento (Figura 10.22).

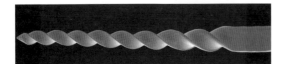

**Figura 10.22** Número de hélices.

**Canal.** É um sulco presente entre as arestas de corte contíguas na superfície externa da haste de corte de um instrumento endodôntico. Pode estar disposto na haste de corte na forma helicoidal ou paralela ao eixo do instrumento (Figura 10.23).

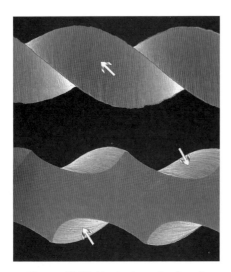

**Figura 10.23** Haste de corte. Canal.

**Parede ou superfície do canal.** É a parede da haste de corte presente entre as arestas de corte contíguas (Figura 10.24).

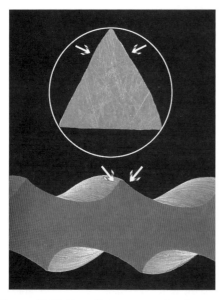

**Figura 10.24** Superfícies ou paredes do canal.

**Eixo do instrumento.** Linha central na direção axial do instrumento (Figura 10.25).

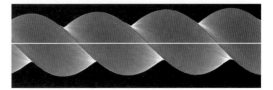

**Figura 10.25** Eixo do instrumento.

**Ângulo agudo de inclinação da hélice.** Ângulo agudo formado pela hélice e o plano contendo o eixo do instrumento (Figura 10.26).

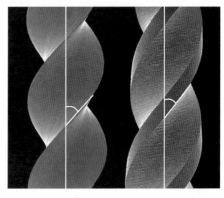

**Figura 10.26** Hélice. Ângulo agudo de inclinação da hélice.

**Passo da hélice.** Distância entre vértices ou cristas de uma mesma aresta lateral de corte disposta na forma helicoidal ao longo da direção axial do instrumento (Figura 10.27). Para instrumentos com uma aresta ou fio lateral de corte, o passo da hélice é a distância entre dois vértices ou cristas consecutivas (exemplo: limas Hedstrom). Para instrumentos com duas arestas laterais de corte, o passo envolve uma crista (p. ex., instrumentos Mtwo® e Reciproc®), com três arestas laterais de corte, envolve duas cristas consecutivas (p. ex., RaCe®), e, com quatro arestas laterais de corte, envolve três cristas consecutivas (p. ex., ScoutRaCe® e ProTaper® Next). O comprimento do passo aumenta com a diminuição do ângulo agudo de inclinação da hélice.

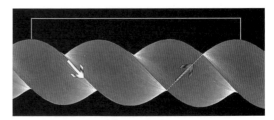

**Figura 10.27** Hélice. Passo da hélice.

**Guia radial.** Superfície cônica em forma helicoidal ou paralela em relação ao eixo do instrumento imediatamente posterior à aresta ou ao fio de corte (Figura 10.28).

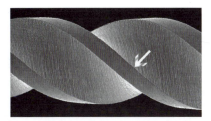

**Figura 10.28** Guia radial.

**Largura da guia.** Largura da guia radial medida perpendicularmente ao ângulo da hélice ou ao eixo do instrumento. A porção posterior da guia é rebaixada com a finalidade de reduzir o atrito entre a periferia do instrumento e a parede do canal radicular (Figura 10.29).

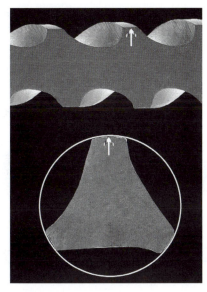

**Figura 10.29** Largura da guia radial.

**Núcleo.** Parte central da haste de corte de um instrumento compreendida entre o fundo do canal que se estende desde a base da ponta até o fim da haste de corte (Figura 10.30). Pode ser avaliado por meio da seção reta transversal ou longitudinal da haste de corte de um instrumento (ferramenta).

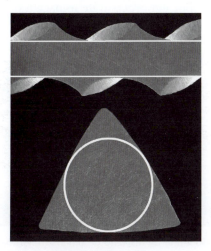

**Figura 10.30** Núcleo.

## Partes dos instrumentos

Os instrumentos endodônticos são formados pelo cabo ou haste de acionamento e pelo corpo metálico. O corpo de um instrumento é formado pelo intermediário e pela parte de trabalho, sendo esta formada pela ponta e pela haste de corte.[2,11]

### Cabo

Cabo é a parte de um instrumento ou ferramenta que se empunha ou maneja. O cabo dos instrumentos endodônticos é fabricado em plástico ou silicone colorido, conforme a correlação com a numeração padronizada. Apresenta geometria variável de acordo com o tipo de instrumento e com o fabricante. O cabo de silicone, segundo o fabricante (Dentsply, Maillefer, Suíça), é mais ergonômico, oferecendo maiores sensibilidade tátil e conforto.

O cabo dos instrumentos endodônticos apresenta forma bicôncava e deve ter de 10 a 12 mm de comprimento e diâmetro de 3,0 mm na parte bicôncava e 4,0 mm nas extremidades. Alguns instrumentos endodônticos podem ter cabos fabricados em plástico ou em silicone com diâmetro de 5 mm na parte bicôncava e nas extremidades de 6 mm.

Para cabos com diâmetros maiores, a força necessária para girar (movimento de rotação) o instrumento endodôntico no interior de um canal radicular é menor. Consequentemente, maiores serão à percepção tátil e os cuidados do profissional em relação à anatomia interna do dente. Entretanto, se o profissional aplicar ao instrumento de cabo de maior diâmetro a mesma força que ele está calibrado (acostumado) para o de cabo de menor diâmetro, maior será o torque, o qual pode ultrapassar o limite de resistência à fratura por torção do instrumento.

O cabo dos instrumentos endodônticos pode apresentar o topo plano ou arredondado e possuir, nas paredes laterais, estrias paralelas ou perpendiculares ao eixo para assegurar melhor empunhadura do instrumento.

Os instrumentos endodônticos portadores de cabo podem ser acionados manualmente ou por dispositivos mecânicos especiais.

### Haste de acionamento

Haste de acionamento de instrumento mecanizado é a parte que serve para a sua fixação na cabeça de um contra-ângulo e seu acionamento por meio de dispositivos mecânicos (motores elétricos ou pneumáticos). Pode ser de latão (liga cobre e zinco) ou de liga alumínio. A união entre a haste de acionamento e o corpo do instrumento geralmente é feita por engaste (embutimento). Para alguns instrumentos endodônticos (instrumentos TF®, alargadores Gates-Glidden e Largo), a haste de acionamento e o corpo são obtidos de uma única haste metálica, eliminando o engaste. Isso elimina a possibilidade de movimento excêntrico (afastado do eixo) durante a rotação do instrumento. O movimento excêntrico, além do deslocamento do centro do preparo, induz a fratura do instrumento endodôntico (Figura 10.31A e B). Para instrumentos portadores de engaste, pode ocorrer a soltura entre a haste de acionamento e o corpo de um instrumento endodôntico.

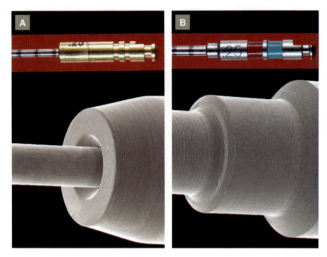

**Figura 10.31** Partes de um instrumento. Haste de acionamento. **A.** Engaste. **B.** Oriunda da haste metálica primitiva.

A haste de acionamento de um instrumento endodôntico mecanizado é cilíndrica e pode ter comprimento entre 11 e 15 mm e diâmetro universal de 2,30 mm, o que possibilita o uso desses instrumentos em contra-ângulo de qualquer marca comercial. Hastes menores conferem comprimentos totais menores, o que favorece o emprego desses instrumentos em dentes posteriores de pacientes com reduzida abertura bucal. Na haste de acionamento existem anéis coloridos e/ou ranhuras correlacionados à conicidade da haste de corte helicoidal e ao diâmetro em D0 do instrumento (Norma ISO 1797: Dental rotatory instruments-Shanks. Parte 1).

São raros os fabricantes que oferecem instrumentos endodônticos com hastes de acionamento com dimensões diferentes das mencionadas e, consequentemente, contra-ângulos exclusivos.

## Intermediário

Intermediário é a porção do corpo metálico de um instrumento endodôntico que está localizada entre o cabo ou a haste de acionamento e a parte de trabalho. Seu tamanho varia em função do comprimento do corpo e do comprimento da parte de trabalho do instrumento. Pode apresentar marcas (ranhuras), que representam distâncias predeterminadas, a partir da extremidade (ponta) do instrumento endodôntico.

Nos instrumentos endodônticos fabricados por usinagem, o intermediário geralmente tem a forma cilíndrica em toda a sua extensão. Todavia, nos torcidos, o intermediário junto da parte de trabalho apresenta paredes planas remanescentes da haste piramidal obtida por aplainamento do fio metálico primitivo de forma cilíndrica. (Figura 10.32).

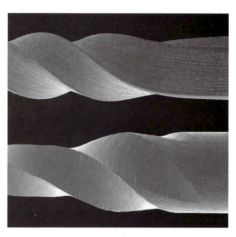

**Figura 10.32** Intermediário. Superior, instrumento fabricado por torção. Inferior, instrumento fabricado por usinagem.

Em alguns instrumentos, o intermediário apresenta a forma de um cone sólido reverso, com o maior diâmetro voltado para a parte de trabalho do instrumento (p. ex., alargadores Gates-Glidden e Largo).

## Parte de trabalho

Parte de trabalho é a porção do corpo metálico de um instrumento endodôntico projetada para executar o corte e/ou a raspagem das paredes dentinárias internas de um canal radicular. É formada pela ponta e pela haste de corte.

## Ponta

Ponta é a porção terminal e aguçada da extremidade da parte de trabalho de um instrumento ou ferramenta. A ponta é também denominada guia de penetração.

O perfil da ponta dos instrumentos endodônticos é cônico. Quando a ponta apresenta a figura geométrica de um cone com seção reta transversal poligonal (triangular ou quadrangular), é denominada ponta cônica piramidal ou facetada. É fabricada por um processo de usinagem denominado aplainamento (Figura 10.33). Quando apresenta a figura geométrica de um cone com seção reta transversal circular é denominada ponta cônica circular. É fabricada por um processo de usinagem denominado torneamento cônico externo (Figura 10.34). A ponta piramidal apresenta capacidade de corte, enquanto a cônica circular é não cortante.[11,48]

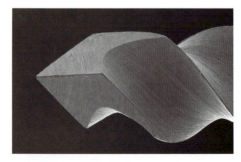

**Figura 10.33** Parte de trabalho de um instrumento. Ponta cônica piramidal.

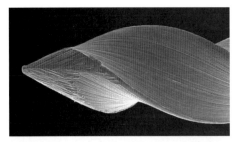

**Figura 10.34** Parte de trabalho de um instrumento. Ponta cônica circular.

O vértice (extremidade) da ponta pode ser classificado de acordo com a configuração geométrica que apresenta. É classificado como pontiagudo quando o vértice apresenta a forma de um triângulo com a extremidade aguçada, obtuso quando o vértice apresenta a forma arredondada com raio de 1 a 2 mm, e truncado quando o vértice termina por segmento de reta (Figura 10.35). O vértice da ponta deve ser cêntrico em relação ao eixo do instrumento.[11,48]

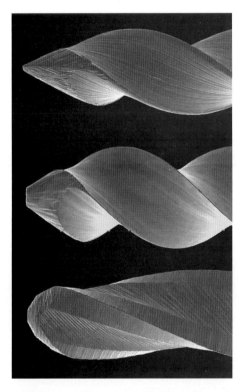

**Figura 10.35** Ponta. Vértice da ponta. Superior, pontiagudo. Médio, truncado. Inferior, obtuso (arredondado).

A passagem da base da ponta para a haste de corte dos instrumentos endodônticos pode ocorrer por um ângulo de transição (obtuso) de 135 a 150 graus ou por uma curva de transição (arco)[11,48] (Figura 10.36).

As especificações ANSI/ADA nº 28 (1988), ANSI/ADA nº 58 (1997) e ISO 3630-1 (1992) não fornecem informações sobre as formas e os vértices das pontas, assim como, em relação à transição da base das pontas dos instrumentos endodônticos. A forma da ponta é opcional e varia de acordo com o fabricante.

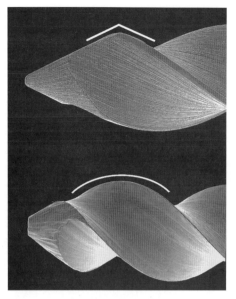

**Figura 10.36** Transição da base da ponta para a haste de corte. Superior, ângulo de transição. Inferior, curva de transição.

O ângulo da ponta de um instrumento endodôntico é representado por um ângulo formado pelo contorno de sua ponta. Pode ser determinado medindo-se diretamente o valor do ângulo formado pelas duas tangentes traçadas nas superfícies de contorno da ponta do instrumento (Figura 10.37). De acordo com as especificações ANSI/ADA nº 28 (1988), ANSI/ADA nº 58 (1997) e ISO 3630-1 (1992), o ângulo da ponta dos instrumentos endodônticos deve ser igual a 75 graus ± 15 graus.

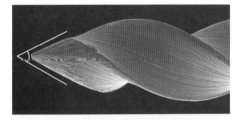

**Figura 10.37** Ângulo da ponta.

O comprimento da ponta de um instrumento endodôntico é a distância existente entre a extremidade (vértice da ponta) e a base da ponta (altura do cone) (Figura 10.38).[11,48]

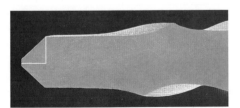

**Figura 10.38** Comprimento da ponta.

A Tabela 10.2 mostra os comprimentos máximos e mínimos da ponta dos instrumentos endodônticos levando-se em consideração os diâmetros nominais ISO em D0.

Tabela 10.2 Comprimentos máximo e mínimo da ponta dos instrumentos (mm).

| Número | Comp. máximo | Comp. mínimo |
|---|---|---|
| 08 | 0,07 | 0,04 |
| 10 | 0,09 | 0,05 |
| 15 | 0,13 | 0,07 |
| 20 | 0,17 | 0,10 |
| 25 | 0,22 | 0,12 |
| 30 | 0,26 | 0,15 |
| 35 | 0,30 | 0,17 |
| 40 | 0,35 | 0,20 |
| 45 | 0,39 | 0,22 |
| 50 | 0,43 | 0,25 |
| 55 | 0,48 | 0,27 |
| 60 | 0,52 | 0,30 |
| 70 | 0,61 | 0,35 |
| 80 | 0,70 | 0,40 |
| 90 | 0,78 | 0,45 |
| 100 | 0,87 | 0,50 |
| 110 | 0,95 | 0,55 |
| 120 | 1,04 | 0,60 |
| 130 | 1,13 | 0,65 |
| 140 | 1,73 | 0,70 |

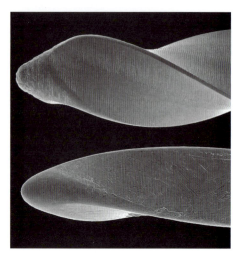

**Figura 10.39** Geometria da ponta de um mesmo fabricante. Superior, proposta pelo fabricante. Inferior, encontrada em instrumentos de diâmetros menores.

Quanto ao comprimento da ponta, pode-se afirmar que ele está relacionado com o ângulo da ponta. Quanto menor o ângulo, maior o comprimento da ponta. Com o objetivo de reduzir o comprimento da ponta, o seu vértice é arredondado ou truncado.[48-51]

A ponta dos instrumentos endodônticos pode apresentar variação acentuada entre a geometria proposta pelos fabricantes e a encontrada. De modo geral, os instrumentos de menores diâmetros apresentam pontas com geometrias diferentes das preconizadas pelos fabricantes. Para os instrumentos de maiores diâmetros, a geometria das pontas é semelhante às micrografias e aos desenhos divulgados pelos fabricantes (Figura 10.39). Além disso, há também uma variação acentuada das formas e das dimensões das pontas dos instrumentos endodônticos de um mesmo número (diâmetro) e de um mesmo fabricante.[48-53]

A ponta dos instrumentos endodônticos é projetada para servir de guia e facilitar a penetração (avanço) do instrumento no interior de um canal radicular. Ela atua sobre as paredes dentinárias dos canais radiculares e esse fato não deve ser ignorado. A geometria da ponta é uma característica importante no desenho do instrumento e interfere no cateterismo de canais radiculares atresiados, assim como na limpeza e na modelagem final do preparo apical de um canal radicular. A simetria na geometria da ponta exerce papel importante sobre a capacidade de o instrumento endodôntico penetrar e permanecer centrado durante a sua movimentação no interior de um canal radicular.[9,11,48]

Pontas cônicas piramidais, devido à atividade de corte, mostram-se superiores às pontas cônicas circulares quando a velocidade de avanço do instrumento endodôntico no interior de um canal radicular é comparada.[52,53] Porém, em canais radiculares curvos e atresiados, maior incidência de desvios e perfurações pode ocorrer quando do emprego de instrumentos com pontas piramidais.

Pontas cônicas circulares não têm atividade de corte e avançam no interior de um canal radicular atresiado durante o movimento de alargamento (rotação) por compressão e esmagamento da dentina radicular. Vértices obtusos (arredondados) facilitam o deslizamento do instrumento junto às irregularidades das paredes dos canais radiculares reduzindo, o risco de iatrogenias (desvios e perfurações).[11,48]

A forma do vértice da ponta dos instrumentos endodônticos fica a critério do fabricante. Todavia, é comum encontrar instrumentos com a mesma forma da ponta, porém, com vértices diferentes.

Vértices pontiagudos apresentam maior capacidade perfurante, mesmo sendo a forma da ponta do instrumento endodôntico cônica circular (sem capacidade de corte). Vértices obtusos são mais seguros em relação a desvios e perfurações. Instrumentos endodônticos com vértice da ponta truncado, quando empregados no esvaziamento (cateterismo) de canais atresiados, favorecem o entupimento (perda da patência) ou o extravasamento de resíduos por via apical do canal radicular.

O ângulo da ponta dos instrumentos endodônticos pode variar de 60 a 90 graus. Essa tolerância para instrumentos de corte é ampla demais, significando, em valores percentuais, uma diferença de até 66,6%. Quanto maior for o ângulo da ponta, maior será a resistência ao avanço do instrumento no interior de um canal radicular com diâmetro menor do que o instrumento, e, ao contrário, quanto menor o ângulo da ponta, menor a resistência ao avanço para uma mesma carga axial aplicada.

O ângulo da ponta de um instrumento endodôntico está intimamente relacionado com o comprimento da ponta. Quanto menor o ângulo, maior o comprimento da ponta. Com objetivo de reduzir o comprimento da ponta, o seu vértice é arredondado ou truncado durante o processo de fabricação do instrumento endodôntico.

Dos pontos de vista biológico e clínico, quanto maior o comprimento da ponta de um instrumento endodôntico, maior o segmento apical do canal radicular que ficará com a sua limpeza comprometida.

A passagem da base da ponta para a haste de corte helicoidal cônica de um instrumento endodôntico pode ocorrer por um ângulo de transição (obtuso) ou por uma curva de transição (arco).

O ângulo de transição confere capacidade de corte à base da ponta do instrumento endodôntico. A sua presença durante a instrumentação de um canal radicular curvo, por meio do movimento de alargamento, pode provocar o transporte apical de um canal radicular curvo (maior desgaste da parede dentinária externa do canal). Também favorece a imobilização da ponta do instrumento, induzindo a fratura por torção, principalmente dos instrumentos de menores diâmetros. Ao contrário, a curva de transição da base da ponta permite a rotação e o avanço do instrumento um menor carregamento no sentido apical de um canal radicular.

Para a execução do movimento de alargamento parcial à direita, parcial alternado (reciprocante) ou contínuo, obtido manualmente ou por meio de dispositivos mecânicos, é imprescindível que o instrumento endodôntico não tenha ângulo de transição, mas sim, curva de transição.

A geometria da ponta dos instrumentos endodônticos apresenta uma variação acentuada de formas e dimensões oriundas do processo de fabricação. A carência de uniformidade do desenho da ponta, associada à falta de precisão de suas dimensões, pode acarretar dificuldades e iatrogenias durante a instrumentação de canais radiculares. Na maioria das vezes esses problemas são atribuídos a complexidades anatômicas dos canais radiculares, e não a defeitos de fabricação presentes na geometria da ponta dos instrumentos endodônticos.[48,54]

Assim, ao se encontrar dificuldade no avanço de um instrumento endodôntico durante a instrumentação de um canal radicular, a principal opção é a substituição do instrumento empregado, e não a força a ele aplicada. O aumento da força aplicada pode induzir a formação de degraus, falso canal, transporte apical e fraturas por torção.

Levando-se em consideração a relevância da geometria da ponta dos instrumentos endodônticos na configuração do preparo de canais radiculares, é necessário que haja maiores informações repassadas aos cirurgiões dentistas por parte dos fabricantes. Além disso, é preciso ressaltar que o resultado de um tratamento endodôntico é dependente do conhecimento do profissional sobre sua ferramenta de trabalho (instrumento endodôntico).

## Haste de corte

Haste de corte é o segmento da parte de trabalho com forma sulcada na face externa do corpo metálico e que se estende da base da ponta até o intermediário do instrumento.

O perfil da haste de corte varia com o tipo do instrumento, sendo, na maioria das vezes, de um cone com o menor diâmetro voltado para a base da ponta (Figura 10.40A a C).

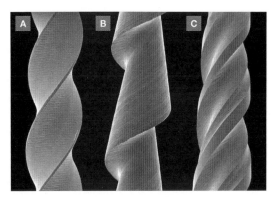

**Figura 10.40** Haste de corte. **A.** Instrumento tipo K. **B.** Lima Hedstrom. **C.** Instrumento mecanizado K³™.

A haste de corte dos instrumentos endodônticos pode ser obtida por torção ou usinagem de um fio metálico.

Para os instrumentos endodônticos fabricados por torção, o desenho da haste de corte é obtido a partir da deformação plástica de uma haste metálica piramidal cônica de seção reta transversal triangular ou quadrangular imobilizada em uma das extremidades e a outra submetida à torção à esquerda. Para os instrumentos endodônticos fabricados por usinagem de um fio metálico cilíndrico, o desenho da haste de corte é obtido por um processo mecânico de usinagem denominado roscamento externo. Ela é constituída pelas arestas laterais ou fios de cortes e pelos canais ou sulcos[11,55] (Figura 10.41).

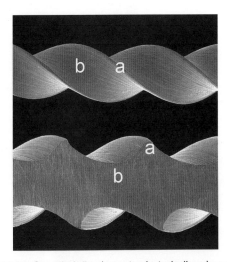

**Figura 10.41** Constituição da parte de trabalho de um instrumento. Haste de corte **(a)**. Canal helicoidal **(b)**.

Arestas ou fios de corte

A característica mais importante da aresta de corte é o seu ângulo interno, também descrito como ângulo interno da cunha. Quanto menor o ângulo da cunha, mais facilidade a cunha terá para cortar. Assim, uma cunha mais aguda facilita a penetração da aresta cortante no material a ser cortado e produz cavacos (raspas de dentina) pequenos, o que é bom para o acabamento da superfície dentinária. Por outro lado, o instrumento endodôntico com o ângulo de cunha muito agudo terá a resistência de sua aresta cortante diminuída. Isso pode danificá-la devido à pressão aplicada para executar o corte da dentina. Quanto mais aguda a aresta cortante, mais rapidamente o instrumento perde a capacidade de corte. Qualquer material oferece certa resistência ao corte. Essa resistência será tanto maior quanto maiores forem a dureza e a tenacidade do material a ser cortado. Por isso, a capacidade de corte de um instrumento endodôntico pode variar em função da dureza e da tenacidade da dentina de um canal radicular. Com a perda de corte, aumenta-se a força aplicada ao instrumento, podendo induzir a sua fratura por torção.

A aresta cortante pode estar disposta na haste de corte de um instrumento endodôntico na forma paralela ou na forma helicoidal (inclinada) ao eixo do instrumento.

O número de arestas laterais ou fios de corte é identificado por meio da seção reta transversal da haste de corte do instrumento e pode variar de um a cinco (Figura 10.42A a E).

As arestas laterais de corte geralmente são dispostas na haste de corte na forma helicoidal (inclinada) e raramente na direção paralela ao eixo do instrumento. Quando paralelas ao eixo, reduzem a velocidade de avanço, evitando o efeito de roscamento no interior de um canal radicular. O roscamento pode determinar a imobilização da ponta do instrumento no interior de um canal radicular, induzindo a sua fratura por torção.

Nos instrumentos RaCe® (FKG Dentaire, Suíça), a partir da ponta, as arestas laterais de corte são dispostas alternadamente na direção paralela e inclinada (helicoidal) em relação ao eixo do instrumento. Essa é a razão pela qual esses instrumentos não pegam roscamento durante a instrumentação de um canal radicular (Figura 10.43).

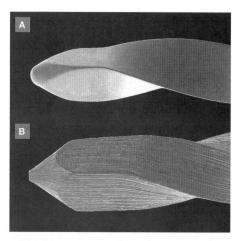

**Figura 10.43** Arestas laterais (fios) de corte. Disposição paralela ao eixo do instrumento e na forma oblíqua (hélice). **A.** Instrumento RaCe®. **B.** Instrumento Kerr™.

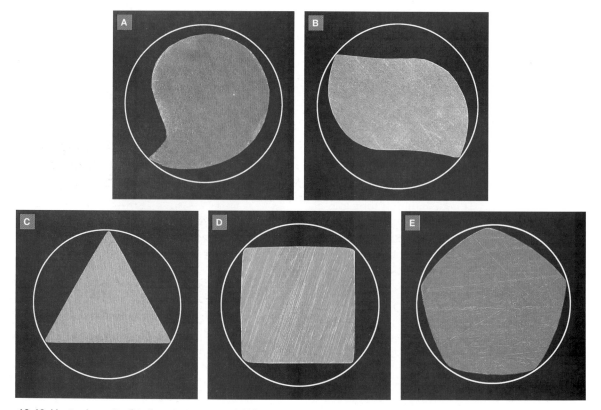

**Figura 10.42** Haste de corte. Seção reta transversal. Número de arestas ou fios laterais de corte. **A.** Uma aresta. **B.** Duas arestas. **C.** Três arestas. **D.** Quatro arestas. **E.** Cinco arestas.

O sentido das hélices é da direita para a esquerda. Pouquíssimos instrumentos endodônticos apresentam as hélices no sentido da esquerda para a direita. Dentre estes, podemos mencionar compactador de guta percha, espiral Lentulo®, instrumentos Reciproc® (VDW, Munich, Alemanha) e WaveOne® (Dentsply Maillefer, Ballaigues, Suíça) (Figura 10.44A a E).

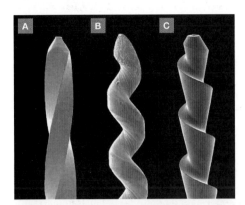

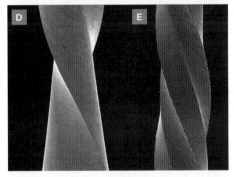

**Figura 10.44 A a C.** Hélices. Sentido das hélices. **A.** Direita para a esquerda. **B.** Esquerda à direita (Lentulo®). **C.** Esquerda à direita (compactador de guta-percha). **D** e **E.** Hélices. Sentido das hélices da esquerda para direita. **D.** Reciproc®. **E.** WaveOne®.

A aresta de corte pode apresentar a forma de filete ou de guia radial (Figura 10.45A e B). A forma de filete é originada pelo encontro de duas paredes ou faces de canais contíguos. A forma de guia radial é originada da convergência de duas paredes de canais contíguos, porém com o vértice truncado terminando em uma superfície cônica.

O ângulo da hélice (aresta) é o ângulo agudo formado pela hélice e o plano contendo o eixo do instrumento. Podemos calcular o ângulo da hélice traçando uma linha tangente à hélice, a qual forma um ângulo agudo com o plano contendo o eixo do instrumento. Seu valor é variável em função do tipo do instrumento (lima ou alargador) e do material a ser cortado. Pode ser constante para todas as hélices ou apresentar diferentes valores ao longo da haste de corte helicoidal cônica (Figura 10.46A e B). As especificações da ADA ou ISO não fornecem valores referentes para esses ângulos.

Com relação ao ângulo da hélice, há três alternativas de passo:[2,11]

- Passo normal (ângulo da hélice ≅ 28 graus)
- Passo longo (ângulo da hélice ≅ 5 graus)
- Passo curto (ângulo da hélice ≅ 40 graus).

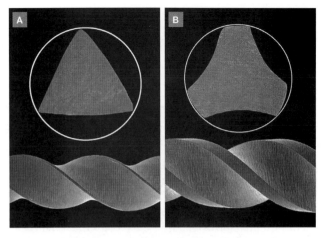

**Figura 10.45** Hélices. **A.** Forma de filete. **B.** Forma de guia.

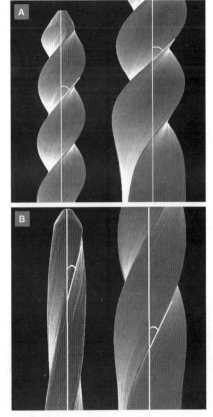

**Figura 10.46** Haste de corte. Ângulo agudo de inclinação da hélice. **A.** Constante. **B.** Variável.

As arestas de corte dispostas na forma helicoidal são projetadas para o corte ou raspagem das paredes dentinárias internas de um canal radicular. Quanto menor o ângulo da hélice, mais eficiente é a ação de alargamento do instrumento endodôntico e maior o comprimento do passo da hélice. Quanto maior o ângulo da hélice, mais eficiente é a ação de limagem (raspagem) do instrumento endodôntico e menor o comprimento do passo da hélice. Passo da hélice é a distância entre vértices ou cristas de uma mesma aresta de corte disposta na haste de corte na forma de hélice ao longo da direção axial do instrumento (Figura 10.47).

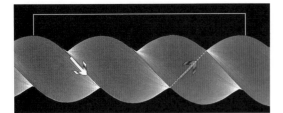

**Figura 10.47** Passo da hélice.

Para os instrumentos endodônticos tipo K, de diâmetros menores, o ângulo das hélices é crescente em sentido do intermediário e varia de 15 a 55 graus de uma extremidade à outra da haste helicoidal cônica. Para os instrumentos de diâmetros maiores, ele é constante e tem, em média, 45 graus.

As limas Hedstrom de menores diâmetros (até nº 40) apresentam ângulo agudo da hélice variável de 40 a 55 graus de uma extremidade à outra da haste de corte helicoidal cônica, e para os diâmetros maiores é, em média, de 65 graus.

Para os instrumentos endodônticos mecanizados empregados como alargadores com giro contínuo o ângulo da hélice é crescente, da ponta para a base da haste de corte helicoidal cônica, de 10 a 60 graus. Isso confere passo variável, reduzindo o efeito de roscamento do instrumento durante a instrumentação de um canal radicular.

O número de hélices corresponde à quantidade de filetes existentes na face externa da haste de corte helicoidal cônica de um instrumento endodôntico. É calculado pela relação entre o número de hélices por unidade de comprimento da haste de corte do instrumento. Varia com comprimento, diâmetro, forma, passo da hélice e número de arestas laterais de corte do instrumento. Não há menção sobre o número de hélices dos instrumentos endodônticos nas especificações da ADA ou ISO.

O número de hélices diminui com o aumento do diâmetro e da conicidade da haste de corte helicoidal cônica, assim como, do aumento do passo da hélice de um instrumento endodôntico. Ao contrário, aumenta com o aumento do comprimento da haste de corte e do número de arestas laterais de corte. Por exemplo, os instrumentos endodônticos nº 15 e nº 80 apresentam, em média, para os do tipo K, 35 e 17 hélices, e para os do tipo Hedstrom, 25 e 15 hélices, respectivamente.

## Canal

O canal é um sulco presente na superfície de uma haste de corte de uma ferramenta. É formado pelas paredes ou faces das arestas de corte contíguas presentes na superfície externa da haste de corte de um instrumento endodôntico. O número de canais é correspondente ao número de arestas ou fios laterais de corte. A maioria dos instrumentos endodônticos apresenta hastes de corte cônicas e os canais dispostos na forma helicoidal (Figura 10.48).

O canal helicoidal é projetado para o transporte de cavacos (resíduos) oriundos do corte ou desgaste da dentina em sentido cervical e pelo volume e passagem de solução química auxiliar da instrumentação para o segmento apical de um canal.

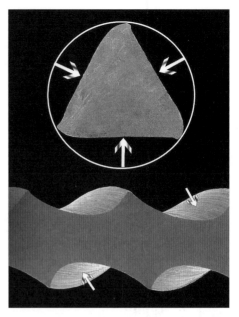

**Figura 10.48** Haste de corte de um instrumento endodôntico. Canal. Superior. Seção reta transversal. Inferior. Seção reta longitudinal.

O número de canais corresponde ao número de arestas de corte. A forma e a profundidade do canal são variáveis em função dos perfis das paredes de canais contíguos observados por meio das seções retas transversais das hastes de corte dos instrumentos endodônticos (Figura 10.49).

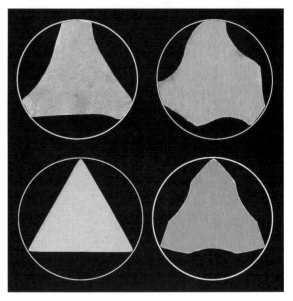

**Figura 10.49** Haste de corte de um instrumento endodôntico. Seção reta transversal. Canais. Número, perfil e profundidade dos canais helicoidais da haste de corte de um instrumento endodôntico.

## Núcleo

O núcleo de um instrumento de corte é a parte central compreendida entre o fundo do canal que se estende desde a base da ponta até o término da haste de corte helicoidal cônica. A forma do núcleo está relacionada com a seção da haste de corte helicoidal cônica de um instrumento endodôntico.

Na seção reta longitudinal, o perfil do núcleo pode ser cônico, com o diâmetro maior voltado para o intermediário; cônico reverso, com o diâmetro menor voltado para o intermediário ou cilíndrico. Na seção reta transversal da haste de corte helicoidal cônica a forma do núcleo é representada por um círculo tangenciando os fundos dos canais do instrumento endodôntico. O diâmetro é função do perfil (desenho) da seção reta transversal da haste de corte helicoidal cônica do instrumento (Figura 10.50).

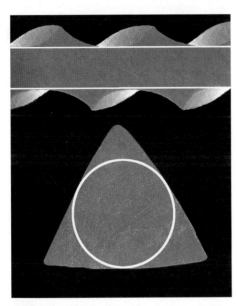

**Figura 10.50** Núcleo da haste de corte de um instrumento endodôntico. Superior. Seção reta longitudinal. Inferior. Seção reta transversal.

O núcleo da haste de corte helicoidal cônica passou a ser estudado e avaliado após o advento de instrumentos endodônticos com conicidades superiores à convencional de 0,02 mm/mm. Com o aumento da conicidade da haste de corte helicoidal cônica, mantendo-se o núcleo com a forma cônica (menor diâmetro voltado para a ponta), haverá uma redução da flexibilidade do instrumento (aumento da rigidez). Com o aumento da rigidez, ocorrerá maior incidência de deslocamento do preparo do canal e da vida em fadiga do instrumento endodôntico acionado mecanicamente. Com o uso de instrumentos de maior conicidade durante o preparo de canais radiculares para manter o instrumento com flexibilidade compatível com a anatomia do canal, a indústria modificou a forma cônica do núcleo para cilíndrica ou cônica reversa.

A forma do núcleo, além de interferir na flexibilidade, também determina a profundidade do canal presente na haste de corte helicoidal cônica do instrumento. Para núcleos cônicos, a profundidade do canal é constante em toda a extensão da haste de corte. Para núcleos cilíndricos e cônicos reversos, a profundidade do canal aumenta em sentido da base da haste de corte helicoidal cônica. Dentre estes últimos, a profundidade é maior para o núcleo cônico reverso. Quanto maior a profundidade do

canal, maior a capacidade de o instrumento transportar resíduos da instrumentação. E maior também será o volume de uma solução química auxiliar que fluirá em sentido apical entre a parede dentinária e a parede do canal do instrumento endodôntico. Vale ressaltar que a atividade antimicrobiana e solvente de tecido pulpar de uma solução química depende do seu volume.

## Perfil da seção reta transversal

Os instrumentos endodônticos apresentam seção reta transversal com diferentes perfis. Pode ser o mesmo ou pode variar ao longo da haste de corte helicoidal cônica do instrumento.

O perfil da seção reta transversal da haste de corte helicoidal cônica de um instrumento é dado pelas interseções das linhas das paredes dos canais contíguos. Essas linhas podem apresentar silhuetas retas, côncavas, convexas e sinuosas (côncava e convexa) (Figura 10.51A a D). Instrumentos com canais com paredes côncavas ou retas apresentam valores menores quanto à área da seção e ao diâmetro do núcleo. Ao contrário, serão maiores para os instrumentos com canais de paredes convexas ou sinuosas. Como os instrumentos endodônticos por convenção giram à direita, para executar o movimento de alargamento, a parede do canal voltada para o cavaco (raspa de dentina) é denominada parede de ataque ou de saída, e a oposta, parede de incidência ou folga[11,55] (Figura 10.52).

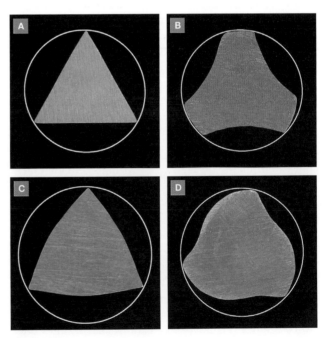

**Figura 10.51** Haste de corte. Perfil das paredes da seção reta transversal (silhueta). **A.** Reta. **B.** Côncava. **C.** Convexa. **D.** Sinuosa (côncavo-convexa).

O perfil da aresta ou fio de corte pode apresentar a forma de filete ou a forma de guia radial. A forma de filete é dada pela interseção das paredes de canais contíguos do instrumento. A forma de guia radial é representada por um cone truncado originário da convergência das paredes de canais contíguos do instrumento. Nesses instrumentos, a aresta de corte é formada pela interseção da porção anterior da parede da guia e a parede do canal do instrumento. Quanto menor o ângulo interno da aresta lateral de corte (cunha) e mais aguçado o seu vértice (gume), maior a capacidade de um instrumento endodôntico de cortar por alargamento ou de raspar por limagem as paredes dentinárias de um canal radicular.[55]

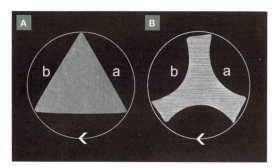

**Figura 10.52** Paredes ou faces de um canal helicoidal. **A.** De ataque ou de saída. **B.** De incidência ou de folga.

Instrumentos endodônticos de mesmo diâmetro externo apresentam áreas de seções retas transversais e de núcleos diferentes. Isso ocorre porque os instrumentos apresentam seções retas transversais com diferentes formas.[15,19,44,55-57]

## Dimensões dos instrumentos

### Comprimento dos instrumentos

O comprimento útil de um instrumento, em milímetros, é dado pelo comprimento do corpo, desprezando-se o cabo ou haste de acionamento. É representado pela soma dos comprimentos do intermediário e da parte de trabalho (Figura 10.53). Os instrumentos endodônticos padronizados de acordo com a norma ISO 3630-1 (1992) são fabricados com comprimento de 21, 25, 28 e 31 mm, com tolerância de +0,5 mm (ISO 3630 – 1. Dental Root Canal Instruments – Part 1: Files, reamers, barbed rasps, past carriers, 1992). Os de 21 e 25 mm são os mais empregados. Como a parte de trabalho mede 16 mm (valor mínimo), o que varia no instrumento endodôntico é a extensão do intermediário. Alguns instrumentos endodônticos especiais são fabricados com comprimentos diferentes da padronização (18, 19, 23 e 27 mm). Para esses instrumentos, tanto o comprimento da parte de trabalho como o do intermediário não são constantes (Figura 10.54). Para os alargadores Gates-Glidden e Largo, o comprimento corresponde ao comprimento total dos instrumentos, ou seja, a soma da haste de acionamento mais o corpo do instrumento (Figura 10.55).

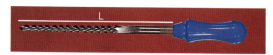

**Figura 10.53** Comprimento útil dos instrumentos endodônticos.

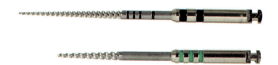

**Figura 10.54** Instrumentos especiais. Comprimentos úteis variáveis.

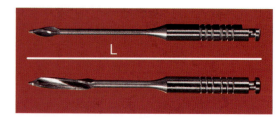

**Figura 10.55** Comprimento (L) dos alargadores Gates-Glidden e Largo.

Quanto maior o comprimento da parte de trabalho, maior a flexibilidade, e, ao contrário, menor a resistência à flambagem de um instrumento endodôntico. Quanto maior a flexibilidade de um instrumento, maior a possibilidade de se manter a forma original de um canal curvo após a sua instrumentação; quanto menor a sua resistência à flambagem (resistência a flexo-compressão), maior a dificuldade ao avanço do instrumento endodôntico no sentido apical durante o cateterismo de um canal radicular atresiado.

### Diâmetro externo dos instrumentos

O diâmetro da ponta da parte de trabalho de um instrumento endodôntico é denominado D0. É um diâmetro virtual que consiste na projeção da conicidade da haste de corte helicoidal cônica até a ponta do instrumento.

O diâmetro junto ao intermediário é denominado D seguido de um valor numérico correspondente ao comprimento da parte de trabalho em milímetros.[11] Assim, quando a parte de trabalho apresentar 16 mm de comprimento, teremos as representações de D0 e D16.

Os diâmetros nominais em D0, expressos em centésimos de milímetros, correspondem aos números dos instrumentos padronizados (ISO) e variam entre 06 e 140. São divididos em quatro séries: especial, de 06 a 10; primeira de 15 a 40; segunda de 45 a 80; e terceira de 90 a 140. A soma das quatro séries perfaz o total de 21 instrumentos (Tabela 10.3). O diâmetro nominal dos instrumentos aumenta de 0,05 mm até o número 60; a partir desse número até o 140, o aumento é de 0,1 mm. Para os números especiais 06, 08 e 10, o aumento é de 0,02 mm.

A tolerância dimensional permitida é de ± 0,02 mm até o instrumento de nº 60 e de ± 0,04 mm até o de número 140 (ISO 3630-1 1992). Esses valores nominais, embora fixos, quando transformados em percentuais, revelam aumento dos diâmetros, que variam de 8 a 50% em D0, entre os instrumentos consecutivos (Tabela 10.4) (ANSI/ADA Specification Number 101, August, 21, 2001).

O limite de tolerância das dimensões do diâmetro é alto, o que justifica, durante o uso clínico, a dificuldade na passagem de instrumentos com valores nominais

**Tabela 10.3** Instrumentos endodônticos – ISO.

| Número | D0 (mm) | Tolerância (mm) | Cor | Série |
|---|---|---|---|---|
| 06 | 0,06 | ± 0,02 | rosa | |
| 08 | 0,08 | ± 0,02 | cinza | Especial |
| 10 | 0,10 | ± 0,02 | roxa | |
| 15 | 0,15 | ± 0,02 | branca | |
| 20 | 0,20 | ± 0,02 | amarela | |
| 25 | 0,25 | ± 0,02 | vermelha | |
| 30 | 0,30 | ± 0,02 | azul | Primeira |
| 35 | 0,35 | ± 0,02 | verde | |
| 40 | 0,40 | ± 0,02 | preta | |
| 45 | 0,45 | ± 0,02 | branca | |
| 50 | 0,50 | ± 0,02 | amarela | |
| 55 | 0,55 | ± 0,02 | vermelha | Segunda |
| 60 | 0,60 | ± 0,02 | azul | |
| 70 | 0,70 | ± 0,04 | verde | |
| 80 | 0,80 | ± 0,04 | preta | |
| 90 | 0,90 | ± 0,04 | branca | |
| 100 | 1,00 | ± 0,04 | amarela | |
| 110 | 1,10 | ± 0,04 | vermelha | Terceira |
| 120 | 1,20 | ± 0,04 | azul | |
| 130 | 1,30 | ± 0,04 | verde | |
| 140 | 1,40 | ± 0,04 | preta | |

**Tabela 10.4** Aumento percentual do diâmetro dos instrumentos em D0 – ISO.

| Nº | 06 | 08 | 10 | 15 | 20 | 25 | 30 | 35 | 40 | 45 | 50 | 55 | 60 | 70 | 80 | 90 | 100 | 110 | 120 | 130 | 140 |
|---|---|---|---|---|---|---|---|---|---|---|---|---|---|---|---|---|---|---|---|---|---|
| D0 | 0,06 | 0,08 | 0,10 | 0,15 | 0,20 | 0,25 | 0,30 | 0,35 | 0,40 | 0,45 | 0,50 | 0,55 | 0,60 | 0,70 | 0,80 | 0,90 | 1,00 | 1,10 | 1,20 | 1,30 | 1,40 |
| % | | 33 | 25 | 50 | 33 | 25 | 20 | 17 | 14 | 13 | 11 | 10 | 9 | 17 | 14 | 13 | 11 | 10 | 9 | 8 | 8 |

consecutivos. Isso ocorre porque o instrumento empregado pode apresentar diâmetro no limite mínimo da tolerância (–0,02) enquanto o instrumento subsequente pode estar no limite máximo da tolerância (+0,02). O contrário justifica a facilidade na passagem entre instrumentos de números consecutivos. No caso de dificuldade do emprego de instrumento consecutivo, a instrumentação do canal radicular deverá ser repetida com outro instrumento endodôntico do mesmo valor nominal.

Analisando os dados da Tabela 10.4, podemos verificar que as maiores variações percentuais se encontram entre os instrumentos delgados (esbeltos) e as menores entre os de maior diâmetro. Como exemplos, podemos citar que o diâmetro em D0 do instrumento nº 15 é 50% maior do que o diâmetro do nº 10 e o do instrumento 60 é apenas 9% maior do que do nº 55. Havendo grande variação percentual entre os diâmetros dos instrumentos consecutivos, é necessária uma força maior para realizar o corte da dentina e o avanço do instrumento no interior do canal radicular. Os diâmetros em percentuais variáveis entre instrumentos consecutivos também justificam a dificuldade encontrada durante a passagem de um instrumento para o outro no início do preparo do canal radicular. Essas variações podem induzir a deformação plástica e/ou fratura do instrumento, assim como desvios e perfurações das paredes de um canal radicular.

Quanto maior o diâmetro em D0, maior a rigidez, a resistência à flambagem e a resistência à fratura por torção de um instrumento endodôntico. Ao contrário, quanto menor o diâmetro, maiores suas flexibilidade e resistência à fratura por fadiga induzida por flexão rotativa do instrumento endodôntico e menor a resistência à flambagem.

## Conicidade dos instrumentos

A conicidade de um instrumento é a relação entre o aumento no diâmetro por unidade de comprimento (milímetro) da parte de trabalho. A conicidade dos instrumentos convencionais é de 0,02 mm/mm, ou seja, há aumento de 2% a cada 1 mm da parte de trabalho. Para os instrumentos da série ISO com conicidade 0,02, o aumento de D0 para D16 é de 0,32 mm.

Conicidades maiores têm sido usadas em instrumentos endodônticos especiais de NiTi mecanizados, como os valores de 0,04, 0,06, 0,08, 0,10 e 0,12 mm/mm.

Alguns instrumentos endodônticos especiais de NiTi mecanizados apresentam conicidades variáveis ao longo de sua haste de corte helicoidal cônica. Essa variação pode ser crescente ou decrescente no sentido da ponta do instrumento endodôntico.

Para instrumentos de mesmo diâmetro em D0, quanto menor a conicidade, maiores a flexibilidade e a resistência à fratura por fadiga, estando o instrumento sob flexão rotativa. Ao contrário, quanto maior a conicidade, maiores a rigidez, a resistência à flambagem e a resistência à fratura induzida por torção do instrumento endodôntico.[58]

## Extirpa-polpas

São pequenas hastes metálicas, suavemente cônicas, de aço inoxidável, providas de um cabo plástico colorido ou metálico com uma faixa colorida. O cabo é cilíndrico e tem 10 mm de comprimento e diâmetro de 3 mm. São caracterizados por apresentar sua parte de trabalho com farpas levantadas da própria haste metálica e dispostas circularmente, formando ângulo interno agudo com o eixo do instrumento (Figura 10.56A a C).

Possuem um número mínimo de 36 farpas, cujo tamanho corresponde à metade do diâmetro da haste metálica, comprimento mínimo de 20 mm e, da parte de trabalho, de 10,5 mm ± 1,5 mm e conicidade variável de 0,007 a 0,010 mm/mm. Suas dimensões não têm relação com as medidas estandardizadas dos outros instrumentos e a cor do cabo é um referencial que indica o diâmetro do menor para o maior (Tabela 10.5).

Os extirpa-polpas foram projetados para serem acionados manualmente com o movimento de remoção. Esse movimento é constituído de três etapas: penetração até o segmento apical do canal radicular, rotação de uma a duas voltas sobre seu eixo no sentido horário ou anti-horário e tração em direção cervical.[11]

A principal indicação desse instrumento é na remoção da polpa dentária. Assim, devem ser denominados extirpa-polpas. Após sua introdução no interior do tecido pulpar, a rotação provoca o deslocamento da polpa das paredes dentinárias e a tração determina o seu rompimento a um nível de maior constrição do canal, que, geralmente, é o limite dentina-cemento (CDC), situado aproximadamente 1,0 mm aquém do ápice radicular. São indicados para a remoção do tecido pulpar hígido, nos casos de cavidade pulpar ampla. Não devem ser usados na remoção de tecido pulpar nos casos de rizogênese incompleta, pois poderiam provocar a ruptura do tecido a um nível muito próximo dos tecidos perirradiculares, dificultando a reparação tecidual durante o tratamento endodôntico. Poderão também ser úteis na remoção de detritos livres no interior do canal, bolinhas de algodão e cones de papel utilizados com o medicamento intracanal.

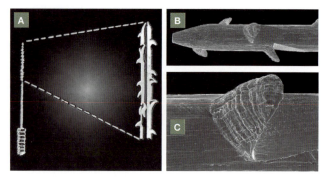

Figura 10.56 Extirpa-polpas. **A.** Desenho esquemático. **B.** Ponta. **C.** Detalhe da farpa.

Os extirpa-polpas não devem ser usados em canais atresiados. Aconselhamos sempre, antes de sua utilização, que seja feita uma exploração prévia do canal com instrumento tipo K esbelto (delgado). O extirpa-polpas nunca deve penetrar justo no canal, uma vez que, pela disposição de suas farpas, estas se fecham devido à deformação elástica da liga metálica ao tocar nas paredes dentinárias, facilitando a sua introdução. Todavia, ao se procurar remover o instrumento, as farpas ficam encravadas nas paredes dentinárias, levando à fratura das mesmas ou do instrumento.

## Instrumentos tipo K

Os instrumentos tipo K foram desenvolvidos pela Kerr (EUA), em 1915, razão da denominação instrumentos tipo K. São fabricados a partir de fios metálicos de aço

### Tabela 10.5 Extirpa-polpas.

| Número | Diâmetro nominal | Tolerância | Cor |
|---|---|---|---|
| 0 | 20 | ± 0,02 | roxa |
| 1 | 25 | ± 0,02 | branca |
| 2 | 30 | ± 0,02 | amarela |
| 3 | 35 | ± 0,03 | vermelha |
| 4 | 40 | ± 0,03 | azul |
| 5 | 50 | ± 0,04 | verde |
| 6 | 60 | ± 0,04 | preta |

inoxidável ou de NiTi. A forma final dos instrumentos tipo K é obtida empregando-se a torção ou a usinagem (Figura 10.57).

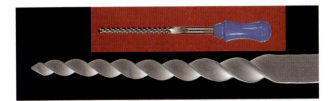

**Figura 10.57** Instrumento endodôntico tipo K.

Independentemente do fabricante, os instrumentos tipo K apresentam geometria (forma e dimensões) semelhantes. São empregados com os mesmos objetivos, ou seja, ampliação, modelagem e limpeza de um canal radicular durante a instrumentação.

O cabo dos instrumentos tipo K é de plástico, podendo ser também de silicone colorido, conforme a correlação com a numeração ISO. A forma é bicôncava e tem de 10 a 12 mm de comprimento e diâmetro de 3 mm na parte bicôncava e 4 mm nas extremidades. Alguns instrumentos podem ter cabos com diâmetros na parte bicôncava de 4 mm e nas extremidades, 5 mm (Figura 10.58A e B).

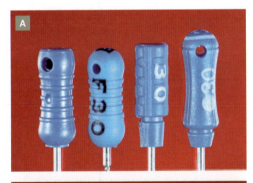

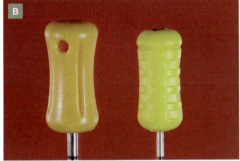

**Figura 10.58** Cabo dos instrumentos tipo K. **A.** Diâmetros menores. **B.** Diâmetros maiores.

O intermediário dos instrumentos tipo K apresenta tamanho variável em função do comprimento do corpo e da parte de trabalho do instrumento endodôntico. Em algumas marcas comerciais, apresenta ranhuras que representam distâncias de 18, 19, 20 e 22 mm a partir da extremidade do instrumento endodôntico.

Nos instrumentos tipo K fabricados por torção, o intermediário junto da haste de corte helicoidal cônica apresenta três ou quatro paredes planas oriundas da haste piramidal triangular ou quadrangular. Nos fabricados por usinagem, o intermediário é cilíndrico em toda sua extensão, ou seja, junto da haste de corte helicoidal cônica (Figura 10.59).

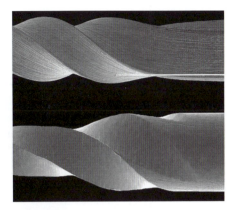

**Figura 10.59** Intermediário dos instrumentos tipo K. Superior. Instrumento fabricado por torção. Inferior. Instrumento fabricado por usinagem.

A ponta dos instrumentos tipo K se apresenta como a figura geométrica de um cone. Pode ser classificada como cônica circular ou piramidal (facetada) (Figura 10.60). A extremidade da ponta pode ser pontiaguda, obtusa (arredondada) ou truncada (Figura 10.61A a C). O ângulo da ponta é de 75 graus ± 15 graus. Quanto menor o ângulo, maior o comprimento da ponta. A passagem da base da ponta para a haste de corte helicoidal cônica pode apresentar ângulo de transição ou curva de transição (Figura 10.62).

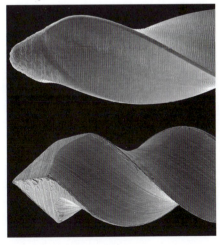

**Figura 10.60** Instrumentos tipo K. Superior. Ponta cônica circular. Inferior. Ponta cônica facetada.

Instrumentos tipo K com pontas cônicas piramidais e vértices pontiagudos não devem ser empregados em canais radiculares curvos pelo fato de promoverem maior incidência de desvios e perfurações radiculares. Pontas cônicas circulares e vértices obtusos facilitam o deslizamento do instrumento nas irregularidades das paredes dos canais radiculares e reduzem o risco de iatrogenias.

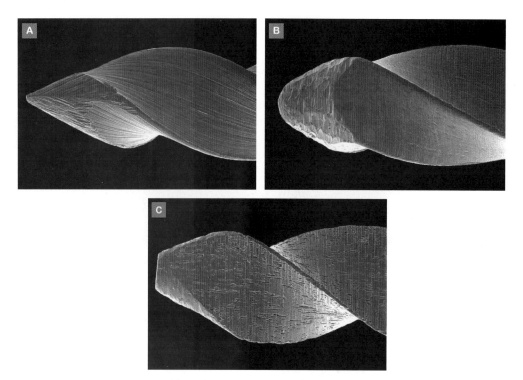

**Figura 10.61** Instrumento tipo K. Extremidade da ponta. **A.** Pontiaguda. **B.** Obtusa. **C.** Truncada.

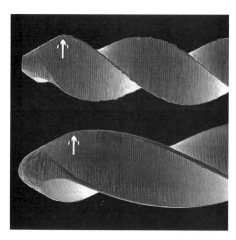

**Figura 10.62** Instrumento tipo K. Transição da base da ponta para a haste de corte. Superior. Ângulo de transição. Inferior. Curva de transição.

Vértices pontiagudos apresentam maior capacidade perfurante, mesmo sendo a forma da ponta do instrumento tipo K cônica circular. Pontas com vértices truncados podem favorecer o entupimento (perda da patência) e o extravasamento de resíduos via apical do canal radicular quando os instrumentos são empregados no esvaziamento de canais radiculares. Instrumentos tipo K com ponta cônica circular e vértice truncado devem ser empregados após o esvaziamento dos canais radiculares. O esvaziamento de um canal radicular deve preferencialmente ser realizado com instrumentos tipo K de ponta cônica circular com pequeno ângulo e vértice arredondado (obtuso).

A ponta dos instrumentos tipo K não deve apresentar ângulo de transição, mas sim, curva de transição.

A presença do ângulo de transição pode provocar o transporte apical de um canal radicular ou favorecer a imobilização da ponta do instrumento, induzindo a fratura por torção, principalmente dos instrumentos tipo K de menores diâmetros.

A haste de corte dos instrumentos tipo K é helicoidal cônica, com a base voltada para o intermediário. É constituída pelas arestas ou fios de corte e pelos canais helicoidais dos instrumentos. As arestas de corte e os canais são dispostos na direção oblíqua (na forma de hélice) ao eixo dos instrumentos no sentido da direita para a esquerda. O ângulo agudo de inclinação das hélices é de aproximadamente 45 graus. Todavia, em diversos instrumentos varia de 15 a 55 graus, de uma extremidade à outra da haste de corte helicoidal cônica. A variação do ângulo agudo de inclinação das hélices é crescente da ponta em sentido do intermediário do instrumento endodôntico (Figura 10.63A e B). Apresenta seção reta transversal triangular ou quadrangular (Figura 10.64). O perfil do canal dos instrumentos tipo K triangulares ou quadrangulares apresenta paredes retas. O perfil da aresta ou fio de corte apresenta a forma de filete oriundo da interseção das paredes de canais contíguos. Os de seção triangular apresentam três arestas de corte e três canais helicoidais. O ângulo interno da aresta de corte denominado ângulo de corte ou ângulo da cunha é de aproximadamente 60 graus. Os instrumentos de seção reta transversal quadrangular apresentam quatro arestas de corte. O ângulo interno de corte é de 90 graus. Quanto menor o ângulo de corte e mais aguçado o seu vértice, maior a capacidade de corte de um instrumento tipo K (Figura 10.65). Os instrumentos tipo K de seção reta transversal triangular

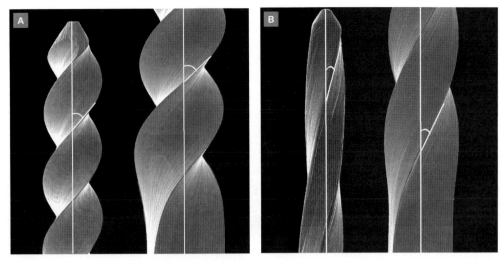

**Figura 10.63** Instrumento tipo K. Ângulo agudo de inclinação das hélices. **A.** Valor constante. **B.** Valores variáveis.

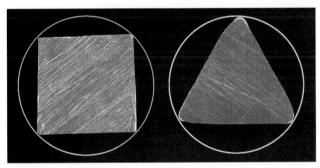

**Figura 10.64** Instrumento tipo K. Seção reta transversal. Formas quadrangular e triangular.

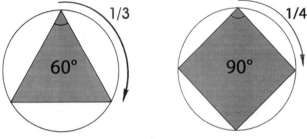

**Figura 10.66** Desenho esquemático. Movimento de alargamento. Ângulo de rotação para completar o círculo de corte das paredes de um canal radicular. Instrumento tipo K triangular 1/3 de volta (120 graus). Instrumento tipo K quadrangular 1/4 de volta (90 graus).

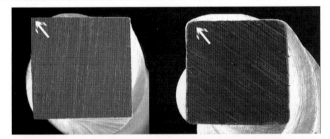

**Figura 10.65** Instrumento tipo K. Seção reta transversal. Aresta ou fio lateral de corte. Vértice pontiagudo. Vértice arredondado.

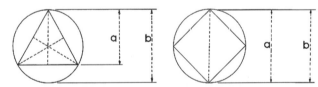

**Figura 10.67** Desenho esquemático. Instrumento tipo K triangular, diâmetro do furo (**b**) maior do que o da seção reta transversal (**a**). Instrumento tipo K quadrangular, diâmetro do furo (**b**) igual ao diâmetro da seção reta transversal (**a**).

também são identificados com a denominação Flex (p. ex., instrumentos FlexoFile® – Maillefer e Flexicut CC+® – VDW).

Os instrumentos tipo K podem executar o movimento de limagem e o movimento de alargamento parcial alternado e parcial unidirecional à direita, sendo acionados manualmente ou por dispositivos mecânicos. Para realizar o movimento de alargamento parcial alternado (recíprocante) ou unidirecional à direita, o instrumento tipo K seção reta transversal triangular necessita de rotação à direita de um terço (120 graus) de volta para completar o círculo de corte das paredes do canal, enquanto, nos de seção reta quadrangular, o movimento exigido é de um quarto (90 graus) de volta (Figura 10.66). Os furos produzidos com instrumentos tipo K de mesmo diâmetro externo de seção reta transversal triangular são iguais aos produzidos com os de seção reta transversal quadrangular. Não considerando o desgaste da dentina, teoricamente, o diâmetro do furo preparado com um instrumento triangular é cerca de 33% maior do que o diâmetro da sua seção reta transversal, ao passo que, no preparado com um instrumento quadrangular, o diâmetro do furo e o diâmetro de sua seção reta transversal são iguais, como se pode observar na Figura 10.67. A área de um furo feito com um instrumento endodôntico tipo K triangular é 141% maior do que a área da seção reta transversal do instrumento.

Para um instrumento quadrangular, a área do furo é 57% maior do que a área da seção reta transversal do instrumento. Em instrumentos quadrangulares e triangulares de iguais diâmetros (D0), o volume de material excisado e removido pelo triangular é maior e o número de aresta de corte é menor.

Os instrumentos de seção reta transversal quadrangular apresentam uma área 54% maior do que os de seção reta transversal triangular de mesmo diâmetro nominal (Figura 10.68). Além disso, o diâmetro do núcleo de um instrumento de seção reta transversal quadrangular é maior do que o de um instrumento de seção reta transversal triangular. Esses fatores possibilitam maior resistência ao torque máximo em torção dos instrumentos com seção reta transversal quadrangular. Ao contrário, os instrumentos com seção reta transversal triangular apresentam maior ângulo de rotação máximo até a fratura por torção. Por exemplo, para dois instrumentos tipo K de mesmo diâmetro, o de seção reta transversal triangular suporta maior deformação plástica antes da fratura do que o de seção reta transversal quadrangular. A presença de deformação plástica (distorção) das hélices de um instrumento fornece um alerta de que uma fratura por torção é iminente, permitindo o descarte do instrumento deformado.

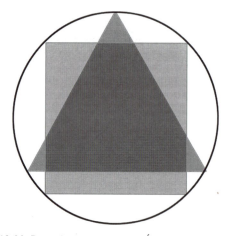

**Figura 10.68** Desenho esquemático. Área da seção reta transversal de instrumento quadrangular e triangular.

Clinicamente, quanto maior o ângulo de rotação máximo até a fratura por torção, maior a possibilidade de se descartar o instrumento antes da fratura. Isso reforça a necessidade de o profissional inspecionar cuidadosamente o instrumento todas as vezes que ele for retirado do interior de um canal radicular. É importante ressaltar que o ângulo de rotação máximo até a fratura por torção varia com o diâmetro e com o comprimento da parte de trabalho do instrumento endodôntico. É maior para instrumentos de menor diâmetro e de maior comprimento. Esse parâmetro do material atua como fator de segurança em relação à fratura por torção de um instrumento tipo K. Os instrumentos triangulares, por apresentarem menor momento de inércia, se deformam com níveis inferiores de carregamento em flexão, sendo, assim, mais flexíveis do que os quadrangulares. A força para a flexão de 45 graus (deformação elástica) de um instrumento de aço inoxidável de 25 mm de comprimento, de número 30 e de seção reta transversal triangular (FlexoFile®, Maillefer, Suíça) é de 202 gf, enquanto para um de seção reta transversal quadrangular (K-File®, Maillefer, Suíça), de iguais número e comprimento, é de 248 gf. Isso permite aos instrumentos triangulares induzirem menor deslocamento da instrumentação em relação à forma original do canal radicular. É importante ressaltar que a flexibilidade (resistência em flexão) dos instrumentos tipo K é proporcional ao comprimento da parte de trabalho e inversamente proporcional ao diâmetro D0 (número). A flexibilidade varia também com a natureza da liga metálica empregada na fabricação do instrumento tipo K. Os instrumentos tipo K de NiTi são mais flexíveis do que os de aço inoxidável (Tabela 10.6).

A seção reta longitudinal da haste de corte helicoidal cônica revela que o núcleo dos instrumentos tipo K triangulares é mais profundo do que nos quadrangulares (Figura 10.69). Quanto maior a profundidade do canal, maior a capacidade de o instrumento transportar para a cervical os resíduos oriundos da instrumentação. Maior também será o volume de uma solução química auxiliar que fluirá no sentido apical entre a parede dentinária e o instrumento endodôntico.

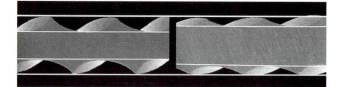

**Figura 10.69** Diâmetro do núcleo de instrumento tipo K de mesmo número. Triangular (esquerda). Quadrangular (direita).

Os instrumentos tipo K são muito usados em Endodontia e foram projetados para serem utilizados como limas em movimento de limagem e como alargadores em movimento de alargamento parcial unidirecional à direita ou de alargamento parcial alternado (reciprocante).

**Tabela 10.6** Média e desvio padrão da força máxima (gf) para flexionar a ponta dos instrumentos endodônticos de seção triangular de 25 mm de comprimento em 45 graus.

| Números | FlexoFile® | CCCord® | Nitiflex® |
|---|---|---|---|
| 30 | 204 (14) | 214 (18) | 104 (3,6) |
| 40 | 256 (14) | 266 (15,5) | 128 (19,6) |

O movimento reciprocante pode ser executado manualmente ou por meio de dispositivos mecânicos (contra-ângulos especiais acoplados em motores elétricos ou pneumáticos), enquanto o movimento de limagem geralmente é executado manualmente.

A parte de trabalho possui 16 mm de comprimento mínimo e conicidade de 0,02 mm/mm. Pode ser encontrado também com conicidades maiores. São fabricados com comprimentos úteis de 21, 25, 28 e 31 mm. Os de 21 e 25 mm são os mais empregados. Pode ser encontrado, também, com comprimentos menores. Os números dos instrumentos tipo K variam entre 06 e 140, que correspondem aos diâmetros em D0, expressos em centésimos de milímetros. São divididos em quatro séries: especial, de 06 a 10; primeira de 15 a 40; segunda de 45 a 80; e terceira de 90 a 140.

Instrumentos tipo K fabricados por usinagem apresentam maior número de defeitos de acabamento superficial (ranhuras, rebarbas e microcavidades) do que os fabricados por torção. A presença desses defeitos altera a capacidade de corte e o comportamento mecânico dos instrumentos endodônticos em relação à fratura por torção ou por flexão rotativa. Outro aspecto a ser considerado é que, na fabricação de um instrumento endodôntico por usinagem, os cristais (fibras ou nervuras) alinhados na direção da trefilação do fio metálico são cortados com redução significativa da resistência à fratura por torção e flambagem do instrumento. Ao contrário na fabricação por torção, a integridade dos cristais é preservada.

A seguir, apresentaremos as características de alguns instrumentos tipo K de diferentes marcas comerciais (Figuras 10.70 a 10.74).

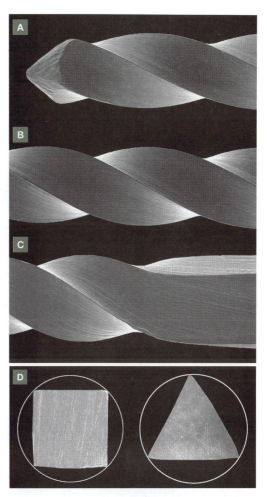

**Figura 10.70** Instrumento tipo K Colorinox®. Forma. **A.** Ponta. **B.** Haste de corte. **C.** Haste de corte (D16). **D.** Seção reta transversal.

| Instrumentos K-Colorinox® | |
|---|---|
| Fabricante | Mailleter, Suíça |
| Liga metálica | Aço inoxidável |
| Fabricação | Torção |
| Ponta | Cônica circular até o nº 40, demais, cônica piramidal |
| Passagem da ponta para a haste helicoidal | Curva de transição até o nº 40, demais, ângulo de transição |
| Seção reta transversal | Quadrangular até o nº 40, demais, triangular |
| Conicidade | Constante de 0,02 mm/mm |
| Comprimentos | 21 – 25 – 28 – 31 mm |
| Números (diâmetros) | 06 a 140 |
| Parte de trabalho | 16 mm |
| Movimento | Limagem e alargamento |
| Acionamento | Manual ou mecanizado |
| Indicação | Instrumentação de canais radiculares retos |

Consideração mecânica: Pequena flexibilidade. Devemos evitar o seu uso na instrumentação de canais radiculares curvos.

| Instrumentos K-CC+® | |
|---|---|
| Fabricante | VDW, Alemanha |
| Liga metálica | Aço inoxidável |
| Fabricação | Torção |
| Ponta | Cônica circular |
| Passagem da ponta para a haste helicoidal | Curva de transição |
| Seção reta transversal | Quadrangular até o nº 25, demais, triangular |
| Conicidade | Constante de 0,02 mm/mm |
| Comprimentos | 21 – 25 – 28 – 31 mm |
| Números (diâmetros) | 06 a 140 |
| Parte de trabalho | 16 mm |
| Movimento | Limagem e alargamento |
| Acionamento | Manual ou mecanizado |
| Indicação | Instrumentação de canais radiculares retos ou com curvaturas suaves |

Consideração mecânica: Apresenta flexibilidade compatível com a curvatura dos canais radiculares. Resistente à fratura por torção

# 314 Endodontia | Biologia e Técnica

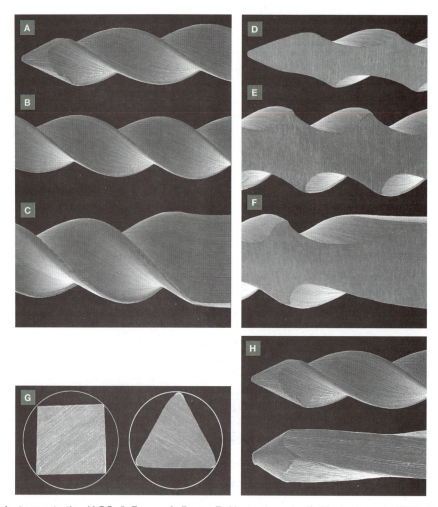

**Figura 10.71 A** a **C.** Instrumento tipo K CC+®. Forma. **A.** Ponta. **B.** Haste de corte. **C.** Haste de corte (D16). **D** a **F.** Instrumento tipo K CC+®. Seção reta longitudinal. **D.** Ponta. **E.** Haste de corte. **F.** Haste de corte (D16). **G.** Instrumento tipo K CC+®. Seções retas transversais. **H.** Instrumento tipo K CC+®. Forma da ponta. Superior. Diâmetro maior. Inferior. Diâmetro menor.

| Instrumentos K-FlexoFile® | |
|---|---|
| Fabricante | Maillefer, Suíça |
| Liga metálica | Aço inoxidável |
| Fabricação | Torção |
| Ponta | Cônica circular |
| Passagem da ponta para a haste helicoidal | Curva de transição |
| Seção reta transversal | Triangular |
| Conicidade | Constante de 0,02 mm/mm |
| Comprimentos | 18 – 21 – 25 – 31 mm |
| Números (diâmetros) | 15 a 40 |
| Parte de trabalho | 16 mm |
| Movimento | Limagem e alargamento |
| Acionamento | Manual ou mecanizado |
| Indicação | Instrumentação de canais radiculares retos ou com curvaturas suaves e moderadas |
| Consideração mecânica: Apresenta flexibilidade compatível com a curvatura dos canais radiculares. | |

| Instrumentos Flexicut CC+® | |
|---|---|
| Fabricante | VDW, Alemanha |
| Liga metálica | Aço inoxidável |
| Fabricação | Torção |
| Ponta | Cônica circular |
| Passagem da ponta para a haste helicoidal | Curva de transição |
| Seção reta transversal | Triangular |
| Conicidade | Constante de 0,02 mm/mm |
| Comprimentos | 21 – 25 mm |
| Números (diâmetros) | 15 a 40 |
| Parte de trabalho | 16 mm |
| Movimento | Limagem e alargamento |
| Acionamento | Manual ou mecanizado |
| Indicação | Instrumentação de canais radiculares retos ou com curvaturas suaves e moderadas |
| Consideração mecânica: Apresenta flexibilidade compatível com a curvatura dos canais radiculares. | |

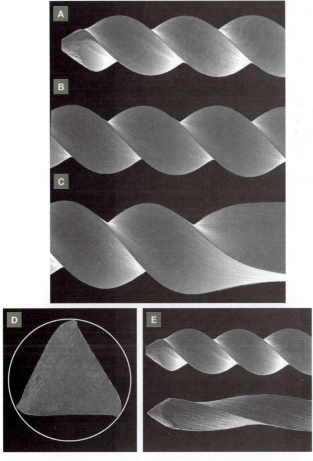

**Figura 10.72 A** a **C.** Instrumento tipo K-FlexoFile®. Forma. **A.** Ponta. **B.** Haste de corte. **C,** Haste de corte D16. **D.** Instrumento tipo K-FlexoFile®. Seção reta transversal. **E.** Instrumento tipo K FlexoFile®. Forma das pontas. Superior. Diâmetro maior. Inferior. Diâmetro menor.

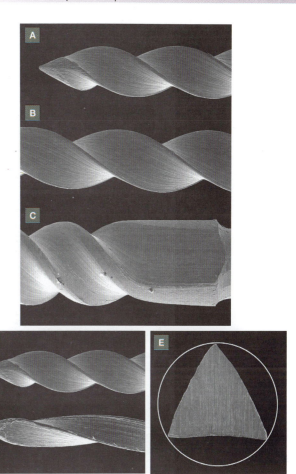

**Figura 10.73 A** a **C.** Instrumento tipo K-Flexicut CC+®. Forma. **A.** Ponta. **B.** Haste de corte. **C.** Haste de corte D16. **D.** Instrumento tipo K-Flexicut CC+®. **D.** Formas das pontas. Superior. Diâmetro maior. Inferior. Diâmetro menor. **E.** Instrumento tipo K-Flexicut CC+®. Seção reta transversal.

| Instrumentos K-Nitiflex® | |
|---|---|
| Fabricante | Maillefer, Suíça |
| Liga metálica | NITi convencional |
| Fabricação | Usinagem |
| Ponta | Cônica circular |
| Passagem da ponta para a haste helicoidal | Curva de transição |
| Seção reta transversal | Triangular |
| Conicidade | Constante de 0,02 mm/mm |
| Comprimentos | 21 – 25 mm |
| Números (diâmetros) | 15 a 60 |
| Parte de trabalho | 16 mm |
| Movimento | Alargamento |
| Acionamento | Manual ou mecanizado |
| Indicação | Instrumentação de canais radiculares com curvaturas moderadas e acentuadas |
| Consideração mecânica: Excelente flexibilidade para o uso clínico. | |

Como exemplos comerciais de instrumentos tipo K de aço inoxidável e de NiTi, também podemos citar: K-FKG® – FKG Dentaire, Suíça; KFlex® – FKG Dentaire, Suíça; instrumento K NiTi – VDW, Alemanha; instrumento K NiTi – FKG Dentaire, Suíça.

## Limas tipo Hedstrom

As limas Hedstrom (H) são fabricadas por usinagem a partir de fios metálicos de aço inoxidável de seção reta transversal circular. São oferecidas comercialmente nos comprimentos úteis de 21, 25, 28 e 31 mm. As de 21 e 25 mm são as mais empregadas. Os números das limas tipo H variam entre 08 e 140. A parte de trabalho possui 16 mm de comprimento mínimo. A parte de trabalho se caracteriza por apresentar apenas uma aresta lateral de corte disposta na forma helicoidal com sentido anti-horário (da direita para a esquerda), sob a forma de pequenos cones sobrepostos e com a base voltada para o cabo do instrumento. A ponta das limas tipo H apresenta o formato de um cone circular. A extremidade da ponta é aguda. O ângulo da ponta varia de 30 a 90 graus, conforme a marca comercial. A haste de corte helicoidal apresenta

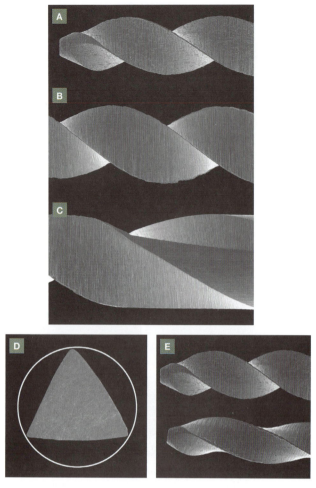

**Figura 10.74 A-C.** Instrumento tipo K-Nitiflex®. Forma. **A.** Ponta. **B.** Haste de corte. **C.** Haste de corte D16. **D.** Instrumento tipo K-Nitiflex®. Seção reta transversal. **E.** Instrumento tipo K-Nitiflex®. Forma da ponta. Superior. Diâmetro maior. Inferior. Diâmetro menor.

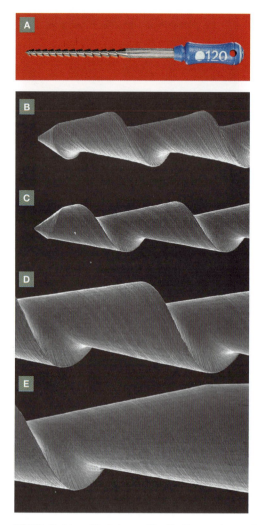

**Figura 10.75 A.** Lima Hedstrom. **B** e **C.** Forma da ponta. **D** e **E.** Forma da haste de corte.

conicidade de 0,02 mm/mm. Apresenta, em média, 18 a 22 hélices na haste de corte do instrumento. Para instrumentos de menores diâmetros (até o nº 40) o ângulo agudo de inclinação da hélice em relação ao eixo do instrumento varia de 40 a 55 graus e, para os diâmetros maiores, é, em média, de 65 graus (Figura 10.75A a E).

A haste de corte helicoidal cônica das limas tipo H apresenta seção reta transversal em forma de vírgula, resultando em uma única aresta lateral de corte (Figura 10.76). O ângulo da aresta de corte helicoidal cônica é de aproximadamente 42 graus. O ângulo agudo de inclinação da hélice em relação ao eixo do instrumento permite acentuada capacidade de corte das limas tipo H. A seção reta longitudinal apresenta núcleo cônico (Figura 10.77A a C).

As limas Hedstrom foram projetadas para serem acionadas manualmente por meio do movimento de limagem. Ao realizar o movimento de limagem é importante a rigidez do instrumento. Quanto maior a rigidez, maior a sua eficiência de raspagem. As limas Hedstrom têm como objetivo o preparo dos segmentos achatados e o desgaste anticurvatura de canais radiculares por meio do movimento de limagem.

Como exemplos comerciais de limas Hedstrom de aço inoxidável podemos citar:

- Limas Hedstrom Maillefer (Maillefer – Suíça)
- Limas Hedstrom VDW (Antaeos, Beutelrock, Zipperer – Alemanha)
- Limas Hedstrom FKG (FKG Dentarie – Suíça).

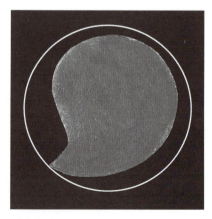

**Figura 10.76** Lima Hedstrom. Seção reta transversal.

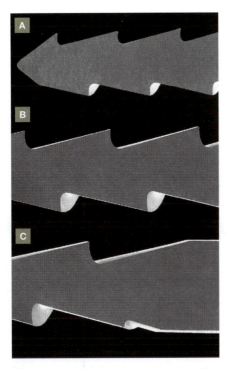

**Figura 10.77** Lima Hedstrom. Seção reta longitudinal. **A.** Ponta. **B.** Haste de corte. **C.** Haste de corte D16.

| Limas Hedstrom | |
|---|---|
| Fabricante | Maillefer, VDW, FKG |
| Liga metálica | Aço inoxidável |
| Fabricação | Usinagem |
| Ponta | Cônica circular |
| Seção reta transversal | Forma de gota ou vírgula |
| Conicidade | Constante de 0,02 mm/mm |
| Comprimentos | 21 – 25 – 28 – 31 mm |
| Números (diâmetros) | 08 a 140 |
| Parte de trabalho | 16 mm |
| Movimento | Limagem |
| Acionamento | Manual |
| Indicação | • Instrumentação de segmentos achatados de canais radiculares<br>• Desgaste anticurvatura |

Consideração mecânica: Grande capacidade de limagem e resistência a fratura por tração. Não devem ser acionadas girando no interior de um canal radicular.

## Instrumentos endodônticos empregados no cateterismo de canais radiculares atresiados

Cateterismo, ou exploração, é o contato inicial do profissional com a anatomia interna de um canal radicular por meio do qual será possível verificar o número, a direção e o diâmetro dos canais, assim como a possibilidade de acesso à região apical.

Por muitos anos, mesmo após a introdução da liga NiTi na fabricação de instrumentos endodônticos, o cateterismo de canais radiculares atresiados tem sido realizado com instrumentos delgados (esbeltos) de aço inoxidável e acionados manualmente. Recentemente, para esse procedimento têm sido propostos instrumentos endodônticos delgados de NiTi e acionados mecanicamente.

Instrumentos endodônticos usados no cateterismo de canais atresiados e curvos devem possuir pequenos diâmetros, pequenas conicidades, curva de transição, ponta cônica circular, vértice arredondado e propriedades mecânicas que permitam o seu avanço em sentido apical com segurança e eficiência. As propriedades mecânicas que podem influenciar o desempenho dos instrumentos usados no cateterismo de canais atresiados incluem resistência em flexão (flexibilidade), resistência à flambagem (flexo-compressão), resistência ao dobramento e resistência à fratura por torção e por flexão rotativa (fadiga).

A seguir, descreveremos instrumentos de aço inoxidável e de NiTi empregados no cateterismo de canais radiculares atresiados. Os instrumentos de NiTi podem ser usados isoladamente ou após o uso de instrumentos de aço inoxidável (Figuras 10.78 a 10.82).

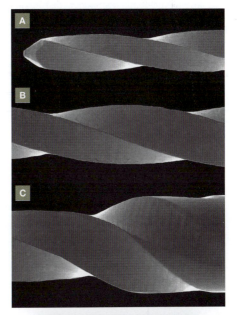

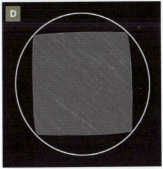

**Figura 10.78** **A** a **C.** Instrumento especial C+®. Forma. **A.** Ponta. **B.** Haste de corte. **C.** Haste de corte D16. **D.** Instrumento especial C+. Seção reta transversal.

| Instrumento C+® | |
|---|---|
| Fabricante | Maillefer, Suíça |
| Liga metálica | Aço inoxidável |
| Fabricação | Usinagem |
| Ponta | Cônica circular |
| Passagem da ponta para a haste helicoidal | Curva de transição |
| Seção reta transversal | Quadrangular |
| Conicidade | Variável<br>0,04 mm/mm nos 4 mm iniciais a partir da ponta e de 0,02 mm/mm até o final da parte de trabalho |
| Comprimentos | 18 – 21 – 25 mm |
| Números (diâmetros) | 06 – 08 – 10 – 15 |
| Parte de trabalho | 16 mm |
| Movimento | Alargamento parcial à direita e alternado |
| Acionamento | Manual |
| Indicação | Pré-instrumentação: cateterismo e leito de canais radiculares atresiados |

Consideração mecânica: Muito boa resistência à flambagem e à fratura por torção. No movimento de alargamento, o instrumento deve ser acionado com ângulo de rotação pequeno (< 45°). Quanto menor o ângulo de rotação, menor o risco de fratura do instrumento por torção.

| Instrumento C-Pilot® | |
|---|---|
| Fabricante | VDW, Alemanha |
| Liga metálica | Aço inoxidável |
| Fabricação | Torção |
| Ponta | Cônica circular |
| Passagem da ponta para a haste helicoidal | Curva de transição |
| Seção reta transversal | Quadrangular |
| Conicidade | Constante de 0,02 mm/mm |
| Comprimentos | 19 – 21 – 25 mm |
| Números (diâmetros) | 06 – 08 – 10 – 12,5 – 15 |
| Parte de trabalho | 17 mm |
| Movimento | Alargamento parcial à direita e alternado |
| Acionamento | Manual |
| Indicação | Pré-instrumentação: cateterismo e leito de canais radiculares atresiados |

Consideração mecânica: Boa resistência à flambagem. No movimento de alargamento, o instrumento deve ser acionado com ângulo de rotação pequeno (< 45 graus). Quanto menor o ângulo de rotação, menor o risco de fratura do instrumento por torção.

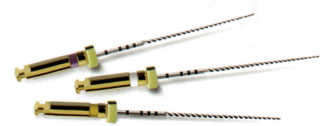

**Figura 10.80** Instrumento especial PathFile®.

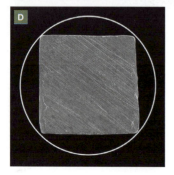

**Figura 10.79 A-C.** Instrumento especial C-Pilot®. Forma. **A.** Ponta. **B.** Haste de corte. **C.** Haste de corte D16. **D.** Instrumento especial C-Pilot®. Seção reta transversal.

| Instrumento PathFile® | |
|---|---|
| Fabricante | Maillefer, Suíça |
| Liga metálica | NiTi convencional |
| Fabricação | Usinagem |
| Ponta | Cônica circular |
| Passagem da ponta para a haste helicoidal | Curva de transição |
| Seção reta transversal | Quadrangular |
| Conicidade | Constante de 0,02 mm/mm |
| Comprimentos | 21 – 25 – 31 mm |
| Números (diâmetros) | 13 – 16 – 19 |
| Parte de trabalho | 16 mm |
| Movimento | Alargamento com giro contínuo |

| Instrumento PathFile® (continuação) | |
|---|---|
| Acionamento | Mecanizado<br>300 rpm (segundo o fabricante) |
| Indicação | Pré-instrumentação: cateterismo e leito de canais radiculares atresiados (*glide path*) |
| Consideração mecânica: Apresenta flexibilidade compatível com a curvatura acentuada dos canais radiculares.<br>Baixa resistência à flambagem em canais atresiados. Empregar os instrumentos PathFile® após o uso, em todo o comprimento de trabalho, de instrumentos tipo K de aço inoxidável nºˢ 08 e 10. | |

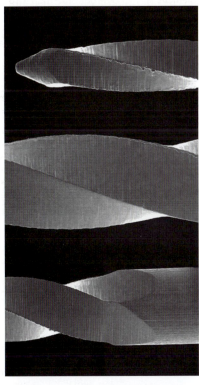

**Figura 10.81** Instrumento especial PathFile®. Forma. Superior. Ponta. Meio. Haste de corte. Inferior. Haste de corte D16.

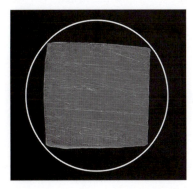

**Figura 10.82** Instrumento especial PathFile®. Seção reta transversal.

Esses instrumentos devem ser empregados no cateterismo de canais atresiados após a instrumentação do canal até o comprimento de trabalho com o instrumento de aço inoxidável número 8 e ou 10/0,02 mm/mm. Devido ao desenho da haste helicoidal, não são induzidos ao roscamento no interior de um canal radicular. São eletropolidos, minimizando a profundidade das ranhuras advindas da usinagem. A redução dessas ranhuras aumenta a vida útil em fadiga desses instrumentos (Figura 10.83).

| Instrumento RaCe® ISO 10 | |
|---|---|
| Fabricante | FKG Dentaire, Suíça |
| Liga metálica | NiTi convencional |
| Fabricação | Usinagem |
| Ponta | Cônica circular |
| Passagem da ponta para a haste helicoidal | Curva de transição |
| Seção reta transversal | • Quadrangular: ISO 10 / 0,02 mm/mm<br>• Triangular: ISO 10 / 0,04 mm/mm<br>• Triangular ISO 10 / 0,06 mm/mm |
| Conicidade | Constante de 0,02 – 0,04 e 0,06 mm/mm |
| Comprimento | 25 mm |
| Número (diâmetro) | 10 |
| Parte de trabalho | 16 mm |
| Movimento | Alargamento com giro contínuo |
| Acionamento | Mecanizado<br>600 rpm (segundo o fabricante) |
| Indicação | Pré-instrumentação: cateterismo e preparo do leito de canais atresiados |
| Consideração mecânica: Baixa resistência à flambagem em canais atresiados e à fratura por torção. | |

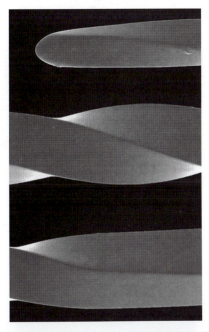

**Figura 10.83** Instrumento especial RaCe® ISO 10. Forma. Superior. Ponta. Meio. Haste de corte. Inferior. Haste de corte D16.

| Instrumento ScoutRaCe® | |
|---|---|
| Fabricante | FKG Dentaire, Suíça |
| Liga metálica | NiTi convencional |
| Fabricação | Usinagem |
| Ponta | Cônica circular |
| Passagem da ponta para a haste helicoidal | Curva de transição |
| Seção reta transversal | Quadrangular |
| Conicidade | Constante de 0,02 mm/mm |
| Comprimento | 25 mm |
| Números (diâmetros) | 10 – 15 – 20 |
| Parte de trabalho | 16 mm |
| Movimento | Alargamento com giro contínuo |
| Acionamento | Mecanizado 600 a 800 rpm (segundo o fabricante) |
| Indicação | Pré-instrumentação: cateterismo e leito de canais radiculares atresiados |
| Consideração mecânica: Apresenta baixa resistência à flambagem e à fratura por torção. | |

Esses instrumentos devem ser empregados após a instrumentação do canal até o comprimento de trabalho com os instrumentos RaCe® ISO 10/0,02 mm/mm, e, a seguir, em ordem crescente (10 – 15 – 20), até o comprimento de trabalho. Os instrumentos RaCe® ISO 10/0,02 mm/mm e ScoutRace® 10/0,02 mm/mm são os mesmos para os dois sistemas. Esses instrumentos não sofrem roscamento no interior de um canal e apresentam muito bom acabamento superficial (eletropolimento), o que aumenta a sua vida útil em fadiga (Figura 10.84).

A extrema flexibilidade, a baixa resistência à flambagem e a baixa resistência à fratura por torção contraindicam o uso de instrumentos de NiTi no cateterismo de canais atresiados.[59]

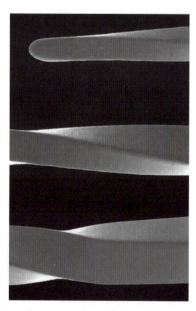

**Figura 10.84** Instrumento especial ScoutRace®. Forma. Superior. Ponta. Meio. Haste de corte. Inferior. Haste de corte D16.

## Instrumentos endodônticos especiais de NiTi mecanizados para o retratamento de canais radiculares

Os instrumentos endodônticos especiais de NiTi mecanizados para o retratamento de canais radiculares são projetados para remoção do material obturador de canais radiculares.

O importante no emprego de instrumentos de NiTi mecanizados na remoção de materiais obturadores do interior de um canal radicular é a seleção de um instrumento com diâmetro menor do que o do tratamento anterior, para que o mesmo atue junto ao material obturador, e não contra as paredes dentinárias. Esses instrumentos foram projetados para remoção do material obturador de um canal radicular, e não para promover a reinstrumentação de um canal radicular. O uso incorreto pode induzir a fratura por torção ou por fadiga desses instrumentos, assim como perfurações e desvios advindos do emprego desses instrumentos na instrumentação de canais radiculares.

Quanto à avaliação de limpeza das paredes de canais submetidos ao retratamento, os estudos revelaram não haver diferenças entre a remoção do material obturador por meio de instrumentos acionados manualmente ou por dispositivos mecanizados.[60-63]

| Instrumento ProTaper® específico para o retratamento | |
|---|---|
| Fabricante | Dentsply, Maillefer, Suíça |
| Liga metálica | NiTi convencional |
| Fabricação | Usinagem |
| Ponta | Cônica cortante: D1 Cônica circular: D2 e D3 |
| Passagem da ponta para a haste helicoidal | Ângulo de transição: D1 Curva de transição: D2 e D3 |
| Seção reta transversal | Triangular convexa |
| Conicidade | ▪ D1: 0,09 mm/mm ▪ D2: 0,08 mm/mm ▪ D3: 0,07 mm/mm |
| Comprimentos | ▪ D1: 16 mm ▪ D2: 18 mm ▪ D3: 22mm |
| Números (diâmetros) | ▪ D1: 0,30 mm ▪ D2: 0,25 mm ▪ D3: 0,20 mm |
| Parte de trabalho | ▪ D1: 13 mm ▪ D2: 15 mm ▪ D3: 16 mm |
| Movimento | Alargamento com giro contínuo |
| Acionamento | Mecanizado Velocidade 500 a 700 rpm |
| Indicação | Remoção de material obturador de canais radiculares obturados |
| Consideração mecânica: Não devem ser empregados na reinstrumentação de canais radiculares. A ponta do instrumento D1 é facetada (tipo chave de fenda) para favorecer o avanço do instrumento na massa obturadora presente no interior de um canal radicular. | |

Capítulo 10 | Instrumentos Endodônticos 321

| Instrumento Mtwo® retratamento | |
|---|---|
| Fabricante | VDW, Alemanha |
| Liga metálica | NiTi convencional |
| Fabricação | Usinagem |
| Ponta | Cônica piramidal |
| Passagem da ponta para a haste helicoidal | Ângulo de transição |
| Seção reta transversal | Forma em S com duas arestas cortantes e dois canais helicoidais |
| Número/conicidade | R15/0,05 mm R25/0,05 mm |
| Comprimentos | 21 mm |
| Parte de trabalho | 16 mm |
| Movimento | Alargamento com giro contínuo |
| Acionamento | Mecanizado Velocidade 280 rpm |
| Indicação | Remoção de material obturador de canais radiculares obturados |

Consideração mecânica: Presença de ponta cortante para favorecer o avanço do instrumento na massa obturadora presente no interior de um canal radicular. Não devem ser empregados na reinstrumentação dos canais radiculares.

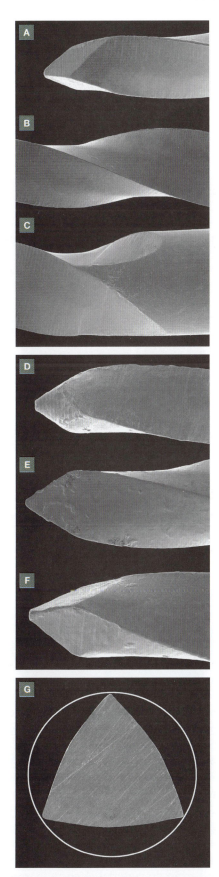

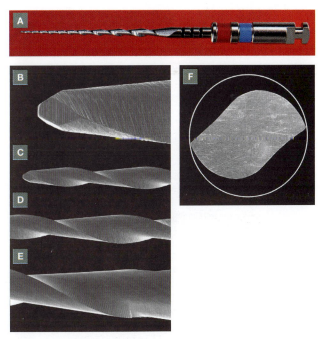

**Figura 10.86 A.** Instrumento especial Mtwo® retratamento. **B.** Ponta. **C.** Ponta. **D.** Haste de corte. **E.** Haste de corte D16. **F.** Instrumento especial Mtwo® retratamento. **F.** Seção reta transversal.

**Figura 10.85 A** a **C**. Instrumento especial ProTaper® retratamento. Forma. **A.** Ponta. **B.** Haste de corte. **C.** Haste de corte D16. **D** a **F.** Instrumento especial ProTaper® retratamento. Forma da ponta. **G.** Instrumento especial ProTaper® retratamento. Seção reta transversal.

Para Somma *et al.*,[60] no retratamento, é recomendável o uso combinado de instrumentos acionados por dispositivos mecânicos e manualmente na remoção do material obturador do interior de um canal radicular. Inicialmente, devem ser usados os instrumentos acionados por dispositivos mecânicos para a remoção da maior parte da obturação e, em seguida, os instrumentos acionados manualmente para completar a remoção do material obturador.

Com o emprego de instrumentos acionados mecanicamente, não há necessidade do uso de solventes da guta-percha. Isso porque o atrito de um instrumento contra a guta-percha gera calor suficiente para plastificá-la. Esse fato permite o avanço no sentido apical e a remoção do material obturador para a câmara pulpar por meio dos canais helicoidais dos instrumentos mecanizados.

Como exemplos comerciais de outros instrumentos de NiTi mecanizados empregados no retratamento endodôntico, podemos citar: D-RaCe® (FKG Dentaire, Suíça), XP-Endo® R (FKG Dentaire, Suíça), instrumentos Pro-R reciprocantes para retratamento (MK Life, Brasil), instrumentos para retratamento de giro contínuo (MK Life, Brasil) e Limas Easy ProDesign Logic RT (Easy Equipamentos Odontológicos, Brasil).

## Instrumentos endodônticos especiais de NiTi mecanizados

Em Endodontia, consideram-se instrumentos endodônticos mecanizados aqueles acionados exclusivamente por dispositivos mecânicos, com giro contínuo ou alternado, também denominado reciprocante.

Esses instrumentos são denominados alargadores helicoidais cônicos, uma vez que executam o movimento de alargamento de um furo (canal) e não de limas, pois não executam o movimento de limagem (Figura 10.87).

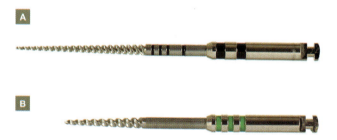

**Figura 10.87** Sistema de instrumentos de NiTi mecanizados. **A.** Alargador apical. **B.** Alargador cervical.

Os instrumentos endodônticos especiais de NiTi mecanizados apresentam dimensões e desenhos da parte de trabalho variáveis com a marca comercial. Não existem normas de padronização para os instrumentos endodônticos especiais de NiTi mecanizados. A haste de acionamento dos instrumentos é metálica (liga de latão, cobre e zinco), unida por engaste a uma das extremidades do corpo (intermediário) do instrumento. Para outros, a haste de acionamento é obtida da haste metálica primitiva, ou seja, o corpo e a haste são obtidos por usinagem de um mesmo fio metálico. Serve para fixação do instrumento na cabeça do contra-ângulo e seu acionamento é obtido por meio de motores elétricos ou pneumáticos. Tem 15 mm de comprimento; todavia, alguns instrumentos apresentam comprimentos menores das hastes de acionamento (11 a 13 mm). Esses instrumentos, quando usados em contra-ângulos de cabeça menor, possuem comprimentos totais menores, o que favorece o emprego em dentes posteriores e em pacientes de pequena abertura bucal (Figura 10.88).

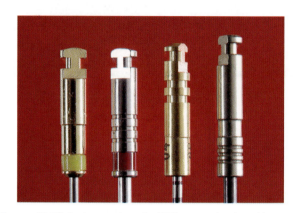

**Figura 10.88** Instrumentos de NiTi mecanizados. Haste de acionamento.

O diâmetro da haste de acionamento é universal (2,30 mm), o que permite a sua adaptação em contra-ângulos de qualquer marca comercial. Geralmente são douradas ou prateadas e possuem anéis coloridos ou estrias correlacionados à conicidade da haste de corte helicoidal cônica e ao diâmetro D0 da ponta do instrumento.

O intermediário apresenta tamanho variável em função do comprimento do corpo e da parte de trabalho do instrumento endodôntico. O intermediário geralmente apresenta ranhuras que determinam o comprimento a partir da ponta do instrumento endodôntico.

A ponta dos instrumentos endodônticos especiais de NiTi mecanizados, independentemente da marca comercial, é cônica circular, com a extremidade geralmente arredondada ou truncada. É obtida por um processo de usinagem denominado torneamento cônico externo. Apresenta curva de transição (Figura 10.89A e B). A forma em arco (curva de transição) da passagem da base da ponta para a haste de corte helicoidal cônica dos instrumentos reduz a possibilidade de travamento (imobilização) do instrumento no interior de um canal radicular, durante a instrumentação por meio do movimento de alargamento contínuo. O travamento da ponta decorrente do ângulo de transição pode induzir uma deformação plástica na haste de corte helicoidal (reversão do sentido da hélice) e/ou a fratura do instrumento, desde que o torque aplicado ultrapasse o limite de resistência à fratura por torção do material. A curva de transição em arco permite o giro e o avanço do instrumento com um menor carregamento no sentido apical do canal radicular. Também minimiza o transporte apical de um canal radicular curvo.[11]

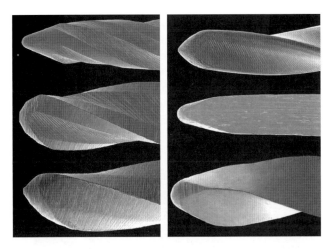

**Figura 10.89** Instrumentos de NiTi mecanizados. Forma das pontas.

A haste de corte helicoidal cônica dos instrumentos endodônticos especiais de NiTi mecanizados é cônica, com a base voltada para o intermediário do instrumento. Normalmente, é obtida a partir de um fio metálico por um processo de usinagem denominado roscamento externo. Alguns instrumentos endodônticos de NiTi podem ser confeccionados por torção de uma haste piramidal de seção reta triangular obtida por aplainamento de uma haste cilíndrica (Figura 10.90). É constituída pelas hélices e pelos canais helicoidais, dispostos na direção oblíqua ao eixo do instrumento no sentido da direita para a esquerda[11,55] (Figura 10.91). Pouquíssimos instrumentos endodônticos têm as arestas cortantes e os canais helicoidais dispostos na direção oblíqua ao eixo do instrumento no sentido da esquerda para a direita (Figura 10.92).

A quantidade de hélices na haste de corte do instrumento varia em função de comprimento, diâmetro, conicidade, passo da hélice e número de arestas de corte.

Os instrumentos endodônticos de NiTi mecanizados podem apresentar arestas de corte (hélices) na forma de filete ou de guia radial. Inicialmente, todos eram fabricados com guia radial (Figura 10.93).

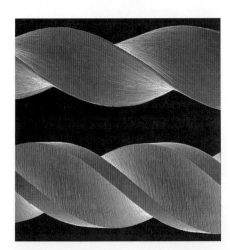

**Figura 10.90** Instrumentos de NiTi mecanizados. Fabricado por torção (superior). Fabricado por usinagem (inferior).

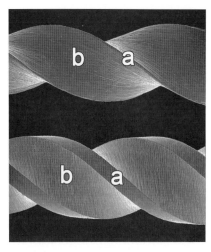

**Figura 10.91** Instrumentos de NiTi mecanizados. Hélices (a) e canais helicoidais (b) dispostos obliquamente da direita para esquerda.

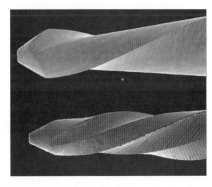

**Figura 10.92** Instrumentos de NiTi mecanizados. Hélices e canais helicoidais dispostos obliquamente da esquerda para direita.

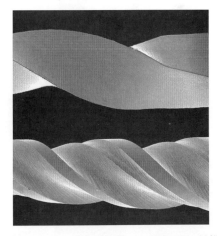

**Figura 10.93** Instrumentos de NiTi mecanizados. Hélice na forma de filete (superior) e de guia radial (inferior).

A guia radial tem como objetivo manter o instrumento centralizado em relação ao eixo do canal radicular durante o corte da dentina. A porção posterior da guia radial é rebaixada (superfície de folga), para diminuir a área de contato entre o instrumento e as paredes do canal radicular. Isso reduz o atrito e diminui a possibilidade de geração de calor durante a rotação do instrumento no interior do canal radicular. A presença da guia radial também tem por objetivo mudar a direção da aresta de corte em relação à parede do canal radicular e o ângulo interno da aresta de corte (cunha). Essas características tornam o corte da dentina mais suave, ou seja, menos invasivo. Todavia, poucos instrumentos ainda apresentam arestas laterais de corte (hélices) na forma de guia radial, como exemplo os instrumentos K$^{3TM}$ e K$^{3TM}$XF.

O ângulo agudo de inclinação das hélices geralmente apresenta diferentes valores ao longo da haste helicoidal cônica (15 a 35 graus) (Figura 10.94A e B).

Por meio da seção reta longitudinal da parte de trabalho, verifica-se que o núcleo dos instrumentos endodônticos especiais de NiTi mecanizados podem apresentar forma cônica, com diâmetro maior voltado para o intermediário, cônica invertida (cônica reversa), com o diâmetro menor voltado para o intermediário, e cilíndrica. A forma e a dimensão do núcleo determinam a profundidade do canal helicoidal presente na haste de corte do instrumento. Para núcleos cônicos, a profundidade do canal é constante em toda a haste de corte helicoidal cônica. Para os núcleos metálicos cilíndricos, a profundidade do canal aumenta no sentido do intermediário (Figura 10.95A e B).

Os instrumentos endodônticos especiais de NiTi mecanizados apresentam seções retas transversais de suas hastes de corte helicoidal cônica com diferentes formas. A forma pode ser a mesma ou pode variar ao longo da haste de corte helicoidal cônica do instrumento. É dada pelos perfis (desenhos) do canal helicoidal e da aresta de corte (Figura 10.96A e B).

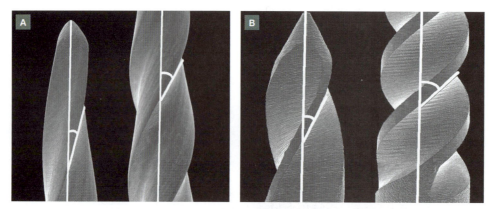

**Figura 10.94 A e B.** Instrumentos de NiTi mecanizados. Ângulo agudo de inclinação das hélices. Variáveis ao longo da haste de corte.

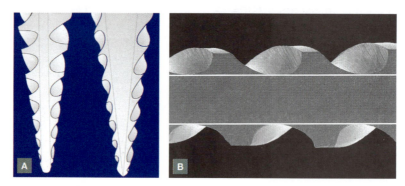

**Figura 10.95 A e B.** Instrumentos de NiTi mecanizados. Haste de corte helicoidal cônica. Forma do núcleo. **A.** Desenho esquemático. **B.** Seção reta transversal.

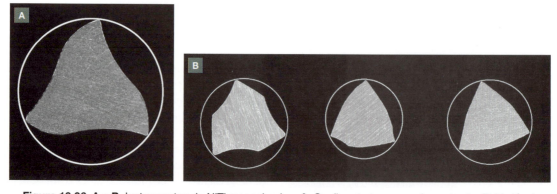

**Figura 10.96 A e B.** Instrumentos de NiTi mecanizados. **A.** Seção reta transversal constante. **B.** Variável.

O perfil do canal dos instrumentos de NiTi mecanizados pode apresentar paredes ou faces côncavas, convexas, sinuosas (côncava e convexa) ou retas. O perfil da aresta ou fio de corte pode apresentar a forma de filete ou a forma de guia (plano) radial. Possuem duas ou quatro arestas de corte e igual número de canais. Assim, instrumentos endodônticos de mesmo diâmetro externo e de diferentes fabricantes podem apresentar seções retas transversais com diferentes formas (desenhos) e áreas (Figura 10.97A a D).

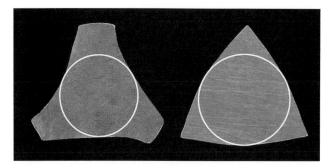

**Figura 10.98** Instrumentos de NiTi mecanizados. Haste de corte. Seção reta transversal. Área (diâmetro do núcleo).

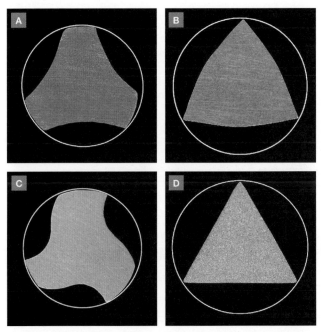

**Figura 10.97** Instrumentos de NiTi mecanizados. Haste de corte. Perfil da seção reta transversal (silhueta). **A.** Côncava. **B.** Convexa. **C.** Sinuosa (côncava convexa). **D.** Reta.

A parte central da seção reta transversal, representada por um círculo tangenciando os fundos dos canais, corresponde à área e ao diâmetro do núcleo do instrumento endodôntico. A área e o diâmetro do núcleo dependem da forma da seção reta transversal. Para instrumentos de um mesmo número, em que as superfícies do canal helicoidal são convexas, o diâmetro do núcleo é maior (Figura 10.98).

Quanto menores a área e o diâmetro do núcleo, maiores a profundidade do canal e a capacidade de o instrumento retirar resíduos da instrumentação. E maior também será o volume de uma solução química auxiliar que fluirá em sentido apical entre a parede dentinária e o instrumento endodôntico. Para canais helicoidais rasos, os instrumentos endodônticos devem ser removidos do interior de um canal radicular com maior frequência, ou seja, após três a cinco ciclos de avanço e retrocesso em sentido apical. A cada remoção, o instrumento deve ser limpo em um pedaço de gaze umedecida com álcool iodado ou hipoclorito de sódio. O instrumento deve ser posicionado na gaze segura pelos dedos indicadores e polegar da mão do operador. A seguir, o instrumento é pressionado junto do intermediário e girado à esquerda até a sua remoção da gaze.

Além disso, a área e o diâmetro do núcleo são significativos para a flexibilidade e a resistência à fratura por torção ou por flexão rotativa dos instrumentos endodônticos. Quanto menores a área e o diâmetro do núcleo, maiores a flexibilidade e a resistência à fratura por flexão rotativa do instrumento (fadiga de baixo ciclo). Contudo, menor será sua resistência à fratura por torção.[11,55]

Os instrumentos endodônticos especiais de NiTi mecanizados são projetados para a ampliação por alargamento de canais radiculares. São erroneamente denominados limas, uma vez que promovem a ação de alargamento e não de limagem durante a instrumentação de canais radiculares.

São geralmente comercializados nos números de 15 a 60, nos comprimentos de 18, 21, 25 e 31 mm e nas conicidades de 0,02, 0,04, 0,06, 0,08, 0,10 e 0,12 mm/mm. Quanto menores o número e a conicidade do instrumento, maiores a sua flexibilidade e resistência à fratura por flexão rotativa (fadiga). Quanto maiores, maior a rigidez, a resistência à flambagem e a resistência à fratura por torção do instrumento endodôntico.

Alguns fabricantes produzem alargadores endodônticos especiais de NiTi mecanizados específicos para a instrumentação de segmentos cervicais de canais radiculares. São comercializados com menor número de opções de diâmetro e de conicidade. Geralmente apresentam o mesmo desenho da parte de trabalho. O comprimento do corpo oscila entre 15 e 19 mm e da parte de trabalho, menor do que 16 mm (geralmente 10 mm). De modo geral, apresentam conicidades maiores do que 0,06 mm/mm e diâmetros menores do que 0,25 mm (número 25).

Fabricantes oferecem e diversos profissionais sugerem estojos (*kit*) com números reduzidos de instrumentos ou até mesmo apenas um instrumento como solução econômica para o tratamento endodôntico de canais radiculares. Todavia, devido à complexidade anatômica dos canais, é impossível prepará-los adequadamente, quanto à forma e à limpeza, com um número reduzido de instrumentos endodônticos. Não devemos tentar adaptar o canal radicular às características morfológicas e às propriedades mecânicas do jogo de instrumentos proposto, mas sim, projetarmos uma sequência de instrumentos endodônticos de acordo com a configuração anatômica do canal radicular a ser preparado. O compromisso de um profissional (endodontista) não é apenas com o aspecto radiográfico da obturação de um canal radicular, mas sim, com o resultado do tratamento endodôntico.

Os instrumentos endodônticos especiais de NiTi mecanizados foram projetados para ser utilizados em movimento de alargamento contínuo, com giro à direita ou alternado.

Devido à forma cônica da haste helicoidal de corte, no alargamento de um canal radicular, o desgaste da dentina se dá nos movimentos de giro (rotação) e de avanço (penetração) do instrumento no eixo do canal radicular. Vale ressaltar que, no movimento de alargamento, o diâmetro do instrumento deve ser ligeiramente superior ao diâmetro do canal radicular. A seguir, traciona-se o instrumento no sentido cervical (retrocesso). A amplitude da tração é curta o suficiente para liberar o instrumento. Grandes movimentos de tração podem induzir o deslocamento de material existente no interior do canal para a região apical durante o avanço subsequente. O retrocesso do instrumento tem como objetivo favorecer a passagem da solução química auxiliar da instrumentação no sentido apical, a remoção de detritos no sentido cervical e dissipar o calor gerado durante os procedimentos do preparo mecanizado do canal radicular.

A seguir, apresentaremos as características morfológicas de alguns instrumentos endodônticos especiais de NiTi mecanizados de diferentes marcas comerciais.

### Instrumentos FKG RaCe®

Os instrumentos endodônticos especiais de NiTi mecanizados da FKG RaCe® (*Reamer with alternating Cutting edges* – Alargadores com arestas cortantes alternadas) são constituídos de dois tipos de instrumentos: RaCe® e PreRaCe®.

Nos instrumentos endodônticos do sistema RaCe®, as arestas cortantes a partir da ponta são dispostas alternadamente em relação ao eixo do instrumento na direção longitudinal (paralela) e na oblíqua (inclinada). A disposição das arestas cortantes paralelas ao eixo reduz a velocidade de avanço (a velocidade de avanço deve ser menor do que a velocidade de rotação do instrumento endodôntico), evitando o efeito de roscamento do instrumento no interior do canal radicular. O não roscamento reduz a variação do torque e minimiza a deformação plástica e/ou a fratura do instrumento por torção. Após a usinagem, os instrumentos RaCe® são submetidos a um tratamento eletroquímico, que tem por finalidade reduzir a profundidade das ranhuras advindas do processo de fabricação, que funcionam como pontos concentradores de tensão. Consequentemente, a redução de pontos concentradores de tensão melhora o comportamento mecânico desses instrumentos quando submetidos a carregamentos por torção ou flexão rotativa.

Os instrumentos FKG RaCe® vêm acompanhados de um dispositivo (disco de silicone) para o controle do número de usos (*safety memo disc* [SMD]). O número de pétalas destacadas do disco varia em função da complexidade anatômica do canal radicular, de acordo com uma tabela proposta pelo fabricante.

O fabricante designa esse dispositivo como método de controle da fadiga da liga metálica. Entretanto, a fratura por fadiga é complexa e depende da velocidade de giro, do tempo de uso, do raio de curvatura do canal, do comprimento do arco, da posição do arco ao longo da haste de corte e do diâmetro do instrumento. Assim, o dispositivo proposto pode ser útil para o controle do número de usos, e não para o controle da resistência do instrumento à fratura por fadiga.

| Instrumento RaCe® | |
|---|---|
| Fabricante | FKG Dentaire, Suíça |
| Liga metálica | NiTi convencional |
| Fabricação | Usinagem |
| Ponta | Cônica circular |
| Passagem da ponta para a haste helicoidal | Curva de transição |
| Seção reta transversal | Triangular ou quadrangular |
| Conicidade | 0,02 – 0,04 – 0,06 mm/mm |
| Comprimentos | 21, 25 e 31 mm |
| Números (diâmetros) | 15 – 60 |
| Parte de trabalho | 16 mm |
| Movimento | Alargamento com giro contínuo |
| Acionamento | Mecanizado |

Indicação: Instrumentação de canais radiculares retos e com curvaturas suaves, moderadas e acentuadas

Considerações mecânicas: Ótimo acabamento superficial. Não ficam submetidos ao roscamento no interior de um canal radicular

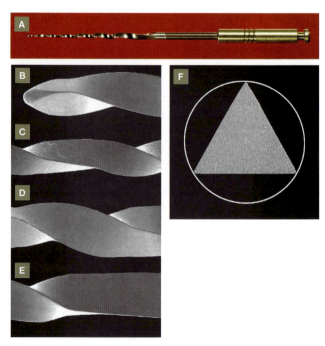

**Figura 10.99 A.** Instrumento de NiTi mecanizado RaCe®. **B.** Ponta. **C** e **D.** Haste de corte. **E.** Haste de corte D16. **F.** Instrumento de NiTi mecanizado RaCe®. Seção reta transversal.

**Tabela 10.7** Instrumento FKG RaCe®. Valores nominais.

| Nº | Conicidade mm/mm | Seção reta transversal |
|---|---|---|
| 15 | 0,02 | □ |
| 20 | 0,02 | □ |
| 20 | 0,06 | Δ |
| 25 | 0,02 | Δ |
| 25 | 0,04 | Δ |
| 25 | 0,06 | Δ |
| 30 | 0,02 | Δ |
| 30 | 0,04 | Δ |
| 30 | 0,06 | Δ |
| 35 | 0,02 | Δ |
| 35 | 0,04 | Δ |
| 40 | 0,02 | Δ |
| 50 | 0,02 | Δ |
| 60 | 0,02 | Δ |

□: seção reta transversal quadrangular.
Δ: seção reta transversal triangular.

### Instrumento | PreRaCe®

Os instrumentos PreRaCe® apresentam a parte de trabalho com as mesmas características morfológicas dos instrumentos RaCe®. São fabricados por usinagem em aço inoxidável e em NiTi convencional, sendo indicados para a instrumentação do segmento cervical de canais radiculares. O número ISO, a conicidade (C), o comprimento útil do instrumento (L), o comprimento da parte de trabalho (PT) e a natureza da liga metálica são mostrados na Tabela 10.8.

**Tabela 10.8** Instrumentos FKG PreRaCe®. Valores nominais (mm).

| Nº | C | L | PT | Liga |
|---|---|---|---|---|
| 40 | 0,10 | 19 | 9 | NiTi convencional |
| 40 | 0,10 | 19 | 9 | Inox |
| 35 | 0,08 | 19 | 9 | NiTi convencional |
| 35 | 0,08 | 19 | 9 | Inox |
| 30 | 0,06 | 19 | 10 | NiTi convencional |
| 40 | 0,06 | 19 | 10 | NiTi convencional |

C: conicidade; L: comprimento; PT: parte de trabalho.

Os instrumentos RaCe® também são comercialmente fornecidos em kits com o objetivo de diminuir o número de instrumentos e reduzir os custos de um tratamento endodôntico. Apresentam as mesmas características morfológicas em relação ao desenho da parte de trabalho, porém, alguns instrumentos apresentam diâmetros e conicidades diferentes, levando-se em consideração a anatomia do canal radicular a ser instrumentado.

Comercialmente, são oferecidos:

- Instrumentos BioRaCe™ (FKG Dentaire, Suíça)
- Instrumentos iRaCe™ (FKG Dentaire, Suíça)

### ProTaper® Universal

Os instrumentos endodônticos ProTaper® Universal são fabricados com liga NiTi pela Maillefer Instruments (Suíça), sendo constituídos por dois tipos de instrumentos especiais denominados modeladores (*shaping files*) e de acabamento (*finishing files*). Apresentam conicidades variadas ao longo da haste de corte helicoidal cônica, permitindo que o instrumento trabalhe em uma área específica do canal durante a instrumentação. Assim, a conicidade variada ao longo da haste de corte helicoidal cônica permite que os instrumentos ProTaper® Universal, ao serem empregados no CT, promovam a modelagem de um canal no sentido coroa-ápice. Conicidade variável: reduz o efeito roscamento do instrumento no interior de um canal radicular; permite aumento da conicidade do segmento apical durante o preparo do canal radicular e permite obter uma adequada modelagem do canal com poucos instrumentos.

Os instrumentos ProTaper® Universal são fabricados na versão manual (cabo) e mecanizada (haste de acionamento). Ambos os sistemas possuem características geométricas (forma e dimensões) idênticas. O cabo é de plástico ou de silicone, com 5 mm na parte bicôncava e 6 mm nas extremidades. A haste de acionamento tem 13 mm de comprimento e diâmetro de 2,30 mm. Devido à conicidade variável na haste de corte helicoidal desses instrumentos, o cabo com dimensões maiores reduz a força necessária (torque) para girá-lo (movimento de alargamento) (Figura 10.100A e B).

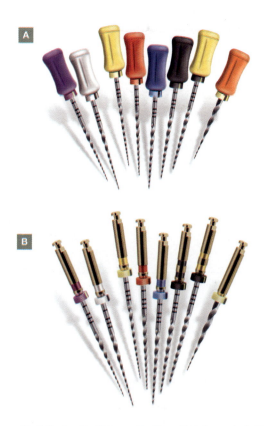

**Figura 10.100 A** e **B**. Sistema ProTaper® Universal. **A.** Versão manual. **B.** Versão mecanizada.

## Instrumentos modeladores

Apresentam conicidade crescente no sentido de D16, o que permite uma flexibilidade maior do segmento apical desses instrumentos. São empregados para alargar o corpo do canal (segmento cervical e médio). A ponta dos instrumentos modeladores apresenta a figura de um cone circular e sua extremidade é truncada ou arredondada. A passagem da base da ponta para a haste de corte helicoidal cônica ocorre por meio de uma curva de transição. O ângulo agudo de inclinação das hélices (arestas de corte) é variável, de 30 a 35 graus. A profundidade do canal helicoidal aumenta de D1 para D16. Mostram seção reta transversal triangular convexa com três arestas (fios) de corte na forma de filetes e três canais helicoidais. Não apresentam guia radial. O perfil do canal helicoidal é convexo. A seção reta longitudinal da parte de trabalho revela núcleo cilíndrico e canais helicoidais com profundidade crescente de D1 para D16. Todavia, a profundidade dos canais helicoidais é pequena devido ao perfil convexo de suas paredes. Isso dificulta a remoção de dentina excisada proveniente do preparo, assim como dificulta a possibilidade de a solução química auxiliar fluir no sentido apical do canal. Consequentemente, durante o preparo químico-mecânico de um canal radicular, a irrigação-aspiração deve ser mais frequente, e a cada retirada do instrumento, este deve ser cuidadosamente limpado e examinado (Figura 10.101A a E).

### Instrumento S1
- Diâmetro D0: 0,18 mm
- Diâmetro D16: 1,2 mm
- Parte de trabalho: 16 mm
- Comprimento útil: 21, 25 e 31 mm
- Conicidade crescente de 0,02 (D1) a 0,11 mm/mm (D14) e, a seguir, constante de 0,11 mm/mm até D16
- Cabo roxo ou haste de fixação e acionamento com anel roxo.

É projetado para alargar o segmento cervical, assegurando a patência do segmento apical do canal.

### Instrumento S2
- Diâmetro D0: 0,20 mm
- Diâmetro D16: 1,2 mm
- Parte de trabalho: 16 mm
- Comprimento útil: 21, 25 e 31 mm
- Conicidade crescente de 0,04 (D1) a 0,08 mm/mm (D12) e, a seguir, a conicidade decresce até D16 para 0,05 mm/mm
- Cabo branco ou haste de fixação e acionamento com anel branco.

É projetado para alargar o segmento médio do canal e aumentar o volume da região apical, com o objetivo de favorecer a utilização do instrumento F1 em posição mais apical. Nesses instrumentos, o aumento da conicidade é feito de modo mais suave, o que permite uma transição para os instrumentos de acabamento com menor carregamento (menor esforço).

### Instrumento SX
- Diâmetro D0: 0,19 mm
- Diâmetro D16: 1,19 mm
- Parte de trabalho: 16 mm
- Comprimento útil: 19 mm
- Conicidade crescente de 0,035 a 0,19 mm/mm até D9, a seguir, conicidade constante de 0,02 mm/mm
- Cabo laranja ou haste de fixação e acionamento sem anel.

É denominado instrumento modelador auxiliar. Apresenta, em um mesmo instrumento, as características do S1 e S2. É projetado para modelagem prévia do segmento cervical de canais curtos.

### Instrumentos de acabamento

São instrumentos especiais empregados durante a instrumentação para alargar o diâmetro do segmento apical e para obter conicidade adequada e progressiva do canal radicular (Figura 10.102). Apresentam conicidade constante nos 3 mm apicais e, a seguir, decrescente no sentido de D16. Essa característica possibilita alargar o segmento apical e aumentar a flexibilidade (reduzir a rigidez) do instrumento no segmento coronário. Todos os instrumentos de acabamento apresentam ponta cônica circular,

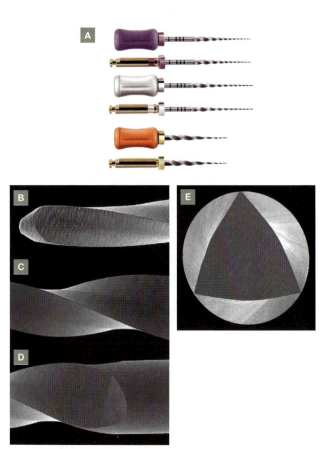

**Figura 10.101 A.** Sistema ProTaper® Universal. Instrumentos modeladores. **B.** Ponta. **C.** Haste de corte. **D.** Haste de corte D16. **E.** Sistema ProTaper® Universal. Instrumentos modeladores. Seção reta transversal.

vértice arredondado e a passagem da base da ponta para a haste de corte helicoidal cônica ocorre por meio de uma curva de transição. O ângulo de inclinação das hélices é variável, de 30 a 35 graus. A profundidade do canal helicoidal aumenta de D1 para D16.

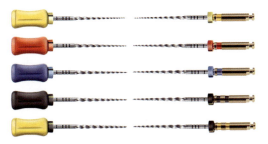

**Figura 10.102** Sistema ProTaper® Universal. Instrumentos de acabamento.

As seções retas transversais dos instrumentos ProTaper® Universal de acabamento apresentam três arestas ou fios de cortes e três canais. Não apresentam guia radial. As arestas de corte apresentam perfil (desenho) na forma de filetes oriundos da interseção das paredes dos canais helicoidais. Os canais helicoidais apresentam paredes com perfis convexos para os instrumentos F1 e F2. A seção reta longitudinal da parte de trabalho revela núcleo cilíndrico e canais helicoidais com profundidades crescentes D1 para D16 (Figura 10.103A a D).

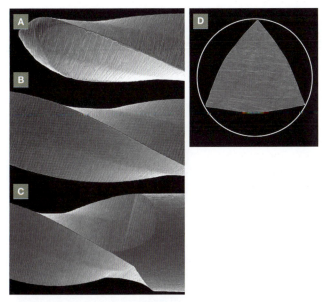

**Figura 10.103 A a C.** Sistema ProTaper® Universal. Instrumentos de acabamento F1 e F2. Forma. **A.** Ponta. **B.** Haste de corte. **C.** Haste de corte D16. **D.** Sistema ProTaper® Universal. Instrumentos de acabamento F1 e F2. Seção reta transversal constante.

Os instrumentos F3, F4 e F5 apresentam seções retas transversais com duas formas diferentes ao longo de suas hastes de corte helicoidais cônicas (Figura 10.104A a C). Até aproximadamente 12 mm a partir da ponta, o perfil da parede dos canais é côncavo e, a seguir, até D16 convexo. O perfil côncavo determina redução da área do núcleo e da seção reta transversal (menor área), o que confere, a esses instrumentos, maior flexibilidade. A seção reta longitudinal da parte de trabalho revela núcleo cilíndrico e canais helicoidais com profundidade crescente de D1 para D16. Os instrumentos F3, F4 e F5 apresentam canais helicoidais mais profundos nos segmentos das hastes de corte helicoidais cônicas, que possuem perfil côncavo (Figura 10.105).

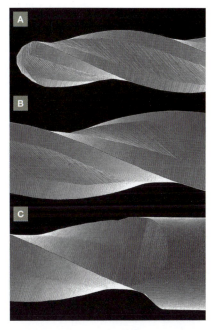

**Figura 10.104 A a C.** Sistema ProTaper® Universal. Instrumentos de acabamento F3, F4 e F5. Forma. **A.** Ponta. **B.** Haste de corte. **C.** Haste de corte D16.

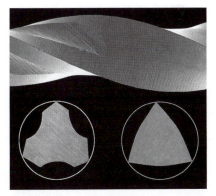

**Figura 10.105** Sistema ProTaper® Universal. Instrumentos de acabamento F3, F4 e F5. Seções retas transversais variáveis ao longo da haste de corte.

Instrumento F1

- Diâmetro D0: 0,20 mm
- Diâmetro D16: 1,125 mm
- Parte de trabalho: 16 mm
- Comprimento útil: 21, 25 e 31 mm
- Conicidade constante de 0,07 mm/mm de D1 a D3. A partir de D4 até D16, a conicidade reduz para 0,04 mm/mm
- Cabo amarelo ou haste de acionamento com anel amarelo.

Instrumento F2

- Diâmetro D0: 0,25 mm
- Diâmetro D16: 1,20 mm
- Parte de trabalho: 16 mm
- Comprimento útil: 21, 25 e 31 mm
- Conicidade constante de 0,08 de D1 a D3. A partir de D4 até o meio da parte de trabalho, a conicidade progressivamente é reduzida até 0,04 mm/mm e, na parte final, em sentido de D16, é reduzida para 0,03 mm/mm
- Cabo vermelho ou haste de acionamento com anel vermelho.

Instrumento F3

- Diâmetro D0: 0,30 mm
- Diâmetro D16: 1,13 mm
- Parte de trabalho: 16 mm
- Comprimento útil: 21, 25 e 31 mm
- Conicidade constante de 0,09 de D1 a D3. A partir de D4 (conicidade de 0,06mm/mm) até D12, a conicidade é reduzida para 0,04 mm/mm. D13 a D16 constante de 0,03 mm/mm
- Cabo azul ou haste de acionamento com anel azul.

Instrumento F4

- Diâmetro D0: 0,40 mm
- Diâmetro D16: 1,14 mm
- Parte de trabalho: 16 mm
- Comprimento útil: 21, 25 e 31 mm
- Conicidade constante de 0,06 mm/mm de D1 a D3. D4 a D9, conicidade constante de 0,05 mm/mm. D10 a D14, conicidade constante de 0,04 mm/mm. D15 a D16, conicidade constante de 0,03 mm/mm
- Cabo preto ou haste de acionamento com dois anéis pretos.

Instrumento F5

- Diâmetro D0: 0,50 mm
- Diâmetro D16: 1,13 mm
- Parte de trabalho: 16 mm
- Comprimento útil: 21, 25 e 31 mm
- Conicidade constante de 0,05 mm/mm de D1 a D3. Em D4, conicidade de 0,035 mm/mm. D5 a D9, conicidade constante de 0,04 mm/mm. D10 a D16, conicidade constante de 0,035 mm/mm
- Cabo amarelo ou haste de acionamento com dois anéis amarelos.

| ProTaper® Universal | |
|---|---|
| Fabricante | Dentsply Tulsa Dental Specialties, EUA |
| Liga metálica | NiTi convencional |
| Fabricação | Usinagem |
| Ponta | Cônica circular com vértice arredondado |
| Passagem da ponta para a haste helicoidal | Curva de transição |
| Seção reta transversal | Instrumentos S1, S2, SX, F1, F2: triangular convexa<br>Instrumentos F3, F4 e F5: triangular e paredes com partes retas e côncavas |
| Diâmetro/conicidade | S1: 0,18/variável<br>S2: 0,20/variável<br>SX: 0,19/variável<br>F1: 0,20/variável<br>F2: 0,25/variável<br>F3: 0,30/variável<br>F4: 0,40/variável<br>F5: 0,50/variável |
| Comprimentos | 21 – 25 – 31 mm |
| Parte de trabalho | 16 mm |
| Movimento | Alargamento com giro contínuo ou alternado |
| Acionamento | Mecanizado ou manual |

Indicação: Instrumentação de canais radiculares retos e com curvaturas suaves e moderadas.

Consideração mecânica: Os instrumentos endodônticos ProTaper® Universal são constituídos por dois tipos de instrumentos denominados modeladores e de acabamento. Apresentam conicidades variadas ao longo da haste de corte helicoidal cônica, permitindo que os instrumentos, ao serem empregados no canal de trabalho, promovam a modelagem do canal no sentido coroa-ápice. A conicidade variável também reduz o efeito roscamento do instrumento no interior de um canal radicular.

| Instrumento ProTaper® Next | |
|---|---|
| Fabricante | Dentsply Tulsa Dental Specialties, EUA |
| Liga metálica | NiTi M-Wire |
| Fabricação | Usinagem |
| Ponta | Cônica circular com vértice arredondado |
| Passagem da ponta para a haste helicoidal | Curva de transição |
| Seção reta transversal | Retangular |
| Número/conicidade | - X1: 17/0,04 mm/mm<br>- X2: 25/0,06 mm/mm<br>- X3: 30/0,07 mm/mm<br>- X4: 40/0,06 mm/mm<br>- X5: 50/0,06 mm/mm |
| Comprimento útil | 21 – 25 – 31 mm |
| Parte de trabalho | 16 mm |
| Movimento | Alargamento com giro contínuo |
| Acionamento | Mecanizado<br>Velocidade nominal: 300 rpm<br>Torque nominal: 200 gcm até 520 gcm |

Indicação: Instrumentação de canais radiculares retos e/ou curvos. Não devem ser empregados com a manobra de pincelamento ou escovagem, uma vez que essa manobra reduz a vida em fadiga do instrumento endodôntico.

Consideração mecânica: Seção reta transversal retangular excêntrica que toca duas arestas de corte durante o avanço do instrumento em sentido apical do canal radicular. As arestas que tocam as paredes de um canal são as posicionadas na maior distância do eixo de rotação do instrumento. São obtidos de liga NiTi M-Wire e apresentam maior flexibilidade e vida em fadiga na comparação com instrumentos obtidos de liga NiTi convencional.

## ProTaper® Gold

O instrumento ProTaper® Gold (Dentsply Tulsa Dental Specialties, EUA) apresenta a mesma geometria (forma e dimensões) do ProTaper® Universal. Entretanto, esses instrumentos são fabricados com fios metálicos da liga NiTi com memória controlada. Essa liga, quando comparada com a liga NiTi convencional, confere maior flexibilidade (50% maior) e maior resistência à flexão rotativa (fadiga). Em função da maior flexibilidade, esses instrumentos mantêm a forma original dos canais curvos. A haste de acionamento é mais curta do que a do ProTaper® Universal (11 mm), o que favorece o acesso clínico aos canais radiculares.

| Instrumento Mtwo® | |
|---|---|
| Fabricante | VDW, Alemanha |
| Liga metálica | NiTi convencional |
| Fabricação | Usinagem |
| Ponta | Cônica circular |
| Passagem da ponta para a haste helicoidal | Curva de transição |
| Seção reta transversal | Forma em S com duas arestas cortantes e dois canais helicoidais |
| Conicidade | Constante de 0,04 – 0,05 – 0,06 e 0,07 mm/mm |
| Comprimento útil | 21 – 25 – 31 mm |
| Números (diâmetros) | 10 a 60 |
| Parte de trabalho | 16 e 21 mm |
| Movimento | Alargamento com giro contínuo |
| Acionamento | Mecanizado |

Indicação: São projetados para o alargamento de canais radiculares retos e curvos.

Consideração mecânica: Hélices dispostas da direita para a esquerda. A distância de 180 graus de um fio de corte para outro aumenta a resistência ao corte da dentina, o que pode causar a distorção (deformação plástica) das hélices durante o uso clínico.

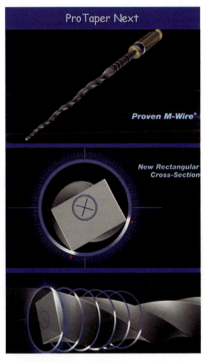

**Figura 10.106** Instrumento de NiTi mecanizado ProTaper® Next.

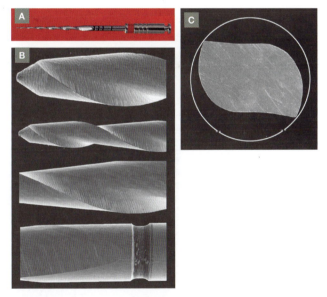

**Figura 10.108 A.** Instrumento de NiTi mecanizado Mtwo®. **B.** Instrumento de NiTi mecanizado Mtwo®. Forma. Superior. Ponta. Meio. Haste de corte. Inferior. Haste de corte D16. **C.** Instrumento de NiTi mecanizado Mtwo®. Seção reta transversal.

A baixa resistência à deformação plástica pela liga de NiTi memória controlada pode reduzir a capacidade de corte da dentina promovida pelos instrumentos ProTaper® Gold.

As dimensões dos instrumentos endodônticos especiais de NiTi mecanizados Mtwo® são mostradas nas Tabelas 10.9 e 10.10.

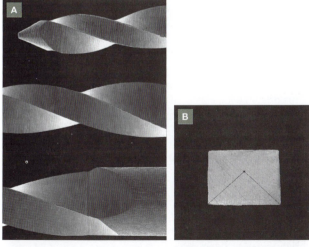

**Figura 10.107 A.** Instrumento de NiTi mecanizado ProTaper® Next. Forma. Superior. Ponta. Meio. Haste de corte. Inferior. Haste de Corte D16. **B.** Instrumento de NiTi mecanizado ProTaper® Next. Seção reta transversal.

### Tabela 10.9 Valores nominais dos instrumentos Mtwo®.

Comprimentos úteis de 21 e 25 mm

| Nº | Parte de trabalho mm | Conicidade | Comprimento mm |
|---|---|---|---|
| 10 | 16 | 0,04 | 21 e 25 |
| 15 | 16 | 0,05 | 21 e 25 |
| 20 | 16 | 0,06 | 21 e 25 |
| 25 | 16 | 0,06 | 21 e 25 |
| 25 | 16 | 0,07 | 21 e 25 |
| 30 | 16 | 0,04 | 21 e 25 |
| 30 | 16 | 0,06 | 21 e 25 |
| 35 | 16 | 0,04 | 21 e 25 |
| 35 | 16 | 0,06 | 21 e 15 |
| 40 | 16 | 0,04 | 21 e 25 |
| 40 | 16 | 0,06 | 21 e 25 |
| 45 | 16 | 0,04 | 21 e 25 |
| 50 | 16 | 0,04 | 21 e 25 |
| 60 | 16 | 0,04 | 21 e 25 |

### Tabela 10.10 Valores nominais dos instrumentos Mtwo®.

Comprimentos úteis 25 e 31 mm

| Nº | Parte de trabalho mm | Conicidade | Comprimento mm |
|---|---|---|---|
| 10 | 21 | 0,04 | 25 e 31 |
| 15 | 21 | 0,05 | 25 e 31 |
| 20 | 21 | 0,06 | 25 e 31 |
| 25 | 21 | 0,06 | 25 e 31 |
| 27 | 21 | 0,07 | 31 |
| 30 | 21 | 0,05 | 31 |
| 30 | 21 | 0,06 | 31 |
| 35 | 21 | 0,04 | 31 |
| 35 | 21 | 0,06 | 31 |
| 40 | 21 | 0,04 | 31 |
| 40 | 21 | 0,06 | 31 |
| 45 | 21 | 0,04 | 31 |
| 50 | 21 | 0,04 | 31 |
| 60 | 21 | 0,04 | 31 |

| Instrumentos Reciproc® | |
|---|---|
| Fabricante | VDW, Alemanha |
| Liga metálica | NiTi M-Wire |
| Fabricação | Usinagem |
| Ponta | Cônica circular com vértice truncado |
| Passagem da ponta para a haste helicoidal | Pequeno ângulo de transição |
| Seção reta transversal | Forma em S invertido com duas arestas cortantes e dois canais helicoidais |
| Número/conicidade mm/mm | Constante nos 3 mm apicais e, a seguir, decrescente até D16 25/0,08v – 40/0,06v – 50/0,05v |
| Indicação | Os instrumentos Reciproc® são indicados na instrumentação de canais radiculares com número reduzido de instrumentos endodônticos<br>Devem ser usados uma única vez.<br>■ 25 / 0,08 – canal atresiado<br>■ 40 / 0,06 – canal médio<br>■ 50 / 0,05 – canal amplo |
| Comprimento útil | 21, 25 e 31 mm |
| Parte de trabalho | 16 mm |
| Movimento | Movimento de alargamento parcial alternado (reciprocante) |
| Acionamento | Mecanizado. Ângulo de rotação de 150 graus à esquerda e de 30 graus à direita |

Consideração mecânica: Os instrumentos Reciproc® possuem hélices dispostas na haste helicoial cônica da esquerda para a direita. O acionamento do instrumento por meio do movimento de alargamento parcial alternado (reciprocante) induz menor tensão trativa e compressiva na região flexionada do instrumento, proporcionando, assim, maior vida em fadiga do instrumento Reciproc® quando comparado com instrumentos acionados com giro contínuo. Não devem ser empregados com a manobra de pincelamento ou escovagem, uma vez que esse procedimento reduz a vida em fadiga do instrumento endodôntico.

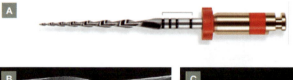

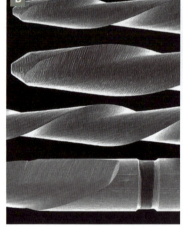

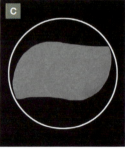

**Figura 10.109 A.** Instrumento de NiTi mecanizado Reciproc®. **B.** Forma. Superior. Ponta (menor e maior aumento). Meio. Haste de corte. Inferior. Haste de corte D16. **C.** Instrumento de NiTi mecanizado Reciproc®. Seção reta transversal.

### Instrumentos Reciproc® Blue

Os instrumentos Reciproc® Blue apresentam as mesmas características morfológicas dos instrumentos Reciproc® M-Wire. São fabricados pela empresa VDW (Alemanha) a partir da usinagem de fios metálicos de NiTi termicamente tratados (memória de forma controlada, CM) que apresentam maior flexibilidade e resistência à fratura por flexão rotativa (fadiga) em comparação à liga NiTi convencional. Todavia, o instrumento fabricado com liga NiTi memória controlada (CM) apresenta baixa resistência à deformação plástica, o que pode reduzir sua capacidade de corte em relação à dentina durante a instrumentação de canais radiculares. São empregados com movimento de alargamento parcial alternado (reciprocante) (Figura 10.110).

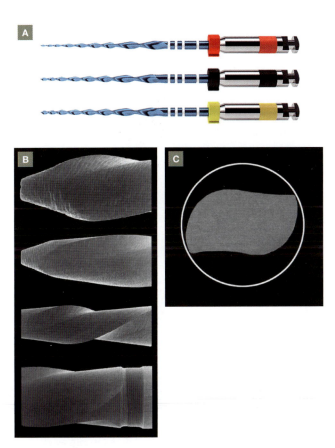

**Figura 10.110 A.** Instrumento de NiTi mecanizado Reciproc® Blue. **B.** Forma. Superior. Ponta (menor e maior aumento). Meio. Haste de corte. Inferior. Haste de corte D16. **C.** Instrumento de NiTi mecanizado Reciproc® Blue. Seção reta transversal.

| Instrumentos Reciproc® Blue | |
|---|---|
| Fabricante | VDW, Alemanha |
| Liga metálica | NiTi memória controlada |
| Fabricação | Usinagem |
| Ponta | Cônica circular com vértice truncado |
| Passagem da ponta para a haste helicoidal | Curva de transição |
| Seção reta transversal | Forma em S invertido com duas arestas cortantes e dois canais helicoidais |
| Número/conicidade mm/mm | Constante nos 3 mm apicais e, a seguir, decrescente até D16<br>25/0,08v mm/mm<br>40/0,06v mm/mm<br>50/0,05v mm/mm |

| Instrumentos Reciproc® Blue (continuação) | |
|---|---|
| Indicação | Os instrumentos Reciproc® Blue são indicados na instrumentação de canais radiculares com número reduzido de instrumentos endodônticos<br>Devem ser usados uma única vez<br>■ 25 / 0,08 mm/mm – canal atresiado<br>■ 40 / 0,06 mm/mm – canal médio<br>■ 50 / 0,05 mm/mm – canal amplo |
| Comprimento útil | 21, 25 e 31 mm |
| Parte de trabalho | 16 mm |
| Movimento | Movimento de alargamento parcial alternado (reciprocante) |
| Acionamento | Mecanizado. Ângulo de rotação de 150 graus à esquerda e de 30 graus à direita |

Consideração mecânica: Esses instrumentos possuem hélices dispostas na haste helicoidal cônica da esquerda para a direita. O acionamento do instrumento por meio de movimento parcial alternado (reciprocante) induz menor tensão trativa e compressiva na região flexionada do instrumento, proporcionando, assim, maior vida em fadiga do instrumento Reciproc® Blue quando comparado com instrumentos acionados com giro contínuo. Apresenta também maior flexibilidade quando em comparação a outras ligas metálicas empregadas na fabricação de instrumentos endodônticos. A liga metálica NiTi com memória controlada apresenta menor módulo de elasticidade em comparação à liga M-Wire, tornando esses instrumentos mais apropriados para o preparo de canais radiculares com curvaturas acentuadas. Uma limitação da liga blue em relação à liga M-Wire é que os instrumentos perdem na capacidade de avanço devido à menor resistência à flambagem; isso dificulta o retratamento de canais radiculares e a instrumentação de canais mineralizados. Para minimizar esse inconveniente durante o uso clínico, o instrumento deve ser acionado com avanços reduzidos (menores do que 5 mm). Não devem ser empregados na instrumentação de canais achatados por meio da manobra de pinceilamento, uma vez que esse procedimento reduz a vida em fadiga do instrumento endodôntico. Devem ser utilizados apenas uma vez.

| Instrumentos WaveOne® | |
|---|---|
| Fabricante | Dentsply Tulsa Dental Specialties, EUA |
| Liga metálica | NiTi M-Wire |
| Fabricação | Usinagem |
| Ponta | Cônica circular |
| Passagem da ponta para a haste helicoidal | Curva de transição |
| Seção reta transversal | Duas formas diferentes. Na ponta, triangular com paredes côncavas. Na região próxima a D16, triangular com paredes convexas |
| Número/conicidade mm/mm | Constante nos 3 mm apicais e, a seguir, decrescente até D16<br>21/0,06 mm/mm<br>25/0,08 mm/mm<br>40/0,08 mm/mm |

## Instrumentos WaveOne® (continuação)

| | |
|---|---|
| Indicação | Os instrumentos WaveOne® são indicados na instrumentação de canais radiculares com número reduzido de instrumentos endodônticos |
| | Devem ser usados uma única vez |
| | ▪ 21/0,06 – canal atresiado |
| | ▪ 25/0,08 – canal médio |
| | ▪ 40/0,08 – canal amplo |
| Comprimento útil | 21, 25 e 31 mm |
| Parte de trabalho | 16 mm |
| Movimento | Movimento de alargamento parcial alternado (reciprocante) |
| Acionamento | Mecanizado. Ângulo de rotação de 170 graus à esquerda e de 50 graus à direita |

Consideração mecânica: Os instrumentos WaveOne® possuem hélices dispostas na haste helicoial cônica da esquerda para a direita. O acionamento do instrumento por meio do movimento de alargamento parcial alternado (reciprocante) induz menor tensão trativa e compressiva na região flexionada do instrumento, proporcionando, assim, maior vida em fadiga do instrumento WaveOne® quando comparado com instrumentos acionados com giro contínuo.

## Instrumentos WaveOne® Gold

| | |
|---|---|
| Fabricante | Dentsply Tulsa Dental Specialties, EUA |
| Liga metálica | NiTi CM – memória controlada |
| Fabricação | Usinagem |
| Ponta | Cônica circular |
| Passagem da ponta para a haste helicoidal | Curva de transição |
| Seção reta transversal | Retangular excêntrica |
| Número/conicidade mm/mm | Constante nos 3 mm apicais e, a seguir, decrescente até D16 |
| | 20/0,07 mm/mm (*Small*) |
| | 25/0,07 mm/mm (*Primary*) |
| | 35/0,06 mm/mm (*Medium*) |
| | 40/0,05 mm/mm (*Large*) |
| Indicação | Os instrumentos WaveOne® Gold são indicados na instrumentação de canais radiculares com número reduzido de instrumentos endodônticos |
| | Devem ser usados uma única vez |
| Comprimento útil | 21, 25 e 31 mm |
| Parte de trabalho | 16 mm |
| Movimento | Movimento de alargamento parcial alternado (reciprocante) |
| Acionamento | Mecanizado. Ângulo de rotação de 150 graus à esquerda e de 30 graus à direita |

Consideração mecânica: Possuem hélices dispostas da esquerda para a direita. O acionamento do instrumento por meio do movimento reciprocante induz menor tensão trativa e compressiva na região flexionada do instrumento, proporcionando, assim, maior vida em fadiga quando comparado com instrumentos acionados com giro contínuo. A natureza da liga metálica utilizada na fabricação dos instrumentos WaveOne® Gold confere a esse instrumento maior flexibilidade em relação a outras ligas na fabricação dos instrumentos. A liga metálica de NiTi com memória de forma apresenta menor módulo de elasticidade em relação à liga M-Wire, o que torna o instrumento mais adequado para canais curvos. Esses instrumentos, por serem mais flexíveis que os M-Wire, tornam-se menos eficazes para retratamento e instrumentação de canais mineralizados. Para minimizar esse inconveniente durante o uso clínico, o instrumento deve ser acionado com avanços em sentido apical reduzidos (menores que 5 mm). Não devem ser empregados na instrumentação de canais achatados por meio da manobra de pincelamento (escovagem), uma vez que esse procedimento reduz a vida em fadiga do instrumento endodôntico. A seção reta transversal retangular excêntrica permite o contato de apenas duas arestas de corte às paredes de um canal radicular, reduzindo o esforço de corte do instrumento com as paredes do canal radicular. A seção reta transversal retangular excêntrica minimiza o efeito de roscamento do instrumento no interior de um canal radicular.

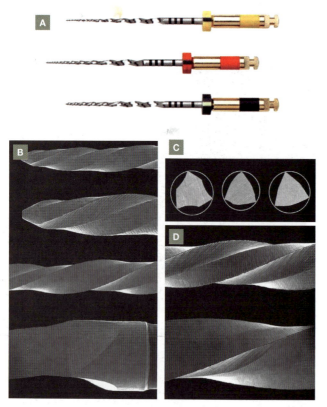

**Figura 10.111 A.** Instrumento de NiTi mecanizado WaveOne®. **B.** Forma. Superior. Ponta (menor e maior aumento). Meio. Haste de corte. Inferior. Haste de corte D16. **C.** Instrumento de NiTi mecanizado WaveOne®. Seção reta transversal variável. **D.** Instrumento de NiTi mecanizado WaveOne®. Mudança de seção reta transversal.

Capítulo 10 | Instrumentos Endodônticos 335

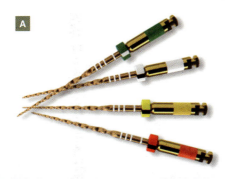

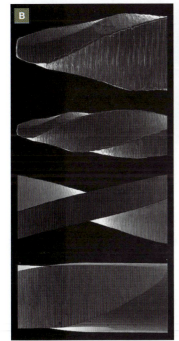

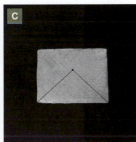

**Figura 10.112 A.** Instrumento de NiTi mecanizado WaveOne® Gold. **B.** Forma. Superior. Ponta (menor e maior aumento). Meio. Haste de corte. Inferior. Haste de corte D16. **C.** Instrumento de NiTi mecanizado WaveOne® Gold. Seção reta transversal.

| Instrumento Hyflex® CM | |
|---|---|
| Fabricante | Coltène Whaledent, Alemanha |
| Liga metálica | NiTi memória controlada (CM) |
| Fabricação | Usinagem |
| Ponta | Cônica circular |
| Passagem da ponta para a haste helicoidal | Curva de transição |
| Seção reta transversal | Triangular |
| Número/conicidade mm/mm | Conicidade constante nos 3 mm apicais e, a seguir, decrescente até D16<br>25/0,08<br>15 a 60/0,04<br>20 a 40/0,06 |
| Indicação | Instrumentação de canais radiculares com número reduzido de instrumentos endodônticos |

| Instrumento Hyflex® CM (*continuação*) | |
|---|---|
| Comprimento útil | Instrumento 25/0,08: 19 mm<br>Os demais: 21, 25 e 31 mm |
| Parte de trabalho | 16 mm |
| Movimento | Movimento de alargamento contínuo |
| Acionamento | Mecanizado<br>Velocidade: 500 rpm<br>Torque: 2,5 N·cm |

Consideração mecânica: Os instrumentos Hyflex® são 300% mais resistentes à fratura por fadiga do que os demais instrumentos. São fabricados por um processo específico que controla a memória do instrumento, tornando-o mais flexível. O instrumento é muito resistente, com acentuada distorção das hélices. Essa distorção atua como um fator de segurança à fratura por torção do instrumento. O instrumento pode continuar a ser empregado após a distorção das hélices. O parâmetro para o descarte do instrumento é a mudança no sentido de enrolamento das hélices, ou seja, o sentido de enrolamento das hélices passa a ser da esquerda para a direita. O instrumento, quando submetido a um tratamento térmico por meio de um esterilizador de bolinhas de vidro por 10 segundos, readquire a forma original das hélices, ou seja, da direita para a esquerda.

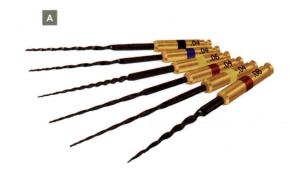

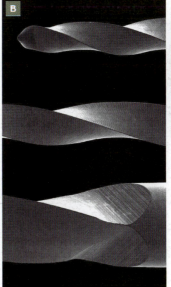

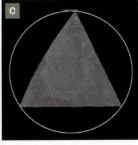

**Figura 10.113 A.** Instrumento de NiTi mecanizado Hyflex® CM. **B.** Forma. Superior. Ponta. Meio. Haste de corte. Inferior. Haste de corte D16. **C.** Instrumento de NiTi mecanizado Hyflex® CM. Seção reta transversal.

| Instrumento Hyflex® EDM (*Electrical Discharge Machining*) | |
|---|---|
| Fabricante | Coltène Whaledent, Alemanha |
| Liga metálica | NiTi memória controlada submetida a eletroerosão |
| Fabricação | Usinagem. São submetidos a um processo de fabricação inovador que usa máquinas de eletroerosão, o que resulta em maiores dureza e resistência à fratura |
| Ponta | Cônica circular |
| Passagem da ponta para a haste helicoidal | Curva de transição |
| Seção reta transversal | De acordo com o fabricante: quase triangular no topo, trapezoidal no meio e quadrada na ponta |
| Número/conicidade mm/mm | 25/0,12 – Dispositivo para abertura de orifício |
|  | 10/0,05 – Instrumento Glide Path (leito do canal) |
|  | 20/0,05 – Instrumento Preparação |
|  | 25/~ – Instrumento HyFlex® OneFile (instrumento único) |
|  | 40/0,04 – Instrumento para acabamento |
|  | 50/0,03 – Instrumento para acabamento |
|  | 60/0,02 – Instrumento para acabamento |
| Indicação | Instrumentação de canais radiculares com número reduzido de instrumentos endodônticos |
| Comprimento útil | 25/0,12: 15 mm |
|  | Os demais: 21 e 25 mm |
| Parte de trabalho | 16 mm |
| Movimento | Movimento de alargamento contínuo |
| Acionamento | Mecanizado |
|  | Velocidade: 400 rpm |
|  | Torque: 2,5 N·cm |

Consideração mecânica: Os instrumentos Hyflex® EDM são fabricados com liga metálica de NiTi tratada por eletroerosão. O que cria uma nova superfície, conferindo ao instrumento maiores dureza e resistência à fratura por flexão rotativa (fadiga). Essa combinação promove aumento da flexibilidade e resistência à fratura dos instrumentos endodônticos em comparação aos instrumentos fabricados com liga NiTi convencional. Assim como os instrumentos Hyflex® CM, os instrumentos Hyflex® EDM possuem o efeito memória de forma, o que resulta em comportamentos mecânicos muito similares em relação à flexibilidade e à recuperação da forma original (efeito memória de forma). Em relação à resistência à fratura por fadiga, é maior em até 700%. Em função do controle da memória de forma, os instrumentos seguem a anatomia original do canal radicular, reduzindo significativamente, dessa maneira, a criação de transporte apical e de perfurações dos canais radiculares curvos.

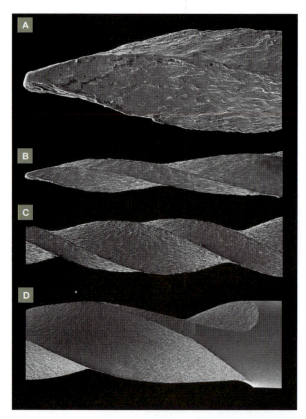

**Figura 10.114** Instrumento de NiTi mecanizado Hyflex® EDM. Forma. **A** e **B.** Ponta (maior e menor aumento). **C.** Haste de corte. **D.** Haste de corte D16.

Um conjunto de três instrumentos Hyflex® EDM (Hyflex® EDM Shaping Set Max Curve) é proposto pelo fabricante para o preparo de canais radiculares com curvaturas acentuadas. Os instrumentos indicados apresentam as seguintes dimensões e conicidades: 15/0,03 mm/mm, 10/0,05 mm/mm e 20/0,05 mm/mm. O objetivo dessa proposta é propiciar menos desgaste dentinário e a manutenção da curvatura de canais radiculares durante ampliação, modelagem e limpeza (Figura 10.114).

### Instrumento XP-Endo® Finisher

É fabricado por usinagem de um fio metálico de NiTi MaxWire®. Na temperatura ambiente, a parte de trabalho é retilínea, porém, quando em contato com a temperatura corporal, ela se transforma para um formato em ampola previamente programado. O instrumento apresenta diâmetro ISO 25 sem conicidade, com o objetivo de manter a mesma flexibilidade máxima em toda a extensão da parte de trabalho. Instrumento universal que pode ser utilizado após qualquer preparo de canal radicular, de diâmetro ISO 25 ou superior. Quando acionado no interior de um canal radicular com a velocidade de 800 a 1000 rpm, adquire a forma de ampola com expansão máxima de 3 mm, a qual pode tocar em irregularidades, istmos e áreas de reabsorção radicular apical.

O instrumento XP-Endo® Finisher é considerado expansivo e de uso na etapa de irrigação e aspiração de um canal radicular. A expansividade possibilita, durante o uso, o contato da parte de trabalho do instrumento com as paredes de um canal radicular, assim como a agitação mecânica da solução química utilizada durante a instrumentação de um canal. O instrumento XP-Endo® Finisher pode ser usado após o término do preparo de um canal radicular com qualquer instrumento ou técnica, com o objetivo de remover tecido vital ou necrosado, *smear layer* e preservar a dentina radicular. O instrumento deve ser usado por cerca de um minuto em cada canal, sendo 30 segundos para o hipoclorito de sódio e 30 segundos com ácido etilenodiaminotetracético (EDTA). O instrumento deve ser movimentado longitudinalmente, com ampliação de 7 a 8 mm em toda a extensão do canal radicular (Figura 10.115A e B).

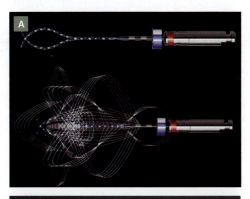

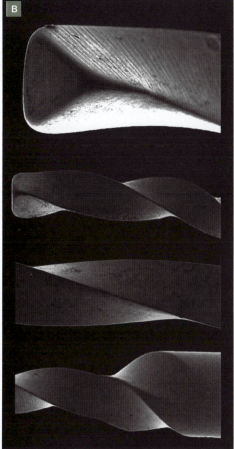

**Figura 10.115 A.** Instrumento de NiTi mecanizado XP-Endo® Finisher. **B.** Forma. Superior. Ponta (maior e menor aumento). Meio. Haste de corte. Inferior. Haste de corte D16.

| Instrumento XP-Endo® Finisher | |
|---|---|
| Fabricante | FKG Dentaire, Suíça |
| Liga metálica | NiTi MaxWire® |
| Fabricação | Usinagem de um fio metálico de NiTi usando a tecnologia MaxWire® |
| Ponta | Ponta não definida. É representada pela extremidade do fio metálico |
| Seção reta transversal | Triangular |
| Número/conicidade mm/mm | 25/0,00 Conicidade nula |
| Indicação | Após a instrumentação de um canal radicular, independentemente da técnica utilizada no preparo, com ampliação mínima apical correspondente ao diâmetro 25 |
| Comprimento útil | 21 e 25 mm |
| Parte de trabalho | 16 mm |
| Movimento | Alargamento com giro contínuo |
| Acionamento | Mecanizado Velocidade: 800 rpm (800-1000 rpm) Torque: 1 Ncm |
| Consideração mecânica: A ausência de conicidade tem como objetivo manter a mesma flexibilidade máxima em toda extensão da parte de trabalho do instrumento. | |

### Instrumento XP-Endo® Finisher R

É fabricado por usinagem de um fio metálico de NiTi MaxWire®. De acordo com o fabricante, o instrumento possui núcleo (parte central do instrumento tangenciando as profundidades dos canais helicoidais) com diâmetro maior do que o XP-Endo® Finisher. O aumento do diâmetro do núcleo tem como finalidade aumentar a resistência mecânica à deformação do instrumento. Disponível com diâmetro ISO 30, conicidade zero e comprimentos de 21 e 25 mm. É indicado para auxiliar a remoção de material obturador residual (guta-percha e cimento), em seguida a qualquer instrumentação empregada no preparo de um canal radicular de diâmetro igual ou superior a ISO 30. O instrumento deve ser movimentado longitudinalmente, com ampliação de 7 a 8 mm em toda a extensão do canal radicular (Figura 10.116A e B).

### Instrumento XP-Endo® Shaper

O instrumento XP-Endo® Shaper surgiu da combinação de duas tecnologias avançadas, a liga MaxWire® e a ponta impulsionadora (BT; do inglês, *booster tip*) na proposta de um instrumento único e inovador para o preparo da maioria dos canais radiculares. A liga MaxWire® aumenta a flexibilidade e a resistência à fadiga. A ponta BT favorece a penetração do instrumento e mantém a forma original do canal radicular, evitando os deslocamentos do preparo apical. Inicia o preparo após um diâmetro ISO de no mínimo 15, podendo alcançar o diâmetro final de ISO

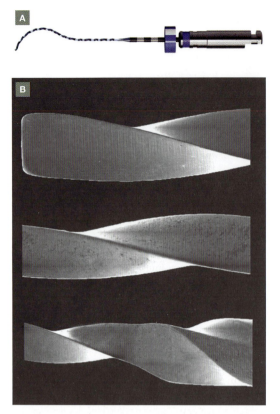

**Figura 10.116 A.** Instrumento de NiTi mecanizado XP-Endo®, Finisher R. **B.** Forma. Superior. Ponta. Meio. Haste de corte. Inferior. Haste de corte D16.

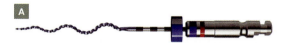
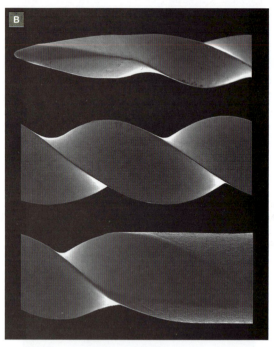

**Figura 10.117 A.** Instrumento de NiTi mecanizado XP-Endo® Shaper. **B.** Forma. Superior. Ponta. Meio. Haste de corte. Inferior. Haste de corte D16.

30/.04, com apenas um instrumento. O movimento serpiginoso associado à extrema flexibilidade e à alta resistência à fratura por fadiga, acionado por meio de rotação contínua em alta velocidade (800 rpm) e torque mínimo (1 Ncm), reduz a tensão nas paredes dentinárias de um canal radicular. A agitação mecânica da solução química auxiliar favorece a maior eliminação de detritos do interior de um canal radicular (Figura 10.117A e B).

### Instrumento XP-Endo® Shaper

| | |
|---|---|
| Fabricante | FKG Dentaire, Suíça |
| Liga metálica | NiTi MaxWire® |
| Fabricação | Usinagem de um fio metálico de NiTi usando a tecnologia MaxWire® |
| Ponta | *Booster tip* (BT) |
| Passagem da ponta para a haste helicoidal | Curva de transição |
| Seção reta transversal | Triangular |
| Número/conicidade mm/mm | Possui a capacidade de iniciar o preparo com diâmetro ISO 15, e de alcançar diâmetro ISO 30, mas também de aumentar a conicidade de 0,01 a pelo menos 0,04. Permite alcançar um preparo final do canal até no mínimo 30/0,04, usando apenas um instrumento |

### Instrumento XP-Endo® Shaper (*continuação*)

| | |
|---|---|
| Indicação | De acordo com o fabricante, o XP-Endo® Shaper é o instrumento de eleição para o tratamento da grande maioria dos canais |
| Comprimento útil | 21, 25 e 31 mm |
| Parte de trabalho | 16 mm |
| Movimento | Alargamento com giro contínuo |
| Acionamento | Mecanizado<br>Velocidade: 800 rpm<br>Torque: 1 Ncm |

Consideração mecânica:
- Uso único
- Combinação de duas tecnologias avançadas: Fabricado com a liga MaxWire® e *a booster tip* (BT)
- Preparar o leito do canal no mínimo até 15/0,02.

### Instrumento TRUEShape®

| | |
|---|---|
| Fabricante | Dentsply Tulsa Dental Specialties, EUA |
| Liga metálica | NiTi tratada termicamente |
| Fabricação | Usinagem |
| Ponta | Cônica circular |
| Passagem da ponta para a haste helicoidal | Com curva de transição |

| Instrumento TRUEShape® (continuação) ||
|---|---|
| Seção reta transversal | Forma em S com duas arestas cortantes e dois canais helicoidais. |
| Número/conicidade mm/mm | ▪ Ampliador de orifício: 20/0,08 mm/mm<br>▪ Instrumentos modeladores: 20, 25, 30 e 40/0,06 mm/mm |
| Indicação | Instrumentação de canais radiculares com reduzido desgaste da parede dentinária |
| Comprimento útil | ▪ Ampliador de orifício: 16 mm<br>▪ Instrumentos modeladores: 21, 25 e 31 mm |
| Movimento | Alargamento com giro contínuo |
| Acionamento | Mecanizado |
| Consideração mecânica (De acordo com o fabricante):<br>▪ Maior preservação da parede dentinária, todavia, em função do diâmetro do instrumento empregado<br>▪ Redução do transporte apical. ||

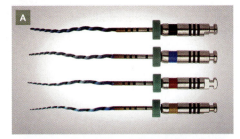

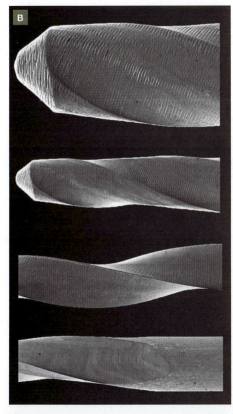

**Figura 10.118 A.** Instrumento de NiTi mecanizado TRUEShape®. **B.** Forma. Superior. Ponta. Meio. Haste de corte. Inferior. Haste de corte D16.

## Instrumento ProGlider™

O instrumento ProGlider™ é fabricado pela Dentsply Tulsa Dental Specialties, Estados Unidos. É indicado para a realização do leito de um canal radicular (*glide path*) após o uso de um instrumento tipo K de aço inoxidável número 10 e conicidade 0,02 mm/mm até o comprimento de trabalho e de patência. É fabricado por usinagem de um fio metálico de NiTi M-Wire, que confere ao instrumento grandes flexibilidade e resistência à fratura por flexão rotativa (fadiga de baixo ciclo).

O diâmetro em D0 é de 0,16 mm, em D8 de 0,36 mm e em D16 de 0,82 mm. A conicidade na extremidade da parte de trabalho é de 0,02 mm/mm e, a seguir, progressiva de 0,02 mm/mm a 0,08 mm/mm em sentido de D16. Essa conicidade progressiva tem como objetivo ampliar o segmento cervical para facilitar a instrumentação do segmento apical de um canal radicular.

É fornecido comercialmente nos comprimentos de 21, 25 e 31 mm. O instrumento é único e deve ser empregado uma única vez. É acionado por meio de um motor elétrico com giro contínuo à direita, velocidade de 300 rotações por minuto (rpm) e torque ajustável de 2 a 5,2 N·cm (Figuras 10.119 a 10.123).

| Instrumento ProGlider™ ||
|---|---|
| Fabricante | Dentsply Tulsa Dental Specialties, EUA |
| Liga metálica | NiTi M-Wire |
| Fabricação | Usinagem |
| Ponta | Cônica circular |
| Passagem da ponta para a haste helicoidal | Com curva de transição |
| Seção reta transversal | Triangular |
| Número/conicidade mm/mm | Conicidade progressiva<br>D0 – 0,02 mm/mm e, a seguir, conicidades progressivas de 0,02 a 0,08 mm/mm em sentido de D16<br>Diâmetros:<br>D0 0,16 mm<br>D8 0,36 mm<br>D16 0,82 mm |
| Indicação | Realização do leito do canal radicular (*glide path*) após o uso de um instrumento tipo K de aço inoxidável número 10 e conicidade 0,02 mm/mm até o comprimento de trabalho e de patência. Uso único |
| Comprimento útil | 21, 25 e 31 mm |
| Parte de trabalho | 16 mm |
| Movimento | Alargamento com giro contínuo à direita |
| Acionamento | Mecanizado. Velocidade: 300 rpm<br>Torque: ajustável de 2 a 5,2 N·cm |
| Consideração mecânica: Fabricado por usinagem de um fio metálico de NiTi M-Wire que confere ao instrumento grandes flexibilidade e resistência à fratura por flexão rotativa (por fadiga). Tem como objetivo ampliar o segmento cervical para facilitar a instrumentação do segmento apical de um canal radicular. ||

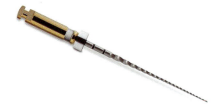

**Figura 10.119** Instrumento de NiTi mecanizado ProGlider™. (www.tulsadentalspecialties.com).

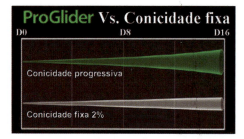

**Figura 10.120** Instrumento de NiTi mecanizado ProGlider™. Desenho. Conicidade progressiva (www.tulsadentalspecialties.com).

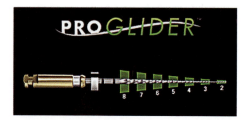

**Figura 10.121** Instrumento de NiTi mecanizado ProGlider™. Conicidade progressiva ao longo da haste helicoidal cônica de D0 a D16 (www.endoruddle.com).

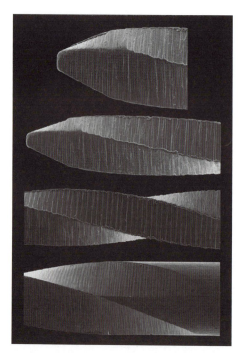

**Figura 10.122** Instrumento de NiTi mecanizado ProGlider™. Forma. Superior. Ponta (maior e menor aumento). Meio. Haste de corte. Inferior. Haste de corte D16.

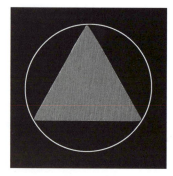

**Figura 10.123** Instrumento de NiTi mecanizado ProGlider™. Seção reta transversal.

### Instrumentos BT-RaCe™

Os instrumentos BT-RaCe™ (*booster tip*/ponta impulsionadora) são fabricados pela FKG Dentaire, Suíça. É um conjunto de três instrumentos: BT1 com diâmetro em D0 de 0,10 mm e conicidade de 0,06 mm/mm; BT2 com diâmetro em D0 de 0,35 e sem conicidade (parte de trabalho cilíndrica); BT3 com diâmetro em D0 de 0,35 mm e conicidade de 0,04 mm/mm (Figura 10.124). Além desses instrumentos há mais dois disponíveis que são denominados BT-RaCe™ XL: BT 40 (D0 0,40 mm) com conicidade de 0,04 mm/mm e BT-50 (D0 0,50 mm) com conicidade de 0,04 mm/mm. Estão disponíveis nos comprimentos de 21, 25 e 31 mm (Figura 10.125).

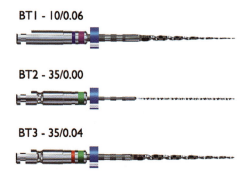

**Figura 10.124** Instrumento de NiTi mecanizado BT-RaCe™. Números 1, 2 e 3. (www.fkg.ch).

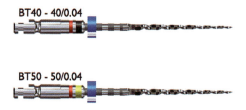

**Figura 10.125** Instrumento de NiTi mecanizado BT-RaCe™ XL. Números 40 e 50. (www.fkg.ch).

A forma da ponta (*booster tip*) desses instrumentos é o grande diferencial em relação aos demais instrumentos. A ponta do instrumento é não cortante até 0,17 mm a partir da extremidade e cortante a partir de 0,17 mm. O diâmetro do instrumento é estabelecido dentro do comprimento de 0,5 mm a partir da ponta. Não sofrem roscamento durante a instrumentação de canais radiculares e são eletropolidos, com o objetivo de reduzir os defeitos superficiais advindos do processo de usinagem (Figura 10.126).

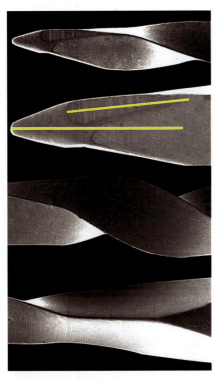

**Figura 10.126** Instrumento de NiTi mecanizado BT-RaCe™. Forma. Superior. Ponta (menor e maior aumento). Meio. Haste de corte. Inferior. Haste de corte D16.

São fabricados por usinagem a partir de fios metálicos de NiTi convencional. Apresentam seções retas transversais triangulares (Figura 10.127).

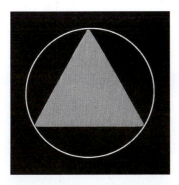

**Figura 10.127** Instrumento de NiTi mecanizado BT-RaCe™. Seção reta transversal.

A passagem da base da ponta para as hélices da haste de corte helicoidal ocorre por meio de um aplainamento do ângulo de transição do instrumento endodôntico. Essa característica morfológica confere segurança mesmo na instrumentação de canais atresiados. A forma da ponta permite que o instrumento, durante a instrumentação de canais radiculares curvos, acompanhe a curvatura do canal, induzindo tensões menores no instrumento e nas paredes do canal radicular.

São acionados por meio de um motor elétrico com giro contínuo à direita, velocidade de 800 rpm (800 a 1.000 rpm) e torque de 1,5 N·cm.

Os instrumentos BT-RaCe™ são projetados para instrumentação de canais radiculares (retos e/ou curvos). Devem ser empregados após a realização do leito do canal radicular (*glide path*) por meio de instrumentos tipo K de aço inoxidável de números 08, 10 e 15 e de conicidade 0,02 mm/mm.

Os instrumentos BT-RaCe™ devem ser acionados pelo movimento de alargamento contínuo, com avanços e retrocessos, e aproximadamente 3 a 4 mm em sentido apical de um canal radicular. Cada incursão não deve exceder 10 segundos. São projetados para um único uso.

| Instrumentos BT-RaCe™ | |
|---|---|
| Fabricante | FKG Dentaire, Suíça |
| Liga metálica | NiTi convencional |
| Fabricação | Usinagem |
| Ponta | Cônica circular (*booster tip*, ponta impulsionadora). Não cortante até 0,17 mm da extremidade da ponta |
| Passagem da ponta para a haste helicoidal | Curva de transição |
| Seção reta transversal | Triangular |
| Número/conicidade mm/mm | - BT1 – 10/0,06 mm/mm<br>- BT2 – 35/0.00 mm/mm<br>- BT3 – 35/0,04 mm/mm<br>Além desses instrumentos, há mais dois disponíveis que são denominados:<br>- BT 40/0,04 mm/mm<br>- BT 50/0,04 mm/mm |
| Indicação | São projetados para instrumentação de canais radiculares retos e/ou curvos. Devem ser empregados após a realização do leito de um canal radicular (*glide path*) por meio de instrumento de aço inoxidável de números 08, 10 e 15 e de conicidade 0,02 mm/mm. Uso único |
| Comprimento útil | 21, 25 e 31 mm |
| Parte de trabalho | 16 mm |
| Movimento | Alargamento com giro contínuo à direita |
| Acionamento | Velocidade: 800 rpm (800 a 1.000 rpm)<br>Torque: 1,5 N·cm |

Consideração mecânica: A passagem da base da ponta para as hélices da haste helicoidal ocorre por meio de um aplainamento do ângulo de transição do instrumento endodôntico. Esse procedimento aumenta o comprimento da ponta cônica circular, o que confere ao instrumento maior segurança, mantendo a forma do preparo mesmo em canais atresiados. Não sofrem roscamento durante a instrumentação de canais radiculares. São eletropolidos com o objetivo de reduzir os defeitos superficiais advindos do processo de usinagem.

## Instrumentos Pré-SAF (*Self-Adjusting File*)

Os instrumentos pré-SAF foram projetados para realização da pré-instrumentação de canais radiculares (Tabela 10.11). Têm como objetivo a eliminação ou regularização das interferências anatômicas, buscando a criação do leito de um canal radicular (*glide path*). Apresentam arestas cortantes alternadas, o que evita o efeito de roscamento do instrumento no interior do canal radicular. O não roscamento reduz a variação do torque e minimiza a deformação plástica e/ou a fratura do instrumento por torção. Os instrumentos pré-SAF incluem os alargadores cervicais (pré-SAF OS), os instrumentos para canais muito atresiados (pré-SAF 1) e os instrumentos para canais atresiados (pré-SAF 2). A dificuldade ou a facilidade da posterior instrumentação de um canal radicular atresiado, na maioria das vezes, repousa apenas na pré-instrumentação (Figuras 10.128 a 10.130).

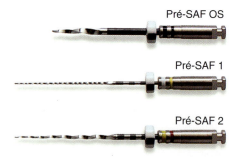

**Figura 10.128** Instrumento de NiTi mecanizado Pré-SAF.

**Tabela 10.11** Instrumentos Pré-SAF.

| Característica | Pré-SAF OS | Pré-SAF 1 | Pré-SAF 2 |
|---|---|---|---|
| Diâmetro/conicidade | 40/0,10 | 15/0,02 | 20/0,04 |
| Comprimento | 19 mm | 25 mm | 25 mm |
| Parte ativa | 10 mm | 18 mm | 18 mm |
| Velocidade | 600 rpm | 500 a 600 rpm | 500 a 600 rpm |
| Torque | 1,5 N·cm | 1 N·cm | 1,5 N·cm |

SAF: *self-adjusting file*.

## Instrumentos SAF (*Self-Adjusting File*)

SAF são instrumentos endodônticos de NiTi autoajustáveis no interior de um canal radicular.

São constituídos por um cilindro vazio (oco) reforçado por duas longarinas, tendo na superfície cilíndrica inúmeras vigas entrelaçadas. Essa configuração do instrumento permite a sua compressão quando inserido no interior de um canal radicular, seguida de uma expansão gradual radial, que permite ao instrumento tocar em todo o contorno do canal.

A superfície do instrumento é tratada por jato de areia, criando uma superfície abrasiva que permite o desgaste da dentina de um canal radicular. O instrumento é acionado com contra-ângulo especial, com vibração vertical, com avanço de 0,4 mm e com 3.000 a 5.000 oscilações por minuto. Está disponível comercialmente no diâmetro de 1,5 mm nos comprimentos úteis de 21, 25 e 31 mm, e no diâmetro de 2,0 mm nos comprimentos de 21 e 25 mm.

A ponta desses instrumentos é formada apenas pela interseção das duas longarinas, o que limita o desgaste da dentina em apenas duas áreas do contorno de um canal radicular. Essa configuração pode comprometer a limpeza apical e a criação do batente apical de um canal

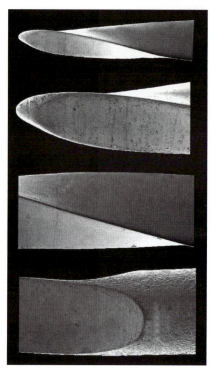

**Figura 10.129** Instrumento de NiTi mecanizado Pré-SAF OS. Forma. Superior. Ponta (menor e maior aumento). Meio. Haste de corte. Inferior. Haste de corte D16.

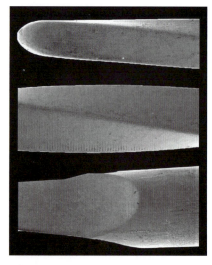

**Figura 10.130** Instrumento de NiTi mecanizado Pré-SAF. Forma. Superior. Ponta. Meio. Haste de corte. Inferior. Haste de corte D16.

radicular. A irrigação é realizada concomitantemente com a instrumentação, o que aumenta o poder de limpeza das paredes de um canal radicular (Figuras 10.131 a 10.136).

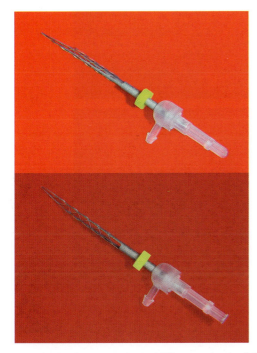

Figura 10.131 Instrumento de NiTi mecanizado. SAF.

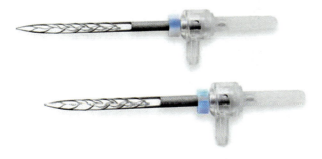

Figura 10.132 Instrumento de NiTi mecanizado. SAF. (www.redent.co.il).

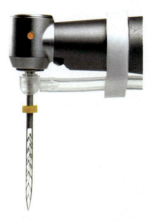

Figura 10.133 Instrumento de NiTi mecanizado. SAF. Posicionado em um contra-ângulo especial (www.redent.co.il).

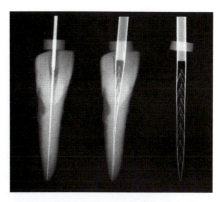

Figura 10.134 Instrumento de NiTi mecanizado SAF. Radiografia mostrando a adaptação do instrumento em toda a extensão de um canal radicular (www.redent.co.il).

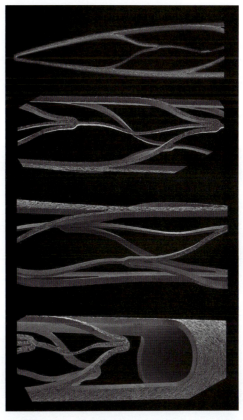

Figura 10.135 Instrumento de NiTi mecanizado SAF. Microscopia eletrônica de varredura. Superior. Ponta. Meio. Haste abrasiva cilíndrica (duas imagens). Inferior. Parte final da haste de desgaste.

A Easy Equipamentos Odontológicos (Belo Horizonte, MG) desenvolve e produz equipamentos para Endodontia. A empresa oferece uma linha completa de produtos e acessórios. A linha de instrumentos endodônticos é constituída de:

- Instrumentos rotatórios NiTi (Easy ProDesign Logic, Easy Prodesign S e Flex Gold)
- Instrumentos de retratamento de NiTi (Easy Prodesign Logic RT)
- Instrumentos reciprocantes NiTi (Easy Prodesign R) (Figura 10.137).

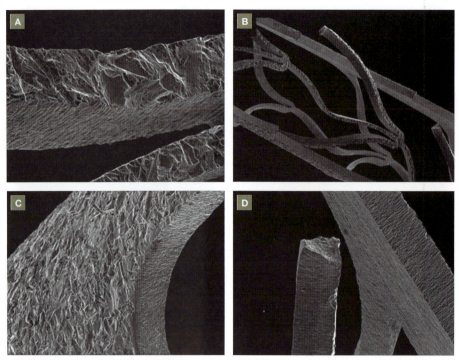

**Figura 10.136 A** a **D.** Instrumento de NiTi mecanizado SAF. **A-D.** Microscopia eletrônica de varredura. Superfície abrasiva. **C** e **D.** Microscopia eletrônica de varredura. Fratura de uma viga após o uso na ampliação de um canal radicular.

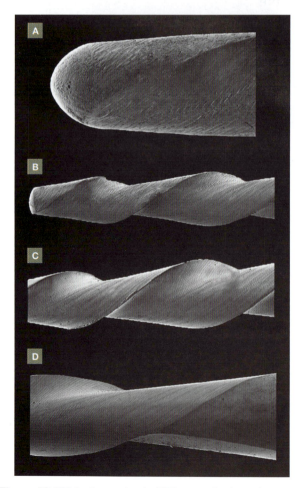

**Figura 10.137** Instrumento de NiTi mecanizado reciprocante Easy Prodesign R. Liga de NiTi com tratamento térmico. Forma. **A** e **B.** Ponta (maior e menor aumento). **C.** Haste de corte. **D.** Haste de corte D16.

| Instrumento Prodesign R | |
|---|---|
| Fabricante | Easy, Brasil |
| Liga metálica | NiTi memória controlada (CM) |
| Fabricação | Usinagem |
| Ponta | Cônica circular |
| Passagem da ponta para a haste helicoidal | Curva de transição |
| Seção reta transversal | Forma em S invertido com duas arestas cortantes e dois canais helicoidais |
| Número/conicidade mm/mm | Conicidade constante 25/0,06 35/0,05 |
| Indicação | Instrumentação de canais radiculares com número reduzido de instrumentos endodônticos. Canais com curvaturas acentuadas |
| Comprimento útil | 21 e 25 mm |
| Parte de trabalho | 16 mm |
| Movimento | Movimento de alargamento parcial alternado (reciprocante) |
| Acionamento | Mecanizado reciprocante Ângulo de 330-30 Velocidade: 400 rpm |

Consideração mecânica: Os instrumentos ProDesign R apresentam grande resistência à flexão rotativa quando comparados aos outros instrumentos reciprocantes CM; isso se deve a sua menor conicidade (0,06 fixa) em relação aos sistemas presentes no mercado. O instrumento permite deformação plástica à temperatura ambiente e recupera sua forma após esterilização, como os demais instrumentos CM.

Uma linha completa de produtos para a Endodontia também é apresentada pela MK Life (Porto Alegre, RS). Sua linha de instrumentos endodônticos é constituída de instrumentos acionados com rotação contínua e com rotação reciprocante (alternada).

### Instrumentos acionados com rotação contínua

- Glide Path
- Navigator EVO
- Orifice Shaper
- Pro-T
- Retratamento
- Sequence Rotary File
- XP Clean.

### Instrumentos acionados com rotação reciprocante (alternada)

- Pro-R Reciprocante
- Unicone
- X1-Blue File (Figura 10.138).

| Instrumento X1-Blue file | |
|---|---|
| Fabricante | MK Life, Brasil |
| Liga metálica | NiTi memória controlada (CM) |
| Fabricação | Usinagem |
| Ponta | Cônica circular |
| Passagem da ponta para a haste helicoidal | Curva de transição |
| Seção reta transversal | Triangular |
| Número/conicidade mm/mm | 15/0,04<br>20/0,06<br>25/0,06<br>40/0,06 |
| Indicação | Instrumentação de canais radiculares com número reduzido de instrumentos endodônticos. Canais com curvaturas acentuadas |
| Comprimento útil | 25 mm |

| Instrumento X1-Blue file | |
|---|---|
| Parte de trabalho | 16 mm |
| Movimento | Movimento de alargamento parcial alternado (reciprocante) |
| Acionamento | Mecanizado reciprocante<br>Ângulo: pode ser utilizada nas angulações do sistema Wave One® (170-50) ou Reciproc® (150-30) |

Consideração mecânica: Os instrumentos X1-Blue File apresentam variedade de diâmetros e conicidades, o que permite melhor ajuste do instrumento para cada caso.
O instrumento permite deformação plástica à temperatura ambiente.

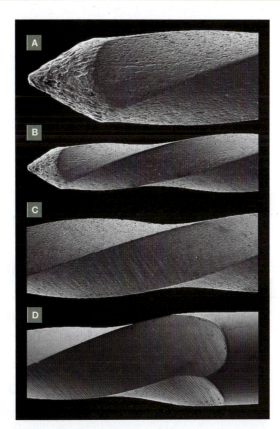

**Figura 10.138** Instrumento de NiTi mecanizado reciprocante X1-Blue File (MK Life). Liga de NiTi com tratamento térmico Blue e memória controlada. Forma. **A** e **B**. Ponta (maior e menor aumento). **C**. Haste de corte. **D**. Haste de corte D16.

---

As referências bibliográficas deste capítulo estão disponíveis no Ambiente de aprendizagem do GEN | Grupo Editorial Nacional.

| Seção 10.2 | **Dispositivos Mecânicos de Acionamento de Instrumentos Endodônticos** |

Hélio P. Lopes | Carlos N. Elias | Márcia V. B. Vieira | Victor T. L. Vieira

Pode-se dizer que o acionamento a motor dos instrumentos endodônticos aperfeiçoou e facilitou de maneira significativa o preparo mecânico dos canais radiculares. Um exemplo disto seria a utilização da broca de Gates-Glidden, que permite trabalhar terços cervicais e médios de maneira rápida, o que seria mais penoso caso fosse empregada somente a instrumentação manual.

A evolução das ligas metálicas, culminando na existência dos instrumentos endodônticos especiais de NiTi, abriu portas para instrumentação mecanizada por rotação contínua, sem promover danos na anatomia original dos canais radiculares, pois esses instrumentos eram mais flexíveis que os de aço inoxidável. Com isso, as empresas se empenharam em desenvolver diversos tipos de motores para o acionamento dos mesmos (Nouvag TCM Endo – Suíça; Moyco Union Broach – EUA; Micromotor Micromega AS – França).

A princípio, o acionamento dos instrumentos era basicamente por rotação contínua. Os primeiros dispositivos que surgiram eram pneumáticos e acopláveis ao micromotor de baixa rotação. Esses dispositivos possuíam torque fixo ou era possível controle de torque e velocidade dos instrumentos.

A utilização dos instrumentos de NiTi se tornou uma realidade na prática clínica e o desenvolvimento tecnológico foi inevitável. Um grande ganho para a Endodontia foi a incorporação do movimento reciprocante.

Os contra-ângulos especiais podem executar movimentos de alargamento parcial alternado, também denominado oscilatório ou reciprocante, contínuo, de limagem e de alargamento e limagem. Independentemente da técnica empregada, o preparo apical dos canais radiculares deve ser executado com movimento de alargamento parcial alternado ou contínuo.

Abordaremos os contra-ângulos especiais que executam o movimento de alargamento parcial alternado à direita e à esquerda, descrevendo um arco de 30 ou 45 graus. Esses contra-ângulos permitem o acoplamento do cabo de instrumentos tipo K de aço inoxidável ou de NiTi. Para o acoplamento da haste de acionamento de instrumentos mecanizados há necessidade da utilização de um adaptador metálico ou de outra cabeça para o contra-ângulo.

Os instrumentos de aço inoxidável não devem ser pré-curvados para a realização do movimento de alargamento parcial alternado, uma vez que esse procedimento induz carregamentos combinados de dobramento alternado (desdobramento e dobramento) e de torção. O segmento dobrado não gira no eixo do instrumento, mas tende a descrever um semicírculo com raio igual ao comprimento do segmento pré-curvado. Todavia, devido às dimensões e à resistência das paredes do canal, o deslocamento do segmento pré-curvado do instrumento é reduzido, ocorrendo, no ponto crítico de dobramento, concentração de tensão por torção. Esse carregamento pode ultrapassar o limite de resistência do material, conduzindo à fratura do instrumento. Para instrumentos de maior diâmetro, a rigidez é aumentada e a força de oposição das paredes dentinárias nem sempre é capaz de induzir a fratura do instrumento. Nestas condições, o que observamos na região apical do canal radicular é maior incidência de deslocamento apical do preparo após a instrumentação. Para evitar esses acidentes, os instrumentos endodônticos devem ser empregados no limite elástico (flexível) e jamais no limite plástico (pré-curvado).

O movimento de alargamento parcial alternado dos instrumentos endodônticos conectados nos contra-ângulos especiais é gerado por micromotores a ar ou motores elétricos. Os micromotores a ar não possuem mecanismos para manter constante a pressão no compressor. Os compressores trabalham em regime de pressão flutuante. Quando a pressão no cilindro atinge um valor mínimo o aparelho é automaticamente ligado e desligado ao atingir a pressão máxima. Nesta faixa de variação da pressão do compressor, a frequência do movimento de alargamento parcial alternado do instrumento fica flutuante. Os motores elétricos mantêm constante a velocidade de rotação.

### Contra-ângulo Direct

É fabricado pela VDW (Alemanha), acoplado diretamente ao micromotor do equipamento ou a um motor elétrico de baixa rotação de bancada. Apresenta uma tecnologia inovadora que utiliza o movimento reciprocante (alargamento) no acionamento dos instrumentos endodônticos (alargadores endodônticos) (Figura 10.139).

### Contra-ângulo 1:1 MK Life

Realiza movimentos de rotação de giro contínuo e de giro reciprocante (alternado). É comercializado pela MK Life (Porto Alegre, RS) (Figura 10.140).

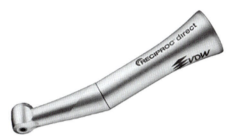

**Figura 10.139** Contra-ângulo Direct VDW.

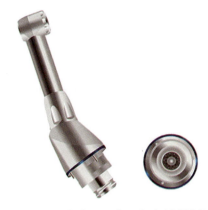

**Figura 10.140** Contra-ângulo 1:1 MK Life.

## Contra-ângulo TEP-E10R

É fabricado pela NSK (Japão), com amplitude do arco de 45 graus e redução de velocidade de 4:1 ou 10:1. Segundo o fabricante, é recomendada uma velocidade de trabalho máxima para o instrumento endodôntico de 3.000 ciclos (oscilações) por minuto. Possui uma cabeça com sistema de pinça acionada por *push-botton* que permite adaptar o cabo de diferentes marcas comerciais de instrumentos endodônticos tipo K (Figura 10.141A e B).

## Contra-ângulo M4

É fabricado pela Kerr (Kerr-México), com amplitude do arco de 30 graus, redução de velocidade 4:1, e engate na cabeça do contra-ângulo por sistema *push-botton*. Segundo o fabricante, é recomendada uma velocidade de trabalho para o instrumento endodôntico entre 1.500 e 6.000 oscilações por minuto.

## Contra-ângulo 3LD-DURATEC

É fabricado pela Kavo (Brasil), com amplitude do arco de 45 graus, redução de velocidade de 10:1 e engate na cabeça do contra-ângulo por sistema *push-botton*.

Os instrumentos endodônticos podem ser acionados mecanicamente por meio de motores elétricos ou micromotores a ar (pneumáticos), acompanhados de contra-ângulos convencionais sem redução de velocidade (1:1) ou contra-ângulos redutores de velocidade (p. ex., 4:1, 8:1, 10:1, 16:1 e 20:1). O conjunto motor e contra-ângulo possui dispositivos mecânicos que permitem velocidade de giro contínuo à direita e torques baixos. Velocidade de giro de 300 a 900 rpm e torque de 0,6 N·cm (62 gfcm) a 6 N·cm (612 gfcm). Os micromotores a ar, devido à variação da pressão do compressor, conferem aos instrumentos endodônticos uma velocidade de rotação flutuante. O torque utilizado geralmente é fixo. Os motores elétricos mantêm constante a velocidade de rotação e opção de torque.

Torque ou momento de uma força é definido como o efeito rotatório criado pelo carregamento distante do centro de resistência de um corpo. O torque é calculado pela equação: Torque = Força × raio, em que o raio é a distância entre o ponto de aplicação da força e o eixo de rotação do corpo.

A força no Sistema Internacional de Unidades é expressa em Newton (N) e o torque expresso pela unidade de força multiplicada pela unidade de comprimento (Newton × metro). Emprega-se também, para a força as unidades em quilograma-força e grama-força e, para o comprimento, as unidades em centímetros e milímetros. Existem as relações entre as unidades:

$$1 \text{ kgf} = 1.000 \text{ gf} = 9,8 \text{ N}$$
$$1 \text{ m} = 100 \text{ cm} = 1.000 \text{ mm}$$

Diversos fabricantes propõem motores elétricos com giro contínuo com diferentes opções de valores de velocidade e de torque. Essas opções têm como objetivo reduzir a possibilidade de fratura por torção e por fadiga dos instrumentos endodônticos durante a instrumentação de canais radiculares. Os valores da velocidade e dos torques, geralmente, são preestabelecidos pelos fabricantes. Outros motores fornecem velocidades e torques programados para cada tipo e diâmetro de instrumento endodôntico empregado. Para ambos os motores, quando o carregamento atingir o torque selecionado (torque de segurança), teoricamente aquém do limite máximo

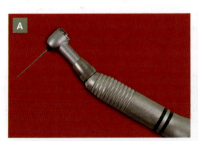 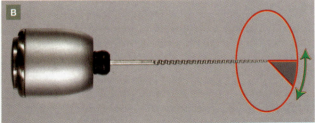

**Figura 10.141** Contra-ângulo TEP-E10R. **A.** Fotografia. **B.** Desenho.

de resistência à fratura por torção, o giro do motor é interrompido, evitando-se a sobrecarga e a fratura do instrumento empregado.

Todavia, estabelecer esses valores torna-se difícil por diversos empecilhos mecânicos e clínicos a seguir mencionados:

- O operador deve conhecer o valor provável do torque que induz a fratura de cada instrumento endodôntico empregado. Vale ressaltar que esses valores normalmente não são informados pelos fabricantes
- O torque é uma grandeza variável em relação ao raio. Como o raio (diâmetro) é variável ao longo da haste de corte helicoidal cônica, torna-se difícil determinar com precisão o torque de fratura de um instrumento endodôntico
- As variações acentuadas entre os diâmetros reais e os nominais propostos, assim como os inúmeros defeitos de acabamento superficial (ranhuras, rebarbas e microcavidades) existentes nos instrumentos endodônticos funcionam como pontos concentradores de tensão, podendo induzir a fratura prematura com níveis de torques abaixo dos previsíveis
- A seção reta transversal da haste de corte dos instrumentos endodônticos mecanizados apresenta desenhos diferentes em função do fabricante. Pode ser constante para toda a haste de corte ou apresentar variações. Consequentemente, a área da seção reta transversal e o diâmetro do núcleo variam em função do desenho e da conicidade da haste de corte do instrumento
- O torque máximo em torção de um instrumento endodôntico, durante o uso clínico, depende também da anatomia do canal radicular. Em um canal curvo, o instrumento é submetido a carregamentos combinados de flexão rotativa e de torção que induzem tensões trativas, compressivas e cisalhantes. Essa condição é mais grave do que a observada em vários ensaios mecânicos de laboratório disponíveis na literatura, em que o carregamento do instrumento é apenas por torção.

O maior rigor no controle das dimensões nominais e do acabamento superficial dos instrumentos endodônticos especiais de NiTi mecanizados certamente reduzirá a ocorrência de sua fratura por torção. Entretanto, sem dúvida, o melhor recurso para reduzir o índice de fratura por torção é evitar a imobilização da ponta do instrumento durante o preparo de um canal radicular. Isso é alcançado com o conhecimento dos princípios mecânicos da instrumentação, com técnica adequada, habilidade e experiência profissional.

Segundo Yared et al.,[64] para profissionais experientes, o uso de motores com torques menores do que o limite de resistência à fratura em torção do instrumento empregado não é importante para reduzir a incidência de deformação plástica ou de fratura do instrumento.

Em função do exposto, estabelecer o valor de um torque de segurança para cada tipo e marca comercial de instrumento de NiTi mecanizado é tarefa mais difícil do que a facilidade propalada por muitos.

É importante ressaltar que o maior temor em usar instrumentos endodônticos especiais de NiTi mecanizados no preparo de canais radiculares curvos é devido à ocorrência da fratura por fadiga de baixo ciclo advinda de um carregamento por flexão rotativa. Esse tipo de fratura não está relacionado com o valor do torque aplicado ao instrumento quando em flexão rotativa. A fratura por fadiga é imprevisível, pois acontece sem que haja qualquer aviso prévio. É responsável por 50 a 90% das falhas mecânicas.

Na região de flexão de um instrumento em rotação contínua, são geradas tensões que variam alternadamente em tração e compressão. Essas tensões promovem mudanças microestruturais acumulativas que podem levar o material à fratura.

A resistência à fratura por fadiga de um instrumento endodôntico é quantificada pelo número de ciclos (vida útil) que ele é capaz de resistir em uma determinada condição de carregamento.[11,65]

O número de ciclos é acumulativo e depende da velocidade de giro e do tempo de manutenção do instrumento em flexão rotativa. Quanto maior a velocidade, menor o tempo de vida útil do instrumento.

A intensidade das tensões trativas e compressivas impostas na região de flexão rotativa de um instrumento depende do raio de curvatura de um canal, do comprimento do arco do canal, da posição do arco ao longo do canal e do diâmetro do instrumento. Quanto menor o raio de curvatura, maior o comprimento do arco do canal; quanto mais para a cervical estiver posicionado o arco e maior o diâmetro do instrumento empregado, maior a intensidade das tensões e, consequentemente, menor o tempo de vida útil do instrumento.[11,65,66]

A Dentsply Maillefer, Suíça, fabrica um aparelho compacto denominado X-Smart™, empregado para o acionamento de instrumentos endodônticos com velocidades e torques preestabelecidos. O aparelho possibilita alteração de velocidade e torque em nove programações pré-ajustáveis. A escala de velocidades é de 120 a 800 rpm, e a escala de torques é de 0,6 a 5,2 N·cm. É empregado com contra-ângulo redutor de 16:1. Funciona na eletricidade ou com baterias. O tempo de recarga da bateria é aproximadamente 5 horas. O tempo de uso com bateria é de aproximadamente 2 horas. É compatível com todos os sistemas de instrumentos mecanizados. A peça de mão possui botão liga-desliga e pesa 92 g. Apresenta tela de cristal líquido e controle de autorreversão. A empresa também fabrica o motor X-Smart™ Dual, indicado para o acionamento dos instrumentos na instrumentação dos canais e na localização eletrônica foraminal. Além desses motores, a empresa também oferece o motor X-Smart™ Plus, que realiza movimentos reciprocante e rotatório convencional compatíveis com os sistemas WaveOne®, ProTaper® e demais sistemas disponíveis no mercado. O X-Smart™ Plus garante a simplicidade de uso ao profissional; é compacto; leve; possui tela de LCD ampla e colorida; *design* ergonômico; acionamento manual na peça de mão (não possui pedal); excelente visibilidade e de acesso devido ao tamanho reduzido de seu contra-ângulo e possibilidade de giro do mesmo em 360 graus. Apresenta cinco programas predefinidos e oito programas livres. Acompanha um contra-ângulo redutor 6:1, carregador e peça de mão. Possui mecanismo de reverso nas opções de automático, semiautomático ou sem o mesmo. Permite o ajuste independente de velocidade na faixa de 250 a 1.200 rpm e de torque 0,6 a 4,0 Ncm (Figuras 10.142 a 10.144).

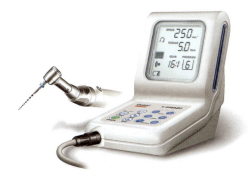

**Figura 10.142** Motor X-Smart™. Dentsply, Maillefer, Suíça.

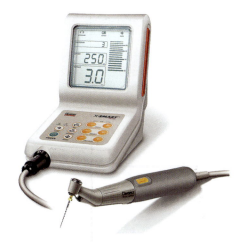

**Figura 10.143** Motor X-Smart™ Dual. Dentsply, Maillefer, Suíça.

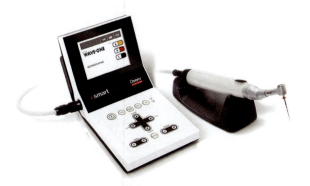

**Figura 10.144** Motor X-Smart™ Plus. Dentsply, Maillefer, Suíça.

X-Smart™ IQ é um motor endodôntico sem fio, de rotação contínua e reciprocante, controlado por uma aplicação Apple® iOS®. Inclui uma biblioteca de instrumentos endodônticos com programas predefinidos. A biblioteca pode ser customizada (Figura 10.145).

A Adiel Comercial Ltda. (Ribeirão Preto, SP) comercializa um contra-ângulo com motor elétrico com sistema de controle de torque e reverso denominado Endo-Max HP (Figura 10.146). A empresa também comercializa o Endo Duo, contra-ângulo endodôntico com duas cabeças para movimento rotatório contínuo e oscilatório (reciprocante).

A Driller fabrica o motor elétrico Endo Plus, desenvolvido para o preparo dos canais radiculares com reversão automática no pedal, sinal sonoro, controle de torque de 0,02 N·cm a 8,0 N·cm, velocidade de 150 rpm a 17.000 rpm e visor digital (Figura 10.147).

A Driller também fabrica o motor elétrico Endo Pro Torque, que possibilita a alteração da velocidade e torque em 10 níveis independentes, com reversão semiautomática no pedal com sinal sonoro, velocidade de 150 rpm a 6.000 rpm, torque 0,1 N·cm a 3,5 N·cm e utiliza contra-ângulo 1:1 (Figura 10.148).

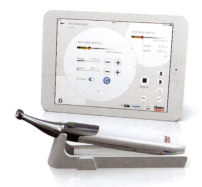

**Figura 10.145** Motor X-Smart® IQ. Dentsply, Maillefer, Suíça.

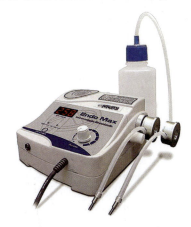

**Figura 10.146** Motor Endo-Max HP. Adiel Comercial Ltda., Ribeirão Preto, SP.

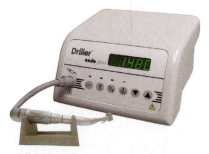

**Figura 10.147** Motor Driller® Endo Plus, VK Driller Equipamentos Elétricos Ltda., São Paulo, SP.

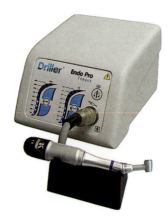

**Figura 10.148** Motor Driller® Endo Pro Torque, VK Driller Equipamentos Elétricos Ltda., São Paulo, SP.

O contra-ângulo Anthogyr NiTi Control é fabricado pela Anthogyr (França) e dispensa o uso de motor elétrico. É acoplado a micromotores detentores do sistema Intro. Possui redução da velocidade na ordem de 64:1. A velocidade e o emprego devem ser de 300 a 350 rpm. Possuem quatro níveis diferentes de torque (N·cm): 0,7, 1,4, 2,3 e 4,5 (Figura 10.149).

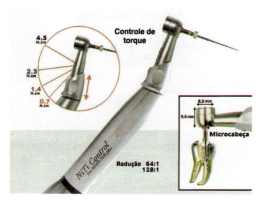

**Figura 10.149** Contra-ângulo Anthogyr NiTi Control. Anthogyr, França.

Os instrumentos endodônticos também podem ser acionados mecanicamente, por meio de motores elétricos acompanhados de contra-ângulos especiais, que executam o movimento de alargamento parcial alternado ou oscilatório (reciprocante) à direita e à esquerda ou à esquerda e à direita, descrevendo um arco com diferentes ângulos (p. ex., 30 graus, 45 graus, 90 graus e 120 graus). Os contra-ângulos são acoplados à haste de acionamento de instrumentos endodônticos especiais de NiTi. No ensaio de flexão rotativa, o instrumento endodôntico, quando acionado por meio do movimento de alargamento parcial alternado ou reciprocante, exibe maior número de ciclos à fratura por fadiga do que quando o instrumento é acionado com giro contínuo.[67,68] O aumento do ângulo de rotação reduz a vida em fadiga de um instrumento endodôntico submetido ao ensaio de flexão rotativa. Isso é explicado devido à maior intensidade de tensões trativas e compressivas no ponto máximo de flexão quando o instrumento endodôntico é acionado com ângulos de rotação maiores. A cada ciclo, o instrumento não avança para completar o círculo (contorno do canal).

O conjunto VDW.SILVER® RECIPROC (VDW, Alemanha) oferece a opção de giro alternado (reciprocante) com ângulo de rotação à esquerda de 150 graus e à direita de 30 graus. Outra opção é de 170 graus à esquerda e de 50 graus à direita. A cada ciclo o instrumento avança 120 graus à esquerda, completando todo o contorno do canal em três ciclos consecutivos (Figura 10.150). O motor VDW.SILVER® tem a opção de giro contínuo para os instrumentos endodônticos especiais de NiTi mecanizados (Figura 10.151). O motor VDW.GOLD® tem o localizador eletrônico foraminal integrado. Ambos apresentam uma função de escolha do programa a critério do profissional (Additional Doctor's Choice Programme [Figura 10.152]). O motor VDW.CONNECT® Drive apresenta peça de mão sem fio alimentada por bateria, operado com ou sem um *software* desenvolvido para ser instalado em um dispositivo eletrônico móvel via conexão Bluetooth® (Figura 10.153).

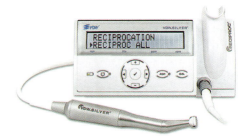

**Figura 10.150** Motor VDW.SILVER® RECIPROC®. VDW, Alemanha.

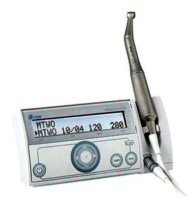

**Figura 10.151** Motor VDW® SILVER®. VDW, Alemanha.

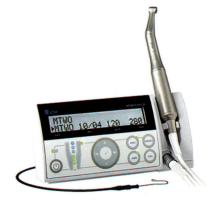

**Figura 10.152** Motor VDW® GOLD®. VDW, Alemanha.

Capítulo 10 | Instrumentos Endodônticos 351

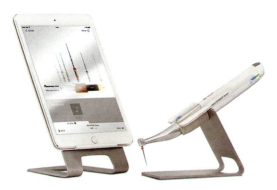

**Figura 10.153** Motor VDW.CONNECT® Drive. VDW, Alemanha.

Outro conjunto disponível é o "I – Endo Dual" Endodontic motor ACTEON (França). Esse motor promove giro à direita e à esquerda com ângulo de rotação de 10 a 360 graus. Os contra-ângulos usados têm taxa de redução de velocidade 1:1, 6:1, 16:1, 20:1, 32:1. Esse motor tem a opção de giro contínuo para os instrumentos endodônticos especiais de NiTi mecanizados (Figura 10.154).

O motor da Axis SybronEndo, o *Elements Motor*, permite o movimento rotatório contínuo e reciprocante, dependendo da necessidade para avanço do instrumento no interior do canal radicular. Rotatório quando quer. Reciprocante quando necessário. Compatível com os sistemas TF® Adaptive, K$^{3TM}$, K$^{3TM}$XF e TF® (Figura 10.155).

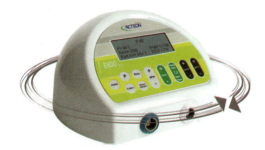

**Figura 10.154** Motor I-Endo Dual. Acteon, França.

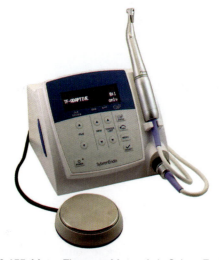

**Figura 10.155** Motor Elements Motor. Axis SybronEndo, EUA.

A Easy Equipamentos Odontológicos (Belo Horizonte) possui os seguintes motores:

- Motor Easy Endo SI Básico (Figura 10.156)

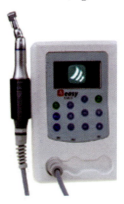

**Figura 10.156** Motor Easy Endo SI Básico. Easy Equipamentos Odontológicos (Belo Horizonte, MG).

- Motor Easy Endo SI com caneta termoplastificadora (Figura 10.157)

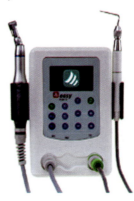

**Figura 10.157** Motor Easy Endo SI com caneta termoplastificadora. Easy Equipamentos Odontológicos (Belo Horizonte, MG).

- Motor Easy Endo SI com plastificador e injetor térmico (Figura 10.158).

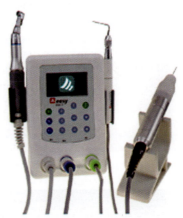

**Figura 10.158** Motor Easy Endo SI com plastificador e injetor. Easy Equipamentos Odontológicos (Belo Horizonte, MG).

 As referências bibliográficas deste capítulo estão disponíveis no Ambiente de aprendizagem do GEN | Grupo Editorial Nacional.

# Seção 10.3
# Instrumentos Endodônticos Especiais de Aço Inoxidável Mecanizados

Hélio P. Lopes | Carlos N. Elias | Márcia V. B. Vieira | Victor T. L. Vieira

## Alargadores Gates-Glidden

Os instrumentos Gates-Glidden, do ponto de vista mecânico, são considerados alargadores e não brocas. Broca é uma ferramenta de corte na ponta que, com o movimento de rotação, abre furos circulares em um material. Alargador é uma ferramenta de corte para alargar furos. São empregados com o fim de se obter um furo com diâmetro maior, com superfície lisa, bem-acabada ou tornar cônico um furo cilíndrico aberto com uma broca.[45,46]

Os alargadores Gates-Glidden são instrumentos acionados a motor (mecanizados) empregados no alargamento do segmento cervical de canais radiculares.

São encontrados no comércio nos números de 1 a 6, correspondentes aos valores nominais em milímetros de 0,50, 0,70, 0,90, 1,10, 1,30 e 1,50. Apresentam comprimentos úteis de 15 e 19 mm, correspondentes ao corpo do instrumento. O comprimento da haste de acionamento é de 13 mm, o que, somado ao comprimento útil, confere aos instrumentos comprimentos totais de 28 e 32 mm (Figura 10.159). Para a maioria dos instrumentos endodônticos, o comprimento é dado desprezando-se o comprimento do cabo e da haste de acionamento. São fabricados em aço inoxidável, por usinagem, sendo formados por duas hastes de diâmetros diferentes. A passagem da haste de maior diâmetro para a de menor diâmetro não se faz abruptamente, mas de maneira progressiva, constituindo o chamado raio de concordância ou de adoçamento. O raio de concordância tem como objetivo diminuir a concentração de tensão na região de variação de diâmetros das hastes (Figura 10.160).

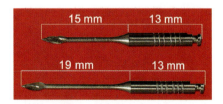

**Figura 10.159** Alargadores Gates-Glidden.

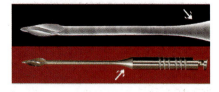

**Figura 10.160** Alargadores Gates-Glidden. Raio de concordância.

A haste de diâmetro maior é cilíndrica e forma a haste de acionamento; a de diâmetro menor constitui o corpo do instrumento. A haste de acionamento do alargador apresenta estrias que indicam o número do instrumento. A haste de diâmetro menor forma o corpo, o qual é constituído pela parte de trabalho localizada na extremidade do corpo e pelo intermediário. A ponta dos alargadores Gates-Glidden é formada pela interseção das arestas de corte, é cônica circular, não cortante e o vértice de sua extremidade é truncado. Apresenta dois ângulos, um maior, de aproximadamente 60 graus na extremidade da ponta formando um bisel e outro menor, de aproximadamente 20 graus localizado na parte posterior da ponta (Figura 10.161). Quanto menor o ângulo da ponta, mais suave será a passagem da base da ponta para a haste de corte do instrumento, ou seja, a passagem se faz por meio de uma curva de transição e não por ângulo de transição. A parte de trabalho é formada pela ponta e pela haste de corte do instrumento.

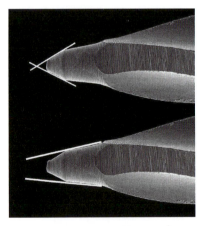

**Figura 10.161** Alargadores Gates-Glidden. Ângulos da ponta.

A haste de corte é curta e apresenta forma elíptica (arco) com três arestas de corte igualmente espaçadas e dispostas a partir da ponta na direção longitudinal ao eixo do instrumento e logo a seguir na forma de hélice (direção oblíqua) com sentido anti-horário. A disposição das arestas de corte na direção longitudinal a partir da ponta dos alargadores Gates-Glidden impede que esses instrumentos, quando em uso no interior de um canal radicular, sofram o efeito roscamento. O ângulo da hélice em relação ao eixo do instrumento é de 10 graus, aproximadamente. As hélices não apresentam um passo completo devido ao pequeno comprimento da haste de corte, ou seja, não completam uma volta (Figura 10.162). A seção reta transversal apresenta a forma de tríplice U e possui três canais e três arestas de cortes igualmente distantes (120 graus). Essas arestas são formadas pela interseção da guia radial e a parede do canal helicoidal do instrumento. A porção posterior da guia radial é rebaixada (superfície de folga) para diminuir a área de contato entre o instrumento e as paredes do canal radicular, reduzindo o atrito e diminuindo a possibilidade de o instrumento travar-se no interior do canal radicular ou induzir o aquecimento da dentina radicular. O ângulo interno da aresta de corte é formado pela interseção da guia radial e a parede do canal helicoidal do instrumento. Esse ângulo é menor do que 90 graus e seu vértice é agudo (Figura 10.163A e B). O canal helicoidal é curto, apresenta perfil côncavo e com profundidade acentuada.

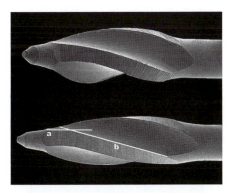

**Figura 10.162** Alargadores Gates-Glidden. Haste de corte oval. Aresta lateral de corte disposta na direção longitudinal ao eixo do instrumento (**A**) e na forma de hélice (oblíqua) (**B**).

O intermediário dos alargadores Gates-Glidden não apresenta uma forma cilíndrica, mas suavemente cônica, com menor diâmetro junto ao raio de concordância da haste de acionamento. Nesta área de menor diâmetro ocorre maior concentração de tensão quando o instrumento é submetido a carregamentos isolados ou combinados de torção e flexão rotativa (Figuras 10.164A e B e 10.165).

São montados em contra-ângulos, com sentido de corte à direita e em baixa rotação. Devido ao coeficiente de atrito estático ser maior do que o dinâmico, os instrumentos devem ser introduzidos girando no interior do canal radicular. Estando o alargador parado e ajustado no interior do canal radicular, para iniciar a rotação há necessidade de aplicar maior torque; em consequência, as maiores tensões nos concentradores de tensão (ranhuras) podem ultrapassar a resistência à fratura do material.

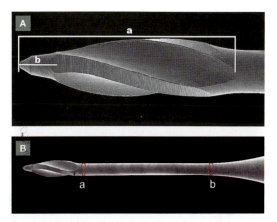

**Figura 10.164** Alargadores Gates-Glidden. **A.** Comprimento. Parte de trabalho (a). Comprimento da ponta (b). **B.** Diâmetro do intermediário, a maior do que b.

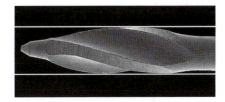

**Figura 10.165** Alargadores Gates-Glidden. Diâmetro da haste de corte.

Os alargadores Gates-Glidden foram projetados para alargar o furo (canal radicular). Devido à forma elíptica (arco) da haste helicoidal, o corte da dentina se dá no movimento de giro e de penetração (avanço) do instrumento na direção do eixo do canal radicular em sentido apical. Sendo o comprimento do canal radicular maior do que o do canal helicoidal do instrumento, durante o emprego, o instrumento deve ser introduzido (avanço) para cortar a dentina e retirado (retrocesso) sucessivamente do interior do canal radicular a fim de possibilitar a saída do material excisado em sentido cervical. Não devem ser pressionados lateralmente (desgaste anticurvatura ou em áreas polares de segmentos achatados de canais radiculares), com o

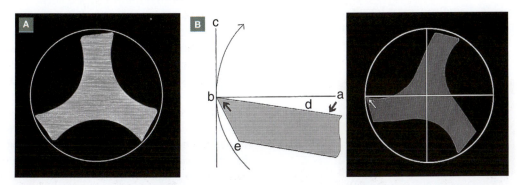

**Figura 10.163** Alargadores Gates-Glidden. **A.** Seção reta transversal. **B.** Ângulo de ataque positivo.

intuito de desgaste seletivo de uma parede ou área do canal radicular, pelo fato de induzirem cargas de flexão rotativa junto ao raio de concordância, que levam o instrumento à fratura por fadiga de baixo ciclo.

Para Lopes *et al.*,[69] os diâmetros dos furos executados com os alargadores Gates-Glidden são, aproximadamente, 6% maiores do que o diâmetro dos instrumentos.

Clinicamente, os alargadores Gates-Glidden, quando em função (giro e avanço) no interior dos canais radiculares, estão constantemente sujeitos aos esforços de torção e flexão rotativa. Os esforços geram tensões normais e cisalhantes que se concentram junto ao raio de concordância do instrumento próximo à haste de acionamento, local em que geralmente ocorre a fratura. Esses instrumentos não provocam desvios em profundidade, mas apenas lateralmente, isto é, não criam um falso canal, apenas deslocam, lateralmente, o trajeto original do canal radicular. Entretanto, dependendo do diâmetro dos alargadores empregados e da morfologia radicular, esses desvios laterais podem provocar rasgos radiculares.

## Alargador largo

Os alargadores Largo são instrumentos acionados a motor (mecanizados), montados em contra-ângulos com sentido de corte à direita e em baixa rotação. São empregados no preparo do segmento cervical de canais radiculares achatados e no desgaste anticurvatura. São fabricados em aço inoxidável, por usinagem, sendo formados por duas hastes de diâmetros diferentes. São encontrados no comércio nos números de 1 a 6 e nos comprimentos úteis de 15 e 19 mm, correspondentes ao corpo do instrumento. O comprimento da haste de acionamento é de 13 mm, o que, somado ao comprimento útil, confere aos instrumentos comprimentos totais de 28 e 32 mm (Figura 10.166). A passagem da haste de maior diâmetro para a de menor diâmetro não se faz abruptamente, mas de maneira progressiva, constituindo o chamado raio de concordância. O raio de concordância tem como objetivo diminuir a concentração de tensão na região de variação de diâmetro das hastes (Figura 10.167).

A haste de diâmetro maior é cilíndrica e forma a haste de acionamento, e a de diâmetro menor constitui o corpo do instrumento. A haste de acionamento do alargador apresenta estrias que indicam o número do instrumento. A haste de diâmetro menor forma o corpo que é constituído pela parte de trabalho localizada na extremidade do corpo e pelo intermediário. A parte de trabalho é formada pela ponta e pela haste de corte.

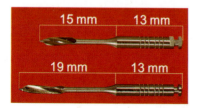

**Figura 10.166** Alargadores Largo.

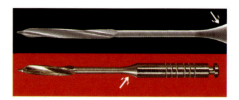

**Figura 10.167** Alargadores Largo. Raio de concordância.

A ponta dos alargadores Largo é formada pela interseção das arestas laterais de corte, é cônica circular, não cortante e o vértice de sua extremidade é truncado. Apresenta dois ângulos, um maior, de aproximadamente 60 graus, localizado na extremidade, formando um bisel, e outro menor, de aproximadamente 20 graus, localizado na parte posterior da ponta (Figura 10.168). Quanto menor o ângulo da ponta, mais suave a passagem da base da ponta para a haste de corte do instrumento, ou seja, a passagem se faz por meio de uma curva de transição e não ângulo de transição.

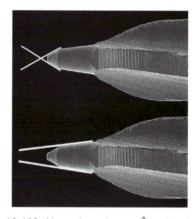

**Figura 10.168** Alargadores Largo. Ângulos da ponta.

A haste de corte tem a forma cilíndrica, com três canais e três arestas de corte, igualmente espaçadas e dispostas a partir da ponta na direção longitudinal do instrumento e, logo a seguir, na forma de hélice (direção oblíqua), com sentido anti-horário. A disposição das arestas de corte na direção longitudinal a partir da ponta dos alargadores Largo impede que esses instrumentos, quando em uso no interior de um canal radicular, sofram o efeito roscamento. O ângulo da hélice em relação ao eixo do instrumento é de 10 graus aproximadamente. As hélices não apresentam passo completo, ou seja, não completam uma volta no sentido axial do corpo (Figura 10.169). A seção reta transversal apresenta a forma de tríplice U e possui três canais e três arestas laterais de corte igualmente distantes (120 graus). Essas arestas são formadas pela interseção da guia radial e a parede do canal helicoidal do instrumento. A porção posterior da guia radial é rebaixada (superfície de folga), para diminuir a área de contato entre o instrumento e as paredes do canal radicular. Isso reduz o atrito, diminuindo a possibilidade de o instrumento, durante a rotação, travar-se no interior do canal radicular ou induzir o aquecimento da dentina radicular. O ângulo interno da aresta de corte é menor do que 90 graus e seu vértice é agudo (Figura 10.170A e

B). O canal helicoidal tem uma profundidade acentuada devido às paredes apresentarem perfil côncavo. O comprimento do canal helicoidal é suficiente para permitir a saída do material excisado do interior do canal radicular (segmento cervical). Assim, esses instrumentos não necessitam obrigatoriamente ser introduzidos e retirados sucessivamente do interior do canal radicular (deslocamento longitudinal de avanço e retrocesso), a fim de promover o corte da dentina e a saída do material excisado em sentido cervical.

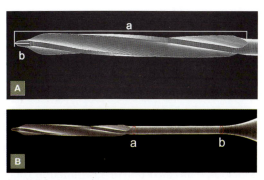

**Figura 10.171** Alargadores Largo. **A.** Comprimento. Parte de trabalho (**a**). Comprimento da ponta (**b**). **B.** Diâmetro do intermediário, **a** maior do que **b**.

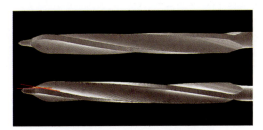

**Figura 10.169** Alargadores Largo. Haste de corte cilíndrica. Arestas laterais de corte dispostas na direção longitudinal ao eixo do instrumento e na forma de hélice (oblíqua).

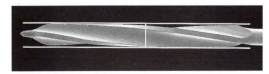

**Figura 10.172** Alargadores Largo. Diâmetro da haste de corte.

O intermediário dos alargadores Largo é suavemente cônico, com o menor diâmetro junto ao raio de concordância da haste de acionamento. Nesta área de menor diâmetro ocorre maior concentração de tensão quando o instrumento é submetido a carregamentos isolados ou combinados de torção e flexão rotativa (Figura 10-171A e B).

Lopes e Costa[70] indicam o uso do alargador Largo para o alargamento ou retificação do segmento cervical achatado de canais radiculares. Os alargadores Largo, por apresentarem maior resistência à fratura, maior superfície de corte (forma cilíndrica) e menor capacidade de deslocamento do corpo sob flexão (maior rigidez) do que os Gates-Glidden, podem ser mais solicitados (pressionados) contra as paredes do segmento cervical achatado de canais radiculares. O instrumento Largo deve possuir diâmetro menor do que o diâmetro maior do segmento achatado do canal radicular (Figura 10.172). O instrumento deve ser introduzido girando à direita em sentido apical na direção do eixo do canal radicular no máximo, até atingir a penetração de toda sua parte de trabalho, e a seguir pressionado lateralmente, acompanhado de um deslocamento circundante, incorporando todo o contorno do segmento achatado do canal radicular. Pelas mesmas razões, os alargadores Largo devem ser utilizados no desgaste anticurvatura, direcionando a instrumentação às zonas volumosas ou zonas de segurança localizadas no segmento cervical da raiz dentária. Essa manobra tem como objetivo diminuir a curvatura inicial e favorecer o acesso em sentido do ápice radicular. Ao utilizar o alargador Largo, deve-se evitar o movimento báscula (inclinação do instrumento em relação ao seu eixo). Essa manobra pode promover o rasgo ou até mesmo a fratura radicular. Esses instrumentos não criam um falso canal. Entretanto, dependendo da morfologia radicular e, principalmente, do diâmetro e, do direcionamento do instrumento em relação ao eixo do canal, podem ocorrer rasgos radiculares.

Para a International Organization for Standardization (ISO 3630-1. Dental root – canal instruments – Part 1: Files, reamers, barbed broaches, rasps, past carriers. 1992), os alargadores Largo são denominados Peeso tipo P, enquanto o Peeso tipo B-1 seria conhecido na Odontologia Brasileira como broca Peeso.

Quando os alargadores Gates-Glidden e Largo são empregados no preparo químico-mecânico dos canais radiculares, em razão do atrito e da velocidade do instrumento,

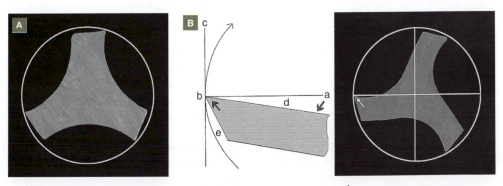

**Figura 10.170** Alargadores Largo. **A.** Seção reta transversal. **B.** Ângulo de ataque positivo.

há aquecimento, o qual é transmitido por condução até a superfície externa do dente. Além da forma e do diâmetro do alargador, outros fatores influenciam na elevação da temperatura na superfície externa do dente. Quanto maior a velocidade de rotação, a velocidade de avanço, a profundidade de furação (penetração) e a perda de corte, maior a tendência de elevação da temperatura na superfície externa do dente. A falta de resfriamento do instrumento e a pequena espessura da parede dentinária também favorecem a elevação da temperatura. Além dos parâmetros citados, o uso incorreto de instrumentos rotatórios e o emprego de sequência inadequada dos mesmos podem aumentar o aquecimento da parede externa dentária, o que, certamente, causará injúrias ao periodonto. A temperatura crítica para provocar necrose térmica do tecido ósseo é de 56ºC, temperatura que coincide com o ponto de desnaturação da fosfatase alcalina. Segundo Eriksson et al.[71] e Eriksson,[72] o calor pode causar injúrias ao tecido ósseo se houver aquecimento de 47ºC durante 1 minuto.

Lopes et al.,[73] avaliando a temperatura externa do dente, durante o emprego de alargadores Gates-Glidden nºs 2 e 3 e Largo nº 2 no preparo dos canais radiculares, concluíram que:

- A temperatura na superfície radicular externa varia com o diâmetro e com a forma geométrica do instrumento
- Os alargadores de diâmetros menores induzem menor aquecimento do que os de diâmetros maiores
- Os alargadores Largo são os que induzem maior aquecimento dentre os instrumentos utilizados (Tabela 10.12).

**Tabela 10.12** Temperatura média externa de dentes humanos extraídos durante o emprego dos instrumentos rotatórios. Temperatura ambiente de 25ºC.

| Instrumento | T (ºC) | Desvio padrão (ºC) |
|---|---|---|
| Gates-Glidden nº 2 | 30,14 | 1,67 |
| Gates-Glidden nº 3 | 32,02 | 2,23 |
| Largo nº 2 | 33,15 | 2,36 |

### Alargadores La Axxess™

Os alargadores La Axxess™ são instrumentos acionados a motor (mecanizados) fabricados pela Sybron Dental Specialties – Kerr (México) em aço inoxidável por usinagem, sendo formados por duas hastes metálicas de formas, diâmetros e ligas metálicas diferentes. A de diâmetro maior é cilíndrica e forma a haste de acionamento do instrumento; a de diâmetro menor constitui o corpo do instrumento. A haste de acionamento é fabricada em liga de latão (cobre e zinco) e unida por engaste em uma das extremidades do corpo do instrumento. Apresentam anéis coloridos para identificação do diâmetro ISO dos alargadores La Axxess™ (Figura 10.173). O corpo é formado pelo intermediário e pela parte de trabalho. O intermediário é cilíndrico. A parte de trabalho é formada pela ponta e pela haste de corte helicoidal cônica do alargador. A ponta do alargador La Axxess é formada pela interseção das arestas laterais de corte, é cilíndrica, com vértice arredondado, não cortante, sendo sua seção reta transversal circular. O comprimento da ponta é de 0,50 mm para os alargadores de nº 45 e de 0,40 mm para os de nºs 20 e 35. A haste de corte é cônica, com menor diâmetro voltado para a ponta do instrumento. Apresentam duas arestas ou fios laterais de corte com espaçamentos iguais (180 graus), e dispostas a partir da ponta na forma de hélices com sentido anti-horário. O ângulo agudo de inclinação da hélice em relação ao eixo do instrumento é de 20 graus, aproximadamente. As hélices apresentam passo completo (Figura 10.174).

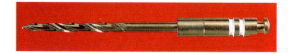

**Figura 10.173** Alargadores La Axxess™.

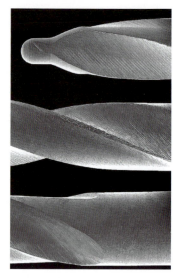

**Figura 10.174** Alargadores La Axxess™. Forma. Superior. Ponta. Médio. Haste de corte. Inferior. Haste de corte (D16).

A seção reta transversal dos alargadores La Axxess™ apresenta forma bicôncava e possui duas arestas laterais de corte igualmente distantes (180 graus). Essas arestas são formadas pela interseção da guia radial e a parede do canal helicoidal do instrumento. A porção posterior da guia radial é rebaixada (superfície de folga), para diminuir a área de contato entre o instrumento e a parede do canal radicular (Figura 10.175). Isso reduz o atrito durante a rotação do instrumento, diminuindo a possibilidade da elevação da temperatura na parede do canal radicular. Reduz também a possibilidade de o instrumento se travar no interior do canal radicular. O ângulo interno da aresta lateral de corte é menor do que 90 graus e seu vértice, agudo. Possuem dois canais helicoidais amplos e com comprimento suficiente para permitir a saída do material excisado do interior do canal radicular (segmento cervical). O perfil da parede do canal helicoidal é côncavo.

São fabricados nos números 1, 2 e 3, com comprimento útil de 19 mm correspondentes ao corpo do instrumento, sendo 12 mm da parte de trabalho e 7 mm do intermediário. O comprimento da haste de acionamento é de 11 mm. O valor nominal da conicidade é de 0,06 mm/mm e, para

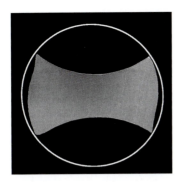

**Figura 10.175** Alargadores La Axxess™. Seção reta transversal.

os diâmetros em D0, de 0,20, 0,35 e 0,45 mm, respectivamente, para os instrumentos de números 1, 2 e 3. São cobertos com uma camada de nitreto de titânio para aumentar a dureza do instrumento e, consequentemente, a sua capacidade de corte.

Os alargadores La Axxess™ foram projetados para serem utilizados em movimento de alargamento com rotação contínua, com giro à direita, empregando-se motores elétricos ou pneumáticos. A velocidade de emprego varia entre 5.000 e 20.000 rpm. São empregados para o alargamento do segmento cervical do canal radicular.

Devido à forma cônica da parte de trabalho no alargamento do segmento cervical, o corte da dentina se dá no movimento de giro e de avanço (penetração) do instrumento no eixo do canal radicular em sentido apical. A seguir, traciona-se o instrumento no sentido cervical (retrocesso). A amplitude da tração é curta o suficiente para liberar o instrumento da atividade de corte da dentina. Grandes movimentos de tração podem induzir o deslocamento de material existente no interior do canal para a região apical, durante o avanço subsequente. O retrocesso do instrumento tem como objetivo favorecer a passagem de solução química auxiliar no sentido apical, a remoção de detritos no sentido coronário e dissipar o calor gerado durante os procedimentos do preparo cervical do canal radicular.

Os alargadores La Axxess™, devido ao comprimento de sua parte de trabalho e à sua rigidez, são indicados no desgaste compensatório e anticurvatura, assim como em áreas polares de segmentos achatados de canais radiculares.

Nos desgastes compensatórios e anticurvatura, o instrumento deve ser pressionado contra a parede a ser desgastada. Para as áreas polares de segmentos achatados de canais radiculares durante o giro à direita, o instrumento deve ser pressionado lateralmente, acompanhado de um deslocamento circundante, incorporando todo o contorno do canal radicular.

Durante o uso clínico, não devemos empregar o movimento básculo (inclinação do instrumento em relação ao seu eixo), com o objetivo de evitar o deslocamento lateral do trajeto original do canal radicular e a fratura radicular. Os alargadores La Axxess™, por apresentarem ponta não cortante, não criam um falso canal (perfuração); todavia, dependendo do diâmetro do alargador empregado, da morfologia radicular e da inclinação do instrumento em relação ao eixo do canal (movimento básculo) podem provocar rasgos radiculares.

Como o coeficiente de atrito estático é maior do que o dinâmico, os alargadores devem ser introduzidos girando no interior do canal radicular no sentido apical. Portanto, o instrumento partindo de uma posição estática, estando ajustado no interior do canal radicular, necessita de torque maior para iniciar o movimento de rotação. Em consequência, gera maiores tensões nos concentradores de tensão (ranhuras), podendo ultrapassar o limite de resistência à fratura do material.

De acordo com as informações do fabricante dos alargadores La Axxess™ e as obtidas em um estudo por nós realizado, foram encontradas controvérsias sobre sua geometria. A conicidade da parte de trabalho dos alargadores informada pelo fabricante é de 0,06mm/mm. A encontrada no estudo foi de 0,03 mm/mm para os alargadores de n$^{os}$ 20 e 35 e de 0,02 mm/mm para os de n$^o$ 45. Quanto ao diâmetro D0, os valores encontrados foram de 0,70 mm para os de n$^o$ 20 (0,20 mm), 0,80 mm para o de n$^o$ 35 (0,35 mm) e de 0,90 para o de n$^o$ 45 (0,45 mm). Os valores nominais de 0,20, 0,35 e 0,45 mm foram encontrados na parte cilíndrica da ponta (Figura 10.176).

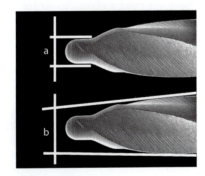

**Figura 10.176** Alargadores La Axxess™. Diâmetros das pontas dados pelo fabricante (a). Diâmetro a partir das projeções das conicidades obtidas em dois pontos (D12 e D3) da haste de corte dos instrumentos (b).

A Tabela 10.13 mostra os valores nominais e os medidos dos alargadores La Axxess™.

**Tabela 10.13** Valores nominais dos alargadores La Axxess™ (mm).

| Número | Cor | Conicidade nominal | Conicidade medida | Diâmetro nominal | Diâmetro medido |
|---|---|---|---|---|---|
| 20 | Amarela | 0,06 | 0,03 | 0,20 | 0,70 |
| 35 | Verde | 0,06 | 0,03 | 0,35 | 0,80 |
| 45 | Branca | 0,06 | 0,02 | 0,45 | 0,93 |

As referências bibliográficas deste capítulo estão disponíveis no Ambiente de aprendizagem do GEN | Grupo Editorial Nacional.

## Seção 10.4
# Defeitos do Processo de Fabricação de Instrumentos Endodônticos

Hélio P. Lopes | Carlos N. Elias | Márcia V. B. Vieira | Victor T. L. Vieira

Os instrumentos endodônticos são difíceis de serem fabricados, principalmente os de menores diâmetros. Geralmente, apresentam defeitos de acabamento superficial advindos do processo de fabricação (torção e usinagem). Esses defeitos são observados na superfície da parte de trabalho e no intermediário dos instrumentos na forma de ranhuras, microcavidades e rebarbas. A parte de trabalho pode apresentar pontas com formas propostas e diâmetros nominais diferentes dos preconizados pelos fabricantes.[74]

Ranhuras, microcavidades e rebarbas são imperfeições advindas da ferramenta de corte utilizada durante a fabricação dos instrumentos endodônticos.[65,75-77]

Ranhuras são observadas na maioria dos instrumentos analisados por microscopia eletrônica de varredura (MEV). As ranhuras acompanham o sentido de corte da ferramenta empregada no processo de usinagem. Nos instrumentos endodônticos torcidos, a usinagem por aplainamento empregada para a obtenção da haste piramidal geralmente é realizada no sentido longitudinal e raramente no sentido perpendicular ao eixo do fio metálico primitivo. Nos classificados como usinados, a ferramenta de usinagem mecânica trabalha perpendicularmente ao eixo do fio metálico primitivo para dar a forma, dimensão e acabamento desejados da haste de corte helicoidal e da ponta do instrumento endodôntico. Consequentemente, nos instrumentos torcidos, as ranhuras presentes na haste de corte helicoidal geralmente são longitudinais ou, raramente, perpendiculares ao eixo do fio metálico. Entretanto, para os instrumentos usinados sempre serão perpendiculares ao eixo do fio metálico primitivo (Figura 10.177).

Em alguns instrumentos de NiTi manuais, observa-se a presença de microcavidades cilíndricas com bordas arredondadas ou ligeiramente elípticas (Figura 10.178). Pode-se atribuir que, durante a fabricação das ligas NiTi, ocorrem formação e precipitação de partículas de segunda fase, principalmente $NiTi_3$. Durante a usinagem das hastes, essas fases são expostas e arrancadas, uma vez que são mais duras que a matriz e difíceis de serem cortadas. No caso das microcavidades observadas nos instrumentos de aço, também ocorre a formação de partículas de segunda fase que são arrancadas durante a usinagem.[78]

Durante o carregamento, a presença de ranhuras e microcavidades em uma haste metálica aumenta o estado de tensão em relação a uma haste polida. Esses defeitos funcionam como pontos concentradores de tensão, podendo

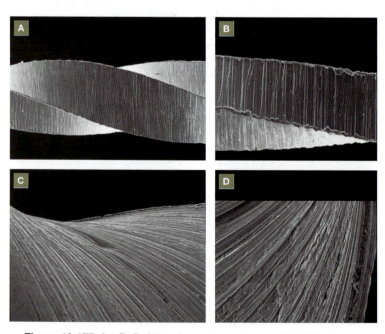

**Figura 10.177 A a D.** Defeitos de acabamento superficial. Ranhuras.

levar os instrumentos endodônticos, principalmente, os de diâmetros menores, a falha prematura (fratura) com níveis de tensão abaixo dos previsíveis. De modo geral, as falhas se iniciam junto às maiores ranhuras e microcavidades existentes nas hastes helicoidais dos instrumentos[75-83] (Figura 10.179).

Rebarbas são excrescências metálicas que se formam no gume da aresta de corte (hélice), durante o processo de usinagem dos fios metálicos primitivos. A presença de rebarbas é mais acentuada nos instrumentos usinados do que nos torcidos. Isso se deve à maior dificuldade de confecção da parte de trabalho dos instrumentos usinados. Para os instrumentos torcidos, a forma final da haste de corte helicoidal é obtida pela torção à esquerda de uma haste metálica piramidal com seção triangular ou quadrangular obtida por aplainamento. Todavia, nos instrumentos usinados a forma final da haste de corte helicoidal é obtida durante o processo de usinagem (roscamento externo) de um fio metálico primitivo com seção reta transversal circular (Figura 10.180).

A presença de rebarbas altera o ângulo e a agudeza da aresta de corte (gume), diminuindo a capacidade de corte dos instrumentos endodônticos. A dificuldade de corte da dentina induz o operador a aumentar o carregamento (força) imposto ao instrumento durante o preparo do canal radicular. Esse aumento de carregamento pode causar deformação plástica ou fratura do instrumento endodôntico.[65,74,79,80]

A presença de rebarbas nos instrumentos também pode causar danos nas paredes do canal radicular, deixando a superfície dentinária com maior rugosidade. Essas rugosidades podem interferir na qualidade do selamento da obturação do canal radicular. Normalmente, na avaliação do selamento da obturação de um canal radicular, consideram-se o material obturador e a técnica de obturação empregada, sem levar em conta a superfície da parede do canal radicular. Além disso, as rebarbas, quando liberadas durante a ação dos instrumentos contra as paredes radiculares, poderão permanecer no interior do canal radicular ou mesmo alcançar a região perirradicular.

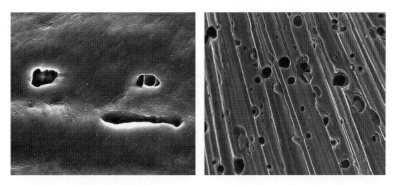

Figura 10.178 Defeitos de acabamento superficial. Microcavidades.

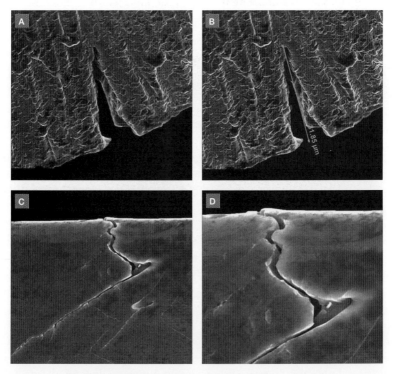

Figura 10.179 A a D. Trincas após ensaio mecânico.

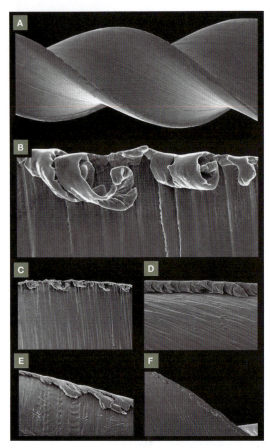

**Figura 10.180 A** a **F.** Defeitos de acabamento superficial. Rebarbas.

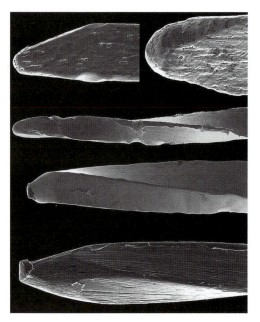

**Figura 10.181** Pontas atípicas.

Resíduos metálicos, quando presentes no interior de um canal radicular, podem funcionar como obstáculos para o avanço do instrumento em sentido apical. Quando presentes na região perirradicular e estando contaminados, podem induzir uma lesão perirradicular, levando ao fracasso o tratamento endodôntico.[11,18,84]

A fabricação de instrumentos endodônticos de maiores diâmetros é mais fácil de ser executada. A forma da ponta desses instrumentos é semelhante às micrografias e aos desenhos divulgados pelos fabricantes. Todavia, os instrumentos de menores diâmetros, frequentemente, apresentam pontas com formas diferentes das preconizadas pelos fabricantes. A presença de pontas com formas atípicas pode dificultar o avanço dos instrumentos endodônticos em sentido apical de canais radiculares atresiados. Nesse caso, maior carregamento axial será aplicado no instrumento. Esse aumento do carregamento poderá provocar: o dobramento do instrumento ou a sua imobilização no interior do canal radicular e, consequentemente, a sua fratura por torção; o transporte apical, a formação de degraus e perfurações radiculares (Figura 10.181).

A presença de ranhuras, microcavidades e rebarbas favorece a degradação por soluções cloradas, largamente utilizadas na Endodontia, acelerando o processo de corrosão química dos instrumentos endodônticos.

Os problemas advindos da corrosão química dos instrumentos endodônticos podem ser diretos ou indiretos. O custo de substituição é o principal problema direto. A perda da capacidade de corte proveniente da destruição das arestas de corte (gume) e a redução da resistência à fratura do instrumento são os problemas indiretos da corrosão.[3,7,85,86]

Defeitos como ranhuras, microcavidades e rebarbas observadas nos instrumentos endodônticos podem funcionar como sítios para o acúmulo de detritos oriundos do preparo dos canais radiculares. As exíguas dimensões desses defeitos dificultam a limpeza e a esterilização dos instrumentos.

Nos instrumentos endodônticos, a presença de defeitos advindos do processo de fabricação pode ser minimizada mediante:

- Tratamento termomecânico do fio metálico antes de ser usinado
- Uso de melhores processos de fabricação
- Emprego de ferramentas de corte com desenhos mais adequados
- Controle da capacidade de corte das ferramentas utilizadas na usinagem
- Controle da velocidade de usinagem
- Refrigeração abundante durante a usinagem para prevenir alterações microestruturais da liga metálica
- Tratamento superficial dos instrumentos endodônticos após a sua fabricação.

Entre os tratamentos superficiais para melhorar o acabamento destacam-se o polimento mecânico do tipo brunimento (colocação das peças em um recipiente rotativo contendo partículas mais duras), tratamento químico com soluções ácidas e polimento eletrolítico.

As referências bibliográficas deste capítulo estão disponíveis no Ambiente de aprendizagem do GEN | Grupo Editorial Nacional.

# Corrosão dos Instrumentos Endodônticos

## Seção 10.5

Hélio P. Lopes | Carlos N. Elias | Márcia V. B. Vieira | Victor T. L. Vieira

Define-se corrosão como a degradação de um metal ou liga metálica, por ação química ou eletroquímica do meio, com a presença ou não de esforços mecânicos. A degradação é representada por alterações indesejáveis sofridas por um material, apresentando-se como desgaste, mudança química ou alteração estrutural.[7]

O fenômeno da corrosão é um processo espontâneo e indesejável, uma vez que intensifica as diferenças macroestruturais e microestruturais dos metais ou ligas metálicas, aumenta o desgaste e a variação localizada da composição, reduzindo, em consequência, a resistência mecânica e o tempo de vida dos materiais ou instrumentos.[7]

Todos os metais ou ligas são suscetíveis a apresentar corrosão em algum ambiente: não existe, assim, um metal ou liga indicado para todas as aplicações. Por exemplo, pode-se citar o ouro por sua excelente resistência à corrosão atmosférica, mas que sofrerá intensa corrosão em presença do mercúrio, mesmo à temperatura ambiente.

A corrosão manifesta-se por meio de reações químicas irreversíveis acompanhadas da dissolução de um elemento químico do material para o meio corrosivo ou da dissolução de uma espécie química do meio no material.

Sempre que um elemento químico perde ou cede um ou mais elétrons, diz-se que ele se oxida. Ao contrário, quando recebe elétrons, ele sofre redução. Portanto, uma reação de oxidação ou de redução envolve a transferência de elétrons. Da mesma forma, um metal oxidado pode aumentar seu grau de oxidação ao ceder mais elétrons, ou diminuir seu grau de oxidação se receber mais elétrons. Uma reação de corrosão implica a transferência de elétrons entre o metal e o meio. Essa transferência de elétrons pode ocorrer por meio de uma reação de oxirredução, chamada corrosão química, ou de um mecanismo eletroquímico chamado corrosão eletroquímica.

Na corrosão química, a transferência de elétrons se faz diretamente entre as duas espécies químicas envolvidas. O doador e o receptor de elétrons situam-se no mesmo ponto da superfície do metal. Na corrosão eletroquímica os elétrons são transferidos indiretamente, ou seja, difundem-se através da superfície do sólido (metal) até um ponto onde são recebidos pelo elemento do meio (oxidante). Nesse caso, o doador e o receptor encontram-se em lugares diferentes. Esse processo faz com que haja a geração de corrente elétrica na interface sólido/meio corrosivo (corrente eletrônica no metal e iônica no meio líquido). A região onde ocorre a oxidação é chamada ânodo e aquela que recebe os elétrons é chamada cátodo.[7]

### Tipos de corrosão

*Uniforme ou generalizada* – a corrosão se processa em toda a extensão da superfície de um instrumento, ocorrendo perda uniforme de espessura (Figura 10.182).

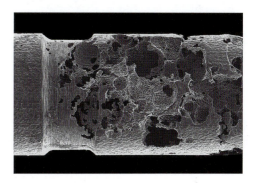

**Figura 10.182** Corrosão uniforme.

*Por placas* – a corrosão se localiza em regiões da superfície metálica de um instrumento, e não em toda sua extensão, formando placas com escavações (por meio 10.183).

*Alveolar* – a corrosão se processa na superfície metálica de um instrumento, produzindo sulcos ou escavações semelhantes a alvéolos, apresentando fundo arredondado e profundidade geralmente menor que o seu diâmetro (Figura 10.184).

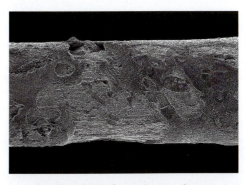

**Figura 10.183** Corrosão por placas.

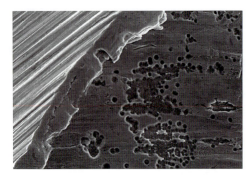

**Figura 10.184** Corrosão alveolar.

*Puntiforme ou por pite* – a corrosão se processa em pontos ou em pequenas áreas localizadas na superfície metálica de um instrumento, produzindo pites que são cavidades que apresentam o fundo em forma angulosa e profundidade geralmente maior do que o seu diâmetro[7] (Figura 10.185).

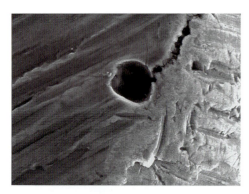

**Figura 10.185** Corrosão por pite.

Os instrumentos endodônticos podem ser fabricados com aço inoxidável e com liga níquel-titânio (NiTi). Stokes *et al.*[87] e Edie *et al.*[88] não constataram diferenças significativas quanto à resistência à corrosão entre as ligas de aço inoxidável e de NiTi.

Entre as explicações para a resistência à corrosão dos aços inoxidáveis, destaca-se a teoria da formação natural de uma película protetora (filme passivo) sobre a superfície metálica, a qual impede o acesso de agentes agressivos. A película protetora dos aços inoxidáveis se deve à presença de cromo na liga. Quando o teor de cromo livre da liga é superior a 12%, o aço normalmente não se oxida (enferruja) e é chamado inoxidável (*stainless*). O cromo adicionado aos aços inoxidáveis, em contato com o ar ou com soluções oxigenadas, forma, na superfície dos instrumentos, uma película de óxido de cromo aderente, impermeável e de elevada dureza e densidade, que protege o aço contra a maioria dos agentes degradantes. Danos que porventura possam ocorrer a essa película durante o uso ou esterilização dos instrumentos são prontamente reparados. Entretanto, essa rápida regeneração da película passivadora pode ser aniquilada em ambientes redutores, como, por exemplo, na presença de soluções cloradas.[7]

Teores de cromo superiores a 12% ampliam a possibilidade de manter o filme passivo. As adições de níquel e molibdênio também expandem a faixa de passividade do aço inoxidável.

Os instrumentos de NiTi apresentam grande resistência à corrosão, especialmente quando imersos em soluções ácidas ou cloradas, devido a sua maior estabilidade, menor capacidade de troca de elétrons da liga e formação de uma camada de óxido de titânio.[89]

Durante o preparo químico-mecânico, os instrumentos endodônticos, além de submetidos a carregamentos de torção, flexão e dobramento, são mantidos em constante contato com solução de hipoclorito de sódio, sendo esta altamente agressiva à maioria dos metais e ligas. Esses eventos fazem com que os instrumentos endodônticos trabalhem em condições adversas no interior do canal radicular.

A natureza da liga metálica, as condições de emprego dos instrumentos juntamente com a temperatura, tempo e concentração da solução clorada podem induzir à corrosão dos instrumentos endodônticos. Também, a presença de defeitos de fabricação (ranhuras e rebarbas) nos instrumentos endodônticos pode favorecer a sua degradação.

Para os instrumentos de NiTi, o íon cloro atua sobre a superfície da liga, removendo seletivamente o níquel e dando origem à formação do pite.[90] Normalmente é difícil detectar a presença de pites, pois além de serem pequenos, estão cobertos por produtos de corrosão.

A corrosão por pite, embora ocasione pequena perda de massa, é perigosa, podendo induzir à fratura do instrumento endodôntico, durante o preparo químico-mecânico do canal radicular. Os pites atuam como pontos de concentração de tensão e, portanto, local de alto potencial de nucleação de trinca. Porém, é preciso ressaltar que, devido à perda da capacidade de corte, os instrumentos endodônticos são descartados antes de a corrosão por pite atingir níveis críticos que possam induzir à fratura. Embora seja praticamente inevitável o ataque por pite, este pode ser minimizado, com a manutenção de limpeza e a eliminação da solução de hipoclorito de sódio estagnada na superfície do instrumento.

Lopes *et al.*,[85] avaliando a corrosão de alargadores Gates-Glidden, quando submetidos ao ataque de hipoclorito de sódio (soda clorada), concluíram que:

- Os de marca FKG (Suíça) foram os que apresentaram pior acabamento superficial de usinagem
- Os alargadores Gates-Glidden da marca Meissinger (Alemanha) foram os que apresentaram maior intensidade de degradação do material no meio de hipoclorito de sódio (soda clorada)
- Os de marca Maillefer (Suíça) apresentaram melhor acabamento superficial e maior resistência à corrosão.

Lopes *et al.*[86] avaliaram o comportamento de seis marcas comerciais de instrumentos endodônticos: TriFile® (Kerr); Flexo.R® (Union Broach); FlexoFile® (Maillefer); Hedstrom (Antaeos); Set File (Endo Technic Corporation), após imersões em solução de hipoclorito de sódio (soda clorada). Os resultados revelaram que vários instrumentos apresentaram corrosão quando imersos em soda clorada. A imersão em soda clorada provocou corrosão por pite na parte de trabalho de todos os instrumentos endodônticos analisados. Tal comportamento deve-se à ausência de substâncias inibidoras de corrosão na composição das soluções comerciais de hipoclorito de sódio.

Elias *et al.*[3] avaliaram a resistência à corrosão de três marcas comerciais de instrumentos de NiTi acionados a motor: ProFile® Tulsa (Tulsa Dental Products, EUA), ProFile® Maillefer (Maillefer Co., Suíça) e Quantec® LX (Tycon, EUA). O ensaio acelerado de corrosão foi executado por meio de imersão e emersão alternadas das amostras em hipoclorito de sódio comercial a 2,4% (marca Clorox®). Durante o ensaio as amostras foram mantidas em regime de deformação elástica. O ensaio foi realizado durante 72 horas com o dispositivo mantendo a rotação de 3 rpm. Os resultados foram expressos por perda de peso dos instrumentos, análise da superfície antes e após os ensaios no microscópio eletrônico de varredura e por microanálise química semiquantitativa dos resíduos provenientes do ensaio. Os resultados mostraram que: os instrumentos de NiTi foram sensíveis à ação corrosiva do hipoclorito de sódio, quando submetidos a condições severas de carregamentos; a microscopia eletrônica de varredura mostrou corrosão alveolar e puntiforme, com padrão irregular de distribuição entre as marcas comerciais avaliadas; a microanálise química semiquantitativa evidenciou a presença ativa do níquel e do titânio no processo químico da corrosão; não houve diferença significativa quanto à resistência à corrosão entre as três marcas comerciais avaliadas.

Deve-se salientar que os problemas advindos da corrosão dos instrumentos endodônticos, no emprego odontológico, podem ser diretos ou indiretos. Os custos de substituição dos instrumentos são o principal problema direto. Apesar de os problemas indiretos serem mais difíceis de serem avaliados, podem-se destacar: perda da eficiência de corte, proveniente da destruição das arestas cortantes (gume); fratura do instrumento no interior do canal radicular, que pode gerar complicações no tratamento e na preservação da integridade do elemento dentário e possível acúmulo de resíduos metálicos à região apical do canal radicular, que pode dificultar a sua preparação (instrumentação).

---

As referências bibliográficas deste capítulo estão disponíveis no Ambiente de aprendizagem do GEN | Grupo Editorial Nacional.

Capítulo 11

# Preparo Químico-Mecânico dos Canais Radiculares

Hélio P. Lopes | José F. Siqueira Jr. | Isabela N. Rôças | Carlos N. Elias | Márcia V. B. Vieira

O preparo químico-mecânico de um canal radicular é realizado por meio do emprego de instrumentos endodônticos, de substâncias ou soluções químicas auxiliares e de irrigação-aspiração. Na realização do preparo, não se pode separar os procedimentos mecânicos dos químicos, quer conceitualmente, quer na sua execução prática, visto que o resultado final do preparo de um canal radicular decorre da interação dos instrumentos endodônticos com as substâncias químicas auxiliares e com a irrigação-aspiração que se completam. Os procedimentos mecânicos são obtidos por meio de instrumentos endodônticos e pela dinâmica de fluidos da irrigação.

O preparo químico-mecânico também tem sido denominado preparo químico-cirúrgico, preparo biomecânico (proposta na II Convenção Internacional de Endodontia, na University of Pennsylvania, Filadélfia, EUA), limpeza e modelagem *(cleaning and shaping)* por Schilder, ou, simplesmente, instrumentação.[1]

O objetivo do preparo químico-mecânico é ampliar, modelar e limpar o canal radicular para que o mesmo possa receber o material obturador. Nos casos infectados, acrescenta-se a desinfecção aos objetivos.

Por muitos anos, acreditou-se que o principal fator envolvido no sucesso do tratamento endodôntico fosse a realização de uma obturação compacta do canal radicular. Esse conceito tornou-se popularizado, após a revelação dos achados do estudo de Washington, de natureza transversal, que relatou que mais de 60% dos casos de fracasso da terapia endodôntica (ocorrência de lesão perirradicular pós-tratamento constatada radiograficamente) foram relacionados com obturações inadequadas do canal radicular.[2]

Contudo, deve-se ter em mente que o fato de dois eventos (preparo químico-mecânico e obturação) ocorrerem simultaneamente não representa uma relação de causa e efeito. Podemos pressupor que na grande maioria dos casos que fracassaram, a obturação inadequada foi apenas um reflexo de um preparo químico-mecânico incompleto. Se o preparo foi insuficiente, microrganismos e substrato persistem no canal, predispondo à infecção persistente e à indução ou manutenção da lesão perirradicular.

Embora a importância da obturação não deva ser negada, principalmente na prevenção da reinfecção do canal, é preciso ressaltar que o sucesso do tratamento endodôntico na biopulpectomia está na dependência direta da prevenção da infecção endodôntica, enquanto na necropulpectomia está na eliminação, ou máxima redução possível, de bactérias do interior do sistema de canais radiculares. A obturação perpetuaria esse estado obtido pelo preparo químico-mecânico, negando espaço para o crescimento e a recolonização de microrganismos residuais ou invasores secundários.

## Objetivos

Os principais objetivos do preparo químico-mecânico são a ampliação, a modelagem e a limpeza do canal radicular. Nos casos de polpa necrosada e infectada, um objetivo adicional é a desinfecção. Esses objetivos, embora distintos, são logrados, simultaneamente, durante o preparo do canal radicular.

### Ampliação e modelagem

A ampliação e a modelagem visam, por meio da instrumentação, à confecção de um canal de formato cônico com o menor diâmetro apical e o maior em nível coronário. Esse formato cônico obtido, também chamado canal cirúrgico, deve, obrigatoriamente, conter em seu interior o canal anatômico. Esse objetivo é, geralmente, facilmente logrado em canais retos.

Em canais curvos, a ampliação do volume acompanhado do desenvolvimento de um formato cônico e a permanência da forma original do canal em sua posição original são tarefas difíceis de serem alcançadas. O resultado final da instrumentação de um canal curvo pode ser influenciado por vários fatores, tais como: valor do raio de curvatura do canal; localização da curvatura; comprimento do arco; desenho da haste de corte; flexibilidade e diâmetro do instrumento endodôntico; tipo do movimento empregado; técnica de instrumentação; localização da abertura foraminal, dureza da dentina e da natureza da liga metálica dos instrumentos endodônticos.

Formação de degraus, perfurações e deslocamentos apicais internos ou externos são acidentes indesejáveis, observados na instrumentação de canais curvos. Visando minimizar esses acidentes, modificações nas técnicas de instrumentação e nos instrumentos endodônticos têm sido sugeridas. Avanços tecnológicos têm permitido a confecção de instrumentos endodônticos com outras ligas de níquel-titânio (M-Wire, fase R e memória controlada). Essas ligas apresentam pequenos módulos de elasticidade em relação ao aço inoxidável e, em consequência, permitem a obtenção de instrumentos endodônticos com grande elasticidade, resistência à deformação plástica e à fratura por fadiga. O uso de instrumentos endodônticos de NiTi na instrumentação de canais radiculares curvos tem permitido obter menor deslocamento apical, preparos mais centrados e com maiores diâmetros apicais.[3-8] Modificações também têm ocorrido na geometria (forma e área) das seções retas transversais das hastes de corte helicoidais cônicas e na ponta dos instrumentos. Além destas, têm sido propostas modificações em relação à conicidade, ao diâmetro D0 e ao comprimento da parte de trabalho dos instrumentos endodônticos.[9,10]

Em relação à técnica de instrumentação, os movimentos de alargamento parcial à direita, alargamento parcial alternado (reciprocante) ou alargamento contínuo imprimidos ao instrumento endodôntico diminuem, significativamente, a incidência de acidentes durante o preparo dos canais radiculares curvos.[3,11]

Alguns fatores têm sido propostos por clínicos como indicadores da obtenção de adequada ampliação, modelagem e limpeza. Eles incluem a obtenção de raspas dentinárias limpas; solução irrigadora límpida quando colhida em uma gaze ao término do preparo; ou o sentido tátil de paredes dentinárias lisas, duras e uniformemente preparadas. Todavia, nenhum desses fatores é confiável para ser usado como critério, visto que mesmo canais contendo remanescentes teciduais contaminados podem preencher os requisitos citados. Assim, na ausência de um método acurado para determinar o término do preparo, consideramos a ampliação, a modelagem, a limpeza e a desinfecção completas quando o planejamento do preparo foi cumprido, utilizando-se diâmetros, conicidades e movimentos dos instrumentos adequados à anatomia do canal, substâncias químicas auxiliares dotadas de atividade solvente e antimicrobiana, assim como irrigações-aspirações eficientes.

Vários estudos[9,12,13] têm demonstrado que o preparo químico-mecânico é incapaz de promover perfeita ampliação, modelagem, limpeza e desinfecção dos canais radiculares. A razão para essa ineficácia está associada à não visualização da complexidade anatômica dos canais radiculares e à falta de conhecimento do comportamento mecânico dos instrumentos endodônticos, da forma e dimensões (geometria) destes em relação a geometria do canal e do tipo de movimento empregado, os quais foram incapazes de se adaptar às condições anatômicas dos canais radiculares. Consequentemente, a instrumentação não conseguiu incorporar no circuito de corte todo o contorno do canal radicular original (Figura 11.1A a D).

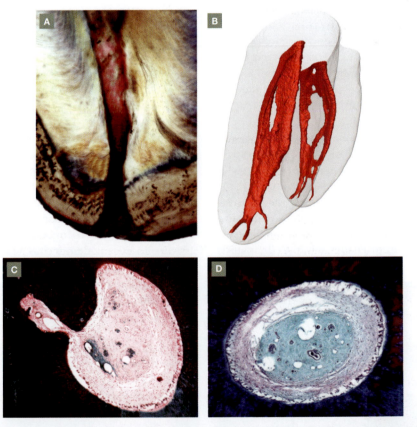

**Figura 11.1** Complexidade anatômica de canais radiculares. **A.** Anatomia normal. (Cortesia do Dr. José Eduardo de Mattos.) **B.** Anatomia complexa. (Cortesia dos Profs. Marco Versiani, Jesus D. Pecora e Manoel Sousa-Neto – Faculdade de Odontologia de Ribeirão Preto da Universidade de São Paulo [FORP/USP].) **C.** Istmo. **D.** Seção reta transversal oval.

Assim, remanescentes teciduais e bactérias residuais podem persistir nas paredes dentinárias, reentrâncias e recessos do canal principal. Salienta-se ainda, que os instrumentos têm atuação restrita ao lúmen do canal principal e às regiões circunvizinhas. Bactérias e remanescentes teciduais podem permanecer em áreas mais distantes, como istmos e ramificações apicais e laterais, e não ser afetados pelos instrumentos. Nesse ponto, reside a crucial importância da irrigação e da medicação intracanal, discutidas em detalhes em outros capítulos.

Certamente, o emprego de novos métodos imaginológicos na identificação tridimensional da anatomia da cavidade pulpar, a evolução na geometria dos instrumentos endodônticos, das técnicas de irrigação e das substâncias químicas auxiliares, bem como o maior conhecimento profissional, permitirão ampliação, modelagem, limpeza e desinfecção do canal radicular melhores e mais previsíveis.[3,9,14,15] Os problemas advindos de paredes dos canais radiculares não tocadas pelos instrumentos durante a instrumentação devem ser um estímulo à busca por soluções.

## Desinfecção e limpeza

A desinfecção e limpeza do sistema de canais radiculares visa à eliminação de irritantes como bactérias, seus produtos e tecido pulpar vivo ou necrosado, criando um ambiente propício para a reparação dos tecidos perirradiculares (Figura 11.2A e B). Salienta-se que o objetivo de desinfecção se aplica somente aos casos de necrose e de retratamento, em que geralmente há infecção do sistema de canais radiculares. Esses objetivos são de extrema importância para o resultado do tratamento endodôntico, uma vez que a lesão perirradicular é causada e mantida por bactérias infectando o sistema de canais radiculares. Conequentemente, a prevenção (em biopulpectomia) e o controle da infecção (na necropulpecomia) são cruciais para o sucesso do tratamento.

Durante o preparo químico-mecânico, a limpeza é lograda pela ação mecânica dos instrumentos endodônticos junto às paredes do canal radicular principal e ao fluxo e refluxo da solução irrigadora. Aliada a essa ação mecânica, uma ação química de limpeza e desinfecção do sistema de canais é obtida pelo emprego de soluções químicas auxiliares de instrumentação. Essas soluções devem idealmente ser dotadas de propriedades solventes de matéria orgânica e de atividade antimicrobiana. Também devem apresentar baixa tensão superficial e baixa viscosidade (grande molhabilidade).[3]

A ação solvente visa à remoção de tecido pulpar vivo ou necrosado do sistema de canais mecanicamente inacessíveis aos instrumentos endodônticos. Todo tecido pulpar, mesmo vivo e não infectado, deve ser eliminado no momento do preparo do canal, para não servir de substrato a uma ulterior proliferação bacteriana.

A limpeza é complementada pela remoção de detritos no interior do canal radicular. Esta é feita pelo canal helicoidal dos instrumentos endodônticos e pela irrigação-aspiração. Os resíduos em suspensão na substância química auxiliar, ou sedimentados nas paredes do canal, são, geralmente, removidos durante a irrigação-aspiração a expensas da energia cinética do jato, da turbulência criada e do refluxo da corrente líquida, que os arrasta para fora do canal radicular (para a câmara pulpar). Esse objetivo é geralmente logrado no canal principal e raramente nas ramificações e istmos de um canal radicular.

A ação antimicrobiana da solução química auxiliar é a responsável pela desinfecção do sistema de canais radiculares em casos de necrose e de retratamento, enquanto em dentes com polpa viva ela pode ser importante em prevenir a contaminação dos canais.

## Movimento dos instrumentos endodônticos

Durante a instrumentação dos canais radiculares, os instrumentos endodônticos podem promover o desgaste da dentina (ampliação do canal radicular) por meio dos movimentos de limagem, alargamento parcial à direita, alargamento contínuo, alargamento reciprocante ou alternado aplicados a eles, obtidos manualmente ou por dispositivos mecânicos. O movimento de alargamento ou limagem está relacionado com a geometria da parte de trabalho, a resistência mecânica do instrumento e a anatomia dos segmentos de canais radiculares.

Quanto à geometria da parte de trabalho do instrumento, destacamos a forma da seção reta transversal da haste de corte helicoidal cônica e o ângulo agudo de inclinação da hélice. Dentre os fatores relacionados com a resistência mecânica podemos citar a rigidez, a flexibilidade, a

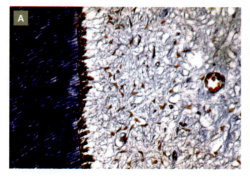
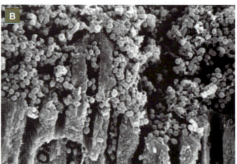

**Figura 11.2** Tecido pulpar vivo ou necrosado. **A.** Tecido Vivo. **B.** Tecido necrosado.

tenacidade e a dureza da liga metálica empregada na fabricação dos instrumentos endodônticos. Em relação à anatomia, o fator fundamental é a forma da seção reta transversal no nível dos segmentos cervical, médio e apical do canal radicular e a geometria de canais curvos ou retos.

É importante ressaltar que, durante a instrumentação de um canal radicular, temos como objetivo a sua ampliação (aumento de volume) e a sua modelagem, que podem ser alcançadas por meio do movimento de alargamento ou de limagem.

## Movimento de remoção

Este movimento é composto de três manobras: avanço do instrumento endodôntico no canal radicular, rotação de uma a duas voltas à direita sobre o seu eixo e tração em sentido à coroa dentária. O movimento de remoção não promove a ampliação e a modelagem do canal radicular mas sim, o seu esvaziamento parcial (Figura 11.3).

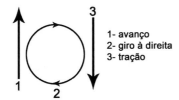

**Figura 11.3** Representação esquemática do movimento de remoção.

É usado na remoção da polpa dentária, sendo que, nesse caso, a penetração do instrumento deve alcançar o segmento apical do canal radicular. Também é indicado na remoção de detritos livres no interior do canal, bolinhas de algodão e cones de papel utilizados com o medicamento intracanal. Os instrumentos indicados são os extirpa-polpas e as limas tipos H e K. Os instrumentos geralmente são acionados manualmente.

Esse movimento também é muito usado nos retratamentos endodônticos, na remoção inicial do material obturador (cones de guta-percha e de prata) do interior do canal radicular. Os instrumentos possíveis de serem utilizados são os tipo K e as limas tipo H de aço inoxidável acionados manualmente. Instrumentos de NiTi mecanizados com giro contínuo ou parcial à direita têm sido indicados na remoção do material obturador (guta-percha e cimento) do interior de canais radiculares obturados. Como exemplos podemos citar os instrumentos ProTaper® retratamento (Dentsply Maillefer, Suíça), Mtwo® retratamento (VDW, Alemanha), D-RaCe® (FKG Dentaire, Suíça) e XP-Endo® Finisher R (FKG Dentaire, Suíça).

## Movimento de exploração ou cateterismo

Cateterismo ou exploração é a introdução de um instrumento endodôntico no interior de um canal radicular com finalidade de conhecer a sua anatomia interna.

O movimento de exploração ou cateterismo de um canal radicular é realizado imprimindo-se ao instrumento pequenos avanços em sentido apical, conjuntamente, com discretos movimentos de rotação à direita e à esquerda com pequenos retrocessos (Figura 11.4).

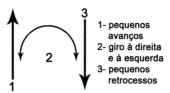

**Figura 11.4** Representação esquemática do movimento de cateterismo.

É utilizado no cateterismo de canais radiculares amplos. Esse procedimento tem como objetivos o conhecimento da anatomia interna e o esvaziamento inicial do canal radicular, assim como, a determinação da odontometria. O instrumento endodôntico indicado é o tipo K de aço inoxidável acionado manualmente.

Para a realização do movimento de cateterismo, os instrumentos endodônticos de aço inoxidável devem possuir diâmetros menores do que o dos canais radiculares e não necessitam ser pré-curvados (dobrados).

## Movimento de alargamento

Alargamento é um processo mecânico de usinagem destinado a ampliar, por meio do corte de um material, o diâmetro de um furo cônico ou cilíndrico preexistente (canal). É realizado por instrumentos denominados alargadores.

Alargadores são instrumentos (ferramentas) de natureza metálica cuja haste de corte, geralmente, é cônica, que apresenta um certo número de arestas cortantes dispostas na forma helicoidal com as hélices (arestas) no sentido anti-horário ou, raramente, no horário. Alguns alargadores podem apresentar a haste de corte helicoidal cilíndrica. Outros podem apresentar a haste de corte cônica ou cilíndrica onde as arestas cortantes são longitudinais paralelas. Os alargadores são ferramentas projetadas exclusivamente para alargar furos. Os alargadores endodônticos são instrumentos (ferramentas) projetados exclusivamente para alargar canais radiculares (furos). Não são projetados para executar o movimento de limagem.

O alargamento consiste no giro (movimento de rotação) e no deslocamento compressivo (movimento de avanço) simultâneos de um alargador no interior de um furo (canal radicular). Para que ocorra o alargamento (corte do material), é necessário que o instrumento trabalhe justo no interior de um furo, ou seja, o diâmetro do instrumento deve ser maior que o do furo e o círculo de corte complete todo o contorno do furo. Tendo o canal radicular a forma de um cone, os instrumentos endodônticos (alargadores) utilizados devem ter a haste de corte helicoidal cônica para manter a forma final do canal a mais próxima da original. Durante o alargamento de um canal cônico, há necessidade de girar um alargador endodôntico de diâmetro maior do que o do canal para o avanço da ferramenta em sentido apical do canal radicular, acompanhado do corte do material. Com essas manobras, são criadas tensões compressivas e cisalhantes nas paredes do canal radicular, induzindo a formação de cavaco de ruptura com forma de pedaços ou lascas de dentina. O cavaco formado deve ser removido do interior do canal radicular por meio do canal helicoidal do instrumento endodôntico e da irrigação-aspiração. O movimento de alargamento, pelo fato de não ser direcionado contra uma determinada parede dentinária, teoricamente mantém centrada a ampliação de um canal radicular curvo ou reto.

Para completar um círculo de corte, um instrumento depende do número de fios de corte (arestas) evidenciados pela seção reta transversal. Assim, com três fios, 120 graus, com quatro fios, 90 graus e com dois fios, 180 graus.

A capacidade de corte de um instrumento ao realizar o movimento de alargamento depende de:

- Ângulo agudo de inclinação da hélice. Quanto menor, maior a eficiência de corte por alargamento
- Ângulo interno da aresta lateral de corte (ângulo da cunha). Quanto menor o ângulo da cunha e mais agudo for o vértice da aresta cortante, maior será a eficiência de corte por alargamento
- Dureza da liga metálica do instrumento e do material a ser cortado. Quanto maior a dureza do instrumento em relação à dentina, maior será a sua eficiência de corte
- Velocidade do movimento de avanço e de corte (rotação) do instrumento. Quanto maiores, menor o tempo despendido no alargamento de um canal radicular.

Instrumentos endodônticos do tipo K e os alargadores mecanizados, fabricados em aço inoxidável ou em NiTi, são indicados para a realização do movimento de alargamento empregado na instrumentação de canais radiculares.

Em Endodontia, os alargadores podem executar o movimento de alargamento por meio de uma rotação parcial à direita, de uma rotação parcial alternada ou reciprocante (com rotação à direita e à esquerda ou à esquerda e à direita) ou de uma rotação contínua à direita.

Na instrumentação de canais com segmentos curvos, é imprescindível que a deformação do instrumento endodôntico (alargadores) permaneça no limite elástico do material. Instrumentos de aço inoxidável não devem ser pré-curvados ou sofrerem uma deformação plástica induzida pelas paredes dentinárias de segmentos curvos de canais radiculares. Uma deformação plástica do instrumento provocaria, durante o movimento de alargamento, a repetição cíclica de carregamento (esforço) de dobramento alternado (dobramento e desdobramento) e de torção. Esses carregamentos levariam rapidamente o instrumento à fratura, assim como a criação de defeitos na forma final do preparo de um canal radicular curvo. Isso ocorre porque a extremidade dobrada não gira no eixo

maior do instrumento, mas tende a descrever um semi círculo durante o alargamento parcial à direita, reciprocante (alternado), ou um círculo durante o alargamento contínuo, com raio igual ao comprimento do segmento dobrado. Todavia, devido ao pequeno diâmetro do canal radicular e à resistência das paredes dentinárias, a movimentação (giro) do segmento dobrado do instrumento é reduzida, ocorrendo a concentração de tensão no ponto crítico de dobramento do instrumento. Esse carregamento pode ultrapassar o limite de resistência do material e induzir a fratura por torção do instrumento. Para instrumentos de maior diâmetro, a rigidez é aumentada e a força de oposição das paredes dentinárias impostas nem sempre é suficiente para limitar ou impedir a movimentação do segmento dobrado do instrumento. Nestas condições, observa-se a deformação do canal radicular após a instrumentação.

Para evitar esses carregamentos, durante a instrumentação de canais com segmentos curvos, os instrumentos endodônticos, quando acionados por meio do movimento de alargamento (parcial à direita, reciprocante ou contínuo), devem permanecer no limite elástico e jamais no limite plástico do material. No limite elástico, o instrumento endodôntico, em um segmento curvo de um canal radicular, gira no eixo da ferramenta. Para canais atresiados e com segmentos curvos devemos empregar instrumentos de aço inoxidável de seção reta transversal triangular de pequenos diâmetros (15 a 25) sem pré-curvamento (dobramento). Em função das dimensões e da elasticidade da liga de aço inoxidável, esses instrumentos são dotados de flexibilidade suficiente para acompanhar a curvatura de um canal radicular. Para aumentar o diâmetro e manter a forma original do segmento apical, devemos empregar instrumentos de NiTi acionados manualmente ou por meio de um dispositivo mecânico.

### Movimento de alargamento parcial à direita

Para executar este movimento, o instrumento endodôntico deve ter diâmetro maior do que o do canal radicular e ser submetido às seguintes manobras: colocação da ponta do instrumento junto à embocadura do canal seguida da aplicação de uma força ao instrumento no sentido apical (penetração do instrumento) acompanhada simultaneamente de rotação à direita (ângulo de rotação). A seguir, traciona-se ligeiramente o instrumento em sentido cervical do canal radicular. Esse movimento é realizado com o instrumento endodôntico (alargador) acionado manualmente.

A rotação à direita provoca o avanço do instrumento no sentido apical do canal radicular seguido de corte parcial das paredes dentinárias do canal. A tração arranca a dentina cortada das paredes do canal radicular, ampliando o seu diâmetro. A amplitude da tração é curta o suficiente para liberar o instrumento do esforço de corte. Grandes amplitudes de tração podem induzir o deslocamento (extrusão) de material presente no interior do canal radicular para a região apical ou perirradicular durante o avanço subsequente (Figura 11.5). A cada três movimentos de alargamento parcial à direita, o instrumento é retirado do interior do canal radicular, limpo em um pedaço de gaze esterilizada e cuidadosamente examinado com o auxílio de uma lupa sob a luz do refletor. Esse procedimento tem como objetivo detectar deformação plástica (distorção) das hélices da haste de corte helicoidal cônica do instrumento. Caso presente, o instrumento endodôntico de aço inoxidável ou de NiTi tipo K deve ser imediatamente descartado. Também tem como objetivo corrigir (diminuir) o ângulo de rotação aplicado em um novo instrumento endodôntico.

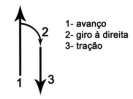

**Figura 11.5** Representação esquemática do movimento de alargamento parcial à direita.

O ângulo de rotação aplicado a um instrumento na execução do movimento de alargamento parcial à direita para completar o círculo de corte das paredes de um canal (as arestas cortantes deverão tocar em todas as paredes de um canal) varia em função do número de arestas cortantes evidenciadas pelo desenho da seção reta transversal do instrumento. Para um instrumento com duas arestas cortantes, o ângulo de rotação mínimo deverá ser de 180 graus, enquanto, para um triangular, o ângulo de rotação deverá ser de 120 graus e, para um quadrangular, de 90 graus. Esses valores poderão ser obtidos por uma única rotação ou por sucessivas rotações menores.

A principal indicação do movimento de alargamento parcial à direita é no cateterismo de canais atresiados. Os instrumentos endodônticos indicados são os especiais C+® (Dentsply Maillefer, Suíça), C-Pilot® (VDW, Alemanha) ou tipo K convencioanl de aço inoxidável acionados manualmente. Devem apresentar seção reta transversal quadrangular, ponta cônica circular, curva de transição, resistência à flambagem (flexocompressão), ao dobramento, à distorção e resistência à fratura por torção. Os comprimentos úteis são de 18, 21 e 25 milímetros e diâmetros em D0 de 0,08, 0,10 e 0,15 milímetros.

Para instrumentos endodônticos de mesmo diâmetro externo, os de seção reta transversal quadrangular são os indicados porque a área do quadrado é 54% maior do que a de um triângulo equilátero. Isso confere aos instrumentos quadrangulares maior resistência à flambagem, ao dobramento, à distorção e à fratura por torção (Figura 11.6).

Quanto menor a diferença entre o diâmetro do instrumento e do canal radicular, maior será o esforço de corte, fazendo com que seja necessário maior força para girar o instrumento e promover a instrumentação do canal radicular.

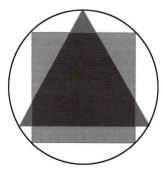

**Figura 11.6** Desenho esquemático. Área da seção reta de instrumento quadrangular e triangular de mesmo número (diâmetro nominal).

O ângulo de rotação aplicado a um instrumento endodôntico de seção reta transversal quadrangular na execução do movimento de alargamento parcial à direita, para completar o círculo (contorno) de corte das paredes dentinárias de um canal radicular, é de 90 graus (Figura 11.7). Todavia, durante o uso clínico, devido à resistência ao corte da dentina, o ângulo de rotação aplicado aos instrumentos endodônticos esbeltos (pequeno diâmetro) deve ser menor do que 90 graus, com o objetivo de reduzir o avanço e o roscamento do instrumento no interior de um canal radicular e, consequentemente, evitar a distorção e a fratura por torção. Assim, o ângulo de rotação de 90 graus para completar o círculo de corte pode ser realizado em duas ou três etapas consecutivas de 45 graus ou de 30 graus (Figura 11.8).

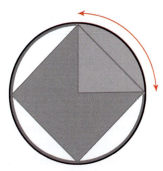

**Figura 11.7** Desenho esquemático. Movimento de alargamento parcial à direita de instrumento de seção reta transversal quadrangular para completar o círculo de corte (ângulo de 90 graus).

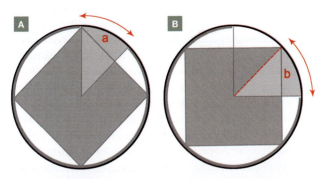

**Figura 11.8** Desenho esquemático. Instrumento quadrangular. Círculo de corte realizado em duas etapas (**a** e **b**) de 45 graus à direita.

Quanto menor o ângulo de rotação, menor será o avanço do instrumento endodôntico em sentido apical de um canal radicular. O avanço do instrumento a cada introdução no interior do canal radicular deverá ser de 1 a 5 mm no sentido apical. Vale ressaltar que o avanço de um instrumento endodôntico no interior de um canal radicular é proporcional ao ângulo de rotação aplicado ao cabo do instrumento, endodôntico. Quanto maior o ângulo de rotação, maior será o avanço do instrumento no interior de um canal radicular, consequentemente, maior será o esforço de corte da dentina e maior será o torque aplicado ao instrumento podendo essa circunstância induzir à fratura por torção de um instrumento endodôntico.

Para a execução do movimento de alargamento parcial à direita, o instrumento endodôntico deve ser acionado manualmente.

No movimento de alargamento parcial à direita, os instrumentos de aço inoxidável não devem ser pré-curvados (dobrados), uma vez que esse procedimento induz carregamentos combinados de dobramento alternado e de torção que poderão deformar o preparo apical ou induzir à fratura do instrumento. Para evitar esses carregamentos, os instrumentos endodônticos devem ser empregados em deformação elástica (limite elástico) e jamais em deformação plástica (limite plástico).

No movimento de alargamento parcial à direita, a extremidade dobrada não gira no eixo do instrumento, mas tende a descrever um arco com raio igual ao comprimento do segmento dobrado (Figura 11.9). Devido ao pequeno diâmetro do canal radicular e à resistência das paredes do canal, a movimentação do segmento dobrado do instrumento é reduzida, ocorrendo, no ponto crítico de dobramento, concentração de tensão por torção. Esse carregamento pode ultrapassar o limite de resistência do material, conduzindo à fratura por torção do instrumento. Entretanto, um instrumento endodôntico de pequeno diâmetro (nº 08, 10, 15), quando dobrado intencionalmente para alcançar o acesso radicular ou pelas paredes de um canal com segmento curvo, mantém a sua elasticidade (efeito mola). Assim, quando submetido ao movimento de alargamento parcial à direita no interior de um canal radicular, com pequeno ângulo de rotação, a deformação imposta ao instrumento pode permanecer no limite elástico da liga metálica (efeito mola), não ficando, desse modo, submetido a um carregamento plástico de dobramento e desdobramento combinado à torção. Isso se justifica porque, na maioria das vezes, mesmo dobrado, não ocorre fratura do instrumento endodôntico de pequeno diâmetro (08-10-15-20) ou deformação do preparo apical.

Diversos autores afirmam que o pré-curvamento favorece o avanço do instrumento em sentido apical do canal radicular. Porém, a anatomia dentária revela que a maioria dos canais radiculares apresenta o segmento cervical reto e o apical curvo. Assim, o instrumento endodôntico de aço inoxidável pré-curvado, ao avançar em sentido apical de um canal radicular, poderá sofrer carregamentos alternados de desdobramento e dobramento. Além disso, é inadmissível acreditar que a pré-curvatura de um instrumento,

para simular a forma anatômica, corresponda à curvatura verdadeira do canal radicular. Para canais radiculares atresiados, o cateterismo ou exploração é realizado por meio do movimento de alargamento parcial à direita.

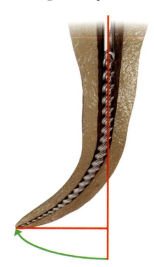

**Figura 11.9** Segmento dobrado não gira no eixo do instrumento, mas tende a descrever um arco.

## Movimento de alargamento parcial alternado ou reciprocante

Esse movimento é conhecido também como movimento de alargamento oscilatório ou reciprocante. O movimento reciprocante mecanizado foi introduzido pela primeira vez na Endodontia em 1964, com contra-ângulo Micro-Mega® (Micro-Mega SA, Besançon, França).

Para executar esse movimento o instrumento endodôntico deve ter diâmetro maior do que o maior diâmetro do canal e ser submetido às seguintes manobras: aplicação de uma força no sentido apical do canal radicular acompanhada simultaneamente de rotação parcial alternada (à direita e à esquerda). Tendo o instrumento endodôntico diâmetro maior do que o do canal, a rotação parcial à direita provoca o avanço do instrumento no sentido apical, seguido do corte das paredes dentinárias do canal. A rotação parcial à esquerda tem como objetivo liberar o instrumento no interior de um canal radicular. Para os instrumentos endodônticos cuja aresta cortante é disposta na direção oblíqua da esquerda para a direita (instrumentos Reciproc® e Reciproc® Blue, VDW, Alemanha; WaveOne® e WaveOne® Gold, Dentsply Maillefer, Suíça), a rotação parcial deverá ser inicialmente à esquerda e, a seguir, à direita (Figura 11.10).

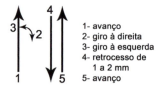

**Figura 11.10** Representação esquemática do movimento de alargamento parcial alternado (oscilatório ou reciprocante).

O ângulo de rotação pode variar de 45 a 180 graus. Pode ser constante, por exemplo, 45 graus à direita e 45 graus à esquerda, ou variável, sendo maior no sentido de corte e menor no sentido de liberação do instrumento endodôntico, por exemplo, 150 graus à direita e 30 graus à esquerda. Pode ser aplicado ao instrumento endodôntico por dispositivos mecânicos (conjunto contra-ângulo/motor elétrico) ou manualmente (instrumento tipo K). Para os contra-ângulos, a posição do ângulo de corte pode se situar na mesma posição em relação ao círculo de corte ou pode girar sucessivamente, completando o contorno do círculo.

O ângulo de rotação aplicado a um instrumento endodôntico para que suas arestas cortantes toquem em todo o contorno de um canal radicular depende da distância em graus de suas arestas cortantes. Para instrumentos endodônticos com duas arestas cortantes, o ângulo de rotação mínimo deverá ser de 180 graus, enquanto para um triangular (três arestas) deverá ser de 120 graus e um quadrangular (quatro arestas), de 90 graus. Esses valores poderão ser obtidos pela aplicação de um ângulo de rotação superior ao existente entre as arestas cortantes de um instrumento endodôntico (Figura 11.11) ou por sucessivos ângulos de rotações menores até completar o ângulo entre as arestas cortantes do instrumento endodôntico. Por exemplo, dois ângulos de rotação de 60 graus para alcançar 120 graus de um instrumento endodôntico de seção reta transversal triangular (Figura 11.12).

A principal indicação do movimento de alargamento reciprocante é na instrumentação do segmento apical de canais radiculares retos ou curvos. No segmento apical de um canal radicular, a forma da seção reta transversal após a instrumentação deve ser obrigatoriamente circular para permitir a adaptação do cone principal de guta-percha durante a obturação do canal radicular.

Os instrumentos endodônticos indicados são os tipo K de aço inoxidável ou de NiTi de seção reta transversal triangular, ponta cônica circular e com curva de transição. Existem instrumentos endodônticos especiais de NiTi mecanizados projetados para giro reciprocante (Reciproc®, VDW, Alemanha; e WaveOne®, Dentsply Maillefer, Suíça) e giro contínuo (RaCe®, ProTaper®, Mtwo® e outros).

No movimento de alargamento reciprocante, os instrumentos de aço inoxidável não devem ser pré-curvados, uma vez que esse procedimento induz carregamentos de dobramento alternado combinado ao de torção que poderão deformar o preparo apical e induzir à fratura do instrumento. Para evitar esses carregamentos, os instrumentos endodônticos devem ser empregados em limite elástico, e jamais em limite plástico.

No movimento de alargamento reciprocante, a extremidade dobrada não gira no eixo maior do instrumento, mas tende a descrever um arco com raio igual ao comprimento do segmento dobrado (Figura 11.13). Todavia, devido à resistência das paredes do canal, o movimento do segmento dobrado do instrumento é reduzido, ocorrendo, no ponto crítico de dobramento, concentração de tensão por torção. Esse carregamento pode ultrapassar o limite de resistência do material, conduzindo à fratura por torção do instrumento. Para instrumentos de maior diâmetro, a rigidez aumenta e a força de oposição das paredes dentinárias impostas nem sempre é suficiente para limitar o movimento do segmento dobrado do instrumento e induzir à fratura por torção. Nestas condições, observamos maior deformação do canal radicular após a instrumentação.

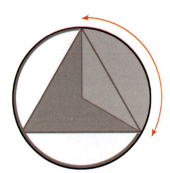

**Figura 11.11** Desenho esquemático. Movimento de alargamento parcial alternado de instrumentos de seção reta transversal triangular. Para completar o círculo de corte, o giro à direita deve ser de 120 graus.

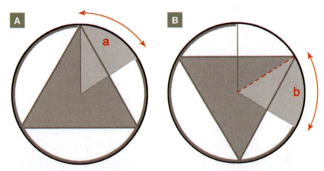

**Figura 11.12** Desenho esquemático. Instrumento triangular. Círculo de corte realizado em duas etapas (**A** e **B**) de 60 graus à direita e à esquerda.

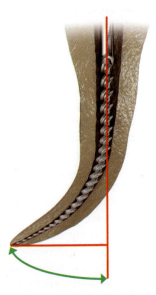

**Figura 11.13** Segmento dobrado não gira no eixo do instrumento, mas tende a descrever um arco.

O movimento de alargamento reciprocante, em comparação ao alargamento com giro contínuo, induz menor tensão trativa e compressiva na região crítica em flexão rotativa, aumentando a vida em fadiga do instrumento endodôntico. Quanto menor o ângulo de rotação, maior será a resistência em flexão rotativa (fadiga) do instrumento endodôntico.

Movimento de alargamento contínuo

Para executar esse movimento, o instrumento endodôntico deve ter diâmetro maior que o do canal e ser submetido às seguintes manobras: aplicação de uma força no sentido apical do canal radicular acompanhada simultaneamente de rotação contínua à direita (avanço). A seguir, traciona-se ligeiramente o instrumento em sentido cervical (Figura 11.14). A repetição dessas manobras, estando o instrumento justo no interior do canal radicular, promove o avanço do instrumento no sentido apical, seguido do corte e do arrancamento da dentina, completando o círculo de corte e ampliando o diâmetro do canal radicular.

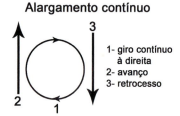

**Figura 11.14** Representação esquemática do movimento de alargamento contínuo.

Para evitar a imobilização do instrumento no interior do canal radicular, a velocidade do avanço dever ser menor do que a velocidade de corte. A não imobilização evita a fratura por torção do instrumento. Após encontrar resistência junto às paredes dentinárias, o avanço do instrumento a cada introdução no interior do canal deverá ser de 1 a 5 mm no sentido apical, intercalado por retiradas (tração) no sentido cervical (*pecking motion*). Avanços maiores aumentam a resistência ao corte da dentina, o que poderá induzir carregamentos superiores ao limite de resistência à fratura do material. A amplitude da retirada deve ser a necessária para liberar o instrumento e permitir a remoção de detritos do interior do canal radicular. Além disso, permite à solução química auxiliar da instrumentação fluir no sentido apical do canal radicular. Amplitudes de retiradas maiores podem induzir o deslocamento do material do interior do canal radicular para a região apical e perirradicular durante os avanços subsequentes.

Em canais curvos, o retrocesso também reduz a intensidade de tensão em uma determinada área do instrumento submetido ao carregamento por flexão rotativa e aumenta o tempo de sua vida útil em relação à fratura por fadiga. Isso ocorrerá devido à variação constante do ponto de concentração máxima de tensão em flexão.

No movimento de alargamento contínuo, o instrumento geralmente é acionado por dispositivos mecânicos (motores e contra-ângulos), podendo, todavia, ser acionado com as mãos. Os instrumentos endodônticos indicados como alargadores podem ser fabricados em aço inoxidável ou em liga NiTi (convencional ou modificada). Entretanto, quando empregados em canais curvos, é imprescindível que o instrumento permaneça no limite elástico do material. Uma deformação plástica em um instrumento de aço inoxidável, quando acionado a motor com giro contínuo, provocaria a repetição cíclica de carregamento combinado de dobramento alternado e de torção, o que o levaria rapidamente à fratura, assim como à criação de defeitos na forma final do preparo do canal radicular. Isso ocorre porque a extremidade dobrada não gira no eixo maior do instrumento, mas tende a descrever um círculo com raio igual ao comprimento do segmento dobrado (Figura 11.15). Consequentemente, os instrumentos endodônticos acionados a motor, por meio do movimento de alargamento contínuo, indicados para o preparo de canais radiculares curvos devem ser fabricados preferencialmente com NiTi em função da superelasticidade da liga metálica. Alargadores em aço inoxidável podem ser empregados até os diâmetros de 0,25 ou 0,30 mm em canais curvos ou com segmentos curvos (curvaturas suaves ou moderadas).

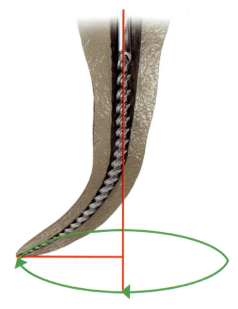

**Figura 11.15** Segmento dobrado não gira no eixo do instrumento, mas tende a descrever um círculo.

Os instrumentos de NiTi, por terem menor módulo de elasticidade que os de aço inoxidável, são deformados elasticamente com níveis inferiores de tensão e normalmente mantêm a forma original do canal radicular durante a ação de alargamento. Para tal, é necessário que a força (resistência) de oposição nas paredes dentinárias dos segmentos curvos dos canais radiculares seja maior do que a força para induzir a flexão do instrumento endodôntico.

## Vantagens e deficiências do movimento dos instrumentos endodônticos

Movimento de alargamento

Como vantagem, o movimento de alargamento parcial à direita, reciprocante ou contínuo propicia um preparo de canal radicular centrado em relação ao seu eixo e com corte regular incorporando, no círculo de corte, todo o contorno do canal radicular original. A forma final do preparo é cônica e de seção reta transversal circular, desde que o diâmetro do instrumento empregado seja maior do que o diâmetro do canal radicular (Figura 11.16). Com o emprego do movimento de alargamento, o profissional tem um domínio sobre o diâmetro e a forma do preparo do canal radicular, o que favorece a seleção do cone principal de guta-percha e o selamento apical da obturação do canal radicular.

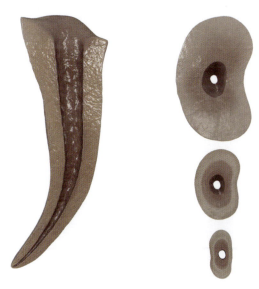

**Figura 11.16** Movimento de alargamento. Preparo centrado com forma cônica e seção reta transversal circular.

Como deficiência, podemos citar que o movimento de alargamento parcial à direita, reciprocante ou contínuo pode deixar áreas do canal radicular não instrumentadas. Isso ocorre quando o diâmetro do instrumento empregado é menor do que o diâmetro maior do canal radicular achatado. Consequentemente, a instrumentação não consegue incorporar no preparo o contorno (circuito) da seção reta transversal original do canal radicular. Nesse caso, é necessário o uso de instrumento de diâmetro maior, para conferir a instrumentação, por meio do movimento de alargamento, uma seção reta transversal circular, a qual assegura à incorporação do contorno do canal radicular (Figuras 11.17 a 11.19).

Diferentes fabricantes e profissionais sugerem que, nos segmentos achatados de canais radiculares, os instrumentos endodônticos de NiTi mecanizados devem ser empregados com o movimento de pincelamento (escovagem). Para executar esse movimento, o instrumento endodôntico de NiTi mecanizado deve ser submetido às seguintes manobras: rotação contínua à direita ou reciprocante acompanhada de avanço do instrumento em sentido apical. Simultaneamente à remoção, o instrumento deve ser pressionado lateralmente de encontro às áreas polares dos segmentos achatados dos canais radiculares.

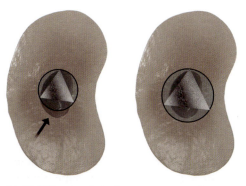

**Figura 11.17** Diâmetro do instrumento menor do que o diâmetro do canal. Permanência de áreas não instrumentadas. Diâmetro do instrumento maior do que o do canal. Incorporação de todo o contorno do canal no círculo de corte.

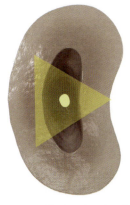

**Figura 11.18** Diâmetro anatômico da raiz não permite o uso de instrumento de diâmetro maior.

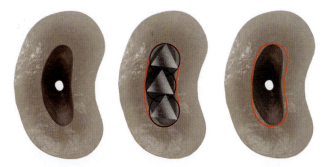

**Figura 11.19** Canal com segmento achatado. Movimento de alargamento em paliçada.

Entretanto, devido à superelasticidade da liga NiTi, a pressão exercida pelo instrumento endodôntico pode não alcançar magnitude suficiente para induzir o desgaste da dentina radicular. Por outro lado, a resistência imposta pela parede dentinária pode provocar o achatamento temporário (deformação elástica) dos fios de corte (gumes) do instrumento endodôntico, reduzindo ou mesmo não causando o desgaste dentinário. Também, devido ao pequeno ângulo de inclinação das hélices

(20 a 30 graus) das hastes de corte helicoidais cônicas dos instrumentos mecanizados, o movimento de pincelamento ou escovagem é incapaz de promover a raspagem das paredes dentinárias do canal radicular. Além disso, quando um instrumento endodôntico de NiTi mecanizado fica submetido a um movimento de pincelamento das paredes dentinárias, sofre desnecessariamente um carregamento de flexão rotativa. Este induz, na região de maior flexão da haste de corte helicoidal cônica do instrumento, tensões trativas e compressivas. Nesta situação, há redução da vida útil do instrumento endodôntico à fratura por fadiga. Pelas mesmas razões apresentadas, os instrumentos de NiTi mecanizados não promovem o desgaste anticurvatura de um canal radicular. Mesmo que algum desgaste das paredes dentinárias ocorra, é um grave erro que demonstra a falta de conhecimento do profissional sobre o comportamento mecânico dos instrumentos endodônticos especiais de NiTi mecanizados. Trata-se de uso incorreto de uma ferramenta de trabalho.

## Movimento de limagem (raspagem)

Limagem é um processo mecânico de usinagem destinado à obtenção de superfícies quaisquer pela raspagem. Raspagem representa o ato de raspar, com um instrumento adequado, parte da superfície de um material. É realizada por instrumentos denominados limas.

Limas endodônticas são instrumentos de natureza metálica multicortantes, com arestas ou fios cortantes estendendo-se diagonalmente através das superfícies da haste helicoidal cônica. São empregadas por meio de um movimento longitudinal alternado (avanço e retrocesso) no desgaste (raspagem) de parte da superfície dentinária de um canal radicular.

O movimento de limagem (raspagem) é longitudinal alternativo, caracterizado pelo avanço do instrumento no interior do canal radicular e de tração (retrocesso) linear curto, com a aplicação de uma força lateral contra as paredes dentinárias. A tração linear é curta, de amplitude entre 1 e 5 mm. A frequência (avanço e retrocesso) é baixa, entre 1 e 2 por segundo (movimento de raspagem) (Figura 11.20). Na limagem das paredes dentinárias de canais radiculares, o diâmetro do instrumento empregado deve ser o maior possível em relação ao diâmetro do canal. Todavia, o instrumento deve estar com liberdade durante o avanço no interior do canal radicular, sendo que a limagem ocorre durante o retrocesso (tração) do instrumento endodôntico.

O instrumento deve raspar a parede dentinária, induzindo a formação de aparas dentinárias (cavaco de ruptura) ao sair do canal e não quando penetra. A cada tração, a lima não deve ser removida do canal. Isso apenas é feito quando esta se encontra com grande liberdade no interior do canal, sendo, então, substituída por outra de diâmetro imediatamente superior.

Quando o movimento de limagem é repetido equitativamente por todo o contorno (circuito) do canal, recebe a denominação limagem circundante. No que se refere a esse movimento, é importante salientar que o instrumento endodôntico deve ser tracionado no sentido oblíquo e não perpendicular (linear). A tração no sentido oblíquo impede a sulcagem das paredes do canal radicular, aumentando a área instrumentada, e tende a completar a limagem de todo o contorno do canal radicular original (Figura 11.21). Quando concentrado no segmento cervical, na parede que corresponde à zona de segurança em canais curvos, é denominado limagem anticurvatura (Figura 11.22).

Durante as manobras de limagem, se o instrumento endodôntico alcançar justeza durante o avanço no interior do canal radicular, a sua parte de trabalho (ponta e haste de corte helicoidal cônica) funciona como um cone móvel (êmbolo), promovendo o deslocamento

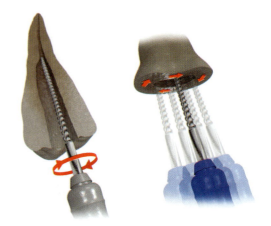

**Figura 11.21** Representação esquemática do movimento de limagem circundante.

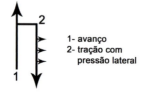

**Figura 11.20** Representação esquemática do movimento de limagem.

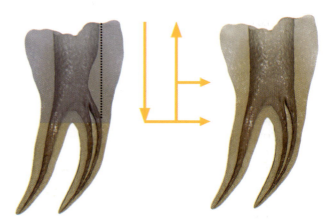

**Figura 11.22** Representação esquemática do movimento de limagem anticurvatura.

do material (tecido pulpar, substância química auxiliar e dentina excisada) existente na cavidade pulpar. Esse evento induz uma pressão unidirecional no sentido apical, podendo promover extravasamento do material para a região perirradicular, obstrução do segmento apical do canal radicular, assim como desvios e degraus.[16-19]

Nos casos em que o instrumento endodôntico alcançar justeza em algum ponto no interior do canal radicular, o deslocamento longitudinal do instrumento durante o movimento de limagem deverá ficar aquém desse limite (ponto). Normalmente, reduzimos 2 mm do comprimento do instrumento em relação ao ponto de justeza.

A limagem é o principal movimento efetivo de corte de um instrumento na instrumentação de segmentos achatados de canais radiculares. Nesse caso, o deslocamento linear do instrumento durante o movimento de limagem deverá ficar contido no segmento achatado do canal radicular. Também é muito empregado no desgaste anticurvatura. A limagem em anticurvatura atua em sentido oposto às áreas mais finas, tendendo a transportar o canal para as áreas mais volumosas (zona de segurança), fugindo da área de concavidade da raiz (zona de risco). O desgaste anticurvatura é realizado no segmento cervical de um canal radicular para facilitar o acesso do instrumento endodôntico em sentido ao ápice radicular.

O movimento de limagem não deve ser empregado no preparo apical de um canal radicular. Quando empregado, devido à impossibilidade de se controlar a força lateral aplicada no instrumento, assim como a frequência e a amplitude do movimento, perde-se o controle dos valores quantitativos dos desgastes das paredes do canal, alterando a forma do preparo apical (transporte apical interno ou *zip*). Com a utilização do movimento de limagem, a forma da seção reta transverssal do canal é elipsoide com bordas irregulares, o que dificulta a seleção do cone de guta-percha principal, assim como a compactação do material obturador (selamento) e a manutenção do limite apical da obturação do canal radicular (Figura 11.23).

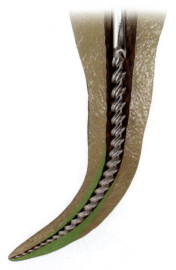

**Figura 11.23** Movimento de limagem empregado no preparo apical de um canal radicular. Deslocamento do preparo.

Ao realizar o movimento de limagem, a capacidade de raspagem do instrumento depende de:

- Ângulo de inclinação da hélice. Esse ângulo está relacionado com o tipo de movimento para que o instrumento foi projetado. Para instrumentos com ângulos iguais ou maiores de 45 graus, recomenda-se o movimento de limagem
- Ângulo interno da aresta lateral de raspagem (gume). Quanto menor e mais agudo for o seu vértice, maior será a eficiência de corte por limagem. Entretanto, quanto menor o ângulo interno da aresta lateral de corte (cunha), mais agudo será o seu vértice, mais rapidamente o instrumento perderá a capacidade de corte
- Dureza da liga metálica do instrumento e do material a ser cortado. Quanto maior a dureza do instrumento em relação à dentina, maior será a sua eficiência de raspagem
- Rigidez do instrumento. Quanto maior a rigidez do instrumento, maior a sua capacidade de raspagem. Como os instrumentos endodônticos são cônicos, a rigidez é maior quanto mais próximo do intermediário (região de maior diâmetro) e menor na extremidade da parte de trabalho (região de menor diâmetro). Durante a aplicação de uma força no cabo do instrumento com direção perpendicular ao seu eixo, a região de maior diâmetro da parte de trabalho (junto do intermediário) é mais rígida e exerce ação de limagem mais eficiente do que a de menor diâmetro (junto da extremidade).

Os instrumentos tipo K e as limas Hedstrom de aço inoxidável são projetados para o movimento de limagem. Todavia, os instrumentos com pequeno diâmetro (08, 10, 15 e 20), devido à maior flexibilidade, ou seja, menor resistência ao deslocamento sob flexão, não executam ação de limagem eficiente das paredes de canais radiculares. Os instrumentos geralmente são acionados manualmente. Todavia, podem ser acionados por dispositivos mecânicos.

As limas Hedstrom de NiTi, em função da superelasticidade da liga metálica, não devem ser empregadas com o movimento de limagem. Os instrumentos tipo K de menores diâmetros (números 15 a 25) não oferecem resistência ao deslocamento sob flexão, consequentemente, não promovem a raspagem dentinária. Entretanto, instrumentos K de NiTi com maior diâmetro (acima do número 30) podem ser empregados com o movimento de limagem.[20,21] Em resumo, os instrumentos tipo K de NiTi não devem ser empregados com o movimento de limagem e as limas Hedstrom não deveriam ser fabricadas em liga NiTi. O movimento de limagem é muito seguro quanto à fratura por tração de um instrumento endodôntico. A fratura por torção ocorrerá se o instrumento for acionado erroneamente (girar) no interior de um canal onde o diâmetro da lima é maior do que o diâmetro do canal (imobilização da lima endodôntica).

## Movimento de alargamento e limagem

Inicialmente, é necessário realizar o movimento de alargamento parcial à direita seguido da tração com a aplicação de uma força lateral simultânea nas paredes do canal (limagem). Apenas os instrumentos manuais tipo K de aço inoxidável poderão ser utilizados nesse tipo de movimento (Figura 11.24). Esse movimento pode ser empregado na fase inicial da remoção do material obturador no retratamento endodôntico. Os instrumentos geralmente são ativados manualmente.

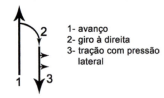

**Figura 11.24** Representação esquemática do movimento de alargamento e limagem.

## Classificação dos canais radiculares

A classificação dos canais radiculares pode ser feita com base em sua anatomia, diâmetro e direção, a saber:

- Quanto à anatomia: podem variar em número, tamanho, forma e apresentar diferentes divisões, fusões e estágios de desenvolvimento. A configuração da cavidade pulpar não é apenas do canal principal, e sim de um complexo sistema apresentando canais acessórios, secundários, laterais e comunicações por meio do delta apical. Entretanto, na maioria dos casos, as lesões perirradiculares estão associadas com o canal principal e se formam ao redor do forame principal. Embora lesões laterais possam ocasionalmente ser vistas, os canais acessórios, secundários, laterais e delta apical, geralmente não apresentam volume suficiente para abrigar e permitir a passagem de quantidade de microrganismos suficientes para perpetuar uma lesão perirradicular.[22] O perfil de um canal radicular é cônico e a forma da seção reta transversal pode variar ao longo do comprimento do canal radicular. No segmento cervical pode ser circular ou achatado. Para ser considerado achatado, o diâmetro vestibulolingual deve ser, no mínimo, 2 vezes maior do que o mesiodistal. Os diâmetros de canais achatados decrescem no sentido apical. No segmento apical a forma da seção reta transversal do canal radicular tende a ser circular ou ligeiramente achatada. A qualidade do preparo de canais radiculares quanto à modelagem e à limpeza está fortemente relacionada com a geometria (forma e dimensão) da seção reta transversal do dente. O preparo deve ser limitado ao espaço do canal principal e deve ser suficientemente amplo para incorporar, no circuito de corte, o contorno das seções retas transversais originais
- Quanto ao diâmetro: amplo, mediano e atresiado ou constrito. O canal é considerado amplo quando o diâmetro anatômico é igual ou superior ao de um instrumento tipo K número 35; mediano, entre os instrumentos de números 20 e 30; e atresiado, quando o diâmetro é igual ou menor do que o de um instrumento de número 15

- Quanto à direção: retilíneo e curvilíneo. O canal é considerado retilíneo quando tem a forma de linha reta. É considerado curvilíneo quando, no comprimento total ou parcial, tem a forma de linha curva (arco). Quando parcial, o arco de curva pode estar localizado no segmento cervical, médio ou apical. Geralmente é apical. As curvaturas no sentido mesiodistal frequentemente são mais acentuadas do que aquelas no sentido vestibulolingual, as quais apresentam mais fácil acesso.

Os valores das curvaturas dos canais radiculares devem ser avaliados levando-se em consideração o raio e o comprimento do arco, e não o ângulo de curvatura.[8,23]

O ângulo de curvatura é a medida do afastamento entre duas retas que têm um ponto em comum. Variando-se os comprimentos dos raios e padronizando o ângulo de curvatura, teremos canais com arcos diferentes. Para canais com o mesmo ângulo de curvatura, quanto menor o raio, menor o arco; quanto maior o raio, maior o arco. Consequentemente, teremos a sobreposição de dois parâmetros geométricos de um canal curvo (comprimento do raio e comprimento do arco) interferindo diferentemente (aumentando ou diminuindo) na resistência em fadiga de um instrumento endodôntico quando submetido ao teste de flexão rotativa em canais artificiais de um mesmo ângulo de curvatura. Quanto maior o raio, maior a resistência em fadiga suportada pelo instrumento testado. Quanto maior o arco, menor a resistência em fadiga suportada pelo instrumento testado.[24,25] Portanto, é impossível afirmar qual parâmetro (raio de curvatura ou arco) é o fator mais importante na resistência à fratura em fadiga de um instrumento endodôntico. Assim, para se avaliar a influência do raio é fundamental padronizar o comprimento do arco, e não o ângulo de curvatura de um canal curvo. Não se deve quantificar uma curvatura pelo ângulo, mas, sim, pelos comprimentos do raio e do arco.[25]

### Método geométrico

A avaliação do raio e do arco de um canal curvo pode ser determinada pelo método geométrico descrito por Lopes *et al.*,[26] em 1998. Nesse método, o raio é determinado pelo encontro das mediatrizes de duas cordas da região de maior curvatura do canal radicular, conforme indicado na Figura 11.25.

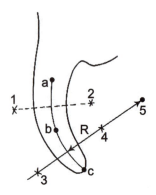

**Figura 11.25** Representação esquemática do método geométrico.

Por meio do raio, calcula-se o tamanho da circunferência e mede-se em ângulo o tamanho do arco. O ângulo é calculado por meio de duas linhas traçadas a partir da parede externa do canal, que cortam o início e o fim do arco, passando obrigatoriamente pelo centro da circunferência. A partir desse ângulo e conhecendo-se o tamanho do raio do canal (R), determina-se o comprimento do arco em milímetros por meio da equação:

$$X = (2\pi R \cdot \hat{a}ngulo) / 360°$$

Em função dos raios, as curvaturas dos canais são classificadas em:

- Suaves: raio igual ou maior que 20 mm
- Moderadas: raio maior que 10 mm e menor que 20 mm
- Acentuadas: igual ou menor que 10 mm.

Na prática endodôntica e, principalmente, em ensaios mecânicos, é fundamental a determinação dos comprimentos do raio do arco e da localização do arco de um canal curvilíneo. Isso porque a resistência à fratura por fadiga de um instrumento endodôntico com haste de corte helicoidal cônica, quando submetido a um carregamento cíclico em flexão rotativa, depende dos comprimentos, do raio, do arco e da localização do arco de um canal curvo. Quanto menor o raio de curvatura e maior o comprimento do arco de um canal curvo, maior será a intensidade das tensões trativas e compressivas impostas na área flexionada do instrumento endodôntico submetido ao carregamento em flexão rotativa. Quanto à localização do arco, quanto mais deslocado para cervical, maior será a intensidade das tensões impostas ao segmento de um instrumento submetido ao carregamento em flexão rotativa. Quanto maior a intensidade das tensões, menor será a vida útil do instrumento por fadiga (número de ciclos até a fratura).

É preciso ressaltar que os valores das curvaturas são obtidos mediante projeção da imagem radiográfica da raiz, contendo um instrumento endodôntico (instrumento tipo K nº 10) no seu interior, em uma superfície e a uma distância fixa. Esses valores são relativos, uma vez que são determinados mediante uma imagem radiográfica bidimensional, a qual não revela a verdadeira curvatura radicular. Como essa curvatura ocorre em direções aleatórias, as tomadas radiográficas feitas no sentido vestibulolingual, assim como variações verticais ou horizontais do feixe de raios X, proporcionarão imagens diferentes. Outro aspecto a ser mencionado é que os canais podem apresentar dupla curvatura, ou seja: o segmento apical ser curvo para mesial.

Para os canais radiculares cuja imagem radiográfica revela curvatura simples, geralmente o preparo apical se desloca em sentido mesial. Nos casos de dupla curvatura, este se desloca em sentido distal.

Em função do diâmetro e do raio de curvatura, os canais radiculares, para fins de tratamento endodôntico, podem ser classificados em:

**Classe I.** Canal amplo ou mediano, reto ou com curvatura suave, tendo raio igual ou maior que 20 mm. A exploração do canal é acessível até a abertura foraminal (Figura 11.26).

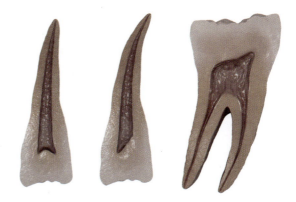

**Figura 11.26** Representação esquemática de canais classe I.

**Classe II.** Canal atresiado, com curvatura moderada, tendo raio maior que 10 mm e menor que 20 mm. A exploração do canal é acessível até a abertura foraminal (Figura 11.27).

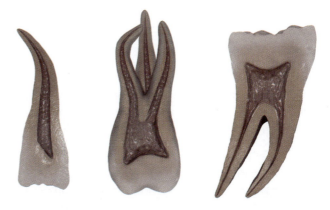

**Figura 11.27** Representação esquemática de canais classe II.

**Classe III.** Canal atresiado, com curvatura acentuada, tendo raio igual ou menor que 10 mm. Difícil acesso à abertura foraminal (Figura 11.28).

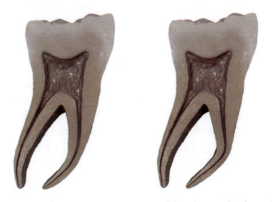

**Figura 11.28** Representação esquemática de canais classe III.

**Classe IV.** Canais atípicos. Apresentam tipos de canais que não se enquadram nas classes anteriores, tais como:

- Dentes com dupla curvatura radicular
- Dentes com dilaceração radicular (Figura 11.29)

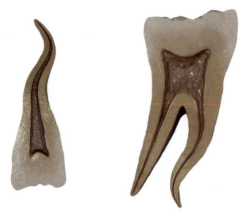

**Figura 11.29** Representação esquemática de canais classe IV.

## Limite apical de instrumentação

Um dos assuntos mais controversos em Endodontia se refere ao limite apical de instrumentação e obturação, ou seja, o ponto mais apical que os instrumentos devem atingir durante a instrumentação e a obturação, por meio da aplicação do material obturador. Embora seja uma discussão essencialmente calcada em diferenças milimétricas, ela assume um caráter importante, uma vez que a resposta dos tecidos perirradiculares aos procedimentos intracanais é significativamente influenciada pela sua extensão apical. O limite apical de instrumentação usualmente não exerce influência significativa na incidência de dor pós-operatória, exceto em casos de sobreinstrumentação e sobreobturação, os quais apresentam maior tendência a desenvolverem sintomas pós-operatórios. Assim, a controvérsia quanto ao limite apical reside em sua clara influência no resultado do tratamento endodôntico no longo prazo.[9,27-29]

Além do fato de que a anatomia de cada sistema de canais radiculares apresenta suas singularidades, o que torna qualquer padronização propensa a erros, as condições patológicas envolvidas também devem ser levadas em consideração em qualquer discussão sobre limite apical de instrumentação. Na prática clínica, o profissional se depara com três condições endodônticas básicas que requerem intervenção – polpas vitais, polpas necrosadas e casos de fracasso do tratamento endodôntico anterior (retratamento). O sucesso do tratamento endodôntico depende do reconhecimento das diferenças entre essas três condições. Consequentemente, a diferença fundamental reside no fato de que casos de polpa necrosada e de fracasso são caracterizados pela presença de infecção, enquanto polpas vitais são livres de infecção. A polpa vital, ainda que acometida por inflamação irreversível e mesmo quando exposta à cavidade bucal, é livre de infecção. A infecção, nesses casos, é restrita à superfície e à área imediatamente adjacente ao tecido pulpar exposto.

Por sua vez, depois de ser acometida por necrose, a polpa perde a capacidade de defesa contra a invasão bacteriana e, em decorrência disto, é invadida por bactérias que irão colonizar o sistema de canais radiculares. Dentes com necrose pulpar, mesmo na ausência de lesão perirradicular detectada radiograficamente, devem ser considerados infectados.

O fato de que uma lesão não é visível na radiografia nem sempre significa que ela esteja realmente ausente,[30] como claramente demonstrado quando se usa tomografia computadorizada de feixe cônico.[31] Assim, dentes com necrose pulpar devem ser sempre considerados infectados e tratados da mesma forma, independentemente da presença de lesão perirradicular radiograficamente detectável. Casos de retratamento devido a fracasso do tratamento prévio (persistência ou aparecimento de uma lesão perirradicular) são usualmente associados a uma infecção persistente ou secundária, causada por microrganismos que podem ser mais resistentes e, portanto, difíceis de eliminar.[27,32]

As diferenças entre essas condições clínicas são óbvias e incontestes. Em decorrência disto, o tratamento para tais condições deve apresentar estratégias diferentes, se o mesmo índice de sucesso for esperado. Assim, a presença ou não de infecção é o fator mais importante que deve ser levado em consideração para a tomada de decisão clínica quanto ao número de sessões necessárias para se concluir o tratamento, estratégias de desinfecção a serem usadas e ao limite apical ideal para instrumentação e obturação do canal radicular.

## Considerações de ordem anatômica

O segmento apical pode ser considerado a região mais crítica do sistema de canais radiculares no que tange à necessidade de limpeza e desinfecção. Essa região contém o segmento apical do canal principal, o forame apical e maior incidência de ramificações,[33] que permitem uma íntima relação com os tecidos perirradiculares (Figura 11.30A a E). Irritantes presentes no interior do sistema de canais radiculares têm acesso aos tecidos perirradiculares, principalmente por essas vias. Assim, adequadas desinfecção e limpeza e posterior selamento dessa região podem ser considerados cruciais para o sucesso do tratamento endodôntico. Por essas razões, essa área é conhecida como a *zona crítica apical*.[34-35]

O canal radicular é formado pelo canal dentinário e pelo canal cementário. Ambos têm o perfil de um cone unidos pelos vértices truncados. O canal dentinário é muito maior do que o cementário. O canal dentinário é cônico, com conicidade pouco acentuada (aumento do diâmetro do cone a cada milímetro), tendo o menor diâmetro voltado para o ápice radicular, sendo formado pelas paredes dentinárias, que se estendem da embocadura até a junção cemento-dentinária (JCD) (Figura 11.31). A região apical do canal dentinário apresenta o menor número de túbulos dentinários por milímetro quadrado, em média 14.400 por mm$^2$ nos 2 a 3 mm apicais, contrastando com 40.000 por mm$^2$ da região cervical. A densidade tubular influencia diretamente a permeabilidade dentinária. Assim, a região apical do canal dentinário é a que apresenta menor permeabilidade dentinária. A permeabilidade dentinária tem grande importância clínica, pois pode explicar as variações quanto à colonização microbiana em diferentes regiões do canal dentinário, bem como a difusão de soluções químicas auxiliares da instrumentação e de medicamentos intracanais para o interior da dentina (Figura 11.32).[36,37]

## Capítulo 11 | Preparo Químico-Mecânico dos Canais Radiculares 379

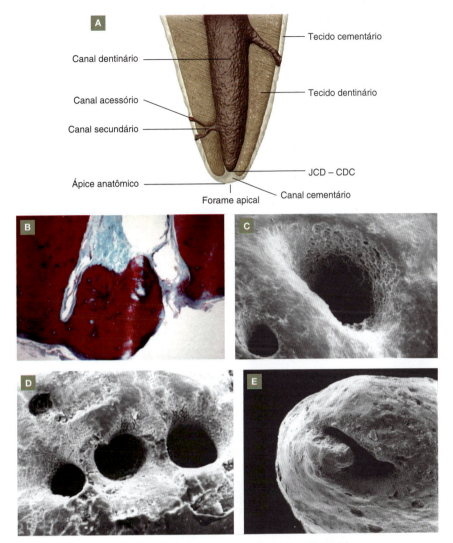

**Figura 11.30** Região crítica apical. Considerações anatômicas. **A.** Desenho esquemático. Forames e foraminas. **B.** Corte histológico. **C a E.** Eletromicrografias. JCD: junção cemento-dentinária; CDC: canal dentino-cementário.

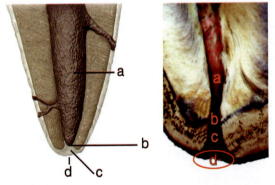

**Figura 11.31** Região crítica apical. Canal Dentinário (**a**). Limite CDC (**b**). Canal cementário (**c**). Forame apical (**d**).

A junção cemento-dentinária (JCD), também denominada limite cemento-dentinário, ou limite CDC (canal dentino-cementário), é definida como a região de transição onde os canais dentinário e cementário se unem. É, teoricamente, o local de maior constrição (menor diâmetro) do canal radicular onde a polpa termina e o periodonto começa. O estreitamento da constrição apical se

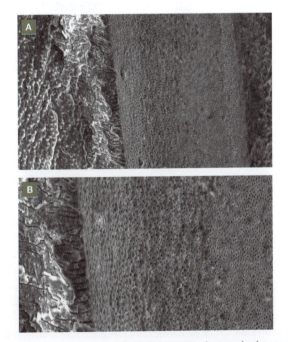

**Figura 11.32** Túbulos dentinários. Limpeza da parede do canal.

deve à deposição cementária. A constrição apical geralmente não coincide com a localização da JCD do canal radicular, porém, próximo dela. A forma da constrição apical não é, na maioria das vezes, circular, mas geralmente oval ou irregular.[6]

O diâmetro da constrição apical relatado na literatura é conflitante. O estudo de Kuttler[38] apresentou valores da constrição apical de 0,22 mm para dentes de pacientes jovens, e diâmetro de 0,21 mm para dentes de pacientes adultos. Stein e Corcoran[39] encontraram, como média, 0,19 mm. Para Wu *et al.*,[40] o menor diâmetro encontrado foi de 0,2 mm e o maior, de 0,5 mm.

O canal cementário é cônico, com conicidade muito acentuada e muito curto. Se estende da junção cemento-dentinária (JCD) até o forame apical. Do ponto de vista clínico, o comprimento do canal cementário corresponde à distância existente entre a constrição apical e o forame apical. Apresenta comprimento médio de 0,5 mm em pacientes jovens e de 0,7 mm em pacientes adultos (Figura 11.33A a D). O forame apical (término do canal cementário) localizado na superfície externa da raiz apresenta contorno predominantemente circular e seu diâmetro mede aproximadamente 0,5 mm em pacientes jovens e 0,7 mm em adultos, o que revela aumento do diâmetro do forame com a idade (Figura 11.34A a D). Em 68% dos dentes em pacientes jovens e em 80% em pacientes adultos, o canal cementário não segue a direção do canal dentinário e nem acaba no vértice apical.[38] Está localizado em média a 0,5 mm do ápice radicular (Figura 11.35). Às vezes, chega a alcançar até 3 mm. Outra constatação de grande importância terapêutica é que a constrição apical está distante aproximadamente 0,5 mm do forame apical, ou seja, 1 mm do ápice radicular. A média do diâmetro do forame apical é 0,25 mm e seu contorno é predominantemente circular (Figura 11.36).[36,38,40,41] Segundo Gutierrez e Aguayo,[42] o número de foraminas por dente pode variar de 1 a 16. O distanciamento desses forames do ápice pode variar de 0,2 mm a 3,8 mm.

Estabelecer o limite apical da instrumentação na junção cemento-dentinária (JCD) do canal seria o ideal, mas, na maioria das vezes, isso não é possível, devido à grande variabilidade na localização da constrição e à dificuldade em detectá-la clinicamente, mesmo pelo profissional mais habilitado. Além disso, em determinados casos, essa junção nem sempre representa o diâmetro mais constrito do canal. Uma vez que a JCD é um ponto essencialmente histológico, sob o ponto de vista clínico, ela tem sido considerada um "mito".[26,43]

Em razão das avaliações citadas, o término da instrumentação de um canal radicular (batente apical) é proposto entre 0,5 e 1 mm do forame apical detectado por um localizador apical eletrônico e confirmado por uma radiografia periapical, tanto no tratamento de dentes não infectados (biopulpectomia), quanto nos infectados (necropulpectomia e retratamento) (Figura 11.37). Além disso, é recomendado, sempre que possível, manter desobstruído o segmento mais apical a esse ponto até o forame apical. Esse segmento usualmente corresponde ao canal cementário, exceto em casos de reabsorção radicular apical, em que este pode ter sido perdido.

A desobstrução do segmento mais apical é realizada por um instrumento que percorre toda a extensão do

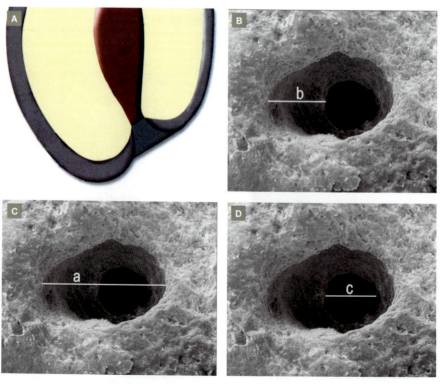

**Figura 11.33** Canal cementário. **A.** Desenho esquemático. **B.** Comprimento do canal cementário (**b**). **C.** Diâmetro do forame apical (**a**). **D.** Diâmetro da constrição apical (**c**).

Capítulo 11 | Preparo Químico-Mecânico dos Canais Radiculares 381

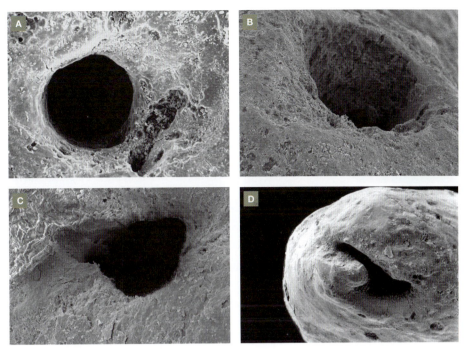

**Figura 11.34** Forame apical. **A** e **B.** Forma circular. **C** e **D.** Forma atípica.

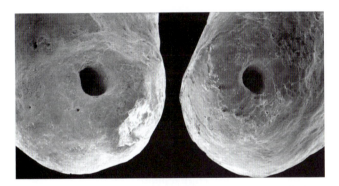

**Figura 11.35** Forame apical localizado fora do ápice anatômico.

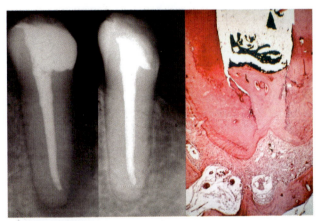

**Figura 11.37** Limite apical de instrumentação e de obturação (batente apical).

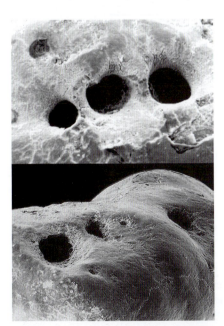

**Figura 11.36** Foraminas apicais. Contorno predominantemente circular.

canal radicular, desde um ponto de referência coronário até a abertura foraminal localizada na superfície externa da raiz. Essa medida é denominada comprimento patente do canal (CP). A necessidade de manter o canal cementário desobstruído durante todo o preparo químico-mecânico é justificada por motivos biológicos e mecânicos, tanto no tratamento de dentes infectados quanto no de não infectados. Com isso, estaremos eliminando, nos dentes com polpa viva, um tecido propenso a necrosar e, nos dentes necrosados, uma quantidade substancial de irritantes nesta região mais apical, assim como reduzindo o risco de acidentes durante o preparo químico-mecânico. Ressalta-se que a desobstrução desse segmento mais apical ao batente permite à solução química auxiliar da instrumentação, dotada de capacidade solvente de tecido e antimicrobiana, fluir em toda extensão do canal radicular até seu término (Figura 11.38).

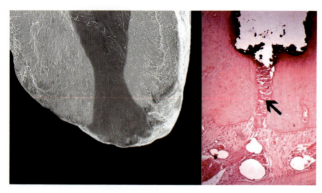

**Figura 11.38** Canal cementário. Desobstruído (*lado esquerdo*). Obstruído (*lado direito*).

## Canais infectados

Nos casos de canais infectados (necropulpectomia e retratamento), um dos requisitos para bactérias participarem da patogênese das doenças perirradiculares é que estejam espacialmente localizadas no canal, de forma que elas ou seus fatores de virulência tenham acesso aos tecidos perirradiculares.[44] A região que preenche tal requisito é o segmento apical do canal, uma vez que bactérias colonizando essa região encontram-se próximas ao forame apical e foraminas acessórias, as quais são mais numerosas no segmento apical do canal, estando, assim, em íntimo contato com os tecidos perirradiculares.[45-48]

Bactérias infectando o segmento apical do canal contendo polpa necrosada são predominantemente anaeróbios estritos e o tempo de infecção pode acentuar tal domínio.[49-53] As espécies dominantes incluem representantes dos gêneros *Prevotella*, *Porphyromonas*, além das espécies *Pseudoramibacter alactolyticus*, *Treponema denticola*, *Fusobacterium nucleatum* e *Filifactor alocis* e o filotipo não cultivável *Bacteroidetes* clone oral X083.[49-53] A carga bacteriana no terço apical pode variar entre $10^4$ e $10^6$ células.[49,53]

Em todos esses trabalhos da microbiota apical, as amostras foram coletadas do canal principal de dentes com lesão perirradicular recém-extraídos. Um método modificado de coleta foi proposto por Alves et al.,[54] no qual o ápice radicular do dente extraído é seccionado e então sujeito à pulverização criogênica. O pó gerado em um moinho criogênico contém material não só do canal principal, mas também de túbulos dentinários, irregularidades e ramificações. Enfim, bactérias presentes em todas as regiões do sistema de canais radiculares podem ser identificadas e quantificadas.

No primeiro estudo usando essa metodologia, Alves et al.[54] compararam o perfil da comunidade bacteriana associada com o terço apical e os dois terços coronários usando o método molecular DGGE (*Denaturing Gradient Gel Electrophoresis*). Eles encontraram média de 28 espécies na porção apical, variando entre 18 e 48, enquanto nas porções mais coronárias a média também foi de 28, variando entre 19 e 36 espécies. Isso demonstrou que o perfil da comunidade bacteriana apical é tão diverso quanto o de regiões mais coronárias do canal. No entanto, o tipo de espécies infectando essas regiões variou significativamente, revelando que a microbiota apical é diferente da mais coronária, certamente devido às diferenças ecológicas entre essas regiões.

No segundo estudo usando a pulverização criogênica, Rôças et al.[55] utilizaram o *checkerboard* de captura reversa para identificar 28 espécies bacterianas nas regiões apical e 2/3 coronários do sistema de canais radiculares. As espécies mais prevalentes foram *Olsenella uli* (76,5%), *Prevotella baroniae* (71%), *Porphyromonas endodontalis* (65%), *Fusobacterium nucleatum* (53%) e *Tannerella forsythia* (47%). *O. uli*, *P. endodontalis* e *Propionibacterium acnes* foram tão prevalentes nas amostras apicais quanto nas coronárias. *P. baroniae*, *T. forsythia* e *F. nucleatum* foram mais prevalentes no terço apical em comparação com as amostras dos 2/3 coronários dos mesmos canais. *Streptococcus* spp. foram mais prevalentes nas amostras dos 2/3 coronários. Esse trabalho identificou as espécies presentes e revelou a preferência de algumas pela região apical ou pelas regiões mais coronárias, certamente ditadas pelas condições ambientais diferentes entre as regiões.

No terceiro estudo usando amostras de ápice pulverizado, Siqueira et al.[56] utilizaram a sofisticada técnica molecular de pirossequenciamento para avaliar a diversidade bacteriana no segmento apical do canal. Nos 10 ápices avaliados, 187 espécies bacterianas foram encontradas, as quais pertenciam a 84 gêneros e 10 filos bacterianos. Os filos mais presentes e abundantes foram Proteobacteria, Firmicutes, Bacteroidetes, Fusobacteria e Actinobacteria. O número médio de espécies presentes no sistema de canais radiculares apical foi de 37, variando entre 13 e 80 espécies. Esses números são bem maiores do que previamente mostrado por cultura ou outros métodos moleculares, e revelam uma grande complexidade da comunidade bacteriana na porção apical de canais de dentes com lesão perirradicular.

Baseado nesses conhecimentos microbiológicos, a porção mais apical do canal pode ser considerada um "território crítico" para os patógenos, para o hospedeiro e para o clínico.[52] É crítica para os patógenos, pois permite um íntimo contato com os tecidos perirradiculares, de onde eles podem ter acesso a nutrientes e para os quais podem causar danos; e para o hospedeiro, pois os mecanismos de defesa devem se concentrar nesta área para tentar delimitar o processo infeccioso e confiná-lo ao canal, impedindo a disseminação da infecção para o osso alveolar. Também é crítica para o clínico, uma vez que o sucesso do tratamento endodôntico dependerá do quão eficaz o profissional será em erradicar a infecção do segmento apical e promover um selamento adequado do canal radicular contra bactérias e fluidos.

Uma vez que não se conhece quantas células bacterianas remanescentes no segmento apical podem ser compatíveis com a resposta favorável de defesa do hospedeiro, a extensão alcançada pelos procedimentos intracanais não deveria ser aquém do que o nível mais apical da infecção. Como a infecção em muitos casos pode se estender até o forame apical, o limite de instrumentação deveria atingir toda a extensão do canal principal até seu término, em uma tentativa de remover ou pelo menos reduzir significativamente a contagem bacteriana antes que se proceda à obturação. A necessidade imperiosa de desinfecção tem sido claramente demonstrada por estudos que avaliaram o sucesso do tratamento endodôntico no longo prazo.[29,57]

Durante a instrumentação de canais infectados, detritos dentinários contaminados podem ser compactados no segmento apical do canal ou extruídos pelo forame apical para o interior dos tecidos perirradiculares. Quando compactados no canal, detritos dentinários podem resultar em perda do comprimento de patência ou de trabalho, além de comprometer o reparo tecidual devido à presença de bactérias residuais.[58,59] Detritos dentinários infectados, quando extruídos para os tecidos perirradiculares, podem ser responsáveis por inflamação persistente e fracasso do tratamento.[59]

Na porção mais apical do sistema de canais radiculares, bactérias podem estar presentes no canal principal, além de estarem alojadas em ramificações, deltas, lacunas de reabsorção radicular e túbulos dentinários. Aquelas que contatam os tecidos perirradiculares são, obviamente, as principais envolvidas na agressão e, por conseguinte, na indução de uma patologia perirradicular, aguda ou crônica. Nestas localidades, bactérias podem ser eliminadas pela ação mecânica do instrumento ou pela ação da solução química auxiliar da instrumentação e/ou pela medicação intracanal. Mesmo que os instrumentos e as soluções químicas que atingem essa região não eliminem completamente as bactérias, podem causar um distúrbio ecológico e desequilibrar a relação em favor dos mecanismos de defesa do hospedeiro, favorecendo o início dos mecanismos de reparação.

Os casos de fracasso do tratamento endodôntico (retratamento) devem ser lidados como casos infectados, mormente quando uma lesão perirradicular está presente. Infecções persistentes no segmento apical do canal representam a principal causa do fracasso da terapia endodôntica.[45,47] Microrganismos residuais podem estar alojados em áreas não instrumentadas do canal principal, em ramificações, no delta apical, em túbulos dentinários e em espaços vazios na obturação do canal.[32,47,60-63] Se tais microrganismos contatarem os tecidos perirradiculares e encontrarem-se em número suficiente para serem patogênicos, uma lesão inflamatória poderá se desenvolver ou ser mantida.

Usando método refinado de histobacteriologia, Ricucci et al.[63] relataram que bactérias podem persistir no canal obturado, geralmente em áreas mais apicais, e serem a causa do fracasso do tratamento. Fukushima et al.[45] avaliaram dentes tratados endodonticamente e com lesão perirradicular persistente por meio de microscopia eletrônica de varredura e por cultura bacteriológica. Em mais de 60% dos casos, agregados bacterianos foram visualizados entre o término da obturação do canal e o forame apical. Tais bactérias provavelmente eram membros de uma infecção persistente ou secundária.

Ricucci e Siqueira[62] avaliaram a prevalência de biofilmes na porção apical de canais tratados ou não tratados em dentes com lesão perirradicular. Bactérias foram encontradas em todos os casos. Nos dentes com tratamento endodôntico prévio, biofilmes foram observados em 74% dos casos. Tais achados indicam que a organização em biofilmes pode ser uma estratégia importante na resistência bacteriana ao tratamento.

Em outro estudo, Ricucci et al.[63] avaliaram histologicamente e histobacteriologicamente as causas de fracasso em 24 dentes tratados endodonticamente. Estavam assintomáticos 12 dentes, e sintomáticos, os outros 12. Bactérias estavam presentes na região apical do sistema de canais radiculares em todos os casos, exceto um que fracassou provavelmente devido à reação de corpo estranho ao material obturador extravasado. Em todos os casos, a infecção era principalmente intrarradicular e na forma de biofilmes bacterianos.

Esses achados indicam que bactérias podem persistir na porção apical de canais tratados, organizadas em biofilmes, e serem a causa de lesões perirradiculares persistentes. Assim, os mesmos princípios relacionados com os procedimentos químico-mecânicos em casos de dentes com lesão perirradicular primária se aplicam aos casos de dentes com lesão pós-tratamento e com indicação de retratamento.

## Canais não infectados

Em casos de polpa vital, alguns autores recomendam a instrumentação dos canais de 1 a 2 mm aquém do forame, na tentativa de preservar a vitalidade do tecido pulpar apical ("coto pulpar"), o qual poderia ter um papel de destaque no reparo perirradicular. Estudos têm demonstrado que a preservação do "coto pulpar" vital permite que o processo de reparação ocorra frequentemente pelo selamento do canal cementário por tecido duro neoformado, mesmo quando raspas de dentina são compactadas contra o "coto".[64-66]

É importante salientar que a manutenção da vitalidade do coto pulpar não é previsível, particularmente durante a instrumentação de canais curvos e atresiados. Outrossim, o uso de NaOCl como substância química auxiliar em diferentes concentrações pode conduzir a inflamação grave ou necrose do "coto",[67] como resultado da toxicidade dessa substância.[68] Considerando que a assepsia é o fator decisivo em prevenir o desenvolvimento de uma lesão perirradicular após o tratamento de dentes com polpa vital, poderia ser argumentado que o emprego de NaOCl não é necessário e deveria ser evitado para manter o "coto" vital. Todavia, manter o canal inundado com NaOCl durante a instrumentação de canais ajuda a manter a cadeia asséptica, justificando o emprego dessa solução mesmo em casos vitais não infectados. Além disso, a irritação dos tecidos perirradiculares causada pelo NaOCl é usualmente transitória e restrita a uma pequena área tecidual, o que não gera efeitos adversos substanciais.[69-71]

A reparação tecidual pós-tratamento endodôntico é de total responsabilidade dos tecidos perirradiculares, principalmente do ligamento periodontal. O ligamento periodontal é um tecido conjuntivo especializado, situado entre o cemento radicular e o osso alveolar, que apresenta uma espessura variável entre 0,15 e 0,38 mm, a qual é reduzida gradativamente com a idade.[72] Como um tecido conjuntivo, ele é constituído por células e por matriz extracelular. As principais células encontradas são osteoblastos e osteoclastos (alinhando a superfície óssea voltada para o ligamento), cementoblastos (voltados para o cemento), fibroblastos, células epiteliais (restos de Malassez), macrófagos e células indiferenciadas. A matriz extracelular é composta principalmente por feixes de colágeno embebidos em uma substância fundamental constituída basicamente por glicosaminoglicanas, glicoproteínas e glicolipídios. Fibroblastos são as principais células encontradas no ligamento periodontal. Há um rápido e intenso *turnover* de constituintes do ligamento (mormente de colágeno), caracterizado pelas constantes síntese, remoção e renovação desses componentes. Fibroblastos são os principais responsáveis por esse *turnover*, sendo capazes de simultaneamente sintetizar e degradar o colágeno, o qual está sempre sofrendo remodelação. Além do alto índice de renovação de constituintes da matriz, as células do ligamento periodontal também são frequentemente renovadas. O alto índice de *turnover* dos constituintes celulares e extracelulares é reflexo da excepcional vascularização desse tecido, a qual provém das artérias alveolares superior e inferior. Além de possuir um alto índice de renovação celular e uma rica trama vascular, o ligamento apresenta drenagem linfática adequada.

A manutenção da vitalidade do "coto pulpar" é imprevisível durante o preparo químico-mecânico[73,74] e evidências indicam que não é essencial para o sucesso do tratamento. Estudos em cães[75-77] revelaram que o alargamento do forame apical com consequente remoção do "coto pulpar" foi acompanhado por invaginação do ligamento periodontal para o interior do canal, algumas vezes associado com deposição de tecido semelhante ao cemento sobre as paredes do canal. Isso confirma o enorme potencial de reparo do ligamento periodontal, o que é consequência de sua intensa atividade metabólica (Figura 11.39). Todavia, a ampliação do forame é desnecessária, uma vez que resulta em arrombamento, o qual dificulta a limitação do material obturador ao interior do canal radicular, além de causar dano desnecessário aos tecidos perirradiculares.

## Considerações de ordem prática

Uma vez que o forame apical se encontra, em média, deslocado 0,5 mm aquém do ápice radicular e que a JCD está, em média, a 0,5 mm do forame apical, o limite de instrumentação tanto no tratamento de dentes polpados quanto no despolpados deve ser firmado preferencialmente 1 mm aquém do ápice radiográfico. Essa medida é referida aqui como comprimento de trabalho (CT). Isso permite criar um batente apical, mantendo instrumentos de maior diâmetro e o material obturador no interior do canal radicular.

Entretanto, é nossa conduta em todos os casos, e sempre que possível, manter a patência foraminal (canal cementário desobstruído). A medida obtida desde um ponto de referência coronário até a abertura do forame apical na superfície externa radicular é denominada comprimento de patência do canal (CP) (Figura 11.40A e B).

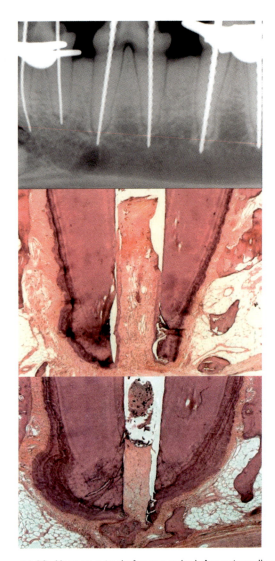

**Figura 11.39** Alargamento do forame apical. Aspecto radiográfico (*superior*). Selamento biológico. Aspecto histológico (*médio e inferior*). (Cortesia do Prof. Francisco José Souza Filho.)

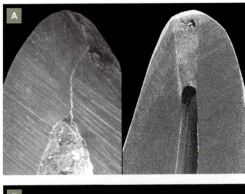

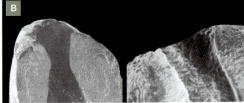

**Figura 11.40** Canais cementários. **A.** Obstruídos. **B.** Desobstruídos.

No aspecto mecânico, a patência foraminal impede a obstrução do segmento apical do canal radicular, o que resultaria em perda dos comprimentos de patência e de trabalho.

No aspecto biológico, para canais infectados, a desinfecção do segmento apical do canal radicular pode ser maximizada pela manutenção da patência foraminal (desobstrução do canal cementário). A manutenção do canal cementário patente possibilita que a solução química auxiliar dotada de atividade solvente de tecido e antimicrobiana possa fluir até a região mais apical do canal, além de reduzir o acúmulo de raspas de dentina infectada que poderia manter a infecção perirradicular (Figura 11.41). Mesmo que a desobstrução do canal cementário e a solução química auxiliar não consigam eliminar totalmente bactérias na região mais apical do canal radicular, podem desorganizar a comunidade de microrganismos aí instalada e promover um desequilíbrio que pode ser propício para uma resposta de defesa favorável (Figura 11.42).

Para canais não infectados, sob o aspecto biológico, tem sido recomendada a instrumentação do canal radicular no comprimento de trabalho (CT) com o intuito de preservar a vitalidade do "coto pulpar". Entretanto, a manutenção da vitalidade do "coto pulpar", um segmento de tecido conjuntivo de extrema fragilidade, talvez seja possível no tratamento de dentes com raízes retas e polpa radicular volumosa. Todavia, deve-se salientar que, mesmo nesses casos, o "coto pulpar" pode necrosar ou permanecer normal. Igualmente, durante a instrumentação de canais curvos e atresiados até o CT, a manutenção da vitalidade do "coto pulpar" é muito pouco provável. Contudo, na ausência de infecção, a necrose do "coto pulpar" pode não representar maiores problemas para o resultado do tratamento endodôntico. Necrosado, mas estéril, o "coto pulpar" seria então reabsorvido por células do ligamento periodontal, o qual invaginaria no canal, ocupando o espaço outrora preenchido pelo "coto pulpar". Assim, a remoção ou não do "coto pulpar" não importa sobre o ponto de vista biológico, uma vez que o reparo perirradicular é realizado pelo ligamento periodontal.

O conceito de patência foraminal é baseado na colocação de um instrumento endodôntico tipo K de pequeno diâmetro (no máximo nº 20) acionado manualmente por meio do movimento de alargamento parcial à direita ou no movimento de alargamento reciprocante até o forame apical. Se inadvertidamente o instrumento ultrapassar o forame apical, esse procedimento não representa maiores problemas clínicos.

Tendo o canal cementário a forma de um cone truncado com maior diâmetro (0,7 mm) voltado para superfície externa da raiz (forame apical), o instrumento de patência (no máximo nº 20) mantém o canal cementário desobstruído, mas não ampliado. Levando-se em consideração as condições anatômicas do canal cementário, a sua ampliação e limpeza somente seriam alcançadas com um instrumento de diâmetro igual ou superior ao de nº 70. Isso provocaria o arrombamento desnecessário do forame e o risco de fracasso do tratamento.

A extrusão apical de detritos ocorre independentemente da realização ou não da desobstrução do canal cementário (patência foraminal) e da técnica de instrumentação empregada. Quanto maiores o diâmetro e o deslocamento de avanço e retrocesso de um instrumento

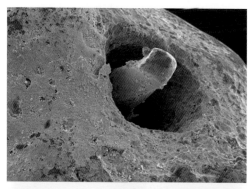
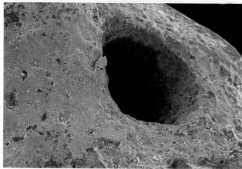

**Figura 11.41** Canal cementário desobstruído. Instrumento endodôntico além do forame.

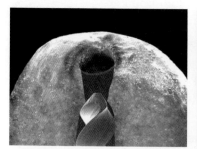
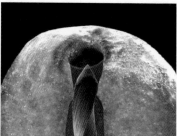
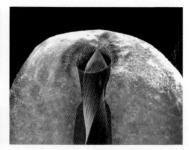

**Figura 11.42** Patência do forame (desobstrução do canal cementário). Batente apical (*lado esquerdo*). Instrumento de patência. Vértice da ponta até a abertura do forame (*meio*). Instrumento de patência. Ponta além da abertura do forame (*lado direito*).

endodôntico no interior de um canal radicular, maior será a possibilidade de ocorrer a extrusão de detritos via forame apical ou a obstrução do canal cementário. Durante os avanços subsequentes, o instrumento, ao alcançar justeza no interior do canal, sua parte de trabalho (ponta e haste de corte helicoidal cônica) funciona como um cone móvel (êmbolo), promovendo o deslocamento do material (tecido pulpar, solução química auxiliar e dentina excisada) existente na cavidade pulpar. Isso induz uma pressão unidirecional no sentido apical, podendo promover o extravasamento do material para a região perirradicular e/ou a obstrução do segmento apical do canal radicular, com a perda do canal cementário. A manutenção da patência impede a ocorrência da obstrução do canal cementário e reduz a extrusão de detritos via forame apical. A extrusão apical de detritos pode levar à dor pós-operatória. Todavia, a participação de detritos dentinários infectados nesse processo dependerá da quantidade extruída e da virulência e do número de bactérias presentes.[17,19,27,78]

A possibilidade de um instrumento de patência ser contaminado em seu trajeto e de carrear bactérias para os tecidos perirradiculares é improvável de ocorrer e de causar qualquer dano significativo aos tecidos perirradiculares, uma vez que o canal radicular se encontra preenchido com solução de hipoclorito de sódio. Em um estudo *in vitro*,[79] concluiu-se que a solução de hipoclorito de sódio a 5,25% presente no interior de um canal radicular era suficiente para prevenir a inoculação de microrganismos nos tecidos perirradiculares por meio dos instrumentos de patência. O emprego da patência foraminal resultou em um aumento significativo no índice de sucesso do tratamento e do retratamento endodôntico,[80] reforçando a importância da utilização desse procedimento.

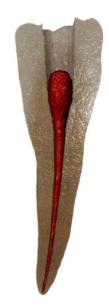

Figura 11.43 Diâmetro anatômico.

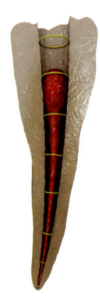

Figura 11.44 Diâmetro cirúrgico.

## Terminologia

Terminologia é o conjunto de termos peculiares de uma ciência ou arte. A seguir, mencionaremos um conjunto de termos peculiares ao preparo químico-mecânico dos canais radiculares.

### Diâmetro anatômico

Equivale ao diâmetro do canal radicular anteriormente aos procedimentos de instrumentação. Corresponde ao diâmetro do primeiro instrumento endodôntico que se ajusta no interior de todo o canal radicular (Figura 11.43).

### Diâmetro cirúrgico

Equivale ao diâmetro obtido após a instrumentação do canal radicular. Corresponde ao diâmetro do último instrumento endodôntico que foi empregado no segmento apical do canal radicular (Figura 11.44). O diâmetro anatômico não deve ultrapassar 1/3 do diâmetro radicular.

### Preparo químico-mecânico

É um procedimento dinâmico que tem por objetivo promover a ampliação, a modelagem, a limpeza e a desinfecção de um canal radicular por meio de três eventos distintos: instrumentação, emprego de substâncias químicas auxiliares e irrigação-aspiração.

### Instrumentação

É o principal evento do preparo químico-mecânico do canal radicular. É realizado por meio de ferramentas denominadas instrumentos endodônticos.

### Irrigação-aspiração

Representa uma corrente líquida no interior da cavidade pulpar.

## Comprimento de trabalho

Como o forame apical se encontra, em média, deslocado 0,5 mm aquém do ápice radicular e o limite CDC (constrição apical) está localizado entre 0,5 e 0,7 mm do forame, o comprimento de trabalho pode ser obtido deduzindo-se 1 a 2 mm aquém do ápice radiográfico do dente.

## Comprimento de patência do canal

É a medida obtida desde um ponto de referência coronário até a abertura do forame apical na superfície externa radicular. Tem como objetivo manter o canal cementário ou o segmento mais apical do canal desobstruído.

## Instrumento de patência

Equivale ao último instrumento utilizado em todo o comprimento do canal radicular (comprimento de patência).

## Patência do forame apical ou patência do canal cementário

É a manutenção do canal cementário principal patente (aberto, desobstruído) durante o preparo de um canal radicular.

## Ampliação da constrição apical

É a ampliação e a regularização da forma da constrição apical do canal radicular. A forma da seção reta transversal deve ser circular, tendo como objetivo a criação do batente apical.

## Substância química auxiliar

São substâncias químicas empregadas no interior do canal radicular com a finalidade de promover a dissolução de tecidos orgânicos vivos ou necrosados, a eliminação ou máxima redução possível de bactérias, a lubrificação, a quelação de íons cálcio e a suspensão de detritos oriundos da instrumentação. São empregadas simultaneamente à instrumentação dos canais radiculares ou após esta. Geralmente, são utilizadas em forma de soluções líquidas.

## Soluções irrigantes

São soluções químicas usadas na irrigação-aspiração dos canais radiculares.

## Instrumentação convencional ou não segmentada

Os instrumentos endodônticos são utilizados durante o preparo químico-mecânico de um canal radicular em ordem crescente de diâmetro nominal (D0) em toda a extensão do comprimento de trabalho.

## Instrumentação segmentada

Na instrumentação segmentada, os instrumentos endodônticos são utilizados em segmentos ao longo dos canais radiculares. A instrumentação segmentada pode ser realizada no sentido ápice-coroa (*step-back*) ou coroa-ápice (*crown-down*) do canal radicular.

## Segmentada ápice-coroa

Os instrumentos endodônticos, em ordem crescente de diâmetro, são empregados a distâncias menores que o comprimento de trabalho do canal radicular. A instrumentação apical antecede a instrumentação segmentada.

## Segmentada coroa-ápice

Os instrumentos endodônticos, em ordem decrescente de diâmetro, são empregados a distâncias maiores para o interior do canal radicular. A instrumentação segmentada coroa-ápice antecede a instrumentação apical.

## Segmento apical do canal

Corresponde a 1/3 do comprimento de trabalho.

## Segmento cervical ou coronário

Corresponde a 2/3 do comprimento de trabalho.

## Desgaste anticurvatura

É uma manobra realizada no segmento cervical de um canal radicular e consiste no desgaste direcionado às zonas volumosas da raiz, ou zona de segurança, e distante das delgadas, ou zonas de risco, onde pode ocorrer adelgaçamento na parede dentinária ou perfurações radiculares laterais (rasgo). Para os segmentos cervicais curvos, tem como objetivo favorecer o acesso ao segmento apical curvo.

## Instrumentação apical

É o alargamento (ampliação) do segmento apical de um canal radicular.

## Batente apical

Conhecido também como ombro apical, parada apical de instrumentação ou degrau apical, é o rebaixo onde o cone principal de obturação se encaixa. É o ponto de parada da instrumentação, equivalente ao comprimento de trabalho, determinado na odontometria (Figura 11.45).

## Instrumentação cervical

Consiste na instrumentação do segmento cervical de um canal radicular.

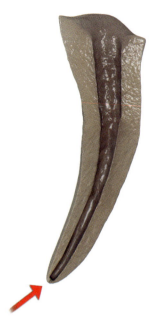

**Figura 11.45** Batente apical.

## Leito do canal (*glide path*)

É a regularização inicial da superfície das paredes dentinárias de um canal radicular até o CP. Antecede a modelagem do canal, independentemente da técnica de instrumentação empregada.

## Instrumentação de canais radiculares

Vários estudos[9,10,12,81,82] têm demonstrado que nenhuma técnica de instrumentação é capaz de promover total limpeza/desinfecção e correta modelagem de canais radiculares. Todavia, para a obtenção de uma adequada instrumentação, o profissional deve ter conhecimento da anatomia do canal e de suas dimensões (geometria do canal), para poder selecionar corretamente os instrumentos e os movimentos a serem empregados para cada segmento de um canal radicular.

A seleção equivocada de instrumentos endodônticos com relação à sua geometria (forma e dimensões) e a sua ativação com movimentos incompatíveis com a configuração anatômica dos canais radiculares, são responsáveis pela não incorporação de algumas áreas do contorno de um canal radicular original durante a instrumentação. Nessas áreas, os remanescentes teciduais e bactérias podem persistir, principalmente em recessos e reentrâncias dos canais radiculares. A quantidade de irritantes residuais, os efeitos da irrigação e da medicação intracanal e a efetividade seladora da obturação do canal e da cavidade coronária de acesso determinarão a logo prazo o sucesso ou o fracasso da terapia endodôntica.

Em prosseguimento passaremos a descrever os princípios que regem a instrumentação de um canal radicular em função da anatomia do canal radicular e do tipo do instrumento selecionado, assim como do movimento empregado.

A instrumentação de canais radiculares é um procedimento mecânico, dinâmico, realizado em duas etapas distintas: pré-instrumentação e instrumentação.

## Primeira etapa | pré-instrumentação

A pré-instrumentação é a etapa inicial da instrumentação de um canal radicular. Para canais radiculares amplos, após o cateterismo e a determinação do comprimento de trabalho e de patência, a pré-instrumentação e a instrumentação se sobrepõem, sendo muitas vezes executadas em uma mesma etapa. Ao contrário, para canais atresiados, a pré-instrumentação é uma etapa distinta que antecede a instrumentação. A dificuldade ou a facilidade da posterior instrumentação de um canal radicular atresiado, na maioria das vezes, repousa apenas na pré-instrumentação. Tem como objetivo a eliminação ou regularização das interferências anatômicas, buscando a determinação do comprimento de trabalho (CT), do comprimento de patência (CP), e a criação do leito do canal radicular (*glide path*).

A pré-instrumentação de um canal radicular é iniciada após radiografia, anestesia (se necessário), acesso coronário e isolamento absoluto do dente a ser submetido ao tratamento endodôntico. O conhecimento da morfologia dentária e o exame minucioso de duas ou mais radiografias periapicais, obtidas com diferentes angulações do cone do aparelho de raios X, são obrigatórios. O exame radiográfico propicia informações importantes sobre a anatomia da cavidade pulpar. Nos casos de dentes cariados ou restaurados, para evitarem acidentes (perfurações) é fundamental realizar o acesso coronário e a visualização da entrada de canais radiculares antes da instalação do isolamento absoluto.

A pré-instrumentação é constituída: da localização do canal ou canais radiculares; do cateterismo ou exploração inicial do canal radicular; da ampliação cervical do canal radicular, se necessário; da complementação do cateterismo; da determinação do comprimento de trabalho e de patência do canal radicular e da instrumentação inicial ou leito do canal radicular.

### Localização do canal radicular

Após a remoção completa de todo o teto cavitário, os orifícios dos canais radiculares devem ser localizados por meio de sondas clínicas de pontas retas e afiladas. Para isso, a ampliação e a iluminação da cavidade pulpar são recursos indispensáveis. Para dentes unirradiculares, a localização do canal radicular é um procedimento mais simples do que em dentes multirradiculares. A anatomia natural dita a localização usual da entrada dos canais radiculares; entretanto, restaurações coronárias, deposições dentinárias e calcificações distróficas podem alterá-la. Enquanto explora o assoalho da câmara pulpar, a sonda muitas vezes penetra ou desloca depósitos calcificados que bloqueiam a embocadura dos canais radiculares (Figura 11.46).

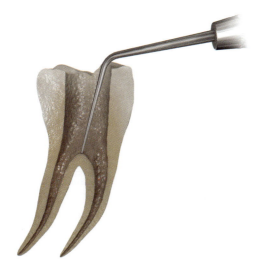

**Figura 11.46** Localização do canal radicular.

O uso de aparelhos ultrassônicos com pontas especiais é muito útil, eficiente e seguro na varredura do assoalho da câmara pulpar para a remoção de depósitos calcificados que ocultam e impedem o acesso ao orifício de entrada de canais radiculares atresiados. É preferível sua utilização à de brocas comuns ou especiais, como exemplo e indicação, ponta esférica diamantada com intermediário esbelto E3D e ponta cônica não diamantada E2 (HELSE, Santa Rosa do Viterbo, SP, Brasil) ou pontas diamantadas CAVI 1 – BD, CAVI 2 – D e CAVI 3D (Catálogo VDW, Alemanha).

O uso de corantes (azul de metileno ou tintura de iodo) preenchendo a câmara pulpar e removidos por lavagem após alguns minutos pode promover mudanças de cor da dentina, evidenciando a provável localização da embocadura do canal radicular.

O emprego do microscópio óptico ou de outros recursos de magnificação permite uma perfeita visualização do assoalho da câmara pulpar, facilitando a localização mais segura da entrada de canais radiculares atresiados.

## Cateterismo ou exploração inicial do canal radicular

A exploração ou cateterismo engloba a fase inicial de esvaziamento, assim como do conhecimento da anatomia interna do canal radicular por meio da sensibilidade tátil quando do avanço de um instrumento endodôntico no sentido apical de um canal radicular. O contato inicial do profissional com a anatomia interna do canal radicular permite verificar o número, o sentido, a direção e o diâmetro dos canais, assim como a possibilidade de acesso à região apical. Essas informações, associadas às obtidas pelas radiografias e pelos conhecimentos anatômicos, permitirão imaginar com alguma precisão a forma do canal radicular. Quanto mais próxima da verdadeira anatomia do canal radicular estiver a imagem virtual criada pelo profissional, melhor será a condução do tratamento endodôntico.

De posse de uma radiografia de boa qualidade para o planejamento do tratamento endodôntico, toma-se o comprimento do dente, traçando inicialmente uma reta paralela ao eixo do dente em toda a sua extensão. A seguir, nesta reta, projetamos duas linhas perpendiculares, uma passando pelo ponto de referência oclusal/incisal e a outra, pelo vértice do ápice radicular. A distância entre as duas linhas perpendiculares à reta é conhecida como comprimento do dente na radiografia (CDR). Para canais radiculares retos ou com curvaturas suaves, a medida correspondente a dois milímetros menor que o CDR é transferida para um instrumento tipo K de aço inoxidável como medida de segurança (comprimento de exploração inicial [CEI]) (Figura 11.47). Para canais com curvaturas moderadas e acentuadas, a medida correspondente ao CDR é transferida para o instrumento endodôntico. Isso é justificado porque o comprimento do segmento de um arco é maior do que o segmento de uma linha reta. A seleção do primeiro instrumento é feita de acordo com o presumível diâmetro do canal e com o comprimento do dente (CDR).

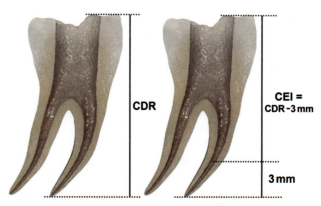

**Figura 11.47** Comprimento do dente na radiografia (CDR). Comprimento de exploração inicial (CEI).

Para o cateterismo de canais radiculares amplos, os instrumentos endodônticos de aço inoxidável tipo K são os indicados e devem possuir diâmetros menores do que os dos canais radiculares e não necessitam ser pré-curvados (dobrados). Os instrumentos devem ser acionados manualmente por meio do movimento de cateterismo ou exploração. A câmara pulpar deve ser preenchida com solução de hipoclorito de sódio. Nas biopulpectomias, o cateterismo inicial antecede a pulpectomia. Nesses casos, após o instrumento de cateterismo atingir o comprimento previamente determinado, o tecido pulpar é excisado e removido por meio de um instrumento tipo K ou de uma lima Hedstrom de diâmetro compatível ao do canal radicular. Nas necropulpectomias, o cateterismo e esvaziamento inicial do canal se desenvolvem simultaneamente. Essa manobra é realizada por segmentos (compartimentos) do canal radicular, imprimindo-se ao instrumento pequenos avanços e retrocessos em sentido apical conjuntamente, com discretos movimentos de rotação à direita e à esquerda. Esse procedimento permite a penetração da solução química auxiliar (hipoclorito de sódio) em sentido apical do canal radicular, favorecendo sua atividade solvente e antimicrobiana. Assim, o instrumento é conduzido até atingir o comprimento previamente determinado, promovendo a neutralização e o esvaziamento inicial do conteúdo séptico do canal radicular.

Para o cateterismo de canais atresiados retilíneos ou curvilíneos, os instrumentos de aço inoxidável indicados são o tipo K ou os instrumentos especiais C⁺File® e C Pilot® de seções retas transversais quadrangulares. O diâmetro dos instrumentos empregados (0,08 – 0,10 – 0,15) geralmente é maior do que os dos canais radiculares atresiados e não atingem a distância de cateterismo predeterminado. Os instrumentos devem ser acionados manualmente por meio do movimento de alargamento parcial à direita, e jamais dobrados (pré-curvados). Considerando que os instrumentos tipo K de diâmetros menores e os especiais, têm ângulos de inclinação das hélices de aproximadamente 15 graus, não devem ser acionados pelo movimento de limagem. Quanto ao dobramento, alguns profissionais afirmam que o pré-curvamento favorece o avanço do instrumento em sentido apical de um canal radicular.[34,83,84] Porém, a anatomia revela que a maioria dos canais radiculares apresenta segmento cervical reto e o apical curvo. Assim, o instrumento endodôntico de aço inoxidável pré-curvado, ao penetrar no interior de um canal radicular atresiado, será desdobrado ao passar pelo segmento reto de um canal radicular. Esse desdobramento, combinado à rotação do instrumento, induz tensões que poderão determinar degraus, perfurações radiculares e a fratura dos instrumentos. Para evitar esses carregamentos durante o cateterismo de canais atresiados, os instrumentos endodônticos devem ser flexíveis para serem empregados em regime elástico e jamais em regime plástico (pré-curvados). Além disso, a pré-curvatura do instrumento jamais irá simular a forma anatômica correspondente à curvatura verdadeira do canal radicular.

No cateterismo de canais atresiados, deve-se usar de início um instrumento tipo K ou especiais (C⁺File® ou C Pilot®), número 08 ou 10 de 18 ou 21 mm de comprimento, novo, que será o responsável pela exploração do canal por meio do movimento de alargamento parcial à direita. Dependendo do comprimento do dente após o uso do instrumento de menor comprimento, empregamos instrumentos maiores. O instrumento de menor comprimento deve iniciar o procedimento porque favorece a penetração e o avanço do instrumento em sentido axial durante o uso clínico. A câmara deve ser preenchida com solução química auxiliar de hipoclorito de sódio.

Para canais atresiados, o cateterismo e o esvaziamento do canal radicular (biopulpectomia ou necropulpectomia) se desenvolvem simultaneamente. Esse procedimento é realizado por segmentos (compartimentos) do canal radicular, imprimindo-se ao instrumento o movimento de alargamento parcial à direita ou alargamento reciprocante acionado manualmente.

Quando retirado do canal, o instrumento é limpo por meio de um pedaço de gaze seguro pelos dedos indicador e polegar. O instrumento é posicionado na gaze a partir do intermediário e, a seguir, girado à esquerda. Após a limpeza o instrumento é examinado. Caso tenha ocorrido deformação plástica em sua haste de corte helicoidal cônica, o instrumento deve ser descartado. Para canais atresiados, o instrumento empregado no cateterismo geralmente tem dificuldade de alcançar o comprimento previamente determinado (comprimento de exploração inicial [CEI]). Nesses casos, devemos realizar a ampliação cervical para eliminar as interferências anatômicas que dificultam o avanço do instrumento empregado no cateterismo inicial (Figura 11.48).

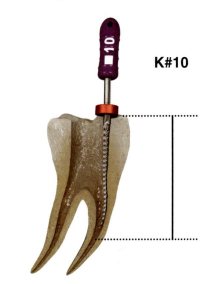

**Figura 11.48** Exploração inicial do canal radicular.

## Ampliação cervical

A ampliação cervical, quando indicada, é executada durante a pré-instrumentação e tem como objetivo eliminar interferências anatômicas do segmento cervical de um canal radicular atresiado para facilitar a exploração ou cateterismo em toda a distância previamente determinada (comprimento de trabalho e de patência). Além disso, promove a eliminação de parte do conteúdo do canal, tanto para dentes com polpa vital como para os com polpa necrosada, reduzindo o risco de sua compactação para o segmento apical ou mesmo de extrusão para região perirradicular. Para Leeb,[85] a maior constrição de um canal está no segmento cervical próximo ao orifício de entrada do canal radicular. Nesses casos, a ampliação cervical favorece o avanço em sentido apical do instrumento empregado no cateterismo de um canal radicular atresiado. A ampliação cervical deve ser realizada inicialmente com instrumento tipo K de aço inoxidável de seção reta transversal quadrangular de 21 mm de comprimento e de números 25 e 30 acionados manualmente pelo movimento de alargamento parcial à direita ou alargamento reciprocante. O avanço do instrumento selecionado em sentido apical deve ficar aquém do limite de penetração do instrumento empregado no cateterismo inicial. A não observação desse procedimento pode acarretar a perda da trajetória original do canal. Geralmente, durante a ampliação cervical, o avanço do instrumento endodôntico em sentido apical não deve ultrapassar 3 a 5 mm em relação à embocadura do canal (Figura 11.49).

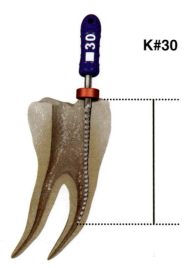

**Figura 11.49** Ampliação cervical inicial para facilitar o acesso apical.

## Complementação do cateterismo

Após a ampliação cervical, o instrumento empregado na exploração (tipo K ou especiais C⁺File® e C Pilot®) geralmente atinge com facilidade o comprimento previamente estabelecido (Figura 11.50).

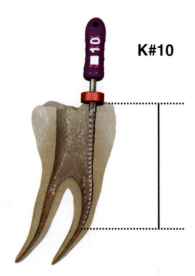

**Figura 11.50** Exploração inicial do canal até o comprimento previamente determinado.

A seguir, por meio da odontometria ajustam-se o comprimento de trabalho (CT) e o comprimento de patência (CP). Para o comprimento de trabalho, o vértice da ponta do instrumento deve ficar de 1 a 2 mm do vértice radiográfico do dente. Para o comprimento de patência, a extremidade do instrumento deve ficar na abertura do forame do canal radicular ou ligeiramente além (Figura 11.51).[86,87]

Alguns trabalhos existentes na literatura têm sugerido o emprego de instrumentos endodônticos especiais de NiTi mecanizados no cateterismo de canais atresiados. Dentre esses, destacam-se os instrumentos: PathFile® (Dentsply, Maillefer, Suíça); Scout Race® e Race® ISO10 (FKG Dentaire, Suíça); G1 e G2 (MicroMega, França); ProGlider® (Dentsply Tulsa Specialties, EUA). Todavia, é necessário ressaltar que esses instrumentos exibem baixa resistência à flambagem e à fratura por torção, propriedades mecânicas inadequadas para realização do cateterismo de um canal radicular atresiado.

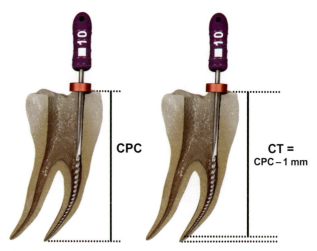

**Figura 11.51** Determinação dos comprimentos de patência (CP) e de trabalho (CT).

O comprimento de trabalho de um canal radicular pode ser determinado por meio de radiografias ou método eletrônico. Entretanto, é necessário ressaltar que o método eletrônico, embora eficiente, não permite a visualização da trajetória do instrumento no interior do canal radicular. O profissional não deve ficar privado de uma imagem radiográfica que revele a trajetória de um instrumento endodôntico em toda a extensão do canal radicular. É por meio dessa imagem, mesmo que imprecisa na maioria das vezes, que se planeja a instrumentação de um canal radicular. Para maior precisão do comprimento de trabalho (CT) e do comprimento de patência (CP) do canal, o método eletrônico não deve ser usado isoladamente, mas sim combinado ao radiográfico.

Não devemos esquecer que a Endodontia é uma especialidade em que as certezas têm tantas vezes lugar duvidoso e as dúvidas costumam, com alguma frequência, ser a única certeza disponível.

## Instrumentação inicial ou leito do canal

Com base no CP, instrumenta-se o canal radicular em toda a sua extensão com o instrumento explorador selecionado (tipo K ou especial C⁺File® ou C Pilot® número 10 ou 15) acionado manualmente, mediante o movimento de alargamento parcial à direita ou reciprocante. Essa instrumentação até o CP tem como objetivo a criação do *glide path* por meio da eliminação ou regularização das interferências anatômicas. Com a criação do leito do canal radicular, os instrumentos empregados na etapa da instrumentação não encontrarão dificuldades em alcançar o comprimento de trabalho estabelecido. Se o instrumento utilizado foi o de número 08, repetem-se os mesmos procedimentos com os de número 10 e 15 (instrumento de patência). A patência do canal cementário deve ser mantida em todas as demais etapas da instrumentação do canal radicular, por meio do instrumento de patência. Nos casos em que a patência do canal cementário não seja obtida ou mesmo perdida, o limite de instrumentação (CT) deverá ser o mais próximo possível do ápice radicular (Figura 11.52).

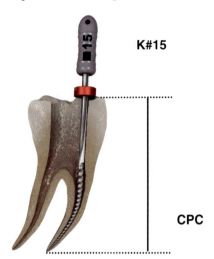

**Figura 11.52** Leito do canal. CPC: comprimento de patência do canal.

A cada etapa da pré-instrumentação do canal radicular realizamos irrigação-aspiração seguida de inundação da cavidade pulpar com solução química auxiliar (hipoclorito de sódio a 2,5%). Esse procedimento tem como objetivo remover os detritos mantidos em suspensão no interior do canal radicular e permitir a renovação da substância química auxiliar.

A pré-instrumentação de um canal radicular atresiado antecede as técnicas de instrumentação não segmentada, segmentada ou híbrida executadas com instrumentos endodônticos acionados manualmente ou por dispositivos mecânicos.

## Segunda etapa | instrumentação

A instrumentação de um canal radicular deve ser iniciada após a criação do leito de um canal. Deve ser projetada quanto ao diâmetro do instrumento e quanto ao movimento aplicado ao instrumento em função da anatomia do canal radicular. Pode ser executada com instrumentos trabalhando em segmentos, ou seja, instrumentação segmentada (escalonada) ou em todo o comprimento de trabalho (instrumentação não segmentada) de um canal radicular.

A seleção do instrumento endodôntico e do movimento empregado deve ser realizada em função da anatomia do segmento do canal radicular.

### Instrumentação segmentada

O canal radicular pode ser segmentado em duas partes: segmento cervical representado por 2/3 e segmento apical por 1/3 do comprimento de trabalho (CT) do canal radicular (Figura 11.53).

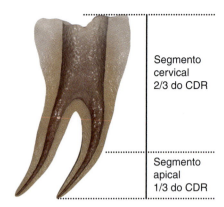

**Figura 11.53** Segmentos de um canal radicular. CDR: comprimento do dente na radiografia.

Na instrumentação segmentada, os instrumentos endodônticos serão empregados inicialmente no segmento cervical e, a seguir, no segmento apical de um canal radicular.

Instrumentação do segmento cervical

O diâmetro, a conicidade e o movimento do instrumento empregado na instrumentação do segmento cervical de um canal radicular dependem da relação diâmetro da raiz/diâmetro do canal. Se o diâmetro da raiz permitir o uso de um instrumento endodôntico de diâmetro maior do que o maior diâmetro do canal, o instrumento deve ser acionado pelo movimento de alargamento reciprocante ou com giro contínuo. Geralmente, a instrumentação do segmento cervical pode ser obtida por um único avanço e retrocesso do instrumento endodôntico. A forma final do segmento cervical será cônica, com seção reta transversal circular. Esse resultado pode ser obtido por diferentes tipos de instrumentos endodônticos acionados manualmente ou por dispositivos mecânicos (Figura 11.54).

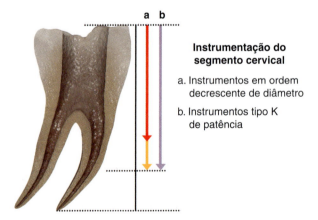

**Figura 11.54** Instrumentação do segmento cervical.

Nos casos clínicos de canais radiculares com segmentos cervicais achatados em que o diâmetro radicular não permite o uso de instrumentos de diâmetros maiores do que o maior diâmetro do canal, a instrumentação por meio do movimento de alargamento reciprocante ou contínuo não consegue incorporar todo o contorno do canal radicular.

Nesses casos, devemos considerar o canal achatado como se fosse constituído por dois ou mais canais circulares posicionados um ao lado do outro (canais em paliçada). O instrumento endodôntico empregado deve possuir diâmetro maior do que o menor diâmetro do canal, e ser acionado pelo movimento de alargamento reciprocante ou com giro contínuo. Deve ser inserido no canal a partir de uma das extremidades achatadas, aplicando-se uma força no sentido axial do canal radicular. A cada ciclo de instrumentação, o instrumento deverá ser deslocado horizontalmente, acompanhando a direção do eixo maior do canal achatado. Nesse deslocamento, é fundamental que o círculo (contorno) de corte obtido pela instrumentação sobreponha parte do círculo de corte anterior.

Com esse procedimento, o círculo de corte do instrumento incorpora todo o contorno do segmento achatado do canal original. Esse movimento é denominado movimento de alargamento em paliçada, com seção reta transversal semelhante aos anéis olímpicos.

O movimento de alargamento em paliçada pode ser executado por meio de alargadores endodônticos de NiTi mecanizados. O movimento de alargamento em paliçada frequentemente deixa o contorno do canal irregular (ondulado). Essa irregularidade pode ser corrigida com o emprego de alargadores Largo ou com pontas endodônticas ultrassônicas. Esses instrumentos, por serem rígidos, podem ser pressionados contra as paredes radiculares acompanhados de um deslocamento circundante com o objetivo de aplainar as irregularidades oriundas do movimento de alargamento em paliçada.

Diferentes fabricantes e profissionais sugerem que, nos segmentos achatados de canais radiculares, os instrumentos endodônticos de NiTi mecanizados devem ser empregados com a manobra de pincelamento (escovagem). Para executar essa manobra, o instrumento endodôntico de NiTi mecanizado deve ser introduzido no segmento cervical do canal radicular e ser submetido às seguintes manobras: rotação contínua ou reciprocante acompanhada de avanço do instrumento em sentido apical e remoção do instrumento em sentido cervical. Simultaneamente à remoção, o instrumento deve ser pressionado lateralmente de encontro às áreas polares dos segmentos achatados dos canais radiculares.

Entretanto, devido à superelasticidade das ligas NiTi, a pressão exercida pode não alcançar a magnitude suficiente para induzir o desgaste (raspagem) da dentina radicular. Por outro lado, a resistência imposta pela parede dentinária pode provocar o achatamento temporário (deformação elástica) dos vértices das arestas cortantes do instrumento, reduzindo ou mesmo não promovendo o desgaste dentinário. Também, em razão do pequeno ângulo de inclinação das hélices (20 a 30 graus) das hastes de corte helicoidais cônicas dos instrumentos endodônticos, a manobra de pincelamento é incapaz de promover a raspagem das paredes dentinárias do canal radicular. Além disso, quando o instrumento endodôntico de NiTi mecanizado fica submetido a uma manobra de pincelamento, sofre desnecessariamente um carregamento de flexão rotativa. Este induz, na região de maior flexão da haste de corte helicoidal cônica do instrumento, tensões trativas e compressivas. Nesta situação, ocorre a redução da vida útil do instrumento devido à fadiga. Pelas mesmas razões apresentadas, os instrumentos de NiTi mecanizados não devem ser empregados no desgaste anticurvatura de um canal radicular.

A instrumentação do segmento cervical (ampliação) de um canal radicular também pode ser obtida por meio do movimento de limagem empregando-se instrumentos de aço inoxidável tipo K ou H de número superior ao 30. Esses instrumentos são dotados de rigidez, propriedade mecânica necessária para realização do movimento de limagem circunferencial.

A cada etapa da instrumentação do segmento cervical de um canal radicular realizamos a irrigação-aspiração, seguida da inundação da cavidade pulpar com solução química auxiliar. A patência do canal cementário deve ser mantida em todas as etapas da instrumentação do segmento cervical dos canais radiculares.

As principais vantagens da instrumentação do segmento cervical no sentido coroa-ápice são:

- Promove a eliminação de parte do conteúdo do canal, tanto para os dentes com polpa vital como para os com polpa necrosada, minimizando o risco de sua compactação para o segmento apical ou mesmo de extrusão para a região perirradicular
- Maior remoção do tecido dentário junto ao segmento cervical do canal radicular favorece o avanço, no sentido coroa–ápice, dos instrumentos de menor diâmetro, quando empregados na sequência da instrumentação
- A ampliação prévia do segmento cervical do canal permite que, durante a instrumentação do segmento apical, somente a região de menor diâmetro do instrumento mantenha contato com a parede do canal radicular. Em consequência, o instrumento fica submetido a menor carregamento, o que diminui o esforço de corte e a possibilidade de fratura por torção
- Facilita a instrumentação do segmento apical, reduzindo a possibilidade de defeitos, como deslocamento apical, interno ou externo
- Permite um volume maior de solução química auxiliar dentro do canal durante a instrumentação. Para soluções químicas de uma mesma concentração, quanto maior o volume, maior será a atividade solvente de tecido e antimicrobiana
- Promove, pela sua maior conicidade, uma zona de escape acentuada, em nível cervical, durante a instrumentação do segmento apical, diminuindo a pressão unidirecional apical, com redução significativa de material extruído via forame e, consequentemente, menor incidência de dor pós-operatória
- Permite maior penetração de agulha irrigadora em sentido apical, facilitando, assim, a irrigação–aspiração e, consequentemente, melhor limpeza do segmento terminal do canal radicular
- Facilita a compactação do material obturador do canal radicular.

Quanto às desvantagens, um desgaste exagerado do segmento cervical do canal radicular aumenta o risco de perfurações radiculares (rasgo) e de fraturas verticais durante as manobras de obturação, ou mesmo quando os dentes estiverem em função.

### Instrumentação do segmento apical

A instrumentação do segmento apical de um canal radicular, independentemente do tipo de instrumento, deve ser realizada por meio do movimento de alargamento alternado (reciprocante) ou contínuo.

O movimento de limagem não deve ser empregado no preparo apical de um canal radicular. Quando empregado, devido à impossibilidade de se controlar a força lateral aplicada no instrumento, assim como a frequência e a amplitude do movimento, perde-se o controle dos valores quantitativos dos desgastes das paredes do canal, alterando a forma do preparo apical (transporte apical interno ou *zip*). Com a utilização do movimento de limagem, a forma da seção reta transverssal do canal é elipsoide com bordas irregulares, o que dificulta a seleção do cone de guta-percha principal, assim como a compactação do material obturador (selamento) e a manutenção do limite apical da obturação do canal radicular (Figura 11.55).

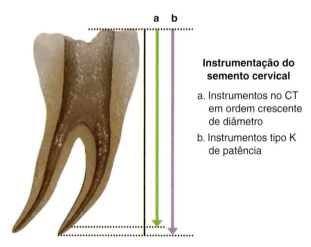

**Figura 11.55** Instrumentação do segmento apical. CT: canal de trabalho.

Tem como objetivo a regularização da forma da constrição apical pela ampliação do diâmetro do canal principal até o CT. É importante salientar que a constrição apical apresenta diâmetro médio de 0,21 mm para dentes de pacientes adultos e a forma não é, na maioria das vezes, circular, mas ovoide ou irregular. Consequentemente, durante a instrumentação apical até o CT, buscamos englobar a constrição apical com o objetivo de criar um batente apical com seção reta transversal circular onde o cone principal de obturação irá se encaixar. A anatomia radicular do segmento apical (diâmetro da raiz) normalmente permite a obtenção de um canal cirúrgico junto ao CT com seção reta transversal circular.

Na instrumentação do segmento apical, os instrumentos endodônticos são utilizados em ordem crescente de diâmetro e devem ser ativados mediante movimento de alargamento reciprocante ou contínuo. O número de instrumentos empregados varia em função da anatomia do segmento apical do canal radicular. A forma final do segmento apical do canal radicular, após a instrumentação, deve ser cônica e a seção reta transversal, circular, tendo como objetivos a confecção do batente apical, fator importante na limitação do material obturador do canal radicular, assim como, propiciar um selamento apical satisfatório para impedir a entrada de fluidos teciduais no canal e o trafego de volta de microrganismos e seus produtos para os tecidos perirradiculares. O movimento de alargamento reciprocante ou contínuo dos instrumentos, durante a instrumentação, proporciona adequada modelagem apical e menor extrusão de material excisado via forame (Figura 11.56).

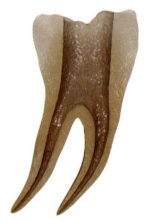

**Figura 11.56** Canal preparado.

A instrumentação do segmento apical pode ser realizada com instrumentos endodônticos tipo K de aço inoxidável ou de NiTi, acionados manualmente ou por dispositivos mecânicos por meio do movimento de alargamento reciprocante. Instrumentos de aço inoxidável são indicados para canais radiculares retilíneos ou com curvaturas suaves. Para canais atresiados e curvilíneos, devemos empregar inicialmente instrumentos de aço inoxidável de pequenos diâmetros e seção reta transversal triangular (números 20, 25 e 30) sem pré-curvamento. Em função das dimensões e propriedades mecânicas da liga de aço inoxidável empregada, esses instrumentos são dotados de flexibilidade suficiente para acompanhar a curvatura de um canal radicular sem sofrerem dobramento e promoverem deslocamento do preparo apical. Para instrumentos de maior diâmetro, devemos substituir os de aço inoxidável pelos de NiTi (números 35, 40 e 45), em função da superelasticidade dessa liga metálica. Essa superelasticidade permite que instrumentos de maior diâmetro trabalhem durante a instrumentação do segmento apical, mesmo em canais acentuadamente curvos, dentro do limite elástico. Esse procedimento tem como objetivo minimizar ou mesmo evitar o deslocamento do preparo apical.

Outra opção é o emprego de alargadores especiais de NiTi mecanizados por meio do movimento de alargamento contínuo ou reciprocante. São utilizados na instrumentação apical de canais radiculares retilíneos ou curvilíneos.

Como exemplos de alargadores endodônticos de NiTi acionados com o movimento de alargamento com giro contínuo podemos destacar Race® (FKG Dentaire, Suíça); Mtwo® (VDW, Alemanha), ProTaper® Gold e ProTaper® Next (Dentsply Maillefer, Ballaigues, Suíça).

Como exemplos de alargadores endodônticos de NiTi acionados com o movimento de alargamento com giro reciprocante podemos citar Reciproc® e Reciproc® Blue (VDW, Alemanha) e WaveOne® Gold (Denstply Maillefer, Ballaigues, Suíça), dentre inúmeros instrumentos descritos na literatura endodôntica.

A cada etapa da instrumentação do segmento apical do canal radicular realizamos a irrigação-aspiração seguida da inundação da cavidade pulpar com solução química auxiliar. A patência do canal cementário, se possível, deve ser mantida em todas as etapas da instrumentação do segmento apical do canal radicular.

O movimento de limagem não deve ser empregado no preparo apical de um canal radicular. Quando empregado, devido à impossibilidade de se controlar a força lateral aplicada no instrumento, assim como a frequência e a amplitude do movimento, perde-se o controle dos valores quantitativos dos desgastes das paredes do canal, alterando a forma do preparo apical (transporte apical interno ou *zip*). Com a utilização do movimento de limagem, a forma da seção reta transverssal do canal é elipsoide com bordas irregulares, o que dificulta a seleção do cone de guta-percha principal, assim como a compactação do material obturador (selamento) e a manutenção do limite apical da obturação do canal radicular. O movimento de limagem não deve ser empregado no preparo apical de um canal radicular por motivos já descritos anteriormente.

Para canais achatados após a instrumentação do segmento apical, devemos refinar o preparo do canal radicular até 2 a 3 mm aquém do CT. O refinamento do preparo deve ser realizado por meio do movimento de limagem, pressionando o instrumento lateralmente contra as paredes polares (vestibular e lingual). O instrumento indicado é o tipo K de aço inoxidável ou Hedstrom número 35 ou 40. A cada ciclo, é preciso voltar com o instrumento de patência e irrigar e aspirar a solução química (hipoclorito de sódio) empregada no preparo de canais radiculares.

Nos casos em que a patência do canal cementário não foi obtida, ou mesmo perdida, o limite apical de instrumentação deverá ser o mais próximo possível do CT. A ampliação do diâmetro apical deverá ser a maior possível, levando-se em consideração a relação diâmetro da raiz/ diâmetro do instrumento endodôntico. Nos casos de necrose pulpar, é recomendado o uso de maior volume de solução irrigante, o uso da agulha de irrigação o mais próximo do CT, a remoção de *smear layer* e o uso de medicação intracanal, se indicado.

## Instrumentação não segmentada

A instrumentação não segmentada também é denominada convencional.

A instrumentação em toda a extensão (até o CT) de um canal radicular é iniciada após a criação do leito do canal. É indicada para canais em que, após a instrumentação, a seção reta transversal em todos os níveis (cervical e apical) apresentar forma circular. Os instrumentos endodônticos devem ser acionados por meio do movimento de alargamento reciprocante ou contínuo por intermédio de dispositivos mecânicos ou manuais.

Os instrumentos indicados são os alargadores endodônticos de NiTi mecanizados. A instrumentação do canal em toda a extensão no CT pode ser executada por um único instrumento (Reciproc® – VDW, Alemanha; WaveOne® – Dentsply Maillefer, Suíça; OneShape® – Micro® Mega, França) ou por mais de um instrumento (ProTaper® – Dentsply Maillefer, Suíça) RaCe® – FKG Dentaire, Suíça; Mtwo® – VDW, Alemanha; entre outros).

Os instrumentos endodônticos de NiTi mecanizados apresentam, ao longo das hastes de corte helicoidais, conicidades constantes ou variáveis. Quando variáveis, geralmente, possuem conicidades decrescentes ou crescentes a partir da extremidade do instrumento.

Na instrumentação não segmentada com um único ou com vários instrumentos, estes devem ser empregados até o CT. Os instrumentos endodônticos empregados podem alcançar o CT por meio de um único ou múltiplos avanços e retrocessos.

Na instrumentação não segmentada, as variações das conicidades e dos diâmetros dos instrumentos endodônticos de NiTi mecanizados ao longo da haste helicoidal cônica promovem automaticamente um escalonamento durante a instrumentação de um canal. Essas características, aliadas à anatomia do segmento apical de um canal radicular, permitem realizar a instrumentação com um único instrumento até o CT.

## Ampliação do diâmetro apical de canais radiculares

O diâmetro da ampliação apical corresponde ao diâmetro em D0 do último instrumento usado no comprimento de trabalho (CT) do canal radicular. A forma final da seção reta transversal do segmento apical do canal radicular após a instrumentação no CT deve ser circular. Para o sucesso de um tratamento endodôntico, a determinação da ampliação do diâmetro do segmento apical no comprimento de trabalho é tão importante quanto a determinação do comprimento de trabalho. A ampliação maior de um canal resulta em modelagem e limpeza melhores do que uma ampliação menor (Figura 11.57A a E). Estudos têm revelado que, quanto maior o diâmetro do preparo apical, mais paredes do canal são tocadas e maior é a redução do número de bactérias intrcanais.[36,88-92]

Na tentativa de diminuir o risco de acidentes (deslocamento interno do preparo apical, *zip*, degraus e perfurações), a instrumentação de canais radiculares com segmento apical curvo e atresiado até o comprimento de trabalho ficou limitada a instrumentos endodônticos de aço inoxidável de pequenos diâmetros. Para Schilder,[1]

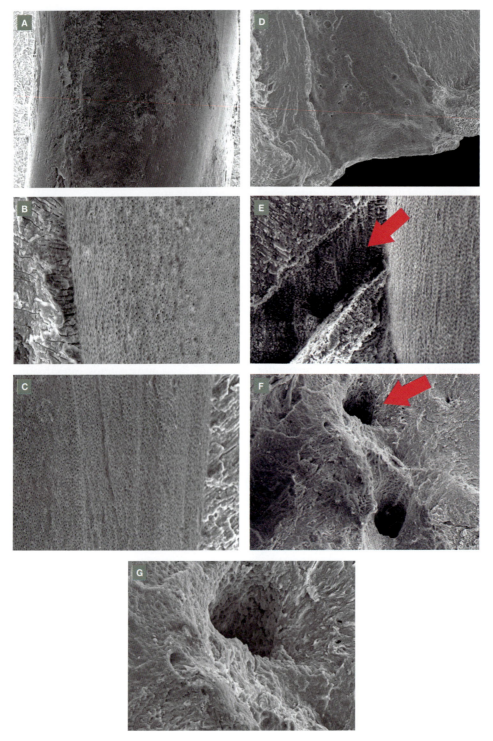

**Figura 11.57** Limpeza e modelagem de um canal radicular. **A.** Presença de resíduos. **B** e **C.** Paredes limpas. **D.** Canal cementário desobstruído. **E-G.** Canal secundário desobstruído.

a ampliação mínima apical equivalente ao diâmetro de um instrumento de número 25 é suficiente para determinar uma preparação final para as obturações de canais radiculares com cones de guta-percha. Buchanan,[93] com base nas suas opiniões clínicas, defendeu que se deve evitar uma instrumentação apical agressiva, mantendo o canal radicular com uma conicidade mínima. A instrumentação apical não deve ser superior ao diâmetro de um instrumento de número 20 ou 25.

Todavia, o mito de se ampliar o diâmetro apical de canais radiculares com segmentos apicais curvos e atresiados até instrumentos de números 25 ou 30 está atrelado à redução da flexibilidade de instrumentos endodônticos de aço inoxidável em função do aumento de seu diâmetro. Segundo Lopes *et al.*,[94] em um ensaio de flexão em cantiléver, para ocorrer um deslocamento da ponta de um instrumento de aço inoxidável FlexoFile® (Maillefer) de 25 mm de comprimento e de número 30 dentro de um limite elástico em flexão de 45 graus, foi necessária uma força máxima de 204 gf, enquanto para um mesmo instrumento de número 40 foi de 256 gf. Quando se ensaiou um instrumento de NiTi de mesma geometria (Nitiflex®, Maillefer) para um de número 30, a força máxima foi de 104 gf e para um de número 40, 128 gf.

Diversos estudos[6,95-99] mostraram que, na instrumentação de canais radiculares com segmentos apicais curvos, o deslocamento apical é superior para os instrumentos de aço inoxidável em comparação aos de NiTi. Isso pode ser atribuído à maior resistência à deformação elástica (menor flexibilidade) do instrumento de aço inoxidável, o qual, durante a instrumentação, tende a promover um maior desgaste das paredes dentinárias externas dos segmentos curvos de canais radiculares. Os instrumentos de NiTi, por terem menor módulo de elasticidade, são mais flexíveis, sendo, assim, deformados elasticamente com níveis inferiores de tensão, e acompanham a curvatura do canal radicular durante a instrumentação.

Com o advento de instrumentos de NiTi (manuais ou mecanizados), o diâmetro final de ampliação de canais radiculares curvos no comprimento de trabalho tem sido proposto com diâmetros maiores do que os mencionados para instrumentos de aço inoxidável.[89,100-103] O grande diferencial entre um instrumento endodôntico de aço inoxidável e de NiTi é a flexibilidade.

A liga de NiTi empregada na Endodontia apresenta pequeno módulo de elasticidade, cerca de um quarto a um quinto em relação ao aço inoxidável, e, em consequência disso, possui grande elasticidade (superelasticidade).[6,94] A força necessária para flexionar um instrumento de NiTi de número 45 é equivalente à necessária para flexionar um instrumento de aço inoxidável de número 25 de igual desenho.[6] Essa maior elasticidade (flexibilidade) faz com que o instrumento de NiTi de maior diâmetro acompanhe com facilidade o segmento apical curvo de um canal radicular, reduzindo o deslocamento apical.

Novas ligas de NiTi (fase-R, M-Wire e memória controlada) têm sido empregadas na fabricação de novos instrumentos endodônticos, com o objetivo de aumentar a flexibilidade e a vida em fadiga.[104-107]

Para ocorrer um deslocamento de 45 graus da ponta de um instrumento HyFlex® CM (Coltène Whaledent, Alemanha) de NiTi memória controlada de 25 mm de comprimento e de número/conicidade 40/0,04 mm/mm, a força máxima necessária foi de 116 gf, enquanto para um instrumento RaCe® (FKG Dentaire, Suíça) de mesma geometria, porém obtido de liga NiTi convencional, foi de 273 gf. Quanto à vida em fadiga, os instrumentos HyFlex® CM resistiram 437 ciclos, enquanto os RaCe® 280 ciclos.

A filosofia clínica de que se deve manter os menores diâmetros de preparos apicais possíveis, em vez de tanto maiores quanto necessário, parece ser fundamentada primariamente em opinião clínica.[89] Todavia, é preciso ressaltar que o diâmetro da ampliação do segmento apical não é ditado pelo profissional, mas está relacionado com a anatomia do canal, a forma e a dimensão (geometria) do segmento radicular apical e as propriedades mecânicas da liga metálica do instrumento endodôntico empregado. Assim, devemos criteriosamente relacionar o diâmetro da raiz/diâmetro do instrumento empregado, para evitar remoção excessiva de dentina. A ampliação de canais infectados ou não deve ser compatível com anatomia radicular, para evitar o enfraquecimento da estrutura dentária e a ocorrência de acidentes e complicações como degraus, perfurações e fraturas radiculares.[3,89,100,103]

Diâmetros maiores de instrumentos endodônticos para a instrumentação de canais radiculares com segmentos apicais retos ou curvos:

- Permitem um volume maior de solução química auxiliar dentro do canal durante o preparo químico mecânico. Para soluções químicas de uma mesma concentração, quanto maior o volume, maior será sua atividade solvente de tecido e antimicrobiana
- Favorecem o mecanismo de irrigação-aspiração. O maior diâmetro da instrumentação apical permite maior avanço da agulha irrigadora em sentido apical
- Permitem o uso de maior volume de medicação intracanal. Quanto maior o volume, maior será o tempo de atividade antimicrobiana do medicamento no interior de um canal radicular
- Favorecem a modelagem e a limpeza de um canal radicular. Quanto maior o diâmetro da instrumentação apical, maior a redução de tecidos e de microrganismos do interior de um canal radicular
- Facilitam a seleção do cone de guta-percha principal e a obturação de um canal radicular. Como na maioria das vezes, após a instrumentação, a seção reta transversal do preparo apical é circular, isso favorece a seleção do cone principal de guta-percha e, consequentemente, permite um selamento da cavidade endodôntica satisfatório devido a maior compactação do material obturador no interior da cavidade pulpar, independentemente da técnica de obturação empregada.

Na Tabela 11.1, os diâmetros dos instrumentos endodônticos sugeridos para o preparo apical estão fudamentados nos resultados das dimensões dos canais radiculares a 2 mm do ápice anatômico, de acordo com Wu et al.[40] O diâmetro em D0 do instrumento indicado deve ser maior do que o maior diâmetro do canal, para que o preparo no nível do CT tenha a seção reta transversal de forma circular.

Para instrumentos endodônticos de NiTi mecanizados, o aumento do diâmetro em D0 deve estar associado à redução da conicidade. Conicidades de 0,06 e 0,08 mm/mm são indicadas para os canais retos, assim como 0,04 mm/mm para os de curvaturas suaves ou moderadas e 0,02 mm/mm para os de curvaturas acentuadas.

## Manobras

Manobras endodônticas são os conjuntos de ações ou de movimentos empregados nas diferentes etapas da instrumentação de um canal radicular para alcançar um objetivo desejado.

**Tabela 11.1** Média dos diâmetros dos canais radiculares a 2 mm do ápice anatômico e dos diâmetros em D0 sugeridos dos instrumentos endodônticos ISO de conicidade 0,02 mm/mm.

| Dente | Vestibulolingual | Mesiodistal | Instrumentos (Nº) |
|---|---|---|---|
| **Superiores** | | | |
| Central | 0,47 | 0,36 | 55 |
| Lateral | 0,60 | 0,33 | 70 |
| Canino | 0,58 | 0,44 | 60 |
| **1º Pré-molar** | | | |
| Canal V | 0,40 | 0,31 | 45 |
| Canal L | 0,37 | 0,26 | 45 |
| 2º Pré-molar | 0,63 | 0,41 | 70 |
| **Molares** | | | |
| Canal P | 0,40 | 0,40 | 45 |
| Canal MV | 0,46 | 0,32 | 50 |
| Canal MV secundário | 0,31 | 0,16 | 35 |
| Canal DV | 0,33 | 0,25 | 40 |
| **Inferiores** | | | |
| Incisivos | 0,52 | 0,25 | 55 |
| Caninos | 0,45 | 0,36 | 50 |
| Pré-molar | 0,40 | 0,32 | 45 |
| **Molares** | | | |
| Canal MV | 0,42 | 0,26 | 45 |
| Canal ML | 0,44 | 0,24 | 50 |
| Canal distal | 0,50 | 0,34 | 55 |

V: vestibular; L: lingual; P: palatino; MV: mesiovestibular; DV: distovestibular.

## Patência do canal cementário

É uma manobra que tem como objetivo a manutenção do canal cementário desobstruído, durante a instrumentação do canal radicular. É obtida com instrumento de pequeno diâmetro (instrumento patente), durante toda a pré-instrumentação e mantida durante toda a instrumentação do canal radicular. Tendo o canal cementário a forma de um cone truncado com o maior diâmetro (forame) voltado para superfície externa da raiz, a ponta cônica do instrumento deve ser conduzida até um milímetro além do forame do canal radicular. Essa manobra tem como objetivo manter patente o canal e favorecer a remoção de detritos pelo canal helicoidal do instrumento. A justificativa para ultrapassagem da ponta de um instrumento endodôntico além do forame apical é a de que, sendo a ponta de um instrumento cônica circular com vértice voltado para o forame, é destituída de capacidade de limpeza.

A patência é uma manobra justificada por motivos biológicos e mecânicos. Nos dentes despolpados, microrganismos e tecido pulpar presentes na porção mais apical do canal radicular (zona crítica apical) devem ser reduzidos por meio da ação dos instrumentos endodônticos, da ação química da solução química auxiliar e pela ação da irrigação/aspiração. A permanência desses irritantes em segmentos apicais não instrumentados representa a principal causa do fracasso da terapia endodôntica.

Nos dentes vitais, apesar de os microrganismos não assumirem papel de destaque como nos dentes necrosados, a manutenção do coto pulpar (segmento tecidual frágil) durante o tratamento endodôntico constitui tarefa inexequível mecanicamente. Com isso, torna-se difícil sabermos se o tecido correspondente ao coto pulpar ficará necrosado ou normal frente aos procedimentos endodônticos. Por outro lado, a realização da patência do canal cementário, além de evitar a compactação de raspas de dentina na porção apical do canal, irá favorecer a reparação tecidual pós-tratamento por meio do tecido do ligamento periodontal, que tem melhor estrutura histológica para esse fim. A patência de canais cementários normalmente é realizada com instrumentos de aço inoxidável de pequenos diâmetros.[86,87]

## Desgaste anticurvatura

É uma manobra realizada no segmento cervical de um canal radicular e consiste no preparo direcionado às zonas volumosas da raiz, ou zonas de segurança, e distante das delgadas, ou zonas de risco, onde pode ocorrer adelgaçamento da parede dentinária, ou perfurações radiculares laterais (rasgos).

Abou-Rass et al.[108] descrevem e recomendam o uso da limagem anticurvatura, para o preparo de canais curvos e atresiados. A instrumentação em anticurvatura atua em sentido oposto às áreas mais finas, tendendo a transportar o canal para as áreas mais volumosas (zona de segurança), fugindo, assim, da área de concavidade da raiz ou convexidade do canal (zona de risco). Tem como objetivo desobstruir o segmento cervical para facilitar o avanço de instrumentos endodônticos no sentido apical do canal radicular.

Em um molar inferior, em sua raiz mesial, o desgaste maior será feito contra a parede mesial (oposta à furca). Na raiz distal, o desgaste maior será feito na parede distal.

O desgaste anticurvatura pode ser realizado com instrumentos de aço inoxidável (tipo K ou H) e o alargador Largo e La Axxess™. Os instrumentos tipo K ou H devem atuar por ação de limagem localizada e os mecanizados, pelo desgaste de uma parede dentinária obtida pela pressão lateral do instrumento em anticurvatura. Para obtenção do desgaste anticurvatura o instrumento deve ser dotado de rigidez.

Lopes e Costa,[109] após o alargamento do segmento cervical do canal com alargador Gates-Glidden, empregam, para o desgaste anticurvatura, alargador Largo de igual número. Este, ao ficar livre no interior do segmento preparado, pode ter sua haste de corte helicoidal cilíndrica direcionada contra a zona de segurança do canal radicular. Os alargadores Largo, por apresentarem maior resistência à fratura, maior comprimento da haste de corte helicoidal e menor capacidade de deslocamento do corpo sob flexão do que os Gates-Glidden, podem ser mais solicitados contra uma parede do canal radicular, determinando um desgaste dentinário seletivo.

Profissionais clínicos sugerem que os alargadores Gates-Glidden devem ser empregados no desgaste anticurvatura de segmentos cervicais de canais radiculares. Eles afirmam que, durante a tração no sentido coronário, o alargador Gates-Glidden deve ser pressionado lateralmente e simultaneamente acompanhado de uma manobra de pincelamento, promovendo o desgaste anticurvatura de um canal radicular. Todavia, com esse procedimento, o corpo do instrumento fica submetido a um carregamento por flexão rotativa que induz à fratura por fadiga do alargador Gates-Glidden. Os alargadores Gates-Glidden devem ser usados para alargar o furo, e jamais para direcionar o desgaste em direção de uma das paredes dentinárias do canal radicular.

Lim e Stock[110] em 1987, analisando o risco de perfuração das raízes de molares inferiores durante a instrumentação, encontraram os seguintes valores: canal mesiovestibular: para a zona de risco, a média de espessura encontrada foi de 1,05 ± 0,33 mm e, para a zona de segurança, a espessura média de 1,28 ± 0,23 mm; canal mesiolingual: para a zona de risco, a espessura média de 1,05 ± 0,24 mm e, para a zona de segurança, espessura média de 1,36 ± 0,20 mm. Para os dois casos, foi encontrada uma espessura média na zona de risco de 1,05 ± 0,28 mm e, na zona de segurança, a espessura foi igual a 1,36 ± 0,24 mm.

Os instrumentos de NiTi, devido ao pequeno módulo de elasticidade da liga (superelasticidade), não são indicados para a realização do desgaste anticurvatura dos canais radiculares.

## Instrumentos endodônticos especiais de NiTi mecanizados empregados na instrumentação de canais radiculares

Na Endodontia, considera-se técnica mecanizada ou acionada a motor a instrumentação de canais radiculares por meio do movimento de alargamento contínuo ou recíproco obtido por dispositivos mecânicos (instrumentos endodônticos). Todavia, podemos afirmar que os princípios e manobras empregados são os mesmos quer se empreguem instrumentos acionados manualmente ou mecanicamente. Em razão do exposto, podemos admitir não existir técnica mecanizada, mas sim, o emprego de instrumentos mecanizados nas técnicas de instrumentação segmentada, não segmentada ou híbrida.

Buscando diminuir o tempo de trabalho requerido e para simplificar a instrumentação de canais radiculares, vários instrumentos e peças mecanizados têm sido propostos ao longo do tempo.[111-113] Todavia, o problema principal do emprego de instrumentos mecanizados por meio de alargamento contínuo ou recíproco de canais radiculares curvos está relacionado com a flexibilidade dos instrumentos endodônticos empregados.

A movimentação por meio de alargamento contínuo ou recíproco de um instrumento endodôntico de aço inoxidável em um canal curvo, estando ele em regime de deformação plástica (dobrado), induz carregamentos combinados de dobramento e desdobramento alternado e de torção. A continuidade desses carregamentos induz rapidamente a fratura do instrumento e/ou a deformação das paredes do canal.

Para evitar esses carregamentos em um instrumento que está em rotação contínua ou recíproca no interior de um canal radicular curvo, devemos empregá-lo em regime de deformação elástica e jamais em regime de deformação plástica (dobrado), ou seja, o instrumento deve apresentar baixa resistência em flexão (ser flexível).

Avanços tecnológicos têm permitido a confecção de instrumentos endodônticos com novas ligas, como as de NiTi. Essa liga confere aos instrumentos endodônticos grande flexibilidade e resistência à deformação plástica. Se tentativas passadas de se acionarem por dispositivos mecânicos instrumentos endodônticos de aço inoxidável fracassaram, com o advento da liga NiTi isso se tornou uma realidade. Porém, na região de flexão de um instrumento em rotação contínua ou recíproca são geradas tensões que variam alternadamente entre tração e compressão. Essas tensões, dependendo da velocidade de giro, do ângulo de rotação alternada, da geometria do canal e do diâmetro do instrumento, podem, após um pequeno tempo de uso, levá-lo à fratura por fadiga de baixo ciclo.

Instrumentos de aço inoxidável acionados por dispositivos mecânicos em canais curvos resistem a um pequeno número de ciclos (tempo) até a fratura por fadiga. Ao contrário, os instrumentos de NiTi resistem a um maior número de ciclos (tempo) até ocorrer a fratura por fadiga.[87]

Os instrumentos de NiTi mecanizados, independentemente da marca comercial, são projetados para serem utilizados com movimento de alargamento contínuo ou reciprocante obtido por micromotores a ar ou por motores elétricos possuidores de dispositivos mecânicos-elétricos que permitem uma baixa velocidade (250 a 350 rpm) e torque de 0,1 a 5 Newton × centímetro (N·cm). O torque e a baixa velocidade de rotação permitem a aplicação de uma força com intensidade suficiente para os instrumentos vencerem a resistência ao corte das paredes dentinárias.

Os micromotores acionados a ar, devido à variação de pressão do compressor, conferem aos instrumentos endodônticos uma velocidade de rotação oscilante. O torque utilizado é fixo. Os motores elétricos mantêm constante a velocidade de rotação e possuem diferentes valores de torque.

Diversos fabricantes propõem motores elétricos com diferentes valores de velocidade e de torque. Esses valores são programados pelo operador ou preestabelecidos pelo fabricante. Nos motores de torque programados pelo operador, o valor selecionado deve ficar aquém do limite de resistência à fratura por torção do instrumento empregado. Nesse caso, é imprescindível se conhecer o valor do torque máximo de fratura do instrumento empregado. Assim, quando ocorrer a imobilização do instrumento acionado a motor no interior do canal radicular e o carregamento atingir o torque programado, o giro do motor é interrompido. Sendo o torque programado pelo operador inferior ao limite de resistência à fratura por torção do instrumento, evita-se a sobrecarga e a sua fratura. Outros aparelhos oferecem torques preestabelecidos pelo fabricante. Nestes, quando o carregamento aplicado atingir o valor preestabelecido, o giro do instrumento é interrompido automaticamente. Se o valor preestabelecido pelo fabricante for inferior ao limite de resistência à fratura por torção do instrumento empregado, evita-se a ruptura do instrumento. Em muitos motores, após a interrupção do giro, o movimento rotatório é revertido.

A seleção de um torque programado ou preestabelecido, aquém do limite de resistência à fratura por torção é difícil de ser obtida por diversas razões:

- O operador deve conhecer o valor provável do torque que induzirá a fratura de cada instrumento endodôntico empregado. Todavia, esses valores não são informados pelos fabricantes
- O torque é uma grandeza relacionada com o raio. Assim, o torque máximo de fratura de um instrumento endodôntico é variável ao longo de sua haste de corte helicoidal cônica. Portanto, depende do diâmetro da haste de corte helicoidal cônica próximo ao ponto de imobilização do instrumento no interior do canal radicular
- As variações acentuadas entre os diâmetros reais e os nominais propostos, assim como os defeitos de acabamento superficial (ranhuras, rebarbas e microcavidades) existentes nos instrumentos endodônticos funcionam como pontos concentradores de tensão, podendo levá-los a uma fratura prematura com níveis de torques abaixo dos previsíveis.

Não se pode negar que equipamentos com torques programados ou pré-selecionados para cada instrumento endodôntico são um avanço tecnológico. Todavia, em função do exposto, o melhor recurso para reduzir a ocorrência de fratura por torção de instrumentos endodônticos mecanizados é, sem dúvida, mantê-los não imobilizados durante a instrumentação do canal radicular. Isso é alcançado com conhecimento da geometria dos instrumentos, dos princípios da instrumentação mecanizada e com a habilidade e experiência do profissional.

Vários estudos ressaltam que os instrumentos endodônticos de NiTi mecanizados favorecem a manutenção da forma original de um canal radicular curvo, como também promovem uma instrumentação significativamente mais rápida do que quando realizada manualmente.[4-6,8,15,111,114] No entanto, apesar dessas vantagens, esses instrumentos apresentam alto risco de fratura durante o uso em canais curvos, que podem comprometer o prognóstico do tratamento endodôntico.[11,104,105,107]

Quando acionados mecanicamente, esses instrumentos podem se imobilizar nas paredes de um canal radicular e sofrer a fratura por torção.[104] Em canais curvos, esses instrumentos podem fraturar de maneira inesperada, sem que tenha ocorrido qualquer aviso prévio que indique uma fratura por flexão rotativa.[11,24,104,105] Na busca de um melhor comportamento mecânico dos instrumentos endodônticos de NiTi mecanizados, têm sido propostos instrumentos com diferentes desenhos, com formas diversas das seções retas transversais e conicidades variáveis ao longo da haste de corte helicoidal cônica. Também têm sido fabricados instrumentos endodônticos com novas ligas metálicas advindas da liga NiTi convencional (fase R, M-Wire, Max-Wire e memória controlada), com promessas dos fabricantes de excelente flexibilidade, permitindo a instrumentação de canais com curvaturas acentuadas, assim como o aumento da vida em fadiga (tempo) dos instrumentos durante a instrumentação de canais radiculares curvos.[104-106] Também têm sido propostas mudanças no modo de acionamento dos instrumentos endodônticos de NiTi mecanizados. O uso do movimento de rotação alternada ou reciprocante tem aumentado, a vida em fadiga dos instrumentos endodônticos de NiTi mecanizados quando em comparação com os instrumentos acionados por rotação contínua.[11,115-117]

Consideram-se instrumentos mecanizados aqueles acionados exclusivamente por dispositivos mecânicos, com giro contínuo ou reciprocante. Esses instrumentos são denominados alargadores helicoidais cônicos, uma vez que executam o movimento de alargamento de um furo (canal) e não de limas, pois não executam o movimento de limagem. Apresentam dimensões (diâmetro e conicidade) e desenhos da parte de trabalho variáveis com a marca comercial.

A ponta dos alargadores endodônticos de NiTi mecanizados deve ser cônica circular, com vértice arredondado ou truncado e curva de transição independentemente da marca comercial. Essas características morfológicas reduzem iatrogenias como perfurações radiculares, fratura dos instrumentos por torção e desvio apical durante a instrumentação de canais curvos.

A haste de corte helicoidal dos alargadores endodônticos de NiTi mecanizados geralmente é cônica, com a base voltada para o intermediário do alargador. É constituída pelas hélices e pelos canais helicoidais dispostos na direção oblíqua ao eixo do instrumento, no sentido da direita para a esquerda. Pouquíssimos alargadores endodônticos têm as hélices e os canais helicoidais dispostos na direção oblíqua ao eixo do instrumento no sentido da esquerda para a direita. Como exemplos, podemos mencionar os alargadores Reciproc™ e Reciproc™ Blue (VDW, Alemanha) e os WaveOne™ Gold (Dentsply Maillefer, Suíça).

O ângulo agudo de inclinação das hélices geralmente apresenta diferentes valores ao longo da haste helicoidal cônica (15 a 35 graus). Esses valores conferem aos alargadores a capacidade de alargar, e não de limar as paredes de um canal radicular.

Os alargadores endodônticos de NiTi mecanizados apresentam seções retas transversais de suas hastes de corte com diferentes formas. A forma pode ser a mesma ou pode variar ao longo da haste helicoidal cônica do alargador. Assim, alargadores endodônticos de mesmo diâmetro externo e de diferentes fabricantes podem apresentar seções retas transversais com diferentes formas e áreas. Quanto menor a área, maior será a profundidade do canal helicoidal e maior será a capacidade de o instrumento retirar e transportar resíduos da instrumentação. Maior também será o volume de uma solução química auxiliar que fluirá em sentido apical entre as paredes dentinárias e o instrumento endodôntico.

A área da seção reta transversal é significativa para a flexibilidade e para a resistência à fratura por torção ou por flexão rotativa (fadiga) dos alargadores endodônticos de NiTi mecanizados. Quanto menor a área, maiores a flexibilidade e a resistência por flexão rotativa; contudo, menor será a resistência à fratura por torção.

A conicidade dos instrumentos convencionais é de 0,02 mm/mm, ou seja, há aumento de 2% a cada 1 mm da parte de trabalho. Conicidades maiores têm sido usadas em alargadores de NiTi mecanizados, como 0,04 – 0,06 – 0,08 – 0,10 e 0,12 mm/mm.

Alguns alargadores endodônticos de NiTi mecanizados apresentam conicidades variáveis ao longo de sua haste de corte helicoidal. Essa variação pode ser crescente ou decrescente no sentido da ponta do alargador.

Para instrumentos de mesmo diâmetro em D0, quanto menor a conicidade, maiores a flexibilidade e a resistência à fratura por fadiga, estando o instrumento sob flexão rotativa. O contrário, quanto maior a conicidade, maiores a rigidez, a resistência à flambagem e a resistência à fratura por torção do alargador endodôntico.

Os alargadores endodônticos de NiTi mecanizados são projetados para a ampliação por alargamento de canais radiculares em toda a sua extensão. São geralmente comercializados nos números 15 a 60, nos comprimentos de 18, 21, 25 e 31 mm e nas conicidades de 0,02 – 0,04 – 0,06 – 0,08 – 0,10 e 0,12 mm/mm. Quanto menores o número e a conicidade do alargador, maiores serão a sua flexibilidade e a resistência à fratura por flexão rotativa (fadiga). Quanto maiores, maiores também serão a rigidez, a resistência à flambagem e a resistência à fratura por torção do alargador.

Alguns fabricantes produzem alargadores endodônticos de NiTi mecanizados específicos para instrumentação de segmentos cervicais de canais radiculares (alargadores cervicais). Geralmente, apresentam menor comprimento da parte de trabalho e o mesmo desenho em comparação aos alargadores endodônticos de NiTi mecanizados. Os alargadores cervicais são usados na instrumentação dos segmentos cervicais de canais radiculares. São comercializados com menor número de opções de diâmetro e de conicidade. Na clínica, esses instrumentos são pouco utilizados na maioria das vezes. São substituídos pelos alargadores endodônticos de NiTi mecanizados projetados para instrumentação de todo o canal radicular.

A instrumentação de um canal radicular deve ser iniciada após a pré-instrumentação. Deve ser projetada quanto ao diâmetro e quanto ao movimento aplicado ao instrumento em função da anatomia do canal radicular. Pode ser executada com vários alargadores de diferentes diâmetros em D0 e conicidades ou com apenas um alargador com diâmetro em D0 único e com conicidades variáveis, geralmente crescentes em relação à extremidade do instrumento. A instrumentação pode ser executada em segmentos de cervical para apical ou não segmentada em todo o comprimento de trabalho de um canal radicular.

## Princípios gerais

É preciso ressaltar que o preparo químico-mecânico dos canais radiculares é um procedimento dinâmico, podendo as etapas e manobras de instrumentação ser repetidas até se atingirem os objetivos desejados. O diâmetro e o tipo de movimento dos instrumentos endodônticos devem variar em função da anatomia do canal e da morfologia radicular.

- Jamais usar instrumentos de NiTi mecanizados em um canal radicular que não tenha sido precedido por uma pré-instrumentação manual que tem como objetivos a determinação do comprimento de trabalho e de patência, assim como a regularização das interferências anatômicas e a criação do leito do canal radicular
- Entrar e sair do canal com o instrumento acionado em movimento. Devido ao fato de o coeficiente da força de atrito estática ser maior que a dinâmica, os instrumentos de NiTi mecanizados devem ser introduzidos e retirados girando no interior do canal radicular. Se os instrumentos estiverem parados e adaptados no interior do canal radicular, ao se iniciar a rotação é gerado um torque maior e, em consequência, maiores tensões são aplicadas no instrumento, as quais podem ultrapassar a resistência ao cisalhamento do material, induzindo sua fratura por torção

- Ampliação prévia do segmento cervical. Esse procedimento permite que o instrumento de menor diâmetro empregado na instrumentação do segmento apical do canal fique submetido a menor carregamento, o que diminui o esforço de corte, a possibilidade de imobilização e de sua fratura por torção
- A ação dos instrumentos endodônticos de NiTi mecanizados é de alargamento contínuo ou reciprocante. O carregamento axial aplicado ao instrumento deve ser o suficiente para promover o avanço de 1 a 5 mm em sentido apical, intercalados por retiradas. Se maior resistência for encontrada, parar imediatamente e alargar o canal, com instrumento acionado manualmente tipo K de aço inoxidável, antes de prosseguir com a instrumentação mecanizada. Carregamentos maiores, na tentativa de promover o avanço do instrumento, podem provocar a flambagem ou a imobilização do mesmo, levando-o à fratura por fadiga de baixo ciclo ou à fratura por torção
- Se, durante a instrumentação, o instrumento mecanizado de diâmetro proposto não atingir o comprimento de trabalho na primeira tentativa, repetir a sequência de instrumentos já usados, até ser alcançado o limite apical desejado. A repetição da sequência permite a uniformidade no alargamento do canal e favorece o avanço de instrumentos de menores diâmetros. Se esse objetivo não for alcançado, realizar o procedimento com instrumentos tipo K de aço inoxidável ou de NiTi acionados manualmente
- Se o instrumento mecanizado travar junto a paredes dentinárias, liberá-lo da peça de mão e retirá-lo do canal radicular, de preferência por tração. Outra maneira é acionar o reverso do motor elétrico
- Após o emprego do instrumento, examiná-lo cuidadosamente, para verificar a existência de distorções (deformação plástica) ou qualquer irregularidade na sua haste de corte helicoidal cônica. A existência desses defeitos indica que o instrumento deve ser descartado. Os defeitos ocorrem porque o avanço acentuado do instrumento em sentido apical, sem alargar o canal, reduz a velocidade de rotação da ponta do instrumento em relação à de sua haste de acionamento e ocasiona a distorção do passo das hélices (velocidade de avanço maior do que a de corte)
- Os instrumentos de NiTi mecanizados devem ser descartados após o primeiro uso. Deve-se ressaltar que a falha por fadiga de um instrumento ocorre devido à redução do tempo de vida em fadiga e não pelo número de vezes de emprego. Todavia, devido à dificuldade técnica de se controlar o tempo de vida (o número de ciclos) de um instrumento endodôntico, em função de variações do raio de curvatura, do comprimento do arco e da posição do arco de um canal curvo, o critério de descarte adotado é de emprego único
- Após o alargamento, não deixar o instrumento em rotação no segmento curvo do canal. A repetição cíclica de compressão e tração na mesma área do instrumento diminui a sua vida útil, antecipando a fratura por fadiga de baixo ciclo
- A cada sequência de emprego de um instrumento, e a cada mudança de instrumentos, devemos realizar irrigação-aspiração e inundação da cavidade pulpar.

É preciso ressaltar que a instrumentação de um canal radicular é um procedimento dinâmico, podendo as etapas e manobras ser repetidas até se atingirem os objetivos planejados. Para os canais amplos e achatados, as etapas e manobras de instrumentação poderão sofrer alterações quanto à sequência mencionada.

Os diâmetros, os movimentos e os tipos de instrumentos (alargadores ou limas) deverão ser selecionados em função do diâmetro anatômico do canal radicular a ser instrumentado. Não devemos tentar adaptar o canal radicular ao instrumento endodôntico, mas sim, adaptar o instrumento selecionado em função da anatomia do canal radicular. Não podemos mudar a anatomia de um canal radicular, pois esta segue sempre sendo o desafio ao profissional, porém, podemos e devemos aperfeiçoar o conhecimento sobre a nossa ferramenta de trabalho.

A seguir, passaremos à descrição sumária das propostas para a instrumentação de canais radiculares com diferentes tipos de anatomia radicular, empregando diferentes tipos de instrumentos e movimentos.

## Pré-instrumentação

### Descrição sumária

- Antecede a instrumentação de um canal radicular
- Localização dos canais radiculares
  - Sonda clínica de ponta reta
- Irrigação, aspiração e inundação da cavidade pulpar a cada sequência de emprego de um mesmo instrumento e a cada mudança de instrumento
- Cateterismo inicial
  - Instrumento tipo K de aço inoxidável número 08 – 10 e comprimentos de 18, 21, 25 mm. Iniciar pelo instrumento de menor comprimento e menor diâmetro. O instrumento de menores comprimento e diâmetro deve iniciar o cateterismo porque favorece a penetração e o avanço do instrumento em sentido apical durante o uso clínico
  - Movimento de alargamento parcial à direita. Avanço do instrumento até 2 a 3 mm aquém do ápice radiográfico (comprimento do dente na radiografia)
  - Acionamento manual
  - Ângulo de rotação aplicado ao cabo do instrumento igual ou menor do que 45 graus. Ângulo sempre menor do que uma volta completa (360 graus) para evitar a fratura por torção do instrumento empregado
  - Em caso de dificuldade encontrada no cateterismo inicial, realizar a ampliação cervical
- Ampliação cervical
  - Instrumento tipo K de aço inoxidável número 25 e/ou 30 de 21 ou 25 mm de comprimento

- Acionamento manual do instrumento: movimento de alargamento parcial à direita em sentido apical até aproximadamente 5 a 10 mm de avanço no interior do canal radicular
- Complementação do cateterismo
  - Acionamento manual
  - Instrumento tipo K de aço inoxidável número 08 ou 10 até a distância preestabelecida por meio da radiografia de estudo
  - Movimento de alargamento parcial à direita com ângulo de rotação aplicado ao cabo do instrumento igual ou menor do que 45 graus
- Comprimento de trabalho (CT)
  - Até 1 a 2 mm aquém do vértice radiográfico e/ou por meio de localizador eletrônico apical (forame)
- Comprimento de patência do canal radicular (CP)
  - Até o forame apical ou ligeiramente além
- Leito do canal radicular
  - Instrumentação do canal radicular até o CP com um instrumento endodôntico tipo K de aço inoxidável de números 15 e 20 acionado manualmente mediante o movimento de alargamento parcial à direita ou recíprocante
  - Ângulo de rotação à direita de 45 a 90 graus
- Irrigação, aspiração e inundação da cavidade pulpar a cada sequência de emprego de um mesmo instrumento e a cada mudança de instrumento
- Checar a patência do canal cementário
  - Instrumento tipo K de aço inoxidável número 10 ou 15
  - Acionamento manual mediante movimento de alargamento parcial à direita
- Exame visual do instrumento a cada remoção de um canal radicular em busca de distorções das hélices (reversões). Em caso positivo, descarte imediato do instrumento
- A pré-instrumentação tem como objetivo eliminação ou regularização das interferências anatômicas, buscando a determinação do comprimento de trabalho, do comprimento de patência e a criação do leito de um canal radicular (*glide path*) para receber a instrumentação.

## Instrumentação segmentada

### Descrição sumária

- A pré-instrumentação antecede a instrumentação segmentada
- Segmentos de um canal radicular
  - Segmento cervical: 2/3 do comprimento do canal radicular
  - Segmento apical: 1/3 do comprimento de um canal radicular
- Instrumentação segmentada
  - Instrumentos endodônticos serão empregados inicialmente no segmento cervical e, a seguir, no segmento apical de um canal radicular
- Segmento cervical do canal radicular com forma circular ou ligeiramente ovoide

- Seleção do instrumento endodôntico em função da anatomia do segmento cervical do canal radicular
- Diâmetro do instrumento empregado maior do que o maior diâmetro do canal radicular (forma ovoide)
- Alargadores endodônticos de NiTi mecanizados de números e de conicidades compatíveis com as dimensões do segmento cervical do canal radicular
- Normalmente instrumentos de números 30, 35 e 40 de conicidades 0,04 – 0,05 – 0,06 mm/mm
- Movimento de alargamento contínuo ou reciprocante com avanços e retrocessos até a distância predeterminada (2/3 do comprimento do canal radicular)
- Emprego de um ou mais alargadores endodônticos de NiTi mecanizados em ordem crescente de diâmetro e conicidade em todo o segmento cervical do canal radicular
- Não pressionar o instrumento lateralmente (isso preserva a vida em fadiga de um instrumento)
- A forma da seção reta transversal do segmento cervical de um canal radicular circular ou ovoide deve ficar circular após a instrumentação de um canal radicular
- Checar a patência com instrumento tipo K de aço inoxidável número 10 ou 15
- Irrigação, aspiração e inundação frequentes da cavidade pulpar
- Instrumentação do segmento apical de um canal radicular
  - Instrumentos endodônticos mecanizados de números 25 a 45 de conicidade 0,02 – 0,04 – 0,06 mm/mm
  - Movimento de alargamento contínuo ou reciprocante com avanços e retrocessos até atingir o CT
  - Forma final da seção reta apical é circular após a instrumentação do canal radicular
  - Checar a patência com instrumento de aço inoxidável tipo K número 10 ou 15
  - Exame visual do instrumento a cada remoção de um canal radicular em busca de distorções das hélices (reversões). Em caso positivo, descarte imediato do instrumento
- Irrigação e aspiração da cavidade pulpar.

## Instrumentação não segmentada

### Descrição sumária

- A pré-instrumentação antecede a instrumentação não segmentada
- Na instrumentação não segmentada de um canal radicular, todos os instrumentos endodônticos são empregados até o CT
- A instrumentação não segmentada é executada empregando-se, inicialmente, os instrumentos endodônticos de aço inoxidável e, a seguir, instrumentos de NiTi
- Instrumentação inicial em todo o CT
  - Instrumento de aço inoxidável tipo K triangular, ponta cônica circular, sem ângulo de transição e flexível
  - Diâmetro, 20 e/ou 25. Exemplo: instrumentos Flexofile®, Maillefer, Suíça

- Movimento de alargamento reciprocante ou movimento de alargamento parcial à direita acionado manualmente
- Instrumentos endodônticos de NiTi mecanizados
  - Diâmetros 25 – 30 – 35 – 40 – 45 e conicidades 0,04 – 0,06 – 0,08 mm/mm
  - Movimento de alargamento reciprocante acionado por dispositivos mecânicos em todo o CT. Exemplo: instrumento Reciproc® e Reciproc Blue® (VDW, Alemanha)
- Forma final da instrumentação do canal radicular em toda a extensão é circular
- Exame visual do instrumento a cada remoção de um canal radicular em busca de distorções das hélices (reversões). Em caso positivo, descarte imediato do instrumento
- Irrigação e aspiração da cavidade pulpar

## Instrumentação híbrida

### Descrição sumária

- A pré-instrumentação antecede a instrumentação híbrida
- Na instrumentação híbrida, a instrumentação inicial de um canal radicular é realizada com instrumentos de aço inoxidável e a sequência da instrumentação é realizada com instrumentos de níquel-titânio
- Na instrumentação híbrida, os instrumentos endodônticos são empregados em todo o comprimento de trabalho de um canal radicular
- Instrumentação inicial. Instrumentos indicados: tipo K de aço inoxidável triangular flexível, ponta cônica circular com curva de transição
  - Diâmetro do instrumento tipo K número 20 e 25 (exemplo: Flexofile®, Maillefer, Suíça)
  - Movimento utilizado: alargamento reciprocante
  - Acionamento manual ou por dispositivos especiais (exemplo: TEP-E10R®)
  - Instrumentação até o comprimento de trabalho (CT) com instrumentos tipo K de números 20 e 25
- Irrigação, aspiração e inundação da cavidade pulpar com solução química auxiliar da instrumentação a cada sequência de emprego de um mesmo instrumento e a cada mudança de instrumento
- Checar a patência do canal cementário com instrumento de aço inoxidável número 10 acionado manualmente com movimento de alargamento reciprocante
- Exame visual do instrumento a cada remoção de um canal radicular em busca de distorções das hélices (reversões). Em caso positivo, descarte imediato do instrumento
- Instrumento: acionamento mecanizado com giro contínuo de 300 rpm (exemplos: RaCe®, Mtwo®, HyFlex® CM) ou com giro reciprocante de 150 graus à esquerda e 30 graus à direita (exemplos: Reciproc® Mwire®, Reciproc® Blue e WaveOne® Gold)
  - Diâmetros dos instrumentos: 25 – 30 – 35 – 40 – 45 e conicidades 0,04 – 0,06 – 0,08 mm/mm
  - Todos os alargadores mecanizados devem alcançar o CT com um ou mais avanços e retrocessos do instrumento endodôntico no interior de um canal radicular

- Irrigação, aspiração e inundação da cavidade pulpar com solução química auxiliar da instrumentação a cada sequência de emprego de um mesmo instrumento e a cada mudança de instrumento
- Checar a patência do canal cementário com instrumento de aço inoxidável número 10 acionado manualmente com movimento de alargamento reciprocante a cada mudança de instrumento
- Após a utilização do instrumento endodôntico, sempre examiná-lo em busca de distorções de sua haste helicoidal cônica. Em caso positivo, descartar imediatamente o instrumento.

## Instrumentação com movimento de rotação alternada

### Descrição sumária

**Indicação.** Canais atresiados e/ou curvilíneos.

**Instrumentos empregados.** Tipo K de aço inoxidável e de NiTi.

**Acionamento dos instrumentos.** Manual ou com dispositivos mecânicos.

1. Acesso e preparo da câmara pulpar
2. Exploração instrumento tipo K de aço inoxidável nº 08, nº 10 e/ou 15 (comprimento do dente na radiografia [CDR])
3. Acesso radicular (*crown-down*), com instrumentos em ordem decrescente de diâmetro
4. Odontometria instrumento tipo K de aço inoxidável nº 15 (CDR)
   RX CP = 22 mm
   CT = 21 mm
5. Patência do forame apical
   Instrumento de aço inoxidável nº 15 (CP = 22 mm)
6. Exame visual do instrumento a cada remoção de um canal radicular em busca de distorções das hélices (reversões). Em caso positivo, descarte imediato do instrumento
7. Preparo apical
   Instrumento tipo K de aço inoxidável nº 25 (CT = 21 mm)
   Instrumento tipo K de NiTi nº 30 (CT = 21 mm)
   Instrumento tipo K de NiTi nº 35 (CT = 21 mm)
8. Escalonamento ápice-coroa (*step-back*)
   20 mm NiTi nº 40
   Patência do canal cementário – 22 mm (CP) K de aço inoxidável nº 15
   19 mm NiTi nº 45
   Patência do canal cementário – 22 mm (CP) K de aço inoxidável nº 15
   18 mm NiTi nº 50
   Patência do canal cementário – 22 mm (CP) K de aço inoxidável nº 15
   Exame visual do instrumento a cada remoção de um canal radicular em busca de distorções das hélices (reversões). Em caso positivo, descarte imediato do instrumento.

## Instrumentação de canais radiculares com segmentos cervicais achatados

### Descrição sumária

- A pré-instrumentação antecede a instrumentação de canais radiculares achatados
- Diâmetro do instrumento empregado menor do que o maior diâmetro do canal radicular achatado
- O canal achatado não permite, por motivos anatômicos, o emprego de instrumentos endodônticos com diâmetro maior do que o maior diâmetro do canal radicular (perfuração por desgaste lateral da raiz, rasgo da raiz)
- Canais em paliçada. Canais achatados podem ser considerados constituídos por dois ou mais canais circulares virtuais um ao lado do outro (canal em paliçada)
- Movimento de alargamento contínuo ou reciprocante para cada canal virtual
- Não pressionar o instrumento lateralmente. Esse procedimento induz à fratura por flexão rotativa (fadiga)
- A forma final da seção reta transversal cervical é achatada (ovoide)
- O instrumento endodôntico deve trabalhar em toda extensão do segmento cervical do canal radicular, ou seja, deve envolver todo o contorno do canal radicular
- Se necessário, retificar o contorno do preparo do canal achatado com instrumentos tipo K e H de aço inoxidável
- Checar a patência do canal com um instrumento endodôntico tipo K número 15 ou 20
- Irrigação, aspiração e inundação da cavidade pulpar durante toda a instrumentação.

A instrumentação do segmento cervical (ampliação) de um canal radicular achatado também pode ser realizada por meio do movimento de limagem circundante empregando-se instrumentos de aço inoxidável tipo H ou K número superior ao 30. Esses instrumentos são dotados de rigidez, propriedade mecânica necessária para realização do movimento de limagem circundante.

O movimento de limagem não deve ser empregado no preparo apical de um canal radicular. Quando empregado devido à impossibilidade de se controlar a força lateral aplicada no instrumento, assim como a frequência e a amplitude do movimento, perde-se o controle dos valores quantitativos dos desgastes das paredes do canal radicular, alterando a forma do preparo apical (transporte apical externo ou *zip*).

- Instrumentação do segmento apical de um canal radicular
  - Instrumentos endodônticos mecanizados de número 25 a 45 de conicidade 0,02 – 0,04 – 0,06 mm/mm
  - Movimento de alargamento contínuo ou reciprocante com avanços e retrocessos até atingir o CT
  - Forma final da seção reta apical é circular após a instrumentação do canal radicular
  - Checar a patência com instrumento de aço inoxidável tipo K número 10 ou 15
  - Exame visual do instrumento a cada remoção de um canal radicular em busca de distorções das hélices (reversões). Em caso positivo, descarte imediato do instrumento
  - Irrigação e aspiração da cavidade pulpar.

### Considerações gerais

Abordaremos, a seguir, algumas vantagens e desvantagens do emprego de alargadores de NiTi mecanizados na instrumentação de canais radiculares.

### Vantagens

#### Tempo de instrumentação

A instrumentação é considerada a etapa mais importante do preparo químico-mecânico e, para sua execução, certamente é consumido o maior tempo. As sequências propostas de instrumentos, além dos objetivos principais de ampliação, modelagem e limpeza do canal radicular, buscam diminuir o tempo e o esforço físico do operador despendidos na instrumentação. O tempo consumido na execução de qualquer procedimento é um fator importante de custo operacional, influenciando, assim, a escolha de instrumentais, materiais e técnicas a serem usados no tratamento endodôntico.

Trabalhos existentes na literatura consultada revelam que o preparo de canais radiculares com instrumentos de NiTi mecanizados é significativamente mais rápido do que o com instrumentos acionados manualmente.[111,112] Vale ressaltar que os instrumentos mecanizados promovem a ação de alargamento contínuo ou alternado (reciprocante), girando em seu eixo com velocidade (velocidade de corte) maior do que a obtida rotacionando os instrumentos manualmente. Entretanto, o profissional não deve estar comprometido com o tempo, mas sim com o resultado do tratamento observado por meio da preservação do tratamento endodôntico realizado.

Não se pode parar o progresso, mas certamente é possível parar um pouco para refletir sobre a vantagem de se realizar a instrumentação de um canal radicular no menor tempo, sem o comprometimento da qualidade da instrumentação (modelagem, limpeza e, sobretudo, desinfecção).

#### Forma de preparo

Em função das maiores conicidade e ação de alargamento dos instrumentos mecanizados, a forma final da instrumentação de um canal radicular é cônica centrada, e de seção reta transversal circular desde que o diâmetro dos instrumentos seja maior do que o diâmetro do canal.

Os instrumentos endodônticos de conicidades maiores apresentam volumes de suas hastes de corte helicoidais maiores do que os de conicidades ISO (0,02 mm/mm). Consequentemente, aqueles, durante a instrumentação, removem maior quantidade de dentina das paredes do canal radicular, proporcionando uma ampliação mais acentuada do canal radicular. Uma ampliação maior do canal radicular resulta em limpeza e modelagem melhores do que uma ampliação menor (Tabelas 11.2 e 11.3).[16] Quanto à forma da seção reta transversal do canal, esta será circular e de corte regular, desde que o diâmetro do instrumento empregado seja maior do que o diâmetro do canal radicular. Nessa circunstância, o instrumento acionado por alargamento atua em todas as paredes do canal radicular, proporcionando preparações cônicas mais acentuadas, quando comparadas a instrumentos que atuam por ação de limagem. A conicidade e a seção reta transversal circular obtidas no preparo favorecem a seleção do cone principal e a obturação tridimensional do canal radicular.

**Tabela 11.2** Dimensões e volumes da parte de trabalho (vol.) dos instrumentos ISO com conicidade 0,02 mm/mm.

| Nº | D0 | D16 | Vol. (mm³) |
|---|---|---|---|
| 06 | 0,06 | 0,38 | 0,71 |
| 08 | 0,08 | 0,40 | 0,83 |
| 10 | 0,10 | 0,42 | 0,95 |
| 15 | 0,15 | 0,47 | 1,31 |
| 20 | 0,20 | 0,52 | 1,73 |
| 25 | 0,25 | 0,57 | 2,19 |
| 30 | 0,30 | 0,62 | 2,76 |
| 35 | 0,35 | 0,67 | 3,37 |
| 40 | 0,40 | 0,72 | 4,04 |
| 45 | 0,45 | 0,77 | 4,78 |
| 50 | 0,50 | 0,82 | 5,58 |
| 55 | 0,55 | 0,87 | 6,44 |
| 60 | 0,60 | 0,92 | 7,33 |
| 70 | 0,70 | 1,02 | 7,40 |
| 80 | 0,80 | 1,12 | 11,68 |
| 90 | 0,90 | 1,22 | 14,22 |
| 100 | 1,00 | 1,32 | 17,01 |
| 110 | 1,10 | 1,42 | 20,05 |
| 120 | 1,20 | 1,52 | 23,34 |
| 130 | 1,30 | 1,62 | 26,89 |
| 140 | 1,40 | 1,72 | 30,68 |

**Tabela 11.3** Dimensões e volumes da parte de trabalho (vol.) de instrumentos de NiTi mecanizados e conicidades 0,04 e 0,06 mm/mm.

| | | Conicidade 0,04 | | Conicidade 0,06 | |
|---|---|---|---|---|---|
| Nº | D0 | D16 | Vol. (mm³) | D16 | Vol. (mm³) |
| 15 | 015 | 0,79 | 3,20 | 1,11 | 5,95 |
| 20 | 020 | 0,84 | 3,82 | 1,16 | 6,77 |
| 25 | 025 | 0,89 | 4,15 | 1,21 | 7,66 |
| 30 | 030 | 0,94 | 5,25 | 1,26 | 8,61 |
| 35 | 035 | 0,99 | 6,07 | 1,31 | 9,62 |
| 40 | 040 | 1,04 | 6,94 | 1,36 | 10,69 |
| 45 | 045 | 1,09 | 7,88 | 1,41 | 11,83 |
| 60 | 060 | 1,24 | 11,06 | 1,56 | 15,62 |
| 90 | 090 | 1,54 | 19,13 | 1,86 | 24,89 |

### Deslocamento apical

Os instrumentos de NiTi apresentam flexibilidade 500% maior do que os de aço inoxidável. Essa propriedade permite a esses instrumentos acompanharem a curvatura do canal com facilidade, reduzindo o deslocamento apical e mantendo a forma original do mesmo, com menor movimentação do eixo central do canal, durante a instrumentação.[6-8,107]

Sendo a instrumentação mais centrada, teremos, com o emprego de instrumentos mecanizados, uma redução do risco de iatrogenias radiculares na instrumentação de canais curvos.

Em relação ao deslocamento apical, os instrumentos de NiTi, quando comparados aos de aço inoxidável, causam menor transporte do segmento apical curvo de um canal radicular.[8,9,111,114]

Lopes et al.,[118] avaliando a influência do movimento de alargamento contínuo empregando-se instrumentos ProTaper® (Maillerfer) mecanizados com giro contínuo e do movimento de alargamento parcial alternado empregando-se instrumentos ProTaper® (Maillefer) versão manual na modelagem do segmento final de canais artificiais curvos, concluíram que não ocorreram diferenças estatísticas significativas após a instrumentação com alargamento contínuo ou reciprocante (versão manual ou mecanizada).

O deslocamento apical da instrumentação dificulta a obturação e o selamento apical do canal radicular. A percolação de fluidos oriundos dos tecidos perirradiculares, via forame apical, pelo espaço existente entre o material obturador e as paredes do canal, servirá de substratos para os microrganismos remanescentes em regiões do canal de dentes com polpa necrosada e infectada. Consequentemente, esses fatos interferem no êxito do tratamento endodôntico.

### Extrusão de material do canal via forame apical

A extrusão de material de um canal além do forame apical, como tecido necrótico, microrganismo, restos pulpares, raspas de dentina e soluções químicas durante o preparo do canal, pode ser responsável pelo aparecimento de reações inflamatórias, que causam dor pós-operatória ou exacerbação de processos crônicos preexistentes. A extrusão de material ocorre em todas as técnicas de instrumentação em maior ou menor quantidade independentemente de um instrumento endodôntico ser acionado manualmente ou por dispositivos mecânicos.[17,19,100] Está relacionada com o tipo de movimento empregado. Um instrumento em limagem, ao pegar justeza no interior de um canal radicular, geralmente promove maior extrusão do que em movimento de alargamento. A extrusão de material também está relacionada com a pressão unidirecional apical que o instrumento exerce durante o avanço em sentido apical de um canal radicular. O preparo no sentido coroa-ápice permite que o instrumento de menor diâmetro empregado na instrumentação apical de um canal radicular exerça menor pressão unidirecional no sentido do forame.[16]

## Desvantagens

Os instrumentos mecanizados, por atuarem em alargamento contínuo, deixam nos canais com segmentos achatados áreas não instrumentadas. Isso ocorre porque, em algumas regiões, o diâmetro do instrumento empregado é menor do que o menor diâmetro do segmento achatado do canal, dando ao preparo uma seção reta transversal não circular. Nesse caso, é necessário o uso de instrumento de diâmetro maior, para conferir ao preparo, por meio do movimento de alargamento contínuo ou reciprocante, uma seção reta transversal circular contornando todo o circuito anatômico do canal radicular. Todavia, às vezes, a raiz do dente apresenta um diâmetro anatômico que não permite o uso de instrumento de maior diâmetro.[3]

No que se refere a essa desvantagem, alguns fabricantes e profissionais sugerem que, nas áreas polares (extremidades) de segmentos achatados de canais radiculares, os instrumentos endodônticos de NiTi mecanizados devem ser empregados com a manobra de pincelamento (escovagem). Para executar essa manobra, o instrumento deve ser submetido a rotação contínua à direita acompanhada simultaneamente de pressão lateral de encontro às áreas polares de segmentos achatados e tração do instrumento no sentido cervical do canal radicular.

Todavia, devido à superelasticidade da liga NiTi (convencional e memória de forma controlada) e ao pequeno ângulo de inclinação das hélices da haste de corte helicoidal cônica do instrumento endodôntico, a pressão e a tração exercidas podem não alcançar a magnitude suficiente para induzir o desgaste da dentina radicular nas áreas polares. Por outro lado, a resistência imposta pela parede dentinária pode provocar o achatamento temporário (deformação elástica) dos vértices das arestas de corte do instrumento, reduzindo ou mesmo não promovendo o desgaste dentinário. Ademais, devido ao pequeno ângulo de inclinação das hélices (20 a 30 graus) das hastes de corte helicoidais cônicas dos instrumentos de NiTi mecanizados, o movimento de pincelamento é incapaz de promover a raspagem (limagem) das paredes dentinárias de um canal radicular. Além disso, durante o movimento de pincelamento, o instrumento endodôntico desnecessariamente é submetido a um carregamento de flexão rotativa que induz, na região de maior flexão da haste de corte helicoidal cônica do instrumento, tensões trativas e compressivas. Consequentemente, o instrumento é submetido, indevidamente, a um número de ciclos (velocidade × tempo) que é acumulativo. Nesta condição, há redução do tempo de vida útil do instrumento por fadiga. Pelas mesmas razões apresentadas, os instrumentos de NiTi acionados a motor não promovem o desgaste anticurvatura de um canal radicular.

Outro aspecto a ser considerado é que o menor tempo despendido na instrumentação de um canal por meio de instrumentos mecanizados reduz o tempo de ação da solução química auxiliar, diminuindo sua atividade solvente e antimicrobiana. Consequentemente, há, por parte dos profissionais, uma preocupação em aumentar o tempo de permanência de uma solução de hipoclorito de sódio no interior do canal após a sua instrumentação. Outros especialistas, para evitar esse aumento de tempo, indicam o uso de soluções de hipoclorito de sódio mais concentradas (acima de 5,25%). O aumento da concentração, além de elevar a citotoxicidade da solução, pode causar alterações na composição da dentina, modificando o seu comportamento mecânico. Do exposto, podemos admitir que o tempo gasto no preparo de um canal radicular não é um fator decisivo na seleção de qual modo os instrumentos devem ser acionados (manual ou a motor). Também tem sido indicada a agitação da substância química auxiliar da instrumentação por meio de dispositivos ultrassônicos e mecânicos (p. ex., XP-Endo® Finisher). Outra consideração a ser mencionada é a maior incidência de fratura observada nos instrumentos de NiTi mecanizados com giro contínuo em relação aos acionados manualmente durante o preparo de canais radiculares. A fratura dos instrumentos de NiTi mecanizados durante o uso clínico ocorre por torção, flexão rotativa e por combinações desses carregamentos. A fratura por torção pode ser minimizada pelo emprego de motores com controle de torque programado pelo operador ou preestabelecido pelo fabricante, técnica adequada, habilidade e experiência profissional. Por sua vez, a fratura por flexão rotativa (fadiga de baixo ciclo) é imprevisível e ocorre sem que haja qualquer aviso prévio. Dependendo do raio de curvatura, do comprimento do arco do canal, da posição do arco e do diâmetro do instrumento, a fratura por fadiga de baixo ciclo ocorre após um determinado número de ciclos (velocidade × tempo de fratura). O critério clínico adotado de descarte do instrumento com o objetivo de evitar a fratura é o número de vezes que ele é empregado. Todavia, predizer o número de vezes que um instrumento endodôntico de NiTi acionado a motor (mecanizado) pode ser empregado com segurança no preparo de canais radiculares sem ocorrer a fratura por fadiga, não levando em consideração os raios de curvaturas dos canais, os comprimentos dos arcos, a posição do arco, os diâmetros, as conicidades e as resistências em flexão dos instrumentos endodônticos empregados é, no mínimo, uma conduta empírica e incorreta. Em função do exposto, podemos afirmar que, para maior segurança, os instrumentos de NiTi acionados a motor devem ser usados uma única vez e, a seguir, descartados. Esse procedimento eleva o custo do tratamento endodôntico realizado por meio de instrumento acionados a motor, o que pode ser considerado uma desvantagem de seu emprego.

É importante mencionar que o emprego de instrumentos endodônticos de NiTi mecanizados na instrumentação de canais radiculares curvos é uma opção, e não obrigação por parte do profissional.

Uma sequência de casos clínicos representativos do preparo químico-mecânico realizado pelos conceitos e fundamentos descritos é apresentada a seguir (Figuras 11.58 a 11.93).

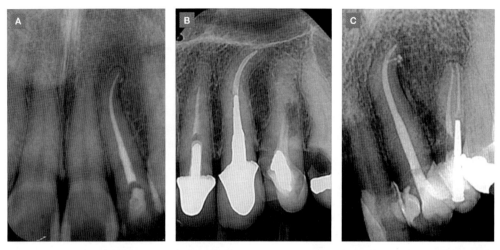

**Figura 11.58** Casos clínicos representativos do preparo químico-mecânico realizado pelos conceitos descritos **A.** Cortesia do Dr. Vinicius Oliveira R. da Silva. **B.** Cortesia do Dr. Luis Lyon. **C.** Cortesia do Dr. Hélio P. Lopes.

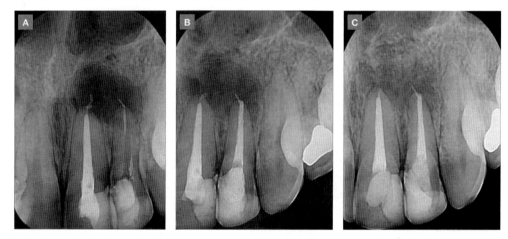

**Figura 11.59** Caso clínico representativo do preparo químico-mecânico realizado pelos conceitos descritos. Cortesia do Dr. Paulo Camilo.

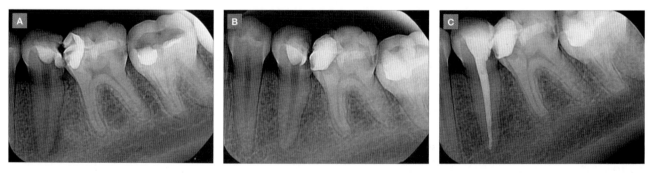

**Figura 11.60** Caso clínico representativo do preparo químico-mecânico realizado pelos conceitos descritos. Cortesia do Dr. Paulo Camilo.

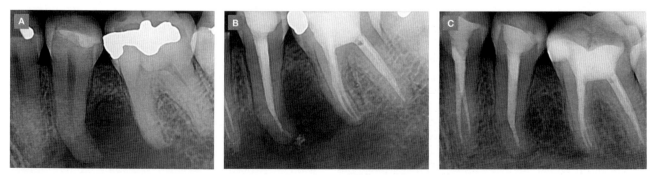

**Figura 11.61** Caso clínico representativo do preparo químico-mecânico realizado pelos conceitos descritos. Cortesia do Dr. Paulo Camilo.

Capítulo 11 | Preparo Químico-Mecânico dos Canais Radiculares 409

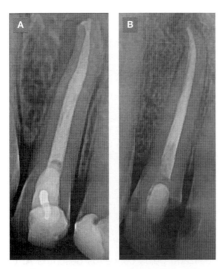

**Figura 11.62** Caso clínico representativo do preparo químico--mecânico realizado pelos conceitos descritos. Cortesia do Dr. Paulo Camilo.

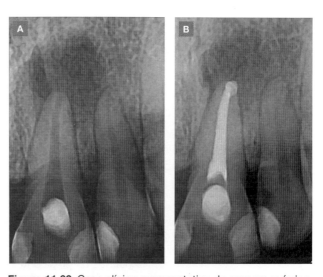

**Figura 11.63** Caso clínico representativo do preparo químico--mecânico realizado pelos conceitos descritos. Cortesia do Dr. Paulo Camilo.

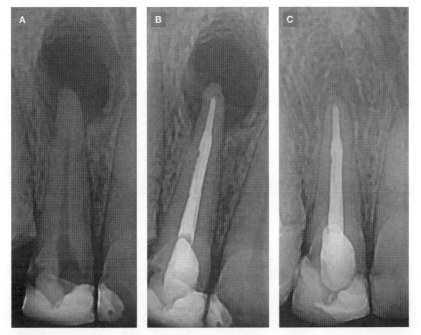

**Figura 11.64** Caso clínico representativo do preparo químico-mecânico realizado pelos conceitos descritos. Cortesia do Dr. Paulo Camilo.

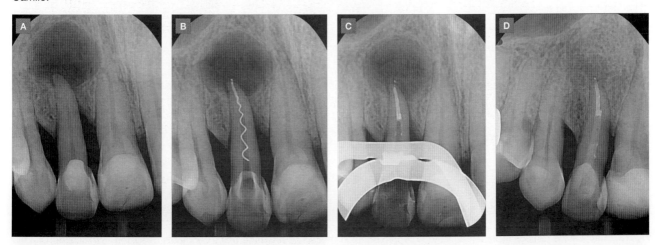

**Figura 11.65** Caso clínico representativo do preparo químico-mecânico realizado pelos conceitos descritos. Cortesia do Coronel--Dentista José Carlos Mucci.

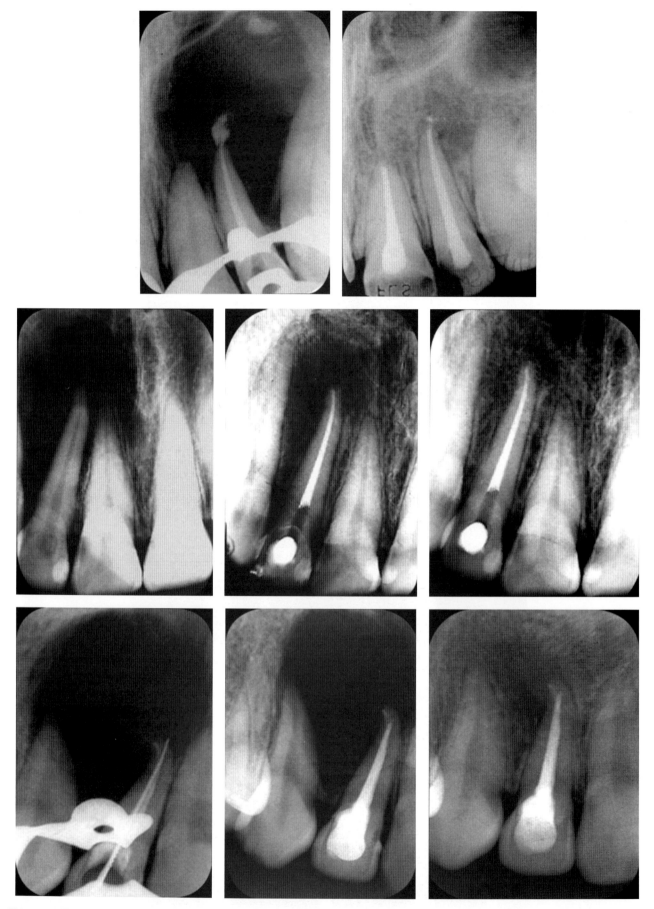

**Figura 11.66** Casos clínicos representativos do preparo químico-mecânico realizado pelos conceitos descritos. Cortesia do Dr. Luis Paulo Mussi (*superior*). Cortesia do Dr. Robson Barreto Ribeiro (*meio*). Cortesia do Dr. Luis Lyon (*inferior*).

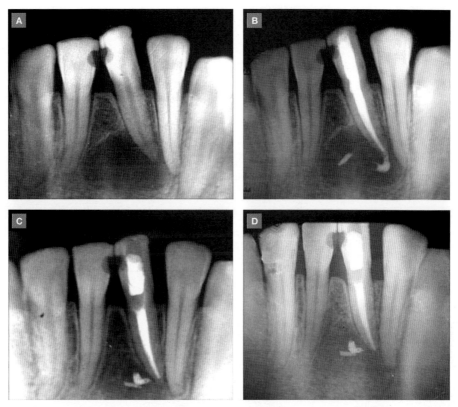

**Figura 11.67** Caso clínico representativo do preparo químico-mecânico realizado pelos conceitos descritos. Cortesia do Dr. Luis Lyon.

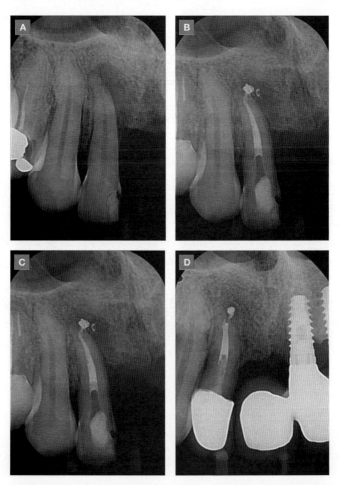

**Figura 11.68** Caso clínico representativo do preparo químico-mecânico realizado pelos conceitos descritos. Cortesia do Coronel-Dentista José Carlos Mucci.

412  Endodontia | Biologia e Técnica

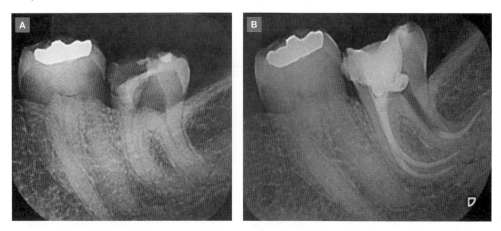

**Figura 11.69** Caso clínico representativo do preparo químico-mecânico realizado pelos conceitos descritos. Cortesia INCO 25 – RJ. Dr. Marcelo Sendra.

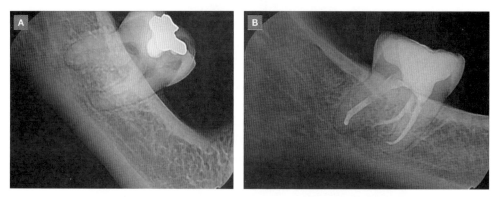

**Figura 11.70** Caso clínico representativo do preparo químico-mecânico realizado pelos conceitos descritos. Cortesia do Coronel--Dentista José Carlos Mucci.

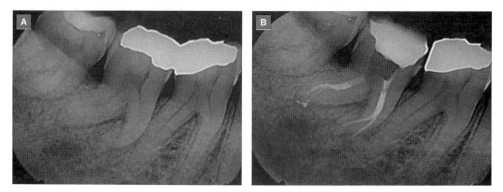

**Figura 11.71** Caso clínico representativo do preparo químico-mecânico realizado pelos conceitos descritos. Cortesia do Coronel--Dentista José Carlos Mucci.

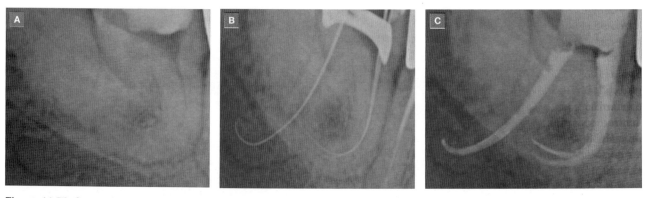

**Figura 11.72** Caso clínico representativo do preparo químico-mecânico realizado pelos conceitos descritos. Cortesia do Dr. Henrique Antunes.

Capítulo 11 | Preparo Químico-Mecânico dos Canais Radiculares 413

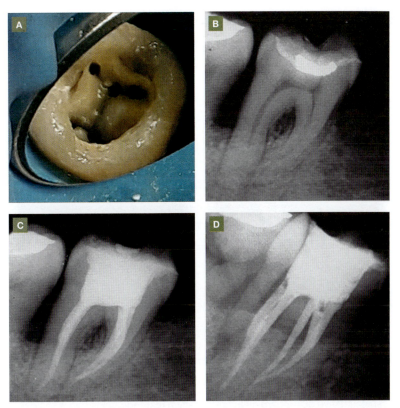

**Figura 11.73** Caso clínico representativo do preparo químico-mecânico realizado pelos conceitos descritos. Cortesia do Dr. Rafael Villagra.

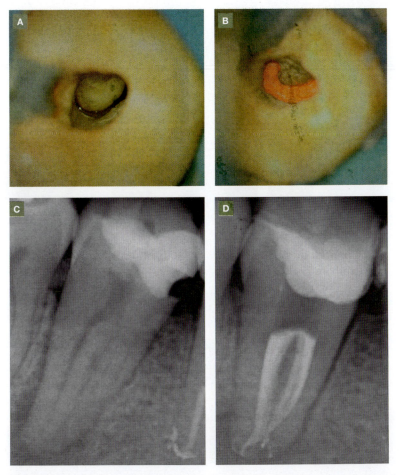

**Figura 11.74** Caso clínico de canal em forma de C representativo do preparo químico-mecânico realizado pelos conceitos descritos. Cortesia do Dr. Henrique Antunes.

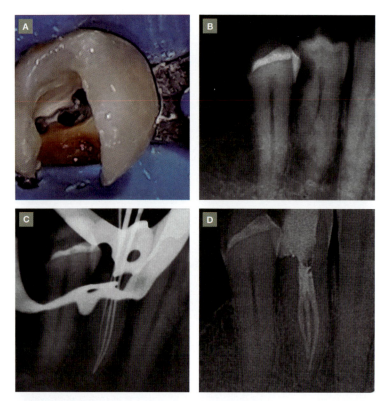

**Figura 11.75** Caso clínico representativo do preparo químico-mecânico realizado pelos conceitos descritos. Cortesia do Dr. Rafael Villagra.

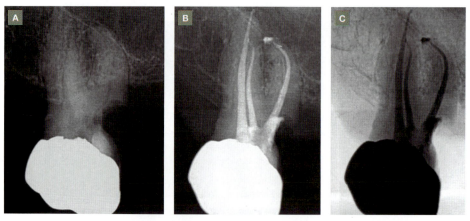

**Figura 11.76** Caso clínico representativo do preparo químico-mecânico realizado pelos conceitos descritos. Cortesia do Dr. Weber S. P. Lopes.

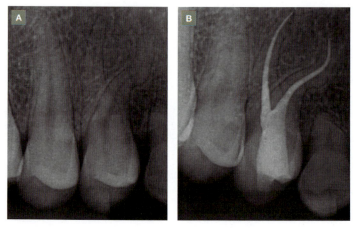

**Figura 11.77** Caso clínico representativo do preparo químico-mecânico realizado pelos conceitos descritos. Cortesia do Dr. Weber S. P. Lopes.

Capítulo 11 | Preparo Químico-Mecânico dos Canais Radiculares 415

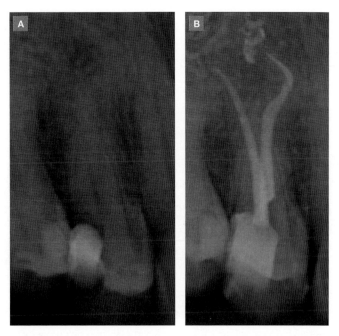

**Figura 11.78** Caso clínico representativo do preparo químico-mecânico realizado pelos conceitos descritos. Cortesia do Dr. Henrique Antunes.

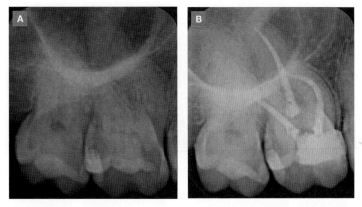

**Figura 11.79** Caso clínico representativo do preparo químico-mecânico realizado pelos conceitos descritos. Cortesia do Dr. Henrique Antunes.

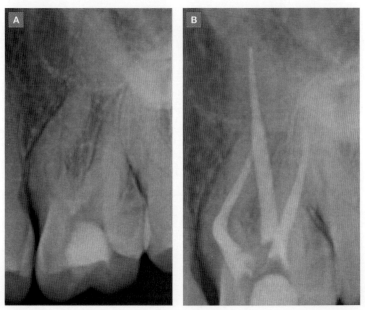

**Figura 11.80** Caso clínico representativo do preparo químico-mecânico realizado pelos conceitos descritos. Cortesia do Dr. Henrique Antunes.

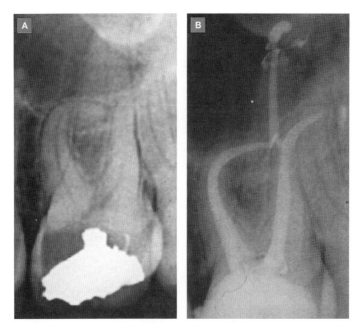

**Figura 11.81** Caso clínico representativo do preparo químico-mecânico realizado pelos conceitos descritos. Cortesia do Dr. Henrique Antunes.

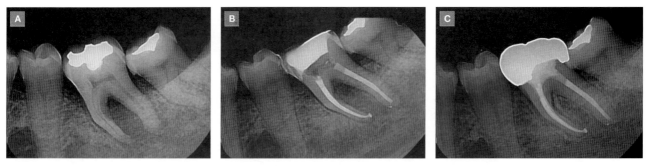

**Figura 11.82** Caso clínico representativo do preparo químico-mecânico realizado pelos conceitos descritos. Cortesia do Coronel-Dentista José Carlos Mucci.

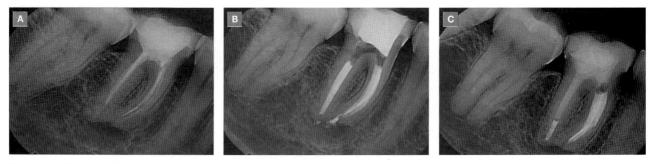

**Figura 11.83** Caso clínico representativo do preparo químico-mecânico realizado pelos conceitos descritos. Cortesia do Coronel-Dentista José Carlos Mucci.

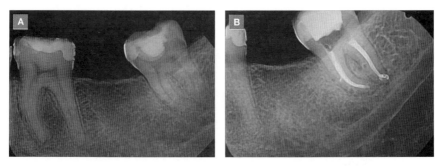

**Figura 11.84** Caso clínico representativo do preparo químico-mecânico realizado pelos conceitos descritos. Cortesia do Coronel-Dentista José Carlos Mucci.

Capítulo 11 | Preparo Químico-Mecânico dos Canais Radiculares   417

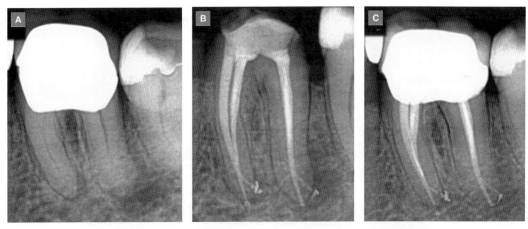

**Figura 11.85** Caso clínico representativo do preparo químico-mecânico realizado pelos conceitos descritos. Cortesia do Dr. Weber S. P. Lopes.

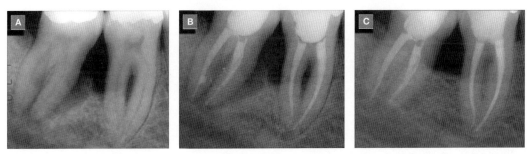

**Figura 11.86** Caso clínico representativo do preparo químico-mecânico realizado pelos conceitos descritos. Cortesia do Dr. Weber S. P. Lopes.

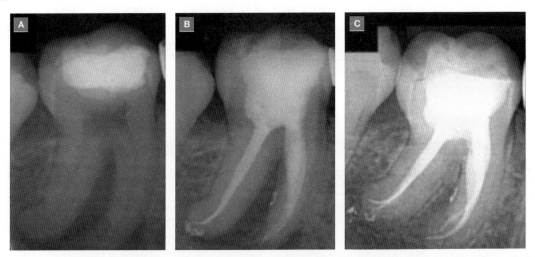

**Figura 11.87** Caso clínico representativo do preparo químico-mecânico realizado pelos conceitos descritos. Cortesia do Dr. Weber S. P. Lopes.

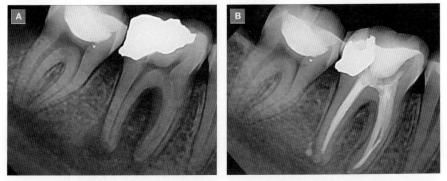

**Figura 11.88** Caso clínico representativo do preparo químico-mecânico realizado pelos conceitos descritos. Cortesia do Dr. Paulo Camilo.

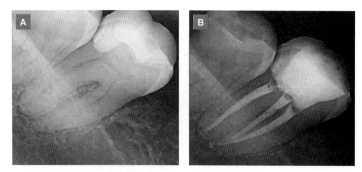

**Figura 11.89** Caso clínico representativo do preparo químico-mecânico realizado pelos conceitos descritos. Cortesia do Dr. Paulo Camilo.

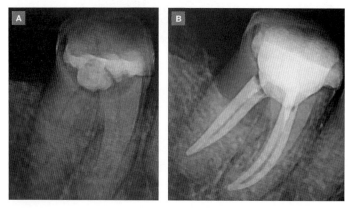

**Figura 11.90** Caso clínico representativo do preparo químico-mecânico realizado pelos conceitos descritos. Cortesia do Dr. Paulo Camilo.

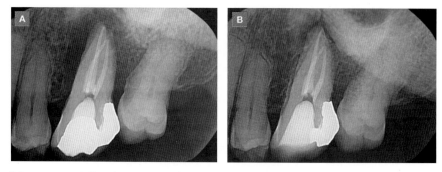

**Figura 11.91** Caso clínico representativo do preparo químico-mecânico realizado pelos conceitos descritos. Cortesia do Dr. Paulo Camilo.

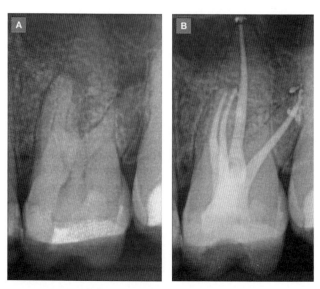

**Figura 11.92** Caso clínico representativo do preparo químico-mecânico realizado pelos conceitos descritos. Cortesia do Dr. Weber S. P. Lopes.

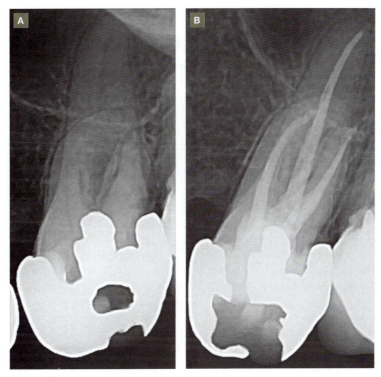

**Figura 11.93** Caso clínico representativo do preparo químico-mecânico realizado pelos conceitos descritos. Cortesia do Dr. Paulo Camilo.

## Instrumentação de canais radiculares com um único instrumento de NiTi mecanizado

Visando a redução do custo operacional para execução do tratamento endodôntico, a simplificação da técnica e a diminuição do número de instrumentos mecanizados imprescindíveis para o preparo de um canal radicular, surgiu, em 2008,[119] uma proposta de instrumentação empregando-se apenas um instrumento de NiTi. Após a patência executada manualmente com um instrumento número 08, o emprego de um instrumento ProTaper® F2 (Dentsply Maillefer, Suíça) no movimento reciprocante foi preconizado.

Desde então, surgiram novos instrumentos incorporando esse conceito, tais como os instrumentos WaveOne® Gold (Dentsply Maillefer, EUA), o Reciproc® (VDW, Alemanha) e o XP-Endo® Shaper (FKG Dentaire, Suíça). Eles são fabricados com liga NiTi M-Wire e demonstram resistência à fratura por fadiga e um bom comportamento mecânico.[120] O instrumento deve alcançar o comprimento de trabalho por meio de movimentos suaves de avanço e retrocesso no interior de um canal radicular. É importante que, durante o preparo utilizando-se esses instrumentos, um alto volume de hipoclorito de sódio seja usado e que o tempo de preparo seja similar ao que utiliza múltiplos instrumentos. Dessa forma, os resultados antimicrobianos para a técnica de instrumento único têm o potencial de serem semelhantes à técnica de múltiplos instrumentos.[121-123]

As referências bibliográficas deste capítulo estão disponíveis no Ambiente de aprendizagem do GEN | Grupo Editorial Nacional.

# Capítulo 12

# Fratura dos Instrumentos Endodônticos: Fundamentos Teóricos e Práticos

Hélio P. Lopes | Carlos N. Elias | José F. Siqueira Jr. | Victor T. L. Vieira

A ocorrência de falhas de um material normalmente é o resultado de deficiências do projeto, processamento inadequado dos materiais, deterioração em uso e operação incorreta pelo usuário.

A análise das fraturas é importante porque permite determinar as possíveis causas da falha do material e, com as informações obtidas, é possível prevenir novas falhas. Em geral, o problema de fratura está ligado às tensões e deformações altas aplicadas sobre o material, quando elas excedem a capacidade de resistência do material. Embora as causas de falha e comportamento dos materiais possam ser conhecidas, a prevenção de falhas é uma condição difícil, mas, não impossível de ser garantida.

A fratura dos materiais consiste na separação em duas ou mais partes devido à aplicação de cargas externas. Pode ser induzida pela aplicação de cargas lentas (tração, flexão, torção), pelo impacto, por carregamentos repetidos (fadiga) ou por cargas de baixa intensidade atuando durante muito tempo (fluência).[1-4]

A resistência à fratura dos materiais depende basicamente das forças de coesão entre seus átomos e à presença de defeitos nos materiais. Não existe material sem defeito. Sabendo-se desta limitação, os materiais são submetidos aos diferentes ensaios mecânicos para determinação de suas propriedades mecânicas e previsão de seu desempenho. A despeito disso, às vezes, os materiais podem apresentar fratura com carregamento abaixo do seu limite de resistência, obtido em ensaios estáticos. A fratura dos materiais, quando submetidos a um carregamento, inicia-se em trincas. Trincas são descontinuidades abertas na superfície ou internas, originadas de tensões localizadas, cujos valores excedem o limite de ruptura do material. Qualquer processo de fratura envolve duas etapas, a formação (nucleação) e a propagação de trincas, em resposta à imposição de uma tensão.[1,4,5]

Quanto à direção de propagação das trincas, a fratura dos materiais cristalinos pode ser classificada em transgranular e intergranular. Na transgranular, a trinca se propaga pelo interior dos grãos e, na intergranular, a trajetória da trinca é ao longo dos contornos de grão, apresentando elevada tortuosidade. Na fratura intergranular, o material absorve baixa quantidade de energia e tende a ocorrer quando os contornos de grão são mais frágeis que a rede cristalina.[2,4]

Ao se classificar a fratura em função do estado de tensão aplicado ao material, considera-se que as tensões trativas produzem fratura por clivagem (a fratura ocorre em determinados planos), ao passo que as tensões cisalhantes induzem fratura por cisalhamento (fratura de um corpo quando sujeito à ação de forças cortantes). A tensão compressiva pode levar à nucleação (iniciação) de trincas, mas não ao crescimento das mesmas para causar fratura.[2,4-6]

Com o objetivo de caracterizar a morfologia da superfície de fratura, esta pode ser considerada frágil e dúctil.[3-6]

## Fratura frágil

Este tipo de fratura se dá sem deformação plástica macroscópica. Na fratura considerada frágil, uma trinca se propaga sob carga constante ou decrescente a uma velocidade que se aproxima da velocidade de propagação do som no material por toda a seção resistente. A velocidade do som em uma barra de aço é da ordem de 5.200 m/s. Geralmente, a fratura frágil é por clivagem, ou seja, a tensão de tração é aplicada perpendicularmente ao plano de fratura, com baixa movimentação das discordâncias. A quantidade de energia requerida para a propagação da trinca é muito pequena e ocorre sob tensão inferior à correspondente ao limite de escoamento do material. Embora não seja possível detectar macroscopicamente qualquer deformação plástica do material, por meio de uma análise no microscópio eletrônico de varredura é possível observar uma pequena área do metal ou liga metálica com deformação.[2,4]

A superfície de fratura frágil dos metais ocorre em planos cristalinos, é lisa e apresenta brilho. Em ligas ferrosas possui coloração cinza-clara (Figura 12.1). Um dos aspectos microscópicos característicos da superfície de uma fratura frágil é a presença de pequenas irregularidades chamadas marcas de rios (Figura 12.2). Essas marcas são oriundas da propagação da fratura ao longo de planos cristalinos paralelos que se unem formando degraus que tendem a convergir no sentido da propagação da trinca.[4,5] Na Odontologia, pode-se observar a fratura frágil nas lâminas de bisturis, nos grampos de próteses removíveis e nas próteses cerâmicas.

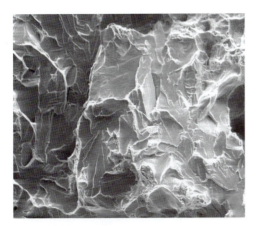

**Figura 12.1** Fratura frágil.

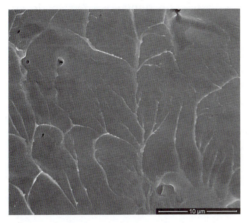

**Figura 12.2** Fratura frágil. Marcas de rio.

## Fratura dúctil

O processo de fratura dúctil está intimamente relacionado com a presença de partículas de segunda fase, principalmente inclusões, presentes nas ligas metálicas comerciais. A formação da superfície de fratura ocorre em três etapas: nucleação, crescimento e coalescência de microcavidades. Como as inclusões possuem propriedades elásticas e plásticas diferentes do cristal da matriz, elas não acompanham a deformação da matriz. Por sua vez, como a matriz não possui capacidade de escoar completamente em torno dessas partículas, é iniciado o processo de falha da interface partícula-matriz mediante a nucleação de microcavidades em torno das partículas de segunda fase. Com a continuidade do carregamento, as microcavidades crescem e em determinado momento iniciam a coalescência. À medida que ocorre a coalescência das microcavidades, há redução da área resistente do material, culminando com a fratura. A forma hemisférica ou alongada das microcavidades (*dimples*), observada no microscópio eletrônico de varredura, depende do estado de tensão imposto ao material durante o carregamento. O tamanho dessas cavidades depende das características microestruturais e das propriedades mecânicas do material (Figura 12.3). Quando observada com pequenos aumentos, apresenta uma superfície cinza e rugosa. Nesse tipo de fratura, o material absorve grande quantidade de energia e, após a falha, apresenta deformação plástica macroscópica.[2-4] É importante notar que a presença de microcavidades não exclui a possibilidade de a fratura ter ocorrido sem deformação plástica macroscópica, isto é, ser frágil.[4,5,7]

Na Odontologia, esse tipo de fratura pode ser observado nos instrumentos endodônticos, fios ortodônticos e restaurações de ouro.

## Fratura dos instrumentos endodônticos

Os instrumentos endodônticos, por apresentarem pequenas dimensões, forma complicada e geometria com variações bruscas de dimensões, são difíceis de serem produzidos. Assim, durante a fabricação dos instrumentos endodônticos são introduzidos, em sua haste metálica (corpo do instrumento), pontos concentradores de tensão. Esses concentradores de tensão são representados por defeitos de acabamento superficial, variações acentuadas entre as dimensões nominais e as reais, assim como pontas com formas diferentes das preconizadas pelos fabricantes.

A presença de pontos concentradores de tensão pode induzir a fratura do instrumento em níveis inferiores de tensão dos teoricamente esperados. Além desses concentradores de tensão, durante o preparo químico-mecânico do

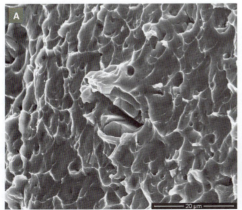 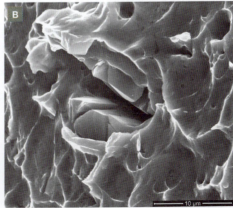

**Figura 12.3 A** e **B.** Fratura dúctil.

canal radicular, os instrumentos endodônticos são submetidos a severo estado de tensão e deformação, que variam com a anatomia do canal e com a habilidade do profissional. Nessa fase, os instrumentos sofrem carregamentos extremamente adversos que modificam continuamente a sua resistência à torção, à flexão rotativa e ao dobramento. Por essa razão, em alguns casos, observa-se a falha prematura do instrumento, principalmente nos de menores diâmetros.[7-10]

A resistência à fratura é uma das principais propriedades mecânicas relacionadas com os instrumentos endodônticos. A resistência de um instrumento endodôntico à fratura é a tensão máxima suportada por ele antes da fratura.

A fratura dos instrumentos endodônticos pode ser avaliada e analisada por meio de ensaios mecânicos ou de uso clínico. Ela ocorre por carregamento de torção, de dobramento alternado, de flexão rotativa e de combinações destas.

## Ensaios mecânicos

Os ensaios mecânicos são realizados com corpos de prova ou com produtos no estado como são comercializados ou acabados (instrumentos endodônticos). Para a realização de um ensaio mecânico é necessário o uso de máquinas e de equipamentos (dispositivos) específicos para cada tipo de ensaio. Cada ensaio mecânico tem um objetivo específico que é realizado para avaliar e analisar determinadas propriedades mecânicas dos materiais ou dos produtos acabados (instrumentos endodônticos).[1,11]

Os ensaios mecânicos podem ser classificados quanto ao tempo de aplicação da carga e quanto à integridade do corpo de prova ou do produto acabado.

Ensaios mecânicos quanto ao tempo de aplicação da carga:

- Ensaio estático: a carga aplicada é aumentada lentamente e o tempo de ensaio é de alguns minutos. Exemplo: ensaio de tração, flexão, torção, dobramento e compressão. Ensaio estático não significa que não possa ocorrer movimento e deformação do corpo de prova ou do instrumento endodôntico
- Ensaio dinâmico: a carga aumenta bruscamente para simular um impacto. O ensaio é realizado em alguns segundos. Exemplo: ensaio de impacto tipo Charpy e Izod
- Ensaio de carga repetida: a carga é cíclica (carregamento e descarregamento alternado) e repetida diversas vezes. A repetição cíclica de carga e descarga induz a fratura de um corpo de prova ou de um instrumento endodôntico
- Ensaios mecânicos quanto a integridade do corpo de prova ou do instrumento endodôntico
- Ensaios destrutivos: há inutilização parcial ou total do corpo de prova ou do instrumento endodôntico. Exemplos: ensaio de torção, tração, impacto, fadiga e compressão
- Ensaios não destrutivos: mantém a integridade do corpo de prova ou do instrumento endodôntico; são utilizados para detectar falhas internas no material ou para determinar alguma propriedade mecânica. Exemplo: ensaio de flexão.

Os corpos de prova empregados nos ensaios mecânicos têm dimensões e formas rigorosamente padronizados. Normalmente a forma do corpo de prova é diferente do produto acabado (instrumento endodôntico).

Os instrumentos endodônticos apresentam variações entre as dimensões nominais e reais, defeitos de acabamento superficial (ranhuras, rebarbas e microcavidades), variações da forma e da área das seções retas transversais das hastes de corte helicoidais cônicas que atuam como variáveis e interfere nos resultados dos ensaios mecânicos realizados. Assim, quando do emprego de instrumentos endodônticos, devemos buscar o máximo de uniformização em relação à geometria (forma e dimensão) dos instrumentos empregados nos ensaios mecânicos, além disso, é aconselhável o uso de uma amostragem maior, de um mínimo de dez instrumentos.[1,7,11,12]

### Fratura por torção

A fratura por torção pode ocorrer nos instrumentos endodônticos de aço inoxidável e nos de níquel-titânio (NiTi). Para ocorrer a fratura por torção é preciso que a ponta do instrumento endodôntico fique imobilizada e na outra extremidade (haste de fixação e acionamento ou cabo) seja aplicado um torque (força de rotação) superior ao limite de resistência à fratura por torção do instrumento.[3,13-19]

Com a imobilização da ponta do instrumento endodôntico, a força de rotação (torque) à direita promove a ultrapassagem do limite elástico da liga metálica (NiTi ou aço inoxidável), ocasionando uma deformação plástica (distorção) localizada na haste de corte helicoidal cônica do instrumento. Essa deformação plástica aumenta o encruamento do material (diminuição da plasticidade). A continuidade do aumento da força de rotação (torque) pode ultrapassar o limite de resistência à fratura do instrumento endodôntico, provocando a sua ruptura em duas partes próximo do ponto de imobilização.

Torque ou momento de uma força pode ser definido como o efeito rotatório criado por um carregamento distante do centro de resistência de um corpo (eixo de rotação do objeto). O carregamento equivalente para induzir a rotação do corpo pode ser substituído por duas forças com sentidos opostos e paralelas ao eixo de rotação (binário). O torque é calculado pela equação:

$$\text{Torque} = F \cdot R$$

Em que o R (raio) é a distância entre o ponto de aplicação da força (F) e o eixo de rotação do corpo (Figura 12.4).

A força no Sistema Internacional de Unidades é expressa em newton (N) e o torque é expresso pela unidade de força multiplicada pela unidade de comprimento (newton·metro). Empregam-se também para força as unidades em kgf e gf e para o comprimento as unidades em cm e mm. Existem as relações entre unidades:

$$1 \text{ kgf} = 1.000 \text{ gf} = 9,807 \text{ N}$$
$$1 \text{ m} = 100 \text{ cm} = 1.000 \text{ mm} = 1.000.000 \text{ μm} = 1.000.000.000 \text{ nm (1, 7)}$$

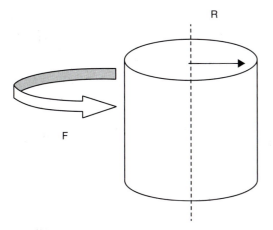

**Figura 12.4** Representação de um corpo submetido à rotação.

A deformação de um material (instrumento endodôntico) é denominada elástica quando desaparece após a retirada da força aplicada, e plástica quando permanece após a retirada da força aplicada.[1,6,7,11]

Limite elástico ou de escoamento é a resistência máxima de um metal ou liga metálica à deformação elástica.[1,6,7,11]

O encruamento é um mecanismo de aumento da resistência mecânica (endurecimento) por deformação plástica a frio. Quanto maior o encruamento, menor a plasticidade da liga metálica, e maior a possibilidade de fratura do material.[1,6,11]

A fratura por torção de um instrumento endodôntico pode ser avaliada e analisada por meio de ensaio mecânico ou de uso clínico.

Para a realização do ensaio mecânico de torção, é necessário o uso de dispositivos específicos.[15-20] A imobilização da ponta do instrumento geralmente é obtida por meio de uma morsa que apresenta um batente (degrau) de 3 mm de profundidade. A força de rotação é obtida por meio de dispositivos específicos acoplados a uma máquina de ensaio universal ou a um torquímetro.[1,18,19,21,22] A partir do ensaio mecânico de torção podemos quantificar o ângulo máximo em torção (rotação), o torque máximo em torção (em rotação) e a tenacidade suportada pelo instrumento endodôntico em uma determinada condição de carregamento. O ângulo máximo em torção (deflexão angular) determina o número máximo de voltas que o instrumento endodôntico resiste antes na fratura. Representa a rotação de um instrumento na região elástica e plástica até a fratura (deformação de ruptura). Pode ser quantificado em graus ou número de voltas.[15,16,18,22]

Ângulo máximo de torção em graus = deslocamento do fio × 360/2πR.

Ângulo máximo de torção em número de voltas = graus/360.

O torque máximo em torção (limite de resistência à fratura em torção) determina a carga máxima que o instrumento endodôntico resiste antes da fratura.[15,16,18,19]

Com os resultados obtidos no ensaio mecânico de torção, é possível prever o desempenho de um instrumento endodôntico durante o uso clínico.

A tenacidade à fratura por torção dos materiais é definida como a sua resistência contra a propagação de uma trinca. Esta informa a capacidade de o material resistir aos carregamentos e sofrer grandes deformações elásticas e plásticas sem atingir a ruptura. Pode ser calculada pela integral obtida da curva de tensão *versus* a curva de deformação até o ponto de fratura.[17]

No ensaio de torção, muitos fatores, como o diâmetro em D0, a conicidade, o desenho do instrumento, a área da seção reta transversal, o diâmetro do núcleo, o processo de fabricação, o acabamento superficial e o sentido da rotação, podem influenciar os parâmetros avaliados (ângulo e torque máximos em torção).[8,23-26]

A norma ADA 28[27] menciona os seguintes valores para os instrumentos tipo K de aço inoxidável em relação ao torque e ao ângulo máximo de torção (Tabela 12.1).

Para alguns autores, no ensaio de torção o principal parâmetro é o ângulo máximo em torção que funciona como fator de segurança em relação à fratura do instrumento endodôntico.[15,16,18,22,28] Para Lopes *et al.*,[18] quanto maior o ângulo máximo em torção de um instrumento,

**Tabela 12.1** Valores de torque e de ângulo de torção à direita.

| Nº | Torque gf·mm | gf·cm | N·mm | N·cm | Ângulo Graus | Ângulo Voltas |
|---|---|---|---|---|---|---|
| 08 | 50 | 5,0 | 0,5 | 0,05 | 360 | 1 |
| 10 | 60 | 6,0 | 0,6 | 0,06 | 360 | 1 |
| 15 | 80 | 8,0 | 0,8 | 0,08 | 360 | 1 |
| 20 | 180 | 18,0 | 1,8 | 0,18 | 360 | 1 |
| 25 | 300 | 30,0 | 2,9 | 0,29 | 360 | 1 |
| 30 | 450 | 45,0 | 4,4 | 0,44 | 360 | 1 |
| 35 | 650 | 65,0 | 6,4 | 0,64 | 360 | 1 |
| 40 | 1000 | 100,0 | 9,8 | 0,98 | 360 | 1 |
| 45 | 1200 | 120,0 | 11,8 | 1,18 | 360 | 1 |
| 50 | 1700 | 170,0 | 16,7 | 1,67 | 360 | 1 |

maior será a sua deformação elástica e plástica antes de atingir o início da fratura. Esse comportamento do material atua como um fator de segurança, porque o torque aplicado ficará aquém do limite de resistência à fratura por torção do material. A presença de deformação plástica (distorção das hélices) dá um alerta de que uma fratura por torção é eminente, permitindo que medidas preventivas sejam tomadas.

Entretanto, podemos afirmar que a determinação do torque máximo em torção fornece ao profissional a força máxima que pode ser aplicada ao instrumento endodôntico. Esse valor é fundamental: (a) no estudo comparativo da resistência à fratura por torção entre os diversos instrumentos endodônticos; (b) na seleção da liga metálica usada na fabricação do instrumento endodôntico; (c) para o ajuste de motores elétricos que possuem seleção de torques individuais para cada instrumento acionado a motor. Nesses motores, o torque selecionado deve ficar aquém do limite de resistência à fratura por torção do instrumento utilizado.[18,19]

### Ângulo máximo em torção

Quanto maior a plasticidade da liga metálica, maior será o ângulo máximo em torção suportado por um instrumento endodôntico. É maior à direita do que à esquerda, independentemente da liga metálica e do processo de fabricação do instrumento.[15,16,18,19,22] Na rotação à esquerda, há redução homogênea do passo entre as arestas de corte dispostas ao longo da haste helicoidal cônica do instrumento. Essa redução do passo promove um estrangulamento da seção reta transversal que, associado à presença de tensões residuais, é responsável pelo menor ângulo de torção à esquerda pelos instrumentos endodônticos.

Considerando-se a natureza da liga metálica e o processo de fabricação do instrumento, podemos afirmar que os de aço inoxidável fabricados por torção são os que suportam maior rotação à direita. Os instrumentos usinados, devido ao menor encruamento do material, teoricamente deveriam apresentar maior ângulo máximo em torção, quando comparados aos fabricados por torção. Todavia, os ensaios laboratoriais revelam resultados opostos.[16,21,29] Certamente, isso se deve às maiores deficiências de acabamento superficial observadas nos instrumentos usinados. Outro aspecto é que, na fabricação de um instrumento por usinagem, os cristais (fibras) alinhados na direção de trefilação do fio metálico são cortados (interrompidos). Essa redução do diâmetro do fio metálico (tipo entalhe) associado aos defeitos de acabamento superficial funciona como pontos concentradores de tensão, induzindo a fratura por torção do instrumento usinado em níveis inferiores de tensão dos teoricamente esperados.[16,30] Ao contrário, nos fabricados por torção não há interrupção das linhas dos cristais (Figura 12.5).

O ângulo máximo em torção é proporcional ao torque e ao comprimento do instrumento. Isso quer dizer que, para um instrumento de mesmas seção reta transversal e liga metálica, mas com comprimentos diferentes, o ângulo de torção será maior para o de maior comprimento, para mesmo torque.

Quanto à influência do diâmetro (diâmetro em $D_0$ e conicidade) de um instrumento endodôntico em relação ao ângulo máximo em torção, os resultados encontrados na literatura são conflitantes. Para muitos, o ângulo máximo em torção antes da fratura diminui com o aumento do diâmetro.[28,31] Entretanto, outros estudos não estabeleceram nenhuma relação direta entre os valores do ângulo máximo em torção antes da fratura e o diâmetro dos instrumentos endodônticos.[32,33]

A média do ângulo máximo em torção na fratura de diferentes instrumentos endodônticos é mostrada nas Tabelas 12.2 e 12.4.

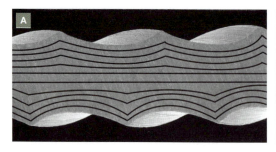 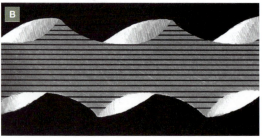

**Figura 12.5** Desenho esquemático. Fabricação de instrumentos endodônticos. **A.** Por torção. Não há corte (interrupção) dos cristais alinhados da liga metálica. **B.** Por usinagem. Há interrupção dos cristais alinhados.

**Tabela 12.2** Instrumentos K³ de número 25 e conicidades 0,02 a 0,04 e 0,06 mm. Média e desvio padrão (DP) da deformação em torção (mm). Ângulo máximo em torção na fratura.

| Instrumento K³ Número/conicidade | Nº de instrumentos | Deformação (DP) | Ângulo máximo de torção Voltas | Graus |
|---|---|---|---|---|
| 25/0,02 | 10 | 98,63 (10,92) | 3,93 | 1413,49 |
| 25/0,04 | 10 | 70,59 (14,79) | 2,81 | 1011,64 |
| 25/0,06 | 10 | 65,75 (7,68) | 2,62 | 942,28 |

### Torque máximo em torção

Teoricamente, o torque máximo varia com o diâmetro em $D_0$, com a conicidade e com a área da seção reta transversal dos instrumentos endodônticos. É maior para os instrumentos de maiores diâmetro, conicidade e área.[23-25] Os instrumentos de seção reta quadrangular apresentam uma área 54% maior do que os de seção reta triangular de mesmo diâmetro nominal, e, consequentemente, são mais resistentes à torção.[7,10]

Experimentalmente, verificou-se que os instrumentos endodônticos de aço inoxidável (torcidos e usinados) e de NiTi de mesma seção reta transversal independentemente do sentido de rotação, suportam estatisticamente carregamentos (torques) semelhantes até a fratura.[15,16]

A média da força máxima e do torque máximo até a fratura dos instrumentos $K^3$ de número 25 e conicidade 0,02 a 0,04 e 0,06mm/mm foi estatisticamente maior para os instrumentos de maior conicidade (Tabela 12.3).[25]

As discrepâncias dos resultados reveladas entre os diversos trabalhos podem ser explicadas pelo fato de que, a despeito de todos os esforços dos fabricantes no intuito de padronizar as dimensões dos instrumentos endodônticos, há sempre uma variação entre as dimensões nominais e reais dos instrumentos de mesma numeração. Além disso, apresentam acabamentos superficiais deficientes, assim como seções retas transversais com formas, áreas e núcleos diferentes. Essas variações e defeitos interferem diretamente nos resultados obtidos nos ensaios mecânicos desses instrumentos endodônticos ou mesmo durante o uso clínico.

O estudo da fratura por torção de instrumentos endodônticos por meio de uso clínico é de valor mecânico limitado. Isso porque, nos estudos clínicos, geralmente não se leva em consideração as variáveis advindas das condições anatômicas dos canais radiculares (comprimento do canal, raio de curvatura do canal, comprimento e localização do arco do canal e dureza da dentina) e dos operadores. Assim, é impossível ou até mesmo imprudente querer comparar com segurança os limites de resistência à fratura por torção dos instrumentos endodônticos de diferentes geometrias e fabricantes obtidos na instrumentação de canais radiculares. Também, devido às combinações de tensões que ocorrem durante a instrumentação de canais radiculares, é extremamente difícil classificar e explicar o tipo de fratura dos instrumentos endodônticos. A avaliação da resistência à fratura por torção de instrumentos endodônticos, assim como a análise da superfície de fratura, deve ser obtida por meio de ensaios mecânicos rigorosamente padronizados e não por estudos clínicos.

Estudos clínicos deveriam procurar descrever procedimentos técnicos capazes de reduzir a fratura dos instrumentos endodônticos, assim como propor condutas clínicas diante de casos com fragmento de instrumento endodôntico retido no interior de um canal radicular.

Lopes et al.,[19] avaliando e analisando as propriedades mecânicas de instrumentos mecanizados fabricados com liga NiTi convencional ($K^3$, SybronEndo, Orange, CA, EUA, e Revo-S SU, Micro-Mega, Besançon, França), NiTi M-Wire (ProFile Vortex, Dentsply Tulsa Dental) e NiTi fase-R ($K^3XF$, SybronEndo, Orange, CA, EUA) concluíram que os instrumentos $K^3XF$ apresentaram melhor comportamento mecânico em relação à flexibilidade e ao ângulo máximo em torção até a fratura do que os demais instrumentos ensaiados. Os instrumentos ProFile Vortex exibiram resultados aquém dos esperados. A natureza da liga metálica com que o instrumento é fabricado, assim como o desenho e a dimensão da parte de trabalho, são fatores determinantes no comportamento mecânico dos instrumentos.

Lopes et al.,[18] avaliando e analisando o comportamento mecânico em torção de instrumentos endodônticos de NiTi ProTaper (Dentsply Maillefer, Ballaigues, Suíça) e Mtwo (VDW, Munique, Alemanha) indicados para o retratamento endodôntico, concluíram que, em relação ao

**Tabela 12.3** Instrumentos $K^3$ de número 25 e conicidades 0,02 a 0,04 e 0,06 mm/mm. Média e desvio padrão (DP) da força máxima e torque máximo até a fratura.

| $K^3$ Nº/con. | Nº de instrumentos | Força máxima (DP) gf | N | Torque máximo gf·mm | gf·cm | N·mm | N·cm |
|---|---|---|---|---|---|---|---|
| 25/0,02 | 10 | 154,8 (8,34) | 1,518 (0,082) | 619,2 | 61,92 | 6,07 | 0,607 |
| 25/0,04 | 10 | 196,4 (15,99) | 1,926 (0,16) | 785,6 | 78,56 | 7,70 | 0,770 |
| 25/0,06 | 10 | 337,3 (38,74) | 3,304 (0,38) | 1349,2 | 134,92 | 13,22 | 1,322 |

**Tabela 12.4** Média e desvio padrão do ângulo máximo em torção até a fratura e do torque máximo em torção.

| Instrumento | Ângulo máximo (graus) | Ângulo máximo (voltas) | Torque máximo (gf·mm) |
|---|---|---|---|
| Reciproc | 520 (52) | 1,4 | 1.559 (83) |
| Reciproc Blue | 779 (24) | 2,16 | 820 (160) |
| Mtwo | 525 (139) | 1,5 | 837 (86) |
| WaveOne | 567 (32) | 1,6 | 1.293 (58) |
| ProTaper F2 | 384 (142) | 1,0 | 1.670 (70) |

ângulo máximo em torção até a fratura, este foi significativamente maior para os instrumentos Mtwo. Para o torque máximo, o instrumento ProTaper D2 mostrou melhor resultado. Se considerarmos que o ângulo máximo em torção até a fratura funciona como um fator de segurança para os instrumentos endodônticos indicados para o retratamento, podemos afirmar que os instrumentos Mtwo têm melhor comportamento clínico em relação à fratura por torção.

Experimentalmente, avaliamos a resistência em torção dos instrumentos Reciproc (VDW, Munique, Alemanha) e WaveOne (Dentsply, Maillefer, Ballaigues, Suíça) tendo, respectivamente, como grupos-controles os instrumentos Mtwo (VDW, Munique, Alemanha) e os instrumentos ProTaper F2 (Dentsply, Maillefer, Ballaigues, Suíça). Todos os instrumentos tinham dimensões nominais de 0,25 mm em D0 e comprimentos de 25 mm. Os instrumentos Reciproc e os WaveOne, conicidades de 0,08 mm/mm nos 3 mm apicais. Instrumentos ProTaper F2 Universal com os mesmos diâmetros em D0, conicidade de 0,08 mm/mm nos 3 mm apicais e comprimentos de 25 mm. Os instrumentos Mtwo apresentavam os mesmos diâmetros apicais e comprimentos, porém com conicidades de 0,07 mm/mm.

Quanto ao ângulo máximo em torção até a fratura, não ocorreu diferença estatística entre os instrumentos Reciproc *versus* WaveOne (P > 0,05), e entre os instrumentos Reciproc *versus* Mtwo (controle) (P > 0,05). Ocorreu diferença entre os instrumentos WaveOne *versus* ProTaper F2 (controle) (P < 0,05). Para o máximo torque, ocorreu diferença estatística entre todos os instrumentos ensaiados (P < 0,05).

Instrumentos reciprocantes fabricados em liga CM ganharam um espaço importante na instrumentação acionada por motor. As ligas CM conferem maior flexibilidade e, consequentemente, maior deflexão angular, porém, isso acaba resultando em menor torque.[34] Alguns motores possuem torque pré-programado e o torque máximo dos instrumentos não é informado pelo fabricante, o que pode levar a fratura por torção. Por exemplo, um usuário do sistema Reciproc poderia utilizar o instrumento Reciproc blue programado para o instrumento fabricado na liga M-wire, o que poderia levar a fratura.

### Fratura por torção – recomendações clínicas

A fratura por torção de instrumentos endodônticos acionados manualmente ou por dispositivos mecânicos durante o uso clínico pode ocorrer quando da imobilização da ponta do instrumento no interior de um canal radicular e na outra extremidade se aplicado um torque superior ao limite de resistência à fratura do instrumento.

Durante o avanço do instrumento no interior de um canal radicular, sua ponta pode ficar imobilizada total ou parcialmente. Na imobilização parcial, a velocidade de giro da ponta do instrumento é menor do que a velocidade aplicada em sua haste de fixação (cabo). Com a imobilização (parcial ou total) da ponta do instrumento, o esforço de carregamento por torção provoca a ultrapassagem do limite de escoamento do material, ocasionando uma deformação plástica (distorção) das hélices da haste de corte helicoidal cônica do instrumento (Figura 12.6). Essa deformação plástica aumenta o encruamento do material. A continuidade da força de rotação pode ultrapassar o limite de resistência à fratura do instrumento, provocando a sua separação em duas partes junto ao ponto de imobilização.[9,10]

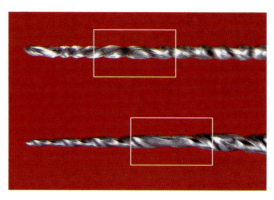

**Figura 12.6** Deformação plástica. Reversão do sentido original das hélices.

Todavia, é importante ressaltar que a presença de deformação plástica (distorção das hélices) dá um alerta de que uma fratura por torção é eminente, permitindo que medidas preventivas sejam tomadas. Isso, durante o uso clínico, permite visualizar a deformação plástica (distorção da hélice) ao longo da haste de corte helicoidal cônica do instrumento endodôntico quando da sua retirada do interior de um canal radicular.

Instrumentos deformados devem ser descartados antes de a falha (fratura) ocorrer. A deformação plástica também permite ao profissional correção e ajuste no avanço do instrumento no interior do canal e no torque a ser aplicado em um novo instrumento empregado na instrumentação do canal radicular. Essas medidas têm como objetivo evitar a imobilização e a deformação plástica do novo instrumento endodôntico empregado na instrumentação.

Diante de instrumentos de diâmetros menores e de canais com anatomia complexa, é importante que o profissional retire e examine o instrumento do interior do canal com maior frequência para evitar que a continuidade do carregamento (deformação plástica) ultrapasse o limite de resistência à fratura por torção do instrumento empregado.

A imobilização de um instrumento endodôntico acionado manualmente ou por dispositivo mecânico no interior de um canal radicular pode ser minimizada pelos procedimentos apresentados a seguir.

### Redução do avanço do instrumento em sentido apical

A ação de corte dos instrumentos por meio do movimento de alargamento (contínuo, parcial ou alternado), realiza-se por avanços de 1 a 5 mm no sentido apical do canal radicular, intercalados com retiradas. Avanços maiores aumentam a área de contato e a resistência de corte da parede dentinária, que poderão provocar a imobilização da ponta do instrumento e induzir um carregamento cisalhante superior ao seu limite de resistência à fratura por torção.

O avanço de um instrumento endodôntico helicoidal cônico no interior de um canal radicular depende do comprimento do passo e do ângulo de rotação aplicado ao instrumento endodôntico. O comprimento do passo varia em função do ângulo agudo de inclinação das hélices (arestas) de corte. Quanto menor o ângulo de inclinação das hélices, maior o passo. Cada volta (360 graus) corresponde a um passo do instrumento. Para a mesma rotação, quanto maior o passo, maior será o avanço do instrumento no interior de um canal. Porém, para instrumentos de mesmo passo, quanto maior o ângulo de rotação aplicado, maior será o avanço do instrumento.

Para instrumentos acionados manualmente, o controle do avanço se faz por meio do ângulo de rotação e da força em sentido apical aplicada ao cabo da ferramenta. Para instrumentos de diâmetros pequenos, o ângulo de rotação à direita não deve ser superior a 45 graus. Para os de diâmetros maiores o ângulo de rotação pode variar de 90 a 120 graus.

Para os instrumentos acionados a motor com giro contínuo à direita de no mínimo 5 voltas por segundo, o controle do avanço durante o uso clínico fica relacionado com o carregamento axial (força em sentido apical) aplicado ao instrumento. Nesse caso, o profissional deve aplicar um carregamento axial suficiente para promover o avanço do instrumento no interior do canal não superior a 5 mm, seguido de um pequeno retrocesso para liberá-lo do carregamento de corte (*pecking motion*), reduzindo a possibilidade de imobilização da ponta do instrumento durante o uso clínico.

### Realização do preparo do canal radicular no sentido coroa-ápice

O alargamento prévio dos segmentos cervical e médio do canal radicular com instrumentos de maior diâmetro e conicidade permite que os instrumentos de menor diâmetro e conicidade empregados no preparo do segmento apical do canal fiquem submetidos a menor carregamento cisalhante e o esforço necessário para o corte diminui. Ocorrendo a imobilização de um instrumento no interior de um canal radicular, o profissional deve retrocedê-lo por tração até obter um ligeiro afrouxamento. Essa manobra diminui a resistência de corte da dentina, permitindo a liberação do instrumento empregado.

Outro recurso para reduzir a fratura de um instrumento endodôntico durante o uso clínico é controlar a intensidade do torque aplicado no cabo ou na haste de fixação e acionamento do instrumento para que este, no momento da imobilização do instrumento, fique abaixo do limite de resistência à fratura em torção.

Para instrumentos acionados manualmente, o controle da intensidade do torque aplicado ao cabo do instrumento durante a instrumentação de um canal radicular é um procedimento difícil de ser obtido. Sentir o momento de cessar o carregamento de torção, sem causar deformação plástica ou fratura do instrumento, fica atrelado ao conhecimento, à habilidade e à experiência do profissional. Todavia, podemos afirmar que, quanto menor for o ângulo de rotação aplicado ao instrumento, menor será o torque a ele aplicado. Clinicamente, para instrumentos esbeltos, o ângulo de rotação à direita deve ser inferior a 45º.

Para instrumentos acionados por dispositivos mecanizados, o controle da intensidade do torque aplicado à haste de fixação e do acionamento do instrumento durante a instrumentação de um canal radicular pode ser obtido por meio do emprego de motores elétricos que interrompem o giro quando ocorrer a imobilização do instrumento no interior do canal radicular. O torque preestabelecido pelo fabricante ou programado pelo operador deve ficar aquém do limite máximo de resistência à fratura por torção do instrumento empregado. Todavia, selecionar ou programar com precisão esses valores é difícil por diversas razões:

- O operador deve conhecer o valor provável do torque que induz a fratura de cada instrumento endodôntico empregado. Entretanto, esses valores não são informados pelos fabricantes
- O torque é uma grandeza relacionada com o raio. Tendo a haste de corte helicoidal geometria cônica, o limite de resistência à fratura por torção de um instrumento endodôntico é variável. Consequentemente, o valor do torque é dependente do diâmetro da haste de corte helicoidal cônica junto ao ponto de mobilização do instrumento no interior de um canal radicular
- As variações acentuadas entre os diâmetros reais e os nominais propostos pelos fabricantes e os defeitos de acabamento superficial (ranhuras, rebarbas e microcavidades) existentes nos instrumentos endodônticos funcionam como pontos concentradores de tensão, podendo levá-los a uma fratura prematura com níveis de torques abaixo dos previsíveis.

Para Sattapan *et al.*,[35] a fratura por torção ocorreu em 55,7% de todos os instrumentos de NiTi fraturados durante o uso clínico de rotina. Afirmaram também que essa fratura é ocasionada pelo aumento do carregamento do instrumento em direção apical durante o preparo do canal. Em um estudo de Wei *et al.*,[36] para 100 instrumentos de NiTi fraturados durante o uso clínico, em 91% dos casos a fratura ocorreu por flexão rotativa, em 3% por torção e em 6% por combinação destas.

Segundo Yared *et al.*,[37] para profissionais experientes, o uso de motores com torques menores do que o limite de resistência à fratura em torção do instrumento empregado não é importante para reduzir a deformação plástica ou a incidência de fratura do instrumento.

A maior desvantagem do uso de instrumentos mecanizados em comparação aos acionados manualmente não é a fratura por torção, mas sim, a fratura por flexão rotativa (fadiga de baixo ciclo).

Não se pode negar que equipamentos com torques programados pelo operador para acionar os instrumentos endodônticos são um avanço tecnológico. Todavia, em função do exposto, o melhor recurso para se reduzir a ocorrência de fratura por torção de instrumentos endodônticos acionados a motor é, sem dúvida, mantê-los não imobilizados durante o preparo do canal radicular. Isso é alcançado com o conhecimento dos princípios mecânicos da instrumentação, com técnica adequada, habilidade e experiência profissional.

Análise por micrografia eletrônica de varredura

Na fratura por torção desencadeada em ensaios mecânicos ou em uso clínico, há deformação plástica (distorção das hélices) da haste de corte helicoidal cônica de um instrumento endodôntico.

A deformação plástica é acentuada, ocorrendo a reversão das hélices em relação ao seu sentido original (Figura 12.7). É mais acentuada para os instrumentos de aço inoxidável do que para os de NiTi.[18,19,21,30]

A fratura por torção ocorre junto ao ponto de imobilização do instrumento. Independentemente da natureza da liga metálica e do processo de fabricação, a superfície de fratura apresenta características morfológicas como sendo do tipo dúctil. Na proximidade da superfície de fratura, a haste helicoidal cônica pode apresentar inúmeras trincas. Na fratura dúctil, a superfície de fratura apresenta microcavidades com formas hemisféricas ou alongadas. Em alguns casos, as microcavidades apresentam-se alongadas e rasas, indicando o sentido das tensões impostas no material durante o carregamento.[3,17,18,19,21,30] (Figuras 12.8 a 12.10).

Defeitos de acabamento superficial, oriundos do processo de fabricação de instrumentos endodônticos, podem atuar como pontos concentradores de tensão. Esses defeitos induzem a fratura do instrumento durante o ensaio mecânico de torção ou durante o uso clínico com carregamentos inferiores ao esperado. Quanto maiores o

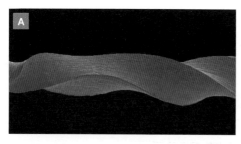 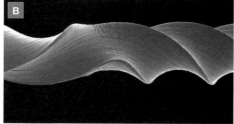

**Figura 12.7** Deformação plástica (MEV). Reversão do sentido original das hélices. **A.** Instrumento de NiTi. **B.** Instrumento de aço inoxidável.

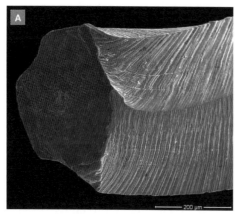 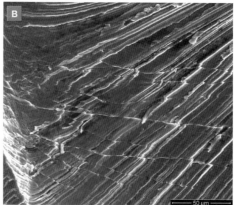

**Figura 12.8** Fratura de um instrumento endodôntico de NiTi por torção. **A.** Superfície dúctil. Presença de trincas. **B.** Presença de trincas junto à superfície de fratura.

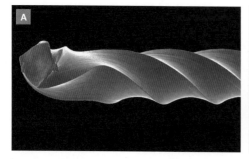 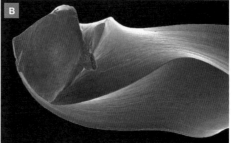

**Figura 12.9** Fratura de um instrumento endodôntico de aço inoxidável por torção. **A.** Reversão da hélice original. **B.** Superfície de fratura plana e perpendicular ao eixo do instrumento.

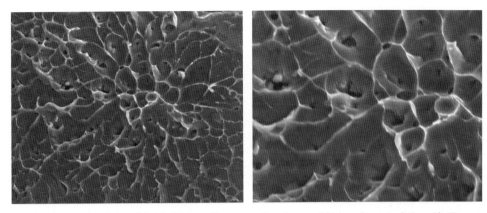

**Figura 12.10** Superfície de fratura. Presença de microcavidades. Característica dúctil.

número e o tamanho dos defeitos de acabamento superficial presentes na haste de corte helicoidal cônica de um instrumento, menor será a tensão necessária para determinar a fratura do mesmo (Figura 12.11).

## Fratura por dobramento em torção

A fratura por dobramento em torção de instrumentos endodônticos de aço inoxidável pode ocorrer quando empregados na instrumentação de canais radiculares por meio do movimento e alargamento contínuo ou alternado.

Dobramento é a deformação plástica do segmento reto de um instrumento de seção circular, quadrangular, triangular ou outra forma em segmento curvo. É um carregamento que se caracteriza por induzir em uma peça (instrumento endodôntico) tensões de compressão em uma parte de sua seção transversal e tensões de tração na parte oposta.[9-11]

As tensões trativas localizadas na superfície externa e as tensões compressivas localizadas na superfície interna do dobramento variam de intensidade em função do ângulo de dobramento. O ângulo de dobramento é o ângulo externo formado pelo segmento do instrumento que girou de sua posição inicial em relação ao eixo da parte retilínea do corpo do instrumento. Quanto maior esse ângulo, maior a severidade do dobramento de um instrumento endodôntico (Figura 12.12).

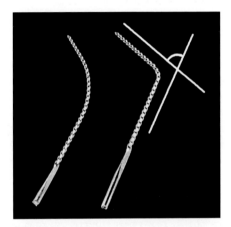

**Figura 12.12** Ângulo de dobramento.

Quando dobrados, devem ser descartados após o uso. Durante o uso clínico, a fratura de um instrumento endodôntico por dobramento está condicionada ao movimento a ele aplicado.

Quando do emprego clínico, o dobramento geralmente é aplicado na extremidade e raramente no centro da parte de trabalho do instrumento endodôntico. Procura-se realizar o dobramento na forma de arco, empregando-se aparelhos com cutelos cilíndricos de raios iguais a 3,5 mm (FlexoBend Maillefer, Suíça). Durante o dobramento, devemos evitar a mudança brusca de direção do eixo do instrumento com a formação de grandes ângulos

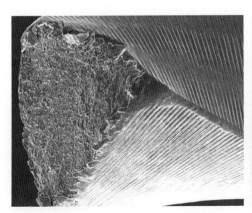 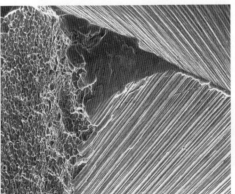

**Figura 12.11** Defeitos de acabamento superficial. Pontos concentradores de tensão.

de dobramento (pequenos raios de curvatura), que favorecem a concentração de tensão por torção no ponto máximo de dobramento.

Os instrumentos endodônticos de aço inoxidável podem ser dobrados:

- Pelo profissional antes da instrumentação, com o objetivo de favorecer o avanço do instrumento em sentido apical de um canal radicular curvo, e
- Pelas paredes dentinárias de um canal radicular curvo. Isso ocorre porque a força de resistência da dentina é maior do que a força exercida pelo instrumento endodôntico contra as paredes dentinárias de um canal radicular. A intensidade das tensões oriundas do dobramento é maior para instrumentos de diâmetros maiores.

Com a movimentação de um instrumento endodôntico dobrado durante o preparo de um canal radicular, por meio do movimento de alargamento alternado (reciprocante) ou contínuo, o segmento dobrado não gira no eixo do instrumento, mas tende a descrever um círculo ou semicírculo com raio igual ao comprimento do segmento pré-curvado. Todavia, devido à resistência das paredes dentinárias e ao pequeno diâmetro dos canais radiculares, o giro do segmento pré-curvado do instrumento é reduzido ou anulado, ocorrendo no ponto crítico de dobramento combinações de tensões por torção e por desdobramento. Esses carregamentos combinados podem ultrapassar o limite de resistência à fratura do instrumento endodôntico (Figura 12.13). Nos casos clínicos em que um instrumento endodôntico de aço inoxidável de pequeno diâmetro dobrado for empregado por meio do movimento de limagem, a amplitude e a frequência devem ser pequenas (amplitude de 1 a 2 mm em sentido apical e frequência de um ciclo a cada 2 segundos). Com esses procedimentos, o instrumento de aço inoxidável, mesmo estando dobrado, atua durante a instrumentação dentro do limite elástico (efeito mola), evitando a fratura do material.

Nos casos em que o acesso radicular é obtido apenas com o instrumento de aço inoxidável pré-curvado, o movimento deste, por alargamento alternado (reciprocante), deverá ser executado manualmente com pequeno ângulo de rotação (igual ou menor do que 90 graus). Isso permite que o instrumento, mesmo dobrado devido ao efeito mola, trabalhe no interior do canal radicular dentro do regime elástico. Com esse procedimento, reduzimos a possibilidade de fratura do instrumento por torção.[10]

Efeito mola é a capacidade que um instrumento endodôntico de aço inoxidável, mesmo dobrado, apresenta quando submetido a uma tensão aquém do limite elástico do material. O efeito mola é maior para os instrumentos de menor diâmetro (Figura 12.14).

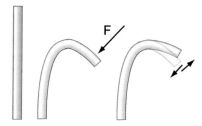

**Figura 12.14** Dobramento. Efeito mola ou recuperação elástica do material dobrado.

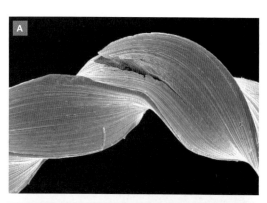

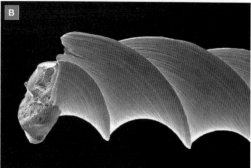

**Figura 12.13** Fratura de um instrumento endodôntico por dobramento e torção. **A.** Trinca na área dobrada. **B.** Fratura com superfície dilacerada.

## Fratura por flexão rotativa

A fratura por flexão rotativa ocorre quando um instrumento endodôntico gira no interior de um canal curvo, estando ele dentro do limite elástico do material. Na região de flexão rotativa de um instrumento endodôntico, são induzidas tensões alternadas trativas e compressivas. A repetição dessas tensões promove mudanças microestruturais acumulativas que induzem a nucleação, o crescimento e a coalescência de trincas, que se propagam até a fratura por fadiga do instrumento endodôntico. Nos instrumentos endodônticos de aço inoxidável ou de NiTi, a falha por fadiga apresenta, geralmente, característica dúctil (Figura 12.15).

A fadiga é um fenômeno que ocorre quando são aplicados carregamentos dinâmicos repetidos ou flutuantes a um material metálico, que se rompe com uma carga muito menor do que a equivalente à sua resistência estática. As tensões necessárias para propagar a trinca são consideravelmente inferiores à tensão capaz de provocar o crescimento da trinca sob carga monotonicamente crescente e com valores nominais inferiores ao limite de escoamento do material. A fadiga é importante no sentido de que é a maior causa individual de falhas em metais, sendo estimado que ela compreenda aproximadamente 90% de todas as falhas metálicas.[4]

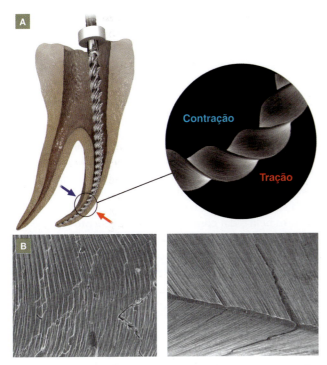

**Figura 12.15** Fratura de um instrumento endodôntico por flexão rotativa. **A.** Instrumento no interior de um canal curvo: tensão trativa (tração) e tensão compressiva (contração). **B.** Trincas na superfície do instrumento.

A fratura por fadiga é considerada de baixo ciclo quando ela ocorre abaixo de $10^4$ ciclos. Está associada a cargas relativamente elevadas que produzem não somente deformações elásticas, mas também alguma deformação plástica durante cada ciclo. Consequentemente, a vida em fadiga é relativamente curta. Para níveis de tensão mais baixos, em que as deformações são totalmente elásticas, tem-se como resultado a fadiga de alto ciclo, uma vez que números de ciclos relativamente grandes são necessário para produzir a falha. A fadiga de alto ciclo ocorre acima de $10^4$ ciclos.[1,4] Nesses casos, as vidas em fadiga são mais longas.

As trincas de fadiga comumente iniciam-se na superfície do instrumento, assim, é fácil entender a importância de se evitarem concentradores de tensões, entre eles variações bruscas de dimensões, presença de ranhuras na superfície e tensões residuais (interna) oriundas do tratamento mecânico ou térmico. Em consequência, os resultados obtidos nos ensaios laboratoriais com os corpos de prova da matéria-prima usada na fabricação dos instrumentos têm um significado restrito, sendo essencial a realização dos ensaios dos instrumentos para se avaliar a influência do acabamento, do desenho e do processo de fabricação na resistência à fadiga.

A fratura por flexão rotativa pode ser avaliada e analizada por meio de ensaio mecânico ou de estudo clínico. Na Endodontia, é muito estudada em instrumentos de NiTi, porém, também ocorre com menor número de ciclos em instrumentos de aço inoxidável.

Para realização do ensaio mecânico de flexão rotativa é necessário o uso de dispositivos específicos.[38-40] O instrumento endodôntico gira no interior de um canal artificial curvo com raio de curvatura, posição e comprimento do arco predeterminados[40] (Figura 12.16). É considerado ensaio destrutivo, ou seja, é realizado até ocorrer a fratura do instrumento endodôntico. O canal artificial deve possuir diâmetro maior do que o do instrumento a ser ensaiado. O instrumento endodôntico é acionado a uma velocidade predeterminada, empregando-se um contra-ângulo acoplado a um micromotor elétrico. O conjunto canal artificial, contra-ângulo/micromotor elétrico é fixado em um dispositivo suporte, tendo como objetivo principal eliminar a interferência do operador na indução de tensões sobre os instrumentos endodônticos durante o ensaio de flexão rotativa.

Na Endodontia, o ensaio de flexão rotativa pode ser considerado estático ou dinâmico. É considerado estático quando um instrumento endodôntico gira no interior de um canal artificial curvo, permanecendo em uma mesma distância, ou seja, sem deslocamento longitudinal de avanço e retrocesso.[38,41,42] Quando um instrumento,

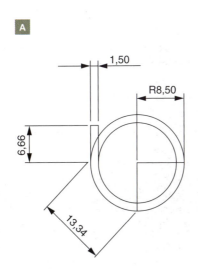
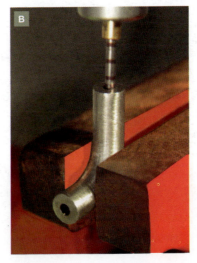

**Figura 12.16** Ensaio mecânico de flexão rotativa. **A.** Desenho esquemático de um canal artificial. **B.** Instrumento posicionado no interior de um canal artificial.

durante o ensaio, é movimentado longitudinalmente com avanço e retrocesso, é considerado dinâmico.[39,43]

De acordo com Tobushi et al.,[44] o ensaio de flexão rotativa é um método simples e eficaz para determinar o comportamento em fadiga dos instrumentos endodônticos de NiTi.

A partir do ensaio de flexão rotativa, podemos quantificar o número de ciclos (vida em fadiga) que um instrumento endodôntico é capaz de resistir à fratura por fadiga em uma determinada condição de carregamento. A vida em fadiga de um instrumento endodôntico está relacionada com o número de ciclos necessários para causar a falha (ruptura por fadiga) em um nível de tensão específico.

O número de ciclos é obtido pela multiplicação da velocidade de rotação empregada no ensaio pelo tempo para ocorrer a fratura do instrumento endodôntico. É acumulativo e está relacionado com a intensidade das tensões trativas e compressivas impostas na região de flexão rotativa do instrumento endodôntico.[12,19,40]

A intensidade das tensões é um parâmetro específico e está relacionado com a geometria dos canais e dos instrumentos endodônticos. Quanto à geometria dos canais, destacamos o comprimento do raio, o comprimento do arco e a posição do arco ao longo do comprimento do canal. Em relação à geometria dos instrumentos endodônticos, destacamos o diâmetro em D0, a conicidade das hastes de corte helicoidais, o comprimento da parte de trabalho, o número de hélices, o desenho da haste de corte, a forma e a área da seção reta transversal e a resistência em flexão. Em relação à geometria dos canais, mantendo-se constantes o comprimento e a posição do arco, quanto maior o raio, maior será a vida em fadiga do instrumento ensaiado[40] (Tabela 12.5).

Esse achado mostra que a vida em fadiga de um instrumento endodôntico de NiTi mecanizado é maior quanto menor for o raio. Quanto menor o raio, maior será a intensidade das tensões trativas e compressivas junto ao ponto crítico de concentração de tensão. Mantendo-se constantes o comprimento do raio e a posição do arco, quanto maior o comprimento do arco, menor será a vida em fadiga do instrumento ensaiado[40] (Tabela 12.6).

Isso pode ser explicado porque a posição do ponto crítico de maior concentração de tensão (trativa e compressiva) varia em função do comprimento do arco. Assim, com arcos maiores, o ponto crítico de concentração de tensão ficará situado em uma região de maior diâmetro na haste de corte helicoidal cônica de um instrumento do que em um canal com arco menor. Quanto maior o diâmetro do ponto crítico de concentração de tensão, menor será a vida em fadiga do instrumento ensaiado.

Mantendo-se constantes o comprimento do raio e do arco, variando apenas a posição do arco ao longo do comprimento do canal, podemos observar que a posição do arco influencia a vida em fadiga do instrumento ensaiado. Quanto mais deslocado para apical, maior será a vida útil de um instrumento endodôntico submetido ao ensaio de flexão rotativa[40] (Tabela 12.7).

Isso pode ser explicado porque o diâmetro da haste de corte helicoidal cônica do instrumento é menor junto ao ponto crítico de tensão do que no canal onde o arco está deslocado para cervical. Quanto menor o diâmetro da haste de corte helicoidal cônica no ponto crítico de concentração de tensão, menor será a intensidade das tensões trativas e compressivas e maior será a vida útil em fadiga do instrumento ensaiado.

**Tabela 12.5** Média e desvio padrão do NCF (número de ciclos até a fratura) dos instrumentos endodônticos de NiTi mecanizados Mtwo (40/0,04) e BioRaCe (35/0,04) em função do comprimento do raio.

| Comprimento do raio | Comprimento do arco | Posição do arco | NCF Mtwo | NCF BioRaCe |
|---|---|---|---|---|
| 6 mm | 9,42 mm | Apical | 475 (66,04) | 406,5 (89,07) |
| 9 mm | 9,42 mm | Apical | 2466 (258,50) | 2678 (368,62) |

**Tabela 12.6** Média e desvio padrão do NCF (número de ciclos até a fratura) dos instrumentos endodônticos de NiTi mecanizados Mtwo (40/0,04) e BioRaCe (35/0,04) em função do comprimento do arco.

| Comprimento do arco | Comprimento do raio | Posição do arco | NCF Mtwo | NCF BioRaCe |
|---|---|---|---|---|
| 9,42 mm | 6 mm | Apical | 475 (66,04) | 406,5 (89,07) |
| 12,56 mm | 6 mm | Apical | 286 (50,87) | 165,5 (22,54) |

**Tabela 12.7** Média e desvio padrão do NCF (número de ciclos até a fratura) dos instrumentos endodônticos de NiTi mecanizados Mtwo (40/0,04) e BioRaCe (35/0,04) em função da posição do arco ao longo do canal.

| Posição do arco | Comprimento do raio | Comprimento do arco | NCF Mtwo | NCF BioRaCe |
|---|---|---|---|---|
| Apical | 6 mm | 9,42 mm | 475 (66,04) | 406,5 (89,07) |
| Meio do canal | 6 mm | 9,42 mm | 354,5 (39,75) | 288,5 (46,25) |

Em relação à geometria dos instrumentos endodônticos, a intensidade das tensões trativas e compressivas junto ao ponto crítico de concentração de tensões aumenta com os aumentos do diâmetro em D0, da conicidade, com a redução do comprimento da parte de trabalho e com a diminuição do número de hélices da haste de corte helicoidal cônica.[12,38,41,45,46]

O desenho da parte de trabalho, assim como a forma e a área da seção reta transversal, também influencia os resultados de instrumentos submetidos ao ensaio de flexão rotativa.[19,23,24,26]

Outro parâmetro a ser abordado é que o ensaio de flexão rotativa pode ser realizado de modo estático ou dinâmico. Os resultados obtidos na literatura mostram claramente que o número de ciclos à fratura por fadiga é maior quando o ensaio é dinâmico.[12,39,41,47] Isso pode ser explicado pelo fato de, no ensaio dinâmico, o instrumento se deslocar axialmente ao longo do arco, o que favorece a distribuição das tensões trativas e compressivas ao longo da haste helicoidal cônica do instrumento. Consequentemente, a não concentração de tensão em uma mesma área aumenta a vida em fadiga do instrumento ensaiado[47] (Tabela 12.8).

**Tabela 12.8** Média e desvio padrão do tempo em segundos e o NCF do instrumento ProTaper Universal S2.

| Ensaio | Tempo (s) | NCF |
| --- | --- | --- |
| Estático | 68 (15) | 340,5 (74) |
| Dinâmico | 125 (13) | 625 (67) |

NCF: número de ciclos até a fratura.

Para instrumentos endodônticos de NiTi, tem sido proposto o acionamento do instrumento por meio do movimento de alargamento alternado ou reciprocante como alternativa do movimento de alargamento com rotação contínua. Uma das opções sugeridas é aplicar ao instrumento inicialmente um giro à esquerda de 150 graus e outro de 30 graus no sentido à direita. Outros ângulos de rotação têm sido propostos. Resultados de trabalhos publicados têm revelado que o giro reciprocante aumenta a vida em fadiga do instrumento endodôntico ensaiado em comparação ao movimento de giro contínuo.[48-50] Isso pode ser explicado pelo fato de a intensidade da carga rotativa depender do ângulo de rotação, aplicado ao instrumento endodôntico.[43,51] Quanto menor o ângulo de rotação menor a carga rotativa no ponto crítico de maior concentração de tensão (trativa e compressiva)[52] (Tabela 12.9).

Outro parâmetro que interfere no resultado do número de ciclos à fratura de um instrumento endodôntico de NiTi mecanizado é o aspecto do acabamento superficial. Defeitos de superfície como ranhuras, pequenas trincas de usinagem, mais acabamento superficial funcionam como pontos concentradores de tensão, levando o instrumento à ruptura por fadiga com um número de ciclos abaixo do esperado. A análise da superfície de acabamento pode ser qualitativa[53] ou quantitativa[54-56] (Tabela 12.10).

**Tabela 12.10** Média e desvio padrão do tempo e do NCF (número de ciclos até a fratura) de instrumentos endodônticos de NiTi polidos e não polidos.

| Instrumento | Tempo (s) | Rugosidade (Ra) |
| --- | --- | --- |
| Polido | 87 (9.4) | – |
| Não polido | 39 (7) | – |
| Polido | 124 (20) | 2,94 (0,23) |
| Não Polido | 57 (10) | 3,36 (0,11) |
| R25 Original | 214 (26) | 1,85 (0,28) |
| R25 Não original | 66 (14) | 2,58 (0,25) |
| XP-Endo Finisher | 6582 (376) | 0,70 (0,06) |
| XP Clean | 702 (106) | 1,02 (0,18) |

Outro parâmetro que interfere no resultado do número de ciclos à fratura de um instrumento endodôntico de NiTi mecanizado é o aspecto do acabamento superficial. Defeitos de superfície como ranhuras, pequenas trincas de usinagem, mais acabamento superficial funcionam como pontos concentradores de tensão, levando o instrumento à ruptura por fadiga com um número de ciclos abaixo do esperado.[53-56]

O acabamento superficial possui impacto na vida em fadiga dos instrumentos endodônticos; porém, isso parece não se aplicar quando o mecanismo de falha é por torção.[57] O acabamento possui influência no mecanismo de falha em que as tensões normais são preponderantes (flexão rotativa). Na fratura por torção, as tensões responsáveis pela separação do material são predominantemente cisalhantes. Outra explicação é que o eletropolimento remove as ranhuras sem alterar o diâmetro do núcleo dos instrumentos endodônticos usinados.

Com o objetivo de aumentar a resistência à ruptura por fadiga dos instrumentos endodônticos, novas ligas oriundas da liga NiTi convencional (fase – R, M-Wire e memória controlada) têm sido empregadas na fabricação de novos instrumentos endodônticos. Diversos trabalhos existentes na literatura têm revelado que instrumentos endodônticos mais flexíveis (menor resistência em flexão) resistem mais à fratura por flexão rotativa quando comparados com instrumentos mais rígidos[12,19] (Tabela 12.11).

**Tabela 12.9** Média e desvio padrão da flexibilidade em cantiléver e do tempo para a falha de instrumentos submetidos a ensaios estáticos e dinâmicos.

| Instrumento | Flexibilidade (gf) | Estático (s) | Dinâmico (s) | Movimento |
| --- | --- | --- | --- | --- |
| Reciproc | 275 (19) | 214,5 (26) | 286 (37) | Reciprocante |
| Mtwo | 429 (8) | 40 (3) | 99 (4) | Contínuo |

Para ensaios de flexão rotativa realizados em uma mesma condição de carregamento, a velocidade de rotação não tem influência significativa sobre o número de ciclos para a fratura do instrumento endodôntico de NiTi mecanizado. Isso porque velocidades maiores reduzem o tempo requerido para alcançar o número de ciclos até a fratura.[5,38,46,60-62]

Todavia, para outros autores, o aumento da velocidade reduz significativamente o número de ciclos para a fratura de instrumentos endodônticos de NiTi mecanizados.[37,63-66]

Para Lopes et al.,[67] mantendo-se constante a geometria de um canal artificial, o número de ciclos requerido para causar a fratura por flexão rotativa de instrumentos ProTaper Universal F3 e F4 foi influenciado pela velocidade de rotação (Tabela 12.12).

Os resultados do Tabela 12.12 mostraram que o número de ciclos para a fratura (NCF) foi maior para os instrumentos de menor diâmetro (F3) e diminuiu com o aumento da velocidade de rotação.

A fratura por fadiga é imprevisível e acontece sem que haja nenhum aviso prévio. A vida em fadiga não depende do torque aplicado ao instrumento endodôntico, mas sim da intensidade das tensões aplicadas na área flexionada de um instrumento endodôntico. A fratura por flexão rotativa de um instrumento endodôntico no interior de um canal curvo ocorre no ponto máximo de flexão da haste de corte helicoidal cônica do instrumento, localizada próximo ao ponto médio do arco.[38,42]

Para ocorrer a fratura por flexão rotativa durante o uso clínico, é necessário que o instrumento endodôntico gire dentro do limite elástico do material no interior de um canal radicular curvo. O uso clínico para avaliar a fratura por fadiga de instrumentos endodônticos submetidos a flexão rotativa no interior de canais radiculares curvos é de valor mecânico irrelevante. Isso porque, devido à grande diversidade anatômica dos canais radiculares e das variáveis advindas dos operadores, torna-se impossível controlar com segurança o número de ciclos e a intensidade das tensões na região de flexão rotativa do instrumento endodôntico empregado na instrumentação de canais radiculares.

Assim, predizer o número de canais radiculares em que um instrumento endodôntico de NiTi mecanizado pode ser empregado com segurança sem ocorrer a fratura por fadiga, não levando em consideração os raios de curvaturas dos canais, os comprimentos dos arcos, os diâmetros, as conicidades e as resistências em flexão dos instrumentos endodônticos empregados é, no mínimo, uma conduta empírica e incorreta. Todavia, o estudo clínico é importante para descrever procedimentos técnicos capazes de aumentar a vida útil (vida em fadiga) de um instrumento endodôntico quando submetido à flexão rotativa no interior de um canal radicular, assim como propor condutas clínicas diante de casos com fragmentos de instrumentos endodônticos retidos no interior de um canal radicular.

Recomendações clínicas para reduzir a incidência de fratura por flexão rotativa de um instrumento endodôntico:

- Permanecer o menor tempo possível com o instrumento girando no interior de um canal radicular curvo
- Manter o instrumento no interior de um canal curvo em constante avanço e retrocesso em sentido apical

**Tabela 12.11** Média e desvio padrão dos resultados do ensaio de flexão em cantiléver (gf) e de fadiga (NCF)[19,58,59,60].

| Instrumento | Flexão em cantiléver (gf) | Resistência a fadiga (NCF) | Secção reta transversal |
|---|---|---|---|
| K3XF (NiTi fase R) | 497 (28) | 291 (31,5) | Triangular modificada |
| K3 (NiTi convencional) | 670 (14,5) | 207 (18) | Triangular modificada |
| ProFile Vortex (NiTi M-Wire) | 604 (29) | 191 (30) | Triangular |
| Revo-S SU (NiTi convencional) | 537 (45,5) | 106,5 (17) | Triangular modificada |
| Hyflex CM (Mem control) | 116,4 (10,35) | 1819 (239,41) | Triangular |
| Reciproc R25 (M-wire) | 417,31 (16,32) | 219,21 (21,34) | Forma de S |
| Reciproc Blue (Mem control) | 282,98 (15,37) | 404,63 (24,51) | Forma de S |
| Prodesing R (Mem control) | 286,23 (16,50) | 566,62 (45,71) | Forma de S |
| WaveOne (M-wire) | 544,78 (20,1) | 93,91 (17,57) | Variável |
| WaveOne Gold (Mem control) | 330,31 (39,14) | 92,3 (45,23) | Paralelograma |

NCF: número de ciclos até a fratura.

**Tabela 12.12** Média e desvio padrão (DP) do tempo (segundo) e do número de ciclos para a fratura por fadiga (NCF) de instrumentos ProTaper Universal.

| Velocidade rpm | Número de instrumentos | ProTaper F3 Tempo (s) | ProTaper F3 NCF (DP) | ProTaper F4 Tempo (s) | ProTaper F4 NCF (DP) |
|---|---|---|---|---|---|
| 300 | 10 | 76 | 380 (42,10) | 56,2 | 281 (39,28) |
| 600 | 10 | 27 | 270 (46,43) | 21,8 | 218 (34,89) |

rpm: rotações por minuto.

- Não flambar o instrumento no interior de um canal radicular
- Quanto menor o raio de curvatura do canal e maior o comprimento do arco, menor deverá ser a conicidade do instrumento empregado. O mesmo é válido para arcos de mesmo comprimento posicionados para cervical do canal radicular
- O emprego do movimento alternado ou reciprocante aumenta a vida em fadiga de um instrumento endodôntico submetido ao ensaio de flexão rotativa quando comparado ao movimento de rotação contínua
- Durante o movimento de retrocesso, não pressionar lateralmente (pincelamento) o instrumento contra as paredes de segmentos achatados de canais radiculares.

Para executar o movimento de pincelamento o instrumento endodôntico deve ser submetido às seguintes manobras: rotação contínua à direita acompanhada simultaneamente de pressão lateral e tração no sentido coronário do dente. Nessas condições, o instrumento endodôntico de NiTi fica submetido desnecessariamente a um carregamento de flexão rotativa que induz, na região de maior flexão da haste de corte helicoidal cônica, tensões trativas e compressivas. Consequentemente, o instrumento é submetido indevidamente a um número de ciclos que é acumulativo, reduzindo a sua vida útil à fadiga.

Outra maneira de se reduzir a fratura por fadiga é por meio do descarte preventivo do instrumento antes de ele alcançar o limite de vida em fadiga. Todavia, esse procedimento eleva o custo do tratamento endodôntico, e isso pode ser considerado uma desvantagem.

### Análise por micrografia eletrônica de varredura

Na ruptura por flexão rotativa de um instrumento de NiTi mecanizado, a superfície de fratura pode ser plana, quando oriunda da propagação de uma única trinca, ou apresentar diversos planos, quando oriunda da propagação de mais de uma trinca (Figura 12.17). No segundo caso, a propagação das trincas ocorre em sentidos opostos e separadas por pequenas distâncias. Na fratura por flexão rotativa não ocorre deformação plástica aparente na haste de corte helicoidal cônica do instrumento (Figura 12.18). A morfologia da superfície de fratura de instrumentos endodônticos de NiTi mecanizados por flexão rotativa apresenta características do tipo dúctil. Nela, identifica-se a presença de microcavidades com formas variadas[3,12,19,42,43,47] (Figura 12.19).

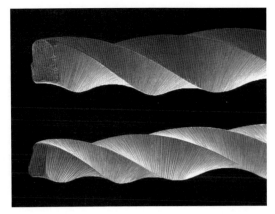

**Figura 12.18** Flexão rotativa. Fratura por fadiga. Ausência de deformação plástica na haste de corte helicoidal cônica de um instrumento endodôntico.

Defeitos oriundos do processo de fabricação de instrumentos endodônticos podem atuar como concentradores de tensão. Esses defeitos induzem a fratura do instrumento durante o ensaio mecânico de flexão rotativa ou durante uso clínico com carregamentos inferiores aos esperados. Quanto maiores o número e o tamanho dos defeitos de acabamento superficial na haste de corte helicoidal cônica de um instrumento, menor será a tensão necessária para determinar a sua fratura. Junto à superfície de fratura, observaram-se trincas localizadas nas depressões das ranhuras[3,8,53] (Figura 12.20).

Vale ressaltar que há, por parte dos fabricantes, uma grande dificuldade em produzir instrumentos endodônticos sem defeitos. Assim, é fácil detectar, em instrumentos endodônticos de qualquer marca comercial, variações das dimensões propostas, e defeitos de acabamento superficial.

Em razão do exposto, podemos afirmar que o problema do emprego de instrumentos endodônticos de NiTi

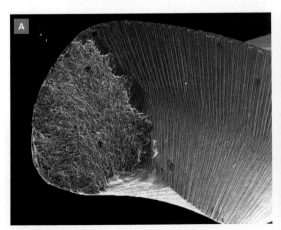
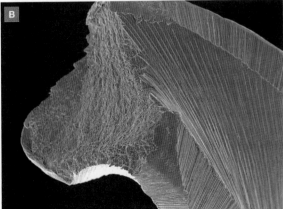

**Figura 12.17** Flexão rotativa. Fratura por fadiga. **A.** Superfície plana. **B.** Superfície com múltiplos planos.

436  Endodontia | Biologia e Técnica

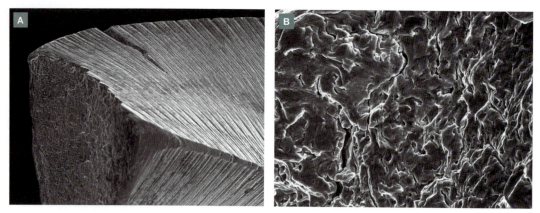

**Figura 12.19** Fratura por flexão rotativa com característica dúctil. **A.** Fratura dúctil. Presença de trincas junto das ranhuras. **B.** Fratura dúctil. Presença de microcavidades com formas variadas.

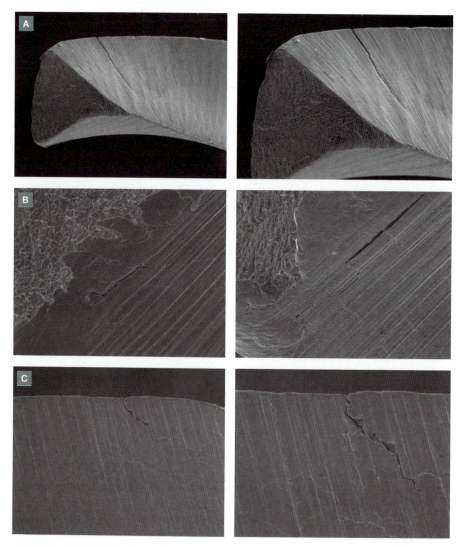

**Figura 12.20 A** a **C.** Defeitos de acabamento superficial. Trincas e fraturas por fadiga do instrumento.

mecanizados no preparo de canais radiculares curvos não será resolvido com a fabricação de motores elétricos sofisticados e altamente onerosos, mas sim com:

- Maior precisão nas dimensões dos instrumentos endodônticos
- Melhor acabamento superficial dos instrumentos endodônticos
- Maior conhecimento das propriedades mecânicas dos instrumentos endodônticos e melhor conhecimento técnico de parte do profissional das indicações e do uso da ferramenta de trabalho (instrumento endodôntico).

## Fratura de alargadores Gates-Glidden e Largo

Os alargadores incorretamente denominados brocas Gates-Glidden e Largo são instrumentos rotatórios fabricados por usinagem de uma haste de aço inoxidável. A fratura desses instrumentos pode ocorrer por torção, flexão rotativa e uma combinação desses carregamentos. Geralmente, ocorre por flexão rotativa, sendo o instrumento pressionado lateralmente de encontro a uma parede dentinária (pincelamento).

O intermediário dos alargadores Gates-Glidden e Largo não apresenta uma forma cilíndrica, mas suavemente cônica, com menor diâmetro junto à haste de fixação (raio de concordância). Essa variação de diâmetro e a configuração geométrica (raio de concordância) têm por objetivo concentrar as tensões de torção e/ou flexão rotativa junto à haste de fixação, que pode ser observado em ensaios mecânicos ou durante o uso clínico de instrumentação de um canal radicular. A tensão induzida nessa região pode ultrapassar o limite de resistência mecânica do material, determinando o local da fratura do instrumento (Figura 12.21). A localização do ponto de fratura junto ao raio de concordância, próximo à haste de fixação e acionamento, independe do comprimento e do diâmetro do instrumento, assim como da natureza do carregamento (torção ou flexão rotativa)[68,69] (Figura 12.22).

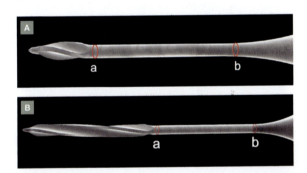

**Figura 12.21** Fratura dos alargadores Gates-Glidden e Largo. Intermediário, diâmetro menor junto ao raio de concordância (a < b). **A.** Alargador Gates-Glidden. **B.** Alargador Largo.

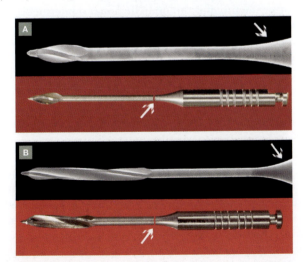

**Figura 12.22** Fratura junto ao raio de concordância. **A.** Alargadores Gates-Glidden. **B.** Alargadores Largo.

Os alargadores com intermediário de menor diâmetro (números menores), por apresentarem facilidade de deformação e baixa resistência mecânica, são os que fraturam com maior frequência durante os ensaios mecânicos ou durante o uso clínico.

Para Lopes et al.,[69] os alargadores Largo apresentam maior resistência à fratura do que os Gates-Glidden. Esse comportamento pode ser explicado pelo maior diâmetro do intermediário e pelo maior comprimento da parte de trabalho dos instrumentos Largo, em relação aos Gates-Glidden, de mesmo diâmetro nominal. Essas diferenças dimensionais induzem menores tensões na região de fratura dos alargadores Largo.

Lopes et al.[69] verificaram que os alargadores Gates-Glidden e Largo (Maillefer Instruments, Suíça) de 28 mm de comprimento necessitam de maiores cargas para atingir a fratura por flexão rotativa do que os de 32 mm. Assim, a tensão induzida no instrumento de maior comprimento atingirá a resistência de fratura do material, com menores níveis de solicitação mecânica. Em consequência, dependendo do comprimento do dente, deve-se indicar os instrumentos Gates-Glidden e Largo de 28 mm.

Os mesmos autores[69] verificaram também que, quanto maior o diâmetro, maior a carga a que o instrumento resiste antes da fratura. Os alargadores Gates-Glidden número 1 apresentam fratura com baixo nível de carregamento. Por sua vez, os alargadores Gates-Glidden número 2, de 28 e 32 mm de comprimento, suportam carga 83% e 69%, respectivamente, superior aos de número 1. Considerando esses resultados, os alargadores Gates-Glidden número 1 não devem ser recomendados no preparo químico-mecânico dos canais radiculares (Tabela 12.13).

**Tabela 12.13** Carga média (gf) e desvio padrão (DP) para a fratura em flexão rotativa dos alargadores Gates-Glidden e Largo.

| Instrumento | Instrumentos de 28 mm | Instrumentos de 32 mm |
|---|---|---|
| Gates nº 1 | 78,56 (8,79) | 53,87 (3,15) |
| Gates nº 2 | 144,29 (8,35) | 98,32 (7,89) |
| Gates nº 3 | 163,47 (13,78) | 130,59 (8,35) |
| Largo nº 1 | 244,76 (15,59) | 215,53 (3,18) |
| Largo nº 2 | 305,95 (13,78) | 323,32 (22,41) |

Por meio da análise no por micrografia eletrônica de varredura (MEV), pode-se observar a presença de ranhuras no intermediário de alargadores Gates-Glidden e Largo.[68] Ranhuras presentes no intermediário dos alargadores Gates-Glidden e Largo funcionam como pontos concentradores de tensão, podendo levar os instrumentos, principalmente os de diâmetros menores, a fratura por fadiga com níveis de tensão abaixo dos previsíveis (Figura 12.23).

A fratura inicia-se junto às depressões das ranhuras existentes em todo o intermediário do instrumento (Figura 12.24). As superfícies de fratura apresentam características do tipo dúctil, com partículas no interior das microcavidades (Figura 12.25).[68]

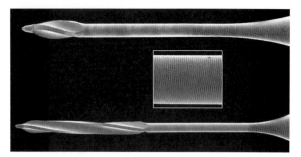

**Figura 12.23** Presença de ranhuras no intermediário de alargadores Gates-Glidden e Largo.

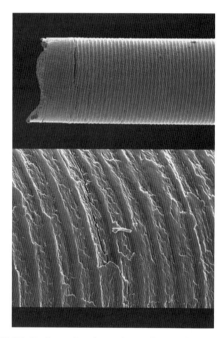

**Figura 12.24** Fratura de alargadores Gates-Glidden e Largo. Início da fratura junto da depressão da ranhura.

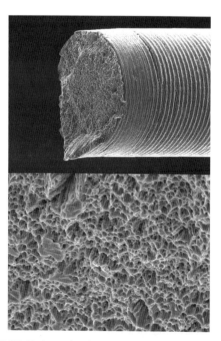

**Figura 12.25** Fratura de alargadores Gates-Glidden e Largo. Superfície da fratura apresenta característica do tipo dúctil.

Durante o uso clínico, a fratura dos alargadores Gates-Glidden e Largo ocorre por combinação de tensões (torção e flexão rotativa) e o ponto de fratura está localizado junto ao raio de concordância próximo da haste de fixação e acionamento. Assim, a extremidade do segmento fraturado está aquém da embocadura do canal radicular, o que permite sua fácil remoção, por intermédio de sua apreensão com o auxílio de uma pinça clínica ou porta-agulhas.[7] Estando o segmento fraturado livre no interior do canal radicular, a fratura certamente ocorreu por flexão em rotação.

Um fato importante a ser considerado é que os alargadores Gates-Glidden e Largo de diâmetros menores, por apresentarem maior flexibilidade, podem avançar durante a instrumentação em segmentos curvos de canais radiculares, induzindo a fratura em qualquer outro ponto do corpo do instrumento. Nesses casos, a falha ocorre no ponto do corpo em que houver maior tensão de solicitação. A remoção do fragmento fraturado não apresenta grande dificuldade, visto que, geralmente, permanece livre no interior do canal radicular e, a haste de corte helicoidal, apresentando passo da hélice incompleto e canal helicoidal profundo, permite a passagem de instrumentos endodônticos manuais, possibilitando a sua remoção pela ação de limagem, vibração sônica ou ultrassônica.

Quando o segmento fraturado não puder ser removido, não impedindo, contudo, a passagem no sentido apical, ele poderá ser sepultado junto ao material obturador do canal radicular.

Os alargadores Gates-Glidden não devem ser pressionados lateralmente durante o uso clínico com o intuito de desgaste lateral das paredes dentinárias ou mesmo no desgaste anticurvatura. A maior causa de fratura de instrumentos Gates-Glidden é a pressão lateral acompanhada da movimentação de avanço e retrocesso do instrumento no interior do canal radicular (movimento de pincelamento).

Ao serem pressionados e movimentados durante o avanço e retrocesso no interior de um canal radicular, o carregamento imposto pode flexionar o intermediário, induzindo, na região de flexão rotativa, tensões alternadas trativas e compressivas. A repetição cíclica dessas tensões pode levar o instrumento à fratura.

Os alargadores Largo, por apresentarem menor capacidade de deformação elástica (flexibilidade) do que os Gates-Glidden de igual diâmetro nominal, podem ser pressionados lateralmente durante o uso clínico, desde que o carregamento não ultrapasse o limite de resistência à fratura por flexão rotativa do instrumento.

Pela mesma justificativa mencionada, sempre que possível, devemos empregar alargadores Gates-Glidden e Largo de menor comprimento (28 mm). A flexibilidade é maior para instrumentos de maior comprimento. Isso ocorre porque, para instrumentos de maior comprimento, o carregamento necessário para induzir a tensão por flexão é menor do que para instrumentos mais curtos. Consequentemente, como o carregamento para induzir a flexão de um instrumento mais longo é menor, a probabilidade de ele fraturar por flexão rotativa quando pressionado lateralmente é maior do que outro de igual diâmetro nominal, porém de menor comprimento.

A fratura dos instrumentos endodônticos durante o preparo de um canal radicular, geralmente, ocorre devido a falta de conhecimento das propriedades mecânicas da ferramenta de trabalho (instrumento endodôntico), pouca habilidade do profissional e falta de inspeção periódica dos instrumentos após o seu emprego para verificar a existência de defeitos que inviabilizem o uso subsequente.

---

As referências bibliográficas deste capítulo estão disponíveis no Ambiente de aprendizagem do GEN | Grupo Editorial Nacional.

# Capítulo 13
# Acidentes e Complicações em Endodontia

Hélio P. Lopes | José F. Siqueira Jr. | Emmanuel J. N. L. Silva | Marcelo Sendra | Carlos N. Elias

Durante as etapas do tratamento endodôntico, alguns acidentes e complicações podem ocorrer em virtude da complexidade anatômica dos dentes, da falta de conhecimento das propriedades mecânicas dos instrumentos endodônticos, do desconhecimento de procedimentos técnicos adequados e da pouca habilidade do profissional. Todavia, os acidentes advindos da intervenção endodôntica podem ocorrer tanto com profissionais de pouca experiência como com aqueles bastante experientes.

São considerados acidentes os acontecimentos imprevistos, casuais e dos quais resulta dano que dificulta ou mesmo impede a execução do tratamento endodôntico. Os mais comuns estão relacionados com a instrumentação dos canais radiculares, destacando-se: fratura dos instrumentos endodônticos, formação de degraus, transporte apical de um canal radicular curvo e perfurações endodônticas. A ocorrência de acidentes durante o preparo de canais infectados é mais crítica, pois pode comprometer a desinfecção e a limpeza e predispor ao fracasso do tratamento.

Complicação é o ato ou efeito de dificultar a resolução do tratamento endodôntico. Pode advir dos acidentes ou ser inerente aos dentes (p. ex., canais atresiados, curvaturas radiculares, rizogênese incompleta e anatomias atípicas). As complicações inerentes aos dentes podem induzir acidentes.

Os objetivos deste capítulo são: analisar as causas e a prevenção dos acidentes advindos da instrumentação de canais radiculares e propor, com base na experiência clínica e na evidência científica, soluções aos acidentes e às complicações encontradas.

## Acidentes e complicações na instrumentação

A instrumentação é uma das etapas mais importantes do preparo químico-mecânico dos canais radiculares. Tem como objetivos promover limpeza, ampliação e modelagem dos canais radiculares, removendo tecido pulpar inflamado ou necrosado, bactérias e seus produtos e conferindo ao canal um formato apropriado para ulterior obturação.[1]

Esses objetivos são logrados de forma previsível em canais retos e com maior dificuldade em canais curvos, em que a forma final do canal radicular usualmente apresenta alguma alteração em relação ao original. O resultado da instrumentação de um canal curvo pode ser influenciado por vários fatores, como: valor do raio de curvatura do canal, localização do arco, comprimento do arco, flexibilidade e diâmetro do instrumento endodôntico, tipo de movimento empregado para acionar os instrumentos, técnica de instrumentação, localização da abertura foraminal e dureza da dentina.

Durante a instrumentação de um canal radicular curvo, podem ser detectadas três áreas onde há maior desgaste das paredes dentinárias, o que pode provocar acidentes ou complicações indesejáveis (Figura 13.1). Uma das áreas está no segmento apical, onde a extremidade do instrumento é pressionada contra a parede externa do canal (convexa da raiz). A segunda área se localiza nas proximidades do segmento médio do canal, onde o instrumento tende a desgastar a parede interna do canal (côncava da raiz). A terceira se localiza na embocadura do canal voltada para a parede externa do canal radicular (convexa da raiz).

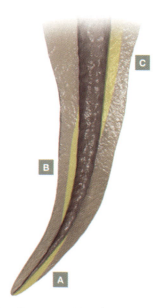

**Figura 13.1** Ilustração esquemática. Canal radicular curvo. Áreas de maior desgaste das paredes dentinárias. **A.** Segmento apical. Parede externa do canal. **B.** Segmento médio. Parede interna do canal. **C.** Segmento cervical. Parede externa do canal.

Degraus, perfurações e transportes apicais internos ou externos são alguns acidentes indesejáveis que podem ser observados durante a instrumentação de canais radiculares curvos. Visando minimizar esses problemas, modificações na sequência de instrumentação e na geometria dos instrumentos endodônticos têm sido sugeridas. Em relação à sequência de instrumentação, a pré-instrumentação, ao criar o leito do canal radicular, e a instrumentação, no sentido coroa-ápice, facilitam o preparo do segmento apical, reduzindo a possibilidade de acidentes. A grande elasticidade da liga níquel-titânio (NiTi), comparada às tradicionais (aço inoxidável), é denominada superelasticidade ou pseudoelasticidade. Essa característica é o grande diferencial da liga de NiTi em relação à de aço inoxidável, ambas empregadas na fabricação de instrumentos endodônticos.[1-5] Além disso, avanços tecnológicos têm permitido a confecção de instrumentos endodônticos com diferentes ligas de NiTi tratadas termicamente (p. ex., Fase R, M-Wire, com memória de forma, *blue treatment* e *gold treatment*), que apresentam maiores flexibilidade e resistência à fratura por flexão rotativa, quando comparadas às ligas de NiTi convencionais.[6-8]

Vários trabalhos têm demonstrado que, durante a instrumentação, a modificação da forma original de um canal radicular curvo é superior com os instrumentos de aço inoxidável em relação aos de NiTi.[5,9,10] Esse comportamento pode ser atribuído à maior resistência à deformação elástica (maior rigidez) do instrumento de aço inoxidável. Os instrumentos endodônticos de NiTi, por terem maior elasticidade (menor rigidez), são deformados elasticamente com níveis inferiores de tensão durante a instrumentação de um canal radicular. Quanto maior a resistência em flexão de um instrumento endodôntico no regime elástico, maior será a força exercida por ele contra a parede dentinária de um canal radicular curvo.[1,3,4,11,12] Logo, quanto mais flexível um instrumento endodôntico, menor a possibilidade de gerar acidentes como degraus, perfurações e transportes apicais.

Modificações também têm ocorrido na forma, na dimensão (diâmetro e conicidade) da haste de corte helicoidal cônica e na ponta dos instrumentos endodônticos. A haste de corte helicoidal cônica pode apresentar diferentes desenhos, conicidades e ângulos agudos de inclinação das hélices. As hélices das hastes de corte são projetadas para o corte ou raspagem das paredes internas de um canal radicular quando o instrumento endodôntico é acionado por meio de um movimento de alargamento ou limagem. Quanto menor o ângulo agudo de inclinação da hélice, mais eficiente é a ação de alargamento, ao contrário da de limagem. O canal helicoidal do instrumento é responsável pelo transporte de cavacos (resíduos) oriundos do corte ou raspagem da dentina e pelo volume e passagem de substâncias químicas auxiliares da instrumentação para o segmento apical de um canal radicular.[1,12,13]

Com o objetivo de facilitar a instrumentação do canal no sentido coroa-ápice, foram sugeridas conicidades maiores para as hastes de corte helicoidais cônicas dos instrumentos endodônticos. O maior alargamento do segmento cervical favorece o avanço do instrumento de menor diâmetro no sentido coroa-ápice quando empregado na sequência de instrumentação de um canal radicular. Isso possibilita que a extremidade do instrumento empregado fique submetida a um menor carregamento, reduzindo o esforço de corte e a possibilidade de fratura por torção.[1,2,14,15]

A ponta dos instrumentos endodônticos apresenta a figura geométrica de um cone e pode ser classificada como cônica circular ou facetada. A extremidade da ponta pode ser pontiaguda, arredondada ou truncada. Ponta cônica circular e extremidade arredondada ou truncada minimizam a formação de degraus e perfurações radiculares. Pontas facetadas e com extremidade aguda induzem a formação de degraus e perfurações radiculares.[1,13]

A passagem da base da ponta para a haste de corte helicoidal de um instrumento endodôntico pode formar um ângulo obtuso denominado ângulo de transição. Esse ângulo confere agressividade de corte à base da ponta do instrumento. Sua presença durante a instrumentação de um canal radicular curvo com o movimento de alargamento pode provocar defeitos (transporte apical) na parede dentinária externa do canal radicular ou a fratura do instrumento endodôntico por torção. A transição da base da ponta para a haste de corte helicoidal deve ser feita de modo suave, apresentando uma forma elipsoide (curva de transição) com o objetivo de facilitar a rotação do instrumento (movimento de alargamento) durante a instrumentação de um canal radicular.[1,13]

O avanço dos conhecimentos básicos de mecânica e o aprimoramento do profissional têm reduzido a incidência de acidentes endodônticos e permitido que muitas complicações advindas de acidentes ou inerentes aos dentes sejam solucionadas satisfatoriamente com os recursos endodônticos existentes.

## Degrau

O degrau é uma irregularidade criada na parede de um canal radicular, aquém do limite apical de instrumentação e sem comunicação com o ligamento periodontal.[1,2,16-18] Ocorre principalmente no início do arco de canais radiculares curvos. A parede externa do canal é desgastada, o que resulta na formação de um plano horizontal denominado degrau (Figura 13.2). Esse acidente dificulta ou impede o avanço do instrumento em sentido apical do canal radicular.

### Causas

- Desconhecimento da anatomia dentária e, particularmente, do sentido da curvatura radicular
- Erro no acesso à cavidade pulpar
- Uso de instrumentos endodônticos com diâmetros não compatíveis com o diâmetro e a anatomia do canal
- Ângulo de rotação excessivo aplicado ao instrumento durante o seu avanço em sentido apical do canal

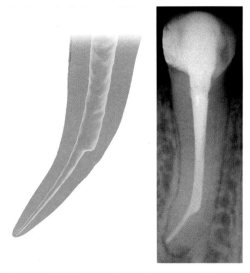

**Figura 13.2** Degrau. Ilustração esquemática.

- Uso de instrumentos rígidos em segmentos curvos de canais radiculares
- Obstrução do canal por raspas de dentina ou outros resíduos durante a instrumentação

A formação de um degrau geralmente ocorre durante a etapa de exploração de um canal radicular atresiado e curvo.

A prevenção da formação de um degrau durante a instrumentação de um canal radicular inicia-se na abertura coronária. Um acesso coronário adequado, removendo todo o teto da cavidade pulpar, assim como interferências anatômicas dentinárias da embocadura do canal (desgaste compensatório), facilita as fases subsequentes da instrumentação do canal radicular.

A criação do leito do canal, manobra conhecida como *glide path*, quando realizada adequadamente e com princípios mecânicos corretos, favorece o avanço do instrumento endodôntico no sentido apical do canal radicular. Quanto menor o ângulo de rotação à direita, menor será o avanço (roscamento) do instrumento no sentido apical do canal radicular e menor será a resistência ao corte da dentina. Esses eventos reduzem a formação de degraus nas paredes externas dos canais radiculares.

A identificação precoce da formação de degraus favorece a manobra de retomada da trajetória original do canal radicular. Um degrau criado por um instrumento de maior diâmetro é mais difícil de ser ultrapassado do que o criado por um de menor diâmetro. Isso porque a dimensão do degrau (largura) criada por um instrumento maior apresenta maior probabilidade de impedir o avanço do instrumento explorador além do degrau.

A manobra habitualmente empregada para ultrapassar o degrau é um pequeno encurvamento da extremidade de um instrumento endodôntico de aço inoxidável tipo K nº 15 ou menor, se o diâmetro do canal radicular exigir. O instrumento deve ser movimentado girando à direita e à esquerda, com pequeno avanço e retrocesso em sentido apical, para desviar do degrau e encontrar o trajeto original do canal. A ampliação do segmento cervical é recomendável, uma vez que, em geral, permite o avanço em sentido apical da ponta do instrumento. Além disso, possibilita a inclinação do cabo do instrumento no sentido do degrau, permitindo que a ponta pré-encurvada do instrumento deslize na parede do canal radicular frontal ao defeito. Quanto mais cervical estiver localizado o degrau, maior será a possibilidade de ultrapassá-lo.

Vencido o degrau, o instrumento endodôntico de aço inoxidável deve trabalhar com movimento de alargamento parcial à direita combinado ao de limagem, até alcançar liberdade junto às paredes do canal radicular. Para os instrumentos iniciais, durante o deslocamento longitudinal de retrocesso do instrumento em sentido cervical, a ponta não deve ultrapassar o degrau para evitar a perda da trajetória apical do canal.

Se o degrau não for ultrapassado, instrumenta-se e obtura-se o canal até esse limite (Figura 13.3). Uma avaliação clínica e radiográfica periódica é necessária. Em canais infectados, o fracasso em encontrar o trajeto do canal e prepará-lo além do degrau pode comprometer o resultado do tratamento endodôntico. Nos casos de biopulpectomia, realiza-se a obturação imediata do canal radicular preferencialmente com guta-percha termoplastificada e cimento endodôntico. Esse procedimento tem como objetivo evitar a contaminação do canal, que poderia ocorrer se o tratamento fosse realizado em várias sessões. Nos casos de necrose pulpar, é recomendável o emprego de medicação intracanal antes da obturação. Nesses casos, o êxito do tratamento depende de o quanto a porção apical do canal foi preparada antes da formação do degrau. A probabilidade de falha do tratamento endodôntico aumenta quando o degrau é criado antes de uma limpeza adequada e da modelagem do segmento apical do canal radicular. Evidências de fracasso podem indicar a necessidade de tratamento cirúrgico.

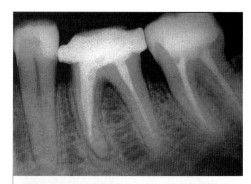

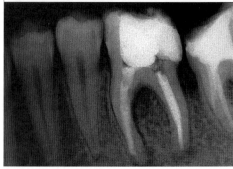

**Figura 13.3** Degrau. Casos clínicos. Canal original não retomado.

Instrumentos de NiTi com memória controlada também podem ser usados para a ultrapassagem de degraus, realizando-se um encurvamento na ponta do instrumento para buscar o trajeto original do canal. Uma radiografia transoperatória com o instrumento posicionado no local em que se acredita estar o trajeto original do canal pode ser realizada para confirmar que a manobra está sendo executada da forma correta (Figura 13.4).

## Transporte apical

Transporte ou desvio apical é a mudança do trajeto de um canal radicular curvo em seu segmento apical. Ocorre por causa de um desgaste progressivo da parede externa do canal curvo (convexa da raiz) na região apical. A forma do preparo, na região apical, adquire o aspecto de ampulheta, que também é chamada "pata de elefante". A seção reta transversal obtida nessa região mostra a forma de uma gota.

Quando o desvio apical permanece na massa dentinária, junto ao comprimento de trabalho sem exteriorizar-se, é denominado transporte apical interno. Todavia, quando alcança o comprimento de patência e modifica a forma original do forame, o desvio apical é denominado transporte apical externo, ou *zip*. Nesse caso, o forame apical original é rasgado. O *zip* é identificado pela hemorragia persistente na região apical do canal radicular (Figura 13.5). O mecanismo para a formação de um transporte

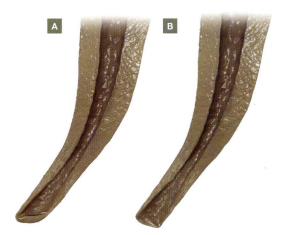

**Figura 13.5** Transporte apical. **A.** Transporte apical interno. **B.** Transporte apical externo – *zip*.

apical interno ou externo é o mesmo; a diferença reside na posição da extremidade apical do instrumento endodôntico em relação à abertura do forame apical na parede radicular externa.

Para alguns autores,[5,13] o *zip* é o transporte apical interno no preparo de canais radiculares curvos. Contudo, segundo o glossário da American Association of Endodontics, *zip* é o transporte apical externo, ou seja, o forame apical original é rasgado.[19]

O transporte apical no preparo de um canal radicular curvo basicamente ocorre em virtude do emprego do

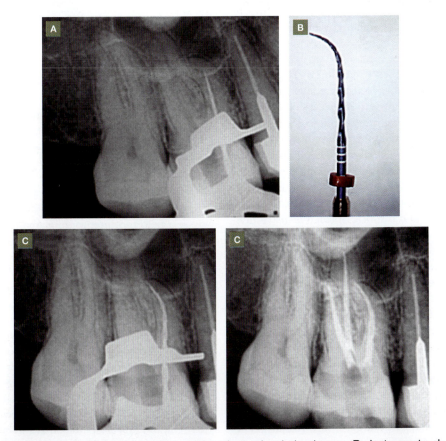

**Figura 13.4 A.** Radiografia inicial com instrumento posicionado no local do degrau. **B.** Instrumento de NiTi pré-curvado. **C.** Radiografia demonstrando a passagem do instrumento pelo degrau. **D.** Radiografia final. (Cortesia do Dr. Evaldo Rodrigues.)

movimento de limagem e de instrumentos endodônticos rígidos. No movimento de limagem, o desgaste é direcionado à parede externa do canal (convexa da raiz), independentemente de o instrumento estar ou não pré-curvado e da vontade do operador. Quanto maiores a amplitude e a frequência do movimento, bem como o diâmetro e a rigidez do instrumento, maior será o deslocamento da parede externa do canal radicular em relação a sua posição original.

A magnitude do transporte também está relacionada com a dureza da dentina e o raio de curvatura do canal radicular. Quanto menor a dureza da dentina em relação à dureza da liga metálica do instrumento, maior será o transporte apical. Também, quanto menor o raio de curvatura de um canal radicular, maior será o transporte apical. Quanto à rigidez do instrumento, quando ela aumenta, a força de oposição da parede dentinária externa do canal curvo (convexa da raiz) não é suficiente para manter o preparo centrado. Nesse caso, há maior desgaste da parede externa do segmento curvo do canal, determinando o transporte apical. Outro aspecto importante é que a passagem da base da ponta para a haste de corte helicoidal cônica dos instrumentos deve ser através de uma curva de transição, e não de um ângulo obtuso, denominado ângulo de transição. Este, associado à rigidez do instrumento e ao movimento de limagem, provoca acentuado deslocamento apical durante a instrumentação de canais radiculares curvos.

A prevenção da formação de um transporte apical durante a instrumentação de canais curvos está condicionada:

- Ao uso de instrumentos de maior elasticidade (flexibilidade)

Para canais radiculares com segmento curvos, após a instrumentação apical, correspondente a um instrumento endodôntico tipo K de aço inoxidável, de seção reta transversal triangular de número 25 ou 30, devemos empregar instrumentos de diâmetros maiores fabricados com liga de NiTi. Os instrumentos endodônticos de NiTi apresentam flexibilidade 500% maior do que os de aço inoxidável. Essa propriedade permite a esses instrumentos acompanharem a curvatura do canal com facilidade durante a instrumentação, impedindo ou minimizando o transporte apical. Os instrumentos endodônticos de NiTi, por terem menor módulo de elasticidade, são deformados elasticamente com níveis inferiores de tensão e acompanham a curvatura do canal radicular durante a instrumentação

- Ao emprego do movimento de alargamento

O alargamento é um processo mecânico de usinagem destinado a aumentar, por meio de corte, o diâmetro de um furo cônico (canal radicular) preexistente. Para que ocorra o alargamento, é necessário que o instrumento trabalhe justo no interior do furo, ou seja, o diâmetro do instrumento, proporcionalmente, deve ser maior que o do furo (canal). No movimento de alargamento, o profissional, para alargar o furo (canal), exerce uma certa pressão no instrumento endodôntico em sentido apical, imprimindo-lhe uma rotação à direita.

Consequentemente, nesse tipo de movimento, o corte das paredes de um canal radicular é uniforme, e não direcionado a uma parede.

O movimento de limagem não deve ser empregado na instrumentação apical de um canal radicular. Quando empregado, em virtude da impossibilidade de se controlar a força lateral aplicada no instrumento, assim como a frequência e a amplitude do movimento, perde-se o controle do desgaste das paredes do canal, alterando a sua forma final. Geralmente, a forma do preparo é irregular e desviada, na região apical, em direção à parede externa do canal radicular (transporte apical). Essas alterações dificultam a seleção do cone de guta-percha principal, assim como a compactação e a manutenção do limite apical da obturação do canal radicular (Figura 13.6).

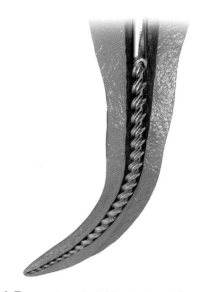

**Figura 13.6** Transporte apical. Movimento de limagem.

Muitos autores[16,18,20] indicam o dobramento (pré-curvamento), principalmente nos 3 a 4 mm apicais de um instrumento endodôntico de aço inoxidável empregado na instrumentação de canais radiculares curvos, com o objetivo de evitar o transporte apical. Todavia, os instrumentos de aço inoxidável jamais deveriam ser pré-curvados quando empregados na instrumentação de canais radiculares curvos, seja pelo movimento de alargamento, seja pelo movimento de limagem.[1] Isso porque, ao ser movimentado, o instrumento tende a ser desdobrado, induzindo uma tensão nas paredes de um canal radicular maior do que se ele estivesse em deformação elástica (flexionado).

No movimento de alargamento, a extremidade dobrada não gira no eixo do instrumento, mas tende a descrever um círculo com raio igual ao comprimento do segmento dobrado (Figura 13.7). Consequentemente, a força de oposição das paredes dentárias imposta ao segmento dobrado nem sempre é capaz de manter o corte centrado. Nessa condição, o que observamos é uma incidência maior de transporte apical após a instrumentação do segmento apical de um canal radicular curvo com um instrumento de aço inoxidável pré-curvado de diâmetro superior ao número 30 (ISO).[1]

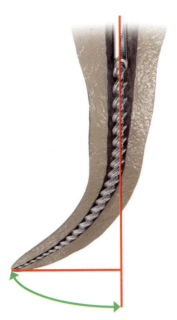

**Figura 13.7** Transporte apical. Movimento de alargamento com instrumento endodôntico dobrado.

No movimento de limagem, o segmento dobrado do instrumento, ao ser desdobrado, exerce uma força maior à parede externa do segmento curvo do canal radicular (convexa da raiz), induzindo o transporte apical.[1]

Assim, podemos afirmar que, para a instrumentação de um canal radicular curvo, o instrumento endodôntico não deve ser pré-curvado, mas sim percorrer e desbastar as paredes dentinárias do segmento curvo do canal no regime elástico, e jamais no regime plástico (dobrado). O aspecto mais importante para se reduzir o transporte apical é a flexibilidade, e não o dobramento do instrumento empregado.[11,21]

Os instrumentos de NiTi, quando comparados aos de aço inoxidável, diminuem a incidência de transportes apicais em função de sua superelasticidade.[5,9,10,22] A instrumentação de um canal radicular curvo, por meio de sistemas de instrumentos acionados a motor, só pode ser realizada se o instrumento não apresentar dobramento (pré-curvamento), ou seja, trabalhar no regime elástico, e não no regime plástico. Mesmo os instrumentos de NiTi confeccionados com ligas tratadas termicamente não devem ter a sua porção apical pré-curvada, salvo situações específicas descritas neste livro. Do exposto, podemos afirmar que, na instrumentação denominada manual de um canal radicular curvo, o instrumento também não deve ser pré-curvado, uma vez que os princípios mecânicos do preparo são idênticos.

Se o dobramento de um instrumento endodôntico fosse a solução para evitar o transporte apical, não existiria o mito de se ampliar o diâmetro apical de canais radiculares com segmentos apicais curvos até o diâmetro correspondente a um instrumento de aço inoxidável de número 25 ou 30. Não se empregam instrumentos de aço inoxidável de maiores diâmetros mesmo dobrados, porque a maior rigidez dos instrumentos induz iatrogenias nas paredes dos canais radiculares. A solução para a ampliação da instrumentação apical é o emprego de instrumentos flexíveis e não dobrados.[11,21]

Nos casos em que o acesso radicular é obtido apenas com o instrumento pré-curvado, o movimento deste deverá ser de limagem ou de alargamento alternado com pequenas amplitudes e baixas frequências. Isso permite que os instrumentos com menores diâmetros (25 ou 30), mesmo dobrados (pré-curvados), em virtude do efeito mola, trabalhem no interior de um canal radicular no regime elástico, reduzindo o transporte apical.

O prognóstico de um transporte apical interno é bastante favorável, desde que se consiga um selamento apical correto pela obturação. Deve-se dar preferência às técnicas de compactação de guta-percha termoplastificada. Para os casos de transporte apical externo (*zip*), a manutenção do material obturador no interior do canal é problemática durante os procedimentos de obturação, ocorrendo frequentemente o extravasamento. Nesse caso, é aconselhável o emprego do tampão apical na obturação do canal radicular (Figuras 13.8A e B) (ver Capítulo 16, Obturação dos Canais Radiculares, Seção 16.2, Princípios e Técnica de Compactação Lateral).

### Sobreinstrumentação

A sobreinstrumentação, também denominada arrombamento do forame apical, é a instrumentação do canal até ou além da abertura foraminal. Descuidos na determinação e na manutenção do comprimento de trabalho podem levar à sobreinstrumentação do canal radicular, com

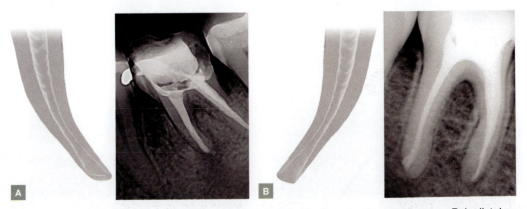

**Figura 13.8** Casos clínicos. **A.** Transporte apical interno. Raiz mesial. **B.** *Zip*. Transporte apical externo. Raiz distal.

o arrombamento do forame apical. Esse tipo de acidente ocorre em canais radiculares retilíneos. Em canais radiculares curvos, o arrombamento do forame apical usualmente resulta em transporte apical externo (*zip*).[1]

As causas mais comuns relacionadas com esse tipo de acidente são: radiografias iniciais e de odontometria de má qualidade, dificuldades na determinação correta do comprimento de patência e de trabalho, estabelecimento de um ponto de referência coronário deficiente, cursor mal posicionado e falta de atenção no controle da medida obtida do comprimento de trabalho.

Muitas complicações podem advir desse acidente. A perda da constrição apical cria um ápice aberto, que aumenta a possibilidade de sobreobturação, que dificulta o selamento apical e favorece a infiltração de líquidos advindos dos tecidos perirradiculares. A relação desse acidente com sintomatologia dolorosa ainda é um assunto controverso na literatura endodôntica. Estudos nos quais a sobreinstrumentação realizada de forma proposital (ampliação foraminal) foi comparada a elementos dentários nos quais foi estabelecido um limite de instrumentação aquém do forame apical mostram ausência de diferenças entre as duas modalidades,[23,24] enquanto outros apresentam maior incidência de dor nos casos de sobreinstrumentação.[25,26] Embora a sobreinstrumentação proposital tenha sido indicada por algumas escolas endodônticas, a sugestão de ampliação foraminal proposital é baseada em estudos utilizando modelos animais.[27-29] Mais importante, numerosos estudos mostram que a sobreinstrumentação predispõe ao fracasso do tratamento endodôntico[30-34] (ver Capítulo 18, Tratamento do Fracasso Endodôntico, Seção 18.1, Causas do Fracasso Endodôntico) e está relacionada com a maior frequência de bacteriemias.[35,36] Assim, o uso desse procedimento de forma intencional e rotineira é contra os princípios biológicos da Endodontia e, portanto, contraindicado.

Clinicamente, a sobreinstrumentação é identificada pela hemorragia persistente na região apical do canal radicular e/ou pela dificuldade em travar o cone de guta-percha no momento de sua seleção.

Em caso de sobreinstrumentação, um novo batente apical deve ser estabelecido dentro dos limites do canal radicular, situado aproximadamente de 2 a 3 mm a partir do ápice radiográfico. A criação desse novo batente tem como objetivo mecânico formar um anteparo para a limitação do material obturador do canal radicular. Todavia, é difícil alcançar esse objetivo, principalmente nos casos em que o arrombamento foi determinado por um instrumento de grande diâmetro. Nesses casos, é aconselhável o emprego do tampão apical na obturação do canal radicular (Figura 13.9).

## Subinstrumentação

Subinstrumentação é o preparo do canal radicular aquém do limite apical de instrumentação estimado. O instrumento endodôntico não atua em toda a extensão do comprimento de trabalho do canal radicular.[1,18]

As causas mais comuns de subinstrumentação são:

- Erros na determinação do comprimento de patência e de trabalho
- Movimento de limagem aquém do comprimento de trabalho
- Obstrução do segmento apical do canal radicular por detritos oriundos da instrumentação por limagem
- Deficiente volume de solução química auxiliar presente no interior do canal durante a instrumentação
- Deficiência quanto à frequência da irrigação-aspiração
- Não manutenção da patência do canal cementário durante a instrumentação do canal radicular
- Uso prolongado de instrumentos endodônticos com canal helicoidal de pequena profundidade, favorecendo o bloqueio apical.

Dentre essas causas, destacamos os erros relacionados com a patência do canal cementário, o movimento de limagem e a profundidade do canal helicoidal.

A manutenção do canal cementário desobstruído, durante a instrumentação de um canal radicular, é realizada

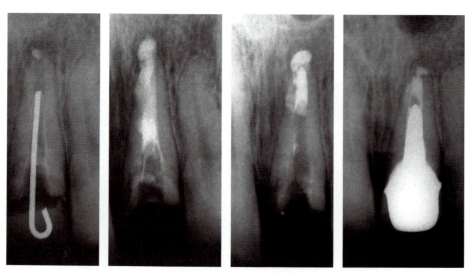

**Figura 13.9** Sobreinstrumentação. Caso clínico. Emprego do tampão apical na obturação do canal radicular.

com instrumento de pequeno diâmetro. Essa manobra é conhecida por patência do canal radicular. O instrumento de patência é utilizado durante a pré-instrumentação do canal e reutilizado até o forame, durante a instrumentação, para evitar a sua obliteração pelo depósito de detritos resultantes do preparo do canal. Com a realização adequada da patência do canal cementário, erros relacionados com a perda do comprimento de trabalho serão evitados e, consequentemente, não haverá subinstrumentação. É válido enfatizar que a realização da manobra de patência tem uma relação direta com o sucesso do tratamento endodôntico, ou seja, casos nos quais a manobra foi obtida e realizada estão relacionados com maior chance de sucesso quando comparados aos casos nos quais não foi possível obter um canal patente ou a manobra não foi realizada.[37,38]

O movimento de limagem com amplitudes superiores a 2 mm e frequência alta, estando o instrumento justo no interior do canal, desloca volumes maiores de detritos na direção apical do canal radicular. Estando o limite apical de instrumentação aquém da abertura do forame, haverá obstrução do segmento apical do canal radicular.

Outro fator importante a ser analisado é a profundidade do canal helicoidal do instrumento. Canal helicoidal é o canal da haste de corte helicoidal do instrumento, formado pelas superfícies adjacentes às arestas laterais de corte (hélices). Serve para transportar resíduos e para a entrada da substância química auxiliar da instrumentação em sentido apical do canal radicular. Quanto menor o núcleo de um instrumento, maior a profundidade de seu canal helicoidal. O uso de instrumentos com pouca profundidade do canal helicoidal pode favorecer o bloqueio apical do canal radicular por causa da dificuldade de remoção de detritos oriundos do preparo. Para superar essa deficiência, o instrumento deve ser retirado mais frequentemente do interior do canal radicular e limpo com um pedaço de gaze seguro pelos dedos indicador e polegar. O instrumento é posicionado na gaze a partir do intermediário e, a seguir, girado à esquerda. Após a limpeza, o instrumento é examinado e descartado, caso tenha ocorrido deformação plástica em sua haste de corte helicoidal cônica. A cada retirada do instrumento, deve-se realizar uma abundante irrigação-aspiração, assim como inundação do canal radicular.

A desobstrução do segmento apical do canal radicular é realizada com instrumentos endodônticos tipo K de aço inoxidável. Estes devem apresentar: resistência à flexocompressão; de preferência, ponta com pequeno ângulo (menor que 75 graus) e vértice pontiagudo. O instrumento deve ser empregado com o movimento de alargamento parcial à direita, estando o canal radicular preenchido com solução química auxiliar (hipoclorito de sódio). Irrigação-aspiração abundante favorece a manobra de desobstrução. A desobstrução do segmento apical é tarefa fácil em canais retos, onde o canal cementário tem a mesma direção do dentinário. Para canais curvos, essa manobra tende a criar um falso canal ou mesmo uma perfuração radicular apical. Se a obstrução não for vencida, instrumenta-se o canal até ela (Figura 13.10A e B). Uma avaliação clínica e radiográfica periódica é necessária. Em canais infectados, o resultado do tratamento endodôntico pode ser comprometido. Ocorrendo o fracasso, a intervenção cirúrgica é necessária.

A recomendação de soluções quelantes para facilitar a desobstrução apical de canais radiculares não procede. Isso porque o volume de solução quelante é pequeno por causa das dimensões exíguas dos canais radiculares; a área de contato da solução quelante com o material que bloqueia o canal é reduzida; e a solução quelante tem dificuldade de fluir (penetrar) no material que bloqueia o segmento apical do canal radicular.

## Falso canal

É a formação de um canal dentinário sem comunicação com o ligamento periodontal em virtude de um erro de instrumentação. Geralmente, é criado a partir de um degrau. Pode resultar também da dificuldade de remoção do material obturador de canais atresiados, de canais curvos com pequenos raios de curvaturas e de segmentos apicais de canais obstruídos (raspas de dentina, fragmentos metálicos).[1,16-18]

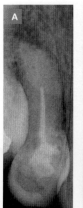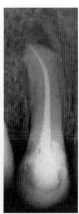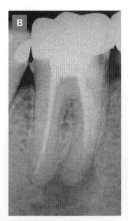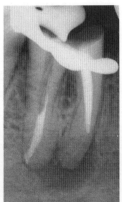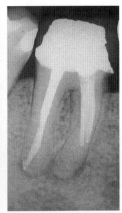

**Figura 13.10** Subinstrumentação. Casos clínicos. **A.** Desobstrução do canal radicular obtida. (Cortesia do Dr. Aires Pereira.) **B.** Desobstrução não obtida. Canais mesiais. (Cortesia do Coronel-Dentista J. C. Mucci.)

Os fatores que favorecem sua formação e prevenção, assim como as manobras utilizadas na solução desses acidentes, são os mesmos abordados no degrau.

A retomada da trajetória do canal original é uma tarefa bastante difícil nesses casos, pois usualmente ele se encontra bloqueado por raspas de dentina. O degrau detectado no início da instrumentação pode, na maioria das vezes, ser contornado e eliminado, o que raramente acontece com um falso canal. A dificuldade torna-se maior quando o falso canal está localizado no segmento apical de canais curvos. Nas situações em que o trajeto original do canal for localizado, ele deve ser instrumentado e a obturação geralmente preencherá o canal original, assim como o falso. Se o falso canal não for vencido, instrumenta-se até o limite dele (Figura 13.11A e B). Quando não se consegue retomar a trajetória do canal, o prognóstico é desfavorável, exigindo uma avaliação clínica e radiográfica periódica.

## Fraturas de instrumentos

Durante o preparo químico-mecânico, os instrumentos endodônticos são submetidos a intenso estado de tensão e deformação, que varia com a anatomia do canal e com a habilidade do profissional. Nessa condição, os instrumentos sofrem carregamentos extremamente adversos que modificam continuamente a sua resistência à torção, à flexão em rotação e ao dobramento. Por essa razão, em alguns casos, observa-se a falha prematura do instrumento endodôntico, principalmente nos instrumentos de diâmetros menores.[1,3,4]

Os instrumentos endodônticos, por apresentarem pequenas dimensões, forma complicada e geometria com variações bruscas de dimensões, são difíceis de serem produzidos. Durante a fabricação, defeitos de acabamento superficial podem ser introduzidos na superfície da parte de trabalho do instrumento. Esses defeitos podem atuar como concentradores de tensão, induzindo a fratura do instrumento em níveis inferiores de tensão dos teoricamente esperados (ver Capítulo 12, Fratura dos Instrumentos Endodônticos: Fundamentos Teóricos e Práticos).[3,4]

Em situações de uso clínico, a fratura dos instrumentos endodônticos pode ocorrer por torção, por dobramento alternado, por flexão rotativa ou combinações.

Para ocorrer a fratura por torção, uma das extremidades do instrumento necessita estar imobilizada e a outra (cabo) ser submetida a uma força de rotação (torque). Não havendo imobilização, não ocorrerá a fratura do instrumento, independentemente do valor do torque aplicado. Ocorrendo a imobilização da ponta do instrumento no interior do canal radicular, se o torque aplicado ao cabo do instrumento não ultrapassar o seu limite de resistência, a fratura por torção, a falha do instrumento também não ocorrerá.[3,4,39]

A imobilização de um instrumento no interior de um canal radicular durante o movimento de alargamento pode ser minimizada:

- Para instrumentos acionados a motor, reduzindo-se o carregamento e o avanço do instrumento em sentido apical. O carregamento axial aplicado ao instrumento deve ser o suficiente para promover um avanço do instrumento em sentido apical de cerca de 1 a 5 mm. Para instrumentos manuais, o controle do avanço está relacionado com o ângulo de rotação aplicado no cabo da ferramenta. Para instrumentos delgados, o ângulo de rotação não deve ser superior a 90 graus. Quanto menor o avanço, menores a resistência de corte e a força de atrito na dentina, o que reduz a possibilidade de imobilização da ponta do instrumento no interior do canal radicular
- Pela dilatação prévia do segmento cervical do canal radicular. Isso permite que o instrumento de menor diâmetro empregado na instrumentação apical do canal fique submetido a um carregamento menor, o que diminui o esforço de corte e a possibilidade de sua imobilização.

Ocorrendo a imobilização de um instrumento, no interior do canal radicular, o profissional deve retrocedê-lo por tração até obter um ligeiro afrouxamento. Essa manobra diminui a resistência de corte da dentina, permitindo a liberação do instrumento empregado.

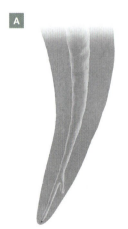
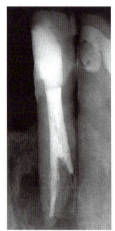
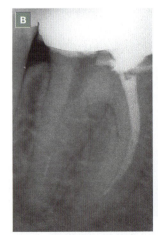
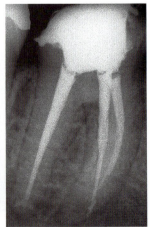

**Figura 13.11** Falso canal. **A.** Trajetória original retomada. **B.** Trajetória original do canal não retomada (raiz mesial).

Para instrumentos manuais, principalmente os de diâmetros menores, sentir o momento da imobilização e de cessar a aplicação do torque, sem causar deformação plástica (distorção) ou fratura do instrumento, é um procedimento difícil de ser obtido, ficando atrelado ao conhecimento, à habilidade e à experiência do profissional.

Para instrumentos mecanizados, a imobilização é visível e a interrupção do giro dos instrumentos pode ser desencadeada pelo profissional ou por dispositivos mecânicos. Destacam-se, entre os dispositivos mecânicos, os motores com torques programados pelo operador ou preestabelecidos pelo fabricante. Independentemente de como o giro do instrumento será interrompido, é imprescindível que o torque, no momento da imobilização do instrumento, seja inferior ao limite de resistência à fratura por torção do instrumento empregado.[1,3]

Alcançar esse objetivo é difícil por diversas razões:

- O operador deve conhecer o valor provável do torque que induzirá a fratura de cada instrumento endodôntico empregado. Vale ressaltar que esses valores não são informados pelo fabricante
- O torque é uma grandeza relacionada com o raio. Uma vez que a haste de corte helicoidal tem geometria cônica, o limite de resistência à fratura por torção de um instrumento endodôntico é variável. Consequentemente, o valor do torque depende do diâmetro da haste de corte helicoidal junto ao ponto de imobilização do instrumento no interior do canal radicular
- As variações acentuadas entre os diâmetros reais e os nominais propostos, assim como os defeitos de acabamento superficial (ranhuras, rebarbas e microcavidades) presentes nos instrumentos endodônticos funcionam como pontos concentradores de tensão, levando-os a uma fratura prematura com níveis de torque abaixo dos previsíveis.

O torque máximo de fratura de um instrumento, durante o uso clínico, depende da anatomia do canal radicular. O torque necessário para a fratura de um instrumento imobilizado em um segmento reto do canal é maior do que em um segmento curvo. Por sua vez, quanto menor o raio de curvatura, menor o torque necessário para induzir a fratura do instrumento endodôntico. Em um canal curvo, o instrumento é submetido a carregamentos combinados de flexão ou dobramento e de torção. Essa condição é mais crítica do que a observada quando o instrumento é submetido a um carregamento isolado.[3,4]

Na fratura por torção, a ruptura ocorre junto ao ponto de imobilização do instrumento, ou seja, o comprimento do segmento fraturado corresponde ao comprimento do segmento imobilizado. A superfície da fratura geralmente apresenta aspecto plano e perpendicular ao eixo do instrumento. Em algumas condições de carregamento, a superfície de fratura apresenta aspecto dilacerado. Na fratura por torção sempre há deformação plástica da haste de corte helicoidal cônica do instrumento endodôntico.[3,4]

A fratura por dobramento ocorre quando um instrumento endodôntico de aço inoxidável dobrado é movimentado no interior de um canal radicular. No movimento de limagem, na área dobrada de um instrumento endodôntico de aço inoxidável, tensões trativas são observadas na superfície externa e tensões compressivas na superfície interna. Com a repetição cíclica do dobramento e desdobramento, surgem trincas na área dobrada, que se propagam até a fratura do instrumento endodôntico.[4]

No movimento de alargamento com rotação parcial à direita ou com rotação parcial oscilatória, o segmento dobrado não gira no eixo do instrumento, mas tende a descrever um arco com raio igual ao comprimento do segmento pré-curvado. Por causa da resistência das paredes do canal, o deslocamento do segmento pré-curvado do instrumento é reduzido, ocorrendo concentração de tensão por torção no ponto crítico de dobramento. Esses carregamentos de dobramento alternado e de torção combinados podem ultrapassar o limite de resistência do material, conduzindo o instrumento à fratura. A superfície da fratura pode ser plana ou dilacerada.[4]

A fratura por dobramento pode ser evitada, empregando-se, no preparo de canais radiculares curvos, instrumentos endodônticos no limite elástico e jamais no limite plástico (dobrado). Para canais atresiados e curvos, devemos empregar instrumentos de aço inoxidável de pequenos diâmetros e seção reta transversal quadrangular sem pré-curvamento. Para instrumentos de maior diâmetro, devemos empregar os de aço inoxidável de seção reta transversal triangular ou de NiTi. Essas características geométricas e a maior flexibilidade da liga NiTi permitem que os instrumentos de diâmetros maiores trabalhem no limite elástico, mesmo em canais acentuadamente curvos.

Nos casos em que o acesso apical é obtido apenas com o instrumento pré-curvado, o deslocamento linear, durante o movimento de limagem, ou o ângulo de rotação, durante o movimento de alargamento, deverá ser de pequena amplitude e baixa frequência. Esse procedimento provoca um nível menor de tensão no instrumento. Isso permite que o instrumento de pequeno diâmetro, mesmo dobrado, em virtude do efeito mola, trabalhe por limagem ou alargamento no interior de um canal radicular, dentro do limite elástico, reduzindo a possibilidade de sua fratura.[1,3]

A fratura por flexão rotativa (fadiga de baixo ciclo) é observada nos instrumentos endodônticos de NiTi acionados a motor e ocorre quando esses instrumentos giram no interior de um canal radicular curvo. Na região de flexão de um instrumento em rotação contínua, são geradas tensões que variam alternadamente entre tração e compressão. Essas tensões promovem mudanças microestruturais acumulativas que podem levar o instrumento à fratura por fadiga. A fratura é imprevisível, pois acontece sem que haja qualquer aviso prévio e não depende do valor do torque aplicado.[4,40-42]

A resistência de um instrumento endodôntico à fratura por fadiga é quantificada pelo número de ciclos que ele é capaz de resistir em determinada condição de carregamento. O número de ciclos é obtido pela multiplicação do tempo para ocorrer a fratura pela velocidade de rotação empregada no ensaio mecânico. Ele é acumulativo e está relacionado com a intensidade das tensões trativas e compressivas impostas na região de flexão rotativa de um instrumento. A intensidade das tensões é um parâmetro específico e está relacionada com o raio de curvatura do canal, o comprimento do arco, a posição do arco e o diâmetro do instrumento empregado.[40,41] Quanto menor o raio de curvatura do canal, maior o comprimento do arco, o arco posicionado mais para a cervical e maior o diâmetro do instrumento empregado, maior será a incidência de fratura por fadiga do instrumento endodôntico, ou seja, menor será a vida útil do instrumento.[40]

A fratura por fadiga de um instrumento submetido à flexão rotativa no interior do canal curvo ocorre no ponto médio do comprimento do arco do canal. Isso acontece porque o ponto máximo de concentração de tensão, na haste de corte helicoidal cônica de um instrumento endodôntico submetido à flexão rotativa, está situado próximo ao ponto médio do comprimento do arco. Na fratura por fadiga, não ocorre deformação plástica da haste de corte helicoidal cônica do instrumento. A superfície da fratura pode ser plana, quando tem origem na propagação de uma única trinca, ou pode apresentar degraus, quando ela tem origem na propagação de várias trincas em planos paralelos.[40,41]

Durante o uso clínico, em virtude da grande diversidade anatômica dos canais radiculares, é impossível determinar com segurança o número de ciclos de carregamento e a intensidade das tensões na região de flexão de um instrumento endodôntico acionado a motor. Consequentemente, informar o número de vezes que um instrumento de NiTi acionado a motor pode ser empregado, no preparo de canais radiculares curvos, é uma afirmação empírica e incorreta. Todavia, algumas recomendações clínicas podem reduzir a incidência de fratura por flexão rotativa de instrumentos endodônticos:

- Permanecer o menor tempo possível com o instrumento girando no interior de um canal curvo
- Manter o instrumento no interior de um canal curvo em constante avanço e retrocesso em sentido apical (*pecking motion*)
- Não flambar (aplicar força axial) o instrumento no interior de um canal radicular
- Quanto menor o raio de curvatura do canal, quanto maior o comprimento do arco e quanto mais para a cervical estiver posicionado o arco, menores deverão ser a conicidade e o diâmetro do instrumento empregado
- Durante movimento de retrocesso, não se deve pressionar lateralmente (pincelamento) o instrumento contra as paredes dos canais radiculares
- Descartar preventivamente o instrumento antes de ele alcançar o limite de vida em fadiga.

Quanto à resolução clínica de um instrumento fraturado, existem quatro situações:

- Ultrapassagem e remoção do fragmento via coronária
- Ultrapassagem e não remoção do fragmento
- Não ultrapassagem do fragmento
- Remoção cirúrgica do fragmento.

## Ultrapassagem e remoção do fragmento fraturado do instrumento

A ultrapassagem pelo fragmento de um instrumento fraturado depende das condições anatômicas do canal radicular:

- **Diâmetro do canal maior do que o diâmetro do fragmento metálico**
  Observado quando o instrumento é fraturado em segmentos achatados de canais radiculares
- **Diâmetro do canal igual ao diâmetro do fragmento metálico**
  Observado quando o instrumento é fraturado em segmentos de canais radiculares com seção circular. Nesse caso, a ultrapassagem fica condicionada ao comprimento do fragmento metálico, à profundidade do canal helicoidal e ao ângulo agudo de inclinação das hélices da haste de corte do instrumento. Quanto à profundidade do canal helicoidal, é importante que ela seja acentuada, criando um espaço entre as paredes do canal radicular e do canal helicoidal capaz de permitir a passagem de um instrumento endodôntico delgado e flexível. Quanto ao comprimento do fragmento metálico, a ultrapassagem fica condicionada ao comprimento do canal helicoidal e ao ângulo de inclinação da hélice. Quanto menores o ângulo de inclinação da hélice e o comprimento do canal helicoidal do fragmento metálico, maior a facilidade de ultrapassagem de um instrumento endodôntico através do canal helicoidal do fragmento metálico.

A ultrapassagem por fragmentos de iguais comprimentos de uma lima Hedstrom é mais difícil de ocorrer do que a de um instrumento tipo K. Isso acontece porque, nas limas Hedstrom, o ângulo agudo da hélice é de 65 graus, enquanto nos instrumentos do tipo Kerr é de no máximo 45 graus. Além disso, as limas Hedstrom apresentam apenas um canal helicoidal, enquanto os instrumentos tipo K possuem três ou quatro.

Para a tentativa de ultrapassagem do fragmento de um instrumento fraturado, inicialmente deve-se procurar ampliar o diâmetro do canal até o nível do fragmento metálico. A seguir, com um instrumento de aço inoxidável tipo K nº 08 ou 10, procura-se encontrar um espaço entre o fragmento metálico e a parede do canal radicular. Uma vez encontrado esse espaço, com movimento de exploração cauteloso, procura-se ultrapassar o fragmento metálico. O avanço e o retrocesso, assim como o ângulo de rotação, devem ser curtos, procurando-se evitar a imobilização do instrumento, o que poderia induzir a sua fratura. Avanços e ângulos de rotação maiores também podem determinar a criação de degraus ou de perfurações radiculares.

Nesse momento, a radiografia é muito importante para se detectarem possíveis desvios do canal radicular e, no caso de ter ultrapassado o fragmento metálico, definir o comprimento de patência e de trabalho.

Obtida a ultrapassagem, a remoção de um fragmento metálico de um instrumento fraturado do interior de um canal radicular depende:

- **Do tipo de fratura**

  A remoção de um fragmento de um instrumento fraturado por torção é muito mais difícil do que a remoção de um fragmento causado por uma fratura por fadiga ou por dobramento alternado. Isso ocorre porque, na fratura por torção, o segmento fraturado do instrumento está imobilizado (arrochado) no interior do canal radicular, enquanto na fratura por fadiga ou dobramento, teoricamente, está em liberdade

- **Da anatomia do canal radicular**

  A remoção de um fragmento de um instrumento fraturado em um canal radicular achatado e reto é mais provável de ocorrer do que em um canal circular e curvo. Quanto menor o raio de curvatura de um canal radicular, menor a possibilidade de ultrapassagem e de remoção do fragmento metálico.

  Uma vez realizada a ultrapassagem do fragmento, o canal radicular, principalmente de dentes inferiores, deve ser preparado com cautela, de modo a não deslocar o fragmento em sentido mais apical.

  Após a ultrapassagem pelo fragmento metálico, fatores como a velocidade do jato, a turbulência, o refluxo e o volume de solução irrigante influenciam a remoção do fragmento do interior do canal radicular durante a irrigação-aspiração (Figuras 13.12 a 13.15).

  Alguns recursos, aparelhos e *kits* específicos podem ser utilizados na tentativa de remoção de instrumentos fraturados, destacando-se o ultrassom,[43] o *kit* Masserann,[44] o Endo-Extractor[45] e, mais recentemente, o *kit* Terauchi. No entanto, até o presente momento, nenhum *kit* disponível comercialmente tem sido capaz de proporcionar maior previsibilidade na remoção de instrumentos fraturados.

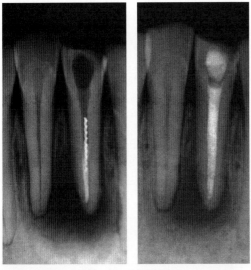

**Figura 13.12** Instrumento fraturado. Remoção do fragmento metálico de uma lima tipo H. (Cortesia da Dra. Renata S. Lima.)

O ultrassom é um excelente recurso empregado para a remoção de instrumentos fraturados do interior de um canal radicular. Seu uso está condicionado às situações em que o fragmento metálico tenha sido total ou parcialmente ultrapassado por um instrumento endodôntico ou por pontas ultrassônicas especiais (p. ex., as pontas REDO fabricadas com um liga metálica especial de titânio-nióbio; VDW, Munique, Alemanha). Inicialmente, a ultrapassagem deve ser obtida com um instrumento tipo K de aço inoxidável de pequeno diâmetro (08 ou 10) por meio de exploração manual. A seguir, um instrumento tipo K de aço inoxidável nº 15, acoplado ao aparelho ultrassônico, é introduzido no espaço obtido e então acionado com o objetivo de expulsar o instrumento fraturado do interior do canal radicular via coronária.

Em algumas situações, pontas de inserto de pequeno diâmetro e diamantado, compatíveis com a anatomia do canal radicular, podem ser utilizadas para remover cautelosamente uma porção de dentina encontrada na periferia do fragmento coronário fraturado. Em seguida, insertos de pequeno diâmetro e lisos podem ser posicionados em contato com o instrumento fraturado e, realizando movimentos circulares (em sentido anti-horário para instrumentos que trabalham em sentido horário – rotatórios convencionais; e em sentido horário para instrumentos que trabalham em sentido anti-horário – maioria dos reciprocantes),

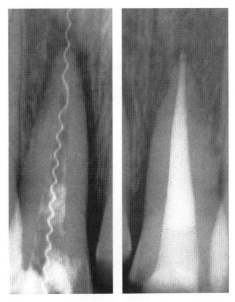

**Figura 13.13** Instrumento fraturado. Remoção de fragmento metálico de uma espiral de Lentulo®.

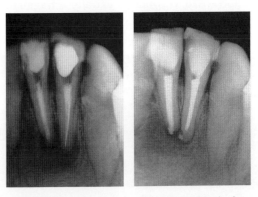

**Figura 13.14** Instrumento fraturado. Remoção de fragmento metálico de instrumento endodôntico.

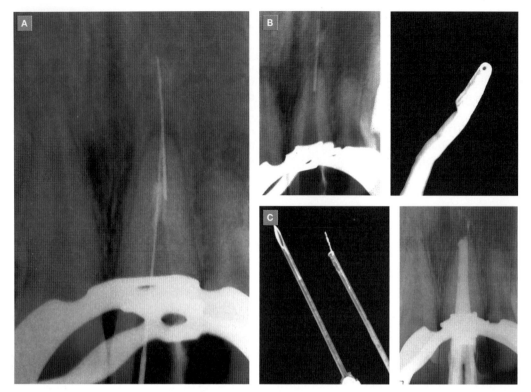

**Figura 13.15** Instrumento fraturado com a extremidade além do forame apical. **A.** Tentativa de remoção fracassada (manual e ultrassônica). **B.** Utilização de um cone de guta-percha com a ponta amolecida pelo calor, com o objetivo de rastrear a posição do fragmento metálico em relação às paredes do canal radicular. **C.** Remoção do fragmento metálico com agulha metálica e Super Bonder®. Obturação do canal radicular.

tenta-se deslocar o fragmento. Por questões óbvias, esse procedimento está contraindicado para fratura de instrumento além de regiões curvas (Figuras 13.16 a 13.19).

O *kit* Masserann é um sistema desenvolvido para a remoção de fragmento metálico (instrumentos fraturados, cones de prata); ele é composto por um dilatador de canal, semelhante a um alargador Gates-Glidden, um trépano oco e um dispositivo de apreensão. Inicialmente, com o dilatador, amplia-se o segmento do canal radicular até a proximidade do fragmento metálico. Com o trépano oco, que tem sua extremidade serrilhada, procura-se desgastar a dentina ao redor do fragmento metálico, expondo-o em uma extensão que permita a sua apreensão. A seguir, o dispositivo de apreensão (extrator) é posicionado no canal com o objetivo de apreender o fragmento metálico. Feita a apreensão, o conjunto extrator e fragmento são tracionados em sentido cervical do canal radicular.

Outro sistema empregado para a remoção do segmento fraturado de um instrumento endodôntico é o Endo-Extrator. Esse sistema é composto por alargadores Gates-Glidden, trépano oco e extrator. É usado de modo semelhante ao *kit* Masserann. Após ampliar o canal até o fragmento metálico, com o trépano oco, procura-se desgastar em volta da extremidade do segmento fraturado do instrumento, expondo-a em uma extensão que permita a sua apreensão pelo extrator. Selecionado o extrator, aplica-se uma ou duas gotas de Super Bonder® em sua extremidade oca, levando-o de encontro ao fragmento metálico. Após alguns minutos (para que a cola endureça), o extrator é removido por tração.

Mais recentemente, foi lançado no mercado endodôntico um outro *kit* idealizado para a remoção de instrumentos fraturados: o *kit* Terauchi. Esse *kit* também é composto por alargadores Gates-Glidden modificados que irão permitir o

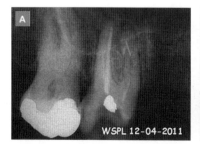 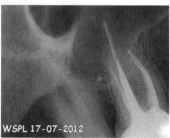 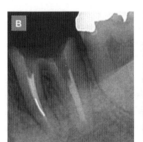 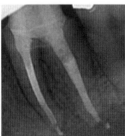

**Figura 13.16** Instrumento fraturado. **A.** Raiz mesiovestibular. Molar superior. Remoção com ponta ultrassônica. (Cortesia do Dr. Weber S.P. Lopes.) **B.** Raiz mesial de molar inferior. Remoção com ultrassom. (Cortesia da Dra. Débora P. Sellera.)

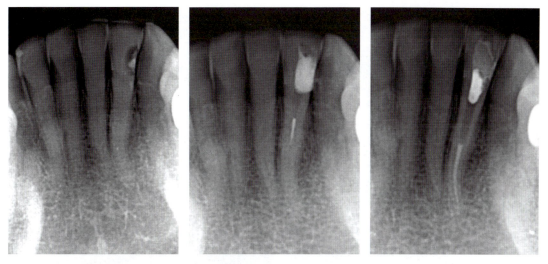

**Figura 13.17** Fratura de instrumento que foi removido com o inconveniente do desgaste excessivo.

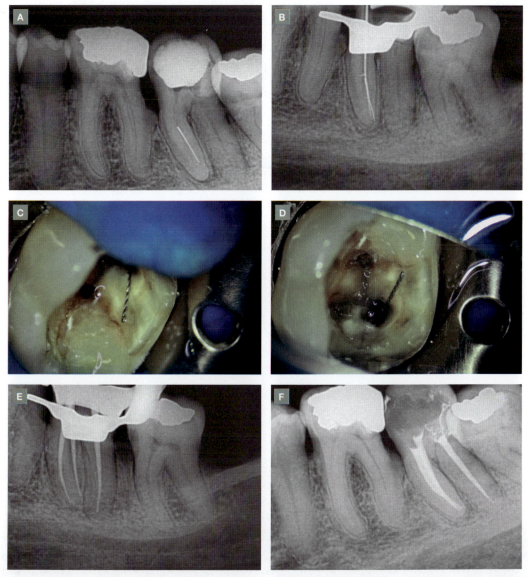

**Figura 13.18 A.** Instrumento fraturado localizado no terço médio do canal mesiovestibular de um molar inferior. **B.** Transpasse do instrumento com o auxílio de instrumentos manuais. **C** e **D.** Imagens clínicas demonstrando a remoção do instrumento fraturado com o auxílio de pontas ultrassônicas. **E.** Radiografia de prova do cone após odontometria e preparo do canal radicular. **F.** Radiografia final. (Cortesia do Dr. Evaldo Rodrigues.)

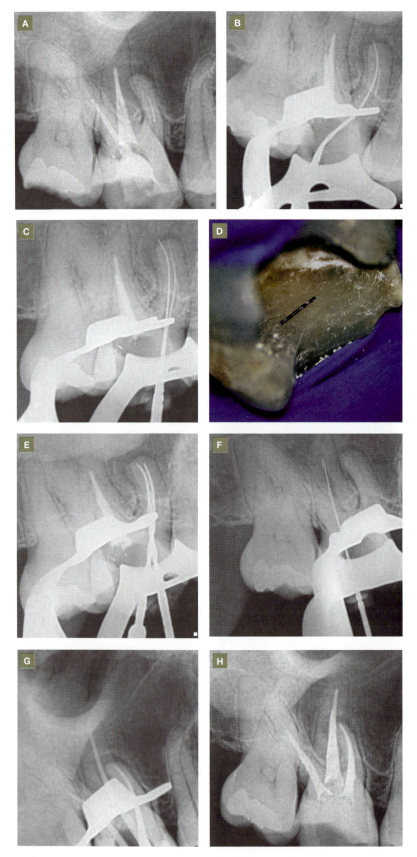

**Figura 13.19 A.** Instrumento fraturado localizado no terço médio do canal mesiovestibular de um molar superior. **B** e **C.** Transpasse do instrumento com o auxílio de instrumentos manuais. **D.** Remoção do instrumento fraturado com o auxílio de pontas ultrassônicas. Imagem clínica demonstrando o instrumento fraturado. **E.** Instrumentação dos canais mesiovestibulares 1 e 2. **F.** Radiografia transoperatória demonstrando a fratura de um instrumento de pequeno diâmetro ao tentar avançar na raiz palatina. O instrumento foi removido da mesma forma que o instrumento anterior. **G.** Radiografia de prova do cone após odontometria e preparo do canal radicular. **H.** Radiografia final. (Cortesia do Dr. Evaldo Rodrigues.)

acesso direto e linear ao instrumento fraturado. Em seguida, utilizando pontas específicas ultrassônicas, objetiva-se a passagem pelo fragmento e, por fim, o agarramento do mesmo e a remoção utilizando um laço de arame.

O *kit* Masserann e o Endo-Extrator também podem ser usados na remoção de cones de prata e pinos metálicos presentes no interior de um canal radicular. Todavia, pelo desgaste acentuado que provocam na dentina e pela rigidez do material empregado na fabricação dos instrumentos componentes dos sistemas, têm emprego muito limitado, sendo recomendados apenas para canais radiculares retos ou segmentos retos de canais curvos e raízes dentárias volumosas.

## Ultrapassagem e não remoção do segmento fraturado do instrumento

Uma abordagem mais conservadora, principalmente nos casos em que o acesso ao fragmento é mais restrito (região apical e/ou regiões após a curvatura radicular), tem sido a ultrapassagem do instrumento sem a sua remoção. Nesses casos, nos quais o segmento fraturado do instrumento é ultrapassado, mas a sua remoção não é possível, instrumenta-se o canal radicular e realiza-se a sua obturação. O material obturador sepulta o fragmento do instrumento no interior do canal radicular, uma vez que a sua permanência não interfere no resultado do tratamento endodôntico (Figuras 13.20 a 13.24).

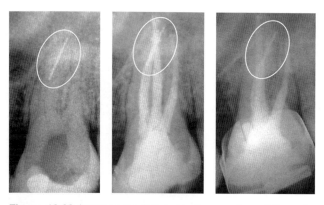

**Figura 13.20** Instrumento fraturado. Fragmento metálico não removido. Raiz mesiovestibular. Controle de 18 meses.

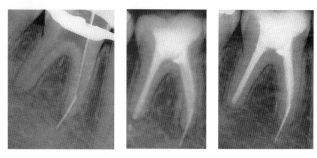

**Figura 13.21** Instrumento fraturado. Extremidade do fragmento metálico além do forame apical. Raiz mesial. Fragmento não retirado. Controle de 5 anos.

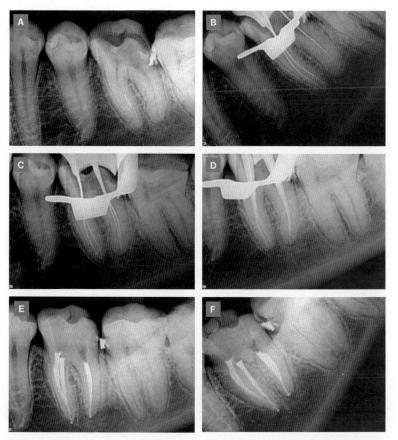

**Figura 13.22 A.** Instrumento fraturado localizado no terço médio para-apical do canal mesiovestibular de um molar inferior. **B** e **C.** Transpasse do instrumento com o auxílio de instrumentos manuais. Não foi possível remover o instrumento. **D.** Prova do cone. **E.** Radiografia final. **F.** Proservação após 1 ano de tratamento. (Cortesia do Dr. Evaldo Rodrigues.)

456 Endodontia | Biologia e Técnica

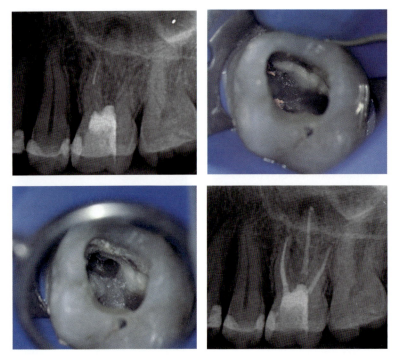

**Figura 13.23** Instrumento fraturado, localização do MV2, sobrepasse do instrumento que não foi removido e obturação final dos canais.

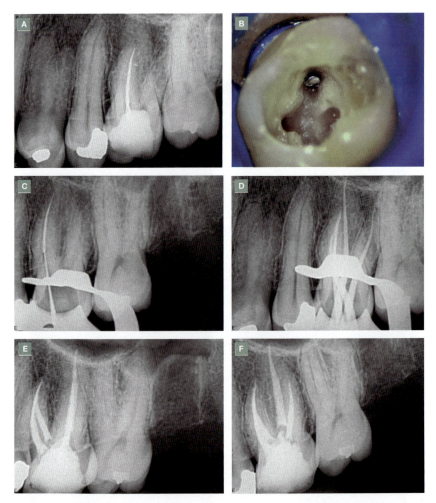

**Figura 13.24 A** e **B.** Instrumento fraturado ocupando toda a extensão do canal mesiovestibular, desde o orifício de entrada até o terço apical. localizado no terço médio para-apical do canal mesiovestibular de um molar inferior. **C.** Separação da porção mais coronária do instrumento durante a tentativa de remoção com pontas ultrassônicas. Foi realizado o transpasse do fragmento remanescente. **D.** Radiografia de prova do cone. **E.** Radiografia final. **F.** Acompanhamento de 1 ano. (Cortesia do Dr. Evaldo Rodrigues.)

Nos casos em que a extremidade do segmento fraturado do instrumento ultrapassar o forame apical, a sua não remoção, principalmente nos casos de dentes infectados, pode comprometer o resultado do tratamento endodôntico realizado. Ocorrendo o fracasso, a intervenção cirúrgica é indicada.

### Não ultrapassagem do segmento fraturado do instrumento

Dependendo da forma da seção reta transversal do canal radicular e do instrumento endodôntico fraturado, pode não ser possível a ultrapassagem e, consequentemente, a sua remoção.

A dificuldade de ultrapassagem é maior quando a seção reta transversal do canal é circular e a seção reta transversal do instrumento revela um canal helicoidal pouco profundo. O ângulo agudo de inclinação das hélices e o comprimento do canal helicoidal, contidos no fragmento metálico, também podem interferir, ou seja, quanto maiores o ângulo de inclinação da hélice e o comprimento do canal helicoidal, maior a dificuldade de ultrapassagem pelo canal helicoidal do segmento fraturado do instrumento endodôntico.

A tentativa de ultrapassagem pelo canal helicoidal pode determinar desvios, fratura do instrumento empregado e, na insistência, a perfuração radicular.

No caso de não ultrapassagem, o canal radicular é preparado até onde está o segmento fraturado do instrumento, executando-se, então, a obturação. É importante usar, como solução química auxiliar, hipoclorito de sódio com concentração mínima de 2,5%. Para a obturação do canal radicular, devemos dar prioridade à técnica de compactação de guta-percha termoplastificada (Figuras 13.25 a 13.27).

As condições do tecido pulpar do canal além do segmento fraturado do instrumento terão uma influência direta no resultado do tratamento endodôntico. A possibilidade de sucesso é maior nos casos de polpa viva e em

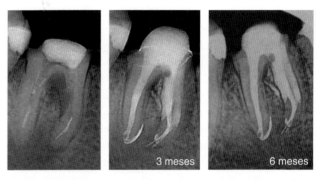

**Figura 13.27** Instrumento fraturado e perfuração cervical. Fragmento metálico não removido. Perfuração contaminada. Vedação com MTA. (Cortesia da Dra. Débora P. Sellera.)

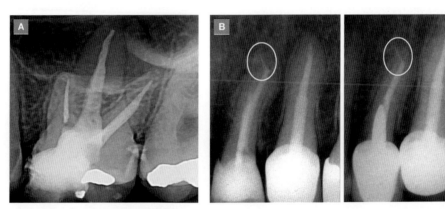

**Figura 13.25** Instrumento fraturado. **A.** Raiz mesiovestibular. Molar superior. Fragmento metálico não removido. **B.** Instrumento fraturado. Não ultrapassagem do segmento fraturado. Fragmento metálico não removido. Controle de 4 anos.

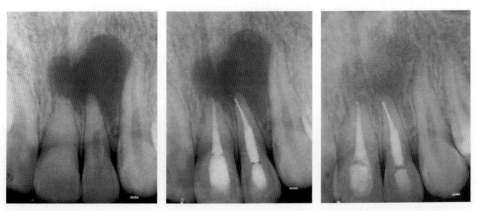

**Figura 13.26** Instrumento fraturado. Incisivo superior. Fragmento metálico não removido. Lesão perirradicular. Controle de 2 anos. (Cortesia do Dr. Henrique Antunes.)

canais já preparados previamente à fratura. Nos casos de necrose, é importante usar medicação intracanal com atividade antimicrobiana. Nesse caso, se a fratura do instrumento ocorreu após o canal ter sido esvaziado, o prognóstico é mais favorável do que se a fratura tiver ocorrido no início do esvaziamento.

Spili *et al.*[46] analisaram o impacto da permanência de instrumentos fraturados no interior do canal radicular no resultado do tratamento endodôntico. Foram avaliados 277 dentes contendo um ou mais fragmentos de instrumentos (total = 301 fragmentos). Destes, 235 (78%) eram de instrumentos de NiTi mecanizados, 48 (16%) de instrumentos manuais de aço inoxidável, 12 (4%) de espiral de Lentulo® e 6 (2%) de espaçadores endodônticos digitais. Quanto à localização do fragmento, 1 (0,5%) estava no segmento cervical; 57 (19%), no segmento médio; 232 (77%), no segmento apical; e 11 (4%) apresentavam sua extremidade além do forame apical. Quanto à condição perirradicular, 153 (52%) dos dentes eram portadores de lesão perirradicular pré-operatória, enquanto 124 (45%) não tinham lesão perirradicular. No estudo de controle foram avaliados um grupo de 146 dentes com instrumento fraturado retido no interior do canal e outro de 146 dentes (grupo de controle equiparado). O percentual de sucesso foi de 92% para o grupo que continha instrumento fraturado e de 94,5% para o grupo de controle equiparado. Nos dois grupos o percentual de sucesso foi de 87% para dentes portadores de lesão perirradicular pré-operatória, contra 93% para dentes não portadores de lesão perirradicular. Finalizando, concluíram que a permanência de um instrumento fraturado, no interior de um canal radicular tratado, não teve influência adversa no resultado. Clinicamente, a presença de uma lesão perirradicular pré-operatória indica um prognóstico mais significativo do que a presença de um fragmento de um instrumento retido no interior de um canal radicular tratado.

Para Madarati *et al.*,[47] as diretrizes quanto à conduta, diante de um instrumento fraturado no interior de um canal radicular, devem considerar:

- As restrições do canal radicular na acomodação do fragmento metálico
- O estágio do preparo do canal radicular em que o instrumento foi fraturado
- A expectativa do profissional
- Os dispositivos mecânicos disponíveis para remoção
- A complicação potencial do tratamento proposto
- A importância estratégica do dente envolvido e a presença ou ausência de lesão perirradicular.

## Fraturas de alargadores Gates-Glidden e Largo

Os alargadores Gates-Glidden e Largo são instrumentos mecanizados fabricados por usinagem de uma haste de aço inoxidável. Durante o uso clínico, a fratura desses instrumentos pode ocorrer por torção, flexão rotativa e por combinação desses carregamentos.[1,48]

Esses instrumentos geralmente fraturam junto ao raio de concordância, próximo à haste de fixação e acionamento, independentemente do diâmetro do alargador, assim como da natureza do carregamento (torção ou flexão rotativa). Geralmente, a extremidade do segmento fraturado está aquém da embocadura do canal radicular, o que permite a fácil remoção mediante sua apreensão por meio de uma pinça clínica ou porta-agulhas.[48]

Um fato importante a ser considerado é que os alargadores Gates-Glidden e Largo de diâmetros menores, por apresentarem maior flexibilidade, podem avançar durante a instrumentação em segmentos curvos de canais radiculares, induzindo uma fratura não próxima ao raio de concordância, mas em qualquer outro ponto do corpo do instrumento. Nesse caso, a falha ocorre no ponto do corpo sujeito à maior tensão. A remoção do fragmento fraturado pode não apresentar grande dificuldade, uma vez que a parte de trabalho que apresenta passo da hélice incompleto e canal helicoidal profundo permite a passagem de instrumentos endodônticos manuais, possibilitando a sua remoção pela ação de limagem, vibração sônica ou ultrassônica.[47]

Quando o segmento fraturado não puder ser removido, não impedindo, contudo, a passagem no sentido apical, ele poderá ser sepultado junto ao material obturador do canal radicular (Figuras 13.28 e 13.29).[1,48]

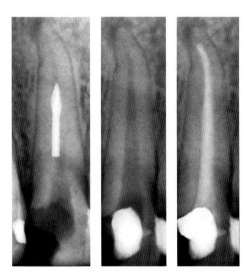

**Figura 13.28** Instrumento fraturado (Gates-Glidden). Remoção do fragmento metálico.

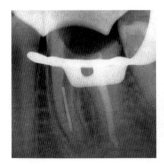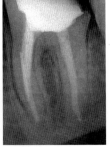

**Figura 13.29** Fratura de alargador Gates-Glidden. Raiz mesial. Fragmento metálico não removido.

Os alargadores Gates-Glidden, por causa da forma da parte do trabalho e da capacidade de deformação elástica (flexão) do intermediário, não devem ser pressionados lateralmente durante o uso clínico com o intuito de desgaste lateral das paredes dentinárias de segmentos de canais achatados ou mesmo no desgaste anticurvatura, porque eles provocam esforços de flexão rotativa maiores, promovendo a fratura do instrumento. A maior causa de fratura de alargadores Gates-Glidden é a aplicação de uma força lateral acompanhada da movimentação de avanço e retrocesso do instrumento no interior do canal radicular.[1,48] Os alargadores Gates-Glidden devem ser empregados na direção do eixo do segmento cervical de um canal imprimindo-se neles uma força suave em sentido apical, e jamais serem pressionados em lateralidade (movimento de pincelamento ou de escovagem).

Os alargadores Largo, por apresentarem menor capacidade de deformação elástica do intermediário sob flexão do que os Gates-Glidden, são mais resistentes à fratura por flexão rotativa.[1,48]

## Perfurações endodônticas

É uma comunicação acidental da cavidade pulpar de um dente com o meio bucal e/ou com os tecidos perirradiculares. Essa comunicação pode ocorrer durante a abertura coronária e/ou durante a instrumentação dos canais radiculares, complicando a resolução de um tratamento endodôntico. São classificadas em coronárias e radiculares.

### Perfurações coronárias

Trata-se da comunicação acidental da câmara pulpar de um dente com o meio bucal e/ou com os tecidos periodontais. Ocorre em um tratamento endodôntico durante a abertura coronária.[1,2,18,49]

Câmara pulpar atresiada, canais atresiados, desconsideração da inclinação do dente na arcada dentária, desconhecimento da anatomia externa e interna da câmara pulpar, presença de coroas protéticas, uso de brocas e instrumentos endodônticos inadequados podem induzir a perfurações durante a abertura coronária e a localização de canais atresiados.

Nos casos em que há dificuldade na localização dos canais radiculares, um aumento no tamanho da abertura coronária nos dentes anteriores e maior divergência da parede mesial, nos posteriores, melhoram a visualização da câmara pulpar, reduzindo a possibilidade de perfuração com a utilização de instrumentos cortantes (brocas esféricas ou com pontas ativas) na busca desses canais. Esta é uma das etapas em que podemos tirar proveito do microscópio operatório. A magnificação costuma mostrar a posição da embocadura dos canais radiculares ou revelar a obliteração de sua entrada por dentina reacional, que tem coloração mais escura.

Havendo obliteração da entrada do canal radicular, podem-se utilizar brocas LN (*long neck;* Maileffer, Suíça), que são de aço inoxidável e empregadas em baixa rotação.

São brocas esféricas (cabeça) com diâmetros ISO 0,5 mm e intermediário fino e longo. O comprimento total do instrumento é de 28 mm. Podem ser empregadas também unidades de ultrassom e pontas especiais desenvolvidas para o desgaste da dentina e de interferências anatômicas que dificultam a localização de canais atresiados. As pontas de ultrassom são mais seguras que as brocas. Aplicadas sobre as obstruções, elas implodem as obturações, que são removidas em flocos, reduzindo o risco de perfurações. Como exemplo e indicação, recomendam-se: ponta esférica diamantada com intermediário esbelto E3D e ponta cônica não diamantada E1 (Helse, SP, Brasil).

Didaticamente, as perfurações coronárias podem ser classificadas em supragengivais, subgengivais supraósseas e intraósseas.

### Perfuração coronária supragengival

Está localizada aquém da inserção gengival. Ocorre através das paredes circundantes (mesial, distal, vestibular, lingual ou palatina) da câmara pulpar. É tratada pela promoção do selamento por via interna e/ou externa com materiais habitualmente empregados em Dentística Restauradora. Nos casos de perfurações extensas, a reconstrução protética pode ser indicada.

### Perfuração coronária subgengival supraóssea

Está localizada além da inserção gengival e aquém do nível ósseo. Ocorre através das paredes circundantes (mesial, distal, vestibular, lingual ou palatina) da câmara pulpar. É tratada pela exposição cirúrgica da perfuração ou por meio da extrusão ortodôntica e seladas com os materiais restauradores.

### Perfuração coronária intraóssea

Comunica acidentalmente a câmara pulpar com o tecido ósseo. Para dentes multirradiculares, comunica o assoalho da câmara pulpar com o tecido ósseo através da furca ou de qualquer outra parede radicular circundante (mesial, distal, vestibular, lingual ou palatina). A contaminação microbiana e o processo inflamatório resultante podem levar a problemas endoperiodontais.

No momento em que ocorre a perfuração intraóssea, a área frontal a ela (ligamento periodontal e osso alveolar) é destruída em maior ou menor intensidade, dependendo da extensão da penetração e do diâmetro do instrumento que a determinou. Como consequência, estabelece-se um processo inflamatório de intensidade variável. Destruído o osso alveolar, forma-se um tecido de granulação, o qual poderá invaginar para o interior do dente através do trajeto da perfuração, se ela não for selada, formando um pólipo, cujo pedículo se acha aderido ao ligamento periodontal. O não tratamento dessa perfuração permite a contaminação via meio bucal, determinando a progressão do processo inflamatório que, por sua vez, leva a maior destruição do osso alveolar. Dependendo do nível da crista óssea e do grau de destruição do osso na área da perfuração, pode-se instalar um processo endoperiodontal, determinando uma bolsa periodontal.[2,14]

Junto a esses eventos, o cemento e a dentina adjacentes à área da perfuração poderão se apresentar com variado grau de reabsorção. Outra possibilidade é que os restos epiteliais de Malassez, que circundam a raiz, sejam estimulados, podendo dar origem a um cisto.[2,18]

Uma vez reconhecida e localizada a perfuração coronária intraóssea, esta deverá ser fechada o mais rápido possível. O não selamento da perfuração permite a infiltração de fluidos bucais para o interior da cavidade pulpar, o que favorece o desenvolvimento microbiano responsável pela indução e manutenção do processo inflamatório. Além disso, a perfuração constrói artificialmente um novo forame, pelo qual bactérias e seus produtos podem sair do canal e agredir os tecidos periodontais.

Historicamente, diversos materiais de reparo já foram indicados para o fechamento de perfurações intraósseas, como, por exemplo, o amálgama de prata, os cimentos a base de óxido de zinco e eugenol, diferentes pastas de hidróxido de cálcio, o cimento de ionômero de vidro, a resina composta, o *intermediate restorative material* (IRM) e o cimento SuperEBA®.[50-55] No entanto, desde o seu lançamento no início dos anos 1990,[56,57] o agregado trióxido mineral (MTA; do inglês, *mineral trioxide aggregate*) vem ganhando espaço em uma série de procedimentos endodônticos. O MTA foi desenvolvido na Loma Linda University, Califórnia, em 1993. A composição química principal do MTA é de silicato tricálcico, silicato dicálcico, aluminato tricálcico, óxido de cálcio e óxido de bismuto.[58] O MTA é um derivado do composto original do cimento de Portland. Embora os dois materiais apresentem características similares em alguns aspectos, eles não são idênticos entre si. O MTA passa por processamento e purificação adicionais. Após esse processo, os compostos do MTA apresentam um tamanho de partícula menor e mais regular do que os do cimento de Portland. Além disso, nesse processo, o MTA é purificado, apresentando menor conteúdo de metais pesados tóxicos que o cimento de Portland.[59,60] Ademais, o MTA apresenta alguns compostos adicionais, como, por exemplo, agentes radiopacificadores, propiciando melhor utilização na Odontologia. O MTA é comercializado como ProRoot® MTA (Dentsply Tulsa Dental Specialties, Johnson City, TN, EUA) e MTA Angelus® (Angelus, Londrina, PR, Brasil).

Desde o seu lançamento, uma série de trabalhos vêm demonstrando expressivos resultados quando comparado a materiais anteriormente utilizados em relação às propriedades biológicas, físico-químicas e mecânicas. Em decorrência dessas propriedades, o MTA tem sido indicado para reparos de raiz, como vedamento de perfuração, preenchimento de reabsorções radiculares, material retro-obturador, além de também ser usado em casos de pulpotomia e apicificação. Especificamente no que diz respeito às propriedades que fazem com que o MTA seja considerado material padrão-ouro para o selamento de perfurações radiculares, destacam-se: a capacidade de induzir a neoformação óssea e cementária, a biocompatibilidade, a capacidade de promover um selamento adequado, a insolubilidade aos fluidos teciduais e a estabilidade dimensional no longo prazo.[61,62]

Apesar de ser considerado um excelente material para diversos procedimentos clínicos, o MTA apresenta alguns inconvenientes. Dentre as limitações, destacam-se:

- O longo tempo de presa (que pode favorecer a solubilidade e/ou desintegração do material) – este problema foi solucionado pela empresa Angelus, que conseguiu reduzir o tempo de presa de aproximadamente 2 horas e 30 minutos para 15 minutos, ao realizar a diminuição da concentração do sulfato de cálcio na formulação do material, que deixava a presa do produto muito longa
- A consistência arenosa que resulta em dificuldades de manipulação, trabalho e inserção no local do reparo
- A utilização do óxido de bismuto como agente radiopacificador que pode resultar em alterações de coloração nos elementos dentários e, como consequência direta, um prejuízo estético ao paciente.[63,64]

Em decorrência desses problemas clínicos, uma nova geração de materiais foi desenvolvida, utilizando componentes mais purificados, com partículas cada vez menores e mais padronizadas, além da incorporação de outros agentes com o intuito de melhorar propriedades físicas, químicas e/ou biológicas. Destacam-se os cimentos BioAggregate® (Innovative BioCeramix, Vancouver, Canadá), Biodentine™ (Septodont, Saint-Maur-des-Fosses Cedex, França) e o MTA Repair HP (Angelus). Esses materiais estão disponíveis em formato pó e líquido a ser manipulado imediatamente antes da utilização clínica. Apresentam vantagens comprovadas quando comparados aos seus predecessores, uma vez que muitas das limitações previamente expostas foram solucionadas. O MTA Repair HP, por exemplo, adicionou um agente plastificante orgânico à água destilada, conferindo ao produto uma alta plasticidade, facilitando, assim, a manipulação e o trabalho com o material. Além disso, substituiu o óxido de bismuto pelo tungstato de cálcio como agente radiopacificador, evitando, dessa forma, prejuízos relacionados com o escurecimento do elemento dentário. Além desses novos materiais, destacam-se também os materiais prontos para uso como o Bio-C Repair (Angelus), o EndoSequence® BC™ (Brasseler, Savannah, GA, EUA) e o iRoot® BP (Innovative BioCeramix Inc., Vancouver, Canadá).

Com a introdução desses novos materiais, uma nova terminologia também foi introduzida – materiais biocerâmicos. No entanto, segundo Camilleri (2017),[65] esse termo não é correto do ponto de vista científico, uma vez que a definição de uma cerâmica seria a de um material sólido inorgânico, não metálico, resistente ao calor e fabricado a partir de compostos formados por elementos metálicos e não metálicos. A autora ainda afirma que, em Odontologia, o termo *cerâmica* refere-se amplamente a todos os vidros, zircônia e porcelanas, sendo uma definição muito ampla. Dessa forma, utilizaremos o termo cimentos hidráulicos de silicato de cálcio, cimentos de silicato de cálcio ou cimentos à base de MTA para nos referirmos tanto à primeira quanto à segunda geração desses cimentos reparadores. A Tabela 13.1 apresenta uma visão global dos materiais reparadores mais indicados atualmente.

## Capítulo 13 | Acidentes e Complicações em Endodontia

**Tabela 13.1** Cimentos de silicato de cálcio utilizados em procedimentos reparadores.

| Material e fabricante | Apresentação comercial/Composição |
|---|---|
| **ProRoot® MTA (Branco)** Dentsply Tulsa Dental Specialties, Johnson City, TN, EUA (Figura 13.30) | Disponível em formato pó e líquido a ser manipulado imediatamente antes da utilização clínica **Pó:** silicato tricálcico, silicato dicálcico, óxido de bismuto, aluminato tricálcico, sulfato de cálcio di-hidratado **Líquido:** água destilada |
| **MTA Angelus®** Angelus, Londrina, PR, Brasil (Figura 13.31) | Disponível em formato pó e líquido a ser manipulado imediatamente antes da utilização clínica **Pó:** silicato tricálcico, silicato dicálcico, óxido de bismuto, aluminato tricálcico, óxido de cálcio, óxido de alumínio, dióxido de silício **Líquido:** água destilada |
| **BioAggregate®** Innovative BioCeramix, Vancouver, BC, Canadá | Disponível em formato pó e líquido a ser manipulado imediatamente antes da utilização clínica **Pó:** silicato tricálcico, silicato dicálcico, fosfato de cálcio monobásico, óxido de silício amorfo e pentóxido de tântalo **Líquido:** água deionizada |
| **Biodentine™** Septodont, Saint-Maur-des-Fosses Cedex, França (Figura 13.32) | Disponível em formato pó e líquido, misturados por meio de um amalgamador imediatamente antes da utilização clínica **Pó:** silicato tricálcico, silicato dicálcico, carbonato de cálcio, óxido de zircônio, óxido de cálcio, óxido de ferro **Líquido:** cloreto de cálcio, polímero hidrossolúvel e água |
| **MTA Repair HP** Angelus, Londrina, PR, Brasil (Figura 13.34) | Disponível em formato pó e líquido a ser manipulado imediatamente antes da utilização clínica **Pó:** silicato tricálcico, silicato dicálcico, aluminato tricálcico, óxido de cálcio, tungstato de cálcio **Líquido:** água e agente plastificante |
| **EndoSequence® BC Root™ Repair Material** Brasseler, Savannah, GA, EUA (Figura 13.33) | Disponível em dois formatos: pasta aplicada por meio de seringa (EndoSequence® BC RRM-Fast set putty) ou em massa condensável (EndoSequence® BC RRM™). Ambos os formatos não necessitam de manipulação prévia, encontrando-se prontos para uso **Componentes:** Silicatos de cálcio, óxido de zircônio, óxido de tântalo, fosfato de cálcio monobásico, agentes espessantes e de preenchimento |
| **iRoot® BP** Innovative BioCeramix Inc., Vancouver, Canadá | Assim como o EndoSequence® RRM™, está disponível em dois formatos: pasta aplicada por meio de seringa (iRoot® BP) ou em massa condensável (iRoot® BP Plus). Ambos os formatos não necessitam de manipulação prévia, encontrando-se prontos para uso. A formulação do iRoot® BP é similar à do EndoSequence® BC RRM™ **Componentes:** Óxido de zircónio, silicatos de cálcio, óxido de tântalo, fosfato monobásico de cálcio, agentes espessantes e de preenchimento |
| **Bio-C Repair** Angelus, Londrina, PR, Brasil (Figura 13.35) | Disponível em formato pasta. Não necessita manipulação prévia. Encontra-se pronto para uso **Componentes:** Silicato tricálcico, silicato dicálcico, aluminato tricálcico, óxido de cálcio, óxido de zircônio, óxido de silício, polietilenoglicol e óxido de ferro |

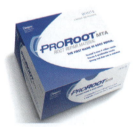

**Figura 13.30** ProRoot® MTA (Branco). Reproduzida com permissão da Dentisplay.

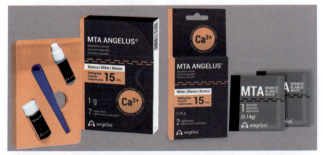

**Figura 13.31** MTA Angelus®. Reproduzida com permissão da Angelus.

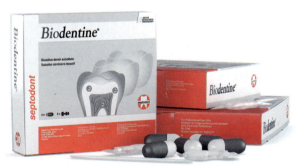

**Figura 13.32** Biodentine™. Reproduzida com permissão da Septodont.

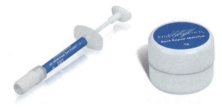

**Figura 13.33** EndoSequence® BC RRM™-Fast set putty e EndoSequence BC RRM. Reproduzida com permissão da Brasseler.

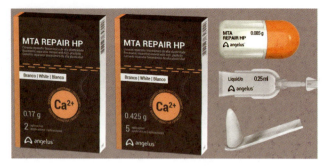

**Figura 13.34** MTA Repair HP. Reproduzida com permissão da Angelus.

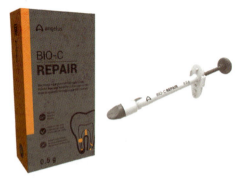

**Figura 13.35** Bio-C Repair. Reproduzida com permissão da Angelus.

Nos casos em que a perfuração ocorre e não há contaminação da área, o selamento do defeito deve ser realizado imediatamente após o acidente e, se possível, antes mesmo de dar continuidade ao tratamento endodôntico. Nesses casos, recomendamos que o local da perfuração seja limpo com abundante irrigação-aspiração (hipoclorito de sódio a 1%) e, se necessário, a remoção de resíduos com auxílio de curetas. Cessada a hemorragia, sendo o diâmetro da perfuração pequeno, imediatamente aplica-se o hidróxido de cálcio em pó ou em pasta com veículo viscoso ou oleoso ou o cimento de silicato de cálcio escolhido pelo profissional. Após secagem, com pontas de papel absorvente, o material é levado com um instrumento adequado (curetas, espátula Hollenback ou calcadores de cimento) na perfuração e, a seguir, compactado, sendo o excesso removido.

Em casos de perfurações amplas, deve-se evitar o extravasamento do material de preenchimento da perfuração no interior do espaço periodontal. Nesses casos, podemos recorrer a matriz (barreira) interna, colocada no fundo da perfuração, para controlar a hemorragia e prevenir a sobreobturação do material de preenchimento. O hidróxido de cálcio na forma de pó ou associado a um veículo aquoso pode ser empregado. Outro material empregado é o sulfato de cálcio.[66] Esses materiais funcionam como uma barreira mecânica e são bem tolerados pelos tecidos e reabsorvidos lentamente, permitindo, posteriormente, o contato do tecido conjuntivo com o material reparador de preenchimento. A colocação e a compactação do material de preenchimento na perfuração devem ser comprovadas pelo exame radiográfico. Após esse procedimento, o local não deve ser irrigado, para evitar o deslocamento do material de preenchimento da perfuração. O tratamento endodôntico deverá ser realizado em uma próxima intervenção.

Nos casos em que a perfuração coronária intraóssea esteja localizada muito próxima da embocadura de canal radicular, é difícil realizar e manter o preenchimento definitivo da comunicação durante o tratamento endodôntico subsequente desse canal. Nesses casos, recomenda-se o preenchimento temporário da perfuração, preferencialmente, com sulfato de cálcio ou pasta de hidróxido de cálcio com veículo viscoso (glicerina ou polietilenoglicol), que será removida e substituída pelo material reparador definitivo de escolha do profissional após a instrumentação e obturação do canal radicular. Os demais canais do dente poderão ser tratados na mesma sessão ou em outras subsequentes.

Nos casos em que, após a perfuração coronária intraóssea, é observada hemorragia intensa, a perfuração deve ser preenchida com sulfato de cálcio ou com pasta de hidróxido de cálcio associada com veículo aquoso, com o objetivo de cessar a hemorragia e cauterizar superficialmente o tecido junto à área da perfuração. Retira-se o material 3 a 7 dias depois e realiza-se o selamento da perfuração com as opções mencionadas.

Quando ocorre contaminação da área intraóssea, a destruição tecidual geralmente é extensa e pode se desenvolver um abscesso. Nessa situação, deve-se remover o material ou tecido contaminado presente na perfuração mecanicamente por meio de instrumentos endodônticos ou curetas, sendo, às vezes, necessário ampliá-la. Deve-se usar uma medicação com efetiva atividade antimicrobiana (pasta HPG [hidróxido de cálcio, paramonoclorofenol canforado e glicerina]) (ver Capítulo 15, Medicação Intracanal). Debelados os sinais e sintomas do processo infeccioso, procede-se ao selamento da perfuração (Figura 13.36). Dependendo das condições anatômicas, quando o tratamento proposto fracassar, pode-se optar pela resolução cirúrgica.

Outra opção de tratamento para as perfurações coronárias intraósseas é o seu preenchimento com pastas à base de hidróxido de cálcio. Elas devem ser renovadas até ocorrer o selamento biológico da perfuração. Obtida a formação de um tecido mineralizado, que sela a perfuração,

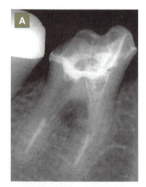 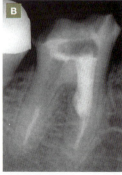

**Figura 13.36** Perfuração coronária intraóssea. **A.** Assoalho da câmara. Selamento da perfuração com MTA. Controle de 1 ano. **B.** Assoalho da câmara. Vedação da perfuração com MTA. Controle de 2 anos. (Cortesia do Dr. Weber S. P. Lopes.)

a pasta de hidróxido de cálcio é removida. A seguir, procede-se à obturação do canal radicular e ao preenchimento da cavidade pulpar de modo semelhante ao descrito anteriormente. Essa proposta terapêutica, pouco utilizada na clínica, tem como inconveniente retardar a restauração definitiva do dente. Isso pode favorecer a recontaminação da perfuração e do canal radicular, a fratura do dente e retardar o restabelecimento da função mastigatória e da estética. Devemos ressaltar que o selamento biológico da perfuração ocorre não em virtude das trocas de curativos à base de hidróxido de cálcio, mas sim, pela ausência de infecção e pelo tempo decorrido do tratamento.

## Perfuração radicular

É uma comunicação acidental de um canal radicular com os tecidos perirradiculares.[1,14,39] A principal manifestação clínica de uma perfuração radicular é a hemorragia intensa. O diagnóstico se houve ou não perfuração pode ser confirmado pelo exame radiográfico. Também é de grande valia para a localização da perfuração o preenchimento total do canal radicular com pasta de hidróxido de cálcio contendo contraste (iodofórmio ou carbonato de bismuto).

O tratamento endodôntico de um dente acometido por uma perfuração radicular deve ser realizado o mais rápido possível, com o objetivo de evitar a contaminação da área radicular perfurada.

Nos casos de contaminação da área perfurada, a destruição tecidual é extensa e pode se desenvolver um abscesso. Nesses casos, é necessário o combate à infecção com o uso de uma solução química (hipoclorito de sódio a 2,5%) e da ação mecânica de instrumentos endodônticos ou curetas na remoção do tecido contaminado presente na perfuração, sendo, às vezes, necessário ampliá-la. O uso de uma medicação com efetiva atividade antimicrobiana é indicado (pasta HPG ou HCX [hidróxido de cálcio e clorexidina]). Dependendo das condições anatômicas, quando o tratamento proposto fracassar, pode-se optar pela resolução cirúrgica.

Didaticamente, as perfurações radiculares, quanto à localização, podem ser classificadas em cervicais, médias e apicais.

### Perfuração radicular cervical

Está localizada no segmento cervical da raiz dentária. Ocorre através das paredes circundantes (mesial, distal, vestibular e lingual ou palatina) da raiz dentária. É frequente em canais curvos de raízes achatadas. Nesses casos, a parede afetada é a parede interna do canal (côncava da raiz). Ela resulta do uso de brocas e de alargadores (Gates-Glidden, Largo, Peeso) ou de instrumentos tipo K ou H de aço inoxidável, rígidos e de diâmetros não compatíveis com as dimensões radiculares.

Nos casos de canais curvos de dente molares, cujo arco inicie-se próximo da embocadura, o contorno da perfuração geralmente se estende para o assoalho da câmara pulpar no sentido da furca. Há a formação de um rasgo, na direção do eixo da raiz, comunicando o canal radicular com o periodonto. O prognóstico dessas perfurações é desfavorável quando comparado com o prognóstico das perfurações localizadas nos segmentos médios e apicais. Seu sucesso depende do tamanho e do nível da perfuração, bem como da contaminação ou não da área.

O tratamento endodôntico de um dente acometido por uma perfuração radicular cervical deve ser realizado o mais rapidamente possível. Recomenda-se que a perfuração radicular cervical seja selada durante a obturação do canal radicular. Nesses casos, após o preparo químico-mecânico do canal radicular, o selamento da perfuração é alcançado com o cimento obturador. Como material obturador, devemos associar os cones de guta-percha a algum cimento endodôntico obturador, preferencialmente que apresente compatibilidade biológica e que não seja solúvel aos fluidos teciduais. Nos casos de contaminação da área radicular perfurada, recomenda-se o combate à infecção para posterior selamento da perfuração.

A técnica de compactação lateral, ou de cone único com compactação vertical (compressão hidráulica), deve ser empregada. Na técnica de compactação lateral, após a seleção do cone principal de guta-percha, a sua porção apical é envolvida pelo cimento obturador e, a seguir, o cone é inserido e adaptado no canal até a posição determinada. Com um espaçador digital de NiTi introduzido entre o cone principal e a parede frontal oposta à perfuração do canal, executa-se a compactação lateral do material obturador. Com essa manobra, os cones de guta-percha e o cimento obturador são pressionados de encontro à parede perfurada, selando o defeito. Essa manobra também evita que os cones acessórios sejam extruídos via perfuração. A operação é acompanhada radiograficamente.

As porções dos cones que saem pela câmara pulpar são cortadas com instrumentos aquecidos direcionados em sentido lateral, no nível da embocadura do canal radicular. Imediatamente depois do corte, realiza-se uma suave compactação vertical do material obturador, usando-se compactador frio. Após a limpeza da câmara pulpar, esta é preenchida com material selador provisório ou material restaurador. Não se deve usar esse canal para receber retentor intrarradicular.

Para perfurações de maiores diâmetros, outra opção é o selamento da perfuração com cimentos de silicato de cálcio a ser definido pelo profissional, mantendo-se o lúmen do canal vazio. Após o preparo químico-mecânico, o canal radicular, um pouco além da perfuração, deverá ser obstruído com um cone de papel absorvente ou até mesmo de guta-percha. Em seguida, o segmento cervical do canal radicular é preenchido com material selador de escolha, sendo o mesmo compactado na embocadura do canal para assegurar o preenchimento da perfuração.

A operação é acompanhada radiograficamente. A seguir, busca-se retomar a trajetória do canal radicular com a remoção do cone de papel absorvente ou de guta-percha e do excesso de material de preenchimento com instrumentos tipo K ou H de diâmetros adequados. A limpeza final do lúmen do canal radicular é realizada com cone de papel absorvente de diâmetro adequado, ficando apenas a área da perfuração selada com o material de preenchimento devidamente compactado. Após esse procedimento, o local não deve ser irrigado, para evitar o deslocamento do material de preenchimento da perfuração. Após o endurecimento do material, o canal radicular deve ser obturado cautelosamente com cone de guta-percha e cimento obturador. Deve-se optar, sempre que possível, por não utilizar o canal que tenha perfuração para receber retentor intrarradicular. No entanto, em alguns casos, não será possível evitar a instalação de retentor, devendo o clínico executar o procedimento com extrema cautela para não deslocar o material reparador da zona de perfuração (Figuras 13.37 a 13.40).

### Perfuração radicular média

Está localizada no segmento médio da raiz dentária. Ocorre através das paredes radiculares circundantes (mesial, distal, vestibular, lingual ou palatina).

Degraus, falsos canais, canais atresiados e curvos, canais atresiados e com obstruções do segmento médio (material obturador do canal, fragmento metálico de instrumentos, cones de prata seccionados, resíduos de material obturador coronário, detritos advindos da instrumentação) podem predispor às perfurações radiculares médias durante a instrumentação.

Nos casos em que for possível a remoção das obstruções e a retomada da trajetória original do canal, a perfuração radicular média será considerada e tratada como um canal lateral de um sistema de canais radiculares. Não havendo contaminação, a obturação do canal deverá ser realizada imediatamente após o preparo químico-mecânico (Figura 13.41).

Nos casos de contaminação da área radicular perfurada recomenda-se o combate à infecção para posterior selamento da perfuração (Figuras 13.42 a 13.45).

A não remoção das obstruções e a não retomada da trajetória original do canal sugerem um prognóstico desfavorável ao tratamento endodôntico, principalmente, se o dente apresentar lesão perirradicular. Diante da evidência de fracasso, pode-se optar pela resolução cirúrgica.

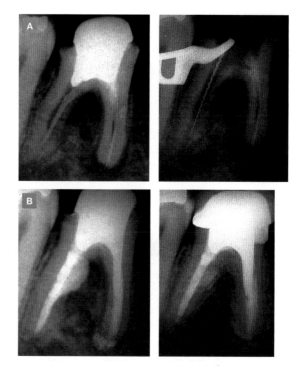

**Figura 13.37** Perfuração radicular cervical. Área da perfuração contaminada. **A.** Perfuração da parede interna da raiz distal do molar inferior. **B.** Selamento mediato da perfuração com pasta de hidróxido de cálcio com veículo oleoso. Controle de 6 anos.

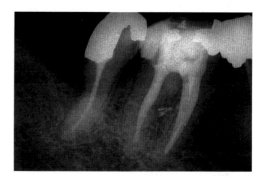

**Figura 13.38** Perfuração radicular cervical. Área da perfuração contaminada. Perfuração na parede interna da raiz mesial do molar inferior. Selamento mediato da perfuração com cimento MTA. Controle de 18 meses.

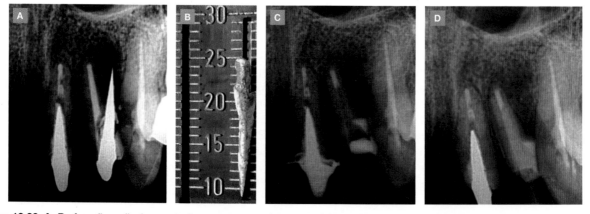

**Figura 13.39 A.** Perfuração radicular cervical com presença de retentor intrarradicular cimentado no local da perfuração. **B.** Retentor intrarradicular removido. **C.** Material selado com o MTA Repair HP. **D.** Proservação de 6 meses após a remoção do retentor e selamento da perfuração. Caso já com o novo núcleo e prótese instalada. (Cortesia do Dr. Evaldo Rodrigues.)

Capítulo 13 | Acidentes e Complicações em Endodontia 465

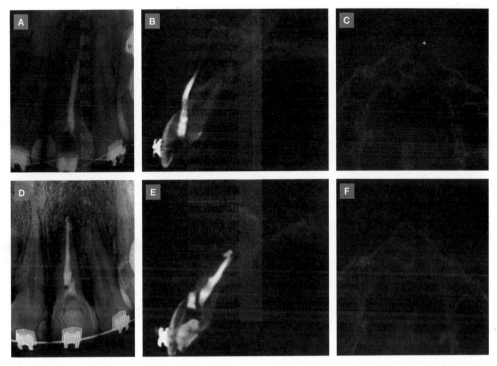

**Figura 13.40 A.** Perfuração no terço cervical do incisivo central superior com a obturação invadindo o tecido conjuntivo subjacente. **B.** Corte sagital da tomografia computadorizada *cone beam* (TCCB) mostrando material obturador extravasado, calcificações atípicas na entrada e no terço médio dos canais e destruição óssea perirradicular. **C.** Corte axial da TCCB mostrando a extensão da periodontite apical crônica. **D a F.** Controle imaginológico com radiografia periapical e TCCB após 6 meses do retratamento endodôntico e selamento da perfuração com Bio-C Repair, mostrando o reparo tecidual. (Cortesia do Dr. Evaldo Rodrigues.)

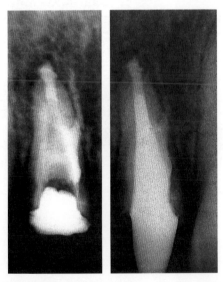

**Figura 13.41** Perfuração radicular no segmento médio. Ausência de contaminação. Selamento imediato da perfuração com cimento endodôntico.

### Perfuração radicular apical

Está localizada no segmento apical da raiz. Ocorre através das paredes radiculares circundantes (mesial, distal, vestibular, lingual ou palatina). É mais frequente na parede externa do segmento apical curvo de um canal radicular (parede convexa da raiz).

Falsos canais, canais atresiados e com segmentos apicais curvos, canais atresiados e com obstruções do segmento apical podem predispor às perfurações radiculares

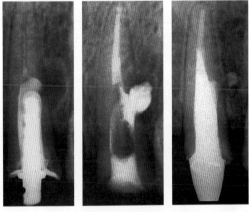

**Figura 13.42** Perfuração radicular no segmento médio. Área da perfuração contaminada. Perfuração na parede distal do incisivo lateral. Selamento mediato da perfuração com pasta de hidróxido de cálcio com veículo oleoso. Controle de 4 anos.

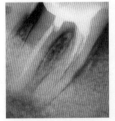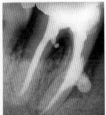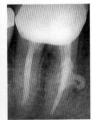

**Figura 13.43** Perfuração radicular no segmento médio. Área da perfuração contaminada. Perfuração cervical da parede interna da raiz distal. Perfuração média da parede externa da raiz mesial. Vedamento mediato das perfurações com cimento endodôntico (óxido de zinco e eugenol). Controle de 3 anos. (Cortesia do Dr. Ridalton C. Morais.)

466 Endodontia | Biologia e Técnica

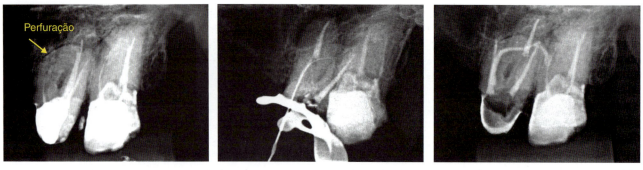

**Figura 13.44** Perfuração MV1. Localização, preparo e obturação de MV2 (curvatura acentuada). Técnica híbrida com uso de instrumento mecanizado de memória controlada e acionamento reciprocante.

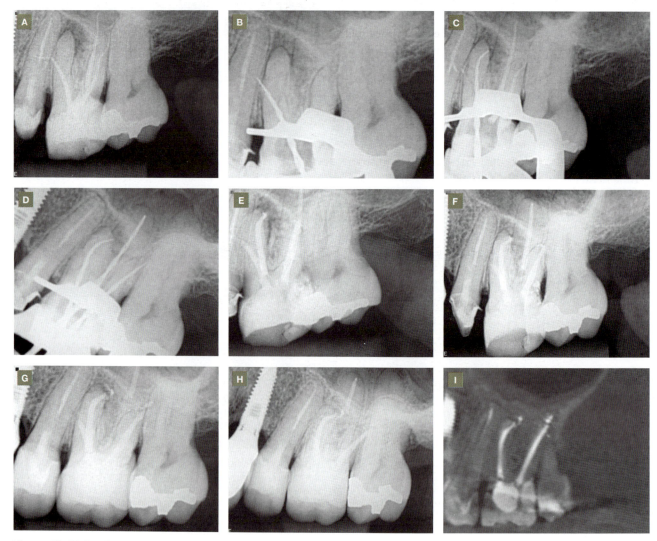

**Figura 13.45 A e B.** Desvio do trajeto original do canal com perfuração da raiz mesiovestibular em seu terço médio, com extravasamento do material obturador. Desobstrução do desvio e perfuração. **C e D.** Retomada do percurso original do canal com o auxílio do instrumento Reciproc® Blue que, devido ao tratamento térmico, permite seu pré-curvamento, o que facilita o avanço, superando o desvio. **E e F.** Selamento da perfuração com MTA Repair HP. Desobstrução, preparo e obturação de todos os canais. **G e H.** Controles por radiografia periapical após 6 meses e 1 ano de tratamento. **I.** Controle por TCCB após 1 ano de tratamento. (Cortesia do Dr. Evaldo Rodrigues.)

apicais durante a instrumentação. Geralmente são provocadas por instrumentos endodônticos tipo K de aço inoxidável. Deve-se evitar o emprego de instrumentos com pontas cônicas piramidais e com vértices pontiagudos. Para canais com segmentos apicais curvos, instrumentos de maiores diâmetros deverão ser de NiTi em substituição aos de aço inoxidável.

Nas perfurações radiculares apicais, a retomada da trajetória do canal original é uma tarefa bastante difícil de ser alcançada. Nos casos em que forem possíveis a remoção das obstruções e a retomada da trajetória do canal original, a perfuração radicular apical será considerada e tratada como um canal secundário de um sistema de canais radiculares. Na ausência de contaminação, a obturação do canal deverá ser realizada na mesma sessão do preparo químico-mecânico. A não remoção da obstrução e a não retomada da trajetória do canal original podem ser desfavoráveis ao resultado do tratamento endodôntico, principalmente nos dentes portadores de lesão perirradicular. Nesses casos, a opção cirúrgica é de prognóstico bastante favorável.

Nos casos em que, após a perfuração radicular, se observa hemorragia intensa, a cavidade pulpar e o defeito devem ser preenchidos com sulfato de cálcio ou pasta de hidróxido de cálcio associada com veículo hidrossolúvel, com o objetivo de cessar a hemorragia e cauterizar superficialmente o tecido junto à área da perfuração. Após 3 a 7 dias, retira-se o material e realiza-se a obturação do canal e da perfuração com uma das opções mencionadas.

Quando ocorre contaminação da área radicular perfurada, a destruição tecidual geralmente é extensa e pode se desenvolver um abscesso. Nessa situação, é necessário o uso do hipoclorito de sódio a 2,5% e a remoção mecânica do material contaminado presente na perfuração por meio de instrumentos endodônticos. O canal radicular deve ser preparado até o comprimento de trabalho, mantendo o canal cementário desobstruído, e medicação intracanal com efetiva atividade antimicrobiana (pasta HPG ou HCX) deve ser aplicada (ver Capítulo 15, Medicação Intracanal). Debelados os sinais e sintomas, realizam-se o preenchimento da perfuração e a obturação do canal radicular de modo semelhante ao descrito anteriormente. Quando o tratamento proposto fracassar, pode-se optar pela resolução cirúrgica (Figuras 13.46 e 13.47). Um estudo retrospectivo com 50 casos de perfuração radicular relatou que houve reparação tecidual em 90% dos casos.[67]

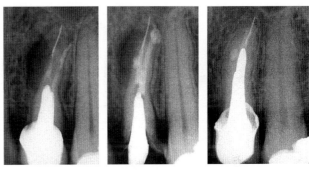

**Figura 13.46** Perfuração radicular apical. Área da perfuração contaminada. Perfuração da parede distal da raiz do pré-molar superior. Presença de instrumento fraturado. Vedamento mediato da perfuração com pasta de hidróxido de cálcio com veículo oleoso. Não remoção do fragmento metálico. Controle de 2 anos. (Cortesia do Dr. Ridalton C. Morais.)

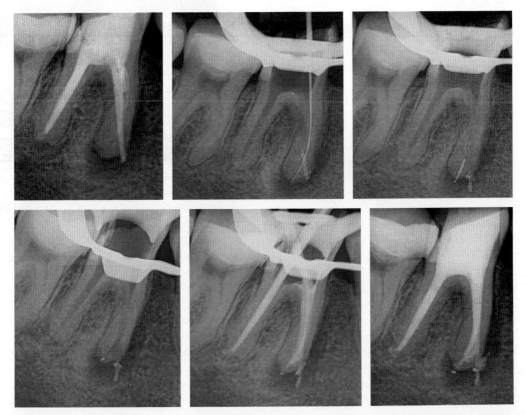

**Figura 13.47** Degrau. Perfuração. Retomada do canal anatômico. Fratura e remoção de instrumento fraturado e obturação dos canais. (Cortesia do Dr. Patrick Baltieri.)

As referências bibliográficas deste capítulo estão disponíveis no Ambiente de aprendizagem do GEN | Grupo Editorial Nacional.

Capítulo 14

# Irrigação dos Canais Radiculares

Seção 14.1

## Irrigação: Aspectos Físicos

Marco Antonio H. Duarte | Rodrigo R. Vivan | Murilo P. Alcalde

Durante o preparo químico-mecânico dos canais radiculares, a irrigação exerce papel altamente significante na limpeza e na desinfecção. Tanto a ação química do agente irrigante como a física do ato de irrigar e da agitação são importantes para promover a remoção e a dissolução de tecidos, *debris* teciduais, *smear layer* e fragmentos de dentina decorrentes da ação excisional dos instrumentos durante a instrumentação.

A eficácia de desbridamento mecânico de um sistema de inundação/agitação do irrigante é dependente de sua capacidade de favorecer à solução irrigadora chegar no terço apical e em áreas inacessíveis da instrumentação, favorecendo, assim, a criação de uma corrente forte o suficiente para desprender e remover os detritos para a região coronária.[1-5]

Devido à raiz ser delimitada por osso e ligamento periodontal e à presença de tecidos vivos ou necrosados nas ramificações, forames e foraminas,[6-8] o canal radicular se comporta como um ambiente fechado, o que resulta na formação de gás em sua porção apical,[9-11] produzindo um efeito denominado *vapor lock* durante a irrigação do canal radicular.[12,13] Estudos *in vitro* simulando o ambiente fechado têm demonstrado a formação de *vapor lock* durante a irrigação e a interferência desse na penetração da solução irrigadora nas anfractuosidades e ramificações dos sistemas de canais, bem como a chegada do mesmo na região apical.[5,14]

Alguns fatores no ato de instrumentar são importantes para favorecer o melhor fluxo de irrigação no interior do canal radicular e a melhor penetração do irrigante na porção apical do canal radicular. Um desses fatores é o nível de ampliação apical, sendo que, para um melhor fluxo do irrigante para o terço apical, o nível de ampliação tem que ser no mínimo até um instrumento 35.[10,15] A Figura 14.1 mostra a imagem em microtomografia computadorizada de um molar superior que foi ampliado apicalmente até o diâmetro 25, no qual foi inserido um líquido irrigante radiopaco com uma cânula posicionada a 3 mm do comprimento de trabalho, evidenciando a limitação da solução irrigadora em atingir a região apical.

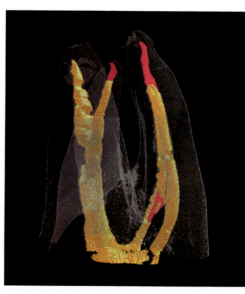

**Figura 14.1** Imagem microtomográfica de um molar instrumentado apicalmente até o diâmetro 25 em que foi realizada a irrigação convencional e houve formação de bolhas.

Outro fator importante para a melhor penetração do irrigante no terço apical é a realização da patência, ou seja, a utilização de uma lima tipo K de diâmetro 10 no limite do forame ou 1 mm além do mesmo é determinante para o melhor fluxo do irrigante no terço apical, independentemente do método de irrigação.[15-17]

O ato de irrigar durante a instrumentação tem como objetivos manter o canal repleto de solução irrigadora, favorecendo a lubrificação dos instrumentos durante o corte e a dispersão das partículas dentinárias e detritos teciduais, impedindo que sejam compactados para a região apical do canal radicular e ocorra extrusão para o periápice. Após a instrumentação, o ato de irrigar tem a função de movimentar as partículas dentinárias e os detritos teciduais e favorecer a sua remoção em direção coronária ou facilitar a sua aspiração por meio das cânulas aspiradoras.

## Dinâmica dos fluidos

Vários fatores físicos podem influenciar o grau de penetração do líquido irrigante e sua eficácia, incluindo conformação anatômica do canal e dimensão, volume e pressão de irrigação, tipo, tamanho e profundidade de inserção da agulha de irrigação e forma de despejar o líquido dentro do canal radicular.[6,18-20]

A dinâmica de irrigação desempenha um papel importante sobre a sua eficácia e a capacidade de promover o contato da solução irrigadora com os microrganismos e restos de polpa e dentina presentes no canal radicular.[21,22] Para a avaliação da dinâmica da irrigação nos canais radiculares, foram realizados estudos empregando a dinâmica de fluidos computacional (DFC).[4,23,24]

DFC é um ramo da mecânica dos fluidos que resolve e analisa os problemas que envolvem um fluxo de fluido por meio de simulações computadorizadas.[25] Tecnologia moderna de DFC permite simulações numéricas complexas que foram aplicadas no estudo do sistema cardiovascular e permite a avaliação de parâmetros específicos, tais como distribuição e velocidade do fluxo de sangue na aorta, pressão de parede e tensão de cisalhamento na parede da aorta, que são muito difíceis de medir *in vivo*.[26] A DFC foi inicialmente utilizada para mostrar a turbulência no canal durante o ato de irrigar empregando velocidades diferentes de injeção.[27]

A penetração de um líquido em uma cavidade depende de sua superfície e forças capilares, o ângulo de contato, viscosidade, tamanho da cavidade e se a cavidade é aberta ou fechada.[17]

Durante o ato de irrigar gera-se, com o despejo da irrigação por meio de seringa e cânulas irrigadoras, um turbilhonamento decorrente da pressão de irrigação que favorece a movimentação das partículas dentinárias e *debris* teciduais, visando favorecer a sua remoção. Vale ressaltar que a maior movimentação e a chegada do irrigante na porção apical são dependentes de alguns fatores, como operador, diâmetro de ampliação apical, patência, tipo de agulha e forma de despejo do líquido dentro do canal.[4,15-17]

Quando da agitação, há a formação de cavidades no líquido denominadas cavitação. Essa pode ser estável, quando a bolha se forma e não se rompe, ou transitória, quando há formação da bolha e essa se rompe ao tocar as paredes, gerando ondas de choque que colaboram de forma significante com a limpeza.

É importante ressaltar que, durante a irrigação, a dinâmica dos fluidos exerce papel relevante na limpeza dos canais radiculares.

## Irrigação simples

A irrigação tem por finalidade a movimentação estabelecida pelo fluxo do líquido após injetado em uma cavidade. Para o método de irrigação simples, se faz necessário o emprego de uma seringa, que é o gerador de pressão, e uma cânula irrigadora para favorecer o carreamento e o despejo do líquido irrigante no interior do canal.

As seringas podem ser de vidro, como as do tipo Luer Lock, que apresentam bico metálico, ou de plástico (Figura 14.2). As de vidro podem ser reutilizadas após esterilização, mas pelo fato de não apresentarem uma adequada adaptação às cânulas, tem-se preferido as de plástico.

As seringas podem apresentar volumes de armazenamento de 3, 5, 10 e 20 m$\ell$. Para se exercer um nível de pressão adequada e favorecer uma pressão mais controlada, deve-se optar pelas seringas de 5 m$\ell$. Com relação às cânulas irrigadoras, essas podem ser de metal ou com rosqueador de plástico.

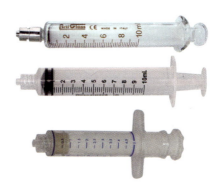

**Figura 14.2** Seringas de vidro e de plástico empregadas para a realização da irrigação convencional.

As cânulas de metal normalmente apresentam dois números marcados, um correspondente ao seu comprimento e o outro correspondente ao seu diâmetro. Portanto, a marcação 30-6 significa que a cânula possui 30 mm de comprimento e 0,6 mm de diâmetro externo (Figura 14.3). Em Endodontia, normalmente se utilizam cânulas com comprimentos (23 mm, 28 mm, 30 mm, 40 mm) e diâmetros externos variáveis (0,3 mm, 0,4 mm, 0,5 mm, 0,6 mm). A seleção do diâmetro deve estar relacionada com a anatomia. Em canais mais atrésicos, como mesiais de molares inferiores e vestibulares de molares superiores, deve ser empregada a cânula com diâmetro de 0,3 mm; em canais de diâmetro intermediário, como distal de molares inferiores, palatina de molares superiores, pré-molares e incisivos inferiores, pode-se usar a cânula de diâmetro 0,4 mm; enquanto em caninos inferiores, incisivos e caninos superiores, a de diâmetro 0,5 mm ou 0,6 mm pode ser a selecionada.

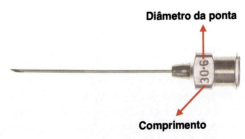

**Figura 14.3** Cânula metálica 30-6, em que 30 corresponde ao comprimento de 30 mm e 6 corresponde ao diâmetro externo de 0,6 mm.

Deve ser enfatizado que as cânulas metálicas possuem um bisel, o qual deve ser removido com o auxílio de um disco de *carborundum*, pois o bisel pode fazer com que a cânula crave na dentina, gerando irregularidades nas paredes do canal, além de a dentina removida com o bisel promover o entupimento da agulha.

A Ultradent disponibiliza no mercado cânulas irrigadoras Endo-Eze™ Irrigator que apresentam *gauge* 27 (0,40 mm) e as NaviTip®, e as primeiras possuem, na extremidade, abertura frontal e uma ranhura lateral, enquanto as segundas possuem abertura frontal e arredondada, além de flexibilidade, possibilitando, sua inserção com maior facilidade em curvaturas radiculares. A NaviTip® apresenta dois diâmetros: *gauge* 29 (0,28 mm) e 30 (0,25 mm) e tem 4 comprimentos demarcados pela variação da cor (Figura 14.4).

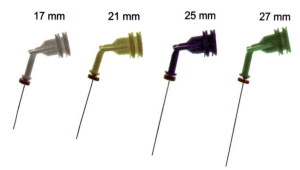

**Figura 14.4** Cânulas NaviTip® da Ultradent, em que a variação de cor corresponde a diferentes comprimentos.

Existem também no mercado cânulas irrigadoras com variações na abertura da extremidade. A agulha de irrigação Appli-Vac™ da Vista Dental possui abertura frontal (Figura 14.5). A MK Life também tem uma com ranhura lateral e extremidade aberta (Figura 14.6). Há agulhas com a extremidade fechada e com uma abertura lateral, como a Max-I-Probe®/Dentsply, a Kerr Hawe™ e uma da MK Life (Figura 14.7), com dupla abertura lateral (Endo-Irrigation Needle da Transcodent) e com múltiplas aberturas, como a microcânula do EndoVac™ (Figura 14.8).

Um estudo em que as diferentes cânulas foram avaliadas quanto à pressão e ao fluxo do irrigante no terço apical mostrou que o padrão de fluxo das agulhas com extremidade aberta foi diferente das agulhas com extremidade fechada, resultando em maiores fluxo e pressão apical promovida durante a irrigação com as agulhas com extremidade aberta.[28]

No caso de cânulas com abertura lateral, um estudo analisou sua eficiência em acumular fragmentos dentinários quando posicionadas a 5 mm ou a 1 mm do comprimento de trabalho e mostrou que o posicionamento a 1 mm foi mais eficiente em prevenir o acúmulo de fragmentos de dentina no interior do canal radicular.[29]

Em campos operatórios mais amplos, como a câmara pulpar, na técnica de irrigação simples, a cânula com abertura frontal deve ser posicionada a 1 cm do tecido a ser irrigado e, devido ao fato de o refluxo ocorrer com mais facilidade, cânulas mais calibrosas como 5 ou 6 podem ser utilizadas.

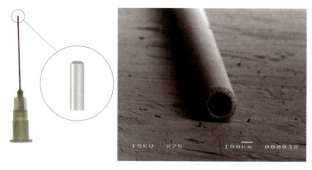

**Figura 14.5** Cânula irrigadora com abertura frontal.

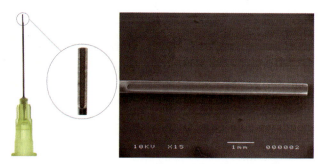

**Figura 14.6** Cânula irrigadora com abertura lateral.

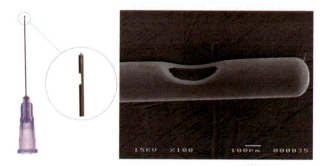

**Figura 14.7** Cânula irrigadora com saída lateral e extremidade fechada.

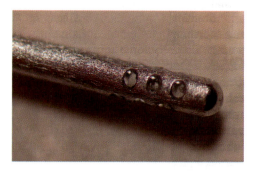

**Figura 14.8** Microcânula aspiradora do sistema EndoVac™.

Nos campos operatórios restritos, como o interior do canal radicular, a cânula deve ser introduzida no mesmo, reduzindo o espaço de refluxo. Em consequência, a energia cinética do jato promoverá o impacto contra as partículas alojadas no interior do canal, promovendo sua movimentação. Em função da obstrução do forame por tecido, ocorre a perda da energia cinética pelo jato que, então, se transforma em pressão hidrodinâmica dirigida contra os tecidos. A movimentação das partículas se dará de forma desordenada, e uma turbulência se formará, promovendo o refluxo no sentido contrário ao do jato de injeção. O movimento antagônico gerado, associado ao conteúdo sólido, líquido e gasoso do canal, dificultará a penetração apical do líquido irrigante, principalmente em canais mais atrésicos, além de formar bolhas que também impedem a penetração adequada.[14,17] A presença de curvaturas restringe ainda mais essa penetração devido à interferência dentinária. Esses fatos levarão ao prejuízo na limpeza da porção apical pela irrigação simples.[30] No ato de irrigar, cânulas com abertura frontal impulsionam o jato em direção apical, podendo atingir uma extensão máxima de 3 mm além do posicionamento da cânula. No entanto, esse fato pode acarretar ineficiência na limpeza de paredes, achatamentos e istmos que se encontram lateralmente, favorecendo um acúmulo de detritos dentinários nessas áreas.[31,32]

Alguns fatores interferem na pressão hidrostática, sendo eles: a profundidade de penetração, o diâmetro da cânula e a força aplicada sobre o êmbolo.[27] Além dos fatores relacionados com o ato de irrigar, outros inerentes ao preparo do canal colaboram para o líquido chegar na porção apical, como o nível de ampliação apical,[15,33] além da realização constante da patência foraminal.[15,17]

Um fator importante a ser ressaltado diz respeito ao posicionamento da cânula, a qual deve ser mantida no interior do canal em um ponto em que não ocorra o travamento, e, durante o despejamento do líquido irrigador, movimentos de vaivém devem ser realizados para facilitar o refluxo do líquido irrigador em direção coronária, evitando que o líquido extravase para a região periapical e leve a complicações graves, com dor intensa e edema.

O tipo e o desenho da cânula de irrigação influenciam o padrão e a velocidade de fluxo, bem como a pressão na parede do canal.[34] Cânulas com extremidade fechada e abertura lateral produzem jatos que vão de encontro às paredes dos canais e às áreas de achatamento e istmos, ocasionando maior limpeza e menor acúmulo de detritos dentinários nas paredes e nas complexidades. No entanto, o fluxo do irrigante em direção apical é limitado,[28] devendo essas cânulas ser preferencialmente posicionadas a 1 mm no comprimento de trabalho.[29]

O emprego da irrigação simples com soluções antibacterianas em canais sem complexidade anatômica significante causa redução importante da infecção endodôntica.[35] Entretanto, em dentes com complexidade anatômica, não evita o acúmulo de *debris* em istmos.[31,32]

### Aspiração simples

A ação de atrair, por meio da formação de vácuo (sucção), fluidos e partículas sólidas de uma cavidade ou superfície é definida como aspiração simples. A aspiração tem como objetivos: anular a pressão endodôntica gerada pelas irrigações gasógenas, proporcionar a remoção do irrigante para realizar a renovação da solução irrigadora, colaborar na limpeza de ramificações e anfractuosidades do canal radicular, reduzir a pressão apical pela aspiração de exsudato e colaborar para a secagem do canal radicular. Durante a instrumentação, a aspiração ajuda a remover detritos dentinários e pulpares oriundos da ação de corte dos instrumentos. Após a instrumentação, a aspiração, conjuntamente com as pontas de papel, promove a secagem dos canais. Em casos de lesão perirradicular sintomática, a aspiração via canal está indicada para sucção do exsudato inflamatório e redução da pressão periapical.

Para execução da aspiração simples, necessita-se de uma ponta aspiradora, a qual pode ser metálica ou plástica, acoplada a um sugador, e posicionada na entrada ou no interior do canal radicular. Para a aspiração intracanal, necessita-se de cânulas metálicas com diâmetros de 0,6 mm ou 0,8 mm ou usam-se as Capillary tips da Ultradent (Figura 14.9), que também são excelentes para aspiração final.

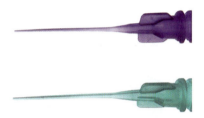

**Figura 14.9** Cânulas Capillary Tips da Ultradent para realização da aspiração simples.

### Irrigação/aspiração

A técnica consiste na realização da irrigação e da aspiração concomitantemente, com a inserção de ambas as cânulas no interior do canal radicular. Essa técnica pode ser feita com pressão negativa ou positiva, dependendo de qual cânula é inserida mais profundamente.

Kahn *et al.*,[36] em 1973, apresentaram um dispositivo composto de uma cânula plástica com 3 mm de diâmetro externo e 2 mm de diâmetro interno com perfuração lateral, onde se inseriu lateralmente a cânula de irrigação.

Na realização da irrigação/aspiração, necessita-se de cânulas de irrigação e aspiração, seringa e sistema para acoplamento da cânula aspiradora.

### Irrigação com pressão positiva

Na técnica de irrigação com pressão positiva, a cânula de irrigação é inserida no canal em posição mais apical à cânula de aspiração[37] (Figura 14.10). A irrigação convencional com pressão positiva tem limitações em remover detritos completamente em dentes com complexidade anatômica.[38]

### Irrigação com pressão negativa

A técnica irrigação/apiração com pressão negativa consiste em posicionar a cânula de aspiração mais apicalmente em relação à cânula de irrigação (Figura 14.11).

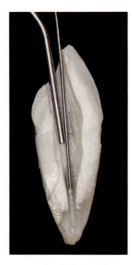

**Figura 14.10** Representação da irrigação com pressão positiva, em que a cânula irrigadora é posicionada mais apicalmente em relação à aspiradora no interior do canal radicular.

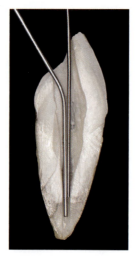

**Figura 14.11** Representação da irrigação com pressão negativa, em que a cânula aspiradora é posicionada mais apicalmente em relação à irrigadora no interior do conduto radicular.

Existe no mercado um dispositivo baseado no princípio da irrigação/aspiração com pressão negativa – o sistema EndoVac™ da SybronEndo. O sistema é composto por uma ponta principal de irrigação (que irriga e aspira concomitantemente), uma macrocânula e uma microcânula. Possui ainda uma mangueira na qual conectam-se os componentes ao sugador a vácuo, uma peça de mão onde se acopla a macrocânula e uma peça menor para o acoplamento da microcânula. As macro e microcânulas são de uso individual. Na realização da técnica, o líquido irrigante é despejado na câmara pela ponta principal e aspirado pelo mesmo dispositivo. Para a irrigação do terço cervical, após a ampliação do mesmo, emprega-se a macrocânula, que é de plástico com abertura na extremidade, possuindo um diâmetro de 0,55 mm e conicidade de 0,02 mm. Após a ampliação apical, emprega-se a microcânula, que é metálica, com diâmetro de 0,32 mm, e possui doze orifícios dispostos em quatro linhas de 3, presentes nos primeiros 0,7 mm apicais da cânula (Figura 14.8).

No uso do sistema EndoVac™, a ampliação apical do canal deve ser, no mínimo, até o diâmetro 35; entretanto, o melhor fluxo de irrigação ocorre se a dilatação apical foi até o diâmetro 40, principalmente com instrumentos conicidade de 0,04 mm.[26] A sequência operatória de uso do EndoVac™ consiste em:

***Passo 1.*** Após o acesso coronário, irrigar e aspirar a câmara com a ponta principal.

***Passo 2.*** Após o preparo cervical e médio, realizar a macroirrigação, posicionando a macrocânula de aspiração até o terço médio do canal e irrigando/aspirando por 30 segundos com hipoclorito de sódio (NaOCl).

***Passo 3.*** Após o preparo apical, realizar a microirrigação com ácido etilenodiaminotetracético (EDTA) 17%, inserindo a microcânula no comprimento de trabalho e irrigando por 30 segundos.

***Passo 4.*** Limpeza final com microirrigação usando NaOCl, com a microcânula inserida no comprimento de trabalho e efetuando a irrigação por 30 segundos.

O sistema EndoVac™ favorece maior fluxo do líquido irrigador na região apical em relação à irrigação convencional,[41] melhor remoção de detritos em relação à irrigação convencional[39,41] e boa eficiência na remoção de detritos de istmos.[42] O risco de extrusão de líquido e detritos para a região periapical é baixo quando se emprega o EndoVac™.[43,44] Em canais infectados, o EndoVac™ apresentou boa ação antibacteriana.[45]

### Sistema RinsEndo®

É um sistema hidrodinâmico, baseado na tecnologia da pressão-sucção, fabricado pela Durr Dental (Bietigheim-Bissingen, Alemanha). Vem na forma de um *kit* contendo a peça de mão, cânulas irrigadoras, seringa de irrigação, dispositivos protetores e um óleo lubrificante.[46]

A peça de mão é confeccionada em titânio e composta de uma parte superior acoplada à outra inferior (Figura 14.12). A parte inferior, por sua vez, é acoplada à mangueira da baixa rotação do equipamento odontológico. Na parte superior fica a cânula de irrigação e, na outra, a seringa com a solução irrigadora de escolha[46] (Figura 14.13).

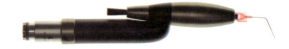

**Figura 14.12** Sistema RinsEndo® (Dürr Dental GmbH & Co. KG, Bietigheim-Bissingen, Alemanha).

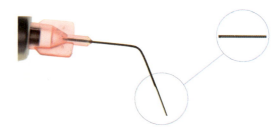

**Figura 14.13** Cânulas de irrigação do Sistema RinsEndo®.

O sistema apresenta um dispositivo de borracha que facilita o encaixe da seringa na peça de mão. Também faz parte do sistema um dispositivo protetor plástico, circular, com abertura lateral para a introdução da cânula aspiradora e um orifício central para a cânula de irrigação. Ele tem a função de evitar refluxo e vazamento da solução irrigadora. Para ativar o sistema, basta acionar o pedal do equipo odontológico. Segundo o fabricante, a cânula de irrigação deve permanecer apenas na embocadura do canal, sendo suficiente para que a solução irrigadora, pela pressão, alcance todo o sistema de canais radiculares.

O pedal da baixa rotação é pressionado e o ar passa a impulsionar a solução irrigadora para o interior do canal radicular. A cada 7 segundos, aproximadamente 1 m$\ell$ da solução irrigadora é injetado.[46] Simultaneamente à irrigação, a cânula aspiradora é introduzida na abertura lateral do protetor, procedendo-se à remoção da solução injetada.

Pela pressão de irrigação, acompanhada da aspiração concomitante, esperava-se que esse sistema de irrigação permitisse melhor limpeza do sistema de canais radiculares. Porém, Vivan et al.[46] concluíram que não houve melhora significativa na remoção de debris, em comparação com a irrigação com seringa e cânula. No entanto, Hauser et al.[47] compararam a eficiência do sistema RinsEndo® aos métodos convencionais de limpeza de canais radiculares utilizando uma solução associada a um marcador. Concluíram que o sistema RinsEndo® foi mais eficaz que os métodos avaliados quanto à capacidade de penetração da solução irrigadora nos túbulos dentinários. McGill et al.[48] compararam ex vivo a eficácia de três protocolos de irrigação quanto à remoção de uma tintura de colágeno aplicada às paredes do canal radicular.

Rödig et al.[49] compararam a eficácia da irrigação com seringa, sistema RinsEndo® e irrigação ultrassônica passiva (PUI; do inglês, passive ultrasonic irrigation) na remoção de detritos dentinários em canais radiculares com diferentes diâmetros de preparo apical. O sistema RinsEndo® mostrou melhores resultados que a irrigação com seringa e cânula. Porém, os melhores resultados foram apresentados pela PUI. Caron et al.[50] analisaram o efeito de diferentes protocolos de irrigação final na remoção da smear layer em canais curvos após a instrumentação do canal radicular. O sistema RinsEndo® apresentou resultados superiores aos do grupo sem agitação. Porém, menos eficaz aos grupos agitados com ultrassom e EndoActivator®.

Cachovan et al.[51] compararam a atividade antibacteriana in vitro frente a Enterococcus faecalis do sistema RinsEndo® e da PUI. Ambos os sistemas de irrigação reduziram o número de bactérias de forma mais eficaz do que a irrigação convencional. Utilizando o NaOCl, a PUI foi mais eficaz do que o sistema RinsEndo®. Porém, quando da associação de NaOCl e clorexidina, o sistema RinsEndo® foi mais eficaz do que a PUI. Resultados similares foram encontrados por Bago et al.[52]

Rödig et al.[53] compararam a capacidade de remoção da pasta de hidróxido de cálcio utilizando o sistema RinsEndo® e PUI. Concluíram que nenhuma das técnicas foi capaz de remover de forma eficaz a pasta de hidróxido de cálcio do terço apical. Esses resultados corroboram uma revisão publicada por Ethem Yaylali et al.[54] O sistema também foi avaliado quanto à capacidade de remoção de cimento obturador (AH Plus™) em ranhuras simuladas no canal radicular.[55] O desempenho do RinsEndo® foi superior à irrigação convencional, porém inferior à agitação sônica e ultrassônica.

## Métodos mecânicos de agitação

### XP-Endo® Finisher

O instrumento XP-Endo® Finisher (FKG Dentaire, La Chaux-de-Fonds, Suíça) foi recentemente introduzido no mercado como um complemento ao preparo químico-mecânico, com o propósito de melhorar a eficácia da irrigação do canal. XP-Endo® Finisher é um instrumento de diâmetro 25 e conicidade 0,00 (ou seja, sem conicidade). O instrumento é produzido em níquel-titânio e recebe um tratamento térmico especial na liga, chamado MaxWire®. Segundo o fabricante, o instrumento é reto em sua fase martensítica (quando está em temperatura ambiente) e muda para a fase austenítica quando exposto à temperatura corporal, apresentando forma de colher, com um comprimento de 10 mm a partir da ponta e uma profundidade de 1,5 mm (Figura 14.14). Sugere-se que seja usado a 800 rpm com soluções irrigantes após o término preparo do canal radicular com um instrumento de diâmetro 25 ou maior.

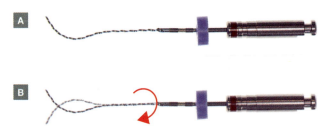

**Figura 14.14** XP-Endo® finisher. **A.** Imagem dela estática. **B.** Imagem dela simulando o movimento (XPF; FKG Dentaire SA, La Chaux-de-Fonds, Suíça).

Bao et al.[56] avaliaram a eficácia do XP-Endo® Finisher na remoção de biofilme em comparação com irrigação convencional e PUI em um modelo de dente infectado com um sulco apical artificial. O XP-Endo® Finisher pode ser utilizado na complementação da remoção de remanescentes de material obturador, ainda com resultados controversos.[57-59] Outra indicação é para a remoção de pasta de hidróxido de cálcio e pasta di ou triantibiótica.[61-65] Ulosoy et al.[65] avaliaram a eficácia do NaOCl, NaOCl-EDTA e outras combinações ativadas por ultrassom e XP-Endo® Finisher na remoção de tecido orgânico de cavidades simuladas de reabsorção radicular interna. Independentemente da solução utilizada, XP-Endo® Finisher apresentou os melhores resultados.

## XP Clean

Trata-se de um instrumento fabricado pela MKLife (Porto Alegre, RS) em aço inoxidável, com diâmetro 25 e conicidade 0,02. Apresenta, em seus milímetros próximos à ponta do instrumento, um formato de colher, que tem a finalidade de atuar em áreas onde os instrumentos usados no preparo não foram capazes de tocar. Além disso, pode ser utilizado para agitação do líquido irrigante, ruptura de biofilme e remoção de detritos das paredes do canal radicular (Figura 14.15). Como é um instrumento recente no mercado, as pesquisas estão em andamento para avaliar sua eficácia.

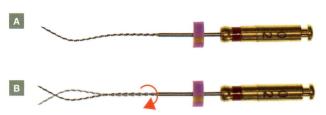

**Figura 14.15** XP Clean: **A.** Imagem dela estática. **B.** Imagem dela simulando o movimento (MKLife, Porto Alegre, RS, Brasil).

## Easy Clean

O Easy Clean (Easy equipamentos Odontológicos, Belo Horizonte, MG, Brasil) consiste em um instrumento plástico (Figura 14.16) de diâmetro 25 e conicidade 0,04, que deve ser acoplado ao motor em movimento de rotação assimétrica[66] ou ao motor de baixa rotação.[67,68] Tem o propósito de realizar a agitação do líquido irrigador no interior dos canais para favorecer a remoção de detritos dentinários e possíveis biofilmes aderidos a áreas não tocadas pelos instrumentos endodônticos. Esse instrumento é de uso único e já vem previamente esterilizado por meio de óxido de etileno. Estudos analisando a remoção de detritos dentinários da parede do canal e istmos mostraram eficiência do Easy Clean, tanto na cinemática reciprocante quanto na baixa rotação.[66-68] Estudo de Marques *et al.*[69] concluiu que o diâmetro final do preparo interfere na eficiência do Easy Clean. Ou seja, quando a dilatação foi até 40, o dispositivo foi mais eficaz que quando dilatado até 25.

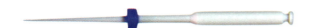

**Figura 14.16** Easy Clean (Easy equipamentos Odontológicos, Belo Horizonte, MG, Brasil).

Marques *et al.*[69] avaliaram a influência da ampliação do canal radicular na eficiência de diferentes protocolos de agitação do EDTA na remoção da *smear layer*: EDTA; EDTA + Easy Clean em movimento rotatório; EDTA + Easy Clean em movimento reciprocante; e EDTA + PUI. Concluíram que a maior dilatação do terço apical proporcionou melhora significativa na ação dos protocolos de agitação/ativação. Além disso, os métodos de ativação ultrassônica e Easy Clean na cinemática rotatória mostraram-se superiores ao uso exclusivo de EDTA, particularmente no terço apical.

## Método sônico de agitação

Consiste na agitação da solução irrigadora no interior do canal por meio da vibração sônica. Quando essa vibração é realizada a uma frequência que varia entre 20 e 6.000 Hz, é obtida uma vibração sônica. Um dos fenômenos que ocorre com a agitação é o fenômeno da cavitação.[70] A cavitação consiste na formação de cavidades (bolhas) no interior de um líquido. Quando essas bolhas são formadas, mas não se rompem, trata-se de uma cavitação denominada estável. Quando essas bolhas são formadas e, em questão de milésimos de segundos, rompidas, são geradas ondas de impacto, que se chocam com a parede do canal, podendo causar a ruptura de biofilmes bacterianos.[70] A ocorrência de cavitação não tem sido evidenciada em sistemas sônicos.[71]

### EndoActivator®

O EndoActivator® (Dentsply Sirona, Tulsa, OK, EUA) (Figura 14.17) consiste em uma peça de mão em que são acoplados instrumentos plásticos. Os instrumentos são: o *small* (amarelo), com diâmetro de 0,20 mm e conicidade de 0,02 mm; o *medium* (vermelho), com diâmetro de 0,25 mm e conicidade de 0,04 mm; e o *large* (azul), com diâmetro de 0,35 mm e conicidade de 0,04 mm (Figura 14.18). A seleção deve ser feita de acordo com o nível da ampliação do canal radicular. A frequência do EndoActivator® é de 190 Hz.[71]

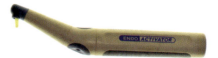

**Figura 14.17** EndoActivator® (Dentsply Sirona, Tulsa, OK, EUA).

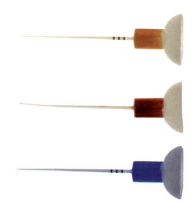

**Figura 14.18** Diferentes diâmetros dos instrumentos plásticos do EndoActivator®.

Deve-se penetrar com o instrumento plástico selecionado 2 mm aquém do comprimento de trabalho. Ele deve estar com a ponta solta, e, então, realiza-se a agitação do líquido. Idealmente, deve-se realizar 3 agitações de 20 segundos, renovando o líquido irrigador entre cada agitação. Quando comparado ao EndoVac™ e à irrigação convencional na remoção da *smear layer*, o EndoActivator®

apresentou resultados melhores que a irrigação convencional e piores que o Endovac™.[72] Na promoção da desinfecção do canal radicular, foi mais efetivo que a irrigação convencional,[73] bem como na remoção de pasta de hidróxido de cálcio.[74] No entanto, foi semelhante à irrigação convencional na remoção de biofilme aderido à parede do canal radicular.[75] A extrusão apical de líquido irrigante é menor com o EndoActivator® do que com a irrigação convencional.

### Vibringe®

Outro dispositivo disponível no mercado é o Vibringe® (Cavex Holland BV, Haarlem, Holanda), que consiste em um êmbolo que deve ser acoplado à seringa plástica e que promove a vibração da seringa e da cânula irrigadora durante a irrigação. À medida que a solução irrigadora é despejada, a cânula vibra.[76]

A cânula deve ser posicionada no canal de forma que não ocorra o travamento. Na irrigação apical, a agulha deve ser posicionada a 2 mm do comprimento de trabalho. O tempo de cada irrigação deve ser de 30 segundos. Na remoção de detritos teciduais em áreas de istmo, o Vibringe® apresentou resultados semelhantes à irrigação convencional com a agulha de abertura lateral Max-I-Probe®.[76]

Na remoção de detritos em áreas de irregularidades do canal, o Vibringe® apresentou resultados melhores do que a irrigação convencional e piores que a agitação ultrassônica.[53] Johnson et al.[77] compararam a eficácia de remoção de detritos usando o Vibringe® e a irrigação convencional com agulha de saída lateral na raiz mesiovestibular e istmos de primeiros molares superiores e não encontraram diferença significativa.

Com relação ao risco de extrusão de *debris* para a região apical, os resultados são semelhantes ao EndoVac™, à irrigação convencional e à PUI.[78]

### EDDY®

O dispositivo EDDY® (VDW, Munique, Alemanha) é um sistema de ativação sônica, fabricado em poliamida flexível, com diâmetro 25 e conicidade 0,04 (Figura 14.19). De acordo com o fabricante, permite uma limpeza eficiente de sistemas de canais radiculares. O EDDY® é acoplado a uma peça de mão, gerando entre 5.000 e 6.000 Hz. Segundo o fabricante, o instrumento cria um movimento tridimensional que desencadeia microvaporização acústica. O EDDY® é um instrumento único não estéril.

Urban et al.[79] avaliaram a eficácia de diferentes métodos de ativação final da solução irrigadora na remoção de detritos e *smear layer* nos terços apical, médio e cervical de canais radiculares retos. O EDDY® teve um desempenho tão bom quanto a PUI e ambos os métodos foram significativamente superiores em comparação com a irrigação convencional.

Zeng et al.[80] avaliaram o EDDY® na redução de bactérias, *in vitro*. Tanto o sistema EDDY® quanto a irrigação convencional com seringa e cânula reduziram a carga de bactérias intracanal, mas foram incapazes de eliminar completamente todas as bactérias que residem nos túbulos dentinários.

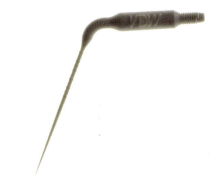

**Figura 14.19** EDDY® (VDW, Munique, Alemanha).

### Sistema GentleWave®

O sistema GentleWave® (Sonendo Inc., Laguna Hills, CA, EUA) foi desenvolvido para limpar o sistema de canais radiculares de molares com instrumentação mínima. Ele consiste em um console e uma peça de mão. Durante o tratamento, a ponta da peça de mão é posicionada dentro da câmara pulpar e uma nuvem de cavitação hidrodinâmica gera um amplo espectro de ondas sonoras dentro do fluido que está na cavidade pulpar. Trata-se de uma energia multissônica (gerada por múltiplos comprimentos de onda sônica em uma ampla gama de frequências) aplicada ao fluido em todo o sistema de canais radiculares.

Molina et al.[81] compararam a eficácia da limpeza do GentleWave® com um método tradicional de irrigação de canais radiculares (instrumentação rotatória e irrigação convencional). O GentleWave® mostrou uma capacidade de limpeza significativamente maior e redução dos resíduos dentro dos canais de molares.

Charara et al.[82] avaliaram a extrusão apical durante o tratamento com GentleWave®, uma agulha 30-G convencional aberta ou EndoVac™ em canais radiculares ampliados em diferentes diâmetros, com e sem constrição apical. O tratamento do canal radicular com GentleWave® e a irrigação com EndoVac® não foram associados à extrusão.

O fabricante recomenda a dilatação até um instrumento de diâmetro 20, para depois fazer o uso do GentleWave®. O tratamento consiste em utilizar NaOCl por 5 minutos, água destilada por 30 segundos, EDTA durante 2 minutos e água destilada durante 15 segundos. Após o protocolo, todos os canais devem ser secos com cones de papel estéreis. Porém, há necessidade de estudos clínicos randomizados para comprovar sua eficácia.

## Métodos ultrassônicos de agitação

Uma forma de potencializar o efeito de soluções irrigantes é mediante o uso de agitação ultrassônica, uma vez que a irrigação convencional não atua em todas as áreas do sistema de canais radiculares.[83]

Sistemas ultrassônicos são aparelhos que produzem uma frequência acima de 20.000 Hz, a qual é imperceptível aos ouvidos humanos. Existem duas formas de obtenção da energia ultrassônica: a magnetoestritiva e a piezoelétrica. A magnetoestritiva ocorre quando, no interior do transdutor (peça de mão) encontram-se lâminas de ferro/níquel ligadas (6 a 12) umas às outras no sentido longitudinal. No sistema magnetoestritivo, a frequência de vibração ocorre entre 20.000 e 25.000 Hz e a oscilação do inserto é de forma elíptica.

No sistema piezoelétrico, no interior do transdutor (peça de mão) encontram-se anéis de sais de rocha, turmalina ou quartzo, que podem variar de 4 a 6 unidades. Os sistemas piezoelétricos vibram a uma frequência acima de 28.000 Hz e a vibração é ultralinear. Na Endodontia, o sistema piezoelétrico é o mais utilizado.

A agitação ultrassônica do irrigante produz bolhas no interior do líquido. Essas bolhas, em milésimos de segundos se rompem, gerando o que é chamado cavitação transitória. O resultado desse fenômeno é chamado *shock waves* (ondas de impacto), as quais irão promover a ruptura do biofilme de áreas onde os instrumentos não tocam.[84]

A agitação ultrassônica, pela ativação acústica do irrigante, tem sido sugerida para desinfetar áreas que os instrumentos não conseguem atingir, mostrando ser útil na limpeza do sistema de canais radiculares, conseguindo remover até restos inorgânicos que não podem ser eliminados com os irrigantes convencionais.[70,85,86]

Carr *et al.*[87] avaliaram, por meio de microscopia de luz e transmissão, um caso de fracasso endodôntico. Concluíram que um istmo estava presente em toda a extensão da raiz e que havia a presença de restos pulpares e de biofilme. Radiograficamente, havia extravasamento de cimento obturador. Fica evidente que um canal bem obturado radiograficamente não significa que esteja totalmente saneado. Outros autores[88,89] verificaram que, no tratamento endodôntico, independentemente de ser realizado em uma ou mais sessões, as áreas de istmo permanecem com presença de microrganismos.

Um istmo está presente em aproximadamente 87% dos molares inferiores.[90] Ele pode conter restos pulpares necrosados e microrganismos. Além disso, sabe-se que, o istmo pode estar presente nos 3 a 5 mm apicais. Nenhum sistema de instrumentação é capaz de tocar e limpar o istmo e todas as paredes do canal, havendo a necessidade de complementação por ação química e física.[91]

Durante a instrumentação dos canais radiculares pode ocorrer o acúmulo de detritos em áreas de achatamento ou istmo.[92] A impactação de detritos pode obstruir fisicamente a entrada da solução irrigadora, da medicação intracanal e do material obturador nessas áreas. Diante disso, torna-se importante a sua remoção para que as substâncias químicas possam atuar nessas áreas.

### Agitação ultrassônica passiva (PUI)

Os primeiros relatos do uso da agitação da solução irrigadora foram feitos por Weller *et al.*[93] A realização da PUI promove maior redução de detritos e *smear layer* do que a irrigação convencional e a agitação sônica.[67,68,86,94] Isso ocorre por microvaporização acústica,[83] aquecimento da solução irrigante[85] e formação de cavitação,[95] promovendo maior movimentação do líquido no interior do sistema de canais radiculares.[84] Um estudo[75] concluiu que a PUI apresentou bons resultados na remoção de biofilmes, superada apenas pelo *laser* PIPS™ (Photon Induced Photoacoustic Streaming).

Liang *et al.*,[96] em um trabalho clínico randomizado, concluíram que a PUI, quando comparada a irrigação convencional, não favorece o reparo perirradicular após tratamento endodôntico. Porém, os dentes selecionados para esse estudo foram unirradiculares. Talvez, em dentes posteriores, em que a complexidade anatômica está mais presente, os resultados poderiam ser diferentes e significativos. Em outro estudo clínico randomizado, porém para avaliação de redução microbiana, Beus *et al.*[97] compararam a PUI com a irrigação convencional e relataram que foram removidos 84% e 80% dos microrganismos, respectivamente.

Nakamura *et al.*,[98] em um estudo clínico randomizado, compararam a eficácia da ativação ultrassônica com a irrigação não ativada na remoção de bactérias e endotoxina de canais radiculares. A ativação ultrassônica foi mais eficaz do que a irrigação não ativada para reduzir o número de bactérias, mas não reduziu os níveis de endotoxina em canais radiculares de dentes com lesão perirradicular.

Outra aplicação clínica da PUI é a remoção de medicação intracanal com hidróxido de cálcio do canal radicular e istmos[70,99,100,101] e da pasta triantibiótica.[102] Uma vez que a PUI promove mais remoção de detritos e da medicação intracanal, é possível que favoreça a obturação. Van der Sluis *et al.*[103] avaliaram a influência da PUI na qualidade do selamento da obturação dos canais radiculares e concluíram que a ativação ultrassônica da solução irrigadora promoveu melhora significativa na qualidade da obturação.

O termo "passiva" não descreve o processo adequadamente, visto que ele é ativo. Porém, o termo foi introduzido no sentido de não envolver ação de corte.[104] Além disso, o canal radicular deve ser inundado com a solução irrigadora, para depois introduzir o inserto ultrassônico, diferente da irrigação ultrassônica contínua, a qual será descrita posteriormente.

A PUI deve ser realizada ao final do preparo químico-mecânico, aproveitando-se da criação de um espaço para que possam ocorrer os fenômenos de microvaporização acústica e cavitação. Esses fenômenos dependem da amplitude de deslocamento livre do inserto ultrassônico.[105] Marques *et al.*[69] avaliaram a influência da ampliação do canal radicular na eficiência de diferentes protocolos de agitação do EDTA na remoção da *smear layer* e relataram que os métodos de ativação ultrassônica e Easy Clean usado na cinemática rotatória mostraram-se superiores ao uso de EDTA somente, particularmente no terço apical.

A conicidade do canal radicular tem influência sobre a eficácia da irrigação ultrassônica passiva na remoção de restos de dentina do canal radicular.[70,106-108] Quanto maior a conicidade, maior a eficácia da PUI. O maior diâmetro apical também tem grande importância na eficácia da PUI.[106]

Faria *et al.*[109] observaram que a PUI aumentou significativamente a penetração de NaOCl nos túbulos dentinários.

O inserto ultrassônico utilizado para realizar esse procedimento deve ser liso e de pequeno diâmetro e conicidade.

O inserto E1-Irrisonic (Helse Dental Tecnology, São Paulo, SP) é de diâmetro 20 e conicidade 0,01 (Figura 14.20), já com algum respaldo na literatura sobre o seu uso.[98] Outro instrumento que pode ser utilizado é a Irrisafe (Satelec Acteon, Mérignac, França) (Figura 14.21), a qual encontra-se disponível nos diâmetros 20 e 25 com conicidade 0,02.[110]

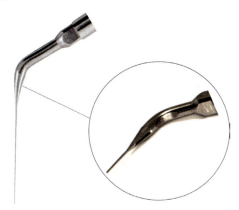

**Figura 14.20** Inserto E1-Irrissonic (Helse Dental Technology, São Paulo, SP, Brasil).

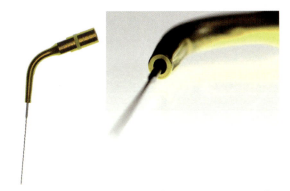

**Figura 14.21** Inserto Irrisafe (Satelec Acteon, Mérignac, França).

A potência ideal para uso é de 10%, pois se trata de um inserto fino e delicado. O aumento da potência poderá diminuir a vida útil do inserto e aumentar a probabilidade de fratura. O tempo de permanência do inserto no interior do canal deve ser de 20 segundos em cada ciclo. O inserto deve ser mantido no centro do preparo, evitando o contato com as paredes do canal radicular.

O inserto ultrassônico E1 deve ser inserido a aproximadamente 1 a 2 mm do comprimento de trabalho.[111] A PUI deve ser realizada no sentido do achatamento e/ou istmo. Jiang *et al.*[112] avaliaram a eficácia da PUI realizada no sentido da ranhura ou perpendicular à mesma. Verificaram diferenças significativas quando ela foi realizada no sentido da dificuldade anatômica. Isso ocorre porque a vibração proporcionada pelos equipamentos do sistema piezoelétrico é linear e na direção da peça de mão.

A PUI também pode ser utilizada em canais curvos.[113] Nos estudos de Sabins *et al.*[86] e Gutarts *et al.*,[7] a porção apical do canal radicular foi examinada e ela se encontrava abaixo da curva. Quando comparada com a irrigação convencional, a PUI foi significativamente melhor. Além disso, a PUI tem sido utilizada como procedimento auxiliar nos retratamentos endodônticos,[114-116] apresentando capacidade de melhorar a remoção de material obturador do sistema de canais radiculares, independentemente do sistema rotatório ou reciprocante utilizado.

Dois insertos ultrassônicos foram lançados no mercado nacional nos últimos anos. Trata-se de ClearSonic (R1) (Figura 14.22) e FlatSonic (R2) (Figura 14.23), ambos fabricados pela Helse Dental Technology (São Paulo, SP). Rivera-Peña *et al.*[117] avaliaram a influência de uma nova ponta ultrassônica como método auxiliar na remoção de material obturador de canais achatados/ovais. O uso do inserto ClearSonic seguido pelo instrumento Reciproc® R25 para remoção do material obturador resultou na menor porcentagem de resíduos em todo o canal radicular.

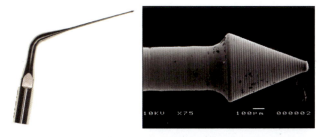

**Figura 14.22** ClearSonic – R1 (Helse Dental Technology, São Paulo, SP, Brasil).

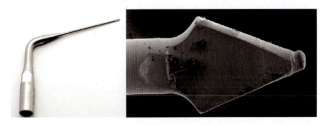

**Figura 14.23** FlatSonic – R2 (Helse Dental Technology, São Paulo, SP, Brasil).

### Agitação ultrassônica contínua (CUI)

A agitação ultrassônica contínua (CUI; do inglês, *continuous ultrasonic irrigation*) consiste na agitação ultrassônica do líquido irrigador concomitantemente à liberação de solução irrigadora pelo aparelho. Para isso, é necessário que o aparelho tenha um sistema de irrigação acoplado (Figura 14.24).

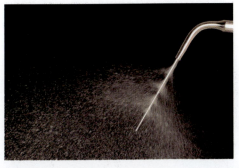

**Figura 14.24** Irrigação ultrassônica contínua (CUI).

A Vista Dental (EUA) desenvolveu um jogo de cânulas para serem acopladas ao ultrassom. A Dentsply apresenta um sistema denominado ProUltra®, que é um inserto com uma cânula para ser usada no ultrassom. A CUI é efetuada a cada troca de instrumento durante o preparo e o inserto deve ser posicionado em um ponto que não ocorra o travamento. Na irrigação apical, o inserto deve ser posicionado a 2 mm do comprimento de trabalho. Caso a cânula apresente travamento nesse comprimento, deve ser efetuado o recuo. O tempo de cada irrigação deve ser de 20 segundos. A CUI apresenta eficiência na limpeza de istmos em relação à irrigação convencional[118] e maior penetração do irrigante em canais laterais e na região apical em relação à irrigação convencional e à PUI.[118]

---

As referências bibliográficas deste capítulo estão disponíveis no Ambiente de aprendizagem do GEN | Grupo Editorial Nacional.

# Irrigação: Substâncias Químicas Empregadas no Preparo de Canais Radiculares

Seção 14.2

Hélio P. Lopes | José F. Siqueira Jr. | Isabela N. Rôças | Carlos N. Elias

O preparo químico-mecânico tem como objetivo promover a limpeza e a modelagem do canal radicular. A modelagem do canal radicular, que envolve ampliação, é obtida exclusivamente pelo desgaste de suas paredes dentinárias, por meio da ação mecânica dos instrumentos endodônticos. A modelagem obedece a uma forma cônica, cujo maior diâmetro está voltado para cervical e o menor, para apical. A limpeza é lograda pelo somatório de diferentes eventos: ação mecânica dos instrumentos endodônticos junto às paredes do canal radicular; ação das substâncias químicas auxiliares sobre os componentes (tecidos orgânicos, inorgânicos e microrganismos) presentes no interior do sistema de canais radiculares; e, por fim, irrigação-aspiração que, graças à energia cinética do jato, à turbulência criada e ao refluxo da corrente líquida (solução irrigadora), arrasta para fora do canal radicular os resíduos oriundos desses eventos.

As substâncias químicas podem ser empregadas no preparo dos canais radiculares como auxiliares da instrumentação e como soluções irrigadoras. A escolha da substância química para uma dessas funções depende de suas propriedades físicas e químicas.

### Substâncias químicas auxiliares da instrumentação

As substâncias químicas auxiliares são empregadas no interior do canal radicular com os seguintes objetivos:

- Promover a eliminação, ou máxima redução possível, de microrganismos
- Dissolver tecidos orgânicos vivos ou necrosados
- Servir como lubrificante para a ação dos instrumentos endodônticos
- Remover a *smear layer*.

São usadas durante a instrumentação dos canais radiculares, desempenhando ações químicas e físicas, concomitantemente com a ação mecânica dos instrumentos endodônticos. A complexidade da anatomia interna de muitos dentes dificulta a limpeza mecânica pelos instrumentos endodônticos (Figura 14.25), sendo então essenciais os efeitos químicos da substância química auxiliar para limpar e desinfetar áreas do sistema de canais radiculares distantes do canal principal. Também são usadas após a instrumentação para otimizar a desinfecção ou remover, das paredes do canal radicular, a *smear layer*. Podem ser empregadas em forma de solução líquida, de creme ou de gel. Geralmente, são utilizadas em forma de soluções líquidas.

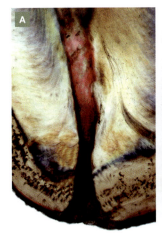
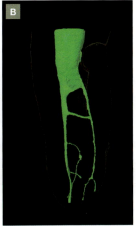

**Figura 14.25** Complexidade da morfologia interna dos canais radiculares. **A.** Seção longitudinal. (Cortesia do Dr. José Eduardo Mattos.) **B.** Imagem por microtomografia computadorizada.

Uma solução é formada pela adição de um ou mais solutos ao solvente. Em uma solução, o soluto é o disperso e o solvente, o dispersante. O estado físico do solvente é que determina o estado físico da solução. Em Endodontia, são empregadas soluções líquidas, nas quais o solvente é sempre um líquido e o soluto, um sólido, um líquido ou um gás.

### Requisitos

#### Tensão superficial

Em um líquido, as forças de atração entre as moléculas da superfície são maiores que as do interior. Isso ocorre porque, no interior do líquido, as moléculas estão cercadas por outras e, na superfície, há uma região de contato com o meio exterior. A superfície do líquido se comporta como uma película elástica, que tende a minimizar sua área superficial. A essa película se atribuem as forças de tensão superficial.

A tensão superficial é uma propriedade característica de cada líquido, variando com a temperatura e com o tipo de superfície contatada. Por exemplo, a água a 20°C possui tensão superficial igual a 72,75 dinas/cm em contato com o ar e 21 dinas/cm em contato com óleo de oliva. Existem substâncias que, em solução, são capazes de reduzir a tensão superficial de outras. São os agentes tensoativos, entre os quais se incluem os detergentes e o hipoclorito de sódio (NaOCl).

Os sólidos exercem força de atração sobre as moléculas dos líquidos. Quando essa força é maior do que a tensão superficial do líquido, ocorre o molhamento (ou a umectação) dos sólidos pelo líquido, o que não ocorre quando a força de atração é menor. Essa interação também explica a capilaridade, que é o poder de o líquido se elevar em tubos capilares ou entre duas superfícies próximas entre si. A capilaridade, que é inversamente proporcional à tensão superficial, traduz o comportamento do líquido em anfractuosidades, reentrâncias ou ramificações comuns na cavidade pulpar.

A tensão superficial das soluções químicas auxiliares possivelmente determina a profundidade de penetração e a distribuição do líquido no sistema de canais radiculares. Portanto, quanto menor a tensão superficial de uma substância, maior será sua capacidade de umectação e penetração, aumentando a efetividade da limpeza das paredes do canal radicular.

## Viscosidade

Viscosidade é a resistência ao movimento relativo das moléculas de um fluido em escoamento, por causa das forças de coesão intermolecular. Ao se tentar deslocar uma camada de líquido sobre outra, é necessário vencer a força de atração entre as moléculas. Essa força é dada pela expressão:

$$F = \eta \frac{\Delta v}{\Delta l} S$$

em que $\Delta v/\Delta l$ é a relação entre as velocidades das duas camadas e a distância entre elas; $S$ é a área de contato entre as camadas; e $\eta$ é a viscosidade. O inverso dessa propriedade é chamado fluidez, e, quanto maior a viscosidade, mais difícil o escoamento. Assim como a tensão superficial, a viscosidade diminui com o aumento da temperatura, como é mostrado na Tabela 14.1.

**Tabela 14.1** Variação da viscosidade ($\eta$) da água com a temperatura (em centipoise).

| T (°C) | 0°C | 20°C | 40°C | 60°C | 80°C |
|---|---|---|---|---|---|
| $\eta$ | 1,79 | 1 | 0,47 | 0,35 | 0,28 |

Devemos considerar que uma solução química muito viscosa escoa com dificuldade nas cânulas finas e mais longas, permitindo a formação de um jato líquido, com menores alcance e refluxo. O aumento da viscosidade reduz a capacidade de penetração da solução química em anfractuosidades e reentrâncias do canal radicular.

A tensão superficial e a viscosidade das soluções químicas influenciam a efetividade de suas ações físicas e químicas, não apenas quando empregadas como auxiliares da instrumentação, mas também quando usadas na irrigação-aspiração dos canais radiculares.

### Atividade de solvente de tecido

A capacidade de dissolução de matéria orgânica é uma propriedade necessária na escolha da substância química auxiliar da instrumentação, sendo de particular importância no preparo químico-mecânico do canal radicular, visando à remoção de tecido pulpar vivo ou necrosado. Por causa da complexidade da morfologia interna dos canais radiculares, que formam um verdadeiro sistema de canais mecanicamente inacessíveis, há necessidade de se explorar a capacidade de dissolução tecidual da solução química auxiliar da instrumentação. Todo tecido pulpar, mesmo vivo e não infectado, deve ser eliminado no momento do tratamento endodôntico, para não servir de substrato potencial a uma proliferação microbiana (Figura 14.26).

A capacidade de dissolução de uma solução química auxiliar depende de vários fatores:

- Relação entre o volume de solução e a massa de tecido orgânico
- Área de contato com os tecidos
- Tempo de ação
- Temperatura da solução

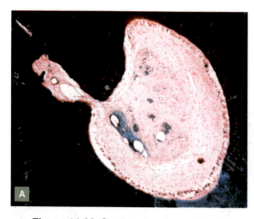 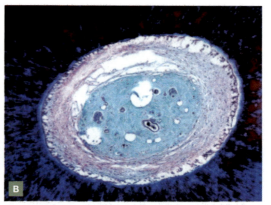

**Figura 14.26** Seção reta transversal de canais radiculares. **A.** Canal com istmo. **B.** Canal oval.

- Agitação mecânica
- Concentração da solução
- Frequência da renovação da solução no interior do canal radicular.

### Atividade antimicrobiana

Microrganismos e seus produtos são os principais responsáveis pela iniciação e perpetuação das patologias pulpares e perirradiculares.[1] A infecção do canal radicular usualmente é mista, com predomínio de bactérias anaeróbias estritas.[2] Bactérias encontram-se organizadas em biofilmes que podem alcançar o terço apical do canal em cerca de 80% dos dentes com lesão perirradicular associada.[3] Assim, no tratamento endodôntico, a limpeza e a desinfecção do sistema de canais radiculares são importantes, sendo logradas pela ação mecânica dos instrumentos, pela ação antimicrobiana das soluções químicas auxiliares da instrumentação e pelo fluxo e refluxo da solução irrigadora.

Vários estudos demonstraram que o emprego de substâncias químicas dotadas de atividade antimicrobiana, durante o preparo dos canais radiculares, exerce um efeito significativo na eliminação de bactérias.[4-6] Assim, enquanto uma solução desprovida de ação antimicrobiana (p. ex., água destilada, soro fisiológico) exerceria apenas um efeito de remoção mecânica, lubrificação e suspensão de detritos oriundos do preparo do canal radicular, a solução que, reconhecidamente, possui atividade antimicrobiana teria um efeito adicional, representado pela eliminação ou máxima redução de microrganismos não removidos mecanicamente.

### Atividade quelante

Os quelantes usados em Endodontia são substâncias orgânicas que removem íons cálcio da dentina, fixando-os quimicamente. O mecanismo de desmineralização da dentina ocorre por quelação, definido como a incorporação de um íon metálico em uma cadeia fechada heterocíclica, na qual o metal é ligado por dois ou mais íons, dentro do complexo molecular chamado ligante. Certos átomos ligantes fornecem elétrons ao átomo metálico e, consequentemente, partilham pares de elétrons com o íon metálico. A quelação corresponde à ação dessas substâncias sobre os íons metálicos e o composto dessa adição é denominado quelato.[7]

A atividade do quelante depende de sua solubilidade e capacidade de dissociação iônica, necessitando de água para que possa se dissociar. Sabe-se que, por causa da forte polarização existente nas moléculas da água, estas agem sobre a substância iônica promovendo o afastamento de seus íons. Assim, podemos depreender que há maior eficiência nos agentes quelantes quando esses se apresentam na forma de solução aquosa do que quando na forma de cremes.

Durante a instrumentação de canais atresiados, quelantes podem ser usados para facilitar o trabalho de alargamento do canal. O efeito descalcificante do agente quelante resulta em menor resistência dentinária à ação de corte dos instrumentos endodônticos durante a instrumentação dos canais atresiados. Todavia, é preciso ressaltar que as dimensões dos canais radiculares são exíguas e o volume de solução quelante empregado é pequeno. Além do mais, há dificuldade física para essas soluções preencherem os canais radiculares em sua plenitude. Em decorrência, é lícito supor que a eficiência das soluções quelantes na quelação de dentina durante instrumentação de canais atresiados é questionável, sob o ponto de vista clínico. Possivelmente, os resultados favoráveis obtidos estão relacionados com a ação lubrificante, e não com a ação quelante propriamente dita. Não existe evidência de que os agentes quelantes empregados durante a instrumentação de canais atresiados reduzam a dureza da dentina ou removam, de modo suficiente, as obstruções do canal, para permitir a passagem do instrumento.

A recomendação principal e mais comum para o uso de quelantes em Endodontia se refere à remoção da *smear layer* presente nas paredes dentinárias após o preparo do canal.

### Atividade lubrificante

Os instrumentos endodônticos, assim como as paredes dentinárias, apresentam rugosidades diferentes, quando observados em nível microscópio. Assim, durante a instrumentação do canal, há contato físico apenas dos picos das rugosidades superficiais do instrumento com as rugosidades das paredes dentinárias, surgindo forças que se opõem ao deslocamento do instrumento. A resistência a esse deslocamento é denominada atrito. Estando o instrumento imóvel no interior do canal radicular, à medida que a força motriz aumenta, a força de atrito estática cresce, para impedir o seu deslocamento. Ocorrendo o movimento, a força de atrito estática deixa de existir, passando a atuar a de atrito dinâmica ou cinética, oposta ao sentido de deslocamento do instrumento e de valor inferior ao da força de atrito estática. As forças de atrito estática ou dinâmica que se opõem ao movimento do instrumento estão relacionadas com a força que o instrumento exerce contra as paredes do canal, por intermédio da equação:

$$F_a = \mu F_p$$

em que $F_a$ é a força de atrito estática ou dinâmica; $\mu$ é o coeficiente de atrito dinâmico para o instrumento em movimento; e $F_p$ é a força de pressão.

A força de atrito não depende da área de contato entre as superfícies, mas depende da rugosidade e da natureza das superfícies de contato (secas ou umedecidas). Para um mesmo par de superfícies, as forças de atrito dinâmicas são menores do que as estáticas, decrescem com o aumento da velocidade e quando há lubrificação.

As soluções químicas empregadas no preparo químico-mecânico dos canais radiculares, por meio de seu poder de umectação, conservam as paredes dentinárias hidratadas e atuam também como lubrificantes, reduzindo a força de atrito e formando uma película que diminui o contato físico entre as superfícies do instrumento e da dentina. Em consequência, diminuem o desgaste e preservam a capacidade de corte dos instrumentos, durante o preparo dos canais radiculares. Em canais atresiados, favorecem a passagem dos instrumentos, até alcançar o comprimento de trabalho.

Suspensão dos detritos

As substâncias auxiliares têm como função manter os detritos orgânicos e inorgânicos, liberados durante a instrumentação do canal radicular, em suspensão, com o objetivo de impedir a sua sedimentação, mormente na região apical. Detritos podem ser acumulados e obstruir o canal, favorecendo desvios e perfurações radiculares ou, em virtude da ação de êmbolo dos instrumentos, podem ser forçados a se difundir para os tecidos perirradiculares, onde atuariam como agente irritante.

A maioria das substâncias químicas utilizadas em Endodontia apresenta fluidez satisfatória. Entretanto, a ação mecânica dos instrumentos endodônticos durante o preparo do canal radicular leva à suspensão de partículas no seio da substância química auxiliar, reduzindo sua fluidez. A substância deve ser renovada antes de atingir uma viscosidade crítica, por meio da irrigação-aspiração, que favorece a remoção dos detritos mantidos em suspensão no interior do canal radicular.

A seguir, repete-se o preenchimento da cavidade pulpar com a substância química auxiliar. Essa renovação deve ser realizada não somente a cada troca de instrumento, mas preferencialmente após um pequeno número de movimentos (5 a 10) durante o preparo do canal radicular. Nos canais atresiados, principalmente, é um erro grave realizar a renovação da solução química auxiliar somente após o instrumento ganhar liberdade em seu interior. A saturação da quantidade de líquido existente no interior do canal, por meio de resíduos oriundos da instrumentação, em vez de favorecer, dificulta o movimento do instrumento endodôntico. Além disso, favorece a extrusão do material além do forame, o que pode provocar reações inflamatórias nos tecidos perirradiculares.[8]

É importante salientar que o volume de líquido que um canal pode conter é muito pequeno. Na Tabela 14.2, apresentamos os valores médios dos volumes ocupados pelas polpas dentárias nos diferentes grupos de dentes humanos.[9] Segundo Campos,[10] após a instrumentação dos canais radiculares, o volume médio para dentes superiores era de 10,3 mm³, e para inferiores, de 11,1 mm³. Assim, esses pequenos volumes de solução existentes no interior dos canais têm suas propriedades esgotadas rapidamente. Para minimizar esse problema, é recomendado:

a. Manter a cavidade de acesso preenchida com solução química auxiliar. A movimentação e a retirada do instrumento endodôntico no interior do canal favorecem a penetração e a renovação do líquido.
b. Realizar renovações frequentes da solução química auxiliar.

**Tabela 14.2** Médias dos volumes ocupados pelas polpas dentárias (mm³).

| Dente | Superior (mm³) | Inferior (mm³) |
|---|---|---|
| Incisivo central | 12,4 | 6,3 |
| Incisivo lateral | 11,4 | 7,1 |
| Canino | 14,7 | 14,2 |
| Primeiro pré-molar | 18,2 | 14,9 |
| Segundo pré-molar | 16,2 | 14,9 |
| Primeiro molar | 68,2 | 52,5 |
| Segundo molar | 44,3 | 32,9 |
| Terceiro molar | 22,6 | 31,1 |

A cavidade de acesso funciona como reservatório de solução química auxiliar. Infelizmente, esse é um fator subestimado durante o preparo químico-mecânico dos canais radiculares, porque a solução aí presente geralmente é aspirada durante a renovação da solução química auxiliar.

Outro fator importante que deve ser considerado é que certas substâncias, como o hipoclorito de sódio, são inativadas ao entrar em contato com a matéria orgânica. Assim, para que sua ação solvente e antimicrobiana seja efetiva, é necessário renovar sempre a solução que entra em contato com as paredes do canal. Isso é imperioso para que o hipoclorito de sódio mantenha seus efeitos antimicrobianos e solventes de matéria orgânica durante o preparo químico-mecânico.

## Soluções irrigantes

São soluções químicas usadas na irrigação-aspiração dos canais radiculares. Sendo a irrigação-aspiração um procedimento de curta duração, é de se esperar que a sua eficiência dependa mais das propriedades físicas do que das propriedades químicas das soluções empregadas. As soluções irrigadoras devem possuir pequeno coeficiente de viscosidade e baixa tensão superficial. Esses requisitos favorecem o aumento do alcance do jato, a formação da turbulência e o refluxo do líquido em direção coronária, permitindo maior efetividade da limpeza do canal radicular.

## Biocompatibilidade

Toda substância desinfetante apresenta toxicidade para as células vivas. Isso ocorre porque essas substâncias, ao contrário da maioria dos antibióticos, não apresentam seletividade para microrganismos. Portanto, torna-se utopia querer conciliar forte ação antimicrobiana ou solvente de tecido e compatibilidade biológica.[11,12]

Para Harrison,[12] os ensaios laboratoriais são excelentes para a determinação do potencial relativo da toxicidade dos agentes químicos. Todavia, a extrapolação de tais testes para a situação clínica pode ser enganosa, pois as condições de uso clínico não são levadas em consideração. O modo clínico no qual o agente químico é usado afeta diretamente seu potencial de toxicidade.

Os efeitos lesivos causados por uma substância desinfetante sobre os tecidos dependem de sua própria toxicidade, de sua concentração, do tempo e da área de contato com os tecidos. Provavelmente, pelo curto período durante o qual permanece em contato com uma área reduzida dos tecidos perirradiculares, durante os procedimentos de preparo químico-mecânico, o efeito irritante de uma substância química auxiliar da instrumentação ou de uma solução irrigadora pode ser minimizado. É isso o que acontece com o hipoclorito de sódio a 5,25%. Embora *in vitro*, ele apresente pronunciada citotoxidade,[13] *in vivo* esse efeito não é observado,[11,14] desde que a solução não seja extravasada pelo forame apical, o que aumentaria a área de contato com os tecidos e causaria efeitos sérios indesejáveis.[15,16] Além disso, uma vez controlada a infecção endodôntica por um preparo químico-mecânico adequado e por uma ulterior medicação intracanal, o efeito irritante e transitório causado pela substância química coadjuvante da instrumentação torna-se irrelevante, não interferindo no reparo dos tecidos perirradiculares. Em outras palavras, na ausência de infecção e de uma agressão química persistente, o reparo tecidual ocorrerá naturalmente.

Sabendo-se que a busca de um preparo ideal, quanto à forma e à limpeza, tem esbarrado em dificuldades, associadas, principalmente, à complexidade anatômica dos canais radiculares e às propriedades físicas e mecânicas das ligas metálicas usadas na fabricação dos instrumentos endodônticos, é fundamental que a substância química auxiliar da instrumentação seja dotada de atividade solvente sobre o tecido vivo ou necrosado e de atividade antimicrobiana.

A postura adotada por diversos profissionais em não empregar substâncias químicas ativas durante o preparo do canal radicular pode, em longo prazo, ser responsável pelo fracasso do tratamento endodôntico. É fundamental o respeito aos tecidos perirradiculares, mas os resultados dos testes de toxicidade das substâncias químicas obtidos em laboratório não podem ser extrapolados de forma absoluta para a clínica.

É preciso considerar que os resultados laboratoriais, geralmente, não produzem condições reais da prática, sendo, portanto, desaconselhável aplicar diretamente seus resultados sem que haja uma adequada análise deles em relação ao comportamento clínico das substâncias químicas auxiliares da instrumentação.

## Substâncias químicas empregadas no preparo dos canais radiculares

### Hipoclorito de sódio

Industrialmente, o hipoclorito de sódio (NaOCl) é obtido por processos eletrolíticos que originam a chamada indústria eletroquímica do cloro. A eletrólise de uma solução de cloreto de sódio, dependendo das condições, poderá fornecer: hidróxido de sódio, cloro, hipoclorito de sódio e ácido clorídrico.

O valor de um hipoclorito ou clorófor é em função do teor de cloro que libera. Esse cloro liberado é denominado cloro ativo. O teor de cloro ativo é definido pelo grau clorométrico, que representa o peso de cloro liberado por 100 gramas do clorófor em natureza ou 100 mililitros (m$\ell$) de solução (grau clorométrico inglês). O teor de cloro ativo é determinado pelo método de titulometria iodométrica. O teor de NaOCl normalmente é obtido multiplicando-se o resultado do percentual de cloro ativo por um fator de conversão.

O fator de conversão é obtido dividindo-se os pesos moleculares do NaOCl pelo do cloro (Na = 23, O = 16, Cl = 35,5). Assim: NaOCl/Cl$_2$ = 74,5/71 = 1,0493, que é o fator de conversão. Esse fator, multiplicado pelo resultado de cloro ativo (t), fornece o teor de NaOCl % diretamente, isto é: % NaOCl = t × 1,0493.

Tomando-se como exemplo: Água Sanitária Clorox™

- Teor de cloro ativo = 2,309%
- Teor de NaOCl = 2,309 × 1,0493 = 2,423%.

Indubitavelmente para o NaOCl, a análise mais importante é a determinação quantitativa dos teores de cloro ativo e de hipoclorito. É evidente que o teor de cloro ativo é função do teor de hipoclorito, pois este é quem dará origem ao primeiro.

As soluções aquosas de NaOCl, obtidas por meio de processo eletrolítico, apresentam concentração variável de 10 a 17%. Normalmente, a diluição dessas soluções origina as diferentes concentrações de soluções cloradas usadas em Endodontia, assim como as diversas marcas comerciais de águas sanitárias.

Classificado como um composto halogenado, o NaOCl pode ser encontrado em uma série de produtos, contendo concentrações e aditivos variáveis:

- *Líquido de Dakin*: solução de NaOCl a 0,5% (equivalente a 5.000 ppm), neutralizada por ácido bórico para reduzir o pH (pH próximo de neutro)
- *Líquido de Dausfrene*: solução de NaOCl a 0,5% (equivalente a 5.000 ppm), neutralizada por bicarbonato de sódio
- *Solução de Milton*: solução de NaOCl a 1% (equivalente a 10.000 ppm), estabilizada por cloreto de sódio (16%)
- *Licor de Labarraque*: solução de NaOCl a 2,5% (equivalente a 25.000 ppm)
- *Soda clorada*: solução de NaOCl de concentração variável entre 4 e 6% (equivalente a 40.000 a 60.000 ppm)
- *Água sanitária*: soluções de NaOCl entre 2 e 2,5% (equivalente a 20.000 a 25.000 ppm).

O NaOCl foi utilizado para a limpeza de feridas em 1915 por Dakin,[17] sendo seu emprego em Endodontia possivelmente proposto por A.B. Crane,[18] 5 anos depois. Walker,[19] em 1936, propôs a utilização da soda clorada na irrigação de canais radiculares. Sua utilização no preparo químico-mecânico de canais radiculares tornou-se difundida graças a Grossman.[20,21] Tem sido, por muitas décadas, a solução química auxiliar da instrumentação de canais radiculares mais usada mundialmente.

O NaOCl apresenta uma série de propriedades, como: atividade antimicrobiana, solvente de matéria orgânica, desodorizante, clareadora, lubrificante, baixa tensão superficial e detergente (por promover a saponificação de lipídios).[22-25]

O NaOCl existe somente em solução aquosa. Nesse estado, ele origina o hidróxido de sódio (base forte) e o ácido hipocloroso (ácido fraco). Assim, em solução aquosa, o NaOCl exibe um equilíbrio dinâmico de acordo com a reação:

$$NaOCl + H_2O \rightleftharpoons NaOH + HOCl$$
HIPOCLORITO DE SÓDIO + ÁGUA ⇌ HIDRÓXIDO DE SÓDIO + ÁCIDO HIPOCLOROSO

Cabe ressaltar que, dependendo do pH do meio, o HOCl pode encontrar-se ionizado (meio alcalino pH > 9) ou não ionizado (meio ácido, pH ≤ 5,5).

$$HOCl \xrightleftharpoons{H_2O} OCl^- + H^+$$
ÁCIDO HIPOCLOROSO ⇌ ÍON HIPOCLORITO + ÍON HIDROGÊNIO

Por outro lado, o NaOH é uma base forte, estando praticamente 100% dissociada.

$$NaOH \xrightarrow{H_2O} Na^+ + OH^-$$
HIDRÓXIDO DE SÓDIO → ÍON SÓDIO + ÍON HIDROXILA

O ácido hipocloroso não ionizado existente em soluções de NaOCl com valores de pH de 5 a 9 é o principal responsável pela atividade antimicrobiana da solução.[26,27] Assim, em pH ácido, a atividade antimicrobiana da solução será potencializada, apesar de sua estabilidade estar comprometida. A dissolução de tecido pulpar em um curto período de tempo se dá por um efeito combinado entre o hidróxido de sódio e o ácido hipocloroso oriundos da hidrólise do NaOCl,[23] cada um reagindo com determinados componentes da polpa.

As soluções de NaOCl podem apresentar dois tipos de alcalinidades, cáustica e por carbonato. A alcalinidade cáustica representa a concentração de hidróxido de sódio e a alcalinidade por carbonato, a concentração de carbonato de sódio presente nas soluções cloradas.

O NaOCl é um composto instável por ser oxidante, sendo estabilizado em função da alcalinidade cáustica, por duas vias:

- **Direta.** O NaOH em excesso neutraliza os ácidos, em especial o ácido carbônico (oriundo da diluição do $CO_2$ em água), transformando-o em carbonato de sódio.

A presença do carbonato de sódio ($Na_2CO_3$) dará origem a um segundo tipo de alcalinidade, a alcalinidade por carbonato. O $CO_2$ tem a sua fonte principal, a atmosfera, que vai saturar a água usada para a obtenção do produto final

- **Indireta.** A alcalinidade cáustica, que eleva o valor do pH próximo a 13,5, vai retardar uma reação de autorredox do hipoclorito, a formação de clorato (3 $ClO^-$ à 2$Cl^-$ + $ClO_3^-$). A velocidade dessa reação é mínima em valores alcalinos, pH ≥ 12, e esse valor só é mantido pela alcalinidade cáustica. A velocidade é mínima, porém não é anulada. Assim, a solução de hipoclorito conterá sempre pequenas concentrações de clorato.[28]

A alcalinidade por carbonato, sempre presente nos hidróxidos, indica a desestabilização da solução de hipoclorito, pois o ácido carbônico induz a liberação de cloro. Enquanto houver alcalinidade cáustica, essa liberação não ocorre. Quanto maior o teor de carbonato, mais instável estará a solução de NaOCl.[28]

Portanto, a alcalinidade cáustica é um protetor da estabilidade da solução de hipoclorito. Por sua vez, a alcalinidade por carbonato, que é uma impureza sempre presente nos hidróxidos, indica o contrário, isto é, a desestabilização, pois o ácido carbônico tem condições de induzir a liberação de cloro.

A toxicidade da água sanitária varia em função da quantidade de NaOH presente na solução. Para uso endodôntico, a água sanitária ideal seria aquela que apresenta percentual de NaOH em um valor máximo próximo a 0,4%.[29]

## Atividade solvente

A atividade solvente de tecido das soluções cloradas tem sido estudada por diversos autores, que verificaram os fatores que influenciam a capacidade dessa solução em dissolver tecido orgânico, como: relação entre o volume da solução e a massa de tecido orgânico; superfície de contato entre o tecido e a solução de hipoclorito; tempo de ação; temperatura da solução; agitação mecânica; concentração da solução e frequência da renovação da solução no interior do canal radicular.[30-32] A maioria desses estudos revela que, pelo menos nas condições laboratoriais, quanto maiores forem esses fatores, maior será a capacidade de dissolução do NaOCl sobre os tecidos orgânicos vivos ou necrosados.

A capacidade de dissolução tecidual promovida pelo NaOCl faz com que fragmentos de tecido pulpar sejam liquefeitos, facilitando, assim, sua remoção do interior do sistema de canais radiculares. A dissolução do tecido pulpar se verifica pelo efeito combinado entre o hidróxido de sódio e o ácido hipocloroso, cada um reagindo com determinados componentes da polpa dentária. O hidróxido de sódio reage com ácidos graxos (óleos e gorduras) presentes na matéria orgânica, formando sais de ácidos graxos (sabão) e glicerol (álcool) (Equação I). Reage também com aminoácidos das proteínas, formando sal e água (reação de neutralização) (Equação II). O ácido hipocloroso reage com grupamento amina dos aminoácidos das proteínas, formando cloraminas e água (Equação III).[33]

| I. R–COO–R' | + | NaOH | ⇌ | R–COONa | + | R'–OH |
|---|---|---|---|---|---|---|
| ÉSTER | | HIDRÓXIDO DE SÓDIO | | SABÃO | | GLICEROL |

$$\text{II. } R - \underset{\underset{NH_2}{|}}{\overset{\overset{H}{|}}{C}} - COOH + NaOH \rightarrow R - \underset{\underset{NH_2}{|}}{\overset{\overset{H}{|}}{C}} - COONa + H_2O$$

AMINOÁCIDO   HIDRÓXIDO DE SÓDIO   α-AMINO ESTEARATO DE SÓDIO   ÁGUA

$$\text{III. } R - \underset{\underset{NH_2}{|}}{\overset{\overset{H}{|}}{C}} - COOH + HOCl \rightarrow R - \underset{\underset{NH_2}{|}}{\overset{\overset{Cl}{|}}{C}} - COOH + H_2O$$

AMINOÁCIDO   ÁCIDO HIPOCLOROSO   CLORAMINA   ÁGUA

Grossman e Meinam[22] relataram que a soda clorada é capaz de dissolver o tecido pulpar em menos de 2 horas. Abou-Rass e Oglesby[34] avaliaram os efeitos de temperatura, concentração e tipo de tecido (vital, necrosado ou fixado com formocresol), na capacidade solvente do NaOCl. Eles observaram que o NaOCl foi mais eficaz na dissolução do tecido vital, seguido pelo necrosado, enquanto o tecido fixado apresentou maior resistência ao processo. Também verificaram que o aumento da concentração e da temperatura potencializa a dissolução de matéria orgânica.

Outros estudos confirmam que a elevação da temperatura potencializa a ação solvente de tecido. Cunningham e Balekjian[30] relataram que a dissolução de colágeno pela ação do NaOCl a 2,6%, a 37°C, era tão efetiva quanto a solução a 5% à temperatura ambiente. Sirtes et al.[35] também demonstraram que o aumento na temperatura do NaOCl aumentou sua capacidade solvente: uma solução a 1% aquecida a 45°C teve eficácia comparável à de uma solução a 5,25% a 20°C.

Baumgartner e Cuenin[36] examinaram as superfícies instrumentadas e não instrumentadas no terço médio de canais radiculares, após o uso de NaOCl em várias concentrações. Relataram que as concentrações de 5,25%, 2,5% e 1% promoveram a remoção total de remanescentes pulpares e pré-dentina, nas superfícies não instrumentadas. A solução a 0,5% foi menos eficaz.

Koskinen et al.[37] verificaram que o NaOCl dissolvia a pré-dentina das paredes do canal radicular e, estudando a dissolução do tecido pulpar bovino, observaram a eficácia da concentração a 5 e 2,5%. Porém, salientaram que a solução de NaOCl a 0,5% não era eficiente. Os estudos de Jungbluth et al.[38] e De-Deus et al.[39] revelaram que o acréscimo de um surfactante para reduzir a tensão superficial do NaOCl não melhorou a capacidade solvente.

### Atividade antimicrobiana

O NaOCl possui forte ação antimicrobiana, sendo capaz de eliminar mesmo esporos bacterianos, que estão entre as formas mais resistentes de vida, após 1 minuto de contato direto.[23,24,40,41] Além disso, ele apresenta forte atividade antibiofilme, exercendo efeitos destrutivos tanto sobre o componente celular quanto sobre a matriz do biofilme bacteriano.[42-44]

A ação desinfetante de substâncias cloradas deve-se à liberação de cloro. Apesar de o hidróxido de sódio gerado pela reação do NaOCl com a água também apresentar eficácia antimicrobiana, sabe-se que a formação de compostos contento cloro ativo, como o ácido hipocloroso e o íon hipoclorito, é a principal responsável pela excelente atividade antimicrobiana da solução clorada.[23]

A dissociação do ácido hipocloroso depende do pH, sendo que, em meio ácido, há o predomínio da forma de ácido não dissociado, enquanto, em pH alcalino, o íon hipoclorito encontra-se em maior quantidade. O ácido hipocloroso se encontra 100% não dissociado em pH próximo a 5,5, e 100% dissociado em pH 10. A ação desinfetante do NaOCl é inversamente proporcional ao pH da solução. Assim, ela se torna pronunciada quando o pH da solução decai, o que está relacionado com o aumento da concentração de ácido hipocloroso não dissociado. Esse dado sugere que o ácido hipocloroso apresenta maior efeito antimicrobiano do que o íon hipoclorito.[23,45]

Os principais efeitos antimicrobianos atribuídos ao cloro ativo liberado de um hipoclorito incluem inibição enzimática e formação de cloraminas, após reação com componentes do citoplasma microbiano e dano ao DNA. Muitas enzimas microbianas contêm o aminoácido cisteína, tendo, assim, cadeias laterais terminando em grupamentos sulfidrila (SH). Tais enzimas apenas exercem suas funções se o grupamento SH estiver livre e reduzido. O cloro é um forte agente oxidante, que promove a oxidação irreversível de grupamentos sulfidrila das enzimas microbianas.[23,27] Evidentemente, tal efeito se dá tanto sobre enzimas associadas à membrana quanto sobre as enzimas presentes no citoplasma. Como enzimas essenciais são inibidas, importantes reações metabólicas são interrompidas, originando a morte celular. O cloro também pode reagir com o grupamento amina (NH) de proteínas citoplasmáticas, formando cloraminas, compostos de reconhecida toxicidade, os quais interferem com o metabolismo celular.[17] O NaOCl também causa danos ao DNA.[27]

Alguns fatores podem interferir na atividade antimicrobiana e solvente de tecido do NaOCl, como:

### pH da solução

O pH de uma solução pode ser definido como o logaritmo negativo da concentração de íons hidrogênio: $pH = -\log(H^+)$.

Tomando-se a água pura a 25°C, podemos calcular o seu pH:

$$pH = -\log(H^+) = -\log 10^{-7} = -(-7) = 7{,}0.$$

Valores de pH abaixo de 7 correspondem a concentrações mais elevadas de H⁺ (soluções ácidas). Valores elevados de pH (acima de 7), por sua vez, correspondem a concentrações baixas de H⁺ (soluções básicas ou alcalinas).

Ácido é toda substância que, ao ser dissolvida em água, sofre ionização e libera íon H⁺ (próton). Base é toda substância que, ao ser dissolvida em água, sofre dissociação iônica e libera íon OH⁻ (recebe um íon H⁺).

As soluções cloradas têm ação antimicrobiana mais pronunciada em meio ácido, quando, então, liberam ácido hipocloroso. Esse ácido hipocloroso só atua na forma não dissociada e a acidez impede a ionização do ácido hipocloroso, favorecendo, assim, sua acentuada ação microbicida. Daí a importância do pH na ação microbiana do cloro. Esse ácido é classificado como ácido muito fraco e é facilmente dissociado em meio alcalino.

Nas soluções fortemente ácidas, com pH inferior a 5, o cloro elementar aparece e constitui-se na forma predominante, segundo a reação:

$$HOCl + H^+ + Cl^- \rightleftharpoons Cl_2 + H_2O$$
ÁCIDO HIPOCLOROSO + ÍON HIDROGÊNIO + ÍON CLORO ⇌ CLORO + ÁGUA

Todavia, o pH alcalino (acima de 10) mantém a estabilidade das soluções de NaOCl. Por isso, o pH das soluções cloradas deve chegar às condições de acidez unicamente no momento do uso, com a liberação de cloro nascente em meio ácido. Em contato com os tecidos, em particular os inflamados ou necrosados/infectados, é esperada a redução no pH da solução de hipoclorito, levando à formação de ácido hipocloroso.[28]

Há uma correlação entre a concentração de hidróxido de sódio (NaOH), uma base forte, e valores elevados de pH. Spanó,[46] avaliando as soluções de NaOCl após os processos de dissolução tecidual, observou que, quanto maior a concentração inicial da solução, menor a redução de seu pH. A elevação da temperatura da solução causou maior redução percentual do pH. Isso se deve à interação do NaOH com a matéria orgânica. O NaOH reage com os ácidos graxos (óleos e gorduras), presentes na matéria orgânica, formando sais de ácidos graxos (sabão) e glicerol (álcool). Isso leva à diminuição da concentração de íons hidroxila (OH⁻), provocando a redução do pH. O hidróxido de sódio reage também com aminoácidos das proteínas da matéria orgânica, formando sal e água (reação de neutralização). Essas reações são responsáveis pela retirada de íons hidroxila do meio, causando a redução do pH. A diminuição do pH das soluções de NaOCl reduz a velocidade de dissolução do tecido pulpar.

### Temperatura

A temperatura da solução de NaOCl exerce influência significativa em suas propriedades. De acordo com diversos autores, fatores como aumento de temperatura e de concentração, assim como longo tempo de reação química, proporcionam uma eficácia maior da solução de NaOCl em relação à sua ação solvente e antimicrobiana.[30,34,35,47,48]

O aquecimento da solução aumenta sua capacidade solvente de matéria orgânica.[34,35] Uma elevação de 10°C na temperatura da solução também promove uma redução de, aproximadamente, 50 a 60% no tempo necessário para destruir microrganismos. Por sua vez, se a temperatura da solução for reduzida em 10°C, esse tempo será elevado em cerca de 2 vezes.[23]

A elevação da temperatura aumenta a frequência das colisões moleculares, e estas contribuem para o aumento da velocidade de uma reação. O mais importante é que a elevação da temperatura aumenta a proporção de moléculas que terão energia suficiente para reagir. Consequentemente, quanto maior for a temperatura, maior será a proporção de moléculas que colidem e que reagirão umas com as outras e, como resultado, maior será a velocidade de dissolução tecidual e ação antimicrobiana.

Salienta-se que o aquecimento da solução de NaOCl previamente à sua colocação no canal pode ter mínimos efeitos em melhorar sua eficácia antimicrobiana e solvente de matéria orgânica. Isso porque o volume para preencher um canal é muito pequeno, fazendo com que a solução previamente aquecida rapidamente atinja a temperatura corpórea. Para que os efeitos da temperatura na eficácia do NaOCl sejam observados, este deve ser aquecido no interior do canal por agitação mecânica ou ultrassônica.

### Matéria orgânica

A relação entre o volume da solução e a massa de tecido tem influência na efetividade do NaOCl. Quanto maior for essa relação, maior será a capacidade de dissolução e a atividade antimicrobiana do NaOCl sobre os tecidos orgânicos vivos ou necrosados e os microrganismos.

Durante o tratamento endodôntico, um pequeno volume de solução de NaOCl entra em contato com uma grande quantidade de matéria orgânica, representada, principalmente, por tecido pulpar, fluidos teciduais e microrganismos que compõem a infecção endodôntica. Para compensar essa relação desproporcional (volume da solução/massa de tecido), durante o preparo químico-mecânico do canal radicular, a solução de NaOCl deve ser constantemente renovada. Durante o tratamento de canais com polpa necrosada e infectada, deve-se optar pelo emprego de água sanitária, a qual é mais estável, favorecendo a obtenção de uma concentração de NaOCl disponível para realizar ações solvente e antimicrobiana adequadas.

### Concentração

A concentração de uma solução é a relação de quantidade entre soluto, solvente e solução. Essa relação pode ser determinada de várias formas, entre elas a concentração comum ou em gramas/litro (g/ℓ) e a porcentagem em massa ou em peso.

Massa é a quantidade de matéria que compõe o corpo; ela varia de acordo com o tipo e número dos átomos de que é formado. Peso, por ser uma força (F), é o produto da massa (m) pela aceleração da gravidade (g).

$$P = F = m \times g$$

Portanto, o peso de um corpo é proporcional a sua massa. Nessa equação, o fator de proporcionalidade é a aceleração da gravidade, que varia com a posição em que estivermos em relação ao nível do mar. Um mesmo corpo (mesma massa) ao nível do mar é mais pesado do que no alto de uma montanha.

Concentração (C) de uma solução é a relação entre a massa do soluto ($m_1$), em gramas, e o volume da solução (V), em litros.

$$C = \frac{m_1}{V} \; (g/\ell)$$

Porcentagem em massa ou em peso (p) de uma solução é a massa de soluto dissolvida em 100 unidades de massa de solução.

| massa da solução | massa do soluto |
|---|---|
| m($m_1 + m_2$) | $m_1$ |
| 100 | p |

$$p = \frac{100 \times m_1}{m} \quad \text{ou} \quad \frac{100 \times m_1}{m_1 + m_2}$$

p = porcentagem; m = massa da solução; $m_1$ = massa do soluto; $m_2$ = massa do solvente.

As atividades antimicrobiana e solvente do NaOCl dependem da concentração da solução química, diminuindo à medida que a solução é diluída, sendo a capacidade solvente mais afetada do que a antimicrobiana. Quando do uso de soluções de concentrações menores, estas deverão ser renovadas no interior do canal radicular com maior frequência.

No laboratório, soluções mais concentradas apresentam maior atividade antimicrobiana, desde que outros fatores, como tempo de atuação, pH, temperatura e conteúdo orgânico, sejam mantidos constantes. Siqueira et al.[49] demonstraram que a solução de NaOCl a 5,25% foi mais eficaz do que a solução a 1%, para inibir o crescimento de bacilos produtores de pigmentos negros. Em outro estudo, Siqueira et al.[50] demonstraram que a solução a 4% apresentou atividade antibacteriana mais pronunciada contra bactérias facultativas e bacilos produtores de pigmentos negros (anaeróbios estritos), quando comparada às soluções a 2,5% e a 0,5% (Figura 14.27).

No entanto, nas condições de uso intracanal, as diferenças entre concentrações distintas do NaOCl na ação antimicrobiana não são observadas. Siqueira et al.[5] avaliaram in vitro a redução da população bacteriana intracanal produzida por instrumentação e irrigação com soluções de NaOCl a 1%, 2,5% ou 5,25%. Como controle,

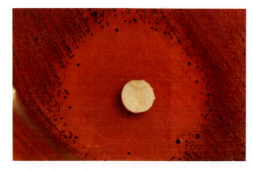

**Figura 14.27** Efeito inibitório da solução de hipoclorito de sódio a 4% sobre *Prevotella nigrescens*.

empregou-se solução salina como irrigante. Todas as soluções promoveram redução significativa no número de células bacterianas no canal. Não houve diferença significante entre as três concentrações de NaOCl utilizadas. Todavia, todas as soluções de NaOCl foram significativamente mais eficazes do que a solução salina, fato que realça a importância do efeito químico, além do mecânico. Esses resultados, quanto à atividade antibacteriana, indicam que trocas regulares da solução no canal e irrigações copiosas mantêm as propriedades das soluções, compensando os efeitos da concentração.

Para vários autores, existe uma relação diretamente proporcional entre a concentração da solução de NaOCl e a velocidade de ação solvente de matéria orgânica, isto é, quanto maior a concentração da solução, mais rápida é a dissolução tecidual.[22,31,37,46]

No entanto, nas condições de uso intracanal, da mesma forma que para a ação antimicrobiana, os efeitos da concentração na dissolução de tecido pulpar podem ser compensados pelo volume e frequência de irrigação.

### Atividade desodorizante

As infecções por bactérias anaeróbias usualmente resultam em odor fétido, por causa da liberação de produtos metabólicos como ácidos graxos de cadeia curta, compostos sulfurados, amônia e poliaminas. O cloro pode desodorizar por dois mecanismos:

1. Atividade letal sobre bactérias envolvidas na infecção pulpar.
2. Ação oxidativa sobre os produtos bacterianos, neutralizando-os e eliminando o mau odor.

### Considerações clínicas

Uma vez que o NaOCl necessita estar em concentração suficiente para exercer seus efeitos antimicrobianos e solvente de tecidos, a questão de sua instabilidade química é crítica. Uma solução de NaOCl apresenta decréscimos significativos de concentração quando armazenada em condições inadequadas ou quando o frasco, durante o uso, é aberto frequentemente.

Avaliando as concentrações de cloro ativo em amostras de soluções de NaOCl utilizadas em consultórios de endodontistas, concluímos que:

- Nenhuma amostra apresenta a concentração prevista pelo fabricante
- As soluções de NaOCl são instáveis
- As soluções a 0,5% foram as que mais perderam cloro ativo proporcionalmente (Tabela 14.3).

**Tabela 14.3** Concentrações de cloro ativo encontradas em amostras de soluções de NaOCl (médias).

| Indicada no rótulo | Encontrada | Capacidade de atividade |
|---|---|---|
| 5% | 3,24% | 64,7% |
| 2% | 1,6% | 80% |
| 1% | 0,78% | 78,3% |
| 0,5% | 0,06% | 11,5% |

Em virtude da instabilidade das soluções de NaOCl, é aconselhável que elas sejam adquiridas dentro do prazo de validade e o mais próximo possível da data de fabricação. Como as soluções de NaOCl são instáveis, perdem eficiência com a elevação da temperatura, com a exposição à luz e ao ar e quando armazenadas por longos períodos.

Grossman,[21] considerando a instabilidade do NaOCl, recomenda sua armazenagem por, no máximo, 3 meses, devendo ser guardado em vidro de cor âmbar, ao abrigo da luz e do calor.

A Tabela 14.4 resume as principais vantagens e desvantagens do NaOCl.

Em muitos países, as soluções de NaOCl usadas em Odontologia são fornecidas a partir de agentes clareadores domésticos (água sanitária), sendo o Clorox™ a mais popular entre essas soluções disponíveis nos Estados Unidos. Foi Lewis,[51] em 1954, o primeiro a sugerir o Clorox™ como fonte de NaOCl para o preparo químico-mecânico de canais radiculares.

Um estudo de Marchesan et al.[52] revelou que várias marcas de água sanitária nacionais jamais apresentaram concentrações de NaOCl abaixo do especificado nos rótulos das embalagens. Os teores de cloro disponíveis variaram entre 2,5% e 2,9%, e o pH entre 12,5 a 13,4.

Lopes et al.[29] analisaram químico-quantitativamente 18 amostras de diferentes marcas de águas sanitárias, viabilizando-as como fonte de NaOCl, e concluíram que as marcas Clorox™, Super Globo e Q-Boa apresentam boas especificações para serem utilizadas como solução química auxiliar de instrumentação na Endodontia.

Teor de cloro ativo, teor de NaOCl, alcalinidade cáustica, alcalinidade por carbonato de sódio e pH de soluções-mãe de sete marcas comerciais de águas sanitárias foram determinados por Lopes et al.[29] e estão expressos na Tabela 14.5.

Nesse mesmo trabalho, os autores concluíram que:

- Todas as marcas de água sanitária testadas apresentaram teor de cloro ativo dentro dos percentuais exigidos segundo a Portaria nº 89, de 25 de agosto de 1994, da Secretaria de Vigilância Sanitária – Ministério da Saúde
- As marcas Q-Boa, Super Globo e Clorox™ apresentaram menor teor de NaOH (alcalinidade cáustica)
- É viável o uso das marcas Q-Boa, Super Globo e Clorox™ como solução química auxiliar do preparo químico-mecânico dos canais radiculares.

Avaliando a atividade antimicrobiana das águas sanitárias Ajax® (Colgate-Palmolive, São Paulo, SP), Brilux (Pará Inds. R. Raymundo da Fonte S.A., Belém, PA), Brilhante (Indústrias Gessy Lever Ltda., São Paulo, SP), Q-Boa (Indústrias Anhembi S.A., Osasco, SP), Kokino's

**Tabela 14.4** Vantagens e desvantagens do hipoclorito de sódio.

| Vantagens | Desvantagens |
|---|---|
| Relativamente barato | Instável ao armazenamento |
| Rápida atuação | Inativado por matéria orgânica |
| Desodorizante e lubrificante | Corrosivo |
| Atividade antimicrobiana pronunciada contra bactérias, fungos e vírus | Irritante para pele e mucosa |
| Relativamente não tóxico nas condições de uso | Forte odor |
| Ação solvente de matéria orgânica | Descora tecidos |
| Concentrações facilmente determinadas | Remove carbono da borracha |
| Clareador | |

**Tabela 14.5** Média dos resultados de teor de cloro ativo, teor de hipoclorito de sódio, alcalinidade cáustica, alcalinidade por carbonato de sódio e pH das soluções analisadas.

| Marca | $Cl_2$ (%) | NaOCl (%) | NaOH (%) | $Na_2CO_3$ (%) | pH (solução-mãe) |
|---|---|---|---|---|---|
| Ajax® | 2,590 | 2,729 | 0,929 | 0,974 | 12,82 |
| Brilhante | 2,446 | 2,566 | 0,994 | 0,285 | 12,89 |
| Brilux | 2,138 | 2,244 | 0,486 | 0,131 | 12,61 |
| Clorox™ | 2,191 | 2,298 | 0,243 | 0,053 | 12,37 |
| Super Globo | 2,354 | 2,475 | 0,209 | 0,126 | 12,27 |
| Q-Boa | 2,434 | 2,553 | 0,177 | 0,088 | 12,12 |

(Kokino's Ind. Com. Ltda., D. Caxias, RJ), Bariloche (Indústrias Químicas Ribeiro Ltda., Rio de Janeiro, RJ), Super Globo (Água Sanitária Super Globo S. A., Rio de Janeiro, RJ), contra cepas bacterianas de *Prevotella nigrescens, Propionibacterium acnes, Pseudomonas aeruginosa, Enterococcus faecalis, Lactobacillus casei, Escherichia coli e Streptococcus bovis*, uma cultura mista (amostra de saliva total) e uma levedura (*Candida albicans*), Siqueira et al.[53] observaram que todas as sete marcas apresentaram atividade satisfatória, não tendo sido detectadas diferenças estatisticamente significantes entre elas (p > 0,05). A concentração de NaOCl das amostras testadas variou entre 2 e 2,5%.

Várias marcas de água sanitária disponíveis no comércio nacional são fáceis de encontrar, mesmo em localidades mais isoladas, apresentam um baixo custo e, por causa do alto consumo pela população em geral, são frequentemente renovadas no estoque do vendedor, o que diminui os riscos de decomposição durante o armazenamento da solução. Portanto, as águas sanitárias podem ser utilizadas como soluções químicas auxiliares e na irrigação de canais radiculares como uma alternativa às soluções de NaOCl disponíveis no comércio odontológico. É recomendável que o profissional renove frequentemente o seu estoque de água sanitária e armazene os frascos, devidamente fechados, ao abrigo da luz e do calor.

Durante o tratamento de canais radiculares, independentemente das condições da polpa dental, indicamos como solução química auxiliar da instrumentação soluções de NaOCl a 2,5%. Nessa concentração, o NaOCl favorece a solubilização dos remanescentes teciduais vivos ou necrosados do sistema de canais radiculares e atua de maneira eficaz contra a microbiota dos canais infectados. A atividade antimicrobiana de águas sanitárias também é fundamental contra deslizes da manutenção da cadeia asséptica passíveis de ocorrer durante o atendimento clínico.

Associações de outras soluções com o NaOCl em uso alternado, durante a irrigação, têm sido propostas com o intuito de maximizar a eliminação bacteriana do canal radicular. Siqueira et al.[54] compararam a eficácia da instrumentação associada a diferentes soluções irrigantes na redução da população bacteriana intracanal. Canais inoculados com *E. faecalis* foram preparados e irrigados com as seguintes soluções: NaOCl a 2,5%; NaOCl a 2,5% e ácido cítrico a 10%, alternados; NaOCl a 2,5% e gluconato de clorexidina a 2%, alternados; e solução salina. Amostras foram coletadas dos canais antes e depois do preparo químico-mecânico, diluídas e cultivadas para contagem das unidades formadoras de colônias. Todos os irrigantes reduziram a população bacteriana dentro do canal radicular. Não houve diferenças significativas entre os grupos experimentais. Todavia, todos os grupos foram significativamente mais eficazes do que o grupo-controle, no qual a solução salina foi usada como irrigante. Tais resultados confirmaram a importância de se empregarem substâncias dotadas de atividade antimicrobiana durante o preparo químico-mecânico. Além disso, o uso combinado de outros irrigantes com o NaOCl não potencializou a redução bacteriana induzida por essa substância quando usada isoladamente na irrigação. Cumpre salientar que a associação de NaOCl com clorexidina leva à formação de um composto acastanhado, que mancha a estrutura dentária e tem o potencial de ser citotóxico (provavelmente à base de paracloroanilina). Portanto, essa associação está contraindicada.

Estudos clínicos usando cultura[55-60] ou métodos moleculares mais sensíveis,[60-67] bem como estudos *ex vivo*,[5,54,68] têm demonstrado claramente que o emprego do NaOCl como substância química auxiliar no preparo de canais infectados de dentes com lesão perirradicular causa uma redução substancial na carga bacteriana intracanal. Estudos também revelam que os efeitos benéficos da utilização de NaOCl como irrigante, quando comparado com solução salina, são observados apenas após o canal ter sido ampliado a maiores diâmetros (ou seja, maior do que #30).[4,56]

## Clorexidina

A clorexidina é composta estruturalmente por dois anéis clorofenólicos nas extremidades, ligados a um grupamento biguanida de cada lado, conectados por uma cadeia central de hexametileno.[69]

A bisbiguanida catiônica (carregada positivamente) é uma base forte, sendo praticamente insolúvel em água, daí a sua preparação na forma de sal, o que aumenta a solubilidade da substância. O sal digluconato de clorexidina em solução aquosa é o mais utilizado em Odontologia.[69]

Em geral, as soluções são incolores e inodoras. As aquosas são mais estáveis em pH de 5 a 8. Acima disso, há precipitação, enquanto em pH ácido há deterioração da atividade, por causa da perda de estabilidade da solução. A atividade antibacteriana da clorexidina é excelente na faixa de pH entre 5,5 e 7, o que abrange o pH das superfícies corporais e dos tecidos.

O digluconato de clorexidina é um agente antibacteriano de amplo espectro, sendo muito empregado na Periodontia para reduzir a formação de placas e no tratamento de suporte de doenças periodontais.[70] Esse composto aromático de bisbiguanida é solúvel em água, todavia, em pH fisiológico, dissocia-se, liberando moléculas de carga positiva.

Além de possuir atividade antibacteriana de amplo espectro, a clorexidina apresenta substantividade, isto é, ela se liga à hidroxiapatita do esmalte ou dentina e a grupos aniônicos ácidos de glicoproteínas, sendo lentamente liberada à medida que a sua concentração no meio decresce, permitindo, assim, um tempo de atuação prolongado. Assim, essa substância pode manter seus efeitos antibacterianos por longos períodos, podendo se estender a até cerca de 4 meses.[69-73]

A clorexidina apresenta atividade antibacteriana contra um grande número de espécies gram-positivas e gram-negativas (Figura 14.28).[69] Em baixas concentrações, a clorexidina é bacteriostática, enquanto, em concentrações mais elevadas, ela é bactericida. Por ser uma molécula catiônica, a clorexidina é atraída e adsorvida à superfície bacteriana, que é carregada negativamente. Adsorção é a adesão de uma substância a outra. No processo de adsorção, um líquido ou um gás (adsorvido) adere firmemente à superfície de um sólido ou líquido (adsorvente). A adsorção é um processo de superfície. O processo de adsorção difere do de absorção, no qual uma substância absorvida penetra dentro de outra (sólido), em um processo chamado difusão. Basicamente, o processo de absorção é, na realidade, a combinação da adsorção e difusão.

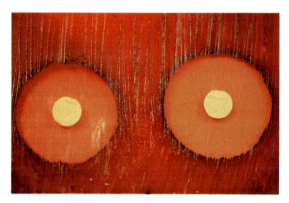

**Figura 14.28** Halos de inibição do crescimento bacteriano promovido por soluções de clorexidina a 0,2 e 2%.

A adsorção da clorexidina às membranas bacterianas dá-se, principalmente, em componentes contendo fosfato. Essa adsorção resulta em ruptura das membranas bacterianas, permitindo a liberação de componentes citoplasmáticos de baixo peso molecular, como íons potássio. Além disso, no nível de membrana, a clorexidina pode inibir a atividade de determinadas enzimas, como a adenosina trifosfatase (ATPase). Se o efeito da clorexidina, em virtude da baixa concentração, se restringe a esse ponto, a substância tem efeito bacteriostático.[69]

O efeito bactericida da clorexidina é observado em concentrações mais altas, quando se verifica que o dano à membrana citoplasmática é mais intenso, levando ao extravasamento de conteúdo citoplasmático de maior peso molecular, como ácidos nucleicos. Quando a concentração da substância é suficientemente elevada (100 a 500 mg/$\ell$), não há mais extravasamento do conteúdo do citoplasma bacteriano, visto que este se torna precipitado, como resultado da reação da clorexidina com compostos fosfatados, como ATP (adenosina trifosfato) e ácidos nucleicos, formando complexos. Neste último caso, o efeito bactericida é extremamente rápido. A maioria das soluções de clorexidina usadas na clínica possui efeito bactericida.[69]

Em estudo laboratorial, Siqueira et al.,[50] avaliando os efeitos inibitórios das soluções de clorexidina a 0,2% e a 2% sobre bactérias anaeróbias estritas e facultativas, comumente isoladas de canais radiculares infectados, observaram que não houve diferença significativa entre elas. Entretanto, quando comparadas à solução de NaOCl a 4%, ambas as soluções de clorexidina apresentaram atividade antibacteriana significativamente menor.

No entanto, vários estudos clínicos que utilizaram cultura ou métodos moleculares revelaram não haver diferença significativa na eliminação bacteriana proporcionada por NaOCl e clorexidina como irrigantes.[59,61,63,64,74]

Quando utilizada nas concentrações preconizadas para emprego clínico (entre 0,12 e 2%), a clorexidina apresenta uma relativa ausência de toxicidade.[70,75,76] Por outro lado, o NaOCl é citotóxico e irritante aos tecidos.[13] Essa característica, provavelmente, indicaria a utilização da clorexidina como substância auxiliar da instrumentação, em detrimento do NaOCl. Entretanto, esse efeito irritante do NaOCl não parece exercer influência no êxito do tratamento, desde que utilizado na forma indicada, limitado ao interior do canal radicular. Além disso, outras propriedades devem ser levadas em conta ao se selecionar uma substância química a ser empregada no preparo dos canais radiculares. O NaOCl apresenta, além da excelente atividade antimicrobiana, outras propriedades, como solvente de matéria orgânica e clareador, que a clorexidina não possui. Isso é de grande valia durante o preparo de canais com polpa necrosada. O efeito solvente do NaOCl pode auxiliar na limpeza do sistema de canais radiculares, promovendo a remoção de matéria orgânica em decomposição, não afetada pelos instrumentos endodônticos.

Embora não apresente atividade solvente de tecido pulpar, o gluconato de clorexidina é um eficiente antimicrobiano e possui relativa ausência de toxicidade. Buscando corrigir as propriedades indesejáveis dessa solução, alguns autores têm sugerido o seu emprego na rinsagem final do canal, no qual NaOCl foi utilizado durante o preparo. Salienta-se que essas duas substâncias não podem ser combinadas devido à formação de forte pigmentação acastanhada e impregnação da dentina, oriunda da combinação das duas substâncias,[54] gerando o composto para-cloroanilina.[77] Por essa razão, entre o uso do NaOCl e a rinsagem final com clorexidina, o canal deve ser irrigado com outra solução, como solução salina, água destilada ou álcool.[78]

Siqueira et al.[79] observaram excelentes resultados antibacterianos quando utilizando somente a clorexidina na irrigação, seguida por medicação intracanal com hidróxido de cálcio e clorexidina. Assim, a clorexidina pode ser a substância química de eleição quando há relato de alergia ao NaOCl por parte do paciente e, possivelmente, no tratamento de dentes com polpa necrosada associada à rizogênese incompleta, em que existe grande risco de extravasamento apical da solução química. Pode haver desenvolvimento de reações graves dos tecidos perirradiculares, quando do extravasamento apical de hipoclorito de sódio durante a execução da terapia endodôntica (Figura 14.29).[15,80]

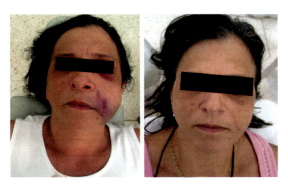

**Figura 14.29** Acidente por injeção de hipoclorito de sódio nos tecidos perirradiculares.

## Ácido etilenodiaminotetracético dissódico

A instrumentação de canais radiculares atresiados é usualmente uma tarefa difícil. Nesses casos, durante muito tempo, empregaram-se ácidos inorgânicos, como sulfúrico, fenil sulfônico e clorídrico. Porém, esses ácidos têm um poder lesivo muito grande sobre os tecidos vivos, em particular sobre os tecidos perirradiculares.

Em 1957, Ostby[7] indicou o sal dissódico do ácido etilenodiaminotetracético (EDTA) para a instrumentação de canais atresiados. Esse sal de um ácido fraco é capaz de promover, em pH alcalino, a quelação de íons cálcio da dentina.

O EDTA, na sua forma de ácido, apresenta pequeno poder de descalcificação, porque sua solubilidade em água é pequena (0,001 mol/ℓ). Consequentemente, seu poder quelante é reduzido pela impossibilidade de uma efetiva dissociação iônica.[81] A solubilidade do EDTA está diretamente relacionada com o número de átomos de hidrogênio dos radicais carboxila substituídos por sódio. Como apresenta quatro radicais carboxila, podemos obter quatro tipos de sais: mono, di, tri e tetrassódico.

O EDTA apresenta a seguinte fórmula estrutural:

$$HOOC-CH_2 \diagdown N-CH_2-CH_2-N \diagup CH_2-COOH$$
$$HOOC-CH_2 \diagup \qquad\qquad \diagdown CH_2-COOH$$

Levando em consideração a capacidade de descalcificação e a compatibilidade biológica do EDTA, em relação aos tecidos pulpares e perirradiculares, é recomendado o sal trissódico para uso endodôntico.[7,81]

$$NaOOC-CH_2 \diagdown N-CH_2-CH_2-N \diagup CH_2-COONa$$
$$HOOC-CH_2 \diagup \qquad\qquad \diagdown CH_2-COONa$$

Quando se aplica uma solução aquosa de EDTA no interior do canal radicular, ocorre, inicialmente, a solubilização de uma quantidade muito pequena de moléculas de fosfato de cálcio, componente mineral da dentina, até que seja estabelecido o equilíbrio:

$$Ca_3(PO_4)_2 \xrightleftharpoons{H_2O} 3Ca^{++} + 2PO_4^{---}$$
FOSFATO DE CÁLCIO — ÍON CÁLCIO — ÍON FOSFATO

O EDTA incorpora o cálcio por meio das ligações bivalentes do oxigênio existente em sua estrutura, fechando-o em uma cadeia heterocíclica. Essa reação é denominada quelação e o produto resultante, quelato de cálcio.

$$Ca^{++} + EDTA \rightarrow Ca\,EDTA$$

Dessa forma, ocorre uma quebra da constante de solubilidade da dentina, que volta a solubilizar-se na tentativa de suprir a falta de íons cálcio. Esses íons são incorporados às moléculas de EDTA e a reação química continua até a saturação da solução de quelante, interrompendo o mecanismo de descalcificação.

O EDTA tem ação autolimitante, pois uma molécula quela um mol de íon metálico. Essa solução não atua imediatamente quando colocada em contato com a dentina, necessitando esperar alguns minutos (10 a 15 minutos) para a obtenção do efeito quelante. À medida que ocorre contato, há reação com os íons cálcio, neutralização e perda da ação química, necessitando, assim, de constantes renovações.

Patterson[82] afirma que a dureza da dentina humana varia com a sua localização e possui valores de 25 a 80 na escala Knoop. Na junção cemento-dentinária e nas proximidades da superfície do canal radicular, a dureza é menor e, quando a dentina foi submetida à ação de EDTA, a dureza máxima determinada foi de 1,6 Knoop.

Quanto à compatibilidade do quelante em relação ao tecido pulpar e perirradicular de cães, Ostby[7] e Nery et al.[83] observaram uma resposta tecidual satisfatória. O efeito antimicrobiano de soluções de EDTA é discreto.[50]

Recomendamos o uso de soluções de EDTA a 17% combinadas com soluções de NaOCl, para a remoção da *smear layer*, após o preparo químico-mecânico de canais radiculares infectados. O EDTA também é comercializado na forma de creme (RC-Prep™, Premier Dental) e de gel em seringa (Glyde™, Dentsply/Sirona).

Deve-se prestar atenção ao acondicionamento da solução de EDTA. Quando acondicionado em frascos de vidro, com o tempo, o EDTA pode quelar o cálcio do silicato de cálcio existente na composição do vidro, diminuindo sua capacidade de atuação.[84]

### RC-Prep™

Composto na forma de creme, com a seguinte formulação: EDTA a 15%, peróxido de ureia a 10% e Carbowax™ 75%, como idealizaram Stewart et al.[84]

O peróxido de ureia (bactericida) é um complexo de peróxido de hidrogênio e ureia. Apresenta a forma de corpo cristalino, branco, com ligeiro odor. É solúvel em água, glicerina, álcool e propilenoglicol. É usado como fonte de peróxido de hidrogênio. O EDTA (quelante) é usado para descalcificação dos tecidos dentários. O Carbowax™ (polietilenoglicol 4.000) apresenta consistência cremosa e cor branca. É francamente solúvel na água e no álcool. Funciona como uma base estável para o peróxido de ureia e como lubrificante durante a instrumentação dos canais radiculares.

Na proposta original de uso, o RC-Prep™ é colocado no interior do canal radicular e, a seguir, procede-se à irrigação com uma solução de NaOCl a 2,5%. O canal é então instrumentado. A reação química do peróxido de ureia com o NaOCl produz uma efervescência, com a liberação de oxigênio nascente, que supostamente potencializaria a limpeza do canal, favorecendo a remoção de detritos e eliminação de bactérias. A adição de EDTA proporciona, a essa associação, a ação quelante sobre o cálcio das paredes dentinárias do canal radicular.

Stewart et al.,[84] empregando RC-Prep™ e NaOCl a 5%, na instrumentação de canais radiculares de dentes necrosados e infectados, obtiveram testes bacteriológicos negativos, imediatamente após o preparo, em 97,2% e, após 1 semana, em 94,4% dos casos, sem o emprego de qualquer medicação intracanal entre as sessões. Não existem estudos mais atuais utilizando cultura de anaeróbios ou métodos moleculares avaliando os efeitos antibacterianos *in vivo* do RC-Prep™ combinado ao NaOCl, usados na forma proposta por Stewart et al.[84]

Com relação à compatibilidade com os tecidos vivos, Neri et al.,[83] em tratamento de canais radiculares de dentes de cães, afirmaram que o RC-Prep™ é altamente citotóxico aos tecidos pulpar e perirradicular. Procurando justificar esses resultados, referiram-se à consistência pastosa do veículo (Carbowax™), que dificultaria sua remoção completa do interior do canal radicular.

Atualmente, é mais recomendado para a exploração e preparo inicial de canais atresiados, funcionando principalmente como lubrificante para os instrumentos endodônticos. Devido à consistência cremosa, o efeito descalcificante do EDTA é limitado, praticamente imperceptível.

### Glyde™

Apresenta-se na forma de gel composto por EDTA a 15% e peróxido de carbamida (peróxido de ureia) a 10% em uma base hidrossolúvel. É utilizado em associação com soluções de NaOCl. Deve ser armazenado em refrigerador. É empregado de maneira semelhante ao RC-Prep™ e deve ser aplicado apenas no início da instrumentação, até os três primeiros diâmetros de instrumentos. A posterior preparação dos canais deverá ser realizada apenas com solução de NaOCl.

### Ácido cítrico

O ácido cítrico é um ácido orgânico (ácido 2-hidroxi-1,2,3-propanotricarboxílico), sólido e cristalino. Quando à temperatura ambiente, ele é muito solúvel em água (133 g/100 m$\ell$ de água em temperatura ambiente). Atua sobre os tecidos mineralizados do dente, promovendo a sua desmineralização.

$$H_2 - C - COOH$$
$$HO - C - COOH$$
$$H_2 - C - COOH$$

Quanto à concentração do ácido cítrico usada em Endodontia, não há consenso entre os autores, que indicam concentrações entre 1 e 50%.[85,86]

O ácido cítrico a 50% possui atividade antibacteriana contra o *E. faecalis*. O efeito antibacteriano do ácido cítrico está relacionado com o seu baixo pH (1,45 a 1,5), que promove a desnaturação de proteínas, mormente as enzimas.[87] Porém, esse pH ácido pode ter efeito adverso nos tecidos perirradiculares, em função do possível efeito citotóxico.

Soluções de ácido cítrico podem ser empregadas na remoção do componente mineralizado da *smear layer*. Quando do seu uso, devemos dar preferência às soluções de menores concentrações.

### MTAD™

O MTAD™ (BioPure™, Dentsply, Tulsa, OK, EUA) é um produto comercial para uso no preparo químico-mecânico de canais radiculares. Consiste em uma mistura de um isômero da tetraciclina (doxiciclina), ácido cítrico e um detergente (Tween® 80). O MTAD™ tem baixo pH (2,15), em virtude da presença do ácido cítrico, e é recomendado para a irrigação final do canal, após o emprego do NaOCl. A tetraciclina presente, além de participar da remoção da porção inorgânica da *smear layer* por quelar cálcio, também tem efeitos antibacterianos sobre grande parte das bactérias comumente presentes em infecções endodônticas.

A forma de utilização proposta é o uso de NaOCl a 1,3%, durante o preparo químico-mecânico, seguido de irrigação final com MTAD™, o qual é deixado no canal por 5 minutos.[88] Torabinejad et al.[89] demonstraram que o MTAD™ é bastante eficaz na remoção da *smear layer* e apresenta melhor comportamento sobre a dentina do que o EDTA, não afetando significativamente a estrutura dos túbulos dentinários.

Vários estudos *in vitro* têm avaliado a eficácia antimicrobiana do MTAD™.[90-92] O MTAD™ não apresenta grande eficácia contra biofilmes de *E. faecalis* quando comparado *in vitro* com outras substâncias. Um estudo que avaliou a eficácia de soluções químicas usadas no preparo químico-mecânico de canais radiculares para a eliminação de biofilmes de *E. faecalis* demonstrou que o percentual de morte bacteriana no biofilme induzido pelas soluções testadas foi o seguinte, em ordem decrescente de eficácia: NaOCl a 6% (> 99,9%), NaOCl a 1% (99,8%), *SmearClear*™ (78,1%), clorexidina a 2% (60,5%), REDTA (26,9%) e MTAD™ (16,1%).[93]

Embora os estudos iniciais tenham sugerido que o MTAD™ poderia ser uma boa opção para remoção da *smear layer* e para promover uma desinfecção complementar ao preparo químico-mecânico de canais radiculares, um estudo clínico randomizado não encontrou vantagens antibacterianas na utilização dessa substância.[94]

O Tetraclean™ (Ogna Laboratori Farmaceutici, Muggio, Itália) é outra combinação recomendada para irrigação, com composição muito semelhante à do MTAD™, mas com menor concentração de doxiciclina. Um estudo do grupo proponente revelou que o Tetraclean™ foi mais eficaz do que o MTAD™ contra biofilmes de *E. faecalis*.[95] Não há estudos clínicos testando esse produto, mas os resultados não devem diferir dos observados para o MTAD™, dada a similaridade em composição química.

## Água de cal

A água de cal é uma solução saturada de hidróxido de cálcio puro, pró-análise, em água destilada (cerca de 0,14 g de hidróxido de cálcio em 100 m$\ell$ de água). A água de cal é límpida e apresenta pH aproximado de 11. Geralmente, pode ser preparada misturando-se o hidróxido de cálcio com água destilada, na forma de suspensão, e então deixando a solução em repouso para que o excesso de hidróxido de cálcio decante. A solução saturada é a água de cal. Se o frasco for agitado, volta a ser uma suspensão de hidróxido de cálcio (ou leite de cal).

A solução aquosa de hidróxido de cálcio apresenta alta tensão superficial – 66,82 dinas/cm,[96] ausência de atividade solvente de tecido pulpar[97] e atividade antibacteriana baixa.[98] Consequentemente, a água de cal não possui propriedades que a indiquem como solução química auxiliar da instrumentação de canais radiculares.

Deve ser acondicionada em frasco de cor âmbar, para evitar alterações pela ação da claridade. Pode ser utilizada na irrigação de canais radiculares de dentes com vitalidade pulpar e rizogênese incompleta. Em casos de hemorragia pulpar, pode ser empregada como substância hemostática, que atua possivelmente por desnaturação proteica. Também pode ser usada nos procedimentos de tratamento conservador pulpar.

## Água oxigenada (peróxido de hidrogênio)

O peróxido de hidrogênio ($H_2O_2$) é um agente oxidante; apresenta-se sob a forma de líquido incolor, transparente e é altamente instável. É empregado em soluções aquosas, cuja instabilidade é proporcional ao aumento e à concentração. Ele é miscível em água.

A água oxigenada 10 volumes (peróxido de hidrogênio a 3%) apresenta pH = 3,5, libera oxigênio sob influência de calor, luz e em contato com bases e com o NaOCl. Quando em contato com sangue, provoca reação efervescente, libera oxigênio nascente, produz hemólise e hemoglobinólise e remove detritos do interior do canal radicular. Como agente oxidante, ajuda a prevenir a penetração de sangue nos túbulos dentinários, o que alteraria a cor dos dentes.

Diante de matéria orgânica, essa substância apresenta atividade antibacteriana limitada, além de ser ineficaz como solvente de tecido necrosado e como solução irrigadora, na limpeza do sistema de canais radiculares.[12]

O uso alternado de NaOCl (soda clorada) com peróxido de hidrogênio, conhecido como método de Grossman ou S.O.S. (primeira e última irrigação de cada ciclo com a soda clorada), foi por muitos anos usado no preparo químico-mecânico de canais radiculares. Ao se associarem essas duas substâncias, há o desenvolvimento de efervescência, oriunda da liberação de oxigênio nascente. A reação, quando da associação, dá-se da seguinte forma:

| NaOCl | + | $H_2O_2$ | → | NaCl | + | $H_2O$ | + | $O_2$ |
| HIPOCLORITO DE SÓDIO | | ÁGUA OXIGENADA | | CLORETO DE SÓDIO | | ÁGUA | | OXIGÊNIO |

A razão alegada para se utilizar o método de Grossman seria que a efervescência gerada iria maximizar a limpeza do canal, favorecendo a remoção de detritos e a eliminação de microrganismos. No entanto, estudos não evidenciaram maiores benefícios no que se refere à limpeza e à desinfecção do canal com emprego desse método, quando comparado ao uso isolado do NaOCl.[99,100]

Como se pode verificar pela equação química, o NaOCl e a água oxigenada são inativados após a reação química. A água oxigenada reduz e neutraliza o NaOCl, resultando em pouco ou nenhum cloro disponível para ter efeito antimicrobiano.[45] Dessa forma, o rápido efeito letal do ácido hipocloroso sobre microrganismos é perdido. É possível que, pelo método de Grossman, o efeito antimicrobiano ocorra principalmente quando o NaOCl é utilizado, decaindo, rapidamente, durante a neutralização.

## Glicerina e outras soluções

A glicerina (propanotriol) é um líquido incolor, inodoro (ou quase inodoro), viscoso, transparente, estéril, não tóxico e inteiramente miscível em água. É um excelente lubrificante das paredes do canal, muito empregada na exploração de canais radiculares atresiados. Uma vez completada a sua finalidade, por ser miscível em água, é facilmente removida do canal radicular, por irrigação com solução aquosa, como soluções de NaOCl.

Como não possui atividade solvente de tecido ou antimicrobiana, deve ser usada apenas em canais atresiados até o instrumento endodôntico alcançar o comprimento total do canal radicular.

A água destilada, as soluções anestésicas e a solução salina (soro fisiológico) podem ser utilizadas como soluções irrigantes dos canais radiculares. Essas soluções não apresentam atividade antimicrobiana, solvente tecidual ou descalcificadora, não sendo, portanto, indicadas como soluções químicas auxiliares da instrumentação.

## *Smear layer*

Observações realizadas com microscopia eletrônica de varredura, após o preparo químico-mecânico, têm revelado a presença de diminutos restos dentinários e uma substância amorfa aderida às suas paredes, formando um aglomerado pastoso, que se deposita, principalmente, na região apical: a *smear layer*.[101,102] McComb e Smith[103] observaram essa camada nas paredes dos canais radiculares instrumentados e relataram sua semelhante aparência à *smear layer* coronária.

O termo *smear layer* é comumente traduzido como lama dentinária, magma ou barro dentinário, ou camada residual de detritos, e representa a formação de qualquer resíduo produzido pela ação de corte de um instrumento sobre a dentina, esmalte ou cemento (Figura 14.30A e B).[102,104,105]

Em razão da influência da *smear layer* na permeabilidade dentinária e o reflexo sobre a ação dos medicamentos intracanais e do selamento das obturações, o seu estudo e caracterização têm sido extensos na literatura endodôntica. Seu efeito de "isolante natural" tem sido avaliado e, dependendo do critério, pode ser considerado benéfico ou deletério.[106]

Pelo fato de ser uma camada muito fina e solúvel em ácido, a *smear layer* é solubilizada durante o processamento histológico, não permitindo estudos à luz da microscopia óptica. Esta é uma das razões pelas quais recebeu pouca atenção ao longo do tempo e somente pode ser revelada e analisada pela microscopia eletrônica de varredura.[107]

A *smear layer* tem aparência amorfa, irregular e granular, quando vista pela microscopia eletrônica de varredura. Essa aparência deve-se à movimentação e ao brunimento dos componentes superficiais presentes na parede dentinária, durante a instrumentação do canal.[102,103]

McComb e Smith[103] sugeriram que a *smear layer*, associada ao tratamento endodôntico, consiste não apenas em dentina, mas também em remanescentes de componentes odontoblásticos, tecido pulpar e bactérias. Desse modo, apresenta, em sua composição, substâncias orgânicas e inorgânicas. A porção inorgânica é formada por raspas de dentina e materiais inorgânicos não específicos, oriundos do tecido dentário calcificado. A orgânica pode ter como componentes tecido pulpar vivo ou necrótico, remanescentes de processos odontoblásticos, proteínas coaguladas, células humanas, saliva e bactérias e seus produtos.[102]

A *smear layer* apresenta alta quantidade de componente orgânico, nos estágios iniciais da instrumentação, em virtude da presença de tecido pulpar vivo ou necrótico.

Outro aspecto a ser considerado é que ela pode ser observada no plano frontal à abertura dos túbulos dentinários, bem como no lateral, acompanhando a extensão deles. A *smear* do plano frontal (*smear layer*) apresenta-se como uma camada fina, irregular, granulosa, friável e pouco aderida à superfície do canal radicular. É separada, estruturalmente, da dentina subjacente, possui espessura que pode variar de 1 a 5 μm e sua morfologia depende do tipo de instrumento empregado, do grau de umidade da dentina no momento do corte, da quantidade e composição química da substância auxiliar e das características anatômicas do canal. A do plano lateral apresenta-se comprimida no interior dos túbulos dentinários, sendo denominada *smear plug*. Como os túbulos aumentam de diâmetro à medida que se aproximam do canal, supõe-se que mais fragmentos sejam impelidos para o seu interior do que os que se abrem na superfície externa da dentina.[107] A penetração da *smear plug* no interior dos túbulos dentinários varia de 1 a 5 μm, podendo atingir até 40 μm. Essa compressão de material para o interior dos túbulos dentinários deve-se à ação dos instrumentos endodônticos.[107]

### Remoção ou não da *smear layer*

As vantagens e desvantagens de remover ou não a *smear layer*, após a instrumentação do canal radicular, são questões ainda controvertidas. Parece que a necessidade e a importância da remoção da *smear layer* estão condicionadas ao conteúdo do canal radicular (polpa viva ou necrosada) e à manutenção de um canal asséptico.

No tratamento de dentes em que não há contaminação e é mantida a cadeia asséptica, não há razões fortes que justifiquem a remoção da *smear layer*. Se uma contaminação por infiltração ou queda do selamento coronário ocorrer, a presença da *smear layer* pode diminuir a aderência e a penetração de bactérias nos túbulos dentinários. No entanto, pode ocorrer a contaminação da própria *smear layer*.[108]

No tratamento de canais infectados, há fortes argumentos a favor da remoção da *smear layer*. Nesses casos,

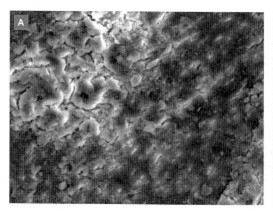
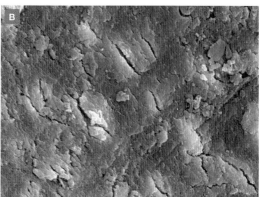

**Figura 14.30 A e B.** Eletromicrografias evidenciando *smear layer* após instrumentação do canal radicular.

bactérias penetram nos túbulos dentinários e podem ser encontradas mais profundamente na dentina. Mesmo após o preparo químico-mecânico do canal, algumas bactérias podem permanecer, especialmente nos túbulos dentinários.[109] Na ausência do cemento radicular e na existência de comunicação com o exterior (ligamento periodontal), as bactérias presentes nos túbulos podem iniciar e/ou manter complicações, como reabsorções radiculares e patologias perirradiculares. Nessas condições, a presença da *smear layer* "protege" as bactérias, impedindo que os medicamentos intracanais entrem em contato com as paredes do canal ou, até mesmo, que penetrem nos túbulos dentinários.[103] A formação da *smear layer* reduz a permeabilidade da dentina radicular de 25 a 49%.[110]

Para Ørstavik e Haapasalo,[111] a *smear layer* retarda, mas não impede a ação de desinfetantes. Entretanto, com a remoção da camada, bactérias presentes nos túbulos dentinários podem ser facilmente destruídas em virtude da maior difusão de medicamentos através da dentina.[109]

Outra importante consideração em Endodontia é o selamento total do canal para impedir possível microinfiltração de exsudato tecidual ou saliva, que poderão causar futura falha do tratamento endodôntico. A microinfiltração do canal radicular é definida como a passagem de microrganismos, fluidos e substâncias químicas entre a parede dentinária e o material obturador do canal radicular. A microinfiltração resulta na presença de um espaço preenchido com fluido na interface do material obturador e da parede do canal radicular. Esse espaço pode ser resultado de uma adaptação deficiente do material obturador na parede do canal, solubilização do cimento ou expansão ou contração do cimento selador.

Existem duas interfaces potenciais de microinfiltração: entre a guta-percha e o cimento ou entre o cimento e a parede do canal radicular. A maior infiltração ocorre entre o cimento e a parede do canal radicular.[112] A remoção da *smear layer* facilita a penetração e, possivelmente, a imbricação mecânica dos cimentos obturadores nos túbulos dentinários, aumentando a eficiência seladora da obturação.[113-115]

### Remoção da *smear layer*

Apresentando a *smear layer*, em sua constituição, componentes orgânicos e inorgânicos, o uso alternado de EDTA a 17% e de NaOCl a 2,5% promove a sua remoção. O EDTA quela a porção calcificada e expõe o colágeno, sendo que o hipoclorito atua removendo o material orgânico, inclusive o colágeno da matriz.

Yamada *et al.*[116] observaram, com uso da microscopia eletrônica de varredura, que uma irrigação final do canal radicular, empregando-se 10 m$\ell$ de EDTA a 17% e tamponado em pH de 7,7, seguido por 10 m$\ell$ de solução de NaOCl a 5,25%, foi o método mais eficaz na remoção da *smear layer*.

Lopes *et al.*[117] realizaram um estudo, buscando avaliar, por meio da microscopia eletrônica de varredura, a influência da agitação mecânica do EDTA na remoção da *smear layer* do canal radicular. Os resultados mostraram que a agitação mecânica, com espiral de Lentulo®, propicia melhor limpeza do canal em todos os níveis, quando comparada à agitação realizada com instrumentos manual e nos casos em que a solução permaneceu estática.

Após o preparo químico-mecânico, o canal é preenchido em toda sua extensão com EDTA a 17%. O tempo ideal de permanência do EDTA no interior do canal é de cinco minutos. Recomenda-se que, durante os primeiros dois minutos, a solução seja agitada em todo o comprimento de trabalho, utilizando-se uma espiral de Lentulo®, com giro à direita e operada no micromotor elétrico. A seguir, o canal é irrigado com 5 m$\ell$ de NaOCl a 2,5% (Figura 14.31A e B).

Em virtude das pequenas dimensões do canal radicular, durante o seu preenchimento com solução química, frequentemente, bolhas de ar ficam aprisionadas no seu interior. Essas bolhas, existentes principalmente no segmento apical do canal radicular (*vapor lock*), impedem o contato da solução química com as paredes dentinárias, dificultando, assim, a remoção da *smear layer*.

Com a agitação manual com instrumentos endodônticos, é possível a remoção parcial das bolhas de ar, principalmente do segmento apical do canal radicular. A agitação mecânica com espiral de Lentulo®, em função de

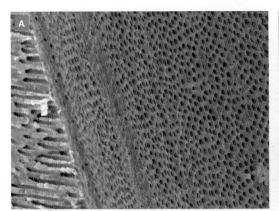 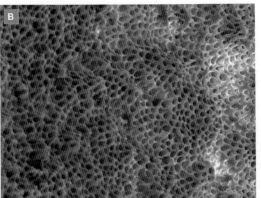

**Figura 14.31 A e B.** Eletromicrografias evidenciando paredes dentinárias do canal limpas após remoção de *smear layer* por meio de EDTA e NaOCl.

maior rotação e agitação da solução química, promove maiores remoção das bolhas de ar, permitindo, assim, o contato do líquido com a parede do canal radicular. Além disso, com o uso da espiral de Lentulo®, criam-se tensões cisalhantes nas paredes internas do canal radicular que, por ação mecânica, combinada com a ação química da solução, removem com maior eficiência a *smear layer*.

O ultrassom pode ser um meio auxiliar para a remoção da *smear layer*, quando aliado ao uso combinado de grandes volumes de soluções de quelante seguido de solvente. A circulação de um grande volume de solução dentro de um canal radicular é o que favorece a maior capacidade de limpeza do ultrassom quando comparado à irrigação manual.[118] Outra vantagem é que a microcorrente acústica do sistema ultrassônico direciona um fluxo contínuo de solução química ao longo do instrumento endodôntico no interior do canal radicular, favorecendo a remoção da *smear layer*.

*Laser* é a abreviatura de *Light Amplification by Stimulated Emission of Radiation*, que significa ampliação da luz por emissão estimulada de radiação. O *laser* está sendo empregado em Odontologia para diversas finalidades, sendo que, na Endodontia, sua importância é destacada na remoção da *smear layer*, por meio do processo de ablação (ação de arrancar, cortar) pelos *lasers* de alta potência. Entre estes, se destaca o de Er:YAG, que possui o meio ativo sólido (ou meio amplificador), que é o cristal de terra rara érbio, inserido em matriz hospedeira de ítrio, alumínio e granada (YAG), para bombardeamento de fótons, os quais se propagam na direção do eixo entre espelhos, embutidos em um ressonador do aparelho. Esses fótons são amplificados, nas sucessivas passagens, antes de deixarem a cavidade através de espelho semitransparente, proporcionando a emissão do feixe de *laser*. O *laser* de Er:YAG, após a remoção da camada residual, deixa os túbulos dentinários expostos com mínimo efeito térmico sobre a estrutura dental.

O uso do *laser* em trabalhos experimentais tem mostrado resultados promissores na remoção da *smear layer* remanescente nas paredes dos canais radiculares. Para Takeda et al.,[119] as paredes dos canais radiculares irradiadas pelo *laser* de Er:YAG ficam livres de restos teciduais, a *smear layer* é evaporada e os túbulos dentinários, abertos. Concluíram que a irradiação com *laser* Er:YAG é um método eficiente na eliminação da *smear layer* das paredes do canal radicular. No entanto, a eficácia do *laser* na remoção da *smear layer* não é superior a procedimentos muito mais simples e menos dispendiosos, como o emprego do EDTA.

---

As referências bibliográficas deste capítulo estão disponíveis no Ambiente de aprendizagem do GEN | Grupo Editorial Nacional.

# Capítulo 15

# Medicação Intracanal

José F. Siqueira Jr. | Isabela N. Rôças | Hélio P. Lopes

A medicação intracanal consiste na aplicação de um medicamento no interior do canal radicular por um período geralmente mais longo do que de uma consulta e que visa exercer algum efeito terapêutico. Há situações rotineiras e outras esporádicas na clínica endodôntica que requerem o emprego de medicação intracanal. Idealmente, o medicamento deve permanecer ativo durante todo o período entre as consultas do tratamento endodôntico. Embora essa etapa não possa substituir nenhuma outra relacionada com a terapia endodôntica, sua utilização assume um papel auxiliar bastante importante em determinadas condições clínicas e patológicas. Os objetivos deste capítulo são discutir as situações clínicas nas quais a medicação intracanal é indicada; emitir conceitos relacionados com as características físicas, químicas e biológicas dos principais medicamentos endodônticos, bem como suas indicações de uso; e descrever as formas de aplicação de um medicamento no interior do canal radicular.

## Objetivos

Um medicamento pode ser aplicado no interior do sistema de canais radiculares pelas seguintes razões:

- Otimizar a desinfecção endodôntica, eliminando microrganismos que sobreviveram ao preparo químico-mecânico
- Atuar como barreira físico-química contra a infecção ou reinfecção por microrganismos da saliva
- Reduzir a inflamação perirradicular e a consequente sintomatologia
- Controlar a exsudação persistente
- Solubilizar a matéria orgânica, melhorando a limpeza
- Inativar produtos microbianos
- Controlar a reabsorção dentária inflamatória externa
- Estimular a reparação por tecido mineralizado.

A seguir, essas questões serão discutidas detalhadamente.

**Otimização da desinfecção endodôntica, eliminando microrganismos que sobreviveram ao preparo químico-mecânico.** No tratamento ou retratamento de dentes com lesão perirradicular, o medicamento intracanal deve possuir ação antimicrobiana, tendo o potencial de destruir microrganismos remanescentes que sobreviveram aos efeitos do preparo químico-mecânico. Estudos têm demonstrado que microrganismos cultiváveis ainda são detectados em 30 a 60% dos canais radiculares, mesmo após o preparo químico-mecânico usando hipoclorito de sódio (NaOCl) como substância química auxiliar.[1-12] Estudos moleculares, mais sensíveis para a detecção bacteriana, revelam que cerca de 40 a 70% dos canais apresentaram resultados positivos para bactérias quando usando NaOCl a 2,5% na irrigação e diferentes técnicas de instrumentação.[13-19]

Microrganismos resistentes ao preparo usualmente encontram-se alojados em áreas não afetadas pelos instrumentos e pela substância química auxiliar usada na irrigação. Vários estudos têm demonstrado que a maioria dos patógenos endodônticos tem a capacidade de invadir os túbulos da dentina radicular e instalar uma infecção intratubular (Figura 15.1).[20-24] Outras regiões do canal radicular, como istmos, ramificações, delta apical e irregularidades, não são usualmente limpas e desinfetadas pela ação do preparo químico-mecânico (Figuras 15.2 a 15.5).[25-28] Pelo fato de permanecer por tempo muito mais prolongado no interior do canal radicular do que a substância química usada na irrigação, o medicamento tem mais chances de atingir tais áreas não afetadas pela instrumentação e pela substância química auxiliar.

Assim, exercendo sua ação antimicrobiana, o medicamento pode contribuir decisivamente para a máxima eliminação da microbiota endodôntica.[29-32] Possivelmente por potencializar a eliminação de microrganismos, o emprego de medicamentos intracanais está diretamente relacionado com a melhor reparação dos tecidos perirradiculares e, consequentemente, com o maior índice de sucesso da terapia endodôntica de dentes com canais infectados.[33-45]

**Atuação como barreira físico-química contra a infecção ou reinfecção por microrganismos da saliva.** Canais instrumentados podem ser contaminados/recontaminados e infectados/reinfectados entre as sessões de tratamento por diferentes motivos: microinfiltração através do selador temporário; perda ou fratura do material selador e/ou

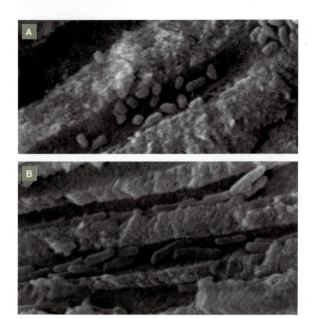

**Figura 15.1** Invasão bacteriana de túbulos dentinários. **A.** *Propionibacterium acnes.* **B.** *Actinomyces israelii.* Localizadas no interior da dentina, bactérias são de eliminação difícil ou mesmo impossível pelo preparo químico-mecânico. (Reproduzida de Siqueira *et al.*, 1996, com permissão de Elsevier Inc.[23])

da estrutura dentária. Infecção/reinfecção do sistema de canais radiculares obviamente ameaça o sucesso da terapia endodôntica.

Medicamentos intracanais podem impedir a penetração de microrganismos da saliva no canal por duas maneiras:

*Barreira química.* Medicamentos que possuem efeitos antimicrobianos podem atuar como barreira química contra a microinfiltração, eliminando microrganismos e impedindo sua entrada no canal. Substâncias aplicadas em mechas de algodão colocadas na câmara pulpar, como tricresol formalina e paramonoclorofenol canforado, agem dessa maneira. No entanto, não conseguem retardar por muito tempo a recontaminação do canal, após exposição à saliva.[46] Substâncias antimicrobianas que também preenchem o canal (barreira física) podem ter um efeito de barreira química mais duradouro (ver a seguir). A contaminação ou a recontaminação do canal só ocorrerá após a exposição à saliva, quando o número de células microbianas excederem a atividade antimicrobiana do medicamento. Por sua vez, a saliva pode diluir o medicamento e neutralizar seus efeitos, permitindo, assim, a invasão microbiana do canal.

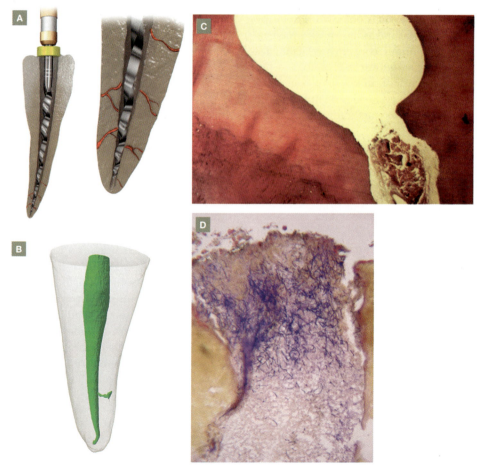

**Figura 15.2** Ramificação do canal. **A.** Esquema mostrando que é fisicamente impossível para instrumentos agirem sobre bactérias em um canal lateral. **B.** Microtomografia computadorizada. **C.** Corte histológico evidenciando remanescentes teciduais não removidos pelo preparo. **D.** Corte demonstrando intensa colonização de uma ramificação apical por bactérias gram-positivas. (Cortesia do Dr. Domenico Ricucci.)

Capítulo 15 | Medicação Intracanal 499

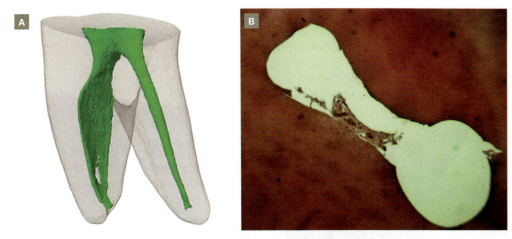

**Figura 15.3** Istmo entre os canais mesiais do molar inferior. Bactérias nesta região não são significativamente afetadas pelo preparo químico-mecânico. **A.** Microtomografia computadorizada. **B.** Corte histológico demonstrando remanescentes teciduais após completo preparo químico-mecânico.

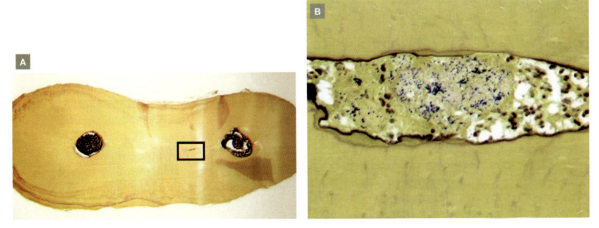

**Figura 15.4** Istmo em um dente cujo tratamento endodôntico fracassou. **A.** Canais mesiais obturados e presença de um istmo entre eles. **B.** Maior aumento do retângulo em **A**, revelando a presença de bactérias e algumas células de defesa no istmo. Essas bactérias residuais foram a provável causa da persistência da lesão neste caso. (Cortesia do Dr. Domenico Ricucci.)

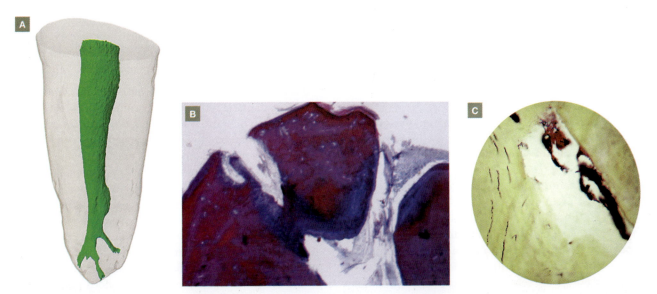

**Figura 15.5** Delta apical. **A.** Microtomografia computadorizada. **B.** Corte histológico. **C.** Corte demonstrando a presença de bactérias no interior da ramificação apical, bem como na dentina adjacente. Bactérias nessa região podem não ser significativamente afetadas pelo preparo químico-mecânico.

*Barreira física.* Medicamentos que preenchem toda a extensão do canal podem funcionar como uma barreira física à invasão de microrganismos provenientes da saliva. A contaminação ou recontaminação do canal por intermédio da saliva ocorrerá por solubilização e permeabilidade do medicamento ou percolação de saliva na interface do medicamento com as paredes do canal. Entretanto, se o medicamento também apresentar atividade antimicrobiana (barreira química), a sua neutralização por parte da saliva deve preceder a invasão microbiana.

As pastas de hidróxido de cálcio funcionam como barreiras física e química, retardando significativamente a recontaminação do canal quando da exposição à saliva por perda do selador coronário. O efeito físico de preenchimento parece exercer maior influência na prevenção da reinfeccção do que o efeito químico.[46]

O tempo médio observado *in vitro* para ocorrer a total recontaminação de um canal medicado com hidróxido de cálcio foi de aproximadamente 15 dias. No entanto, uma vez que não há dados de estudos clínicos confirmando esses achados, é recomendável que a medicação intracanal seja renovada sempre que houver perda do selador temporário e franca exposição do canal radicular à saliva.

**Redução da inflamação perirradicular e consequente sintomatologia.** Um dos aspectos importantes da terapia endodôntica é manter ou restaurar o conforto do paciente. Assim, em determinadas situações clínicas, como na lesão perirradicular sintomática e no abscesso perirradicular agudo, em que há sintomatologia por causa da inflamação perirradicular, faz-se necessário o emprego de um medicamento intracanal com o intuito de reduzir direta ou indiretamente a intensidade da resposta inflamatória.

Medicamentos que inibem ou reduzem diretamente a resposta inflamatória perirradicular têm um consequente efeito analgésico, uma vez que a dor é um dos sinais cardeais da inflamação. De todos os medicamentos propostos para atuar dessa forma, sem dúvida alguma, os corticosteroides são os mais eficazes. No entanto, em casos de infecção do canal, é recomendado o uso de medicamentos que apresentem atividade antimicrobiana, os quais exercem efeito indireto sobre a resposta inflamatória, por eliminar a sua causa, isto é, microrganismos presentes no interior do sistema de canais radiculares.

**Controle da exsudação persistente.** Em uma sessão subsequente à intervenção endodôntica, o clínico pode observar um exsudato seroso persistente no canal, como consequência de reação inflamatória dos tecidos perirradiculares frente à injúria persistente de origem microbiana. O exsudato é considerado persistente quando ainda é observado no canal mesmo após irrigação com NaOCl e secagem com pelo menos 3 a 4 cones de papel absorvente. A presença física desse exsudato cria um ambiente extremamente úmido que impede a obtenção de adequado selamento do canal radicular quando da sua obturação, além de indicar que o tratamento não está sendo eficaz em eliminar a causa da inflamação perirradicular.

A persistência de exsudação no canal indica que irritantes permanecem atuando sobre os tecidos perirradiculares. O preparo químico-mecânico deve ser revisado com o comprimento de trabalho reavaliado e, então, um medicamento intracanal, dotado de atividade antimicrobiana, deve ser aplicado em toda a extensão do canal, visando à eliminação de microrganismos persistentes e à consequente redução da inflamação perirradicular. As pastas de hidróxido de cálcio agem desta forma.

**Solubilização da matéria orgânica.** Uma das finalidades do preparo químico-mecânico é a limpeza do sistema de canais radiculares, em que todo o conteúdo orgânico, infectado ou não, deve ser removido. Regiões não afetadas por instrumentos e pela substância química auxiliar podem funcionar como reservatório de microrganismos ou de nutrientes para microrganismos residuais, podendo comprometer o sucesso da terapia endodôntica no longo prazo.

É preciso ressaltar que, durante o preparo químico-mecânico, a ação do instrumento endodôntico se realiza somente no canal principal, permanecendo inacessíveis os canais laterais, ramificações apicais, istmos e áreas de reabsorções dentárias. Estudos mostram que mesmo áreas do canal podem permanecer não tocadas por instrumentos e abrigar remanescentes teciduais.[47-49] Assim, a remoção do tecido vital ou necrosado que preenche essas áreas dependerá da ação solvente da solução química auxiliar, do fluxo da solução irrigadora, durante a aspiração, e da ação de substâncias empregadas como medicamento intracanal. Como será discutido adiante, é bastante questionável se um medicamento intracanal pode realmente auxiliar na limpeza do sistema de canais radiculares.

**Inativação de produtos microbianos.** Medicamentos que possuem efeito neutralizante específico sobre determinados produtos bacterianos tóxicos, como o lipopolissacarídeo (LPS ou endotoxina) de bactérias gram-negativas e o ácido lipoteicoico (LTA) de gram-positivas, podem contribuir para a criação de um ambiente endodôntico favorável à reparação perirradicular. Por exemplo, o hidróxido de cálcio, quando em contato direto, pode neutralizar tanto o LPS quanto o LTA.[50-54]

**Controle da reabsorção dentária inflamatória externa.** A reabsorção dentária inflamatória externa pode ocorrer após traumatismo dentário ou estar associada à lesão perirradicular.[55,56] Em ambas as situações, a perda do cemento e a exposição de túbulos dentinários infectados ou associados a uma polpa infectada conduzem à manutenção da inflamação perirradicular e à progressão da reabsorção radicular. Lesões traumáticas menores do ligamento periodontal e/ou do cemento podem causar pequenas cavidades de reabsorção na superfície radicular. Dentes com lesão perirradicular geralmente apresentam reabsorção do cemento.[57] A perda do cemento expõe a dentina e permite o estabelecimento uma conexão direta dos tecidos perirradiculares com bactérias e seus produtos presentes na polpa e nos túbulos dentinários.[58,59] Para o tratamento da reabsorção inflamatória externa, após o preparo químico-mecânico, é imprescindível o uso de um medicamento intracanal com atividade antimicrobiana para auxiliar a desinfecção do canal e tentar debelar a infecção intratubular, fatores que mantêm o processo reabsortivo. Não é bem estabelecido se o medicamento pode exercer efeito direto sobre osteoclastos ou seus produtos para inibir a reabsorção.

**Estímulo à reparação por tecido mineralizado.** Nos casos de perfurações e reabsorções radiculares, assim como nos dentes com rizogênese incompleta, medicamentos intracanais são utilizados com a intenção de favorecer a reparação por meio da deposição de um tecido mineralizado (ver Capítulos 23, Traumatismo Dentário; 24, Reabsorções Dentárias; e 25, Tratamento Endodôntico de Dentes com Rizogênese Incompleta).

## Classificação química dos medicamentos intracanais

### Derivados fenólicos

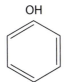

São compostos que possuem um ou mais grupamentos hidroxila (OH⁻) ligados diretamente ao anel benzênico ($C_6H_6$). O ácido fênico, ou fenol comum ($C_6H_5OH$), é um agente bactericida antigo, bastante utilizado em Medicina e Odontologia. Os derivados fenólicos mais usados no passado como medicamentos endodônticos são: eugenol, paramonoclorofenol, paramonoclorofenol canforado (PMCC), metacresilacetato (cresatina), cresol, creosoto e timol.

Esses compostos são potentes agentes antimicrobianos e podem exercer seus efeitos não somente pelo contato direto, mas também por meio da liberação de vapores. Destes, apenas o PMCC ainda é recomendado em Endodontia.

### Aldeídos

Aldeídos são compostos orgânicos que apresentam na molécula o radical funcional denominado carbonila, tendo uma das valências do carbono preenchida obrigatoriamente pelo hidrogênio e a outra, por um radical alquila ou arila.

São fixadores teciduais de pronunciada eficácia. São representados pelo formaldeído (usado em combinação com o cresol, conhecido como tricresol formalina ou formocresol) e pelo glutaraldeído. São potentes agentes antimicrobianos, exercendo seus efeitos tanto pelo contato direto quanto pela liberação de vapores ativos.

### Halógenos

São representados pelos compostos que contêm cloro ou iodo. Os compostos que possuem cloro são representados pelo NaOCl, enquanto nos compostos que possuem iodo, este é encontrado na forma molecular $I_2$ ou combinado com o potássio.

O iodofórmio, $CHI_3$ (tri-iodometano), é uma substância halógena empregada como medicamento intracanal, isoladamente ou associada a outras substâncias. O iodofórmio se decompõe, liberando iodo no estado nascente. Apresenta boa radiopacidade.

O iodeto de potássio iodetado a 2% também tem sido utilizado como medicação intracanal. Ele é preparado pela adição de 4 g de iodeto de potássio e 2 g de iodo em 94 m$\ell$ de água destilada. Possui atividade antimicrobiana satisfatória.[60]

### Bases ou hidróxidos

Bases são compostos inorgânicos que possuem como ânions os radicais hidroxila (OH⁻). São representados, para uso endodôntico, pelo hidróxido de cálcio [$Ca(OH)_2$].

O hidróxido de cálcio é um pó branco, alcalino (pH 12,8), inodoro, pouco solúvel em água. É uma base forte, podendo ser usada isoladamente (hidróxido de cálcio p.a.) ou associada a outras substâncias. São atribuídas ao hidróxido de cálcio várias propriedades biológicas, mas nem todas são sustentadas por comprovação científica. A atividade antimicrobiana por contato e o efeito de estímulo à formação de barreira mineralizada são propriedades comumente associadas ao emprego dessa substância no interior do canal radicular.

### Corticosteroides

São substâncias derivadas do córtex suprarrenal. São medicamentos que atuam sobre o processo inflamatório, inibindo a ação da enzima fosfolipase $A_2$, envolvida na síntese dos derivados do ácido araquidônico (prostaglandinas e leucotrienos), importantes mediadores químicos da inflamação. Possuem efeito inibitório potente sobre a exsudação e a vasodilatação associadas à inflamação.

Em Endodontia, são utilizados, por meio de aplicações tópicas para o controle da reação inflamatória, nos casos de periodontite apical aguda de etiologia química ou traumática. Podem também ser utilizados na biopulpectomia, nos casos em que não se realiza a obturação radicular imediata e nas pulpotomias. Os corticosteroides mais empregados em Endodontia são a hidrocortisona, a prednisolona e a dexametasona.

### Antibióticos

São substâncias químicas produzidas por microrganismos ou similares a elas, sintetizadas total ou parcialmente em laboratório, capazes de inibir o crescimento ou matar outros microrganismos. Isoladamente, ou combinados com outros medicamentos, eles têm sido pouco empregados como medicamento intracanal, uma vez que, nesse uso, os antibióticos não são superiores aos antissépticos comuns.[58,61,62] Além disso, há o risco de o uso tópico de alguns antibióticos, como as penicilinas, causar a sensibilização do paciente e predispor a posteriores reações alérgicas. No entanto, uma combinação de três antibióticos – ciprofloxacino, metronidazol e minociclina (uma tetraciclina) – tem sido recomendada para casos de revascularização ou revitalização em dentes com polpa necrosada e rizogênese incompleta (ver Capítulo 25, Tratamento Endodôntico de Dentes com Rizogênese Incompleta).[63,64] Salienta-se que a detecção de vários genes de resistência em bactérias associadas às infecções endodônticas põe em questionamento a utilização de antibióticos tópicos em Endodontia.[65-67] Mesmo assim, estudos clínicos revelam que a tripla mistura de antibióticos, seja em pasta ou em solução, apresenta efeitos antibacterianos comparáveis aos da pasta de hidróxido de cálcio em clorexidina, tanto no tratamento de dentes com rizogênese completa[68] quanto em dentes maduros.[69]

## Hidróxido de cálcio – Ca(OH)$_2$

A primeira referência ao emprego do hidróxido de cálcio é atribuída a Nygren, em 1838, para o tratamento da *fistula dentalis*, enquanto Codman, em 1851, o empregava nos casos de amputações radiculares de polpas vivas.[70] Entretanto, foi somente em 1920 que, por intermédio de Bernhard W. Hermann, um dentista alemão,[71] tal substância começou a ser cientificamente empregada, pesquisada e difundida na forma de uma pasta denominada Calxyl® (Otto&Co, Frankfurt, Alemanha) (Figura 15.6). A partir de 1975, com os trabalhos de Heithersay[72] e de Stewart,[73] o hidróxido de cálcio passou a ser empregado como curativo de demora em dentes com necrose pulpar. Todavia, o hidróxido de cálcio teve seu emprego incrementado após Byström *et al.*[74] demonstrarem que essa substância proporcionava resultados clínicos superiores aos observados com fenol e paramonoclorofenol canforado.

O hidróxido de cálcio apresenta-se como um pó branco, alcalino (pH 12,8), pouco solúvel em água (solubilidade de 1,2 g/litro de água, à temperatura de 25°C). Trata-se de uma base forte, obtida a partir da calcinação (aquecimento) do carbonato de cálcio (cal viva). Com a hidratação do óxido de cálcio, chega-se ao hidróxido de cálcio e a reação entre este e o gás carbônico leva à formação de carbonato de cálcio.

$$CaCO_3 \rightarrow CaO + CO_2$$
$$\Delta$$
$$CaO + H_2O \rightarrow Ca(OH)_2$$
$$Ca(OH)_2 + CO_2 \rightarrow CaCO_3 + H_2O$$

As propriedades do hidróxido de cálcio derivam de sua dissociação iônica em íons cálcio e íons hidroxila, sendo que a ação desses íons sobre os tecidos e os

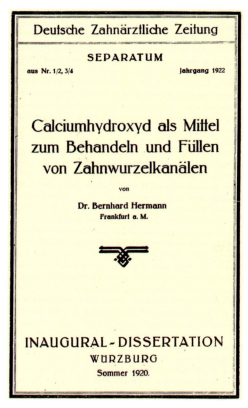

**Figura 15.6** Reprodução da capa do trabalho original de B. Hermann, no qual o autor propõe o emprego do hidróxido de cálcio em Endodontia.

microrganismos explica as propriedades biológicas e antimicrobianas dessa substância. As alterações nas propriedades biológicas podem também ser esclarecidas pelas reações químicas demonstradas, uma vez que o hidróxido de cálcio, na presença de dióxido de carbono, transforma-se em carbonato de cálcio, sendo que esse produto formado é desprovido das propriedades biológicas do hidróxido de cálcio.

### Veículos

Uma vez que se encontra na forma de pó, o hidróxido de cálcio deve ser associado a uma outra substância que permita sua veiculação para o interior do sistema de canais radiculares. Idealmente, os veículos devem possibilitar a dissociação iônica do hidróxido de cálcio em íons cálcio e hidroxila, uma vez que suas propriedades são dependentes de tal dissociação. Essa dissociação poderá ocorrer de diferentes formas, grau e intensidade, dependendo de outras substâncias que entrem na composição da pasta.

Do ponto de vista da atividade antimicrobiana, principal propriedade exigida para um medicamento intracanal, podemos classificar os veículos em *inertes* e *biologicamente ativos*. Os veículos *inertes* não influenciam significativamente as propriedades antimicrobianas do hidróxido de cálcio. Estes incluem a água destilada, o soro fisiológico, as soluções anestésicas, a solução de metilcelulose, o óleo de oliva, a glicerina, o polietilenoglicol e o propilenoglicol. Os veículos *biologicamente ativos* conferem à pasta efeitos adicionais aos proporcionados pelo hidróxido de cálcio. Exemplos incluem o PMCC, a clorexidina e o iodeto de potássio iodetado.

Do ponto de vista das características físico-químicas, existem dois tipos de veículos: *hidrossolúveis* e *oleosos*. Os veículos *hidrossolúveis* caracterizam-se por serem inteiramente miscíveis em água. Podem ser divididos em *aquosos* e *viscosos*.[75]

Os veículos *aquosos* propiciam ao hidróxido de cálcio uma dissociação iônica extremamente rápida, permitindo maior difusão e, consequentemente, maior ação por contato dos íons cálcio e hidroxila com os tecidos e microrganismos. É preciso ressaltar que esses veículos permitem a rápida diluição da pasta do interior do canal radicular, principalmente quando empregada como medicação nos casos de necrose pulpar e lesão perirradicular, obrigando a reaplicações sucessivas, para que os resultados almejados sejam conseguidos. São exemplos de veículos aquosos, além da água destilada, o soro fisiológico, as soluções anestésicas e a solução de metilcelulose. Alguns exemplos de pastas já prontas para uso, que utilizam veículo aquoso, são: Calxyl® (Otto&Co), Pulpdent® (Pulpdent, Brookline, MA, EUA) e Calasept® (Scania Dental, Knivsta, Suécia).

Os veículos *viscosos*, embora sejam solúveis em água em qualquer proporção, tornam a dissociação do hidróxido de cálcio mais lenta, provavelmente em razão de seus elevados pesos moleculares. Como veículos viscosos, podemos mencionar a glicerina, o polietilenoglicol e o propilenoglicol. O Calen e o Calen PMCC (SS White, Rio de Janeiro, Brasil) são exemplos comerciais de pastas que empregam o polietilenoglicol como veículo.

### Glicerina

Fórmula:

$$CH_2OH - CHOH - CH_2OH$$

Nomenclatura oficial: propanotriol.
Peso molecular: 92,09.

A glicerina apresenta-se como um líquido viscoso, higroscópico, incolor e transparente, com odor leve característico, sabor adocicado. Miscível em qualquer proporção com água e álcool. Insolúvel em clorofórmio, éter e em óleos fixos e voláteis.

### Polietilenoglicol 400

Fórmula:

$$CH_2OH - (CH_2 - O - CH_2)_n - CH_2OH$$
$$n = 7\ a\ 9$$

O polietilenoglicol 400 (polímero de condensação do etilenoglicol) é um líquido viscoso, límpido, incolor, de odor fraco característico, ligeiramente higroscópico. Miscível em qualquer proporção com água, acetona, álcool e outros glicóis, insolúvel no éter e no benzeno.

### Propilenoglicol

Fórmula:

$$CH_2OH - CHOH - CH_3$$

Nomenclatura oficial: propanodiol 1, 2.
Peso molecular: 76,09.

O propilenoglicol é um líquido viscoso, límpido, incolor, praticamente inodoro, com sabor ligeiramente picante. Exposto ao ar úmido, absorve umidade. Mistura-se em qualquer proporção com água e álcool.

Os veículos *oleosos*, em função de serem muito pouco solúveis na água, conferem à pasta de hidróxido de cálcio pouca solubilidade e difusão junto aos tecidos. Como veículos oleosos, podem ser mencionados alguns ácidos graxos, como o ácido oleico, linoleico e isosteárico, o óleo de oliva, o óleo de papoula-lipiodol, o silicone e a cânfora-óleo essencial do paramonoclorofenol.

Os ácidos graxos apresentam as seguintes características: possuem mais de dez carbonos na cadeia, a qual é normal, podendo ter ou não duplas ligações. São monocarboxílicos e têm número par de átomos de carbono.

O ácido isosteárico é saturado e apresenta a fórmula funcional $C_{17}H_{35}$-COOH. O ácido oleico é insaturado, com uma dupla ligação e fórmula funcional $C_{17}H_{33}$-COOH. O ácido linoleico é insaturado, apresentando duas ligações duplas e fórmula funcional $C_{17}H_{31}$-COOH.

### Óleo de oliva

O óleo de oliva purificado é um líquido amarelo-claro ou verde-claro, odor característico, insolúvel na água, ligeiramente solúvel no álcool. Quimicamente, compõe-se de ésteres de ácidos graxos de cadeias lineares longas ($C_{18}$), dentre os quais destacam-se os seguintes:

| Ácidos | Variação percentual |
| --- | --- |
| Oleico | 56 a 83% |
| Palmítico | 7,50 a 20% |
| Linoleico | 3,50 a 20% |
| Palmitoleico | 0,30 a 03,50% |
| Esteárico | 0,50 a 03,50% |
| Linoleico | 0 a 1,50% |
| Mirístico | 0 a 0,05% |

### Paramonoclorofenol canforado

O paramonoclorofenol (PMC) foi introduzido na Odontologia por Walkhoff, em 1891.[76] O uso do PMC fundamenta-se nas propriedades antissépticas do fenol e do íon cloro que, na posição *para* do anel fenólico, é liberado lentamente. Apresenta-se sob a forma de cristais e possui odor fenólico característico. A combinação do PMC com outras substâncias, ou a sua diluição, tem sido proposta com o objetivo de potencializar a atividade antimicrobiana e reduzir a citotoxicidade do medicamento. A forma em associação com a *cânfora* tem sido a mais utilizada em

Odontologia. Da combinação do PMC com a cânfora, em partes variáveis, forma-se uma mistura líquida denominada paramonoclorofenol canforado (PMCC). Comercialmente o PMC está associado à cânfora, usualmente na proporção 3,5:6,5 (S.S.White).

O PMCC apresenta elevada atividade antibacteriana contra bactérias anaeróbias estritas.[77,78] O efeito letal do PMC sobre microrganismos dá-se por destruição da membrana celular, desnaturação de proteínas (mormente as de membrana), inativação de enzimas, como as oxidases e desidrogenases, e pela liberação de cloro, um forte agente oxidante, que inativa enzimas contendo grupamentos sulfidrila (SH).

O uso isolado do PMCC como medicação intracanal não tem sido mais recomendado em virtude da sua elevada toxicidade, o que não permite preencher o canal com essa substância, e dos efeitos antibacterianos bastante efêmeros, quando aplicado em mecha de algodão na câmara pulpar, durando no máximo 48 horas.[74,79,80] No entanto, tem sido recomendado como veículo biologicamente ativo e oleoso para o hidróxido de cálcio.

O PMCC apresenta baixa tensão superficial (36,7 a 37,2 dinas/cm$^2$)[81,82] e é solúvel em lipídios. Essas características permitem que a substância apresente maior penetrabilidade tecidual, aumentando seu raio de atuação dentro do sistema de canais radiculares (ver mais adiante neste capítulo).

## Clorexidina

A clorexidina é uma substância antimicrobiana altamente eficaz contra espécies orais de bactérias gram-positivas e gram-negativas, além de fungos.[83-85] Essa bisbiguanida catiônica pode provocar dano às membranas mais externas da célula microbiana, mas esse efeito geralmente é insuficiente para causar lise ou morte celular. A clorexidina atravessa a parede celular microbiana por difusão passiva e então ataca a membrana citoplasmática. O dano a essa delicada membrana é acompanhado pela infiltração de constituintes intracelulares. Em altas concentrações, a clorexidina causa precipitação de componentes fosfatados intracelulares, como os ácidos nucleicos. Em decorrência, o citoplasma torna-se "congelado", o que diminui a infiltração de elementos intracelulares, de forma que há um efeito bifásico sobre a permeabilidade da membrana.[86] A atividade antimicrobiana da clorexidina é ótima em pH em torno de 5,5 a 7, sendo bastante reduzida ou mesmo abolida na presença de matéria orgânica.[86]

A clorexidina é um agente antimicrobiano amplamente utilizado e que tem sido recentemente proposto para uso endodôntico como substância química auxiliar ou como medicação intracanal. Na irrigação, a clorexidina tem revelado resultados antimicrobianos similares aos do NaOCl em vários estudos clínicos.[11,15,19,87-90]

Além dos efeitos antimicrobianos, a clorexidina apresenta baixa toxicidade[91,92] e propriedade de substantividade à dentina, o que resulta em efeitos antimicrobianos residuais mantidos por dias a semanas.[93-96]

Como medicação intracanal, a clorexidina tem sido recomendada isoladamente ou em combinação com o hidróxido de cálcio.

### Substâncias adicionais

Além do veículo, outras substâncias químicas podem ser acrescidas ao hidróxido de cálcio com o intuito de melhorar suas propriedades físico-químicas para utilização clínica. Um exemplo é a radiopacidade. A pasta de hidróxido de cálcio pura tem baixa radiopacidade, próxima à da dentina. As substâncias associadas normalmente para aumentar a radiopacidade da pasta incluem carbonato de bismuto, sulfato de bário, iodofórmio e óxido de zinco.[75]

### Atividades do hidróxido de cálcio

As pastas de hidróxido de cálcio, quando empregadas como medicamento intracanal, podem desempenhar atividades biológicas, químicas e físicas, que possibilitam à substância o exercício de diferentes funções. Vale ressaltar que, embora essas funções possam se desenvolver simultaneamente, discutiremos cada uma isoladamente. A composição da pasta, incluindo a natureza do veículo, pode influenciar tais atividades do hidróxido de cálcio.[58,97] Como aclarado anteriormente, os veículos biologicamente ativos podem conferir efeitos adicionais aos proporcionados pelo próprio hidróxido de cálcio.

## Atividades biológicas

### Ação anti-inflamatória

No passado, foi sugerido que o hidróxido de cálcio apresentava a capacidade de controlar diretamente o processo inflamatório.[72,98] Três mecanismos de ação foram propostos para justificar os efeitos anti-inflamatórios do hidróxido de cálcio: ação higroscópica, formação de pontes de proteinato de cálcio[98] e inibição da fosfolipase.[98] No entanto, tais efeitos nunca foram demonstrados cientificamente e permaneceram no campo da teoria e especulação. Quando aplicado diretamente sobre um tecido acometido por resposta inflamatória aguda, o hidróxido de cálcio promove a exacerbação do processo,[99] o que certamente não ocorreria se essa substância fosse dotada de ação anti-inflamatória. A característica de ser higroscópico não justifica a atribuição de propriedades anti-inflamatórias ao hidróxido de cálcio, uma vez que o processo inflamatório não é inibido. Nesse caso, a substância teria apenas um efeito osmótico, que poderia reduzir um dos sinais da inflamação, que é o edema. Cumpre salientar que os efeitos antimicrobianos do hidróxido de cálcio são responsáveis pela redução ou resolução da inflamação associada ao uso dessa substância, uma vez que participa na eliminação da infecção, uma das causas mais comuns da inflamação.

### Ação antimicrobiana

A grande maioria dos microrganismos patogênicos para o homem não é capaz sobreviver em um meio extremamente alcalino. Enquanto muitas espécies microbianas isoladas de canais radiculares conseguem manter sua viabilidade até pH próximo a 9, são raras as que o fazem em meios que apresentam valores maiores de pH. Alguns microrganismos são exceções, como o *E. faecalis*, que pode sobreviver em pH 11,5,[74] a *Candida albicans*[100,101] e o *Actinomyces radicidentis*.[102]

Como o pH do hidróxido de cálcio é 12,8, depreende-se que praticamente todas as espécies bacterianas já isoladas de canais infectados são sensíveis aos seus efeitos, sendo eliminadas em curto período quando em contato direto com essa substância. No entanto, tais efeitos podem ser limitados no interior do sistema de canais radiculares, como discutido adiante.

Mecanismos de atividade antimicrobiana

A atividade antimicrobiana do hidróxido de cálcio está relacionada com a liberação de íons hidroxila, oriundos de sua dissociação em ambiente aquoso. Os íons hidroxila são radicais livres altamente oxidantes, que apresentam extrema reatividade, ligando-se a biomoléculas próximas ao seu local de formação,[103] isto é, onde o hidróxido de cálcio foi aplicado. Seu efeito letal dá-se pelos seguintes mecanismos:

**Perda da integridade da membrana citoplasmática bacteriana.** Ocorre por causa da peroxidação lipídica, que resulta na destruição de fosfolípios, componentes estruturais da membrana.[104] Os íons hidroxila removem átomos de hidrogênio de ácidos graxos insaturados, unidade básica dos lipídios, formando um radical lipídico livre, que reage com o oxigênio, transformando-se em um peróxido lipídico. Esse peróxido formado remove outro átomo de hidrogênio de um segundo ácido graxo, culminando com a formação de outro peróxido lipídico. Ocorre, então, uma reação autocatalítica em cadeia, resultando na perda de ácidos graxos insaturados e em dano extenso à membrana citoplasmática, com perda de sua integridade.[105] O dano à membrana exerce papel importante na lise e morte do microrganismo, visto que essa estrutura é responsável por uma série de funções biológicas:

- Atua como barreira osmótica (permeabilidade seletiva) e transporte de moléculas, regulando a entrada e saída de substâncias para o citoplasma, sendo que, quando danificada, há o rompimento do equilíbrio entre os meios interno e externo da célula. Há, então, o extravasamento de moléculas para o compartimento extracelular e um maior influxo de água e íons para o interior da célula, que acaba morrendo
- Contém citocromos e outras enzimas da cadeia respiratória
- Está envolvida na excreção de exoenzimas, envolvidas na clivagem de polímeros orgânicos macromoleculares (proteínas, polissacarídeos, lipídios), com consequente obtenção de nutrientes
- Está envolvida na biossíntese da parede celular.

**Inativação enzimática.** Todo o metabolismo celular depende da ação enzimática, que está diretamente relacionada com o pH do meio. Proteínas (nesse caso, em especial, as enzimas) e outras biomoléculas possuem uma faixa estreita de pH, na qual a atividade ou a estabilidade é ótima, girando em torno da neutralidade.[106] A alcalinização promovida pelo hidróxido de cálcio induz a desnaturação de enzimas por quebra de ligações iônicas, que mantêm sua estrutura terciária (a forma como a proteína está disposta tridimensionalmente). Assim, a enzima mantém seu esqueleto covalente, mas a cadeia polipeptídica desdobra-se ao acaso em conformações espaciais variáveis e irregulares. Essa alteração de forma quase sempre resulta em perda de atividade biológica. Inibida a atividade enzimática, a célula morre.

**Dano ao DNA.** Os íons hidroxila reagem com o DNA bacteriano, levando à cisão das fitas, acarretando a perda de genes e induzindo mutações.[104,107] Isso gera inibição da replicação do DNA e desarranjo da atividade celular.

Há evidências científicas que demonstram que os três mecanismos realmente ocorrem. Assim, é difícil estabelecer, em um sentido temporal, qual deles é o principal mecanismo responsável pela morte da célula microbiana quando exposta a uma base forte.

Limitações do hidróxido de cálcio quanto à atividade antimicrobiana

Estudos demonstraram que o hidróxido de cálcio exerce um potente efeito letal sobre microrganismos.[74,108] Contudo, esse efeito apenas foi observado quando a substância era colocada em contato direto com microrganismos, situação em que a concentração de íons hidroxila é máxima, atingindo níveis incompatíveis com a sobrevivência microbiana. Entretanto, estudos utilizando o teste de difusão em ágar demonstraram que pastas de hidróxido de cálcio em veículos inertes (como água destilada ou glicerina) foram ineficazes em inibir o crescimento de várias espécies bacterianas anaeróbias estritas e facultativas.[61,77,109-114]

Apesar de o hidróxido de cálcio apresentar baixa solubilidade em água (1,2 g/$\ell$ a 25°C), o que limita sua difusibilidade, foi observado que as pastas contendo essa substância promoveram halos de difusão no ágar. Entretanto, sobre esses halos foram observadas colônias bacterianas, indicando que a difusão do material não foi suficiente para inibir o crescimento bacteriano. Isso, provavelmente, ocorreu pelo fato de os meios de cultura possuírem em suas formulações substâncias tamponadoras. Assim, mesmo que sofra difusão, esta é lenta, graças à baixa solubilidade da substância, o que faz com que os níveis de pH alcançados pelo meio não sejam elevados o suficiente para apresentar atividade antimicrobiana.

As bases de metais alcalinos, como hidróxido de sódio e hidróxido de potássio, apresentam alta solubilidade e, dessa forma, difundem-se bem em ambiente aquoso. Isso explica a pronunciada atividade antimicrobiana dessas substâncias (Figura 15.7).[106] Por outro lado, as altas solubilidade e difusibilidade aumentam o poder tóxico dessas bases sobre células eucarióticas, sendo o seu uso contraindicado na prática endodôntica.

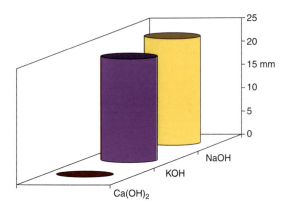

**Figura 15.7** Eficácia antibacteriana de três hidróxidos. Destes, apenas o hidróxido de cálcio é seguro e, portanto, recomendado para utilização em pacientes. Média contra bactérias orais. (Dados segundo Siqueira et al., 1996.[114])

Tais limitações do hidróxido de cálcio inicialmente expostas pelos estudos de difusão em ágar foram estendidas por outros experimentos laboratoriais e *ex vivo*.

Bactérias que colonizam túbulos dentinários são difíceis de serem eliminadas e podem comprometer o resultado do tratamento endodôntico (Figura 15.8).[115] Inúmeros estudos revelaram que o hidróxido de cálcio não promove ação satisfatória sobre microrganismos presentes no interior de túbulos dentinários.[116-124] Ørstavik e Haapasalo[119] observaram que o hidróxido de cálcio pode levar até 10 dias para desinfetar túbulos dentinários infectados por facultativos. Siqueira e Uzeda,[121] trabalhando com infecção intratubular, demonstraram que o hidróxido de cálcio associado à solução salina não foi eficaz na eliminação de *E. faecalis*, um facultativo, e *Fusobacterium nucleatum*, um anaeróbio estrito, dentro dos túbulos dentinários, mesmo após 1 semana de contato. Haapasalo e Ørstavik[117] observaram que uma pasta à base de hidróxido de cálcio (Calasept®, Swedia, Knivsta, Sweden) falhou em eliminar, mesmo superficialmente, células de *E. faecalis* dentro dos túbulos.

Safavi et al.[120] relataram que células de *Enterococcus faecium* permaneceram viáveis no interior de túbulos dentinários após tratamento com uma pasta de hidróxido de cálcio em solução salina por períodos de tempo relativamente longos. Estrela et al.[116] avaliaram a atividade antibacteriana da pasta de hidróxido de cálcio em solução salina, no interior de túbulos dentinários experimentalmente infectados com *E. faecalis, Staphylococcus aureus, Bacillus subtilis, Pseudomonas aeruginosa* ou com uma mistura dessas bactérias e relataram que a pasta foi ineficaz em desinfetar os túbulos, mesmo após 1 semana de contato. Sukawat e Srisuwan[122] também relataram que uma pasta de hidróxido de cálcio em veículo inerte (água destilada) foi ineficaz em eliminar *E. faecalis* em túbulos dentinários após 7 dias de exposição. Resultados similares foram demonstrados por Weiger et al.[124] Todos estes relatos confirmam de forma inconteste que a pasta de hidróxido de cálcio em veículo inerte é ineficaz em desinfetar a dentina, pelo menos após única aplicação.

Para ser eficaz contra microrganismos localizados no interior dos túbulos dentinários, os íons hidroxila do hidróxido de cálcio devem difundir-se pela dentina e alcançar níveis suficientes para terem efeito letal. Foi demonstrado que a hidroxiapatita, principal componente inorgânico da dentina, tem efeito tampão para substâncias alcalinas, graças à presença de doadores de prótons em sua camada hidratada.[125,126]

Tronstad et al.[127] demonstraram que o pH da dentina radicular de macacos foi elevado após curativos intracanais com hidróxido de cálcio por 4 semanas. Entretanto, os valores do pH foram decrescentes, nas porções dentinárias mais distantes do canal, onde o medicamento foi aplicado. No canal, o pH foi superior a 12,2; a dentina adjacente ao canal, em contato direto com o hidróxido de cálcio, apresentou pH variando entre 8 e 11,1; e na dentina mais periférica, o pH foi de 7,4 a 9,6 (Figura 15.9). Embora a alcalinização realmente ocorra, esses níveis de pH podem ser insuficientes para matar alguns microrganismos, principalmente o *E. faecalis*, que pode sobreviver em condições de pH 11,5.

Portenier et al.[128] examinaram e compararam a capacidade de a dentina, a hidroxiapatita e a albumina

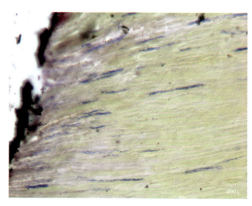

**Figura 15.8** Bactérias infectando túbulos dentinários são um desafio para a adequada desinfecção do sistema de canais radiculares. (Cortesia do Dr. Domenico Ricucci.)

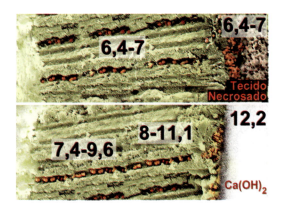

**Figura 15.9** Alteração do pH da dentina em diferentes profundidades após medicação intracanal com pasta de hidróxido de cálcio. (Dados segundo Tronstad et al., 1981.[127])

inibirem os efeitos antibacterianos do hidróxido de cálcio, da clorexidina e do iodeto de potássio iodetado contra o *E. faecalis*. O hidróxido de cálcio foi totalmente inativado na presença desses elementos orgânicos e inorgânicos. Os efeitos da clorexidina foram fortemente inibidos pela albumina, reduzidos pela dentina e inalterados pela hidroxiapatita. Já o iodeto de potássio iodetado teve seus efeitos antibacterianos totalmente inibidos pela dentina, mas não afetados pela hidroxiapatita e pela albumina.

Haapasalo et al.[129] investigaram os efeitos da dentina sobre a atividade antibacteriana do hidróxido de cálcio, NaOCl a 1%, acetato de clorexidina a 0,5% e a 0,05% e do iodeto de potássio iodetado a 2% e a 0,2%. Uma cepa de *E. faecalis* foi usada no teste e os períodos de avaliação foram de 5 minutos, 1 hora e 24 horas. A dentina apresentou efeito inibitório sobre todos os medicamentos testados. Enquanto o efeito do hidróxido de cálcio sobre o *E. faecalis* foi totalmente abolido na presença de dentina, os efeitos da clorexidina e do NaOCl foram reduzidos, mas não totalmente eliminados.

A permanência de biofilme bacteriano sobre a parede dentinária pode restringir ainda mais a ação do hidróxido de cálcio na desinfeção dos túbulos dentinários. Isso porque o hidróxido de cálcio teria que se difundir pelo biofilme para atingir a dentina subjacente. As células bacterianas e a matriz que compõem o biofilme podem inativar o hidróxido de cálcio, protegendo, assim, as células bacterianas alojadas mais profundamente no interior tubular.[121]

A principal razão de o hidróxido de cálcio ser bem tolerado pelos tecidos é a sua baixa solubilidade, conferida pela presença do cálcio. Uma suspensão aquosa saturada dessa substância possui pH elevado, com grande potencial citotóxico. Contudo, por não penetrar nos tecidos em profundidade, essa citotoxicidade fica limitada à área em contato com a substância. Essa baixa solubilidade do hidróxido de cálcio impede que ocorra uma elevação de pH suficiente para destruir microrganismos no interior dos túbulos dentinários. Além disso, a capacidade tampão da dentina tende a controlar alterações de pH. Uma base pouco solúvel como o hidróxido de cálcio pode levar muito tempo para exceder essa capacidade tampão. Quando deixada no canal por um longo período (possivelmente por mais de 1 mês), essa substância, teoricamente, teria mais chances de desinfetar túbulos dentinários. Mas a utilização rotineira de uma medicação intracanal por período tão longo parece inviável na prática clínica atual.

Tem sido sugerido que o hidróxido de cálcio pode também exercer seu efeito antibacteriano indiretamente, por reagir com o $CO_2$ tecidual, tornando-o indisponível para bactérias anaeróbias estritas.[130] Contudo, parece-nos muito pouco provável que esse mecanismo de ação ocorra de fato. *Primeiro*, o esgotamento do $CO_2$ presente nos tecidos (oriundo do metabolismo de células eucarióticas) através da reação com o hidróxido de cálcio dificilmente ocorrerá, até mesmo porque a reação se dará na intimidade do canal radicular. Os fluidos contendo $CO_2$ que banham os tecidos circundantes da raiz não sofrerão maiores efeitos do hidróxido de cálcio. Destarte,

bactérias podem receber o $CO_2$ via túbulos dentinários e ramificações, isto é, no sentido contrário ao local onde o hidróxido de cálcio é aplicado. *Segundo*, reagindo com o $CO_2$, portanto, sem esgotá-lo, o hidróxido de cálcio perderá seus efeitos dependentes do pH, pela resultante formação de carbonato de cálcio.[58]

Microrganismos colonizando remanescentes teciduais necrosados em ramificações, istmos e reentrâncias também são provavelmente protegidos da ação do hidróxido de cálcio, pela neutralização do pH. Oliveira et al.[131] investigaram a influência do soro e de tecido necrosado na atividade antimicrobiana de pastas de hidróxido de cálcio em glicerina, clorexidina ou PMCC/glicerina contra *E. faecalis* e *C. albicans*. A atividade antimicrobiana dos medicamentos foi reduzida na presença de tecido necrosado e as pastas em glicerina ou clorexidina foram significantemente afetadas pelo soro. A pasta menos afetada foi a de hidróxido de cálcio em PMCC/glicerina.

### Resistência microbiana ao hidróxido de cálcio

Além do fato de ser inativado pela dentina e outros componentes teciduais, um outro fator ajuda a explicar a ineficácia do hidróxido de cálcio em alguns casos. Tem sido demonstrado que alguns microrganismos são mais resistentes aos seus efeitos alcalinos. Isso se deve à utilização de mecanismos sofisticados por alguns microrganismos que os permitem regular e manter o pH intracitoplasmático a níveis compatíveis com sua sobrevivência, a despeito de alterações de pH no ambiente extracelular.[132] Alguns desses microrganismos resistentes ao hidróxido de cálcio, como *E. faecalis* e *C. albicans*, frequentemente são encontrados em casos de fracasso da terapia endodôntica.[102,133-145]

Embora não seja frequentemente detectado em casos de infecção primária,[146,147] *E. faecalis* é uma das espécies bacterianas mais comumente encontradas em canais de dentes com lesão pós-tratamento.[133,136,137,139-142,145] Essa espécie resiste a altos valores de pH do ambiente – até 11,5.[74] A resistência do *E. faecalis* ao hidróxido de cálcio parece estar relacionada com uma bomba de prótons ativa, que reduz o pH intracitoplasmático por bombear prótons para o interior da célula.[148]

*C. albicans* é uma levedura que tem sido mais frequentemente encontrada em casos de fracasso da terapia endodôntica do que em infecções primárias, embora em prevalência muito inferior ao *E. faecalis*.[149-151] Estudos mostraram que *C. albicans* e outras espécies de *Candida* foram altamente resistentes ao hidróxido de cálcio.[100,101] Comparadas ao *E. faecalis*, podem apresentar resistência igualmente alta ou até maior.[101]

### Desinfecção do canal pelo hidróxido de cálcio

O tempo necessário para o hidróxido de cálcio promover uma desinfecção adequada do canal radicular é ainda desconhecido. Estudos *in vivo*, utilizando cultura do material coletado do canal após medicação com hidróxido de cálcio, têm revelado resultados conflitantes. Sjögren et al.[2] verificaram que um curativo intracanal com hidróxido de cálcio por 1 semana promove a total eliminação de microrganismos do canal radicular, representado por 100% de culturas negativas.

Por sua vez, Byström et al.[74] demonstraram que a medicação com hidróxido de cálcio por 4 semanas foi totalmente eficaz em eliminar microrganismos em 97% dos canais previamente infectados. Shuping et al.[4] observaram que a aplicação do hidróxido de cálcio por, no mínimo, 1 semana foi capaz de totalmente eliminar microrganismos em 92,5% dos casos.

Siqueira et al.[8] relataram que 18% dos canais apresentavam cultura negativa após preparo químico-mecânico e 1 semana de medicação com hidróxido de cálcio associado à glicerina. Após identificação por sequenciamento do gene do 16S rRNA, apenas duas espécies bacterianas foram encontradas nos canais com cultura positiva: *Fusobacterium nucleatum* e *Lactococcus garviae*. Manzur et al.[152] também encontraram 18% de culturas positivas após uso do hidróxido de cálcio, enquanto Huffaker et al.[12] observaram permanência bacteriana em 27% dos casos. No entanto, cabe ressaltar que, em todos esses estudos, a incidência de culturas positivas foi menor após medicação com hidróxido de cálcio quando comparada com as amostras coletadas imediatamente após o preparo químico-mecânico. Em outras palavras, a medicação com hidróxido de cálcio potencializou a desinfecção do canal.

Em dados completamente discrepantes dos demais estudos sobre o assunto, Peters et al.[153] isolaram microrganismos persistentes em 71% dos canais medicados com hidróxido de cálcio em solução salina por 4 semanas. Tais resultados foram provavelmente decorrentes da forma de aplicação do hidróxido de cálcio no canal, isto é, com pontas de papel absorvente. Na maioria dos demais estudos, o hidróxido de cálcio foi aplicado com espirais de Lentulo®. Um estudo demonstrou que a aplicação de hidróxido de cálcio apenas com pontas de papel resultou em valores menores de pH nas paredes do canal do que quando comparada à aplicação com Lentulo®,[154] o que pode ajudar a explicar os resultados desalentadores relatados por Peters et al.[153]

O hidróxido de cálcio, como medicação intracanal no curto prazo, parece funcionar principalmente como uma barreira física, impedindo a percolação apical de fluidos teciduais, negando, assim, o suprimento de substrato para microrganismos residuais que sobreviveram ao preparo químico-mecânico. Essa barreira física também limita o espaço para a multiplicação desses microrganismos remanescentes entre as sessões de tratamento. Outrossim, é possível que os efeitos antibacterianos dependentes do pH do hidróxido de cálcio em um veículo inerte apenas ocorram nas proximidades do lúmen do canal principal, onde a pasta é aplicada.

A Figura 15.10 mostra o resultado de vários estudos avaliando a incidência de culturas positivas após o emprego do hidróxido de cálcio em veículo inerte como medicação intracanal.

### Efeito do veículo na atividade antimicrobiana

Como citado anteriormente neste capítulo, os veículos para o hidróxido de cálcio podem ser classificados como *inertes* e *biologicamente ativos*, sob o ponto de vista da atividade antimicrobiana. Os veículos inertes não influenciam as propriedades antimicrobianas do hidróxido de cálcio. Por sua vez, os veículos biologicamente ativos conferem efeitos antimicrobianos adicionais aos proporcionados pelo hidróxido de cálcio.

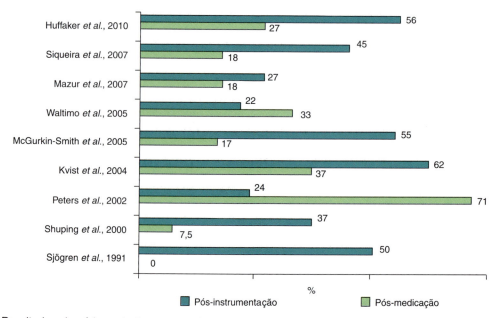

**Figura 15.10** Resultados de vários estudos mostrando o percentual de canais apresentando culturas negativas após preparo químico-mecânico e medicação intracanal com hidróxido de cálcio em veículo inerte.

## Associação do hidróxido de cálcio com a PMCC | pasta HPG

Em 1966, Frank[155] preconizou a utilização do PMCC como veículo para o hidróxido de cálcio em casos de apicificação. Contudo, essa associação foi alvo de críticas, uma vez que, por possuir atividade antimicrobiana dependente de seu pH, aquela substância dispensaria a associação a uma outra que, apesar de ter ação antimicrobiana reconhecida, também seria citotóxica.

Na década de 1990, voltou-se a preconizar o emprego dessa associação com base na justificativa de que o espectro de ação do medicamento aumentaria, principalmente por ter o PMCC atividade antibacteriana mais pronunciada contra o *E. faecalis*.[117,156] Na verdade, vários estudos demonstram que a pasta de hidróxido de cálcio com PMCC apresenta excelente atividade antimicrobiana. Entretanto, parece haver mais justificativas para se associar as duas substâncias além do aumento do espectro de atividade.

Estudos demonstram que, quando aplicado em contato direto com bactérias anaeróbias estritas, o hidróxido de cálcio é mais eficaz do que o PMCC.[74,108,157] Contudo, utilizando o teste de difusão em ágar, Siqueira *et al.*[77] demonstraram que o PMC, associado à cânfora ou ao Furacin®, apresentou excelente atividade antibacteriana, inclusive superior à do hidróxido de cálcio, sobre bactérias anaeróbias estritas. Isso revela que o PMC se difunde mais, possuindo maior raio de ação antibacteriana. Por isso, quando associado ao hidróxido de cálcio, o PMCC pode aumentar o raio de atuação da pasta, atingindo microrganismos alojados em regiões mais distantes do local de aplicação da pasta. Vários estudos usando o teste de difusão em ágar demonstraram os melhores efeitos antibacterianos e antifúngicos da pasta de hidróxido de cálcio em PMCC quando comparada a pastas com veículo inerte.[61,110,111,158]

Apesar das reconhecidas limitações do teste de difusão em ágar, o maior raio de ação da pasta de hidróxido de cálcio e PMCC foi comprovado por experimentos de desinfecção de túbulos dentinários. Siqueira e Uzeda[121] observaram que a pasta de hidróxido de cálcio com PMCC foi eficaz na desinfecção de túbulos dentinários infectados experimentalmente com três espécies bacterianas (duas anaeróbias estritas e uma facultativa) comumente isoladas de canais radiculares. Esse efeito foi observado em um curto período. O hidróxido de cálcio em solução salina (veículo inerte) foi ineficaz contra duas das espécies bacterianas testadas, inclusive após 1 semana de contato.

Em outro estudo, Siqueira *et al.*[123] contaminaram cilindros de dentina bovina com cultura mista de *F. nucleatum* e *Prevotella intermedia*, duas espécies bacterianas anaeróbias estritas frequentemente encontradas em infecções endodônticas. Os espécimes contaminados foram expostos a pastas de hidróxido de cálcio em solução salina, glicerina, propilenoglicol ou PMCC/glicerina e deixados em contato com as pastas por 3 e 5 dias. Findos esses períodos, a viabilidade bacteriana foi avaliada por meio de incubação dos espécimes em caldo de cultura, de forma a comparar a efetividade das pastas na descontaminação da dentina. Apenas a pasta de hidróxido de cálcio/PMCC/glicerina (HPG) foi capaz de efetivamente descontaminar a dentina após 5 dias de contato.

O estudo de Sukawat e Srisuwan[122] confirmou os excelentes efeitos da pasta de hidróxido de cálcio com PMCC na desinfecção dentinária. Os autores compararam a eficácia de três pastas de hidróxido de cálcio em desinfetar dentina humana experimentalmente infectada com *E. faecalis* e, após 7 dias de exposição, apenas a pasta de hidróxido de cálcio com PMCC eliminou *E. faecalis* dos túbulos dentinários. As pastas de hidróxido de cálcio com água destilada ou com clorexidina a 0,2% foram ineficazes nesse sentido.

Se, nos testes de difusão em ágar e de desinfecção da dentina, o hidróxido de cálcio associado a um veículo inerte foi ineficaz e, quando associado ao PMCC, microrganismos foram inibidos e/ou eliminados, parece lógico afirmar que o efeito antimicrobiano da pasta em profundidade deve-se principalmente ao PMCC.

Destarte, se o PMCC é o principal responsável pela atividade antimicrobiana da pasta, a afirmativa de que essa substância é o veículo não procede. Na verdade, parece-nos que o inverso, pelo menos no que concerne à atividade antimicrobiana, seja mais verdadeiro, isto é, o *hidróxido de cálcio funciona como veículo, permitindo uma liberação lenta e controlada de PMCC para o meio, o suficiente para ter ação contra microrganismos*.[58,77]

Isso é importante, pois o PMCC na forma pura é extremamente citotóxico.[60,159] Contudo, trabalhos experimentais em modelo animal demonstraram que essa pasta de hidróxido de cálcio/PMCC é biocompatível.[160-162] Além disso, Gahyva e Siqueira[163] demonstraram que a pasta HPG não apresenta efeitos genotóxicos e mutagênicos significativos (Figura 15.11A e B), o que confirma sua segurança para emprego clínico.

Estudos avaliando o reparo dos tecidos perirradiculares de cães após tratamento endodôntico em uma ou duas sessões de dentes com necrose pulpar e lesão perirradicular associada revelaram que, no grupo em que os canais foram medicados com uma pasta de hidróxido de cálcio com PMCC, o reparo dos tecidos perirradiculares foi significativamente melhor do que nos dentes tratados em sessão única.[44,164] Isso certamente se deve à excelente atividade antimicrobiana da pasta de hidróxido de cálcio em PMCC. Além disso, tais estudos confirmaram que tal pasta apresenta comportamento biológico satisfatório.

A compatibilidade biológica da pasta HPG provavelmente se deve:

1. À pequena concentração de PMC liberado. Quando o PMCC é associado ao hidróxido de cálcio, há a formação de um sal pouco solúvel, o paramonoclorofenolato de cálcio, que, em ambiente aquoso, se dissocia lentamente liberando PMC e íons cálcio e hidroxila para o meio circundante.[165] Sabe-se que uma substância pode apresentar efeitos benéficos ou deletérios, dependendo de sua concentração. A baixa liberação de PMC da pasta, provavelmente, não é suficiente para provocar efeito citotóxico.

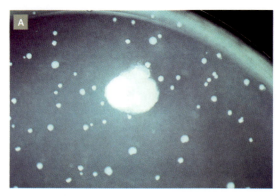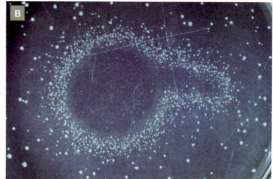

**Figura 15.11** Teste de Ames para verificar mutagenicidade. **A.** Ausência de efeitos mutagênicos da pasta HPG. **B.** Controle positivo (4-nitroquinolina-1-óxido), mostrando forte efeito mutagênico.

2. Ao fato de o pH alcalino da pasta causar desnaturação proteica superficial no tecido em contato com ela, que serve como barreira física para a difusão e maior penetrabilidade tecidual por parte do PMC.
3. À irritação tecidual ser de baixa intensidade e por um curto período. Uma vez que microrganismos residuais são eliminados pela pasta, após a sua remoção do canal não há a persistência de agressão química (da pasta) ou biológica (de bactérias) aos tecidos perirradiculares.[97]

É bastante admissível que as três hipóteses estejam inter-relacionadas para justificar a biocompatibilidade do PMCC quando associado ao hidróxido de cálcio.

A pasta HPG apresenta maior espectro de atividade antimicrobiana, maior raio de atuação, efeito antimicrobiano mais rápido e é menos afetada por soro e tecido necrosado, quando comparada às pastas de hidróxido de cálcio em veículos inertes (Figura 15.12).[61,77,113,114,121,131,158,166] O maior raio de ação pode ser resultado da baixa tensão superficial do PMCC[81,82] e de sua solubilidade em lipídios, o que facilita sua difusibilidade pelo sistema de canais radiculares. Por tais razões, recomendamos a pasta HPG como uma das principais opções como medicação intracanal a ser utilizada rotineiramente após o preparo químico-mecânico de dentes com necrose pulpar e lesão perirradicular, devendo permanecer no canal por um período ideal de aproximadamente 7 dias.[9,30]

### Eficácia clínica do protocolo usando a pasta HPG como medicamento

Estudos clínicos que avaliaram fatores importantes, como a ocorrência de dor pós-operatória, a capacidade de eliminação bacteriana e o índice de sucesso no longo prazo, apontam resultados extremamente satisfatórios para o protocolo que preconiza o tratamento em duas sessões com base em estratégias antimicrobianas, como amplo preparo apical, estabelecimento e manutenção da patência foraminal, NaOCl entre 2 e 3%, como substância química auxiliar, e pasta HPG, como medicação intracanal por 7 dias.

#### Incidência de dor pós-operatória

Em um estudo prospectivo, Siqueira et al.[167] avaliaram a incidência de dor pós-operatória após procedimentos intracanais com base em uma estratégia antimicrobiana. Todos os casos receberam medicação intracanal com a pasta HPG. Dados foram obtidos de 627 dentes que apresentavam polpas necrosadas ou necessitavam de retratamento. Os tratamentos foram efetuados por alunos de graduação em seu primeiro ano de treinamento endodôntico. No geral, algum nível de desconforto pós-operatório ocorreu em 15% dos casos. Dor leve ocorreu em 10% dos casos, moderada em 3% e intensa (*flare-up*) em 2% (Figura 15.13). O emprego dos procedimentos intracanais para controle da infecção, incluindo a utilização da pasta HPG, resultou em uma baixa incidência de dor pós-operatória, principalmente de *flare-ups*, mesmo quando executados por operadores inexperientes. Tais achados também atestam a biocompatibilidade da pasta HPG quando do uso clínico.

#### Eficácia antibacteriana *in vivo*

Siqueira et al.[9] investigaram a redução da população bacteriana intracanal após preparo químico-mecânico com NaOCl a 2,5% como irrigante e posterior medicação intracanal por 7 dias com pasta HPG. Dentes

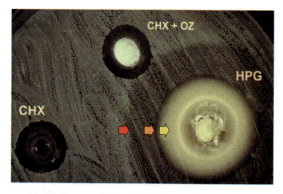

**Figura 15.12** Pronunciada atividade antibacteriana da pasta HPG evidenciada pelo teste de difusão em ágar. Comparar com os halos de inibição promovidos por clorexidina (CHX) a 0,2% com ou sem óxido de zinco (OZ). Notar a presença do halo de difusão do hidróxido de cálcio (*seta amarela*), halo de inibição definido (*seta laranja*) e um halo que sugere inibição inicial, mas que foi superada por crescimento exuberante das bactérias com o passar do tempo (*seta vermelha*).

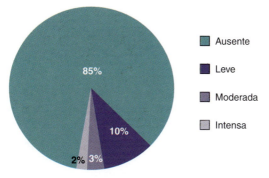

**Figura 15.13** Incidência de dor pós-operatória após protocolo antimicrobiano usando a pasta HPG. (Dados segundo Siqueira *et al.*, 2002.[167])

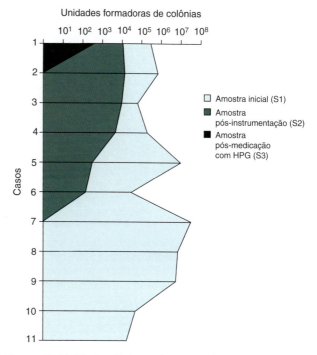

**Figura 15.14** Eliminação bacteriana quantitativa, caso a caso, após preparo químico-mecânico usando NaOCl a 2,5% como irrigante e pasta HPG como medicação intracanal. (Dados segundo Siqueira *et al.*, 2007.[9])

unirradiculares com infecção endodôntica primária e lesão perirradicular associada foram selecionados de acordo com critérios de inclusão/exclusão bastante rígidos. Amostras bacteriológicas do canal foram coletadas antes do tratamento (S1), depois do preparo usando limas de NiTi manuais e NaOCl a 2,5% (S2) e após 7 dias de medicação intracanal com pasta HPG (S3). Bactérias cultiváveis isoladas dos canais nos três estágios foram contadas e identificadas por meio de sequenciamento do gene do 16S rRNA, um método da mais alta confiabilidade na identificação bacteriana. Em S1, todos os casos abrigavam bactérias, com média de 2,8 espécies por canal, variando de uma a seis. Em S2, 54,5% dos canais apresentaram culturas positivas, com uma a três espécies por canal. Em S3, apenas 9% dos casos foram positivos para a presença de bactérias.

*Propionibacterium acnes* foi a única espécie encontrada no único canal com cultura positiva após medicação com a pasta HPG. Houve diferença significativa nas comparações entre S2 e S3, tanto no que se refere à redução da contagem bacteriana quanto ao número de culturas negativas. Os autores concluíram que o preparo químico-mecânico com NaOCl a 2,5% reduziu significativamente o número de bactérias no canal em relação à contagem pré-tratamento, mas falhou em promover culturas negativas em cerca de metade dos casos. A medicação com pasta HPG, durante 7 dias, aumentou a desinfecção e o número de culturas negativas, indicando claramente que a medicação intracanal é necessária para maximizar a eliminação bacteriana de canais (Figura 15.14). Em um estudo clínico posterior, utilizando métodos moleculares para determinação da eficácia de protocolos de tratamento utilizando medicação intracanal com pastas de hidróxido de cálcio em glicerina (HG) ou em PMCC/glicerina (HPG), demonstrou que a última resultou em menor incidência de casos positivos para a presença de bactérias.[16]

### Sucesso no longo prazo

Siqueira *et al.*[168] avaliaram os resultados do tratamento endodôntico no longo prazo (1 a 4 anos de acompanhamento) de dentes com lesão perirradicular tratados por alunos de graduação usando o protocolo antimicrobiano delineado anteriormente. Os primeiros 100 pacientes que atenderam ao chamado e aceitaram retornar para consulta de acompanhamento foram incluídos nesse estudo. O resultado do tratamento foi avaliado por meio de critérios clínicos e radiográficos, como reparados (sucesso), em reparação (sucesso provável) e não reparados (fracasso). Apenas 5% dos tratamentos fracassaram, sendo que resultados favoráveis foram obtidos em 95% dos casos (76% reparados e 19% reparando). A maioria dos casos de sucesso (75%) e de fracasso (80%) foram evidentes após 2 anos de avaliação, indicando que esse é um bom período para avaliação do sucesso do tratamento. Contudo, sete dentes levaram 4 anos para reparar completamente. O baixo índice de fracasso observado nesse estudo sobre tratamentos efetuados por operadores inexperientes reforça a importância de se empregar um protocolo antimicrobiano com base em evidências para o tratamento endodôntico de dentes com lesão perirradicular associada.

Tais achados de estudos clínicos firmam esse protocolo de tratamento antimicrobiano como excelente opção de terapia baseada em evidência científica para dentes com lesão perirradicular associada (Figura 15.15A e B).

### Associação do hidróxido de cálcio com clorexidina (HCX)

Em virtude das limitações já discutidas do hidróxido de cálcio associado a um veículo inerte, parece vantajoso associar outros medicamenos a essa substância.[97,169] A associação da clorexidina com o hidróxido de cálcio (HCX)

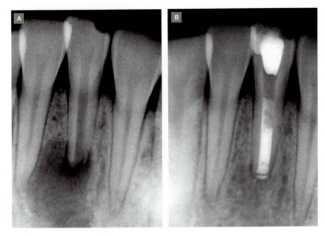

**Figura 15.15** Dente com lesão perirradicular associada tratado pelo protocolo antimicrobiano usando a pasta HPG. **A.** Radiografia pré-operatória. **B.** Radiografia de proservação após 1 ano de conclusão do tratamento, mostrando paralisação da reabsorção dentária apical e reparo dos tecidos perirradiculares.

tem sido bastante estudada recentemente. Até o momento, não há consenso entre os estudos laboratoriais quanto à vantagem de associar clorexidina ao hidróxido de cálcio. Alguns estudos mostram que os efeitos antimicrobianos do hidróxido de cálcio aumentam significativamente quando ele é misturado à clorexidina.[169-173] Já outros estudos não encontraram vantagens significativas nessa associação.[174,175] Na verdade, a eficácia da clorexidina pode ser significativamente reduzida quando misturada ao hidróxido de cálcio.[172,174,175] A clorexidina permanece estável na faixa de pH 5 a 8, e à medida que o pH aumenta, a ionização diminui. A pasta HCX mantém um pH alto similar ao do hidróxido de cálcio em água.[169,176] Em altos valores de pH, a clorexidina precipita e pode ficar indisponível para exercer seus efeitos antimicrobianos.[176]

Contudo, apesar da perda da clorexidina ativa quando misturada ao hidróxido de cálcio, os efeitos residuais ainda podem ter significado clínico.[10,176] Zerella et al.[176] demonstraram que a medicação com pasta HCX (clorexidina a 2%) foi, no mínimo, tão eficaz quanto o hidróxido de cálcio em veículo inerte na desinfecção de canais de casos de retratamento com lesão. A incidência de culturas negativas após o uso dessa combinação durante 7 a 10 dias foi de 65%.[176]

Em outro estudo clínico, dessa vez avaliando a eficácia de um protocolo de tratamento contra infecções endodônticas primárias, Siqueira et al.[10] irrigaram os canais durante o preparo com clorexidina a 0,12% e encontraram incidência de culturas positivas de 54%. A medicação intracanal com pasta HCX (clorexidina a 0,12%) reduziu ainda mais o número de culturas positivas, atingindo 8% dos casos, o que foi estatisticamente significante.

Também em estudo clínico, Paiva et al.[177] utilizaram vários métodos moleculares para avaliar os efeitos antibacterianos de um protocolo utilizando NaOCl a 2,5% como substância química auxiliar, rinsagem final com clorexidina a 2% e 1 semana de medicação intracanal

com pasta HCX. Os parâmetros analisados foram: incidência de resultados positivos do método da reação em cadeia da polimerase (PCR; do inglês, *polymerase chain reaction*) universal para bactérias e arqueias, impacto sobre as estruturas das comunidades bacterianas avaliadas por PCR-DGGE (eletroforese em gel de gradiente desnaturante), redução bacteriana quantitativa determinada por PCR em tempo real e identificação de bactérias persistentes por clonagem e sequenciamento. O tratamento promoveu diminuição na diversidade microbiana e reduziu significativamente as contagens bacterianas e a incidência de resultados positivos. Em geral, cada etapa de tratamento subsequente incrementou a desinfecção. A conclusão final foi de que os procedimentos de rinsagem com clorexidina após o preparo químico-mecânico somada à medicação intracanal com pasta HCX promoveram redução da carga microbiana para níveis significativamente inferiores às atingidas pelo preparo químico-mecânico isoladamente (Figura 15.16).

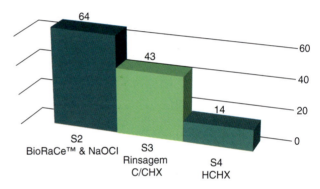

**Figura 15.16** A utilização de rinsagem com clorexidina (CX), após o preparo, somada à medicação intracanal com pasta de hidróxido de cálcio em CX, melhorou significativamente a desinfecção do canal. (Dados segundo Paiva et al., 2013.[177])

Os efeitos antimicrobianos significativos da pasta HCX revelados por esses estudos clínicos podem ser creditados a resíduos ainda ativos, e não a precipitados de clorexidina na pasta, além do seu alto pH. Assim, essa pasta pode ser excelente alternativa à pasta HPG no uso rotineiro durante o tratamento (e no retratamento) de dentes com lesão perirradicular, com o potencial de promover resultados antimicrobianos similares.

### Inativação de fatores de virulência bacteriana

Endotoxinas, ou lipopolissacarídeos (LPS), são constituintes da membrana externa da parede celular de bactérias gram-negativas que, quando liberadas para o meio externo, são importantes fatores de virulência. Essas moléculas exercem um papel relevante na patogênese das doenças da polpa e dos tecidos perirradiculares.[178,179]

A porção lipídica da molécula, conhecida como lipídio A, é o principal responsável por seus efeitos biológicos.[180,181] Foi demonstrado que o hidróxido de cálcio pode causar a hidrólise do lipídio A, destruindo ligações éster dentro da molécula do LPS, promovendo assim a liberação de ácidos graxos hidroxilados.[54] Consequentemente, a molécula de LPS é inativada, tendo seus efeitos tóxicos neutralizados ou reduzidos significativamente.[52,53,182]

Embora alguns estudos tenham relatado tal efeito *in vivo*, na verdade, nesses estudos, o LPS foi misturado com o hidróxido de cálcio e aplicado no canal, tendo sido observada a sua inativação em virtude da capacidade reduzida de causar inflamação nos tecidos perirradiculares.[52,182] Entretanto, esta não é a situação real *in vivo*, na qual a pasta de hidróxido de cálcio aplicada ao canal deve se difundir, atingir o LPS presente em localidades diversas no sistema de canais e, assim, exercer o efeito neutralizador. Até o momento, apenas um estudo em cães sugeriu que tal propriedade do hidróxido de cálcio possa ocorrer de forma significativa *in vivo*.[183]

Estudos em humanos têm sido realizados para avaliar se o hidróxido de cálcio realmente exerce tais efeitos neutralizadores sobre o LPS de forma significativa na situação clínica. Um estudo clínico demonstrou níveis reduzidos significativamente, mas ainda relativamente elevados de LPS nos canais após preparo químico-mecânico, os quais foram praticamente inalterados após medicação intracanal com hidróxido de cálcio, clorexidina ou com uma associação das duas substâncias.[184] Tais resultados parecem indicar que o efeito neutralizador do hidróxido de cálcio sobre LPS, observado em estudos laboratoriais, pode não ser significativo na situação *in vivo*. No entanto, outros trabalhos clínicos não confirmaram esses dados. Oliveira *et al.*[185] avaliaram os efeitos de várias substâncias irrigadoras e da medicação intracanal com pasta HCX e revelaram que esta última promoveu significante neutralização de endotoxinas, com redução entre 99 e 100%. Os autores concluíram que a medicação intracanal com pasta de hidróxido de cálcio foi importante em neutralizar os efeitos citotóxicos do conteúdo de canais infectados. Em outro estudo clínico, Xavier *et al.*[186] compararam a eficácia de dois protocolos de tratamento (1 sessão *versus* 2 sessões) em remover endotoxinas do canal de dentes com infecção primária. Houve uma redução significativamente maior da carga de endotoxinas no grupo tratado em duas sessões utilizando-se uma pasta de hidróxido de cálcio por 14 dias quando comparado ao grupo de sessão única.

O ácido lipoteicoico (LTA) é um polímero de glicerol fosfato ligado a ácidos graxos e representa um dos principais componentes da parede celular de bactérias gram-positivas. LTA se assemelha ao LPS em certos aspectos, incluindo as propriedades pró-inflamatórias, sendo considerado o equivalente do LPS em bactérias gram-positivas. LTA é um importante fator de virulência do *E. faecalis*[187] e pode ser um fator de virulência envolvido na patogênese das lesões perirradiculares.[178] Um estudo demonstrou que o hidróxido de cálcio pode inativar o LTA e atenuar a sua capacidade de indução inflamatória.[51] Esses efeitos aparentemente estão relacionados com a desacilação de LTA induzida sob condições alcalinas elevadas. O LTA desacilado não estimula o receptor *Toll-like* 2 (TLR2), a molécula responsável pelo reconhecimento e resposta ao LTA, e consequentemente não induz a liberação de citocinas pró-inflamatórias.[51] A clorexidina também pode inativar o LTA porque afeta a sua capacidade de estimular o TLR2, resultando na redução da produção de citocinas pró-inflamatórias.[188] De forma similar ao LPS, resta determinar se esses efeitos sobre o LTA podem ser observados *in vivo* e, em caso afirmativo, qual é a relevância real para o resultado no longo prazo do tratamento endodôntico. A razão para isso é que ainda não foi definido se a persistência desses fatores na ausência de bactérias vivas é suficiente para manter ou causar uma lesão perirradicular.

### Indução de reparo por tecido mineralizado

Quando em contato direto com um tecido conjuntivo organizado com memória genética para produção de tecido mineralizado, como polpa ou ligamento periodontal, o hidróxido de cálcio estimula a neoformação de dentina ou cemento, respectivamente (Figura 15.17A e B).[189-193] Essa é, sem dúvida alguma, a propriedade mais difundida e explorada do hidróxido de cálcio, sendo apoiada tanto pela prática clínica quanto por inúmeros trabalhos científicos. Algumas modalidades de tratamento utilizam-se desse efeito biológico do hidróxido de cálcio, dentre eles: capeamento pulpar direto; curetagem pulpar; pulpotomia; apicificação; tratamento de perfurações e de reabsorções radiculares.

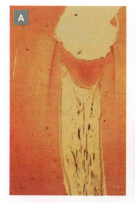
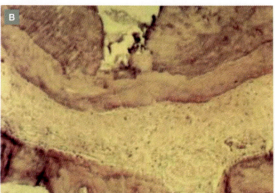

**Figura 15.17** Estímulo à formação de tecido mineralizado pelo hidróxido de cálcio. **A.** Na polpa, após pulpotomia. **B.** No ligamento periodontal apical, após biopulpectomia. (Cortesia do Prof. Roberto Holland.)

Embora se reconheça essa propriedade do hidróxido de cálcio, seu mecanismo de ação ainda não foi perfeitamente elucidado. Alguns atribuem esse efeito aos íons hidroxila, enquanto outros julgam que os íons $Ca^{+2}$ sejam os responsáveis pela indução do reparo. Embora existam várias tentativas de explicar os efeitos do hidróxido de cálcio sobre os tecidos, parece que o principal mecanismo seja a indução de um trauma químico superficial e manutenção da ferida livre de bactérias. Em virtude do pH elevado, os íons hidroxila, oriundos da dissociação do hidróxido de cálcio, causam uma zona de desnaturação proteica superficial no tecido em contato com essa substância, caracterizada por necrose de coagulação de espessura variável entre 0,3 e 0,7 mm.[194]

Esse efeito parece ser o principal responsável pela indução de reparo por deposição de tecido mineralizado.[58,192,195,196] A polpa e o ligamento periodontal, na grande maioria das vezes, são reparados pela deposição de tecido duro, isto é, dentina e cemento, respectivamente. Isso é uma característica natural desses tecidos ditada por sua memória genética, a qual é mantida por células indiferenciadas. Quando acometidos por um traumatismo superficial e transitório, na ausência de infecção, os mecanismos de reparação são desencadeados. A cauterização química induzida pelo hidróxido de cálcio sobre a polpa ou ligamento periodontal é superficial e transitória, graças à baixa solubilidade dessa substância, o que impede um efeito em maior profundidade no tecido. Esse trauma químico é suficiente para estimular a reparação.[195]

Outras substâncias, como o eugenol, presente em cimentos para proteção pulpar ou obturação de canal, também podem promover um traumatismo químico. Contudo, em virtude da maior solubilidade e consequente penetração tecidual, o dano químico se dá em maior profundidade no tecido e por um período prolongado. Enquanto estiver sendo irritado, o tecido não inicia a sua reparação.

Além de induzir um trauma químico superficial e transitório no tecido em contato direto com ele, o hidróxido de cálcio promove um ambiente alcalino na superfície do tecido, o qual é impróprio para o desenvolvimento de microrganismos. Assim, o tecido fica em condições apropriadas para iniciar seu processo de reparo. Cumpre salientar que, para o hidróxido de cálcio estimular essa reparação, o tecido deve ainda estar organizado, com arquitetura tecidual mantida, e, no máximo, ligeiramente inflamado. De outro modo, a agressão química, mesmo que superficial, pode agravar ainda mais a condição inflamatória pulpar.

## Outras propriedades do hidróxido de cálcio

### Solvente de matéria orgânica

Tem sido demonstrado que, por possuir pH elevado, o hidróxido de cálcio pode promover a quebra de ligações iônicas que mantêm a estrutura terciária de proteínas, desnaturando-as e tornando-as mais suscetíveis à dissolução por NaOCl.[197,198] Tais estudos foram conduzidos em condições experimentais nas quais a área de contato entre as substâncias testadas e os tecidos era máxima, o que não condiz com a situação real dentro do sistema de canais radiculares, onde irregularidades, istmos, recessos e ramificações podem limitar esse contato.

Contudo, áreas de istmos e ramificações não são totalmente limpas, mesmo após a utilização de curativo com hidróxido de cálcio. No interior do canal radicular, a área de contato entre o tecido e o hidróxido de cálcio/NaOCl é mínima, limitando a eficácia dessas substâncias. Além disso, a baixa solubilidade da primeira praticamente restringe a sua ação à área de contato com o tecido e, consequentemente, apenas a superfície tecidual degenerada pela ação do hidróxido de cálcio sofrerá uma efetiva ação solubilizadora do NaOCl. Nos raros casos em que a área de contato da pasta de hidróxido de cálcio com o tecido conjuntivo for maior, esse efeito poderá ser observado.

Siqueira et al.[199] avaliaram histologicamente a limpeza de canais radiculares de molares após instrumentação, medicação intracanal com hidróxido de cálcio e posterior irrigação com NaOCl. Um grupo recebeu curativos com pasta de hidróxido de cálcio e soro fisiológico, sendo que esta foi removida posteriormente por meio de irrigação profusa com NaOCl. O grupo, controle consistiu em dentes que não receberam medicação intracanal. A limpeza do canal foi avaliada em cortes histológicos das regiões localizadas a 1, 2 e 3 mm do término apical. Apesar de a limpeza do canal radicular, no grupo em que foi utilizado curativo de hidróxido de cálcio, ter sido ligeiramente superior à do grupo controle, não houve diferença estatisticamente significante entre os dois grupos.

### Inibição da reabsorção radicular externa

O processo de reabsorção de um tecido mineralizado inicia-se pela perda da matriz orgânica que o reveste, como o osteoide no osso e o pré-cemento no cemento. Isso pode ocorrer pela ação de colagenases liberadas por células ativadas pelos mediadores químicos da inflamação. O tecido mineralizado exposto é então destruído pela ação de substâncias liberadas por células clásticas. Ácidos promovem a dissolução da hidroxiapatita, componente inorgânico do tecido mineralizado. A seguir, enzimas, como catepsinas e metaloproteinases de matriz, degradam a matriz orgânica exposta.[200] O pH na lacuna de reabsorção cai para aproximadamente 4,5, que é ótimo para a atividade de algumas catepsinas liberadas pelos osteoclastos e envolvidas na reabsorção.[201]

Os mecanismos bioquímicos utilizados pela célula clástica para reabsorver tecidos mineralizados são exatamente os mesmos, independentemente de a reabsorção ser fisiológica ou patológica. Nas reabsorções radiculares inflamatórias externas, componentes bacterianos, como o LPS, LTA e outras modulinas, desempenham papel importante para estimular a biossíntese e liberação de citocinas (interleucina [IL]-1, fator de necrose tumoral [TNF], IL-6) envolvidas na ativação de células clásticas.[178,179]

Em virtude de ser uma base forte, tem sido sugerido que o hidróxido de cálcio promove a elevação do pH do meio, neutralizando ácidos e inibindo a atividade enzimática relacionada com a reabsorção.[55,127] Outrossim, a elevada alcalinidade do hidróxido de cálcio poderia induzir a morte da célula clástica, paralisando o processo de reabsorção.[202]

Todavia, tais teorias carecem de suporte científico. É bastante questionável se o hidróxido de cálcio realmente apresenta eficácia direta sobre o processo de reabsorção inflamatória externa. Isso pode ser atestado pelo fato de que essa substância é praticamente inoperante em casos de reabsorção por substituição, em que os mecanismos bioquímicos de reabsorção utilizados pela célula clástica são os mesmos, mas a causa da reabsorção é diferente.

É imperioso ressaltar que o processo de reabsorção inflamatória usualmente é a consequência de uma infecção instalada no sistema de canais radiculares. Assim, nas reabsorções radiculares inflamatórias externas, o combate aos microrganismos presentes no sistema de canais radiculares (o agente etiológico) é o fator primordial na paralisação do processo patológico (Figuras 15.15 e 15.18). O hidróxido de cálcio em veículo inerte apenas será eficaz em eliminar a infecção intratubular e, consequentemente, paralisar a reabsorção inflamatória externa após múltiplas aplicações (trocas), as quais são necessárias para se exceder a capacidade tampão da hidroxiapatita e, assim, obter a alcalinização adequada da dentina para ter consequente efeito antimicrobiano.

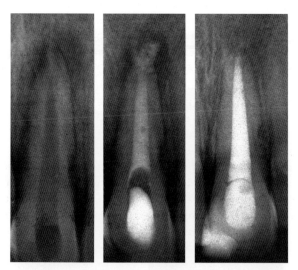

**Figura 15.18** Reabsorção inflamatória externa. A infecção do sistema de canais radiculares deve ser devidamente controlada para a paralisação do processo.

A associação do hidróxido de cálcio com veículos biologicamente ativos, como o PMCC ou a clorexidina, apresenta maior capacidade de desinfetar túbulos dentinários em aplicação única e por isso são mais apropriados para o controle da reabsorção inflamatória externa.

### Atividade física

As pastas de hidróxido de cálcio usadas como medicamento intracanal atuam como barreira física e química (ação de preenchimento), impedindo ou retardando a infecção ou reinfecção do canal radicular por microrganismos provenientes da cavidade oral.[46,203]

Os canais instrumentados podem ser contaminados (nos casos de biopulpectomia) ou recontaminados (nos casos de necropulpectomia) entre as sessões do tratamento endodôntico por bactérias presentes na saliva que infiltra através do material selador temporário ou que tem acesso direto ao canal por perda ou fratura do material selador e/ou da estrutura dentária. Nessas situações, a cavidade pulpar torna-se exposta à microbiota oral, o que pode comprometer o sucesso do tratamento endodôntico.

Como aclarado anteriormente neste capítulo, a pasta HPG apresenta largo espectro de atividade antimicrobiana, rápido efeito letal sobre microrganismos e um amplo raio de ação, quando comparada com as pastas em veículos inertes. Todavia, Siqueira et al.[46] não observaram, nessa combinação, resultados estatisticamente superiores, quando comparada com a pasta de hidróxido de cálcio em soro fisiológico, no que tange à proteção contra a recontaminação do canal após exposição à saliva. Provavelmente, isso ocorreu porque a saliva pode ter diluído e neutralizado o efeito antimicrobiano do PMC liberado da pasta HPG.

A barreira física proporcionada pelas pastas de hidróxido de cálcio utilizadas como medicação intracanal também impede ou dificulta a percolação apical de fluidos teciduais, negando o suprimento de substrato para microrganismos residuais que porventura tenham sobrevivido ao preparo químico-mecânico. Também, essa barreira física limita o espaço para a multiplicação desses microrganismos remanescentes entre as sessões de tratamento.

### Extravasamento das pastas de hidróxido de cálcio

O extravasamento das pastas de hidróxido de cálcio para os tecidos perirradiculares, nos casos em que há presença de lesão, não parece oferecer quaisquer benefícios. Como já comentado, o hidróxido de cálcio não apresenta efeito anti-inflamatório comprovado. Além disso, é improvável que essa substância vá eliminar microrganismos situados na superfície radicular apical ou no interior da lesão. Nos tecidos perirradiculares, há uma intensa atividade de substâncias tamponadoras, como o sistema bicarbonato, sistema fosfato e uma miríade de proteínas, que impedirão uma elevação significativa do pH. Além disso, a pasta seria rapidamente diluída pelos fluidos teciduais e "lavada" pela microcirculação, que é bastante exuberante na lesão perirradicular, pela intensa neoformação vascular.

Para atingir pH de magnitude suficiente para eliminar microrganismos na lesão, uma grande quantidade de pasta teria de ser extravasada, para, em um momento inicial, exceder a capacidade tampão tecidual. Entretanto, isso seria extremamente agressivo para os tecidos, por causa da ausência de toxicidade seletiva por parte do hidróxido de cálcio, o que inevitavelmente poderia resultar no desenvolvimento de um *flare-up*. O mesmo é válido para as pastas de hidróxido de cálcio com veículos biologicamente ativos, como o PMCC, os quais são também rapidamente neutralizados por proteínas teciduais.

Por outro lado, embora o extravasamento de uma pequena quantidade de pasta de hidróxido de cálcio aparentemente não vá conferir efeitos benéficos, essa conduta usualmente não traz maiores consequências. Se um extravasamento acidental da pasta ocorrer durante sua aplicação, o que é comum, não há nenhum inconveniente.[204] Aliás, isso pode ser sugestivo de que a pasta está preenchendo toda a extensão do canal. Entretanto, o exagero na quantidade extravasada de pasta, em determinadas situações, pode ter efeitos desastrosos para o paciente.[205,206]

### Preenchimento do canal radicular com pasta de hidróxido de cálcio

Várias técnicas para colocação da pasta hidróxido de cálcio no interior do canal radicular têm sido utilizadas, destacando-se o porta-amálgama, instrumentos endodônticos, seringas especiais, cones de papel ou de guta-percha, EndoActivator® (aparelho sônico, Dentsply Tulsa Dental, Tulsa, OK, EUA) e a espiral de Lentulo®.[75,207,208]

De forma geral, além da anatomia e do preparo químico-mecânico, a eficiência da inserção da pasta de hidróxido de cálcio no canal radicular depende da sua composição química, da natureza do veículo, assim como da sua consistência no momento do emprego. Com relação à natureza dos veículos, os viscosos e oleosos, por agirem como lubrificantes, favorecem a colocação da pasta no canal. Quando preparadas no momento de seu emprego, apesar das várias técnicas de aplicação propostas, as mais recomendadas são as que utilizam instrumentos endodônticos manuais ou as espirais de Lentulo®.

Alguns clínicos preferem utilizar o hidróxido de cálcio na forma de pó, aplicado com porta-amálgama na embocadura o canal e compactado até o comprimento de trabalho utilizando limas, cones de papel ou cones de guta-percha. Além de a aplicação intracanal ser tecnicamente difícil, os efeitos do hidróxido de cálcio dependentes do pH dependerão da umidade da região onde se objetiva atingir com a medicação. Isso pode retardar a difusão da substância e reduzir sua eficácia.

#### Instrumentos endodônticos manuais

Uma lima tipo K de diâmetro imediatamente inferior ao da última lima empregada para a confecção do preparo apical (lima de memória) é selecionada para a inserção da pasta de hidróxido de cálcio no canal radicular. O instrumento é *carregado* com a pasta em suas espirais, introduzido lentamente até alcançar o comprimento de trabalho, pincelado contra as paredes do canal e girado no sentido anti-horário 2 ou 3 vezes. A remoção do instrumento é realizada lentamente, sem interromper o movimento de rotação anti-horária. Repete-se esse procedimento mais 1 a 3 vezes, até que todo o canal radicular esteja preenchido com a pasta.

A operação é acompanhada com o auxílio do exame radiográfico. Isso posto, promove-se a compactação da pasta com uma pequena mecha de algodão esterilizado e de tamanho adequado, colocada na embocadura do canal e comprimida com as pontas de uma pinça clínica ou calcador de guta-percha, que funciona como um êmbolo, para assegurar o preenchimento do canal em toda a sua extensão.

#### Espiral de Lentulo®

As espirais de Lentulo® são os instrumentos que permitem melhor aplicação da pasta de hidróxido de cálcio no canal (Figura 15.19). Sigurdsson *et al*.[209] analisaram a eficiência da espiral de Lentulo®, limas endodônticas e seringa com agulha na colocação de pasta de hidróxido de cálcio no interior de canais mesiovestibulares de primeiros molares superiores instrumentados até a lima K #25. Eles concluíram que a espiral de Lentulo® foi mais eficiente em relação ao limite de preenchimento e compactação da pasta no interior dos canais radiculares. A maior eficácia da espiral de Lentulo®, quando comparada ao cone de papel, foi demonstrada em outro estudo.[154] Lopes *et al*.[210] constataram *in vitro* que a espiral de Lentulo® foi mais eficiente do que o compactador de McSpadden no preenchimento de canais radiculares com pasta de hidróxido de cálcio, provavelmente em virtude da forma geométrica do instrumento; o compactador de McSpadden, por possuir maior seção reta do que a espiral de Lentulo®, ao ser retirado do canal radicular, desloca a pasta para a lateral, deixando, dessa forma, maior percentual de vazios.

Quando do uso da espiral de Lentulo® para a inserção da pasta no canal radicular, é importante que ela tenha um diâmetro menor que o do final do preparo, seja

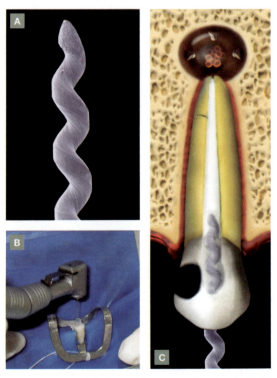

**Figura 15.19** Espiral de Lentulo® para aplicação de hidróxido de cálcio no canal. **A.** Eletromicrografia. **B.** Aplicação clínica com a espiral acionada a motor. **C.** Esquema.

colocada até a profundidade de 2 a 3 mm aquém do comprimento de trabalho sem contato justo com as paredes do canal e acionada por um micromotor, com velocidade constante e com giro à direita, por aproximadamente 10 segundos.

Após a manipulação da pasta, ela é levada em pequenas porções à câmara pulpar, através de calcadores espatulados. A seguir, a espiral de Lentulo® é *carregada* em suas espirais com pequena quantidade de pasta e introduzida lentamente no canal. Simultaneamente, a espiral é acionada no motor com giro à direita. Com movimentos suaves e lentos de penetração e remoção, busca-se o preenchimento do canal radicular. É importante ressaltar que o instrumento deve ser retirado do canal estando em movimento de rotação.

A operação é acompanhada com o auxílio de exame radiográfico, podendo ser repetida até o completo preenchimento do canal. A compactação da pasta ao nível da embocadura do canal é realizada como anteriormente mencionado.

Do ponto de vista quantitativo, a permanência de espaços vazios diminui o volume de hidróxido de cálcio no interior do canal radicular. Consequentemente, é provável que isso possa influenciar a eficácia do medicamento.[210]

## Indicação e emprego de medicamentos

### Biopulpectomia

Geralmente, a infecção em dentes com vitalidade pulpar está restrita à superfície da polpa coronária exposta, sendo que a radicular se encontra apenas inflamada, livre de microrganismos. Isso porque os mecanismos de defesa do hospedeiro, conquanto a polpa se encontre viva, impedem o avanço da infecção em direção apical. Esse fato reveste-se de importância clínica no que se refere à conduta terapêutica em dentes com polpa viva. Uma vez eliminada a infecção superficial da polpa por meio de profusa irrigação da câmara pulpar com solução de NaOCl, todos os procedimentos intracanais serão realizados em ambiente asséptico, não infectado.

Destarte, uma vez combatida a infecção superficial da polpa e mantidos os princípios básicos de assepsia, nas biopulpectomias, recomendamos a obturação imediata do sistema de canais radiculares. Na eventualidade de o tratamento endodôntico não poder ser concluído na mesma sessão, sugerimos o emprego de um medicamento, cujo objetivo primordial é impedir a contaminação do sistema de canais radiculares entre as sessões de tratamento.

Quando indicados nas biopulpectomias, os medicamentos intracanais recomendados são uma solução de corticosteroide/antibiótico (Otosporin® ou Decadron® colírio) ou pastas de hidróxido de cálcio.

O emprego de uma associação corticosteroide-antibiótico atenua a intensidade da reação inflamatória provocada pelo ato cirúrgico e uso de medicamentos, favorecendo a prevenção ou eliminação da dor pós-operatória. Os corticosteroides de efeito anti-inflamatório moderado, como a hidrocortisona e prednisolona, usados na medicação intracanal em doses diminutas não produzem efeitos sistêmicos significativos, o que permite seu uso com segurança.

Várias associações e produtos comerciais contendo corticosteroides têm sido sugeridos para utilização endodôntica. Recomendamos o Otosporin® (FQM, Rio de Janeiro, RJ) ou o Decadron® colírio (Aché Laboratório Farmacêutico, Guarulhos, SP, Brasil). O Otosporin® consiste na associação de hidrocortisona com os antibióticos sulfato de polimixina B e sulfato de neomicina, em um veículo aquoso, e foi proposto para uso endodôntico por Holland *et al.*[211,212] A hidrocortisona está incluída no grupo dos corticosteroides com potencial anti-inflamatório moderado. O Decadron® colírio (Aché Laboratório Farmacêutico, Guarulhos, SP, Brasil) é outra boa opção para uso intracanal de corticosteroide. É composto de dexametasona, um corticosteroide 6 a 8 vezes mais potente que a prednisolona e 25 a 30 vezes mais potente que a hidrocortisona, e o antibiótico sulfato de neomicina. O espectro de ação antibacteriana dos antibióticos do Otosporin® e do Decadron® colírio praticamente não abrange a maioria das bactérias anaeróbias estritas usualmente presentes em infecções endodônticas primárias.[213]

### Casos em que o canal não foi totalmente instrumentado

Quanto à solução de corticosteroide/antibiótico (Otosporin® ou Decadron® colírio), podemos empregá-la quando:

- Procedeu-se o acesso coronário e a remoção da polpa coronária, mas o canal não foi instrumentado – aplica-se o medicamento embebido em uma mecha de algodão na câmara pulpar
- Procedeu-se uma instrumentação parcial do canal – inunda-se o mesmo com o medicamento, bombeando-o para a região apical do canal com um instrumento de pequeno diâmetro.

O Decadron® colírio ou o Otosporin® é utilizado para reduzir a inflamação do remanescente pulpar, que poderia resultar em sintomatologia até o retorno do paciente para a completa instrumentação.

Também empregamos o Decadron® colírio ou o Otosporin® nos casos de sobreinstrumentação durante o tratamento de um dente com polpa viva ou em casos de lesão perirradicular sintomática de etiologia traumática ou química, mas não infecciosa.

### Casos em que o canal foi totalmente instrumentado

Na biopulpectomia, caso não haja tempo hábil para obturação na mesma sessão, recomendamos o emprego de medicação intracanal com uma pasta de hidróxido de cálcio em veículos inertes, uma vez que não há infecção do canal. A pasta de hidróxido de cálcio pode ser preparada com iodofórmio (atuando principalmente como radiopacificador), na proporção de 3:1 em volume, e usando como veículo a glicerina (pasta HG), a qual permite um adequado preenchimento do canal.[214] A pasta deve ser levada ao canal, de preferência por meio de espirais de Lentulo® (Figura 15.19). O medicamento deve preencher toda a extensão do canal preparado, entrando em íntimo contato com as paredes dentinárias e com os tecidos perirradiculares via forame apical, mas sem extravasar. O preenchimento adequado do canal com a pasta deve ser confirmado radiograficamente.

As pastas de hidróxido de cálcio usadas como medicamento intracanal nos casos de biopulpectomia funcionam como obturação provisória, evitando ou retardando a contaminação do canal radicular por microinfiltração salivar via material selador temporário. Assim, quando o canal radicular se encontra devidamente preparado e a obturação foi postergada, consideramos as pastas de hidróxido de cálcio como o medicamento intracanal de primeira opção. O medicamento pode permanecer no interior do canal radicular por um período de até 30 dias, aproximadamente.

## Necropulpectomia e retratamento

Como já discutido, após o preparo químico-mecânico de canais radiculares infectados (casos de necrose pulpar ou de retratamento), impõe-se o emprego de um medicamento intracanal visando maximizar a eliminação de microrganismos. É imperioso que, antes da aplicação do medicamento, a *smear layer* seja removida, com o objetivo de desobstruir o acesso às ramificações e aos túbulos dentinários e, com isso, facilitar a difusão e atuação em profundidade do medicamento (Figura 15.20A e B).

### Casos em que o canal foi totalmente instrumentado

Concluído o preparo químico-mecânico, a *smear layer* é removida pelo uso de EDTA a 17% e NaOCl, como descrito no Capítulo 14, Irrigação dos Canais Radiculares, Seção 14.1, Irrigação: Aspectos Físicos. Seca-se o canal e prepara-se a pasta HPG ou HCX.

**Pasta HPG.** A pasta é preparada sobre uma placa de vidro estéril, utilizando-se espátula flexível para cimentos. Inicialmente, volumes iguais de PMCC e glicerina são depositados sobre a placa e então homogeneizados. Em seguida, agrega-se o pó do hidróxido de cálcio e do iodofórmio (na proporção de 3:1 em volume), gradativamente, até que se obtenha uma consistência cremosa, similar a creme dental. O acréscimo de iodofórmio é adequado para conferir radiopacidade e não interfere na atividade antibacteriana da pasta (Figura 15.21).[113]

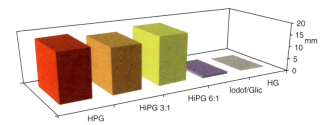

**Figura 15.21** O acréscimo de iodofórmio à pasta HPG em diferentes proporções não influencia significativamente a eficácia antibacteriana. (Dados segundo Siqueira *et al.*, 1997[113]) HG: hidróxido de cálcio em glicerina; Iodof/Glic: pasta de iodofórmio em glicerina.

Em dentes anteriores, nos quais o iodofórmio pode causar alteração cromática da coroa dentária ou em casos de relato de reações alérgicas ao iodo, podemos substituí-lo pelo pó de óxido de zinco, sulfato de bário ou carbonato de bismuto. Em canais amplos, pode-se suprimir o agente contrastante.

Após a aplicação, radiografa-se o dente para verificar se o preenchimento do canal foi satisfatório (Figura 15.22). Cumpre salientar que a pasta deve preencher de forma homogênea toda a extensão do canal preparado para que exerça os efeitos esperados. Antes de selar a cavidade com um material selador temporário, a câmara pulpar deve ser devidamente limpa. Consideramos a pasta HPG a primeira escolha quando o canal estiver completamente instrumentado. Em função dos resultados obtidos por vários estudos em nosso laboratório,[9,13,14,16,46,61,77,113,121,166,177] indicamos o tempo mínimo de permanência do medicamento no interior do canal radicular de 7 dias.

**Pasta HCX.** Opcionalmente, a pasta HCX pode ser empregada, com resultados similares aos da pasta HPG. Para o preparo da pasta, recomendamos utilizar o pó do

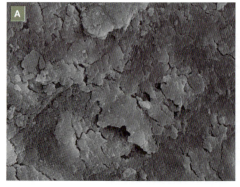 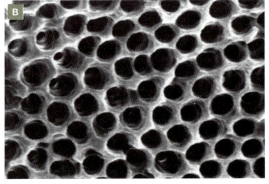

**Figura 15.20** *Smear layer*. **A.** Eletromicrografia da *smear layer* gerada pós-instrumentação. **B.** Túbulos dentinários patentes após a remoção da *smear layer*, o que favorece a difusão e ação profunda da medicação na dentina.

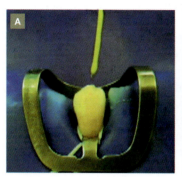 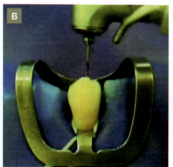 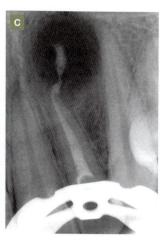

**Figura 15.22 A e B.** Aplicação da pasta HPG no canal. **C.** Radiografia para confirmação da aplicação adequada da pasta HPG com iodofórmio no canal.

hidróxido de cálcio com óxido de zinco, sulfato de bário ou carbonato de bismuto como radiopacificador e a solução (ou gel) de gluconato de clorexidina de 0,2 a 2%. Agrega-se o pó ao líquido (ou gel) até a obtenção de consistência cremosa, parecida com creme dental.

### Casos em que o canal não foi totalmente instrumentado

Nos casos de necropulpectomia ou retratamento em que o canal ainda não foi instrumentado, ou o foi apenas parcialmente, optamos pelo emprego do NaOCl a 2,5% da seguinte forma. Seleciona-se uma mecha de algodão seca e esterilizada, de tamanho compatível com as dimensões da câmara pulpar. A seguir, a mecha é umedecida com NaOCl e colocada e acamada na câmara pulpar, de modo a permitir um espaço de 3 a 5 mm de espessura para a aplicação do material selador temporário. Em casos de instrumentação parcial, não há a necessidade de secarmos totalmente o canal após a última irrigação com NaOCl. Aspira-se o excesso de hipoclorito do canal e então aplica-se a mecha umedecida com a mesma solução na câmara pulpar (Tabela 15.1). Essa conduta é justificada porque o NaOCl pode promover uma desinfecção parcial do conteúdo infectado do canal e atuar como uma barreira química contra a recontaminação do canal por microrganismos da saliva que, porventura, possam adentrar a câmara pulpar, via percolação marginal, pelo selador temporário.

**Tabela 15.1** Recomendações para diferentes situações clínicas.

| | Biopulpectomia | Necropulpectomia/ Retratamento |
|---|---|---|
| Canal totalmente instrumentado | Obturação; ou medicação com pasta HG | Medicação com pasta HPG ou HCX |
| Canal parcialmente instrumentado | Decadron® colírio ou Otosporin® | Hipoclorito de sódio |

HG: pasta de hidróxido de cálcio em glicerina; HPG: pasta de hidróxido de cálcio/paramonoclorofenol canforado/glicerina; HCX: pasta de hidróxido de cálcio em clorexidina.

## Selamento coronário

Na Endodontia, selamento coronário é o preenchimento da cavidade de acesso e parte da cavidade pulpar por um material selador temporário. É usado entre as sessões do tratamento endodôntico e após o seu término. Material selador temporário é aquele destinado ao preenchimento de cavidades dentárias por certo tempo, sem alcançar o desempenho mecânico e biológico previsto para um material restaurador permanente.

Segundo Weine,[215] o material selador temporário usado entre as sessões de um tratamento endodôntico tem como função impedir que a saliva e microrganismos da cavidade oral ganhem acesso ao canal radicular, prevenindo assim o risco de infecção ou reinfecção, e evitar a passagem de medicamento do interior do canal radicular para o meio bucal, preservando a efetividade da medicação intracanal e impedindo qualquer ação deletéria na mucosa oral.

Para cumprir tais funções, o material selador temporário deve apresentar estabilidade dimensional, boa adesividade às estruturas dentárias e elevada resistência mecânica. Outros fatores inerentes ao material podem causar microinfiltrações, por exemplo: preparo incorreto da cavidade de acesso; material mal-adaptado às paredes da cavidade; resíduos entre as paredes cavitárias e a restauração temporária; e deterioração do material selador pelo tempo.

A forma da cavidade coronária também interfere na capacidade seladora do material empregado. A cavidade deve ter suas paredes paralelas ou ligeiramente expulsivas no sentido coronário. Cavidades que apresentam todas as paredes constituídas de estrutura dentária são as ideais para conter o material selador temporário. A ausência de paredes dentárias, certamente, compromete o selamento da cavidade pulpar.

Outro aspecto a ser considerado é a profundidade da cavidade que irá receber o material selador. Diversos estudos evidenciam que uma espessura de 3 a 5 mm é suficiente para permitir o selamento marginal.[216]

No selamento coronário entre as sessões de um tratamento endodôntico, os materiais mais empregados são os cimentos à base de óxido de zinco/eugenol e os denominados "prontos para uso".

Os cimentos à base de óxido de zinco/eugenol são encontrados na forma pó/líquido (OZE®, Pulpo-San®, IRM®). Os produtos "prontos para uso" (Cavit™, Coltosol®, Cimpat®, Newbond®) se apresentam na forma de pasta e endurecem por hidratação. Apresentam maior capacidade seladora do que os cimentos à base de óxido de zinco/eugenol.[217-221] Entretanto, estes últimos possuem menor tempo de presa (cura) e maior resistência à compressão.[222,223]

## Considerações clínicas

O comportamento mecânico dos materiais seladores temporários está relacionado com as características morfológicas da cavidade coronária de acesso à cavidade pulpar.

- **Cavidades de acesso simples**

São aquelas que apresentam todas as paredes constituídas de estrutura dentária. Para os dentes anteriores, após a colocação da medicação intracanal, uma mecha seca de algodão de dimensão adequada é introduzida abaixo da embocadura do canal e, sobre esta, o material selador temporário. Nesses casos, devemos usar materiais prontos para o uso: Cavit™ ou Coltosol®.

Para os dentes posteriores, a mecha de algodão deve ser recoberta por uma fina lâmina de guta-percha e a cavidade selada com material provisório.

- **Cavidades de acesso complexas**

Denominamos cavidades de acesso complexas aquelas que apresentam ausência de uma ou mais paredes dentárias.

Nos casos de grande perda de estrutura coronária, esta pode ser reconstituída com bandas metálicas e/ou resina composta com ataque ácido. A utilização de material permanente no selamento coronário tem mostrado melhores resultados que os materiais temporários.[224]

A seguir, o acesso e o selamento coronário serão realizados de forma convencional em função do dente a ser tratado endodonticamente. Normalmente, antes da reconstrução coronária, devemos remover todo o tecido cariado, se existente, e executarmos o acesso à cavidade pulpar. A entrada dos canais deve ser bloqueada com guta-percha de cor rósea ou ceras de uso odontológico. Esse procedimento tem como objetivo evitar o bloqueio cervical dos canais e facilitar o novo acesso após a reconstrução coronária.

O tempo decorrido entre as sessões até a obturação do canal radicular deve ser o menor possível. Vários trabalhos mostram que a infiltração bacteriana em cavidades seladas com diferentes materiais temporários aumenta em função do tempo.[219,225,226] Todavia, é preciso levar em consideração o tempo mínimo de permanência do medicamento usado no interior do canal radicular para eliminar o agente infeccioso, assim como a ausência de sinais e sintomas do elemento dentário em tratamento endodôntico. Nos casos em que a permanência do selador temporário tiver que ultrapassar o período de 7 a 14 dias, por motivo de viagem ou por conveniência de agendamento de tratamento, deve-se optar por um selador temporário mais resistente, como o IRM® ou, preferencialmente, um cimento de ionômero de vidro.

---

As referências bibliográficas deste capítulo estão disponíveis no Ambiente de aprendizagem do GEN | Grupo Editorial Nacional.

# Obturação dos Canais Radiculares

Capítulo 16

## Materiais Obturadores

Seção 16.1

Mario Tanomaru-Filho | Roberta Bosso-Martelo | Juliane M. Guerreiro-Tanomaru

A obturação dos canais radiculares tem grande importância para obtenção do sucesso do tratamento endodôntico. O momento ideal para a obturação depende das corretas modelagem, limpeza e desinfecção do canal radicular, além da ausência de sintomatologia, possibilidade de secagem e controle microbiológico. A resposta biológica ideal após tratamento corresponde ao selamento apical pela deposição de tecido mineralizado.[1,2] Dessa forma, o material obturador deve apresentar propriedades físico-químicas que promovam o selamento, além de compatibilidade biológica que favoreça o reparo dos tecidos apicais e perirradiculares.[1-6] O material ideal deve ser bioativo, sendo capaz de induzir a mineralização apical e o selamento biológico do forame apical.

Os cones de guta-percha representam o material sólido de escolha para obturação e apresentam compatibilidade biológica.[7-10] Porém, não são capazes de promover selamento do canal radicular, sendo necessária a associação aos cimentos endodônticos.[11] Durante décadas, os cimentos endodônticos à base de óxido de zinco e eugenol (OZE) foram os mais utilizados, com desempenho satisfatório quanto às propriedades físico-químicas,[12,13] mas com comportamento biológico desfavorável.[14] O estabelecimento de novos conceitos na escolha de materiais endodônticos promoveu maior ênfase às propriedades biológicas e bioatividade, estimulando a reparação perirradicular.[15-17]

Dentre as propriedades biológicas de um material obturador ideal, podemos destacar biocompatibilidade, capacidade de ser reabsorvido nos tecidos perirradiculares e de estimular a deposição de tecido de reparação (bioatividade), de preferência por tecido mineralizado em nível foraminal. Ainda, o material ideal deve apresentar ação antimicrobiana e não ser mutagênico ou carcinogênico.

Dentre as propriedades físico-químicas de um material obturador ideal, destacam-se facilidade de inserção, tempo de trabalho adequado, capacidade de promover selamento do sistema de canais radiculares, bom escoamento e adesividade. O material não deve ser solubilizado no interior do canal radicular, sendo radiopaco e apresentando pH neutro ou alcalino. Além disso, não deve promover escurecimento das estruturas dentais, sendo de fácil remoção em casos de retratamento.

Neste capítulo, serão abordadas as principais características dos materiais empregados na obturação do sistema de canais radiculares.

## Classificação dos materiais obturadores

Os materiais obturadores podem ser classificados como se segue.

### Materiais em estado sólido

#### Guta-percha

A guta-percha, usualmente na forma de cones, representa o material sólido da obturação mais utilizado em Endodontia, sendo associada aos cimentos endodônticos. A guta-percha é uma substância vegetal extraída sob a forma de látex de árvores da família das sapotáceas (*Mimusops balata* e *Mimusops hiberi*). Várias substâncias como óxido de zinco, carbonato de cálcio, sulfato de bário, sulfato de estrôncio, ceras e resinas são acrescidas à guta-percha para melhorar suas propriedades físico-químicas, como dureza, radiopacidade, maleabilidade e estabilidade. Os cones são compostos por 15 a 20% de guta-percha, 60 a 75% de óxido de zinco, e os demais elementos variam de 1,5 a 15%. A análise química de diferentes marcas comerciais da guta-percha mostra variação na quantidade de óxido de zinco (de 66,50 ± 0,50% a 84,30 ± 0,50%) e guta-percha (de 14,5 ± 0,70% a 20,4 ± 0,40%).[18] Essa variação explica as diferenças de termoplastificação para as distintas marcas comerciais.[19]

A guta-percha para uso endodôntico apresenta vantagens como baixo custo, biocompatibilidade, radiopacidade, além de estabilidade dimensional. A guta-percha é termoplástica, possibilitando seu uso em técnicas de obturação termoplastificadoras e pode ser removida nos casos de retratamento, pois é dissolvida por solventes como eucaliptol, xilol, óleo de laranja, clorofórmio e éter.

A especificação nº 57 da American Dental Association[20] estabelece normas e padrões para fabricação dos cones de guta-percha, que são classificados como: principais (estandardizados ou padronizados) e auxiliares (acessórios). Os cones de guta-percha principais apresentam numeração que corresponde aos diâmetros de ponta dos instrumentos estandardizados (Figura 16.1). De acordo com a especificação nº 57, os cones de guta-percha principais devem apresentar conicidade uniforme de 0,02 mm/mm. No entanto, os cones de guta-percha principais apresentam deficiente padronização de diâmetro e conicidade, tornando necessários ajustes durante as provas clínicas de seleção do cone principal.

A partir da década de 1990, com o desenvolvimento dos instrumentos de níquel-titânio rotatórios e depois dos instrumentos para cinemática reciprocante, novos conceitos foram incorporados aos padrões de conicidade da parte ativa dos instrumentos. Dessa forma, cones de guta-percha principais também passaram a ser confeccionados com numeração ISO na ponta, porém com conicidades maiores que 0,02, como 0,04, 0,05 e 0,06 mm/mm (Figura 16.2). Esses cones de guta-percha são bastante utilizados para obturação por técnica de cone único após preparo com instrumentos de níquel-titânio rotatórios ou reciprocantes. Essa técnica utiliza o cone de guta-percha correspondente ao preparo apical do canal radicular (diâmetro apical e conicidade). Cones de guta-percha com conicidades múltiplas também são confeccionados para emprego após preparo com conformação específica, como sistema ProTaper® ou sistemas reciprocantes (Figura 16.3).

Os cones auxiliares (Figura 16.4) são utilizados para preenchimento dos espaços entre o cone principal e as paredes do canal radicular durante técnicas como a compactação lateral ativa. Apresentam forma cônica, com ponta fina para serem inseridos nos espaços abertos pelos espaçadores, no momento da obturação dos canais radiculares. Alguns cones de guta-percha auxiliares (FM e M) (Figura 16.5) são utilizados para técnicas de cone único após ajuste da ponta por meio de régua calibradora, por apresentarem conicidade entre 0,04 e 0,06.

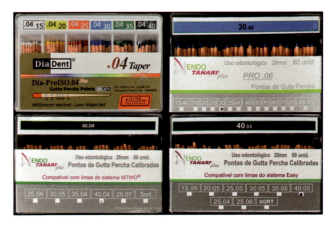

**Figura 16.2** Cones de guta-percha principais confeccionados com numeração ISO de ponta, e conicidades 0,04, 0,05 e 0,06.

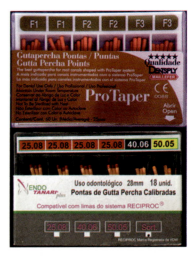

**Figura 16.3** Cones de guta-percha principais com conicidades múltiplas para emprego após preparo com Sistema ProTaper® e com conicidades específicas do Sistema Reciproc®.

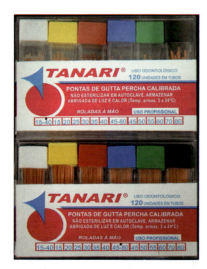

**Figura 16.1** Cones de guta-percha principais da primeira e segunda séries com numeração correspondente aos instrumentos estandardizados e conicidade 0,02.

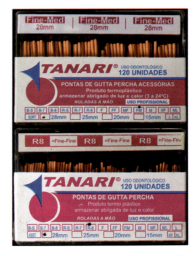

**Figura 16.4** Cones de guta-percha auxiliares (acessórios) FM e FF.

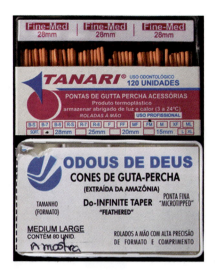

**Figura 16.5** Cones de guta-percha auxiliares (acessórios) FM e ML.

A técnica de compactação lateral ativa da guta-percha associa um cone de guta-percha principal com cones auxiliares inseridos após abertura de espaços com espaçadores digitais. A técnica de cone único emprega cone de guta-percha de diâmetro e conicidade similares aos da forma final do preparo do canal radicular em associação ao cimento endodôntico. A técnica de cone único é significativamente mais rápida, reduzindo o tempo clínico da obturação. No entanto, esse preenchimento pode ser prejudicado pela variação entre cones de guta-percha de marcas diferentes e entre cones da mesma marca quanto ao diâmetro e à conicidade.[21,22] Dessa forma, o cone de guta-percha pode ser diferente dos padrões de diâmetro e conicidade idealmente propostos.[21] O preenchimento do terço apical é de extrema importância para o adequado selamento. No entanto, existem dificuldades inerentes a esse preenchimento durante a obturação dos canais radiculares.[23]

Os cones de guta-percha apresentam capacidade de serem termoplastificados após aquecimento. A guta-percha convencional na forma beta, quando aquecida, pode ser usada em técnicas termoplastificadoras como a técnica híbrida de Tagger, que emprega compactação termomecânica por meio dos compactadores de McSpadden. Também pode ser usada na técnica de compactação vertical da guta-percha aquecida proposta originalmente por Schilder. Visando à melhor aplicação em técnicas termoplastificadoras, cones de guta-percha com melhores propriedades termoplásticas foram introduzidos no comércio.[24,25] Os cones de guta-percha requerem diferentes cargas de compressão e temperaturas para avaliação de suas propriedades termomecânicas.[26]

Diferentes marcas comerciais de cones de guta-percha apresentam variação nas quantidades de óxido de zinco e guta-percha.[27] Os cones com maiores porcentagens de guta-percha apresentam maior capacidade de termoplastificação.[25] A guta-percha também pode apresentar-se na forma alfa, que é bastante termoplástica e pegajosa, sendo mais usada em sistemas de termoplastificação como Thermafil® e Microseal®.

### Cones de resina e adesão entre materiais obturadores

Com a proposta de proporcionar adesão entre a dentina da parede do canal e os materiais obturadores sólidos e plásticos,[28,29] foi desenvolvido o Resilon™ (Resilon Research LLC, Madison, CT, EUA), que é um material obturador do sistema de canais radiculares à base de polímero sintético termoplástico (Figura 16.6). O material em forma de cones apresenta em sua fórmula vidro bioativo, oxicloreto de bismuto, sulfato de bário etc. O Resilon™ é usado de forma similar à guta-percha, nas técnicas convencionais e não convencionais de obturação, juntamente com cimentos resinosos.

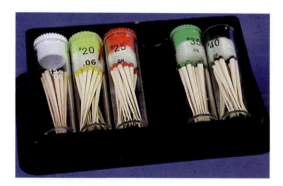

**Figura 16.6** Cones Resilon™.

As propriedades térmicas dos cones Resilon™ e de guta-percha são similares, e a fusão de ambos os materiais ocorre em torno de 60°C.[30] A termoplastificação do Resilon™ é semelhante ou superior a alguns tipos de guta-percha.[26,31,32] Em 2007, Tanomaru-Filho et al.[31] observaram que o Resilon™ apresenta maior capacidade de termoplastificação do que cones de guta-percha. Além disso, o Resilon™ apresenta capacidade de preenchimento de canais laterais quando usada técnica de obturação com o sistema Obtura II[33] e a técnica de compactação vertical aquecida.[34]

Os cones Resilon™ foram inicialmente propostos para uso com um cimento à base de resina metacrilato, Epiphany™ Sealer em associação ao primer, Epiphany™ Primer, para formarem o sistema de obturação Epiphany™/Resilon™ (Pentron-Clinical Technologies, L.L.C. Wallingford CT, EUA). O cimento original foi posteriormente substituído pelo cimento Epiphany™ SE, na forma *self etch*, sem necessidade de uso do *primer*. O mesmo sistema passou a ser comercializado com a denominação Real Seal® SE (SybronEndo, Sybron Dental Specialties, Orange, CA, EUA). Real Seal SE® foi idealizado para promover adesão à dentina radicular, formando um "monobloco": dentina-cimento-cone.[29,35] No entanto, falhas na adesividade entre o Resilon™ e cimentos à base de resina metacrilato são relatadas,[36-38] sugerindo que o "monobloco" não é formado. Ainda, Gogos et al.[37] demonstraram que a adesividade entre AH Plus® e Resilon™ é maior que entre Resilon™ e Epiphany™.

Outra opção de materiais obturadores com o intuito de melhorar a adesividade e reforçar a porção radicular são os cones de guta-percha revestidos por resina. O sistema EndoRez® (Ultradent, South Jordan, UT, EUA) visa promover adesividade entre um cone de guta-percha revestido por resina metacrilato e um cimento endodôntico à base de uretano dimetacrilato.[39-41] No entanto, diversos estudos mostraram que a obturação com guta-percha/AH Plus® apresenta maior adesividade que a obturação com os sistemas Resilon™/Epiphany™ SE e EndoRez®.[41-45]

Materiais obturadores com baixa adesividade à dentina radicular apresentam mais falhas entre a superfície dentinária e o material selador, o que pode aumentar o risco de reinfecção e insucesso do tratamento endodôntico.[46] Para obter um selamento ideal, as características adesivas dos cimentos endodônticos são estudadas.[29] A resistência ao deslocamento de materiais obturadores radiculares é avaliada por meio de testes *push-out*. Porém, a variação de metodologias influencia significativamente os resultados para os testes de resistência ao deslocamento dos cimentos endodônticos.[47]

## Materiais em estado plástico

Os cimentos endodônticos representam os materiais em estado plástico que são associados aos cones de guta-percha ou de resina, visando proporcionar selamento do canal radicular. O cimento ideal deve apresentar facilidade de inserção no canal radicular, propriedades físico-químicas adequadas, promovendo preenchimento e selamento do sistema de canais radiculares, além de biocompatibilidade ou bioatividade.

## Cimentos endodônticos

De um modo geral, são classificados segundo os seus componentes principais em:

- Cimentos à base de óxido de zinco e eugenol (OZE)
- Cimentos à base de resinas plásticas
- Cimentos que contêm hidróxido de cálcio [Ca(OH)$_2$]
- Cimentos à base de ionômero de vidro
- Cimentos à base de silicone
- Cimentos que contêm MTA (mineral trióxido agregado), à base de silicato de cálcio e biocerâmicos.

### Cimentos à base de óxido de zinco e eugenol

Os cimentos à base de óxido de zinco e eugenol (Tabela 16.1 e Figura 16.7) foram introduzidos na Endodontia em 1936, por Grossman.[48] São compostos por um pó contendo óxido de zinco, frequentemente associado a outras substâncias para melhorar suas propriedades físico-químicas, tais como a radiopacidade, plasticidade, escoamento, adesividade, tempo de presa, tolerância tecidual e ação antimicrobiana. O líquido é composto por eugenol, podendo estar associado a outros óleos.

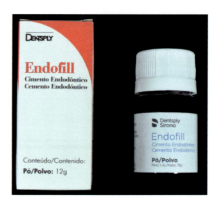

**Figura 16.7** Apresentação comercial do cimento Endofill.

As propriedades físico-químicas e a biocompatibilidade desses cimentos variam em função da variação da proporção pó/líquido.[13,49] A correta proporção pó/líquido do cimento de óxido de zinco e eugenol é importante para sua biocompatibilidade. Cimento com maior quantidade de líquido determina resposta inflamatória mais intensa quando comparada à utilização de menor quantidade.[50] A ação irritante desses cimentos foi observada nos tecidos apicais e periapicais de dentes de cães. Holland *et al.*[51] observaram extenso processo inflamatório na região periapical após a obturação dos canais radiculares com óxido de zinco e eugenol. Tanomaru-Filho *et al.*[52] observaram, em dentes de cães com necrose pulpar e lesão perirradicular induzida, a ausência de selamento biológico e a presença de moderado/grave infiltrado inflamatório nos casos obturados com cimento à base de óxido de zinco e eugenol (Figura 16.8).

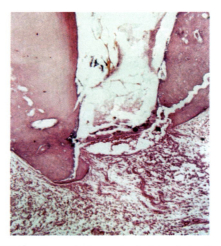

**Figura 16.8** Regiões apical e periapical de dente de cão após obturação com cimento de óxido de zinco e eugenol. Ausência de selamento biológico e presença de tecido conjuntivo e ligamento periodontal com intensa presença de células inflamatórias. H.E. Zeiss – 100 ×.

**Tabela 16.1** Composição química e fabricação do cimento Endofill.

| Cimento | Composição | Fabricante |
|---------|-----------|------------|
| Endofill | Pó: Protóxido de zinco p.a., resina hidrogenada (Staybelite), sulfato de bário, subcarbonato de bismuto, sulfato de bário e borato de sódio anidro p.a. Líquido: Eugenol e óleo de amêndoas doces | Dentsply, Petrópolis, Brasil |

Kerr Pulp Canal Sealer™ (cimento de Rickert) também é um cimento à base de óxido de zinco e eugenol com propriedades físico-químicas satisfatórias. Porém, Leonardo[14] observou presença de reação inflamatória crônica após obturação com esse cimento em dentes humanos. Em dentes de cães, Holland,[53] após biopulpectomia e obturação com esse cimento, observou reação inflamatória crônica no ligamento periodontal.

O Endométhasone é um cimento obturador à base de óxido de zinco e eugenol, fabricado pela Specialités-Septodont, França, que também contém paraformaldeído na formulação. Apresenta propriedades físico-químicas satisfatórias, mas com elevada citotoxicidade.[54-56] A avaliação do efeito dos cimentos à base de óxido de zinco e eugenol sobre células-tronco da polpa dental humana demonstra alta citotoxicidade.[57]

### Cimentos à base de resinas plásticas

Um cimento à base de resina plástica foi idealizado por Schröeder,[58] sendo uma combinação do grupo de resinas epóxicas. De um modo geral, esse material apresenta adesão à dentina e boas propriedades físico-químicas. O AH 26® foi o primeiro cimento endodôntico à base de resina plástica.

### AH 26® (Dentsply/Maillefer)

Produzido originalmente pela De Trey Fréres AS, Zurich, Suíça, e atualmente pela Dentsply/Maillefer, o cimento AH 26® tem sua a composição apresentada na Tabela 16.2.

**Tabela 16.2** Composição química e fabricação do cimento AH 26®.

| Cimento | Composição | Fabricante |
|---|---|---|
| AH 26® | Pó: óxido de bismuto, pó de prata, óxido de titânio e hexametilenotetramina<br>Resina: éter de bisfenol A diglicidil | Dentsply/Maillefer, EUA |

Schröeder[58] observou estabilidade dimensional e radiopacidade para o AH 26®. Holland et al.,[51] em dentes de cães com vitalidade pulpar, verificaram presença de infiltrado inflamatório crônico após obturação dos canais radiculares com o AH 26®. A mutagenicidade do AH 26® é atribuída à liberação de formaldeído. Leonardo et al.[59] demostraram que os cimentos AH 26® e Endométhasone liberaram formaldeído, o que pode promover maior citotoxicidade para o cimento.

### AH Plus® (Dentsply/De Trey)

O AH Plus® é um cimento à base de resina tipo epóxi (Tabela 16.3 e Figura 16.9). O cimento mantém propriedades físico-químicas do seu precursor AH 26®, como radiopacidade, baixa solubilidade, pequena alteração dimensional e apresenta melhor propriedade biológica sem liberação de formaldeído.[59] Novas aminas foram utilizadas na formulação do AH Plus®, que é manipulado na forma de duas pastas.

**Tabela 16.3** Composição química e fabricação do cimento AH Plus®.

| Cimento | Composição | Fabricante |
|---|---|---|
| AH Plus® | Pasta A: resina epóxica, tungstênio de cálcio, óxido de zircônio, aerosil e óxido de ferro<br>Pasta B: amina adamantana, n,n-diberncil-5-oxanonano-diamina-1,9, TCD-diamina, tungstato de cálcio, óxido de zircônio, aerosil e óleo de silicone | Dentsply/De Trey Co, Konstanz, Alemanha |

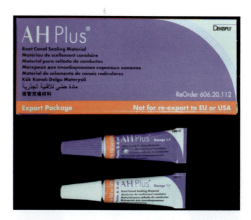

**Figura 16.9** Apresentação comercial do cimento AH Plus®.

AH Plus® é usado em partes iguais da pasta A e da pasta B. Leonardo et al.[59] avaliaram a liberação de formaldeído em quatro cimentos endodônticos: AH 26®, Endométhasone, AH Plus® e TopSeal®. AH 26® e Endométhasone mostraram liberação de formaldeído, após a presa. Contudo, AH Plus® e TopSeal®, de composição química similar, liberaram formaldeído em concentração mínima. O cimento AH Plus® apresenta excelentes propriedades físicas e mecânicas,[60] como fluidez, tempo de presa, tempo de trabalho e solubilidade. Outra propriedade atribuída ao AH Plus® é a capacidade de adesão. De-Deus et al.[61] observaram melhor adesão da guta-percha com o cimento AH Plus® do que com a associação dos sistemas Resilon®/Epiphany™ e Resilon®/Epiphany™ SE. O uso de agentes quelantes não influenciou a força de adesão dos cimentos endodônticos, sendo que cimentos à base de silicato de cálcio apresentaram menores valores de força de adesão em comparação ao AH Plus®.[62] A penetração e a adaptação dos cimentos aos túbulos dentinários também são relacionadas com o AH Plus®.

Viapiana et al.[63] investigaram a capacidade de preenchimento do canal radicular dos cimentos BioRoot™ RCS (cimento endodôntico à base de silicato tricálcico) e AH Plus® em dentes de humanos, revelando maior volume de falhas para BioRoot™ RCS em comparação ao AH Plus®.

### Sealer Plus (MK-Life)

Também à base de resina epóxi, o Sealer Plus (MK-Life, Porto Alegre, RS, Brasil) apresenta composição semelhante à do AH Plus®, com agentes radiopacificadores, óxido de zircônio e tungstato de cálcio e a presença de hidróxido de cálcio. Esse cimento apresenta-se na forma pasta/pasta (Figura 16.10) e sua composição está descrita na Tabela 16.4.

**Tabela 16.4** Composição química e fabricação do cimento Sealer Plus®.

| Cimento | Composição | Fabricante |
|---|---|---|
| Sealer Plus | Pasta base (cor amarela): bisfenol-A-coepicloridrina, resina epóxi, óxido de zircônio; silicone e siloxanos, óxido de ferro, hidróxido de cálcio<br>Pasta catalisadora (cor branca): hexametilenotetramina, óxido de zircônio, silicone e siloxanos, hidróxido de cálcio e tungstato de cálcio | MKLife, Porto Alegre, RS, Brasil |

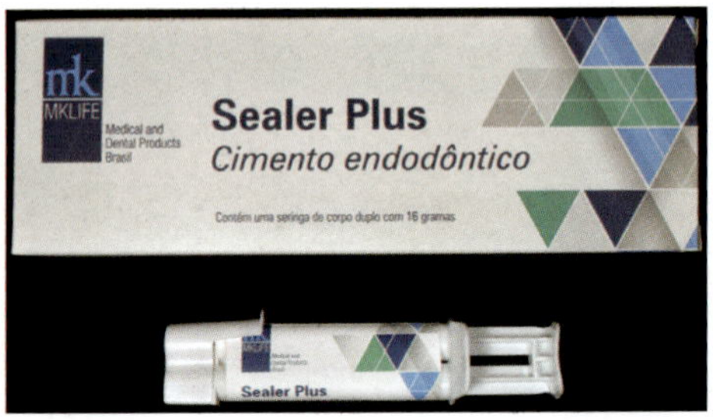

**Figura 16.10** Apresentação comercial do cimento Sealer Plus.

Cintra et al.[64] observaram que o Sealer Plus promove maior viabilidade celular e mostra superior citocompatibilidade em comparação ao AH Plus®. Um estudo sobre as propriedades físico-químicas mostrou que esse cimento está em acordo com as normas ANSI/ADA[20] e ISO 6876.[65] Sealer Plus apresenta tempos de presa inicial e final de 138 e 210 minutos, respectivamente, sendo inferiores aos do AH Plus®, além de apresentar radiopacidade elevada (5,42 mm de alumínio) e escoamento e solubilidade semelhantes aos do AH Plus®.[66]

O Sealer Plus apresenta penetrabilidade dentinária e integridade do perímetro semelhantes às do cimento AH Plus®, demonstrando excelente capacidade de preenchimento de áreas de difícil acesso no interior do canal radicular.[67]

Cimentos à base de resina plástica (Uretano Dimetacrilato)

### Epiphany™ (Penntron Clinical Technologies LLC)

O cimento Epiphany™ Root Canal Sealer (Real Seal, SybronEndo, Wellington CT, EUA) é um cimento à base de resina com polimerização dual. A matriz de resina é constituída por uma mistura de BISGMA, PEGDMA, EBPADMA e por uma mistura UDMA composta de *fillers*, sulfato de bário, sílica, hidróxido de cálcio, bismuto, estabilizadores e pigmentos. O cimento foi desenvolvido para uso em associação com cones de resina Resilon™.

O cimento Epiphany™ passou a ser denominado sistema Epiphany™ SE *self-etching* (SE), sendo o *primer* diretamente incorporado ao cimento. De-Deus et al.[61] avaliaram a adesividade à dentina dos cimentos AH Plus®, Epiphany™ e Epiphany™ SE e verificaram que ambos os sistemas Epiphany™ (convencional e *self-etching*) apresentaram menores valores de adesão.

Scelza et al.[68] compararam a resistência ao deslocamento de AH Plus®, Ad Seal™ e Real Seal® em discos de dentina tratadas com ácido cítrico a 10%, ácido etilenodiaminotetracético (EDTA) a 17% ou NaOCl a 2,5%. A utilização de diferentes soluções irrigadoras não afetou a resistência ao deslocamento dos cimentos de resina. Real Seal® apresentou menor resistência do que o Ad Seal™ e o AH Plus®.

### EndoRez® (Ultradent)

O EndoRez® (Ultradent) é um cimento resinoso, à base de UDMA, sendo aplicado em quantidades iguais de pasta base e catalisadora (pasta/pasta). A maioria dos estudos de análise da adesividade em canais obturados com o sistema EndoRez® mostra que esse sistema apresenta adesividade inferior à dos materiais guta-percha/AH Plus®.[41,45,69] Patil et al.[45] e Fuzinatto et al.[70] observaram que o sistema de obturação EndoRez® apresenta adesividade inferior à do sistema Resilon™/Epiphany™ SE.

Cimentos que contêm hidróxido de cálcio

### Sealapex® (SybronEndo)

Os cimentos que contêm hidróxido de cálcio foram idealizados com o objetivo de associar as propriedades biológicas do hidróxido de cálcio com as físico-químicas de um cimento endodôntico. O cimento com hidróxido de cálcio Sealapex® é comercializado desde 1984, composto por duas bisnagas, contendo as pastas base e catalisadora (Figura 16.11) manipuladas em partes iguais.

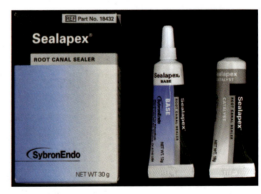

**Figura 16.11** Apresentação comercial do cimento Sealapex®.

O Sealapex® apresenta capacidade de induzir o selamento do ápice radicular por tecido mineralizado (Figura 16.12). Assim, os resultados biológicos mostram melhor resposta para o Sealapex®, quando comparado a outros cimentos obturadores, como os cimentos à base de óxido de zinco e eugenol, ou à base de resinas plásticas. Em 1985, Holland et al.[2] estudaram a biocompatibilidade dos cimentos Sealapex®, Kerr Pulp Canal Sealer™ e a pasta aquosa de hidróxido de cálcio, empregados na obturação de canais radiculares de cães e de macacos. Após 180 dias, o Sealapex® promoveu o fechamento do forame apical pela deposição de tecido mineralizado, em cães e macacos. Mesmo quando extravasado, o cimento frequentemente permitiu a deposição de tecido mineralizado, levando ao selamento apical, resultados também observados por Silva[71] e Tanomaru-Filho.[72]

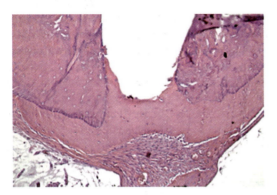

**Figura 16.12** Regiões apical e periapical de dente de cão após obturação com cimento Sealapex®. Selamento biológico com deposição de tecido mineralizado em nível foraminal. H.E. Zeiss – 100×.

Leonardo et al.[73] avaliaram a reparação periapical de dentes de cães após obturação com os cimentos Sealapex®, CRCS®, Sealer 26 e Apexit®, todos contendo hidróxido de cálcio. A análise histopatológica mostrou que o Sealapex® permitiu reparo por tecido mineralizado no nível apical e foi o único que proporcionou selamento completo (37,5% dos casos). Os demais cimentos avaliados promoveram infiltrado inflamatório, sendo predominantemente grave para Apexit® e moderado/leve para CRCS® e Sealer 26.

A formulação do Sealapex® foi alterada por volta de 2005, sendo o sulfato de bário substituído pelo trióxido de bismuto para aumentar a radiopacidade e o tempo de validade do cimento. Tanomaru-Filho et al.[74] avaliaram a radiopacidade, seguindo a norma ISO 6876/2001,[65] dos cimentos Acroseal, Sealapex® com óxido de bismuto e Sealer 26, além do cimento de ionômero de vidro ActiveGP e à base de óxido de zinco e eugenol Intrafill. O Intrafill foi o material mais radiopaco (7,67 mmAl) seguido pelo Sealer 26 (6,33 mmAl), Sealapex® (6,05 mmAl) e Acroseal (4,03 mmAl). Somente o cimento ActivGP com radiopacidade de 1,95 mmAl apresentou valor abaixo do recomendado pela norma ISO.

Gomes-Filho et al.[75] avaliaram, em tecido conjuntivo de ratos, os cimentos contendo hidróxido de cálcio Acroseal e Sealapex® e demonstraram que ambos os materiais causaram leve ou moderada reação inflamatória aos 7 dias, com diminuição aos 30 dias. Mineralização do tecido subcutâneo dos ratos foi observada apenas com Sealapex®. Silva et al.[76] avaliaram a resposta dos tecidos apicais e periapicais de dentes de cães com vitalidade pulpar após obturação de canais com os cimentos endodônticos Sealapex® Xpress e Real Seal® XT. Sealapex® Xpress e Real Seal® XT apresentam compatibilidade e promoveram selamento apical pela deposição de tecido mineralizado. Bueno et al.[77] avaliaram a resposta do tecido subcutâneo de ratos aos cimentos Acroseal e Sealapex® e observaram maior área de mineralização para o Sealapex®, o que não ocorreu para o Acroseal.

### Apexit® (Vivadent)

Também contendo hidróxido de cálcio, o Apexit® é fabricado pela Vivadent (Schann/Liechtenstein) sob a forma de duas pastas (base e ativador) (Tabela 16.5).

**Tabela 16.5** Composição química e fabricação do cimento Apexit®.

| Cimento | Composição | Fabricante |
| --- | --- | --- |
| Apexit® | Base: hidróxido de cálcio, colofônia hidrogenada, dióxido de silício silanizado altamente disperso, óxido de cálcio, óxido de zinco, fosfato tricálcico, polimetilsiloxano e estearato de zinco | Vivadent, Schann/Liechtenstein |
| | Ativador: salicilato de trimetil-hexanodiol, carbonato de bismuto, óxido de bismuto, dióxido de silício silanizado altamente disperso, salicilato de 1-3 butanodiol, colofônia hidrogenada, fosfato tricálcico e estearato de zinco | |

O Apexit® não apresenta boa biocompatibilidade. Após obturação de dentes de cães com vitalidade pulpar, Silva[71] observou irritação tecidual grave, com pequena quantidade de células e extensas áreas de necrose. A resposta tecidual ao Apexit® apresentava presença de infiltrado inflamatório predominantemente grave. Abscessos e áreas de reabsorção foram observados em muitos casos.

### Apexit® Plus (Vivadent)

O Apexit® Plus é comercializado na forma de duas pastas (Figura 16.13), utilizadas em partes iguais, e sua composição está apresentada na Tabela 16.6. Segundo o fabricante, a umidade encontrada nos túbulos dentinários favorece a reação de presa.

**Tabela 16.6** Composição química e fabricação do cimento Apexit® Plus.

| Material | Composição | Fabricante |
| --- | --- | --- |
| Apexit® Plus | Sais de cálcio (hidróxido, óxido, fosfato), colofônia hidrogenada, dissalicilato, sais de bismuto (óxido, carbonato), dióxido de silício altamente disperso (silanizado) e alquil-éster do ácido fosfórico | Ivoclar Vivadent, Schann/Liechtenstein |

Badole et al.[78] avaliaram a citotoxicidade dos cimentos Apexit® Plus, Endométhasone N, AH 26® e Pulpdent® Root Canal Sealer e observaram que o Apexit® Plus foi o menos tóxico. Yilmaz et al.[79] avaliaram os efeitos citotóxicos de cimentos endodônticos Sealite™ Ultra, Tubli-Seal™,

Tubli-Seal™ EWT, Pulp Canal Sealer, Pulp Canal Sealer EWT, Endométhasone N e Apexit® Plus, encontrando bons resultados para o Apexit® Plus.

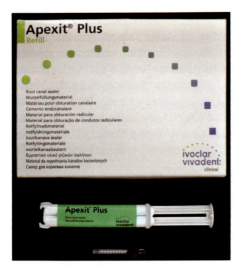

**Figura 16.13** Apresentação comercial do cimento Apexit® Plus.

Marín-Bauza et al.[80] avaliaram tempo de presa, escoamento, radiopacidade, solubilidade e alteração dimensional de diferentes cimentos (AH Plus®, Polyfill, Apexit® Plus, Sealapex®, Endométhasone e Endofill). Todos os cimentos estavam de acordo com ANSI/ADA.[20]

### Sealer 26 (Dentsply-Brasil)

O Sealer 26 é fabricado pela Dentsply Indústria e Comércio Ltda., Petrópolis, RJ, e se apresenta na forma de pó e resina (Tabela 16.7 e Figura 16.14).

**Tabela 16.7** Composição química e fabricação do cimento Sealer 26.

| Cimento | Composição | Fabricante |
|---|---|---|
| Sealer 26 | Pó: hidróxido de cálcio, óxido de bismuto, hexametileno tetramina e dióxido de titânio<br>Líquido: resina epóxica bisfenol | Dentsply Indústria e Comércio Ltda., Petrópolis, Rio de Janeiro |

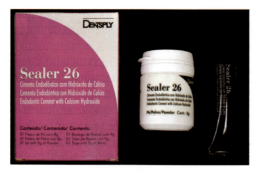

**Figura 16.14** Apresentação comercial do cimento obturador Sealer 26.

A proporção sugerida pelo fabricante é de duas a três partes de pó para uma de resina, em volume, para obtenção de uma mistura homogênea com formação de fio de 2 cm. O tempo de presa do Sealer 26 é de aproximadamente 12 horas. Silva[71] avaliou a biocompatibilidade do Sealer 26 em dentes de cães após biopulpectomia e observou alguns casos de selamento biológico parcial, mas também presença de necrose dos tecidos em contato com o material.

O Sealer 26 pode ser manipulado em maior proporção pó/resina para utilização em obturações retrógradas. Tanomaru-Filho et al.[81] avaliaram o reparo periapical de dentes de cães após obturação retrógrada com Sealer 26, encontrando reparação periapical adequada. Vivan et al.[82] avaliaram a resistência de união dos materiais MTA Angelus, MTA Sealer (experimental), Sealer 26 e cimento de óxido de zinco e eugenol em obturações retrógradas. O teste de *push-out* foi realizado demonstrando que MTA Angelus, MTA Sealer e Sealer 26 apresentaram maior resistência adesiva às paredes dentinárias do que o cimento de óxido de zinco e eugenol.

### Cimentos à base de ionômero de vidro

#### Ketac™-Endo (ESPE)

Ketac™-Endo (ESPE, GBMH & Co, Seefeld-Oberbay, Alemanha) é um cimento endodôntico à base de ionômero de vidro. O cimento é manipulado em misturador (vibrador de alta frequência). Ketac™-Endo demonstrou maior infiltração que o AH 26®, Sealapex®, Fillcanal, Sealer 26, Tubli-Seal™, N-Rickert e AH Plus®.[83-85] Leonardo et al.[85] avaliaram a resposta dos tecidos apicais e periapicais de dentes de cães após biopulpectomia e demonstraram que o cimento Ketac™-Endo não apresenta satisfatória compatibilidade e promove necrose superficial.

### Cimentos à base de silicone

#### RoekoSeal (Roeko Dental Products)

O cimento endodôntico RoekoSeal (Roeko Dental Products, Langenau, Alemanha) é um material obturador à base de silicone, manipulado em quantidades iguais das pastas base e catalisadora. Materiais à base de silicone apresentam baixa alteração dimensional e baixa absorção de água. RoekoSeal é composto por polidimetilsitoxano, óleo de silicone, óleo de parafina, ácido de platina hexacloro (catalisador) e dióxido de zircônio (agente de contraste para raios X). O cimento RoekoSeal apresenta radiopacidade satisfatória.[86] Wu et al.[87] demonstraram que o material é estável dimensionalmente e previne a infiltração no longo prazo.

Leonardo et al.[88] comprovaram a biocompatibilidade do RoekoSeal em dentes de cães, com deposição de tecido mineralizado apical em 44% dos casos. Tanomaru-Filho et al.[89] avaliaram o reparo periapical em dentes de cães obturados com guta-percha e RoekoSeal e observaram reparo tecidual com o selamento parcial do forame.

#### RSA GuttaFlow® e GuttaFlow® Bioseal (Coltene-Whaledent)

GuttaFlow® (Coltene-Whaledent, Langenau, Alemanha) é um cimento endodôntico que associa guta-percha em pó e matriz de silicone (Tabela 16.8). Esse material é uma modificação do RoekoSeal com a adição de partículas de prata. As partículas de prata proporcionam efeito conservante ao material, sem promover corrosão ou alteração da cor.

**Tabela 16.8** Composição química e fabricação dos cimentos GuttaFlow®, GuttaFlow® 2 e GuttaFlow® Bioseal.

| Material | Composição | Fabricante |
|---|---|---|
| GuttaFlow® | Guta-percha em pó, polidimetilsiloxano, óleo de silicone, óleo de parafina, agente catalítico de platina, dióxido de zircônio, partículas de prata e corante | Coltene – Whaledent, Langenau, Alemanha |
| GuttaFlow® 2 | Guta-percha em pó, polidimetilsiloxano, agente catalítico de platina, dióxido de zircónio, micropartículas (conservante), corante | Coltene – Whaledent, Langenau, Alemanha |
| GuttaFlow® Bioseal | Guta-percha em pó, polidimetilsiloxano, catalisador de platina, dióxido de zircônio, corante, vidro cerámico bioativo | Coltene – Whaledent, Langenau, Alemanha |

GuttaFlow® foi comparado aos cimentos endodônticos MTA-Fillapex, EndoSequence® BC, AH Plus®, ThermaSeal®-TS e Kerr Pulp Canal Sealer™, demonstrando menores escoamento e tempo de presa, além de menores valores de solubilidade.[90]

O GuttaFlow® foi modificado para o desenvolvimento de nova formulação denominada GuttaFlow® 2 (Figura 16.15). Essa nova formulação é similar à anterior, mas em proporções alteradas. GuttaFlow® 2 não é citotóxico[91] e é biocompatível em cultura de células quando comparado ao MTA, AH Plus® e RealSeal®.[92] No entanto, Kapralos et al.[93] não observaram atividade antibacteriana frente a bactérias na forma planctônica ou em biofilme para o GuttaFlow® 2.

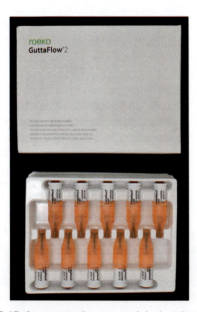

**Figuras 16.15** Apresentação comercial do cimento GuttaFlow® 2.

Uma nova modificação no GuttaFlow® foi proposta com a incorporação de vidro cerâmico bioativo. Essa nova composição foi denominada GuttaFlow® Bioseal (Figura 16.16). Camargo et al.[94] demonstraram que GuttaFlow® Bioseal apresenta radiopacidade e escoamento semelhantes aos do AH Plus® e GuttaFlow® 2. Seu tempo de presa e solubilidade são semelhantes ao do GuttaFlow® 2; a solubilidade é superior ao limite permitido pela ANSI/ADA.[20] GuttaFlow® Bioseal contém vidro cerâmico bioativo em sua composição, o que pode estimular a formação de tecido mineralizado[95,96] e aumentar o pH, diminuindo a viabilidade dos microrganismos.[95]

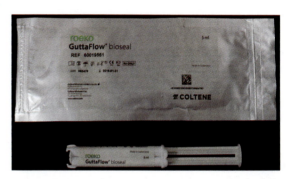

**Figura 16.16** Apresentação comercial do cimento GuttaFlow® Bioseal.

Os cimentos GuttaFlow® Bioseal e GuttaFlow® 2 apresentam menor citotoxicidade que o MTA-Fillapex e AH Plus®. Ambos os materiais mostraram citocompatibilidade, especialmente o cimento GuttaFlow® Bioseal.[97] A avaliação de tempo de presa, radiopacidade, pH, escoamento, solubilidade e alteração volumétrica do cimento de silicone, guta-percha e vidro bioativo (GuttaFlow® Bioseal) e do cimento à base de silicato de cálcio (TotalFill BC Sealer), em comparação ao AH Plus® demonstrou que GuttaFlow® Bioseal apresenta propriedades físico-químicas adequadas.[98]

### Cimentos que contêm MTA (mineral trióxido agregado), à base de silicato de cálcio e biocerâmicos

Desde a introdução do mineral trióxido agregado (MTA) na Odontologia, materiais de silicato de cálcio têm sido amplamente utilizados para diferentes procedimentos reparadores em Endodontia. O MTA apresenta biocompatibilidade e capacidade de induzir a formação de tecido mineralizado, sendo indicado para selamento de perfurações de furca e radiculares, retrobturações, apicificação, proteção pulpar, pulpotomia e tratamento de reabsorções dentárias.[99] Os silicatos tricálcico e dicálcico presentes na composição reagem com a água e produzem hidróxido de cálcio, com resposta biológica e resultados clínicos favoráveis. Atualmente merecem destaque os cimentos endodônticos que apresentam bioatividade, ou seja, capacidade de estimular reparo e deposição de tecido mineralizado. Essas características presentes no MTA (materiais à base de silicato de cálcio) são desejáveis para a formulação de cimentos endodônticos.

Considerando-se as propriedades biológicas do MTA e sua composição de silicatos de cálcio, esses compostos têm sido usados para o desenvolvimento de novos materiais,[5,6] incluindo cimentos endodônticos para obturação do canal radicular.[66,100]

Materiais obturadores de canais radiculares que apresentam, na composição, silicatos de cálcio estão disponíveis no mercado, enquanto outros são experimentais e estão em fase de desenvolvimento. Alguns materiais obturadores de canais radiculares que apresentam, na composição básica, silicatos de cálcio são descritos a seguir.

### Endo-C.P.M. Sealer® (CPM Sealer®)

Endo-C.P.M. Sealer® (CPM Sealer, Egeu SRL, Buenos Aires, Argentina) foi um dos primeiros cimentos obturadores à base de MTA (Tabela 16.9). O pó é composto de partículas hidrofílicas finas, que, na presença de umidade, forma um gel coloidal. A constituição do líquido é solução salina e cloreto de cálcio. O Endo-C.P.M. Sealer® foi desenvolvido para ser utilizado como cimento obturador do canal radicular, na tentativa de manter as propriedades biológicas do MTA, associado às propriedades físico-químicas compatíveis com um cimento endodôntico.

**Tabela 16.9** Composição e fabricação do Endo-C.P.M. Sealer®.

| Material | Composição | Fabricante |
|---|---|---|
| Endo-CPM Sealer® | Pó: MTA, dióxido de silício, carbonato de cálcio, trióxido de bismuto, sulfato de bário, alginato de propilenoglicol, citrato de sódio, cloreto de cálcio, ingredientes ativos<br>Líquido: solução salina e cloreto de cálcio | EGEO S.R.L. Bajo Licencia MTM Argentina S.A., Buenos Aires, Argentina |

MTA: mineral trióxido agregado.

Esse cimento pode ser manipulado em consistência adequada para a obturação do canal radicular ou para o selamento de perfurações radiculares.[101] Silva et al.[102] utilizaram o Endo-C.P.M. Sealer® para selamento de perfuração de furca, enquanto Tanomaru-Filho et al.[101] o utilizaram como material retrobturador, adicionando maior quantidade de pó.

Gomes-Filho et al.[103] relataram que o Endo-C.P.M. Sealer® não é citotóxico em cultura de fibroblastos, com resposta semelhante aos cimentos MTA-Angelus e Sealapex®. Scarparo et al.[104] observaram que o cimento Endo–C.P.M. Sealer® apresenta propriedade biológica semelhante à do MTA.

### MTA-Fillapex (Angelus)

O cimento endodôntico MTA-Fillapex foi desenvolvido pela indústria Angelus (Londrina, PR). Desde seu surgimento, algumas alterações foram feitas em sua composição. O material contém resina de salicilato, MTA e pigmentos, com apresentação na forma pasta-pasta para manipulação em partes iguais (Figura 16.17). Sua composição foi alterada em 2015, conforme demonstrado na Tabela 16.10.

**Tabela 16.10** Composição e fabricação do MTA-Fillapex.

| Cimento | Composição | Fabricante |
|---|---|---|
| MTA-Fillapex | Salicilato de resina, resina diluída, resina natural, trióxido de bismuto, nanopartícula de sílica, MTA, pigmentos | Angelus, Londrina, Brasil |
| MTA-Fillapex – composição atual (2015) | Resina salicilato, resina natural, tungstato de cálcio, sílica nanoparticulada, pigmentos, resina diluente, mineral trióxido agregado, sílica nanoparticulada, pigmentos | Angelus, Londrina, Brasil |

MTA: mineral trióxido agregado.

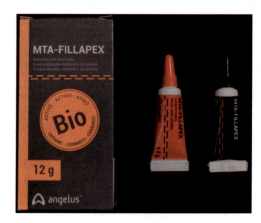

**Figura 16.17.** Apresentação comercial do cimento MTA-Fillapex.

Viapiana et al.[105] observaram que o MTA-Fillapex apresenta pH alcalino, radiopacidade acima de 3 mm de alumínio e bioatividade. Seu pH elevado e a liberação de íons cálcio foram demonstrados,[106] o que pode ser atribuído à presença de nanopartículas que podem favorecer a difusão dos íons cálcio e hidroxila.[107] A difusão desses íons pelo MTA-Fillapex[107] tem sido relacionada com sua elevada solubilidade.[107-109] Seu pH elevado pode promover a redução do número de células bacterianas em biofilmes de Enterococcus faecalis.[108] Lee et al.[110] observaram que o MTA-Fillapex apresenta propriedades físico-químicas aceitáveis; no entanto, esse cimento não adquire presa completa.

Ainda, MTA-Fillapex apresenta baixa resistência mecânica.[109,111] Sagsen et al.[111] observaram, para o cimento, menores valores de adesão à dentina, quando comparado aos cimentos iRoot® e AH Plus®. MTA-Fillapex reduz as taxas de sobrevivência celular,[112] apresenta efeitos citotóxicos[113] e diminuiu a proliferação, adesão, viabilidade, migração e ligação celular.[114] Rodríguez-Lozano et al.[114] sugeriram que a citotoxicidade do MTA-Fillapex pode ser causada pelo seu componente resinoso ou por outros compostos presentes em sua formulação.

Quando a técnica de obturação do canal radicular empregada é a técnica de compactação vertical, a penetração do cimento MTA-Fillapex no interior dos túbulos dentinários é superior à técnica de cone único.[115] Alzraikat et al.[116] observaram que os solventes eucaliptol e clorofórmio, com ou sem ativação ultrassônica, apresentam eficácia limitada na dissolução do cimento MTA-Fillapex durante o retratamento endodôntico. Descoloração da estrutura dentária induzida pelo MTA-Fillapex já foi relatada.[117] Gürel et al.[118] também observaram que o cimento MTA-Fillapex promove alteração cromática da estrutura dentária.

MTA Plus™ (Avalon Biomed)

MTA Plus™ (Avalon Biomed, Bradenton, FL, EUA) é um cimento à base de silicato de cálcio (Tabela 16.11 e Figura 16.18), disponível na forma pó-líquido/gel, nas cores branca e cinza. O material é indicado para terapias pulpares vitais e tratamento de perfurações e como material retrobturador. Dependendo da indicação do MTA Plus™, ele pode ser manipulado com água, com indicações semelhantes às do MTA. Ainda, o material pode ser usado como cimento obturador endodôntico, quando manipulado com gel. MTA Plus™ contém óxido de bismuto como radiopacificador, componente responsável pela alteração de cor na coroa dentária.[119,120]

**Tabela 16.11** Composição química e fabricação do MTA Plus™ e NeoMTA™ Plus.

| Material | Composição | Fabricante |
|---|---|---|
| **MTA Plus™** | Pó: silicato tricálcico, silicato dicálcio, óxido de bismuto, aluminato tricálcico, sulfato de cálcio e gesso<br>Líquido: gel à base de água com agentes espessantes e polímeros solúveis em água | Avalon Biomed Inc., Bradenton, Flórida, EUA |
| **MTA Plus™ cinza** | Pó: silicato tricálcico, silicato dicálcio, óxido de bismuto, aluminato tricálcico, sulfato de cálcio, gesso, aluminoferrite de cálcio<br>Líquido: gel à base de água com agentes espessantes e polímeros solúveis em água | Avalon Biomed Inc., Bradenton, Flórida, EUA |
| **Neo MTA™ Plus** | Pó: silicato tricálcico, silicato dicálcio, óxido de tântalo, aluminato tricálcico, sulfato de cálcio e gesso<br>Líquido: gel à base de água com agentes espessantes e polímeros solúveis em água | Avalon Biomed Inc., Bradenton, Flórida, EUA |

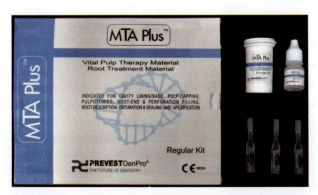

**Figura 16.18** Apresentação na forma pó/líquido ou gel do cimento MTA Plus™.

O cimento MTA Plus™, independentemente da manipulação com gel ou água destilada, apresenta semelhantes reação de hidratação, pH e liberação de íons cálcio. Porém, em relação ao tempo de presa, compressão, porosidade e absorção de líquidos, o MTA Plus™ manipulado com gel demonstra melhores resultados.[121] MTA Plus™ manipulado com gel exibe menor resistência de união comparada ao MTA Plus™ manipulado com água destilada.[122]

Em relação às características biológicas, o MTA Plus™ branco e cinza, manipulado em diferentes proporções água/pó e gel/pó, apresentam citocompatibilidade.[123] Gomes-Cornélio et al.[124] avaliaram o cimento MTA Plus™ em comparação ao Biodentine™ e a um cimento experimental à base de silicato de cálcio e observaram que esses materiais apresentam biocompatibilidade e bioatividade. Rodrigues et al.[125] observaram que o MTA Plus™ não apresenta toxicidade, aumenta o processo de mineralização in vitro e induz a expressão de marcadores osteogênicos.

Outro cimento com fórmula similar à do MTA Plus™ foi desenvolvido, o NeoMTA™ Plus (Avalon Biomed Inc.) (Tabela 16.10 e Figura 16.19). O material foi desenvolvido para utilização como material reparador e obturador pela variação da proporção pó/gel. Ele não promove escurecimento dentário, uma vez que o radiopacificador óxido de bismuto do MTA Plus™ foi substituído pelo óxido de tântalo. A substituição do radiopacificador pelo óxido de tântalo promove adequada radiopacidade, além de produzir hidróxido de cálcio hidratado, capaz de induzir a formação de tecido mineralizado.[120]

NeoMTA™ Plus apresenta citocompatibilidade, induz proliferação celular e demonstra capacidade de estimular a deposição de nódulos de mineralização maior que o MTA Angelus.[126]

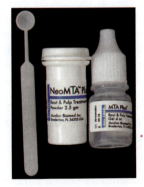

**Figura 16.19** Apresentação na forma pó/gel do cimento NeoMTA™ Plus.

### iRoot® SP Sealer (Innovative)

iRoot® SP (Innovative, Bioceramix, Vancouver, Canadá) é um cimento endodôntico à base de silicato de cálcio (Tabela 16.12). O material já vem pré-misturado, pronto para uso na obturação do canal radicular. A obturação com o cimento iRoot® SP pode ser realizada por diferentes técnicas. Quando utilizada a técnica de compactação por onda contínua, foi observado adequado preenchimento de canais laterais artificiais.[127]

**Tabela 16.12** Composição química e fabricação do cimento iRoot® SP.

| Cimento | Composição | Fabricante |
|---|---|---|
| iRoot® SP | Silicato tricálcico, silicato dicálcico, fosfato de cálcio monobásico, hidróxido de cálcio e óxido de zircônio | Innovative, Bioceramix, Vancouver, Canadá |

O cimento iRoot® SP, de acordo com o fabricante, é um material biocerâmico biocompatível, livre de alumínio, com potencial antibacteriano e com tempo de presa de aproximadamente 4 horas, que ocorre pela umidade do canal radicular. O cimento iRoot® SP demonstrou citocompatibilidade e indução de proteínas de mineralização.[128] Esse cimento apresenta menor citotoxicidade que o MTA-Fillapex[129,130] e ainda promove a diferenciação de células osteoblásticas, o que foi provado pela deposição de nódulos mineralizados.[131]

iRoot® SP apresenta propriedades de selamento e atividade antibacteriana frente ao *E. faecalis*[132] e atividade antifúngica frente à *Candida albicans*.[133] Bidar *et al.*[134] observaram que o iRoot® SP apresenta capacidade seladora superior à do cimento MTA-Fillapex. O cimento iRoot® SP apresenta capacidade de adesão à dentina radicular.[6] Tuncel *et al.*[135] observaram que o cimento iRoot® SP apresenta valores de resistência de união significativamente mais elevados e maior resistência ao deslocamento quando comparado ao cimento AH Plus®.

Uzunoglu *et al.*[136] avaliaram o retratamento de canais radiculares obturados com guta-percha e três diferentes cimentos: iRoot® SP, MTA-Fillapex e AH-26®, demonstrando ausência de remoção completa do material obturador quando utilizado o sistema ProTaper® retratamento.

Canais radiculares obturados com cimentos iRoot® SP ou AH Plus® com as técnicas de cone único ou compactação vertical foram similares quanto à qualidade da obturação. No entanto, o iRoot® SP apresenta penetrabilidade nos túbulos dentinários estatisticamente superior à do AH Plus® em ambas as técnicas de obturação.[137]

## Cimento endodôntico experimental da Faculdade de Odontologia de Araraquara da UNESP (Araraquara, Brasil)

### MTA Sealer

O MTA Sealer, cimento obturador endodôntico proposto pela disciplina de Endodontia da Faculdade de Odontologia de Araraquara da Universidade Estadual Paulista Júlio de Mesquita Filho (Araraquara, SP, Brasil), é composto de cimento Portland (CP), radiopacificador, aditivos e componente resinoso. Massi *et al.*[100] avaliaram o tempo de presa, pH e liberação de íons cálcio do MTA Sealer, AH Plus®, MTA Angelus e CP e concluíram que o MTA Sealer apresentou propriedades favoráveis para a sua indicação como cimento obturador do canal radicular.

Cimentos experimentais à base de CP (cimento Portland; CPB-40; Votorantin cimentos, Camargo Corrêa S.A., Pedro Leopoldo, MG) associados a diferentes agentes radiopacificadores foram desenvolvidos pela disciplina de Endodontia da Faculdade de Odontologia de Araraquara da Universidade Estadual Paulista (Unesp) (Tabela 16.13) para uso como material reparador ou cimento endodôntico.

**Tabela 16.13** Composição química e fabricação do MTA Sealer e suas modificações com diferentes radiopacificadores.

| Cimento | Composição | Fabricante |
|---|---|---|
| MTA Sealer | Cimento Portland, radiopacificador, aditivos e componente resinoso | FOAr-Unesp, Araraquara, SP, Brasil |
| ES-Zr-micro | Pó: cimento Portland, óxido de zircônio microparticulado, aditivos (cloreto de cálcio) Líquido: resina epóxica | FOAr-Unesp, Araraquara, SP, Brasil |
| ES-Zr-nano | Pó: cimento Portland, óxido de zircônio nanoparticulado, aditivos (cloreto de cálcio) Líquido: resina epóxica | FOAr-Unesp, Araraquara, SP, Brasil |
| ES-Nb-micro | Pó: cimento Portland, óxido de nióbio microparticulado, aditivos (cloreto de cálcio) Líquido: resina epóxica | FOAr-Unesp, Araraquara, SP, Brasil |
| ES-Nb-nano | Pó: cimento Portland, óxido de nióbio nanoparticulado, aditivos (cloreto de cálcio) Líquido: resina epóxica | FOAr-Unesp, Araraquara, SP, Brasil |

FOAr-Unesp: Faculdade de Odontologia de Araraquara-Universidade Estadual Paulista.

Viapiana *et al.*[109] relataram que esses cimentos experimentais mostraram propriedades físico-químicas em acordo com as especificações nº 57 ANSI/ADA (ADA Professional Product Review, 2008)[20] e ISO 6876.[138] Os cimentos apresentaram tempo de presa e escoamento adequados para a prática clínica, satisfatória resistência à compressão e baixa solubilidade. Além disso, nenhum dos cimentos experimentais liberou formaldeído após a manipulação, mas mostraram menor radiopacidade. Em outro estudo, os quatro cimentos experimentais apresentaram maior valor de pH e liberaram mais íons cálcio que os cimentos AH Plus® e MTA-Fillapex. Todos os cimentos endodônticos experimentais apresentam bioatividade; no entanto, apenas para o cimento experimental que apresenta o radiopacificador óxido de nióbio microparticulado foi observada deposição de cristais hexagonais, indicando a formação de hidroxiapatita.[105]

### BioRoot™ RCS (Septodont)

O cimento BioRoot™ RCS, desenvolvido pela Septodont (Saint Maur Des Fosses, França), é um cimento endodôntico à base de silicato de cálcio e apresenta o óxido de zircônio como agente radiopacificador (Tabela 16.14). Seus componentes exibem alta pureza e apresentação na forma pó-líquido.

De acordo com o fabricante, BioRoot™ RCS é insolúvel em água, não causa descoloração dos dentes, apresenta bom escoamento, alta radiopacidade (5 mm de alumínio), tempo de trabalho mínimo de 10 minutos e tempo de presa máximo de 4 horas. A propriedade seladora do material pode estar relacionada com a penetração do material em túbulos dentinários. Em análise de capacidade de preenchimento do canal radicular, Viapiana et al.[63] mostraram que BioRoot™ RCS apresentou significativamente maior percentual de vazios que o cimento AH Plus®.

**Tabela 16.14** Composição química e fabricação do cimento BioRoot™ RCS.

| Cimento | Composição | Fabricante |
| --- | --- | --- |
| BioRoot™ RCS | Silicato tricálcico, óxido de zircônio e livre de resina | Septodont, Saint Maur Des Fosses, França |

Camps et al.[139] relataram que o cimento BioRoot™ RCS apresenta menor citotoxicidade e induz maior liberação de fatores de crescimento angiogênico e osteogênico do que o cimento de óxido de zinco e eugenol, o que sugere a bioatividade do material. Collado-González et al.[140] concluíram que, além da citocompatibilidade, esse cimento atua como um substrato que permite um adequado grau de proliferação e adesão celular. Alsubait et al.[141] demonstraram que esse cimento apresenta citocompatibilidade superior à do AH Plus®.

### EndoSequence BC Sealer (Brasseler)

Outro cimento à base de silicato tricálcico é o EndoSequence® BC Sealer™ (Brasseler, Savannah, GA, EUA), indicado para obturação do canal radicular e disponível pronto para uso. De acordo com o fabricante, o cimento EndoSequence® BC Sealer™ é composto de óxido de zircônio, silicatos de cálcio, fosfato de cálcio monobásico, hidróxido de cálcio, agentes espessantes e de preenchimento (Tabela 16.15 e Figura 16.20).

**Tabela 16.15** Composição química e fabricação do cimento EndoSequence® BC Sealer™ e TotalFill BC Sealer™.

| Cimento | Composição | Fabricante |
| --- | --- | --- |
| EndoSequence® BC Sealer™ | Silicatos de cálcio, óxido de zircônio, óxido de tântalo e fosfato de cálcio monobásico | Brasseler EUA, Savannah, Geórgia, EUA |
| TotalFill BC Sealer™ | Silicatos de cálcio, óxido de zircônio, pentóxido de tântalo, fosfato de cálcio monobásico, hidróxido de cálcio e agentes espessantes | FKG Dentaire, La Chaux-de-Fonds, Suíça |

EndoSequence® BC Sealer™ apresenta propriedades físico-químicas adequadas[90] e em acordo com as especificações da ISO 6876:2012.[138] O cimento libera mais íons cálcio que o AH Plus®[142] e promove aumento do pH.[110] EndoSequence® BC Sealer™ apresenta nanopartículas (cerca de 2 μm de diâmetro), facilitando a sua penetração no interior dos túbulos dentinários.[115,143] McMichael et al.[115] observaram que os cimentos EndoSequence® BC Sealer™, Quick-Set2, e NeoMTA™ Plus apresentam semelhante penetrabilidade no interior dos túbulos dentinários quando empregadas as técnicas de obturação e compactação vertical aquecida ou cone único. El Hachem et al.[144] afirmaram que EndoSequence® BC Sealer™ apresenta penetração no interior dos túbulos dentinários superior à do AH Plus®.

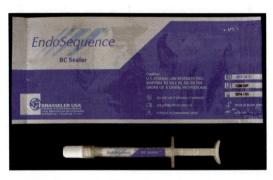

**Figura 16.20** Apresentação na forma de seringa pronta para uso do cimento EndoSequence® BC Sealer™.

Huang et al.[23] observaram que EndoSequence® BC Sealer™ apresenta capacidade de selamento semelhante à do cimento AH Plus®. Silva Almeida et al.[145] relatam falta de estudos clínicos no longo prazo para considerá-lo o material ideal para obturação do canal radicular, embora as propriedades físico-químicas e biológicas sejam similares ou superiores às de vários cimentos endodônticos convencionais.

EndoSequence® BC Sealer™ apresenta excelente citocompatibilidade.[141,146,147] Candeiro et al.[147] observaram que o EndoSequence® BC Sealer™ apresenta menores citotoxicidade e genotoxicidade e efeito antibacteriano semelhante ao do AH Plus® contra E. faecalis. Alsubait et al.[141] afirmaram que esse cimento apresenta maior citocompatibilidade quando comparado ao AH Plus®. Chybowski et al.[148] avaliaram o EndoSequence® BC Sealer™ no tratamento de canal radicular em técnica de cone único, com mínimo de 1 ano de preservação. O resultado clínico e radiográfico da avaliação de 307 dentes e tempo médio de acompanhamento de 30 meses demonstrou taxa geral de sucesso de 91%.

O cimento TotalFill BC Sealer™ é comercializado com composição (Tabela 16.15) e características semelhantes às do EndoSequence® BC Sealer™. Também é fornecido em uma seringa (Figura 16.21), sendo um cimento pré-manipulado. O material apresenta reação de presa na presença da umidade proporcionada pelos tecidos perirradiculares e túbulos dentinários.[90] De acordo com o fabricante, esse cimento é insolúvel, radiopaco (10,8 mm de alumínio), não sofre contração, apresenta tempo de trabalho de 30 minutos e tempo de presa superior a 2 horas. TotalFill BC Sealer™ não apresenta metais pesados, que podem estar presentes no MTA, e não promove descoloração dentária. Agrafioti et al.,[149] em estudo sobre o restabelecimento da patência apical e comprimento de trabalho durante o retratamento de dentes obturados com TotalFill BC Sealer™, AH Plus® ou

MTA-Fillapex, mostraram que as técnicas convencionais de retratamento não são capazes de remover completamente os cimentos no interior do canal radicular e que maior tempo foi necessário para se atingir o comprimento de trabalho para o cimento TotalFill BC Sealer™ em comparação aos demais cimentos.

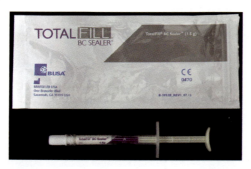

**Figura 16.21** Apresentação na forma de seringa pronta para uso do cimento TotalFill BC Sealer™.

Tanomaru-Filho et al.[98] avaliaram os cimentos Gutta-Flow® Bioseal, TotalFill BC Sealer™ e AH Plus®, demonstrando para o cimento TotalFill BC Sealer™ maiores valores de tempo de presa, pH, solubilidade e escoamento, enquanto a alteração volumétrica foi similar à dos demais cimentos avaliados. Poggio et al.[150] relataram que esse material apresenta pH elevado, especialmente devido a sua elevada solubilidade.

Kapralos et al.[93] observaram que o TotalFill BC Sealer™ apresenta efeito antibacteriano frente às bactérias planctônicas até 7 dias após a sua presa. No entanto, apresenta menor atividade antibacteriana frente a biofilmes de *Staphylococcus aureus* e *E. faecalis* quando comparado ao AH Plus®.

Rodríguez-Lozano et al.[114] observaram, em estudo *in vitro*, que TotalFill BC Sealer™ apresenta citocompatibilidade superior à do AH Plus® e MTA-Fillapex, além de estimular proliferação e aderência celular. Ainda em comparação ao cimento AH Plus®, o TotalFill BC Sealer™ apresentou menores valores de força de adesão.[62]

A avaliação da incidência da dor pós-operatória após a obturação do canal radicular com os cimentos endodônticos TotalFill BC Sealer™ ou AH Plus® em pacientes com lesão perirradicular assintomática demonstra que os materiais foram similares quanto à ocorrência e à intensidade de dor pós-operatória, quando não havia extrusão de material além do ápice radicular.[151]

### Sealer Plus BC® (MKLife)

Foi desenvolvido e introduzido no mercado um novo cimento à base de silicato de cálcio chamado Sealer Plus BC® (MKLife). De acordo com o fabricante, este cimento biocerâmico é insolúvel, radiopaco e não contém alumínio em sua composição (Tabela 16.16 e Figura 16.22).

Teixeira-Mendes et al.[152] observaram que o Sealer Plus BC® apresenta pH alcalino, libera íons cálcio e possui solubilidade superior à do AH Plus® e ao valor recomendado pela ISO 6876:2012.[138] Os valores de tempo de presa, escoamento e radiopacidade apresentados pelo Sealer Plus BC® foram inferiores aos obtidos com o AH Plus®.

**Tabela 16.16** Composição química e fabricação do cimento Sealer Plus BC®.

| Cimento | Composição | Fabricante |
|---|---|---|
| Sealer Plus BC® | Silicato de cálcio, silicato tricálcico, óxido de zircônio, hidróxido de cálcio | MKLife, Porto Alegre, RS, Brasil |

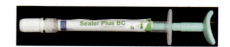

**Figura 16.22** Apresentação na forma de seringa pronta para uso do cimento Sealer Plus BC®.

### Bio-C Sealer (Angelus)

Bio-C Sealer é um cimento biocerâmico pronto para uso, indicado para a obturação dos canais radiculares. A composição do Bio-C Sealer sugere que ele apresenta potencial bioativo, biocompatibiliade, e não mancha a estrutura dental (Tabela 16.17 e Figura 16.23).

**Tabela 16.17** Composição química e fabricação do cimento Bio-C Sealer.

| Cimento | Composição | Fabricante |
|---|---|---|
| Bio-C Sealer | Silicato tricálcico, silicato dicálcico, aluminato tricálcico, óxido de cálcio, óxido de zircônio, óxido de silício, polietilenoglicol, óxido de ferro | Angelus, Londrina, Brasil |

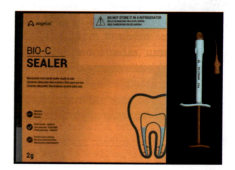

**Figura 16.23** Apresentação na forma de seringa pronta para uso do cimento Bio-C Sealer.

De acordo com o fabricante, suas propriedades físico-químicas permitem facilidade no manuseio e selamento, além de alta radiopacidade (acima de 7 mm de alumínio). O tempo de presa varia de 60 a 120 minutos. O cimento apresenta expansão de presa, pH elevado e liberação de íons cálcio, o que estimula a formação de tecido mineralizado e adesão com a dentina. Apresenta partículas menores que 2 µm, proporcionando uma fina espessura e excelente escoamento, favorecendo seu uso clínico. Segundo o fabricante, Bio-C Sealer pode ser utilizado por técnica convencional, cone único ou obturação termoplástica. Após secagem do canal radicular com cones de papel, sem ressecamento excessivo, o cimento deve ser introduzido até o terço apical, seguido pela colocação do cone principal (Figuras 16.24 e 16.25).

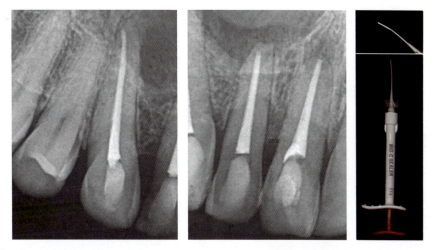

**Figura 16.24** Caso clínico de dentes anteriores após obturação dos canais radiculares com cimento pronto para uso Bio-C Sealer.

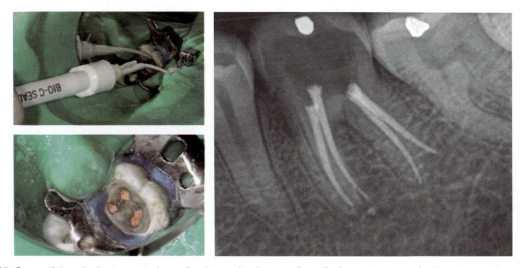

**Figura 16.25** Caso clínico de dente posterior após obturação dos canais radiculares empregando cimento pronto para uso Bio-C Sealer.

Seu tempo de presa depende da presença de umidade, que proporciona hidratação e endurecimento do cimento.

Estas reações envolvem a hidratação de compostos de silicato de cálcio para produzir gel hidratado de silicato de cálcio e hidróxido de cálcio.

As referências bibliográficas deste capítulo estão disponíveis no Ambiente de aprendizagem do GEN | Grupo Editorial Nacional.

Seção 16.2

# Princípios e Técnica de Compactação Lateral

José F. Siqueira Jr. | Hélio P. Lopes | Irene Pina Vaz | Ana M. Teles | Isabela N. Rôças

O objetivo precípuo da obturação do sistema de canais radiculares (SCR) é selar toda a extensão da cavidade endodôntica, desde a sua abertura coronária até o seu término apical. Em outras palavras, o material obturador deve ocupar todo o espaço outrora preenchido pelo tecido pulpar, promovendo um selamento adequado nos sentidos apical, lateral e coronário.[1-3]

É possível que uma lesão perirradicular regrida após a instrumentação adequada dos canais, mesmo que esses não tenham sido obturados. Isso ocorre porque o preparo químico-mecânico pode ter reduzido as populações bacterianas a níveis compatíveis com a reparação dos tecidos perirradiculares (Figura 16.26).[4,5] Um estudo em cães demonstrou que, no curto prazo, a reparação tecidual em dentes com lesão perirradicular foi similar nos casos que tiveram os canais instrumentados e obturados em um grupo ou instrumentados e deixados vazios no outro grupo.[6] Entretanto, embora o papel da obturação não seja tão evidente no curto prazo, é bastante claro que canais instrumentados, mas não obturados, resultarão inexoravelmente em fracasso no longo prazo. O espaço vazio no canal torna-se extremamente propício para a proliferação de bactérias que sobreviveram ao preparo e/ou para o estabelecimento de novas bactérias provenientes da cavidade bucal.[2]

Dessa forma, o preenchimento adequado e definitivo do canal com um material obturador elimina o espaço vazio, reduzindo os riscos de reinfecção. Em outras palavras, enquanto o preparo químico-mecânico e a medicação intracanal devem reduzir a carga bacteriana a níveis compatíveis com o reparo perirradicular, o papel primordial da obturação é manter esses níveis baixos, eliminando o espaço para recolonização.[2,7]

No tratamento endodôntico, quatro parâmetros são fundamentais para o sucesso: controle/prevenção da infecção; obturação compacta do SCR; limite apical do tratamento (preparo e obturação) de 0 a 2 mm aquém do forame apical; e uma restauração coronária adequada.[1-3]

Muito se fala sobre promover a "obturação tridimensional" do canal radicular. No entanto, semanticamente, qualquer obturação, adequada ou inadequada, é tridimensional. Nenhum profissional consegue obturar um canal de forma "bidimensional". Na verdade, o que se busca é um preenchimento homogêneo e compacto de toda a extensão do SCR, de forma a promover um bom selamento apical, lateral e coronário.

## Selamento apical

Bactérias remanescentes que sobreviveram ao preparo químico-mecânico constituem um potencial para o fracasso do tratamento endodôntico no longo prazo. Um dos objetivos da obturação é impedir que tais bactérias tenham acesso mantido ou restaurado aos tecidos perirradiculares.[2,8] Evidentemente, esse isolamento deve ser mantido intacto definitivamente, pois o reservatório potencial de irritantes também se mantém. As principais regiões que funcionam como potenciais reservatórios de infecções residuais compreendem istmos, túbulos dentinários, canais recorrentes, canais laterais, canais comunicantes, ramificações apicais, recessos de canais ovais/achatados e reentrâncias do canal principal. Bactérias residuais podem sucumbir se a obturação efetivamente consegue segregá-las em algumas dessas regiões, negando-lhes acesso à alguma fonte sustentável de

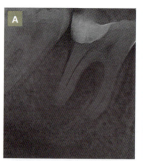
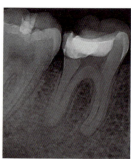
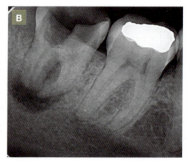
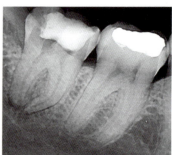

**Figura 16.26** Dois casos em que a lesão perirradicular regrediu mesmo sem obturação.. **A** e **B.** Em ambos os casos foi feita abertura coronária, irrigação com hipoclorito de sódio e curativo com tricresol formalina. Radiografias após 8 meses (**A**) e após 6 meses (**B**). (Cortesia do Dr. P. Camilo Jr.)

nutrientes. Algumas espécies, porém, podem permanecer quiescentes, assumindo um estado de baixa atividade metabólica e, se porventura recebem substrato, podem proliferar e causar dano aos tecidos perirradiculares.

A principal forma de suprimento de substratos para bactérias que persistem no canal após o preparo ocorre pela percolação de fluidos oriundos dos tecidos perirradiculares, via forame apical ou ramificações apicais, pelo espaço existente entre o material obturador e as paredes do canal, resultante de um selamento inadequado.[9] Esses fluidos contêm principalmente proteínas e glicoproteínas, que servem de fonte nutricional tanto para bactérias sacarolíticas, quanto para as que obtêm energia a partir de aminoácidos e peptídeos.[10]

Bactérias remanescentes que estejam recebendo nutrientes dos fluidos teciduais via canais de microinfiltração apical podem proliferar e liberar fatores de virulência que, tendo acesso aos tecidos perirradiculares, iniciam ou perpetuam uma lesão inflamatória. Usualmente, bactérias remanescentes estão inicialmente em número reduzido e pode ser necessário um longo período para que proliferem e atinjam um quórum suficiente para induzir uma lesão. Por isso, o fracasso associado a um selamento apical defeituoso frequentemente é observado no longo prazo.

Foi sugerido que a própria degradação de proteínas dos fluidos teciduais que penetram no canal poderia atuar como irritante para os tecidos perirradiculares. Todavia, o espaço vazio por si só não representa um fator irritante para os tecidos perirradiculares.[3,11] Para que isso ocorra, há necessidade da participação de bactérias que tenham sobrevivido ao tratamento e causem infecção persistente ou que tenham penetrado no canal posteriormente para causar uma infecção secundária.[5,12] Em face dos conhecimentos existentes, pode-se dizer que essa afirmativa não procede e que o fracasso endodôntico é um problema infeccioso (ver Capítulo 18, Tratamento do Fracasso Endodôntico, Seção 18.1, Causas do Fracasso Endodôntico).

Uma obturação que proporciona um preenchimento apical satisfatório impede ou reduz a entrada de fluidos teciduais no canal e o tráfego de bactérias e seus produtos para os tecidos perirradiculares. Todavia, estudos indicam que os canais com frequência são deficientemente preparados e obturados no segmento apical.[13-15]

### Selamento lateral

Ramificações do canal principal podem constituir, da mesma forma discutida para o forame apical, uma via de comunicação entre irritantes residuais no canal e os tecidos perirradiculares. Assim, um selamento lateral adequado também é importante para o sucesso do tratamento endodôntico.[8]

### Selamento coronário

Até a década de 1990, a grande maioria dos endodontistas concordava com a afirmação de que a obtenção de um selamento apical "hermético" era o principal fator relacionado com o sucesso da terapia endodôntica. Todavia, alguns trabalhos produzidos naquela década indicaram que o selamento coronário adequado também pode exercer papel importante no resultado do tratamento endodôntico (Figura 16.27).

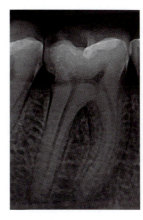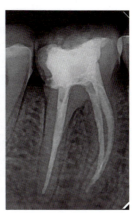

**Figura 16.27** Obturação endodôntica. Selamento da cavidade pulpar. (Cortesia do Dr. P. Camilo Jr.)

O selamento coronário pode ser tão importante quanto o selamento apical, porque a saliva é capaz de dissolver o material obturador utilizado no tratamento endodôntico, resultando na contaminação bacteriana de todo canal radicular. Ao longo do tempo, bactérias da saliva podem atingir os tecidos em redor do ápice, e, subsequentemente, contribuir para o aparecimento ou manutenção da lesão perirradicular.[16]

Se irritantes presentes na saliva, como bactérias, produtos bacterianos, componentes da dieta e substâncias químicas, entram em contato com os tecidos perirradiculares, podem induzir inflamação. Canais obturados francamente expostos à saliva por perda da restauração coronária têm o potencial de serem contaminados ou recontaminados (em média após 30 a 48 dias, *in vitro*), principalmente graças à solubilização e/ou à permeabilidade do cimento endodôntico.[17-21]

A exposição da obturação do canal à saliva pode ocorrer nas seguintes situações clínicas: (a) perda do selador temporário ou da restauração dentária definitiva; (b) microinfiltração através do selador temporário ou da restauração dentária definitiva; (c) desenvolvimento de cárie secundária ou recidivante; e (d) fratura do material restaurador e/ou da estrutura dentária.

Após a obturação do canal radicular, um selador coronário provisório deve ser aplicado até a realização do tratamento restaurador definitivo. Em virtude da solubilidade à saliva e da baixa resistência à compressão dos materiais seladores temporários, o selamento provisório não deve permanecer por um período longo (superior a 30 dias). Assim, após a conclusão do tratamento endodôntico, a restauração definitiva do elemento dentário deve ser executada o mais rapidamente possível.

A solubilização do selador coronário provisório e do cimento endodôntico, bem como a permeabilidade da obturação do canal à saliva permitem a comunicação entre irritantes da cavidade bucal e os tecidos perirradiculares via forame apical ou ramificações. Nessas condições, dentes com canal tratado que não foram restaurados definitivamente possuem um risco maior de infiltração coronal e, até mesmo, de fratura coronária e/ou radicular, fato que pode levar a uma reinfecção do SCR (Figura 16.28) e, em última análise, ao fracasso endodôntico (Figura 16.28). Como, clinicamente, ainda é impossível determinar se a comunicação entre a saliva e os tecidos perirradiculares ocorreu, parece contraindicada a confecção de uma restauração dentária definitiva de um dente cujo canal tenha permanecido francamente exposto à cavidade bucal por mais de um mês.

Estudos epidemiológicos têm revelado que a qualidade do selamento coronário promovido pela restauração da coroa dentária pode estar relacionada com o sucesso da terapia endodôntica. Ray e Trope[22] afirmaram que a qualidade da restauração coronária foi significativamente mais importante para o sucesso no longo prazo do tratamento endodôntico do que propriamente a qualidade da obturação do canal. Embora tenham alertado para essa questão importante, tal afirmativa não foi respaldada por outros estudos.

Tronstad et al.[23] observaram que ocorre um índice maior de sucesso do tratamento endodôntico (81%) quando há associação entre um bom tratamento endodôntico e uma boa restauração coronária. Quando o tratamento endodôntico é bem executado, mas a restauração coronária é ruim, o índice de sucesso cai para 71% dos casos. Por sua vez, quando a qualidade do tratamento endodôntico é ruim, o índice de sucesso cai drasticamente, independentemente de a qualidade da restauração coronária ser boa (56% de sucesso) ou ruim (57% de sucesso) (Tabela 16.18).

Assim, se o tratamento endodôntico for inadequado, a qualidade da restauração coronária não influencia o índice de sucesso. Esse e outros estudos[24-29] demonstraram que o fator mais importante para o sucesso da terapia endodôntica refere-se à sua qualidade. Se o tratamento endodôntico foi bem executado, uma boa restauração coronária poderá aumentar o índice de sucesso, uma vez que também contribui para a prevenção de reinfecção pós-operatória.[30] Mas se a qualidade do tratamento endodôntico for insatisfatória, a qualidade da restauração coronária não terá impacto significativo sobre o índice de sucesso.[31]

**Tabela 16.18** Influência da qualidade do tratamento endodôntico e da restauração coronária no sucesso endodôntico.*

| Tratamento endodôntico | Restauração coronária | Índice de sucesso |
|---|---|---|
| Bom | Boa | 81% |
| Bom | Ruim | 71% |
| Ruim | Boa | 56% |
| Ruim | Ruim | 57% |

*Dados segundo Tronstad et al.[23]

Assim, a obturação com preenchimento adequado do canal acompanhada de uma adequada restauração coronária são essenciais para prevenir a reinfecção do SCR.

### Barreira intraorifício

Nos dentes obturados que não vão ser reabilitados com retentor intrarradicular, o SCR pode ser protegido com uma barreira intraorifício, que irá selar a entrada do canal, sendo aplicada previamente à colocação da restauração definitiva. A fim de facilitar o retratamento, se necessário, essa barreira deve ser fina para que o material obturador permaneça visível, facilitando, assim, a sua localização.

O selamento da entrada do canal é um método alternativo e eficiente de reduzir a infiltração coronária em dentes endodonticamente tratados.[32] Esse procedimento é feito imediatamente após a fase da obturação, colocando-se um material adicional por cima da entrada dos canais radiculares obturados, idealmente com capacidade adesiva, funcionando como uma segunda linha de defesa contra a microinfiltração coronária.[33] Diferentes materiais têm sido utilizados como barreira intraofício, incluindo Cavit™, cimento de ionômero de vidro, resina composta, MTA e IRM®, dentre outros.[34,35]

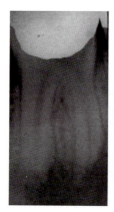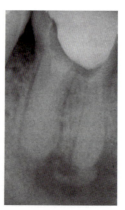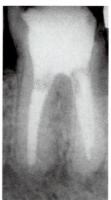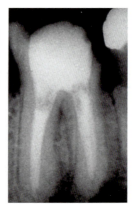

**Figura 16.28** Ausência de restauração definitiva do dente tratado endodonticamente. Radiografia inicial. Radiografia após 2 anos (reparação da lesão). Radiografia após 4 anos (reaparecimento da lesão).

## Momento da obturação

O momento oportuno para obturar o canal radicular deve ser avaliado criteriosamente. Na sessão que será executada a obturação, o profissional deverá observar alguns fatores que determinarão a possibilidade ou não de se realizar tal procedimento. Para se eleger o momento ideal da obturação, alguns requisitos devem ser preenchidos, como apresentado a seguir.

### Preparo químico-mecânico completo

O canal radicular só deve ser obturado, quando sua ampliação, limpeza, desinfecção e modelagem tiverem sido completadas. Em canais necrosados e infectados, a máxima eliminação de bactérias é condição essencial para propiciar o reparo dos tecidos perirradiculares. Além disso, é imprescindível que também esteja adequadamente alargado e modelado, favorecendo a execução da técnica de obturação. É imperioso ressaltar que os limites para a ampliação e modelagem se encontram condicionados aos aspectos patológicos do tecido presente no canal radicular, à anatomia radicular do dente a ser tratado e à flexibilidade dos instrumentos endodônticos utilizados.

### Ausência de exsudação persistente

No momento da obturação, necessariamente, devemos secar o canal. Se, após a remoção da medicação intracanal, observa-se a drenagem de exsudato pelo canal, esse não deve ser obturado. Primeiro porque isso sugere que o tratamento não está sendo eficaz no controle da infecção do canal ou está sendo realizado de forma inadequada, causando agressão física (sobreinstrumentação) ou química (uso de substâncias citotóxicas) aos tecidos perirradiculares. Segundo porque a presença de umidade no canal pode interferir nas propriedades físicas do material obturador, causando deficiências no selamento. Nesses casos, o profissional deve proceder da seguinte maneira: (a) recapitular o preparo químico-mecânico do canal; e (b) aplicar medicação intracanal com pasta hidróxido de cálcio/paramonoclorofenol canforado (PMCC)/glicerina (HPG) ou hidróxido de cálcio/clorexidina (HCX).

Na sessão seguinte, se ainda houver persistência da exsudação, deve-se repetir os mesmos passos descritos, dessa vez considerando-se a possibilidade de prescrever um antibiótico sistêmico.[36] O antibiótico de eleição para esses casos é a amoxicilina. Para pacientes alérgicos às penicilinas, optamos pela clindamicina ou azitromicina. Se a exsudação ainda persistir após o emprego de antibióticos sistêmicos por 7 dias, deve-se optar pela cirurgia perirradicular. Nesses casos, o canal deve ser obturado em um momento o mais próximo possível da realização do procedimento cirúrgico, de preferência usando um tampão apical de hidróxido de cálcio para controlar a umidade. Se a obturação não for feita no mesmo dia da cirurgia (o ideal), deve-se prescrever um analgésico/anti-inflamatório até a data marcada (não mais que 2 ou 3 dias), uma vez que a via de drenagem de exsudato pelo canal será fechada e o paciente pode desenvolver sintomas. Opcionalmente, a obturação do canal pode ser feita no transcirúrgico.

### Ausência de sintomatologia

No momento da obturação, o paciente não deve apresentar sensibilidade à percussão, sensação de dente "crescido" ou dor espontânea. Esses fatores indicam que o tratamento endodôntico não está sendo eficaz para eliminar a causa do problema e/ou houve erros de procedimento. A permanência de bactérias em número considerável no sistema de canais radiculares, a sobreinstrumentação e o uso abusivo de substâncias químicas de elevada citotoxicidade são as causas mais comuns de sintomatologia persistente. A sessão de obturação deve ser adiada nessas circunstâncias. O tratamento é o mesmo para casos de exsudação persistente.

### Ausência de odor

O canal não deverá ser obturado na presença de odor fétido, pois isso indica a permanência da infecção endodôntica, com proliferação de bactérias, particularmente, as anaeróbias. Ácidos graxos de cadeia curta, poliaminas, amônia e compostos sulfurados (metil mercaptana e sulfeto de hidrogênio) são os principais produtos bacterianos responsáveis pelo odor que pode emanar do canal radicular. O preparo químico-mecânico deve ser revisado, o canal, novamente medicado, e a obturação, adiada para uma sessão posterior. O odor deve ser naturalmente percebido pelo profissional, que não deve chegar ao extremo de cheirar instrumentos, felpas de algodão e cones de papel retirados do canal.

## Obturação em sessão única versus duas ou mais sessões

O tratamento endodôntico executado em sessão única tem algumas vantagens para o profissional e o paciente. Além de poupar tempo, o que é bastante desejável atualmente, diminui os riscos de contaminação (dentes polpados) ou de recontaminação (dentes despolpados) que pode ocorrer entre as sessões de tratamento. Em casos de tratamento de dentes com polpa viva (biopulpectomia), o tratamento em sessão única não desperta uma grande resistência por parte dos profissionais, devendo ser executado quando o fator tempo, a habilidade do operador, as condições anatômicas e o material disponível assim o permitirem. Por outro lado, a obturação imediata em casos de dentes com necrose ou submetidos ao retratamento, que possuem infecção estabelecida no sistema de canais, principalmente se houver lesão perirradicular, representa um dos assuntos mais controversos da especialidade. Como extensamente discutido no Capítulo 9 Fundamentação Filosófica do Tratamento Endodôntico, a utilização de uma medicação intracanal para melhorar a desinfecção após o preparo tem eficácia comprovada por inúmeros estudos, incluindo experimentos clínicos randomizados.[37-42] Por tal razão, compreende a manobra de escolha para tratamento de dentes despolpados (necropulpectomia e retratamento).

Destarte, nos casos de biopulpectomia, deve-se optar pela obturação imediata do canal radicular após o preparo químico-mecânico, sempre que possível. Essa conduta baseia-se no fato de o canal estar originalmente livre de microrganismos, desde que a cadeia asséptica tenha sido mantida pelo profissional durante os procedimentos intracanais. Por isso, não há razão aparente para não concluir o tratamento em sessão única, mesmo nos casos de pulpite irreversível sintomática, pois, uma vez removida a polpa, há remissão dos sintomas. A polpa, mesmo durante os processos inflamatórios com presença de cárie e/ou expostas ao meio bucal, apresenta apenas uma infecção superficial, mantendo-se, no seu segmento radicular, livre da invasão microbiana.[43,44] Entretanto, quando um quadro de sintomatologia à percussão está associado à pulpite, o tratamento deve ser prolongado por mais uma sessão e o canal medicado com hidróxido de cálcio/glicerina.

Em casos de necrose pulpar e de retratamento, principalmente quando houver associação com lesões perirradiculares, o canal deve ser obturado em uma segunda sessão, após a permanência de medicação intracanal com a pasta HPG ou HCX por um período de 7 a 14 dias. Essas medicações são bastante eficazes em maximizar a eliminação de bactérias do interior do sistema de canais radiculares (ver Capítulo 15, Medicação Intracanal).

## Limite apical de obturação

Parece ser consensual, entre a maioria dos autores, o fato de que o material obturador deva se limitar ao interior do sistema de canais radiculares. Da mesma forma, preconiza-se que a obturação deve atingir as proximidades do forame apical. Em algumas situações clínicas, contudo, esse intento nem sempre pode ser alcançado.

Nos casos de dentes com polpa viva, nos quais a polpa radicular está usualmente livre de infecção (e desde que o profissional tenha mantido a cadeia asséptica), o limite apical de obturação não representa maiores problemas ao sucesso da terapia endodôntica, que usualmente é alto, independentemente de o canal estar obturado ao nível, aquém ou além do forame apical.[2,45]

Todavia, em casos de dentes despolpados com lesão perirradicular associada, o limite da obturação pode influenciar o sucesso do tratamento. Sjögren *et al.*[46] acompanharam 356 pacientes após o período de 8 a 10 anos de conclusão do tratamento endodôntico e observaram que o índice de sucesso para os casos sem lesão perirradicular associada excedeu 96%. Já nos casos com lesão, o índice de sucesso foi de 86%. Esses dados demonstram claramente que, na presença de lesão perirradicular, o índice de sucesso pode cair significativamente. Isso se deve à presença de uma microbiota complexa instalada e disseminada para todo o sistema de canais radiculares, caracterizando uma infecção mais difícil de controlar.

O sucesso do tratamento de dentes despolpados com lesão perirradicular associada depende do nível da obturação em relação ao ápice radicular. Sjögren *et al.*[46] relataram que, em tais casos, os canais obturados no limite do ápice ou até 2 mm aquém apresentaram 94% de sucesso, enquanto os sobreobturados ou os obturados aquém de 2 mm do ápice (subobturados) apresentaram índices menores, ou seja, 76% e 68%, respectivamente. Estudos confirmaram que o *status* perirradicular foi significativamente melhor para dentes com canais obturados de 0 a 2 mm do ápice.[27,47]

Metanálise da literatura demonstrou que obturações com limite apical de 0 a 1 mm aquém do ápice apresentaram melhores resultados em termos de sucesso do que obturações 1 a 3 mm aquém; ambas as situações foram significativamente melhores do que a sobreobturação.[48] Especificamente, tem sido sugerido que o comprimento de 0,5 mm aquém do ápice é o que fornece os melhores resultados e que para cada milímetro aquém dessa medida, há um decréscimo de 14% no índice de sucesso.[49,50] Resultados semelhantes foram relatados por Ng *et al.*,[30] observando melhor reparação perirradicular quando os limites apicais do preparo e da obturação foram mais próximos ao forame apical.

Esses estudos salientam a importância de se instrumentar o canal e obturá-lo o mais próximo possível do forame apical, garantindo, assim, uma desinfecção adequada em máxima extensão do canal. Todavia, canais obturados a mais do que 2 mm aquém do ápice radicular têm mais chances de fracassar. A obturação muito aquém do forame representa um grande potencial para o fracasso da terapia, principalmente nos casos em que o segmento apical além da obturação não foi instrumentado. Esse segmento pode abrigar bactérias envolvidas na indução e na perpetuação da lesão perirradicular e, uma vez não eliminadas, têm grande potencial para manter um nível de agressão que é incompatível com a reparação perirradicular.

Contudo, mesmo nos casos em que o segmento apical não obturado foi previamente instrumentado, o fracasso pode advir. Isso porque, embora o número de bactérias tenha sido reduzido nessa localização, o espaço vazio será rapidamente recolonizado pelas bactérias remanescentes, que irão se multiplicar na presença de substrato suprido pelos restos teciduais necrosados não removidos e, principalmente, pelas moléculas presentes no fluido tecidual oriundo dos tecidos perirradiculares que, inevitavelmente, por capilaridade, irá preencher esse segmento apical vazio. Em pouco tempo, bactérias remanescentes, na presença de substrato disponível, poderão alcançar números suficientes para a manutenção da lesão perirradicular, resultando no fracasso da terapia.

A ocorrência de sobreobturação também pode influenciar negativamente os resultados do tratamento endodôntico de dentes com lesão perirradicular. A princípio, isso sugere um efeito citotóxico proporcionado pelo material obturador. Entretanto, vários estudos revelam que a guta-percha é bem tolerada pelos tecidos perirradiculares e a maioria dos cimentos endodônticos, embora apresente níveis variados de citotoxicidade antes da presa, usualmente perde essa propriedade após o endurecimento.[51,52] Como a agressão química causada pelos cimentos é transitória, deve-se reconhecer que ela é incapaz de induzir e manter uma lesão perirradicular. Quando extravasados, os cimentos podem ter três destinos, dependendo de suas propriedades físico-químicas.[53] Se solúveis, podem (1) ser fagocitados ou (2) se dissolver e serem eliminados na forma de pequenas moléculas ou íons. Se insolúveis, podem (3) ser encapsulados por tecido conjuntivo fibroso, caracterizado pelo predomínio de colágeno (Figura 16.29).

pode-se dizer que, nos casos de dentes com polpa viva, nos quais uma infecção endodôntica não esteja instalada no sistema de canais radiculares, a sobreobturação não influencia negativamente o sucesso do tratamento.[2,45]

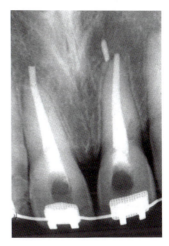

**Figura 16.30** Ultrapasse de cone de guta-percha para os tecidos perirradiculares. Controle após 3 anos. Material encapsulado (radiograficamente).

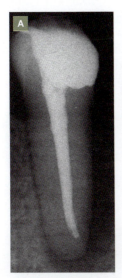

**Figura 16.29** Extravasamento de material obturador (cimento à base de óxido de zinco e eugenol). Controle de 2 anos.

Nos casos de ultrapasse de cone de guta-percha para os tecidos perirradiculares, geralmente, se forma uma cápsula fibrosa envolvendo-o. Entretanto, podem existir situações em que o cone extravasado é de pequeno diâmetro e, com o passar do tempo, pode ser reabsorvido através de um fenômeno físico-químico de solubilização e desintegração e também da ação macrofágica (Figura 16.30).[54]

Aliás, para reforçar tais afirmativas inerentes à ausência de toxicidade significativa dos materiais obturadores,

Embora alguns raros casos de fracassos associados a sobreobturações possam ser atribuídos a uma reação de corpo estranho ao material extravasado,[55] na maioria das vezes, a presença de bactérias é o principal elemento determinante do insucesso, e não a toxicidade dos materiais comumente utilizados na atualidade.[55-57] Esse dado ressalta o papel exercido por bactérias no fracasso da terapia endodôntica (ver Capítulo 18, Tratamento do Fracasso Endodôntico, Seção 18.1, Causas do Fracasso Endodôntico).

Com base no exposto, consideramos que a obturação deve preencher toda a extensão do canal preparado, devendo se localizar, sempre que possível, de 0,5 a 1 mm do ápice radiográfico (Figura 16.31). Isso permite a

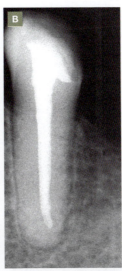
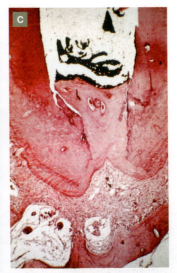

**Figura 16.31** Material obturador preenchendo toda a extensão do canal radicular preparado (limite de 0,5 a 1 mm do ápice radiográfico). **A** e **B**. Pré-molar inferior. (Cortesia do Coronel-Dentista Chiesa.) **C**. Corte histológico. Selamento apical. (Cortesia do Prof. Roberto Holland.)

eliminação do espaço vazio, reduzindo o risco de ulterior colonização bacteriana nesse espaço, o que caracterizaria um potencial para o fracasso do tratamento endodôntico. Obturações muito aquém não são indicadas, uma vez que podem deixar vazio um segmento apical muito extenso, no qual microrganismos inevitavelmente poderão se estabelecer. Deve-se ter ainda em mente que, embora o limite ideal seja de 0,5 a 1 mm aquém do ápice, em determinadas circunstâncias isso será difícil de ser alcançado, como em casos de forame amplo, em virtude de reabsorções dentárias, sobreinstrumentação ou rizogênese incompleta, as quais predispõem à sobreobturação. Já nos casos de hipercementose e de acidentes, como degraus, bloqueios e instrumentos fraturados, a obturação pode ter de ficar muito aquém do limite ideal. O profissional deverá avaliar as condições peculiares de cada caso e decidir a conduta a ser tomada, que pode incluir acompanhamento ou cirurgia perirradicular (Figuras 16.32 e 16.33).

### Descontaminação dos cones de guta-percha

Os cones de guta-percha disponíveis no comércio especializado, por serem termolábeis, não podem ser esterilizados pelo calor. Como eles entram em contato com os tecidos perirradiculares via forame apical e eventuais forames associados a ramificações, bem como nos casos de sobreobturação, é aconselhável descontaminá-los antes do uso, por um método químico.

Depois de removidos de suas embalagens, um baixo percentual de cones de guta-percha comercialmente disponíveis pode encontrar-se contaminado com microrganismos potencialmente patogênicos.[58] Embora a maioria dos cones de guta-percha não seja esterilizada pelo fabricante, alguns fatores podem ser responsáveis pelo baixo percentual de contaminação dos cones. A atividade antimicrobiana provavelmente está relacionada com os efeitos de algumas substâncias, como o óxido de zinco, que fazem parte da composição do cone de guta-percha.[59] Igualmente, a superfície dos cones de guta-percha dificulta a colonização microbiana.[60]

Apesar da baixa frequência de contaminação dos cones, há bons motivos para desinfetá-los antes do uso:[2] (1) algumas bactérias não orais têm sido detectadas em

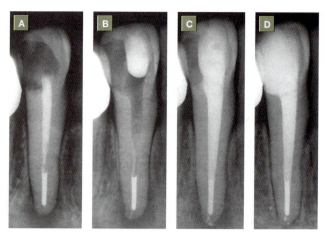

**Figura 16.33** Bloqueio apical. Cones de prata seccionados não removidos. Controle após 1 ano.

canais provocando infecções persistentes ou secundárias e a causa, usualmente, consiste em uma quebra da cadeia asséptica (como o uso de cones contaminados);[56,61-64] (2) mesmo que a embalagem esteja intacta, alguns cones podem vir contaminados;[65-67] (3) depois que a embalagem é aberta, os cones não usados, frequentemente, são expostos ao ambiente e o risco de contaminação aumenta substancialmente.[67,68]

Estudos demonstraram que a imersão dos cones em hipoclorito de sódio, durante 1 minuto, nas concentrações entre 2,5 e 5,25%, é suficiente para eliminar efetivamente os microrganismos contaminantes.[69-72] O hipoclorito de sódio, além de possuir atividade antibacteriana, também é um agente esporicida,[73] podendo inibir a germinação e o crescimento de esporos.

Tem sido relatado que as soluções cloradas podem descolorir a cor rósea dos cones de guta-percha sem, contudo, promover alterações na sua superfície.[3] Após a desinfecção, os cones de guta-percha devem ser lavados com álcool etílico a 96% ou água destilada, com o objetivo de remover resíduos oriundos da solução de hipoclorito de sódio que se formam na superfície dos cones de guta-percha.[74]

Um revestimento nanoparticulado de óxido de zinco, nos cones de guta-percha convencionais, foi recentemente relatado como promissor, aumentando a atividade

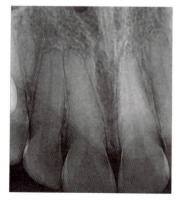 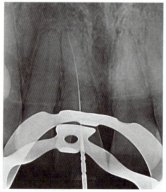 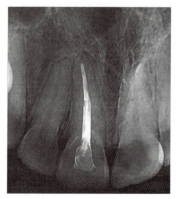

**Figura 16.32** Bloqueio do canal radicular por tecido mineralizado. (Cortesia do Dr. P. Camilo Jr.).

antimicrobiana desse material de obturação e prevenindo infecções secundárias pela diminuição da adesão e colonização microbiana, contribuindo para uma mais efetiva cadeia asséptica durante o tratamento endodôntico.[75]

## Técnica de compactação lateral

Inúmeras técnicas têm sido propostas para a obturação do sistema de canais radiculares. A técnica de compactação lateral, também denominada compactação lateral a frio, é a técnica mais ensinada e utilizada mundialmente. Parece ter sido inicialmente proposta por Callahan em 1914.[76] O termo *compactação lateral* refere-se à colocação sucessiva de cones auxiliares lateralmente a um cone principal bem adaptado e cimentado no canal. O espaço para os cones auxiliares comumente é criado pela ação de espaçadores. O termo compactação em substituição ao termo condensação é recomendado pelo Glossário de Terminologia Contemporânea para Endodontia.[77]

A técnica de compactação lateral pode ser utilizada na grande maioria das situações clínicas. Contudo, em casos de curvatura extrema, aberrações anatômicas ou reabsorções interna e externa, essa técnica deve ser modificada pela de obturação com cone único de guta-percha ou substituída por uma que empregue a termoplastificação da guta-percha.

Em canais radiculares onde se consegue, por meio do movimento de alargamento, um preparo do segmento apical com seção reta transversal circular, qualquer técnica de obturação tende a apresentar resultados semelhantes. Porém, nos casos em que o segmento apical apresentar seções retas transversais irregulares (não circular), devemos, se possível, criar um novo batente apical circular ou empregar a obturação com a manobra do tampão apical.

Assim, podemos afirmar que o selamento de um canal radicular pelo material obturador está relacionado muito mais com a geometria do preparo e a textura (irregularidades) da superfície das paredes do canal radicular do que com a técnica de obturação empregada. Também é preciso ressaltar que o selamento de um canal radicular está relacionado muito mais com as propriedades dos materiais obturadores (cimentos e guta-percha) do que com a técnica de obturação empregada. Isso porque os materiais obturadores rotineiramente são os mesmos, variando apenas a técnica de obturação.

A técnica consiste, basicamente, nos passos descritos nos itens seguintes.

### Seleção do espaçador

Os espaçadores têm a função de abrir espaços para a colocação de cones acessórios lateralmente ao principal.

Espaçadores digitais devem ser preferidos em relação aos manuais (Figuras 16.34). Como a força aplicada segue na direção axial do instrumento (eixo do canal radicular), ela permite sentido tátil mais adequado, sensibilidade melhor para avaliar a intensidade da resistência ao avanço do instrumento na massa obturadora e risco menor de induzir tensões nas paredes do canal, o que poderia resultar em fraturas verticais. Por sua vez, quando usamos os espaçadores manuais, a aplicação da carga para induzir o avanço do instrumento é paralela (distante) ao eixo do canal, tornando difícil ao profissional avaliar a intensidade da resistência da massa obturadora e da parede do canal. Além disso, há maior possibilidade de serem criados binários, o que aumenta o carregamento nas paredes do canal e possibilita a indução de fratura da raiz.

O espaçador a ser utilizado é o de maior diâmetro, que possa penetrar livremente no canal de 2 a 3 mm aquém do comprimento de trabalho (CT), sem transmitir, durante a obturação, força excessiva às paredes do canal. O espaçador não deve penetrar até o CT, porque pode alterar o selamento apical ou provocar o deslocamento no sentido apical do cone principal de guta-percha. Por isso, os espaçadores devem ser usados com limitadores de penetração.

A indução de tensões nas paredes de um canal radicular curvo, durante a obturação pela técnica de compactação lateral, pode ser influenciada por fatores inerentes à anatomia do dente e ao espaçador. Em relação à anatomia do dente, podemos destacar o diâmetro da raiz, a forma do canal radicular, o raio e o comprimento do arco

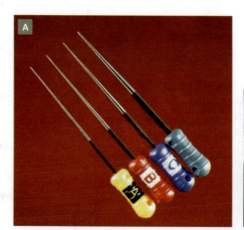
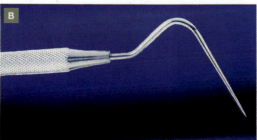

**Figura 16.34** Espaçadores endodônticos. **A.** Digital. **B.** Manual.

de um canal curvo. Quanto ao espaçador, destacamos as suas características geométricas, sua flexibilidade e o acabamento superficial da parte de trabalho.[78,79]

Lopes et al.,[80] avaliando a flexibilidade em cantiléver, observaram que os espaçadores de NiTi (Dentsply Maillefer, Suíça) são mais flexíveis do que os de aço inoxidável. Os mesmos autores observaram que a carga máxima necessária para o avanço em canal curvo foi maior para o espaçador de NiTi em comparação aos de aço inoxidável. Isso se deve às diferenças em relação à geometria da ponta e ao acabamento superficial existentes entre os espaçadores ensaiados (análise por meio do MEV, microscópio eletrônico de varredura).

Um vértice truncado e biselado presente na ponta do espaçador de NiTi dificulta o avanço do instrumento no interior do canal, induzindo um carregamento maior. As ranhuras circunferenciais, presentes na haste metálica do espaçador de NiTi, também fazem com que a interação do instrumento com o cone de guta-percha e com as paredes do canal radicular seja maior.

Na análise por meio do MEV, observamos que as pontas dos espaçadores de aço inoxidável são lisas e os segmentos cônicos da parte de trabalho apresentam ranhuras longitudinais, enquanto os de NiTi apresentam ranhuras circunferenciais nas pontas e nos segmentos cônicos da parte de trabalho (Figuras 16.35).[79,80]

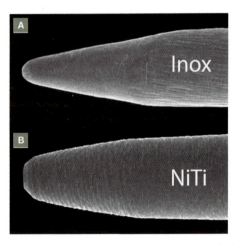

**Figura 16.35** Espaçadores endodônticos digitais. **A.** Aço inoxidável. Parte de trabalho: ponta lisa e haste cônica com ranhuras longitudinais. **B.** NiTi. Parte de trabalho: ponta e haste cônica com ranhuras circunferenciais.

## Seleção do cone principal

O cone principal é escolhido em função do diâmetro em D0 e da conicidade da haste helicoidal cônica do instrumento empregado no preparo apical do canal radicular. Os cones de guta-percha padronizados nas conicidades 0,02, 0,04 e 0,06 mm/mm, geralmente, são os escolhidos (Figura 16.36). O maior diâmetro em D0 e a maior conicidade do cone de guta-percha aumentam a sua resistência mecânica à flexocompressão. Assim, quando se comparam cones de guta-percha com iguais diâmetros em D0, os de maior conicidade (milímetro por milímetro) são mais resistentes à flexocompressão. Essas dimensões permitem à ponta do cone vencer, durante o avanço no interior do canal radicular, as curvaturas e os pequenos obstáculos presentes, até que seja alcançado o CT. Outra razão para o uso de cones com maior conicidade é que as técnicas de instrumentação recomendam maior ampliação do segmento cervical dos canais radiculares. Assim, os cones de maior conicidade preenchem melhor o espaço do canal preparado, reduzindo o número de cones acessórios empregados na obturação. Alguns fabricantes fornecem cones de guta-percha com as dimensões correspondentes aos instrumentos endodônticos, inclusive com conicidades variáveis.

Três critérios devem ser seguidos para seleção do cone principal: (a) inspeção visual; (b) tátil; e (c) radiográfico.

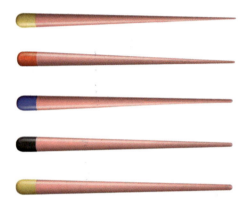

**Figura 16.36** Cones de guta-percha.

### a) Inspeção visual

Apreende-se o cone com uma pinça clínica (tipo Perry), introduzindo-o no canal até o CT. Após sua retirada, ele não deve apresentar distorções (resultantes de pressão apical exercida durante a introdução de um cone de diâmetro inferior ao do canal preparado). Se o cone não alcança essa medida, outro de diâmetro imediatamente inferior deve ser testado. A recapitulação do preparo com o último instrumento utilizado em todo o CT e uma abundante irrigação/aspiração podem ser de grande valia na remoção de resíduos existentes no interior do canal que impeçam o avanço apical do cone.

Em determinadas situações, o instrumento alcança o CT, mas o cone do mesmo diâmetro nominal não o faz. Isso pode ser justificado pelo alto limite de tolerância permitido na fabricação, pela deficiência na estandardização de instrumentos e cones ou pela presença de resíduos no interior do canal radicular. Esses podem impedir o avanço dos cones, mas não dos instrumentos de mesmo diâmetro. Os instrumentos, ao contrário dos cones de guta-percha, são mais resistentes à flexocompressão e possuem canal helicoidal no qual os resíduos podem se acomodar. A apreensão do cone de guta-percha pela pinça tipo Perry permite melhor acesso aos canais de dentes posteriores, assim como um melhor controle da sensibilidade tátil na seleção dos cones de guta-percha.

b) Critério tátil

Uma vez que o cone atinja o CT, o que inicialmente é avaliado de forma visual, ele deve oferecer certa resistência ao deslocamento coronário. Essa resistência, muitas vezes referida como travamento, é acentuada, sobretudo em canais preparados com um diâmetro maior em seu segmento apical, e tênue quando o preparo apical se limita a instrumentos de menor diâmetro. A resistência ao deslocamento oferecido pelo cone deve ser tanto no sentido coronário quanto no apical. Assim, o cone que alcança o CT não deve ultrapassar essa medida.

c) Critério radiográfico

Aprovado no teste visual e tátil, o cone é posicionado no canal e o dente radiografado para confirmar a exatidão da seleção. Em dentes com mais de um canal, em cada um deverá ser posicionado o respectivo cone, antes da tomada radiográfica. Nesses casos, recomenda-se no mínimo a realização de uma tomada no sentido ortorradial e outra angulada (mesiorradial ou distorradial, usando a técnica de Clark); na dúvida quanto ao limite apical do cone, a seleção deverá ser individualizada, ou seja, canal por canal. A radiografia da prova do cone representa a oportunidade final de avaliação de todas as etapas operatórias, mostrando se o limite apical de trabalho está correto e se ocorreram alterações na forma original do canal radicular. Mostrará também, dentro das resoluções proporcionadas pela técnica radiográfica, o ajuste do cone às paredes do segmento apical do canal (Figura 16.37).

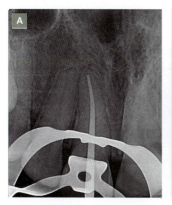
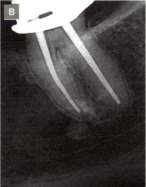

**Figura 16.37** Seleção do cone principal. Critério radiográfico. Incisivo superior e molar inferior. (Cortesia do Dr. P. Camilo Jr.)

Selecionado o cone principal, esse pode ser marcado por uma ligeira pressão com uma pinça clínica na região coincidente com o ponto de referência oclusal/incisal, permitindo que o profissional, no ato da cimentação, facilmente consiga reinseri-lo na extensão desejada.

O procedimento de seleção deve ser realizado com o canal umedecido pela solução química auxiliar, permitindo, assim, a lubrificação do canal, à semelhança da que será proporcionada pelo cimento obturador.

Após a remoção do cone selecionado do canal, ele é mergulhado em um recipiente contendo hipoclorito de sódio, permanecendo aí até o momento de sua cimentação.

O mesmo deve ser feito com os cones acessórios. Antes do uso, os cones devem ser limpos em álcool etílico a 90% ou água destilada e então secos em gaze esterilizada.

O ajuste do cone principal junto ao CT do canal onde a seção reta transversal deve ser circular contribui para o selamento apical da obturação e reduz a extrusão do material obturador para os tecidos perirradiculares. Entretanto, é difícil ocorrer o ajuste correto do cone principal de guta-percha junto ao segmento apical de um canal, uma vez que os procedimentos endodônticos executados durante a instrumentação normalmente (movimento de limagem) não permitem ao profissional um controle exato sobre o diâmetro e a forma final do preparo. Além disso, apesar de todos os esforços, no intuito de padronizar as dimensões dos instrumentos endodônticos e dos cones de guta-percha, há sempre uma discrepância entre as dimensões dos instrumentos e dos cones de mesma numeração, devido à tolerância de fabricação.

É preciso ressaltar que o limite de tolerância dos diâmetros dos instrumentos endodônticos não é o mesmo dos cones de guta-percha. O limite de tolerância para os diâmetros em D0 dos instrumentos endodônticos é de ± 0,02 mm até o instrumento de número 60 e de 0,04 mm até o instrumento de número 140. Para os cones de guta-percha, o limite de tolerância é de ± 0,05 mm até o cone de guta-percha número 25 e de 0,07 mm até o cone de número 140 (ISO 6877, 1995).

A ponta do cone de guta-percha é cônica arredondada. Seu diâmetro é projetado e obtido a partir do diâmetro da base da ponta do cone (Figura 16.38). Deve-se salientar que a forma da ponta dos instrumentos endodônticos não é a mesma dos cones de guta-percha. Existem acentuadas diferenças entre as formas, conicidades e diâmetros em D0 e entre as pontas de um cone de guta-percha e do preparo apical (Figura 16.39). Assim, melhor adaptação poderá ser obtida moldando-se o preparo apical por meio da plastificação da ponta do cone em solventes orgânicos ou pelo calor. A ponta do cone de guta-percha (3 mm, aproximadamente) é mergulhada durante um segundo em clorofórmio ou por cinco segundos em eucaliptol. A seguir, com o canal umedecido pela substância química auxiliar (hipoclorito de sódio), o cone é levado em posição e pressionado em sentido apical. Removido do canal, ele é mergulhado em álcool absoluto por 5 minutos e secado em gaze esterilizada. A remoção dos solventes com álcool é importante, uma vez que

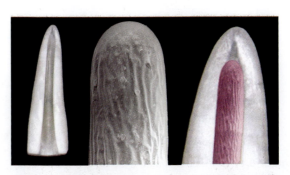

**Figura 16.38** Seleção do cone principal. Critério tátil.

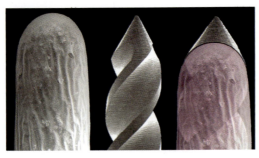

**Figura 16.39** Diferenças acentuadas entre as formas, conicidades, extremidades dos vértices e comprimentos das pontas dos instrumentos endodônticos comparadas às dos cones de guta-percha.

a presença do eucaliptol ou clorofórmio pode provocar a desintegração física do cimento obturador no longo prazo. Além disso, a evaporação do solvente pode provocar contração volumétrica do cone de guta-percha. Esses fatos, certamente, podem comprometer a qualidade do selamento apical da obturação do canal radicular.

A ponta do cone de guta-percha também pode ser plastificada pelo calor, por meio de toque rápido com a espátula Hollemback aquecida à chama. Após a moldagem apical, devemos realizar marcas, na face vestibular da coroa dentária e na extremidade extracoronária do cone, que permitam o posterior posicionamento e adaptação desse junto ao batente apical (Figura 16.40).

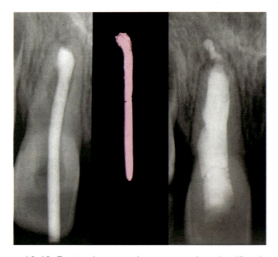

**Figura 16.40** Ponta do cone de guta-percha plastificada pelo calor e adaptada (moldada) junto ao batente apical do canal radicular.

A modelagem apical, embora seja um método seguro para adaptação do cone de guta-percha junto ao preparo apical, é uma prática pouco utilizada e difícil de ser executada em canais curvos. Assim, essa adaptação pode ser obtida executando-se sucessivos cortes da extremidade do cone com uma lâmina de barbear ou bisturi, até que ele se ajuste junto ao batente apical e ofereça alguma resistência à tração ou ao avanço.

Não é indicado o uso de tesoura para o corte da extremidade apical do cone de guta-percha. O corte com a tesoura produz duas superfícies planas convergentes com forma semelhante à da boca de um saco de juta costurado (Figura 16.41). Essa forma torna impossível a adaptação do cone junto ao batente apical. A maior ou menor deformação do cone, após o corte, depende do desenho da tesoura e da plasticidade da guta-percha. Com o aumento do carregamento, o cone é forçado a deslizar sobre as duas superfícies da lâmina de corte da tesoura, produzindo os dois planos inclinados.[81,82]

Para evitar a deformação da ponta de um cone de guta-percha, ele pode ser cortado em duas etapas. Inicialmente, a ponta do cone é introduzida em um furo de diâmetro padronizado de uma régua calibradora correspondente ao diâmetro nominal do cone. A seguir, com uma lâmina de bisturi, o cone é cortado parcialmente sem ocorrer separação. Em sequência, o cone é retirado do furo sendo posicionado sobre uma placa de vidro e completado o corte por meio de uma lâmina de bisturi. A superfície cortada do cone de guta-percha após esses procedimentos é regular e o diâmetro obtido, padronizado (Figura 16.42).[81]

Nesse momento, promove-se a remoção *da smear layer*, sendo o canal seco com pontas aspiradoras e cones de papel absorventes e, a seguir, preenchido com solução quelante e depois hipoclorito de sódio (ver Capítulo 14, Irrigação dos Canais Radiculares, Seção 14.2, Irrigação: Substâncias Químicas Empregadas no Preparo de Canais Radiculares).

### Secagem do canal

Realiza-se a secagem do canal inicialmente utilizando sucção com uma ponta aspiradora e, em seguida, cones de papel absorvente estéreis de diâmetros compatíveis com o do preparo apical, sobre os quais se delimita o CT. Os cones de papel absorventes estão disponíveis comercialmente nas conicidades de 0,02, 0,04 e 0,06 mm/mm e diâmetros em D0 padronizados (ISO). Alguns fabricantes

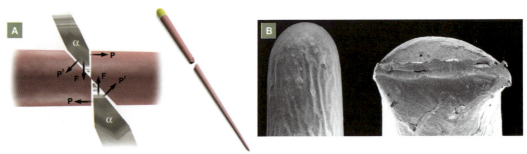

**Figura 16.41** Corte da ponta do cone de guta-percha com tesoura. **A.** Deformação da superfície de corte. **B.** Eletromicrografia da superfície deformada.

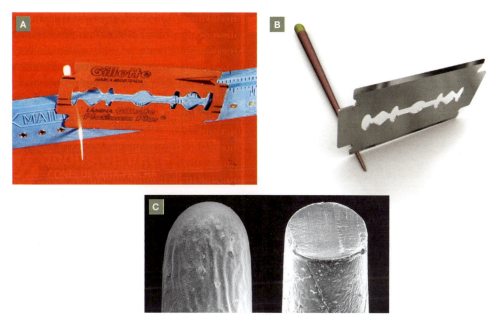

**Figura 16.42** Corte da ponta do cone de guta-percha. **A.** Parcial, por meio de uma régua calibradora e de uma lâmina cortante. **B.** Complementação do corte do cone de guta-percha apoiado sobre uma placa de vidro. **C.** Eletromicrografia mostrando ausência de deformação.

oferecem cones de papel absorvente com os diâmetros semelhantes aos dos instrumentos endodônticos empregados no preparo apical do canal radicular. Outros fornecem os cones de papel já esterilizados. Os que não vierem estéreis do fabricante devem ser esterilizados em autoclave antes do uso.

Um cone de papel absorvente deverá ser mantido no interior do canal, até o momento da obturação propriamente dita, a fim de absorver a umidade que se deve acumular, principalmente, na região apical. Nos casos de canais amplos, mais de um cone de papel podem ser colocados lateralmente ao apical.

### Preparo do cimento obturador

A manipulação do cimento é feita utilizando-se placa de vidro e espátula metálica flexível estéril, de acordo com as características e instruções próprias do produto comercial selecionado para a obturação do canal radicular (Figura 16.43).

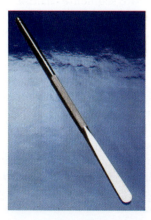

**Figura 16.43** Espátula metálica flexível (Odous Industrial e Comercial Ltda., Belo Horizonte, MG, Brasil).

### Colocação do cone principal

O cimento pode ser levado ao interior do canal de duas maneiras:

- Por meio de instrumento de diâmetro imediatamente menor do que o usado no preparo apical. O instrumento com o canal helicoidal carregado com o cimento é introduzido no canal até o CT e, em seguida, removido, realizando-se simultaneamente movimento de rotação anti-horária e retrocesso lento em sentido cervical. A seguir, o cone de guta-percha principal, após secagem em gaze esterilizada, é introduzido no interior do canal, com movimentos curtos de avanços e retrocessos, até atingir o CT
- Por meio do cone principal seguro com uma pinça tipo Perry na marca confeccionada correspondente ao CT. O cone é carregado com o cimento endodôntico e inserido no canal, realizando-se movimentos curtos de avanço e retrocesso até atingir o CT. Para evitar excesso de cimento na câmara pulpar, o cone deve ser coberto com o cimento a partir de sua ponta até a região mediana (Figura 16.44).

Deve-se evitar a colocação do cone com um único movimento no sentido apical, para evitar que possíveis bolhas de ar existentes no canal fiquem aprisionadas.

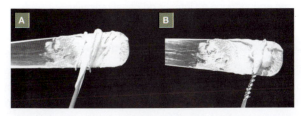

**Figura 16.44** Cimento obturador levado ao interior do canal. **A.** Por meio do cone de guta-percha. **B.** Por meio de instrumento endodôntico.

A presença de bolhas movimentando-se em sentido apical pode provocar desconforto durante o ato da obturação. Além disso, a colocação do cone no interior do canal radicular com um único movimento pode produzir uma pressão unidirecional no sentido do forame apical, causando o extravasamento do cimento para os tecidos perirradiculares (Figuras 16.45 e 16.46).

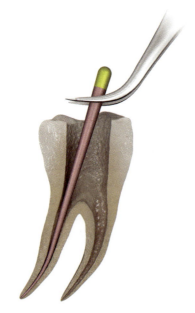

**Figura 16.45** Seleção do cone de guta-percha.

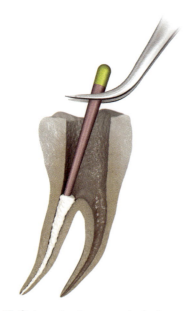

**Figura 16.46** Colocação do cone principal carregado com cimento endodôntico no interior do canal radicular.

## Compactação lateral propriamente dita

A compactação do material obturador no interior do canal radicular é fundamental para se alcançar a impermeabilidade a fluidos, impedindo a infiltração bacteriana advinda da cavidade bucal, e para a eliminação do espaço vazio propício à proliferação de bactérias remanescentes. Estando o cone principal de guta-percha ajustado no segmento apical do canal, o avanço do espaçador, em virtude de sua forma cônica, promove a compactação ou a adaptação do material obturador nas paredes do canal radicular propiciando um selamento adequado.

O espaçador selecionado é introduzido no canal, lateralmente ao cone de guta-percha principal, utilizando-se movimentos simultâneos de penetração no sentido apical e rotação alternada. Inicialmente, o espaçador selecionado deve penetrar (avanço) no canal até 2 a 3 mm aquém do CT (Figura 16.47).

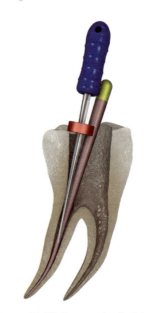

**Figura 16.47** Compactação lateral.

Procede-se, então, à remoção do espaçador com uma das mãos, inserindo-se imediatamente o cone acessório carregado com cimento no espaço criado. Essa rápida inserção impede a perda do espaço criado, que ocorre por causa do retorno do volume de guta-percha para o interior da cavidade pulpar, o que inevitavelmente dificulta a introdução do cone acessório, que deve possuir diâmetro ligeiramente inferior ao do espaçador. A não observação desses procedimentos é a principal causa de defeitos na obturação. Todos esses procedimentos devem ser repetidos até que o espaçador não penetre mais do que a junção dos segmentos médio e cervical do canal. Toma-se uma radiografia para avaliar a qualidade da obturação e, se necessário, fazer os devidos reajustes (Figura 16.48).

Em dentes com mais de um canal, repetem-se todos os procedimentos, desde a cimentação dos cones principais. Em determinadas circunstâncias, deve-se realizar as obturações dos canais separadamente. Nesses casos, as entradas dos canais não obturados devem ser bloqueadas com cones de papel absorventes. Tomando como exemplo um molar inferior, podemos obturar os canais mesiais simultaneamente e, a seguir, o canal distal. Se a obturação de canais distintos do mesmo dente for realizada em sessões diferentes, a embocadura do canal obturado deve ser bloqueada com cimento (Cavit™, Coltosol® etc.), e o canal não obturado preenchido com pasta de hidróxido de cálcio.

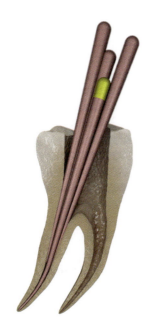

**Figura 16.48** Término da compactação lateral.

A pressão nas paredes do canal, exercida durante a penetração do espaçador, por ser semelhante à introdução de uma cunha, deve ser realizada com cuidado para não ultrapassar a resistência à compressão da dentina. O aumento abusivo da força, além de não melhorar a qualidade da obturação,[83] pode provocar o deslocamento longitudinal do cimento e/ou do cone de guta-percha em sentido apical e fraturas radiculares verticais que comprometem o sucesso do tratamento endodôntico.[84,85] Para evitar a fratura radicular vertical de uma raiz durante a compactação lateral, a carga máxima aplicada ao espaçador deve ser de 1,1 kgf.[85]

Lopes *et al.*,[80] avaliando a força de avanço de espaçadores endodônticos digitais de aço inoxidável e de NiTi, durante a compactação lateral, concluíram que a força máxima necessária para o avanço do espaçador endodôntico digital em um canal artificial reto ou curvo foi maior para o espaçador de NiTi (canal reto 810 gf, curvo 1.948 gf) do que para o espaçador de aço inoxidável (canal reto 693 gf, curvo 1.604 gf). Vértice truncado, presença de bisel e ranhuras circunferenciais presentes nos espaçadores endodônticos de NiTi oferecem maior resistência mecânica ao avanço do instrumento no interior do canal artificial reto ou curvo, resultando na aplicação de mais força. Ao contrário, ponta lisa, vértice arredondado e ausência de bisel oferecem menor resistência mecânica ao avanço do espaçador endodôntico digital de aço inoxidável.

## Compactação vertical final

As porções dos cones que se projetam para fora da câmara pulpar são cortadas com instrumento aquecido em sentido lateral, de encontro à parede dentinária na embocadura do canal. O instrumento usado no corte pode ser um condutor de calor (*heat carrier*) acoplado a um aparelho de termoplastificação da guta-percha ou uma espátula de inserção nº 1 aquecida na zona redutora da chama de uma lâmpada de álcool durante cinco segundos. Com esse tempo de aquecimento, a temperatura alcançada pelo instrumento é capaz de plastificar e eliminar o excesso de cones, e não provocar o aquecimento externo do dente capaz de causar injúrias aos tecidos de sustentação. O corte com a espátula é mais fácil de executar porque induz tensões cisalhantes, o que é difícil de conseguir com instrumentos cilíndricos (Figura 16.49).

Imediatamente depois do corte, realiza-se uma compactação no sentido apical, usando-se um compactador sem aquecimento. A compactação vertical da massa obturadora, plastificada pelo calor do corte, deve ser feita repetidamente. Encerrando o processo, executa-se, durante um tempo mínimo de três minutos, a compressão do material obturador com um compactador. O tempo mínimo de três minutos empregado na compressão final é necessário em virtude da elevada taxa de resfriamento da guta-percha, ou seja, é lento o resfriamento da guta-percha até a temperatura normal. Esse procedimento reduz, significativamente, o efeito de sua contração volumétrica e aumenta o contato do cimento com as paredes do canal durante a presa, o que diminui a interface do cimento à dentina radicular. Consequentemente, aumenta-se também o selamento da obturação junto ao segmento cervical do canal radicular (Figura 16.50).

Observa-se então se o limite coronário da obturação está em sentido apical à gengiva marginal. Isso é facilmente realizado utilizando-se uma sonda periodontal milimetrada. Feitos os ajustes, quando necessário, limpa-se completamente a câmara pulpar com álcool etílico, removendo-se todos os resíduos de material obturador. Esses procedimentos objetivam prevenir o escurecimento da coroa dentária após a conclusão do tratamento endodôntico.

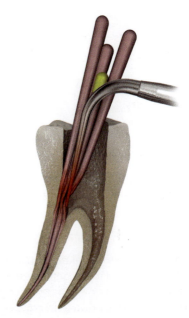

**Figura 16.49** Corte dos cones de guta-percha com instrumento aquecido.

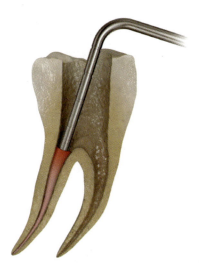

**Figura 16.50** Compactação vertical e compressão do material obturador.

Toma-se uma radiografia para avaliar o limite cervical da obturação e, se necessário, fazer os devidos ajustes. A cavidade coronária deve ser preenchida com material selador temporário. Em dentes que não serão restaurados com resina composta, opta-se pelo emprego de cimentos à base de OZE (Pulpo-San, IRM®). Caso contrário, utiliza-se cimentos que não contenham eugenol (Cavit™, Coltosol®, ionômero de vidro), pois essa substância interfere na reação de presa do material, comprometendo o selamento da restauração coronária. Contudo, para Abo-Hamar *et al.*,[86] o cimento temporário, com ou sem eugenol, não interfere na resistência de união de cerâmicas cimentadas à dentina, quer usando um sistema adesivo convencional ou autocondicionante (Figura 16.51).

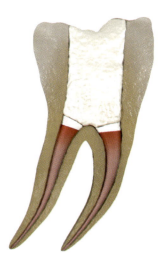

**Figura 16.51** Selamento da embocadura do canal (barreira intraorifício) e da abertura coronária.

Removido o isolamento absoluto, toma-se uma radiografia ortorradial, que funciona como arquivo do profissional (Figura 16.52).

A restauração definitiva do elemento dentário deve ser realizada, preferencialmente, dentro do menor tempo possível após a obturação. Nos casos em que a restauração definitiva for postergada, a cavidade coronária deve ser preenchida com ionômero de vidro ou resinas fotopolimerizáveis, que são efetivas em prevenir a microinfiltração. O retardo da restauração do dente pode permitir a infiltração microbiana advinda da cavidade bucal e comprometer o sucesso no longo prazo do tratamento endodôntico.

É importante mencionar que, ao se realizar a compactação lateral ou vertical isoladamente, sempre haverá uma combinação de tensões no material obturador e nas paredes do canal radicular. Durante as manobras clínicas de obturação de um canal radicular, as tensões oriundas das forças aplicadas nos espaçadores para compactar o material obturador não são, na verdade, nem laterais e nem verticais, mas sim uma combinação integrada de tensões. A pressão no material obturador provoca o seu escoamento em todas as direções. Quanto maior o esforço de compactação, maiores são as pressões multidirecionais do material obturador (tensões denominadas hidrostáticas). Mesmo utilizando-se de espaçadores com ponta afilada para fazer a compactação lateral, ou compactadores com ponta truncada para obter a compactação vertical, os vetores de força aplicada são uma combinação de forças em várias direções.

## Técnica de cone único

A técnica da compactação lateral tornou-se o padrão ouro da obturação dos canais radiculares, melhorando a qualidade do preenchimento do canal comparativamente às técnicas de cone único com cones de prata ou guta-percha padronizados com conicidade 0,02 mm/mm. Com o uso de cones acessórios, o volume necessário de cimento diminui, bem como o risco de infiltração apical ou coronária.[87] Com os cimentos endodônticos convencionais, geralmente à base de oxido de zinco e eugenol, maiores espessuras de cimento eram associadas a maior dissolução, o que originaria, no longo prazo, espaços vazios na obturação com maior risco de reinfecção, comprometendo o resultado do tratamento endodôntico.[88]

Com a disseminação do uso de instrumentos de NiTi acionados a motor e o desenvolvimento de cones de guta-percha correspondentes, com diâmetro e conicidade iguais aos instrumentos, tornou-se mais previsível a forma final do preparo radicular bem como a adaptação dos cones ao canal preparado. A técnica de obturação com único cone, de maior conicidade, tornou a obturação dos canais radiculares um procedimento mais rápido e simples, enquanto minimiza as forças aplicadas às paredes radiculares pelos espaçadores, sem diminuir a qualidade do selamento apical.[89]

O desenvolvimento de novos cimentos endodônticos insolúveis, à base de metacrilato, silicone e resina epóxi,[90-92] e, mais recentemente, dos cimentos de silicato de cálcio,[93,94] cujas propriedades físico-químicas melhoram na presença de umidade e envolvem adesão química à dentina, ajudou a popularizar a técnica do cone único.

Capítulo 16 | Obturação dos Canais Radiculares 551

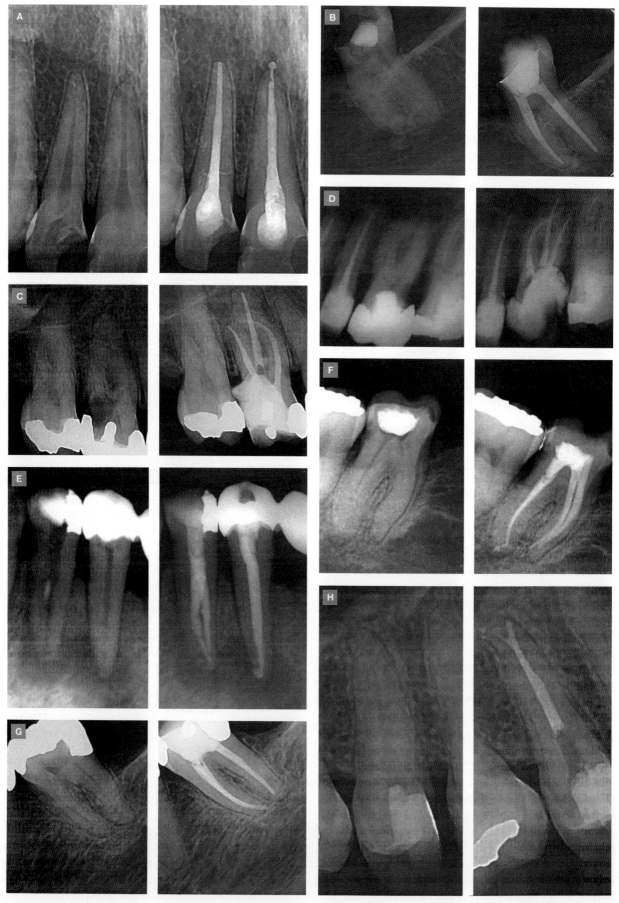

**Figura 16.52** Casos clínicos representativos da obturação do canal radicular pela técnica de compactação lateral. **A, B, C e G.** Cortesia do Dr. P. Camilo Jr. **D e E.** Cortesia do Dr. L. Lyon. **F.** Cortesia de INCO 25. **H.** Cortesia do Coronel-Dentista J. C. Mucci.

Embora não exista um protocolo específico para a utilização dos cimentos endodônticos com diferentes composições químicas, a técnica de obturação com cone único basicamente consiste na "cimentação" de um único cone no canal radicular, usualmente do mesmo diâmetro e conicidade do instrumento de memória usado para o preparo apical e assim adaptado à configuração anatômica do canal preparado (Figuras 16.53 e 16.54). Os resultados relatados são semelhantes às técnicas clássicas de compactação lateral e compactação vertical, seja em relação à percentagem de volume de espaços vazios[93-95] ou à profundidade de penetração do cimento nos túbulos dentinários.[96]

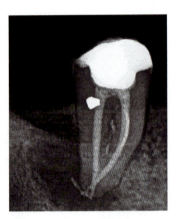

**Figura 16.53** Canais radiculares de molar inferior obturados pela técnica do cone único. (Cortesia da Dra. Ana M. Teles.)

É uma técnica de obturação que preconiza a utilização de apenas um cone de guta-percha, à temperatura ambiente – o cone principal ou mestre –, caracterizado por reproduzir o diâmetro e a conicidade do último instrumento acionado a motor utilizado no preparo dos canais. Essa técnica depende da colocação de um volume suficiente de cimento a ser inserido no canal, sem a utilização de cones acessórios. O volume e espessura do cimento dependem, assim, da adaptação do cone à configuração do canal radicular e da capacidade de dispersão/preenchimento do canal pelo cimento obturador.

As fases de preparação do cimento, seleção do cone principal, segundo os critérios visual, tátil e radiográfico, bem como a preparação do cimento são idênticas às anteriormente descritas para a técnica da compactação lateral.

## Cimentação do cone principal

O cimento endodôntico poderá ser levado ao interior do canal por meio de:

- O próprio cone principal, levemente coberto com o cimento e transportado ao canal até o CT, com ou sem aplicação prévia de cimento no canal[92,97]
- Injeção com dispositivo de agulha fina, sendo o cone colocado em seguida até atingir o CT[93,98]
- Instrumento endodôntico manual ou acionado em baixa rotação (Lentulo®), o qual, em canais retos, deve ser introduzido até às proximidades do CT e lentamente retirado até à embocadura do canal.[94]

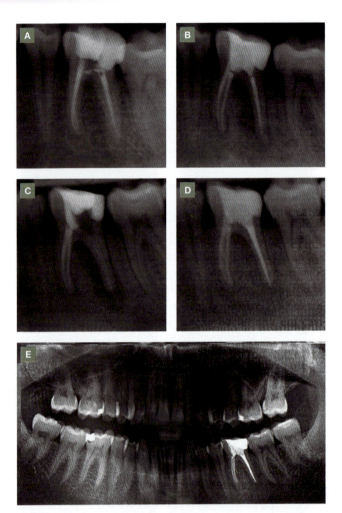

**Figura 16.54** Caso clínico representativo da obturação do canal radicular pela técnica de cone único após retratamento. **A.** Dente 36 com canais tratados. **B.** Após 2 anos, é visível uma radiolucência em torno da raiz distal. **C.** Radiografia periapical pós-desobturação do canal distal. O canal foi preparado. Medicado com pasta de hidróxido de cálcio por 2 semanas e obturado pela técnica do cone único associado ao cimento AH Plus® (Dentsply Maillefer, Ballaigues, Suíça). **D.** Radiografia periapical de proservação após 1 ano. **E.** Radiografia panorâmica após 4 anos. (Reproduzida com permissão de Ferreira I, Barros J, Ferreira MM, Pina-Vaz I. Tri-dimensional filling: a factor that can influence the outcome of endodontic treatment – case report; Revista Endodoncia 2016; 34:165-170.)

Em seguida, procede-se como na técnica de compactação lateral, com o corte da guta-percha no nível da embocadura do canal e a compactação vertical final.

### Vantagens em relação à compactação lateral

- Procedimento mais simples e rápido
- Minimiza as forças apical e lateral exercidas nas paredes dos canais radiculares associadas ao emprego de espaçadores e dos cones acessórios
- Pode ser uma boa opção em canais curvos[99] ou estreitos, onde a compactação lateral está condicionada pelo menor espaço disponível, permitindo uma maior percentagem de área ocupada por guta-percha[89]
- Apresenta resultados comparáveis aos de outras técnicas, como a de compactação lateral ou termoplástica.[100]

### Desvantagens

- Menor adaptação do cone único nos terços médio e coronário da maioria dos canais.[92] Isso pode gerar áreas com maior quantidade de cimento do que guta-percha
- Porosidade nos grandes volumes de obturações com alguns cimentos endodônticos convencionais, por contração de presa e risco de dissolução do cimento[98]
- Menor área de guta-percha em certas configurações anatômicas, como canais ovais, achatados ou em C.[97]

## Manobra do tampão apical

Na obturação de dentes com necrose pulpar e reabsorção apical visível radiograficamente, assim como em dentes com rizogênese incompleta, podemos empregar a manobra do tampão apical para diminuir os riscos de extravasamento de material obturador para os tecidos perirradiculares (sobreobturação). O tampão apical consiste na colocação de um material obturador biologicamente compatível com os tecidos perirradiculares no segmento apical do canal radicular (tampão apical), sendo o restante obturado de forma convencional com guta-percha e cimento endodôntico.

O tampão apical é utilizado com objetivos mecânico e biológico. O objetivo mecânico é atuar como um obstáculo ao extravasamento da guta-percha e do cimento utilizado na obturação do canal, e o biológico é favorecer a reparação por deposição de um tecido mineralizado junto à área crítica apical (Figuras 16.55 a 16.57).[101] Como tampão apical, podemos empregar o hidróxido de cálcio (na forma de pó, cimento ou pasta)[102] ou o mineral trióxido agregado (MTA).[103]

Quando a pasta de hidróxido de cálcio é usada, a sua manipulação é feita utilizando-se placa de vidro e espátula estéreis e agregando-se o seu pó constituinte ao veículo até se obter massa pastosa, homogênea e com consistência de trabalho (massa de vidraceiro). Uma vez preparada a pasta e estando o canal corretamente preparado, realiza-se o seu preenchimento, utilizando-se espirais de Lentulo®.

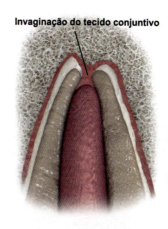
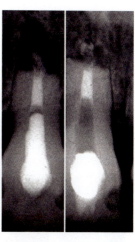

**Figura 16.56** Tampão apical. Ação biológica limita a invaginação do tecido conjuntivo perirradicular.

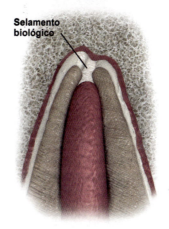
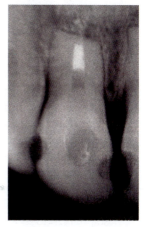

**Figura 16.57** Tampão apical. Ação biológica favorece a deposição de tecido mineralizado junto à área apical do canal.

A espiral de Lentulo® obrigatoriamente deve ser acionada com giro à direita e possuir diâmetro menor do que o do preparo do canal radicular. Depois de carregada com a pasta, deve ser posicionada 2 a 3 mm aquém do CT e acionada à direita. Sendo o sentido das hélices da esquerda para a direita, a espiral de Lentulo® propulsiona o material (pasta em sentido apical). A espiral de Lentulo® deve ser retirada lentamente do canal, estando ela em movimento rotatório (Figura 16.58).

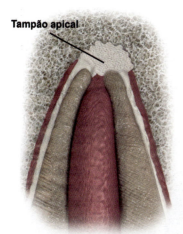
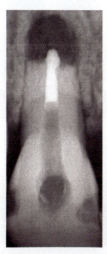

**Figura 16.55** Tampão apical. Ação mecânica impede extravasamento da guta-percha.

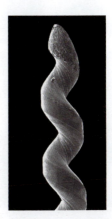

**Figura 16.58** Espiral de Lentulo®. Sentido das hélices da esquerda para a direita.

O giro da espiral de Lentulo® erroneamente à esquerda e sua justeza no interior do canal radicular são os fatores determinantes de sua fratura por torção (Figura 16.59).

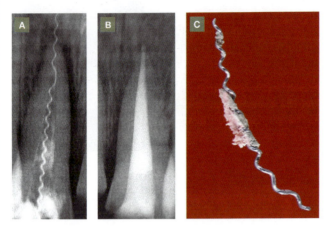

**Figura 16.59** Espiral de Lentulo® fraturada.

A pasta também pode ser levada ao canal radicular por meio de instrumentos endodônticos tipo K. Após carregamento com pasta, o instrumento é posicionado no interior do canal até o CT e girado manualmente à esquerda. Simultaneamente, deve ser retirado lentamente do interior do canal radicular. A operação é acompanhada com o auxílio do exame radiográfico.

Preenchido o segmento apical do canal radicular, realizam-se simultaneamente a compactação e a remoção da pasta, deixando-se 2 a 3 mm finais do canal radicular ocupados com o material – tampão apical. A compactação é realizada com compactadores verticais e cones de papel absorvente. Geralmente, o cone de papel absorvente é empregado com a extremidade de maior diâmetro em sentido apical do canal radicular. A remoção da pasta é realizada por meio de instrumentos tipo K ou H. Frequentemente ocorre extravasamento perirradicular do material empregado como tampão apical. Nesse passo, não se deve utilizar solução irrigadora. A seguir, efetua-se a obturação do segmento restante do canal, utilizando-se a técnica da compactação lateral com cimento e cones de guta-percha (Figura 16.60).

O pó do hidróxido de cálcio P.A. também pode ser usado para confeccionar o tampão apical. Com um porta-amálgama, o pó é aplicado na câmara pulpar e levado ao interior do canal com pontas de papel calibrosas ou com condensadores de guta-percha. O pó é compactado na porção apical do canal e um instrumento endodôntico de diâmetro compatível com o do canal é usado para remover o excesso de pó do canal, deixando 3 mm de tampão apical.

O MTA também pode ser empregado como tampão apical na obturação de canais radiculares de dentes com reabsorções apicais ou com rizogênese incompleta.[103] O material é inserido na região apical com o emprego de instrumentos especiais (seringas) ou mesmo levado com auxílio de instrumentos endodônticos de ponta truncada (compactadores). O material deve ser colocado numa extensão de até 3 mm e seu limite apical comprovado pelo exame radiográfico.

Para prevenir o extravasamento apical do MTA durante a sua colocação no interior de um canal radicular,

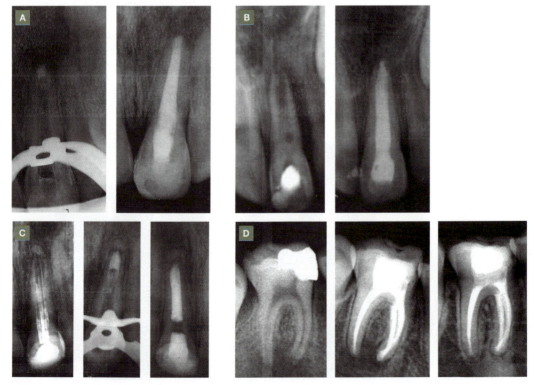

**Figura 16.60** Tampão apical. Casos clínicos. **A.** Incisivo central superior. (Cortesia do Dr. M. Martins.) **B.** Incisivo central superior. (Cortesia do Dr. L. Lyon.) **C.** Incisivo central superior. (Cortesia do Prof. R. Moraes.) **D.** Molar inferior. Tampão na raiz mesial.

uma barreira mecânica na porção apical do preparo com pasta de hidróxido de cálcio ou de sulfato de cálcio pode ser criada. Uma vez preparada a pasta, realiza-se o preenchimento do segmento apical do canal radicular, utilizando-se espirais Lentulo®, como descrito. A seguir, efetua-se simultaneamente a remoção e compactação da pasta numa extensão de até 2 mm e seu limite apical comprovado pelo exame radiográfico. Na fase final da confecção da barreira mecânica, a pasta deve ser compactada com cones de papel absorvente. Geralmente, o cone é empregado com a extremidade de maior diâmetro em sentido apical do canal radicular. Em seguida, o MTA é colocado conforme a descrição anterior com menos riscos de sobreobturação.

Sobre o MTA, é colocada uma bolinha de algodão umedecida com água destilada por um período mínimo de 3 a 4 horas protegida por selamento coronário.[103] Esse procedimento tem como objetivo manter a hidratação e permitir a solidificação do material. Todavia, Sluyk *et al.*[104] não recomendam esse procedimento, acreditando que a umidade advinda do tecido no local seja suficiente para manter as necessidades hidrofílicas do MTA. Por causa da pouca solubilidade do MTA, é conveniente evitar o seu extravasamento junto aos tecidos perirradiculares. Mesmo possuindo excelente comportamento biológico, seu extravasamento pode dificultar ou mesmo impedir o selamento apical do canal por tecido mineralizado.

### Espaço para retentores intrarradiculares

Para a maioria dos autores, deve-se manter de 3 a 5 mm de obturação no segmento apical do canal radicular, com a finalidade de manter o selamento e resistir às manobras de preparo, moldagem e cimentação do pino intrarradicular (Figura 16.61).[88-90]

O momento de preparo do espaço para pinos intrarradiculares depende do tipo de restauração permanente planejada para o dente. Para os que necessitam de pino, a criação do espaço deve ser realizada imediatamente após a obturação do canal radicular. Todavia, para alguns autores, esse procedimento deve ser executado após um intervalo de tempo, usualmente a partir de 1 semana, a fim de que ocorra a presa completa do cimento selador endodôntico,[105,106] ou ainda o tipo de cimento poderá influenciar o momento da desobturação.[107,108]

Quanto ao método de remoção do material obturador, solventes orgânicos da guta-percha não devem ser empregados.[109] A infiltração de solventes causa contração da guta-percha, prejudicando o selamento apical da obturação do canal radicular,[106] e diminui a força de adesão dos cimentos obturadores.[110]

No método térmico, a remoção pode ser feita por meio de instrumentos de compactação vertical aquecidos acoplados a dispositivos que geram calor por intermédio da energia elétrica; entre eles, podemos citar o Touch'n Heat e o System B (SybronEndo, EUA). A remoção parcial da obturação é obtida progressivamente, partindo-se de condutores de diâmetros maiores para os de diâmetros menores, percorrendo sucessivamente distâncias variáveis de 2 a 3 mm em sentido apical, até atingir o comprimento preestabelecido. O instrumento aquecido é levado rapidamente ao interior do canal, sendo retirado logo a seguir. A guta-percha aderirá à superfície do instrumento, sendo então removida. Os fragmentos do material obturador serão retirados da superfície do condutor quando passado em uma gaze. A repetição sucessiva do procedimento promoverá a remoção rápida e segura da guta-percha do interior do canal. Atingindo o comprimento desejado, com um compactador frio, realiza-se a compactação vertical, com o objetivo de melhorar o selamento da obturação remanescente.

O emprego de instrumento aquecido em lâmpada de álcool deve ser evitado, devido à falta de controle tanto na temperatura máxima de aquecimento, que pode causar danos ao periodonto, quanto na duração do aquecimento, com rápido resfriamento que pode provocar o deslocamento de todo o conjunto (cone e cimento) da

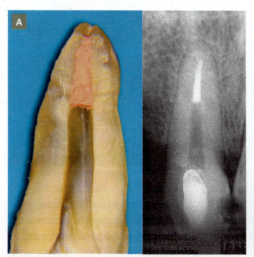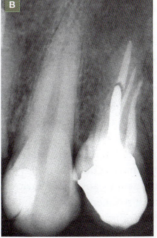

**Figura 16.61** Espaço para retentor intrarradicular. **A.** Imagem laboratorial e radiográfica. Caso clínico. **B.** Cortesia do Coronel-Dentista J. C. Mucci.

obturação radicular. Os condutores de calor de aparelhos elétricos também podem provocar aumento da temperatura na superfície externa da raiz. Para os aparelhos elétricos, a temperatura do condutor deve atingir 200°C e ele deve ser usado apenas por um curto tempo no canal.

No método mecânico, mais rápido e prático, utiliza-se uma grande variedade de instrumentos rotatórios, como os alargadores Gates-Glidden, Largo, instrumento GPX e instrumentos especiais que acompanham os *kits* de pinos pré-fabricados. Para a confecção de retentor intrarradicular fundido (RIRF), os alargadores Gates-Glidden e Largo são preferíveis. Suas extremidades removem apenas o material de menor resistência (guta-percha), não representando, portanto, risco de desvio do canal ou perfuração. Apresentam-se em diferentes diâmetros para atender às variações de diâmetros dos diversos canais radiculares. Os alargadores Peeso, em função de sua extremidade cortante e perfurante, não devem ser utilizados.

A remoção parcial da obturação do canal é realizada com movimentos curtos e sucessivos de penetração e remoção do instrumento rotatório, com o auxílio de um cursor ou marca com caneta tipo Pilot® que servirá como guia de penetração até atingir a profundidade preestabelecida. Atingida a profundidade adequada, com um compactador manual frio e de diâmetro compatível, realiza-se a compactação vertical do remanescente da obturação.

Os instrumentos rotatórios são montados em contra-ângulos com sentido de corte à direita, em baixa rotação, e levados, girando, ao interior do canal radicular. O diâmetro dos instrumentos deve ser aproximado ao do canal, para que a guta-percha seja cortada por intermédio do calor provocado pelo atrito das arestas de corte com o material obturador e com as paredes do canal. O avanço do instrumento no interior do canal radicular é representado por pequenos toques da parte de trabalho do instrumento na superfície externa do material obturador, seguido de retrocesso em sentido cervical, provocando o corte de pequenas porções dele. Avanços maiores plastificam a guta-percha, que acaba por aderir ao instrumento, podendo com o movimento de retrocesso deslocar ou mesmo remover a obturação do interior do canal. A parte de trabalho do instrumento deve ser limpa com uma gaze estéril a cada penetração no interior do canal radicular.

Após a remoção do material obturador necessária à correta extensão do pino, deve-se preparar lateralmente o canal radicular com os mesmos instrumentos rotatórios utilizados na obtenção do espaço. Para RIRF, a largura do pino normalmente deve ser de aproximadamente um terço da largura total da raiz, representando um importante aspecto para a resistência final da estrutura dental remanescente.

Lopes *et al.*[111] determinaram, *in vitro*, a temperatura externa da superfície radicular de dentes obturados com guta-percha e cimento durante a remoção de obturação do canal, quando do emprego de instrumentos rotatórios e aquecidos. A remoção por meio de instrumentos aquecidos ao vermelho-rubro transfere mais calor ao sistema, e a temperatura pode chegar a 57,5°C. Certamente, isso pode ser atribuído à temperatura de 700°C necessária para o instrumento atingir a coloração vermelho-rubro, apesar da perda de calor durante seu deslocamento, até ser introduzido no canal radicular. A temperatura média do instrumento, ao entrar em contato com o material obturador, era de 480°C. Como a guta-percha amolece a 60°C e funde-se a 100°C, o excesso de energia térmica do instrumento é transferido à massa obturadora e à parede dentinária. Em outro experimento, a temperatura média do instrumento, quando deixado por 5 segundos na zona redutora da chama da lâmpada de álcool, era de 365°C, sendo reduzida para 210°C no momento em que entrava em contato com o material obturador. Com esse procedimento, o aquecimento externo médio da superfície radicular foi de 40,3°C. O uso de alargadores Gates-Glidden causou o menor aquecimento na superfície externa da raiz (32,8°C). Esse comportamento pode ser atribuído à fácil remoção da obturação por corte; à redução da resistência ao corte do material obturador, advindo da transformação da energia mecânica do alargador em calor; à forma ovoide da parte de trabalho do alargador, o que favorece o corte, a penetração e a remoção do material excisado; e à rapidez na execução do trabalho.

Para Lopes *et al.*,[111] o efeito do calor no periodonto é desconhecido. Assim, a elevação da temperatura em algum ponto da superfície radicular poderá ser responsável por uma imediata ou futura injúria. Por sua vez, Eriksson *et al.*[112] concluíram que o calor pode causar injúrias ao tecido ósseo, se houver aquecimento acima de 47°C durante um minuto.

No preparo do espaço para o pino, não se deve empregar instrumento aquecido ao vermelho-rubro. Temperaturas menores são suficientes para a remoção parcial da obturação do canal radicular; elas provocam menor aquecimento das superfícies externas da raiz.

Após a criação do espaço radicular, colocamos em seu interior um medicamento intracanal e selamos a cavidade com cimento temporário. A finalidade do curativo é impedir a contaminação desse espaço via cavidade bucal. Esse procedimento deve ser repetido durante as sessões da fase de preparo e cimentação do retentor protético, devendo-se tomar cuidado com toda e qualquer possibilidade de contaminação do canal radicular durante as fases de modelagem do retentor e confecção do provisório em retentores intrarradiculares indiretos.

Os sistemas de pinos pré-fabricados são compostos por instrumentos rotatórios padronizados, respectivos ao diâmetro apresentado pelo pino, e são fundamentais para a calibração do espaço obtido.

## Acompanhamento do tratamento endodôntico (proservação)

A Figura 16.62 mostra a taxa de sucesso revelada por estudos transversais realizados em diferentes países. Os índices são baixos e estão relacionados com tratamentos efetuados por clínicos gerais.[25,27,113-115] Nesses estudos, o principal fator relacionado com o fracasso (presença de lesão perirradicular) foi a qualidade insatisfatória do tratamento realizado. Isso mostra o quanto o tratamento endodôntico pode ser de difícil execução por profissionais sem adequado treinamento.

No entanto, deve ser salientado que o potencial de sucesso do tratamento endodôntico bem executado e seguindo os parâmetros atuais pode atingir 85 a 95% dos casos, inclusive em dentes com lesão perirradicular.[115-117]

O sucesso da terapia endodôntica deve ser avaliado clinicamente e radiograficamente periodicamente, de 6 em 6 meses. Casos de biopulpectomia são observados até 1 ano após a conclusão do tratamento. Dentes com polpa necrosada devem, preferencialmente, ser avaliados até no mínimo 2 anos depois da conclusão do tratamento.

Os critérios clínicos e radiográficos para a determinação do sucesso devem ser os seguintes:[118]

1. Ausência de sensibilidade à palpação e percussão.
2. Mobilidade dentária normal.
3. Ausência de fístula.
4. Função dentária normal.
5. Ausência de tumefação.
6. Evidência radiográfica de normalidade do espaço do ligamento periodontal.
7. Regressão da lesão perirradicular (se presente anteriormente).
8. Ausência ou paralisação da reabsorção radicular (Figura 16.63 a 16.66).

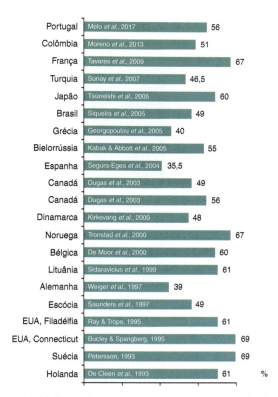

**Figura 16.62** Taxa de sucesso em estudos transversais. Dados de diferentes países.

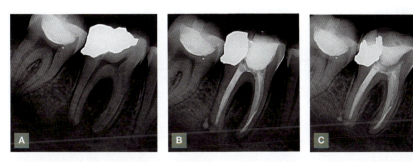

**Figura 16.63** Proservação. Caso clínico com imagem radiográfica sugestiva de reparação da lesão perirradicular em andamento (controles de 6 meses e 1 ano após). (Cortesia do Dr. P. Camilo Jr.)

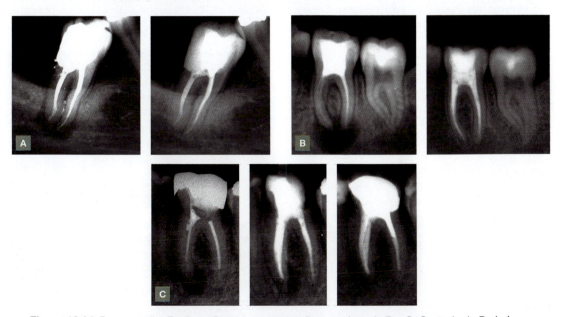

**Figura 16.64** Proservação. Radiograficamente, reparação completa. **A, B** e **C.** Cortesia do Dr. L. Lyon.

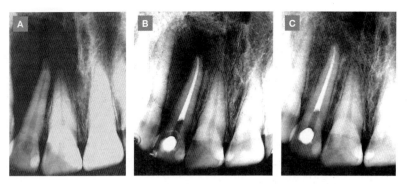

**Figura 16.65** Proservação. Caso clínico com imagem radiográfica sugestiva de reparação da lesão perirradicular em andamento. (Cortesia do Dr. R. B. Ribeiro.)

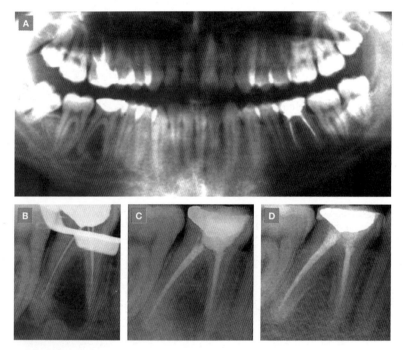

**Figura 16.66** Proservação. Caso clínico com reparação da lesão perirradicular. **A.** Dente 46 com lesão perirradicular assintomática. Radiografia panorâmica. **B.** Radiografia periapical de odontometria. Os canais radiculares foram preparados e medicados com pasta de hidróxido de cálcio por 2 semanas. **C.** Radiografia periapical pós-obturação com cone único de guta-percha associado ao cimento AH Plus® (Dentsply Maillefer, Ballaigues, Swizerland). **D.** Radiografia periapical de proservação após 10 anos. (Cortesia da Dra. Irene P. Vaz.)

No acompanhamento periódico, a presença de sinais ou sintomas de infecção associados ao dente tratado geralmente indicam o fracasso e requerem intervenção do profissional para reverter a condição, seja pelo retratamento, pela cirurgia perirradicular ou até mesmo pela extração dentária. Radiograficamente, uma lesão perirradicular que surge em um dente que apresentava os tecidos perirradiculares normais na época do tratamento indica fracasso. Se uma lesão ainda está presente em um dente assintomático, mas diminuiu de tamanho entre os períodos de proservação, o caso deve continuar sob vigilância e o paciente agendado para outra consulta posterior de acompanhamento. Se, após 1 a 2 anos, a lesão mantém seu tamanho ou aumenta, então o fracasso está estabelecido. Algumas lesões podem levar até 4 a 5 anos para curar.

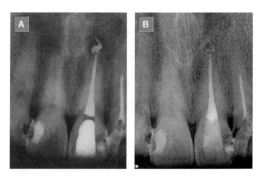

**Figura 16.67** Proservação. **A.** Caso clínico mostrando extravasamento de cimento endodôntico no momento da obturação. **B.** Grande parte do cimento endodôntico já se encontra removida na radiografia de proservação 1 ano depois. (Cortesia do Dr. Manoel Matos Neto.)

 As referências bibliográficas deste capítulo estão disponíveis no Ambiente de aprendizagem do GEN | Grupo Editorial Nacional.

# Técnicas de Termoplastificação da Guta-Percha

**Seção 16.3**

Manoel Brito-Júnior | Stéphanie Q. Tonelli | Eduardo Nunes | Frank F. Silveira

Embora se reconheça que a técnica da compactação lateral alcance resultados satisfatórios durante a etapa da obturação, há dúvidas se o preenchimento do sistema de canais radiculares (SCR) seja realmente efetivo.[1] A complexa morfologia do SCR, como exemplificado na Figura 16.68, incluindo anastomoses, canais acessórios, istmos e forames múltiplos dificultam, sobremaneira, um selamento apical compacto e tridimensional.[2]

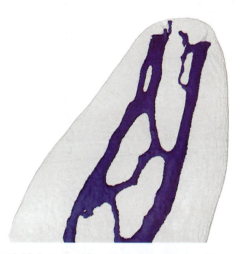

**Figura 16.68** Imagem 3D, obtida por meio de microtomografia computadorizada, da anatomia interna de raiz mesiovestibular de primeiro molar superior.

Buscando aprimorar a qualidade da obturação endodôntica, novas técnicas e dispositivos têm surgido, aliando o fator aquecimento com a característica plástica da guta-percha, ampliando, assim, a capacidade de preenchimento do SCR e suas peculiaridades anatômicas. Nas técnicas de obturação termoplastificadoras, são usados calcadores manuais e/ou elétricos, injetores e instrumentos rotatórios para aquecer, plastificar e compactar a guta-percha produzindo massa obturadora densa e homogênea.[1-5]

Nas seções seguintes, serão descritos procedimentos operatórios e características da compactação vertical da guta-percha aquecida (técnica de Schilder), onda contínua de compactação, injeção de guta-percha termoplastificada, técnica híbrida de Tagger e técnica com carregador de guta-percha termoplastificada (Thermafil®/GuttaCore®).

## Técnica da compactação vertical de Schilder

Herbert Schilder[1] propôs a plastificação do cone de guta-percha no canal radicular, mediante a inserção de um instrumento aquecido – condutor de calor (*heat carrier*) –, seguida da compactação vertical da guta-percha plastificada. Esse procedimento é realizado com compactadores (calcadores) de diâmetros compatíveis com o canal radicular, promovendo o movimento apical e lateral da massa obturadora.[1] Como consequência, ocorre o preenchimento de ramificações anatômicas do SCR, bem como de irregularidades resultantes de reabsorção interna e acidentes ocorridos durante a instrumentação dos canais radiculares, tais como degraus, desvios e perfurações.

Essencialmente, a técnica de Schilder compreende um conjunto de manobras que são realizadas no sentido coroa-ápice (*downpack*) e complementadas pela progressiva inserção/compactação da guta-percha previamente plastificada, no sentido ápice-coroa (*backfill*). O material utilizado inclui cones de guta-percha, cimento endodôntico, fonte geradora de calor, condutores de calor e compactadores verticais.

### Sequência técnica

Passos iniciais

1. Após adequada modelagem do canal radicular (Figura 16.69A e B), deve-se selecionar, dentre o conjunto de compactadores verticais (Figura 16.69C), três compactadores, compatíveis com os segmentos cervical (Figura 16.69D), médio (Figura 16.69E) e apical (Figura 16.69F) do canal radicular.
2. Adaptar o cone de guta-percha principal, geralmente com conicidade acentuada (0,04 mm/mm ou 0,06 mm/mm), posicionado cerca de 1 mm aquém do comprimento de trabalho (Figura 16.69G), pois o material plastificado se desloca no sentido apical durante a compactação vertical da guta-percha.[6] Realizar uma tomada radiográfica para verificar a posição do cone principal (Figura 16.69H).
3. Secar o canal radicular e envolver o segmento apical do cone em cimento endodôntico e inserir no canal radicular até a extensão planejada.

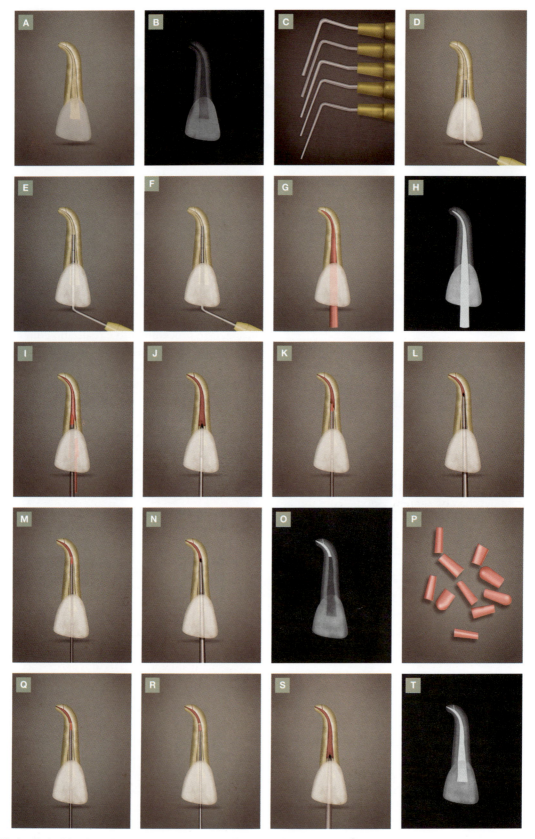

**Figura 16.69 A** e **B.** Incisivo lateral superior com canal preparado. **C.** Conjunto de compactadores. **D** a **F.** Seleção de compactadores nos segmentos cervical, médio e apical, respectivamente. **G.** Adaptação do cone principal. **H.** Radiografia do cone principal. **I.** Remoção da guta-percha cervical com condutor de calor. **J.** Compactação da guta-percha. **K.** Remoção da guta-percha do segmento médio. **L.** Compactação da guta-percha. **M.** Remoção da guta-percha no segmento apical. **N.** Compactação da guta-percha. **O.** Radiografia. **P.** Fragmentos de guta-percha alfa. **Q.** Plastificação da guta-percha apical. **R.** Inserção e compactação de incrementos de guta-percha plastificados até o segmento apical. **S.** Obturação dos segmentos médio e cervical com fragmentos de guta-percha plastificados e compactação a frio. **T.** Radiografia final.

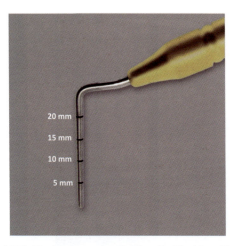

**Figura 16.70** Ranhuras padronizadas (5, 10, 15 e 20 mm) na parte ativa de compactador vertical.

### Fase coroa-ápice (downpack)

Esta fase corresponde à obturação do segmento apical do canal radicular no sentido coroa-ápice. Assim, após a cimentação do cone principal, o instrumento condutor de calor (*heat carrier*) é aquecido em lamparina de álcool e inserido até a entrada do canal radicular (Figura 16.69I), removendo-se a guta-percha cervical. Nesse momento, procede-se a compactação vertical com o respectivo calcador previamente selecionado (Figura 16.69J). É recomendado cobrir a ponta do compactador com pó de cimento objetivando evitar adesão da guta-percha plastificada. Na sequência, com o condutor de calor (Figura 16.69K), remove-se a guta-percha do segmento médio com simultânea compactação vertical a frio da massa amolecida (Figura 16.69L). Nessa etapa, pode-se obter a obturação de canais laterais. Em seguida, remove-se uma pequena porção da guta-percha apical, deixando-se um remanescente de 4 a 5 mm (Figura 16.69M), seguido da sua pronta compactação (Figura 16.69N). Nessa etapa, é importante obter uma tomada radiográfica (Figura 16.69O) para avaliar a qualidade da obturação. Caso tenha sido planejada a cimentação de um retentor intrarradicular, a obturação está concluída.

### Fase ápice-coroa (Backfill)

Esta fase corresponde ao preenchimento dos segmentos médio e cervical no sentido ápice-coroa. Pode ser realizada mediante introdução de pequenos segmentos de cones de guta-percha cortados (Figura 16.69P). Assim, após a plastificação da guta-percha apical com condutor de calor (Figura 16.69Q), fragmentos de guta-percha plastificados são inseridos próximo ao segmento apical e compactados verticalmente (Figura 16.69R). Esses procedimentos são repetidos nos segmentos médio e cervical, utilizando-se progressivamente fragmentos de guta-percha de maior diâmetro, até o completo preenchimento do canal radicular (Figura 16.69S). Realiza-se então uma radiografia final para avaliar a qualidade da obturação (Figura 16.69T).

### Considerações importantes

- O canal radicular deve apresentar adequada ampliação envolvendo os três princípios propostos por Schilder: constrição apical, regularidade das paredes laterais e conicidade tridimensional
- Na escolha do cone principal, deve-se optar pela guta-percha fase alfa que, uma vez aquecida, torna-se pegajosa, aderente e com maior escoamento.[7] Em canais radiculares irregulares, com conformação ovalada ou elipsóide, pode-se utilizar um cone não padronizado (F ou MF), lateralmente ao principal
- Tradicionalmente, a fonte de calor era a chama de uma lamparina a álcool, mas, atualmente, devem ser usados compactadores de aparelhos elétricos especiais, que permitem maior controle da temperatura
- Deve-se evitar o aquecimento excessivo durante os procedimentos técnicos pelo possível dano aos tecidos do ligamento periodontal,[8] bem como pela possibilidade de acelerar a decomposição da guta-percha[9] e, consequentemente, predispor, ao fracasso do tratamento em longo prazo
- O compactador não deve exercer efeito de cunha diretamente sobre as paredes dentinárias, pois pode acarretar fratura radicular vertical. Assim, o compactador mais calibroso será utilizado no segmento cervical do canal; o intermediário, no segmento médio; e o mais delgado, no segmento apical. As ranhuras padronizadas (5, 10, 15 e 20 mm) na parte ativa dos compactadores (Figura 16.70) auxiliam na demarcação da profundidade a ser alcançada no interior do canal radicular
- Durante o resfriamento da guta-percha à temperatura corpórea, a manutenção da compactação vertical com o calcador reduz a contração volumétrica do material.

Vale ressaltar que um dos aspectos mais relevantes durante a execução da técnica de Schilder é o controle longitudinal da obturação. Geralmente ocorre extrusão foraminal de material obturador após plastificação e compactação da guta-percha no segmento apical do canal radicular.[10]

O excesso de extravasamento apical de cimento e/ou cone de guta-percha é indesejável, uma vez que pode manter reação inflamatória nos tecidos perirradiculares e resultar em sintomatologia pós-operatória.[11,12] Assim, a adaptação do cone principal aquém do comprimento de trabalho deve ser verificada cuidadosamente.[6,13] Além disso, o preparo apical estreito e cônico reduz a possibilidade de extrusão do material obturador para o periápice.[10,13]

Outro aspecto a ser salientado é que, aparentemente, a técnica de Schilder é complexa e, por vezes, julgada de difícil execução clínica. Da mesma forma como ocorre com outras técnicas, o treinamento pré-clínico propiciará o domínio e a segurança necessários à sua correta execução, como demonstrado radiograficamente na Figura 16.71. Ademais, a partir da evolução tecnológica, que incorporou a essa técnica o uso de aparelhos e compactadores elétricos (conforme será descrito adiante), os procedimentos técnico-operatórios tornaram-se mais facilitados e previsíveis.

A Figura 16.72 mostra casos clínicos representativos da técnica de Schilder.

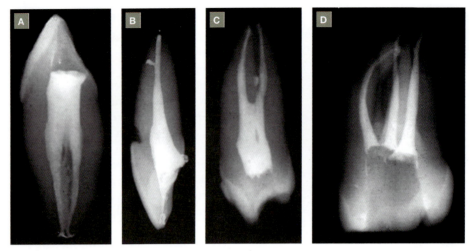

**Figura 16.71** Imagens radiográficas proximais de sistemas de canais radiculares obturados pela técnica de Schilder em treinamento pré-clínico. **A.** Canino inferior com dois canais radiculares e deltas apicais. **B.** Incisivo central superior com canal lateral. **C.** Primeiro pré-molar superior com dois canais e interconduto. **D.** Molar superior com canal mesiovestibular curvo e ramificações apicais.

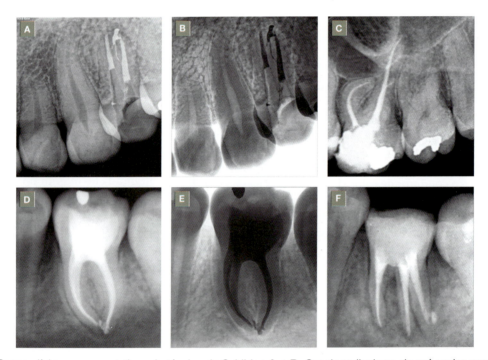

**Figura 16.72** Casos clínicos representativos da técnica de Schilder. **A** e **B.** Canais radiculares de pré-molar superior obturados com espaço para cimentação de retentor intrarradicular. **C.** Primeiro molar superior com curvatura acentuada no canal mesiovestibular e adequada obturação. (Cortesia do cirurgião-dentista Rilke Sanabria.) **D** e **E.** Molar inferior com obturações satisfatórias de canais radiculares e ramificações apicais. (Cortesia da Prof.ª Kênia S. Toubes.) **F.** Molar inferior (*radix entomolaris*) com canais radiculares apresentando adequadas obturações.

### Técnica de onda contínua de compactação

Proposta por Buchanan,[4] é uma variação da técnica da compactação vertical da guta-percha aquecida de Schilder. Utiliza-se menor número de instrumentos, despendendo pouco tempo na sua execução. O aparelho System B foi proposto especialmente para essa técnica (Analytic Tecnology, EUA – Figura 16.73A) e possui um condutor de calor acoplado que promove aquecimento controlado. Esses condutores também atuam como compactadores. Assim, esse sistema propicia uma única onda de aquecimento e compactação, denominada Técnica de Onda Contínua de Compactação.

Os condutores, projetados para aquecer da ponta para o cabo, diminuem o risco de deslocamento da massa obturadora. Posteriormente à plastificação/compactação da guta-percha no canal radicular, realiza-se a compactação a frio. Os calcadores de aço inoxidável (Figura 16.73B) são disponíveis em calibres similares aos cones acessórios F, FM, M e ML. A fase de remoção da guta-percha nos segmentos cervical e médio do canal radicular é denominada *downpack*. Opcionalmente, também

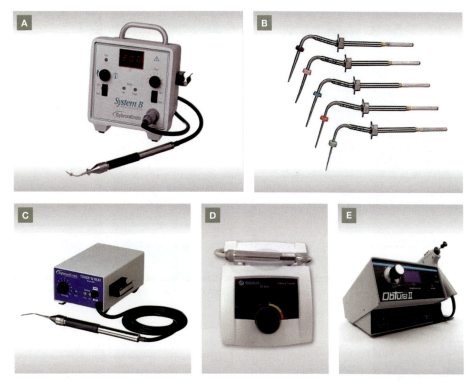

**Figura 16.73 A.** Aparelho System B. **B.** Pontas do System B. **C.** Aparelho Touch'N Heat. **D.** Aparelho Odous Touch. **E.** Aparelho Obtura II.

pode ser realizada com outros aparelhos, por exemplo, Touch'N Heat (SybronEndo, EUA – Figura 16.73C), ou Odous Touch (Odous, Brasil – Figura 16.73D), sendo oportuno salientar a necessidade da utilização das pontas do System B ou similares nesses equipamentos.

A fonte de calor ajustada a uma temperatura de 200°C propicia um uso seguro,[14] sendo desejável que a temperatura externa radicular não exceda 10°C.[15,16] Temperatura acima de 250°C aplicada ao canal pode produzir danos ao ligamento periodontal,[17] não contribuindo para a melhora da qualidade da obturação.[18]

Na fase de complementação da obturação nos segmentos cervical e médio, denominada *backfill*, geralmente se utiliza o sistema de injeção de guta-percha com o aparelho Obtura II (Figura 16.73E) ou sistemas similares. Também pode ser realizada com pequenos incrementos de guta-percha ajustados à ponta do aparelho System B em 100°C ou à ponta de calcadores manuais aquecidos.

### Sequência técnica

1. Após adequada modelagem dos canais radiculares (Figura 16.74A e B), realizar adaptação dos cones de guta-percha principais no comprimento de trabalho (CT) (Figura 16.74C), com posterior comprovação radiográfica (Figura 16.74D).
2. Selecionar a ponta do System B, para verificar se ajustará no nível de corte da guta-percha (5 a 7 mm do CT). As pontas apresentam ranhuras, que funcionam como delimitadores de profundidade (10, 15 e 20 mm).
3. Secagem, pincelamento de cimento endodôntico e posicionamento do cone principal no canal radicular (Figura 16.74E).
4. Aparelho ajustado para o modo *Use* e *Touch*, com temperatura de 200°C. Em sequência, o aparelho é acionado no *Holder*, e o condutor/compactador, preaquecido, é direcionado através do cone de guta-percha (Figura 16.74F).
5. Libera-se o dispositivo acionador (*Holder*), mantendo-se a compressão apical por 10 segundos, com o objetivo de:
   a. reduzir o efeito da contração volumétrica da guta-percha
   b. aumentar o embricamento do cimento endodôntico às paredes dentinárias
   c. maximizar a qualidade do selamento apical.
6. Previamente à remoção do condutor/compactador (Figura 16.74G), deve-se acionar o *Holder* para facilitar a sua liberação da guta-percha. Havendo indicação de espaço para retentor intrarradicular, a obturação está concluída (Figura 16.74H). Recomenda-se, especialmente aos profissionais menos experientes, uma confirmação radiográfica nesse momento (Figura 16.74I).
7. Fase de preenchimento dos segmentos médio e cervical (*backfill*). Adapta-se a ponta do aparelho Obtura II e, em seguida, o gatilho é acionado para liberar gradualmente a guta-percha (Figura 16.74J).
8. Compactação a frio com calcadores (Figura 16.74K).
9. Novo incremento de guta-percha com o Obtura II (Figura 16.74L).
10. Compactação a frio (Figura 16.74M).

564 Endodontia | Biologia e Técnica

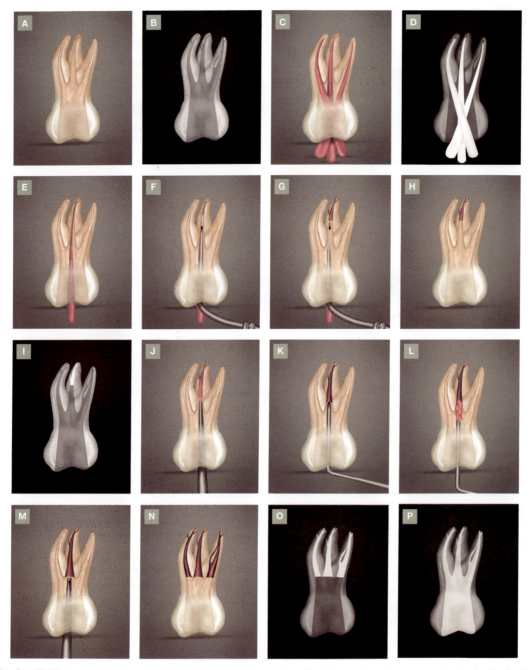

**Figura 16.74 A** e **B.** Molar superior com canais radiculares preparados. **C.** Adaptação dos cones principais. **D.** Radiografia dos cones principais. **E.** Cone principal no canal palatino. **F.** Condutor de calor no segmento apical. **G.** Compactação da guta-percha. **H.** Segmento apical obturado. **I.** Comprovação radiográfica. **J** a **M.** Preenchimento dos segmentos médio e cervical e compactação a frio com calcadores. **N.** Canais radiculares obturados. **O** e **P.** Radiografias da obturação do sistema de canais radiculares.

11. Realização da sequência de procedimentos e obturação dos outros canais radiculares (Figura 16.74N).
12. Comprovação radiográfica da qualidade da obturação do sistema de canais radiculares (Figura 16.74O e P).

### Considerações importantes

- Em canais curvos, a penetração dos calcadores até a profundidade desejada é mais difícil, sendo necessário maior dilatação dos segmentos cervical e médio, o que deve ser feito com cautela para não levar ao enfraquecimento radicular
- Em tratamento de dentes com maior comprimento, também haverá dificuldade na adaptação do condutor em níveis desejados, o que poderá inviabilizar a utilização dessa técnica
- Recomenda-se atenção especial ao travamento do cone, pois, uma vez inadequado, poderá ocorrer a sua remoção acidental quando da retirada da ponta do System B.

Na Figura 16.75, podem ser observados casos clínicos representativos da técnica de onda contínua de compactação.

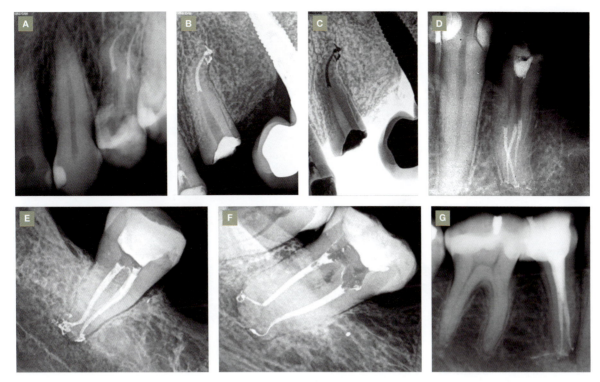

**Figura 16.75** Casos clínicos representativos da obturação pela técnica de onda contínua de compactação. **A.** Pré-molar superior com dois canais radiculares obturados com espaço para cimentação de retentores intrarradiculares. **B** e **C.** Pré-molar superior com canal secundário obturado. **D.** Sistema de canais radiculares de pré-molar inferior com 3 canais distintos. **E** e **F.** Molares inferiores obturados adequadamente. **G.** Pré-molar inferior com dois canais radiculares e ramificações apicais obturados. (Cortesia da Prof.ª Kênia S. Toubes.)

## Técnica de injeção de guta-percha termoplastificada

Nesta técnica, a guta-percha aquecida e plastificada é injetada no canal radicular preparado por meio de uma agulha, como descrito na fase *backfill* da técnica de onda contínua de compactação, usando o sistema Obtura II (Obtura Spartan, EUA). Esse sistema, considerado de alta temperatura, contém uma câmara onde a guta-percha em bastões é adicionada e plastificada em torno de 160°C, em um intervalo de 2 minutos. A fluidez adquirida permite a sua aplicação no canal radicular por meio de uma pistola acoplada a agulhas de prata com calibres 20, 23 e 25 (0,20, 0,23 e 0,25 mm). Atualmente é disponibilizado no mercado o aparelho Obtura Max III (SybroEndo, EUA – Figura 16.76A), uma versão mais compacta e ergonômica.[19] Outro sistema de injeção é o Ultrafill 3D (Hygenic Co, EUA), considerado de baixa temperatura, pois plastifica a guta-percha com temperatura de 70°C.[20]

Aparelhos especiais como o Calamus (Dentsply-Sirona, Suíça – Figura 16.76B), E&Q Master (Meta-Biod, Reino Unido – Figura 16.76C), Beefill 2 em 1 (VDW, Alemanha – Figura 16.76D), também possuem um sistema de injeção, juntamente com uma fonte de calor. Após injeção da guta-percha no canal radicular, sua compactação pode ser realizada com pontas condensadoras acopladas às canetas elétricas desses aparelhos.[21,22]

## Sequência técnica

1. Pré-encurvar a agulha de aplicação de modo a favorecer a sua inserção no canal radicular.
2. Ligar o aparelho e definir a temperatura de plastificação (conforme instruções do fabricante). Colocar a guta-percha na câmara de plastificação, aguardar por 2 minutos.
3. Teste de fluidez: com a guta-percha plastificada, pressionar suavemente a pistola e dispensar uma pequena quantidade do material obturador.
4. Realizar a lubrificação das paredes do canal radicular com cimento endodôntico.
5. Inserir a agulha, no máximo, 3 a 5 mm aquém do comprimento de trabalho. Apertando-se o gatilho do aparelho, a guta-percha é injetada suavemente no canal radicular, gerando uma resistência que tende a deslocar a agulha cervicalmente. A obturação pode ser realizada gradualmente ou em incrementos, sendo a guta-percha compactada a frio com calcadores manuais ou elétricos.

## Considerações importantes

- Como em toda técnica de obturação por termoplastificação, o diâmetro do preparo apical deve ser idealmente o menor possível, para minimizar a possibilidade de extravasamento de material obturador
- Preferencialmente, opta-se pelas agulhas mais finas, a fim de facilitar a inserção nos canais radiculares

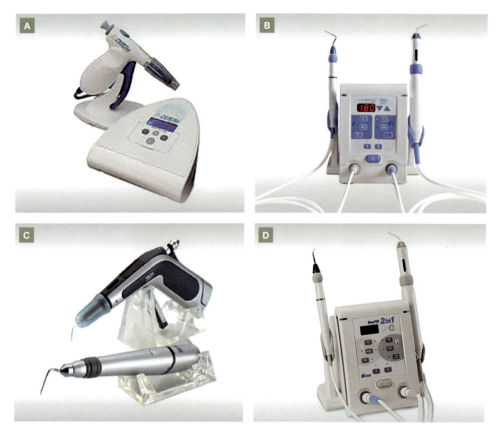

**Figura 16.76 A.** Aparelho Obtura Max III. **B.** Aparelho Calamus. **C.** Aparelho E&Q Master. **D.** Aparelho Beefil 2 em 1.

- Em dentes com comprimento maior, a introdução da ponta da agulha próximo à região apical torna-se inviável
- Em casos de ápice incompletamente formado, sobreinstrumentação ou reabsorções apicais, uma barreira apical (tampão apical) com MTA ou cimentos biocerâmicos é indicada, para evitar o extravasamento de material obturador
- Com relação ao aquecimento gerado pelo sistema, a temperatura de extrusão da guta-percha, na ponta da agulha, fica em torno de 60°C.[23] No interior do dente, foi constatada variação de 26,6°C a 6 mm da região apical, enquanto o aumento de temperatura no osso circundante ficou em torno de 1,1°C por 60 segundos,[24] sendo essa temperatura de plastificação da guta-percha considerada segura para o órgão dentário e tecidos circundantes.

A qualidade da obturação com o uso do sistema Obtura II tem sido analisada tridimensionalmente por meio de tomografia[21] e microtomografia computadorizada.[25,26] Foi demonstrado grande percentual de volume de guta-percha e pequena quantidade de espaços vazios na obturação do sistema de canais radiculares de pré-molares e molares inferiores extraídos.[21,25] Por outro lado, o preenchimento de canais laterais simulados no terço apical em dentes de resina transparente pelo sistema Obtura II foi inferior a outras técnicas termoplastificadoras (Thermafill® e termomecânica). Menor fluidez e maior contração após resfriamento da guta-percha do Obtura II poderiam explicar o menor volume de obturação nos canais laterais simulados.[26]

Especificamente em casos de reabsorção radicular interna, o uso do sistema Obtura II resultou em adequado preenchimento de cavidades simuladas, observado radiograficamente,[27] por meio de estereomicroscópio em seções radiculares transversais[28] ou tomografia computadorizada.[22]

Clinicamente, o sistema Obtura II tem sido utilizado para a obturação de canais radiculares em dentes anteriores e posteriores,[29] preenchimento de cavidades causadas por reabsorção radicular interna,[30] casos de rizogênese incompleta após realização de tampão/*plug* apical com MTA,[31] bem como em casos de complexa anatomia envolvendo *dens invaginatus*.[32]

As Figuras 16.77 e 16.78 mostram casos clínicos representativos da técnica do sistema Obtura II.

## Técnica híbrida de Tagger

No início da década de 1980, John McSpadden[33] desenvolveu o termocompactador mecânico para plastificar e compactar a guta-percha no canal radicular, por meio da ação mecânica de um instrumento acionado em rotação contínua à direita. Entretanto, a utilização do termocompactador após a seleção e adaptação do cone de guta-percha principal promovia, frequentemente, extravasamento de material obturador para os tecidos perirradiculares, condição indesejável que inviabilizou a aplicação clínica dessa técnica. Posteriormente, Tagger[34] indicou o uso do termocompactador como adjunto da técnica da compactação lateral.

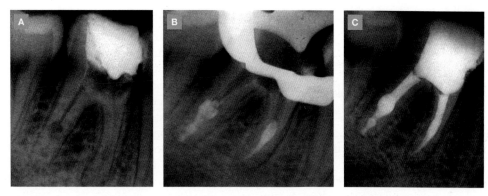

**Figura 16.77** Obturação com o sistema Obtura II em molar inferior apresentando reabsorção radicular interna. **A.** Radiografia inicial. **B** e **C.** Radiografias da obturação.

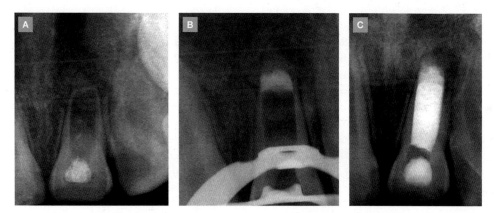

**Figura 16.78** Obturação com o sistema Obtura II em canal radicular de incisivo central superior com rizogênese incompleta. **A.** Radiografia inicial. **B.** Tampão/*plug* apical com MTA. **C.** Radiografia final da obturação.

Uma vez que a clássica técnica da compactação lateral apresenta melhor controle do limite apical, essa combinação propiciou melhor qualidade da obturação, especialmente nos quesitos densidade e homogeneidade. Assim, após a obturação do segmento apical pela compactação lateral, completa-se a obturação dos segmentos médio e cervical mediante a aplicação do termocompactador. Disso resultou a denominação técnica termomecânica de compactação.[35]

Originalmente, o instrumento idealizado por McSpadden apresentava o desenho da parte de trabalho semelhante a um instrumento tipo Kerr invertido, denominado Engine Plugger (VDW, Alemanha). Posteriormente, foi desenvolvido o Gutta-condenser (Dentsply-Sirona, Suíça – Figuras 16.79A 16.80A), um compactador fabricado em aço inoxidável, similar a uma lima Hedstrom (Figura 16.79B) invertida. Os compactadores são disponíveis nos diâmetros nominais de 25 a 80, comprimentos de 21 e 25 mm, sendo mais utilizados os de números 45 a 60. Modificações no compactador, como diminuição dos ângulos das hélices e liga de níquel-titânio (NiTi) (MK Dent, Brasil – Figuras 16.79C 16.80B), permitem trabalhar com menor risco de fratura e extravasamento. Além disso, apresentam maior flexibilidade e possibilidade de utilização em canais radiculares curvos.

Mecanicamente, o compactador acionado no canal radicular, a 8.000 rpm, no sentido horário, gera calor por atrito, plastificando a guta-percha e, em virtude do seu desenho, promove a compactação lateral e apical do material obturador. Sendo o sentido das hélices da esquerda para a direita, o compactador tende a se movimentar em direção cervical, ou seja, a sair do canal radicular. Ao oferecer resistência a esse movimento, o profissional retarda a saída do compactador em poucos segundos,

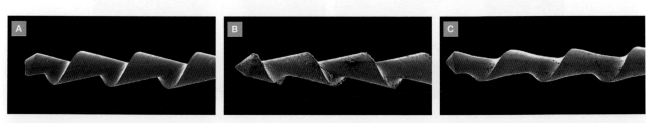

**Figura 16.79** Imagens de microscopia eletrônica de varredura. **A.** Compactador de aço inoxidável (hélices da esquerda para a direita). **B.** Lima Hedstrom (hélices da direita para a esquerda). **C.** Compactador de aço inoxidável (hélices da esquerda para a direita).

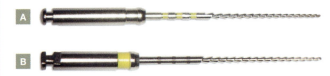

**Figura 16.80 A.** Compactador de aço inoxidável. **B.** Compactador de níquel-titânio.

promovendo a plastificação/compactação da guta-percha no interior do canal radicular.

Ao longo dos últimos anos, diversos estudos têm comprovado a eficiência da técnica híbrida de Tagger. As vantagens principais dessa técnica consistem na capacidade de preencher as irregularidades do sistema de canais radiculares, na adequada obturação no terço apical de canais ovais[36] e no preenchimento de canais laterais,[26] principalmente quando comparada com a técnica de compactação lateral. Deve-se salientar que essa técnica dispensa equipamentos especiais, proporcionando uma alternativa de baixo custo para quem deseja realizar a obturação com a guta-percha termoplastificada.[37] Adicionalmente, permite a correção da obturação, quantas vezes forem necessárias, evitando a remoção de todo o material obturador.[38]

Por outro lado, as desvantagens incluem a possível geração de calor na superfície externa radicular, possibilidade de fratura do instrumento e perfuração das paredes do canal radicular. Entretanto, a geração de calor ocorre na superfície externa da raiz durante a obturação de canais radiculares com todas as técnicas de plastificação da guta-percha avaliadas.[15]

## Sequência técnica

1. Prova do cone principal de guta-percha, semelhante à técnica de compactação lateral.
2. Após a secagem do canal com pontas de papel absorvente, faz-se a aplicação de cimento endodôntico no canal radicular, seguido da adaptação do cone principal envolto no cimento.
3. Faz-se a compactação lateral do segmento apical, utilizando-se dois ou três cones acessórios (Figura 16.81A). Nesse momento, é recomendada uma tomada radiográfica para averiguar a homogeneidade e o limite apical da obturação.
4. Introdução do espaçador endodôntico digital, seguida de imediata inserção do compactador no espaço estabelecido (Figura 16.81B). O compactador, acoplado a um contra ângulo de baixa rotação, é inserido no canal radicular até o ponto onde encontra resistência e, então, retrocedido por cerca de 1 mm e acionado no sentido horário. Após 1 segundo, o compactador é conduzido em direção apical por 1 a 2 mm; em seguida, procede-se à sua lenta remoção do canal radicular, com suave pressão lateral. Todo esse procedimento é realizado por 12 segundos aproximadamente (Figura 16.81C).
5. Compactação da massa obturadora, na embocadura do canal radicular, com calcadores de Schilder (Figura 16.81D), precedida de remoção de remanescentes de guta-percha na câmara pulpar, se houver. Na sequência, faz-se a limpeza da câmara pulpar, seguida de selamento coronário.
6. Radiografia final.

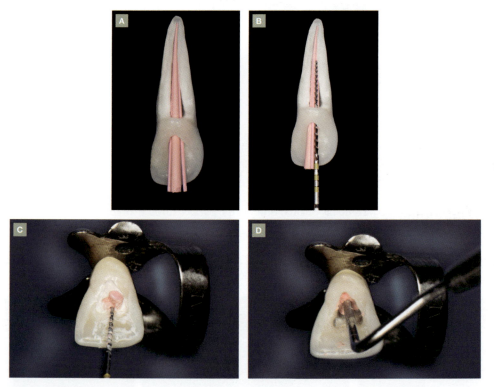

**Figura 16.81 A.** Canal radicular de incisivo central superior com cone de guta-percha principal e dois cones acessórios. **B.** Compactador inserido até o segmento médio. **C.** Termoplastificação e homogeneização da massa obturadora. **D.** Compactação vertical da obturação.

Tagger *et al.*[39] propuseram uma modificação na técnica original, a qual consiste em realizar, logo após a utilização do termocompactador, novo espaçamento lateral seguido da inserção de um ou dois cones de guta-percha, reutilizando-se então o termocompactador, com o objetivo de melhorar a densidade da obturação. Cabe salientar que essa manobra também pode ser utilizada na correção de outras técnicas de obturação, especialmente na eliminação de espaços vazios e no preenchimento denso e homogêneo de canais com curvaturas acentuadas e ramificações na região apical. Além disso, essa técnica reduz, significativamente, o tempo operatório em 40%, comparativamente à técnica da compactação lateral.[40]

### Considerações importantes

- O uso do compactador de aço inox deve ser restrito apenas na porção reta do canal radicular
- Deve-se conferir o sentido de rotação do contra ângulo, pois o compactador não pode girar no sentido anti-horário. Pelo desenho da sua parte de trabalho, a rotação anti-horária caracteriza o uso indevido, podendo resultar na rápida remoção da guta-percha do canal radicular e no imediato avanço do mesmo em sentido apical, com risco de travamento, perfuração radicular, transpasse foraminal ou fratura do instrumento
- A utilização da guta-percha fase alfa é recomendada, por apresentar maior plasticidade, possivelmente diminuindo o tempo de utilização do compactador, o que de certa maneira minimiza o efeito indesejável do aquecimento
- O compactador deve ser acionado somente após ser posicionado no canal radicular, e removido com o micromotor em funcionamento
- A termoplastificação deve limitar-se aos segmentos cervical e médio do canal radicular, ou seja, ficar 4 a 5 mm aquém do comprimento de trabalho
- O profissional não deve impedir, e, sim, controlar o movimento de retrocesso do compactador; a resistência imposta pelo operador ao retrocesso pode levar à fratura do instrumento
- A técnica de termoplastificação pode ser realizada também com o sistema Microseal (Analytic Endodontics, EUA) mediante utilização de espaçadores e compactadores fabricados de fios metálicos de NiTi. O sistema é composto de contra ângulo e cones de guta-percha de baixa e ultrabaixa fusão, que vêm acondicionados em cartuchos.

A Figura 16.82 mostra casos clínicos representativos da técnica híbrida de Tagger.

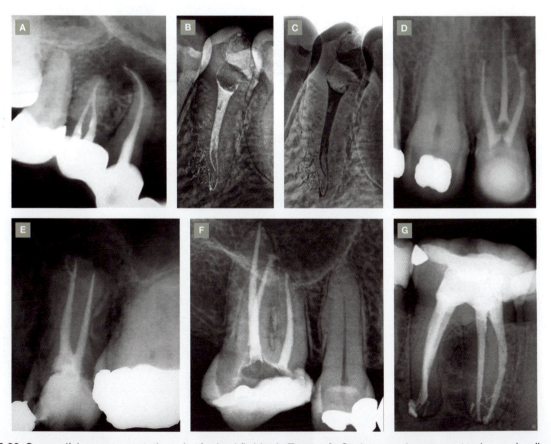

**Figura 16.82** Casos clínicos representativos da técnica híbrida de Tagger. **A.** Canino superior apresentando canal radicular obturado com acentuada curvatura apical. **B** e **C.** Pré-molar inferior com bifurcação no segmento médio do canal radicular e obturação adequada. **D.** Pré-molar superior apresentando três canais radiculares adequadamente obturados. **E.** Pré-molar superior com dois canais radiculares e ramificação apical (canal vestibular) obturados. **F.** Molar superior apresentando sistema de canais radiculares com obturações densas e homogêneas. **G.** Molar inferior com canais radiculares apresentando deltas apicais obturados. (Cortesia da Prof.ª Kênia S. Toubes.)

## Técnica do Thermafil/GuttaCore®

O sistema Thermafil® (Dentsply-Sirona, Suíça) representa a técnica com carregador de guta-percha termoplastificada. É uma alternativa interessante dentre as técnicas termoplastificadoras e caracteriza-se por apresentar um núcleo central revestido por guta-percha. Devido à sua facilidade de uso e obturação simultânea dos terços cervical, médio e apical, resulta em economia de tempo e obturações que satisfazem os critérios radiográficos, além de longevidade clínica.[41] Estudos têm demonstrado elevado sucesso da técnica, similar ou superior às demais técnicas de obturação.[21,26,40]

Os atuais carregadores desse sistema consistem numa haste flexível de plástico recoberta por guta-percha na fase alfa.[21,26] São biocompatíveis e apresentam adequada radiopacidade. Sua conicidade é constante (0,04 mm) e apresentam um limitador de penetração de silicone e demarcações correspondentes a 18, 19, 20, 22, 24, 27 e 29 mm. São produzidos em correspondência aos instrumentos endodônticos, sendo encontrados dos números 20 a 140, seguindo a normatização ISO, no que diz respeito aos diâmetros em DO e código de cores. Verificadores de plástico fazem parte do sistema para certificar as dimensões do canal preparado, em termos de limite apical e conicidade. Esses verificadores correspondem fidedignamente ao respectivo carregador sem a guta-percha e, durante o uso, devem atingir, suavemente, o comprimento de trabalho, sendo, portanto, imprescindíveis na seleção do carregador Thermafil®.

### Sequência técnica

1. Após adequada modelagem do canal radicular (Figura 16.83A), um verificador, usualmente de diâmetro correspondente ao último instrumento usado no preparo apical, ou um imediatamente inferior é conduzido no canal até o CT (Figura 16.83B).
2. Ajusta-se o limitador de silicone do carregador de acordo com as demarcações existentes. O carregador deve ser descontaminado por imersão em solução de hipoclorito de sódio 5,25% por um minuto, seguida por um enxágue em álcool etílico 70%.
3. Após a secagem, aplica-se uma fina camada de cimento nos segmentos médio e cervical do canal radicular.

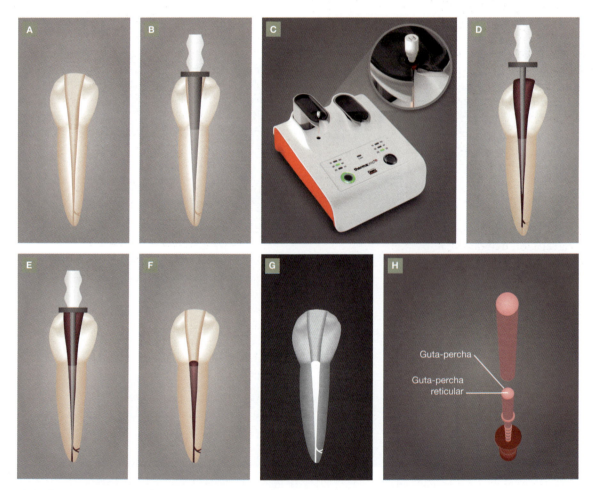

**Figura 16.83** Sistema Thermafil®/GuttaCore®. **A.** Canal radicular de pré-molar inferior preparado. **B.** Verificador inserido até o comprimento de trabalho. **C.** Carregador de guta-percha sendo aquecido em forno próprio. **D.** Inserção do carregador em movimento contínuo. **E.** Limitador de silicone mantido na referência coronária para que o carregador alcance o comprimento de trabalho. **F.** Corte do carregador. **G.** Radiografia final. **H.** Sistema GuttaCore®, cujo núcleo é formado por guta-percha reticular, revestido por guta-percha em fase alfa.

Deve-se atentar, nesse momento, para não exceder a quantidade de cimento, evitando-se, dessa forma, seu extravasamento.

4. Para plastificação da guta-percha, o forno Therma Prep Plus (Dentsply-Sirona) deve ser ligado 20 minutos antes do uso. Coloca-se o carregador no local indicado do aparelho (Figura 16.83C). O tempo para a correta plastificação da guta-percha variará em função do diâmetro do carregador e pode ser verificado pelo operador, que deve estar atento para quando ela se apresentar levemente expandida e com superfície brilhante.

5. Na sequência, o carregador é introduzido no canal com firme pressão apical até o CT (Figura 16.83D e E). Uma velocidade de inserção rápida melhora a qualidade da obturação, com melhor preenchimento de irregularidades. Recomenda-se exame radiográfico, nesse momento, para confirmação da adaptação do conjunto (carregador + guta-percha).

6. O corte do carregador é efetuado 1 a 2 mm acima da embocadura do canal radicular (Figura 16.83F), mantendo pressão em sentido apical no seu cabo para estabilização. Após a remoção, o cabo é descartado. Os carregadores plásticos são cortados pelo atrito com auxílio de brocas especiais em alta rotação, as quais possuem extremidades não cortantes. Opcionalmente, os de menor diâmetro podem ser cortados com espátula número 1 aquecida ou, ainda, com uma ponta elétrica aquecida, como a ponta do System B.

7. Quando há a necessidade de retentores intrarradiculares, o carregador plástico pode ser removido com brocas Prepi® (Dentsply-Sirona), esféricas, de haste longa, sem corte em alta rotação. Antes da sua inserção no canal radicular, pode-se fazer um entalhe (sulco) transversal no segmento do carregador correspondente ao corte da obturação. Após resfriamento da guta-percha, por 2 a 4 minutos, faz-se ligeira torção e remove-se o remanescente do carregador.

8. Compacta-se verticalmente a guta-percha em volta do carregador, usando-se compactadores de Schilder. Realiza-se o exame radiográfico final (Figura 16.83G).

Recentemente, o sistema GuttaCore® (Dentsply-Sirona) foi desenvolvido para suprir limitações do sistema Thermafil®, particularmente, as dificuldades no preparo para retentor intrarradicular e retratamento.[42] Os carregadores GuttaCore® são fabricados em guta-percha reticulada (Figura 16.83H), que proporciona maior conteúdo de guta-percha, facilitando sua remoção, ao mesmo tempo que minimiza a permanência de espaços vazios, favorecendo a obturação de complexidades anatômicas. A remoção de material obturador dos carregadores Thermafil® e GuttaCore® foram comparados entre si e ambos com a técnica da compactação vertical da guta-percha aquecida. Material residual e remoção de dentina foram similares entre todas as técnicas, no entanto, a recuperação do comprimento de trabalho foi significativamente mais rápida para o GuttaCore®.[42]

O GuttaCore® apresenta também obturadores específicos para sistemas de instrumentação com movimento rotatório (ProTaper® Next, Dentsply-Sirona) e reciprocante (WaveOne® Gold, Dentsply-Sirona). Esses transportadores são dimensionados e codificados por cores para corresponder precisamente aos instrumentos dos respectivos sistemas, assegurando maior previsibilidade na etapa da obturação.

### Considerações importantes

- Os cimentos endodônticos utilizados nessa técnica devem ser aqueles cuja presa não é demasiadamente acelerada pelo calor.[44] Os cimentos ThermaSeal®, AH 26®, Sealer 26, AH Plus®, MTA-Fillapex, Kerr Pulp Canal Sealer™ e Apexit® Plus oferecem bons resultados com essa técnica. No entanto, a técnica do Thermafil® provoca menores alterações de temperatura quando comparada às técnicas da onda contínua e da injeção de guta-percha termoplastificada[43]
- O carregador deve ser imediatamente aquecido em fornos específicos, que permitem maior controle da temperatura para plastificação da guta-percha
- Quando não há a necessidade de retentores intrarradiculares, pode-se deixar 1 a 2 mm da extensão do carregador na câmara, o que facilita em caso de retratamento
- Após o aquecimento, o carregador deve ser imediatamente inserido no canal, não permitindo que ele resfrie
- A guta-percha utilizada no sistema Thermafil® no estado termoplástico, ganha maior aderência e adquire propriedades físicas de fluidez, retomando o seu estado sólido ao fim de 1,5 minuto. Ela pode ser reaquecida sem alteração das suas propriedade
- Estudo clínico demonstrou que obturações com GuttaCore® apresentaram maior risco de sobreobturação em dentes anteriores, devido ao considerável diâmetro do forame apical, além de maior facilidade de preenchimento. Deve-se, portanto, certificar cuidadosamente do correto comprimento de trabalho, mantendo o limitador de silicone em posição durante a inserção do carregador nesses casos.[12]

Outros sistemas similares ao Thermafil® também estão disponíveis no mercado, como os obturadores SoftCore™ (Kerr, EUA).[45]

---

As referências bibliográficas deste capítulo estão disponíveis no Ambiente de aprendizagem do GEN | Grupo Editorial Nacional.

# Capítulo 17
# Reparação Pós-Tratamento Endodôntico

Domenico Ricucci | José F. Siqueira Jr.

Uma vez que a lesão perirradicular é causada por bactérias colonizando o sistema de canais radiculares, as medidas terapêuticas devem ser direcionadas para a prevenção da infecção endodôntica ou sua eliminação. O tratamento endodôntico de dentes com polpas vivas e irreversivelmente inflamadas pode ser considerado essencialmente uma medida profilática. Nesses casos, necrose e infecção são geralmente limitadas a uma pequena porção da polpa coronária, enquanto o tecido pulpar radicular e a dentina das paredes dos canais radiculares encontram-se livres de infecção.[1,2] O objetivo do tratamento é prevenir a disseminação apical da infecção por meio da remoção da polpa e obturação do espaço do canal radicular. Por outro lado, nos casos com polpas necrosadas e infectadas ou em casos de retratamento de dentes com lesão perirradicular, uma infecção intrarradicular já está estabelecida e, consequentemente, as medidas terapêuticas devem visar à eliminação bacteriana.[3]

Procedimentos clínicos para o tratamento endodôntico envolvem o uso de instrumentos e agentes antimicrobianos para limpeza, desinfecção e modelagem dos canais, bem como materiais de obturação. Os efeitos cumulativos desses procedimentos inevitavelmente resultam em injúria aos tecidos perirradiculares.[3] No entanto, a extensão desse dano gerado deve ser reduzida ao máximo, de modo a não interferir negativamente no resultado do tratamento.

Princípios biológicos devem ser levados em consideração quando se trata o sistema de canais radiculares. Lamentavelmente, técnicas de instrumentação e obturação têm sido os temas predominantes na Endodontia. Segundo Spångberg,[1] "a visão mecanicista sobre os procedimentos clínicos tem valorizado a aparência estética radiográfica da obturação do canal radicular em detrimento das considerações biológicas que formam o verdadeiro alicerce para o sucesso do tratamento endodôntico. Muito é dito e escrito sobre instrumentos e técnicas de tratamento avaliados em laboratório. No entanto, pouca avaliação objetiva do seu impacto no resultado do tratamento pode ser encontrada na literatura científica".

Este capítulo descreve a resposta dos tecidos perirradiculares aos procedimentos endodônticos e como esses tecidos se reparam após o tratamento realizado com respeito aos princípios biológicos.

## Princípios de reparação

O processo de reparação pode ser classificado como regeneração e cicatrização. Regeneração consiste na restituição completa do tecido perdido ou danificado, enquanto cicatrização envolve a restauração de algumas das estruturas originais por um tecido neoformado. A reparação usualmente envolve as seguintes fases: hemostasia, inflamação, proliferação e remodelação do tecido ou resolução.[4]

No processo de reparação após tratamento endodôntico, o papel da hemostasia torna-se bastante evidente na superfície da ferida localizada na polpa viva mais apical ou no ligamento periodontal e nos casos de cirurgia, nos quais a lesão perirradicular foi curetada e a cavidade é então preenchida com sangue, que irá coagular e orquestrar as próximas fases do processo de reparação. A hemostasia inicia-se imediatamente após o dano e é caracterizada pela constrição vascular e a formação do coágulo de fibrina. O coágulo e os tecidos circundantes liberam citocinas pró-inflamatórias e fatores de crescimento, como o fator de crescimento transformante (TGF)-β, o fator de crescimento derivado de plaquetas (PDGF), o fator de crescimento de fibroblastos (FGF) e o fator de crescimento epidermal (EGF).[5] Esses mediadores irão desempenhar um papel importante nos eventos de reparação subsequentes.

A próxima etapa do processo de reparação é a inflamação. Assim que o sangramento é controlado, as células inflamatórias, como os neutrófilos (leucócitos polimorfonucleares ou PMN) e os monócitos, começam a migrar para o local da ferida para se juntarem aos macrófagos residentes no tecido afetado.[6] Os monócitos também podem dar origem a macrófagos, que desempenham um papel crucial no processo de reparação. No início do processo, macrófagos liberam citocinas pró-inflamatórias, que irão atrair e ativar mais células inflamatórias. Os macrófagos também participam na limpeza da zona da ferida, eliminando bactérias residuais, detritos e células inflamatórias apoptóticas (incluindo os PMN). A inflamação prepara o terreno para a próxima fase proliferativa.

A fase proliferativa é caracterizada pela proliferação e migração de células do tecido conjuntivo, principalmente fibroblastos, que, com as células endoteliais, orquestram eventos importantes na reparação do tecido conjuntivo, incluindo a produção de colágeno e de outros componentes da matriz extracelular, a angiogênese e a consequente formação de tecido de granulação. Em seguida, o processo de reparação entra na fase final de remodelação, que, dependendo de vários fatores locais ou sistêmicos, pode levar meses a anos para regenerar ou reparar os tecidos afetados. Durante essa fase, a densidade vascular, previamente aumentada, torna-se agora significativamente reduzida e atinge níveis normais.

## Reparação dos tecidos perirradiculares

### Visão geral

O processo de reparação das lesões perirradiculares após o tratamento endodôntico segue basicamente os mesmos eventos descritos na seção anterior, com algumas diferenças importantes, pois envolve vários tecidos distintos que precisam da conversão de uma condição patológica de tecido cronicamente inflamado, o que pode envolver até mesmo a proliferação epitelial anormal (granulomas epiteliados e cistos), para condições normais e saudáveis. A necessidade de resolver a inflamação crônica antes da reparação tecidual ajuda a explicar por que a reparação após a cirurgia perirradicular ou a extração geralmente é mais rápida do que após o tratamento endodôntico não cirúrgico. Outros fatores que podem contribuir para o ritmo lento de reparação após o tratamento endodôntico não cirúrgico incluem a irritação de baixa intensidade causada por materiais obturadores e/ou bactérias residuais em quantidades insuficientes para causar doença, mas suficientes para retardar o processo de reparação.[7-9]

Após a infecção endodôntica ter sido controlada de forma eficaz por meio do tratamento não cirúrgico, a inflamação dos tecidos perirradiculares torna-se gradualmente reduzida e o processo de reparação é iniciado. Consequentemente, a quantidade de mediadores inflamatórios, metaloproteinases e fatores de crescimento liberados por células imunes é substancialmente diminuída na lesão. Os níveis de mediadores envolvidos com a reabsorção óssea também são reduzidos e a rede de citocinas sofre uma transição de uma natureza pró-inflamatória e destrutiva para um perfil anti-inflamatório e proliferativo.

Na periferia da lesão, células osteoprogenitoras são induzidas a proliferar e diferenciar-se em osteoblastos, que são ativados e depositam osso neoformado, de modo que a formação prevalece à reabsorção óssea. Os principais exemplos de fatores de crescimento e citocinas que participam na reparação, estimulando a proliferação e a diferenciação dos osteoblastos, são TGF-β, proteínas morfogenéticas ósseas (BMP), fator de crescimento semelhante à insulina (IGF) e PDGF, que são liberados da matriz óssea exposta por reabsorção ou produzidos pelas células do estroma da medula óssea, macrófagos, fibroblastos e osteoblastos.

Lesões perirradiculares são reparadas a partir da periferia para o centro. A maior parte da resposta de reparação óssea perirradicular tem origem endosteal. À medida que o novo tecido ósseo é depositado, o trabeculado ósseo se estende centripetamente das paredes da lesão em direção ao ápice da raiz. Se o osso cortical foi afetado pela doença, o periósteo também irá participar no processo de reparação. Células osteoprogenitoras na camada interna do periósteo são estimuladas por citocinas e fatores de crescimento a proliferar e se diferenciar em osteoblastos, resultando em neoformação óssea.

Se a lesão for um cisto, a cavidade cística revestida por epitélio tem que ser degradada antes que os tecidos perirradiculares possam voltar à sua estrutura original. Uma vez que a inflamação diminui progressivamente na lesão, as células epiteliais do cisto são privadas das citocinas e fatores de crescimento que levaram à sua proliferação, iniciando, então, o processo de apoptose. De acordo com Lin et al.,[10] a regressão completa dos cistos perirradiculares após o tratamento endodôntico não cirúrgico pode ocorrer da seguinte forma:

1. A regressão do cisto e a regeneração do osso se desenvolvem concomitantemente. À medida que o novo osso é formado centripetamente e atinge a periferia da cavidade cística, o epitélio que reveste a cavidade pode sofrer apoptose, provocando a diminuição do tamanho do cisto.
2. Durante a regressão do cisto, o revestimento epitelial da loja pode desintegrar-se por causa da apoptose das células epiteliais acompanhada da degradação da lâmina basal por metaloproteinases, permitindo que um tecido conjuntivo fibroso prolifere e penetre na cavidade cística, servindo como um arcabouço para a reparação posterior.

Além disso, considerando-se a teoria imunológica da formação de cistos, os linfócitos T citotóxicos e as células *natural killer* podem eliminar as células epiteliais que apresentam um comportamento anormal durante a inflamação.[11] Como as células epiteliais não são mais induzidas a proliferar em virtude da resolução da inflamação, as células epiteliais restantes são eliminadas e o cisto regride.

De acordo com essas teorias, o epitélio de revestimento do cisto se degenera completamente ou deixa restos epiteliais no ligamento periodontal reparado.

Dos diferentes tecidos afetados, o último a reparar é possivelmente o ligamento periodontal. Durante o processo de reparação perirradicular, células do ligamento periodontal adjacente à área afetada proliferam e preenchem a região em que o ligamento periodontal e o cemento foram alterados ou perdidos por causa da inflamação. Cemento recém-formado normalmente cobre as áreas da raiz em que a dentina está exposta. Proliferação e diferenciação de novos cementoblastos podem resultar de fatores de crescimento previamente sequestrados na matriz do cemento ou da dentina e que foram liberados em consequência da reabsorção radicular. Finalmente, o rearranjo das fibras colágenas do ligamento periodontal deve ocorrer orquestrado pelos fibroblastos e metaloproteinases de matriz.

## Resposta tecidual a procedimentos endodônticos

Como amplamente discutido no Capítulo 9, Fundamentação Filosófica do Tratamento Endodôntico, uma clara distinção deve ser feita entre os casos com polpa viva e os casos com polpa necrosada. As condições patológicas e microbiológicas são completamente diferentes e, consequentemente, exigem uma abordagem clínica diferente. Nos casos de polpa viva com inflamação irreversível, o sucesso do tratamento depende principalmente da prevenção da infecção (tendo a assepsia um papel fundamental). Já nos casos de necrose e lesão perirradicular, o sucesso do tratamento está diretamente relacionado com a desinfecção do sistema de canais radiculares (a assepsia continua importante nesses casos).

Em dentes com polpa viva, quando o tecido pulpar é seccionado aquém do forame apical e o canal é preparado, a reação imediata do tecido remanescente usualmente se caracteriza por uma área estreita de necrose que envolve diferentes porções do coto apical de polpa. De forma semelhante a todas as feridas cirúrgicas, um acúmulo de PMN pode ser visto, e após um período de dias ou semanas, é substituído por um infiltrado crônico.[12] A necrose é o resultado do efeito cumulativo da ação de corte dos instrumentos e dos efeitos irritantes químicos diretos de irrigantes e da medicação intracanal. O coto pulpar pode apresentar uma área de necrose de 1 mm de profundidade abaixo da ferida de corte e do preparo apical (Figura 17.1A e B). Na constrição apical, a transição para um tecido vital geralmente é vista, caracterizada por algumas células inflamatórias crônicas dispersas (Figura 17.1A e B). Imediatamente além do forame apical, um tecido conjuntivo saudável, livre de inflamação, pode ser observado (Figura 17.1C).

É evidente que a manutenção do estado de saúde e a continuação do processo de reparação dos tecidos perirradiculares dependerão crucialmente da próxima fase, ou seja, da obturação. Os materiais obturadores devem ser aplicados sobre a ferida, sem causar agressão mecânica adicional, e atuar como um "curativo" permanente, protegendo os tecidos contra ameaças externas (principalmente a microinfiltração coronária de bactérias). A obturação do canal radicular funciona como um implante e os materiais utilizados devem, portanto, atender às necessidades biológicas básicas de um material de implante.[1]

Um fator-chave para os procedimentos químico-mecânicos é o estabelecimento de irrigação frequente e abundante, realizada com uma agulha de pequeno diâmetro inserida o mais próximo e seguro possível do comprimento de trabalho, juntamente com a recapitulação frequente com pequenos instrumentos. Recapitulação significa levar pequenos instrumentos com frequência ao comprimento de trabalho para evitar o bloqueio do canal apical com raspas de dentina. Bloqueio apical do canal com raspas de dentina e material orgânico conduz inevitavelmente a um encurtamento do comprimento de trabalho. O resultado desse erro técnico comum, infelizmente, é exemplificado na Figura 17.2A a C. A ocorrência do bloqueio apical pode ter consequências catastróficas em dentes com polpa necrosada e infectada e com lesão perirradicular associada.

Em muitos casos de dentes com necrose pulpar e lesão perirradicular, a ferida apical ocorrerá em uma polpa residual apical ou em tecido granulomatoso. Isso porque a lesão perirradicular geralmente se desenvolve antes mesmo de o segmento apical do canal tornar-se necrosado e infectado.[13-15] A eliminação ou redução considerável da infecção bacteriana no canal principal até o ponto

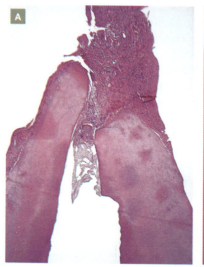 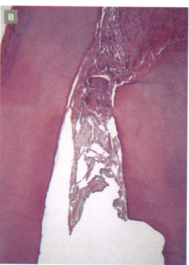 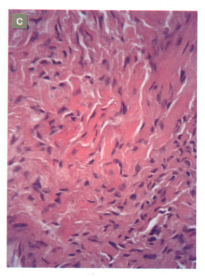

**Figura 17.1 A.** Raiz palatina de molar superior em um caso de sucesso do tratamento revelado na radiografia. O dente teve que ser extraído por motivos protéticos. Notar o remanescente tecidual que permaneceu aderido ao ápice. Esse corte longitudinal mostra que o preparo e obturação foram aquém do forame apical (H&E). **B.** Detalhe do "coto" pulpar, com uma região de necrose ligeiramente apical em relação à constrição, mas, em seguida, o tecido encontra-se vital. Essa pequena região de necrose é decorrente do traumatismo gerado pelos instrumentos e pela substância química auxiliar. **C.** Maior aumento da área imediatamente além do forame, evidenciando fibroblastos e fibras do tecido conjuntivo, em um tecido saudável e sem inflamação.

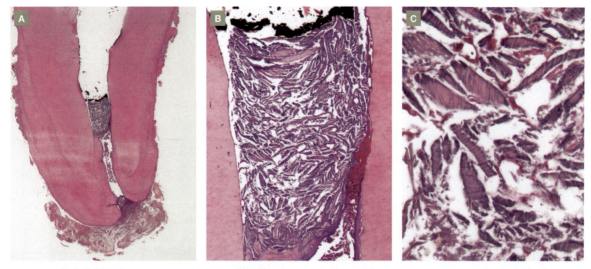

**Figura 17.2 A.** Raiz distal de um segundo molar inferior submetido a tratamento endodôntico 3 anos antes da extração. Uma grande quantidade de detritos dentinários encontra-se compactada na parte mais apical do canal instrumentado bem aquém do forame (H&E). **B** e **C.** Maior aumento da massa de detritos. A presença de túbulos permite a caracterização da origem dentinária.

mais avançado da infecção cria condições favoráveis para a ativação dos processos de reparação perirradicular.

Embora a inflamação domine a fase inicial (semanas ou meses) do processo de reparação após tratamento endodôntico, na ausência de infecção bacteriana – residual ou recorrente –, as fases subsequentes geralmente são caracterizadas pelo desaparecimento gradual da resposta inflamatória, pela restauração do trabeculado ósseo e pelo restabelecimento do ligamento periodontal.

Na década de 1940, Kronfeld ilustrou de forma notável a histologia da reparação após procedimentos endodônticos.[16] Com base em imagens histológicas, consideradas excelentes para os padrões da época, esse autor observou que áreas de superfície de raiz acometidas por reabsorção foram reparadas e remodeladas pela produção de cemento. Na parte apical do canal, observou-se um tecido conjuntivo fibroso livre de inflamação e com poucas células. Ele poderia ter sido um remanescente do tecido pulpar original ou ter sido formado por tecido conjuntivo periodontal invaginado para a porção apical do canal radicular. A formação de cemento causando estreitamento da luz do forame apical foi observada. Com a passagem do tempo, as camadas de cemento sucessivamente depositadas levaram até a quase total obliteração da porção apical do canal. Os tecidos periodontais ao redor do ápice radicular em geral estavam livres de inflamação. Essas observações foram confirmadas por vários estudos posteriores.[17-19]

Alguns estudos sugerem que a reparação dos tecidos perirradiculares pode ocorrer mesmo após sobreinstrumentação, desde que o canal esteja obturado de forma adequada.[20,21] Na verdade, a probabilidade de reparação perirradicular após sobreinstrumentação é muito maior nos casos em que não há infecção da porção apical do canal, como na biopulpectomia.[1]

Estudos em animais sugerem a capacidade do tecido conjuntivo perirradicular de proliferar para espaços vazios dentro do canal após remoção do tecido pulpar, contanto que não haja infecção residual nessas áreas.[21-23] No entanto, a sobreinstrumentação de canais infectados (casos de necrose e de retratamento) é indesejável, pois projeta raspas de dentina e restos necróticos infectados para os tecidos perirradiculares, além de causar danos mecânicos aos tecidos. Esses fatores somados geralmente são a causa da inflamação perirradicular persistente e fracasso do tratamento endodôntico. Além disso, a sobreinstrumentação pode prejudicar a confecção de um preparo apical adequado para assentar o cone de guta-percha principal, causando falhas de preenchimento que predispõem ao fracasso em casos previamente infectados (ver Capítulo 18, Tratamento do Fracasso Endodôntico, Seção 18-1, Causas do Fracasso Endodôntico).

As Figuras 17.3A a C e 17.4A a D mostram tratamentos endodônticos em que, após a instrumentação e medicação intracanal, uma quantidade limitada de cimento extravasou durante os procedimentos de obturação. Em ambos os casos, a reparação perirradicular se deu sem maiores intercorrências. Destaca-se que o material extravasado pareceu ter sido movido de sua localização original e estava parcialmente reabsorvido.

Tais considerações se aplicam a condições em que a extrusão de material obturador ocorreu em quantidade limitada. Em resposta às sobreobturações grosseiras, a reação inflamatória pode persistir durante anos e se manifestar clinicamente por meio de lesão perirradicular. Em um estudo histológico em humanos, Ricucci e Langeland[24] demonstraram que a extrusão de uma quantidade substancial de material obturador foi capaz de manter uma intensa inflamação perirradicular, radiograficamente visível 6 anos após a conclusão do tratamento. Molven et al.[25] observaram que 6% dos casos que apresentavam radiolucidez residual após 10 a 17 anos foram completamente reparados nos controles realizados após 20 a 27 anos. Quase todos esses casos apresentaram material em excesso no periápice; além disso, os autores atribuíram a

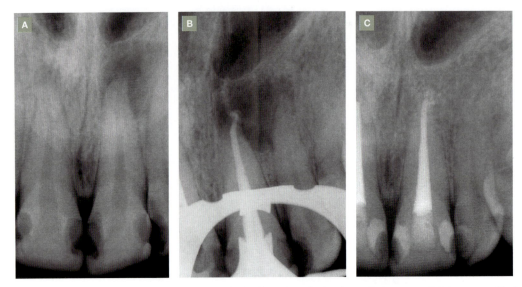

**Figura 17.3 A.** Incisivo central superior esquerdo com ampla lesão perirradicular (associada a uma fístula por vestibular). **B.** Depois de 1 semana da instrumentação e medicação com pasta de hidróxido de cálcio, a fístula desapareceu e o canal foi obturado. Uma pequena quantidade de cimento extravasou durante a obturação. **C.** Depois de 5 anos, a lesão foi completamente reparada e parte do cimento extravasado foi reabsorvida.

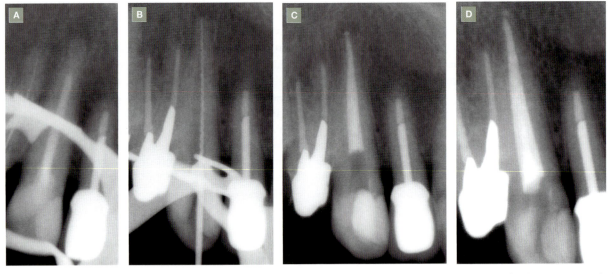

**Figura 17.4 A.** Canino superior tratado endodonticamente há 20 anos. A obturação estava inadequada e havia a presença de lesão perirradicular assintomática. Retratamento foi indicado. **B.** Após a remoção do material, o canal foi instrumentado e medicado com hidróxido de cálcio. **C.** Depois de 1 semana, o canal foi obturado e uma pequena quantidade de cimento extravasou. **D.** A radiografia de 2 anos de acompanhamento revelou reparo perirradicular.

causa do longo tempo para reparação da lesão a uma reação de corpo estranho ou à possível presença de detritos infectados extruídos. A Figura 17.5 ilustra a lenta resolução de uma lesão perirradicular possivelmente em decorrência de material obturador extravasado.

## Avaliação histológica do sucesso endodôntico

A ausência de inflamação é o principal critério histológico no que se refere à reparação após tratamento endodôntico.[16,26] Entretanto, alguns estudos têm gerado confusão sobre o assunto. Afirmou-se, por exemplo, que a cura clínica não está necessariamente correlacionada com a cura histológica, uma vez que muitos dentes classificados como clinicamente curados podem apresentar inflamação nos tecidos adjacentes ao forame apical.[27-30] Essas indicações têm contribuído para perpetuar a noção de que a inflamação perirradicular seria um fato quase constante após o tratamento endodôntico, mesmo nos casos que exibem aparência radiográfica normal.

A infiltração coronária de bactérias pode ajudar a explicar a alta frequência de inflamação observada nos casos com normalidade radiográfica relatados nos estudos de Brynolf,[29] Barthel et al.[28] e Green et al.[30] Esse fator não foi objeto de avaliação em nenhum dos três estudos. No entanto, uma vez que as condições pré-operatórias desses dentes eram desconhecidas e técnicas histobacteriológicas

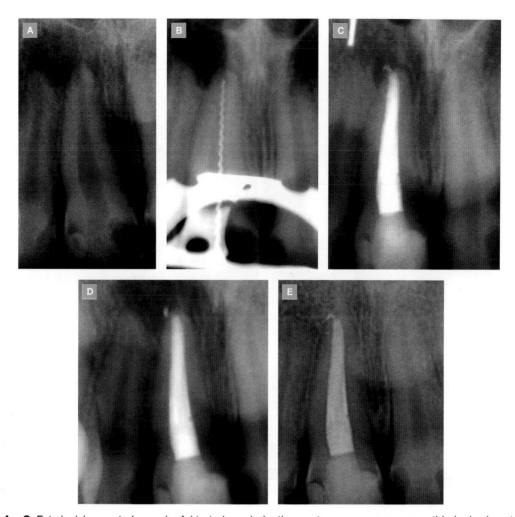

**Figura 17.5** A a C. Este incisivo central superior foi tratado endodonticamente e uma pequena quantidade de cimento extravasou durante a obturação. **D.** Depois de 2 anos, a lesão diminuiu, mas ainda estava presente. **E.** Total reparação observada apenas no acompanhamento de 10 anos. Observar que o cimento extravasado ainda não havia sido reabsorvido.

não foram utilizadas, não se pode descartar a possibilidade de que o número de bactérias persistentes nos canais após o tratamento fosse insuficiente para causar uma lesão detectável radiograficamente, mas suficiente para causar inflamação em uma pequena área de tecido imediatamente adjacente ao término apical da obturação.

Os tipos de reparação dos tecidos perirradiculares, em nível histológico, após o tratamento endodôntico, foram relatados em um estudo clínico.[31] Esses autores investigaram histologicamente uma série de canais tratados em humanos, os quais foram acompanhados clínica e radiograficamente durante longos períodos de observação e classificados como tendo sucesso por três examinadores independentes. Em consultas de acompanhamento após o tratamento endodôntico, 51 dentes sem sinais radiográficos de destruição óssea perirradicular e sintomas clínicos foram extraídos em virtude da impossibilidade de serem restaurados e salvos. Em todos os casos, o tratamento apresentava alta qualidade de acordo com os padrões atuais. Na época do tratamento endodôntico inicial, 27 dentes foram diagnosticados como tendo pulpite irreversível; 10 apresentavam polpa necrosada e não tinham lesão perirradicular; 12 estavam com a polpa necrosada e com lesão; e havia dois casos de retratamento, dos quais um tinha lesão.

Nos casos com condições perirradiculares normais na radiografia, ainda foi possível observar inflamação moderada ou grave no tecido conjuntivo apical. No entanto, nesses casos, a presença de células inflamatórias pareceu ser limitada ao tecido residual na porção apical, sem envolvimento do compartimento perirradicular.[31] O caso mostrado na Figura 17.6 exemplifica essas observações. Um incisivo central com necrose pulpar e lesão perirradicular foi extraído por causa de uma fratura 6 anos e 8 meses após o tratamento, na presença de condições perirradiculares radiograficamente normais. Os cortes histológicos revelaram tecido conjuntivo vivo na porção apical, com inflamação leve a moderada (Figura 17.6C a E). A inflamação desaparece na região do forame, onde as fibras de colágeno prevalecem sobre o componente celular (Figura 17.6F). Bactérias foram observadas profundamente na dentina radicular, na região mais coronária (Figura 17.6G e H), não tendo sido eliminadas, apesar da ampla instrumentação do canal radicular. A inflamação leve observada pode ser atribuída à liberação lenta e crônica de produtos por essas bactérias residuais.

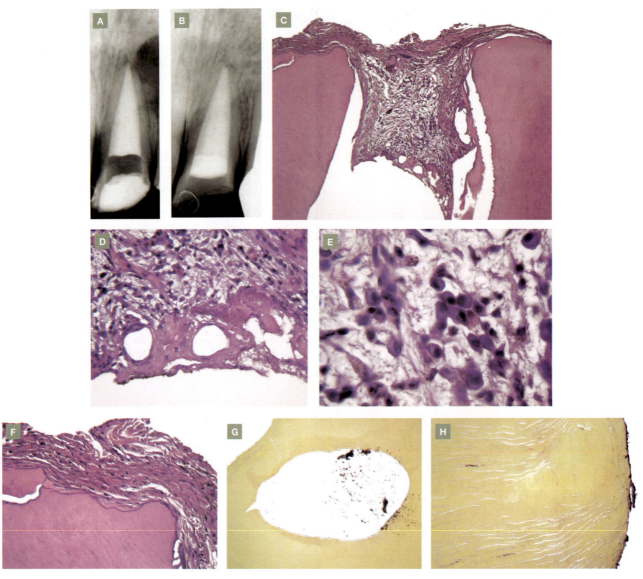

**Figura 17.6 A.** Incisivo central superior com polpa necrosada. O incisivo lateral apresentava lesão que se estendia à raiz do central. Observar o amplo canal do incisivo central. Há cárie na câmara pulpar e no orifício de entrada do canal. **B.** O canal foi instrumentado e a obturação feita 2 semanas após a medicação com pasta de hidróxido de cálcio. Depois de 3 anos e 9 meses, a radiografia de acompanhamento mostra condições perirradiculares normais (a lesão do lateral desapareceu após tratamento do mesmo). No entanto, 6 anos e 8 meses depois, o paciente se queixou de mobilidade da restauração e uma fratura oblíqua que se estendia ao periodonto foi detectada, levando à extração do elemento. **C.** O processamento histológico revela, em corte longitudinal, a presença de um batente apical confeccionado pelo preparo e de tecido vital na porção mais apical do canal (H&E). **D** e **E.** Maior aumento do tecido apical ao batente, mostrando detritos necrosados e moderado acúmulo de células inflamatórias. **F.** Além do forame, o tecido não está inflamado e com muitas fibras. **G** e **H.** Área do canal em região mais coronária, mostrando bactérias na dentina. (Coloração de Brown & Brenn, modificada por Taylor.)

Esse caso e outros semelhantes confirmaram que a presença de bactérias residuais no sistema de canais radiculares, localizadas em áreas com acesso limitado aos tecidos perirradiculares, pode ser compatível com uma imagem normal radiográfica,[9] o que, no entanto, não corresponde necessariamente a um quadro histológico normal.

Apesar da evidência de que quase todos os dentes do estudo apresentavam deficiências na restauração coronária ou mesmo a sua ausência, uma reação inflamatória na região apical foi observada apenas em alguns poucos casos, os quais, no entanto, não apresentavam evidência radiográfica de lesão perirradicular. Isso confirma os resultados de outros estudos,[9,32,33] que refutaram a opinião generalizada de que a infiltração coronária é uma causa frequente de fracasso endodôntico.

## Influência do material obturador no sucesso endodôntico

Vale ressaltar que cimentos endodônticos diferentes em termos de composição química podem provocar reações teciduais comparáveis quando em contato com os tecidos perirradiculares. Os casos mostrados nas Figuras 17.7 e 17.8

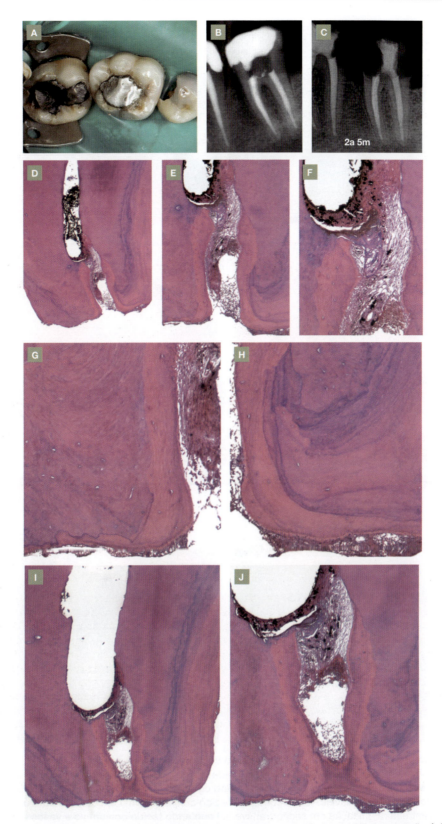

**Figura 17.7 A.** Segundo molar inferior com pulpite irreversível. **B.** O tratamento endodôntico foi feito em sessão única. **C.** O paciente retornou para a confecção da restauração definitiva apenas 2 anos e 5 meses depois e por causa da fratura das cúspides vestibulares. A radiografia revelou cárie recorrente, destruindo a coroa. As condições perirradiculares estavam normais, mas o dente teve de ser extraído, pois não era mais passível de ser restaurado. **D a F.** Seção longitudinal da raiz mesial realizada em plano mesiodistal atravessando o canal apical principal. O batente apical, o "coto" pulpar e a área de contato entre material obturador/tecido conjuntivo são evidentes. Uma quantidade pequena de tecido necrosado está presente na área da ferida e o restante do tecido está sem inflamação. Observar as camadas de cemento estreitando o canal apical (H&E). **G e H.** Detalhes das paredes opostas do canal. Cemento celular recém-formado estreitando a luz. **I e J.** Cerca de 40 cortes histológicos distantes ao anterior, o forame aparenta estar totalmente obliterado por cemento. O espaço vazio no tecido conjuntivo na luz do canal é um artefato.

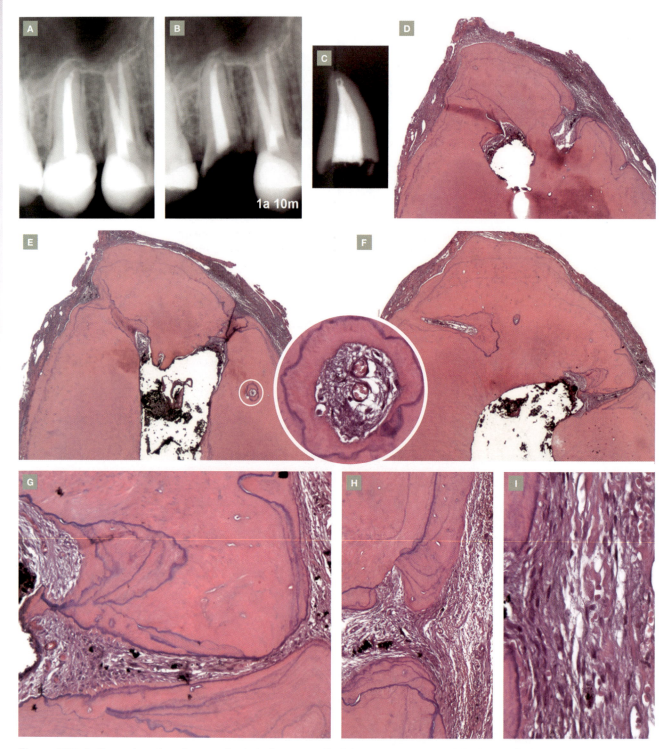

Figura 17.8 A. Segundo pré-molar superior tratado em sessão única por causa de pulpite irreversível. B. A paciente retornou 1 ano e 10 meses depois com a coroa completamente destruída por cárie. O dente não era passível de ser restaurado e foi extraído. Observar as estruturas perirradiculares normais. C. Radiografia do dente extraído. D a F. A análise histológica revela várias ramificações com diâmetros variáveis, todas contendo tecido conjuntivo vital em contato com o ligamento periodontal. O detalhe mostra uma estreita ramificação em seção transversal contendo tecido conjuntivo e vasos (H&E). G. Detalhe da ramificação apical à direita em F. O tecido está vital, e não inflamado. Pequenas massas de cimento encontram-se espalhadas pelo tecido. H. Maior aumento da saída da ramificação em D. Tecido conjuntivo saudável. I. Outra seção. Área em que uma ramificação menor alcança o ligamento periodontal. Tecido saudável com fibroblastos e fibras, sem inflamação.

apresentam respostas teciduais semelhantes, mas foram obturados com diferentes tipos de cimento. Em avaliações de longo prazo, cimentos quimicamente diferentes podem tornar-se relativamente inertes e, como consequência, incapazes de manter a inflamação por si mesmos.[34] Assim, embora a grande maioria dos atuais cimentos endodônticos apresente certo grau de citotoxicidade antes de endurecerem, e, portanto, a curto prazo, avaliações de longo prazo revelam que eles não são capazes de manter a inflamação e ser a causa isolada de fracasso da terapia endodôntica.[34]

## Neoformação de cemento

Uma observação comum no processo de reparação após tratamento endodôntico é a neoformação de cemento no forame apical. Esse fenômeno é mais frequentemente observado em casos de polpa viva (biopulpectomia). Ricucci *et al.*[31] observaram a formação de cemento em 24 de 27 casos com polpas vivas, mas apenas em oito de 22 casos com necrose pulpar no momento do tratamento. A completa ausência desse fenômeno foi relatada em apenas três casos (um entre os casos vivos e três entre os casos necrosados).

O cemento neoformado tende a proliferar a partir da superfície da raiz para o interior do canal, estreitando, de forma concêntrica, a luz do canal na porção mais apical (Figuras 17.7 a 17.14). Esse cemento é de natureza celular e, muitas vezes, aparece em continuidade com o cemento que recobre a superfície da raiz (Figuras 17.12 e 17.14). Em alguns cortes histológicos, pode-se pensar em obliteração completa da porção apical do canal por cemento, mas essa ocorrência é rara em seres humanos. Na verdade, seções seriadas meticulosamente realizadas usualmente revelam que a obliteração é apenas aparente. Na verdade, as seções que passam mais centralmente quase sempre identificam um tecido conjuntivo apical de pouca espessura com formações vasculares residuais que se originam a partir do periodonto (Figuras 17.12 a 17.14).

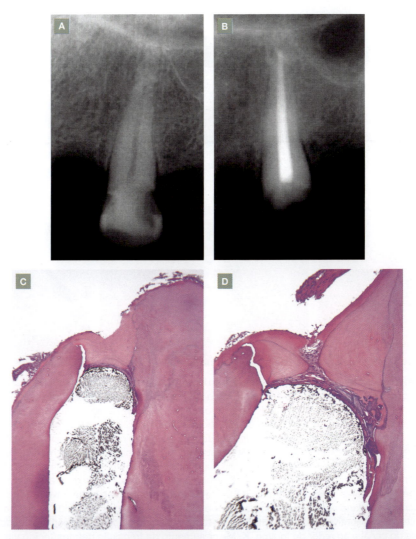

**Figura 17.9 A.** Canino superior com polpa necrosada e apresentando sintomas. O canal foi instrumentado, medicado com pasta de hidróxido de cálcio e obturado 1 semana depois. **B.** Depois de 8 anos, o paciente retornou por causa da perda da restauração. Havia cárie recorrente e o paciente optou pela extração. **C.** A análise histológica revela tecido calcificado aparentemente ocluindo totalmente o forame apical. **D.** No entanto, outros cortes mostram que o selamento não é completo, com ilhas de tecido mole aprisionadas e atravessando a massa de cemento neoformado.

**582** Endodontia | Biologia e Técnica

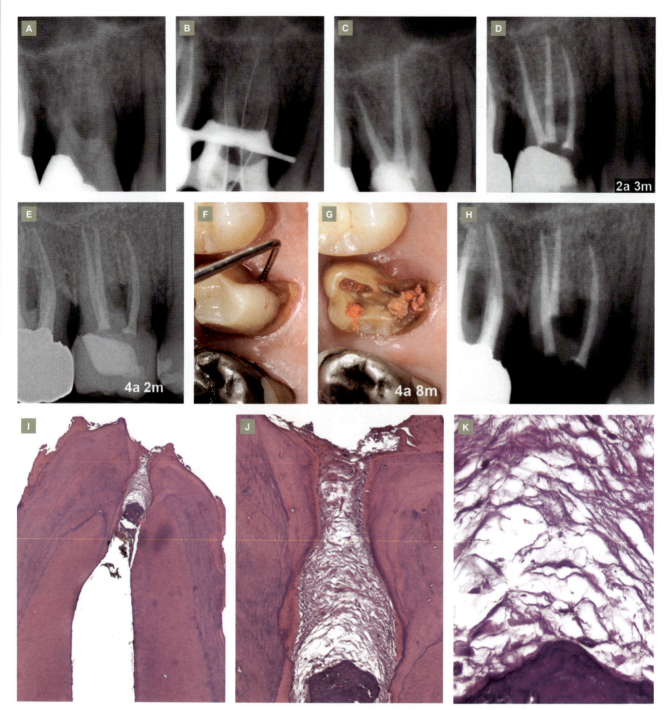

**Figura 17.10 A.** Primeiro molar superior com polpa necrosada e dor associada. A radiografia mostra sinais de doença periodontal avançada. **B.** Determinação do comprimento de trabalho. Os canais foram instrumentados e medicados com hidróxido de cálcio. **C.** Depois de 1 semana, os canais foram obturados e a coroa restaurada. **D.** Radiografia 2 anos e 3 meses depois, quando o paciente retornou em virtude da fratura da restauração. Os tecidos perirradiculares estavam normais. O dente foi restaurado com uma coroa total. **E.** O paciente retornou 4 anos e 2 meses depois, porque a coroa estava com mobilidade. Houve queixa de desconforto associado ao dente. Os tecidos perirradiculares estavam normais na radiografia, mas havia perda óssea visível na área de furca. **F.** Depois da remoção da coroa que estava solta, a sondagem confirmou envolvimento grave da furca. A coroa foi recimentada. **G.** O paciente retornou 6 meses depois com a coroa perdida e cárie. **H.** A radiografia confirmou que a cárie atingia a furca. As condições perirradiculares estavam normais. O dente foi considerado não restaurável e foi extraído. **I.** Raiz palatina. Seção longitudinal seguindo um plano vestibulopalatino e envolvendo o canal e o forame. Tecido necrosado pode ser visualizado, compactado contra um tecido conjuntivo apical vital (H&E). **J.** Detalhe do tecido apical vital e não inflamado. Cemento foi formado sobre as paredes apicais do canal e ao redor do forame. **K.** Maior aumento da transição detritos/tecido vital. Abundância de fibras colágenas e poucos fibroblastos.

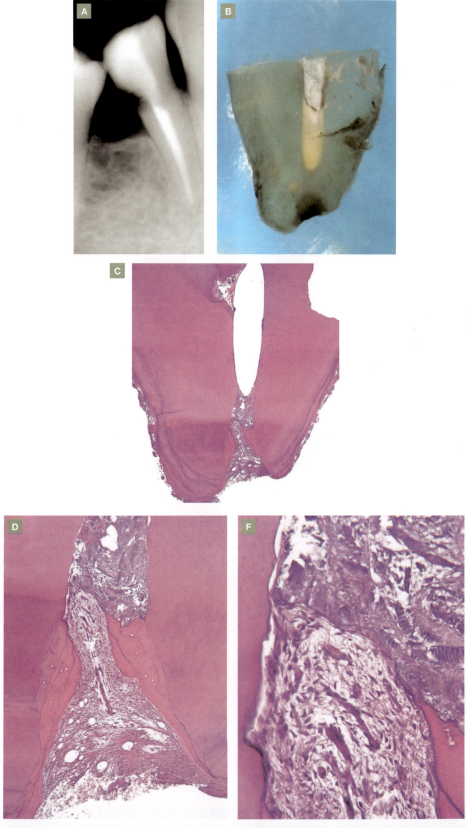

**Figura 17.11 A.** Primeiro pré-molar inferior tratado endodonticamente há 4 anos. A polpa estava vital à época do tratamento. **B.** Dente clareado antes de ser embebido em parafina. O forame é oblíquo. **C.** Tecido no interior da porção apical do canal (H&E). **D.** Detalhe do forame em **B**. Detritos compactados na área imediatamente antes da constrição. Em direção mais apical, tecido conjuntivo pode ser visto ocupando a área foraminal. Observar as camadas de cemento depositadas sobre as paredes do forame (Orig. mag. × 100). **E.** Maior aumento da zona de transição entre os detritos e o tecido no forame. Na massa de detritos, raspas de dentina podem ser visualizadas. O tecido conjuntivo não está inflamado.

**584** Endodontia | Biologia e Técnica

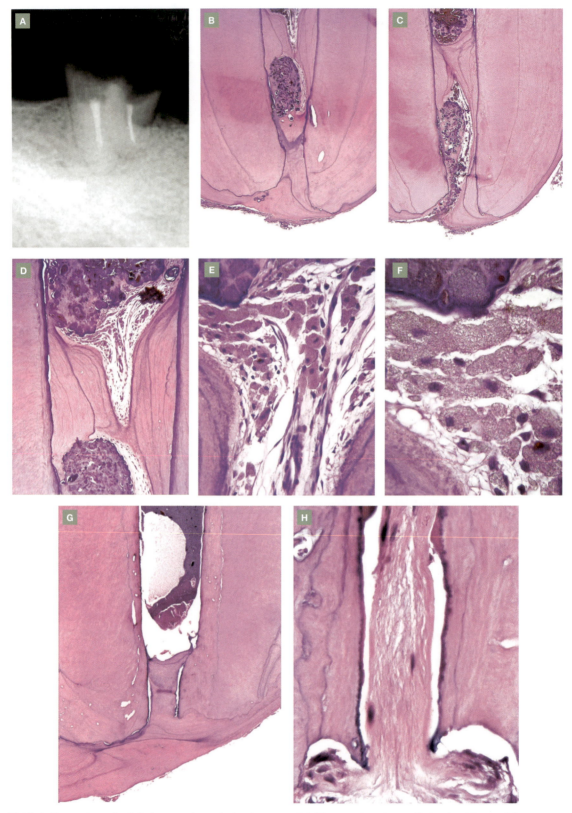

**Figura 17.12 A.** Segundo molar inferior tratado endodonticamente há 20 anos. A restauração havia sido perdida e a coroa estava bastante destruída por cárie. O paciente não apresentava sintomas e os tecidos perirradiculares estavam normais. **B.** Raiz distal. Tecido cementoide presente na região apical, aparentemente ocluindo o forame. Um tecido calcificado também é visto mais coronariamente (H&E). **C.** Cortes seriados mostram que a formação de cemento é incompleta e atravessada por fitas de tecido conjuntivo. **D.** Maior aumento da porção calcificada mais coronária mostrando o tecido conjuntivo atravessando-a. Um tecido amorfo está presente mais coronariamente. **E** e **F.** Maior aumento desta região mostrando células espumosas com citoplasma contendo material amorfo. A presença dessas células sugere reação a material estranho, provavelmente o material obturador. **G.** Raiz mesial. O forame parece obliterado por uma barreira de cemento. **H.** Cortes seriados revelam que a barreira de cemento é incompleta, com o centro da massa sendo ocupado por um tecido conjuntivo não inflamado e rico em fibras, com poucos fibroblastos.

Capítulo 17 | Reparação Pós-Tratamento Endodôntico 585

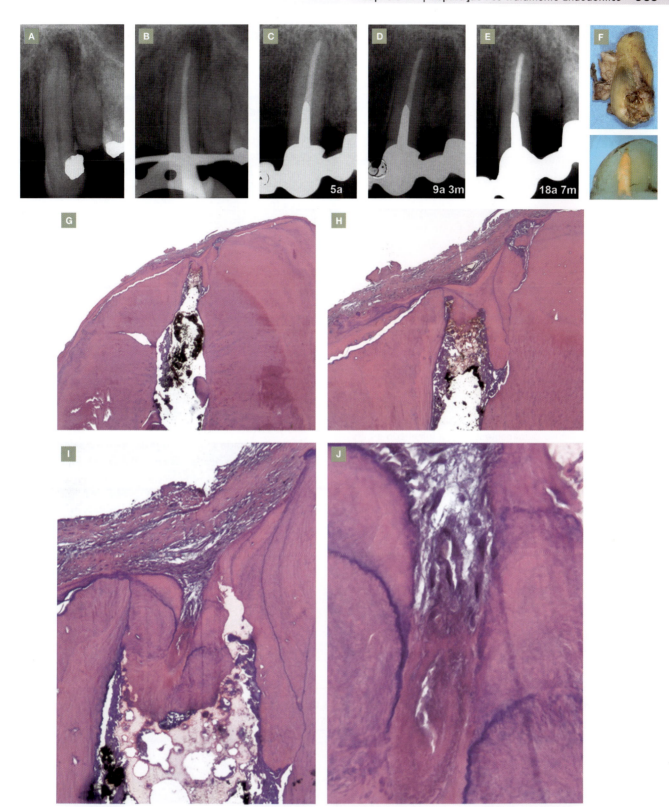

**Figura 17.13 A.** Canino superior com polpa necrosada e lesão perirradicular. **B.** O canal foi obturado 1 semana após medicação com hidróxido de cálcio. O dente foi restaurado com núcleo metálico. **C.** Radiografia 5 anos depois mostrando reparo perirradicular. **D.** Condições perirradiculares normais no acompanhamento de 9 anos e 3 meses. **E.** Após 18 anos e 7 meses, o paciente retornou por causa de dor na região superior anterior esquerda. Havia tumefação na região vestibular relacionada com o canino, com uma bolsa de 8 mm de profundidade. A radiografia mostrou perda óssea periodontal lateral na distal do dente, mas condições perirradiculares normais. Diagnosticada fratura vertical, o dente foi extraído. **F.** Porção apical do dente mostrando a linha de fratura. Abaixo, o dente clareado antes da infiltração com parafina. **G** e **H.** Seção do centro do canal apical. Detritos necrosados e material obturador são vistos na luz do canal. O forame parece obliterado por massa de cemento acelular neoformado (H&E). **I** e **J.** Cortes seriados e maiores aumentos mostram que o *plug* de cemento foi incompleto, sendo atravessado por fitas de tecido conjuntivo não inflamado e contendo apenas fibroblastos e fibras colágenas.

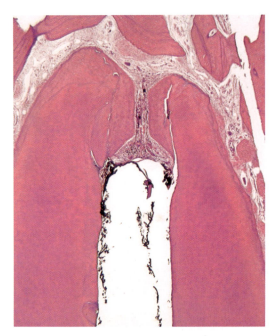

**Figura 17.14** Forma de reparo comum após tratamento endodôntico bem-sucedido. Neoformação de cemento cobrindo as paredes do canal apical e quase obliterando o forame. No entanto, o selamento biológico por deposição de cemento é raro, uma vez que fitas de tecido conjuntivo são usualmente vistas na porção central da massa de cemento neoformado. Esse tecido conjuntivo geralmente não está inflamado e contém fibroblastos e fibras colágenas.

O fechamento do forame por meio da deposição de tecido duro tem sido definido na literatura como "selamento biológico". No passado, alguns autores consideraram que esse tipo de reparo seria o objetivo ideal a ser alcançado por meio da terapia endodôntica.[35,36] Vários trabalhos têm demonstrado o fechamento biológico presumido do forame apical após o tratamento de canal em animais experimentais com diferentes materiais obturadores.[23,37-39] No entanto, essas observações são baseadas, provavelmente, em avaliações incompletas pela não adoção do método de cortes seriados. Além disso, a anatomia apical dos dentes do cão, muitas vezes usados em experimentos de resposta perirradicular ao tratamento, é consideravelmente diferente da anatomia apical de dentes humanos.

### Conclusões

1. O objetivo final do tratamento endodôntico é a obtenção de condições perirradiculares radiograficamente normais e ausência de inflamação nos tecidos perirradiculares e no tecido conjuntivo restante na área foraminal e nas ramificações.
2. A presença de inflamação, nos casos radiograficamente reparados, está quase sempre associada à presença de bactérias em uma posição mais coronária no canal.
3. Os cimentos endodônticos geralmente são irritantes no estado fresco, antes de endurecerem, mas tornam-se relativamente inertes e são bem tolerados quando a superfície de contato com o tecido conjuntivo é mínima e está localizada dentro do canal. Nessas condições, uma resposta inflamatória é praticamente ausente.
4. Pequenas extrusões de cimento através do forame podem não ter impacto sobre o resultado do tratamento endodôntico, mas sobreobturações grosseiras podem causar sintomas pós-operatórios e manter a inflamação perirradicular por longo período. Essa condição deve ser evitada o máximo possível.
5. Remanescentes necrosados e raspas de dentina não são capazes de manter uma reação inflamatória no tecido conjuntivo adjacente, a não ser que estejam infectados.
6. A presença de inflamação no tecido conjuntivo apical pode ser compatível com condições radiográficas perirradiculares normais.
7. Deposição de cemento no forame apical é uma ocorrência frequente após o tratamento endodôntico. Esse tecido pode ser depositado sobre as paredes do canal apical, reduzindo consideravelmente a luz do canal. No entanto, a obliteração total do canal apical para formar um "selamento biológico" é uma ocorrência rara em humanos.

As referências bibliográficas deste capítulo estão disponíveis no Ambiente de aprendizagem do GEN | Grupo Editorial Nacional.

# PARTE 4

# Fracasso Endodôntico: Causas e Manejo

Capítulo

# 18

# Tratamento do Fracasso Endodôntico

Seção

## 18.1

## Causas do Fracasso Endodôntico

Isabela N. Rôças | José F. Siqueira Jr.

De acordo com a maioria dos dicionários, o termo "sucesso" significa "realização de um objetivo ou do que se pretendia; êxito". Se os principais objetivos do tratamento endodôntico, como já foi dito em outros capítulos, são prevenir a lesão perirradicular quando está ausente ou tratá-la quando estiver presente, o sucesso de um tratamento endodôntico deve ser caracterizado como ausência de doença perirradicular após um período de acompanhamento adequado. Assim, a ocorrência de sinais (radiolucidez, fístula, tumefação) e/ou sintomas (dor) da doença perirradicular associados a dentes com tratamento endodôntico significa que ele fracassou em manter ou restaurar a saúde perirradicular.

A lesão perirradicular observada em dente tratado é também conhecida como lesão pós-tratamento e pode ser classificada como (Figura 18.1):

a. Emergente: estava ausente e se desenvolve após o tratamento.
b. Persistente: persiste apesar do tratamento.
c. Recorrente: reaparece tardiamente após ter reparado.

Das causas de extração de dentes com tratamento endodôntico, as lesões perirradiculares pós-tratamento correspondem a cerca de 10% dos casos (Figura 18.2).[1,2]

O fracasso endodôntico, na maioria das vezes, resulta de falhas técnicas, que impossibilitam a conclusão adequada dos procedimentos intracanais voltados para o controle e a prevenção da infecção endodôntica. Todavia, existem casos em que o tratamento segue os padrões mais elevados que norteiam a Endodontia e, ainda assim, resultam em fracasso. Evidências científicas indicam que o fracasso da terapia endodôntica nos casos de

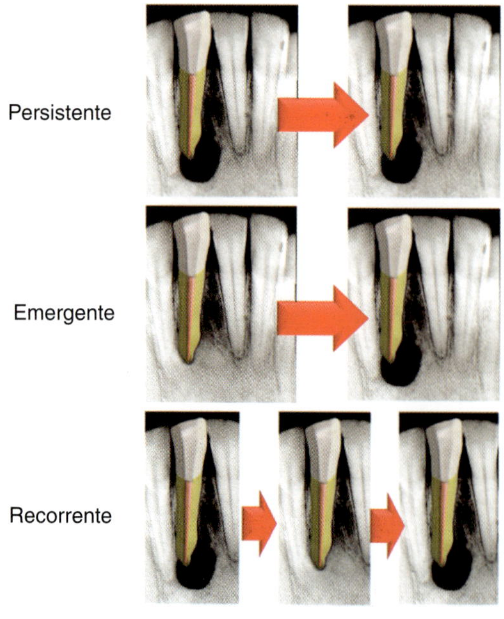

**Figura 18.1** Tipos de lesão perirradicular pós-tratamento endodôntico.

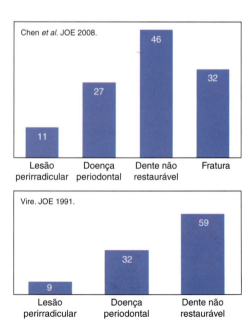

**Figura 18.2** Causas de extração de dentes tratados endodonticamente.

canais tratados adequadamente está associado a fatores de ordem microbiana, caracterizando uma infecção intrarradicular e/ou extrarradicular, que não foi eliminada ou controlada adequadamente pelos procedimentos intracanais (Figura 18.3).[3,4]

## Fatores microbianos

### Infecção intrarradicular

Na maioria das vezes, o fracasso endodôntico resulta da permanência de uma infecção instalada na porção apical do canal, mesmo nos casos em que os canais, aparentemente, foram tratados de forma adequada (Figuras 18.4 e 18.5).[5] A microbiota relacionada com esses casos difere significativamente daquela de dentes não tratados, ou seja, da infecção primária do canal. Enquanto esta última é tipicamente uma infecção mista, com um relativo equilíbrio entre bactérias gram-positivas e gram-negativas,

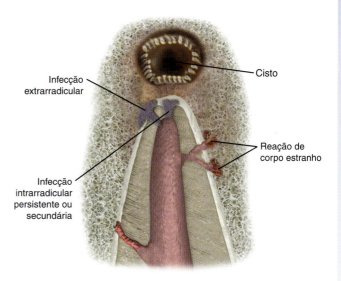

**Figura 18.3** Possíveis causas de fracasso do tratamento endodôntico. As infecções intra e extrarradiculares são a principal causa de lesão perirradicular pós-tratamento.

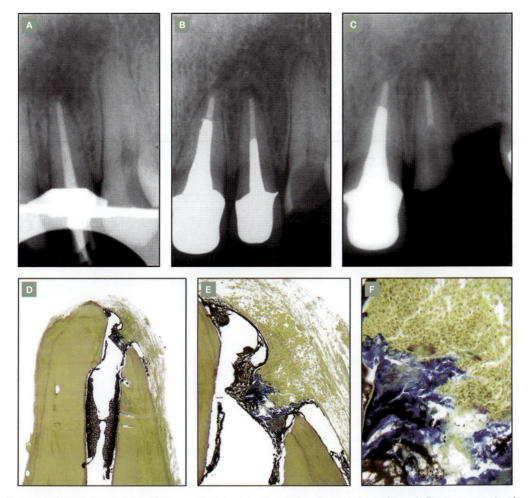

**Figura 18.4** Fracasso do tratamento endodôntico no incisivo lateral superior. Caso assintomático. **A.** Dente apresentando necrose pulpar e lesão perirradicular assintomática. O canal foi obturado 2 semanas após medicação com hidróxido de cálcio. O dente foi, então, restaurado. **B.** Na avaliação de 3 anos, a lesão pareceu ter reduzido de tamanho. **C.** Depois de 10 anos, o paciente retornou por causa da perda da restauração coronária. Havia cárie recorrente. A lesão que havia reduzido na avaliação anterior permaneceu do mesmo tamanho. O paciente optou pela extração, apesar de o dente ser passível de restauração. **D-F.** A análise histobacteriológica demonstrou a presença de uma extensa colônia bacteriana interposta entre o material obturador e a lesão perirradicular persistente. Note o intenso infiltrado inflamatório, dominado por neutrófilos em contato com a colônia bacteriana (coloração de Brown e Brenn modificada por Taylor, ×25, ×100 e ×400, respectivamente). (Imagem reimpressa de Ricucci et al., 2009, com permissão de Elsevier Inc.[5])

predominantemente anaeróbias estritas, a microbiota associada a fracassos pode ser caracterizada como uma infecção mista com menor diversidade (menos espécies) que as infecções primárias, sendo composta principalmente por bactérias gram-positivas e sem predomínio aparente de anaeróbios estritos ou facultativos.[6-9]

Estudos utilizando métodos de cultura e métodos de biologia molecular têm revelado que *Enterococcus faecalis* é uma das espécies mais frequentemente encontradas nos canais de dentes com lesão pós-tratamento, em prevalência que pode chegar a 90% dos casos (Figura 18.6).[9-24] Esse fato fez com que essa espécie fosse considerada a mais importante para a manutenção ou o aparecimento de lesões perirradiculares pós-tratamento. Cepas de *E. faecalis* podem ser extremamente resistentes a vários medicamentos, inclusive ao hidróxido de cálcio.[25-28] Um estudo demonstrou que a resistência do *E. faecalis* ao hidróxido de cálcio está relacionada com o fato de essa espécie possuir uma bomba de prótons que reduz o pH intracitoplasmático por projetar prótons para dentro

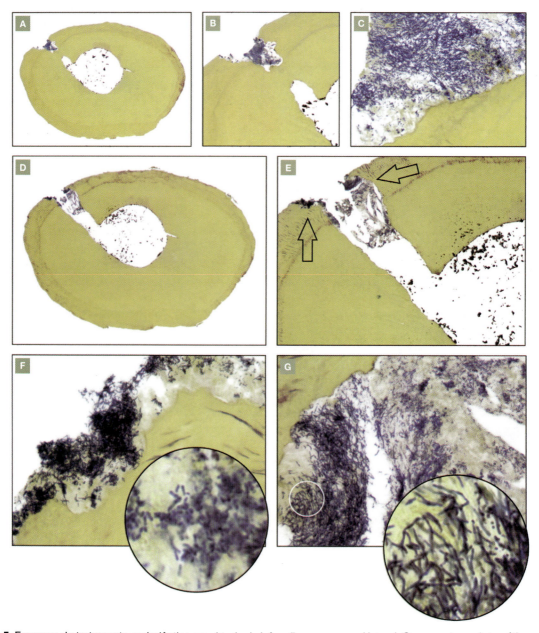

**Figura 18.5** Fracasso do tratamento endodôntico em virtude de infecção em um canal lateral. O caso estava sintomático e com fístula persistente. Cirurgia perirradicular teve de ser realizada e o ápice foi removido junto com a lesão. **A.** Seção demonstrando a porção apical da saída do canal lateral (coloração de Brown e Brenn modificada por Taylor, ×16). **B.** Detalhe do canal lateral em **A**. Um exuberante biofilme bacteriano é visto ocupando o forame (×100). **C.** Maior aumento mostrando que o biofilme é composto principalmente por bactérias na forma filamentosa (×400). **D.** Seção evidenciando todo o trajeto do canal lateral (×16). **E.** Detalhe do canal lateral em **D**. A porção perto do canal encontra-se sem bactérias; ao contrário, a porção perto do forame está densamente colonizada (×100). **F.** Maior aumento da área indicada pela *seta à esquerda* em **E**. O biofilme se encontra ligeiramente além dos limites do forame (×400). O detalhe mostra bacilos e cocos no biofilme (×1.000). **G.** Maior aumento da área indicada pela *seta à direita* em **E**. Bacilos filamentosos dominam esta área (×400; detalhe ×1.000). (Imagem reimpressa de Ricucci *et al.*, 2013, com permissão de Elsevier Inc.[52])

da célula, impedindo um aumento do pH interno que acarretaria em morte celular.[25] Além disso, tem sido demonstrado que o *E. faecalis* pode invadir túbulos dentinários, onde pode se abrigar e resistir aos efeitos do preparo químico-mecânico e da irrigação.[26,27,29] Essa espécie pode também estabelecer estratégias para sobreviver por longos períodos em locais com reduzida disponibilidade de nutrientes, como canais obturados, e proliferar novamente quando uma fonte sustentável de substrato for restabelecida.[30]

Entretanto, o conceito de que o *E. faecalis* é o principal patógeno associado ao fracasso endodôntico tem sido questionado pelos seguintes fatores:

1. Embora muito comum em vários estudos, alguns autores não encontraram essa espécie em casos de retratamento.[31,32]
2. Vários estudos observaram prevalência similar dessa espécie em canais tratados de dentes com e sem lesão.[23,33]
3. Quando encontrada, essa espécie usualmente está presente em infecções mistas, e não como a espécie dominante da comunidade.[9,34-38]

Outras bactérias podem ser encontradas em canais tratados associados com lesão pós-tratamento. Espécies do gênero *Streptococcus* têm sido comumente detectadas, em muitos estudos em prevalência superior ao *E. faecalis*.[9,39-45] *Streptococcus* são os grupos bacterianos mais comuns na porção apical de dentes com lesão pós-tratamento.[44]

Bactérias anaeróbias estritas também têm sido frequentemente detectadas em casos de fracasso, incluindo *Fusobacterium nucleatum*, *Pseudoramibacter alactolyticus*, *Actinomyces* spp., *Propionibacterium* spp. (*P. propionicum*, *P. acnes* e *P. acidifaciens*), *Filifactor alocis*, *Dialister* spp., *Tannerella forsythia* e *Parvimonas micra* (Figuras 18.7 e 18.8).[11,14,15,17,24,34-37,39,44,46]

Assim como nas infecções primárias, bactérias ainda não cultivadas também são encontradas na microbiota de canais tratados associados com lesão perirradicular. Em termos de riqueza (número de espécies), filotipos não cultiváveis correspondem a 55% dos grupos taxonômicos encontrados, enquanto, em termos de abundância (quantidade de indivíduos de cada espécie), os não cultiváveis

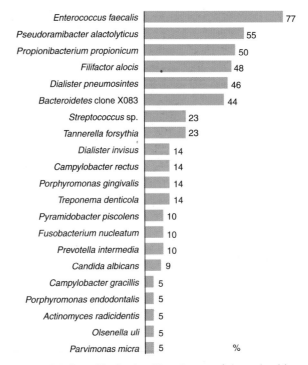

**Figura 18.7** Prevalência de diferentes espécies microbianas em casos de fracasso do tratamento endodôntico. (Dados de acordo com os estudos de Rôças e Siqueira, utilizando método molecular altamente sensível – o *nested* PCR [reação em cadeia da polimerase].)

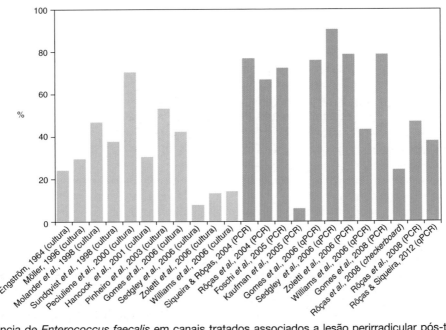

**Figura 18.6** Prevalência de *Enterococcus faecalis* em canais tratados associados a lesão perirradicular pós-tratamento. (Dados de estudos de cultura, em verde-claro, ou usando métodos moleculares, em verde-escuro. PCR: reação em cadeia da polimerase; qPCR: reação em cadeia da polimerase em tempo real.)

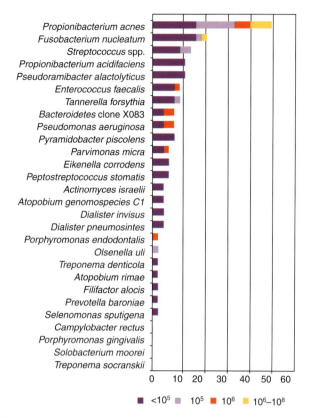

**Figura 18.8** Prevalência de diferentes espécies bacterianas em casos de fracasso do tratamento endodôntico. (Dados de acordo com os estudos de Rôças e Siqueira, utilizando o método molecular *checkerboard* de captura reversa.)

podem ser encontrados em proporções elevadas, podendo corresponder à metade da população presente.[35] O filotipo *Bacteroidetes* clone oral X083 está entre os grupos taxonômicos mais prevalentes em canais tratados.[35]

Os perfis da comunidade bacteriana, em casos tratados, variam de indivíduo para indivíduo, indicando que combinações bacterianas distintas podem desempenhar um papel no fracasso do tratamento.[34,35,47] Tal como acontece com as infecções primárias, as infecções persistentes/secundárias associadas ao fracasso do tratamento são caracterizadas por uma comunidade mista, embora muito menos diversificada do que as infecções primárias. Estudos utilizando sequenciamento de última geração têm confirmado a natureza polimicrobiana das infecções endodônticas em dentes com lesão pós-tratamento.[37,39,48-50] Em termos de arranjo morfológico, comunidades bacterianas mistas dispostas em biofilmes são a principal causa de doença persistente ou emergente.[5,34,36,51-55]

Fungos são encontrados apenas ocasionalmente nas infecções primárias, mas espécies de *Candida* têm sido detectadas em dentes com canais tratados em até 18% dos casos.[11,14,15,17,32,56-58] Fungos podem ter acesso a canais radiculares por meio de contaminação, durante a terapia endodôntica (infecção secundária), ou eles podem proliferar após procedimentos antimicrobianos intracanal ineficientes, os quais causam um desequilíbrio na microbiota endodôntica primária dominada por bactérias.[59] *Candida albicans* é a espécie de fungo mais comumente detectada

nos casos de fracasso. Essa espécie tem várias propriedades que podem estar envolvidas na persistência após o tratamento, incluindo a capacidade de colonizar e invadir dentina[60-62] e a resistência ao hidróxido de cálcio.[63,64]

Nos casos em que o tratamento endodôntico aparentemente foi bem executado, mas mesmo assim fracassou, um número menor de espécies é normalmente encontrado, com uma variação de até 5 espécies por canal.[65] Por outro lado, em casos de lesão pós-tratamento associada a canais tratados de forma insatisfatória, a microbiota associada é bastante similar à de infecções primárias, contendo um maior número de espécies bacterianas (de 10 até 30 espécies), predominantemente anaeróbias estritas. Isso é bastante comum nos casos em que a obturação do canal está muito aquém do ápice radicular ou apresenta falhas de compactação, sugerindo que a instrumentação não foi devidamente realizada, permitindo a permanência das bactérias presentes na infecção original.

Mesmo em canais adequadamente obturados, algumas bactérias podem permanecer vivas, gerando um risco potencial para o fracasso do tratamento endodôntico. Pressões ambientais operam no sistema de canais radiculares, selecionando os poucos microrganismos que sobreviverão e induzirão o fracasso da terapia. Essas pressões são representadas, basicamente, pelas medidas de desinfecção (preparo químico-mecânico e medicação intracanal) e pelas condições de escassez de nutrientes em um canal adequadamente tratado.[66] Bactérias presentes em regiões de istmos, ramificações, reentrâncias, recessos, túbulos dentinários ou até mesmo no espaço extrarradicular podem não ser afetadas pelas medidas usadas no controle da infecção endodôntica.[52,53,67-70] O suprimento de nutrientes para bactérias localizadas nos tecidos perirradiculares ou em ramificações sofre alterações mínimas após o tratamento endodôntico. Por isso, bactérias nessas regiões são comumente associadas ao fracasso.[5,52,53,69-71]

Todavia, em áreas como túbulos dentinários, istmos e reentrâncias, a disponibilidade nutricional é reduzida drasticamente. Alojadas nessas regiões anatômicas, mesmo que aprisionadas por uma obturação adequada do canal, algumas espécies bacterianas podem sobreviver por períodos relativamente longos, utilizando resíduos nutricionais derivados de restos teciduais e de células mortas. Para causarem o fracasso, no entanto, precisam que, de alguma forma, fluidos teciduais alcancem essas áreas, levando nutrientes para as bactérias residuais. Isso pode acontecer quando a obturação falha em selar o canal.[4,5,68]

Devido ao fato de que bactérias usualmente podem deparar-se com períodos de baixa disponibilidade de nutrientes, como no interior de um canal adequadamente obturado, a capacidade de sobrevivência, nessas condições, é crucial para elas. E isso é possível apenas graças a mecanismos reguladores, sob o controle de determinados genes, cuja transcrição é ativada em tais situações. Um exemplo são as bactérias que necessitam de amônia como fonte de nitrogênio. Em condições em que a concentração de amônia é limitada, o sistema *Ntr* de genes é ativado, permitindo que a bactéria adquira mesmo pequenos traços de amônia. Quando a concentração de amônia é elevada, esse sistema é desativado. Também em condições de baixa concentração de oxigênio molecular, bactérias facultativas podem ativar o sistema *Arc* (*aerobic respiration regulatory*), composto pelos genes *arc*A e *arc*B, ativando as vias metabólicas que permitem a utilização de aceptores terminais de elétrons para o metabolismo respiratório, de modo que ele se altera de aeróbico para anaeróbico. Em baixa quantidade de glicose, algumas bactérias podem ativar o sistema de repressão de catabólitos, sob controle dos genes *cya* (adenilato ciclase) e *crp* (*catabolite repressor protein*), que permite à célula sintetizar enzimas para a utilização de várias outras fontes de carbono. Na carência de fosfato inorgânico, o sistema *Pho* pode ser ativado em algumas enterobactérias, permitindo a utilização de compostos fosfatados orgânicos e de traços de fosfato inorgânico.[72]

Dependendo da quantidade de nutrientes disponíveis e da capacidade de sobreviver em condições de carência nutricional, microrganismos que sobreviveram às medidas de desinfecção podem morrer ou manter-se viáveis, tendo, nesses casos, sua proliferação contida ou reduzida. O fracasso da terapia endodôntica, atribuído a microrganismos que permaneceram viáveis, somente advirá se eles tiverem acesso aos tecidos perirradiculares, se forem patogênicos e se alcançarem número suficiente para induzir ou perpetuar uma lesão perirradicular.[3,73,74]

## Infecção extrarradicular

A lesão perirradicular é formada em resposta à infecção intrarradicular e, em geral, constitui uma barreira eficaz contra a propagação da infecção para o osso alveolar e outras regiões do corpo. No entanto, em algumas circunstâncias específicas, bactérias podem superar essa barreira de defesa e estabelecer uma infecção extrarradicular. A forma mais comum de infecção extrarradicular é o abscesso perirradicular agudo, caracterizado por inflamação purulenta nos tecidos perirradiculares em resposta a uma saída maciça de bactérias patogênicas do canal radicular.

Há, contudo, outra forma de infecção extrarradicular que tem sido discutida como uma das possíveis causas de persistência da lesão perirradicular, mesmo em casos bem tratados.[75,76] Tais condições são representadas pelo estabelecimento de bactérias nos tecidos perirradiculares ou por aderência à superfície externa da raiz apical, formando biofilmes,[77,78] ou pela formação de colônias actinomicóticas coesas dentro o corpo da lesão inflamatória.[79] Clinicamente, tais casos podem se apresentar como assintomáticos ou com sintomas leves, usualmente associados com fístula ativa.

A infecção extrarradicular pode se desenvolver nas seguintes condições:[66]

- Pode ser resultado direto do avanço de algumas espécies bacterianas que conseguem superar as defesas do hospedeiro concentradas nas proximidades ou além do forame apical, como uma extensão do processo infeccioso intrarradicular. Pode também ser resultado da penetração bacteriana diretamente no lúmen do cisto baía, que apresenta comunicação direta com o forame apical. A fronteira entre a microbiota endodôntica infectante e as defesas do hospedeiro é, na maioria das vezes, localizada no interior do canal, aquém ou até mesmo no limite do forame apical. Em alguns casos, contudo, bactérias podem atingir os tecidos perirradiculares e o ponto mais avançado da infecção é então situado no espaço extrarradicular, além dos limites do forame. Nesta última situação, o processo infeccioso seria constituído por um componente intrarradicular e um extrarradicular, em que o primeiro mantém o segundo. Tem sido sugerido que, em alguns casos, o segmento extrarradicular pode tornar-se independente do componente intrarradicular do processo infeccioso
- Pode resultar da persistência bacteriana na lesão após a remissão de um abscesso agudo. O abscesso perirradicular agudo geralmente depende da infecção intrarradicular; uma vez que a infecção intrarradicular seja devidamente controlada pelo tratamento endodôntico ou pela extração do dente e a drenagem de pus seja alcançada, a infecção extrarradicular é controlada e eliminada pelas defesas do hospedeiro. No entanto, é possível que, em alguns casos raros, as bactérias que participaram de abscessos agudos permaneçam nos tecidos perirradiculares após a resolução da resposta aguda e estabeleçam uma infecção extrarradicular persistente associada com inflamação perirradicular crônica, muitas vezes resultando em uma fístula com drenagem ativa
- Pode ser uma sequela da extrusão apical de detritos durante a instrumentação (ou principalmente sobreinstrumentação) do canal radicular infectado. Bactérias incorporadas em raspas dentinárias podem ser fisicamente protegidas das células de defesa do hospedeiro e, portanto, podem persistir nos tecidos perirradiculares e manter a inflamação. A virulência e a quantidade das bactérias envolvidas, bem como a capacidade de o hospedeiro combater a infecção, são fatores decisivos no desenvolvimento ou não de uma infecção extrarradicular
- Bactérias na porção mais apical do canal radicular podem assumir uma posição extrarradicular se a raiz for reabsorvida.

A infecção extrarradicular pode ser dependente ou independente da intrarradicular (Figura 18.9).[76] A infecção independente seria aquela que não é mais mantida pela infecção intrarradicular e pode persistir mesmo depois da erradicação desta última pelo tratamento. Tem sido sugerido que as principais bactérias implicadas nas infecções extrarradiculares independentes são espécies do gênero *Actinomyces* e a espécie *Propionibacterium propionicum*, causando uma entidade patológica denominada actinomicose perirradicular.[79-82] Essas bactérias formam colônias coesas que podem ser coletivamente resistentes à fagocitose (Figura 18.10). No entanto, a existência de actinomicose apical como uma entidade patológica autossustentável, isto é, não mantida pela infecção intrarradicular, e o seu envolvimento como causa exclusiva de fracasso do tratamento endodôntico é especulativa e necessita de comprovação.[71,83]

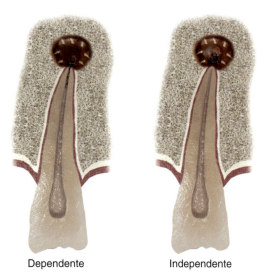

**Figura 18.9** A infecção extrarradicular pode ser dependente ou independente da intrarradicular.

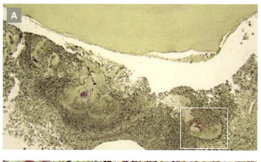
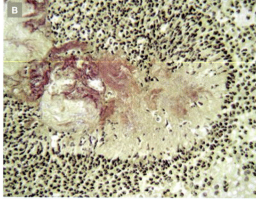
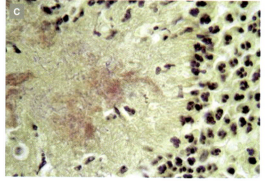

**Figura 18.10** Actinomicose perirradicular. **A.** Colônia bacteriana volumosa localizada no interior de uma lesão perirradicular. **B** e **C.** Maior aumento demonstrando a colônia circundada por grande número de células inflamatórias. (Cortesia do Dr. Domenico Ricucci.)

Ainda não foi demonstrado se lesões perirradiculares crônicas podem abrigar bactérias por muito tempo além da invasão tecidual inicial.[84] Estudos usando cultura[85-87] ou métodos moleculares[88-92] relataram a ocorrência extrarradicular de uma microbiota complexa associada a lesões perirradiculares que não responderam favoravelmente ao tratamento de canal. Um dos grandes problemas de estudos que procuram avaliar as condições microbiológicas de lesões consiste no fato de que é muito difícil prevenir a contaminação durante a coleta de amostras de lesões em dentes submetidos à cirurgia perirradicular. Além disso, esses estudos não avaliaram as condições bacteriológicas da parte apical do canal radicular, o que torna difícil determinar se essas infecções extrarradiculares eram dependentes ou independentes de uma infecção intrarradicular. Os resultados de um estudo que avaliou as extremidades radiculares de dentes com canal tratado, obtidas por apicetomia, e as lesões perirradiculares correspondentes sugeriram que a grande maioria dos casos de infecções extrarradiculares é mantida por uma infecção concomitante na porção apical do canal radicular.[93] Até o momento, só existem dois relatos conclusivos na literatura usando método histobacteriológico de infecções extrarradiculares independentes causando o fracasso endodôntico.[70,94] Nesses relatos, a avaliação criteriosa por cortes seriados da raiz não evidenciou bactérias no sistema de canais radiculares, somente nos tecidos perirradiculares.

A prevalência de infecções extrarradiculares em dentes não tratados com infecção primária é baixa.[95] Biofilmes extrarradiculares são pouco frequentes e, quando presentes, estão quase sempre associados a biofilmes intrarradiculares.[55] Considerando-se que a infecção extrarradicular está fora do campo de ação dos procedimentos convencionais de tratamento endodôntico, é esperado que não respondam bem ao tratamento. A baixa frequência de infecções extrarradiculares é compatível com o alto índice de sucesso do tratamento endodôntico não cirúrgico.[96-98] Mesmo em dentes com lesão pós-tratamento, o alto índice de sucesso do retratamento[96,99] indica que a principal causa de fracasso está localizada no interior do sistema de canais radiculares, caracterizando uma infecção intrarradicular persistente ou secundária. Isso tem sido confirmado por estudos que investigaram as condições microbiológicas de canais radiculares associados com lesão pós-tratamento e que utilizaram diferentes métodos de avaliação, incluindo cultura, métodos moleculares e histobacteriologia.[5,9,11,14,15,17,34,37,44,100]

## Envolvimento microbiano | situações especiais

### Sobreobturação

Estudos indicam que o sucesso da terapia endodôntica é reduzido em casos de sobreobturação.[96,97,101-103] A toxicidade dos materiais obturadores tem sido considerada um fator importante nesse aspecto.[104] Contudo, a grande maioria dos materiais utilizados na obturação de canais radiculares é biocompatível (como a guta-percha) ou apresenta citotoxicidade significativa apenas antes de endurecerem (cimentos endodônticos).[105,106] Após o endurecimento do cimento, com exceção daqueles contendo paraformaldeído na composição, a citotoxicidade é reduzida de forma significativa ou mesmo ausente.

Assim, é muito pouco provável que, na ausência de uma infecção concomitante, esses materiais sejam capazes de induzir ou perpetuar uma lesão perirradicular quando extravasados pelo forame apical. Tal afirmativa encontra respaldo no fato de que o índice de sucesso nas biopulpectomias, em que há ausência de infecção pulpar, é bastante elevado, mesmo nos casos de sobreobturação. Um estudo avaliou o resultado do tratamento endodôntico em dentes com sobreoturação e demonstrou que o tipo de cimento não influenciou a resposta perirradicular.[107] O fator mais relevante foi a presença de infecção antes do tratamento.

Obviamente, isso não deve ser entendido como uma apologia da sobreobturação, uma vez que complicações pós-operatórias, como *flare-ups*, podem advir, principalmente quando a quantidade de material obturador extravasado for grande. Na verdade, tal constatação enfatiza a necessidade de controlar e prevenir a infecção endodôntica para alcançar o sucesso da terapia.

Depreende-se, então, que o fracasso associado às sobreobturações está relacionado com a presença de uma infecção concomitante. Na maioria das vezes, canais sobreobturados não apresentam um selamento apical satisfatório.[3] Isso permite que ocorra a percolação de fluidos teciduais para o interior do sistema de canais radiculares, os quais, sendo ricos em proteínas e glicoproteínas, podem suprir substrato para bactérias residuais que sobreviveram aos efeitos dos procedimentos intracanais (Figura 18.11). Restabelecida a fonte nutricional, tais bactérias podem proliferar e atingir números compatíveis com a indução ou manutenção de uma lesão perirradicular.[3]

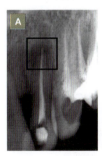 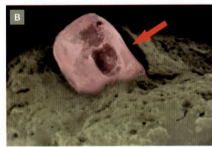

**Figura 18.11** Casos de sobreobturação podem resultar em fracasso quando há selamento apical deficiente promovido pela obturação e permanência de bactérias que sobreviveram aos efeitos do tratamento no canal.

Outra situação comum em casos de sobreobturação que pode justificar o fracasso do tratamento refere-se ao fato de que, usualmente, a sobreinstrumentação antecede a sobreobturação. Em casos de dentes com canais infectados, a sobreinstrumentação faz com que raspas de dentina infectadas sejam projetadas para o interior da lesão perirradicular.[108] Nessa situação, bactérias podem ser protegidas fisicamente dos mecanismos de defesa do hospedeiro e sobreviver no interior da lesão, mantendo o processo inflamatório.[70]

## Infiltração coronária como causa de fracasso

Até o início da década de 1990, a grande maioria dos autores concordava em afirmar que a obtenção de um selamento apical "hermético" era o principal fator relacionado com o sucesso da terapia endodôntica. Todavia, Saunders e Saunders[109] afirmaram que o selamento coronário adequado também poderia exercer extrema relevância no resultado do tratamento endodôntico, o que foi atestado pelo estudo transversal de Ray e Trope.[110]

A constatação de que a falha no selamento coronário poderia levar à infecção secundária do canal radicular por bactérias da saliva e à consequente manutenção da lesão perirradicular fez com que, ao longo dos anos subsequentes, uma miríade de estudos fosse publicada avaliando a capacidade de técnicas e materiais obturadores em promover um adequado selamento coronário.

Apesar de esses estudos terem gerado um interesse significativo sobre o papel da infecção secundária resultante de infiltração coronária no fracasso do tratamento, evidências recentes parecem apontar para infecções persistentes como a causa mais comum de lesões perirradiculares pós-tratamento. Essa evidência é baseada em três fatos:

- Biópsias de espécimes de dentes tratados com lesão pós-tratamento geralmente mostram bactérias no terço apical do canal, mas apenas ocasionalmente bactérias são vistas ao longo de toda a extensão do canal.[5] Se a infiltração coronária fosse a principal causa do fracasso, seria esperado observar bactérias colonizando toda a extensão do canal desde a região coronária até a apical
- Canais que apresentam bactérias cultiváveis remanescentes no momento da obturação (infecção persistente), como demonstrado por culturas positivas, têm maior chance de fracasso do que canais com culturas negativas.[111-114] Além disso, um estudo em macacos revelou que bactérias remanescentes podem sobreviver por muitos anos no canal obturado e manter a lesão perirradicular.[115] Esses estudos indicam que bactérias presentes no canal radicular, no momento da obturação, podem causar infecções persistentes, sobrevivendo no ambiente alterado e mantendo a inflamação perirradicular
- A incidência da doença pós-tratamento é mais elevada nos dentes com lesão pré-operatória.[96,103,116-120] Da mesma forma, o elevado índice de sucesso do tratamento de dentes com polpas vivas (não infectadas) proporciona suporte à afirmação de que infecções persistentes são a causa mais comum do fracasso endodôntico. Se infecções secundárias, causadas por infiltração coronária, fossem a causa mais importante de lesão perirradicular pós-tratamento, os índices de fracasso para o tratamento de dentes com polpas vivas ou necróticas, e mesmo para o retratamento, seriam semelhantes, mas não são.[96,116-118]

O conceito de infecção secundária em virtude da infiltração coronária como uma importante causa de fracasso também é questionado pelos resultados de um estudo que revelou que canais radiculares bem preparados e obturados podem resistir à infiltração bacteriana coronária, mesmo após franca exposição à cavidade oral por períodos prolongados.[121]

Destarte, bactérias que estavam presentes no canal infectado e que resistiram aos efeitos do tratamento, causando, assim, uma infecção persistente, são a principal causa do fracasso endodôntico. Esse fato salienta que o controle apical do tratamento endodôntico parece ser o fator mais decisivo para o sucesso, mais do que o controle coronário na grande maioria dos casos.

É importante salientar que o reconhecimento das infecções persistentes como a causa principal e mais frequente do fracasso endodôntico não significa que infecções secundárias em virtude da infiltração coronária não possam levar à doença pós-tratamento em alguns casos. Um exemplo claro de tal envolvimento parece ser os casos de lesões emergentes, que aparecem após o tratamento. Além disso, vários estudos transversais revelam que o melhor resultado é obtido em dentes com obturações endodônticas adequadas e associados com restaurações coronárias também satisfatórias.[102,122-127] Assim, é recomendável que a coroa do dente seja restaurada o mais breve possível após a conclusão do tratamento endodôntico, uma vez que a obturação do canal radicular não consegue produzir um selamento coronário previsível quando francamente exposta à saliva, pelo menos *in vitro*.[128-131]

A exposição da obturação do canal à saliva pode ocorrer nas seguintes situações clínicas: (a) perda do selador temporário ou da restauração coronária definitiva; (b) microinfiltração através do selador temporário ou da restauração coronária definitiva; (c) desenvolvimento de cárie secundária ou recidivante; e (d) fratura do material restaurador e/ou da estrutura dentária.

A solubilização do cimento endodôntico e a consequente permeabilidade da obturação do canal pela saliva podem permitir a comunicação entre os irritantes da cavidade oral e os tecidos perirradiculares, via forame apical ou ramificações. Se os irritantes presentes na saliva, como bactérias, produtos bacterianos, componentes da dieta e substâncias químicas, contatam os tecidos perirradiculares, esses podem tornar-se ou manter-se inflamados.

Como, clinicamente, ainda é impossível determinar se a comunicação entre a saliva e os tecidos perirradiculares ocorreu, parece contraindicada a restauração dentária definitiva de um dente cujo canal obturado tenha permanecido exposto à cavidade oral por certo período de tempo (p. ex., por mais de 1 mês), especialmente se restaurações complexas estiverem indicadas para o dente em questão ou se ele servirá como pilar de uma ponte fixa.

Portanto, assume-se que a colocação de uma restauração coronária adequada é importante não só para substituir a estrutura dentária perdida e restaurar a função e estética, mas também para proteger e isolar o canal radicular desinfetado e obturado de bactérias presentes na cavidade oral, ajudando a evitar a reinfecção.

## Fatores não microbianos

Embora fatores microbianos sejam a causa primária de fracasso da terapia endodôntica, relatos sugerem que alguns poucos casos de lesão pós-tratamento possam estar relacionados com a reação de corpo estranho a materiais endodônticos extravasados ou com fatores intrínsecos, como o acúmulo de produtos de degeneração tecidual. Um caso clínico de lesão refratária à terapia endodôntica, diagnosticada histopatologicamente como cisto perirradicular, foi relatado, o qual apresentava um grande número de cristais de colesterol acumulados no tecido conjuntivo e circundando o revestimento epitelial da loja cística.[132] Uma vez que microrganismos não foram detectados, os autores atribuíram a causa da persistência da lesão ao desenvolvimento de uma reação de corpo estranho aos cristais de colesterol. Tais cristais podem originar-se da precipitação do colesterol liberado por eritrócitos, linfócitos, plasmócitos e macrófagos, em estado de desintegração na lesão, ou por lipídios circulantes (Figura 18.12A e B). Foi sugerido que os cristais poderiam evocar uma reação de corpo estranho, sendo então circundados por células gigantes multinucleadas, e perpetuar a lesão perirradicular. No entanto, as condições do canal apical não foram

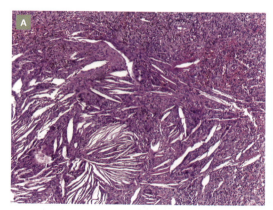 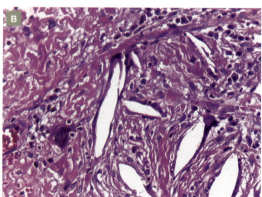

**Figura 18.12 A.** Cristais de colesterol. **B.** Maior aumento. (Gentileza do Prof. Fábio Ramoa Pires.)

apropriadamente avaliadas, levando-se em consideração a baixa sensibilidade dos métodos usados pelos autores.

Tem sido sugerido que o epitélio cístico pode ser responsável pela ausência de reparo da lesão pós-tratamento endodôntico (Figura 18.13), principalmente em casos de cistos perirradiculares verdadeiros, nos quais a loja cística não se comunica com o canal radicular. Todavia, estudos revelam que cistos perirradiculares podem curar-se após tratamento endodôntico não cirúrgico.[133-136] Ademais, alguns cistos podem tornar-se infectados, mormente quando a cavidade cística apresenta comunicação direta com a infecção do canal via forame apical (cisto baía). No interior da cavidade, microrganismos egressos do canal são combatidos por moléculas de defesa (anticorpos e componentes do sistema complemento) e por neutrófilos, únicas células capazes de atravessar o revestimento epitelial e entrar na loja cística (Figura 18.14). Em virtude das características morfológicas da cavidade cística, o combate à infecção pode não ser eficaz e a persistência de bactérias e seus produtos pode ser a causa verdadeira do fracasso, também caracterizando uma infecção extrarradicular.[3,73]

Além de fatores intrínsecos, fatores extrínsecos têm sido propostos como causa de fracasso endodôntico. Embora raramente observado na literatura recente,[5] alguns materiais obturadores mais antigos que contêm substâncias insolúveis e irritantes, quando extravasados para os tecidos perirradiculares, podem evocar uma reação de corpo estranho neles, que perpetuará ou, possivelmente, induzirá uma lesão perirradicular.

A celulose, presente em cones de papel, no algodão e em alguns alimentos, também pode ser a causa de insucesso endodôntico se, por algum motivo, entrar em contato os tecidos perirradiculares.[9,137] Uma vez que nossas células não produzem celulase, a enzima que degrada esse carboidrato, ele permanecerá nos tecidos, evocando uma reação de corpo estranho. O uso errôneo dos cones de papel, sem controle da medida com que penetram no canal, pode fazer com que se rasguem, deixando fragmentos nos tecidos perirradiculares. Em nossa opinião, o emprego intracanal de algodão, como, por exemplo, para secar o canal, enrolado em uma lima, é totalmente desnecessário e contraindicado.

Alimentos à base de celulose também podem entrar no canal nos casos em que ele fica aberto para drenagem ou quando o selamento temporário é perdido. Obviamente, tais alimentos podem também carrear microrganismos para o canal radicular. Durante o preparo do canal, fragmentos do alimento contaminado podem ser empurrados pelos instrumentos e extruídos para os tecidos perirradiculares. Deixar o dente aberto para drenagem já era considerado um procedimento antiquado e sem suporte científico em 1936, por Walker.[138]

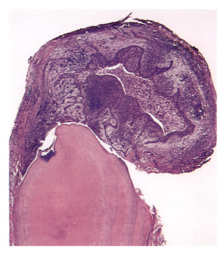

**Figura 18.13** Cisto perirradicular. (Cortesia do Dr. Domenico Ricucci.)

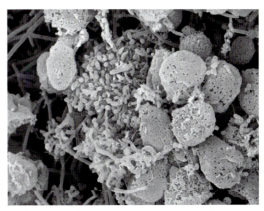

**Figura 18.14** Extensa colônia bacteriana sendo atacada por células inflamatórias no lúmen de um cisto perirradicular em bolsa. (Imagem reimpressa de Siqueira 2001, com permissão de John Wiley & Sons Ltd[3])

Cumpre salientar que, embora haja suposições quanto ao envolvimento de fatores não microbianos no fracasso endodôntico e até tentativas de explicações, não há fortes evidências científicas nesse sentido. Em todos os casos relatados, é difícil excluir a possibilidade de infecção concomitante aos supostos fatores não microbianos. Em nenhum desses estudos, as condições bacteriológicas do canal apical foram avaliadas ou reveladas, especialmente por meio de métodos mais sensíveis e sofisticados. No momento, fortes evidências indicam que todos os casos de fracasso associados à lesão pós-tratamento sejam causados por microrganismos presentes no canal ou nos tecidos perirradiculares.[4] Assim, o clínico deve estar consciente de que, quando tratando o fracasso endodôntico pelo retratamento ou pela cirurgia, ele estará lidando com um problema infeccioso.

As referências bibliográficas deste capítulo estão disponíveis no Ambiente de aprendizagem do GEN | Grupo Editorial Nacional.

# Capítulo 18.2

# Retratamento Endodôntico

Hélio P. Lopes | José F. Siqueira Jr. | Carlos N. Elias

O retratamento endodôntico consiste na realização de um novo tratamento, seja porque o anterior fracassou ou, simplesmente, porque se deseja fazer um tratamento mais correto ou adequado, principalmente nos casos em que surgiu a necessidade de os elementos dentários servirem de suporte a trabalhos protéticos.

Basicamente, o retratamento endodôntico consiste em realizar a remoção do material obturador, a reinstrumentação e reobturação de canais radiculares, com o objetivo de superar as deficiências da terapia endodôntica anterior.

O glossário de Terminologia Contemporânea para Endodontia da American Association of Endodontists define o retratamento como um procedimento para remover os materiais obturadores da cavidade pulpar e, novamente, instrumentar (ampliar, modelar, limpar e desinfetar) e obturar os canais radiculares. Usualmente, é realizado em virtude de o tratamento original parecer inadequado, ter falhado ou ter sido contaminado por exposição prolongada da cavidade pulpar ao meio bucal.

## Etiologia do insucesso endodôntico

O objetivo precípuo do tratamento endodôntico é tratar ou prevenir o desenvolvimento de lesões perirradiculares. Assim, o sucesso de um tratamento endodôntico pode ser caracterizado como ausência de doença perirradicular após um período de acompanhamento suficiente.

O insucesso endodôntico é, na maioria das vezes, resultante de falhas técnicas, as quais impossibilitam a conclusão adequada dos procedimentos intracanais voltados para o controle e a prevenção da infecção endodôntica. Todavia, existem casos em que o tratamento seguiu os padrões mais elevados que norteiam a Endodontia e, ainda assim, resultou em fracasso. Evidências científicas indicam que o fracasso da terapia endodôntica nesses casos de canais tratados adequadamente está associado a fatores de ordem microbiana, caracterizando uma infecção intrarradicular e/ou extrarradicular, que não foram removidos pelo preparo químico-mecânico.[1] As causas do insucesso endodôntico são discutidas na Seção 18.1.

## Avaliação do sucesso da terapia endodôntica

No que tange às avaliações de sucesso ou fracasso do tratamento endodôntico realizadas por vários autores, podemos afirmar que elas divergem consideravelmente, talvez devido à variação dos critérios empregados pelos pesquisadores.[2-4]

Ao longo dos anos, diversos critérios têm sido utilizados para o estabelecimento do índice de sucesso do tratamento endodôntico. Porém, é comum, entre os autores, considerar os aspectos clínicos e radiográficos, assim como o tempo de controle (acompanhamento ou preservação), como critérios de avaliação do índice de sucesso e fracasso do tratamento endodôntico.

A European Society of Endodontology, em 1994, considerou que as ausências de dor, tumefação e outros sintomas; ausência de fístula, da perda de função e evidência radiográfica de espaço do ligamento periodontal normal são indicativos de sucesso. Se a radiografia revela que a lesão permanece com a mesma dimensão ou diminui em tamanho, o tratamento não é considerado sucesso.[5] Os casos em que ocorre a redução do tamanho da lesão perirradicular significam que a infecção diminuiu, mas não a níveis suficiente que sejam compatíveis com a reparação completa.[6]

Quanto ao tempo de preservação, os valores citados na literatura consultada são conflitantes, variando de 6 meses a 10 anos.[4,7,8] Para Friedman,[9] a maioria dos casos de dentes tratados endodonticamente cura após 1 a 2 anos, com alguns podendo levar até 4 anos. Se após esse período a lesão ainda persistir sem sinais de redução nos últimos controles radiográficos, deve-se considerar o caso um fracasso.

A European Society of Endodontology, determinou que a radiografia de controle deve ser tirada pelo menos após 1 ano do tratamento endodôntico. Controles subsequentes, caso necessário, até 4 anos, quando o tratamento é definitivamente considerado sucesso ou fracasso.[5]

A validade do critério clínico e radiográfico utilizado na avaliação do índice de sucesso ou de fracasso do tratamento endodôntico é questionada por diversos autores. Os critérios para a avaliação clínica são frequentemente mal entendidos, mal empregados ou mal interpretados. Isso pode até acontecer com o mesmo dente e o mesmo profissional em duas ocasiões diferentes. Fatores relacionados com o paciente, a seleção do caso e a interpretação do observador podem alterar de modo significativo as percepções do sucesso e do fracasso. A ausência de sintomas clínicos não serve de parâmetro para determinar o sucesso ou o fracasso de um tratamento endodôntico, sem a integração de outros fatores.[2]

Para que dados radiográficos obtidos na ocasião do tratamento endodôntico sejam comparados com os obtidos nas avaliações subsequentes, todas as radiografias devem ser de boa qualidade, e com o mínimo de distorção. As angulações verticais e horizontais devem ser constantes e fornecer uma representação mais próxima possível da verdadeira anatomia radicular e da configuração do canal. O exame de controle clínico-radiográfico é difícil de ser concretizado, devido à relutância do paciente em encontrar tempo para a sua realização quando o dente está bem clinicamente. A comunicação e a formação da importância do controle pós-tratamento endodôntico ao paciente são fundamentais para a obtenção de maiores percentuais de avaliação do tratamento endodôntico de longo prazo.

Um dente aparentemente normal com relação ao critério clínico-radiográfico pode apresentar alterações patológicas nos tecidos perirradiculares.

Na prática diária, a interpretação e a avaliação dos resultados obtidos por meio do controle clínico-radiográfico devem ser analisados com muito rigor para evitarmos fatos – como o retratamento ou cirurgias perirradiculares desnecessárias – que acontecem em virtude da menor atenção dedicada aos exames de controle radiográfico associados à história clínica, que poderão facultar um diagnóstico correto em relação ao caso em questão.

## Diagnóstico diferencial

Antes da indicação do retratamento endodôntico convencional ou da cirurgia perirradicular, devemos descartar a possibilidade de dor:

- Não odontogênica. Nestes casos, o diagnóstico diferencial deve incluir a síndrome de dor miofacial; a disfunção temporomandibular; as síndromes de cefaleia vascular; dor neurogênica; doença do sistema nervoso central; infecção herpética ou por outros vírus e dor psicossomática
- Odontogênica de origem não endodôntica. Nestes casos, o diagnóstico diferencial deve incluir o traumatismo oclusal, a doença periodontal e as fraturas (fissuras) dentárias. Dentes com tratamento endodôntico submetidos a um traumatismo oclusal podem permanecer sensíveis. O retratamento endodôntico não removerá a verdadeira causa dessa sensibilidade. Da mesma forma, dentes envolvidos periodontalmente podem permanecer sensíveis, especialmente à percussão e à palpação após um tratamento endodôntico correto. As sondagens periodontais cuidadosas são imprescindíveis antes de se indicar o retratamento endodôntico convencional ou cirúrgico. Dentes com fraturas coronárias verticais ou oblíquas e fraturas radiculares permanecem sensíveis à percussão e à mastigação.[10] A análise do caso por meio de tomografia computadorizada de feixe cônico é imprescindível para completar o diagnóstico.

## Indicações

Do ponto de vista endodôntico, toda vez que surge um insucesso, a opção recai sobre duas condutas básicas: a cirurgia perirradicular ou o retratamento convencional, que, quando bem indicados, proporcionam um bom prognóstico. A escolha entre uma ou outra opção depende de fatores como: acesso ao canal; localização e situação anatômica do dente; envolvimento com peças protéticas; qualidade do tratamento endodôntico anteriormente realizado, e envolvimento periodontal (Figura 18.15A e B).

Assim, a análise criteriosa da situação clínica, em sua totalidade, é fundamental para a escolha entre a opção cirúrgica e o retratamento convencional, a fim de se escolher a indicação mais acertada e com maiores possibilidades de sucesso.

O retratamento endodôntico pode ser indicado quando:

- Um exame radiográfico apresentar obturação endodôntica inadequada de um canal radicular (Figura 18.16). Nos casos em que a obturação endodôntica é

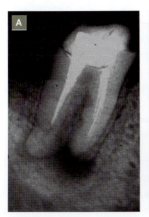
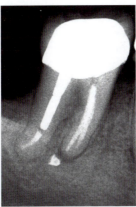
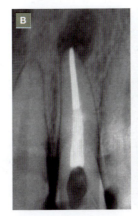
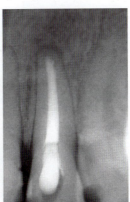

**Figura 18.15** Retratamento endodôntico. **A.** Retratamento convencional. (Cortesia do Coronel-Dentista Wanderson Chiesa.) **B.** Opção cirúrgica.

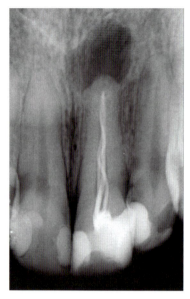

**Figura 18.16** Retratamento endodôntico. Indicação. Obturação inadequada do canal e presença de lesão perirradicular.

inadequada e uma nova restauração protética do dente se faz necessária, mesmo não havendo manifestação clínico-radiográfica de insucesso, o retratamento do canal deve ser realizado. As substituições de restaurações coronárias com ou sem uso de retentores intrarradiculares em dentes com obturações endodônticas inadequadas podem provocar a comunicação do canal radicular com o meio bucal, contaminando-o e propiciando condições imediatas ou mediatas para o surgimento de manifestação clínica e/ou radiográfica adversa, em dentes que anteriormente se comportavam como sucesso.

- Por meio do exame clínico, apresentar exposição da obturação de um canal radicular ao meio bucal. Magura et al.[11] recomendam o retratamento endodôntico em dentes sem restaurações coronárias, em que as obturações dos canais ficaram expostas ao meio bucal por 3 meses ou mais (Figura 18.17)

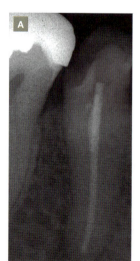
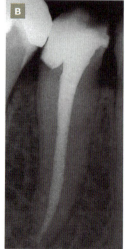

**Figura 18.17** Retratamento endodôntico. Indicação. Obturação do canal exposta ao meio bucal.

- O exame clínico do dente tratado endodonticamente revelar: persistência de sintomas objetivos; desconforto à percussão e à palpação; fístula ou edema; mobilidade; impossibilidade de mastigação
- Observarmos no exame radiográfico de um dente tratado endodonticamente: presença de rarefações ósseas em áreas perirradiculares previamente inexistentes, incluindo rarefações laterais; espaço do ligamento periodontal aumentado, maior que 2 mm; ausência de reparo ósseo em uma reabsorção perirradicular; aumento de uma área radiotransparente; não formação de nova lâmina dura; evidência de progressão de uma reabsorção radicular
- O retratamento também deve ser indicado para os dentes que serão submetidos à cirurgia perirradicular, em que o canal radicular apresenta-se inadequadamente instrumentado e obturado. A obturação retrógrada realizada em canais deficientemente obturados, por si só, não é fator de sucesso cirúrgico. O retratamento endodôntico pode ser realizado por via convencional (coroa-ápice) ou através da loja cirúrgica (retroinstrumentação e retrobturação).

## Retratamento endodôntico

O retratamento endodôntico envolve etapas distintas, ou seja:

- Remoção da restauração coronária
- Remoção de retentores intrarradiculares
- Remoção do material obturador do canal radicular (esvaziamento)
- Reinstrumentação do canal radicular
- Medicação intracanal, se necessário
- Obturação do canal radicular.

Antes de programarmos o retratamento, uma cuidadosa análise clínico-radiográfica do elemento dentário se faz necessária. Nesse exame, devemos observar a viabilidade do retratamento e, principalmente, o tipo de restauração coronária presente, o aspecto da obturação do canal radicular e a presença de iatrogenias (degraus, perfurações, instrumentos fraturados, obstruções e reabsorções). Porém, não devemos esquecer que, embora de valor inestimável na prática endodôntica, a radiografia não é absoluta. Ao contrário, existem conceitos que, por si sós, limitam o seu valor. Assim, mesmo quando as imagens radiográficas não estimulam o retratamento, ele pode reservar boas surpresas quando iniciado, pois aquelas são sugestivas e nunca conclusivas.

## Remoção da restauração coronária

As restaurações coronárias em dentes tratados endodonticamente podem ser simples, sendo, normalmente, constituídas de amálgamas, compósitos e ionômeros de vidro ou complexas, representadas pelas incrustações e coroas metálicas ou cerâmicas que, às vezes, podem ser suportes de aparelhos protéticos. As restaurações simples, de modo geral, não requerem considerações especiais quanto ao acesso aos canais radiculares, devendo, sempre que possível, ser removidas integralmente, com o auxílio de instrumentos rotatórios. Quanto às restaurações complexas, duas situações podem ocorrer: a manutenção ou a remoção.

## Manutenção das restaurações coronárias complexas

A manutenção dessas restaurações pode ocultar rotações dentárias, alterações de posição e, radiograficamente, impedir a visualização da morfologia da câmara pulpar. Tais omissões de informações poderão conduzir a erros e perfurações na preparação do acesso à cavidade endodôntica, além de dificultar o diagnóstico de fraturas verticais e contribuir para a contaminação do sistema de canais radiculares por bactérias presentes em lesões de cárie ou oriundas de percolações.

Entretanto, quando apresentam qualidades satisfatórias, as vantagens da manutenção dessas restaurações favorecem o isolamento absoluto, mantêm os dentes em função e a estética original.

Nesses casos, a abertura coronária deve ser ampla, objetivando favorecer a visualização direta do material obturador existente na cavidade pulpar. Para restaurações metálicas ou de resina composta, brocas Carbide são normalmente empregadas. Para restaurações cerâmicas empregam-se brocas diamantadas.

As pequenas aberturas praticadas no pressuposto de manter as mesmas restaurações coronárias após o retratamento endodôntico, certamente, contribuirão para uma ineficaz limpeza dos canais radiculares, com graves repercussões no resultado da terapia empregada.

Além disso, principalmente em dentes inferiores, poderá ocorrer a queda de resíduos da restauração coronária, na região apical ou perirradicular, durante reinstrumentação do canal radicular. Geralmente, isso ocorre devido à ação dos instrumentos endodônticos nas paredes do material restaurador, ou devido à tentativa de se ampliar o acesso, após o esvaziamento do canal radicular. Dentre outros inconvenientes, esses resíduos podem impedir o acesso à área apical e, consequentemente, inviabilizar a terapia proposta.

Nos casos em que a retificação do acesso for necessária, sugerimos o bloqueio da embocadura dos canais, com pequenas mechas de algodão ou de guta-percha. Esse procedimento tem como objetivo prevenir a queda de resíduos metálicos no interior de canais radiculares.

## Remoção das restaurações coronárias complexas

A remoção das restaurações coronárias complexas pode ser realizada por desgaste, ultrassom, tração ou combinações desses procedimentos.

### Remoção por desgaste

Na remoção por desgaste de materiais metálicos, usam-se instrumentos rotatórios, de preferência especiais, como as brocas Transmetal FG-153 (cilíndrica) e FG156 (cônica) da Maillefer. Também as brocas FG esféricas estandardizadas ou de haste longa são eficientes. (Figura 18.18A e B)

Na remoção de material cerâmico, empregam-se brocas diamantadas. Nas coroas metalocerâmicas, primeiramente, a cerâmica será seccionada com broca diamantada e, a seguir, secciona-se o metal com brocas Carbide.

### Remoção por ultrassom

As restaurações coronárias complexas metálicas podem ser removidas por meio do emprego de aparelhos ultrassônicos. Esses aparelhos vêm acompanhados de uma ponta especial, que é posicionada junto às diferentes faces da restauração. Com a aplicação da vibração ultrassônica, ocorre a fragmentação do cimento, podendo, a seguir, a restauração ser removida com tração, por meio de instrumentos clínicos (p. ex., espátula de Hollemback). É importante o contato íntimo entre a ponta vibradora e o metal da restauração protética. A ligação do cimento pode se romper na interface cimento-metal ou na interface cimento-dentina.

A remoção de trabalho protético por ultrassom é mais eficiente quando são cimentados com cimentos convencionais do que quando cimentados com cimentos resinosos ou cimentos com adesivos dentinários.

Outras vezes, a secção da restauração com instrumentos rotatórios facilitará e diminuirá o tempo de remoção pelo ultrassom.

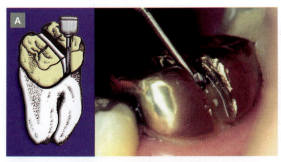
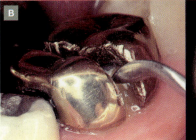
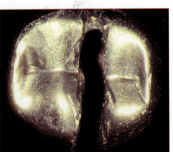

**Figura 18.18** Remoção da restauração coronária por desgaste. **A.** Seccionamento com broca. **B.** Deslocamento com instrumento metálico rígido. Restauração removida.

Durante a aplicação do aparelho, deve-se manter o jato de água para evitar o aumento de temperatura, causado pela vibração da ponta do ultrassom, que deverá ser aplicado em intervalos de 1 a 2 minutos, e o tempo requerido para a remoção varia de 3 a 20 minutos, estando o registro de potência do equipamento posicionado em vibração.

Para amenizar o desconforto da vibração, pode-se aplicar um instrumento auxiliar (p. ex., calcador de cimento) junto a uma das faces da restauração. Todavia, esse procedimento reduz a energia vibratória.

### Remoção por tração

Outra maneira de se promover a remoção de restaurações coronárias complexas, principalmente coroas artificiais, metálicas, é por meio do aparelho saca-prótese (Figura 18.19).

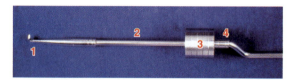

**Figura 18.19** Aparelho saca-prótese. 1. Gancho. 2. Haste esbelta. 3. Massa. 4. Batente.

O funcionamento desse aparelho produz um choque mecânico que induz cargas superiores às da resistência ao cisalhamento do cimento usado na cimentação da restauração coronária. Com isso, é possível fraturar o cimento e, consequentemente, deslocar a coroa protética do dente.

Outro aparelho empregado na remoção de prótese é o *extrator pneumático* (Dentco, NY, EUA) (Figura 18.20). O sistema transforma a energia cinética do ar comprimido em energia mecânica, impulsionando o gancho de encontro à peça protética. A força de impacto pode ser controlada pelo ajuste da abertura de saída do ar comprimido. O equipamento é acompanhado de um manômetro para medir a pressão exercida pelo ar.

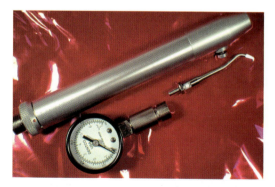

**Figura 18.20** Aparelho extrator pneumático.

É importante ressaltar que, durante a remoção da restauração coronária por tração, a força aplicada no colo anatômico da coroa é paralela ao eixo do dente, criando um momento (binário ou conjugado), que pode ocasionar a fratura do dente (Figura 18.21A e B). Para evitar a criação do binário, é necessário aplicar a força no eixo do dente. Esse procedimento pode ser obtido mediante o emprego de dispositivos especiais: quando a forma da coroa permitir, faz-se um furo no seu bordo incisal, de vestibular para palatino, passando um fio metálico por ela, no qual seria aplicada a garra de tração do *saca-prótese* ou *extrator pneumático*; em coroas de pré-molares e molares, o ideal é empregar dispositivos que prendam garras na face vestibular e na palatina. A força aplicada pode também afetar o ligamento periodontal, chegando até mesmo a ocasionar a extrusão do dente. Também, pode danificar os bordos de coroa metálica ou fraturar as bordas de coroas com porcelanas.

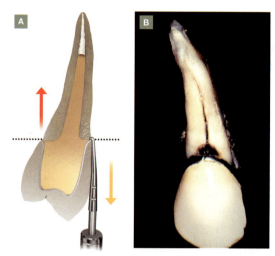

**Figura 18.21** Força aplicada paralela ao eixo do dente. **A.** Desenho esquemático. **B.** Fratura radicular.

Outra aplicação desses aparelhos é na tentativa de remoção de ponte fixa. A força deve ser aplicada na parte central do pôntico. Todavia, pode não ocorrer a ruptura simultânea do cimento dos dentes pilares. Assim, há tendência de a ponte girar em torno de um dos pilares. Tal ocorrência pode provocar uma luxação lateral, ou mesmo a fratura dos dentes suporte.

A força necessária para a remoção de uma coroa ou ponte fixa dependerá, dentre outros fatores, da área da superfície do preparo do dente, da forma geométrica do preparo e da resistência à ruptura do cimento. Maior área da superfície do preparo do dente, preparo com forma geométrica definida com paredes paralelas e próteses cimentadas com cimentos resinosos ou cimentos com adesivos dentinários necessitam de uma força maior para a remoção da prótese.

Do exposto, pode-se afirmar que os aparelhos *saca-prótese* e *extrator pneumático* devem ser usados com cautela na remoção de peças protéticas cimentadas *definitivamente*. Todavia, são úteis quando a cimentação for de caráter provisório, em razão da menor resistência à ruptura do cimento empregado.

Outras versões de aparelhos de tração foram desenvolvidas especificamente para a remoção conservadora de restaurações e coroas, porém, todas com o mesmo mecanismo de funcionamento, sendo utilizadas de modo similar.[12]

Apesar de propostas seguras de remoções de restaurações protéticas por desgaste e por ultrassom, ainda há improvisações empíricas e grotescas, como o uso de cinzéis e martelos cirúrgicos que, rotineiramente, levam à fratura da estrutura dentária.

No retratamento endodôntico, é insensato tentar remover por tração ou por ultrassom integralmente um trabalho protético, com o intuito de reaproveitá-lo, expondo o elemento dentário a riscos que poderão culminar com a sua exodontia. Se o objetivo é preservar o trabalho protético, a melhor opção para o retratamento é a via cirúrgica.

## Remoção de retentores intrarradiculares

Após a terapia endodôntica, nos casos em que há grande ou total perda de estrutura coronária, ocorre a necessidade de uso de retentores intrarradiculares, com a finalidade de reter e facilitar a reconstrução protética do dente.

Sua confecção não é um procedimento estandardizado, mas variável, de acordo com as condições das estruturas dentárias remanescentes, do periodonto e da anatomia radicular, isto é, depende de forma, volume, comprimento e diâmetro cervical.

Existem diversos tipos de retentores intrarradiculares. Entretanto, para fins didáticos, consideraremos, apenas, os tipos descritos a seguir:

a. Pino e núcleo fundidos.
b. Pino pré-fabricado e núcleo de resina composta ou de ionômero de vidro.

Os pinos e núcleos fundidos são de forma cônica e podem ser confeccionados com base em diversas ligas metálicas (liga de ouro, prata-paládio, prata-estanho e cobre-alumínio). Normalmente, são cimentados no interior dos canais radiculares com cimentos de fosfato de zinco (Figura 18.22).

Pinos pré-fabricados podem ser metálicos e não metálicos. Os metálicos (aço inoxidável ou titânio), segundo a sua forma geométrica, podem ser cilíndricos ou cônicos, e, quanto ao acabamento superficial, lisos, serrilhados e rosqueados. São cimentados no interior dos canais radiculares com cimentos de fosfato de zinco. Os pinos não metálicos podem ser fabricados em fibra de carbono, em resina epóxica, em cerâmica (dióxido de zircônio e óxido de ítrio) ou em fibras de vidro embebidas em matriz resinosa com cargas. Podem ser cimentados com cimentos resinosos, ionômeros de vidro ou pela técnica adesiva (cimento dual). Para os pinos pré-fabricados os núcleos são confeccionados preferencialmente em resina composta.

Para Shillinburg e Kessler,[13] existem quatro fatores que influenciam a retenção de qualquer pino: comprimento, conicidade, diâmetro e acabamento da superfície do pino.

Comprimentos e diâmetros maiores aumentam a retenção dos pinos intrarradiculares; os cilíndricos apresentam retenção superior aos cônicos. Quanto à configuração da superfície do pino, os trabalhos existentes na literatura revelam que os rosqueados ou serrilhados (adaptados por fricção) são mais retentivos do que os de superfície lisa com iguais diâmetros.[13,14]

Lopes et al.,[15] em 500 dentes tratados endodonticamente, portadores de retentores intrarradiculares, observaram, por meio de radiografias periapicais, que:

- Os incisivos centrais (29,4%) e laterais (26,2%) superiores apresentaram maiores incidências de retentores
- Em 41% dos casos, havia lesão perirradicular
- Em 11%, os retentores foram instalados em dentes sem tratamento endodôntico
- Em 81% dos casos, os comprimentos dos pinos eram incompatíveis com o princípio de retenção dos retentores intrarradiculares
- Em 50% dos casos, os retentores foram confeccionados sem levar em consideração a condição da obturação do canal radicular.

Antes de programarmos qualquer intervenção e a escolha do método para a remoção do retentor intrarradicular, uma cuidadosa análise clínico-radiográfica do elemento dentário se faz necessária. Nesse exame, observaremos a viabilidade do retratamento endodôntico e, principalmente, o tipo de retentor instalado e o posicionamento do pino intrarradicular.

Dentre os métodos e procedimentos sugeridos para a remoção dos retentores intrarradiculares, temos a tração, o emprego do ultrassom, o desgaste por meio de instrumentos rotatórios, e combinações destes. Todavia, devido à possibilidade de fraturas, perfurações radiculares e desgaste exagerado de dentina, abordaremos, nesta obra, somente a remoção pelo emprego do ultrassom.

### Remoção de pino metálico por ultrassom

O emprego do aparelho ultrassônico na remoção de retentores intrarradiculares é um método conservador, eficiente e seguro que evita as perfurações e minimiza os riscos de fraturas. É indicado para todas as situações clínicas, principalmente para retentores em dentes posteriores e em dentes com estruturas enfraquecidas.

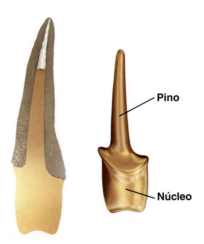

**Figura 18.22** Retentor intrarradicular fundido. Pino intrarradicular. Núcleo, porção coronária extrarradicular.

Ultrassom é o nome atribuído às ondas acústicas de frequência maior que aquelas perceptíveis pelo ouvido humano.

As ondas de ultrassom podem ser geradas por um transdutor acústico, dispositivo que converte energia elétrica, térmica, magnética ou de outras formas em energia acústica (energia mecânica).[16,17] Nos aparelhos usados em Odontologia, a geração de ondas ultrassônicas é obtida por meio do efeito piezoelétrico reverso, que transforma energia elétrica em energia mecânica. Durante esta conversão, praticamente não há dissipação de energia sob a forma de calor.

Os retentores intrarradiculares podem ser removidos por meio do emprego de aparelhos ultrassônicos. Dentre os diversos tipos de aparelhos de ultrassom, o ENAC (Osada Electric Co, Japão) apresenta boa eficiência e simplicidade de emprego. Esse aparelho vem acompanhado de uma ponta ST 09, que é usada na remoção de retentores intrarradiculares. Outra opção é a ponta E9 – Post Removal (Helse Indústria, Santa Rosa do Viterbo, São Paulo, Brasil) com encaixe para qualquer tipo aparelho ultrassônico (Figura 18.23). Com a aplicação da vibração ultrassônica, ocorrem impactos mecânicos na porção extrarradicular do retentor, provocando a fragmentação do cimento que une o pino metálico à parede do canal radicular, podendo, a seguir, ser retirado facilmente por tração simples.

A ligação do cimento pode romper-se na interface cimento-pino ou na interface cimento-dentina.

Após a remoção da coroa dentária, alguns procedimentos clínicos devem ser executados no núcleo, com o objetivo de favorecer a remoção do pino intrarradicular. Assim, com o auxílio de instrumentos rotatórios, podemos desgastar proporcionalmente as faces do núcleo, para que o mesmo fique com o diâmetro igual ao do pino junto à embocadura do canal radicular. O desgaste vestibular e palatino, conferindo superfícies planas e paralelas, facilitará o posicionamento da ponta vibradora.

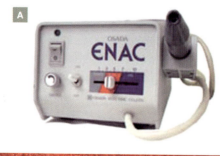

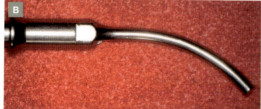

**Figura 18.23 A.** Aparelho de ultrassom ENAC (Osada Electric Co, Japão). **B.** Ponta especial ST09.

Podemos também, com o auxílio de uma broca LN 205 (Maillefer) de baixa rotação, realizar uma canaleta ou sulco, no sentido apical, entre o pino e a parede do canal radicular. Esse procedimento é de grande valia, principalmente, na remoção de pinos cimentados com cimentos resinosos (Figura 18.24).

Em algumas situações, em que a liga metálica empregada na confecção do retentor não apresenta resistência ao desgaste (dureza), podemos prender o pino com uma pinça hemostática e nela aplicar a ponta geradora da energia mecânica.

Nos dentes multirradiculares, o núcleo deve ser dividido em duas partes e as porções coronárias desgastadas em toda a sua circunferência. Para esses procedimentos, empregamos brocas Carbide cilíndricas, cônicas e esféricas de alta rotação, estandardizadas ou de haste longa. Brocas especiais produzidas pela Maillefer, como as Transmetal FG-153 (cilíndrica) e 154 (forma de pera), também são indicadas.

Para os dentes posteriores superiores, o corte no núcleo é feito no sentido mesiodistal, separando a parte vestibular da palatina e, nos posteriores inferiores, no sentido vestibulolingual, separando a parte distal da mesial. É importante não danificar as paredes dentárias e, principalmente, o assoalho da câmara coronária.

Após o procedimento realizado, aplicamos a ponta vibradora ST 09 sucessivamente, em diferentes áreas das faces do núcleo (Figuras 18.25 e 18.26A a D).

É importante ressaltar que a maior fragilidade de dentes endodonticamente tratados se deve à perda de estrutura

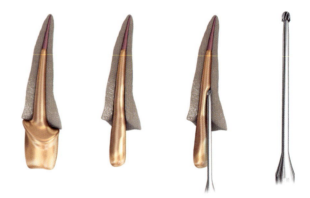

**Figura 18.24** Retentor intrarradicular. Sulco criado entre o pino e a parede do canal radicular.

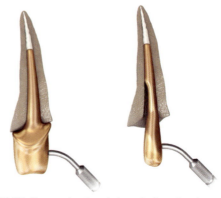

**Figura 18.25** Desgaste do núcleo. Aplicação da ponta vibradora.

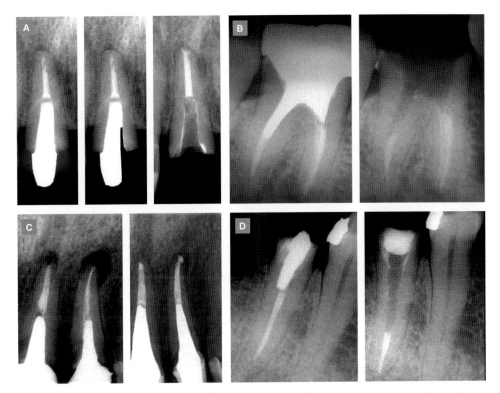

**Figura 18.26** Casos clínicos. **A-D.** Retentores intrarradiculares removidos por ultrassom.

dentária. A preservação da dentina radicular, mais do que o tipo de restauração, é um fator crítico na resistência do dente à fratura.

Deve ser empregado com água para evitar o superaquecimento do retentor durante o período de vibração. Um superaquecimento pode conduzir calor ao ligamento periodontal através da dentina. A elevação da temperatura, em algum ponto da superfície radicular, pode ser responsável por injúria ao periodonto com efeitos imediatos ou futuros (reabsorção cervical).

A fratura radicular, embora com baixa incidência, é outra causa de preocupação quando se emprega a vibração ultrassônica na remoção de retentores intrarradiculares de dente com paredes dentinárias de espessura igual ou menor do que 1 mm. Nesses casos, a tensão criada durante a vibração pode ultrapassar o limite de resistência à fratura da dentina.

Nos casos de retentores fraturados no interior do canal, devemos, com brocas LN 205, realizar um desgaste da estrutura dentária, contornando a ponta cervical do pino. A seguir, aplicamos a vibração ultrassônica, utilizando uma ponta especial. A fratura do pino ocorre na porção cervical da raiz ou logo abaixo (Figura 18.27).

O tempo gasto na remoção de pinos intrarradiculares por ultrassom depende, além da experiência profissional, de vários fatores, tais como:

- Comprimento, diâmetro, forma e adaptação do pino no interior do canal radicular
- Natureza do cimento utilizado, e resistência da interface cimento-dentina e resistência da interface cimento-pino.

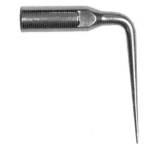

**Figura 18.27** Ponta ultrassônica E2 cônica sem diamantação (Helse Indústria, Santa Rosa do Viterbo, São Paulo, Brasil).

A remoção de retentores intrarradiculares cimentados com cimentos resinosos ou cimentos adesivos dentinários é extremamente difícil e, às vezes, impossível de ser obtida, independentemente do procedimento empregado.

Finalizando, podemos afirmar que, mecanicamente, o ultrassom é um método seguro e eficiente na remoção de pinos intrarradiculares. Entretanto, a ponta vibradora não deve entrar em contato direto com a estrutura dentária por tempo prolongado, devido ao desconhecimento do potencial de injúrias que podem ser causadas aos tecidos de sustentação do dente.

## Remoção de retentores pré-fabricados

Chalfin *et al.*[18] afirmam que os pinos pré-fabricados metálicos são mais fáceis de serem removidos que os fundidos, embora sejam menos retentivos. Embora os pinos rosqueados sejam os mais retentivos dos pinos pré-fabricados, são os mais fáceis de serem removidos, principalmente quando se utilizam movimentos de rotação ao redor de seu próprio eixo.

Os pinos rosqueados são removidos do interior do canal radicular, quando da aplicação do movimento de rotação à esquerda, com o auxílio de chaves específicas ou pinças hemostáticas. O emprego de aparelhos ultrassônicos, embora na maioria das vezes consuma muito tempo, é eficiente na remoção desses retentores. A combinação do emprego do ultrassom com a rotação, geralmente, é o procedimento empregado com este objetivo.

Os pinos pré-fabricados não metálicos são removidos do interior dos canais radiculares por desgaste com instrumentos rotatórios e não são removidos por ultrassom. Os de fibra de carbono e de vidro são facilmente removidos. Alguns pinos não metálicos são comercializados com brocas indicadas para sua remoção. Há também brocas desenhadas especificamente para remover pinos de fibra reforçada como a Gyro Tip (MTI Precision Products, Lakewood, NY).[12]

## Remoção do material obturador do canal radicular

Uma vez estabelecida a opção da reintervenção no canal radicular e não existindo maiores problemas iatrogênicos, as dificuldades do retratamento endodôntico, basicamente, ficam relacionadas com o material obturador utilizado. A necessidade de se remover o material obturador do canal radicular é a grande diferença entre a terapia endodôntica primária e o retratamento.

Na obturação dos canais radiculares, uma infinidade de materiais tem sido empregada e investigada em busca de suas reais finalidades de selamento e de respeito aos tecidos perirradiculares. Assim, em busca do material ideal, centenas de substâncias já foram usadas, não só em sua forma pura, como também em associações.

Para se obter uma obturação endodôntica compacta, além de técnica aprimorada, é necessária a associação dos materiais sólidos (cones de guta-percha, Resilon™) e plásticos (cimentos e pastas). A guta-percha e os cimentos à base de óxido de zinco-eugenol, em sua composição básica ou em outras formulações, têm sido os materiais mais usados nas obturações de canais radiculares. Todavia, outros materiais, como os cones de Resilon™ (polímero de poliéster termoplástico), em associação a um cimento adesivo resinoso (Epiphany™, Pentron Clinical Technologies, Wallingford, CT) têm sido recomendados como material obturador de canais radiculares.[12,19]

Consequentemente, nos retratamentos endodônticos, durante a fase de remoção do material obturador (esvaziamento), estaremos diante de mais de uma substância, que geralmente apresentam comportamentos mecânicos, físicos e químicos desiguais. Em função disso, têm sido propostas técnicas que vão desde a utilização de instrumentos manuais e mecanizados, associados ou não a solventes, até o emprego de calor e equipamentos de ondas sonoras.

Todavia, além desses instrumentos e substâncias, encontramos, na literatura, citações de diversos engenhos e procedimentos, alguns até empregados com manobras mirabolantes na busca da resolução de um caso clínico.

É evidente que, embora às vezes eficientes, esses engenhos e procedimentos têm sido usados mais em função do virtuosismo do operador, sem se constituir em técnica que possa ser facilmente reproduzida e aplicada na maioria dos casos.

Contudo, qualquer que seja a técnica empregada, é importante ressaltar que a remoção do material obturador do canal radicular não deve alterar a sua morfologia interna, preservando, assim, um dos principais objetivos da terapia endodôntica e contribuindo para o êxito do tratamento proposto.

A remoção total ou parcial do material obturador tem como objetivo permitir o acesso do instrumento endodôntico em toda a extensão do canal radicular. Geralmente, a remoção é parcial, sendo completada durante a reinstrumentação do canal radicular.

## Canais obturados com guta-percha e cimento

Entre os inúmeros materiais, a guta-percha associada a um cimento é a substância mais empregada nas obturações dos canais radiculares.

A guta-percha é, basicamente, um polímero de hidrocarboneto (metilbutadieno ou isopreno), proveniente de plantas da espécie *Palaquium*, originária da ilha de Sumatra. Endodonticamente, foi usada pela primeira vez por Bowman, em 1867. Como todo material obturador de canais radiculares, apresenta vantagens e desvantagens.

Dentre as vantagens, é pertinente mencionar a remoção sem grande dificuldade do interior dos canais radiculares, quando necessário. Nesses casos, o esvaziamento do canal radicular pode ser realizado por *meios mecânicos, térmicos, químicos* ou *combinações* entre eles. Mecânicos: instrumentos endodônticos; térmicos: calcadores aquecidos, aparelhos especiais: (Touch'n Heat, System B) e ultrassom com pontas especiais; químicos: solventes orgânicos; combinações: mecânicos-térmicos e mecânicos-químicos. A escolha do método de remoção a ser utilizado não depende da técnica de obturação empregada, mas, certamente, da compactação do material obturador na anatomia do canal e do limite apical da obturação.

Os cimentos endodônticos, independentemente de sua composição química, são removidos das paredes de um canal radicular por meio da ação mecânica de alargamento e/ou da limagem dos instrumentos endodônticos.

A remoção do material obturador do interior de um canal radicular está relacionada com a qualidade da obturação primária.

### Obturações com compactações deficientes

Quando o canal radicular é pobremente obturado e o cone de guta-percha aparentemente está livre, a sua remoção é simples e pode ser facilmente realizada com limas Hedstrom de diâmetro adequado. Geralmente, não há necessidade do uso de solvente. Após a retirada do material existente na câmara pulpar, realizamos uma abundante irrigação-aspiração com soluções de hipoclorito de sódio (2,5%), tomando o cuidado de deixar a cavidade inundada com a solução química. A seguir, por meio do movimento de remoção, a lima Hedstrom selecionada é inserida entre a parede do canal radicular e o material obturador em sentido apical, girando-a à direita. Uma vez ajustada no canal, faz-se a tração em sentido coronário, removendo-se o cone de guta-percha que, geralmente, vem aderido a haste helicoidal do instrumento. Se nas duas ou três primeiras tentativas isso não ocorrer, uma nova lima Hedstrom 1 ou 2 números maiores será usada, na tentativa de engajar o cone de guta-percha. Normalmente, o cone é removido após uma ou duas tentativas. Essa manobra é muito importante, principalmente quando o cone de guta-percha está extruído além do forame apical.

Nos casos em que a obturação do canal radicular é curta, o esvaziamento do segmento não instrumentado se processará com instrumentos de diâmetros adequados ao do canal e usando como solução química auxiliar o hipoclorito de sódio (Figura 18.28A e B).

### Obturações compactadas

Quando a obturação do canal radicular é compacta, o material do segmento cervical pode ser removido por instrumentos endodônticos acionados manualmente, por dispositivos mecanizados ou instrumentos aquecidos.

Os instrumentos endodônticos tipo K de 21 mm de comprimento, de seção reta transversal quadrangular e fabricados em aço inoxidável devem ser os escolhidos. Instrumento de mesma liga metálica, mesma seção reta transversal e com menor comprimento é clinicamente mais resistente à flexocompressão do que o de comprimento maior. Instrumentos de seção reta transversal quandrangular são mais resistentes à fratura por torção do que os de seção triangular. Consequentemente, os instrumentos de seção reta transversal quadrangular resistem a maior carregamento (torção) durante a remoção do material obturador do interior do canal radicular.

Após a remoção da restauração coronária da entrada dos canais radiculares e da visualização do material obturador endodôntico (guta-percha), um instrumento endodôntico tipo K de diâmetro um pouco menor do que o diâmetro aparente da obturação em relação ao segmento cervical será selecionado. A ponta do instrumento é direcionada à guta-percha, aplicando-lhe um carregamento axial (avanço) associado a um movimento de rotação à direita de uma a duas voltas sobre o seu eixo e, a seguir, removido em sentido cervical. A rotação e o avanço provocam o corte e o encravamento das hélices do instrumento no cone de guta-percha. A remoção arranca o material cortado do interior do canal radicular. Essa manobra será repetida com o mesmo instrumento ou outro de menor diâmetro, avançando-o em sentido apical do canal radicular. Sempre que removido do canal, o instrumento é limpo em gaze esterilizada e avaliado. Se ocorrer deformação plástica (distorção) na haste de corte helicoidal cônica, o instrumento deve ser descartado com o objetivo de prevenir a sua fratura por torção. Normalmente, os instrumentos tipo K são empregados juntamente com solventes, como eucaliptol ou clorofórmio.

Os alargadores Largo e Gates-Glidden são instrumentos mecanizados muito utilizados com este objetivo. Apresentam a ponta não cortante, o que reduz a possibilidade de desvios ou perfurações radiculares. São montados em contra-ângulos, com sentido de corte à direita e em baixa rotação. O emprego desses alargadores retifica o desgaste da embocadura e do segmento cervical do canal, facilitando assim o acesso em sentido apical.

Devido à força de atrito estática ser maior do que a dinâmica, os alargadores mecanizados devem ser levados em direção ao material obturador girando. Se a remoção for iniciada com o alargador em posição estática e junto ao material obturador do canal, devido ao fato de o coeficiente de atrito estático ser maior que o cinético, é gerado um torque maior no instrumento. Em consequência, as cargas criadas são maiores. Com a existência de concentradores de tensão (ranhuras, raio de concordância) no instrumento, a tensão de carregamento pode ultrapassar

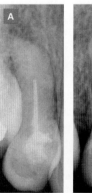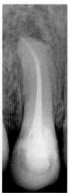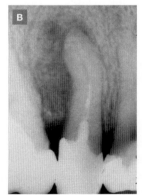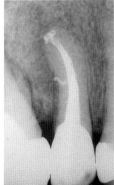

**Figura 18.28** Canais radiculares obturados com cone de guta-percha e cimento retratados. Obturação prévia com compactação deficiente. Casos clínicos. **A.** Cortesia do Dr. Aires Pereira. **B.** Cortesia Coronel-Dentista José Carlos Mucci.

o limite de resistência ao cisalhamento do material, havendo, assim, a fratura prematura do alargador.

Os alargadores mecanizados devem ser introduzidos e retirados sucessivamente do canal radicular, percorrendo distâncias variáveis de 1 a 5 mm em sentido apical, para se removerem pequenos fragmentos do material obturador. É importante não penetrar profundamente na massa obturadora, porque o aquecimento gerado pelo atrito plastifica a guta-percha, a qual pode transmitir calor à superfície radicular externa.

A outra maneira de se remover a guta-percha do segmento cervical é por meio de instrumentos aquecidos. Geralmente, com esse propósito, são usados aparelhos especiais, como o Touch'n Heat ou o System B e os calcadores de guta-percha (Donaldson ou da Odous). Os aparelhos especiais são preferidos em virtude de propiciarem um ajuste à temperatura biologicamente desejada. É muito importante lembrar que os calcadores não precisam ser aquecidos ao vermelho-rubro, já que a guta-percha amolece a uma temperatura de 60°C. O aquecimento excessivo, fundindo a guta-percha à temperatura superior a 100°C, poderá causar injúrias às fibras periodontais e ocasionar o aparecimento de reabsorções radiculares cervicais.

Para Lopes et al.,[20] a elevação da temperatura em algum ponto da superfície radicular poderá ser responsável por uma imediata ou futura injúria. Por sua vez, Eriksson et al.[21] e Eriksson[22] concluíram que o calor pode causar injúrias ao tecido ósseo, se houver aquecimento de 47°C durante um minuto.

Lopes et al.[20] determinaram, in vitro, a temperatura externa da superfície radicular de dentes obturados com guta-percha e cimento, durante a remoção de obturação do canal, quando do emprego de instrumentos rotatórios e aquecidos. A remoção por meio de instrumentos aquecidos ao vermelho-rubro transfere mais calor ao sistema e a temperatura pode chegar a 57,5°C. Certamente, isso pode ser atribuído à temperatura de 700°C necessária para o instrumento de aço inoxidável atingir a coloração vermelho-rubra, apesar da perda do calor durante seu deslocamento, até ser introduzido no canal radicular. A temperatura média do instrumento, ao entrar em contato com o material obturador, era de 480°C. Como a guta-percha amolece a 60°C e funde-se a 100°C, o excesso de energia térmica do instrumento é transferido à massa obturadora e à parede dentinária. Em outro experimento, a temperatura média do instrumento, quando deixado por 5 segundos na zona redutora da chama da lâmpada de álcool, era de 365°C, sendo a mesma reduzida para 210°C, no momento de entrar em contato com o material obturador. Com esse procedimento, o aquecimento externo médio da superfície radicular foi de 40,3°C. O uso de alargadores Gates-Glidden causou o menor aquecimento na superfície externa da raiz (32,8°C). Esse comportamento pode ser atribuído a: fácil remoção da obturação por corte; redução da resistência ao corte do material obturador, advinda da transformação da energia mecânica do alargador em calor; forma ovóide da parte de trabalho do alargador, que favorece o corte, a penetração e a remoção do material excisado; rapidez na execução do trabalho. Com base nos resultados, concluíram que não se deve empregar instrumento aquecido ao vermelho-rubro na remoção da obturação do canal.

Os instrumentos aquecidos, em relação aos mecanizados, revelam a vantagem de não causarem iatrogenia (desvios, perfurações, degraus), apresentando, porém, a desvantagem da não ampliação e retificação da porção cervical do canal radicular.

Cumpre salientar que o espaço criado pela remoção da obturação do canal radicular no segmento cervical, quer por instrumentos acionados manualmente, por dispositivos mecanizados ou aquecidos, serve como reservatório para o solvente. Nesse espaço, colocamos algumas gotas de solvente levadas por uma seringa tipo Luer e agulha, ou por uma pinça, no caso de dentes inferiores, deixando o mesmo agir por alguns minutos, com a finalidade de solubilizar a guta-percha remanescente no interior do canal radicular. Após este tempo, com uma lima Hedstrom ou tipo K, procuramos remover, progressivamente, em sentido apical, pedaço a pedaço a guta-percha amolecida. Vale ressaltar que o diâmetro do instrumento empregado depende do diâmetro aparente do canal radicular a ser retratado. Ao instrumento, aplicamos o movimento de penetração, rotação à direita e remoção, tendo o cuidado de limpá-lo com gaze esterilizada, sempre que removido do canal.

De tempo em tempo, a câmara pulpar deve ser limpa com pequenas mechas de algodão e abundantemente irrigada com solução de hipoclorito de sódio e aspirada. Em seguida, o solvente é renovado e novas porções de material removidas, lembrando-se que esses procedimentos devem ser repetidos até se atingirem as proximidades do segmento apical da obturação. Uma vez atingida esta distância, paramos de utilizar o solvente e continuamos com o hipoclorito de sódio. O solvente, quando empregado nesta condição, solubilizará a substância obturadora que, pela ação de êmbolo do instrumento, muito provavelmente, extruirá através do forame apical, causando injúrias aos tecidos perirradiculares.

Tão logo seja possível, realizamos a tomada de uma radiografia, para determinarmos o comprimento de trabalho desejado. É pertinente mencionar que, na determinação do comprimento de trabalho, a obturação remanescente na região apical pode ofuscar o limite do instrumento endodôntico. Nesses casos, procuramos cuidadosamente remover novas porções de material obturador, ou ultrapassar o forame apical com um instrumento delgado.

Na remoção do material obturador do segmento apical do canal radicular, as limas Hedstrom de aço inoxidável geralmente são substituídas por instrumentos tipo K números 10, 15, 20 ou 25, de aço inoxidável. Esses instrumentos (fabricados por torção), por apresentarem maior resistência à fratura por torção do que as limas Hedstrom correspondentes (fabricadas por usinagem), podem penetrar com mais segurança na massa obturadora em sentido apical.

Quanto mais curta a obturação em relação à abertura do forame, mais simples é a sua remoção. Por outro lado, a remoção do material sobreobturado é difícil e, na maioria das vezes, impossível de ser obtida. Quando representada pelo cone de guta-percha, duas situações podem ocorrer:

- Cone frouxo na constrição apical. Nesses casos, a remoção com limas Hedstrom e sem uso de solvente normalmente é obtida (Figura 18.29).

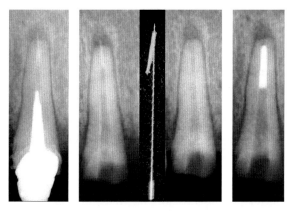

**Figura 18.29** Sobreobturação. Cone de guta-percha frouxo na constrição apical. Fragmento removido e canal retratado.

- Cone justo na constrição apical. Uma excessiva pressão axial pode ocasionar a passagem do cone além da constrição apical. Devido à fluência da guta-percha, o diâmetro do segmento do cone ultrapassado é maior do que o diâmetro da constrição apical. Esse estrangulamento impede a remoção do cone, o qual geralmente é rompido nesse ponto. Além disso, a cura (presa) do cimento endodôntico também dificulta a remoção do material (Figura 18.30).

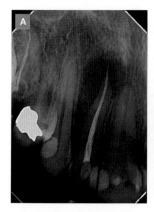
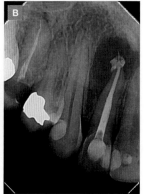

**Figura 18.30** Sobreobturação. Cone de guta-percha. Não remoção do cone extravasado. (Cortesia do Dr. P. Camilo Jr.)

Nas técnicas de obturação com guta-percha termoplastificada é frequente a ultrapassagem do material além do forame apical. Nesses casos, a remoção da guta-percha via forame apical é impossível de ser realizada. O mesmo ocorre quando o material extravasado é o cimento obturador.

Com o advento dos instrumentos de NiTi mecanizados, esses têm sido utilizados na remoção da guta-percha e selador empregados na obturação de canais radiculares.[23-30]

Após a remoção do material existente na câmara pulpar e uma vez exposta a guta-percha, podemos ou não empregar solventes orgânicos (clorofórmio ou eucaliptol). Quando usado, devemos fazê-lo comedidamente em quantidades compatíveis com o volume do canal radicular. A seguir, com o auxílio da extremidade de uma sonda reta ou de um instrumento endodôntico tipo K rígido, criamos um espaço na massa obturadora. Em prosseguimento, com o instrumento mecanizado selecionado, iniciamos a remoção da guta-percha e do cimento selador. Esses instrumentos são acionados com giro à direita, em micromotores de baixa velocidade e torque. Empregamos instrumentos de diâmetros compatíveis com o do preparo anterior, a uma velocidade de 500 a 700 rpm e torque de 5 N·cm. O atrito do instrumento contra o material obturador gera calor suficiente para plastificar a guta-percha, não ocorrendo, assim, a necessidade de uso de solventes. Esse fato permite o avanço no sentido apical e a remoção do material obturador, para a câmara pulpar, por meio da haste helicoidal dos instrumentos. Os avanços do instrumento em sentido apical devem ser progressivos e de aproximadamente 2 a 5 mm, intercalados com retiradas. Dentre os sistemas com instrumentos específicos para o retratamento (remoção do material obturador), destacamos o ProTaper® Universal Retratamento (Maillefer, Suíça), o Mtwo® Retratamento (VDW, Alemanha), D-Race (FKG Dentaire, Suíça), XP-Endo® R (FKG Dentaire, Suíça), instrumento Pro-R reciprocante retratamento (MKLife, Brasil), o instrumento retratamento giro contínuo (MKLife, Brasil) e as limas Easy ProDesign Logic RT (Easy Equipamentos Odontológicos, Brasil).[31-34]

A velocidade de rotação recomendada pelo fabricante é de 500 a 700 rpm.

Esses instrumentos apresentam ponta cônica piramidal (facetada) que favorece a penetração no material obturador. São indicados para a remoção do material obturador do interior de um canal radicular, e não para a instrumentação. Após ser obtido o esvaziamento do canal radicular, ele deverá ser instrumentado por meio de instrumentos endodônticos acionados manualmente ou por dispositivos mecanizados.

Alguns estudos mostraram que os instrumentos de NiTi mecanizados projetados para a instrumentação de canais radiculares, quando improvisados para o retratamento, apresentavam elevada incidência de fratura.[23-27] Todavia, outros estudos têm demonstrado que os instrumentos de NiTi projetados para o retratamento (remoção do material obturador) têm se mostrado seguros (resistência à fratura) nos procedimentos de remoção do material obturador do interior de canais radiculares.[23,32-35]

Quanto à avaliação de limpeza das paredes de canais radiculares submetidos ao retratamento, os estudos revelam não haver diferenças entre a remoção do material obturador por meio de instrumentos acionados manualmente ou por dispositivos mecanizados.[23,32-34]

Para Somma et al.,[33] no retratamento, é recomendável o uso combinado de instrumentos acionados por dispositivos mecânicos e acionados manualmente na remoção do material obturador do interior de um canal radicular. Inicialmente, deve-se usar os instrumentos acionados por dispositivos mecânicos para a remoção da maior parte da obturação e, em seguida, os instrumentos acionados manualmente para completar a remoção e refinar o preparo (reinstrumentação) dos canais radiculares.

Aparelhos ultrassônicos com pontas especiais têm sido frequentemente empregados na remoção do material obturador do interior de um canal radicular. Dentre as pontas, podemos citar as REDO 1 e 2, fabricadas com liga especial titânio-nióbio (VDW, Alemanha), e a E10 (Helse, Santa Rosa do Viterbo, SP, Brasil).

A extrusão de material obturador via forame apical é observada em todas as técnicas, independentemente de os instrumentos serem acionados por dispositivos mecânicos ou manualmente. Para Somma et al.,[33] a extrusão é maior para instrumentos acionados por dispositivos mecânicos. Ao contrário, para Imura et al.[24] e Schirrmeisten et al.,[26] o uso de limas Hedstrom promoveu maior extrusão do que os instrumentos ativados mecanicamente.

Todavia, a quantidade de material obturador extruído via forame apical não está associada ao modo de acionamento do instrumento (manual ou mecanizado), mas sim à amplitude e à frequência do avanço e retrocesso de um instrumento endodôntico no interior de um canal radicular. Quanto maiores, maior será a possibilidade de ocorrer a extrusão.[28-32]

Durante o retratamento (esvaziamento e reinstrumentação de um canal radicular), quando o instrumento endodôntico alcança justeza no interior de um canal radicular, sua parte de trabalho (ponta e haste de corte helicoidal cônica) funciona como um cone móvel (êmbolo), promovendo o deslocamento do material existente na cavidade pulpar. Isso induz uma pressão unidirecional no sentido apical, promovendo o extravasamento de material oriundo da reinstrumentação de um canal radicular, independentemente de o instrumento endodôntico ser acionado por dispositivos mecânicos ou manualmente. Outros fatores, como o diâmetro da constrição apical, diâmetro do preparo, diâmetro do instrumento empregado e profundidade do canal helicoidal também influenciam a quantidade de material extruído via forme apical.

O tempo despendido na remoção do material obturador do interior de um canal radicular é menor para os instrumentos acionados por dispositivos mecânicos quando comparados aos acionados manualmente.[23,33,36] Porém, o profissional não deve estar comprometido com o tempo despendido em um retratamento endodôntico, mas sim com o resultado do tratamento executado, avaliado por meio da prosservação clínica e radiográfica.

No retratamento endodôntico, a remoção do material obturador pela associação solvente-instrumento endodôntico manual é, certamente, a técnica mais comumente praticada.[37]

Independentemente da técnica empregada na remoção do material obturador, o fundamental é não criar iatrogenias que possam dificultar ou impedir a reinstrumentação do canal radicular. Contudo, é importante ressaltar que alterações iatrogênicas podem ocorrer devido à resistência que a guta-percha e o cimento exercem na penetração do instrumento empregado, principalmente em canais radiculares curvos e com anatomia complexa.

## Solventes

Os solventes são substâncias químicas que têm a capacidade de dissolver outra e podem ser classificados em orgânicos e inorgânicos. Os primeiros dissolvem as substâncias orgânicas, enquanto as inorgânicas são dissolvidas pelos últimos.

A guta-percha pode ser dissolvida com vários solventes orgânicos. Todavia, é necessário salientar que eles, geralmente, são tóxicos, e o seu emprego deve ser evitado, quando possível.

Vários solventes orgânicos da guta-percha têm sido testados e pesquisados, todavia, os mais conhecidos são o clorofórmio, o xilol e o eucaliptol.[38-41]

O cone de Resilon™ é solúvel em clorofórmio,[33,35] podendo também ser removido pela aplicação de calor em comportamento similar ao do cone de guta-percha. O cimento resinoso deverá ser removido pela ação mecânica de alargamento ou de alargamento e limagem obtida pelos instrumentos endodônticos.[18,35,42] Entretanto, pela presença de *tags* de resina nos tubulos dentinários e nas ramificações anatômicas, a limpeza do canal radicular durante a reinstrumentação poderá ficar comprometida.

### Clorofórmio (triclorometano)

Apresenta-se como um líquido pesado, transparente, incolor e de odor característico. É pouco solúvel na água e inteiramente miscível com o álcool. Altera-se pela luz e pelo ar. É muito volátil e tóxico, não sendo biocompatível com os tecidos apicais e perirradiculares.

Segundo o Serviço de Saúde dos Estados Unidos, ele possui potencial cancerígeno, embora tal efeito em humanos venha sendo questionado, e seu uso não seja proibido na prática odontológica.

### Xilol (dimetil fenol)

Apresenta-se como um líquido límpido, incolor, com cheiro semelhante ao do benzeno. É insolúvel na água, porém solúvel no álcool e benzeno. Muito tóxico. Apresenta menor efeito solvente sobre a guta-percha, quando comparado ao clorofórmio.

### Eucaliptol (1-metil, 4-isopropil ciclo-hexano, 1-4-óxido)

Apresenta-se como um líquido incolor e de odor aromático semelhante ao da cânfora. É insolúvel na água e inteiramente miscível com o álcool. É menos irritante do que o clorofórmio, e não apresenta potencial cancerígeno. Exibe efeito antibacteriano e propriedades anti-inflamatórias, porém é menos efetivo como solvente da guta-percha. Quando aquecido acima de 30°C, sua capacidade solvente é aumentada e comparável à do clorofórmio (Figura 18.31A a D).

### Canais obturados com pastas e cimentos

As pastas obturadoras de canais radiculares não tomam presa (cura), permanecendo, por tempo indeterminado, sob o mesmo estado físico, pelo fato de as substâncias que as constituem não reagirem quimicamente entre si. Algumas vezes sofrem ressecamento devido à volatilização de algum componente. São usadas mais com a finalidade terapêutica do que obturadora dos canais radiculares. Dentre as diversas pastas mencionadas na literatura, as alcalinas à base de hidróxido de cálcio são amplamente usadas como medicamento intracanal, na forma de obturação temporária.[17,43,44]

Do exposto, podemos concluir que, nos casos de canais obturados com pasta, o seu esvaziamento é fácil e pode ser realizado com instrumentos acionados manualmente ou por dispositivos ultrassônicos, coadjuvados com abundante irrigação-aspiração.

Os cimentos usados na obturação dos canais radiculares diferem das pastas, porque há reação química de seus componentes, ocorrendo posteriormente o seu endurecimento (cura).

Dentre esses cimentos, o de óxido de zinco-eugenol, sem cone de guta-percha, tem sido o mais usado como material obturador de canais radiculares. A combinação do óxido de zinco com o eugenol assegura o endurecimento deste cimento por um processo de quelação, cujo produto é o eugenalato de zinco. Esse cimento não apresenta, em sua formulação, componentes orgânicos, fato que o torna praticamente insolúvel diante dos solventes orgânicos usados para a guta-percha. Em consequência, o ato de esvaziamento do canal radicular torna-se trabalhoso e, muitas vezes, impossível de ser realizado.

Instrumento tipo K número 10 ou 15, de 21 mm de comprimento e de seção reta transversal quadrangular, previamente preparada pelo corte de alguns milímetros em sua parte de trabalho, é eficiente na fragmentação do

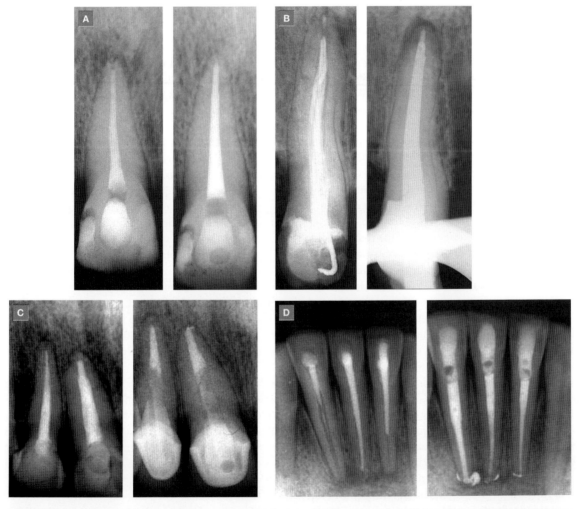

**Figura 18.31** Casos clínicos. Canal obturado com cone de guta-percha e cimento. Obturação aparentemente compactada. **A** e **B**. Retratamento convencional. **C**. Retratamento convencional. (Cortesia do Coronel-Dentista Chiesa.) **D**. Retratamento convencional. (Cortesia do Dr. Weber S. P. Lopes.)

cimento. É pertinente ressaltar que esse procedimento deve ser aplicado apenas em canais retos ou segmentos retos de canais curvos. Devido à rigidez do instrumento e à resistência do cimento durante o esvaziamento, podem ocorrer degraus, falsos canais ou mesmo perfurações radiculares. Todavia, o acompanhamento radiográfico pode impedir tais ocorrências. Outras vezes, podemos empregar o ultrassom na remoção de cimento obturador de canais radiculares. A vibração mecânica do instrumento endodôntico resulta na fragmentação do cimento, enquanto o contínuo fluxo irrigante dispersa as partículas para a câmara pulpar. Como inconvenientes, temos grande tempo consumido, possibilidade de fratura dos instrumentos e alterações da forma do canal radicular.

Outro procedimento usado é a remoção da obturação do canal com instrumentos mecanizados. Eles devem apresentar corte na ponta (ponta facetada) e, entre os comumente indicados, estão os instrumentos Pro-Taper® Retratamento, Mtwo® Retratamento, D-Race (FKG), Rotary File NiTi retratamento (MKLife, Porto Alegre, RS), Pro-R retratamento reciprocante (MKLife, Porto Alegre, RS) e alargadores Gates-Glidden e Largo. Também, aparelhos ultrassônicos como o VDW ultra com pontas REDO (VDW, Munique, Alemanha) têm se mostrado eficientes na remoção de material obturador do interior de canais radiculares. Outra opção é o emprego das pontas E5 e E8 Scouter (Helse, Santa Rosa do Viterbo, SP, Brasil).

Com o emprego de instrumentos mecanizados, sempre ocorre destruição de estrutura dentária. As perfurações radiculares são outras iatrogenias que também podem ocorrer nesse procedimento. Porém, como as obturações com cimento normalmente são curtas, na maioria das vezes, os instrumentos mecanizados podem ser aplicados com segurança, apenas no segmento cervical do canal radicular (segmento reto do canal radicular).

No retratamento de canais obturados com cimento, a anatomia do canal, assim como a compactação, o comprimento longitudinal da obturação e o tempo decorrido do tratamento certamente influenciarão na desobturação.

Os solventes orgânicos não têm capacidade de dissolver os compostos minerais que formam o óxido de zinco-eugenol. Isso provavelmente se deve ao fato de o cimento não apresentar, em sua composição, a colofônia (substância orgânica), o que o torna praticamente insolúvel diante dos solventes orgânicos usualmente empregados em Endodontia. Porém, essas soluções químicas podem promover a desintegração física do cimento de óxido de zinco-eugenol.[45]

O fenômeno da desintegração física deve-se à adsorção e à difusão de uma solução química pelo óxido de zinco-eugenol, acompanhada de aumento de volume e quebra das ligações entre as partículas do cimento. Vale ressaltar que adsorsão é a fixação das moléculas de uma substância (adsordato) na superfície de outra (adsorvente). A capacidade de desintegração do cimento de óxido de zinco-eugenol varia em função da compactação da obturação, da viscosidade e da polaridade das soluções químicas usadas. Quanto menor for a compactação, maior será a porosidade da obturação, o que permitirá a penetração de maior volume de solução, facilitando a desintegração física do óxido de zinco-eugenol (Figura 18.32). A viscosidade e a polaridade da solução química empregada são outros fatores que influenciam na capacidade de desintegração do óxido de zinco-eugenol. Quanto menor a viscosidade e maior a polaridade, maiores serão a absorção e a velocidade de difusão da solução através dos poros existentes na obturação.[45]

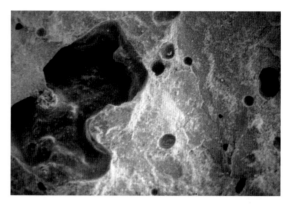

**Figura 18.32** Cimento endodôntico de óxido de zinco e eugenol. Porosidade (MEV 40 vezes).

Lopes et al.[45] analisaram quatro soluções químicas: eucaliptol, clorofórmio, Endosolv E e óleo de laranja-doce, quanto à capacidade de solubilização e desintegração do cimento de óxido de zinco-eugenol. Os resultados mostraram que as soluções químicas testadas não foram capazes de solubilizar o cimento de óxido zinco-eugenol. Verificaram também que o clorofórmio, o Endosolv E e o óleo de laranja-doce foram capazes de promover a desintegração física das amostras em tempos diferentes, o clorofórmio com maior rapidez. O eucaliptol não desintegrou o cimento de óxido de zinco-eugenol, por ser uma substância oleosa e de baixa polaridade, o que dificultou a sua penetração no seio da amostra.

Para os canais obturados com cimento de óxido de zinco-eugenol, após a remoção do selamento coronário, preenchemos a câmara pulpar com solvente orgânico (clorofórmio ou Endosolv E), esperando um tempo de 10 a 15 minutos para que se inicie o processo de desintegração do material obturador. A seguir, com instrumentos endodônticos rígidos (tipo K preparados), imprimimos ao material obturador cargas compressivas e de cisalhamento, que permitirão a desintegração e o avanço desses em sentido apical. Em canais mais amplos e retos, podemos empregar, na desobturação do segmento cervical, instrumentos rotatórios (broca LN 205 Maillefer). Esses procedimentos devem ser repetidamente acompanhados de tomadas radiográficas, para se observar a trajetória dos instrumentos.

O Endosolv E (Septodont, França), assim como o clorofórmio, são derivados halogenados de hidrocarbonetos. Apresenta, em sua composição: 1.1.1 tricloetano – 92,3%; isoamilacetato – 7,5%; e timol – 0,2%.

Sendo o clorofórmio uma substância muito volátil, quando de seu emprego, a cavidade pulpar deve ser constantemente preenchida com a solução química. Uma vez vencida a região mais compactada da obturação, devemos empregar instrumentos de menor rigidez (tipo K nº 10 ou 15 de 21 mm), para se evitarem iatrogenias, como desvios e perfurações radiculares.

Na clínica odontológica, canais radiculares obturados somente com cimento e que apresentem espaços vazios (porosidades) não oferecem grandes dificuldades para a remoção do material obturador. Esses espaços, às vezes ausentes em radiografias tomadas no sentido vestibulopalatino, podem estar presentes no sentido mesiodistal. Outro fato a ressaltar é que, geralmente, a compactação da obturação diminui de cervical para apical, o que favorece a remoção do material obturador presente na região terminal do canal radicular (Figura 18.33).

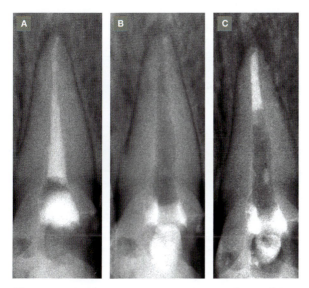

**Figura 18.33** Canal obturado com cimento. Caso clínico.

### Reinstrumentação dos canais radiculares

O retratamento endodôntico tem como objetivo a remoção de todo o material obturador previamente existente e uma efetiva reinstrumentação das paredes dentinárias do canal radicular, para a obtenção de uma forma adequada (limpeza e modelagem) que favoreça a nova obturação.

Após o esvaziamento e a determinação do comprimento de trabalho e de patência, iniciamos a reinstrumentação dos canais radiculares. Todavia, o esvaziamento e a reinstrumentação, na maioria das vezes, são realizados concomitantemente.

Clinicamente, a reinstrumentação é considerada completa quando não houver mais evidência de guta-percha ou selador no instrumento endodôntico, as raspas de dentina excisadas forem de coloração clara e o canal radicular, por meio da sensibilidade tátil, apresentar paredes lisas e, imaginariamente, uma forma adequada que permita sua posterior obturação de maneira efetiva.

Em busca desses fundamentos, várias manobras têm sido sugeridas: manuais e especiais; ultrassônicas; vibratório-sônicas e acionadas a motor, com instrumentos de conicidades variáveis. Contudo, no retratamento, após o esvaziamento e a reinstrumentação de um canal radicular, resíduos do material obturador geralmente serão observados, independentemente da técnica empregada e da natureza do material obturador.[39,41,42,44]

Lopes e Gahyva[46] utilizaram, *in vitro*, 30 dentes unirradiculares, obturados com guta-percha e cimento selador à base de óxido de zinco-eugenol, cujos limites da obturação estavam situados de 1 a 3 mm aquém do ápice radiográfico. Os dentes foram esvaziados e reinstrumentados 1 mm aquém do comprimento de trabalho, pela técnica convencional. A seguir, analisou-se a presença de resíduos de material obturador, por meio de tomadas radiográficas e das hemisseções, com auxílio de uma lupa, após clivagem mesiodistal dos espécimes. Os resultados revelaram que, após a reinstrumentação, os resíduos estavam presentes em 56,67% dos espécimes analisados radiograficamente, e em 93,34% nos visualizados com lupa. No que concerne à localização, em 85,71% os resíduos do material obturador estendiam-se além do limite apical de instrumentação, ou seja, ocupavam a porção terminal do canal radicular, em sentido ao forame apical. Em função dos resultados, concluíram que: (a) a avaliação radiográfica das hemisseções, revela acentuada diferença estatística na quantidade de resíduos de material obturador após a reinstrumentação dos canais radiculares; (b) houve acentuado acúmulo de material obturador na porção terminal do canal radicular, em dentes cujas obturações estavam aquém do ápice radiográfico (Figura 18.34).

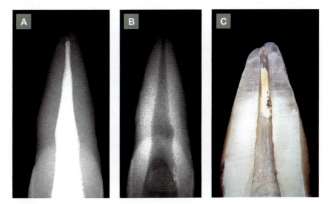

**Figura 18.34** Reinstrumentação de um canal radicular. **A.** Canal obturado. **B.** Avaliação radiográfica após a reinstrumentação. Ausência de resíduos do material obturador. **C.** Avaliação da hemisseção da mesma amostra. Presença de resíduos.

Lopes e Gahyva[47] utilizaram 60 dentes uniradiculares extraídos, obturados com guta-percha e cimento selador à base de oxido de zinco-eugenol, cujos limites da obturação estavam situados de 1 a 3 mm aquém do ápice radiográfico. Após o esvaziamento, 30 dentes foram divididos e reinstrumentados pelas técnicas convencional e ultrassônica, até o comprimento de trabalho situado 1 mm aquém da abertura foraminal. Os demais receberam os mesmos procedimentos. Entretanto, durante a sequência de instrumentação, a cada mudança de instrumento, um instrumento tipo K número 40 era introduzido, até ultrapassar 1 mm do forame apical. Finda a preparação endodôntica, os dentes foram cortados longitudinalmente, no sentido mesiodistal, e os 3 mm apicais de cada instrumento foram avaliados com o auxílio de uma lupa. Os resultados revelaram que, nos retratamentos endodônticos, o esvaziamento além do forame, durante a reinstrumentação, favoreceu maior remoção de material obturador do segmento apical dos canais radiculares.

Dezan et al.[48] relatam que, após a reinstrumentação, os resíduos de material obturador estavam presentes no canal radicular em 90% dos casos.

Gu et al.[32] utilizaram 60 dentes unirradiculares extraídos e obturados com cones de guta-percha e cimento AH Plus® (Dentsply, Brasil). Inicialmente, parte dos canais radiculares foi esvaziada por meio de instrumentos de NiTi mecanizados ProTaper® Universal retratamento e outra parte com alargadores Gates-Glidden e limas Hedstrom com clorofórmio. A seguir, os dentes foram reinstrumentados pelo sistema ProTaper® Universal ou por meio de instrumentos K-Flex (Kerr). Os dentes foram diafanizados e todos revelaram resíduos de material obturados. A maior quantidade de resíduos era representada pelo selador. Todas as técnicas deixaram 10 a 17% da área dos canais cobertos com resíduos (guta-percha/selador).

Para Bueno,[49] após a desobturação, o emprego de um procedimento complementar, com limas envoltas por algodão hidrófilo embebido em solvente e, posteriormente, em um algodão seco, promoveu uma ação adicional, em média, de 60% na limpeza de resíduos aderidos às paredes do canal, independentemente das técnicas testadas.

A presença de resíduos de material obturador após a reinstrumentação de canais radiculares está certamente relacionada com a geometria e o tipo de movimento dos instrumentos endodônticos empregados, os quais foram incapazes de se adaptar às variações anatômicas internas dos canais radiculares (Figuras 18.35 e 18.36).

Com relação às pastas, Porkaew et al.[50] observaram que, em canais obturados temporariamente com pastas de hidróxido de cálcio, a reinstrumentação com um instrumento de diâmetro maior do que o último utilizado, seguida de abundante irrigação-aspiração, não foi suficiente para remover completamente a pasta de hidróxido de cálcio do interior dos canais radiculares.

Lambrianidis et al.,[51] utilizando diferentes soluções químicas associadas a limagem, incluindo hipoclorito de sódio, solução salina e hipoclorito de sódio seguido de irrigação final com ácido etilenodiaminotetracético (EDTA), concluíram que nenhum dos métodos foi eficiente em remover todo o hidróxido de cálcio das paredes do canal. Observaram, também, que a composição da pasta usada teve pouco efeito na eficiência do método aplicado. Para Barcelos,[52] o veículo utilizado no preparo de pastas de hidróxido de cálcio empregado como medicação intracanal influenciou decisivamente na permanência de resíduos

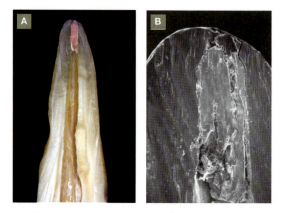

**Figura 18.35** Retratamento endodôntico. Presença de resíduos no segmento apical após a reinstrumentação.

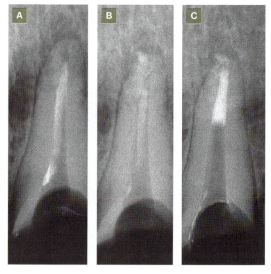

**Figura 18.36** Retratamento endodôntico. Presença de resíduos após a reinstrumentação. Caso clínico.

do material sobre as paredes do canal, após a desobstrução. A quantidade de resíduo foi maior quando os veículos empregados eram classificados como oleosos (óleo de oliva e paramonoclorofenol canforado [PMCC]).

Analisando, por intermédio da microscopia eletrônica de varredura, as paredes de canais radiculares, anteriormente preenchidos com pastas de hidróxido de cálcio e esvaziados com limas tipo Hedstrom, seguidos de irrigação-aspiração com solução de hipoclorito de sódio, observamos que a maioria das amostras revelou presença de resíduos do medicamento.

A limpeza e a forma final de um canal radicular, após a sua reinstrumentação, estão associadas, principalmente:

- Às propriedades mecânicas das ligas metálicas dos instrumentos endodônticos
- À complexidade anatômica dos canais radiculares
- À geometria (forma e dimensões) dos instrumentos endodônticos empregados
- Ao movimento aplicado aos instrumentos endodônticos.

Quanto às propriedades mecânicas, os instrumentos endodônticos devem ter grande tenacidade, baixa rigidez, elevada elasticidade em flexão e resistência a fratura (por torção e fadiga). Estas propriedades dependem da natureza da liga metálica, do diâmetro, do comprimento, da forma e da área da seção reta transversal e do acabamento superficial do instrumento endodôntico.

A anatomia dos canais radiculares não é uniforme em toda a sua extensão, podendo variar em um mesmo dente. Geralmente, os segmentos apical, médio e cervical apresentam seções retas transversais com formas diferentes.

Nos segmentos arredondados ou ligeiramente achatados dos canais radiculares, o diâmetro do instrumento deverá ser maior do que o do canal, e o movimento empregado deverá ser o de alargamento parcial alternado (reciprocante) ou contínuo. Diâmetro de instrumento maior permite que todo o contorno do canal seja englobado pelo círculo de corte do canal cirúrgico.

Nos segmentos achatados dos canais radiculares que não podem ficar circulares após o preparo, usamos instrumentos tipo Hedstrom ou tipo K de aço inoxidável de diâmetro inferior ao do canal, com movimento de limagem circunferencial. O instrumento deve apresentar rigidez suficiente para exercer a ação de limagem das paredes do canal radicular. Alargador Largo ou instrumentos acionados por dispositivos ultrassônicos podem ser empregados antecedendo o uso de instrumentos manuais. Uma opção é o emprego de alargadores de NiTi mecanizados por meio do movimento de alargamento (reciprocante ou contínuo) com a manobra do deslocamento do instrumento em paliçada.

Em combinação com soluções químicas auxiliares e a irrigação-aspiração, teremos melhor limpeza das paredes radiculares.

## Considerações clínicas

A sequência de instrumentação empregada é coroa-ápice. Os seus princípios e manobras são utilizados não apenas para a remoção do material obturador ou neutralização do conteúdo tóxico do segmento do canal não instrumentado, mas também na reinstrumentação dos canais, pela capacidade que a sequência de uma instrumentação tem de reduzir a extrusão de material obturador, restos necróticos e produtos microbianos, em sentido aos tecidos perirradiculares. No retratamento endodôntico, é fundamental que o diâmetro do preparo após a reinstrumentação seja maior do que o diâmetro do preparo anterior. O diâmetro do preparo deve ser o maior quanto necessário, levando-se em consideração a anatomia do canal e as propriedades mecânicas da liga metálica do instrumento endodôntico empregado.

Nos casos em que o retratamento endodôntico é indicado por motivos protéticos, a obturação do canal radicular deve ser realizada imediatamente após o preparo químico-mecânico. Essa escolha se deve ao fato de que falhas do selamento coronário e redução da atividade antimicrobiana do medicamento usado possam permitir a contaminação microbiana do canal radicular.

Por outro lado, sabendo-se que a infecção microbiana é a responsável pela baixa taxa de sucesso obtida nos retratamentos, meios mecânicos e químicos, adequados para promoverem a eliminação ou máxima redução de microrganismos no interior do sistema de canais radiculares, devem ser empregados, visando criar um ambiente favorável ao reparo dos tecidos perirradiculares. Consequentemente, durante a reinstrumentação dos canais radiculares, empregamos como substância química auxiliar e, na irrigação-aspiração, o hipoclorito de sódio (água sanitária).

O preparo do canal deve estender-se a um limite próximo da abertura do forame principal (1 a 2 mm aquém). Durante a sequência do preparo, ao passar-se de um instrumento de menor diâmetro para outro de maior diâmetro, é importante e fundamental que o canal cementário seja desobstruído até o diâmetro correspondente a um instrumento tipo K nº 20.

No retratamento endodôntico, a reinstrumentação curta, na esperança de não causar traumatismo perirradicular e de não permitir a passagem de resíduos oriundos do preparo através do forame, favorece o acúmulo de detritos na porção terminal do canal radicular e não impede o extravasamento de resíduos via forame apical. O instrumento endodôntico, mesmo aquém do limite de instrumentação, ao alcançar justeza no interior de um canal radicular, funciona como êmbolo, promovendo o deslocamento do material existente no interior do canal em sentido apical.

Após o preparo, a *smear layer* das paredes do canal deve ser removida, com o objetivo de favorecer a atividade antimicrobiana do medicamento intracanal e de diminuir a infiltração apical de canais radiculares obturados. A remoção é realizada pela associação de soluções de EDTA e de hipoclorito de sódio. Como medicação intracanal, recomendamos a pasta de hidróxido de cálcio, iodofórmio, paramonoclorofenol canforado e glicerina. Esta deve permanecer no canal por um período variável de 3 a 7 dias. Não havendo remissão dos sinais e sintomas clínicos, o preparo químico-mecânico e a medicação intracanal devem ser repetidos.

Nos casos em que o preparo químico-mecânico e a medicação intracanal não sejam suficientes para eliminar o agente infeccioso, podemos empregar um antibiótico para debelar os sinais e sintomas persistentes. A amoxicilina é o antibiótico de eleição, podendo, em casos resistentes ou em pacientes alérgicos, ser substituída pela clindamicina. Se persistirem os sinais e sintomas, a opção de tratamento será a via cirúrgica.

Quanto à obturação, a mesma deve ser homogênea e ficar confinada ao canal radicular, de 1 a 2 mm aquém do vértice radiográfico. A técnica de compactação lateral é a utilizada na grande maioria dos retratamentos. Entretanto, em determinadas situações clínicas, pode ser substituída por outra que empregue a guta-percha termoplastificada com o emprego de cimentos obturadores convencionais.

Outra opção pode ser o emprego de materiais biocerâmicos para obturação dos canais radiculares. O BIO-C Sealer (Angelus, Brasil) é um cimento biocerâmico pronto para uso e isento de eugenol. De acordo com o fabricante, ele não provoca manchas na estrutura dental, apresenta alta biocompatibilidade, bioatividade, ação antibacteriana e interação com a dentina (alta adesão).

O retratamento endodôntico pode promover a extrusão, pelo forame apical, de microrganismos e seus subprodutos, raspas de dentina contaminadas, substâncias químicas usadas como solvente e materiais obturadores, que poderão exacerbar a resposta inflamatória, contribuindo, assim, para a indução da dor pós-operatória.

A extrusão de material do canal via forame apical ocorre em maior ou menor quantidade quando se emprega qualquer uma das técnicas de esvaziamento e reinstrumentação no retratamento endodôntico. Independentemente da técnica na instrumentação do segmento apical, o movimento de limagem deve ser evitado. O deslocamento do instrumento no interior do canal (vaivém) atua como um êmbolo, forçando o material presente para a região apical. A quantidade de material extruído para os tecidos perirradiculares via forame apical depende de diversos fatores. A maior quantidade de material extruído ocorrerá quanto maiores forem:

- A amplitude, assim como a frequência, do avanço e retrocesso (vaivém) do instrumento no interior do canal
- O volume do instrumento em relação ao volume do canal
- A justeza do instrumento em relação ao diâmetro do canal radicular
- A compactação e a extensão (limite) apical da obturação primária
- A quantidade de solvente.

A somatória desses fatores, durante o deslocamento de um instrumento no interior de um canal, aumenta a pressão unidirecional apical, favorecendo maior extrusão de material via forame para os tecidos perirradiculares.

Trope,[53] no retratamento de dentes com periodontite apical, observou a agudização em 14% dos casos, e sugeriu, também, que a obturação do canal não deve ser realizada na primeira sessão. Estrela et al.[54] estudaram a prevalência de dor pós-operatória nos retratamentos endodônticos em 184 pacientes, sendo que 110 dentes se apresentavam assintomáticos e 74 sintomáticos, com aspectos radiográficos com e sem presença de rarefação óssea perirradicular. Frente à avaliação dos resultados, observaram ausência de dor pós-operatória em 83%, 83% e 82%, respectivamente, nos retratamentos de dentes assintomáticos cujos aspectos radiográficos eram de ausência de rarefação, rarefação óssea difusa e rarefação óssea circunscrita, e 59%, 50% e 54,5% nos retratamentos de dentes sintomáticos, respectivamente, para os mesmos aspectos radiográficos descritos anteriormente.

## Retratamento de dentes submetidos à cirurgia perirradicular

A cirurgia perirradicular não é a solução para corrigir os fracassos endodônticos, mas sim uma complementação da terapia endodôntica. Trabalhos existentes na literatura revelam que o sucesso da cirurgia perirradicular é baixo quando comparado ao retratamento endodôntico.[8,55]

Para Allen et al.,[55] a taxa de sucesso obtida com cirurgia perirradicular com apicetomia foi de 57,4%; quando seguida de obturação retrógrada, foi de 60,0%; e o retratamento não cirúrgico proporcionou sucesso em 72,7% dos casos.

Nas cirurgias perirradiculares, o índice de fracasso aumenta nos casos em que o canal radicular apresenta-se inadequadamente instrumentado e obturado. Também devemos mencionar que a obturação retrógrada realizada em canais deficientemente obturados, por si só, não é fator de sucesso cirúrgico.

Nos casos em que ocorre o fracasso da cirurgia perirradicular, nem sempre é viável a reintervenção cirúrgica, em função de condições anatômicas desfavoráveis ou mesmo emocionais do paciente. Nessas condições, dois problemas são encontrados na solução terapêutica proposta: eliminação da infecção e obturação do canal radicular.

### Retratamento

Após o acesso, removemos a obturação do canal do modo já descrito. A seguir, realizamos o preparo químico-mecânico em toda extensão do canal, empregando como solução química o hipoclorito de sódio (água sanitária). A remoção da *smear layer* é realizada com o uso associado de EDTA e hipoclorito de sódio, após o preparo do canal.

Como medicamento intracanal, empregamos a associação hidróxido de cálcio, iodofórmio, paramonoclorofenol canforado e glicerina. Além da propriedade antimicrobiana, a capacidade de preenchimento do medicamento permite o mapeamento da cavidade pulpar.

Combatida e debelada a infecção, realizamos a obturação do canal radicular. Porém, a remoção cirúrgica do ápice provoca a perda da constrição apical, criando um problema técnico para a realização da obturação do canal radicular.

Nos casos em que é possível a determinação do bordo vestibular do plano inclinado da raiz, podemos fazer o batente apical ligeiramente aquém desse limite e a obturação convencional do canal radicular. Em outras circunstâncias, podemos optar pela técnica do tampão apical.

Nos casos em que há a obturação retrógrada, a mesma deve ser mantida e os procedimentos endodônticos realizados dentro do segmento radicular existente. Todavia, durante a instrumentação do canal radicular, a obturação retrógrada pode sofrer deslocamento para a região perirradicular. Nesses casos, não há necessidade de remoção cirúrgica do material retro-obturador. A reparação da lesão perirradicular está relacionada com a qualidade do preparo químico-mecânico e da obturação do canal radicular. O sucesso do tratamento endodôntico reside na eliminação, ou máxima redução possível, de irritantes no interior de canais radiculares por meio de preparo químico-mecânico, no uso de medicação intracanal e de uma obturação adequada do canal radicular. Esta deve selar vestígios de irritantes que permanecem após o preparo químico-mecânico, impedindo seu egresso para os tecidos perirradiculares (Figuras 18.37 e 18.38).

## Proservação

Proservação é o controle ou acompanhamento clínico e radiográfico realizado após o tratamento endodôntico.

O índice de sucesso obtido nos retratamentos endodônticos é muito questionável, levando-se em consideração a impossibilidade de padronização do tratamento inicial. Para canais radiculares deficientemente tratados, em que obturações presentes sugiram que o preparo químico-mecânico não tenha sido devidamente realizado, permitindo a permanência de microrganismos presentes da infecção original, um novo tratamento endodôntico e tecnicamente bem conduzido permitirá índices de sucesso elevado. Por outro lado, em casos de canais bem-tratados, os índices de sucesso após o retratamento são reduzidos. Isso geralmente ocorre porque as medidas de desinfeção (reinstrumentação e medicação intracanal) não foram suficientes para eliminar a infecção persistente ao sistema de canais radiculares.

Sjögren et al.[4] observaram, após 8 a 10 anos, que nos retratamentos de dentes portadores de lesões perirradiculares, a taxa de sucesso era de 62%, enquanto Sundqvist

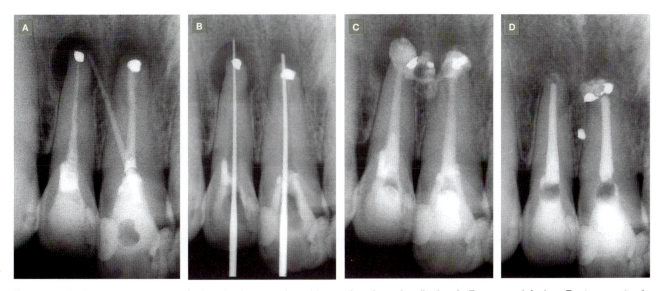

**Figura 18.37** Retratamento endodôntico de dentes submetidos a cirurgia perirradicular. **A.** Fracasso cirúrgico. Rastreamento de fístula (fistulografia). **B.** Passagem do instrumento pela retrógrada. Esvaziamento e reinstrumentação. Isolamento absoluto realizado com fenda no lençol de borracha, estabilizado sem grampo metálico com o emprego de cianoacrilato (Super Bond®) e vedamento com protetor gengival fotopolimerizável (Top Dam®). **C.** Obturação temporária com pasta de hidróxido de cálcio. **D.** Após reparação, obturação convencional. Controle de 2 anos. (Cortesia dos Profs. E. Nunes; F. F. Silveira e J. A. Soares.)

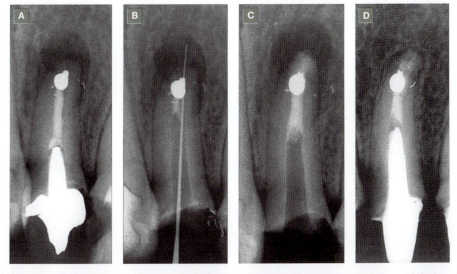

**Figura 18.38** Retratamento endodôntico de dente submetido a cirurgia perirradicular. **A.** Fracasso cirúrgico. **B.** Esvaziamento e reinstrumentação do canal. Instrumento endodôntico ultrapassando a obturação retrógrada. Isolamento absoluto realizado com fenda no lençol de borracha, estabilizado sem grampo metálico com o emprego de cianoacrilato (Super Bond®) e vedamento com protetor gengival fotopolimerizável (Top Dam®). **C.** Obturação do canal. **D.** Controle de 12 anos. Reparação apical radiográfica.

*et al.*[56] observaram, após 5 anos, que, nos retratamentos de dentes portadores de lesões, a taxa de sucesso era de 74%. Em todos os casos, os canais retratados tiveram suas obturações em limites apicais adequados e aceitáveis em Endodontia, isto é, de 0 a 2 mm do ápice.

Araújo Filho,[57] analisando 47 retratamentos endodônticos seguidos de obturação imediata dos canais radiculares, concluiu que 81% dos casos tiveram sucesso. Considerando apenas os casos com rarefação óssea perirradicular preexistente (38 dentes), o índice de sucesso foi de 76%.

Friedman e Mor[58] relataram que, nos retratamentos de dentes sem lesões perirradiculares, a taxa de sucesso variou de 92 a 98%, enquanto na presença de lesões perirradiculares variou de 74 a 86%.

Para Lopes e Gahyva,[46,47] a baixa taxa de sucesso dos retratamentos endodônticos se deve à permanência de resíduos oriundo do material obturador, após a reinstrumentação do canal radicular. Eles podem alterar o selamento tridimensional da obturação e recobrir restos necróticos e microrganismos que, certamente, perpetuarão as lesões perirradiculares após o retratamento endodôntico.

O fracasso do retratamento endodôntico certamente é resultante da permanência de uma infecção instalada na região apical do canal radicular, mesmo nos casos em que os canais aparentemente, foram retratados de forma adequada.

A seguir, serão exibidos casos clínicos representativos do retratamento endodôntico realizado de acordo com os princípios descritos no texto (Figuras 18.39 a 18.50).

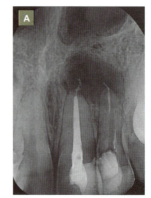
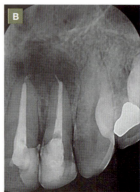
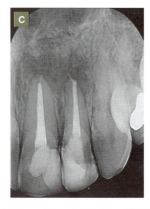

**Figura 18.41** Retratamento endodôntico. (Cortesia do Dr. Paulo Camilo.)

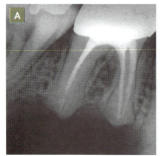
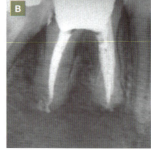

**Figura 18.39** Retratamento endodôntico. (Cortesia do Dr. Luis Lyon.)

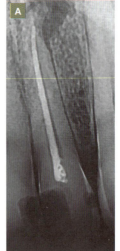
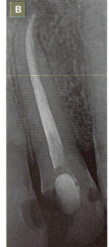

**Figura 18.42** Retratamento endodôntico. (Cortesia do Dr. Paulo Camilo.)

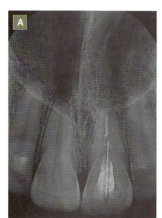
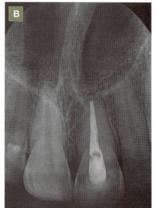

**Figura 18.40** Retratamento endodôntico. (Cortesia do Dr. Paulo Camilo.)

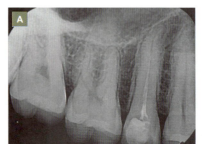
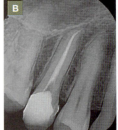

**Figura 18.43** Retratamento endodôntico. (Cortesia do Coronel-Dentista José Carlos Mucci.)

Capítulo 18 | Tratamento do Fracasso Endodôntico  619

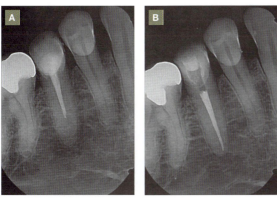

**Figura 18.44** Retratamento endodôntico. (Cortesia do Coronel-Dentista José Carlos Mucci.)

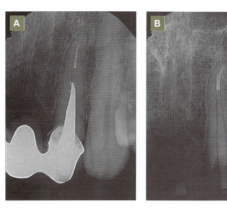

**Figura 18.46** Retratamento endodôntico. (Cortesia do Coronel-Dentista José Carlos Mucci.)

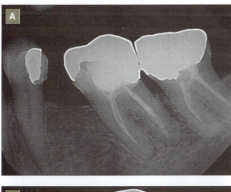

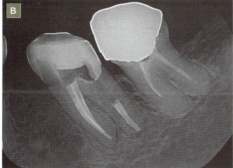

**Figura 18.45** Retratamento endodôntico. (Cortesia do Coronel-Dentista José Carlos Mucci.)

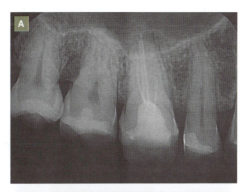

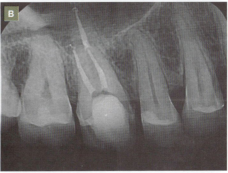

**Figura 18.47** Retratamento endodôntico. (Cortesia do Coronel-Dentista José Carlos Mucci.)

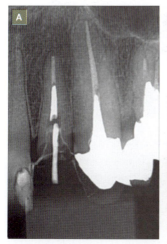
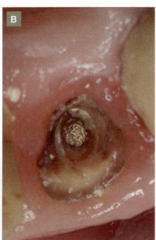
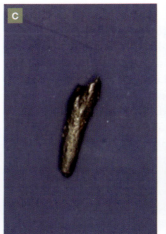
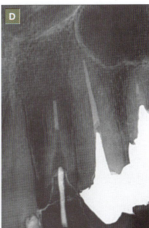

**Figura 18.48** Retratamento endodôntico. (Cortesia do Dr. Weber S. P. Lopes.)

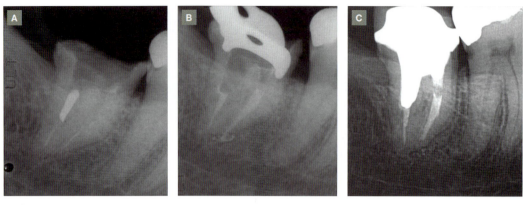

**Figura 18.49** Retratamento endodôntico. (Cortesia do Dr. Weber S. P. Lopes.)

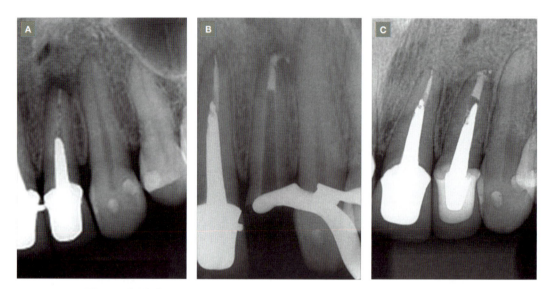

**Figura 18.50** Retratamento endodôntico. (Cortesia do Dr. Weber S. P. Lopes.)

As referências bibliográficas deste capítulo estão disponíveis no Ambiente de aprendizagem do GEN | Grupo Editorial Nacional.

## Boxe 18.1 Retratamento | Remoção da obturação prévia

Flávio R. F. Alves

### Importância da remoção da obturação

Embora o real impacto da quantidade de material obturador remanescente no resultado do retratamento endodôntico seja desconhecido, avaliações histológicas de dentes com lesão perirradicular pós-tratamento sugerem que bactérias podem permanecer protegidas por fragmentos de obturação.[1-3] Assim, é razoável supor que restos de material obturador possam comprometer o resultado do retratamento de dentes com lesão perirradicular.

Neste contexto, a remoção completa da obturação durante o retratamento pode ser crucial para o sucesso do mesmo. Remanescentes de material obturador podem abrigar e proteger bactérias que persistiram à primeira intervenção, restringindo o acesso de agentes antimicrobianos a certas áreas do sistema de canais.[4] Se não forem eliminadas ou removidas, especialmente da porção apical, estas bactérias podem manter o processo inflamatório e os sintomas.[5] O próprio material obturador também pode estar contaminado em virtude da penetração de microrganismos e toxinas ao longo do tempo.[6]

O grande desafio do clínico nos retratamentos é justamente promover a remoção completa do material obturador, especialmente em canais curvos e bem obturados.[7] A resistência imposta pelo material torna difícil sua remoção, aumentando o risco de acidentes. Por conta disso, diferentes técnicas de retratamento têm

### Boxe 18.1 Retratamento | Remoção da obturação prévia (*continuação*)

sido propostas, sendo que as mais recentes empregam instrumentos de NiTi acionados a motor. Alguns sistemas foram inclusive especialmente projetados para uso em retratamentos.

É oportuno lembrar que o retratamento endodôntico não cirúrgico inclui as fases de desobstrução e reinstrumentação do canal. Considerando que a reinstrumentação também remove o material obturador remanescente, as técnicas de retratamento devem ser, preferencialmente, analisadas considerando ambas as fases, ou seja, o "pacote completo".

### Eficiência dos diferentes protocolos clínicos

Inúmeros sistemas de instrumentos para o tratamento e retratamento dos canais radiculares têm sido introduzidos ao longo dos anos. Infelizmente, a maioria é lançada sem informação suficiente a respeito de suas características geométricas e, pior, sem nenhuma demonstração científica de sua efetividade. Isso é ainda mais marcante nos instrumentos de NiTi automatizados. Esses instrumentos têm sido utilizados não só na desobstrução dos canais (remoção do material obturador prévio), mas também na reinstrumentação.[8] Dependendo do sistema, é possível realizar ambas as etapas simultaneamente.[9]

Contudo, independentemente da técnica de retratamento, estudos têm demonstrado que a remoção completa do material obturador dos canais radiculares não é comumente alcançada,[10-12] em particular na porção apical (Figuras B.1 a B.3).[9,13,14] A média percentual de material obturador residual varia de 0,02[15] a 43,9%,[16] com a grande maioria dos estudos relatando valores inferiores a 10%. Por esta razão, abordagens adicionais têm sido sugeridas para melhorar a remoção da obturação.[9,14]

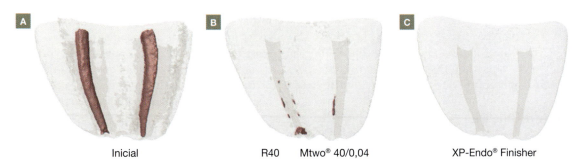

**Figura B.1** Imagens de microtomografia computadorizada do segmento apical de uma raiz mesial de molar inferior (classe IV de Vertucci) submetida a procedimentos de retratamento. **A.** Microtomografia inicial, realizada após a obturação do canal radicular. **B.** Microtomografia pós-preparo obtida após o retratamento com instrumento Reciproc® R40 em um canal e com o sistema Mtwo® Retratamento (instrumento final 40/0,04) em outro. **C.** Imagem final de microtomografia computadorizada após o uso do instrumento XP-Endo® Finisher.

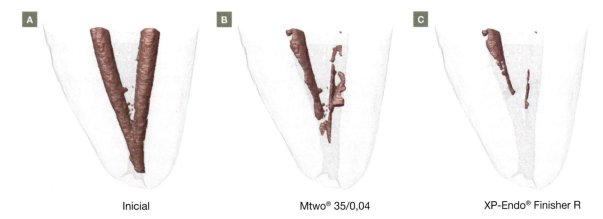

**Figura B.2** Imagens de microtomografia computadorizada do segmento apical de uma raiz mesial de molar inferior (classe II de Vertucci, com istmo) submetida a procedimentos de retratamento. **A.** Microtomografia inicial, realizada após a obturação do canal radicular. **B.** Microtomografia pós-preparo obtida após o retratamento com o sistema Mtwo® (instrumento final 35/0,04) em ambos os canais. **C.** Imagem final de microtomografia computadorizada após o uso do instrumento XP-Endo® Finisher R.

## Boxe 18.1 — Retratamento | Remoção da obturação prévia (*continuação*)

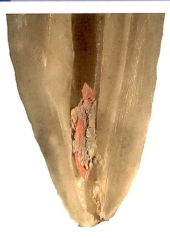

**Figura B.3** Imagem obtida em um estereomicroscópio (16×) após procedimentos de retratamento endodôntico em um incisivo inferior. O sistema utilizado foi o ProTaper® Universal Retratamento (instrumento final F4-30/0,05).

### Procedimentos complementares

Procedimentos complementares, utilizados após desobstrução e reinstrumentação, podem reduzir ainda mais o volume de material obturador remanescente.

Um estudo demonstrou que a aplicação do instrumento XP-Endo® Finisher (FKG Dentaire, La Chaux-de-Fonds, Suíça) resultou em redução média de 69% do volume do material obturador residual (Figura B.1).[9] Em alguns poucos casos, não foi possível detectar nenhum resquício de material obturador após XP-Endo® Finisher. Já outro estudo revelou que a irrigação ultrassônica passiva reduziu, em média, 43% do volume do material obturador remanescente.[14] Todavia, todos os canais ainda apresentaram remanescentes de material obturador após este procedimento. Em ambos os estudos, a média de volume de material obturador remanescente após os procedimentos complementares foi muito baixa. É importante ressaltar que ambos os estudos utilizaram raízes mesiais de molares inferiores, classe IV de Vertucci (com dois canais de saídas foraminais independentes, sem a presença de istmos). Em geral, esses canais apresentam anatomia circular.

O uso complementar de XP-Endo® Finisher R (FKG) também reduziu significativamente a quantidade de material obturador, após a desobstrução e preparo de canais curvos com o sistema Mtwo® Retratamento (Figura B.2). A redução proporcionada por esse instrumento foi de mais de 40%, não só para os canais principais somados aos istmos, quanto para a análise dos istmos em separado.[17]

Outra opção de procedimento suplementar é a utilização do instrumento Self-Adjusting File (SAF) (ReDent-Nova, Ra'anana, Israel). Dois estudos demonstraram resultados favoráveis à utilização de SAF como complemento nos casos de retratamento. Em um desses estudos, SAF foi utilizado após o retratamento de canais ovais com R-Endo® (Micro-Mega, Besançon, França).[18] No outro, SAF foi utilizada em canais curvos, após um estágio anterior de remoção da obturação usando os instrumentos de retratamento ProTaper® Universal D1 – D3.[19] Todavia, um estudo em dentes unirradiculares, com canais retos, não demonstrou maiores benefícios da SAF após a desobstrução com o sistema D-Race (FKG Dentaire, La Chaux-de-Fonds, Suíça).[20]

### Principais variáveis que influenciam a remoção do material obturador

1. *Anatomia*. O resultado do tratamento endodôntico pode ser afetado pelo tipo de dente, sendo que estudos relatam que os dentes multirradiculares podem apresentar um percentual significativamente menor de sucesso que pré-molares e dentes anteriores.[21,22] A anatomia complexa e a presença de curvaturas são certamente os fatores que podem tornar o retratamento desses dentes mais difícil. Outro desafio é a anatomia transversal dos canais, em especial quando apresentam forma oval ou achatada.[23] A instrumentação rotatória ou reciprocante com instrumentos de NiTi produz, muitas vezes, um preparo circular e centralizado, o que limita sua atuação lateral em canais ovais ou achatados, nas áreas de recesso. Embora a escovação (*brushing*) ou a limagem circunferencial sejam frequentemente usadas para superar esse desafio, uma alta porcentagem de paredes ainda permanece intocada.[24]

2. *Acesso coronário*. A interferência do acesso coronário na remoção do material obturador é fortemente percebida na clínica, em especial quando da utilização de magnificação. Dois estudos comprovaram este problema, demonstrando que cavidades minimamente invasivas resultaram em maior quantidade de obturação remanescente em comparação com cavidades tradicionais.[25,26]

3. *Instrumento*. Uma revisão sistemática revelou que instrumentos de NiTi próprios para retratamento não possuem vantagens quando comparados com as técnicas convencionais em relação à remoção do material obturador.[12] Embora estes instrumentos possam facilitar a penetração na massa obturadora e reduzir o tempo do retratamento, eles não são imprescindíveis para uma remoção eficaz da obturação.[8,12] No entanto, o uso de técnicas híbridas e maiores diâmetros do preparo estão associados a maior limpeza.[12] O desenho dos instrumentos é também uma variável importante no que diz respeito ao seu desempenho no retratamento, em especial o desenho da ponta. Contudo, com relação à remoção do material obturador, pequenas

## Boxe 18.1 | Retratamento | Remoção da obturação prévia (continuação)

diferenças no desenho, conicidade, forma da ponta ou da secção transversal, movimento de acionamento, dentre outros, podem não ser suficientes para promover uma diferença significativa na remoção da obturação, como mostram diversos estudos.[8,10,11,14,27] O mesmo acontece com o número de instrumentos do sistema utilizado.

4. *Qualidade da obturação.* Um estudo prospectivo, com acompanhamento de longo prazo, demonstrou que o resultado do retratamento endodôntico foi significativamente melhor em dentes com inadequada obturação prévia.[28]

5. *Diâmetro do preparo.* Indubitavelmente, maiores diâmetros do preparo estão associados à maior remoção de material obturador.[9] O diâmetro final do preparo nos retratamentos deve incorporar o diâmetro do preparo anterior, ao longo do comprimento do canal. Isto é justificado não só para remoção máxima do material obturador, mas também para promover adequada desinfecção.[29] Além disso, um estudo de coorte prospectivo[30] relatou alta taxa de sucesso (89%) para o retratamento de molares inferiores, usando técnicas contemporâneas e diâmetros de preparo de 0,35 a 0,40 mm, com conicidades de 0,04 a 0,06 mm/mm. Contudo, é importante ressaltar que o aumento excessivo deve ser evitado para não enfraquecer a raiz e predispor o dente à fratura.

6. *Patência.* A obtenção da patência foraminal e a extensão da limpeza o mais próximo possível do término apical foram identificados como fatores que influenciam positivamente o sucesso do tratamento e retratamento endodôntico.[31,32] Portanto, independentemente da técnica utilizada, o retratamento endodôntico requer a recuperação da patência. A despeito da ausência de estudos investigando a influência da patência na remoção do material obturador, há um consenso de que, nos retratamentos, o objetivo primário é remover completamente, ou o máximo possível, a obturação prévia, sendo, portanto, a patência necessária para se alcançar toda a extensão do canal radicular.[33,34]

7. *Agitação do irrigante.* A agitação do hipoclorito de sódio pode favorecer a remoção da obturação. Isso já foi comprovado para a irrigação ultrassônica passiva[14,23,35] e para a irradiação a *laser*.[36,37]

8. *Solvente.* Seu benefício é verificado apenas no estágio inicial de penetração, pois melhora a penetração dos instrumentos na massa obturadora. Contudo, podem prejudicar a limpeza por causa da formação de uma fina camada de guta-percha amolecida, que adere à parede do canal.[38,39] Ademais, quanto à remoção da obturação, muitos estudos não comprovaram maiores benefícios.[17]

9. *Magnificação.* O benefício da magnificação na remoção do material é evidente e maior nos canais retos.[40-42] Maiores taxas de sucesso com o retratamento não cirúrgico são alcançadas com a utilização do microscópio operatório.[28]

10. *Material obturador.* Considerando que atualmente o material mais utilizado para a obturação dos canais radiculares é a guta-percha, combinada a cimentos endodônticos, a dificuldade do retratamento imposta pela obturação se refere exclusivamente ao cimento utilizado. Dentre os cimentos utilizados atualmente, o maior desafio tem sido observado no retratamento de canais obturados com cimentos biocerâmicos.[27,43,44]

### Retratamento manual *versus* mecanizado

Quanto à remoção do material obturador comparando o retratamento com instrumentos manuais ou mecanizados, não se sabe ao certo qual sistema é melhor, uma vez que os resultados de diferentes estudos são conflitantes. Enquanto uns observaram melhor desempenho do retratamento manual,[15,45] alguns não verificaram diferença,[10,46] e outros relataram melhores resultados para o retratamento mecanizado.[23,47,48] Contudo, uma revisão sistemática concluiu que o retratamento com instrumentos manuais não foi associado a erros iatrogênicos, ao contrário dos instrumentos mecanizados.[12] A instrumentação manual requer, usualmente, mais tempo para o retratamento, quando comparada com sistemas rotatórios ou reciprocantes.[10,45,48] Entretanto, a rapidez não deve ser determinante para a escolha de um sistema em detrimento de outro. Isto porque esta diferença no tempo é de apenas alguns minutos e porque maior tempo de ação da solução irrigadora traz outros benefícios em termos de desinfecção. Além disso, o tempo de trabalho se tornaria um parâmetro insignificante, considerando a ocorrência de fratura de um instrumento acionado a motor, o que resultaria em tempo adicional necessário para a remoção.[12] Neste contexto, podemos concluir que é possível obter adequada remoção da obturação, de forma segura, utilizando instrumentos manuais no retratamento.

### Retratamento rotatório *versus* reciprocante

É também incerto qual sistema mecanizado, rotatório ou reciprocante, é melhor em termos de remoção do material obturador. Ainda que possa haver estudos demonstrando melhores resultados com um ou outro sistema, o desempenho de ambos é, em geral, similar.[10,11,27,47,49-53] Provavelmente, quando estes sistemas são comparados em dentes de anatomia padronizada, em iguais condições de irrigação, comprimento de trabalho e diâmetro apical de preparo similar, os

> **Boxe 18.1 Retratamento | Remoção da obturação prévia (*continuação*)**
>
> efeitos do tipo de movimento na remoção da obturação podem não ser tão significantes.
>
> A literatura relata a ocorrência de acidentes como perfurações e fraturas de instrumentos nos retratamentos utilizando instrumentos mecanizados,[10,54] o que reforça a precaução necessária para utilização destes sistemas.
>
> É lícito afirmar que, mesmo diante das limitações dos protocolos de retratamento passados e atuais, o clínico dispõe de condições para atingir elevadas taxas de sucesso no retratamento se conciliar máxima remoção do material obturador, irrigação de alto desempenho com solução antimicrobiana, medicação intracanal e reobturação adequada.[30,31]

As referências bibliográficas deste capítulo estão disponíveis no Ambiente de aprendizagem do GEN | Grupo Editorial Nacional.

# Cirurgia Perirradicular

Seção 18.3

Carlos A. F. Murgel | José Maurício P. Camargo | Rafael V. Camargo

Apesar da incrível evolução científica, técnica e do surgimento de novos materiais, ainda existem alguns casos na Endodontia em que não é possível se obter o sucesso clínico e/ou radiográfico tanto após o tratamento endodôntico primário, como após o retratamento (ou tratamento endodôntico secundário), denominados insucessos endodônticos.[1-4]

Dentro dos insucessos endodônticos, temos a presença das lesões refratárias aos tratamento endodôntico primário, e também sua ocorrência nos retratamentos.[5-8] As lesões refratárias são aquelas que estão presentes em dentes tratados endodonticamente, nos quais, radiograficamente, o sistema de canais radiculares recebeu um adequado preparo químico-mecânico, com a utilização de substâncias químicas auxiliares, foi obturado dentro das normas e limites estabelecidos na literatura, está restaurado adequadamente e, ainda assim, apresenta imagem radiográfica sugestiva de lesão perirradicular acompanhada ou não de sinais e sintomas clínicos durante a proservação.

Em casos de insucesso endodôntico ou lesão refratária, sempre é indicada uma nova intervenção endodôntica e, apenas quando esgotarmos todas as possibilidades clínicas da Endodontia convencional, a cirurgia perirradicular (parendodôntica) deve ser indicada,[9-11] pois ela é o tratamento de escolha, em vez das extrações injustificadas seguidas de instalação de próteses e/ou implantes osteointegrados. Nada é melhor para os pacientes que um elemento dental saudável, funcional e restabelecido na sua plenitude quando ele foi acometido por patologias, fraturas coronárias e traumatismos.

Além dos insucessos endodônticos, existem ainda outras situações clínicas em que a cirurgia perirradicular é indicada, tais como: inexistência de acesso ao sistema de canais devido à presença de trabalhos protéticos restauradores, impedimentos anatômicos, presença de retentores intrarradiculares volumosos, acidentes iatrogênicos, calcificações radiculares, degraus e qualquer outro tipo de "impedimento do acesso ao sistema" de canais radiculares.

Tradicionalmente, no Brasil, as cirurgias perirradiculares ou parendodônticas são realizadas indistintamente por especialistas das mais diversas áreas além da Endodontia, tais como Periodontia, Cirurgia Oral, Implantologia e até mesmo pelos clínicos gerais. Cabe ainda ressaltar que, infelizmente, no Brasil, não existe o ensino obrigatório das cirurgias perirradiculares nos cursos de especialização de Endodontia, ficando, assim, a critério do coordenador do curso sua inclusão na grade curricular e implementação clínica. Como resultado prático desta distorção curricular, temos uma quantidade significativa de endodontistas que nunca aprenderam, nem sequer realizaram uma única cirurgia perirradicular, tanto durante sua formação acadêmica quanto durante sua vida profissional. É comum escutarmos de endodontistas dizendo que eles não realizam cirurgias perirradiculares, pois não "gostam de cirurgias". O resultado prático desta distorção educacional é que estes endodontistas não diagnosticam, realizam e, consequentemente, não tratam seus pacientes adequadamente, ficando à mercê do julgamento de outros especialistas e clínicos gerais sem o correto conhecimento técnico e científico da moderna cirurgia perirradicular.

Infelizmente, o resultado desta deficiência de formação em cirurgia perirradicular citado, tanto na Endodontia como nas demais especialidades, é a realização de procedimentos cirúrgicos mal diagnosticados, mal indicados, conduzidos com baixíssimo índice de sucesso e aceitação tanto por parte da classe odontológica como pelos pacientes. A falta de formação e treinamento específico e a atual visão deturpada quanto à viabilidade das cirurgias perirradiculares, pelos clínicos gerais, endodontistas e demais especialidades odontológicas, resulta em alta incidência equivocada de indicações de extrações em dentes que poderiam ser tratados cirurgicamente e que são comumente substituídos por implantes osteointegrados.

A proposta desta seção é apresentar conceito, métodos de diagnóstico e técnicas das cirurgias perirradiculares na Endodontia, bem como apresentar o conceito mais atual de microcirurgia perirradicular ou parendodôntica. O objetivo final da cirurgia perirradicular e da microcirurgia perirradicular é preservar os elementos dentais com saúde, funcionalidade e estética, contribuindo, assim, para a manutenção e a harmonia do sistema "Estomatognático" dos pacientes.

Os autores esperam que, ao final desta seção, os leitores tenham um sólido conhecimento sobre cirurgia e microcirurgia perirradicular, suas indicações, suas especificidades, suas aplicações, suas técnicas e, principalmente, suas possibilidades de ajudar seus pacientes a manterem e/ou prolongarem a permanência de elementos dentais comprometidos saudáveis na cavidade oral. Não é nossa intenção fazermos um compêndio sobre cirurgia e microcirurgia perirradicular, mas sim, apresentar um material didático, que seja utilizável por todos os colegas que queiram iniciar, bem como aprofundar seus conhecimentos nesta fascinante área da Endodontia cirúrgica, com excelente índice de sucesso.[12-16]

Todo o material clínico utilizado neste capítulo, foi produzido utilizando a microscopia operatória na sua plenitude e revela uma experiência de duas décadas de utilização e ensino desta incrível tecnologia de magnificação pelos autores. Nosso único desejo é contribuir para a disseminação desta excelente modalidade de tratamento cirúrgico disponível na Endodontia e motivar definitivamente os endodontistas para serem os responsáveis pelo diagnóstico, indicação e realização das cirurgias perirradiculares e microcirurgias perirradiculares ou parendodônticas.

## Surgimento do conceito de microcirurgia perirradicular

Como o próprio nome, microcirurgia perirradicular, deixa claro, para realização desta técnica é essencial a utilização de magnificação continuamente durante todo o ato cirúrgico para podermos atingir todos os ambiciosos objetivos propostos pela técnica, principalmente conservação tecidual, precisão operatória e menor traumatismo aos tecidos de suporte dental. Com a incorporação sistemática da visão magnificada, principalmente por intermédio do microscópio operatório, surgiu o conceito de microcirurgia perirradicular, que pode ser definida como a prática da cirurgia perirradicular minimamente invasiva executada com conhecimento, técnicas e instrumentais desenvolvidos especificamente para sua realização. Para sua plena execução, necessitamos do auxílio de dispositivos ópticos de magnificação, que possibilitam o aumento da acuidade visual, resultando em procedimentos cirúrgicos mais precisos e menos invasivos, preservando as estruturas dentais de desgastes desnecessários.[17] Clinicamente, podemos afirmar que as microcirurgias perirradiculares apresentam um reparo tecidual mais rápido, um pós-operatório mais adequado às enormes exigências dos pacientes quanto a incidência de dor, desconforto e edema.

Seguramente, podemos afirmar que o surgimento da microcirurgia perirradicular na Endodontia contemporânea teve início quando Gary Carr, em 1992,[18] publicou seu clássico artigo mostrando as inúmeras possibilidades da utilização do microscópio operatório, com a incorporação do ultrassom para múltiplos usos e com o desenvolvimento de técnicas de microcirurgia aplicadas à microcirurgia perirradicular. Posteriormente, o mesmo autor apresentou novas e revolucionárias pontas ultrassônicas e conceitos específicos para a realização das cirurgias perirradiculares, que a partir daquele momento passaram a ser denominadas microcirurgia perirradicular devido ao fato de técnica e conceitos serem completamente diferentes das até então existentes.[19]

Em 2004, Rubstein e Torabinejad[20] afirmaram que, na década anterior, com a incorporação do microscópio operatório e do ultrassom, a cirurgia perirradicular teve um avanço extraordinário. Essa tecnologia possibilitou a manutenção de elementos dentais, que tradicionalmente seriam extraídos, mas que agora poderiam ser mantidos na cavidade oral em função e com ausência de patologias. Este artigo científico se tornou um clássico, pois demonstrou claramente o enorme índice de sucesso obtido com a microcirurgia perirradicular quando comparada com a cirurgia perirradicular tradicional.

Apesar do enorme desenvolvimento de novos equipamentos e técnicas na Odontologia, Clark, em 2004,[21] afirmou categoricamente que essas novas tecnologias só poderiam ser utilizadas em toda sua plena potencialidade quando associadas ao microscópio operatório, pois ele amplia a capacidade diagnóstica e operacional.

Reafirmando a sinergia entre ultrassom e microscópio operatório, Plotino et al.[22] concluíram que essas tecnologias possibilitaram o tratamento de casos mais complexos como canais calcificados, perfurações, cirurgias endodônticas, remoção de obstruções intrarradiculares com maiores previsibilidade e segurança.

A melhoria da acuidade visual, por meio da magnificação óptica, está se tornando parte integral dos procedimentos odontológicos modernos. A utilização do microscópio operatório tem expandido os horizontes da Odontologia clínica, bem como da cirurgia perirradicular.[23,24]

Para realizar uma microcirurgia perirradicular o endodontista deve ter um vasto conhecimento de anatomia, da histofisiologia dos tecidos moles e duros, compreensão do processo cicatricial, bem como extenso conhecimento técnico-científico. Estes pré-requisitos fazem da microcirurgia perirradicular um procedimento clínico específico que exige dos profissionais um grande conhecimento multidisciplinar e grande capacidade diagnóstica, além de uma enorme habilidade clínica desenvolvida por intermédio de treinamentos específicos. As microcirurgias perirradiculares empregam conceitos de Endodontia, Periodontia, Cirurgia Oral e Odontologia Restauradora, para removermos os fatores causais, bem como evitarmos sua reincidência, preservando o máximo de estrutura radicular, bem como a estética dos tecidos gengivais.[25]

Para podermos realizar as microcirurgias perirradiculares adequadamente, precisamos ter alguns conceitos básicos sobre a utilização de magnificação na Odontologia. Sem estes conhecimentos, será impossível compreender, bem como executar uma microcirurgia perirradicular adequadamente, pois a visão magnificada é fundamental para sua adequada execução. A microcirurgia utiliza técnicas e conceitos completamente diferentes das cirurgias convencionais, bem como das cirurgias perirradiculares, e para desenvolvermos tais conceitos necessitamos da visão magnificada. Não é possível realizar uma microcirurgia perirradicular sem utilização constante de magnificação em todas as suas etapas.[25] A seguir, veremos os fundamentos da magnificação na Odontologia, bem como os métodos de magnificação disponíveis mais utilizados pelos cirurgiões-dentistas.

## Magnificação na odontologia

Tradicionalmente, os cirurgiões-dentistas e especialmente os endodontistas têm sido treinados para pensar que não precisam da visão, e como estratégia operacional, desenvolvem apenas o tato para a realização dos tratamentos endodônticos convencionais e cirúrgicos. Pensando desta maneira equivocada, estamos nos excluindo da Odontologia de excelência, reduzindo a passos largos nossa tão cara reputação de "salvadores" de dentes para nos tornarmos os "vilões" da Odontologia, que querem manter dentes "condenados" a qualquer custo, facilitando sobremaneira a "vitória" dos que querem extrair para instalar implantes osteointegrados.

Diversos são os métodos de magnificação disponíveis para os cirurgiões-dentistas realizarem todos tipos de atos operatórios com maior precisão e eficácia. Conta-se com uma gama variada de equipamentos, que vão dos mais simples e acessíveis até os mais complexos e dispendiosos. Estas tecnologias podem e devem ser utilizadas por todos sem exceção, desde os estudantes de Odontologia até os mais renomados especialistas, sem distinção de especialidade ou local de atuação. É fundamental que utilizemos sempre instrumentos ópticos de magnificação durante todas as fases dos tratamentos odontológicos (clínica, cirúrgica e laboratorial) para aumentarmos nossa acuidade visual e produzirmos trabalhos de excelência.[24]

Dentre os métodos de magnificação disponíveis, podemos destacar as lupas e o microscópio operatório.[24] As diferenças entre as lupas e os microscópios operatórios se encontram tanto na parte óptica como na parte conceitual. Temos duas diferenças fundamentais entre estes métodos de magnificação, a postural e a de qualidade óptica dos equipamentos. Krueger *et al.*[26] verificaram que os profissionais que utilizavam lupas rotineiramente tinham mais queixas posturais e musculares que os que utilizavam microscópios para exercerem trabalhos semelhantes. Isso se deve principalmente à postura incorreta e à qualidade óptica inadequada das lupas de baixo custo.

A decisão de qual método de magnificação a ser utilizado deve recair principalmente sobre fatores técnicos e nunca sobre fatores mercadológicos, tais como: preço, disponibilidade, tamanho, estética, moda e outros tantos apelos de *marketing* que as empresas sabiamente utilizam. Ao buscarmos tais equipamentos, necessitamos realizar uma completa avaliação de quais são nossas reais necessidades, bem como nossa disponibilidade para mudança dos nossos padrões operatórios atuais. A incorporação de qualquer nova tecnologia exige enorme planejamento e reflexão, do contrário, seremos eternas vítimas das indústrias e do *marketing*.[17]

Vale, ainda, ressaltar que equipamentos ópticos são diferentes de outros equipamentos existentes no mercado, com um ciclo de vida útil muito longo, quando comparado aos equipamentos eletrônicos, por exemplo. Uma óptica excelente hoje sempre será excelente e não ficará ultrapassada com o passar dos anos; portanto, é fundamental selecionar um equipamento com a melhor característica óptica possível hoje, pois ele assim permanecerá por toda sua vida útil, beneficiando continuamente o profissional.[17]

### Lupas

Existem diversas lupas disponíveis no mercado e elas podem ser divididas em três grupos quanto às suas características ópticas: simples, compostas e prismáticas, sendo todas elas de grande facilidade de utilização, bem como de adaptação para o profissional.[27] Elas são instrumentos ópticos de extrema utilidade, devendo apenas o profissional selecionar a mais adequada para a suas necessidades, buscando sempre adquirir o melhor equipamento óptico, que possibilitará maior longevidade de utilização, bem como melhor qualidade visual do campo operatório e menos fadiga ao operador.

Em uma escala de qualidade óptica e de preço, temos as lupas simples como as de qualidade inferior e as prismáticas como as de maiores qualidade óptica e especificidade operacional. É importante ressaltar que as lupas de baixa qualidade causam fadiga à musculatura ocular, postura incorreta, imagens distorcidas e, no longo prazo, danos aos olhos.

Outra questão muito relevante à qual devemos nos ater é sobre qual o nível de magnificação da lupa a se utilizar na Odontologia, uma vez que, erroneamente, pensamos que, quanto maior o nível de magnificação, maiores serão a qualidade e a utilidade de uma lupa. Esse é um conceito errôneo, que deve ser de uma vez por todas apagado das nossas mentes. Na verdade, devemos selecionar uma lupa com magnificação adequada, que nos possibilite realizar o maior número de procedimentos clínicos e cirúrgicos possíveis, ficando as lupas mais potentes (maior nível de magnificação) restritas apenas para procedimentos específicos, como microcirurgias vasculares, trabalhos operatórios muito específicos e reconstruções teciduais.[17]

Para a maioria esmagadora dos profissionais da Odontologia, seguramente podemos afirmar que uma lupa com um fator de magnificação de 2,5× é a ideal. A magnificação é para ser utilizada constantemente, e não apenas em casos "complexos" ou em etapas pontuais de determinados procedimentos. Devemos trabalhar com mais magnificação e campo operatório magnificado sempre e em todas as etapas operatórias, desde diagnóstico, anestesia, atos operatórios e, principalmente, na preservação dos trabalhos realizados.

Muitos profissionais ainda confundem o fator de magnificação de uma lupa com a marcação que as lupas simples apresentam nas suas embalagens. Na verdade, essa marcação significa o número de dioptrias, que, por sua vez, representa a distância que um raio de luz vindo do infinito será focalizado. Assim, uma lupa simples com 1× irá focalizar a uma distância de 100 cm, 2× a 50 cm e assim por diante.[28] Cada dioptria, na verdade, representa um aumento de 25% do objeto observado, ou seja, o nível de magnificação será obtido por intermédio do número de dioptrias marcado no equipamento óptico dividido por 4,[29] e não o número de dioptrias como muitos pensam. Essa falta de conhecimento sobre fator de magnificação e dioptrias leva muitos profissionais a acharem que sua lupa tem muita magnificação, quando, na verdade, esse não é o caso.

A grande vantagem das lupas é não exigir muitas mudanças posturais, bem como operacionais, dos cirurgiões-dentistas e sua equipe auxiliar. Ergonomicamente, quando a lupa é bem selecionada (distância focal adequada), teremos um posicionamento postural quase perfeito, sacrificando minimamente a região cervical do profissional, devido à necessária inclinação da cabeça para a frente.[17]

## Microscópio operatório

Desde a introdução do microscópio operatório na Odontologia, no início da década de 1970 por Baumann,[30] o papel da ergonomia nunca foi muito bem compreendido pelos cirurgiões-dentistas que utilizam este equipamento. Baumann era um médico-dentista (formação ainda hoje comum na Europa), e apenas relatou como os cirurgiões-dentistas poderiam se beneficiar com esta tecnologia já largamente empregada na Medicina em diversas especialidades. Apenas em 1981, o microscópio operatório voltou a ser mais focado na Odontologia quando Apotheker[31] apresentou um equipamento específico para a Odontologia. Infelizmente, seu equipamento era pobremente configurado com binoculares retas, distância focal de 250 mm e com pouca ergonomia, levando, assim, poucos profissionais a se interessarem pela sua utilização clínica, principalmente devido às limitações operacionais.

O primeiro microscópio operatório com óptica tipo Galileu, com tambor de magnificação com cinco níveis de magnificação, capacidade de documentação fotográfica, vários tipos de estativa e que era passível de ser utilizado na maioria dos procedimentos endodônticos e cirúrgicos foi introduzido por Gary Carr.[19]

O microscópio operatório é uma excelente ferramenta de trabalho, que possui diversas vantagens em relação às lupas, como a possibilidade de se utilizarem diferentes níveis de magnificação, uma excelente qualidade e quantidade de luz transmitida coaxialmente, possibilidade de documentação digital e ergonomia tanto do profissional quanto de sua equipe auxiliar.[23]

Devido à natureza específica desta revolucionária tecnologia, não é possível comprar um microscópio operatório sem saber como implementar e operacionalizar o mesmo, bem como realizar as mudanças necessárias para a sua plena utilização. Este não é um simples equipamento que compramos em um congresso e iniciamos sua utilização rapidamente, como fazemos comumente com outras tecnologias odontológicas. Sem planejamento, fatalmente teremos apenas frustrações ao adquirir um microscópio operatório por impulso ou motivação mercadológica. A curva de aprendizado é longa e muitas mudanças conceituais são necessárias previamente para sua plena utilização.[28] A pior coisa que pode acontecer é o microscópio operatório se tornar um cabide de avental ou um refletor caríssimo. Infelizmente isso é muito comum nos consultórios onde a compra do equipamento foi realizada sem os critérios expostos anteriormente.

Para a plena utilização desta maravilhosa tecnologia, é mandatório o aprendizado prévio de toda a sistemática operatória, das mudanças necessárias, seleção do equipamento, desenvolvimento de uma equipe de trabalho, aprendizado de novas técnicas e aquisição de instrumentais específicos e assim por diante. O ideal é adquirir o conhecimento necessário antes da compra do microscópio operatório. Infelizmente é regra acontecer ao contrário.

Essa falta de conhecimento prévio traz consequências terríveis ao profissional e, muitas vezes, o resultado é a utilização muito aquém do potencial desta tecnologia (utilização apenas em algumas etapas dos procedimentos), ou, ainda, o abandono por completo do equipamento e do conceito. É possível e desejável a utilização da magnificação continuamente durante todas as etapas e procedimentos odontológicos, bastando apenas termos conhecimentos da aplicação desta nova e diferente maneira organizacional de praticar a Odontologia.[17]

### Seleção do microscópio operatório

A seleção do microscópio operatório mais adequado é fundamental para se obter um ambiente produtivo e ergonômico, uma vez que a configuração adequada do equipamento irá determinar por quanto tempo poderemos utilizá-lo durante os procedimentos operatórios.[17,23,24,28] A Odontologia necessita de equipamentos com características ópticas próprias, e não os oriundos da Medicina. Isso é muito importante, pois os critérios de compra não devem ser baseados em marca, modelo, *design*, cor e, principalmente, disponibilidade e preço do mercado.

O investimento precisa ser pensado e feito para um longo prazo, ou seja, o microscópio operatório não fica obsoleto rapidamente como os equipamentos eletrônicos. Desta maneira, sua configuração precisa ser a melhor possível, sempre levando em consideração as necessidades presentes, bem como antecipar as futuras.

Não é recomendável que compremos equipamentos provisórios e/ou mais baratos, pensando em trocá-los em uns poucos anos. Precisamos adquirir um equipamento que supra as nossas necessidades atuais, e que tenha a melhor qualidade óptica possível, tendo em vista nossa disponibilidade financeira. Entretanto, nossos olhares também precisam estar voltados para o futuro, para que possamos antever algumas de nossas futuras necessidades, como uma câmera fotográfica e/ou filmadora, microscópio da assistente e assim por diante. Tudo isso exigirá adequado planejamento para que a instalação de futuros equipamentos acessórios seja permitida e facilitada.[17]

As duas características fundamentais para um microscópio operatório ser utilizado continuamente na Odontologia são: maior campo iluminado visível possível; magnificação inicial menor possível (próxima de 2,5×). Esse conceito é muito simples de ser entendido, pois queremos ver o maior campo iluminado possível com a menor magnificação inicial. Assim, vemos mais com menor magnificação, podendo ter a noção do todo (cavidade oral completa e suas estruturas), e não apenas de um ponto específico muito magnificado. Este conceito é muito importante e deve nortear os que querem adquirir um microscópio operatório: ver mais com menos magnificação no menor fator de magnificação disponível.

Certamente, agora é possível compreender por que um microscópio operatório com um nível de magnificação inicial muito elevado e um campo iluminado diminuto apresentará um campo operatório muito magnificado e pequeno (limitando sobremaneira a capacidade operacional do profissional a um número pequeno de procedimentos clínicos). Seguramente, o profissional que utilizar tais equipamentos (infelizmente, a maioria dos modelos disponíveis no mercado brasileiro) terá uma capacidade clínica bem reduzida, limitando sobremaneira a utilização do microscópio operatório continuamente.[17] Para mudarmos o paradigma de que o microscópio operatório deve magnificar muito, necessitamos que as indústrias desenvolvam equipamentos verdadeiramente específicos para a Odontologia, e não aproveitar os equipamentos oriundos da Medicina.

Clinicamente, devemos ser capazes de ter uma visão completa de uma comissura labial à outra, inclusive com margem adicional de tecido facial lateral às comissuras. Com o campo de trabalho iluminado e magnificado a um pequeno aumento, somos capazes de realizar um exame intra e extrabucal sem termos a necessidade de deslocar o microscópio operatório alterando sua posição e criando necessidade de interrupção do fluxo de trabalho. Exemplo de um microscópio operatório desenvolvido especificamente para a Odontologia e com diversos acessórios essenciais para execução de qualquer tipo de trabalho odontológico, tanto clínico como cirúrgico, é visto na Figura 18.51.[17]

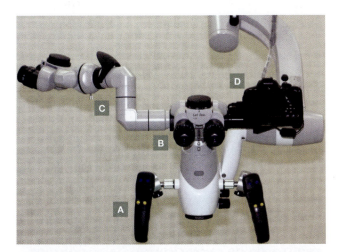

**Figura 18.51** Microscópio odontológico ProErgo (Zeiss, Alemanha). **A.** Controles eletrônicos (manoplas pretas): nível de magnificação; distância focal; intensidade de luz; embreagem eletromagnética para posicionamento; disparo da câmera fotográfica. **B.** Oculares grande angular e binóculo angulado 0 a 180 graus. **C.** Carona para assistente com 3 eixos de movimentação. **D.** Adaptador e câmera fotográfica digital do tipo *reflex*.

Características sugeridas para um microscópio operatório odontológico ideal

**Estativa.** De parede ou de teto.

**Braço pantográfico.** Estável e de comprimento adequado.

**Cabeça óptica.** Pequena e de fácil manipulação.

**Óptica.** A melhor que você puder comprar.

**Número de magnificações.** No mínimo cinco ou tipo *zoom* (manual ou motorizado).

**Objetiva.** Idealmente ajustável (distância focal variável) ou fixa (mínimo 250 mm).

**Níveis de magnificações.** 2,5× até 20×.

**Campo operatório iluminado.** Quanto maior, melhor (até 10 cm).

**Profundidade de foco.** Quanto maior, melhor.

**Fonte de luz.** LED ou xenônio.

**Binocular inclinável.** Maior ângulo de movimentação possível (0 a 180 graus).

**Extensor para binocular.** Melhora a ergonomia, posicionando binocular para trás.

**Oculares.** 10× (grande angular).

**Divisor de Luz.** Com dupla saída e distribuição de luz de (50/50).

**Acessórios de documentação.** Foto e vídeo.

**Carona para auxiliar com três eixos de movimentação.**

## Necessidade do desenvolvimento de uma equipe de trabalho

Tradicionalmente, na Medicina, quando o microscópio operatório é utilizado pelo médico-cirurgião, ele nunca está operando sozinho, pois existe uma equipe de suporte que possibilita um trabalho contínuo sem interrupções e sem distrações, como buscar instrumentos, medicamentos ou materiais. Já na Odontologia, o contrário é regra, uma vez que muitos profissionais preferem trabalhar sozinhos, ou então com uma auxiliar apenas como profissional de apoio, fornecendo os materiais necessários para o ato operatório a ser realizado apenas quando solicitada.[17,28] Por mais incrível que possa parecer, muitos cirurgiões-dentistas ainda pensam serem melhores, mais produtivos e eficientes quando trabalham sozinhos.

Sem dúvida alguma, essa é a maior dificuldade por parte dos cirurgiões-dentistas para se adaptarem ao trabalho contínuo com microscópio operatório, uma vez que é mandatório o desenvolvimento de uma equipe de trabalho altamente treinada e eficiente. As constantes interrupções, saídas do campo operatório magnificado, mudanças posturais, movimentações do paciente, movimentação da cadeira odontológica dificultam sobremaneira o trabalho eficiente e produtivo.[17,28]

A incapacidade da formação de uma equipe de trabalho certamente será um fator limitante para os cirurgiões-dentistas na utilização do microscópio operatório, podendo torná-los extremamente improdutivos e frustrados. Como consequência direta, a culpa pelas frustrações será depositada no novo equipamento, e não na tradicional ineficiência operacional e falta de entrosamento preexistente da equipe. Assim, teremos a clássica negação do problema e transferência de responsabilidades para o "outro", quando, na verdade, o microscópio operatório apenas magnificou a falta de organização e ergonomia.[17]

Nessa nova realidade, o trabalho tem que ser organizado de tal maneira que cada membro da equipe tenha suas funções e áreas de atuação muito bem definidas. Idealmente, o profissional e a auxiliar utilizam constantemente o microscópio operatório e têm à sua disposição todos os equipamentos, instrumentos e materiais necessários, sem haver necessidade de sair do campo operatório magnificado. Essa nova maneira de trabalhar com constante magnificação e ergonomia seguramente permitirá um fluxo de trabalho ininterrupto e eficiente, gerando satisfação e bem-estar a todos os membros da equipe e, principalmente, aos pacientes.

Vale ressaltar, ainda, a importância da limitação de movimentações desnecessárias e nocivas ao nosso corpo, durante a realização dos procedimentos operatórios e cirúrgicos sob constante magnificação. É fundamental, para tanto, conhecermos os cinco tipos básicos de movimentos aplicados à Odontologia, que seguramente irão normatizar os movimentos e proporcionar uma carga menor nos músculos e articulações.[28] Sem esse conhecimento básico de ergonomia, não podemos aprimorar nossa movimentação operatória (com ou sem a utilização do microscópio operatório), causando, assim, enorme desgaste ao nosso corpo e provocando lesões muitas vezes irreparáveis.

É de fundamental importância que tanto o profissional, como a auxiliar trabalhem com magnificação constantemente. A auxiliar só será capaz de realizar suas tarefas a contento se estiver vendo o campo operatório magnificado e iluminado. Neste novo conceito de trabalho verdadeiramente a quatro ou seis mãos, a auxiliar é peça fundamental para que o profissional possa estar 100% focado no campo operatório, sem interrupções desnecessárias e consequente perda de eficiência (Figura 18.52).

## Etapas pré-cirúrgicas da microcirurgia perirradicular

Didaticamente separamos a microcirurgia perirradicular em etapas pré-cirúrgicas e cirúrgicas para um melhor entendimento da sequência das fases necessárias para um completo diagnóstico, planejamento e execução desta extraordinária modalidade de tratamento à disposição dos endodontistas. Normalmente, temos a tendência de focarmos apenas nas etapas operacionais e isso traz consequências desastrosas, tanto para os pacientes como para os profissionais, pois invariavelmente nos leva ao insucesso e, muitas vezes, à perda do elemento dental. O diagnóstico e o planejamento são fundamentais para o êxito das microcirurgias perirradiculares.

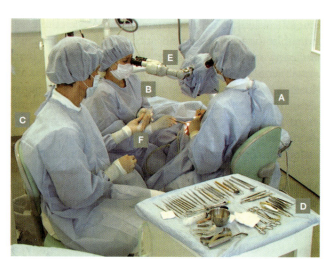

**Figura 18.52** Equipe de trabalho executando uma microcirurgia perirradicular com microscópio operatório. **A.** Cirurgião. **B.** Auxiliar cirúrgico direto. **C.** Auxiliar cirúrgico indireto. **D.** Mesa auxiliar posicionada para auxiliar indireto (cirurgião não tem acesso). **E.** Carona com dois eixos de movimentação para auxiliar cirúrgico. **F.** Detalhe da passagem de instrumentos para o auxiliar cirúrgico sem mover a cabeça e sair do campo magnificado (mudança do campo de visão apenas abaixando os olhos e posicionando a mão à espera do instrumento e/ou material).

A microcirurgia perirradicular é um procedimento muito específico que deve ter suas contraindicações, indicações, diagnóstico radiográfico e tomográfico, diagnóstico clínico muito bem estabelecidos e executados previamente ao ato operatório. A não observação destas etapas e sua sequência correta seguramente vai comprometer o resultado final, levando, muitas vezes, ao descrédito desta belíssima modalidade de tratamento disponível no arsenal do endodontista para preservação e/ou prolongamento da permanência dos elementos dentais na cavidade oral. A seguir, veremos cada etapa individualmente, com suas especificidades, bem como atos operatórios necessários para sua realização.

Apenas um caso bem indicado e diagnosticado poderá ser operado adequadamente; do contrário, estaremos contribuindo, e muito, para a inadvertida extração de elementos dentais e substituição por próteses e/ou implantes osteointegrados. Ao endodontista cabe realizar um diagnóstico abrangente e definitivo para determinar ou não a possibilidade de manutenção de um elemento dental por um prazo adequado e condizente com a faixa etária do paciente.

## Contraindicações sistêmicas para realização de microcirurgia perirradicular

A saúde geral do paciente é de suma importância para que qualquer procedimento clínico ou cirúrgico possa ser realizado por profissionais da Odontologia. O paciente deve estar bem fisicamente, mentalmente e sistemicamente saudável, sem doenças de fundo descontroladas, o suficiente para receber o procedimento cirúrgico e permitir a cura sem maiores complicações posteriores. Sem uma avaliação prévia, é temerário realizarmos qualquer procedimento odontológico, quanto mais cirúrgico.[25]

Uma anamnese completa e atualizada, exames laboratoriais pré-operatórios "hemograma, coagulograma e glicemia" são fundamentais para se realizar uma abrangente avaliação do paciente. Normalmente, os pacientes estranham a solicitação de tais exames para realização de um procedimento odontológico cirúrgico, porém é fundamental o profissional mostrar segurança na indicação, bem como saber interpretar os resultados. A prevenção de complicações trans e pós-operatórias previsíveis deve ser a norma, e não a exceção.

Durante a consulta de planejamento cirúrgico, uma ampla discussão sobre as possíveis modalidades de tratamento existentes deve ser minuciosamente apresentada pelo profissional e discutida com o paciente e seus familiares, bem como os resultados esperados do ato cirúrgico. O paciente deve fazer uma escolha consciente sobre a modalidade de tratamento necessária para solução de seu problema e cabe aos profissionais apresentarem didaticamente todas as opções de tratamentos existentes.[32] O profissional deve orientar e não "vender" uma ou outra modalidade de tratamento que ele saiba fazer ou que seja mais rentável. O paciente ainda deve ser muito bem informado sobre as possíveis consequências da microcirurgia perirradicular, as necessidades de medicações pré-operatória, os cuidados pós-operatórios e o que esperar durante o período de convalescença e, principalmente, sobre o prognóstico do tratamento proposto. Esta etapa é fundamental para que possamos conhecer melhor o paciente, estabelecer seu perfil psicológico, nos prepararmos para qualquer eventualidade ou necessidade específica para o atendimento desse indivíduo.

Outro fator extremamente relevante é em relação aos medicamentos que porventura estejam sendo utilizados pelo paciente, tanto os de uso intermitente como os de uso contínuo, tais como: vasoativos, imunossupressores, diuréticos, anticoagulantes e, principalmente, os bisfosfonatos e suas possíveis interações medicamentosas.

Vale ainda ressaltar que a interação do profissional de Odontologia com o médico do paciente é fundamental, principalmente quando algo de anormal for detectado na anamnese, na história dental, nos exames laboratoriais ou, ainda, se alguma medicação necessitar de suspensão temporária. Essa comunicação sempre deve ser feita por escrito, com a descrição completa do procedimento a ser realizado, bem como dos fármacos a serem utilizados durante e/ou após o procedimento. Alguns procedimentos cirúrgicos devem ser evitados caso alguma anormalidade grave seja encontrada durante a fase de diagnóstico e planejamento.

A não identificação de contraindicações médicas previamente à realização da microcirurgia perirradicular constitui uma imperdoável falha do profissional, que expõe, assim, seus pacientes e a si mesmo a riscos desnecessários. Devemos sempre ter em mente que o cirurgião-dentista é um profissional de saúde, e não apenas um profissional dos dentes, como infelizmente, muitos ainda pensam. O cirurgião-dentista tem um papel central na promoção de saúde dos seus pacientes, pois frequentemente tem contato com os mesmos durante muitos anos, tendo a oportunidade de coletar, armazenar e comparar importantes informações pertinentes à sua saúde.

Concluindo este importantíssimo tópico, vale enfatizar que apenas devemos operar um paciente que tenha pleno conhecimento do procedimento a ser realizado, bem como informado do possível prognóstico do caso. Este entendimento inicial será possível após a apresentação do diagnóstico, plano de tratamento, da avaliação dos estados psicológicos e fisiológicos de cada indivíduo.

## Contraindicações locais para realização de uma microcirurgia perirradicular

É fundamental a realização de um completo diagnóstico e um excelente plano de tratamento para a obtenção do sucesso de longo prazo, pois a Endodontia não pode oferecer tratamentos com resultados de curto prazo ou, ainda, tentativas desesperadas de se salvarem os dentes. A cada tentativa desesperada e frustrada de "salvar" um dente no curto prazo, a Endodontia, como especialidade, cai no conceito geral e fica desacreditada.

Dois fatores de extrema importância para o prognóstico de qualquer dente a ser submetido a uma microcirurgia perirradicular são a condição periodontal e a restaurabilidade.[25] Esses dois fatores são fundamentais para se avaliar a efetividade e a real condição de um dente para ser candidato a uma microcirurgia perirradicular. De nada adianta realizar uma excepcional microcirurgia perirradicular em um dente com prognostico periodontal desfavorável, bem como com uma estrutura dental muito debilitada. Faz-se fundamental a interação do endodontista com as demais especialidades para que um plano de tratamento satisfatório e com prognóstico de longo prazo seja estabelecido. O endodontista deve ser o elemento-chave neste planejamento, e não apenas um mero executor de indicações, sempre colaborando para a elaboração de um plano de tratamento viável e longevo.

Com o advento dos implantes osteointegrados, temos a obrigação de oferecermos tratamentos clínicos e cirúrgicos com um prognóstico no mínimo igual ou superior aos tratamentos realizados com esta revolucionária tecnologia. Portanto, se um dente não apresentar uma restaurabilidade segura e/ou um prognóstico periodontal favorável, ele não é um bom candidato para receber uma microcirurgia perirradicular, e deve ser indicado para outra modalidade de tratamento mais adequada e duradoura. Hoje, mais do que nunca, o endodontista deve planejar muito bem seus procedimentos clínicos e cirúrgicos, levando em conta o prognóstico dos dentes envolvidos. Não podemos mais tentar salvar dentes, temos a obrigação moral de realizarmos diagnósticos precisos e tratamentos apenas em dentes que possam ter um prognóstico favorável no longo prazo.

## Seleção dos casos para microcirurgia perirradicular

Para a realização de uma microcirurgia perirradicular adequada, é fundamental a realização de completos diagnóstico e plano de tratamento levando em consideração as reais causas do insucesso do(s) tratamento(s), endodôntico(s) anterior(es); portanto, é mandatório não indicar um procedimento cirúrgico mais invasivo quando um tratamento endodôntico primário ou retratamento possa solucionar o problema apresentado. Como já mencionado anteriormente, devemos utilizar nosso melhor julgamento clínico com os diversos fatores envolvidos para realizarmos as indicações com precisão e realizarmos procedimentos cirúrgicos com um prognóstico favorável.

A microcirurgia perirradicular só deve ser indicada quando o sistema de canais radiculares estiver devidamente limpo, conformado e obturado,[9-11,22,25] excluindo as indicações em que houve uma impossibilidade clínica de realização destes princípios cardeais da Endodontia contemporânea devido à presença de impedimentos anatômicos ou físicos. Na maioria dos casos, a abordagem cirúrgica sem critério demonstra a incapacidade do clínico e/ou especialista em realizar um tratamento endodôntico convencional adequado (tratamento endodôntico primário ou retratamento).

Uma microcirurgia perirradicular não deve ser e não é, em hipótese alguma, um substituto para um tratamento endodôntico primário ou retratamento inadequado.[25,32] Temos que ter em mente que este é nosso último recurso clínico antes da extração de um elemento dental; portanto, deve ser utilizado apenas quando tiver uma indicação precisa e inequívoca.

Muitas indicações cirúrgicas são baseadas apenas na conveniência e no interesse do paciente e/ou do profissional indicador, visando simplesmente à resolução rápida e milagrosa de um sinal e/ou sintoma clínico-radiográfico. Infelizmente, sem um um diagnóstico preciso, a real causa do problema apresentado pelo paciente não será identificada, tendo como consequência o insucesso clínico e cirúrgico. Isso denigre sobremaneira essa modalidade de tratamento e, muitas vezes, faz crer que a microcirurgia perirradicular não é uma modalidade de tratamento segura e com alto índice de sucesso, levando à extração e à instalação de implantes osteointegrados.

É correto afirmar que a maior chance de manutenção de um elemento dental acometido por patologias pulpares e perirradiculares ocorre quando ele é tratado endodonticamente por via convencional, uma vez que é elevada a possibilidade de sucesso clínico e radiográfico dessa modalidade de tratamento. Ainda que esse tratamento endodôntico primário não obtenha êxito, podemos e devemos lançar mão de um retratamento antes de procedermos à microcirurgia perirradicular.[1-3,33-35]

Infelizmente, é muito comum vermos casos com indicações cirúrgicas inadequadas em que um simples tratamento endodôntico primário ou retratamento, bem conduzido, tem todas as chances de solucionar o problema e evitar, assim, um desnecessário procedimento cirúrgico (Figura 18.53).

Outra situação que tem se tornado cada vez mais frequente é a indicação e a realização de uma primeira, segunda ou mesmo terceira intervenção cirúrgica, quando, na verdade, a indicação correta seria um retratamento. Essas intervenções sequenciais e sem critérios, muitas vezes, levam à impossibilidade de manutenção do elemento dental devido às sequelas operacionais causadas.

Muitos elementos dentais são praticamente impossíveis de serem tratados tanto convencionalmente como cirurgicamente após a realização de um ou mais procedimentos

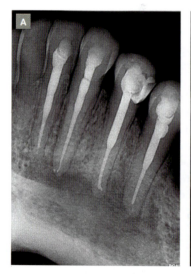 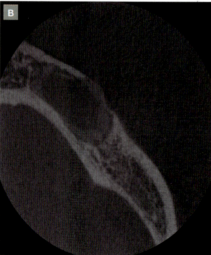 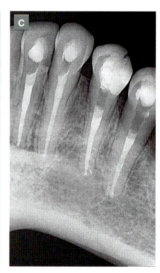

**Figura 18.53** Caso indicado para microcirurgia perirradicular nos dentes 35, 34, 33 e 32. **A.** Radiografia para diagnóstico evidencia extensa lesão perirradicular e tratamentos endodônticos realizados (de acordo com a paciente, realizados simultaneamente e em uma única sessão por um endodontista). **B.** Detalhe do corte axial da Tomografia computadorizada de feixe cônico evidenciando a grande extensão da lesão. **C.** Radiografia de preservação após 2 anos de retratamento nos dentes envolvidos com múltiplas trocas de Ca(OH)$_2$ sem realização de microcirurgia perirradicular e com reparo radiográfico total da lesão.

cirúrgicos indicados e realizados inadequadamente. Isso se dá principalmente devido à remoção exagerada de estrutura radicular ou, ainda, por sequelas no periodonto de proteção e sustentação. A modalidade de tratamento cirúrgica deve ser a escolha de eleição apenas quando todas as tentativas de retratamento não tiverem obtido êxito.

Quando a situação clínica permitir e necessitar (questões restauradoras), é indicada a realização de um retratamento em um dente já tratado cirurgicamente para se realizar uma desmontagem protética, remoção do material retro-obturador e retratamento com posterior restauração definitiva (Figura 18.54).[36]

Caso não sejamos criteriosos com a indicação e seleção dos casos para a realização da microcirurgia perirradicular, corremos o risco de vermos essa efetiva modalidade de tratamento ser desconsiderada viável nos planos de tratamento odontológicos. Com o advento dos implantes osteointegrados, a Endodontia não pode se dar ao luxo de indicar e realizar procedimentos cirúrgicos sem uma previsibilidade mínima e tampouco sem índices de sucesso aceitáveis.

Kim e Kratchman, em 2006,[37] desenvolveram um sistema de avaliação pré-operatória para microcirurgias perirradiculares baseado nas condições preexistentes dos dentes a serem operados, pois, segundo os autores a probabilidade de sucesso depende das condições preexistentes. Este interessante sistema de avaliação possui seis classes, descritas a seguir.

**Classe A.** Apresenta ausência de uma lesão perirradicular, sem mobilidade e profundidade de bolsa normal, mas sintomas não resolvidos depois do tratamento endodôntico primário ou retratamento. Os sintomas clínicos são a única razão para a realização da microcirurgia perirradicular.

**Classe B.** Apresenta uma pequena lesão perirradicular com sintomas clínicos. O dente se apresenta sem mobilidade e profundidade de bolsa normal. Os dentes desta classe são candidatos ideais para microcirurgia perirradicular.

**Classe C.** Apresenta significativa lesão perirradicular desenvolvida também em direção cervical da coroa, mas sem bolsa periodontal e mobilidade.

**Classe D.** São clinicamente semelhantes aos da classe C, mas apresentam profundas bolsas periodontais.

**Classe E.** Apresenta extensa lesão perirradicular com uma lesão endo-perio, inclusive com comunicação apical via bolsa periodontal, porém não apresenta fratura radicular óbvia.

**Classe F.** Apresenta lesão perirradicular extensa e completa ausência da tábua óssea vestibular, porém sem mobilidade anormal.

Os autores enfatizam que os casos que se encaixam nas classes A, B e C apresentam excelente prognóstico, porém os casos que se encaixam nas classes D, E e F são os mais desafiadores e apresentam uma complexidade maior mesmo para os mais habilidosos endodontistas-cirurgiões. Esses casos mais complexos são multidisciplinares e necessitam de técnicas regenerativas, com o emprego de enxertos e membranas (regeneração tecidual será abordada na parte final desta seção, com mais profundidade).[37]

## Exame clínico

Esta é uma das etapas mais importantes antes de qualquer procedimento cirúrgico, pois, por meio dela, poderemos conhecer melhor nossos pacientes, bem como realizarmos um exame clínico abrangente. Nesta oportunidade, iremos interagir com nosso paciente de tal forma que poderemos, muitas vezes, contraindicar o procedimento cirúrgico se ele não tiver um perfil psicológico adequado.

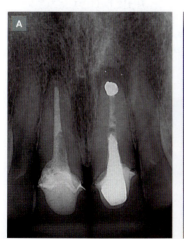 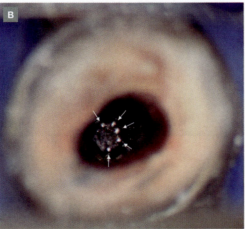 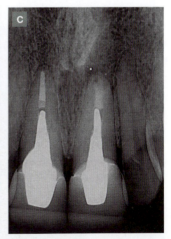

**Figura 18.54** Caso clínico em que foi indicada uma microcirurgia perirradicular no dente 21 após duas cirurgias perirradiculares realizadas anteriormente sem êxito. **A.** Radiografia para diagnóstico evidenciando a presença de lesão perirradicular e um material retro-obturador (aspecto radiográfico compatível com amálgama de prata). **B.** Imagem magnificada intracanal da retro-obturação com amálgama de prata liberando mercúrio (possivelmente devido à manipulação incorreta do material). **C.** Radiografia de preservação após 7 anos da realização de um retratamento, com remoção da retro-obturação via canal, múltiplas trocas de Ca(OH)$_2$ e obturação apical com MTA mostrando reparo da lesão periapical.

Esta etapa é fundamental para se realizar um diagnóstico pré-cirúrgico adequado e consiste, basicamente na realização de exames: clínico acurado do(s) dente(s) envolvido(s), periodontal, oclusal, bem como de toda região do hemiarco envolvido, e sua relação com o hemiarco antagonista. Nessa etapa clínica pré-cirúrgica, avaliaremos a situação do(s) elemento(s) dental(is) envolvido(s) e sua importância no planejamento global do caso.[25,32,37]

Nessa oportunidade, também, o paciente irá nos conhecer melhor e estabelecer uma relação de confiança tanto com a nossa capacidade técnica, quanto com nossos valores humanos. Sem o estabelecimento dessa confiança, dificilmente conseguiremos propiciar uma experiência plena ao paciente, e isso tem consequências muito prejudiciais ao relacionamento paciente/profissional, podendo, inclusive, levar ao insucesso do tratamento.

O cirurgião-dentista não deve ter a visão de apenas um elemento dental isolado a ser operado, mas sim do paciente como um todo e de uma peça dental importante no planejamento global do caso. Qual a verdadeira importância deste(s) dente(s), qual o prognóstico possível de se obter e qual a real utilização deste(s) dente(s) em uma futura reabilitação oral, possibilidade de ser suporte de uma prótese fixa extensa etc. Estas e outras perguntas são fundamentais para que tenhamos êxito no nosso planejamento cirúrgico.

Muitas vezes, temos que indicar a extração de um elemento dental, pois ao exame clínico fica patente o inadequado prognóstico, mesmo que a microcirurgia perirradicular seja possível e desejável tanto pelo paciente quanto pelo dentista indicador. Com o advento dos implantes osteointegrados, é fundamental que o endodontista saiba diferenciar bem entre a possibilidade de se realizar uma microcirurgia perirradicular e a real indicação e viabilidade da mesma, visando ao sucesso de longo prazo no planejamento global e ao bem-estar do paciente.

Antes de indicarmos e realizarmos qualquer procedimento cirúrgico, o paciente deve se apresentar com uma condição de higiene oral adequada e estar motivado para a manutenção da mesma. Não é indicada a realização de nenhum ato cirúrgico em pacientes que possuam tecido gengival inflamado e com sangramento, sem controle de higiene, com acúmulo de placa, cálculo supra e/ou subgengival (Figura 18.55).

Em pacientes com higiene oral comprometida, certamente a previsibilidade da cicatrização tecidual será prejudicada;[38] portanto, o paciente deve ser indicado para um tratamento periodontal básico e só depois de sua estabilidade tecidual é que deveremos realizar o procedimento cirúrgico. Por mais que o cirurgião e a técnica cirúrgica sejam refinados, é impossível termos cicatrização tecidual e prognóstico adequados quando temos a presença marcante de placa bacteriana e cálculo subgengival (Figura 18.55).

Vale ainda ressaltar que a microcirurgia perirradicular não deve ser realizada de imediato na primeira consulta, pois necessitamos realizar o diagnóstico completo e promover a adequação local ou sistêmica do paciente, e isto é perfeitamente normal e desejável. Nesses casos, os pacientes se sentem muito seguros com este tipo de conduta, pois percebem que estamos buscando a melhora de sua saúde como um todo, e não apenas localmente, tratando um dente isolado. Os cirurgiões-dentistas jamais podem se esquecer de que são promotores de saúde bucal e sistêmica, e não apenas meros especialistas de problemas dentais isolados. Tratamos os pacientes, e não apenas os seus dentes, para restaurarmos o sistema estomatognático.

Clinicamente, devemos observar contorno da coroa clínica do paciente, adequação da restauração presente, presença de fratura radicular, presença e/ou profundidade de bolsa periodontal, topografia óssea, presença e extensão de gengiva inserida e livre, inserções musculares, eminências radiculares, envolvimento de furca, arquitetura das papilas interdentais, presença de fístula, tipo de fenótipo tecidual.[25]

É importante que busquemos o extraordinário durante nosso exame clínico e não apenas o óbvio ao realizarmos nosso exame clínico com magnificação. Toda informação, por menor que seja, é de extrema importância e irá auxiliar no diagnóstico e no planejamento cirúrgico (Figura 18.56).

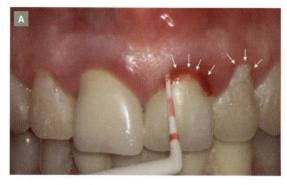 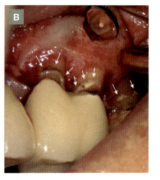

**Figura 18.55 A.** Paciente indicada para realização de uma microcirurgia perirradicular no dente 21 sem a mínima condição de higiene, com sangramento abundante durante sondagem periodontal (*setas*) e acúmulo de placa dental (*setas*). **B.** Microcirurgia perirradicular mal indicada e planejada, em que a adequação inicial do paciente não foi realizada, com presença abundante de cálculo subgengival (*setas*).

Capítulo 18 | Tratamento do Fracasso Endodôntico  **635**

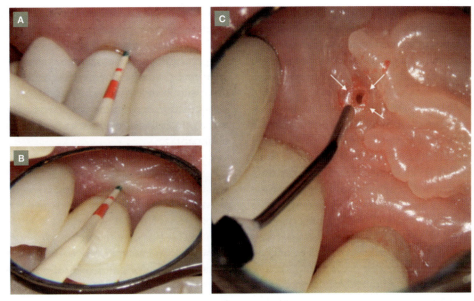

**Figura 18.56** Paciente indicada para realização de uma microcirurgia perirradicular no dente 12. **A.** Detalhe da sondagem periodontal vestibular no dente 12 evidenciando ausência de bolsa periodontal. **B.** Detalhe da sondagem periodontal palatina no dente 12 evidenciando ausência de bolsa periodontal. **C.** Detalhe de fístula palatina na direção do dente 11 (setas) evidenciada pelo jato de ar moderado e pontual proporcionado pelo Stropko™ Irrigator (SybronEndo, EUA) acoplado a uma agulha esterilizada e de diâmetro compatível.

## Exames radiográfico e tomográfico

O exame radiográfico, até pouco tempo atrás, era o único recurso disponível para complementar o diagnóstico pré-cirúrgico. Os exames radiográficos tradicionais são reconhecidamente os meios mais comuns utilizados de diagnóstico, porém apresentam inúmeras limitações bem conhecidas, como: ser bidimensional, apresentar sobreprojeção de estruturas anatômicas, distorção dimensional etc.[39-41]

Um exame radiográfico mínimo é composto de um conjunto de radiografias para se buscar maior conhecimento da área a ser diagnosticada e futuramente operada. Para se realizar um diagnóstico minimamente adequado, necessitamos de um conjunto de radiografias periapicais, a saber: ortorradial, mesiodistal, distorradial e uma interproximal. Em alguns casos específicos, também podemos solicitar uma radiografia panorâmica e uma radiografia oclusal. Dependendo da especificidade do caso, essas radiografias complementares devem ser solicitadas e analisadas antes de se apresentar um plano de tratamento. É muito importante, nos planejamentos cirúrgicos, termos a maior quantidade de dados previamente à apresentação do diagnóstico e estabelecimento do plano de tratamento. Não devemos nos apressar e apresentar um caso cirúrgico sem todas as informações necessárias.

Devido às já mencionadas limitações apresentadas pelos exames radiográficos convencionais, muitos profissionais buscaram, na área médica, diferentes equipamentos para auxiliar no diagnóstico e no planejamento cirúrgico. A especialidade de implantodontia foi a pioneira e utilizou, durante muitos anos, a tomografia computadorizada médica para diagnóstico e planejamento de cirurgias. Porém, a tomografia computadorizada médica possui algumas desvantagens para ser utilizada na Endodontia, como alta dose de radiação, grande tempo de aquisição, baixa resolução, dificuldade de interpretação e baixa disponibilidade.[42-44]

Recentemente, com a introdução da tomografia computadorizada de feixe cônico (TCFC),[45-47] a Endodontia também passou a ter a sua disposição esse extraordinário recurso tecnológico para diagnóstico e planejamento da Endodontia convencional, bem como cirúrgica.[48-54]

Existem, no mercado, diversos tipos de equipamentos de TCFC que podem ser classificados genericamente em duas categorias: limitada (dental ou regional) e completa (orto ou facial). O campo de visão (FOV) pode ser limitado, com campo de visão com diâmetros de 40 a 100 mm, ou pleno, podendo variar o campo de visão de 100 a 200 mm.[32]

Para a Endodontia e a microcirurgia perirradicular, devemos dar preferência, quando disponíveis nos centros radiológicos, aos equipamentos que possuam um FOV menor, pois apresentam maior resolução e promovem menor exposição ionizante aos pacientes para obterem os volumes tomográficos.[54]

Para a plena utilização da TCFC é fundamental que os profissionais desenvolvam habilidades específicas após estudos e muito treinamento e manipulem os volumes (resultado do exame) com os *softwares* indicados para cada equipamento e/ou centro radiológico. Um diagnóstico pleno não pode ser realizado somente com a interpretação do laudo tomográfico, uma vez que não extraímos todas as informações necessárias que este exame pode possibilitar. A TCFC não é uma panorâmica de luxo ou um exame que deva ser interpretado estaticamente por meio de um laudo, mas sim manipulado no computador pelo profissional para buscar as informações necessárias para a realização de um diagnóstico e desenvolvimento de um plano de tratamento adequado.

Este exame é muito específico e apresenta inúmeras vantagens em relação aos exames radiográficos convencionais, tais como: ausência de distorção espacial, ausência de sobreposição anatômica, visão tridimensional, três planos de observação distintos (axial, sagital e coronal), cortes paraxiais e personalizados (Figura 18.57).[49-54]

Alguns fatores a serem observados durante o exame radiográfico e/ou tomográfico são: proximidade de estruturas anatômicas críticas (nervo alveolar inferior, forame mentual, seio maxilar etc.), topografia óssea, linha oblíqua externa em molares inferiores, extensão da lesão, número de dentes envolvidos, presença de raízes ou canais sem tratamento, localização e saída foraminal etc.[25,32]

Vale a pena ressaltar que a TCFC utiliza radiação ionizante e não é isenta de riscos aos pacientes, sendo os mesmos muito bem estabelecidos na literatura. É essencial que a exposição à radiação ionizante dos pacientes seja mantida tão baixa quanto possível, e que seja justificável por critérios científicos, e não apenas de conveniência. Nos planejamentos da microcirurgia perirradicular a TCFC deve sempre ser indicada, pois as informações adicionais obtidas resultam em diagnóstico e planejamento mais precisos, reforçando a segurança do paciente.[32]

### Precisão dos exames produzidos pela TCFC

Uma das características mais marcantes da TCFC é que seus exames são completamente isentos de distorções e isso é extremamente vantajoso para a Endodontia. Isso ocorre porque os *voxels* da TCFC são isométricos, ou seja, são iguais em tamanho, altura e profundidade, o que proporciona medidas fidedignas em qualquer um dos três planos disponíveis.[55-57] Essa precisão foi confirmada em diversos artigos científicos,[55-64] diferenciando-se, assim, em muito das radiografias panorâmicas, que apresentam distorções e alterações há muito conhecidas pelos endodontistas. Outra vantagem da TCFC é sua capacidade de distinguir os diversos tecidos dentais (esmalte, dentina, cavidade pulpar, cortical óssea e osso medular),[65] o que a torna a tecnologia ideal para o trabalho cotidiano do endodontista.

### Limitações da TCFC

Uma das maiores limitações das TCFC é a possibilidade de ocorrência de alguns artefatos técnicos durante a aquisição a reconstrução dos volumes. São exemplos os artefatos técnicos em forma de raios na imagem (*scattered*) e o endurecimento dos raios (*beam hardening*), que são causados primariamente por objetos de alta densidade como materiais radiopacos, restaurações metálicas, retentores intrarradiculares, guta-percha, IO (Figura 18.58A a C).[66-69] Outro fator que irá influenciar negativamente a obtenção de imagens fidedignas durante a aquisição dos volumes tomográficos é a movimentação involuntária dos pacientes.[70] Todos os artefatos citados anteriormente comprometem significativamente a leitura e a interpretação do volume, e ainda são um desafio para todos os fabricantes de tomógrafos (alguns fabricantes utilizam atenuadores de artefatos técnicos). Mais uma vez, destacamos a vantagem dos equipamentos de FOV menor para se mitigar a ocorrência dos artefatos técnicos citados durante o exame, uma vez que podemos evitar os elementos dentais distantes da área de interesse que porventura contenham

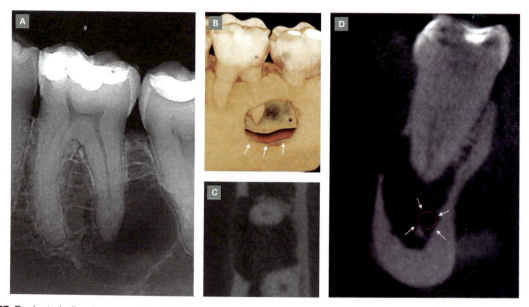

**Figura 18.57** Paciente indicado para realização de um tratamento endodôntico e posterior microcirurgia perirradicular no dente 36 (como detalhe, o dente estava vital e foi encaminhado ao serviço de Patologia Oral da Faculdade de Odontologia de Piracicaba da Universidade Estadual de Campinas (FOP-UNICAMP) para biópsia e tratamento cirúrgico sem a sua desvitalização). **A.** Radiografia para diagnóstico do dente 36 evidenciando a presença de uma extensa lesão periapical. **B.** Reconstrução tridimensional após realização de uma tomografia computadorizada de feixe cônico (TCFC) evidenciando o envolvimento do nervo alveolar inferior na lesão (*setas*). **C.** Corte axial da TCFC evidenciando a extensão da lesão e a destruição da cortical vestibular. **D.** Corte coronal da TCFC evidenciando o envolvimento do nervo alveolar inferior na lesão (*setas*).

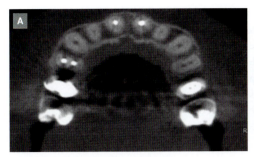 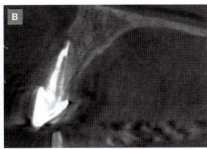 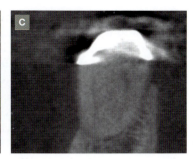

**Figura 18.58** Exemplos de diferentes tipos de artefatos técnicos ocorridos durante a aquisição e a reconstrução dos volumes tomográficos com equipamentos de TCFC. Estes artefatos técnicos são prejudiciais à correta interpretação dos volumes, muitas vezes impedindo a visualização da área a ser diagnosticada. **A.** Corte axial. **B.** Corte sagital. **C.** Corte coronal.

materiais radiopacos em sua estrutura.[71] O mesmo não é possível quando existem objetos metálicos no local ou adjacentes à área de interesse, como veremos a seguir. Mesmo utilizando um equipamento de FOV pequeno para a Endodontia, o que em teoria limitaria a ocorrência destes artefatos, a sua ocorrência se faz presente rotineiramente, embora mais reduzidos do que em equipamentos com FOV maiores.[71]

## Protocolo medicamentoso para microcirurgia perirradicular

Existe certa controvérsia na literatura a respeito da efetividade e até mesmo da necessidade de utilização profilática de medicações pré-operatória em pacientes sem alterações sistêmicas ou com necessidades especiais. Isso ocorre com muita frequência na terapêutica com uso de antibióticos em diversas situações odontológicas.[72-77] Com os anti-inflamatórios do tipo não esteroide, já existe um consenso maior quanto a sua utilização tanto no pré como no pós-operatório para prevenir e minimizar a ocorrência de dor.[78-83] Na verdade, essas controvérsias não contribuem para a decisão do profissional em utilizar ou não estas medicações, e muitas vezes os deixam expostos a possíveis questionamentos por parte dos pacientes e familiares quando porventura, os mesmos apresentam um pós-operatório que fuja à normalidade.

Como profissionais de saúde, além do conhecimento da literatura, temos que lidar com nossos pacientes e fazer o máximo para que eles tenham total confiança e segurança em nossa plena capacidade profissional. Dessa forma, a despeito das controvérsias na literatura quanto à necessidade e até mesmo à efetividade da profilaxia medicamentosa, optamos pela utilização sistemática de antibióticos e anti-inflamatórios profilaticamente em todas as microcirurgias perirradiculares. A seguir, apresentamos os regimes medicamentosos utilizados e sugeridos.

## Casos supurados ou agudos

Caso o paciente possua alguma infecção em fase aguda ou supurativa, será necessária a utilização de antibioticoterapia de 3 a 5 dias antes do procedimento cirúrgico para se combater o foco infeccioso localmente e diminuir a carga bacteriana sistêmica. Nesses casos, a medicação de eleição é a amoxicilina com uma dosagem de 500 mg a cada 8 horas, e, caso o paciente seja alérgico à penicilina, a clindamicina é o fármaco de escolha.

## Casos convencionais

Nesses casos a indicação é a profilaxia antibiótica 1 hora antes do procedimento com 2 g de amoxicilina, e, para pacientes alérgicos à penicilina, 600 mg de clindamicina. Também fazemos uso de um anti-inflamatório do tipo não esteroide, convencional 1 hora antes do procedimento, para se modular e imunossuprimir a resposta inflamatória, possibilitando assim, um pós-operatório mais confortável ao paciente. Podemos, ainda, em alguns casos, lançar mão de um anti-inflamatório do tipo esteroide, como a betametasona com 4 mg, porém sempre observando as contraindicações inerentes a esta classe de medicamentos.

## Medicação ansiolítica

Para pacientes mais intranquilos ou ansiosos, podemos prescrever um ansiolítico 1 hora antes do procedimento. A ideia não é fazer o paciente dormir, mais sim deixá-lo mais tranquilo e cooperativo, fazendo com que a microcirurgia perirradicular transcorra mais controladamente, sem movimentos bruscos ou desnecessários durante o procedimento. A medicação de escolha vai depender do profissional ou, ainda, de algum fármaco que o paciente possa fazer uso contínuo. Tradicionalmente empregamos o diazepam com uma dosagem de 1 mg 1 hora antes do procedimento. Para pacientes intolerantes ao diazepam podemos prescrever o alprazolam com uma dosagem de 0,5 mg.

É muito importante ressaltar que o paciente sempre deverá vir e estar acompanhado no consultório durante a cirurgia, e que não deverá, em hipótese alguma, dirigir antes e/ou após o procedimento cirúrgico, devido ao comprometimento dos reflexos motores quando os ansiolíticos são utilizados.[32]

## Protocolo de preparo do paciente

Previamente ao ato cirúrgico (no mínimo 10 minutos antes), o paciente é solicitado a realizar um bochecho com solução de digluconato de clorexidina a 0,12%,[84-86] por no mínimo 1 minuto. Idealmente, essa solução deve estar disponível no banheiro da clínica, possibilitando ao paciente livre acesso e tempo adequado para realização de sua higiene oral.

A sala operatória deve ser preparada com a realização de uma assepsia rigorosa de todas as superfícies, inclusive o piso e as paredes,[87] com a mesa cirúrgica previamente arrumada e coberta por um campo cirúrgico esterilizado, estando também o profissional completamente paramentado esperando o paciente.

O assistente irá trazer o paciente à sala operatória, o coloca sentado na cadeira odontológica, avalia a pressão arterial e a pulsação. Após essa etapa inicial, o cirurgião realiza a degermação facial do paciente com digluconato de clorexidina a 2% utilizando gaze esterilizada com movimentos circulares e excêntricos a partir da cavidade oral, repetindo por 2 vezes esta manobra com diferentes gazes.

O paciente, terá sua face degermada, e estará pronto para o posicionamento da cadeira odontológica até que ela esteja de acordo com a ergonomia exigida para a área a ser operada. Como última etapa preparatória, um campo cirúrgico fenestrado, estéril, será colocado sobre seu corpo, deixando apenas a cavidade oral e parte da face exposta para se evitar contaminação de outras superfícies. Nesse momento, o paciente estará pronto para ser operado e o cirurgião bem como sua equipe auxiliar, iniciará os procedimentos subsequentes ao importantíssimo preparo prévio à microcirurgia perirradicular (Figura 18.52).

## Etapas cirúrgicas da microcirurgia perirradicular

A técnica cirúrgica de microcirurgia perirradicular é composta de um conjunto de manobras e etapas que devem ser realizadas em uma sequência lógica e executadas com maestria. Cada etapa está relacionada com a anterior, e a falha em qualquer uma delas geralmente compromete o resultado final. Comumente, não compreendemos muito bem esta inter-relação das distintas etapas operatórias e ficamos frustrados quando o resultado final não está de acordo com o almejado. O planejamento, a preparação, a seleção do instrumental e material, a execução e o acompanhamento final são fundamentais para a obtenção do sucesso.

Para facilitar o entendimento, dividimos didaticamente o ato cirúrgico da microcirurgia perirradicular em diversas etapas, procurando, assim, maximizar o entendimento de cada uma delas separadamente. É muito importante conseguirmos ver o procedimento cirúrgico da microcirurgia perirradicular como um todo, bem como individualmente, possibilitando assim, buscarmos o aprimoramento em cada etapa isoladamente e, consequentemente, atingirmos a excelência como resultado final.

Ressaltamos ainda, que cada etapa é importante existir preponderância de uma sobre as outras, pois, se o conjunto não for bom, de nada adiantará termos realizado uma ou mais etapas com perfeição. Por melhor que a sua microcirurgia perirradicular tenha sido realizada (apicalmente, por exemplo), se o paciente ficar com uma sequela cicatricial, com um defeito no nível da inserção gengival e assim por diante, ele não ficará satisfeito. Não basta curar; o endodontista também tem que pensar em estética gengival e dental, e, para isso, terá que buscar conhecimento correlato em outras especialidades odontológicas.

## Manejo dos tecidos moles

O manejo dos tecidos moles é de suma importância para o sucesso das microcirurgias perirradiculares e, principalmente, para um pós-operatório adequado do paciente, representando um enorme diferencial entre profissionais. Quando nossos pacientes têm um pós-operatório cirúrgico tranquilo, sem dor e sem intercorrências, eles naturalmente ficam satisfeitos e tem uma percepção melhor sobre o tratamento recebido. A maior parte da dor pós-operatória tem origem no manejo inadequado e traumático dos tecidos moles, e não na manipulação do tecido ósseo.

A causa mais comum para o edema pós-cirúrgico e equimoses é o esmagamento acidental das bordas do retalho cirúrgico,[88] uma vez que o cirurgião tem a atenção focada apenas no campo operatório e invariavelmente está inconsciente da injúria que está sendo causada pelo afastamento traumático do retalho cirúrgico, tanto por ele, bem como, pela assistente.[25]

A pronta recuperação dos nossos pacientes após uma microcirurgia perirradicular, depende primariamente da habilidade do cirurgião e da sua equipe, em não lesionar os tecidos moles para que uma reaproximação tecidual ocorra naturalmente, propiciando as condições ideais para a cicatrização por primeira intenção.[89-91] Devemos estar atentos ao manejo atraumático dos tecidos durante as etapas de incisão, divulsão e afastamento tecidual, principalmente nas áreas das bordas do retalho, para que tenhamos a possibilidade de cicatrização por primeira intenção.[25]

Como nas fases anteriores, o manejo dos tecidos moles durante a execução da microcirurgia perirradicular é constituído por diversas etapas, que têm uma inter-relação profunda entre si e que, se executadas corretamente, propiciam um ato cirúrgico atraumático. Podemos destacar algumas destas etapas, que causam traumatismo e necessitam de manejo específico e diferenciado durante uma microcirurgia perirradicular, a saber: anestesia, incisão, divulsão, osteotomia, retropreparo, sutura e afastamento.

## Anestesia

A anestesia para a microcirurgia perirradicular tem objetivos diferentes quando comparada à administrada durante o tratamento endodôntico convencional. Esta é indubitavelmente uma das mais importantes fases da microcirurgia perirradicular e seguramente uma das mais negligenciadas. Essa falta de especificidade na técnica anestésica e nos objetivos da anestesia para a microcirurgia perirradicular terá resultados catastróficos no desenvolvimento da microcirurgia com o auxílio de magnificação, pois irá prejudicar a visão, devido à presença de sangramento abundante.

Fundamentalmente, a anestesia para a microcirurgia perirradicular tem duas funções: analgesia e hemostasia.[25,32,37] Invariavelmente, focamos apenas na primeira função, que é a analgesia e, ao contrário do necessário, dependendo da nossa técnica anestésica e do anestésico utilizado, iremos provocar aumento no sangramento transcirúrgico e, consequentemente, impossibilidade de visualização do campo operatório magnificado.

Para atingirmos os objetivos desejados, devemos utilizar uma combinação de diferentes soluções anestésicas. Os anestésicos de ação prolongada serão utilizados na primeira etapa, em que se busca um bloqueio regional, e posteriormente a aplicação de anestésicos convencionais, buscando a hemostasia pré-operatória.[25,32,37,92] Devemos ainda ressaltar, que a utilização de anestésicos de ação prolongada, é fundamental para que a microcirurgia perirradicular transcorra normalmente, sem incidência de dor transoperatória, e também, para que o paciente tenha um pós-operatório inicial indolor em sua residência, antes que a medicação analgésica prescrita faça efeito.[25,92]

A técnica anestésica para a obtenção de hemostasia deve ser minuciosamente planejada e executada, pois ela é vital para obtermos uma completa e clara visualização do campo operatório, sem sangramento abundante. Os locais de injeção a serem utilizados para hemostasia são as regiões dos ápices dos dentes envolvidos na mucosa alveolar, com o bisel da agulha voltado para o periósteo, e com aplicação lenta e gradual para não danificar os tecidos.[25,93,94]

Vale ainda ressaltar que a aplicação de anestésicos com epinefrina nas regiões de inserção muscular irá provocar vasodilatação e maior sangramento devido à maior concentração de receptores do tipo beta-2 que são adrenérgicos.[25,37,95] Sem uma hemostasia adequada, é praticamente impossível realizarmos uma microcirurgia perirradicular com sucesso utilizando magnificação constante, pois o campo operatório repleto de sangue impede a visão adequada em todas as etapas cirúrgicas. Nosso objetivo primário é realizar uma microcirurgia perirradicular com o mínimo de sangramento possível, e isso só é alcançado mediante uma técnica anestésica secundária voltada para a hemostasia.[25,32,37,92]

Após a realização da anestesia, devemos instalar uma gaze dobrada, como um rolete na oclusal do paciente, e pedir para ele manter os dentes cerrados, ocluindo continuamente sobre esta gaze (ver Figura 18.77B). Esta manobra tem por finalidade, manter o paciente com a boca fechada durante toda a microcirurgia perirradicular, a fim de obtermos maior acesso às áreas a serem operadas, sem tensões provocadas pela musculatura e tecidos bucais quando o paciente permanece de boca aberta. Esta manobra também evita movimentações involuntárias durante o ato cirúrgico, com consequente perda de foco no campo operatório magnificado.

## Incisão

A incisão deve ser realizada com lâminas novas, de tamanho adequado (utilizar microlâminas), com movimentos firmes e contínuos, sempre apoiado em tecido ósseo saudável e distante das eminências e protuberâncias ósseas. A incisão deve ser iniciada no componente vertical do retalho cirúrgico e nunca deve ser realizada sobre defeitos e/ou cavidades ósseas.

É fundamental, quando planejarmos nossas incisões, levarmos em conta a orientação vertical dos vasos sanguíneos na mucosa alveolar e gengival, pois esta orientação vai nos permitir realizar incisões verticais sem a interrupção da nutrição do retalho cirúrgico. Levando em consideração a irrigação vertical, é contraindicada a realização de retalhos com bases maiores, como víamos nos retalhos trapezoidais anteriormente preconizados.[25,97,98] Pequenos detalhes como esses fazem toda a diferença no resultado global de uma microcirurgia perirradicular, principalmente no resultado final e no pós-operatório.

Existem diversos tipos de retalhos cirúrgicos que podem ser utilizados durante uma microcirurgia perirradicular, e eles têm, como característica comum, a presença de componentes incisionais verticais e horizontais, variando apenas no número, localização e forma.[25,32,37,92] Eles sempre devem ser realizados com margem de segurança, incluindo pelo menos um elemento dental adjacente tanto na distal como na mesial do elemento dental comprometido. A incisão horizontal pode ser sulcular ou na região mucogengival. Nas incisões mucogengivais, não devemos fazê-las muito altas próximo ao fundo do saco do vestíbulo, pois invariavelmente seus bordos estarão muito próximos aos bordos da cavidade óssea e sua cicatrização será mais demorada, dolorida, podendo, inclusive, provocar deiscências e/ou fenestrações (Figura 18.59).

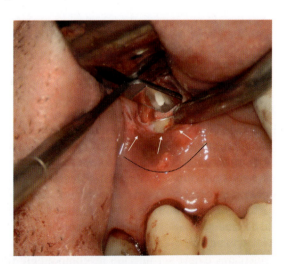

**Figura 18.59** Imagem transcirúrgica de uma microcirurgia perirradicular realizada no dente 13, evidenciando uma incisão mucogengival realizada erroneamente na gengiva livre, invadindo as bordas da cavidade óssea (*setas*) e dificultando o correto afastamento do tecido mole (causando traumatismo desnecessário). Na linha pontilhada na gengiva inserida, podemos ver qual seria a localização correta da incisão mucogengival.

Damos preferência a esses dois tipos de incisões horizontais (sulcular e mucogengival), variando apenas o número de incisões verticais e suas localizações, pois na nossa experiência, eles cobrem uma ampla variedade de situações clínicas em diferentes grupamentos dentais com excelentes resultados.

### Retalhos sulculares

Basicamente, os retalhos sulculares nos oferecem total acesso e visibilidade e devem ser utilizados sobretudo em situações em que existam comprometimentos periodontais, pois propiciam uma excelente visão do campo cirúrgico. Eles podem ser retangulares ou triangulares, dependendo do número de incisões verticais. Os retalhos triangulares são mais utilizados quando queremos intervir nos dentes posteriores da maxila e da mandíbula. Os retalhos quadrangulares possuem duas incisões verticais e devem ser utilizados quando existirem lesões ósseas mais extensas e/ou envolvimento de vários dentes na lesão.

Nos retalhos sulculares, é fundamental o manejo atraumático e a preservação dos tecidos moles, especialmente na área *col interdental*, que é crucial para a obtenção da cicatrização por primeira intenção.[25] Esse retalho tem como principais vantagens a excelente vascularização, pois todos os vasos supraperiosteais estão contidos do retalho[25,94,96] e, também, uma precisa reaproximação tecidual (ver Figura 18.64A).[25]

Nesses retalhos, a divulsão deve ser iniciada sempre no ângulo formado pela incisão vertical e horizontal e ser realizada com instrumentos afiados (cureta de Molt pequena), elevando o periósteo e a mucosa alveolar por completo, indo primeiramente em direção apical e posteriormente seguindo em direção à gengiva inserida, promovendo o descolamento das papilas.[97] O periósteo deve ser divulsionado por inteiro, do contrário, ficará presente e apresentará sangramento abundante e constante durante toda a microcirurgia perirradicular, o que dificultará a visualização magnificada (Figura 18.60).

### Retalhos mucogengivais

Os retalhos mucogengivais são muito utilizados em casos em que existe a necessidade de não se tocar na gengiva marginal, principalmente na presença de próteses fixas em regiões estéticas a serem operadas. Eles podem ser triangulares ou quadrangulares, dependendo do número de incisões verticais, e apresentam uma excelente possibilidade de reaproximação tecidual.

O descolamento do retalho é semelhante ao dos retalhos sulculares e deve ser iniciado no componente vertical com instrumentos afiados (cureta de Molt pequena), elevando o periósteo e a mucosa alveolar por completo, indo primeiramente em direção apical e posteriormente seguindo em direção à gengiva inserida.[81]

Vale ressaltar, ainda, que o manejo dos tecidos moles deve ser o mais atraumático possível, principalmente nas bordas do retalho, buscando preservar a integridade dos mesmos, evitando esmagamentos, isquemias e outros tipos de traumatismos, o que impedirá a cicatrização por primeira intenção (ver Figura 18.77B).[25,90-92,98]

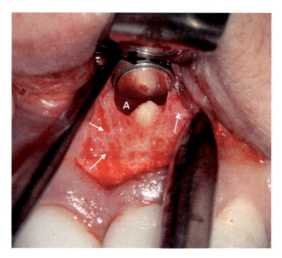

**Figura 18.60** Imagem transcirúrgica de uma microcirurgia perirradicular realizada no dente 21, evidenciando a divulsão incorreta do periósteo (*setas*), provocando sangramento constante durante toda a microcirurgia perirradicular. Detalhe da exploração visual do ápice antes da realização da apicectomia (A).

Esse tipo de retalho é contraindicado em casos nos quais existam bolsas periodontais, limitada quantidade de gengiva inserida, dentes com raízes curtas, lesões extensas, ou quando a região cervical do dente precisar ser examinada em casos com suspeita de fraturas e/ou reabsorções radiculares externas na região cervical.

### Outros tipos de retalhos cirúrgicos

Existem diversos outros tipos de retalhos cirúrgicos propostos na literatura, principalmente no passado, para a realização de cirurgias parendodônticas convencionais, sem a utilização de magnificação e sem os conceitos atuais de microcirurgia. Esses retalhos convencionais são bem conhecidos na área de cirurgia, tais como: retalhos trapezoidais, variantes de incisões horizontais, semilunar etc. Esses tipos de retalhos não são aplicáveis à microcirurgia perirradicular, pois não observam os princípios já descritos anteriormente e não trazem nenhuma vantagem técnica em relação aos aqui mencionados.[9,25]

Em 2002, Peter Velvart[99] publicou uma inovação técnica em termos de incisão e retalho para a microcirurgia perirradicular com a técnica da incisão na base da papila. Essa técnica tem por objetivo evitar a ressecção da papila interdental quando comparada à incisão sulcular e, segundo o autor, é superior quanto à preservação da papila quando comparada a outras técnicas cirúrgicas.[100] Esta técnica é bem interessante, porém exige uma perfeita seleção do caso, em que não pode haver nenhum nível de comprometimento periodontal. Apesar de ser inovadora na microcirurgia perirradicular, tecnicamente ela é extremamente detalhada e específica e deve ser realizada apenas em casos muito bem discriminados, exclusivamente por profissionais muito bem treinados e equipados obrigatoriamente com microscópio operatório.[99]

### Divulsão atraumática

Frequentemente, a lesão presente na região a ser operada nos impede de realizarmos uma divulsão do retalho cirúrgico por completo, exigindo, assim, uma manobra cirúrgica específica que é a divisão tecidual do tecido gengival aderido à lesão. Essa manobra tem por objetivo não ferir o retalho cirúrgico, provocando fenestrações, bem como preservar o tecido patológico da lesão para sua futura enucleação e posterior envio ao patologista.[25] Ela é realizada com a parte não cortante de uma lâmina de bisturi convencional aplicada paralelamente ao tecido, na junção entre o retalho e o aspecto vestibular da lesão (Figura 18.61).

### Afastamento atraumático do retalho cirúrgico

A primeira etapa do afastamento atraumático do retalho cirúrgico é verificar se existe alguma tensão periférica no retalho, principalmente nas incisões relaxantes verticais, para que os tecidos moles não sofram traumatismos e tensões desnecessárias. Caso existam tensões no retalho, os ajustes necessários devem ser realizados por meio do prolongamento das relaxantes verticais.[25] O afastador cirúrgico selecionado deve ser de dimensão apropriada, com ângulos arredondados e serrilhado, para ser apoiado apenas em tecido ósseo saudável. A função dele é apenas afastar e manter os tecidos em posição, e não traumatizá-los, puxá-los ou esmagá-los.[25,32]

Uma vez posicionado o afastador, ele deve ter sua posição fixa durante todo o ato cirúrgico, evitando, assim, a possibilidade de traumatismo tecidual. Na maioria das vezes, é necessária a realização de ranhuras no tecido ósseo logo acima da cavidade óssea para o apoio do mesmo. Vale ainda ressaltar a necessidade de irrigação constante e abundante do retalho cirúrgico para evitar desidratação e consequente lesão tecidual. A solução de escolha para esta etapa é o soro fisiológico.[25,32,37,92]

Após esta etapa, tanto o cirurgião como a auxiliar direta devem ter total acesso visual à área a ser operada, livres de interferências e interrupções para reposicionamento do afastador e/ou reposicionamento do retalho (Figuras 18.64, 18.65, 18.71 a 18.73, 18.77 e 18.87).

Os cirurgiões que seguem este protocolo de afastamento atraumático do retalho cirúrgico são recompensados com pacientes que sofrem muito menos dor no pós-operatório, menor edema e apresentam uma espantosa velocidade de recuperação.[25]

## Manejo dos tecidos duros

Na fase de manipulação cirúrgica atraumática dos tecidos duros na microcirurgia perirradicular, os cirurgiões necessitam ter diversos conhecimentos específicos de cada um dos tecidos duros envolvidos neste procedimento, a saber: osso, cemento e dentina. Para termos acesso à área afetada, na maioria das vezes temos que remover tecido ósseo, atuar diretamente na dentina e no cemento. Cada um desses tecidos tem características individuais, e são muito diferentes entre si. A dentina não se repara após sua ressecção, o cemento repara-se mais rapidamente que o tecido ósseo e este, por sua vez, sofre reparo muito mais lento que o tecido mole. Nas microcirurgias perirradiculares, os tecidos duros estão sujeitos a diversas injúrias, tais como térmicas, mecânicas, químicas e desidratação.[25]

Cabe ao cirurgião atuar com enorme parcimônia nestes tecidos, visando causar o mínimo de traumatismo possível, sem provocar maiores danos teciduais. A seguir, veremos cada etapa presente na manipulação dos tecidos duros durante a microcirurgia perirradicular e suas particularidades.

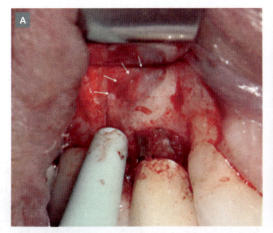 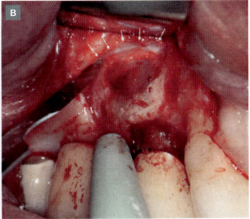

**Figura 18.61** Imagem transcirúrgica de uma microcirurgia perirradicular realizada no dente 14 durante a fase de afastamento do retalho. **A.** Com a presença de destruição da tábua óssea vestibular, o tecido está aderido à lesão, o que impede o completo afastamento e exposição da margem óssea (*setas*). **B.** Detalhe da utilização das costas da lâmina do bisturi (parte não cortante) entre o retalho e a aderência na lesão (*setas*) para divulsionar o tecido corretamente, sem provocar fenestrações.

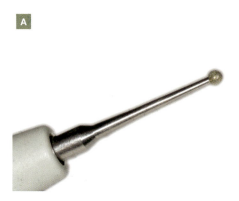 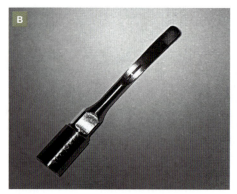 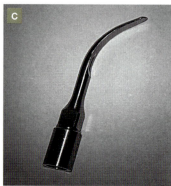

**Figura 18.62 A.** Inserto para osteotomia Osteo 2 da Helse Ultrasonic (Santa Rosa de Viterbo, Brasil). **B** e **C.** Inserto para osteotomia P20 da Helse Ultrasonic (Santa Rosa de Viterbo, Brasil).

## Osteotomia

Em muitos casos em que não ocorreu a perfuração da cortical vestibular, precisamos realizar uma osteotomia para obtermos a visualização do(s) ápice(s) envolvido(s) na lesão localizada próximo à região periapical. Isto só será possível se o retalho cirúrgico selecionado e executado estiver adequado, bem afastado, o que irá possibilitar uma visão ilimitada do campo cirúrgico e das estruturas radiculares (Figuras 18.64, 18.65, 18.71 a 18.73, 18.77 e 18.87).

Assim como na manipulação dos tecidos moles, aqui o cirurgião necessitará de conhecimento específico, pois a osteotomia promove seguidos traumatismos no tecido ósseo. Para atingir tal objetivo, o cirurgião deverá saber exatamente a localização do(s) ápice(s) a ser(em) manipulado(s), a fim de evitar remoção exagerada e desnecessária de tecido ósseo. Essa localização prévia deve se basear nos exames preliminares tomográficos, radiográficos e do profundo conhecimento anatômico das estruturas presentes.[25,32,37,92]

O objetivo da osteotomia é primariamente expor a área afetada, a lesão óssea, quando presente, e o ápice radicular. É fundamental identificarmos o ápice dental durante a fase de osteotomia para podermos ser mais conservadores e precisos durante a apicectomia (Figura 18.60A).[101] Um dos erros mais comuns nesta fase é tentar realizar a osteotomia conjuntamente com a apicectomia, o que invariavelmente nos induz a erros operacionais muitas vezes irreparáveis (ver Figura 18.66A e B).

A osteotomia e a apicectomia tradicionalmente foram preconizadas e realizadas com a utilização brocas esféricas números 2, 4 e 6, troncocônicas 699 ou 700 montadas na peça reta do micromotor (Figura 18.64A). Elas também podem ser realizadas com uma broca Zekrya número 15 (Maillefer Ballaigues, Suíça) ou esférica acoplada em uma alta rotação especial, com ângulo de 45 graus na cabeça e saída de ar apenas na parte posterior para evitar a ocorrência de enfisema subcutâneo (Figura 18.64B).

Além dos métodos tradicionais citados anteriormente, para realização da osteotomia, atualmente temos também o ultrassom piezoelétrico cirúrgico, com insertos desenvolvidos especificamente para este fim e utilizados com sucesso em diversas especialidades médicas e dentais[102-104] (Figura 18.62). Nas microcirurgias perirradiculares, esse inovador sistema ainda está em estado inicial de desenvolvimento, embora existam publicações relativamente antigas indicando novas possibilidades técnicas. Horton *et al.*,[108] em 1975, foram pioneiros, preconizando o uso de cinzéis energizados por ultrassom. Apenas recentemente outros autores resgataram esta ideia.[75] Abella *et al.*,[107] em recente revisão bibliográfica publicada em 2014, ressaltam que ainda necessitamos de mais investigações científicas para sua plena incorporação para realização de osteotomias na microcirurgia perirradicular. Com o desenvolvimento e o surgimento de insertos cirúrgicos específicos para a osteotomia e novos equipamentos, estamos seguros de que o ultrassom cirúrgico será cada vez mais utilizado para esta importante etapa cirúrgica (Figura 18.63).

Os três métodos mencionados anteriormente para realizar a osteotomia podem ser utilizados, dependendo da preferência pessoal do operador, pois todos são adequados. O primeiro método é o mais tradicional e econômico, e o último o mais específico e dispendioso, ficando a critério do operador selecionar o método mais adequado para seu perfil. Vale ainda ressaltar que o uso do ultrassom cirúrgico nas osteotomias traz algumas vantagens, como melhor visão do campo operatório, maior eficácia no controle da hemostasia pelo fluxo constante e

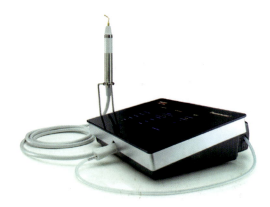

**Figura 18.63** PiezoSurgery® touch Mectron (Mectron Medical Technology – Carasco, Itália).

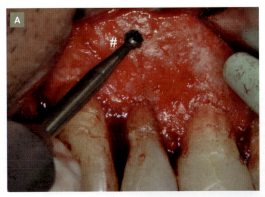
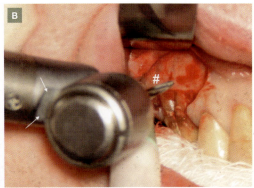
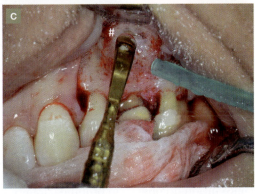

**Figura 18.64 A.** Imagem transcirúrgica de uma microcirurgia perirradicular realizada no dente 12 durante a fase de osteotomia, com utilização de peça de mão reta de baixa rotação e broca esférica de haste longa (#). **B.** Imagem transcirúrgica de uma microcirurgia perirradicular realizada no dente 16 durante a fase de osteotomia, com utilização de alta rotação com ângulo de 45 graus e saída de ar na parte posterior (*setas*) e broca Zekrya (#). **C.** Imagem transcirúrgica de uma microcirurgia perirradicular realizada no dente 23, durante a fase de osteotomia, com utilização de inserto ultrassônico para osteotomia SurgyStar™ (Dmetec, Dental Medical Technology, Coreia do Sul) (#).

abundante da irrigação proporcionado pela bomba peristáltica do aparelho, além de todo o sistema de irrigação ser passível de esterilização.[101,105-107]

Independentemente do método selecionado, o mais importante é utilizar irrigação abundante com soro fisiológico durante todo o procedimento e movimentos suaves para se minimizar o traumatismo tecidual.[25,32,37,92] Os movimentos da broca durante a osteotomia devem ser leves, em repetidas pinceladas de pequena amplitude, sem exercer pressão exagerada, até que a correta identificação das estruturas desejadas seja atingida.[25,32,37,92] Outro ponto importante a ressaltar é que devemos trabalhar na osteotomia do terço cervical do ápice para a porção apical do mesmo, principalmente em casos com proximidade de estruturas anatômicas nobres, a fim de evitar iatrogenias.

Em caso de dúvida quanto à localização radicular ou da anatomia, devemos parar com a osteotomia, utilizar nosso conhecimento anatômico e consultar nossos exames pré-operatórios. Em alguns casos específicos, podemos utilizar um contraste radiográfico fixo na região que estamos operando, para realizarmos uma radiografia de contraste, e só então, quando estivermos seguros da nossa localização, iniciarmos novamente a remoção de tecido ósseo.[25]

O tamanho ideal da osteotomia deve ser suficiente para que tenhamos visualização completa da região a ser operada com magnificação e iluminação; ela deve ter dimensão adequada para visualizarmos e manipularmos o campo cirúrgico. Uma osteotomia menor que o necessário irá dificultar e muito a execução das etapas subsequentes e pode comprometer o resultado final. Raízes linguais exigem osteotomias mais amplas devido à maior espessura da tábua óssea.[25,32,37,92,101]

Com a osteotomia finalizada devemos proceder à remoção da lesão (para biopsia) e/ou material extravasado presente na região apical. Vale ressaltar que, idealmente, buscamos remover a lesão por inteiro por meio de sua enucleação com curetas afiadas compatíveis com a loja óssea, do tipo Molt na fase inicial de enucleação (Figura 18.65A) e do tipo Lucas na fase final de sua remoção (Figura 18.65B). É de extrema importância que estas curetas estejam afiadas, com os bordos cortantes direcionados para o tecido ósseo e nunca para a lesão ou estruturas anatômicas nobres. Todo tecido coletado deve ser acondicionado em solução específica (formol diluído em soro fisiológico ou água na proporção de 1 para 9) e posteriormente enviado para o laboratório de patologia.

Essa fase crucial da microcirurgia perirradicular deve ser realizada criteriosamente para que tenhamos plena visão do(s) ápice(s) a serem operados. Aqui, deveremos estar bem concentrados, sem nos preocuparmos com o retalho cirúrgico, que deverá estar afastado e mantido em posição atraumaticamente, causando mínimos danos aos tecidos moles. É muito importante buscarmos a maior

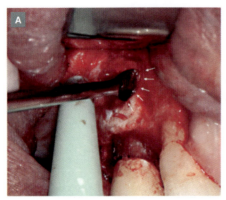 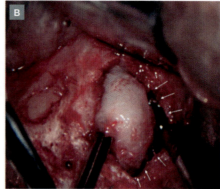

**Figura 18.65 A.** Imagem transcirúrgica de uma microcirurgia perirradicular realizada no dente 14, durante a fase da enucleação da lesão, em sua etapa inicial, utilizando as costas da cureta tipo Molt voltada para a lesão e a parte ativa para o tecido ósseo (*setas*). **B.** Imagem transcirúrgica de uma microcirurgia perirradicular realizada no dente 25, durante a fase da remoção da lesão, após a enucleação da mesma (*setas*), utilizando uma cureta tipo Lucas.

remoção de tecido da lesão possível, porém ressaltamos que próximo de áreas anatômicas nobres temos que ter o cuidado de não comprometê-las com uma curetagem excessiva ou, ainda, com uso de instrumentos pontiagudos.

Apenas um cirurgião e sua equipe auxiliar focados na região apical poderão realizar uma microcirurgia perirradicular adequada, pois quando estamos dividindo nossa atenção, dificilmente conseguimos estar concentrados no que realmente é necessário. Mais uma vez, reforçamos a necessidade do desenvolvimento do conceito de trabalho em equipe e da utilização da magnificação constante também pelo assistente cirúrgico, pois é crucial que ele veja exatamente o que o cirurgião vê e atue diretamente nas áreas fundamentais para o bom andamento do procedimento.[25]

### Ressecção radicular

Todas as etapas anteriores foram realizadas para se atingir e atuar na causa do insucesso endodôntico: um sistema de canais que contém irritantes em seu interior e/ou adjacências. Isso pode se dar por diversos fatores, tais como: mais de um forame apical, canal extra, raiz extra, materiais e/ou corpos estranhos na região apical, fraturas radiculares apicais e etc.[25,32,37,92] Ressaltamos ainda, que é importante realizarmos uma avaliação visual criteriosa do ápice a ser seccionado, antes de realizarmos qualquer intervenção no mesmo, principalmente a apicectomia que, se realizada sem critério, pode comprometer irreversivelmente o resultado final (Figura 18.60).

O tamanho ideal da apicectomia deve ser de aproximadamente 3 mm, porém, esta dimensão pode ser ajustada de acordo com a especificidade do caso. Com essa quantidade de remoção do ápice radicular, estaremos eliminando possíveis deltas apicais, ramificações, foraminas e microcrateras decorrentes da reabsorção do cemento e dentina apical.[6,25,32,37,92,110-112] A eliminação dessas microcrateras, que quase sempre abrigam colônias microbianas que não foram destruídas ou inativadas pelo tratamento endodôntico, é de fundamental importância, pois dessa maneira serão excluídos também os biofilmes bacterianos localizados no ápice radicular em dentes portadores de lesões perirradiculares crônicas.[113-116]

Muita atenção deve ser dada para a quantidade de estrutura radicular a ser removida, principalmente em dentes portadores de retentores intrarradiculares longos. Nestes casos, quando fizermos uma apicectomia muito profunda, iremos expor o retentor intrarradicular, impossibilitando, assim, a realização do retropreparo e posterior retro-obturação, comprometendo sobremaneira o prognóstico do caso (Figura 18.66).

Para realizarmos a apicectomia, temos três opções comumente utilizadas, a saber: brocas de baixa e alta rotação, ultrassom piezelétrico e ultrassom PiezoSurgery. As brocas cirúrgicas 699 e/ou 700 são montadas na peça reta de baixa rotação. Existem ainda peças de mão de baixa rotação anguladas que facilitam o trabalho e a visualização do campo cirúrgico. As brocas de alta rotação tipo broca Zekrya número 15 (Maillefer Ballaigues, Suíça) ou diamantada troncocônica são acopladas em uma alta rotação especial, com ângulo de 45 graus na cabeça e saída de ar apenas na parte posterior. A segunda opção é o ultrassom piezelétrico (ultrassom comum utilizado na Endodontia), utilizando irrigação externa de soro fisiológico manualmente com seringa e agulha. Para se utilizarem estes aparelhos, recentemente foram lançados no mercado insertos específicos para realizar a apicectomia (Figura 18.67). A terceira opção é o ultrassom PiezoSurgery (Figura 18.63). Este é um aparelho mais dispendioso, porém mais específico com maior potência e qualidade, na qual a visualização do campo operatório melhora significantemente devido ao fluxo e à quantidade de soro fisiológico dispensada durante sua utilização, sendo por isso, mais efetivo que a irrigação manual.[101,117]

O conhecimento da anatomia é fundamental para nos orientarmos quanto à inclinação radicular na hora do corte, especialmente em dentes multirradiculares. Quanto mais espessa a tábua óssea, mais difícil será a orientação espacial para percebemos a real inclinação radicular, correndo-se o risco de estarmos atuando quase que paralelamente ao longo eixo das raízes em vez de atuarmos perpendicularmente.

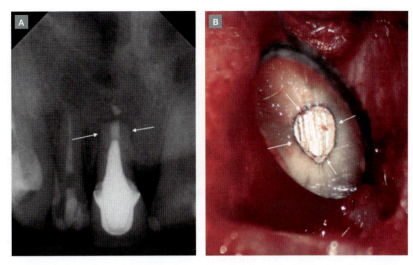

**Figura 18.66 A.** Radiografia para diagnóstico do dente 11, evidenciando a presença de uma pequena extensão radicular com material obturador (*setas*) e um grande retentor intrarradicular. **B.** Imagem transcirúrgica da microcirurgia perirradicular realizada no dente 11, evidenciando uma remoção excessiva de estrutura radicular, expondo o retentor intrarradicular (*setas*), impossibilitando a realização de um retropreparo e posterior retro-obturação.

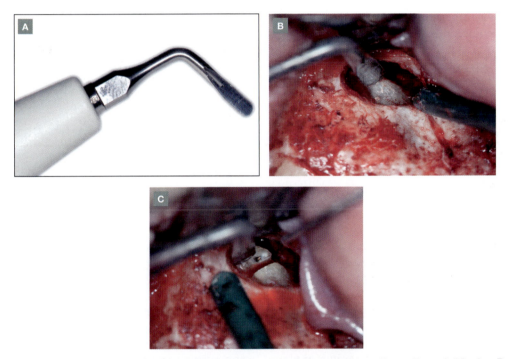

**Figura 18.67** BladeSonic – Inserto para ressecção radicular da Helse Ultrasonic (Santa Rosa de Viterbo, Brasil).

Segundo Gary Carr,[25] um dos erros mais comuns em microcirurgia perirradicular é a não secção total da raiz no sentido vestibulolingual. Como resultado desse erro, temos uma ressecção parcial muito inclinada e longa, que, quando finalizada, apresenta um bisel muito oblíquo, em que as ramificações apicais linguais não são eliminadas por completo. O autor sugere ainda que, como regra, devemos imaginar que o ângulo do bisel radicular realizado é sempre maior do que parece ser, necessitando de correção por parte do cirurgião, posicionando-o mais perpendicular ao longo eixo da raiz possível.

Muitas vezes, temos dificuldade em identificar o contorno radicular e acabamos seccionando o tecido ósseo e dental simultaneamente. Isso irá dificultar a identificação anatômica da região e, apesar de a dentina e o osso terem aspectos semelhantes, a cor da dentina é ligeiramente mais amarelada que o osso, e sua textura é mais suave. Para melhor identificação das estruturas envolvidas na microcirurgia perirradicular preconizamos a utilização do azul de metileno a 2% em meio aquoso aplicado com um *microbrush*, o que nos ajuda sobremaneira a diferenciar toda sorte de tecidos, trincas, forame extra, ligamento periodontal, contorno radicular etc. (Figura 18.68).[25,32,37,92]

Após a ressecção radicular, iremos realizar um cuidadosos alisamento e arredondamento de toda porção

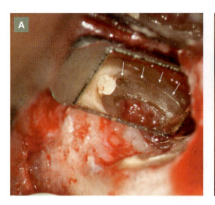 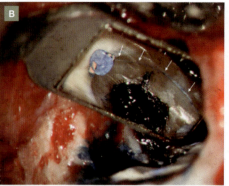 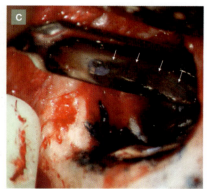

**Figura 18.68 A.** Imagem transcirúrgica da microcirurgia perirradicular realizada no dente 14, evidenciando a utilização de microespelho, com superfície banhada em ródio, para identificação de possível fratura ou istmo. **B.** Mesmo caso com utilização de azul de metileno evidenciando claramente os detalhes. **C.** Mesmo caso com utilização de microespelho em aço polido mostrando a dificuldade de visualização dos detalhes necessários.

apical das raízes, com auxílio de uma lima especial desenvolvida especialmente para esse fim (Figura 18.70A). Durante a inspeção visual da raiz seccionada, o cirurgião deve observar se ela se encontra lisa, com o ângulo correto e com todo contorno radicular exposto, inclusive com a visualização do ligamento periodontal (Figura 18.68B).

Nessa fase, é extremamente importante utilizarmos a magnificação e iluminação abundantes, uma vez que trabalharemos em áreas diminutas e de difícil acesso. É fundamental que o cirurgião conheça muito bem a anatomia dental e suas variações para que ele possa entender o seu campo operatório e identificar todas as possíveis saídas de agentes contaminantes do interior do sistema de canais.[25,32,37,92] Vale ressaltar que, como foi mencionado anteriormente, será impossível realizar esta visualização e exploração da raiz preparada se a hemostasia não estiver perfeita. Com sangue no campo operatório magnificado, não se vê nada além de um mar vermelho.

Para termos uma completa visualização da área necessitamos utilizar microespelhos cirúrgicos de excelente qualidade reflexiva e com a forma mais adequada à cavidade óssea desenvolvida. Espelhos de baixa qualidade, como os de metal polido, irão produzir imagens que não nos ajudam a identificar as estruturas necessárias para realizarmos uma microcirurgia perirradicular adequada (Figura 18.68C) em contraste com os de primeiro plano banhados com ródio (Figura 18.68A e B). Existe uma infinidade de microespelhos disponíveis no mercado e temos que ter um conjunto deles de diversas formas e tamanhos para que possamos selecionar o mais adequado à nossa necessidade, e nunca aumentar a cavidade óssea para se adaptar ao nosso microespelho.

Outra observação importante nessa fase é a verificação da dimensão da cavidade óssea, pois ela necessita estar dimensionada adequadamente para realizarmos nossa próxima etapa cirúrgica: retropreparo e retro-obturação. Caso seja necessário, essa é a fase indicada para a adequação do contorno radicular e da cavidade óssea, e não no meio da etapa subsequente, pois isto irá gerar sangramentos e irá dificultar sobremaneira a visão do campo cirúrgico.[25,32,37,92]

Ressaltamos ainda, que, antes do início do retropreparo, devemos proteger a cavidade óssea para que não tenhamos a disseminação de resíduos contaminados do interior do sistema de canais para o interior da cavidade cirúrgica, bem como atingirmos uma hemostasia localizada. Diversos materiais podem ser empregados para esse fim; dentre eles, podemos destacar cera cirúrgica,[25,32,37,92] sulfato de cálcio,[32,37,92] bolas de algodão estéreis impregnadas com epinefrina[25,32,37,92] e, mais comumente, a gaze cirúrgica sintética (Magic Dent, EUA), cortada em pedaços diminutos (Figura 18.72B).

### Retropreparo

A função primordial do retropreparo é preparar todos os forames principais existentes, bem como istmos e/ou anastomoses, conectando-as aos forames já preparados, e também promover a remoção de material obturador e/ou material contaminado da(s) raiz(raízes) envolvida(s). É fundamental compreender que não se trata apenas de se fazer um preparo circular sobre a raiz sem levar em conta a anatomia específica da mesma, pois o conceito contemporâneo é customizar o retropreparo à realidade anatômica do(s) dente(s) operado(s).[25,32,92,107]

A primeira fase do retropreparo, e uma das mais importantes, é a inspeção e exploração minuciosa da anatomia da raiz seccionada, buscando a presença de canais, istmos, anastomoses, foraminas acessórias, canais acessórios e assim por diante. Para essa exploração, utilizamos os microexploradores cirúrgicos (Figura 18.70D) com iluminação, magnificação e, mais importante, hemostasia adequada. Não devemos nunca iniciar o retropreparo sem antes planejá-lo adequadamente e criar uma imagem mental do que queremos atingir. Os microexploradores também são utilizados para se fazer um preparo inicial antes do ultrassom para conectar os canais principais, servindo de guia para os insertos ultrassônicos, como veremos em detalhes mais adiante.[25]

No passado, os retropreparos eram realizados com brocas esféricas ou tronco cônicas de baixa rotação utilizando um contra-ângulo especial com cabeça miniaturizada de menor dimensão. Essa técnica foi substituída com enormes vantagens pela técnica de preparo ultrassônico aliado a insertos cirúrgicos especificamente desenvolvidos para cada grupamento dental. É importante termos em mente, que o uso de ultrassom com insertos cirúrgicos é condição *sine qua non* para a realização de uma microcirurgia perirradicular adequada.

Os insertos ultrassônicos foram desenvolvidos especialmente para a realização de retropreparos, o que nos possibilita a obtenção de um preparo apical que acompanha o trajeto original do canal, com paredes lisas, livres de *smear layer* e com profundidade controlada, o que as torna retentivas.[25,32,37,92,118-125] Essas pontas possuem ângulo de 90 graus, são de tamanho reduzido, o que as torna fáceis de serem levadas às lojas cirúrgicas, mesmo aquelas de menor tamanho.[126]

Existem vários aparelhos ultrassônicos no mercado com diversos insertos específicos para a realização de retropreparos, podendo ser lisos ou recobertos com diamantes. Dentre os diversos insertos utilizados no mercado odontológico brasileiro, podemos destacar dois fabricantes de qualidade: CVDentus (São José dos Campos, Brasil) e Helse Ultrasonic (Santa Rosa de Viterbo, Brasil). A Helse ainda possui, além dos insertos padrões, insertos especiais que podem ser customizados pelo profissional de acordo com a necessidade do caso (Figura 18.69).[141]

O retropreparo idealmente deve ter uma profundidade de, no mínimo, 3 mm,[25,32,37,92] com exceção dos casos em que eles precisem ser mais profundos, pela ausência de instrumentação e obturação do sistema de canais radiculares realizadas durante o tratamento endodôntico. A forma final do retropreparo deve refletir a anatomia radicular existente e quase nunca ela será circular, pois, na maioria das vezes, as raízes são elípticas na sua porção apical. Sua dimensão deve ser compatível com o diâmetro da raiz para não resultar em uma cavidade muito extensa, pois desta maneira, poderá possibilitar o aparecimento de fraturas tardias devido ao excessivo desgaste lateral radicular.[25,32,37,92]

Segundo Gary Carr,[25] as características ideais de um retropreparo ultrassônico são:

1. No mínimo 3 mm da porção apical limpo e conformado.
2. Retropreparo paralelo ao espaço pulpar radicular.
3. Forma de retenção adequada.
4. Tecido dos istmos deve ser removido.
5. Preservação das paredes dentinárias com espessura adequada.

### Técnica de retropreparo desenvolvida em 1992, por Gary Carr

Durante a exploração da superfície radicular secionada, sendo identificada a presença de um istmo, devemos sulcar a ligação entre os canais, com o auxílio de um microexplorador de ápice (Figura 18.70D), com movimentos de vaivém de um canal ao outro, facilitando sobremaneira a próxima etapa do retropreparo. Com o istmo agora sulcado pelo microexplorador, utilizaremos um inserto ultrassônico, de diâmetro compatível com a estrutura radicular,

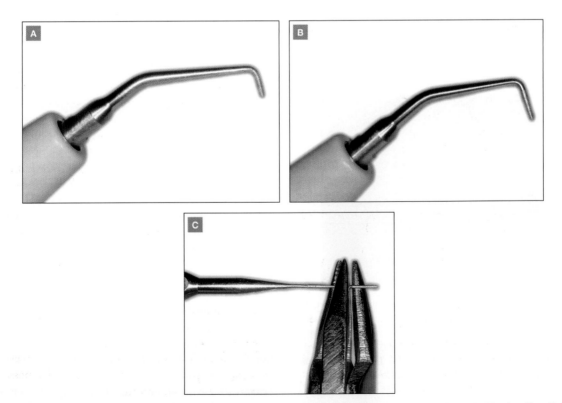

**Figura 18.69 A.** Inserto para retropreparo P1 com 4 mm de comprimento, Helse Ultrasonic (Santa Rosa de Viterbo, Brasil). **B.** Inserto para retropreparo P1M com 6 mm de comprimento, Helse Ultrasonic (Santa Rosa de Viterbo, Brasil). **C.** Inserto para retropreparo customizável Helse Ultrasonic (Santa Rosa de Viterbo, Brasil).

ativado na potência mínima com irrigação abundante, repetindo os mesmos movimentos de vaivém tentando ligar os canais através do istmo. O objetivo dessa manobra é obter um preparo conservador e com uma profundidade de aproximadamente 3 mm em toda sua extensão.

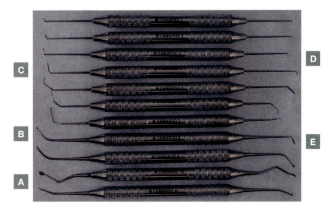

**Figura 18.70** Foto do Kit M Camargo (Millennium, Brasil) para microcirurgia perirradicular. **A.** Microlimas para acabamento apical. **B.** Microbrunidores. **C.** Microcondensadores com diversos ângulos e dimensões. **D.** Microexploradores apicais com diversos ângulos e dimensões. **E.** Microespátulas de inserção do material retro-obturador.

Agora, com os canais ligados entre si através do istmo, devidamente preparados, devemos preparar a retrocavidade propriamente dita, por meio da inserção do inserto ultrassônico paralelamente ao longo do eixo do canal, com movimentos delicados de inserção e remoção até uma profundidade compatível com as condições do sistema de canais. Vale ainda frisar, que os insertos ultrassônicos são específicos para a utilização em cada grupamento dental e com diferenciação entre os lados esquerdo e direito, superior e inferior (Figura 18.71).

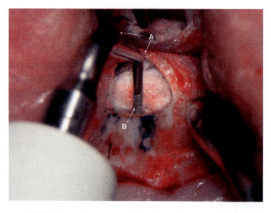

**Figura 18.71** Imagem transcirúrgica de uma microcirurgia perirradicular realizada no dente 11, evidenciando um inserto ultrassônico diamantado (eie2, EUA) para a realização do retropreparo. Ângulos do inserto para ser utilizado em microcirurgia perirradicular na região anterior superior (*A*). Detalhe da superfície diamantada do inserto ultrassônico (*seta*) (*B*).

Uma vez realizado o retropreparo, o mesmo deve ser verificado com o auxílio de microespelhos para observação da forma e limpeza da retrocavidade. Normalmente,

por melhor que tenhamos realizado esta etapa, sempre teremos a presença de remanescentes dos materiais obturadores ou contaminantes na face vestibular (Figura 18.72). Após esta etapa, devemos então retornar à fase do retropreparo, buscando direcionar especificamente o inserto ultrassônico para a região a ser trabalhada (vestibular) para produzirmos uma retrocavidade com suas bordas e paredes limpas passíveis de serem bem seladas.

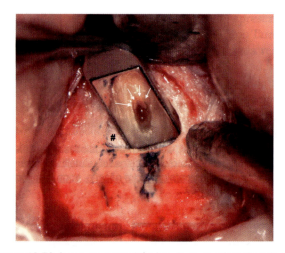

**Figura 18.72** Imagem transcirúrgica de uma microcirurgia perirradicular realizada no dente 11, evidenciando restos de gutapercha na face vestibular do retropreparo (*setas*) por meio do microespelho. Outro detalhe importante nesta fase é a necessidade de tamponamento da cavidade óssea (#) para evitarmos que fragmentos de materiais e contaminantes se alojem no tecido ósseo.

Uma vez finalizado o retropreparo, o mesmo deve ser irrigado com soro fisiológico e seco antes da retro-obturação. Para se realizar a secagem das retrocavidades, podemos utilizar pontas cortadas de cones de papel absorvente esterilizadas (Figura 18.73A) ou, ainda, pela utilização do Stropko™ Irrigator[25,32,37,92,119] (SybronEndo, EUA), que é uma ponta de seringa tríplice adaptada, que nos permite utilização de agulhas hipodérmicas de diâmetros diminutos e estéreis (Figura 18.73B).

A secagem é uma etapa muito importante para termos uma completa visualização da retrocavidade preparada, bem como da situação do interior da mesma e dos materiais nela contidos, e também para prevenir a contaminação do material retro-obturador a ser utilizado na etapa seguinte.

### Retro-obturação

A retro-obturação tem por finalidade principal promover um selamento o mais hermético possível do retropreparo obtido. Na verdade, este selamento apical tem por finalidade proteger os tecidos apicais dos possíveis irritantes remanescentes no interior do sistema de canais. Antes de entrarmos propriamente na técnica de retro-obturação, que é relativamente simples, devemos discutir um pouco sobre os materiais retro-obturadores disponíveis no mercado e suas qualidades e especificidades.

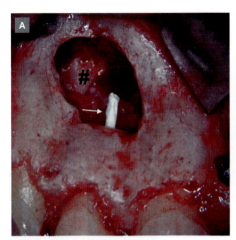 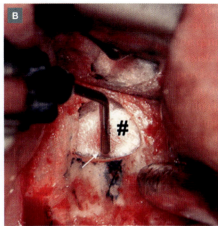

**Figura 18.73 A.** Imagem transcirúrgica de uma microcirurgia perirradicular realizada no dente 12, evidenciando a secagem do retropreparo com fragmento de cone de papel absorvente esterilizado (*seta*) e cavidade óssea sem tamponamento (#). **B.** Imagem transcirúrgica de uma microcirurgia perirradicular realizada no dente 11, evidenciando a secagem do retropreparo Stropko™ Irrigator (SybronEndo, EUA) acoplado a uma agulha estéril e de diâmetro compatível com o retropreparo (*seta*), detalhe da cavidade óssea tamponada com gaze especial (#).

## Materiais retro-obturadores

O preenchimento da retrocavidade deve ser feito com materiais que ofereçam um bom vedamento apical, isentos de interferência dos fluidos teciduais, possuam radiopacidade adequada, boa condição clínica de uso e, principalmente, que sejam biocompatíveis.[24,25]

Dentre os produtos que de um modo geral possuem tais características,[120-127] podemos destacar: o IRM® (Dentsply Ind. e Com. Ltda), SuperEBA™ (Boswart Company, Skokie Illinois), ProRoot® MTA (Dentsply Tulsa Dental, EUA), MTA Angelus (Indústria de Produtos Odontológicos S/A), óxido de zinco e eugenol consistente,[3,127] Sealapex® (SybronEndo) acrescido de MTA proposto por bernabé,[127] Sealapex® acrescido de óxido de zinco proposto por Leal e Bampa,[128] e os mais recentes biocerâmicos em uma consistência arenosa ou mais consistentes.[123-125]

Morandi[121] demonstrou que os cimentos à base de óxido de zinco e eugenol (IRM®, SuperEBA™ e óxido de zinco e eugenol consistente), quando usados em obturações retrógradas em dentes de cães, apresentaram, de modo geral, uma resposta histopatológica com reparo de lesão perirradicular e a formação de cápsula fibrosa sobre o material.

Bernabé,[127] em estudo histopatológico em dentes de cães, também encontrou bons resultados com óxido de zinco e eugenol consistente, especialmente nos casos em que deixou a retro-obturação 1 mm mais curta, quando comparadas àquelas que ficaram no nível da superfície da cavidade apical.

O MTA (biocerâmico), até o momento, é o material que tem apresentado os melhores resultados biológicos, permitindo não só o processo de reparo dos tecidos perirradiculares, bem como a indução de tecido cementário em íntimo contato com o material.[123-125]

A escolha do material retro-obturador deve ser baseada em critérios científicos, bem como de preferência pessoal de cada profissional. Características de biocompatibilidade são de extrema importância, bem como a facilidade de inserção e aplicação clínica, tempo de presa, radiopacidade e assim por diante. Não existe um material ideal, mas sim alguns materiais que podem ser utilizados com segurança e respaldo da literatura, ficando a critério do profissional selecionar o mais adequado para cada situação clínica.

## Processo de retro-obturação propriamente dito

Após a finalização do retropreparo, inspeção visual com o auxílio de microespelhos e secagem, devemos iniciar o processo de retro-obturação. Vale ressaltar, ainda, que a hemostasia nesta fase é primordial, uma vez que a contaminação precoce de qualquer material retro-obturador é prejudicial ao processo de presa inicial, bem como a contaminação das paredes do retropreparo com sangue irá propiciar uma fonte constante de irritação tecidual (Figura 18.73A e B).[101]

A técnica de inserção do material retro-obturador vai depender da sua seleção, uma vez que cada material tem suas características específicas de manipulação, bem como propriedades mecânicas. Genericamente, podemos inserir todos os materiais que sejam espatulados e possuam uma consistência mais firme com o auxílio de uma microespátula (Figura 18.70A e B) e depois condensá-los vigorosamente com o auxílio de microcondensadores (Figura 18.70C).[25,32,37,92,119] Materiais do tipo arenoso, como o MTA, na sua clássica apresentação pó-líquido, devem ser inseridos com instrumentos especiais tipo "Messing Gun" (Integra LifeSciences Corporation) ou semelhantes e depois condensados mais suavemente (Figura 18.70C) devido à incapacidade de presa inicial deste material. Independentemente do material selecionado, eles devem ser inseridos com a consistência mais firme possível por meio da incorporação, durante a espatulação, da maior quantidade de pó para a menor quantidade de líquido, para que possamos condensar adequadamente e preencher por completo o retropreparo.

O número de inserções do material retro-obturador deve ser tantas quanto forem necessárias para o preenchimento tridimensional da retrocavidade. Nesta fase de condensação é importante termos uma grande variedade de microcondensadores quanto ao seu diâmetro, ângulo e comprimento da parte ativa, para podermos atuar nas inúmeras variações anatômicas presentes nos retropreparos (Figura 18.70C).

O brunimento do material (quando possível) é realizado com microbrunidores (Figura 18.70B) e, dependendo do tipo de material retro-obturador utilizado, realizaremos uma ação de pressão mais vigorosa para os materiais que tenham presa inicial e pressão mais suave, apenas como acomodação para os materiais que tenham presa mais tardia. Isso é muito importante, pois, uma vez que se aplicarmos uma pressão exagerada com o microbrunidor sobre o MTA na sua formulação clássica, ele será expulso perifericamente da retrocavidade.

O acabamento final do material retro-obturador ou a remoção de possíveis excessos na superfície radicular seccionada deve ser realizado com auxílio de uma lima apical, em movimentos suaves, sob constante irrigação (Figura 18.75A e B).

Quando o material utilizado for do tipo arenoso (MTA em sua formulação clássica), não se deve utilizar irrigação vigorosa da superfície radicular, uma vez que eles tendem a ser removidos com facilidade, pois não apresentam presa inicial (Figura 18.76A e B).

Após o acabamento superficial da retro-obturação, é aconselhável realizarmos uma radiografia para verificação do resultado antes de realizarmos a sutura. É importante ressaltar que o filme radiográfico ou sensor digital devem estar previamente protegidos por barreiras estéreis por se tratar de um campo cirúrgico. Caso o resultado seja o desejado, poderemos partir para a finalização da microcirurgia perirradicular; do contrário, devemos realizar as correções necessárias e radiografarmos novamente para nova verificação do resultado final antes de suturarmos.[25,32,92,119]

Finalização

Estando radiograficamente adequados nosso retropreparo e retro-obturação, prosseguimos para a etapa final da microcirurgia perirradicular, que é a finalização. Nesta última etapa, deveremos nos certificar da limpeza da cavidade óssea, prepararmo-nos para a sutura com

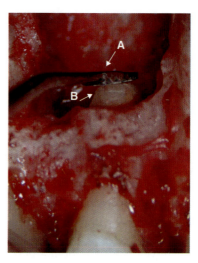

**Figura 18.75** Imagem transcirúrgica de uma microcirurgia perirradicular realizada no dente 12, evidenciando a realização do acabamento apical após a retro-obturação. Microlima atuando na superfície radicular retropreparada (A). Detalhe da dimensão do ápice radicular em relação à dimensão da microlima, evidenciando a adequação dimensional do instrumento para microcirurgia perirradicular (B).

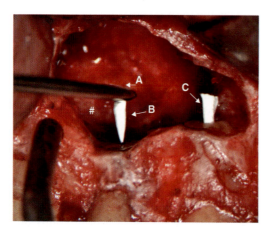

**Figura 18.74** Imagem transcirúrgica de uma microcirurgia perirradicular realizada nos dentes 22 e 23, evidenciando a retro-obturação e a secagem dos retropreparos. Microespátula de inserção do material retro-obturador (A) (ver Figura 18.70E). Microcone confeccionado de material retro-obturador sendo inserido na retrocavidade (B). Fragmento de cone de papel esterilizado inserido e secando retropreparo (C). Notem a cavidade óssea sem tamponamento e com hemostasia adequada durante o processo de retro-obturação.

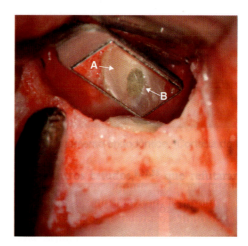

**Figura 18.76** Imagem transcirúrgica de uma microcirurgia perirradicular realizada no dente 11, evidenciando o acabamento apical após a apicectomia e retro-obturação com MTA. Visão da superfície radicular apical após acabamento superficial, evidenciando a lisura do ápice secionado (A). Detalhe do acabamento final da retro-obturação com MTA, evidenciando a inserção do material na retrocavidade e limpeza superficial periférica dentinária (B).

reposicionamento do retalho, compressão tecidual antes da sutura, sutura e compressão tecidual após a sutura e, por fim, explicar o procedimento realizado ao paciente. Talvez esta seja uma das fases mais críticas da microcirurgia perirradicular, pois é nela que geralmente negligenciamos alguns detalhes cruciais para o bom resultado e consequente aceleração do processo de reparo tecidual.

A primeira fase desta importante etapa é a remoção completa de todo material utilizado para o tamponamento da cavidade óssea se ele não for reabsorvível, como o sulfato de cálcio,[135,136] com posterior irrigação abundante com soro fisiológico. Na sequência, devemos realizar uma completa inspeção visual da cavidade óssea para buscarmos e eliminarmos quaisquer materiais remanescentes resultantes do retropreparo e da retro-obturação, que possam interferir no processo de reparo. Por último, devemos promover um pequeno sangramento que irá popular a cavidade óssea e será transformado posteriormente em coágulo, o que é fundamental para o processo de reparo ósseo.

A sutura é crucial para obtermos um tecido gengival saudável, livre de cicatrizes e termos um pós-operatório minimamente traumático. Sua realização será um reflexo de todas as etapas prévias e a sua facilidade de execução, bem como seu resultado final estão intimamente conectados aos passos anteriores. Se tivermos seguidos os preceitos da microcirurgia perirradicular até aqui descritos, a sutura transcorrerá sem maiores problemas; do contrário, será uma lástima.

O objetivo principal da sutura é apenas segurar em posição os tecidos reaproximados para termos idealmente uma cicatrização por primeira intenção; portanto, é fundamental que façamos uma reaproximação tecidual previamente à sutura,[137] seguida de uma compressão de aproximadamente 5 minutos (Figura 18.77A).[9,25,119] Antes de fazermos a reaproximação tecidual do retalho, realizarmos abundante irrigação com soro fisiológico do tecido ósseo, principalmente nas bordas dos tecidos moles, a fim de eliminarmos qualquer coágulo sanguíneo ali presente. A espessura deste coágulo nas arestas teciduais irá determinar se irá ocorrer a cicatrização por primeira ou segunda intenção. Seguindo este protocolo, teremos um retalho cirúrgico completamente reposicionado, sem coágulos e sem tensões, em perfeita consonância com os tecidos adjacentes, como podemos ver na Figura 18.77B.

Preferencialmente, utilizamos fios de sutura do tipo monofilamento com diâmetro diminuto e agulhas delicadas. Por si só, o processo de sutura causa traumatismos teciduais, cabendo aqui o desenvolvimento da mais apurada técnica para minimizarmos esses traumatismos. A utilização de fios de seda na microcirurgia perirradicular está contraindicada, uma vez que eles são muito calibrosos e,

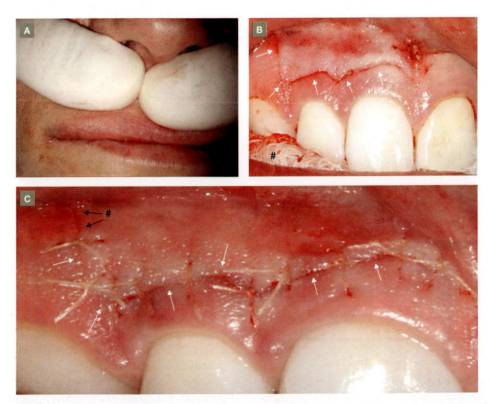

**Figura 18.77** Imagem transcirúrgica de uma microcirurgia perirradicular realizada no dente 11, evidenciando a realização da sutura na microcirurgia perirradicular. **A.** Compressão tecidual que deve ser realizada pré e pós-sutura. **B.** Retalho reposicionado após a compressão tecidual e antes da realização da sutura, evidenciando excelente reaproximação tecidual e ausência de sangramento e coágulos (*setas*). Notar também que o paciente permanece de boca fechada durante todo o ato cirúrgico, mordendo uma gaze dobrada (#). **C.** Sutura realizada com fio tipo Vicryl™ 6-0 (Etchicon, EUA), evidenciando a excelente reaproximação tecidual, bem como mínimo traumatismo (*setas*). Um detalhe muito importante da sutura é que ela deve ser feita até a gengiva inserida, deixando a gengiva livre apenas aproximada (#).

principalmente, pelo acúmulo de placa bacteriana que neles se deposita, retardando sobremaneira o processo cicatricial.[25,32,37,92]

Com a estrita observância dos princípios de manipulação dos tecidos moles descritos anteriormente e a utilização de fios de sutura mais adequados, a remoção da sutura se dá muito mais rapidamente do que nas cirurgias perirradiculares tradicionais, podendo inclusive ser removidas entre 24 a 48 horas do pós-operatório.[25] As suturas, quando mantidas por tempos prolongados (após 72 horas), normalmente servem apenas para retardar o reparo e inflamar os tecidos, uma vez que estão colonizadas por microrganismos em toda sua extensão.[138]

Na maioria das vezes, utilizamos a sutura interrompida, porém contamos com uma enorme variedade de tipos de sutura disponíveis no nosso arsenal cirúrgico. Tecnicamente, a sutura utilizada na microcirurgia perirradicular, segue os mesmos objetivos das suturas orais, em que realizamos a introdução da agulha no tecido do retalho em direção ao tecido aderido, com início nos ângulos do retalho cirúrgico. O mais importante é termos um retalho perfeitamente reposicionado e sem tensões (Figura 18.77B).[25,139]

A sutura não deve tensionar ou reposicionar o retalho, mais sim, apenas manter os tecidos já reaproximados anteriormente sem a ocorrência de isquemias ou dilacerações teciduais (Figura 18.77C).[25] Nas incisões relaxantes (verticais), deve-se apenas suturar as áreas de gengiva inserida, uma vez que a gengiva livre é composta predominantemente por fibras elásticas, dificultando sobremaneira sua reaproximação, independentemente do número de suturas empregadas (Figura 18.77C).[25,119]

Uma vez terminada a sutura, o cirurgião deve novamente colocar uma gaze úmida sobre o retalho e promover compressão adequada por 5 a 10 minutos para diminuir de novo a espessura do coágulo nas bordas teciduais e promover a hemostasia (Figura 18.77A).[9,25] É impossível ressaltar a importância deste "simples" procedimento pós-sutura para a obtenção do melhor resultado final da microcirurgia perirradicular, pois por parecer tão simples, a maioria dos cirurgiões o negligencia.

Todos esses procedimentos técnicos descritos, com seus detalhes inerentes a cada uma das fases cirúrgicas, quando corretamente executados, são de fundamental importância para nos levar a uma resposta biológica satisfatória, nos oferecendo um processo de reparo das lesões perirradiculares e minimizando o traumatismo operatório.[9,15,16,25,32,37,92,119]

## Cuidados pós-operatórios

É importante que tenhamos um protocolo de orientação aos pacientes após a realização de uma microcirurgia perirradicular, para que os pacientes tenham todas as informações necessárias sobre as possíveis ocorrências, bem como do que fazer para evitar um pós-operatório doloroso. Todas as instruções pós-operatórias devem ser dadas ao paciente por escrito e enfatizadas oralmente logo após o término do procedimento.

O paciente deve ser informado que, após todo procedimento cirúrgico, podem ocorrer algumas sequelas pós-operatórias, tais como: pequenos sangramentos, infecção, edema, descoloração cutânea, dor e cicatrização tardia etc. Essas possíveis ocorrências devem ser apresentadas ao paciente tanto no pré-operatório como no pós-operatório.[22,25]

Imediatamente após a realização da sutura, o paciente deve receber uma bolsa de gelo que deve ser aplicada sobre a da região da microcirurgia perirradicular, com leve para moderada pressão nas primeiras 24 a 48 horas.[25] O gelo deve ser aplicado de maneira intermitente para não ativarmos os mecanismos de proteção contra queimaduras cutâneas, o que promoveria vasodilatação e, consequentemente, aumentaria a chance de formação de edema.[119] Esta aplicação intermitente do gelo também reduz o fenômeno de rebote vascular, reduz o edema pós-operatório e tem efeito analgésico.[9]

A incidência de dor pós-operatória após a microcirurgia perirradicular geralmente é mínima, e indicamos a prescrição de anti-inflamatórios não esteroidais nas primeiras 48 horas para se evitar a instalação do processo doloroso. O cirurgião deve ligar para o paciente à noite, no dia da realização da microcirurgia perirradicular, a fim de verificar se ele se encontra bem, se há alguma intercorrência ou se há alguma dúvida sobre o pós-operatório. É fundamental que o paciente se sinta seguro e tenha todos os contatos do profissional para que ele possa se comunicar imediatamente quando algum problema ou dúvida surgir. Um paciente bem informado e seguro sobre a disponibilidade para comunicação do cirurgião raramente liga no pós-operatório, porém ele deve estar ciente da disponibilidade do profissional.[25]

Como última recomendação, o paciente deve ser orientado a realizar dois bochechos suaves diários (manhã e noite) com solução oral de digluconato de clorexidina a 0,12% durante 7 a 14 dias,[84-86] realizar a higiene bucal normalmente (escova macia com movimentos delicados) e não utilizar fio dental na área operada, principalmente se uma incisão sulcular foi realizada.

## Indicações da microcirurgia perirradicular

As indicações para a realização de uma microcirurgia perirradicular são inúmeras,[141,142] como veremos a seguir, ressaltando sempre a necessidade de se esgotarem todas as possibilidades de solução via tratamento endodôntico primário ou retratamento. Um tratamento endodôntico pode ser refeito, porém uma remoção excessiva de estrutura radicular, uma cicatriz, um dano ao periodonto de sustentação ou proteção, e assim por diante, após um procedimento cirúrgico são irreversíveis e muitas vezes impedem a manutenção do elemento dental devido a sua irrestaurabilidade e/ou sequelas periodontais.

Infelizmente, muita ênfase é dada à técnica cirúrgica, à eleição dos materiais de retro-obturação e assim por diante, e pouca atenção é dada ao diagnóstico e às indicações das microcirurgias perirradiculares, levando muitas vezes ao insucesso e descrédito dessa modalidade de tratamento. Esses procedimentos cirúrgicos são altamente previsíveis e com alto índice de sucesso, desde que sejam observadas criteriosamente suas indicações, bem como limitações.[9,14,15,19,25,32,37,92,143]

Como clínicos, sabemos que existe uma linha tênue entre a observância estrita dos critérios de indicação das microcirurgias perirradiculares e das necessidades imediatas dos nossos pacientes, indicadores e do profissional. É fundamental que façamos a indicação baseada em critérios estabelecidos e que fujamos dos procedimentos realizados apenas por conveniência ou comodidade do paciente. Quanto mais nos afastarmos das indicações de conveniência, mais estaremos próximos do sucesso, embora algumas vezes sejamos obrigados a realizar concessões parciais nos critérios de indicação para satisfazermos todos os elementos envolvidos.

Vale ainda ressaltar, que nada nem ninguém, pode nos obrigar a realizar qualquer procedimento cirúrgico se não estivermos seguros de sua indicação ou prognóstico. Em casos dúbios ou sem clara indicação para os procedimentos cirúrgicos, devemos nos posicionar contra a indicação do procedimento, mesmo que isso resulte na perda momentânea do paciente. Mais vale perder um paciente por convicção da inadequação da indicação de uma microcirurgia perirradicular, do que realizar um procedimento invasivo, que não seja adequado para o paciente, e, consequentemente, não irá atingir o objetivo almejado. Acima de tudo, devemos nos lembrar das nossas responsabilidades como promotores de saúde bucal e não meros realizadores de procedimentos odontológicos.

## Diagnóstico cirúrgico de fratura vertical da raiz (FVR)

Com o advento da utilização constante da magnificação na Endodontia, os diagnósticos cirúrgicos têm sido cada vez menos frequentes, uma vez que, na esmagadora maioria das vezes, podemos realizar tais diagnósticos clinicamente.

Geralmente, as FVRs estão associadas à presença de sintomatologia periodontal na área afetada, de bolsa periodontal isolada no local da fratura, fístula mais próxima da região cervical e, ainda, uma imagem radiográfica de perda óssea tipo gota no terço médio da raiz associada ao dente e/ou raiz envolvida.[144,145]

É importante ressaltar que, radiograficamente, o diagnóstico da FVR é praticamente impossível devido à necessidade de se posicionarem horizontalmente os raios X exatamente sobre a fratura com uma tolerância máxima de 4 graus tanto para a distal ou para a mesial.[146] Recentemente, com o advento da TCFC, alguns autores relataram capacidade diagnóstica superior desta tecnologia quando comparada às radiografias periapicais.[147-149] Outros autores ressaltam, ainda, que a TCFC apresenta artefatos de imagens principalmente na presença material hiperdenso como metal, guta-percha e cimentos obturadores no interior dos canais, dificultando, assim, um diagnóstico preciso.[150] Vale ainda ressaltar, que quando falamos de FVR, estamos nos referindo a diminutas linhas de fraturas que são de difícil diagnóstico clínico, radiográfico, tomográfico e não de extensas fraturas radiculares completas com separação de fragmentos facilmente detectadas radiograficamente, bem como, clinicamente.

Em algumas situações clínicas específicas, o paciente pode apresentar radiograficamente uma suspeita de lesão radicular lateral à raiz afetada, mas sem ser conclusivo. Clinicamente, ele geralmente apresenta uma discreta sintomatologia dolorosa durante a mastigação, palpação vestibular ou lingual, dor à percussão horizontal, podendo ainda apresentar discreto edema na região e ausência de fístula.

Nesses casos, para se evitar a realização de diagnóstico cirúrgico, devemos lançar mão de um exame visual intracanal com a realização de um acesso, remoção do material obturador intrarradicular e inspeção visual da área afetada. Quando o dente a ser avaliado tem uma prótese com retentor intrarradicular volumoso, então o diagnóstico cirúrgico pode ser indicado caso a remoção do conjunto restaurador seja inviável ou o paciente não deseje por questões econômicas (Figura 18.78).

## Manutenção de trabalho restaurador adequado em dentes com lesões periapicais crônicas

Elementos dentais portadores de trabalhos protéticos com apoio intrarradicular volumoso ou próteses extensas com presença de lesão perirradicular e/ou sintomatologia e/ou lesões perirradiculares persistentes ou em expansão.

A opção cirúrgica nos parece ser o melhor caminho para estes casos em que a remoção de retentores intrarradiculares e/ou próteses extensas seja extremamente trabalhosa ou coloque em risco a própria integridade da raiz, por enfraquecimento de suas paredes, ocasionando uma possível fratura ou perfuração acidental durante o procedimento de remoção.[32,37,92]

Nem sempre a indicação cirúrgica desses casos se deve unicamente às dificuldades e aos riscos pela remoção de retentores intrarradiculares e/ou próteses fixas. Muitas vezes o trabalho restaurador protético se encontra, do ponto de vista funcional, estético e periodontal, satisfatório, não havendo interesse do paciente e até mesmo do profissional reabilitador em sua substituição e retratamento do canal radicular, como solução para se resolver o caso. Casos que apresentem essas características antes mencionadas, ou ainda relacionadas com o fator financeiro, podem ter uma resolução mais rápida e segura por meio da realização de uma microcirurgia perirradicular.[32]

Para a desmontagem protética de uma peça extensa, geralmente necessita de várias sessões com atos operatórios prolongados, de remoção da prótese, confecção de uma peça provisória, retratamento e confecção de uma nova peça protética definitiva. Quando se comparam os custos, observa-se que os recursos cirúrgicos, realizados em uma sessão de pouco mais de 1 hora, propiciam uma incomparável relação custo-benefício a favor do nosso paciente (Figura 18.79).

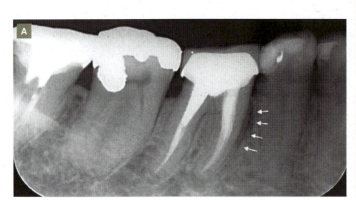
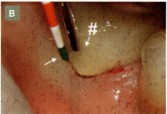
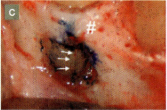

**Figura 18.78 A.** Radiografia para diagnóstico do dente 46, evidenciando a presença de uma discreta perda óssea em forma de gota nos terços cervical e médio da raiz mesial (*setas*). **B.** Imagem clínica com sondagem periodontal, sem a presença de bolsa (*seta*) acompanhada de suave jato de ar proporcionado pelo Stropko™ Irrigator (SybronEndo, EUA) acoplado a uma agulha estéril de diâmetro compatível, para auxiliar a visualização de fraturas e trincas radiculares. **C.** Imagem transcirúrgica evidenciando a presença de um colar de osso em toda região cervical e de uma pequena cavidade óssea sobre a raiz mesial, com presença de fratura radicular vertical, evidenciada pelo corante azul de metileno (*setas*).

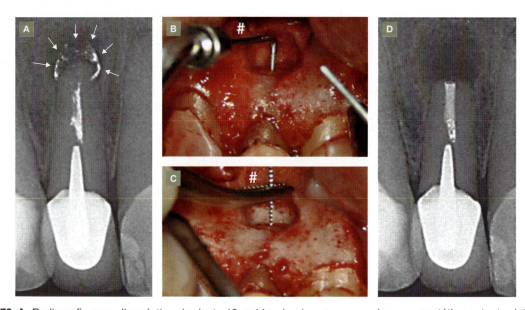

**Figura 18.79 A.** Radiografia para diagnóstico do dente 12, evidenciando a presença de coroa protética, retentor intrarradicular, canal radicular pobremente obturado e lesão periapical com material obturador extravasado (*setas*). **B.** Imagem transcirúrgica evidenciando o retropreparo realizado com uma ponta ultrassônica tipo Berutti (EMS, Suíça). **C.** Imagem transcirúrgica evidenciando a retroinstrumentação do canal radicular com auxílio de lima tipo Kerr fragmentada presa em uma pinça Mosquito. **D.** Radiografia de inspeção realizada após a retro-obturação do canal radicular, antes da realização da sutura.

### Lesões perirradiculares que não responderam a tratamento endodôntico primário e/ou retratamento

Estes casos são indicações clássicas para a realização de uma microcirurgia pós-retratamento e apenas indicada pós-tratamento endodôntico primário, quando o dente estiver recém-restaurado proteticamente com retentores intrarradiculares e/ou próteses fixas. Tradicionalmente, alguns autores preconizavam apenas uma plastia da porção final do remanescente radicular, após a constatação da boa qualidade do selamento apical. Após a plastia apical, era ainda preconizado um brunimento da guta-percha para se melhorar o selamento. Atualmente esta técnica esta em desuso, sendo a realização da apicectomia e obturação retrógrada as mais indicadas.[25,37]

Geralmente, uma curetagem apical cuidadosa com a total remoção da cápsula cística e/ou tecido granulomatoso, seguida de uma apicectomia mais conservadora com obturação retrógrada são suficientes para a resolução do caso, com a regressão da lesão e ocorrência de processo de reparo dos tecidos perirradiculares (Figura 18.80).

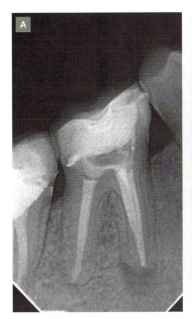 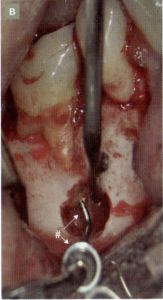 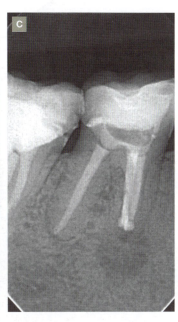

**Figura 18.80 A.** Radiografia de preservação do dente 46 após 1 ano do retratamento, evidenciando a persistência da lesão periapical. **B.** Imagem transcirúrgica evidenciando o retropreparo realizado com uma ponta ultrassônica tipo Berutti (EMS, Suíça). **C.** Radiografia de preservação após 14 meses da realização da microcirurgia perirradicular, evidenciando o reparo radiográfico da região periapical.

## Perfurações apicais

Geralmente são resultantes de acidentes ou falhas durante o preparo biomecânico dos canais radiculares curvos.[172-174] Este tipo de acidente ocorre quando o profissional, por falta de conhecimento e/ou predicados técnicos, não consegue modelar o canal radicular adequadamente, podendo formar um degrau.[175-182] Na tentativa de recuperar o trajeto original do canal, acaba produzindo uma perfuração.

Em muitas situações, tais casos, durante a fase da obturação, resultam no extravasamento de material obturador, levando ao desenvolvimento e/ou permanência da lesão perirradicular por uma somatória de fatores irritantes,[182-185] em que a complementação cirúrgica se impõe como único recurso para a resolução deste tipo de situação clínica (Figura 18.81).

## Fratura de instrumentos na região apical

Este tipo de acidente ocorre durante o preparo biomecânico, e pode necessitar de uma resolução cirúrgica, nas situações em que a fratura do instrumento ocorreu na porção apical da raiz e não se consegue remover nem ultrapassar o mesmo, dentro dos procedimentos clínicos usuais. Em casos de fratura de instrumentos, é muito importante realizar primeiramente o acompanhamento clínico e radiográfico, e efetuar uma microcirurgia perirradicular apenas nos casos em que exista o desenvolvimento de uma lesão perirradicular e/ou aumento de uma preexistente, bem como a presença de sintomatologia dolorosa. Vale ressaltar ainda, que antes da realização de uma microcirurgia perirradicular, nos casos em que tiver ocorrido a fratura de um instrumento endodôntico

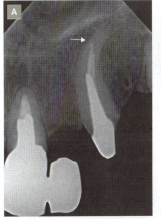 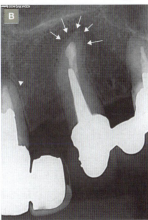

**Figura 18.81 A.** Radiografia para diagnóstico do dente 23, evidenciando a existência de um volumoso retentor intrarradicular, canal radicular pobremente obturado, desvio apical e perfuração radicular (*seta*) e presença de lesão periapical. **B.** Radiografia de preservação após 10 anos da realização da microcirurgia perirradicular, evidenciando o reparo radiográfico, inclusive com presença de lâmina dura (*setas*).

intracanal, apesar de o prognóstico ser menos favorável,[178,183-184] ainda existe a possibilidade de êxito do tratamento endodôntico primário ou retratamento.[185-187]

Quando uma porção radicular significativa não foi atingida pelos procedimentos terapêuticos endodônticos, tais como neutralização e esvaziamento do conteúdo séptico/tóxico, desinfecção por meio da instrumentação coadjuvada por soluções irrigadoras e pela impossibilidade de se aplicar curativo de demora na área inatingível, há a possibilidade de um prognóstico desfavorável com a persistência da lesão perirradicular e, em alguns casos, presença e/ou persistência de sintomatologia dolorosa.[188]

O corte da porção apical da raiz deve ser feito de maneira cuidadosa, a fim de se expor o fragmento, desta forma, será mais fácil apreendê-lo com uma pinça clínica e removê-lo. O espaço antes ocupado pelo fragmento; se encontra contaminado e deverá ser desinfectado por retroinstrumentação com ponta ultrassônica e posterior retro-obturação com o material de seleção (Figura 18.82).

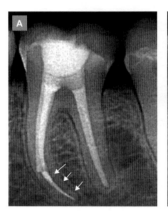
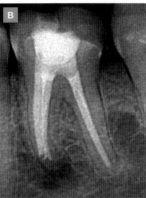

**Figura 18.82 A.** Radiografia para diagnóstico do dente 36, evidenciando a presença de um extenso de um instrumento endodôntico fraturado no comprimento de trabalho (setas). O paciente apresentava sintomatologia dolorosa persistente. **B.** Radiografia de inspeção realizada após a apicectomia, remoção do instrumento fraturado e retro-obturação do canal radicular antes da realização da sutura.

## Presença de degraus em dentes com lesões perirradiculares

O degrau é um dos acidentes que podem ocorrer durante a fase da modelagem dos canais radiculares curvos. Caracteriza-se pelo desvio do trajeto original com reentrância na parede dentinária externa da curvatura, muitas vezes impossibilitando de maneira definitiva o acesso dos instrumentos a toda extensão do canal, predeterminado pela odontometria.[175-182] Suas causas mais frequentes são: acesso incorreto; desconhecimento da anatomia interna dental; uso de instrumentos com insuficiente flexibilidade; falta de pré-curvamento; acúmulo de raspas de dentina forçadas para a porção apical; emprego de técnicas e instrumentação inadequadas.[182]

Nos dentes com necrose pulpar, especialmente os com lesão perirradicular crônica radiograficamente evidenciáveis, a formação de um degrau e a impossibilidade de ultrapassá-lo tornam o prognóstico desfavorável. Na porção do canal radicular não atingida pelo preparo biomecânico, geralmente permanecem produtos tóxicos resultantes da necrose pulpar e das colônias microbianas anaeróbias, que sem dúvida, mantêm uma constante irritação aos tecidos perirradiculares.[154]

Nestas situações, mais uma vez, a microcirurgia perirradicular se apresenta como solução mais adequada e com excelente prognóstico, em vez de uma extração com a posterior e instalação de prótese e/ou implantes osteointegrados (Figura 18.83).

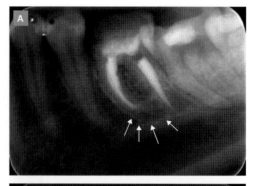

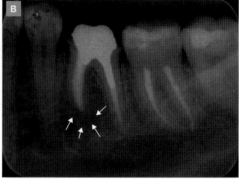

**Figura 18.83 A.** Radiografia para diagnóstico do dente 36, evidenciando a existência de degrau e lesão periapical (setas). **B.** Radiografia de proservação após 1 ano da realização da microcirurgia perirradicular, evidenciando o reparo radiográfico (setas).

## Presença de corpos estranhos na região perirradicular

Em alguns casos, durante o tratamento endodôntico (primário ou secundário), pode ocorrer, na região perirradicular, extravasamento de cimento obturador de canais radiculares, cones de guta-percha ou, ainda, fragmentos de instrumentos fraturados. Esses irritantes locais extravasados podem levar ao desenvolvimento e/ou permanência da lesão perirradicular,[160,166-169] em que a complementação cirúrgica se impõe como único recurso para a resolução deste tipo de situação clínica.

Vale ressaltar, ainda, que mesmo nos casos de extrusão de materiais na região perirradicular, a proservação é indicada de imediato, sem a necessidade de nenhuma intervenção terapêutica. A microcirurgia perirradicular só estará indicada se o material extravasado estiver impedindo o processo de reparo, provocar aparecimento e/ou aumento de lesão perirradicular, houver ainda a ocorrência de sintomatologia dolorosa, do contrário, apenas a proservação deve ser feita (Figura 18.84).

## Lesões perirradiculares crônicas extensas com exsudato persistente

Estas situações clínicas, apesar de não serem frequentes, periodicamente podem ocorrer e encontram sua solução em uma modalidade cirúrgica denominada "obturação do canal radicular simultânea ao ato cirúrgico".[170-172] Ela pode ser utilizada tanto em casos que necessitem de

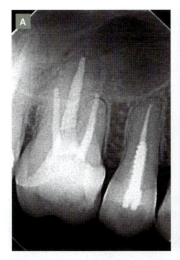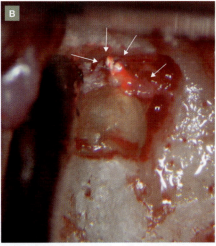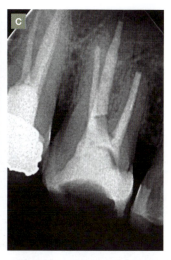

**Figura 18.84 A.** Radiografia para diagnóstico do dente 16, evidenciando a presença de "pequeno" fragmento de material obturador na raiz mesial. O paciente apresentava sintomatologia dolorosa persistente. **B.** Imagem transcirúrgica evidenciando o material extravasado na região periapical, bem como tecido granulomatoso (*setas*). **C.** Radiografia de proservação após 12 meses da realização da microcirurgia perirradicular, evidenciando o reparo radiográfico da região periapical.

tratamento endodôntico primário quanto de retratamento. A intervenção consta basicamente de curetagem periapical cuidadosa, apicectomia com plastia do remanescente radicular, seguida da obturação convencional do canal radicular durante o ato cirúrgico.[128]

A indicação mais clássica é representada por dentes portadores de lesões perirradiculares extensas (geralmente císticas), em que o canal radicular foi bem instrumentado e irrigado com soluções irrigantes adequadas, foram feitos diversos curativos de pasta de $Ca(OH)_2$ ou outra medicação intracanal de preferência, cobertura antibiótica específica, e ainda assim, persiste a exsudação inflamatória abundante por várias sessões, impedindo a conclusão do caso.

Com a intervenção cirúrgica, enucleação e curetagem todo tecido patológico da lesão perirradicular, não teremos mais a presença de exsudato inflamatório e, assim, poderemos obturar o canal radicular durante o ato cirúrgico, com um prognóstico favorável (Figura 18.85).

### Canais calcificados com presença de lesão perirradicular

Tradicionalmente, canais calcificados constituíam uma grande dificuldade à execução das técnicas endodônticas convencionais. Embora clinicamente indetectáveis, a literatura mostra que histologicamente eles sempre estão presentes.[173] Um avanço significativo no diagnóstico e no tratamento dos canais calcificados foi a incorporação e a utilização sistemática do microscópio operatório.[17,18,23,24,28,30] e da TCFC.[42-54]

Antes do uso destas tecnologias, a maioria dos casos de canais calcificados tinha o tratamento endodôntico frustrado na tentativa de se localizarem e tratar os mesmos. Com o auxílio do microscópio operatório e de pontas ultrassônicas específicas, a localização e a exploração desses canais radiculares se tornaram mais seguras e possíveis.

Apesar de todas as possibilidades de tratamentos convencionais dos canais calcificados, existem casos em que a calcificação é apenas no nível do terço apical e na maioria inacessível durante o tratamento convencional. Dessa forma, o canal deve ser tratado convencionalmente até o ponto onde se tiver acesso. Caso, após a proservação, ocorra o aparecimento e/ou permanência da lesão perirradicular, estará então indicada uma complementação cirúrgica (Figura 18.86).

Nesses casos, o diagnóstico é muito importante, pois, com as informações mais precisas sobre o "canal calcificado", o planejamento cirúrgico e sua execução são facilitados sobremaneira. Vale ainda ressaltar que a exploração apical visual antes da apicectomia (ver Figura 18.60A) é fundamental quando associada ao uso do azul de metileno 2%. Apesar de os canais estarem presentes na maioria das raízes calcificadas, ele é diminuto e os microexploradores (ver Figura 18.70D) devem ser compatíveis com estes diâmetros.

### Anomalias e variações anatômicas com lesão perirradicular

As anomalias anatômicas mais complexas, que com frequência exigem o selamento apical por via retrógrada, apresentam as mais variadas conformações morfológicas que levam a dificuldades na correta execução das técnicas endodônticas convencionais, impedindo satisfatórias desinfecção e obturação do sistema de canais, gerando um prognóstico desfavorável.

Os casos mais comuns desse tipo de cirurgia são os de *dens invaginatus*, que possuem etiologia, classificação, prevalência, diagnóstico e modalidades de tratamento bem descritos por Hulsmann em 1997.[174] Na maioria das vezes, eles exigem um tratamento endodôntico primário e uma complementação cirúrgica, uma vez que o sistema de canais não pode ser manuseado adequadamente.[173-178]

658 Endodontia | Biologia e Técnica

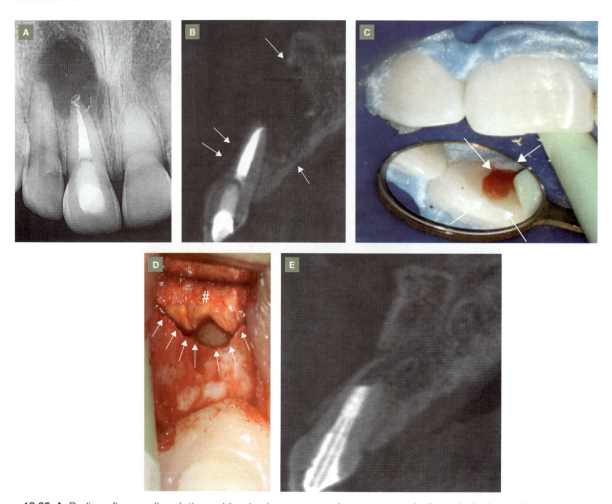

**Figura 18.85 A.** Radiografia para diagnóstico, evidenciando a presença de uma extensa lesão periapical na região do dente 11, com indicação para retratamento. **B.** Corte sagital da TCFC pré-operatória, evidenciando a extensão da lesão e a destruição da cortical vestibular, evidenciando, também, os limites da lesão tanto na face vestibular como na face palatina (*setas*). **C.** Imagem clínica evidenciando drenagem abundante de secreção purulenta (*setas*), mesmo após sucessivas trocas de Ca(OH)$_2$, e prescrição de antibioticoterapia. **D.** Imagem transcirúrgica após o descolamento do retalho, evidenciando o aspecto cístico da lesão já enucleada (*setas*). **E.** Corte sagital da TCFC com 3 anos de controle, evidenciando a completa reparação da cortical vestibular, bem como o reparo integral da loja óssea, sem a utilização de enxerto ósseo ou material de preenchimento.

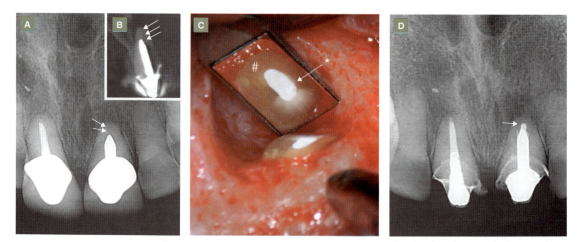

**Figura 18.86 A.** Radiografia para diagnóstico do dente 11, evidenciando a presença de um extenso retentor intrarradicular, coroa protética e "canal calcificado" radiograficamente na porção apical (*setas*) e lesão periapical. **B.** Corte sagital da TCFC evidenciando o desvio do retentor intrarradicular para palatina e presença do canal sem material obturador (*setas*). **C.** Imagem transcirúrgica evidenciando o excelente acabamento superficial radicular, bem como a perfeita adaptação do material retro-obturador, sem excessos e contido no retropreparo. **D.** Radiografia de inspeção realizada após a apicectomia e retro-obturação, evidenciando a apicectomia conservadora com retropreparo, sem remoção exagerada de estrutura radicular (*seta*).

Além das variações anatômicas mencionadas, temos casos em que canais acessórios, raízes extras e bifurcações apicais se apresentam sem tratamento endodôntico e provocam o aparecimento e/ou aumento de lesões perirradiculares, necessitando de uma complementação cirúrgica. Outra situação comum são os casos em que existe mais de uma foramina apical de diâmetro significativo e detectável (geralmente visível apenas com magnificação) contaminada, que não foram manipuladas durante o tratamento endodôntico primário e/ou retratamento, causando aparecimento e/ou persistência de lesão na região perirradicular. Nesses casos, também, a única alternativa é a realização de uma microcirurgia perirradicular para realizarmos a limpeza e o selamento destas foraminas por via retrógrada (Figura 18.87).

## Microcirurgia perirradicular em raízes palatinas de dentes superiores com lesões periapicais e proximidade do seio maxilar

Nos molares e pré-molares superiores, geralmente a raiz palatina está próxima e/ou em contato direto com seio do maxilar, e eles são separados apenas por uma pequena espessura óssea ou, ainda, uma pequena membrana. Essa proximidade não exclui a possibilidade de realização de uma microcirurgia perirradicular, porém se possível, deve-se evitar a perfuração dessa membrana.[37,51]

Com a utilização da TCFC para realização de um acurado diagnóstico e metódico planejamento cirúrgico,[42-54,179] é perfeitamente possível realizar uma microcirurgia perirradicular sem provocarmos invasões grosseiras do seio do maxilar. Caso ocorra o rompimento desta membrana, devemos evitar a extrusão de corpos estranhos e até mesmo fragmentos do ápice seccionado, pois estes podem provocar uma sinusite,[37,180] por meio do tamponamento imediato, de preferência com gaze cirúrgica sintética (Magic Dent, EUA).

O acesso cirúrgico preferencial é por vestibular, pois o acesso via palatino é mais complexo operacionalmente e existe a possibilidade de hemorragia após a realização da incisão vertical devido à presença de importante suprimento sanguíneo do feixe neurovascular palatino.[158,159]

Wallace,[181] em 1996, publicou um artigo apresentando um caso clínico explorando as possibilidades de se realizar a cirurgia através do seio do maxilar. Recentemente, Babu e Jayaprakash[182] publicaram um artigo demonstrando a possibilidade de realização de uma cirurgia perirradicular utilizando a técnica de *sinus lifting*, muito comum em Implantologia, mais conservadora que a técnica utilizada por Wallace.[181]

É muito importante, nesses casos, realizarmos a remoção da lesão cística ou do tecido granulomatoso conforme a técnica descrita anteriormente (ver Figura 18.65), para minimizarmos a ocorrência de rompimento grosseiro da membrana do seio do maxilar.[37] Com a correta proteção da área exposta e posterior sutura do retalho, não corremos o risco de desenvolvermos uma comunicação bucossinusal.[184]

Não existe nenhum impedimento para que uma microcirurgia perirradicular seja realizada em dentes com raízes próximas ou em contato direto com o seio do maxilar, desde que o profissional tenha conhecimento específico e se prepare para realizar o procedimento cirúrgico (Figura 18.88).[37]

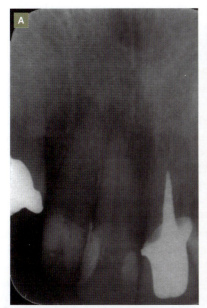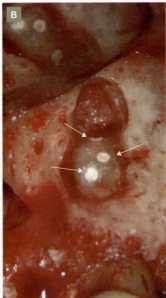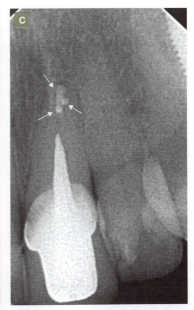

**Figura 18.87 A.** Radiografia para diagnóstico no dente 21, evidenciando a presença de coroa protética, retentor intrarradicular, canal radicular pobremente obturado e lesão periapical. **B.** Imagem transcirúrgica evidenciando apicectomia e retro-obturação do canal principal, bem como de dois canais acessórios na vestibular (*setas*). **C.** Radiografia de proservação após 11 anos da realização da microcirurgia perirradicular, evidenciando o reparo radiográfico da região periapical, bem como a retro-obturação dos três portais de saídas do sistema de canais radiculares (*setas*).

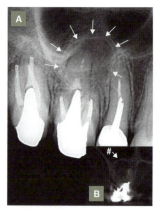 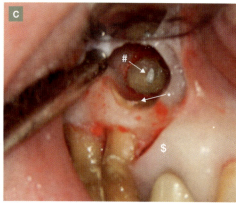 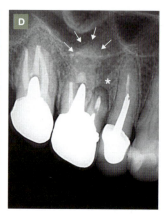

**Figura 18.88 A.** Radiografia para diagnóstico e proservação (proservação após 1 ano de retratamento; o canal palatino estava desviado e foi obturado com MTA branco, preparando para uma futura microcirurgia perirradicular) no dente 16, evidenciando a presença de um extenso retentor intrarradicular e lesão periapical na região palatina, com possível envolvimento do seio do maxilar (setas). **B.** Corte coronal da TCFC, evidenciando o não rompimento do assoalho do seio do maxilar pela lesão. **C.** Imagem transcirúrgica evidenciando apicectomia e obturação retrógrada na raiz palatina com MTA (#), apicectomia da raiz mesial (*) e modificação do retalho sulcular ($) para preservar a estética na coroa protética do dente 15. **D.** Radiografia de proservação após 12 meses da realização da microcirurgia perirradicular, evidenciando o reparo radiográfico da região periapical da raiz palatina, bem como pequeno espessamento sobre a raiz mesial.

## Lesões perirradiculares com grandes extensões de perdas ósseas solucionadas por meio da microcirurgia perirradicular com uso de biomateriais

Devido aos enormes avanços da microcirurgia perirradicular e da regeneração óssea, agora é possível operarmos casos mais extensos e complexos. Tradicionalmente, os endodontistas se limitavam a operar um dente ou lesões não muito extensas, pois não dispunham de formação, conhecimento e técnica suficientes para se sentirem seguros durante a realização de tais casos. Para nós, esta é uma nova fronteira a ser explorada pela Endodontia e gostaríamos de apresentar alguns conceitos que consideramos fundamentais para a utilização dos biomateriais nas microcirurgias perirradiculares avançadas, com a presença de grandes perdas ósseas.

Vale ainda ressaltar que uma especialidade parada no tempo, sem evolução, está fadada ao desaparecimento. Cumpre a nós, endodontistas, expandirmos nossas possibilidades terapêuticas, buscando na literatura conhecimento correlato de outras especialidades para incorporarmos ao nosso já vasto cabedal de conhecimento. Nosso objetivo principal, como especialistas, é beneficiar nossos pacientes, disponibilizando tratamentos que possam manter e prolongar significativamente os elementos dentais acometidos de patologias que antes seriam extraídos e substituídos por próteses e/ou implantes osseointegrados.

O tecido ósseo apresenta uma ótima capacidade de reparação, porém, em casos de lesões ósseas extensas com defeitos de duas ou mais paredes, existe a possibilidade de não ocorrer a neoformação óssea e, sim, a formação de uma fibrose cicatricial ou colagenase. Esse crescimento inadequado é causado pela invaginação de tecido conjuntivo e/ou epitelial para a região do defeito ósseo.

Para evitar que isso possa ocorrer, a técnica de regeneração tecidual guiada (RTG) utiliza uma barreira que irá excluir os tecidos conjuntivos e epitelial do defeito ósseo, permitindo a repopulação de células mesenquimais indiferenciadas do ligamento periodontal e das paredes ósseas remanescentes.

Para o auxílio do organismo no processo de reparação tecidual ou correção de defeitos, são indicados os materiais de preenchimento, entre os quais estão os enxertos ósseos e os biomateriais.

Dentre os enxertos ósseos, existem os autógenos, que são compostos por tecido do próprio receptor, contendo células vivas junto com o enxerto, estimulando, assim, a osteogênese, sendo essa a opção ideal. Porém, a limitação do volume a ser retirado do sítio doador e a necessidade de outra cirurgia para obtenção do enxerto mostra-se como uma desvantagem em relação aos enxertos homógenos, que são compostos por tecido de outro indivíduo da mesma espécie, bem como aos heterógenos ou xenógenos, retirados de uma espécie diferente do receptor. Saliente-se, no entanto, que esses dois últimos tipos apresentam a possibilidade da antigenicidade.[183]

Os materiais de preenchimento, quando em contato como o tecido ósseo, podem ser classificados como: biotolerados – apresentam, na sua interface, uma camada de tecido fibroso, responsável por isolar corpos estranhos; bioinertes – promovem contato direto com o tecido ósseo; e bioativos – estimulam o crescimento ósseo.[184]

A neoformação óssea pode ocorrer por meio de osteogênese, osteocondução e osteoindução. A osteogênese ocorre quando o material de preenchimento contém células ósseas vivas, podendo ser citados como exemplos os enxertos autógenos. Osteocondução se dá quando o material de preenchimento conduz à neoformação óssea, portando-se como matriz, impedindo que haja invaginação de tecido epitelial e conjuntivo para dentro do defeito. Osteoindução ocorre quando o material de preenchimento induz à neoformação por meio de proteínas existentes na matriz orgânica óssea, sendo compatível com os enxertos ósseos homógenos secos e congelados.[182,185-187]

Devido às dificuldades encontradas na utilização dos enxertos ósseos, foram desenvolvidos os biomateriais, que são uma substância ou combinação de duas ou mais substâncias, de procedência natural ou sintética. São usados na área biomédica para a substituição dos tecidos vivos que deixaram de apresentar função parcial ou integralmente.[189-192] Como exemplo de um biomaterial, podemos destacar o sulfato de cálcio, rotineiramente utilizado na Medicina, bem como na Odontologia.[143,193-197]

Dentre as várias opções de materiais de preenchimento usados na microcirurgia perirradicular, iremos abordar duas opções de biomateriais produzidos no Brasil, associados ao plasma rico em plaquetas, para o enxerto de grandes perdas ósseas.

## Biopolímero da mamona

Em 1984, o prof. Dr. Gilberto Chierice e a equipe do grupo de Química Analítica e Tecnologia de Polímeros da Universidade de São Paulo iniciaram o desenvolvimento de um polímero derivado do óleo da mamona (semente da mamoneira, *Ricinus communis L.*). O objetivo desse projeto foi criar um biomaterial que fosse o mais parecido possível com o tecido vivo e que pudesse ser reconhecido pelo organismo como parte dele, e não como um corpo estranho.[190,198]

De acordo com Pretel,[199] o óleo da mamona, também conhecido como óleo de rícino ou *castor oil*, é um produto que contém, na sua composição, de 81 a 96% de triglicerídeos do ácido ricinoleico (12-hidroxioleico), podendo ser considerado um poliol natural por conter três radicais hidroxila passíveis de serem utilizados na síntese de poliuretanos. Estruturalmente, o óleo da mamona é um poliéster, possuindo três moléculas do ácido 12-hidroxioleico e este, por possuir três diferentes sítios ativos, a carboxila terminal, a insaturação no nono carbono e a hidroxila no décimo segundo carbono, proporciona diferentes possibilidades de reações.[190,191] Os grupos hidroxila do ácido ricinoleico reagem com os grupos isocianato (HNCO) do pré-polímero difenilmetano di-isocianato (DPMDC) para formação do polímero.[191]

Este biopolímero apresenta, como propriedades, aspectos favoráveis de processabilidade, flexibilidade de formulação, bom poder de adesão, não liberação de vapores ou radicais tóxicos, excelentes características estruturais, biocompatibilidade, poros irregulares, que facilitam a sua incorporação aos tecidos vivos, e conduz ou direciona a neoformação óssea.[189,191,200]

Teixeira *et al.*,[201] ao utilizarem o polímero da mamona para preencher defeitos produzidos nas mandíbulas de ratos, comprovaram a biocompatibilidade desse material, não havendo formação de cápsula fibrosa ou migração de células inflamatórias.

Ignácio *et al.*,[202] ao implantarem o polímero da mamona em defeitos produzidos em rádio de coelhos, verificaram que o material foi biocompatível, não apresentou reação tipo corpo estranho e permitiu a osteocondução.

Carvalho *et al.*[203] observaram a osteointegração progressiva, sem reações inflamatórias ou de corpo estranho, após 6 semanas da implantação de grânulos da poliuretana em alvéolo dental de ratos.

Laureano Filho *et al.*[204] avaliaram o potencial de regeneração óssea entre o polímero da mamona e osso desmineralizado humano para preencher defeitos criados em calvária de coelhos. Concluíram que ambos os materiais se apresentaram biocompatíveis, sendo a poliuretana reabsorvida mais tardiamente e considerada de melhor resultado em relação ao osso desmineralizado humano.

Insaurralde *et al.*,[205] em 2010, avaliaram a resistência à tração e o módulo de elasticidade entre o osso bovino Gen-ox e o polímero da manona enxertados em calvária de ratos. Concluíram que houve uma semelhança quanto ao módulo de elasticidade; porém, o polímero da mamona se mostrou superior quanto à resistência à tração.

## Hidroxiapatita nanoparticulada associada ao polímero ácido polilático glicólico (PLGA)

Devido às dificuldades citadas anteriormente no uso do autoenxerto, diferentes materiais à base de fosfato de cálcio são testados continuamente para preenchimentos ósseos.[206-218]

As cerâmicas de fosfato de cálcio sintéticas, particularmente a hidroxiapatita (HA) e o fosfato-tricálcio, por apresentarem biocompatibilidade e composição da sua estrutura semelhante à parte mineral do tecido ósseo, são atualmente os materiais de escolha no preenchimento de defeitos ósseos periodontais, devido a sua ação osteocondutora.[209-216]

Porém, em contrapartida, as cerâmicas possuem baixa resistência à tração; assim, a associação de nanopartículas de HA dispersadas em substrato de sustentação é indispensável.[217]

Alguns polímeros atuam como estimuladores da RTG (regeneração tecidual guiada). Entre os diferentes polímeros, o PLGA (polímero ácido polilático glicólico) apresenta como principal vantagem em relação aos demais o seu tempo de degradação. Por apresentar uma reabsorção intermediária aos demais polímeros, o PLGA se apresenta como excelente arcabouço para materiais inorgânicos nos preenchimentos de defeitos ósseos. (Figuras 18.89 e 18.90).[218]

O PLGA, em associação com a HA, promove um aumento das suas propriedades mecânicas, reduz a degradação dos copolímeros, auxilia a manutenção constante de seu pH, e aumenta a adsorção de proteínas, aumenta a capacidade de adesão e crescimento dos osteoblastos nestes arcabouços híbridos.[196]

Tsuruga *et al.*,[219] comparando diferentes tamanhos dos diâmetros dos poros de biomateriais, concluíram que o tamanho adequado do poro deve ser entre 300 e 400 μm

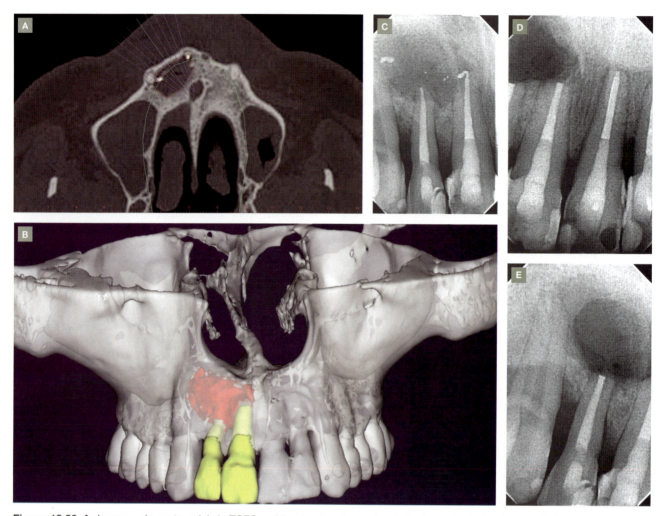

**Figura 18.89 A.** Imagem do corte axial da TCFC, evidenciando o tamanho da lesão periapical existente. **B.** Imagem em 3D da TCFC, evidenciando o comprometimento da parede óssea vestibular. **C.** Radiografia de diagnóstico. **D.** Radiografia no momento cirúrgico antes da sutura, mostrando a retrógrada do incisivo central. **E.** Radiografia no momento cirúrgico antes da sutura, mostrando a retrógrada do incisivo lateral.

para proporcionar melhor aderência, diferenciação e crescimento dos osteoblastos e para maior vascularização tecidual.

## Plasma rico em plaquetas

O PRP, plasma rico em plaquetas, é o resultado do processamento laboratorial do sangue autógeno, coletado no período pré-operatório. É composto por um grupo de polipeptídeos, nos quais os fatores de crescimento liberados pelas plaquetas formam um grupo de mediadores biológicos que regulam os eventos celulares importantes no reparo de tecidos, proliferação de células, incluindo diferenciação, quimiotaxia e formação de matriz.[220,221]

O primeiro fator de crescimento presente em uma ferida é o PDGF (fator de crescimento derivado das plaquetas). Ele age estimulando a angiogênese, e a mitogênese e promove a proliferação de fibroblastos, aumentando a quantidade de colágeno; estimula a produção de tecido de granulação e a osteogênese; regula a atividade da fosfatase alcalina e osteocalcina.[220,222-226]

Os fatores de crescimento transformador (TGF) beta-1 e beta-2 e as proteínas polimorfogenéticas (BMPs) são sintetizados e encontrados em plaquetas e macrófagos, sendo os fatores mais proteicos e genéricos envolvidos com reparação do tecido conjuntivo em geral e regeneração óssea.[220,223-227]

Tais fatores atuam no mecanismo de reparo no longo prazo e se transformam em um fator de remodelação óssea com o tempo. Promovem, ainda, a formação de osso sobre as zonas de reabsorção, inibindo a formação de osteoclastos, e estão presentes abundantemente na matriz extracelular do osso. Ademais, estimulam a produção de fibronectina, colágeno e biossíntese de osteonectina.[220,223-227]

O fator de crescimento endotelial vascular (VEGF) estimula a angiogênese, a mitogênese e a permeabilidade vascular. O fator de crescimento epitelial (EGF) induz o crescimento de tecido epitelial e promove também a angiogênese.[228-230]

O gel de PRP é obtido por meio da adição de trombina autógena ao PRP líquido, ativando o sistema de coagulação e resultando na gelação do PRP, o que facilita sua aplicação em diversas cirurgias.[231-232]

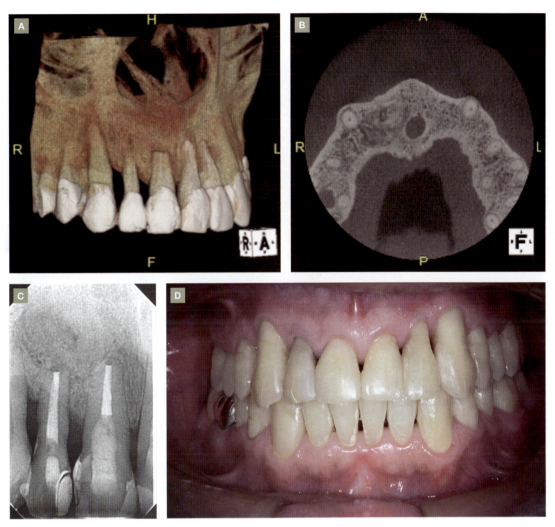

**Figura 18.90 A.** Imagem em 3D da TCFC, evidenciando o reparo após 4 anos. **B.** Imagem do corte axial da TCFC, evidenciando o reparo. **C.** Radiografia de proservação de 6 anos. **D.** Fotografia frontal após 6 anos da cirurgia.

Marx et al.,[220] em seu trabalho, mostram que enxertos, quando associados ao PRP, apresentam consolidação mais rápida e mineralização do enxerto na metade do tempo, além de melhora de 15 a 30% na densidade do osso trabecular, devido às suas propriedades osteoprogenitoras. O aumento da rede de fibrina criado pelo PRP aumenta a osteocondução do início ao fim da consolidação do enxerto.[233]

O PPP, plasma pobre em plaquetas, é rico em fibronectina e pode ser usado para a confecção de um gel que funciona como uma membrana a ser colocada sobre o enxerto, quando este já estiver posicionado (Figura 18.91). Também podemos utilizar o plasma rico em fibrina (PRF) na microcirurgia perirradicular. A fibrina rica em plaquetas é um concentrado de plaquetas obtido de uma membrana de fibrina. A matriz de fibrina possui componentes favoráveis também à imunidade, elementos esses responsáveis pelo potencial terapêutico que ajuda a diminuir os processos inflamatórios e a estimular os mecanismos de defesa contra infecções. O plasma rico em plaquetas e a fibrina rica em plaquetas têm se estabelecido como importantes aliados na regeneração de tecidos moles e ósseos e na cicatrização de lesões crônicas e agudas.[234,235]

## Conclusões

O Brasil teve e tem uma enorme tradição em pesquisa, ensino e desenvolvimento da cirurgia perirradicular nas suas diversas modalidades existentes, principalmente nas décadas de 1970 e 1980. Nomes como Jaime Leal, Alceu Berbert, Clóvis Bramante, Pedro Bernabé, dentre tantos outros baluartes da nossa Endodontia, se empenharam bastante para que tivéssemos um ensino coerente e efetivo nesta área. Esses destacados mestres da Endodontia brasileira se dedicaram para que pudéssemos ter as bases sólidas do conhecimento científico na área da cirurgia perirradicular de que hoje dispomos. É muito importante que reconheçamos isso, valorizando-os em cada oportunidade disponível. Somos hoje a projeção de seus esforços do passado e a materialização de suas expectativas quanto a um futuro espetacular da Endodontia brasileira.

Infelizmente, a partir da introdução da microcirurgia perirradicular por Gary Carr,[25] no início dos anos 1990, formou-se um *gap* de conhecimento e principalmente do ensino desta técnica tanto nos cursos de graduação quanto nos de especialização no nosso país. Gradualmente,

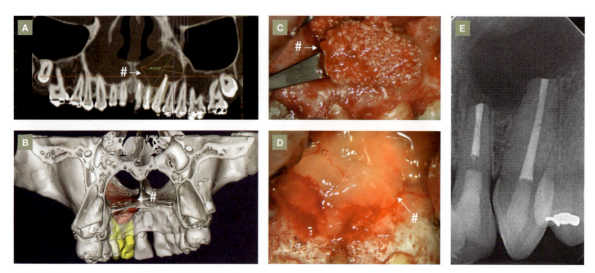

**Figura 18.91 A.** Imagem panorâmica da TCFC, evidenciando o tamanho da lesão periapical existente. **B.** Imagem em 3D da TCFC, evidenciando o comprometimento da parede óssea palatina e fossa nasal. **C.** Imagem transcirúrgica evidenciando o material de preenchimento (plasma rico em plaquetas associado ao biopolímero da mamona) sendo levado à loja cirúrgica. **D.** Imagem transcirúrgica evidenciando o recobrimento do material de enxerto com membrana de plasma pobre em plaquetas. **E.** Radiografia de 6 meses de proservação.

as modalidades de tratamentos cirúrgicos da Endodontia foram perdendo o interesse até o atual e desalentador momento em que vivemos, em, que praticamente, não existem mais suas indicações e principalmente um certo descrédito quanto à sua viabilidade. Este quadro sombrio só mudará por meio do ensino e da prática de novos conceitos, técnicas e utilização da magnificação como fulcro central desta mudança de paradigma.

A Endodontia vive um momento crucial de afirmação e questionamentos. Talvez possamos afirmar que este seja o momento mais crítico desde seu reconhecimento como especialidade. Quem já não escutou em seu consultório a fatídica pergunta: Doutor, vale a pena tratar este dente ou um implante é melhor? Nunca fomos tão questionados, e nossos tratamentos tão avaliados, com um rigor microscópico jamais imaginado. Para fazermos frente a este momento delicado, devemos repensar nossos conceitos, dogmas, crenças e nos prepararmos para o futuro que nos aguarda. Se permanecermos inertes, como agora estamos, seguramente seremos atropelados pelos acontecimentos caóticos do mercado, que na maioria das vezes são motivados apenas por interesses econômicos e de conveniência.

O Endodontista tem que ter claramente a visão de que quando um dente, por motivos diversos, não tiver mais condições de permanecer na cavidade oral, ele deve ser extraído, e se possível ou desejável, no planejamento global do caso, substituído por um implante osteointegrado. Querer negar ou combater a osteointegração como princípio nos parece uma atitude despropositada, como a de Dom Quixote de La Mancha, que perde a razão e vive em um mundo imaginário de fantasias, combatendo os moinhos de vento.[236]

Por outro lado, quando um elemento dental apresentar possibilidades reais de tratamento por meio de microcirurgia perirradicular com um prognóstico de longo prazo, não deve pairar nenhuma dúvida quanto à indicação da mesma.[15,16,25,32,37,92,119,142] O endodontista tem a obrigação de apresentar esta modalidade de tratamento conservadora para seus pacientes, e se ele porventura não o realizar, deve indicar para colegas que o façam. Urge a normatização, por parte dos conselhos estaduais e federais de Odontologia, quanto à obrigatoriedade do ensino efetivo e da prática de cirurgia perirradicular e microcirurgia perirradicular em todos os cursos de especialização e pós-graduação em Endodontia do país.

O endodontista atual tem sido induzido por interesses comerciais espúrios, levado a pensar que sua função seja apenas "fazer canais" quando "prescritos" por outros colegas. Esta é uma visão deturpada e reducionista da nossa especialidade, que atende apenas aos interesses econômicos da indústria e à lógica do mercado. O endodontista é um cirurgião-dentista altamente especializado, com vasto conhecimento científico, capaz de realizar uma série de diagnósticos e tratamentos para promover a saúde de seus pacientes. Só com conhecimento, capacidade de diagnóstico, planejamento, habilidade técnica, uso intensivo das diversas tecnologias disponíveis, poderemos, como especialidade, ajudar nossos pacientes a tomarem a decisão correta quanto à possibilidade de manutenção ou não dos elementos dentais acometidos por patologias. Somos, acima de tudo, promotores de saúde bucal & sistêmica e contamos com um vasto arsenal de possibilidades terapêuticas, tanto convencionais como cirúrgicas, para beneficiar sobremaneira nossos pacientes.

Seguramente podemos afirmar que a magnificação[17,25,32,37,92,119,237-240] é a chave mestra para revolucionar e reinventar nossa especialidade e reconduzirmos a cirurgia perirradicular ao lugar de destaque que ela sempre teve. Com o exponencial avanço que a cirurgia perirradicular sofreu nas últimas décadas, após a introdução do microscópio operatório, o desenvolvimento de novas técnicas, instrumentos e materiais, podemos afirmar, com total convicção, que, quando bem diagnosticada, indicada e realizada, a microcirurgia perirradicular é extremamente previsível e possui um altíssimo índice de sucesso.[15,16,25,32,37,92,119,142]

A evolução das microcirurgias perirradiculares tem sido vertiginosa em 2007, Pinsky et al.[241] propuseram uma nova tecnologia advinda da área dos implantes osseointegrados para ser aplicada nas fases de osteotomia e apicectomia. Esta técnica consiste em uma cirurgia guiada por meio do planejamento tomográfico prévio, confecção de um guia cirúrgico para ser fixado durante o procedimento e a utilização de brocas do tipo trefina compatíveis com a área a ser operada. Apenas 10 anos após o primeiro relato de Pinsky et al.,[241] surgiram novos artigos corroborando o conceito da cirurgia guiada aplicada às microcirurgias perirradiculares com a utilização de guias cirúrgicos e brocas trefinas, confirmando a validade clínica deste conceito.[242-244] Segundo esses autores, esta técnica tem como principais vantagens precisão, rapidez, diminuição do traumatismo operatório e melhor e mais rápida recuperação pós-operatória.[241-244] Embora esta técnica seja um enorme avanço técnico, ela tem como principal desvantagem a necessidade de confecção de um guia cirúrgico em centros específicos.

Um desdobramento do conceito de planejamento digital mencionado surgiu com o emprego do sistema de navegação dinâmica 3D (X-NAV Technologies, EUA), também advinda da área dos implantes osseointegrados, que elimina a necessidade de confecção de guias cirúrgicos. Por meio dessa revolucionária tecnologia, o cirurgião realiza os procedimentos de osteotomia e apicectomia simultaneamente com uma broca tipo trefina seguindo o planejamento digital realizado previamente na tomografia e visualizando todo o procedimento no computador. Com essa tecnologia, o cirurgião elimina a guia cirúrgica e não olha mais para o campo operatório, mas sim, para a tela do computador. Isso é verdadeiramente incrível e seguramente chegará logo ao nosso mercado, possibilitando mais este avanço das microcirurgias perirradiculares e enormes benefícios para nossos pacientes, como no caso da Figura apresentado na Figura 18.92.

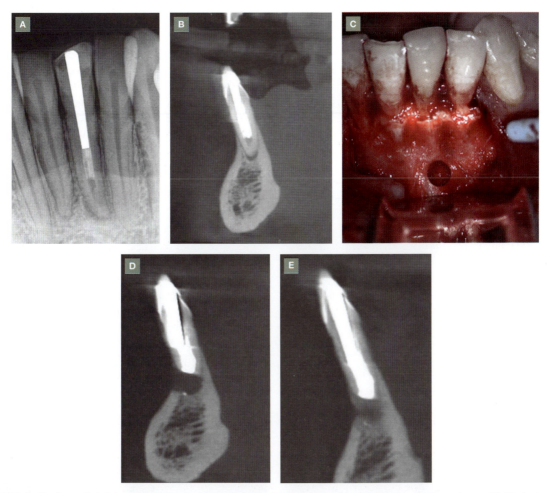

**Figura 18.92 A.** Radiografia inicial evidenciando lesão periapical existente e retentor intrarradicular extenso. **B.** Corte tomográfico sagital inicial, evidenciando lesão periapical existente. **C.** Imagem clínica após a realização da osteotomia e apicectomia, utilizando o sistema de navegação dinâmica 3D. Note o tamanho diminuto da loja óssea realizada. **D.** Corte tomográfico sagital imediatamente após a realização da cirurgia guiada. Note conservadorismo, precisão e extensão do preparo. **E.** Corte tomográfico sagital 3 meses após a realização da cirurgia guiada com o sistema de navegação dinâmica 3D. Note o indício de um rápido reparo tecidual. (Caso gentilmente cedido pelo Dr. Charles Maupin – Lubbock, Texas, EUA.)

Como pudemos ver neste capítulo, as microcirurgias perirradiculares estão em franca evolução e cada vez mais eficazes, conservadoras e com melhores resultados clínicos. Na atualidade, elas são destaque na Endodontia e na Odontologia, pois nossos pacientes querem manter seus dentes saudáveis e em função, atraindo muitas indústrias e pesquisadores para o desenvolvimento de novos materiais, técnicas, instrumentais e equipamentos. Os autores desejam sinceramente, que a leitura deste capítulo, estimule o debate sobre este valioso recurso terapêutico e reacenda o interesse dos endodontistas pelas inúmeras possibilidades de preservação dos elementos dentais que a microcirurgia perirradicular, nas suas diversas modalidades, possibilita. A microcirurgia perirradicular é seguramente a melhor e mais conservadora opção de manutenção dos elementos dentais saudáveis e funcionais, dentre todos os tratamentos disponíveis na Odontologia contemporânea, como ficou amplamente demonstrado neste capítulo.

---

As referências bibliográficas deste capítulo estão disponíveis no Ambiente de aprendizagem do GEN | Grupo Editorial Nacional.

# Causas e Manejo da Dor Crônica Persistente Pós-Obturação

## Capítulo 19

José F. Siqueira Jr. | Isabela N. Rôças | Marcus V. Freire | Hélio P. Lopes

Há situações na prática clínica endodôntica em que o profissional é desafiado por uma condição que requer diagnóstico preciso para uma tomada de decisão, o que nem sempre é possível ou facilmente logrado. Um dos principais exemplos se refere a pacientes que tiveram o tratamento endodôntico concluído, mas que continuam se queixando de certo desconforto à mastigação, à percussão com o dedo e/ou à palpação. O paciente pode relatar essa sintomatologia por dias, semanas e até meses após a obturação do canal. Usualmente, esse quadro não representa uma emergência, porque a dor apresentada é crônica, de intensidade tolerável e geralmente provocada.

Muitas vezes, a causa não é aparente, pois o canal pode estar bem tratado, fazendo com que o profissional tenda a questionar a sua real existência e atribuir a dor a fatores psicológicos do paciente. Entretanto, embora possa ser influenciada por fatores psicológicos, principalmente em relação à intensidade, na maioria das vezes, embora não aparente, a causa da dor é real e, uma vez identificada, pode exigir intervenção para resolução do quadro.

O conhecimento adequado da etiologia e da fisiopatologia das patologias pulpar e perirradicular e de possíveis fatores agravantes ajuda significativamente no diagnóstico destes casos mais difíceis.[1] O emprego de recursos mais sensíveis de diagnóstico, como a tomografia computadorizada *cone beam* (ou de feixe cônico), tem o potencial de revelar situações que podem passar despercebidas em radiografias periapicais convencionais.[2,3] Um exame clínico e imaginológico cuidadoso pode fazer a diferença entre o sucesso e o desastre no manejo de tais casos.

Um estudo relatou a incidência de 12% de dor persistente, apesar de o tratamento endodôntico, aparentemente, ter sido bem executado.[4] Uma revisão sistemática revelou que a incidência de dor persistente por mais de 6 meses após o tratamento endodôntico foi de 5%.[5]

As principais causas da dor crônica persistente pós-obturação são descritas sucintamente a seguir. Mais detalhes sobre cada uma delas e o seu manejo podem ser encontrados nos respectivos capítulos ao longo deste livro.

## Infecções persistentes

São causadas por bactérias presentes em áreas do canal apical não tocadas pelos instrumentos ou afetadas pela irrigação.[6-8] Isso pode ocorrer: (a) em paredes irregulares, com reentrâncias anatômicas ou causadas por reabsorção apical; (b) no delta apical e em outras ramificações laterais; e (c) em recessos de canais ovais ou achatados, uma vez que o maior diâmetro do mesmo pode não ser adequadamente limpo e desinfetado. A ocorrência de bloqueio apical por raspas de dentina infectada também pode levar à sintomatologia persistente pós-obturação. Além destes fatores, a instrumentação apical muito aquém do término do canal e/ou limitada a instrumentos de pequeno diâmetro tende a deixar bactérias residuais em caso de necrose pulpar, que podem induzir ou manter um quadro sintomático (Figura 19.1).

**Manejo.** Infecções persistentes são tratadas por meio de retratamento ou cirurgia perirradicular.

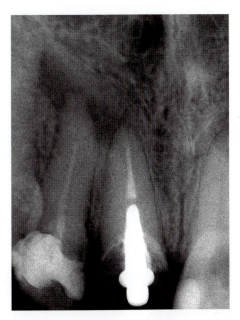

**Figura 19.1** Canais tratados inadequadamente permitem a persistência da infecção endodôntica, que pode resultar em dor persistente pós-obturação.

### Infecções secundárias

São causadas por microrganismos que penetraram no canal durante ou após a intervenção profissional. Neste caso, mesmo dentes com polpa viva podem apresentar dor crônica pós-tratamento (ou mesmo aguda – ver Capítulo 20, Emergências e Urgências em Endodontia). As principais causas de infecção secundária são quebra da cadeia asséptica durante o tratamento e percolação de saliva para o canal, em virtude de fratura ou perda do selador coronário temporário ou definitivo.[9,10]

**Manejo.** Infecções secundárias são tratadas por meio de retratamento ou cirurgia perirradicular.

### Inflamação persistente, lesão perirradicular presente, mas não visível na radiografia

Clinicamente, em geral, estes casos representam uma incógnita. Lesões não visíveis na radiografia podem estar restritas ao osso esponjoso e passar então despercebidas, principalmente na região dos molares inferiores, onde a cortical óssea é mais espessa e, portanto, mais radiopaca.[11] A tomografia computadorizada *cone beam* pode ser de grande valia para identificar lesões restritas ao osso esponjoso não diagnosticadas na radiografia periapical (Figuras 19.2 a 19.4).[3,12,13] Além disso, em caso de fenestração óssea nos ápices radiculares, a inflamação pode se localizar em tecidos moles e não ser visível radiograficamente. O profissional pode suspeitar de fenestração óssea durante palpação, mas o diagnóstico definitivo é por tomografia computadorizada *cone beam* ou durante a cirurgia (Figura 19.5). A persistência da inflamação está relacionada com infecções persistentes ou secundárias.

**Manejo.** Uma vez que esta condição está relacionada com uma infecção persistente ou secundária, pode ser tratada por meio de retratamento ou cirurgia perirradicular.

### Sobreobturação

Às vezes, não é visualizada em virtude da incidência da radiografia. Por exemplo, se o forame apical estiver deslocado em direção vestibular ou palatina/lingual em relação ao ápice radicular, casos que radiograficamente aparentam estar obturados aquém ou no limite do ápice estão, muitas vezes, sobreobturados.

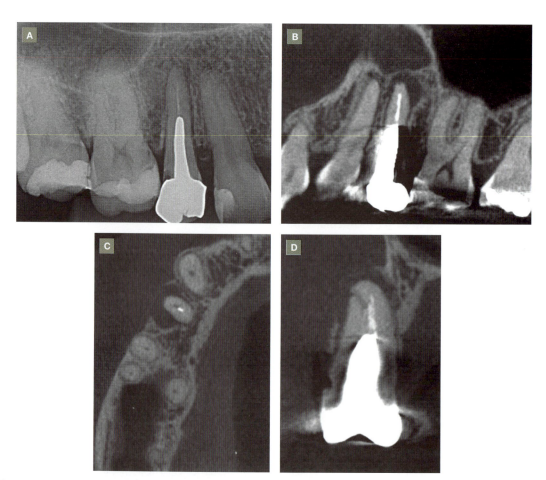

**Figura 19.2** Diagnóstico de lesão persistente. **A.** Radiografia mostrando os tecidos perirradiculares ligeiramente alterados. **B** e **C.** Imagens de tomografia computadorizada de feixe cônico mostram claramente a presença de uma lesão perirradicular. **D.** Notar que a cortical óssea foi perfurada pela lesão e o ápice e a saída do forame apical encontram-se em contato direto com o tecido mole submucoso.

Capítulo 19 | Causas e Manejo da Dor Crônica Persistente Pós-Obturação  669

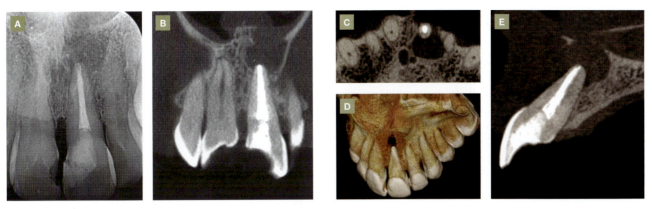

**Figura 19.3** Lesão perirradicular inconclusiva na radiografia periapical (**A**), mas claramente evidente na tomografia de feixe cônico (**B** a **E**).

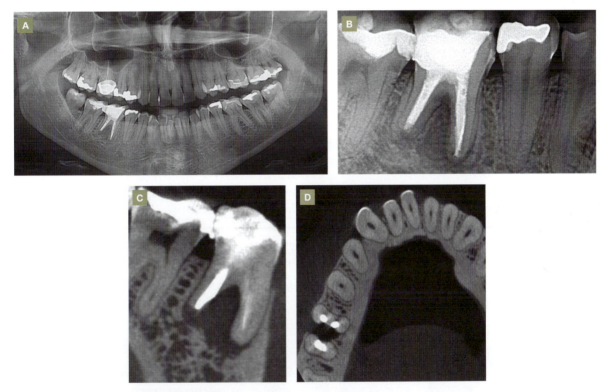

**Figura 19.4** Molar inferior com os canais tratados e apresentando sintomatologia. A radiografia panorâmica (**A**) e a periapical (**B**) não revelam a evidente lesão demonstrada na tomografia de feixe cônico (**C** e **D**).

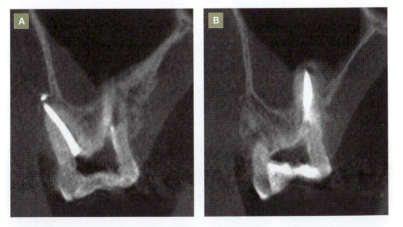

**Figura 19.5 A** e **B**. A sobreobturação é uma das causas de sintomas persistentes. Observar em **A** que, em virtude da fenestração óssea, o material extravasado encontra-se diretamente no tecido submucoso.

Nas situações em que os acidentes anatômicos se sobrepõem ao ápice radicular, eles podem impedir a visualização apropriada do término ou da qualidade da obturação endodôntica. Alteração na angulação vertical da radiografia periapical e, principalmente, o emprego de tomografia computadorizada *cone beam* podem revelar tal sobreobturação (Figuras 19.5 a 19.7). A sobreobturação pode provocar dor crônica por causa da irritação inicial causada pela compressão mecânica do ligamento periodontal e pelo efeito químico de substâncias irritantes liberadas da massa do material. No entanto, a dor de longo prazo, associada à sobreobturação, usualmente tem a sobreposição de fatores microbianos.[14]

**Manejo.** Se a sobreobturação estiver associada a um canal bem tratado, a prescrição de analgésicos pode ser suficiente para eliminar os sintomas, sem a necessidade de intervenção intracanal. Se não resolver, a cirurgia perirradicular para curetar o material extravasado pode ser necessária. Canais tratados de forma inadequada devem ser retratados sempre que possível.

## Perfuração radicular

Da mesma forma que a sobreobturação, dependendo da localização, perfurações podem não ser visualizadas por causa da incidência da radiografia. Perfurações causam dor persistente quando associadas a uma infecção persistente/secundária e/ou à sobreobturação (Figura 19.8A a C).

**Manejo.** Dependendo da localização e da presença ou não de lesão óssea associada, as perfurações podem ser tratadas via canal ou por cirurgia perirradicular. Em alguns casos, a extração é inevitável.

## Canal não tratado

Canais extras podem conter tecido pulpar suficiente, inflamado ou necrosado/infectado, para induzir ou manter um quadro sintomático.[15] Um estudo revelou uma significativamente elevada prevalência de lesão perirradicular (98%) em dentes que tiveram um canal extra não tratado.[16] A maior prevalência de canais que passaram despercebidos foi observada para o segundo canal mesiovestibular de molares superiores.[16] As seguintes condições favorecem a detecção de canais extras:

a. Uso de magnificação sob abundante iluminação para inspeção do assoalho pulpar após o acesso coronário.
b. Alteração da angulação horizontal da radiografia periapical.
c. Uso da tomografia computadorizada *cone beam* (Figuras 19.9 e 19.10).

**Manejo.** Deve-se tratar o canal extra. Nos casos em que não há acesso coronário ou o canal não pode ser negociado ao seu término e a dor persiste, a cirurgia perirradicular pode ser necessária.

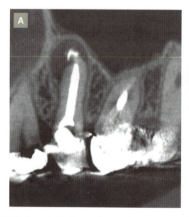 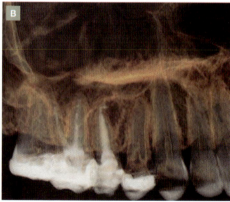

**Figura 19.6 A e B.** Sobreobturação em um pré-molar superior revelada por tomografia de feixe cônico.

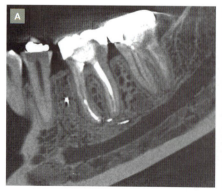 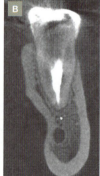 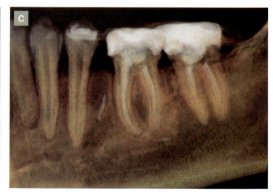

**Figura 19.7 A a C.** Sobreobturação em um molar inferior revelada por tomografia de feixe cônico.

Capítulo 19 | Causas e Manejo da Dor Crônica Persistente Pós-Obturação    671

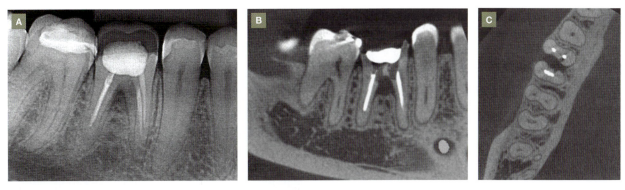

**Figura 19.8 A.** Perfuração levando à lesão inflamatória na região de furca, visualizada na radiografia periapical. **B** e **C.** Visualizada na tomografia de feixe cônico.

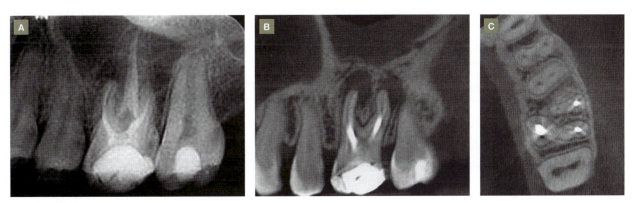

**Figura 19.9 A.** Molar superior apresentando sintomas após o tratamento. **B** e **C.** A tomografia computadorizada de feixe cônico revela o segundo canal mesiovestibular não tratado como a provável causa dos sintomas.

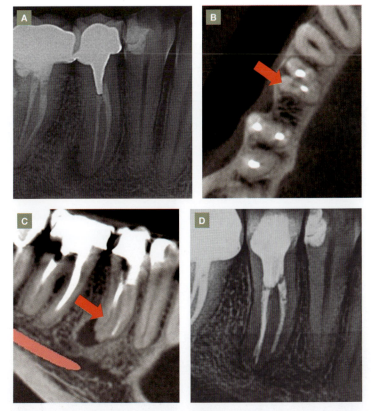

**Figura 19.10** Lesão perirradicular pós-tratamento devido a canal extra não tratado. O paciente se queixava de dor leve e constante à palpação da mucosa no nível apical e à percussão. **A.** Radiografia inicial. **B.** Tomografia – corte axial. **C.** Tomografia – corte sagital. **D.** Radiografia de acompanhamento, evidenciando reparação perirradicular. (Cortesia da Dra. Isabel Bousquet.)

## Dente errado

Em algumas situações, o paciente se engana e relata dor em um dente que foi recentemente tratado endodonticamente, mas, na verdade, um outro elemento é o responsável pela dor. Isso pode ser facilmente corrigido quando do exame clínico/radiográfico (Figura 19.11).

**Manejo.** O dente que é a origem da dor deve ser tratado de acordo com seu envolvimento patológico.

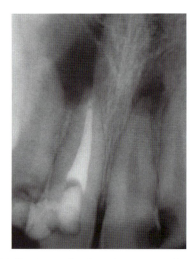

**Figura 19.11** Dente errado. O paciente se queixava de dor no dente tratado, mas, na verdade, a causa era o dente vizinho. (Cortesia da Profa. Mônica Schultz Neves.)

## Fratura vertical/oblíqua ou fissuras radiculares

As fraturas radiculares podem levar à dor persistente pós-tratamento (Figura 19.12). Em determinadas circunstâncias, elas podem não ser facilmente visualizadas na radiografia, principalmente quando não há separação significativa dos fragmentos ou quando há sobreposição de outras estruturas. Fissuras radiculares são ainda mais difíceis de serem visualizadas. Fraturas representam mais uma situação em que a tomografia computadorizada *cone beam* pode ser de grande valor no diagnóstico (Figuras 19.13 e 19.14).[17,18] A dor pode estar relacionada com a movimentação dos fragmentos, mas é usualmente agravada pela concomitante infecção por bactérias do canal, do sulco ou da saliva, dependendo da extensão da fratura/fissura e das condições patológicas do canal.

**Manejo.** A localização, a direção e a extensão da fratura ou da fissura afetam profundamente a opção de tratamento. Uma fissura que é visível na coroa e se estende profundamente na raiz ou envolve a furca representa uma situação de difícil tratamento. Se a extração não for desejada ou indicada, uma restauração com reforço de cúspide, como coroa total ou *onlay*, pode ser usada para juntar os segmentos da fissura. O paciente deve ser informado quanto à imprevisibilidade do prognóstico. Em casos de fratura radicular vertical ou oblíqua, o único tratamento aceitável é a extração do dente ou remoção da raiz fraturada

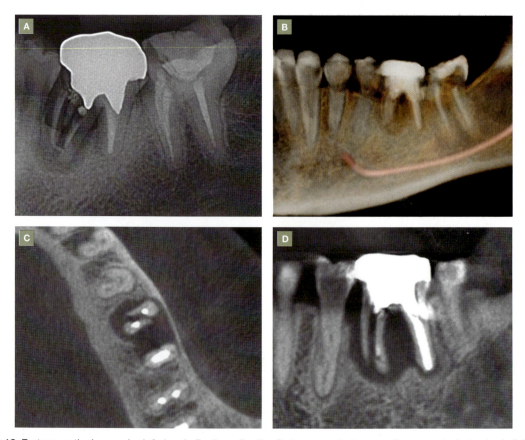

**Figura 19.12** Fratura vertical no molar inferior. **A.** Radiografia. **B** a **D.** Imagens de tomografia computadorizada de feixe cônico.

Capítulo 19 | Causas e Manejo da Dor Crônica Persistente Pós-Obturação 673

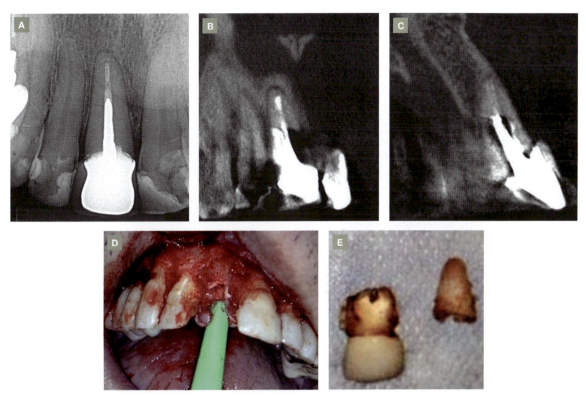

**Figura 19.13 A.** Fratura radicular não facilmente discernível na radiografia periapical. **B** e **C.** A tomografia de feixe cônico claramente revela a fratura. **D** e **E.** O dente teve de ser extraído.

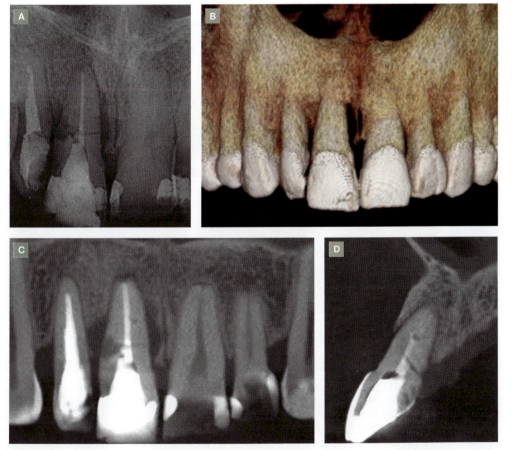

**Figura 19.14** Fratura radicular. Dente 11, com história pregressa de injúria traumática. Tratamento endodôntico realizado há 5 anos, assintomático, até desenvolver sensibilidade à percussão e mobilidade. **A.** Radiografia periapical. **B.** Tomografia. Reconstrução 3D. **C.** Corte coronal. **D.** Sagital.

em dentes multirradiculares. Uma vez que as causas de fratura radicular são bem conhecidas, medidas preventivas devem ser tomadas. São elas:

a. Embora o preparo químico-mecânico deva ser amplo o suficiente para eliminar bactérias e modelar o canal adequadamente, o diâmetro final do preparo deve ser mantido a um limite seguro para evitar remoção excessiva de dentina intrarradicular, o que pode causar enfraquecimento da raiz. Cuidado similar deve ser tomado durante o preparo do canal para receber um retentor intrarradicular.
b. Forças de compactação, durante a obturação ou a cimentação de retentores intrarradiculares, devem ser minimizadas.

## Causa não odontogênica

Em um revisão sistemática, Nixdorf *et al.*[19] relataram que, em pelo menos metade dos casos de dor persistente por mais de 6 meses após a obturação, a causa pode não ser odontogênica. Condições que podem simular a dor de origem perirradicular incluem: sinusite, dor miofascial, enxaqueca, distúrbios neuropáticos, neuralgia induzida por cavitação osteonecrótica (NICO) (Figura 19.15), neoplasias etc.

O conhecimento das características fisiopatológicas das doenças pulpares e perirradiculares aumenta as chances de interpretação competente dos dados de exames e testes diagnósticos e, consequentemente, de um diagnóstico mais preciso. Métodos avançados de diagnóstico podem também revelar comunicações de lesões perirradiculares extensas com outras regiões anatômicas, o que também pode levar à ocorrência de sintomas.

**Manejo.** O paciente deve ser encaminhado para um especialista na área da patologia suspeita.

## Sinusite odontogênica

Além da sinusite não odontogênica (que pode levar à confusão no diagnóstico), uma sinusopatia também pode ter causa odontogênica (endodôntica ou periodontal), em virtude da possibilidade da íntima relação das raízes dos dentes posteriores superiores com o seio maxilar correspondente (Figuras 19.16 a 19.18). Em alguns casos, o limite do ápice radicular com o seio maxilar pode ser restrito a uma lâmina óssea, muitas vezes, papirácea; em outros, pode mesmo haver a invasão do espaço antral pelo ápice, fazendo com que somente uma membrana mucoperióstea promova a separação.

Assim, havendo infecção do canal radicular ou, com menor frequência, uma alteração patológica periodontal,

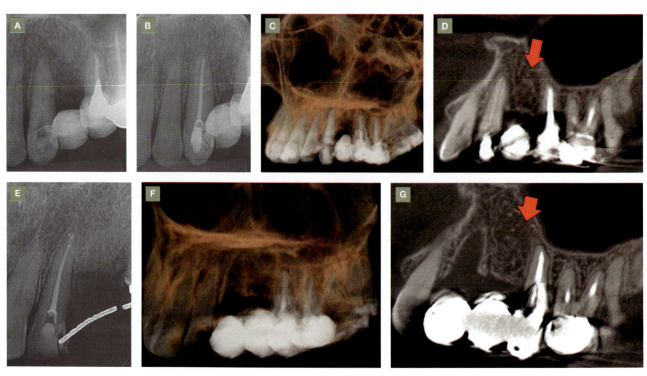

**Figura 19.15** Caso sugestivo de NICO (neuralgia induzida por cavitação osteonecrótica). Paciente foi encaminhada para realização de tomografia computadorizada de feixe cônico para avaliação de dor de intensidade moderada, cessando ao uso de analgégicos na maioria das vezes, na região correspondente dos dentes 23 ao 25. Havia maior sugestão sobre o dente 23. Radiografia periapical antes (**A**) e após (**B**) o tratamento do canino. **C.** Tomografia. Reconstrução 3D. **D.** Tomografia. Corte sagital. **E.** Radiografia 1 ano depois. Nessa ocasião, houve nova solicitação para tomografia *cone beam* para avaliação da região correspondente aos dentes 22 a 25, devido à mesma sintomatologia. Notar o tratamento endodôntico no 22 e a ausência do dente 23, sem a remissão dos sintomas. **F.** Tomografia. Reconstrução 3D. **G.** Tomografia. Corte sagital. Há forte suspeita de NICO, sendo recomendada a avaliação de um neurologista associado a um cirurgião maxilofacial. Notar a imagem de densidade média, difusa, na região correspondente ao dente 24 (*setas*).

Capítulo 19 | Causas e Manejo da Dor Crônica Persistente Pós-Obturação 675

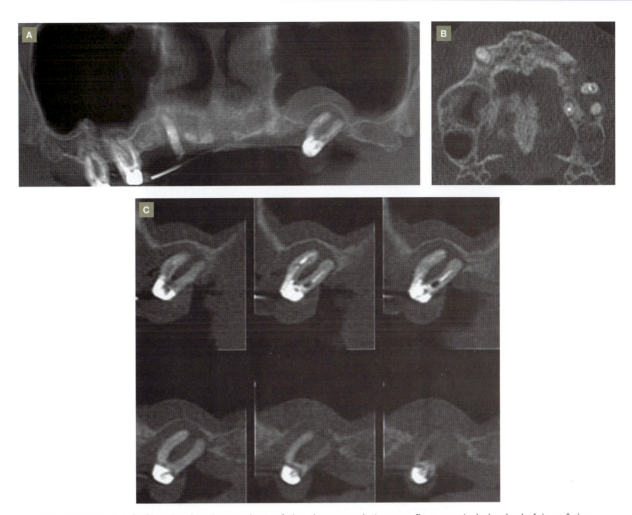

**Figura 19.16 A** a **C.** Sinusite de origem odontogênica. Imagens de tomografia computadorizada de feixe cônico.

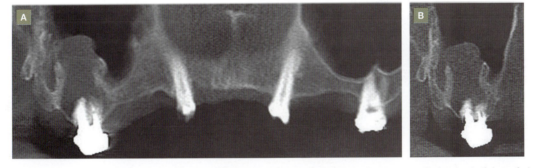

**Figura 19.17 A** a **B.** Sinusite de origem odontogênica. Imagens de tomografia computadorizada de feixe cônico.

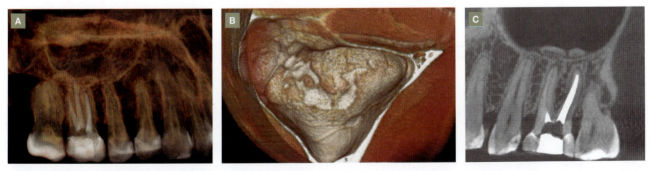

**Figura 19.18 A** a **C.** Antrólito no seio maxilar adjacente aos ápices de um molar com tratamento endodôntico. Imagens de tomografia computadorizada de feixe cônico.

uma sinusopatia poderá ser instalada. Em geral, apresenta caráter crônico, gerando sintomas de baixa intensidade no dente responsável, que simulam uma lesão perirradicular, e pode estar associada à dor difusa na face. Com os métodos de obtenção de imagens em 2D, como a radiografia periapical ou a radiografia panorâmica, pode-se suspeitar da presença desta patologia; contudo, com as imagens em 3D, tornou-se mais previsível e frequente o diagnóstico desta sinusopatia. Manzi *et al.*[20,21] relataram que entre 10 e 12% das sinusites têm origem odontogênica. Caso a origem da sinusopatia tenha sido a associação de infecção com extravasamento de corpos estranhos (p. ex., detritos dentinários e restos pulpares extravasados durante o preparo químico-mecânico ou material de obturação endodôntica), pode haver a formação de massas calcificadas denominadas antrólitos (Figura 19.18A a C).

**Manejo.** O dente responsável pelo desconforto deve ser criteriosamente avaliado para a possibilidade de ter os seus canais radiculares retratados ou, muitas das vezes, até mesmo ser extraído. Caso a decisão da extração tenha sido tomada, deve-se atentar para que a comunicação bucossinusal resultante venha a ser fechada.

## Sensibilização central

Dor pré-operatória, tratamento odontológico anterior doloroso e histórico de problemas prévios de dor crônica (dor de cabeça, coluna, ombro, pescoço etc.) podem causar alterações sensoriais centrais e/ou periféricas que aumentam a vulnerabilidade do paciente à dor crônica persistente.[4] A sensibilização central ocorre nos neurônios de projeção (ou de segunda ordem) presentes no núcleo trigeminal (subnúcleo caudal) após estimulação excessiva por fibras nociceptoras periféricas (p. ex., quando da dor pré-operatória).

Uma vez sensibilizados, os neurônios de projeção passam a amplificar os impulsos nervosos ao enviá-los para porções cerebrais mais elevadas (tálamo e córtex), independentemente da redução da sensibilidade reduzida nos nociceptores periféricos.[22,23] A sensibilização central é responsável por hiperalgesia (dor exacerbada a estímulos que normalmente causam dor) e alodinia (dor a estímulos que normalmente não causam dor) secundárias, com consequente dor pós-operatória prolongada (horas a dias) e/ou por dor referida.

**Manejo.** A prescrição de medicamentos anti-inflamatórios não esteroidais pode ser eficaz nestes casos. Pacientes com sintomas pré-operatórios são mais propensos a desenvolver sintomas pós-operatórios.[24,25] Nesses casos, algumas medidas podem ser tomadas para prevenir ou reduzir a dor pós-operatória, incluindo a prescrição de analgésicos a serem tomados antes da intervenção, o uso de anestésicos de longa duração e o emprego de analgésicos no período pós-operatório, por aproximadamente 2 a 3 dias.[23,26]

As referências bibliográficas deste capítulo estão disponíveis no Ambiente de aprendizagem do GEN | Grupo Editorial Nacional.

# PARTE 5

## Tópicos Relacionados

# Capítulo 20

# Emergências e Urgências em Endodontia

José F. Siqueira Jr. | Isabela N. Rôças | Hélio P. Lopes

Entre as atribuições do cirurgião-dentista, uma das mais nobres e recompensadoras refere-se à promoção do alívio da dor do paciente. A dor de origem pulpar ou perirradicular corresponde a cerca de 90% dos casos de emergência em consultórios dentários,[1] sendo que, muitas vezes, a intervenção endodôntica torna-se imprescindível para o alívio imediato dos sintomas.

As emergências endodônticas estão relacionadas com casos de dor e/ou tumefação que requerem diagnóstico e tratamento imediatos. O sucesso do tratamento emergencial, caracterizado pela remissão da sintomatologia, é gratificante para o profissional e o paciente, e contribui decisivamente para que a confiança do paciente seja conquistada. Todavia, o fracasso em debelar a dor resulta em frustração para ambos e pode comprometer a relação profissional-paciente.

O propósito deste capítulo é discutir os princípios e sugerir os procedimentos técnicos relacionados com o tratamento das urgências e, principalmente, das emergências de origem endodôntica. Opções de tratamento serão também apresentadas, levando-se em consideração possíveis limitações técnicas do profissional, tempo disponível para o tratamento e dificuldades impostas pela anatomia dentária (p. ex., canais curvos, atresiados, calcificados etc.).

## Emergência *versus* urgência

A diferenciação entre estas duas condições propiciará ao profissional a melhor maneira de lidar com o problema do paciente, adequando-o, assim, a uma conveniência mútua. Enquanto a urgência não representa uma condição séria que necessite de intervenção imediata, a emergência exige tratamento imediato para o restabelecimento do conforto do paciente. Walton e Keiser[2] propõem questionamentos que podem ser dirigidos ao paciente, visando ao reconhecimento de uma emergência verdadeira:

1. Seu problema está interferindo em seu sono, alimentação, trabalho, concentração e outras atividades diárias?
→ Uma emergência verdadeira rompe o equilíbrio do paciente e o impede de executar atividades rotineiras.
2. Há quanto tempo este problema o aflige?
→ Uma emergência verdadeira raramente dura mais do que 2 a 3 dias, que é o período normal do curso de uma resposta inflamatória aguda.
3. Você precisou tomar algum medicamento para aliviar a dor? Ele foi eficaz?
→ Dificilmente, o emprego de analgésicos alivia a dor associada a uma emergência verdadeira.

Identificadas e diferenciadas estas duas condições, deve-se proceder da forma mais conveniente, que seria: tratamento imediato das *emergências*, procurando encaixar o paciente no atendimento do dia; e marcação de consulta posterior para os casos de *urgência*, atendendo à conveniência do paciente e do profissional (preferencialmente, o mais breve possível, pois determinados casos de urgência podem evoluir imprevisivelmente para uma emergência verdadeira, se o tratamento necessário for por demais postergado).

## Diagnóstico

O diagnóstico correto é fundamental para a resolução do problema, visto que influenciará a tomada de decisão para o tratamento. Para chegar a um diagnóstico correto, devem ser realizados sistematicamente os seguintes exames:

a. Subjetivo: história médica e dental.
b. Objetivo: exame clinicivisual, testes de sensibilidade (ou "vitalidade") pulpar (térmico, elétrico, cavidade), testes perirradiculares (palpação e percussão), sondagem periodontal.
c. Exame radiográfico, complementado, se necessário, por tomografia computadorizada de feixe cônico.

## Tratamento

Várias alterações pulpares e perirradiculares podem levar a dor e/ou tumefação. Determinadas condições não requerem intervenção endodôntica para resolução. Em geral, elas representam quadros de urgência. Entretanto, a experiência clínica nos reporta que, na maioria das vezes, as verdadeiras emergências de origem endodôntica precisam de intervenção no sistema de canais radiculares para resolver o problema.

## Dor de origem pulpar

### Princípios do tratamento

A dor de origem pulpar pode ser resultado da estimulação de dois tipos de fibras nervosas sensoriais oriundas do gânglio trigeminal: as fibras A-δ e as do tipo C.[3,4]

As fibras nervosas A-δ são mielínicas, com rápida velocidade de condução (de 6 a 30 m/s), apresentam diâmetro variável entre 1 e 5 μm e possuem um baixo limiar de excitabilidade (Tabela 20.1).[5,6] Ao deixarem o plexo nervoso de Rashkow, localizado na zona pulpar subodontoblástica livre de células, estas fibras perdem seu envoltório de células de Schwann, apresentando-se como terminações nervosas livres na camada odontoblástica e na porção pulpar da dentina. As fibras A-δ são as responsáveis pela dor de origem dentinária. Uma vez exposta à cavidade oral, a dentina é sensível a estímulos aplicados, mesmo na ausência de um processo patológico da polpa (sensibilidade ou hipersensibilidade dentinária).

**Tabela 20.1** Características das principais fibras nervosas (as fibras em negrito representam as encontradas na polpa).

| Fibra | Função | Diâmetro (μm) | Velocidade de condução (m/s) |
|---|---|---|---|
| Aα | Motora, propriocepção | 12 a 20 | 70 a 120 |
| **Aβ** | **Pressão, toque** | **5 a 12** | **30 a 70** |
| Aγ | Motora, para feixes musculares | 3 a 6 | 15 a 30 |
| **Aδ** | **Dor, temperatura, toque** | **1 a 5** | **6 a 30** |
| B | Autonômica pré-ganglionar | < 3 | 3 a 15 |
| **C** | **Dor** | **0,4 a 1** | **0,5 a 2** |
| Simpática | Simpática pós-ganglionar | 0,3 a 1,3 | 0,7 a 2,3 |

Nos estágios iniciais da inflamação pulpar (pulpite reversível), o limiar de excitabilidade destas fibras pode estar reduzido, o que as torna mais suscetíveis aos estímulos externos (principalmente, o frio). A dor oriunda da estimulação das fibras A-δ é provocada, rápida e de curta duração, desaparecendo imediatamente ou após um curto período depois da remoção do estímulo. Quando a dor é dessa natureza, usualmente, o problema é solucionado sem a necessidade de tratamento endodôntico.

As fibras do tipo C são amielínicas, com diâmetro médio de 0,4 a 1 μm, velocidade de condução de aproximadamente 0,5 a 2 m/s e elevado limiar de excitabilidade (Tabela 20.1).[5,6] Elas são responsáveis pela dor intensa, contínua, excruciante, espontânea, fastidiosa e, às vezes, difusa, própria de pulpite irreversível sintomática. Nestes casos, há necessidade de intervenção endodôntica para alívio da sintomatologia.

As condições associadas a polpas vitais que podem requerer tratamento para alívio da sintomatologia são *hipersensibilidade dentinária*, *pulpite reversível* e *pulpite irreversível*. Com exceção da hipersensibilidade dentinária, que geralmente ocorre apenas pela mera exposição da dentina à cavidade oral,[5] bactérias representam o principal fator etiológico das pulpites.[6-8] Na *pulpite reversível*, a remoção do agente infeccioso (cárie) é, na maioria das vezes, suficiente para o alívio da dor. Na *pulpite irreversível*, além da remoção da cárie, há a necessidade de se realizar um procedimento invasivo na polpa, cuja profundidade de atuação (pulpotomia, com remoção da polpa coronária, ou biopulpectomia, com remoção de toda a polpa), dependerá do nível de degeneração tecidual. Nesses casos, apenas a remoção da causa (cárie) não é suficiente para a remissão dos sintomas.

## Condições que não requerem intervenção endodôntica

São representadas pela hipersensibilidade dentinária e pela pulpite reversível, e geralmente são consideradas casos de urgência.

### Hipersensibilidade dentinária

*Características*

Dor aguda, fugaz, localizada e provocada após estímulos mecânicos, osmóticos, térmicos e bacterianos. O principal fator de risco é a recessão gengival associada com escovação ou doença periodontal. A recessão pode promover exposição dentinária na região cervical do dente, uma vez que nesta região, em cerca de 10% dos pacientes, não há coaptação entre esmalte e cemento (Figura 20.1).[9] A prevalência de hipersensibilidade dentinária pode chegar a 42% dos indivíduos entre 18 e 35 anos.[10]

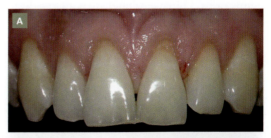
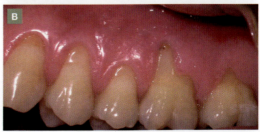

**Figura 20.1** A recessão gengival é uma das principais causas da hipersensibilidade dentinária. (Cortesia da equipe de Periodontia da Universidade Estácio de Sá [UNESA].)

## Tratamento

Tem sido sugerido que o tratamento para a hipersensibilidade dentinária se inicie com o paciente utilizando um dentifrício com agente dessensibilizador (arginina/carbonato de cálcio, sais de potássio ou estrôncio, fluoreto estanoso),[11-15] que pode aliviar a sintomatologia quando usado 2 vezes por dia, massageando o dente afetado por cerca de 1 minuto. Dentifrícios com arginina/carbonato de cálcio têm apresentado excelentes resultados no alívio da hipersensibilidade dentinária.[16] Resultados bons também têm sido relatados para compostos contendo acetato de estrôncio ou fluoreto estanoso.[16] O nitrato de potássio tem sido utilizado na composição de alguns dentifrícios por possuir reconhecida capacidade de reduzir a atividade sensorial nas fibras nervosas dentinárias.[5,17-19]

Se a hipersensibilidade não se resolver ou ficar mais acentuada, deve-se realizar o tratamento no consultório,[20] que consiste, basicamente, em promover a oclusão dos túbulos expostos por um meio físico ou químico (Figura 20.2A).[5,21-24] A oclusão tubular pode ser:

- Física, utilizando-se resina, cimento de ionômero de vidro ou verniz[25-27] ou
- Química, utilizando-se oxalatos[28-31] ou fluoretos.[29,32]

O *laser* também tem sido proposto para uso, apresentando resultados promissores.[26,33-36] Seus efeitos podem se dar diretamente sobre as fibras nervosas (*laser* de baixa potência) ou por indução do bloqueio físico dos túbulos dentinários (*laser* de alta potência).

O seguinte protocolo é recomendado para o atendimento em consultório:

a. Aplicação de um gel de *oxalato de potássio* durante 3 minutos sobre a área de dentina exposta, sob isolamento relativo (Figura 20.2B). Essa conduta é indicada nos casos em que o tempo disponível para a consulta for mínimo. Apresenta excelente resultado imediato quanto à remissão dos sintomas. Contudo, em alguns casos, a hipersensibilidade pode recidivar após um curto período.

b. Aplicação de *adesivos dentinários*, que agem por hibridização com a dentina, ou de *cimentos de ionômero de vidro* fotopolimerizáveis, sob isolamento absoluto. Estes materiais restauradores apresentam resultado também imediato, contudo, mais duradouro do que o oxalato de potássio, uma vez que propiciam um selamento físico adequado e mais previsível dos túbulos dentinários. Isso faz com que haja redução na movimentação do fluido e do conteúdo dos túbulos dentinários,[37] responsável pelo mecanismo de dor da dentina (teoria hidrodinâmica).[38] Outrossim, alguns adesivos e os cimentos de ionômero de vidro possuem atividade antibacteriana, inibindo a colonização bacteriana e eliminando bactérias remanescentes sobre a superfície dentinária.[39] Em casos de abrasão ou atrição, onde houver perda de estrutura dentária na cervical do dente associada à hipersensibilidade, a área deve ser restaurada com resina composta ou cimento de ionômero de vidro.

## Pulpite reversível

### Características

Quando presente, a dor é semelhante à descrita para a hipersensibilidade dentinária. Os exames revelam cárie profunda e/ou recidivante, restaurações extensas, recentes ou fraturadas. Não há exposição pulpar.

### Tratamento

Consiste na remoção do tecido cariado ou restauração defeituosa, proteção da dentina e aplicação de uma adequada restauração coronária. Em casos de cárie muito profunda, onde não há tempo disponível para restaurar o dente definitivamente, aplica-se um curativo com cimento à base de óxido de zinco e eugenol ou de ionômero de vidro e agenda-se o paciente para dias depois, quando será confeccionada a restauração definitiva (Figura 20.3). Caso o clínico opte por não remover uma camada de dentina cariada no fundo da cavidade para evitar expor a polpa, deve-se

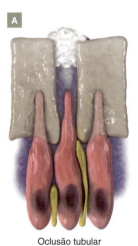
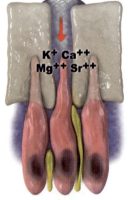
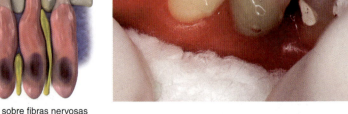

**Figura 20.2** Formas de tratar a hipersensibilidade dentinária. **A**. Oclusão tubular ou redução da atividade nervosa sensorial. **B**. Utilização clínica do oxalato de potássio, aplicado sobre a área sensível (no caso, na cervical do dente).

aplicar um curativo com cimento de óxido de zinco e eugenol ou forro com hidróxido de cálcio associado à restauração provisória com ionômero. Nesses casos, após 30 a 45 dias, remove-se a restauração temporária e o remanescente de cárie. Confirmada a ausência de exposição pulpar, promove-se então a proteção da dentina seguida de restauração definitiva do dente.

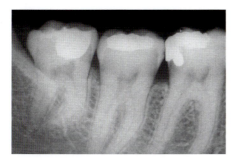

**Figura 20.3** Remoção de cárie profunda e aplicação de curativo com cimento à base de óxido de zinco-eugenol em um terceiro molar inferior com pulpite reversível. Clinicamente, não havia indícios de exposição pulpar.

## Condição que requer intervenção endodôntica

É representada pela pulpite irreversível sintomática.

## Pulpite irreversível sintomática

### Características

A ocorrência de dor em casos de pulpite irreversível não é regra, e sim exceção. Clinicamente, o profissional sabe que uma polpa está inflamada irreversivelmente quando está exposta por cárie e/ou o dente apresenta dor grave, contínua, excruciante, fastidiosa, espontânea e, às vezes, difusa. O paciente comumente relata uso de analgésicos, o qual pode ou não ser eficaz, dependendo do estágio da inflamação. Em alguns casos, pode haver dor à percussão.

### Tratamento

**Primeira opção (há tempo disponível)**

- Preparo inicial: anestesia (ver Capítulo 6, Preparação para o Tratamento Endodôntico, Seção 6.2, Anestesia em Endodontia); raspagem e polimento coronário; isolamento absoluto; descontaminação do campo operatório com hipoclorito de sódio (NaOCl) a 2,5%, clorexidina a 2% ou álcool iodado a 2%; e acesso à câmara pulpar (Figura 20.4)
- Exploração do canal e obtenção do comprimento de trabalho (CT). Durante a exploração de canais mais amplos, a polpa deve ser deslocada das paredes dentinárias pela ação do instrumento
- Pulpectomia em canais amplos com instrumentos endodônticos. Instrumentos farpados, como os extirpa-nervos, podem ser usados para agilizar e facilitar a remoção da polpa (Figuras 20.5A a C). Esses instrumentos,

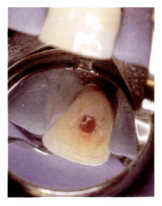

**Figura 20.4** Acesso à câmara pulpar de um dente com pulpite irreversível.

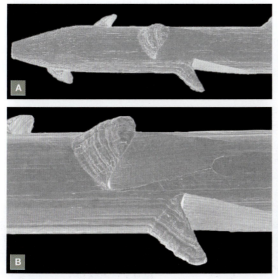
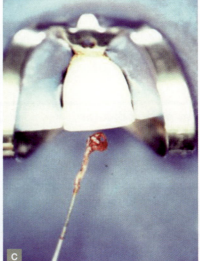

**Figura 20.5** Pulpectomia realizada com lima rabo de rato. **A.** Eletromicrografia da ponta e **B** do corpo do instrumento. **C.** Utilização clínica.

selecionados de acordo com o diâmetro do canal, não devem sofrer resistência das paredes da dentina quando introduzidos até próximo do CT. Nesta posição, o extirpa-nervos deve ser girado no sentido horário, aprisionando a polpa em suas farpas, sendo em seguida retirado do canal. Se a polpa não for removida inteira, os passos descritos são repetidos. Às vezes, a polpa é removida por fragmentos. Limas Hedström também podem ser usadas para a remoção da polpa. Em canais atrésicos e/ou curvos, não são utilizados instrumentos farpados: a polpa é removida por fragmentação durante a instrumentação

- Completo preparo químico-mecânico
- Se não houver dor à percussão, realiza-se a obturação do canal radicular, porque quando não há dor à percussão, a inflamação está restrita à polpa, que será extirpada em sua totalidade. Se, por qualquer limitação (tempo, habilidade do operador, anatomia, dor à percussão), houver necessidade de uma consulta adicional, deve-se aplicar uma medicação intracanal com pasta de hidróxido de cálcio associado a um veículo inerte (glicerina, soro fisiológico ou água destilada), preenchendo toda a extensão do canal
- Selamento coronário com cimento temporário.

### Segunda opção (limitações de tempo, habilidade do operador ou problemas anatômicos)

- Dentes unirradiculares: pulpectomia e medicação com corticosteroide (p. ex., Decadron® colírio ou Otosporin® – ver o Capítulo 15, Medicação Intracanal)
- Dentes multirradiculares: pulpectomia do canal mais amplo (distal, nos molares inferiores e, palatino, nos molares superiores) ou apenas pulpotomia (quando o tempo disponível para atendimento for muito curto). Medicação com corticosteroide (Decadron® colírio ou Otosporin®). Estudos revelaram que a pulpotomia pode ser eficaz no tratamento de emergência da pulpite irreversível,[40,41] sendo uma excelente opção quando o tempo for insuficiente para se proceder à pulpectomia e ao preparo do canal
- Selamento coronário com cimento temporário e prescrição de analgésico/anti-inflamatório. O medicamento indicado é o ibuprofeno de 400 a 600 mg, de 6 em 6 horas por 1 ou 2 dias. Para pacientes com intolerância a anti-inflamatórios não esteroidais (AINE), recomenda-se o paracetamol de 650 a 1.000 mg, de 6 em 6 horas por 1 a 2 dias.[2]

## Dor de origem perirradicular

### Princípios do tratamento

A agressão bacteriana aos tecidos perirradiculares induz a liberação de mediadores químicos envolvidos no desenvolvimento de uma resposta inflamatória aguda.[42,43] Muitas destas substâncias agem sobre a microcirculação, promovendo vasodilatação (histamina, prostaglandinas, neuropeptídeos) e aumento da permeabilidade vascular (bradicinina, histamina, C3a, C5a, neuropeptídeos).[43,44] Isso gera a saída de fluido dos vasos e formação de edema, que eleva a pressão hidrostática tecidual e promove a compressão de fibras nervosas sensoriais. Essa compressão é crítica para o ligamento periodontal, que possui espaço limitado para se expandir. Assim, este mecanismo é indubitavelmente o principal responsável pela dor de origem perirradicular.

Além do aumento da pressão intratecidual, mediadores inflamatórios, como a bradicinina e a histamina, e produtos bacterianos, como o lipopolissacarídeo (LPS) de bactérias gram-negativas, também induzem dor por ação direta sobre as fibras nervosas.[44-47] Prostaglandinas não causam dor diretamente, mas podem reduzir o limiar das fibras nervosas, tornando-as mais suscetíveis aos efeitos algógenos da bradicinina e da histamina.[48,49]

Há uma crença de que a produção de gases por bactérias possa ser responsável pela dor, por comprimir fibras nervosas. Não existem quaisquer evidências científicas de que a produção de gases por bactérias no canal atinja proporção capaz de causar dor por compressão. Na verdade, tal ocorrência é muito pouco provável. Outros produtos bacterianos, como enzimas e componentes estruturais da célula bacteriana, são certamente os fatores de virulência mais envolvidos na indução da dor de forma indireta, por estimularem o desenvolvimento de uma resposta inflamatória aguda, ou direta, como o LPS agindo sobre as fibras nervosas.[44-46]

Como a causa da dor perirradicular de origem infecciosa é a presença de bactérias no interior do sistema de canais radiculares, o tratamento desta condição é a eliminação ou pelo menos a redução da população bacteriana intracanal. Uma vez que bactérias localizadas na porção apical do canal são as principais envolvidas na agressão aos tecidos perirradiculares, aquele objetivo apenas é logrado quando o canal é instrumentado em toda a sua extensão. A instrumentação limitada aos dois terços coronários do canal na sessão de emergência só é justificada se o tempo disponível para o atendimento emergencial for curto.

Ao se realizar a abertura coronária e a limpeza dos dois terços coronários, pode haver alívio de sintomas por causa da diferença de pressão (perirradicular e atmosférica), que induz uma drenagem, ainda que mínima e, às vezes, imperceptível clinicamente, mas de magnitude suficiente para reduzir a pressão tecidual no ligamento periodontal apical. Contudo, a remissão de sintomas é mais previsível quando o canal é limpo e desinfetado em toda sua extensão. Isso foi demonstrado em um estudo clínico com pacientes apresentando necrose pulpar e lesão perirradicular sintomática.[50] O sucesso do tratamento de emergência foi significativamente maior quando os canais foram completamente preparados e medicados com hidróxido de cálcio do que quando o preparo não foi feito e o paciente somente medicado.

Com o emprego de instrumentos manuais e/ou acionados a motor e irrigação com NaOCl, o canal deve ser limpo, desinfetado e ampliado progressivamente no sentido coroa-ápice. Assim, a limpeza/desinfecção dos dois terços coronários do canal precede a apical e é feita na mesma consulta de emergência. O preparo completo do canal até o CT, mantendo-se a patência foraminal, só não será realizado na mesma consulta quando os fatores tempo, habilidade do operador, material disponível e variações anatômicas não permitirem.

A instrumentação apical acompanhada da limpeza do forame com uma lima de patência, além de permitir a drenagem, tem o potencial de auxiliar na eliminação da causa principal da agressão, isto é, bactérias alojadas no segmento apical do canal, em íntimo contato com o ligamento periodontal. Alguns temem que a instrumentação apical, na sessão de emergência, possa promover a extrusão apical de detritos contaminados, o que resultaria em exacerbação da resposta inflamatória. Na verdade, o risco de extrusão de detritos contaminados durante a instrumentação apical é o mesmo, tanto na sessão de emergência quanto em qualquer outra. Caso ocorra, a extrusão tem o potencial de resultar em menores problemas justamente na sessão de emergência, quando os tecidos perirradiculares já estão inflamados, preparados para a agressão.

Salienta-se que especialistas em Endodontia geralmente serão capazes de preparar o canal completamente na sessão de emergência. No entanto, isso pode não ser possível para clínicos gerais ou profissionais menos experientes. Ainda assim, resultados satisfatórios do tratamento emergencial podem ser obtidos com preparo parcial do canal e uso de medicação local e sistêmica, como recomendado adiante neste capítulo como segunda opção para cada condição clínica.

Igualmente, a sintomatologia clínica pós-operatória pode ser controlada pelo emprego de anestésicos de longa duração, como a bupivacaína, durante a execução dos procedimentos, e pela prescrição de agentes analgésicos/anti-inflamatórios, como o ibuprofeno de 400 a 600 mg, de 6 em 6 horas. Outros agentes, como diclofenaco, naproxeno, cetoprofeno e cetorolaco também são bastante eficazes no controle da dor de origem endodôntica. Em casos de dor severa, recomenda-se associar o paracetamol de 650 a 1.000 mg no intervalo das doses do ibuprofeno.[2] Para pacientes com intolerância a AINE que apresentem dor grave, recomenda-se o paracetamol de 500 a 1.000 mg associado a um opioide (30 a 60 mg de codeína ou 10 mg de hidrocodona) duas vezes ao dia, por 1 a 2 dias.[2] Em consultas posteriores, após a remissão dos sintomas em canais parcialmente instrumentados, a extrusão apical pode causar exacerbação por mobilização de novas células inflamatórias para aquela região. Esse *flare-up* gera frustração ao profissional e, principalmente, ao paciente, que se julgava livre da dor.

## Tratamento e procedimentos

### Necrose pulpar com lesão perirradicular sintomática (periodontite apical aguda)

Características

- Dor intensa à mastigação
- Teste positivo de percussão e, às vezes, de palpação
- Dor ao toque: o paciente tem sensação de "dente crescido" por causa da ligeira extrusão do dente, no alvéolo, em decorrência do edema no ligamento periodontal apical
- Radiograficamente, pode haver espessamento do espaço do ligamento periodontal ou uma lesão radiolúcida pode estar presente (Figura 20.6).

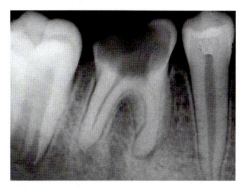

**Figura 20.6** Espessamento do espaço do ligamento periodontal em dente com lesão perirradicular sintomática (periodontite apical aguda).

Tratamento

Como discutido anteriormente, se o conteúdo tóxico no interior do canal radicular for o responsável pela inflamação perirradicular, então a limpeza completa do canal em toda a sua extensão, por meio de uma técnica progressiva de instrumentação, é o procedimento de escolha para o alívio da dor.[51] O completo preparo químico-mecânico só não deve ser realizado na consulta de emergência se houver limitação técnica do operador, carência de tempo ou interferências anatômicas.

### Primeira opção

- Preparo inicial: anestesia, isolamento absoluto e preparo da cavidade de acesso
- Inundação da câmara pulpar com NaOCl a 2,5%
- Desinfecção progressiva do canal: Um instrumento de pequeno calibre (#08, #10 ou #15) é introduzido de maneira folgada no canal, com movimentos suaves de vaivém, carreando a solução irrigadora no sentido apical e desalojando o tecido pulpar necrosado e infectado. Nesse momento, nenhuma ação de corte deve ser exercida contra as paredes dentinárias. Após o avanço de 2 a 3 mm, no interior do canal, o instrumento é removido, limpo com gaze estéril e a solução irrigadora renovada na câmara pulpar. O instrumento é então reinserido no canal e as manobras, repetidas, até que atinja cerca de 1 mm aquém do comprimento do dente na radiografia
- Limpeza apical e obtenção do CT com limas de pequeno calibre (#08, #10 e #15) e irrigações abundantes com NaOCl a 2,5%
- Completo preparo químico-mecânico
- Colocação de medicação intracanal com pasta de hidróxido de cálcio em paramonoclorofenol canforado/glicerina (HPG) ou em clorexidina (HCX)
- Selamento coronário com cimento temporário e prescrição de analgésico/anti-inflamatório
- Alívio de oclusão.

### Segunda opção (limitações de técnica, tempo e anatomia)

- Preparo inicial
- Instrumentação dos terços médio e cervical, preservando os 3 a 4 mm apicais e irrigando com NaOCl a 2,5%
- Remoção do excesso de NaOCl do canal por meio de aspiração: não secar o canal com cones de papel
- Colocação de mecha de algodão embebida em NaOCl na câmara pulpar: uma pasta de hidróxido de cálcio não é aplicada nesta situação, pois o canal ainda não foi totalmente instrumentado. A aplicação do NaOCl visa minimizar a penetração de bactérias da saliva por uma possível microinfiltração do selador temporário. Além disso, mantém alguma ação antibacteriana, impedindo a proliferação de bactérias residuais até que a completa instrumentação seja executada, no máximo, em 7 dias
- Selamento coronário com cimento temporário e prescrição de analgésico/anti-inflamatório
- Alívio de oclusão.

### Abscesso perirradicular agudo

Características

- Dor espontânea, pulsátil e à mastigação
- Testes de percussão e palpação positivos
- Pode haver mobilidade dentária
- Pode haver envolvimento sistêmico como febre.

O tratamento varia conforme o estágio de evolução do abscesso:

**Estágio inicial.** Não há tumefação. A dor pode ser excruciante. O diagnóstico clínico usualmente é confundido com a lesão perirradicular sintomática e só é confirmado quando da visualização de exsudato purulento drenando pelo canal após a abertura coronária.

Tratamento

- Preparo inicial
- Drenagem da coleção purulenta pelo canal (Figura 20.7). Esperar por 15 a 30 minutos até que todo o exsudato se esvaia
- Tratamento como já recomendado para a lesão perirradicular sintomática
- Medicação intracanal com a pasta HPG ou HCX
- Selamento coronário com cimento temporário
- Prescrição de analgésico/anti-inflamatório.

**Em evolução.** Semelhante ao estágio inicial, mas agora com tumefação consistente, endurecida e não flutuante. A dor é pronunciada quando o abscesso já se localiza no espaço subperiosteal, por causa da rica inervação do periósteo.[1] Um dramático alívio da dor ocorre após a ruptura do periósteo pelo exsudato purulento, atingindo os tecidos moles supraperiosteais (veja mais adiante, abscesso evoluído).

Tratamento

- O mesmo da fase inicial
- Se a tumefação for intraoral, é recomendável incisar a mucosa, mesmo na ausência de flutuação. Na maioria das vezes, apenas sangue drenará pela incisão. Contudo, este procedimento favorece a redução da pressão intratecidual e a drenagem de mediadores químicos e de produtos tóxicos, além de aumentar o fluxo sanguíneo para a região, acelerando o processo de resolução da inflamação. Se o clínico observa que não há mais drenagem ativa de pus, não é necessário colocar um dreno. Se algum exsudato for ainda observado, pode-se aplicar um dreno de lençol de borracha que deve ser removido após 1 ou 2 dias.

Idealmente, a incisão deve preceder a intervenção no canal. Isso reduz a pressão responsável pela dor e deixa o paciente mais confortável para a execução dos procedimentos de acesso coronário e de instrumentação do canal.

Quando a tumefação for exclusivamente extraoral, especialmente associada à celulite (endurecida, sem flutuação), é recomendável incisar e aplicar um dreno de lençol de borracha ou de Penrose, para manter uma via aberta para drenagem. Incisão para drenagem extraoral deve ser preferencialmente realizada em ambiente hospitalar, uma vez que, se houver complicações, o paciente pode ser prontamente assistido. Em alguns casos de tumefação extraoral endurecida, mas ainda não disseminada pelos espaços anatômicos da cabeça e pescoço, pode-se prescrever a aplicação de calor intraoral (por bochechos com solução

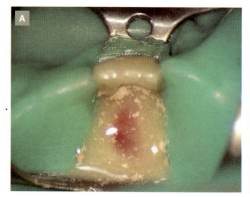
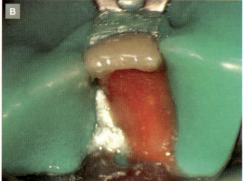

**Figura 20.7** Drenagem da coleção purulenta via canal. **A.** Fase imediata da drenagem, na qual se observa o exsudato purulento. **B.** Logo em seguida, o lxsudato torna-se sanguinolento. (Cortesia do Dr. Weber S. P. Lopes.)

aquecida) e frio externamente sobre a área de tumefação. Este procedimento visa estimular a exteriorização intraoral do abscesso, o que facilita o procedimento de incisão e drenagem em consulta posterior (12 a 36 horas depois), mais cômodo e sem sequelas para o paciente. Embora empírico, tal procedimento é muitas vezes eficaz.

- São prescritos bochechos com soluções aquecidas
- Analgésicos/anti-inflamatórios também são prescritos. Deve-se pesar a necessidade do emprego de antibióticos (ver Capítulo 22, Antibióticos Sistêmicos em Endodontia).

Observação: Se não houver drenagem de pus pelo dente, pode-se, após a completa instrumentação e secagem do canal, ampliar ligeiramente o forame apical até uma lima manual #25, usando movimentos de alargamento ou de rotação alternada. Mesmo assim, a drenagem pode não ocorrer. Isto acontece porque, em determinadas situações, a região acometida por necrose de liquefação não está contígua ao forame apical. Nesses casos, o canal deve ser medicado com pasta HPG ou HCX e então selado coronariamente.

**Evoluído.** Quadro clínico semelhante às fases antecessoras, mas agora com tumefação flutuante (Figuras 20.8 a 20.10).

Tratamento

- Anestesia
- Incisão da área flutuante (intra ou extraoral) (Figuras 20.8 a 20.10)
- Gentil divulsão com pinça hemostática de ponta romba para remover coágulos de fibrina e romper áreas compartimentalizadas do processo inflamatório, explorando a cavidade de abscesso e estendendo até a raiz afetada. Isso acentua a evacuação de pus
- Isolamento absoluto
- Confecção da cavidade de acesso coronário e drenagem do pus pelo dente

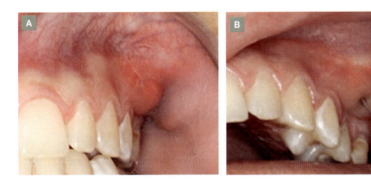
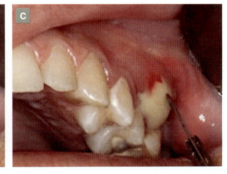

**Figura 20.8** Abscesso perirradicular agudo. **A.** Tumefação intraoral flutuante. **B** e **C.** Incisão e drenagem da coleção purulenta. (Cortesia do Dr. Carlos Vieira.)

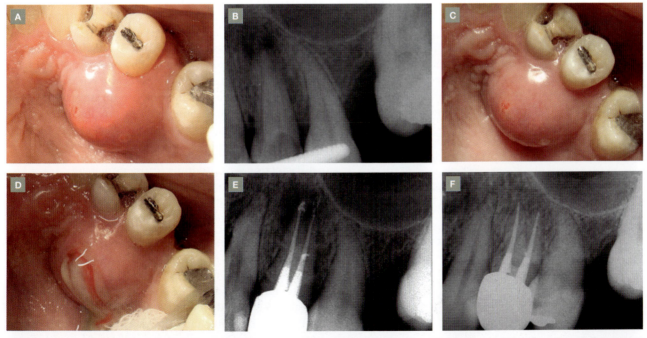

**Figura 20.9** Abscesso perirradicular agudo. **A.** Tumefação intraoral palatina associada ao primeiro pré-molar superior. **B.** Lesão perirradicular no primeiro pré-molar. **C.** Observar ponto de flutuação na tumefação palatina. **D.** Drenagem após a incisão. **E.** Tratamento endodôntico concluído em sessão posterior. **F.** Radiografia mostrando reparação da lesão 2 anos após a conclusão do tratamento. (Cortesia do Dr. Adalberto Vieira.)

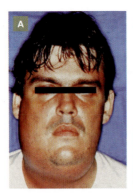
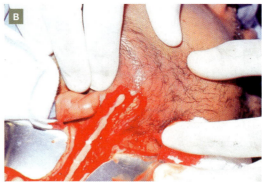

**Figura 20.10** Abscesso perirradicular agudo. **A.** Tumefação extraoral flutuante. **B.** Drenagem da coleção purulenta após a incisão cutânea. (Cortesia do Dr. Henrique Martins.)

- Instrumentação de todo o canal com uma técnica progressiva coroa-ápice
- Medicação intracanal com pasta HPG ou HCX e então selamento coronário com cimento temporário
- Se a incisão para a drenagem for extraoral, deve-se colocar um dreno. Se for intraoral, pode-se dispensar o dreno
- Prescrição de bochechos com solução aquecida e de analgésico/anti-inflamatório. Deve-se pesar a necessidade do emprego de antibióticos (ver Capítulo 22, Antibióticos Sistêmicos em Endodontia).

## Considerações gerais

Sempre que possível, deve-se esperar que o todo o exsudato purulento se esvaia. Depois, limpar e modelar o canal, secar, medicar e *selar coronariamente*. Deixar o dente aberto para drenagem apenas traz problemas, por: permitir aumento significativo da população bacteriana dentro do canal; introduzir novos microrganismos no canal, inclusive bactérias entéricas, raramente encontradas na infecção endodôntica primária, mas que podem causar infecções secundárias de difícil resolução;[52-54] introduzir substrato para a proliferação microbiana; permitir contaminação e obstrução por restos alimentares; introduzir a necessidade de consultas adicionais com risco de exacerbações frequentes.[55-57] Deixar o dente aberto só é justificado quando não houver tempo ou equipamento/material disponível para o tratamento, ou quando a drenagem de exsudato purulento não cessar no tempo esperado (o que é muito raro). Assim, o profissional deve preparar o paciente e a si mesmo para os inconvenientes de tal conduta.

Antibióticos apenas devem ser prescritos em casos de abscesso quando:[58-60]

- Houver desenvolvimento de edema generalizado e difuso, atingindo outros espaços anatômicos da cabeça e pescoço
- Houver envolvimento sistêmico com febre, mal-estar e linfadenite regional
- Ocorrer em pacientes debilitados e/ou com risco de desenvolver endocardite bacteriana
- Não for possível atender o paciente na mesma consulta. O paciente deve ser alertado para a necessidade de o tratamento de emergência ou definitivo ser instituído ainda no mesmo dia ou no dia seguinte.

O uso indiscriminado, abusivo e empírico de antibióticos é considerado uma conduta inaceitável atualmente. Os antibióticos de primeira escolha para o tratamento das infecções endodônticas são as penicilinas (em especial, a amoxicilina). Em casos resistentes ou de alergia às penicilinas, a clindamicina geralmente é indicada. Pacientes que estejam fazendo uso de contraceptivos orais devem ser alertadas para o risco de interferência dos antibióticos e aconselhadas a usar métodos alternativos desde o início até 1 semana depois da terapia antibiótica.[61,62] Antibióticos são discutidos com mais detalhes no Capítulo 22, Antibióticos Sistêmicos em Endodontia.

## Flare-up

*Flare-up* é uma emergência verdadeira que se desenvolve entre as sessões de tratamento endodôntico, sendo caracterizada por dor e/ou tumefação.[63] Tipicamente, após a intervenção endodôntica em um dente assintomático, o paciente retorna algumas poucas horas ou no dia seguinte queixando-se do aparecimento de dor grave e/ou de tumefação. Isso se deve ao desenvolvimento de uma resposta inflamatória aguda nos tecidos perirradiculares, caracterizada pelo estabelecimento de uma lesão perirradicular sintomática ou mesmo de um abscesso perirradicular agudo secundários à intervenção endodôntica, causados por um ou mais dos seguintes fatores:[63-67]

- Bactérias e seus produtos (causa principal)
- Iatrogenia (sobreinstrumentação, instrumentação incompleta do canal, extravasamento de solução irrigadora pelo forame apical, perfurações etc.).

Existem fatores relacionados com o hospedeiro que podem predispor ao *flare-up*, como: dor prévia ao tratamento; pacientes do sexo feminino com idade superior a 40 anos; dentes inferiores; dentes com lesão perirradicular; história de alergia e casos de retratamento.[68] Doenças sistêmicas parecem não constituir um fator de risco para o desenvolvimento de *flare-ups*,[68] embora haja relatos de que pacientes diabéticos sejam mais propensos a desenvolver exacerbações entre as consultas de tratamento.[69,70] Estudos revelam que a incidência de *flare-ups* varia entre 1,4 e 16%.[68,71-76]

*Flare-ups* geralmente estão associados à infecção.[66,67] Bactérias estão envolvidas na etiologia do *flare-up* nas seguintes condições:

**1. Extrusão apical de detritos contaminados.** Em dentes com lesão perirradicular assintomática, existe uma relação de equilíbrio estabelecida entre as defesas do hospedeiro e os irritantes presentes no interior do sistema de canais radiculares. Se estes irritantes forem lançados para o interior da lesão, na forma de detritos contaminados extruídos durante o preparo químico-mecânico, o equilíbrio poderá ser rompido. Em função disso, o hospedeiro mobiliza uma resposta inflamatória aguda para restabelecer o equilíbrio (Figura 20.11). Esta é a principal causa de *flare-ups*.

**2. Aumento do potencial de oxirredução.** Embora bactérias anaeróbias estritas sejam as dominantes na microbiota endodôntica, bactérias facultativas também podem estar presentes (ver Capítulo 4, Microbiologia Endodôntica). Durante o preparo químico-mecânico, o canal radicular fica exposto ao ar atmosférico. Pela presença de oxigênio em alta tensão, o potencial de oxirredução torna-se elevado, podendo causar rápida e exuberante proliferação de bactérias facultativas, como os estreptococos, os quais, se sobreviventes à instrumentação, podem induzir um *flare-up*. Esse mecanismo, embora não comum, foi proposto como uma das causas de exacerbações entre as sessões do tratamento (Figura 20.12).[65,77]

**3. Desequilíbrio da microbiota endodôntica.** Bactérias presentes em uma comunidade mista no interior do canal mantêm relações ecológicas de comensalismo e amensalismo. O preparo químico-mecânico incompleto pode desequilibrar tais relações, fazendo com que espécies mais virulentas, que originalmente eram inibidas, passem a proliferar, causando exacerbação da lesão (Figura 20.13).

**4. Introdução de novas bactérias no canal.** Quando o profissional não respeita as devidas medidas de assepsia ou elas são rompidas acidentalmente durante a execução do tratamento endodôntico, bactérias que originalmente não eram componentes da microbiota endodôntica podem ser carreadas para o canal. Se conseguirem sobreviver nesse microambiente, elas podem causar infecções secundárias de tratamento difícil. Exemplos são a *Pseudomonas aeruginosa* e alguns estafilococos, bactérias presentes no ambiente e/ou na pele, que podem ser veiculadas pelo próprio profissional para o interior do canal radicular (Figura 20.14).[53-55]

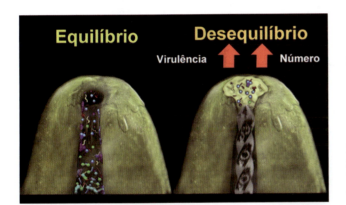

**Figura 20.11** Extrusão apical de detritos é a principal causa de *flare-up* (ver o texto para mais detalhes).

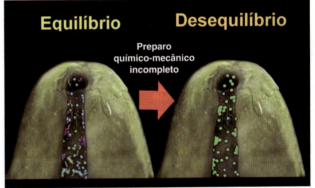

**Figura 20.13** O desequilíbrio da microbiota do canal (p. ex., por causa da instrumentação incompleta) é uma das causas de *flare-up* (ver o texto para mais detalhes).

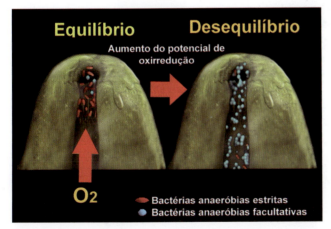

**Figura 20.12** Aumento do potencial de oxirredução pode levar a uma proliferação excessiva de bactérias facultativas, que podem causar um *flare-up* (ver o texto para mais detalhes).

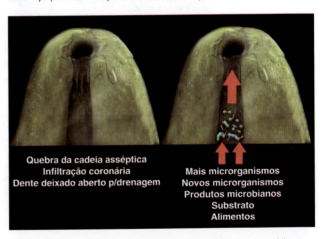

**Figura 20.14** A introdução de novas bactérias no canal (p. ex., por causa da quebra da cadeia asséptica durante o tratamento) é uma das causas de *flare-up* (ver o texto para mais detalhes).

## Tratamento

### Lesão perirradicular sintomática secundária

- Remoção do curativo, irrigação abundante do canal com NaOCl a 2,5%, instrumentação completa (ou revisão da instrumentação) e verificação da patência do forame apical
- Aplicação de medicação intracanal com pasta HPG ou HCX
- Selamento coronário e prescrição de analgésico/anti-inflamatório.

    Observação: Sangue na porção apical do canal indica sobreinstrumentação. Se for o caso, o comprimento de trabalho deve então ser reavaliado.

### Abscesso perirradicular agudo secundário

- Um abscesso já está instalado e como tal deve ser tratado.

Em todos os casos, o analgésico/anti-inflamatório a ser administrado poderá ser ibuprofeno, naproxeno, diclofenaco ou cetoprofeno, todos bastante eficazes para tratar a dor de origem endodôntica.

## Dor pós-obturação

Um ligeiro desconforto após a obturação de canais radiculares é previsível. Assim, o profissional deve alertar o paciente quanto a essa possibilidade, recomendando analgésicos leves em caso de dor leve. O desconforto, na maioria das vezes, resolve-se espontaneamente nos primeiros dias.

Em estudo realizado por Harrison et al.,[78] algum nível de dor pós-obturação ocorre em 48% dos casos. Os sintomas, na maioria dos casos, aparecem nas primeiras 24 horas, sendo que após 7 dias, 92% dos pacientes estão assintomáticos.

Se a dor for grave e persistente, o tratamento dependerá da situação:

- Obturação adequada: deve-se prescrever um analgésico/anti-inflamatório
- Obturação inadequada: inicia-se o retratamento
- Sobreobturação: deve-se prescrever um analgésico/anti-inflamatório (Figura 20.15A).

    Se não resolver:

- Remoção da obturação, drenagem e retratamento.

    Se o problema não for resolvido mesmo assim, a cirurgia perirradicular para curetagem do material extravasado é indicada.

- Obturação incorrigível: está indicada a cirurgia perirradicular (Figura 20.15B).

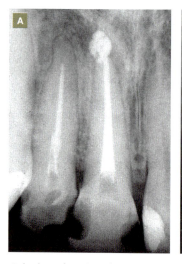 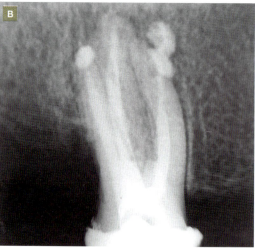

**Figura 20.15** Sintomatologia após sobreobturação. **A.** Em canais aparentemente bem obturados, a presença de sintomas pode ser solucionada pela prescrição de anti-inflamatório. **B.** Canais com obturação incorrigível e que estejam associados à sintomatologia pós-operatória de intensidade moderada a grave exigem cirurgia perirradicular para a resolução do problema.

As referências bibliográficas deste capítulo estão disponíveis no Ambiente de aprendizagem do GEN | Grupo Editorial Nacional.

Capítulo 21

# Analgésicos em Endodontia

Anibal R. Diogenes | Kenneth M. Hargreaves

Cirurgiões-dentistas são responsáveis por intervenções que variam entre procedimentos preventivos não invasivos e procedimentos operatórios/cirúrgicos em uma das áreas mais inervadas do corpo humano – a cavidade oral. Apesar dos grandes avanços tecnológicos, o tratamento endodôntico ainda é temido pela população em geral, sendo considerado um "procedimento doloroso". Um clínico consciente é responsável por educar a população, informando que a Endodontia moderna tem como base a prevenção e o tratamento das lesões perirradiculares, de forma assintomática ("sem dor") e calcada em evidências científicas.

Mais importante ainda: o clínico deve ter profundo conhecimento dos mecanismos de dor para intervir de forma consistente na prevenção e na paralisação da hiperalgesia (resposta aumentada a estímulos que normalmente causam dor), da alodinia (redução do limiar, de forma que um estímulo normalmente inócuo é percebido como nocivo) e da dor espontânea. Embora o paciente possa apreciar a habilidade técnica do tratamento executado, a opinião sobre a qualidade do tratamento recebido dependerá bastante da capacidade do profissional de oferecer um procedimento indolor e uma experiência pós-operatória confortável. De fato, há uma forte necessidade de perceber que os resultados centrados no paciente devem ser mais enfatizados quando se avalia a eficácia geral de uma intervenção de tratamento.[1] Em um estudo longitudinal avaliando o impacto do tratamento endodôntico na qualidade de vida de aproximadamente 250 pacientes, os autores concluíram que o maior impacto ocorreu devido à redução da dor e do desconforto psicológico, com mais de 90% dos pacientes estando completamente ou parcialmente livres da dor após 7 dias de tratamento.[2] Sem dúvida, a terapia endodôntica tem se mostrado altamente eficaz no alívio da dor das doenças pulpares e perirradiculares,[3,4] mas uma cobertura analgésica adequada é crucial antes da terapia endodôntica e durante o período de recuperação.

Este capítulo fornece o suporte básico para o entendimento de como a dor é detectada, processada e percebida, mantendo ainda o foco no emprego de diferentes classes de analgésicos para prevenir e parar a dor quando da terapia endodôntica.

## Vias da dor

A Associação Internacional para o Estudo da Dor (IASP – International Association for the Study of Pain) define dor como "uma experiência sensorial e emocional desagradável, associada a um dano tecidual potencial ou real". Para alguns pacientes, a dor pode ser vista como uma resposta binária ("dói" ou "não dói"). Todavia, a percepção da dor é resultante de uma interpretação complexa da excitação sensorial integrada, com emoções como medo, ansiedade, memória de experiências prévias etc., no córtex cerebral. Assim, a dor tem três estágios: detecção, processamento e percepção.

A detecção de dano tecidual potencial ou real é realizada por fibras nervosas altamente especializadas, chamadas nociceptores. Os corpos celulares destes neurônios residem no gânglio sensorial. Para a região orofacial, esses neurônios se originam de um dos três ramos do nervo trigêmeo (quinto par craniano) com os corpos celulares residindo no gânglio trigeminal. Neurônios sensoriais trigeminais têm uma projeção aferente primária que se encerra como terminações nervosas livres nos tecidos inervados (polpa e tecidos perirradiculares). A outra projeção destes neurônios bipolares ou pseudounipolares é central para o corno dorsal da medula. Muitas das fibras do sistema trigeminal envolvidas com a dor são equipadas com detectores moleculares para uma gama variada de modalidades de estímulos, incluindo mecânico, químico e térmico. Assim, são chamados nociceptores polimodais. A detecção de diferentes estímulos na periferia é diretamente modulada no local de detecção pela presença de mediadores inflamatórios, como bradicinina, fator de crescimento neural, substância P e outros.[5-14] Estes mediadores têm efeitos sensibilizantes a curto prazo e efeitos plásticos a longo prazo, ambos resultando em resposta aumentada ao estímulo detectado.[15] Desta forma, mediadores inflamatórios permitem incremento da resposta aferente primária, aumentando potencialmente a percepção da dor.

Antes de a resposta sensorial primária ao estímulo nocivo (i.e., potencial de ação) ser conduzida ao córtex cerebral para percepção, ela alcança o corno dorsal da medula.

Nesta região, neurônios sensoriais primários fazem sinapse com neurônios de segunda ordem, como os neurônios de ampla faixa dinâmica (ou WDR – *wide-dynamic range*), para transmitir sua informação sensorial. Tal processo não é um simples tráfego de sinais elétricos inalterados. Há um processamento considerável no nível espinal, levando à amplificação do sinal inicial (p. ex., pela ação da ativação dos receptores NMDA – N-metil-D-ácido aspártico – nos neurônios WDR) ou amortecimento do sinal (p. ex., pela ação do GABA – ácido gama-aminobutírico – liberado por interneurônios interagindo com os neurônios WDR). É importante salientar que a descarga crônica de um aferente primário sensorial dentro do terminal central, muitas vezes, provoca alterações plásticas no circuito, o que resulta na sensibilização para *inputs* subsequentes. Este processo, denominado sensibilização central, é um dos mecanismos pelos quais um estímulo que previamente era inócuo, agora, torna-se doloroso, o que é conhecido como alodinia (p. ex., uma leve percussão com o cabo de um espelho sobre dentes adjacentes a um dente com lesão perirradicular pode evocar uma resposta dolorosa).[16-18]

Em um estudo endodôntico, um dispositivo inovador projetado para medir alodinia mecânica foi empregado para testar o limiar de dor mecânica em molares diagnosticados com pulpite irreversível sintomática.[17] Uma redução de 77% na força necessária para induzir uma resposta dolorosa no dente afetado foi detectada.[19] É importante ressaltar que também houve uma redução no limiar mecânico detectado nos dentes contralaterais normais. Esses achados sugerem que a sensibilização central pode ser detectada e quantificada em pacientes com pulpite. Além disso, estas modificações se desenvolvem depois de sinais nociceptivos mantidos, de intensidade e duração suficientes para provocar alterações nos neurônios de segunda ordem (neurônios WDR), nos neurônios do córtex somatossensorial e na percepção do sinal nociceptivo.[20,21] Essas mudanças neurofisiológicas adaptativas envolvem muitos processos complexos com modificações transcricionais e translacionais, alterando o fenótipo neuronal.[22] O estado de sensibilização central introduz a noção de que o sistema nervoso central pode ser alterado, causando amplificação da dor, aumentando sua duração de intensidade e extensão espacial, não mais representando diretamente a detecção periférica e a transmissão de um estímulo nocivo. É importante ter em mente que "voltar ao normal" pode envolver um processo relativamente longo que estende demais a resolução esperada da dor mediada perifericamente após axotomia (*i.e.*, extirpação pulpar) e a remoção da etiologia (*i.e.*, adequadas desinfecção e obturação). É sabido que as apresentações de dor aguda, como dor espontânea e hiperalgesia térmica (resposta persistente exagerada ao estímulo frio), são resolvidas logo após as intervenções endodônticas. Pelo contrário, a alodinia mecânica, particularmente quando associada à sensibilização central, é frequentemente mais recalcitrante, sendo completamente resolvida apenas semanas a meses após o tratamento.

Essa diferença na "cinética da cura" pode ser explicada pelas conhecidas mudanças neurofisiológicas descritas anteriormente. É prudente discutir as expectativas em relação ao tempo de resolução da dor com os pacientes e os dentistas que os encaminharam. Essa abordagem oferece uma oportunidade para educar os pacientes, os principais interessados em sua saúde, incluindo-os na avaliação da resolução da dor e evitando intervenções revisionais prematuras desnecessárias.

A última fronteira do mecanismo de dor é a projeção dos neurônios de segunda ordem do corno dorsal medular via trato espinotalâmico contralateral para o tálamo e daí, por meio de sinapses com neurônios de maior ordem, para áreas diferentes do córtex cerebral somatossensorial. Não é surpresa para um profissional bem informado que há uma área ampla do córtex cerebral dedicada a integrar sinais nociceptivos, permitindo a percepção da sensação altamente complexa de dor.[23] Assim, ao longo da via da dor, há níveis consideravelmente diferentes de processamento e potencial para desenvolvimento de estados dolorosos persistentes. Um clínico astuto entende a necessidade de intervir em um ou mais níveis da via de transmissão da dor.

É importante destacar que a dor é uma experiência sensorial e emocional. Um procedimento holístico é realmente requerido durante o diagnóstico e tratamento do paciente com dor dentária, evitando generalizações que preveem respostas similares a intervenções farmacológicas em todos os pacientes. Pelo contrário, os pacientes apresentam características singulares de processamento da dor; estes envolvem, talvez, experiências dolorosas traumáticas indesejáveis no passado, mecanismos de enfrentamento emocional ruins e uma infinidade de variações anatômicas que vão desde os níveis celulares e moleculares até a distribuição quantitativa e qualitativa dos campos neuronais e receptivos. Uma revisão cuidadosa do histórico médico do paciente e do histórico odontológico é um requisito fundamental para criar uma estratégia adequada para o gerenciamento da dor. Além disso, o clínico deve ser capaz de reconhecer o comportamento de "dor catastrófica" que poderia ser destacado e identificado durante as consultas de avaliação ou tratamento. A catastrofização da dor é conceituada como uma resposta cognitivo-afetiva negativa e exagerada à dor antecipada ou real com capacidade reduzida para desviar a atenção da sensação de dor.[24] Curiosamente, um dos estudos iniciais que identificaram a catastrofização foi realizado em pacientes que receberam tratamento odontológico. Essa tendência de aumentar o valor da ameaça e a gravidade da dor resulta em medo e ansiedade acentuados e em um estado geral de desamparo. A catastrofização da dor é caracterizada por três estados: (a) ruminação, que é uma grande atenção à dor; (b) ampliação, ou uma resposta exagerada a estímulos ou percepção de dor espontânea; e (c) desamparo, muitas vezes descrito como uma descrença do fato de que qualquer terapia seja eficaz e que há um resultado malsucedido iminente em qualquer tentativa de intervenção.[25] Pacientes com este perfil psicológico têm o processamento da dor alterado,[26] incluindo fatores genéticos predisponentes específicos.[27] Por fim, a catastrofização da dor tem sido associada à dor persistente após terapia endodôntica adequada com evidência de reparação radiográfica.[28] Assim, o manejo adequado da dor nesses pacientes geralmente requer uma abordagem mais flexível que pode exceder as intervenções farmacológicas e incluir assistência psicológica e terapia ocupacional. Portanto, um clínico astuto entende a necessidade de intervir em um ou mais níveis da via de transmissão da dor, com compreensão e respeito à singularidade da aflição percebida e antecipada de cada paciente.

Os instrumentos farmacológicos (analgésicos e anestésicos) disponíveis na clínica atuam em um ou mais dos três níveis da via de dor. É importante que o clínico entenda o mecanismo de ação de cada uma dessas medicações de forma que elas sejam usadas quando apropriado para atingir um nível máximo de conforto para o paciente e, assim, satisfação com o tratamento oferecido. Todavia, é importante enfatizar o papel dos anestésicos locais (ver Capítulo 6, Preparação para o Tratamento Endodôntico, Seção 6.2, Anestesia em Endodontia) na redução da dor transoperatória e da sensibilização central pós-operatória (ver adiante). As principais classes de analgésicos discutidas neste capítulo são os não esteroidais (AINE – anti-inflamatórios não esteroidais; p. ex., ibuprofeno e dipirona), os não AINE (p. ex., paracetamol e opioides) e os esteroides (p. ex., dexametasona).

## Fatores predisponentes da dor endodôntica pós-operatória

Embora o tratamento endodôntico moderno tenha o potencial de ser um procedimento livre de dor, em parte por causa dos avanços da técnica anestésica, como nos sistemas de anestesia intraóssea (p. ex., X-tip da Dentsply e Stabident da Fairfax Dental), e de injeção controlada por computador (p. ex., The Wand, CompuDent system), pacientes ainda podem experimentar dor pós-operatória. Estudos que investigam a dor endodôntica pós-operatória têm relatado uma incidência de dor moderada a grave em 15 a 25% dos casos.[29-31] Em um estudo clínico prospectivo, 57% dos pacientes relataram ausência de dor após o preparo químico-mecânico, enquanto 21% apresentaram dor leve, 15% dor moderada e 7% dor grave.[32] Um episódio de dor extrema, muitas vezes associada a tumefação, febre e mal-estar, que exige uma consulta imprevista é denominado *flare-up* (ver Capítulo 20, Emergências e Urgências em Endodontia). A incidência de *flare-ups* (de 2 a 20%) é significativamente menor do que a de pacientes que experimentam dor leve a moderada.[33-38] Infelizmente, aproximadamente 5,3% dos pacientes apresentam dor persistente após tratamento endodôntico adequado,[39] sem etiologia definida. A transição da dor aguda para a crônica não é totalmente compreendida, mas pode envolver um diagnóstico errôneo da apresentação inicial da dor ou um padrão secundário de dor referida, já que um grande subconjunto desses pacientes apresenta dor não odontogênica,[40] frequentemente associada com dor referida da articulação temporomandibular[41] ou dos músculos mastigatórios.[42] Além disso, há a hipótese de que uma mudança da dor inflamatória para a dor neurogênica, possivelmente relacionada com a lesão nervosa pós-tratamento, poderia ocorrer. Esta condição de dor neurogênica relativamente rara tem sido tradicionalmente chamada dor facial atípica[43] ou "dor de dente fantasma",[44] e, mais recentemente, "neuralgia dolorosa pós-traumática do trigêmeo" (NDPT).[45] As razões pelas quais uma pequena porcentagem de pacientes pode ser suscetível a essas mudanças mal-adaptativas após a lesão do nervo não são totalmente compreendidas. Por fim, o diagnóstico preciso é muitas vezes difícil de ser alcançado nesses casos, mas é importante lembrar que essas condições não respondem aos analgésicos clássicos discutidos neste capítulo. Portanto, a resposta analgésica, ou a falta dela, a medicamentos analgésicos AINE ou não AINE (p. ex., paracetamol) pode ser usada como uma ferramenta diagnóstica de apresentações dolorosas não odontogênicas.

Inúmeros estudos objetivaram determinar os fatores predisponentes à dor pós-operatória endodôntica e ao *flare-up*. Uma comparação direta entre os dados desses estudos é difícil por causa das diferenças entre os métodos utilizados. No geral, foram avaliados mais de 12.000 pacientes e um consenso entre os achados é que a dor pré-operatória, mais especificamente a alodinia mecânica (definida como limiar de sensibilidade reduzido a estímulos mecânicos, ou seja, dor à percussão), é um fator que predispõe a dor pós-operatória.[46-56]

Outros fatores variaram mais em seu valor preditivo da dor pós-operatória. Por exemplo, em um estudo retrospectivo, registros odontológicos de 1.000 pacientes que foram submetidos ao tratamento endodôntico e não relataram a ocorrência de *flare-ups* (*i.e.*, necessidade de consulta extra imprevista) foram comparados com os registros de outros 1.000 pacientes que apresentaram *flare-ups* após o preparo de canais com polpa necrosada. Os resultados mostraram que a presença de dor pré-operatória, elemento dentário, sexo, idade, história de alergia e retratamento foram fatores predisponentes para *flare-ups*, enquanto medicamentos intracanais, doenças sistêmicas e estabelecimento de patência foraminal, durante o preparo, não tiveram relação com a incidência de *flare-ups*.[57]

Especificamente, as incidências mais altas de *flare-ups* foram associadas com retratamento endodôntico, em dentes inferiores, de mulheres com idade acima de 40 anos e em pacientes com história de alergia.[57] Mor *et al.*[33] determinaram a incidência de *flare-ups* em pacientes tratados em múltiplas consultas por alunos de graduação.[33] A incidência de *flare-up* foi de 4,2%; este resultado foi relacionado positivamente com dentes com polpa necrosada. Não houve, entretanto, correlação entre a ocorrência de *flare-up* e a presença ou a ausência de lesão perirradicular.

Em um estudo prospectivo de tratamento em sessão única, a taxa geral de *flare-up* foi de apenas 1,8%.[36] Contudo, esse mesmo estudo constatou que o retratamento de dentes com lesão perirradicular em sessão única teve uma incidência quase 10 vezes maior de *flare-ups* (13,6%). Com base nesses achados, os autores não recomendam que o retratamento de dentes com lesão seja concluído em sessão única. Outro estudo clínico prospectivo relatou uma incidência de *flare-up* de 3,17% em 946 casos endodônticos.[56] Pacientes com dor pré-operatória grave apresentaram uma taxa de *flare-ups* de 19%, enquanto a presença de tumefação difusa ou localizada foi observada em 15% dos casos. Nesse estudo, o *status* pulpar predispôs ao *flare-up*, com dentes com polpa necrosada apresentando uma incidência de *flare-ups* significativamente mais alta que dentes com polpa viva (6,5% *versus* 1,3%). O *status* perirradicular também foi um fator predisponente, sendo diferenças observadas na incidência de *flare-ups* entre os casos com lesão perirradicular crônica (3,4%), periodontite apical aguda (4,8%) e abscesso perirradicular agudo (13,1%). Não houve diferença significativa entre os casos tratados em uma ou mais sessões. Por fim, não houve aumento significativo na taxa de *flare-ups* em dentes submetidos ao retratamento, embora subgrupos com e sem lesão não tenham sido comparados.

Em suma, o fator predisponente mais consistente da dor pós-operatória é a presença de dor pré-operatória ou alodinia mecânica. Embora nenhum fator isoladamente possa servir para prever a ocorrência e a magnitude da dor pós-operatória, o clínico consciente, muitas vezes, interpreta a presença de dor pré-operatória ou alodinia mecânica como um sinal de alarme para a seleção de um regime de controle da dor para cada paciente.

### Analgésicos anti-inflamatórios não esterodais

Analgésicos anti-inflamatórios não esteroidais (AINE) são medicações amplamente utilizadas e com um perfil relativamente seguro. Essas medicações prontamente se ligam à albumina plasmática e são transportadas para os tecidos periféricos e centrais. Salienta-se que a inflamação é caracterizada pelo extravasamento de plasma, causando edema e tumefação, um dos sinais cardinais do processo inflamatório. Esse mecanismo aumenta a distribuição destas medicações pela região inflamada, uma característica bastante desejável. Os AINE atuam principalmente pela inibição da atividade das enzimas ciclogenase 1 (COX-1) e 2 (COX-2). Essas enzimas são responsáveis pela conversão do ácido araquidônico em diferentes subprodutos bioativos, como tromboxano $A_2$, prostaciclina e prostaglandinas. As enzimas ciclogenases estão presentes em praticamente todas as células do corpo. A COX-1 é responsável pela manutenção de níveis basais de prostaglandinas, incluindo os necessários para a proteção do trato gastrintestinal (GI) contra os ácidos gástricos. Por sua vez, a COX-2 é uma enzima induzida com expressão e função aumentadas por certos processos, como a inflamação.[58-60] A inibição das ciclogenases pelos AINE não é específica e tanto a COX-1 quanto a COX-2 são inibidas. Assim, com o uso de AINE há também inibição das "prostaglandinas benéficas", que têm papel protetor no trato GI. A razão pela qual os AINE não são tolerados por alguns indivíduos se deve ao desconforto gástrico, tal como refluxo gastroesofágico não controlado e úlceras gástricas. Além disso, o uso prolongado de AINE está associado a danos renais como resultado da inibição da síntese de prostaciclina (PGI2) e a subsequente redução na taxa de filtração glomerular nos rins.[61] Portanto, os AINE são contraindicados para pacientes com função renal diminuída, além de história de problemas gástricos.

Na polpa inflamada, há indução da expressão e atividade de COX-2, resultando em níveis aumentados de prostaglandinas.[62] Prostaglandinas exercem um papel relevante na dor inflamatória porque sensibilizam diretamente os nociceptores, acarretando a transmissão aumentada da dor.[63] Desta forma, a prevenção da atividade de COX-2 e da produção de prostaglandinas é a razão principal para a alta eficácia dos AINE na prevenção e no tratamento da dor endodôntica, além de suprimir o desenvolvimento da inflamação. Infelizmente, há ainda uma escassez de informações provenientes de estudos clínicos randomizados controlados por placebo. Todavia, um relato recente de uma revisão sistemática sobre AINE e a dor endodôntica sugere que os AINE orais combinados com outras classes de analgésicos (p. ex., flurbiprofeno e tramadol)[64] ou isoladamente sejam eficazes no tratamento da dor endodôntica.

O ibuprofeno é considerado o protótipo do AINE, com eficácia e perfil de segurança bem documentados.[65,66] Sua eficácia no controle da dor dentária tem sido confirmada pelo modelo de dor relacionado com a extração do terceiro molar[67-69] e após o tratamento endodôntico.[70] Apesar do número limitado de estudos clínicos randomizados controlados por placebo que avaliaram o manejo da dor endodôntica, informações valiosas podem ser encontradas em revisões sistemáticas.[71] Os dados dessas revisões foram gerados com base em pacientes que apresentavam dor pós-operatória moderada/grave e o NNT (número necessário para tratar) é baseado na superioridade relativa do analgésico sobre o placebo em produzir 50% de alívio da dor. Assim, esses dados constituem informações clinicamente relevantes para os profissionais compararem a eficácia relativa dos analgésicos usados no pós-operatório. Obviamente, outros fatores, como os efeitos adversos das medicações e a história médica do paciente, devem ser considerados durante o desenvolvimento de um plano de tratamento da dor pós-operatória.

A dipirona (metamizol sódico) é um medicamento analgésico e antipirético bastante eficaz e amplamente utilizado; ele pertence à classe das pirazolonas. A dipirona foi inicialmente introduzida na Alemanha em 1922 e, até o momento, continua sendo um dos analgésicos mais populares no tratamento da dor pós-operatória em diversos países (Brasil, Áustria, Bélgica, França, Alemanha, Itália, Holanda, Espanha, Suíça, África do Sul, Rússia, Israel e Índia). Nesses países, a dipirona é bem aceita graças à sua eficácia, início rápido (cerca de 30 minutos, particularmente em formulações líquidas), longa duração analgésica e baixo custo.[51] O mecanismo de ação da dipirona é complexo e ainda não foi completamente entendido, mas parece estar relacionado, pelo menos em parte, com o efeito direto sobre neurônios sensoriais, em níveis periférico e espinal, e com o bloqueio das vias arginina-óxido nítrico-monofosfato de guanosina cíclico (GMPc).[72-77]

Em estudos clínicos multicêntricos, duplos-cegos, randomizados e controlados por placebo, a dipirona resultou em analgesia significativamente maior do que o placebo em pacientes com dores de cabeça intensas[78] e foi superior ao ibuprofeno no modelo de extração do terceiro molar, com efeitos colaterais similares aos do placebo.[79] A dipirona causou maior analgesia do que a morfina em pacientes com câncer e dor grave, sem os significativos efeitos colaterais típicos dos opioides (p. ex., desconforto gástrico e depressão cardiorrespiratória).[80]

Em 1974, a Suécia foi o primeiro país a banir o medicamento ou a restringir seu uso sob prescrição por causa de relatos de diferentes países associando a dipirona com discrasias sanguíneas, principalmente agranulocitose. Esta iniciativa foi seguida por Estados Unidos, Japão, Austrália e Reino Unido. A agranulocitose é uma reação adversa rara, mas potencialmente fatal. É caracterizada por um decréscimo na contagem de leucócitos periféricos para menos de 500 células/$\mu\ell$ em virtude de mecanismos citotóxicos ou imunológicos.[81] Tem sido sugerido que esses relatos apresentam evidência não conclusiva sobre a correlação real entre dipirona e agranulocitose.[82] As diferenças entre os relatos de diferentes países, pelo menos em parte, podem ser causadas pelos diferentes desenhos experimentais e a ausência de evidências associando diretamente o consumo deste medicamento com a doença.[82] Entretanto, um clínico cuidadoso deve avaliar de forma crítica os riscos e benefícios de cada medicação prescrita.

Outro membro proeminente dos AINE é o diclofenaco, comercializado sob muitos nomes, incluindo Cataflam® e Voltaren®. Da mesma forma que o ibuprofeno, o mecanismo de ação do diclofenaco consiste basicamente na inibição não seletiva das cicloxigenases. Contudo, os efeitos do diclofenaco usualmente são mais duradouros do que os do ibuprofeno. Além disso, acredita-se que tenha maior predileção pela isoforma 2 da enzima cicloxigenase (COX-2). Assim, menos problemas gástricos devem ser esperados quando do uso do diclofenaco.[83,84]

Um estudo clínico prospectivo, randomizado, duplo-cego e controlado por placebo envolveu 267 pacientes submetidos ao tratamento endodôntico com relato de dor moderada a grave com o intuito de determinar a eficácia do diclofenaco como analgésico pós-operatório.[85] Aproximadamente 80% dos pacientes relataram remissão total da dor. Outrossim, o diclofenaco tem apresentado bons resultados quando administrado em combinação com outros medicamentos por causa do sinergismo. Por exemplo, em um estudo clínico randomizado, 120 pacientes que apresentavam dor moderada a grave, após a extração do terceiro molar, tiveram um alívio significativamente maior da dor quando do uso do diclofenaco com paracetamol do que o obtido com cada uma destas medicações isoladamente ou em associação com opioides.[86] Esta conduta tem o potencial de reduzir os riscos de desconforto gástrico em relação ao emprego de um único AINE.

A introdução de inibidores seletivos para COX-2 ofereceu o potencial para benefícios analgésicos e anti-inflamatórios, com reduzida irritação gastrintestinal.[58,87] Todavia, tem havido preocupação no sentido de que os inibidores de COX-2 podem apresentar alguma irritação ao trato GI em casos com doença preexistente, sugerindo cuidado no emprego destas medicações.[88] Além disso, a demonstração do aumento do risco de eventos pró-trombóticos, após a administração a longo prazo de rofecoxibe (Vioxx®), levou à retirada desta medicação do mercado norte-americano em 2004.[89] Infelizmente, o aumento do risco de eventos pró-trombóticos foi observado com outros inibidores seletivos da COX-2.[90] O valdecoxibe, outro fármaco seletivo da COX-2, teve o mesmo destino do rofecoxibe, tendo sido banido do mercado em 2005, seguido pela não aprovação de etoricoxibe (Arcoxia®) para comercialização nos Estados Unidos pela Food and Drug Administration (FDA). Atualmente, celecoxibe (também conhecido como Celebrex®) é o único inibidor seletivo de COX-2 disponível nos Estados Unidos e seu uso é acompanhado por advertências escritas sobre o aumento do risco de eventos cardiovasculares indesejáveis.

Além disso, em um estudo duplo-cego randomizado, o etoricoxibe não foi mais eficaz do que o ibuprofeno no manejo da dor de origem endodôntica.[91] Em virtude da ausência de superioridade demonstrada por evidência científica dos inibidores seletivos de COX-2 que justifiquem seu risco e considerando-se a eficácia dos AINE não seletivos, não recomendamos os inibidores de COX-2 como a primeira linha de analgésicos para tratar rotineiramente a dor de origem endodôntica.

## Outros fármacos analgésicos

O paracetamol foi inicialmente comercializado nos Estados Unidos sob o nome de Tylenol®, em 1955. Atualmente, ele ainda é comercializado sob o nome original de Tylenol® sozinho ou combinado com outros medicamentos, como expectorantes e opioides, além da forma genérica. Embora tenha sido empregado por décadas, seu mecanismo de ação ainda permanece fonte de controvérsia.

Dois principais mecanismos de ação para o paracetamol têm sido sugeridos. O primeiro envolve a inibição da enzima cicloxigenase 3 (COX-3), que foi identificada e clonada em 2002 e é preferencialmente expressa no sistema nervoso central.[92] O paracetamol inibe a COX-3 seletivamente em modelos animais. Contudo, ainda não há evidências, a partir de estudos em humanos, de que a COX-3, *in vivo*, seja uma cicloxigenase funcional e, assim, seja inibida pelo paracetamol.[93,94] Outro mecanismo possível e talvez mais provável envolve a ativação do sistema endocanabinoide e serotoninérgico no sistema nervoso central.[95] Há considerável evidência de que o paracetamol seja convertido no composto AM404, que inibe o consumo do canabinoide endógeno anandamida no cérebro. O receptor canabinoide 1 (CB-1) é expresso no sistema nervoso central e é o alvo central dos canabinoides exógenos (p. ex., Δ-9-tetra-hidrocanabinol, o componente ativo das folhas de *Cannabis sativa*, ou maconha) e endógenos (p. ex., anandamida). Os efeitos analgésicos do paracetamol são completamente suprimidos pelo bloqueio da sua conversão em AM404, pelo antagonismo dos receptores CB-1 no sistema nervoso central e, em animais, pela deleção genética do receptor CB-1.[95] Ademais, a ativação do sistema endocanabinoide ativa vias descendentes serotoninérgicas inibidoras da dor.[96] Em suma, o paracetamol parece ativar os mecanismos centrais de inibição da dor para exercer sua eficácia analgésica.

Dados de revisões sistemáticas de estudos clínicos randomizados e duplos-cegos sugerem que o paracetamol em concentrações de até 1.500 mg não é tão eficaz quanto a dipirona e o ibuprofeno, (Figura 21.1). Contudo, é importante salientar que o paracetamol não gera os efeitos colaterais gástricos apresentados pelo ibuprofeno. Portanto, é uma boa alternativa para pacientes com história de desconforto gástrico ou de hipersensibilidade aos inibidores de COX. Além disso, o paracetamol é um agente valioso quando combinado com inibidores de COX, uma vez que seu efeito sinérgico permite redução na dosagem do inibidor de COX, reduzindo também os efeitos colaterais gástricos sem perder eficácia analgésica (ver discussão adiante, na seção Estratégias para controle da dor). Contudo, seu uso não é livre de complicações, uma vez que o uso excessivo tem sido relacionado com falência hepática aguda, particularmente em pacientes com dano hepático preexistente (p. ex., cirrose alcoólica). Curiosamente, o percentual de falência hepática relacionada com o paracetamol nos Estados Unidos subiu de 28%, em 1998, para 51%, em 2003.[97] Isso está provavelmente relacionado com a presença de paracetamol em muitos medicamentos combinados, como xaropes para resfriado, expectorantes e outros, resultando em superdosagem acidental. Para controlar este problema emergente, a agência americana Food and Drug Administration (FDA) recomendou que os produtos que contenham paracetamol não excedam 325 mg do analgésico por dose. Embora a dose diária máxima de paracetamol permaneça em 4.000 mg/dia, não se deve administrar mais de 1.000 mg no período de 4 horas. Vale mencionar que o risco de dano hepático relacionado com o paracetamol é reduzido em Endodontia, uma vez que os medicamentos são prescritos por um curto período (poucos dias). No entanto, uma revisão cuidadosa da história médica do paciente deve ser feita antes da prescrição do regime medicamentoso para manejo da dor de origem endodôntica.

Opioides são analgésicos reconhecidamente eficazes para certos tipos de dor (p. ex., dor visceral e dor pós-cirúrgica, quando administrados por via parenteral). Sua ação é restrita principalmente ao sistema nervoso central, onde eles bloqueiam a condução de sinais elétricos dolorosos para regiões superiores do cérebro, nas quais o estímulo seria percebido como dor.

O mecanismo de ação parece ser mediado pela ativação de receptores opioides mu(μ), que estão estrategicamente posicionados em várias áreas superiores do cérebro envolvidas na percepção da dor. Todavia, o uso de opioides é acompanhado por vários efeitos colaterais,

| Intensidade da dor | Leve | Moderada | Grave |
|---|---|---|---|
| **Agente farmacológico** Prescrito entre 1 e 2 dias pré-operatórios e 1 e 3 dias pós-operatórios | | Exemplo #1 | |
| | Ibuprofeno (200 a 400 mg) 4× ao dia | Ibuprofeno (600 mg) + Paracetamol (500 mg) ambos 4× ao dia | Ibuprofeno (600 mg) + Tramadol (50 a 100 mg) ambos 4× ao dia |
| | | Exemplo #2 | |
| | Dipirona (500 mg) 4× ao dia | Dipirona (500 mg) + Paracetamol (500 mg) ambos 4× ao dia | Dipirona (500 mg) + Tramadol (50 a 100 mg) ambos 4× ao dia |

**Figura 21.1** Plano de prescrição flexível que pode ser implementado para pacientes sem contraindicação para AINE, incluindo dois exemplos ou prescrições alternativas para pacientes que apresentam dor leve, moderada ou grave. O plano pode ser iniciado no pré-operatório e estender-se a um mínimo de 2 a 3 dias após o tratamento. O paciente deve ser instruído a tomar os medicamentos "pelo relógio conforme prescrito" (não "conforme necessário").

incluindo náusea, vômito, tonteira, torpor e potencial para constipação e depressão respiratória. O uso crônico está associado a tolerância e dependência. Uma vez que a dose de opioides é restrita pelos potenciais efeitos colaterais, os opioides são quase sempre usados em combinação com outras medicações para manejo da dor dentária. O uso de combinações é preferido, uma vez que permite uma dose baixa do opioide, com consequente redução dos efeitos colaterais. É importante salientar que o uso de narcóticos (i.e., opioides) deve ser extremamente restrito por causa dos efeitos colaterais, potencial para abuso e ausência de evidência científica de que os opioides, mesmo combinados com AINE, sejam mais eficazes do que os AINE usados isoladamente para o manejo da dor dentária.[98-100]

O potencial de uso indevido dessa classe de medicamentos e sua prescrição excessiva e indiscriminada criaram um problema de saúde pública nos Estados Unidos conhecido como "epidemia de opioides". Fármacos contendo hidrocodona (p. ex., paracetamol em combinação com hidrocodona) estão entre os mais prescritos e usados.[101] Um estudo identificou que a exposição a opiáceos durante a adolescência aumenta o risco de dependência de drogas em 33% na idade adulta.[102] Infelizmente, os dentistas fazem parte dessa crise de opiáceos, uma vez que os medicamentos contendo hidrocodona são os mais comumente prescritos após a extração dos terceiros molares,[103] apesar das evidências contundentes de que os AINE fornecem controle superior da dor com menos efeitos colaterais no tratamento da dor dentária.[104] Portanto, esses medicamentos devem ser considerados o último recurso em analgesia e raramente prescritos.

O tramadol é um opioide não clássico, pois possui dois mecanismos de ação. É um agonista mu-opioide fraco e um inibidor de recaptação de serotonina e tem boa eficácia analgésica documentada. Esse fármaco não convencional é eficaz no controle da dor endodôntica quando combinado com um AINE devido a um efeito sinérgico.[105] Embora atue no sistema nervoso central, apresenta um perfil de efeitos colaterais menos grave e seu uso está associado à redução do potencial de desvio quando comparado a drogas opioides clássicas, como hidrocodona, oxicodona e morfina. No entanto, alguns pacientes podem ser mais suscetíveis a efeitos colaterais mediados por tramadol e exibir náusea, constipação e tontura. Portanto, esse fármaco deve ser considerado uma alternativa e de último recurso para pacientes com dor grave (Figuras 21.1 e 21.2).

## Esteroides

Glicocorticosteroides reconhecidamente reduzem a resposta inflamatória aguda pela supressão da vasodilatação, da migração de neutrófilos e da fagocitose, além de inibirem a formação de ácido araquidônico a partir dos fosfolipídios da membrana dos neutrófilos e macrófagos, bloqueando, assim, as vias da cicloxigenase e lipoxigenase e as respectivas sínteses de prostaglandinas e leucotrienos. Assim, não causa surpresa o fato de vários estudos terem avaliado a eficácia dos corticosteroides (administrados via intracanal ou sistêmica) em prevenção ou controle da dor endodôntica pós-operatória e dos *flare-ups*.[106]

### Uso intracanal

Vários estudos avaliaram a administração intracanal dos esteroides. Em 50 pacientes consecutivos precisando de tratamento endodôntico em dentes com polpa viva, Moskow et al.[107] aplicaram, em pacientes alternados, uma medicação intracanal com uma solução de dexametasona ou solução salina, como placebo, após o preparo químico-mecânico. Os índices de dor foram registrados no pré-operatório e após 24, 48 e 72 horas do tratamento. Os resultados indicaram redução significativa da dor após 24 horas, mas sem diferença detectável após 48 e 72 horas. Em um estudo clínico duplo-cego similar, a aplicação intracanal de uma solução de esteroide a 2,5% foi mais eficaz do que a solução salina como placebo, após o preparo, para reduzir a incidência de dor pós-operatória.[108] No entanto, quando a polpa estava necrosada, não havia diferença significativa entre esteroide e placebo na redução do desconforto pós-operatório.

Outro estudo não encontrou diferença significante no índice de *flare-ups* quando formocresol, Ledermix® (uma combinação de antibiótico com corticosteroide) ou hidróxido de cálcio foram usados como medicação intracanal,

| Intensidade da dor | Leve | Moderada | Grave |
|---|---|---|---|
| **Agente farmacológico** Prescrito entre 1 e 2 dias pré-operatórios e 1 e 3 dias pós-operatórios | Paracetamol (500 mg) 4× ao dia | Paracetamol (750 mg a 1.000 mg) 4× ao dia | Paracetamol (750 mg a 1.000 mg) + Tramadol (50 a 100 mg) ambos 4× ao dia |

**Figura 21.2** Plano de prescrição flexível que poderia ser implementado para pacientes com contraindicação para AINE, mas sem restrições relacionadas com o uso de paracetamol. O plano pode ser iniciado no pré-operatório e estender-se a um mínimo de 2-3 dias após o tratamento. O paciente deve ser instruído a tomar os medicamentos "pelo relógio conforme prescrito" (não "conforme necessário").

independentemente da presença ou da ausência de lesão perirradicular.[35] Entretanto, um amplo estudo clínico envolvendo 223 pacientes relatou uma incidência significativamente menor de dor após o uso de Ledermix® como medicação intracanal quando comparado ao hidróxido de cálcio ou aos casos em que nenhuma medicação foi usada.[109] Assim, esteroides intracanais parecem exercer efeitos significativos na redução da dor pós-operatória.[110]

## Uso sistêmico

Outros estudos avaliaram a eficácia da via sistêmica de administração de corticosteroides sobre a dor pós-operatória ou *flare-ups*. Em um estudo duplo-cego controlado por placebo, a dexametasona (4 mg/m$\ell$) ou uma solução salina (placebo) foi injetada por via intramuscular em dois grupos de pacientes: um ao término de uma consulta de tratamento em sessão única e o outro ao término da primeira consulta de um tratamento em várias sessões.[53] Os resultados indicaram que o esteroide reduziu significativamente a incidência e a magnitude de dor após 4 horas, quando em comparação com o placebo. Embora a dor tenha sido reduzida após 24 horas, não houve diferença estatisticamente significante. Não houve diferença na incidência ou intensidade da dor após 48 horas entre os dois grupos.

Em estudo similar, 106 pacientes com pulpite irreversível e periodontite apical aguda receberam injeção intramuscular intraoral de dexametasona em diferentes concentrações ao término do tratamento em sessão única ou depois da primeira consulta de um tratamento em várias sessões.[111] A administração de dexametasona reduziu significativamente a gravidade da dor em 4 e 8 horas, com dosagem ótima entre 0,07 e 0,09 mg/kg. Contudo, não houve redução significativa na gravidade da dor após 24, 48 e 72 horas, tampouco um efeito geral na incidência de dor. Outro estudo comparou os efeitos da injeção intraligamentar com metilprednisolona, mepivacaína e a injeção de placebo na prevenção da dor pós-operatória em Endodontia.[112] Os resultados mostraram que a metilprednisolona reduziu significativamente a dor pós-operatória em um período de observação de 24 horas. Um estudo interessante avaliou a injeção intraóssea de metilprednisolona e a injeção de placebo em pacientes com pulpite irreversível, demonstrando redução de dor bastante significativa no grupo do esteroide, que se manteve por 7 dias após a injeção única.[113]

Estudos em animais avaliaram histologicamente os efeitos anti-inflamatórios dos corticosteroides sobre os tecidos perirradiculares inflamados.[114] Depois de induzir uma resposta inflamatória aguda em molares de ratos por meio de sobreinstrumentação, uma solução salina estéril ou uma solução de dexametasona foi infiltrada supraperiostealmente no vestíbulo adjacente aos dentes tratados. Os resultados demonstraram que a dexametasona reduziu significativamente o número de neutrófilos presentes e, assim, teve efeito anti-inflamatório nos tecidos perirradiculares dos dentes submetidos a tratamento endodôntico.

Outros estudos de administração sistêmica avaliaram a eficácia da administração oral de corticosteroides sobre a incidência e a gravidade da dor pós-operatória endodôntica. Em estudo clínico controlado, 50 pacientes receberam aleatoriamente 0,75 mg de dexametasona ou placebo por via oral após tratamento endodôntico inicial.[115] A administração de dexametasona oral reduziu significativamente a dor pós-operatória após 8 e 24 horas, quando comparada com os indivíduos que receberam placebo. Um estudo de acompanhamento avaliou os efeitos de uma dose oral maior de dexametasona (*i.e.*, 12 mg a cada 4 horas) sobre a gravidade da dor pós-tratamento endodôntico.[116] Os resultados demonstraram que a dexametasona foi eficaz na redução da incidência de dor até 8 horas depois da conclusão do tratamento. Não pareceu haver nenhum efeito na gravidade da dor após 24 e 48 horas. No geral, esses estudos sobre administração sistêmica indicam que os corticosteroides reduzem a gravidade da dor pós-tratamento endodôntico quando comparados com o tratamento com placebo. Contudo, em virtude da relação segurança/eficácia entre esteroides e AINE, a maioria dos pesquisadores elegeu os AINE como medicamentos de primeira escolha para controle da dor pós-operatória.

A Tabela 21.1 sumariza as principais propriedades farmacocinéticas de diversos medicamentos usados no controle da dor em Endodontia.

## Antibióticos

### Papel dos antibióticos na prevenção da dor pós-operatória e *flare-ups*

Uma vez que bactérias estão envolvidas na etiologia das lesões perirradiculares, a incidência de infecção pós-tratamento e de *flare-ups* constitui uma preocupação para o profissional clínico. Assim, a princípio, imagina-se fazer sentido prescrever antibióticos profilaticamente para prevenir tais ocorrências. Entretanto, tal uso de antibióticos é controverso por várias razões.[117] Primeiro, o abuso nas prescrições de antibióticos, especialmente quando não indicados, tem levado a um aumento na resistência bacteriana e sensibilização do paciente. Segundo, antibióticos têm sido erroneamente prescritos em pacientes com dor grave, mas com polpa vital (*i.e.*, quando bactérias não são a causa de dor).[118] Terceiro, mesmo em casos em que bactérias estão provavelmente presentes, dados de estudos clínicos controlados dão pouco ou nenhum suporte à hipótese de que antibióticos reduzam a dor.

Uma série de estudos clínicos tem avaliado a eficácia de antibióticos sistêmicos administrados profilaticamente para a prevenção de *flare-ups*. Trabalhando com a premissa de que a incidência de *flare-ups* infecciosos após tratamento é de 15%, Morse *et al.*[119] aleatoriamente prescreveram uma dose profilática de penicilina ou eritromicina após o tratamento de dentes com necrose pulpar e lesão perirradicular crônica (placebo não foi usado). Os resultados revelaram que a incidência de *flare-ups* foi de 2,2%,

**Tabela 21.1** Propriedades farmacocinéticas dos analgésicos usados em endodontia.

| Agente | Dosagem recomendada | Dosagem máxima/dia (mg/dia) | Meia-vida (horas) | Início do efeito (horas) | Pico (horas) | % ligação a proteínas plasmáticas |
|---|---|---|---|---|---|---|
| Celecoxibe | 400 mg inicial e 200 mg, a cada 12 h | 400 | 11 | ~1 | 3 | ~97 |
| Codeína | 30 mg, a cada 4 a 6 h | 120 | 2,5 a 3,5 | 0,5 a 1 | 1 a 1,5 | ~7 a 10 |
| Dexametasona (oral ou IM) | 0,75 a 9 mg/dia, divididos a cada 6 a 12 h | <12 | 1,8 a 3,5 | – | 1 a 2 (oral); ~8 (IM) | ~75 |
| Flurbiprofeno | 200 a 300 mg, divididos em 2 a 4 doses | 300 | 5,7 | ~1 a 2 | 1,5 | ~99 |
| Hidrocodona | 2,5 a 10 mg, a cada 6 h | 60 | 3,3 a 4,4 | | 0,6 a 0,8 | ~15 a 40 |
| Ibuprofeno | 600 mg, a cada 6 h | 3.200 | 2 a 4 | 0,5 | 1 a 2 | ~90 a 99 |
| Paracetamol | 500 a 1.000 mg, a cada 4 a 6 h | 4.000 | 2 a 4 | <1 | 1 a 3,5 | ~20 |
| Tramadol | 50 a 100 mg, a cada 4 a 6 h | 400 | <6 | ~1 | 2 | ~20 |

IM: via intramuscular.
*Fonte*: Wynn R, Meiller T, Crossley H. Drug information handbook for dentistry. Hudson, Ohio: Lexi-Comp Inc., 2000.

sem diferença entre penicilina e eritromicina. Resultados similares foram obtidos em estudo semelhante em que alunos de graduação realizaram o tratamento endodôntico.[120] Nesse estudo prospectivo, uma incidência de *flare-up* de 2,6% foi observada, sem diferença significativa entre penicilina e eritromicina. Todavia, é importante salientar que esses estudos não foram randomizados e controlados por placebo.

Para verificar se o momento de administração de antibióticos altera a ocorrência de *flare-ups* e de dor e tumefação não associadas a *flare*-up, uma análise de componentes de dois estudos prospectivos envolvendo pacientes com polpa necrosada e lesão perirradicular crônica foi realizada. No primeiro estudo, penicilina foi receitada profilaticamente, enquanto, no segundo, os pacientes foram instruídos a ingerir penicilina ou, em caso de alergia a esta, eritromicina, ao primeiro sinal de tumefação.[34,119] Quando os resultados foram comparados, os autores concluíram que o uso profilático de antibióticos é preferível à utilização ao primeiro sinal de infecção.

Outro estudo de desenho experimental similar comparou a incidência de *flare-ups* quando cefalosporina ou eritromicina foi administrada profilaticamente.[121] Quando os achados de estudos prévios foram compilados e comparados retrospectivamente, os autores concluíram que antibióticos usados profilaticamente, incluindo cefalosporinas, reduziram significativamente a incidência de *flare-ups* em casos com polpa necrosada e lesão perirradicular crônica associada. Contudo, estes estudos têm sido questionados por causa da ausência de grupos-controle tratados com placebo e pelo emprego de controles históricos.

Em um estudo clínico multicêntrico dividido em duas partes, 588 pacientes consecutivos receberam um medicamento (entre nove medicamentos disponíveis) ou um placebo e foram monitorados durante 72 horas após o tratamento.[55,122] Os resultados mostraram que ibuprofeno, cetoprofeno, eritromicina, penicilina e penicilina + metilprednisolona reduziram significativamente a gravidade de dor nas primeiras 48 horas pós-instrumentação quando comparados ao placebo.[55] A segunda parte do estudo avaliou a incidência de dor pós-operatória depois da obturação dos mesmos dentes da primeira parte do estudo.[122] Apenas 411 dos 588 pacientes iniciais participaram desta fase, os quais aleatoriamente receberam os mesmos medicamentos ou o placebo ao término da consulta de obturação. Os resultados mostraram que a incidência de dor pós-operatória foi menor após a obturação (5,83%) do que após o preparo químico-mecânico (21,76%). Não houve diferença significativa entre os vários medicamentos e o placebo no controle da dor pós-obturação.

Walton e Chiappinelli,[123] conscientes de que estudos prévios não haviam sido adequadamente controlados, além de terem sido de caráter retrospectivo e envolvido diferentes grupos de pacientes em momentos diversos e com modalidades terapêuticas também diferentes, conduziram um estudo prospectivo, duplo-cego e randomizado para testar a hipótese de que antibióticos (p. ex., penicilina) previnam a ocorrência de *flare-ups*. Oitenta pacientes com diagnóstico de necrose pulpar e lesão perirradicular crônica foram aleatoriamente divididos em três grupos. Os dois primeiros grupos receberam penicilina ou placebo 1 hora antes e 6 horas depois da consulta. O outro grupo não recebeu nenhuma medicação. Após o término da sessão, que incluiu preparo e possível obturação do canal, os pacientes responderam a questionários decorridas 4, 8, 12, 24 e 48 horas. Os resultados indicaram que não houve diferença estatisticamente significativa entre os três grupos quanto à incidência de *flare-ups*. Os autores concluíram que o uso profilático de penicilina não oferece benefícios quanto à prevenção de dor pós-operatória e *flare-ups*. Assim, não indicam seu uso profilático rotineiro em pacientes submetidos ao tratamento endodôntico de dentes com necrose pulpar e lesão perirradicular crônica.

Em outro estudo prospectivo, randomizado e controlado por placebo, Fouad *et al.*[124] avaliaram se o uso suplementar de penicilina reduzia os sintomas ou o curso de recuperação de pacientes de emergência com diagnóstico de necrose pulpar e abscesso perirradicular agudo. Os pacientes receberam aleatoriamente penicilina, um placebo ou nenhuma medicação. Usando uma escala analógica visual, os próprios indivíduos avaliaram a ocorrência e os níveis de dor e tumefação até 72 horas. Os resultados mostraram ausência de diferença importante entre os três grupos. A recuperação dos pacientes ocorreu como resposta ao tratamento endodôntico *per se*.

Antibióticos podem ser indicados quando do tratamento de alguns casos de infecção endodôntica. Contudo, uma revisão de literatura disponível indica que seu uso profilático é contraindicado em pacientes imunocompetentes que não apresentem sinais sistêmicos de disseminação da infecção, com tumefação localizada no vestíbulo. Nessas condições, estudos clínicos controlados indicam que antibióticos oferecem pouco ou nenhum benefício no que se refere à redução da dor. Entretanto, antibióticos podem ser indicados para pacientes imunocomprometidos e para aqueles casos nos quais o paciente apresenta sinais e sintomas típicos de envolvimento sistêmico ou quando a infecção se disseminou para espaços anatômicos da cabeça e pescoço (ver Capítulo 22, Antibióticos Sistêmicos em Endodontia).

## Estratégias para controle da dor

Para o manejo da dor em determinado indivíduo, o clínico hábil deve personalizar o plano de tratamento, equilibrando os princípios gerais de Endodontia, os mecanismos de hiperalgesia e as estratégias para controle da dor com fatores individuais de cada paciente (p. ex., história médica, uso concomitante de outras medicações).[125-129] A discussão a seguir revisa considerações gerais sobre as estratégias de controle da dor.

O manejo eficaz do paciente com dor endodôntica envolve três etapas: *diagnóstico, tratamento dentário adequado* e *medicamentos* (Tabela 21.2). Em inglês, essas etapas são conhecidas como os três "Ds": *diagnosis, definitive dental treatment and drugs*. O manejo da dor endodôntica deve focar a remoção dos mecanismos periféricos de hiperalgesia e alodinia. Isto usualmente exige um tratamento que remova e reduza os fatores causais (p. ex., fatores bacterianos e imunológicos). Tanto a pulpotomia quanto a pulpectomia têm sido associadas com redução substancial dos relatos de dor em comparação com os níveis pré-operatórios de dor.[64,130,131] Todavia, a terapia farmacológica, muitas vezes, é necessária para reduzir a estimulação continuada de nociceptores (p. ex., AINE, anestésicos locais) e suprimir a hiperalgesia central (p. ex., AINE e opioides).

**Tabela 21.2** Considerações sobre o controle eficaz da dor.

1. Diagnóstico
2. Tratamento dentário adequado
3. Medicamentos
   a. Pré-tratamento com AINE ou paracetamol quando apropriado
   b. Uso de anestésicos locais de longa duração quando indicado
   c. Uso de um plano de prescrição flexível
   d. Prescrição "pelo relógio" em vez de "quando necessário"

AINE: anti-inflamatório não esteroidal.

## Analgesia preemptiva

Tem sido demonstrado que a prescrição de um AINE antes da intervenção endodôntica produz benefícios significativos em muitos,[65,132] mas não em todos os estudos.[133] O objetivo do pré-tratamento é bloquear o desenvolvimento de hiperalgesia por meio da redução da estimulação dos nociceptores periféricos. Medicamentos anti-inflamatórios, como os AINE, resultam na inibição preemptiva de enzimas COX, reduzindo a probabilidade de aumento da produção e liberação de mediadores inflamatórios após o tratamento endodôntico. Isto minimiza o aumento de atividade das COX após um estímulo inflamatório, como o preparo químico-mecânico.[134,135] É importante salientar que uma simples dose de AINE provavelmente não resultará em redução significativa da dor pós-tratamento.[136] Na verdade, os pacientes deveriam ser instruídos a tomar a medicação de acordo com um planejamento (p. ex., 600 mg de ibuprofeno a cada 6 horas por 2 dias após o tratamento).

É interessante observar que os pacientes impossibilitados de tomar AINE podem ainda se beneficiar do pré-tratamento com paracetamol.[137] Assim, pacientes podem ser pré-tratados 30 minutos antes do procedimento com um AINE (ibuprofeno 400 mg ou flurbiprofeno 100 mg) ou com paracetamol 1.000 mg.[64,132,137] O uso de AINE na forma líquida gera um início mais rápido da analgesia, permitindo ao clínico reduzir o intervalo entre a administração do medicamento e o início da terapia.[138,139] Outrossim, metanálise avaliando 17 diferentes ensaios clínicos randomizados concluiu que há um aumento significativo na chance de se obter anestesia adequada com analgesia preemptiva.[140] Além disso, essa abordagem garante que os pacientes já tenham a medicação em seu sistema circulatório, mantendo níveis plasmáticos adequados, especialmente depois que a anestesia local diminui e os pacientes têm mais probabilidade de desenvolver e perceber dor no pós-operatório. Dessa forma, a analgesia preemptiva em associação com um regime analgésico pós-tratamento podem levar a menor desconforto pós-operatório e maior sucesso transoperatório da anestesia. Esse procedimento terapêutico deve ser usado depois de os testes clínicos necessários ao diagnóstico endodôntico terem sido feitos, para que os sintomas e a queixa principal não sejam mascarados.

## Anestésicos de longa duração

Uma segunda conduta farmacológica para manejo da dor é usar anestésicos locais de longa duração. Bupivacaína e ropivacaína são dois exemplos deste tipo de anestésicos que se encontram disponíveis. Estudos clínicos indicam que os anestésicos locais de longa duração não somente produzem anestesia durante o procedimento, mas também retardam significativamente o desenvolvimento da dor pós-operatória quando comparados com anestésicos locais que contenham lidocaína.[50,65,141-143] Aliás, tem sido demonstrado que o emprego de anestésicos de longa duração para anestesia por bloqueio reduz a dor pós-operatória por 2 a 7 dias após o procedimento cirúrgico oral,[50,142,143] incluindo o tratamento endodôntico, uma vez que uma descarga aferente acentuada de nociceptores pode induzir sensibilização central.[144-146] Assim, a anestesia prolongada proporcionada pela bupivacaína previne alterações no longo prazo, nos terminais centrais das vias nociceptivas, que poderiam resultar em maior desconforto pós-operatório. O benefício analgésico de anestésicos locais de longa duração frequentemente é mais observado quando se usam injeções para bloqueio do que injeções infiltrativas. Contudo, o clínico deve estar atento aos efeitos adversos atribuídos aos anestésicos locais de longa duração.[147,148] Assim, os pacientes devem ser informados de que a anestesia local pode durar até várias horas e que medidas preventivas devem ser tomadas para evitar a automutilação (mordida no lábio dormente).

## Plano de prescrição flexível

Uma terceira conduta farmacológica é usar um plano flexível de prescrição analgésica.[99,100,125,128,149-152] Tal plano serve para minimizar a dor pós-operatória e os efeitos colaterais. Com esse objetivo em mente, a estratégia é alcançar primeiro uma dose de analgésico não narcótico com o máximo de eficácia (um AINE ou paracetamol para pacientes que não podem tomar AINE). Segundo, naqueles raros casos em que o paciente ainda apresenta dor moderada a grave, o clínico deveria considerar a necessidade de combinar outras medicações para aumentar a analgesia. Por causa do seu valor preditivo, a presença de dor ou alodinia mecânica pré-operatória pode servir como uma indicação para o uso destas combinações de AINE.

Estudos recentes têm demonstrado que a combinação de um AINE com 1.000 mg de paracetamol sem opioide equivale a cerca de 2 vezes a resposta analgésica de pacientes tratados apenas com o AINE.[67,153,154] A administração de ibuprofeno 600 mg com paracetamol 1.000 mg resultou em alívio significativo da dor pós-operatória endodôntica em comparação com o ibuprofeno sozinho ou com o placebo. Além disso, estudos demonstraram que a administração concomitante de um AINE com o paracetamol combinado com opioide produziu analgesia significativamente maior do que quando comparado com o AINE.[153,155] O uso concomitante de AINE e paracetamol parece ser bem tolerado, sem aumento detectável nos efeitos colaterais ou alterações na farmacocinética.[153,155-157]

Em situações raras, pode ser necessário receitar um AINE com um opioide. Há dois métodos gerais para combinar um AINE com um opioide para tratar casos raros de dor moderada a grave.

O primeiro método engloba as vantagens analgésicas do AINE e também do opioide, por meio da prescrição de um regime alternado que consiste em um AINE seguido por uma combinação de paracetamol e opioide.[99,149] Por exemplo, um paciente de emergência com dor pode tomar ibuprofeno de 400 mg (ou outro AINE de escolha) no consultório. A seguir, o paciente pode tomar a combinação de paracetamol com opioide, 2 horas mais tarde. O paciente então tomaria cada medicamento em intervalos de 4 horas, usando o esquema de 2 horas alternadas. Na maioria dos casos, não há necessidade de manter esse tratamento por mais de 24 horas.[64,99,149] Ácido acetilsalicílico e combinações de opioides não são obviamente usadas neste regime alternado por causa da possibilidade de interações medicamentosas.

O segundo método para combinar um AINE com um opioide explora as vantagens analgésicas do AINE e do opioide pela administração de uma combinação simples desses medicamentos. Por exemplo, o Vicoprofen® (não disponível no Brasil) contém ibuprofeno a 200 mg e hidrocodona a 7,5 mg em um comprimido. Estudos sobre dor pós-operatória têm demonstrado que esta combinação foi cerca de 80% mais eficaz para analgesia do que o ibuprofeno a 200 mg sozinho, com aproximadamente a mesma incidência de efeitos colaterais.[158] Dobrar a dose (para ibuprofeno 400 mg e hidrocodona 15 mg) produz ainda maiores efeitos de analgesia com concomitante aumento dos efeitos colaterais.[158,159] Não há estudos disponíveis comparando o Vicoprofen® sozinho com a combinação de Vicoprofen® e 200 a 400 mg de ibuprofeno. Outros opioides também podem ser adicionados a um AINE para aumentar a analgesia. Por exemplo, o ibuprofeno de 400 mg com 10 mg de oxicodona em comprimido produz analgesia significativamente maior do que o ibuprofeno de 400 mg sozinho.[160] Um estudo recente sobre dor pós-operatória em Endodontia demonstrou benefícios, no curto prazo, da combinação de flurbiprofeno com tramadol.[64] Outra combinação de AINE e opioide também foi avaliada na literatura.[66]

Obviamente, nem todos os pacientes necessitam do uso concomitante de AINE com uma combinação de paracetamol e opioide, tampouco combinações de um AINE e um opioide. Na verdade, esta é a premissa básica do plano flexível de prescrição, ou seja, que o analgésico prescrito se encaixe nas necessidades do paciente (Figura 21.1). A maior vantagem de um plano flexível de prescrição é que ele deixa o clínico preparado para os raros casos em que uma terapia farmacológica adicional é indicada, o que aumenta a eficácia do controle da dor. Como discutido, presença, duração e intensidade da dor pré-operatória e/ou identificação de comportamento de catastrofização da dor podem servir como uma indicação para uma terapia farmacológica mais consistente.

As informações e recomendações fornecidas neste capítulo foram selecionadas para ajudar o clínico no manejo da dor endodôntica aguda. Todavia, o julgamento clínico deve também levar em consideração outras fontes de informação, incluindo a história do paciente, o uso concomitante de outras medicações, a natureza da dor e o plano de tratamento. Só assim a dor de cada paciente poderá ser tratada com mais eficácia e controle. A integração desses princípios gerais dos mecanismos e do controle da dor com a avaliação profissional de cada paciente oferece uma conduta eficaz para o manejo bem-sucedido da dor de origem endodôntica.

 As referências bibliográficas deste capítulo estão disponíveis no Ambiente de aprendizagem do GEN | Grupo Editorial Nacional.

# Capítulo 22

# Antibióticos Sistêmicos em Endodontia

José F. Siqueira Jr. | Isabela N. Rôças

Dentre as maiores descobertas da humanidade, destaca-se, com certeza, a dos antibióticos, que causou um grande impacto na elevação da expectativa de vida dos seres humanos. Doenças infecciosas, que representavam uma das principais causas de mortalidade até o início do século XX, passaram a ser controladas de forma extremamente eficaz.

Como a maioria das grandes descobertas da humanidade, a dos antibióticos também foi casual. Em 1875, John Tyndall, um médico inglês, observou que esporos de um fungo que contaminou seus tubos de cultura eram capazes de destruir bactérias. Todavia, ele não deu muita importância a tais achados. A razão para isto parece óbvia. Sua descoberta da propriedade antibacteriana deste fungo ocorreu cerca de 7 anos antes de Robert Koch demonstrar, em 1882, que bactérias podiam causar doenças.

Na verdade, a descoberta da penicilina é creditada a Alexander Fleming, um médico escocês que trabalhava no Hospital Saint Mary, em Londres. A descoberta de Fleming também foi casual. Esporos de um fungo – o *Penicillium notatum* – que se dispersaram pelo ar, originários da manipulação em um laboratório no andar de baixo do de Fleming, contaminaram suas placas nas quais *Staphylococcus aureus* estavam sendo cultivados. Ao retornar de suas férias, em setembro de 1928, Fleming observou que, embora um profuso crescimento de estafilococos ocupasse a superfície do ágar, uma ampla área em volta do crescimento do fungo *Penicillium* não apresentava crescimento bacteriano. Contrariamente a Tyndall, Fleming resolveu estudar este fenômeno e deu o nome de penicilina à substância produzida pelo fungo. Após descobrir que a penicilina também era eficaz contra pneumococos, estreptococos, gonococos e meningococos, e publicar seu trabalho clássico em 1929 (além de outro em 1932), Fleming abandonou seus estudos sobre esse fungo e esta substância.

Fleming não isolou a penicilina pura, tampouco demonstrou seus efeitos quimioterapêuticos. A penicilina apenas começou a ser empregada em pacientes no início da década de 1940, após inúmeras investigações e os esforços de um grupo de pesquisadores notáveis em Oxford, chefiado por Howard Walter Florey e composto por Chain, Jennings, Heatley e Abraham. A história da humanidade e sua relação com doenças infecciosas começou a mudar significativamente. Em 1945, Fleming, Florey e Chain foram, com justiça, laureados com o Prêmio Nobel de Medicina.[1]

Antibiótico é definido como uma substância produzida por um microrganismo (geralmente, bactéria ou fungo) ou uma similar desenvolvida total ou parcialmente por síntese química, que, em baixas concentrações, inibe o crescimento ou destrói outros microrganismos. Os antibióticos exercem seus efeitos sobre um grupo de microrganismos, sendo que o alcance de efetividade é denominado espectro. Antibióticos de largo (ou amplo) espectro agem sobre grande variedade de bactérias gram-positivas e gram-negativas, enquanto os de estreito (ou pequeno) espectro atuam apenas sobre um grupo reduzido de espécies.

Os efeitos dos antibióticos devem-se à sua ação específica sobre determinados alvos estruturais ou metabólicos dos microrganismos. Muitos destes efeitos ocorrem exclusivamente sobre microrganismos (toxicidade seletiva), uma vez que afetam estruturas ou vias metabólicas não observadas em células humanas. Tais efeitos são principalmente representados por:

- Inibição da síntese de parede celular (betalactâmicos, vancomicina, bacitracina)
- Ação sobre a membrana citoplasmática (polimixinas, poliênicos)
- Inibição da função do DNA (metronidazol, quinolonas)
- Inibição da síntese de proteínas (aminoglicosídeos, cloranfenicol, macrolídeos, tetraciclinas, lincosamidas)
- Inibição da síntese de ácido fólico (sulfonamidas, trimetoprima).

Apenas os antibióticos de interesse para o controle das infecções endodônticas são considerados neste capítulo.

## Princípios de antibioticoterapia

Antibióticos não promovem a cura do processo infeccioso, mas permitem um controle da infecção até que os mecanismos de defesa do hospedeiro, inicialmente surpreendidos pelos microrganismos patogênicos, consigam efetivamente controlar a situação e debelar a infecção.[2,3] Nos últimos anos, tem havido uma grande mobilização da comunidade científica no sentido de restringir o uso de antibióticos apenas às situações em que esses medicamentos realmente são necessários e nas quais o benefício supera o risco do emprego. Partindo desta conscientização, o profissional deve, antes de pensar em qual antibiótico irá receitar, avaliar a real necessidade de seu uso. Em aproximadamente 60% dos casos de infecção em humanos, as próprias defesas do hospedeiro são responsáveis pela resolução do processo, sem a necessidade de utilização de antibióticos.[4] Como será discutido adiante neste capítulo, o uso indiscriminado de antibióticos é a causa principal do crescente desenvolvimento de resistência bacteriana, o que tem gerado consequências desastrosas para a humanidade.

Antibióticos não são eficazes no tratamento de doenças crônicas, como no caso de lesões perirradiculares pós-tratamento endodôntico. Nestas situações, o uso prolongado do medicamento pode induzir a seleção e o predomínio de microrganismos resistentes, além de predispor a infecções secundárias em outras regiões do corpo. Além disso, microrganismos envolvidos com lesões pós-tratamento estão usualmente localizados no interior do sistema de canais radiculares,[5] com acesso restrito ou mesmo impossível aos antibióticos administrados sistemicamente. Tem sido demonstrado que o índice de sucesso do tratamento endodôntico não aumenta após o emprego de antibioticoterapia sistêmica.[6] O uso de antibióticos também não reduz a incidência de dor pós-operatória após a manipulação de dentes com polpas necrosadas e com lesão perirradicular associada.[7] Na verdade, antibióticos devem ser, na maioria das vezes, reservados para o tratamento de curto prazo de doenças infecciosas com sintomatologia aguda ou como medida profilática.

Nos casos em que a antibioticoterapia sistêmica for indicada, alguns princípios básicos devem ser obedecidos. Como a maioria das infecções orais é de rápida progressão, há necessidade de se realizar terapia antibiótica imediata, não havendo geralmente tempo suficiente para coletar material clínico, cultivar os microrganismos e realizar o antibiograma. Além disso, as bactérias anaeróbias encontradas em canais infectados ou no abscesso podem levar de 7 a 14 dias para crescer em laboratório, o que torna a realização de antibiograma inviável como meio de determinar qual o medicamento a ser receitado. Assim, a escolha do antibiótico deve recair sobre o medicamento reconhecidamente eficaz contra as espécies comumente isoladas daquele processo infeccioso. Como as infecções endodônticas são mistas, de etiologia polimicrobiana e predominadas por bactérias anaeróbias estritas gram-negativas, deve-se optar por um antibiótico de largo espectro com eficácia sobre estes tipos de bactérias.

É importante, quando do tratamento de infecções graves, iniciar a terapia com uma dose de ataque, que usualmente corresponde ao dobro da dose de manutenção. A maioria dos antibióticos empregados em infecções na cavidade oral possui meia-vida inferior a 3 horas. Os níveis plasmáticos ideais dos antibióticos geralmente são obtidos em um período de 3 a 5 vezes maior do que a sua meia-vida. Isto ocasiona um retardo na obtenção de níveis terapêuticos do medicamento, o que é contornado pela utilização da dose de ataque.

Pacientes sob terapia antibiótica devem ser monitorados diariamente. O melhor guia prático para determinar a duração da terapia antibiótica é a melhora clínica do paciente. Assim, se as evidências clínicas indicam que a infecção já está sob o controle do hospedeiro, os antibióticos devem ser administrados por não mais do que 1 a 2 dias adicionais. Não há benefícios em se prolongar a terapia antibiótica por mais tempo que o necessário. Pelo contrário, os riscos aumentam significativamente, tanto em relação ao favorecimento da expressão de resistência como pelo desequilíbrio ecológico na microbiota normal de outras áreas do corpo. A intervenção profissional, por meio de drenagem de coleção purulenta da lesão perirradicular e da remoção da causa, seja pelo preparo químico-mecânico do canal radicular ou mesmo pela exodontia do elemento dentário, contribui para a resolução do processo e reduz a necessidade de terapia mais prolongada com antibióticos.[8] Mesmo nos casos dos abscessos perirradiculares agudos mais exuberantes que evoluíram para celulites difusas, a intervenção profissional constitui o fator mais importante no controle da infecção, sendo a terapia antibiótica importante nestes casos, mas usualmente coadjuvante.[9,10]

## Uso de antibióticos sistêmicos em endodontia

### Indicações

O uso de antibióticos em Odontologia tem sido cada vez mais restrito e há uma grande preocupação quanto ao uso errôneo ou abusivo destes medicamentos.[11-13] A Endodontia se insere perfeitamente neste contexto de conscientização quanto ao emprego de antibioticoterapia sistêmica.

Cumpre salientar que a grande maioria das infecções de origem endodôntica é tratada sem a necessidade do emprego de antibióticos. A ausência de circulação sanguínea na polpa necrosada e infectada impede o acesso de antibióticos administrados sistemicamente a bactérias que estejam infectando o sistema de canais radiculares. Estudos têm demonstrado que antibióticos administrados sistemicamente podem alcançar os tecidos perirradiculares e se difundir por eles,[14] mas não pelo canal contendo polpa necrosada.[15] Além disso, a principal forma de colonização bacteriana dos canais radiculares é pela formação de biofilmes,[16,17] que são reconhecidamente mais resistentes ao tratamento com antibióticos.[18,19] Assim, a fonte de infecção não é significativamente afetada pela antibioticoterapia sistêmica.

Por outro lado, antibióticos podem ajudar a impedir a disseminação da infecção endodôntica e o desenvolvimento de infecções secundárias em pacientes medicamente comprometidos. Isto faz com que antibióticos sejam de grande valia no tratamento coadjuvante de alguns casos de infecções endodônticas. As raras ocasiões em que antibióticos devem ser prescritos em Endodontia incluem:

#### a. Abscesso perirradicular agudo com ocorrência de tumefação difusa e/ou envolvimento sistêmico

Um abscesso perirradicular agudo em pacientes saudáveis que se apresenta com tumefação localizada e sem envolvimento sistêmico é tratado de forma extremamente eficaz por meio de drenagem via incisão e/ou via canal, seguida pelo preparo químico-mecânico completo, sem a necessidade de administração de antibióticos. Em indivíduos saudáveis, a drenagem do exsudato purulento resulta na redução significativa de irritantes microbianos e mediadores químicos da inflamação, permitindo o início do processo de reparação sem a necessidade do emprego de antibióticos. Contudo, em pacientes imunocomprometidos/imunossuprimidos, deve-se prescrever antibióticos mesmo se a drenagem foi lograda satisfatoriamente, pois estes pacientes podem desenvolver complicações sistêmicas mesmo diante de quadros infecciosos brandos.

Quando o abscesso está associado à ocorrência de tumefações difusas, levando ao desenvolvimento de uma celulite com a disseminação do processo infeccioso para outros espaços anatômicos, ou quando está associado a indícios de envolvimento sistêmico, como febre, mal-estar, linfadenite regional ou trismo, é necessária a utilização de antibióticos como tratamento coadjuvante à drenagem, pois o sistema imunológico do paciente não está sendo capaz de conter e controlar o avanço da infecção. Deve-se realizar um monitoramento diário da resposta do paciente à terapia antibiótica e, diante do fracasso em obter a melhora clínica em 48 horas, optar por um medicamento com espectro diferenciado.

Nos casos de abscessos mais graves ou de celulites, em que o envolvimento sistêmico do paciente pode ser mais crítico, deve-se optar por uma abordagem antimicrobiana mais ampla, com a prescrição da associação amoxicilina com ácido clavulânico como primeira opção.[20] Casos raros que não respondam a esta medicação devem ser considerados para encaminhamento ao cirurgião bucomaxilofacial e para internação hospitalar. Nos casos de abscessos drenados em ambiente hospitalar, deve-se encaminhar parte da coleção purulenta coletada para a realização do teste de sensibilidade aos antimicrobianos (TSA ou antibiograma). Com o paciente internado, geralmente inicia-se a terapia intravenosa com ampicilina associada ao metronidazol ou a um aminoglicosídeo, aguardando-se o resultado do TSA para eventuais mudanças na abordagem terapêutica. Para os pacientes graves que são alérgicos às penicilinas, a clindamicina na dosagem de 300 mg de 6 em 6 horas parece a melhor opção.[21-23]

A azitromicina é outra opção com boa aceitação na atualidade como substituta da penicilina em caso de alergia. A dosagem recomendada da azitromicina é 500 mg como dose inicial de ataque e 250 mg uma vez por dia por 4 dias.

### b. Avulsão dentária
O emprego de antibioticoterapia em casos de reimplante de dentes avulsionados pode favorecer o prognóstico do tratamento. A International Association of Dental Traumatology (IADT) recomenda a utilização da doxiciclina administrada sistemicamente (100 mg/dia por 7 dias) para casos de avulsão de dentes permanentes.[24,25] Se o paciente tiver menos de 12 anos, a medicação de escolha será a penicilina V ou amoxicilina, em dosagens de acordo com idade e peso, por 7 dias.[25]

### c. Sintomatologia e/ou exsudação persistentes
Em raras situações, quando os procedimentos intracanais de instrumentação e medicação intracanal não estão sendo suficientes para eliminar o agente infeccioso (que inclusive já pode estar na intimidade dos tecidos perirradiculares), pode-se empregar um antibiótico na tentativa de debelar sinais e sintomas persistentes. A amoxicilina em comprimidos de 875 mg de 12 em 12 horas ou cápsulas de 500 mg de 8 em 8 horas, por 7 dias, é o antibiótico de eleição. Em casos resistentes ou em pacientes alérgicos, utiliza-se a clindamicina (cápsulas de 150 a 300 mg de 6 em 6 horas). Se possível, realizar a coleta de material para análise microbiológica. Embora alguns recomendem apenas o uso de anti-inflamatórios, tais medicamentos podem mascarar a causa do problema por reduzir a exsudação/sintomatologia atuando no processo inflamatório, que é a consequência, não a causa.

### d. Abscesso perirradicular agudo em pacientes de risco
Exemplos de pacientes de risco incluem imunocomprometidos, imunossuprimidos, diabéticos não controlados e aqueles propensos a desenvolver um quadro de endocardite bacteriana. Como a bacteriemia pode ocorrer em pacientes com abscesso agudo, é indicada a terapia antibiótica para prevenir o estabelecimento de complicações infecciosas sistêmicas. Além disso, o antibiótico deve ser bactericida (no caso, a amoxicilina), uma vez que a resistência do hospedeiro está baixa. Nesses pacientes, o antibiótico auxilia de forma decisiva no controle da infecção, criando um ambiente propício para a ulterior (e usualmente tardia) reparação.

### e. Uso profilático em pacientes de risco
Embora a incidência de bacteriemia seja baixa durante a execução dos procedimentos endodônticos, pacientes com alto risco de desenvolver endocardite bacteriana devem receber profilaxia antibiótica, de acordo com o regime proposto pela American Heart Association (AHA).[26-29] Há outras condições que também podem exigir cobertura antibiótica durante a intervenção intracanal. O uso profilático de antibióticos será discutido mais adiante.

### f. Abscesso perirradicular agudo em situações que o tratamento de emergência ou definitivo não pode ser realizado na consulta inicial
Há situações em que o tratamento endodôntico e/ou a incisão para drenagem não podem ser executados na consulta de diagnóstico, por exemplo, na limitação de tempo, de material ou de experiência do clínico, ou pela presença de trismo. Deve-se então receitar um antibiótico devido ao risco de complicações, mesmo em pacientes que não apresentem infecção disseminada ou efeitos sistêmicos. O tratamento definitivo deve ser instituído o mais breve possível, de preferência ainda no mesmo dia ou no dia seguinte.

## Escolha do antibiótico

Uma vez que antibióticos não penetram bem em áreas de abscesso, é de suma importância que se estabeleça a drenagem da coleção purulenta para eliminar as potenciais barreiras para a difusão dos antibióticos. Salienta-se, então, que antibióticos não são utilizados isoladamente para tratar abscessos de origem endodôntica. Na verdade, são medicamentos coadjuvantes ao tratamento, que consiste em drenagem e posterior tratamento endodôntico ou extração dentária. A drenagem de abscessos e a remoção de tecido necrosado/infectado, como medida principal do tratamento, é conduta mandatória em todas as áreas da Medicina, não sendo uma manobra original e exclusiva da Odontologia.[8,30-32]

No tratamento dos casos mais complicados de abscesso perirradicular, além da pronta e agressiva drenagem cirúrgica,[33,34] deve-se iniciar a terapêutica sistêmica com antibióticos. A seleção de antibióticos, na prática clínica, pode ser empírica ou baseada nos resultados de testes de suscetibilidade microbiana. Para as doenças cuja microbiota envolvida já tenha sido estabelecida na literatura, pode ser utilizada a seleção empírica. Isso é especialmente aplicável em abscessos mais graves, uma vez que os testes antimicrobianos dependentes da cultura podem levar muito tempo para fornecer resultados sobre a sensibilidade aos antibióticos de bactérias anaeróbias estritas (em torno de 7 a 14 dias). Portanto, é preferível escolher um agente antimicrobiano cujo espectro de ação inclua as bactérias mais comumente detectadas e relatadas em estudos microbiológicos.

A maioria das espécies bacterianas envolvidas nas infecções endodônticas, incluindo abscessos, é suscetível às penicilinas.[35-38] Isso faz desses medicamentos a primeira escolha para o tratamento de abscessos endodônticos em pacientes sem relato de alergia à penicilina. A penicilina V ou a amoxicilina têm sido comumente recomendadas. Uma vez que a utilização de antibióticos em Endodontia é limitada a infecções graves e complicações do abscesso, torna-se mais prudente usar a amoxicilina, uma penicilina semissintética, com espectro de atividade antimicrobiana mais amplo do que a penicilina V.[20] Além disso, a amoxicilina pode proporcionar melhoria dos sintomas e da tumefação, além da melhor aceitação por parte do paciente por causa do intervalo maior entre as doses.[39] Por essas razões, a amoxicilina é o antibiótico mais receitado em uma grande variedade de países para tratar abscessos de origem endodôntica.[40,41] Em casos mais graves, incluindo condições com risco de morte, a associação da amoxicilina com o ácido clavulânico ou o metronidazol pode ser necessária para conseguir efeitos antimicrobianos otimizados, uma vez que o espectro de ação é ampliado e pode incluir cepas resistentes à penicilina.[38,42]

Um ensaio clínico randomizado[43] comparou a eficácia da terapia auxiliar com amoxicilina/ácido clavulânico ou com a penicilina V no tratamento do abscesso perirradicular agudo após a drenagem cirúrgica acompanhada de extração do dente ou da realização do tratamento endodôntico. Apesar de os sintomas terem melhorado em todos os pacientes, aqueles que receberam amoxicilina/ácido clavulânico apresentaram uma redução significativamente maior nos sintomas durante o segundo e o terceiro dias. Outro estudo relatou menos inchaço nos pacientes do grupo da amoxicilina em comparação com indivíduos tratados com penicilina.[44]

A amoxicilina, uma penicilina semissintética de largo espectro, apresenta espectro de atuação que abrange as principais espécies bacterianas envolvidas no abscesso perirradicular agudo. Baumgartner e Xia[35] testaram 98 cepas bacterianas quanto à suscetibilidade a seis antibióticos. Os percentuais de suscetibilidade das 98 cepas testadas foram os seguintes, em ordem decrescente:

- Amoxicilina/ácido clavulânico: 98 de 98 (100%)
- Clindamicina: 94 de 98 (96%)
- Amoxicilina: 89 de 98 (91%)
- Penicilina V: 83 de 98 (85%)
- Metronidazol: 44 de 98 (45%).

O metronidazol apresentou o maior percentual de resistência bacteriana. Entretanto, quando usado em combinação com a amoxicilina ou a penicilina V, o percentual de cepas suscetíveis aumentou para 99% e 93%, respectivamente.

Kuriyama *et al.*[38] determinaram a suscetibilidade antimicrobiana de 800 cepas isoladas de patógenos anaeróbios associados com abscessos orais (*Prevotella* spp., *Fusobacterium* spp., *Porphyromonas* spp. e *Parvimonas micra*) a vários antibióticos. Embora a maioria das cepas de *Fusobacterium* tenham sido resistentes a eritromicina, azitromicina e telitromicina, vários outros antibióticos, como penicilinas, cefalosporinas e clindamicina, demonstraram alto grau de eficácia. *Parvimonas micra* e *Porphyromonas* spp. foram altamente sensíveis a todos os antibióticos testados. Em relação às espécies de *Prevotella*, a resistência à amoxicilina ocorreu em 34% das cepas, todas produtoras de betalactamase. A suscetibilidade das cepas de *Prevotella* a cefaclor, cefuroxima, cefcapene, cefdinir, eritromicina, azitromicina e minociclina estava relacionada com a suscetibilidade à amoxicilina. Todas as cepas resistentes à amoxicilina também o foram às cefalosporinas, o que questiona a indicação destas últimas para o tratamento de abscessos orais. Amoxicilina/clavulanato, clindamicina, telitromicina e metronidazol apresentaram elevada eficácia contra cepas de *Prevotella* resistentes à amoxicilina.

A opção pela associação amoxicilina/clavulanato, como primeira escolha, deve limitar-se aos casos mais graves, já que se mostra a mais eficaz, porém com maior propensão a efeitos colaterais. Apesar de a amoxicilina isoladamente não ser tão eficaz, sua condição de primeira escolha permanece para os casos considerados moderados ou leves, em que há uma situação de início de sinais de envolvimento sistêmico, mas ainda sem gravidade.[38] De acordo com o conceito risco/benefício, a amoxicilina será adequada na grande maioria dos casos, provocando menos efeitos colaterais do que a associação amoxicilina/clavulanato, associação esta muito mais propensa à indução de quadros diarreicos e ao favorecimento da candidíase.

Dessa forma, serão consideradas aqui duas situações clínicas distintas para a escolha da apresentação da amoxicilina: casos graves e leves/moderados. Os casos graves são aqueles caracterizados como abscessos perirradiculares agudos com sinais de envolvimento sistêmico, nos quais se opta pela amoxicilina (875 ou 500 mg) associada ao ácido clavulânico (125 mg), de 12 em 12 horas (para amoxicilina 875 mg) ou de 8 em 8 (para a amoxicilina de 500 mg). Quando houver uma evolução negativa após 48 horas do início da antibioticoterapia, a conduta ideal deverá ser o encaminhamento do paciente para internação hospitalar e acompanhamento pelo cirurgião bucomaxilofacial. Pacientes alérgicos às penicilinas receberão a clindamicina na posologia de 300 mg de 6 em 6 horas. Outra opção é a azitromicina 500 mg como dose inicial de ataque e 250 mg uma vez por dia por 4 dias. Em ambos os casos, deve-se iniciar a terapia com uma dose de ataque constituída de uma dose dobrada. É imperioso salientar também que a terapêutica com antibiótico deve persistir por 2 a 3 dias após a resolução dos sinais e sintomas da infecção, o que geralmente irá resultar em aproximadamente 5 a 7 dias de administração na maioria dos casos, desde que a terapia cirúrgica tenha sido corretamente conduzida.

Nos casos classificados como leves a moderados (profilaxia após reimplantes, cobertura contra bacteriemia e abscessos sem envolvimento sistêmico em pacientes imunossuprimidos), ou de terapia coadjuvante de canais com exsudato persistente, pode-se optar por uma abordagem mais conservadora e a escolha recai para o uso isolado da amoxicilina na forma de comprimidos solúveis de 875 mg administrados 2 vezes ao dia.

Quando houver sinal de resistência à amoxicilina, com uma evolução desfavorável do quadro infeccioso do paciente, mesmo 48 horas após o início da antibioticoterapia, opta-se por orientar o paciente a adquirir o metronidazol na apresentação de comprimidos de 250 mg (esta dosagem pode ser elevada até 400 mg de 8 em 8 horas, se necessário) e administrá-lo associado à amoxicilina. A associação do metronidazol com a amoxicilina apresenta resultados semelhantes quanto ao espectro de ação da associação amoxicilina/clavulanato.[38] Outra opção seria a substituição da amoxicilina pela clindamicina na dosagem de 150 mg de 6 em 6 horas, sendo também esta a opção para os pacientes alérgicos às penicilinas.

Cerca de 10% da população sofre de alergia às penicilinas. A incidência de alergia varia com a via de administração: oral – 0,3%; intravenosa – 2,5%; e intramuscular – 5%. Em cerca de 75% dos óbitos por resposta anafilática às penicilinas, não há relato prévio de alergia a este medicamento. As penicilinas são a principal causa de morte por anafilaxia nos Estados Unidos, correspondendo a 75% dos casos, isto é, de 400 a 800 mortes anuais. Este medicamento pode funcionar como hapteno, ligando-se a proteínas do hospedeiro, assumindo, assim, imunogenicidade capaz de evocar reações de hipersensibilidade imunológica.

Em virtude de seu espectro de atividade antibacteriana e de sua excelente penetração no tecido ósseo, a clindamicina tem sido considerada o medicamento de eleição para o tratamento de infecções endodônticas em pacientes alérgicos às penicilinas e nos casos resistentes a estes medicamentos. A posologia usual para clindamicina é de 150 a 300 mg a cada 6 horas, sendo bacteriostática. Na dose de 600 mg é bactericida. É aconselhável administrar, concomitantemente à terapêutica com clindamicina, um reconstituinte de microbiota intestinal à base de *Saccharomyces boulardii*, como o Floratil®, uma cápsula de 100 mg antes das refeições (almoço e jantar). A clindamicina apresenta pronunciada atividade contra bactérias orais anaeróbias[38,45,46] e estudos revelam resultados clínicos semelhantes aos da penicilina para o tratamento de abscessos perirradiculares.[47,48] No entanto, uma taxa mais elevada de efeitos adversos gastrintestinais e diarreia tem sido associada ao tratamento com clindamicina,[48] deixando este medicamento como uma alternativa eficaz em pacientes alérgicos à penicilina ou quando o tratamento com amoxicilina resulta em fracasso.[20]

Um dos principais e mais sérios efeitos colaterais associados ao uso da clindamicina é o desenvolvimento de colite pseudomembranosa. Isso ocorre por desequilíbrio da microbiota intestinal com consequente estímulo à proliferação da espécie *Clostridioides difficile*. Essa enfermidade pode ser grave, sendo caracterizada por dor abdominal, diarreia amarelo-esverdeada, presença de sangue e muco nas fezes, desidratação e choque. Cerca de 2 a 4% dos adultos apresentam o *C. difficile* como componente de sua microbiota intestinal. A estimativa da incidência de colite pseudomembranosa associada ao uso da clindamicina varia entre 1/100.000 e 1/10 pacientes tomando o medicamento.

Pacientes que apresentam sinais e sintomas de colite pseudomembranosa devem ser encaminhados imediatamente a um médico. O tratamento dessa condição grave é a imediata interrupção da terapia antibiótica e a administração de metronidazol (situações mais graves podem exigir o uso da vancomicina). Pode ser necessário o emprego de um reconstituinte de microbiota. Se não tratada convenientemente pelo médico, a colite pseudomembranosa pode resultar em morte.

Embora o risco com o uso da clindamicina seja aparentemente maior, cumpre salientar que a maioria dos antibióticos disponíveis pode provocar o desenvolvimento de colite pseudomembranosa.[49] Assim, pacientes submetidos à terapia antibiótica que estejam apresentando os sinais e sintomas descritos anteriormente para esta enfermidade devem ser encaminhados para tratamento médico imediatamente.

A eficácia das cefalosporinas de uso oral contra os anaeróbios estritos comumente associados às infecções endodônticas é limitada, com exceção do cefaclor de segunda geração.[50] Além disso, também com exceção do cefaclor, a penetração destes antibióticos no tecido ósseo é reduzida.[50] Todavia, o cefaclor não parece apresentar maior eficácia do que a amoxicilina sobre bactérias isoladas de lesões perirradiculares agudas.[38] Cinco gerações de cefalosporinas têm sido produzidas. Cefepima (4ª geração) e ceftarolina (5ª geração) podem resistir a betalactamases. Por serem menos eficazes e mais caras do que as aminopenicilinas (amoxicilina), e por não serem indicadas como medicamento de eleição em pacientes alérgicos às penicilinas (pelo risco de reatividade cruzada), as cefalosporinas não têm sido indicadas para o tratamento das infecções endodônticas.

O moxifloxacino é uma fluoroquinolona de quarta geração com potencial para o tratamento de abscessos, uma vez que possui boa atividade contra bactérias orais gram-positivas e gram-negativas, aeróbias e anaeróbias.[51] Um estudo clínico mostrou que o moxifloxacino resultou em significativa redução da dor e melhor resposta clínica geral do que a clindamicina em pacientes com abscessos perirradiculares.[52]

Durante muito tempo, a eritromicina foi o antibiótico substituto das penicilinas nos pacientes odontológicos alérgicos a estes medicamentos. Entretanto, a eritromicina apresenta atividade apenas moderada sobre bactérias anaeróbias. De fato, algumas espécies anaeróbias, como as do gênero *Fusobacterium*, assim como outros bacilos gram-negativos, são naturalmente resistentes à eritromicina, o que leva à restrição do uso deste antibiótico na prática odontológica.[22,53] Williams *et al.*[54] relataram que outro macrolídeo, a azitromicina, apresenta um desempenho superior à eritromicina e à claritromicina sobre anaeróbios. No entanto, a atividade da azitromicina sobre os anaeróbios isolados de lesões perirradiculares agudas não parece ser superior à da amoxicilina ou da clindamicina.[38] Além disso, há relatos de que a azitromicina usada por 5 dias pode colocar o paciente em maior risco de arritmia e outras formas de doença cardiovascular, sendo recomendada para regimes mais curtos.[55,56] A ação variável e inconstante sobre as espécies anaeróbias de todos os macrolídeos (inclusive dos novos macrolídeos) resulta em desempenho inferior destes antibióticos em relação à clindamicina ou ao metronidazol no tratamento das infecções endodônticas.[57]

Embora tenha sido sugerido que a terapia sistêmica com antibióticos possa reduzir a eficácia de contraceptivos orais, estudos demonstram que a taxa de fracasso dos anticoncepcionais (1 a 3%) não é diferente da observada quando do uso concomitante de antibióticos.[58] Mesmo assim, é recomendável que pacientes que estejam fazendo uso de contraceptivos orais sejam alertadas quanto ao risco de interferência dos antibióticos e aconselhadas a usar métodos anticoncepcionais alternativos desde o início do uso de antibióticos até 1 semana depois de encerrada a terapia antibiótica.[58,59]

As dosagens terapêuticas para adultos dos antibióticos mais utilizados em Endodontia são mostradas na Tabela 22.1 e suas principais propriedades farmocodinâmicas e farmacocinéticas nas Tabelas 22.2 e 22.3. As dosagens referentes ao uso profilático de antibióticos são discutidas adiante neste capítulo. As principais causas de fracasso da antibioticoterapia são mostradas na Tabela 22.4. É importante reiterar que todo paciente sob medicação antibiótica deve estar sob frequente monitoramento para a identificação precoce de qualquer reação adversa que demande a intervenção do clínico.

**Tabela 22.1** Dosagens terapêuticas de antibióticos para adultos (via oral).

| Antibiótico | Dosagem |
|---|---|
| Amoxicilina (comprimidos solúveis) | 875 mg de 12 em 12 horas |
| Amoxicilina (cápsulas) | 500 mg de 8 em 8 horas |
| Clindamicina | 150 a 300 mg de 6 em 6 horas |
| Metronidazol | 400 mg de 8 em 8 horas |
| Metronidazol (associado à amoxicilina) | 250 a 400 mg de 8 em 8 horas |
| Ciprofloxacino | 500 mg de 12 em 12 horas |
| Azitromicina | 250 a 500 mg 1 vez por dia |
| Penicilina V | 500 mg de 6 em 6 horas |
| Doxiciclina | Inicial (200 mg): 100 mg a cada 12 horas. Manutenção: 100 mg 1 vez por dia |

**Tabela 22.2** Principais características dos antibióticos de interesse em Endodontia.

| Classe | Medicamento | Mecanismo de ação | Espectro |
|---|---|---|---|
| Penicilinas (β-lactâmico) | Penicilinas G e V, amoxicilina, ampicilina | Bactericida, inibe a síntese de parede celular | Estreito (penicilinas G e V); largo (amoxicilina, ampicilina) |
| Cefalosporinas (β-lactâmico) | Cefalexina, cefalotina, cefaclor, cefadroxila, ceftazidima, ceftriaxona | Bactericida, inibe a síntese de parede celular | Largo (2ª, 3ª e 4ª gerações) |
| Lincosamidas | Clindamicina | Bacteriostático (bactericida em alta concentração), inibe a síntese proteica por ligação à subunidade 50S do ribossoma bacteriano | Largo |
| Nitroimidazol | Metronidazol | Bactericida, dano ao DNA | Estreito, específico para microrganismos anaeróbios |
| Quinolonas | Ciprofloxacino, moxifloxacino | Bactericida, inibe a ação da DNA girase ou topoisomerase | Largo |
| Macrolídeos | Eritromicina, azitromicina, claritromicina | Bacteriostático, inibe a síntese proteica por ligação à subunidade 50S do ribossoma bacteriano | Estreito (eritromicina); Largo (azitromicina) |
| Tetraciclinas | Tetraciclina, minociclina, doxiciclina | Bacteriostático, inibe a síntese proteica por ligação à subunidade 30S do ribossoma bacteriano | Largo |

**Tabela 22.3** Farmacocinética dos principais antibióticos usados em Endodontia (via oral).

| Antibiótico | % absorção após administração oral | % de ligação a proteínas plasmáticas | Meia-vida (horas) | Pico (horas) | Efeito adverso mais comum (incidência) |
|---|---|---|---|---|---|
| Amoxicilina | 93% | 18% | 1,7 | 1-2 | Hipersensibilidade (5%) Diarreia (5%) |
| Clindamicina | 87% | 94% | 2,9 | – | Diarreia (7%) |
| Metronidazol | 99% | 11% | 8,5 | 2,8 | Náusea/vômito (12%) |
| Ciprofloxacino | 60% | 40% | 3,3 | 0,6 | Náusea/vômito (5%) Fotossensibilidade |
| Azitromicina | 34% | 7 a 50% | 40 | 2-3 | Diarreia (5%) |
| Penicilina V | 75% | 80% | 1 | 0,5 a 1 | Hipersensibilidade (5%) Diarreia (5%) |
| Doxiciclina | 93% | 88% | 16 | 1 a 2 | Fotossensibilidade |

**Tabela 22.4** Principais causas de fracasso da antibioticoterapia.

- Escolha imprópria do antibiótico
- Emergência de cepas microbianas resistentes
- Dosagem baixa do antibiótico
- Microrganismos de crescimento lento (crítico para betalactâmicos)
- Baixa resistência do hospedeiro
- Paciente não coopera (não toma o medicamento como recomendado, p. ex., não respeita intervalos)
- Baixa penetração do antibiótico no local infectado (presença de pus, bactérias em biofilmes etc.)
- Baixa vascularização do local infectado (p. ex., por causa de necrose)
- Permanência da fonte de infecção

## Resistência a antibióticos

Há um século, doenças infecciosas como tuberculose, pneumonia e infecções gastrintestinais representavam a principal causa de mortalidade no mundo. O advento dos antibióticos resultou em um declínio significativo na incidência de infecções letais e anunciou uma nova era na terapia das doenças infecciosas. Todavia, o entusiasmo gerado revelou-se prematuro. Durante os anos seguintes, a resposta evolucionária dos microrganismos à pressão seletiva exercida pelos antibióticos culminou no aparecimento de algumas cepas microbianas resistentes a praticamente todos os antibióticos conhecidos.[60,61] Dados da Organização Mundial da Saúde indicam que doenças infecciosas representam uma das principais causas de mortalidade no mundo atual.

Se determinado membro de uma comunidade microbiana possui genes de resistência contra determinado antibiótico e a comunidade é persistentemente exposta ao medicamento, o microrganismo resistente é então selecionado, emerge e se multiplica. Se a pressão seletiva persistir, tal microrganismo passará a prevalecer na comunidade. Um agravante é que, devido à maior rapidez das viagens internacionais, cepas multirresistentes podem viajar centenas a milhares de quilômetros em poucas horas.

Assim, o problema de resistência a antimicrobianos tem se propagado com uma velocidade assustadora para inúmeras regiões do planeta, assumindo, deste modo, a condição de preocupação mundial.

A crescente resistência bacteriana aos antimicrobianos disponíveis é bastante evidente no ambiente hospitalar. A Infectious Disease Society of America estima que 70% dos casos de infecção hospitalar nos Estados Unidos envolvam bactérias resistentes a um ou mais antibióticos.[62] Tem sido relatado o aparecimento de cepas multirresistentes das espécies *Staphylococcus aureus*, *Enterococcus faecalis*, *Pseudomonas aeruginosa*, *Streptococcus pneumoniae*, *Mycobacterium tuberculosis* e de muitas outras espécies capazes de causar infecções letais.[60,61,63-68] Além disso, a incidência de resistência entre bactérias anaeróbias tem aumentado, principalmente contra clindamicina, cefalosporinas e penicilinas, como observado em hospitais e nos principais centros de atendimento médico.[63,69]

O aumento assustador na incidência da resistência a múltiplos antibióticos por parte dos principais patógenos humanos é de grande preocupação e incita o compromisso de profissionais da saúde no sentido de agirem cuidadosamente e com responsabilidade. Uma única utilização errônea de antibióticos consiste em uma contribuição significativa para o cenário atual de emergência. Doenças infecciosas que foram tratadas com sucesso no passado, por meio de determinado antibiótico, agora podem requerer outro agente antimicrobiano, usualmente mais caro e potencialmente mais tóxico, para se alcançar o êxito terapêutico. Infelizmente, em muitos casos, este outro agente pode ser ainda ineficaz em tratar a doença.

Apesar dos inúmeros centros de pesquisa envolvidos no desenvolvimento de novos fármacos, nos últimos 40 anos surgiram apenas duas novas classes relevantes de antimicrobianos de largo espectro: as oxazolidinonas (principalmente a linezolida) e os antibióticos lipopeptídeos (o único aprovado para uso clínico é a daptomicina). Por outro lado, mesmo com a descoberta de novos antimicrobianos, a resposta bacteriana com o surgimento da resistência tem se dado de forma cada vez mais precoce. O exemplo da linezolida ilustra bem esta situação. Por ser um medicamento totalmente sintético, quando do seu lançamento no mercado em 2000, apregoava-se que as bactérias levariam muito tempo até se adaptarem a uma nova substância que não tinha similar na natureza. Pois a resistência à linezolida foi relatada, pela primeira vez, em 2002, apenas 2 anos após o seu lançamento comercial.[70] O que se tem dito é que estamos perdendo a corrida contra as bactérias: a capacidade de desenvolver novos antimicrobianos não tem como competir com a capacidade bacteriana de se adaptar a estes e de expressar novas formas de resistência.[62] A Figura 22.1 ilustra esta corrida, com o momento do lançamento do antimicrobiano e o momento quando foi detectada a resistência ao mesmo.

O uso abusivo e indiscriminado de antibióticos é uma das principais causas do desenvolvimento de múltiplas e preocupantes formas de resistência bacteriana. Estudos têm revelado que endodontistas também contribuem para o abuso do uso de antibióticos, incluindo o uso errôneo durante tratamento da pulpite ou para prevenção da dor pós-operatória, condições em que antibióticos são ineficazes e, portanto, contra indicados.[40,71,72] Esse uso inadequado dos antibióticos é representado pelos fatores listados a seguir.

**a. Uso em pacientes sem processo infeccioso.** É um absurdo utilizar antibióticos no tratamento da pulpite. Tal condição se caracteriza eminentemente por um processo inflamatório e a infecção se restringe à polpa coronária exposta. O uso de antibióticos não eliminará a infecção, localizada na superfície exposta, sendo constantemente mantida por microrganismos da cavidade oral.

**b. Escolha errônea de agente, dose e/ou duração.**

**c. Uso abusivo em profilaxia.** Neste caso, existem indicações precisas (discutidas a seguir) que devem ser seguidas.

Os antibióticos prescritos com maior frequência no mundo são: cefalosporinas (36% do total de prescrições de antibióticos), penicilinas (17%), quinolonas (14%), macrolídeos (11%) e tetraciclinas (3%). Os demais antibióticos perfazem um total de 18% do total de prescrições. Na verdade, os antibióticos são utilizados na clínica médica muito mais do que o necessário. Cerca de 20% dos pacientes que são examinados em virtude de uma doença infecciosa realmente necessitam de antibioticoterapia; entretanto, os antibióticos são receitados em 80% dos casos.[4] Um erro comum de prescrição por muitos médicos consiste no emprego de antibióticos para tratar infecções virais. Para complicar ainda mais o quadro, em cerca de 50% dos casos, os medicamentos prescritos, a dosagem ou a duração da terapia não estão corretos.[4] Além disso, a venda sem prescrição profissional e a automedicação têm contribuído significativamente para o surgimento de cepas multirresistentes nos países em desenvolvimento.

O crescente desenvolvimento de cepas resistentes é caracterizado pela reincidência de antigas doenças, julgadas sob controle, o aparecimento de novas e a persistência de processos infecciosos a despeito de terapia antibiótica que, tempos atrás, seriam facilmente resolvidos.[60,66]

## Mecanismos genéticos e bioquímicos de resistência

Microrganismos podem adquirir resistência a antibióticos por dois mecanismos genéticos: mutação (cromossomial) e trocas genéticas (transformação, transdução e conjugação).[73,74] A mutação, caracterizada por alterações genéticas cromossomiais, ocorre ao acaso e não é usualmente induzida pelo antibiótico. A frequência em que ocorre é de uma em $10^5$ a $10^{10}$ divisões celulares. Estas alterações genéticas são expressas fenotipicamente, causando, assim, uma modificação na suscetibilidade ao agente antimicrobiano. Neste caso, o medicamento não "induz resistência"; funciona apenas como um agente que seleciona cepas resistentes, em detrimento das sensíveis. As informações genéticas que controlam a resistência

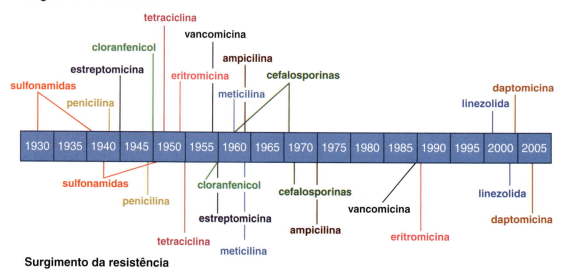

**Figura 22.1** "Corrida" contra os microrganismos resistentes. Esquema revelando o momento do lançamento do antimicrobiano (acima) e o momento quando foi detectada a resistência microbiana ao mesmo (abaixo).

a medicamentos estão presentes tanto no cromossomo quanto no DNA de plasmídeos extracromossomiais. Genes de resistência podem ser transferidos de uma célula resistente a uma sensível por meio de transformação (captação de DNA do meio extracelular), transdução (participação de bacteriófagos) e conjugação (via *pili* sexuais).

Os mecanismos genéticos de aquisição de resistência são responsáveis pelo desenvolvimento de mecanismos bioquímicos que permitem às células bacterianas resistir a um agente antimicrobiano. Os principais mecanismos bioquímicos de resistência são: (a) inativação do medicamento pela produção de enzimas, como as betalactamases; (b) alterações na afinidade do receptor do medicamento; (c) aumento da produção do receptor do medicamento; (d) redução da permeabilidade ao medicamento por alterações estruturais no envelope celular ou a perda da capacidade de transportar o medicamento para o interior da célula bacteriana.

## Resistência por bactérias orais

Resistência emergente aos antibióticos comumente usados na clínica tem sido relatada para espécies bacterianas isoladas de abscessos endodônticos. Uma revisão sistemática revelou que nenhum antibiótico é eficaz contra todas as espécies bacterianas presentes em casos de abscessos.[39] Espécies orais do gênero *Prevotella* têm sido consideradas fontes importantes de resistência aos agentes betalactâmicos, por causa da produção da enzima betalactamase.[75-79] Kuriyama et al.[80] revelaram que a betalactamase foi detectada em 36% das espécies de *Prevotella* pigmentadas e 32% de *Prevotella* não pigmentadas isoladas de amostras de pus de abscessos orais. Outras espécies anaeróbias orais produtoras de betalactamase incluem cepas de espécies gram-negativas, como *Fusobacterium nucleatum*, *Tannerella forsythia* e *Eikenella corrodens*, e gram-positivas, como *Propionibacterium acnes*, *Actinomyces* spp. e *Peptostreptococcus* spp.[75-78,80-82] Bactérias que produzem e liberam betalactamase no meio podem proteger não apenas a si próprias, mas também outras bactérias não produtoras e, portanto, sensíveis à penicilina, que se encontram presentes na comunidade mista do biofilme.[83]

A suscetibilidade de cepas de *Prevotella* a várias cefalosporinas, eritromicina e azitromicina apresenta correlação com a suscetibilidade à amoxicilina, isto é, há grande probabilidade de as cepas resistentes à amoxicilina também apresentarem similar resistência a estes antibióticos.[38] Além disso, macrolídeos (eritromicina e azitromicina) apresentam reduzida atividade contra *Fusobacterium* e espécies não pigmentadas de *Prevotella*.[38,53,80] Portanto, parece ser de pouco valor o emprego de cefalosporinas e macrolídeos como uma alternativa à amoxicilina no tratamento de abscessos perirradiculares agudos.

Métodos moleculares têm sido usados para identificar genes de resistência em cepas bacterianas. Rôças e Siqueira[84] avaliaram a presença de 14 genes de resistência a antibióticos em 41 cepas isoladas de canais radiculares infectados, a maioria delas anaeróbias estritas. Treze cepas (32%) foram positivas para pelo menos um dos genes de resistência testados. Cepas apresentando genes de resistência foram encontradas em 42% dos canais examinados. Seis das sete cepas do gênero *Fusobacterium* abrigavam pelo menos um dos genes de resistência, enquanto uma cepa de *Dialister invisus* foi positiva para três genes de resistência. Os genes de resistência mais prevalentes foram *blaTEM* (17% das cepas), *tetW* (10%) e *ermC* (10%), que conferem resistência a betalactâmicos, tetraciclinas e macrolídeos, respectivamente. Uma descoberta importante deste estudo foi que cepas ainda não caracterizadas fenotipicamente de *Fusobacterium* e *Prevotella*, consideradas não cultiváveis, apresentaram genes de resistência a antibióticos.

Métodos moleculares também têm permitido detectar genes de resistência bacteriana a antibióticos diretamente no espécime clínico, sem necessidade de cultivo, permitindo inferir a resistência existente na comunidade bacteriana. Rôças e Siqueira[85] avaliaram a presença de genes de resistência a betalactâmicos, tetraciclinas e eritromicina diretamente em amostras clínicas de infecções endodônticas assintomáticas e de casos de abscessos agudos. Avaliaram também se o tratamento endodôntico era capaz de eliminar tais genes do canal. Pelo menos um dos genes de resistência foi encontrado em 36% das amostras de abscesso e em 67% dos casos assintomáticos. Os genes mais prevalentes nos abscessos foram *blaTEM* (24%) e *ermC* (24%), enquanto a prevalência de *tetM* (42%) e *tetW* (29%) foi maior em casos assintomáticos. O tratamento eliminou genes de resistência na maioria dos casos, o que corrobora os achados de outro estudo.[86] A detecção direta de genes de resistência em abscessos pode ser um método potencial de diagnóstico rápido e estabelecimento de terapia antimicrobiana proativa nestes casos.

## Profilaxia antibiótica

Profilaxia antibiótica consiste na administração de antibióticos a pacientes sem evidências de infecção, para prevenir a colonização bacteriana e reduzir o risco de desenvolvimento de complicações pós-operatórias.

### Indicações

Historicamente, as recomendações para profilaxia antibiótica antes de certos procedimentos odontológicos têm sido destinadas a dois grupos de pacientes: os com risco de desenvolver endocardite infecciosa e os que possuem prótese articular com risco de desenvolver infecções no local da prótese.

A endocardite bacteriana é uma infecção grave das válvulas cardíacas ou das superfícies endoteliais do coração, que atinge um índice de mortalidade de aproximadamente 10%. Em 2017, a American Heart Association (AHA), citada pela American Dental Association (ADA) e pela American Association of Endodontists (AAE),[87] revisou as indicações para a realização da profilaxia da endocardite bacteriana, diminuindo o número de indicações em relação às recomendações anteriores de 1997 e 2007 (ver Capítulo 5, Diagnóstico em Endodontia, Seção 5.1, Diagnóstico e Seleção de Casos).[26,27]

Os motivos que levaram às mudanças nos critérios de indicação da profilaxia são pautados nas seguintes observações:

- É muito mais provável que a endocardite bacteriana resulte de exposições frequentes a bacteriemias aleatórias associadas a atividades diárias do que de bacteriemias causadas por procedimentos odontológicos
- A profilaxia antibiótica pode prevenir um número extremamente reduzido dos casos de endocardite bacteriana, se é que previne algum caso, em pessoas submetidas a procedimentos odontológicos
- O risco de eventos adversos pelo uso de antibióticos excede os benefícios da profilaxia antibiótica
- A manutenção da saúde e da higiene oral pode reduzir a incidência de bacteriemia decorrente de atividades diárias e é mais importante do que a profilaxia antibiótica nos procedimentos odontológicos para reduzir o risco de endocardite bacteriana
- Há uma crescente preocupação com o desenvolvimento de resistência bacteriana aos antibióticos recomendados.

De acordo com a atualização de 2017 das diretrizes da AHA, a profilaxia contra endocardite infecciosa é indicada antes de procedimentos odontológicos que envolvem manipulação da região perirradicular dos dentes e dos tecidos gengivais, e perfuração da mucosa bucal em pacientes com risco aumentado de desenvolver endocardite infecciosa e com alto risco de apresentar resultados adversos desta condição. Os pacientes de risco elegíveis à profilaxia são os que possuem:

a. Válvulas cardíacas protéticas, incluindo próteses implantadas por transcateter e homoenxertos.
b. Material protético utilizado para reparo de válvula cardíaca, como cordas e anéis de anuloplastia.
c. Endocardite infecciosa anterior.
d. Cardiopatia congênita cianótica, não reparada ou cardiopatia congênita reparada, com *shunts* residuais ou regurgitação valvular no local ou adjacente ao local de uma prótese ou remendo protético.
e. Transplante cardíaco com regurgitação valvar devido a uma válvula estruturalmente anormal.

O regime recomendado pela AHA em 2017 para profilaxia antibiótica é mostrado na Tabela 22.5.

De acordo com nota da ADA,[29] em geral, pacientes com implantes de prótese articular não requerem antibióticos profiláticos antes dos procedimentos odontológicos para prevenir a infecção na região da prótese. No entanto, nos casos de pacientes com histórico de complicações associadas à cirurgia de substituição de articulações que estejam realizando procedimentos odontológicos que incluam manipulação gengival ou incisão na mucosa, os antibióticos profiláticos devem ser considerados após consulta ao paciente e ao cirurgião ortopédico. Se considerados necessários, é mais apropriado que o cirurgião ortopédico recomende o regime antibiótico adequado e, se possível, faça a prescrição.[29]

Há outras condições clínicas que podem sugerir um risco médico significativo devido a bacteriemia causada por procedimentos odontológicos. Nesses casos, o benefício da profilaxia antibiótica deve ser pesado contra os riscos conhecidos do abuso do uso de antibióticos, sendo recomendável que a tomada de decisão leve em consideração a integração das diretrizes da AHA com o julgamento profissional do clínico, a consulta com o médico do paciente e as necessidades e preferências do paciente. Tais condições incluem:

a. Pacientes com infecção prévia da prótese articular.
b. Paciente com suscetibilidade aumentada para infecção sistêmica.
c. Paciente com imunodeficiência congênita ou adquirida.
d. Pacientes imunocomprometidos ou em uso de medicamentos imunossupressores.

**Tabela 22.5** Regime de profilaxia antibiótica recomendado pela AHA para pacientes com risco de endocardite infecciosa.

**Regime: Dosagem única 30 a 60 minutos antes do procedimento**

| Situação | Agente | Adultos | Crianças |
| --- | --- | --- | --- |
| Oral | Amoxicilina | 2 g | 50 mg/kg |
| Incapaz de tomar medicação oral | Ampicilina OU Cefazolina ou ceftriaxona | 2 g IM ou IV 1 g IM ou IV | 50 mg/kg IM ou IV 50 mg/kg IM ou IV |
| Alérgico a penicilinas ou ampicilina – oral | Cefalexina OU Clindamicina OU Azitromicina ou claritromicina | 2 g 600 mg 500 mg | 50 mg/kg 20 mg/kg 15 mg/kg |
| Alérgico a penicilinas ou ampicilina – incapaz de tomar medicação oral | Cefazolina ou ceftriaxona OU Clindamicina | 1 g IM ou IV 600 mg IM ou IV | 50 mg/kg IM ou IV 20 mg/kg IM ou IV |

AHA: American Heart Association; IM: via intramuscular; IV: via intravenosa.
Cefalosporinas não devem ser usadas em pacientes com histórico de anafilaxia, angioedema ou urticária após uso de penicilinas ou ampicilina.

e. Diabéticos com controle glicêmico deficiente.
f. Paciente com condição sistêmica imunocomprometedora (p. ex., artrite reumatoide, lúpus eritematoso).
g. Paciente em quem são planejados procedimentos cirúrgicos extensos e invasivos.
h. Antes de procedimentos cirúrgicos em pacientes com risco significativo de osteonecrose relacionada com a medicação da mandíbula.
i. Pacientes recebendo quimioterapia para tratamento de câncer ou em casos de transplante de medula com contagem de leucócitos inferior a 2.500/mm³.

Nesses casos, o regime profilático proposto para a endocardite também pode ser utilizado.

Pacientes infectados pelo HIV e que necessitam de tratamento endodôntico usualmente não apresentam maiores riscos de complicações infecciosas quando comparados com pacientes não infectados. Assim, na maioria das vezes, não necessitam de antibióticos administrados profilaticamente. Na verdade, o uso de profilaxia antibiótica em pacientes infectados por HIV que se apresentam gravemente imunocomprometidos gera um grande risco de desenvolvimento de infecções secundárias causadas por patógenos oportunistas resistentes ao medicamento. No entanto, pacientes com contagem de linfócitos T CD4 abaixo de 200/mm³ apresentam mais manifestações clínicas de imunodeficiência e são frequentemente afetados por infecções bacterianas e fúngicas oportunistas.[88] Tem sido sugerido que pacientes HIV-positivos, com doença avançada e apresentando grave neutropenia (contagem absoluta de neutrófilos < 500 células/mm³), podem necessitar de profilaxia antibiótica, que deve ser discutida com o médico do paciente.[89,90]

A profilaxia antibiótica tem sido prescrita por alguns profissionais antes ou depois de procedimentos de cirurgia oral menor em pacientes que não estejam incluídos no grupo de risco para sequelas infecciosas decorrentes de bacteriemia. Tal procedimento não é substanciado por evidências científicas e diverge significativamente dos protocolos e princípios de profilaxia antibiótica em cirurgia. As autoridades em doenças infecciosas apenas recomendam cobertura antibiótica profilática para procedimentos cirúrgicos com alto risco de infecção e/ou para colocação de implantes. De acordo com esse critério, um dos poucos procedimentos cirúrgicos orais que poderiam justificar a profilaxia antibiótica em pacientes saudáveis seria a cirurgia para colocação de implantes. Todavia, mesmo nesses casos, há indicações de que a administração de antibióticos não melhore o prognóstico do procedimento.[12]

Cumpre enfatizar que a utilização da profilaxia antibiótica para o tratamento de pacientes normais, saudáveis, é empírica e contraindicada.

Um caso específico constitui a profilaxia antibiótica nos casos de dentes avulsionados. Nos casos de avulsão traumática, geralmente o dente entra em contato com superfícies contaminadas e os procedimentos adequados ao reimplante não permitem uma limpeza eficiente da superfície radicular. A limpeza vigorosa da superfície radicular danificará as fibras residuais do ligamento periodontal, acarretando um risco maior de reabsorção por substituição pós-reimplante. Dessa forma, a administração de antibióticos no período mais crítico do reimplante é fundamental para evitar a proliferação de bactérias que, ao estabelecerem uma infecção, poderiam impedir o reparo do ligamento periodontal. Por causa das suas propriedades inibitórias sobre metaloproteinases e pelo espectro de ação adequado, a doxiciclina apresenta-se como o antibiótico mais indicado para estes casos, na posologia de 100 mg, 1 vez ao dia, por 7 dias.[24,25] Se o paciente tiver menos de 12 anos, a medicação de escolha será a penicilina V ou amoxicilina, em dosagens de acordo com idade e peso, por 7 dias.[25]

## Bacteriemia após procedimentos endodônticos

Bacteriemia pode ocorrer em casos de abscessos perirradiculares agudos e após o tratamento de canais radiculares infectados ou cirurgia perirradicular.[91-97] A incidência de bacteriemia desencadeada por procedimentos intracanais realizados aquém do forame apical varia entre 0 e 31% em estudos utilizando cultura (Figura 22.2).[94,96,98-100] Bacteriemia é ainda mais frequente (cerca de 50%) quando há sobre-instrumentação durante o preparo de canais com polpa necrosada (Figura 22.2).[100] Bender et al.[94] relataram que a bacteriemia após procedimentos endodônticos não durou mais do que 10 minutos, mas um estudo molecular ainda detectou bactérias na corrente sanguínea em alguns casos após 30 minutos do procedimento.[97] Usando métodos de cultivo anaeróbico, Baumgartner et al.[95,96] revelaram que o tratamento não cirúrgico do canal radicular resultou em menor incidência de bacteriemia do que a reflexão do retalho cirúrgico, a curetagem perirradicular ou a extração dentária. A incidência de bacteriemia após cirurgia perirradicular varia entre 33 e 83%.[95,96]

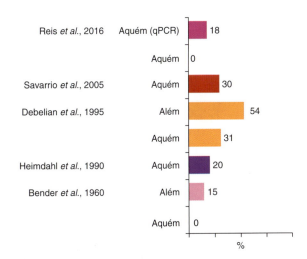

**Figura 22.2** Incidência de bacteriemia após tratamento endodôntico com preparo realizado aquém ou além do forame. Dados de estudos usando cultura, exceto para Reis et al. (2016)[97] que também utilizaram o método molecular da reação em cadeia da polimerase quantitativa [qPCR].

Métodos moleculares são mais sensíveis para a detecção bacteriana, mas ainda têm sido pouco usados para a avaliação da ocorrência de bacteriemia. Em um estudo usando cultura e método molecular quantitativo, Reis et al.[97] avaliaram a incidência de bacteriemia após o preparo de canais de dentes com polpa necrosada e lesão perirradicular. Amostras de sangue foram coletadas 5 e 30 minutos após a intervenção endodôntica em pacientes com e sem risco de desenvolver endocardite infecciosa. Os primeiros receberam profilaxia antibiótica. Nenhum caso de bacteriemia foi detectado por cultura. Já a análise molecular mostrou uma incidência similar de bacteriemia após 5 minutos entre pacientes recebendo (19%) ou não (18%) a profilaxia antibiótica. Bacteriemia ainda foi detectada após 30 minutos em 10% dos pacientes recebendo antibióticos.

### Eficácia da profilaxia

Alguns requisitos são necessários para a eficácia da profilaxia antibiótica:[49,101-103]

a. A seleção do antibiótico deve ser fundamentada no provável microrganismo que causará a infecção.
b. O antibiótico deve atingir concentração sérica eficaz antes da disseminação dos microrganismos.
c. O antibiótico deve ser bactericida.
d. O antibiótico não deve ser administrado por um período de tempo prolongado antes do procedimento, para evitar o risco de selecionar microrganismos resistentes.
e. O benefício da profilaxia para o paciente deve compensar os riscos de alergia (anafilaxia), resistência, toxicidade e superinfecções.

A efetividade da profilaxia antibiótica em Odontologia tem sido questionada, uma vez que inúmeros patógenos podem estar associados a infecções orais, sendo muito difícil a seleção de um antibiótico eficaz contra todos. Dentre esses patógenos, existem, ainda, diversos graus de virulência e modelos diferentes de resistência aos antibióticos. Além disso, não existem estudos clínicos controlados que tenham determinado o medicamento de escolha, sua efetividade, a dose terapêutica e o intervalo apropriado entre as doses.

Reconhecidamente, o uso profilático de antibióticos em procedimentos orais é empírico. Ele visa prevenir uma infecção por uma espécie bacteriana a princípio desconhecida, de patogenicidade também desconhecida, em um tecido desconhecido, utilizando uma dosagem de eficácia desconhecida. No entanto, o uso profilático de antibióticos, como o recomendado pela AHA, deve ser empregado nas indicações citadas anteriormente, pois, embora sua eficácia não seja comprovada cientificamente, por outro lado, também não existe comprovação de sua ineficácia.

O médico do paciente deve ser consultado e a relação risco-benefício discutida, incluindo o desenvolvimento de reações alérgicas (muitas vezes letais), resistência, toxicidade e superinfecções. Absolutamente, não é vergonha para um profissional debater com outro questões inerentes a um paciente em comum.

### Regime profilático

Determinados procedimentos odontológicos em tecidos contaminados podem causar bacteriemia transitória, que raramente persiste por mais de 30 minutos.[98,104-107] Todavia, tem sido relatado que bacteriemia envolvendo algumas espécies potencialmente patogênicas pode durar no mínimo 60 minutos.[108,109] Bactérias presentes na corrente sanguínea podem ser aprisionadas e se estabelecer em válvulas cardíacas anormais ou danificadas, no endocárdio ou no endotélio adjacente a defeitos anatômicos, induzindo a endocardite bacteriana ou a endoarterite.[110] Embora a ocorrência de bacteriemia seja comum após procedimentos invasivos, apenas certas espécies bacterianas podem causar endocardite. Deve-se aclarar que nem sempre é possível prever quais pacientes desenvolverão este processo infeccioso ou qual procedimento específico será o responsável.[103,110]

Bochechos com antissépticos, como a solução de gluconato de clorexidina a 0,12%, realizados imediatamente antes de procedimentos dentários, podem reduzir a incidência ou a magnitude de bacteriemias. De fato, bochechos com 15 mℓ de clorexidina são recomendados para todos os pacientes de risco ou não, cerca de 30 segundos antes do procedimento a ser executado, como uma das medidas rotineiras de precaução universal no atendimento odontológico.[111,112] Por outro lado, a utilização caseira continuada e sem orientação profissional destes bochechos deve ser desestimulada, uma vez que pode resultar em seleção de microrganismos resistentes e dificultar o processo de reparo de feridas orais.

Os estreptococos alfa-hemolíticos são a principal causa de endocardite após intervenções na cavidade bucal. Assim, a profilaxia deveria ser direcionada especificamente contra estes microrganismos. O regime padrão recomendado para todos os procedimentos odontológicos indicados é representado por uma única dose de amoxicilina por via oral. A amoxicilina, a ampicilina e a penicilina V são igualmente eficazes contra esses estreptococos alfa-hemolíticos, sendo a amoxicilina o medicamento de eleição graças à sua melhor absorção no trato gastrintestinal, além de alcançar níveis séricos mais elevados e prolongados. Atualmente, a dosagem recomendada é de 2 gramas de amoxicilina, 1 hora antes do procedimento (Tabela 22.5).[26-28] A segunda dose, que era advogada por recomendação anterior da American Heart Association de 1990, não se torna necessária, em virtude dos níveis séricos prolongados atingidos pelo medicamento, que se encontram acima da concentração inibitória mínima para a maioria dos estreptococos orais, e por causa da prolongada atividade inibitória no soro induzida pela amoxicilina contra tais cepas (em torno de 6 a 14 horas).

Embora de eficácia ainda questionável, recomenda-se proceder à profilaxia antibiótica antes de toda intervenção endodôntica em pacientes de risco para endocardite bacteriana. Isso é ainda mais crítico no tratamento endodôntico de dentes com polpa necrosada e na cirurgia perirradicular, porque o risco de bacteriemia é maior.

As diretrizes da AHA indicam que um antibiótico profilático seja administrado em dose única antes do procedimento. No entanto, às vezes, os pacientes se esquecem de tomar o medicamento antes de suas consultas. A recomendação é que, para pacientes com indicação de antibioticoprofilaxia, o antibiótico seja administrado antes do procedimento. Isso é importante porque permite que o antibiótico alcance níveis sanguíneos adequados. Caso a dosagem do antibiótico não tenha sido administrada antes do procedimento, ele pode ser administrado até 2 horas após o procedimento. Antibióticos administrados por mais de 4 horas após o procedimento aparentemente não apresentam benefícios profiláticos.

Se o paciente necessita de uma série de intervenções dentárias, é prudente observar um intervalo de tempo entre as sessões de tratamento, para prevenir o risco de selecionar cepas bacterianas resistentes e permitir o repovoamento da cavidade bucal por bactérias suscetíveis ao antibiótico. Um intervalo de 9 a 14 dias entre as sessões parece ser o ideal.[28] No entanto, se um paciente com indicação de profilaxia antibiótica realmente necessita de nova intervenção no dia seguinte, o esquema profilático deve ser repetido antes do segundo atendimento. Isso porque, devido à natureza farmacocinética do esquema de profilaxia, a carga de dosagem única é administrada para cobrir o período de bacteriemia potencial produzida por um único procedimento.

Para pacientes que, por outro motivo, já estejam sob regime antibiótico com o medicamento indicado para a profilaxia da endocardite, uma outra classe de antibiótico deve ser administrada, uma vez que algumas espécies resistentes já possam ter sido selecionadas. Nessas situações, clindamicina ou azitromicina podem ser prescritas. Se possível, o tratamento odontológico deve ser idealmente adiado até pelo menos 10 dias após a conclusão do regime antibiótico, permitindo o restabelecimento da microbiota normal.

## Tratamento odontológico e endocardite bacteriana

### Relação causal

Bacteriemias associadas a tratamentos odontológicos podem ser responsáveis por 4% ou menos dos casos de endocardite bacteriana.[49,103] Procedimentos invasivos podem causar endocardite por causa das bacteriemias. Contudo, bacteriemias casuais podem ser observadas no próprio cotidiano do paciente, associadas a escovação, mastigação, uso de fio dental e injúrias traumáticas da pele e das mucosas. Como as bacteriemias também ocorrem em tais circunstâncias, é extremamente difícil estabelecer a causa da endocardite.[108,109,113,114]

Além disso, a magnitude de bacteriemia relacionada com procedimentos odontológicos tem sido estimada em 1 a 10 células bacterianas/m$\ell$ de sangue, usando-se cultura para a contagem bacteriana.[103,115] A maioria dos estudos endodônticos somente avaliou a presença bacteriana, sem quantificar a carga durante a bacteriemia. Reis et al.[97] utilizaram um método molecular para quantificar a bacteriemia após procedimentos endodônticos e relataram contagens variando entre $10^1$ e $10^2$ células bacterianas/m$\ell$ de sangue.[97] Esses valores são relativamente baixos quando comparados à carga bacteriana necessária para induzir endocardite experimental em animais, que se encontra na magnitude de $10^3$ a $10^9$ células/m$\ell$ de sangue.[116] Todavia, deve-se reconhecer que pacientes com alguma deficiência na resposta imune podem apresentar risco maior de uma doença sistêmica após bacteriemia, principalmente dependendo da virulência das espécies bacterianas lançadas na circulação.

O estabelecimento de uma relação de causa e efeito é possível quando se conhece o período de incubação da doença. Na maioria dos casos, a endocardite bacteriana desenvolve-se no período de 2 semanas subsequentes à ocorrência de bacteriemia. Assim, um tratamento odontológico concluído 2 semanas ou mais antes do aparecimento dos sinais e sintomas de endocardite não pode ser considerado como sua causa. Uma exceção é a endocardite estafilocócica, que apresenta um período menor de incubação e rápido desenvolvimento. Como os estafilococos são menos frequentes na cavidade oral do que em outras regiões, como pele, nasofaringe, conjuntiva e tratos gastrintestinal e geniturinário, é arriscado atribuir a procedimentos odontológicos a causa da endocardite estafilocócica.

## Conclusões

Como base no exposto neste capítulo, antibióticos devem ser considerados o "ás na manga" do endodontista, sendo utilizados apenas em algumas situações específicas. De outra forma, o uso abusivo e errôneo dos antibióticos contribui decisivamente para o cenário atual de desenvolvimento e disseminação de resistência bacteriana.

Assim, para que possamos ter, no futuro, antibióticos eficazes no combate às doenças infecciosas, estes devem ser prescritos atualmente com muita prudência. A comunidade científica tem despertado para esta questão da disseminação de resistência microbiana e novas perspectivas têm sido geradas quanto ao desenvolvimento de novos antibióticos para contornar o problema sério que vivemos na atualidade.[117] Como profissionais da área de saúde aptos a prescrever, é nosso dever contribuir para garantir que, no futuro, antibióticos ainda sejam eficazes no tratamento das doenças infecciosas. Para isso, basta estarmos bem informados e agirmos conscientemente, reconhecendo as indicações para o uso responsável e criterioso de antibióticos na prática odontológica.

As referências bibliográficas deste capítulo estão disponíveis no Ambiente de aprendizagem do GEN | Grupo Editorial Nacional.

Capítulo

# 23

# Traumatismo Dentário

Asgeir Sigurdsson | Gilberto Debelian | Martin Trope

## Incidência

As lesões dentárias apresentam alta prevalência e se mantêm estáveis nessa alta taxa por longo tempo, de tal forma que se estima que mais de um bilhão de pessoas vivas tenham sofrido uma lesão dentária traumática.[1-3] Dada essa alta prevalência, é imperativo que todo clínico tenha algum conhecimento sobre diagnóstico, tratamento de emergência e medidas preventivas de traumatismo dentário. Embora o traumatismo dentário possa ocorrer em qualquer idade, a idade mais comum que afeta a dentição permanente varia de 8 a 12 anos, principalmente em decorrência de quedas de bicicleta, *skates*, em *playgrounds* ou em acidentes esportivos.[4-8] No passado, pensava-se que os meninos estivessem em maior risco em comparação com as meninas; no entanto, estudos mais recentes indicam diferença menor ou mesmo inexistente.[1,9] Portanto, a ênfase na educação do que fazer para evitar o traumatismo ou, em caso de lesão, no que deve ser feito no local do acidente, deve ser apresentada a todas as crianças na cadeira odontológica.

Existe uma forte indicação de que alguns grupos de crianças e adolescentes correm mais riscos do que a população em geral. É importante reconhecer essas crianças/adolescentes e considerar a intervenção/educação ainda mais intensa.[10-18] Destes, as crianças com *overjet* classe II grave são um dos grupos de maior risco. Diversos estudos e uma revisão sistemática recente indicam que essas crianças são 2 vezes mais propensas a sofrer lesões em seus dentes anteriores do que aquelas com oclusão normal.[10,12,17] A intervenção ortodôntica precoce nessas crianças não necessariamente resulta em menor taxa de traumatismo, possivelmente devido ao fato de já terem sido afetadas antes que a intervenção ortodôntica fosse considerada.[19]

Outro grupo que realmente se destaca são as crianças que já sofreram traumatismo nos dentes da frente.[13] Em um estudo prospectivo bem conduzido, no qual dois grupos de crianças, com ou sem histórico de traumatismo dentário, com idades entre 11 e 13 anos, foram acompanhados por 2 anos, as crianças com histórico de traumatismo apresentaram risco 4,85 vezes maior de sofrer novo traumatismo quando comparadas ao outro grupo.[13]

Crianças com problemas comportamentais como o transtorno de déficit de atenção/hiperatividade (TDAH) também correm maior risco de lesões traumáticas dentárias e, portanto, precisam de maior atenção e informações sobre a prevenção de lesões, bem como o que fazer em caso de traumatismo.[16]

O dente mais vulnerável é o incisivo central superior, que envolve aproximadamente 80% das injúrias dentárias, seguido pelo lateral superior e pelos incisivos centrais e laterais inferiores.[6,7,20]

## História e exame clínico

As injúrias dentárias nunca são agradáveis, tanto para o paciente como para o clínico. Um cenário comum durante a visita de emergência revela um paciente traumatizado ou o seu responsável estressado diante de um clínico assoberbado. Este é um dos desafios que os clínicos enfrentam para controlar a cena, acalmar os pacientes e os pais e levar o tempo necessário para conduzir uma avaliação qualitativa das injúrias do paciente. Sem esse controle pelo clínico, lesões importantes podem ser facilmente negligenciadas pela urgência do momento.

Assim que o paciente chega à clínica e antes de qualquer tratamento, uma investigação completa deve ser feita do paciente e da lesão. Isso deve ser seguido por uma cuidadosa investigação clínica e radiográfica. Uma vez reunida toda a informação, um diagnóstico pode ser feito e o tratamento adequado, implementado.

Primeiramente, se o indivíduo traumatizado não é paciente registrado, todas as informações demográficas necessárias devem ser coletadas, incluindo o peso do paciente se ele for uma criança ou adolescente. Em caso de avulsão e se o dente ainda estiver fora do seu alvéolo, deve ser imediatamente colocado em uma solução como meio especializado ou leite, e, se estes não estiverem disponíveis, coloca-se em solução salina até que as informações do paciente sejam colhidas.

Uma vez que o paciente esteja sentado na cadeira odontológica, é necessário fazer rápida avaliação do sistema nervoso central (SNC) antes de qualquer avaliação adicional. Isso porque, muitas vezes, o dentista é o primeiro profissional de saúde a examinar o paciente após uma lesão na cabeça; note que qualquer traumatismo dentário é, por definição, uma lesão na cabeça![21] Foi estimado por metanálise que a prevalência de hemorragia intracraniana após traumatismo craniano leve é de 8% dos casos e o início dos sintomas pode ser retardado por minutos a horas.[22] Os sinais mais comuns de concussão cerebral grave ou hemorragia são perda de consciência ou amnésia pós-traumática, mas náusea/vômito, fluidos do ouvido/nariz, confusão, visão turva ou pupilas irregulares e dificuldade de fala são outros sinais comuns.[23] Deve-se observar se o paciente está se comunicando de forma coerente, bem como se tem dificuldade para focar ou girar os olhos ou respirar. Parte do exame neurológico deve incluir perguntas sobre qualquer parestesia dos lábios ou da língua.

### História do acidente

O *quando*, *como* e *onde* ocorreu o acidente são questões significantes.

*Quando* o acidente ocorreu é o mais importante. Com o passar do tempo, começam a se formar coágulos sanguíneos, o ligamento periodontal resseca, o coágulo começa a se formar, a saliva contamina a ferida e tudo isso se torna um fator decisivo em relação ao tipo e à sequência de tratamento.

Compreender *como* o acidente ocorreu ajudará o clínico a localizar injúrias específicas. Um murro nos dentes anteriores pode causar fraturas da coroa, da raiz e do osso da região anterior e é menos provável de lesar regiões posteriores. Uma pancada sob o queixo ou sob a mandíbula pode causar fraturas em qualquer dente da boca. Uma pancada amortecida (p. ex., queda contra o braço de uma cadeira revestida) pode causar fratura da raiz ou deslocamento do dente, enquanto uma pancada em superfície dura (parede de concreto) tende a causar fraturas coronárias.

*Onde* o traumatismo ocorreu pode tornar-se significativo para o prognóstico. A necessidade de profilaxia antibiótica e/ou para o tétano é influenciada pelo local do acidente. Onde o traumatismo ocorreu também pode ser significativo por causa do seguro e de um possível litígio.

Outra questão importante é perguntar se algum tipo de tratamento já foi realizado pelos pais, técnico, médico, enfermeira do colégio, professor ou funcionário de ambulância. Um dente de aparência normal pode ter sido reimplantado ou reposicionado previamente por qualquer uma dessas pessoas ou pelo próprio paciente, e isso influirá no prognóstico e na sequência do tratamento.

## Exame clínico

### Queixa principal

Com exceção de dor e sangramento, pode haver uma queixa específica que ajude no diagnóstico. Se a queixa for de que os dentes "não estão encaixando", o clínico deve considerar possíveis deslocamentos ou uma fratura óssea.

Dor que ocorre *somente* quando o paciente trinca os dentes pode indicar fraturas coronárias, radiculares ou ósseas, ou deslocamentos.

### Exame externo

Antes de o paciente abrir a boca para um exame intraoral, o clínico deve primeiramente procurar sinais externos da injúria. Lacerações da cabeça e pescoço são facilmente detectáveis. Entretanto, desvios dos contornos normais do osso devem ser atentamente investigados. A articulação temporomandibular deve ser palpada externamente quando o paciente abre e fecha a boca. O padrão de abertura e fechamento da boca do paciente desvia para um dos lados? Se isso ocorre, pode haver indicação de uma fratura mandibular unilateral. Da mesma forma, o arco zigomático, o ângulo e a borda inferior da mandíbula devem ser palpados bilateralmente e devem ser feitos registros sobre qualquer área de amolecimento, edema ou equimose da face, bochecha, pescoço ou lábios. Estes podem ser sinais de possíveis fraturas ósseas.

### Exame dos tecidos moles intraorais

A próxima etapa é procurar lacerações nos lábios, língua, mucosa jugal, palato e assoalho bucal. As gengivas vestibulares e linguais e a mucosa oral são palpadas, devendo ser registradas áreas de sensibilidade, edema ou equimose. A borda anterior do ramo da mandíbula é palpada. Quaisquer achados anormais sugerem possíveis injúrias ao dente e ao osso, e um posterior exame radiográfico da área é indicado (incluindo a possibilidade de tomografia computadorizada de feixe cônico – *cone beam* – TCFC). Lacerações dos lábios e da língua devem ser observadas, exploradas e radiografadas no caso de envolvimento de corpos estranhos.

### Exame dos tecidos duros

Um dos melhores exames para evidenciar injúrias traumáticas é simplesmente olhar cuidadosamente. Cada dente e suas estruturas de suporte devem ser examinados com uma sonda exploradora e periodontal. Perguntas básicas como "o plano oclusal está desalinhado?" e "está faltando algum dente?" devem ser respondidas antes da realização de qualquer teste térmico ou elétrico. O examinador procura inicialmente uma evidência grosseira de injúria. Se vários dentes estiverem fora de alinhamento, uma fratura óssea é a explicação mais razoável.

A mandíbula deve ser examinada para pesquisa de fraturas, colocando o dedo indicador sobre o plano oclusal dos dentes inferiores com os polegares sob a mandíbula, movendo-a de um lado para o outro, para a frente e para trás. Uma fratura mandibular irá causar desconforto com esses movimentos e um som desagradável de fragmentos quebrados poderá ser ouvido. Uma pressão suave, mas firme, deve ser usada para prevenir um possível trauma adicional ao nervo alveolar inferior e aos vasos sanguíneos. Também pode se tentar mover os dentes individualmente através de uma pressão com o dedo. Qualquer mobilidade é indicativa de deslocamento do osso alveolar. O movimento de vários dentes juntos é uma evidência de fratura alveolar. A mobilidade da coroa deve ser diferenciada da mobilidade de um dente. Quando ocorrem fraturas coronárias, a coroa fica móvel, mas o dente permanece em posição.

Quaisquer fraturas recentes de cúspides ou de margem incisal devem ser registradas. Fraturas incompletas de cúspide podem ser observadas usando a ponta de um explorador dental como uma cunha nos sulcos oclusais dos dentes posteriores para evidenciar o movimento de alguma cúspide.

Cada margem incisal e cada cúspide devem ser gentilmente percutidas com o cabo do espelho para localizar fraturas incompletas ou dentes que tenham sido levemente deslocados de seus alvéolos.

Hemorragia no sulco gengival pode indicar um dente ou um segmento de dente deslocado. Qualquer alteração na coloração dos dentes deve ser observada; a inspeção da superfície lingual dos dentes anteriores com uma luz refletida irá ajudar. Exposições evidentes da polpa devem ser observadas. Quando o exame visual estiver completo e todos os achados anormais forem registrados, radiografias das áreas traumatizadas devem ser realizadas.

## Testes térmicos e elétricos

Durante décadas, a validade dos testes térmicos e elétricos em dentes traumatizados tem sido motivo de controvérsia. Apenas impressões genéricas podem ser obtidas a partir desses testes subsequentes a uma injúria traumática. Eles são, na realidade, testes de sensibilidade para a função nervosa e não indicam a presença ou a ausência de circulação sanguínea (vitalidade!) no interior da polpa. Presume-se que, após a injúria traumática, a capacidade de condução das terminações nervosas e/ou dos receptores sensoriais esteja suficientemente desordenada para inibir o impulso nervoso a partir de um estímulo elétrico ou térmico. Isso torna o dente traumatizado vulnerável a leituras falso-negativas a partir destes testes.[24,25]

Os dentes que apresentam resposta positiva ao exame inicial podem não necessariamente ser considerados saudáveis, uma vez que podem não continuar a dar respostas positivas com o tempo. Dentes que produzem resposta negativa ou que não produzem resposta não podem ser considerados com polpas necrosadas, porque eles podem apresentar resposta positiva em consultas posteriores de controle. Foi demonstrado que pode levar em torno de 9 meses para que o fluxo sanguíneo normal retorne à polpa coronária de um dente traumatizado completamente formado. À medida que a circulação é restaurada, a resposta aos testes retorna.[26]

A transição de uma resposta negativa para positiva em um teste subsequente pode ser considerada um sinal de polpa saudável. Os achados contínuos de respostas positivas podem ser considerados um sinal de polpa saudável.

A transição de uma resposta positiva para negativa pode ser considerada uma indicação de que a polpa esteja provavelmente em processo de degeneração. A persistência de uma resposta negativa sugere que a polpa foi comprometida de forma irreversível, mas mesmo assim, isso não é absoluto.[27-29]

Testes pulpares térmicos e elétricos de todos os dentes anteriores (canino a canino), superiores e inferiores devem ser realizados no momento inicial do exame e cuidadosamente registrados para se estabelecer uma base de comparação com testes subsequentes repetidos nos meses posteriores. Esses testes devem ser repetidos depois de 3 semanas, 3, 6 e 12 meses e com intervalos anuais após o trauma. O propósito dos testes é estabelecer uma diretriz do *status* fisiológico das polpas desses dentes. Particularmente, em dentes traumatizados, a neve de dióxido de carbono (– 78°C) ou o diclorodifluorometano (– 40°C), colocados sobre o terço incisal da superfície vestibular, produzem respostas mais precisas do que o bastão de água gelada (Figura 23.1).[30,31] O frio intenso parece penetrar no dente e na cobertura dos *splints* ou das restaurações e alcançar áreas mais profundas do dente. Além disso, o gelo seco não forma água gelada, que pode dispersar sobre o dente adjacente ou sobre a gengiva e produzir uma resposta falso-negativa.

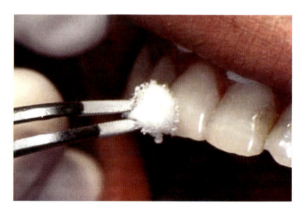

**Figura 23.1** Gás diclorodifluorometano (– 40°C) é aplicado em uma mecha de algodão e, então, colocado em contato com a borda incisal do incisivo superior.

O teste pulpar elétrico se baseia em estímulos elétricos diretamente sobre os nervos pulpares. Esse teste apresenta valor limitado em dentes jovens, porém é útil em casos nos quais os túbulos dentinários estão fechados e não permitem que os fluidos dentinários circulem dentro deles. Essa situação é típica em dentes de pacientes mais idosos ou em dentes traumatizados que foram submetidos à esclerose prematura. Nessas situações, os testes térmicos que se baseiam no fluxo do fluido nos túbulos não podem ser usados e o teste elétrico torna-se importante.

## Exames radiográficos

As radiografias são instrumentos essenciais exame completo dos tecidos duros traumatizados. Elas podem revelar fraturas radiculares, fraturas coronárias subgengivais, deslocamentos dentários, fraturas ósseas, reabsorções das raízes e do osso adjacente ou objetos estranhos.

Entretanto, a radiografia dentária padrão apresenta graves limitações. Por exemplo, uma linha de fratura pode estar presente no sentido mesiodistal de um dente e não estar evidente na radiografia. Uma linha de fratura também pode ser diagonal em um sentido vestibulolingual e não ser óbvia em um filme. Da mesma forma, uma fratura muito fina pode não estar evidente na radiografia, ao exame inicial, e somente mais tarde tornar-se óbvia quando fluidos teciduais e mobilidade se espalharem sobre as partes fraturadas.

A reabsorção radicular também é extremamente difícil de detectar em radiografias dentárias. A radiodensidade da raiz requer que uma quantidade significativa de substância radicular seja removida para que haja contraste suficiente na radiografia que permita detectá-la. Assim, somente os defeitos de reabsorção na superfície mesial ou distal da raiz podem ser detectados de forma previsível. A fim de superar essas dificuldades, é essencial que se tire quantas radiografias anguladas forem possíveis para avaliar a reabsorção do osso adjacente (Figura 23.2).[32] Se a reabsorção em virtude do traumatismo dentário for de natureza inflamatória, o osso adjacente a uma área de reabsorção radicular será afetado de forma semelhante e será reabsorvido. Pelo fato de o osso não ser tão radiodenso quanto a raiz, é mais fácil detectar reabsorção óssea do que reabsorção radicular.[32]

A tomografia computadorizada de feixe cônico (TCFC) tem se mostrado uma alternativa útil à radiografia convencional para o diagnóstico de fraturas radiculares.[33,34] No entanto, é importante lembrar que, ao avaliar o paciente logo após uma lesão dentária, o tempo pode ser essencial. Portanto, encaminhar o paciente para outra instituição para uma avaliação da TCFC antes do tratamento, mesmo que seja necessário avaliar o paciente, não é aconselhável. Em vez disso, deve-se fazer algumas radiografias com diferentes angulações. Radiografias periapicais com duas angulações verticais diferentes podem ser consideradas um

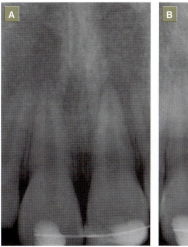 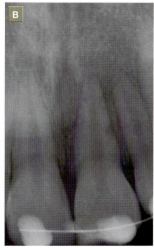

**Figura 23.2** O incisivo central superior direito foi luxado há 2 meses; duas radiografias foram feitas com angulação horizontal ligeiramente diferente. A radiografia **A** não mostra bem a reabsorção radicular, mas **B** mostra claramente o defeito da porção radicular média. Uma vez que a polpa respondeu ao teste de frio e as duas radiografias diferentes indicaram apenas reabsorção radicular e não qualquer perda óssea correspondente, deve-se presumir que se trata de reabsorção grave da superfície ou anquilose e, portanto, nenhum tratamento indicado, exceto remover a esplintagem, que ainda estava em posição, mas deveria ter sido removida 2 a 3 semanas após a lesão.

método aceitável e preciso para detectar fraturas radiculares.[35] No entanto, as radiografias periapicais geralmente apresentam resultados piores do que a TCFC para o diagnóstico de fraturas alveolares[35] (Figura 23.3). A TCFC também se mostra superior às radiografias periapicais digitais no diagnóstico da reabsorção radicular inflamatória externa e interna após traumatismo dentário.[36] Ao avaliar as imagens de dentes traumatizados, atenção especial deve ser direcionada para a dimensão do espaço do canal radicular, o estágio de complementação radicular, a proximidade das fraturas à polpa e a relação das fraturas radiculares com a crista alveolar.

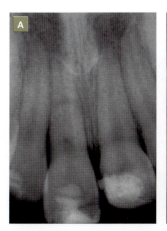 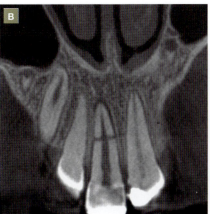 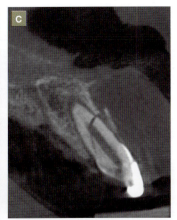

**Figura 23.3 A.** Radiografia de um paciente de 9 anos após queda; fratura horizontal da porção radicular média diagnosticada. **B.** Imagem longitudinal de uma avaliação da tomografia computadorizada de feixe cônico (TCFC) do paciente confirma fratura radicular na região média. **C.** Imagem sagital da TCFC mostra que a fratura, na verdade, não é horizontal, mas se estende quase verticalmente na porção palatina da raiz até o sulco palatino.

Nos casos de laceração dos tecidos moles, é recomendável radiografar a área lesada antes de suturar para ter certeza que não há corpos estranhos envolvidos. Uma radiografia de tecido mole com um filme de tamanho normal, exposta brevemente a uma quilovoltagem reduzida, deve revelar a presença de várias substâncias estranhas, inclusive fragmentos dentários (Figuras 23.3 e 23.4).

## Tipos de injúrias

### Fraturas coronárias

Estas injúrias geralmente ocorrem em dentes anteriores jovens e sem cáries. Isso faz com que a manutenção da vitalidade pulpar seja altamente desejável. Por sorte, a terapia para polpa vital tem um bom prognóstico nessas situações se o tratamento correto e os procedimentos de acompanhamento forem seguidos.

### Fraturas coroa-raiz

Essas fraturas são primeiramente tratadas do ponto de vista periodontal para assegurar que seja possível uma margem para a restauração. Se o dente pode ser mantido do ponto de vista periodontal, a polpa é tratada como para uma fratura de coroa.

### Fraturas radiculares

Surpreendentemente, muitas polpas em dentes com fratura radicular sobrevivem a uma injúria traumática. Na verdade, em quase todos os casos o segmento apical permanece vital desde que os fragmentos sejam reposicionados dentro de pouco tempo do trauma. Se o segmento coronário perde a vitalidade, ele deve ser tratado como um dente permanente jovem necrosado. *O segmento apical vital não deve ser tratado!*

### Injúrias por luxações

Essas injúrias geralmente resultam em necrose pulpar e lesão da camada protetora de cemento. A combinação potencial da infecção pulpar em uma raiz que tenha perdido sua camada protetora de cemento torna essas injúrias potencialmente catastróficas e o tratamento de emergência correto e o tratamento endodôntico, críticos.

## Fraturas coronárias

Como já mencionado, o primeiro objetivo sob o ponto de vista endodôntico é *manter a vitalidade* após esses tipos de injúrias dentárias.

*Trincas de esmalte* ("fraturas incompletas ou rachaduras do esmalte sem a perda de estrutura dentária") e *fratura dentária não complicada* ("fratura somente do esmalte ou do esmalte e da dentina sem exposição pulpar")[37,38] são injúrias que têm pouco risco de resultar em necrose pulpar. Na verdade, o maior risco à saúde da polpa se deve a causas iatrogênicas, provocadas pelo dentista durante a restauração estética desses dentes. Portanto, um acompanhamento meticuloso por um período de 5 anos é a medida endodôntica preventiva mais importante nestes casos. Se, a qualquer momento do acompanhamento, a reação aos testes de sensibilidade muda ou, à avaliação radiográfica, se desenvolvem sinais de lesão perirradicular ou a raiz parece ter interrompido seu desenvolvimento ou encontra-se obliterada, a intervenção endodôntica deve ser considerada.

### Fratura coronária complicada

#### Definição

Fraturas coronárias que envolvem esmalte, dentina e polpa (Figura 23.5).

#### Incidência

Fraturas coronárias complicadas ocorrem em 0,9 a 13% das injúrias dentárias.[3,39,40]

#### Consequências biológicas

Uma fratura que envolve a polpa, se não for tratada, sempre resultará em necrose pulpar. Entretanto, a maneira e

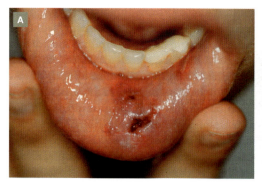 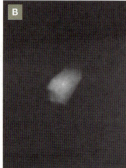 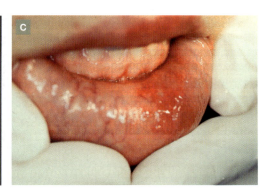

**Figura 23.4** Paciente com fraturas coronárias complicadas em dentes superiores. **A.** Capeamento pulpar de emergência foi realizado e resina composta foi aplicada. Depois de 6 dias, o paciente foi encaminhado à clínica por causa de reparação inadequada da laceração do lábio. **B.** Radiografia do lábio revelou parte da coroa do incisivo lateral ainda no lábio. O paciente foi anestesiado e a coroa, removida. **C.** A reparação, então, ocorreu sem maiores incidentes.

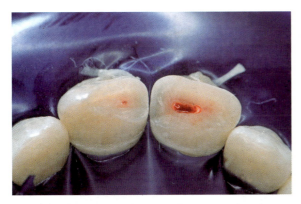

**Figura 23.5** Fratura coronária complicada envolvendo esmalte, dentina e polpa.

a sequência de tempo pela qual a polpa se torna necrosada são responsáveis por grande parte da possibilidade de sucesso de uma intervenção para manter a polpa saudável. A primeira reação após a injúria é hemorragia e inflamação local (Figura 23.6).

As alterações inflamatórias subsequentes geralmente são proliferativas, mas também podem ser destrutivas. Uma reação proliferativa é favorecida nas injúrias traumáticas, já que a superfície fraturada geralmente é plana, permitindo a irrigação pela saliva com pouca chance de impactação de restos alimentares contaminados. Portanto, a menos que a impactação de detritos contaminados seja óbvia, espera-se que nas primeiras 24 horas após a injúria, uma resposta proliferativa com inflamação se estendendo não mais que 2 mm para o interior da polpa esteja presente (Figura 23.7).[41-44] Com o tempo, a invasão bacteriana resultará em necrose pulpar local e em uma lenta disseminação apical da inflamação pulpar (Figura 23.7).

*Tratamento*

As opções de tratamento são:

**1. Tratamento da polpa vital**. Capeamento pulpar; pulpotomia parcial e pulpotomia total; ou

**2. Pulpectomia**. A escolha do tratamento depende do estágio do desenvolvimento do dente, do tempo entre o traumatismo ou a lesão e o tratamento, injúria periodontal concomitante e plano de tratamento restaurador.

*Estágio do desenvolvimento do dente*

A perda da vitalidade em um dente imaturo pode ter consequências catastróficas. O tratamento do canal radicular em um dente com um canal em forma de bacamarte é difícil e leva tempo. Provavelmente, o mais importante é o fato de que a necrose de um dente imaturo o deixa com paredes dentinárias delgadas e suscetíveis à fratura durante e depois do procedimento de apicificação (Figura 23.8).[45,46] Portanto, todo o esforço deve ser realizado para manter o dente vital pelo menos até que o ápice e a raiz cervical tenham se desenvolvido completamente.

A remoção da polpa em um dente maduro não é tão significativa quanto em um dente imaturo, já que a pulpectomia em um dente maduro tem um índice de sucesso extremamente alto.[47] Entretanto, tem sido demonstrado que a tratamento da polpa vital (em vez de sua remoção) em um dente maduro realizada sob condições ideais pode ser executada com sucesso.[48,49] Portanto, sob certos aspectos, esta forma de tratamento pode ser uma opção, mesmo sendo a pulpectomia o tratamento que oferece o sucesso mais previsível.

Em dentes imaturos, deve-se sempre que possível optar pelo tratamento conservador da polpa vital, por causa das grandes vantagens da manutenção da vitalidade pulpar.

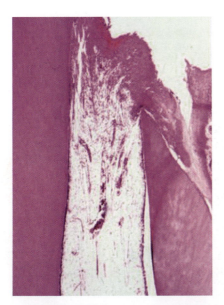

**Figura 23.6** Aparência histológica da polpa 24 horas após exposição traumática. A polpa proliferou para a área de dentina exposta. Há aproximadamente 1,5 mm de polpa inflamada abaixo da superfície de fratura.

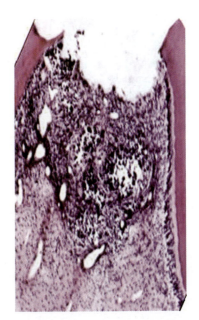

**Figura 23.7** Com o tempo, o desafio bacteriano resultará em necrose pulpar local e uma lenta disseminação apical da inflamação pulpar.

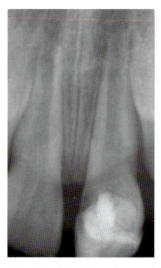

**Figura 23.8** Dente imaturo (rizogênese incompleta) submetido a capeamento pulpar e que, por causa de um selamento coronário inadequado, acabou resultando em necrose pulpar e lesão perirradicular.

### Tempo entre o traumatismo e o tratamento

Até as primeiras 48 horas após a injúria traumática, a reação inicial da polpa é proliferativa, com não mais que 2 mm de profundidade de inflamação pulpar. Depois de 48 horas, as chances de contaminação bacteriana direta da polpa aumentam à medida que a zona de inflamação progride apicalmente.[44,50] Assim, com o passar do tempo, a chance de sucesso de manutenção de uma polpa saudável diminui.

### Dano concomitante ao periodonto

Uma injúria periodontal irá comprometer o suprimento nutricional da polpa. Esse fato é especialmente importante em dentes maduros, nos quais a chance de sobrevivência da polpa não é tão boa quanto nos dentes imaturos.

### Plano de tratamento restaurador

Ao contrário de um dente imaturo, no qual os benefícios da manutenção da vitalidade da polpa são grandes, em um dente maduro a pulpectomia é a opção de tratamento mais viável. Assim, se o plano de tratamento restaurador é simples e uma restauração de resina composta é suficiente como restauração permanente, o capeamento pulpar ou a pulpotomia parcial devem ser seriamente levados em consideração. Se, por outro lado, uma restauração mais complexa for colocada, por exemplo, uma coroa ou uma ponte fixa, a pulpectomia seguida pelo tratamento endodôntico pode ser o método de tratamento mais indicado.

## Tratamento da polpa vital

### Requisitos para o sucesso

O tratamento da polpa vital tem um índice de sucesso extremamente alto se os seguintes requisitos puderem ser adicionados:

**Tratamento de uma polpa não inflamada**

O tratamento de uma polpa saudável tem demonstrado ser um requisito desejado para o sucesso do tratamento.[51,52] O tratamento da polpa vital quando a mesma está inflamada, por outro lado, apresenta resultados menos previsíveis.[51,52] Portanto, o tempo ideal para o tratamento envolve as primeiras 24 horas quando a inflamação pulpar é superficial. À medida que aumenta o tempo entre o momento da fratura e o tratamento, a remoção da polpa deve ser estendida apicalmente a fim de assegurar que um segmento de polpa não inflamada foi atingido.

**Selamento antibacteriano**

Este requisito é possivelmente o fator mais crítico para um tratamento bem-sucedido.[52,53] A invasão por bactérias durante a fase de reparação causará insucesso.[54] Por outro lado, se a polpa exposta estiver efetivamente vedada contra a passagem bacteriana, a reparação bem-sucedida da polpa, com a formação de uma barreira de tecido duro, ocorrerá independentemente da proteção colocada sobre ela.[54]

**Curativo pulpar**

O hidróxido de cálcio [$Ca(OH)_2$] tem sido tradicionalmente o curativo comumente usado para a tratamento da polpa vital. Suas vantagens são que ele é antibacteriano[55,56] e irá desinfetar a polpa superficialmente. O hidróxido de cálcio puro causará uma necrose em cerca de 1,5 mm do tecido pulpar,[57] que removerá as camadas superficiais de polpa inflamada quando estas estiverem presentes (Figura 23.9). O alto pH de 12,5 do hidróxido de cálcio causa uma necrose por liquefação nas camadas mais superficiais da polpa.[58] A toxicidade do hidróxido de cálcio parece ser neutralizada à medida que as camadas pulpares mais profundas são afetadas, causando uma necrose coagulativa na junção da polpa necrótica com a polpa vital, resultando apenas em uma discreta irritação pulpar. Essa discreta irritação dará início a uma resposta inflamatória que, na ausência de bactérias,[58] irá permitir à polpa uma reparação por causa da formação de uma barreira de tecido duro (Figura 23.10).[59]

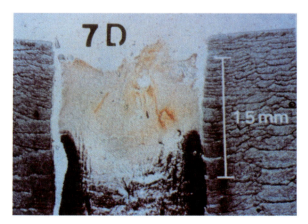

**Figura 23.9** Necrose superficial da polpa com cerca de 1,5 mm de profundidade como resultado do alto pH do hidróxido de cálcio.

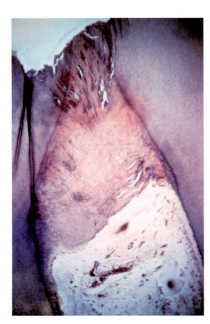

**Figura 23.10** Barreira de tecido duro após pulpotomia parcial e aplicação de hidróxido de cálcio. Aparência histológica de odontoblastos de substituição e da barreira.

A principal desvantagem do hidróxido de cálcio é que ele não veda a superfície fraturada. Portanto, um material adicional deve ser usado para assegurar que a polpa não seja invadida por bactérias, particularmente durante a fase crítica de reparação.

Muitos materiais como cimento de óxido de zinco e eugenol,[51] resina composta,[60] cimento de fosfato tricálcico[61] e, mais recentemente, os cimentos de silicato de cálcio[62] têm sido propostos para o tratamento conservador da polpa.

Materiais biocerâmicos, como o agregado trióxido mineral (MTA), têm sido considerados agentes capeadores pulpares superiores.[63] No entanto, lamentavelmente, mesmo o MTA branco pode causar descolorações inaceitáveis da coroa, a ponto de seu uso não fazer mais parte das recomendações da International Association of Dental Traumatology (IADT) para os dentes na zona estética.[64-66] Recentemente, novos materiais de silicato tricálcico/silicato dicálcico que contêm óxido de zircônio em vez de óxido de bismuto como o radiopacificador mostraram, pelo menos no curto prazo, nenhuma descoloração da coroa quando usados no capeamento.[67] As principais desvantagens dos novos materiais são seu preço e, até certo ponto, propriedades de manipulação difíceis. Por isso, pode-se argumentar que o uso do $Ca(OH)_2$, que tem mostrado resultados previsíveis no capeamento pulpar, deve sempre ser considerado uma alternativa aos materiais mais caros.

## Métodos de tratamento

### Capeamento pulpar

O capeamento pulpar implica na colocação de um curativo diretamente sobre a exposição pulpar.

Como é demonstrado pelo índice de sucesso desse procedimento (80%),[68,69] comparado ao da pulpotomia parcial (95%),[41,70] parece que um capeamento pulpar superficial não deve ser considerado após exposições traumáticas da polpa. O baixo índice de sucesso não é difícil de entender, já que uma inflamação superficial se desenvolve imediatamente após a exposição traumática. Assim, se o tratamento é realizado em nível superficial, um número de polpas inflamadas (em vez de saudáveis) será tratado, diminuindo o potencial de sucesso. Além disso, um selamento antibacteriano coronário rigoroso é muito mais difícil em um capeamento pulpar superficial, já que não há profundidade da cavidade para ajudar na criação de um selamento contra bactérias, como em uma pulpotomia parcial.

### Pulpotomia parcial

A pulpotomia parcial implica a remoção do tecido pulpar coronário até o nível da polpa saudável. Em injúrias traumáticas, esse nível pode ser determinado precisamente por causa do conhecimento da reação da polpa após uma injúria traumática. Este procedimento é comumente chamado "Pulpotomia de Cvek".

### Técnica

São realizadas anestesia, aplicação do isolamento absoluto e desinfecção superficial. Uma cavidade de 1 a 2 mm de profundidade é preparada no interior da polpa usando-se uma broca diamantada estéril de tamanho apropriado com refrigeração profusa com água (Figura 23.11).[71] O uso de broca de baixa rotação ou de colher escavadora deve ser evitado, a não ser que a refrigeração com a broca de alta rotação não seja possível.

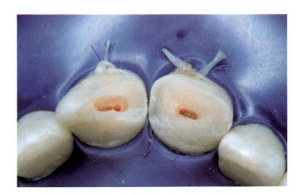

**Figura 23.11** Pulpotomia parcial de Cvek. Os dentes fraturados são limpos e desinfetados e um dique de borracha é colocado. As cavidades são preparadas em alta velocidade com uma broca diamantada esférica de 1 a 2 mm no tecido pulpar. O hidróxido de cálcio é aplicado em seguida.

Se o sangramento for excessivo, a polpa é amputada mais profundamente até que apenas uma hemorragia moderada seja observada. O excesso de sangue deve ser cuidadosamente removido por meio da irrigação com substância salina estéril ou solução anestésica e deve ser seco com bolinha de algodão estéril. Deve-se ter o cuidado de não permitir que um coágulo sanguíneo se desenvolva, pois isto iria comprometer o prognóstico.[41,72]

Aplica-se um a dois milímetros de agente capeador biocerâmico ou uma pasta de Ca(OH)$_2$ espessa (quase seca) sobre a polpa exposta, seguida por Dycal® de endurecimento rígido ou ionômero de vidro [se tiver sido utilizado o Ca(OH)$_2$]. A dentina e o esmalte circundantes são condicionados e a cavidade restaurada com compósito.

### Acompanhamento

A ênfase é colocada na evidência da manutenção de positividade pelos testes de sensibilidade e nas evidências radiográficas da continuação do desenvolvimento radicular (Figura 23.12).

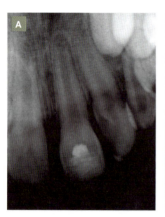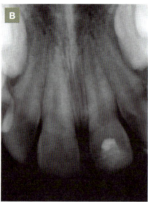

**Figura 23.12** Capeamento pulpar. **A.** Foi realizado capeamento pulpar com hidróxido de cálcio, seguido de aplicação de uma camada de cimento de ionômero de vidro e, então, o fragmento fraturado foi colado com resina composta. **B.** Um ano de acompanhamento. O dente responde normalmente ao frio. Há boa evidência de continuação da formação radicular e de calcificação imediatamente adjacente ao capeamento.

### Prognóstico

Este método apresenta muitas vantagens sobre o capeamento pulpar. A polpa superficial inflamada é removida no preparo da cavidade pulpar. O alto pH do material biocerâmico ou do hidróxido de cálcio promove a descontaminação da dentina e polpa. O mais importante é o espaço oferecido para um material que irá promover o selamento contra bactérias, para permitir que a polpa se repare por formação de tecido duro sob condições ideais. Além disso, a polpa coronária não é removida, o que permite a realização dos testes de sensibilidade em consultas de acompanhamento. O prognóstico é extremamente satisfatório (94 a 96%).[41,73]

### Pulpotomia total

Este procedimento envolve a remoção de toda a polpa coronária ao nível dos orifícios radiculares. Esse nível de amputação pulpar é escolhido arbitrariamente de acordo com a comodidade anatômica. Portanto, já que a polpa inflamada algumas vezes se estende além dos orifícios do canal para o interior da polpa radicular, muitos "erros" são cometidos, resultando no tratamento de uma polpa inflamada em vez de uma polpa não inflamada.

### Indicações

Quando se prevê que a polpa esteja inflamada em níveis mais profundos do que a polpa coronária.

Exposições traumáticas após 72 horas ou uma exposição por cárie são exemplos nos quais esta forma de tratamento pode ser indicada em dentes imaturos. No entanto, para dentes maduros, se existirem chances razoavelmente boas de que o curativo seja colocado sobre uma polpa inflamada, a pulpotomia total é contraindicada.

### Técnica

Anestesia, sem vasoconstrição, se possível, aplicação do isolamento absoluto e desinfecção superficial, como no capeamento pulpar e na pulpotomia parcial.

A polpa coronária é removida como na pulpotomia parcial, mas no nível dos orifícios dos canais radiculares. Um curativo de hidróxido de cálcio ou um material biocerâmico é aplicado, e um selamento contra bactérias e a restauração coronária são realizados como na pulpotomia parcial.

### Acompanhamento

O mesmo do capeamento e da pulpotomia parcial. A principal desvantagem deste método de tratamento é o fato de que o teste de sensibilidade não é possível por causa da perda da polpa coronária. Portanto, o acompanhamento radiográfico é extremamente importante para a avaliação de sinais de lesão perirradicular e para assegurar a continuação da formação radicular.

### Prognóstico

À medida que a pulpotomia é realizada em polpas nas quais é esperada a presença de inflamação profunda e o local de amputação pulpar é arbitrário, muitos "erros" ocorrem, levando ao tratamento de uma polpa inflamada. Consequentemente, o prognóstico que se encontra na faixa de 75% é pior do que o da pulpotomia parcial.[74] Em virtude da incapacidade de avaliar o *status* da polpa após a pulpotomia total, alguns autores recomendam a pulpectomia rotineiramente após a formação completa das raízes (Figura 23.13). Essa filosofia se baseia no fato de que o procedimento de pulpectomia apresenta um índice de sucesso de 95%, enquanto, quando uma lesão perirradicular se desenvolve, o prognóstico do tratamento do canal radicular cai significativamente para cerca de 80%.[75,76]

### Pulpectomia

A pulpectomia implica na remoção de toda a polpa ao nível do forame apical.

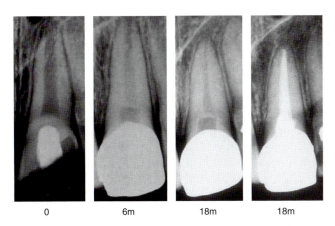

**Figura 23.13** Pulpotomia bem-sucedida seguida por pulpectomia 18 meses depois. (Cortesia do Dr. Leif Tronstad.)

### Indicações

Fratura coronária complicada em um dente maduro (se as condições não forem ideais para o tratamento da polpa vital). Este procedimento não difere do tratamento do canal radicular de um dente vital não traumatizado.

## Tratamento da polpa necrosada

### Dente imaturo – apicificação

#### Indicações

Dentes com ápices abertos e paredes de dentina delgadas nos quais as técnicas padronizadas de instrumentação não podem criar um fechamento apical para facilitar a obturação efetiva do canal radicular.

#### Consequências biológicas

Um dente imaturo não vital apresenta várias dificuldades para o tratamento endodôntico adequado. Em geral, o canal é mais amplo apicalmente do que coronariamente, necessitando de uma técnica de obturação com o uso um material obturador mais amolecido para moldá-lo na forma da porção apical do canal. Uma vez que o forame apical é muito amplo, não existe barreira para impedir que esse material amolecido invada e traumatize os tecidos periodontais apicais. A falta de fechamento apical e o extravasamento do material através do canal ainda podem resultar em um canal mal obturado e suscetível à infiltração. Um problema adicional em um dente imaturo com paredes dentinárias delgadas é sua suscetibilidade à fratura durante e depois do tratamento.[77]

#### Técnica

Como na grande maioria dos casos, os dentes não vitais estão infectados, a primeira fase do tratamento é desinfetar o sistema de canais radiculares para assegurar a reparação perirradicular.[55,78] O comprimento do canal é estimado com uma radiografia pré-operatória e, depois que o acesso aos canais é realizado, uma lima é conduzida a esta extensão. Quando o comprimento tiver sido confirmado radiograficamente, uma limagem *muito suave* (por causa das paredes delgadas de dentina) é realizada com irrigação *copiosa* com hipoclorito de sódio 0,5%.[79,80]

Uma concentração menor de NaOCl é usada em virtude do risco maior de introdução de hipoclorito de sódio através do ápice em dentes imaturos. Essa concentração mais baixa de NaOCl é compensada pelo volume da solução irrigadora usada. Uma agulha de irrigação que possa alcançar passivamente um comprimento próximo do ápice é útil na desinfecção dos canais destes dentes imaturos. O canal é seco com pontas de papel e uma mistura pastosa de hidróxido de cálcio é introduzida no canal com uma espiral Lentulo® (Figura 23.14).

A ação desinfetante adicional (à instrumentação e irrigação) do hidróxido de cálcio é efetiva após a sua aplicação por no mínimo 1 semana. O tratamento posterior não deve demorar mais que um mês, já que o hidróxido de cálcio pode ser eliminado pelos fluidos teciduais através do ápice aberto, deixando o canal suscetível à reinfecção.

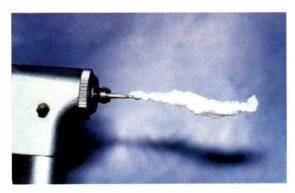

**Figura 23.14** Mistura cremosa de hidróxido de cálcio em espiral Lentulo® pronta para aplicação no canal.

### Barreira apical de tecido duro

#### Método tradicional

A formação de uma barreira de tecido duro no ápice requer um meio ambiente semelhante ao que é necessário para a formação de tecido duro no tratamento conservador pulpar, isto é, um discreto estímulo inflamatório para iniciar a reparação e um meio ambiente isento de bactérias para assegurar que a inflamação não seja progressiva.

Assim como no tratamento da polpa vital, o hidróxido de cálcio é usado neste procedimento.[77,81] O hidróxido de cálcio em pó é misturado com uma solução salina estéril (ou solução anestésica) até uma consistência espessa (com mais pó) (Figura 23.15). O hidróxido de cálcio é acamado contra os tecidos moles apicais por meio de um condensador ou instrumento de ponta romba para iniciar a formação de tecido duro. Esse passo é seguido pelo preenchimento do restante do canal com hidróxido de cálcio, garantindo, desta forma, um canal isento de bactérias com pouca chance de reinfecção durante os 6 a 18 meses necessários para a formação de tecido duro no ápice.

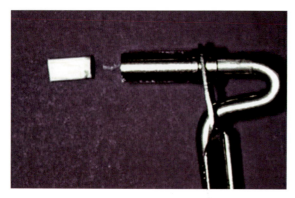

**Figura 23.15** Mistura espessa de hidróxido de cálcio.

O hidróxido de cálcio é meticulosamente removido da cavidade de acesso no nível dos orifícios radiculares e um material restaurador temporário é colocado na cavidade de acesso. Uma radiografia é realizada e o canal deve parecer como se estivesse calcificado, indicando que foi totalmente preenchido com hidróxido de cálcio (Figura 23.16). Como a eliminação do hidróxido de cálcio é avaliada por sua radiodensidade relativa, é prudente usar uma mistura de hidróxido de cálcio sem a adição de um material radiopaco, como o sulfato de bário. Estes aditivos não são eliminados prontamente como o hidróxido de cálcio, de modo que, se estiverem presentes no canal, a avaliação da eliminação é impossível.

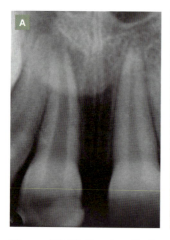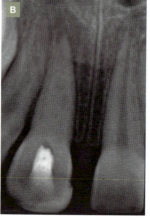

**Figura 23.16** Canal radicular que "desaparece" após colocação de uma mistura espessa de hidróxido de cálcio. **A.** Antes da aplicação. **B.** Depois. (Cortesia da Dra. Cecilia Bourguignon.)

Em intervalos de 3 meses, uma radiografia é realizada para avaliar se uma barreira de tecido duro se formou e se o hidróxido de cálcio foi eliminado do canal. Esta ocorrência só pode ser avaliada por meio de novas radiografias. Se a eliminação do hidróxido de cálcio é observada, este é recolocado como antes. Se não há evidências de eliminação, ele pode ser deixado intacto por mais 3 meses. Trocas excessivas no curativo de hidróxido de cálcio devem ser evitadas, já que se considera que a toxicidade inicial do material atrasa a reparação.[82] Quando se suspeita da conclusão da barreira de tecido duro, o hidróxido de cálcio deve ser removido do canal com hipoclorito de sódio e uma radiografia deve ser realizada para avaliar a radiodensidade do fechamento apical. Uma lima de calibre suficiente para alcançar facilmente o ápice pode ser usada para sondar delicadamente o fechamento apical por tecido duro. Quando uma barreira de tecido duro é observada radiograficamente e pode ser sondada com um instrumento, o canal está pronto para ser obturado.

### Barreira de material biocerâmico

A previsão para a criação de uma barreira fisiológica de tecido duro gira em torno de 3 a 18 meses. A desvantagem desse longo período é a necessidade de que o paciente se apresente várias vezes para o tratamento e também de que o dente possa fraturar durante o tratamento e antes que as paredes delgadas do canal sejam fortalecidas. Além disso, um estudo indica que, no longo prazo, o tratamento com hidróxido de cálcio pode enfraquecer as raízes e torná-las ainda mais suscetíveis à fratura.[83]

O material biocerâmico tem sido usado para criar uma barreira de tecido duro imediatamente após a desinfecção do canal (Figura 23.17). Sulfato de cálcio ou uma membrana biodegradável é empurrado para além do ápice para produzir uma barreira extrarradicular reabsorvível contra a qual o material biocerâmico vai ser acondicionado. O material biocerâmico é misturado e colocado em 3 a 4 mm apicais do canal de forma semelhante à colocação do hidróxido de cálcio. Se materiais como o MTA forem usados, uma bolinha de algodão molhada pode ser colocada sobre o material e deixada por no mínimo 6 horas. Então, todo o canal deve ser obturado com um material obturador endodôntico. Alternativamente, usando biocerâmicos com rápido endurecimento, como o Biodentine™, a obturação pode ser colocada imediatamente. A porção cervical do canal, então é reforçada com resina composta abaixo do nível do osso marginal.

Vários relatos de caso têm sido publicados usando esta técnica de barreira apical por material biocerâmico,[84] a qual obteve prontamente popularidade entre os clínicos.

### Obturação do canal radicular

Já que o diâmetro apical é maior que o diâmetro coronário da maioria desses canais, uma técnica de obturação termoplastificada é indicada nesses dentes. Deve-se ter cuidado para evitar força lateral excessiva durante a obturação por causa das paredes finas da raiz. Se a barreira de tecido duro foi "produzida" pelo tratamento com hidróxido de cálcio no longo prazo, ela será constituída por camadas arranjadas de maneira irregular de tecido mole coagulado, tecido calcificado e tecido semelhante ao cemento (Figura 23.18). Também estão incluídas ilhas de tecido conjuntivo conferindo à barreira uma consistência de "queijo suíço".[85,86] Em virtude da natureza irregular da barreira, não é raro que o cimento endodôntico e o material obturador amolecido sejam empurrados para os tecidos perirradiculares durante a obturação (Figura 23.19).

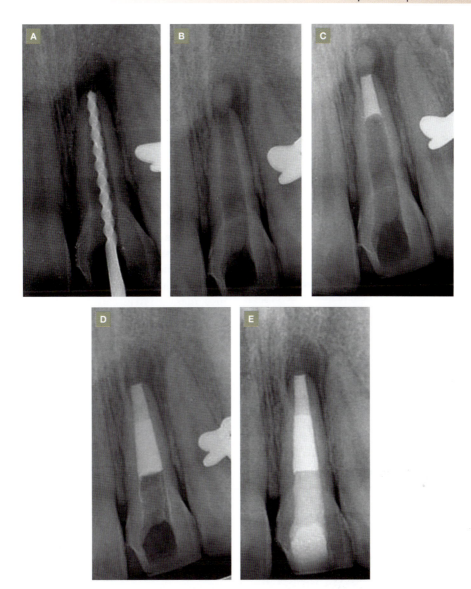

**Figura 23.17** Apicificação com agregado trióxido mineral (MTA). **A.** O canal é desinfetado por discreta instrumentação, irrigação copiosa e medicação com mistura cremosa de hidróxido de cálcio por um mês. **B.** Sulfato de cálcio é aplicado além do ápice como uma barreira contra a qual o MTA é condensado. **C.** Um *plug* de MTA de 4 mm é colocado na região apical do canal. **D.** O corpo do canal é obturado com o sistema Resilon™. **E.** Resina composta é utilizada abaixo da junção amelocementária para fortalecer a raiz. (Cortesia da Dra. Marga Ree.)

A formação da barreira de tecido duro deve estar a uma pequena distância aquém do ápice radiográfico. Isso porque ela se forma onde o hidróxido de cálcio entra em contato com tecidos vitais. Em dentes com ápice aberto, o tecido vital pode sobreviver e proliferar em alguns milímetros a partir do ligamento periodontal para o interior do canal radicular. A obturação deve ser concluída ao nível da barreira de tecido duro e não ser forçada em direção ao ápice radiográfico.

### Acompanhamento

Devem ser realizadas novas consultas para avaliação a fim de determinar o sucesso na prevenção ou no tratamento da lesão perirradicular. Os procedimentos restauradores devem ser avaliados para assegurar que eles não provoquem, em nenhuma hipótese, fraturas radiculares.

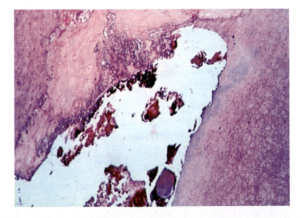

**Figura 23.18** Aparência histológica da barreira de tecido duro após apicificação com hidróxido de cálcio. A barreira consiste em cemento e osso, com inclusões de tecido mole.

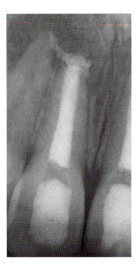

**Figura 23.19** Obturação com uma técnica de termoplastificação do material após apicificação com hidróxido de cálcio. Cimento e material obturador amolecido extravasaram pelos "buracos de queijo suíço" na barreira apical.

## Prognóstico

A reparação perirradicular e a formação de uma barreira de tecido duro ocorrem de forma previsível no tratamento com hidróxido de cálcio no longo prazo (79 a 96%).[46,77] Entretanto, a sobrevida no longo prazo é colocada em risco pelo potencial de fratura das paredes delgadas de dentina destes dentes. Espera-se que as mais novas técnicas de reforço interno destes dentes descritas aumentem sua sobrevida no longo prazo.

## Revascularização pulpar

A regeneração de uma polpa necrosada tem sido considerada possível apenas após a avulsão de um dente permanente imaturo (ver adiante). As vantagens da revascularização pulpar se baseiam na possibilidade de um posterior desenvolvimento radicular e do reforço das paredes dentinárias pela deposição de tecido duro, fortalecendo a raiz contra a fratura. Após o reimplante de um dente imaturo avulsionado, existe um conjunto exclusivo de aspectos capaz de permitir que ocorra regeneração. O dente jovem tem um ápice aberto e é curto, o que permite o crescimento de um novo tecido para o interior do espaço pulpar.

A polpa está necrosada após avulsão, mas geralmente não está degenerada e infectada e, dessa forma, irá agir como uma matriz dentro da qual o novo tecido pode crescer. Foi demonstrado experimentalmente que a porção apical de uma polpa pode permanecer vital e proliferar coronariamente após o reimplante, substituindo a porção necrosada da polpa.[87,88] Além disso, o fato de que na maioria dos casos a coroa do dente encontra-se intacta e livre de cáries, assegura-se que a penetração bacteriana dentro do espaço pulpar através de rachaduras[89] ou defeitos seja um processo lento. Assim, a corrida entre o tecido novo e a infecção do espaço pulpar favorece o tecido novo. Até hoje, pensava-se que a regeneração do tecido pulpar em um dente necrosado e infectado com lesão perirradicular associada fosse impossível. Entretanto, se for possível criar um meio ambiente como foi descrito para o dente avulsionado, a regeneração poderá ocorrer. Assim, se o canal for efetivamente desinfetado, a matriz na qual o novo tecido poderia crescer for produzida e o acesso coronário for efetivamente selado, a regeneração deverá ocorrer como em um dente imaturo avulsionado.

Relatos de casos, primeiro por Iwaya[90] e depois por Banchs e Trope,[91] foram os primeiros a indicar que pode ser possível replicar as circunstâncias únicas de um dente avulsionado para revascularizar o canal em raízes imaturas necrosadas infectadas.

O caso de Banchs e Trope (Figura 23.20)[91] descreve o tratamento de um incisivo superior com sinais clínicos e radiográficos de lesão perirradicular com a presença de fístula. O canal foi desinfetado sem instrumentação mecânica, mas com irrigação copiosa com hipoclorito de sódio a 5,25% e com o uso de uma mistura de antibióticos.[92,93] Um coágulo sanguíneo foi produzido no nível da junção amelocementária para obter uma matriz para o crescimento de um novo tecido, seguido por uma restauração coronária para oferecer um selamento contra bactérias. Com evidências clínicas e radiográficas de reparação em 22 dias, a ampla área radiolúcida desapareceu em 2 meses, e no controle de 24 meses era óbvio que as paredes radiculares estavam espessas e que o desenvolvimento da raiz abaixo da restauração era semelhante ao dos dentes adjacentes e contralaterais.

Depois de um tempo, percebeu-se que um dos antibióticos usados na mistura, a minociclina, tingia o dente severamente e, portanto, o uso não é mais recomendado.[94] Um estudo confirmou as propriedades antibacterianas potentes de uma bipasta (mistura de ciprofloxacino e metronidazol) usada na desinfecção do espaço do canal em dentes imaturos antes de tentar a revascularização.[95] No entanto, isso nem sempre é previsível, e estudos estão sendo realizados para descobrir uma matriz sintética que agirá como um *scaffold* mais previsível para o neocrescimento tecidual do que o coágulo sanguíneo que foi usado nestes casos anteriores.

## Fratura coroa-raiz

Esta injúria traumática é um desafio mais periodontal do que endodôntico. O dente deve ser tratado periodontalmente de forma a permitir a colocação de uma restauração coronária adequada. Uma vez que a exequibilidade da restauração coronária esteja garantida, a fratura coronária é tratada como já foi descrito.

## Fratura radicular

### Definição

Esta injúria dentária implica o envolvimento de cemento, dentina e polpa.

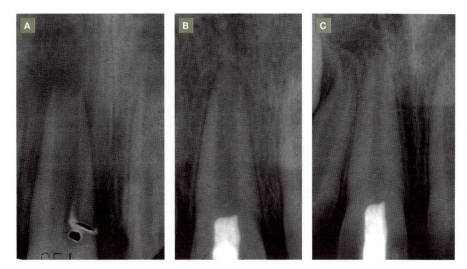

**Figura 23.20 A.** Radiografia pré-operatória mostrando dente imaturo com lesão perirradicular depois de luxação grave 6 meses antes (os pontos negros na cervical são artefatos). **B.** Radiografia de acompanhamento 4 meses depois do tratamento que incluiu aplicação da mistura de ciprofloxacino, metronidazol e minociclina. **C.** Acompanhamento de 24 meses, revelando formação radicular continuada tanto em comprimento quanto em espessura.

## Incidência

Essas injúrias são relativamente infrequentes ocorrendo em menos de 3% de todas as injúrias dentárias.[96] Raízes incompletamente formadas com polpas vitais raramente fraturam horizontalmente.[97]

## Consequências biológicas

Quando uma raiz fratura horizontalmente, o segmento coronário é deslocado em um grau variável, mas geralmente o segmento apical não se desloca. Como a circulação pulpar apical não é rompida, a necrose pulpar, no segmento apical, é extremamente rara. A necrose pulpar do segmento coronário resulta do seu deslocamento e ocorre em cerca de 25% dos casos.[98,99]

## Diagnóstico e apresentação clínica

A apresentação clínica é semelhante à das injúrias por luxação. Em geral, a extensão do deslocamento do segmento coronário indica a localização da fratura e pode variar de nenhum, simulando uma injúria por concussão (fratura apical), a grave, simulando uma luxação extrusiva (fratura cervical). O exame radiográfico para fraturas radiculares é extremamente importante. Visto que as fraturas radiculares geralmente são oblíquas (vestibular para palatina) (Figura 23.21), uma radiografia periapical pode não revelar sua presença. É imperativo realizar pelo menos três radiografias anguladas (45 graus, 90 graus, 110 graus) para que pelo menos em uma angulação, o feixe de raios X passe diretamente através da linha de fratura tornando-a visível na radiografia (Figura 23.22).[100,101] Alternativamente, pode ser recomendada a TCFC, se a mesma estiver prontamente disponível.

## Tratamento

O tratamento de emergência envolve o reposicionamento dos segmentos o mais próximo possível e esplintagem

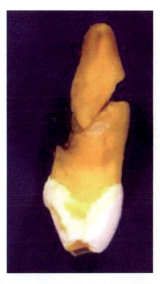

**Figura 23.21** Dente extraído após fratura radicular. Observar o ângulo oblíquo da fratura.

aos dentes adjacentes por 2 a 4 semanas, exceto em caso de fratura radicular próxima à área cervical.[100,101] Este protocolo de esplintagem mudou recentemente dos 2 a 4 meses que eram tradicionalmente recomendados.[102] Se um longo período ocorreu entre a injúria e o tratamento, provavelmente a reposição dos segmentos próximos à sua posição inicial não será possível, comprometendo o prognóstico do dente no longo prazo.

## Padrões de reparação

Andreasen e Hjorting-Hansen[103] descreveram quatro tipos de reparação das fraturas radiculares.

1. Reparação com tecido calcificado. Radiograficamente, a linha de fratura é visível, mas os fragmentos estão em contato íntimo (Figura 23.23A).

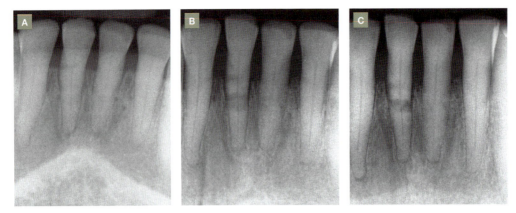

**Figura 23.22** Radiografias mostrando a importância de diferentes angulações verticais para diagnóstico de fratura radicular. Todas as três radiografias foram realizadas na mesma consulta, com diferenças de poucos minutos entre elas.

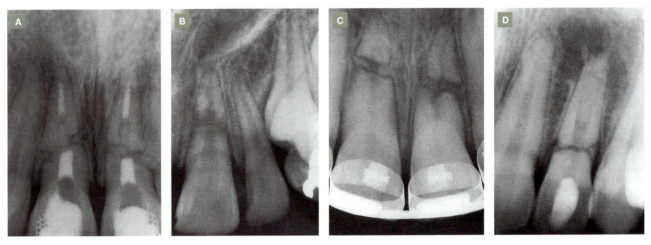

**Figura 23.23** Padrões de reparação após fraturas radiculares horizontais. **A.** Reparação por tecido calcificado. **B.** Reparação com tecido conjuntivo interproximal. **C.** Reparação com osso e tecido conjuntivo. **D.** Tecido conjuntivo interproximal sem reparação.

2. Reparação com tecido conjuntivo interproximal. Radiograficamente, os fragmentos parecem separados por uma estreita linha radiotransparente e as margens da fratura parecem arredondadas (Figura 23.23B).
3. Reparação com tecido conjuntivo e osso interproximal. Radiograficamente, os fragmentos estão separados por uma ponte óssea distinta (Figura 23.23C).
4. Tecido interproximal inflamatório sem reparação. Radiograficamente, um aumento da linha de fratura e/ou o desenvolvimento de uma radiolucidez correspondente a linha de fratura se tornam aparentes (Figura 23.23D).

Os três primeiros tipos de padrões reparadores são considerados bem-sucedidos. Os dentes geralmente são assintomáticos e respondem positivamente aos testes de sensibilidade. O amarelamento da coroa é possível, porque a metamorfose cálcica no segmento coronário não é incomum (Figura 23.24).[96]

O quarto tipo de padrão reparador é típico quando o segmento coronário perde sua vitalidade. Os produtos infecciosos da polpa coronária causam uma resposta inflamatória e radiolucidez típicas na linha de fratura (Figura 23.23D).[103]

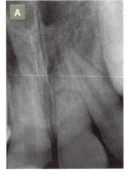
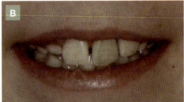

**Figura 23.24 A** e **B.** Radiografia de um dente que teve uma fratura da porção radicular média aproximadamente 24 meses antes. Note que os segmentos coronal e apical sofreram obliteração do canal radicular quase completa que causou descoloração da coroa.

## Tratamento das complicações

### Fraturas coroa-raiz

Historicamente, pensava-se que as fraturas no segmento coronário tivessem um prognóstico ruim e que a sua extração fosse recomendada. As pesquisas não sustentam este tratamento; se esses segmentos coronários forem adequadamente esplintados, as chances de reparação são razoáveis. Verificou-se que fraturas na parte cervical da raiz podem ter um potencial de reparação semelhante ao de fraturas em outras partes da raiz.[104,105] No entanto, as fraturas transversais parecem ter um prognóstico de longo prazo significativamente pior em comparação com as fraturas oblíquas, possivelmente devido a mobilidade pós-tratamento, o que poderia levar a novas lesões de luxação causadas por até mesmo pequenos impactos.[106]

Se a reinserção dos segmentos fraturados não for possível, a extração do segmento coronário é indicada. O nível da fratura e o comprimento da raiz remanescente são avaliados para saber se há possibilidade de restauração. Se o segmento apical da raiz for suficientemente longo, a erupção forçada desse segmento pode ser realizada para viabilizar a realização da restauração ou, em uma criança em crescimento, a submersão de raiz deve ser considerada para preservação alveolar.[107,108]

### Fratura radicular | média, apical

A necrose pulpar ocorre em 25% das fraturas radiculares;[86,109] no entanto, é comum ver a reabsorção radicular interna durante a fase de reparação. Se isso ocorrer, então é imperativo avaliar o espaço do ligamento periodontal adjacente; se normal, então nenhum tratamento é indicado. Se parecer espessado ou perdido, há uma alta probabilidade de que pelo menos a polpa coronária esteja necrosada e infectada (Figura 23.25). Na grande maioria dos casos, a necrose ocorre apenas no segmento coronário e o segmento apical permanece vital. Portanto, o tratamento endodôntico é indicado somente no segmento radicular coronário, a menos que uma lesão perirradicular seja observada no segmento apical. Em muitos casos, o lúmen pulpar é amplo na extensão apical do segmento coronário, de modo que é indicado o tratamento com hidróxido de cálcio no longo prazo ou a obturação apical com MTA. O segmento coronário é obturado depois que uma barreira de tecido duro tenha se formado apicalmente e a reparação perirradicular tenha ocorrido (Figura 23.26).

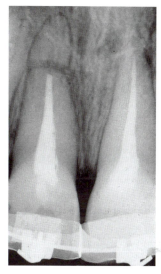

**Figura 23.26** Fratura do terço apical da raiz, onde o segmento coronário foi obturado, após a formação de uma barreira de tecido duro apicalmente no segmento coronário e a reparação perirradicular ter ocorrido.

Nos raros casos nos quais tanto a polpa coronária quanto a apical estão necrosadas, o tratamento é mais complicado. O tratamento endodôntico através da fratura é extremamente difícil. Manipulações endodônticas, medicamentos e materiais obturadores têm um efeito deletério sobre a reparação do local da fratura. Se a reparação de uma fratura já tiver ocorrido completamente, mas tiver sido seguida de necrose do segmento apical, o prognóstico é muito melhor.

Nas fraturas radiculares mais apicais, os segmentos apicais necrosados podem ser cirurgicamente removidos. Este

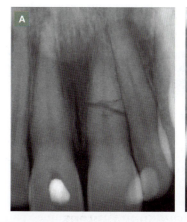 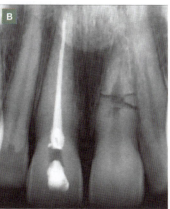 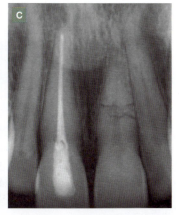

**Figura 23.25 A.** Mulher de 30 anos foi encaminhada para avaliação da parte central esquerda superior. Ela teve um traumatismo nos dois incisivos centrais 2 semanas antes e o seu dentista havia iniciado a terapia endodôntica no central direito, mas não tinha certeza sobre as opções de tratamento do esquerdo. Nenhum tratamento foi realizado, exceto remoção do *splint*. **B.** Reavaliação 9 meses depois mostra reabsorção interna, mas espaço do ligamento periodontal normal e sem perda óssea. A polpa respondeu ao teste elétrico, mas não ao frio. **C.** Cinco anos após o traumatismo, a reabsorção radicular interna calcificou e o dente é normal a todos os testes de sensibilidade.

é um tratamento viável se a raiz remanescente é longa o bastante para fornecer um suporte periodontal adequado. A remoção do segmento apical nas fraturas radiculares medioapicais deixa o segmento coronário com uma inserção comprometida e os implantes endodônticos têm sido usados para promover um suporte adicional ao dente.

Acompanhamento

Depois que o período de esplintagem for concluído, o acompanhamento é o mesmo das injúrias dentárias traumáticas, isto é, aos 3, 6 e 12 meses e daí em diante, anualmente.

Prognóstico

**Fatores que influenciam o reparo**

1. Os graus de deslocamento e mobilidade do fragmento coronário são extremamente importantes na determinação do resultado.[96,97,101,110] Quanto maiores o deslocamento e a mobilidade do fragmento coronário, pior é o prognóstico.
2. Dentes imaturos raramente estão envolvidos em fraturas, mas quando estão, o prognóstico é bom.[110]
3. Outro fator relevante é a qualidade do tratamento. O prognóstico melhora com o tratamento rápido, redução dos segmentos radiculares e esplintagem semirrígida por 2 a 4 semanas.[101]

As complicações são:

1. *Necrose pulpar*, que pode ser abordada de forma bem-sucedida com o tratamento do segmento coronário com hidróxido de cálcio no longo prazo e obturação após a formação de uma barreira de tecido duro;
2. *Obliteração do canal radicular*, que não é incomum se o segmento (coronário ou apical) permanecer vital.

## Injúrias por luxação

### Definições

1. *Concussão*: ausência de deslocamento, mobilidade normal, sensibilidade à percussão.
2. *Subluxação*: sensibilidade à percussão, mobilidade aumentada, sem deslocamento.
3. *Luxação lateral*: deslocamento vestibular, lingual, distal ou incisal.
4. *Luxação extrusiva*: deslocamento na direção coronária.
5. *Luxação intrusiva*: deslocamento na direção apical dentro do alvéolo.

Essas definições descrevem injúrias de magnitude crescente em termos de intensidade e sequelas subsequentes.

### Incidência

As injúrias por luxação são as mais comuns de todas as injúrias dentárias, com incidências relatadas variando de 30 a 44%.[111]

## Consequências biológicas

As injúrias por luxação resultam em danos ao aparato de inserção (ligamento periodontal e camada de cemento), cuja gravidade depende do tipo de injúria ocorrida (menor, se concussão, maior, se intrusão). O suprimento neurovascular apical da polpa também é afetado em graus variáveis resultando na alteração ou na perda da vitalidade pulpar do dente. A reparação pode ser favorável ou desfavorável.

A reparação favorável, após uma injúria por luxação, ocorre se o dano físico inicial à superfície radicular é novamente recoberto por cemento. A reparação é desfavorável quando ocorre inserção direta do osso à raiz e ela é progressivamente substituída pelo osso (reabsorção por substituição).[112]

Existem dois tipos de reabsorção nas quais a polpa tem um papel essencial.

1. Na *reabsorção radicular inflamatória externa*, a polpa necrosada infectada produz o estímulo para a inflamação periodontal. Se a situação tem origem onde o cemento foi danificado por uma injúria traumática, bactérias e seus produtos presentes no espaço pulpar são capazes de se difundir através dos túbulos dentinários e estimular uma resposta inflamatória sobre amplas áreas do ligamento periodontal. Novamente, por causa da falta de proteção cementária, a inflamação periodontal incluirá reabsorção radicular assim como a esperada reabsorção óssea.[32,112-114]
2. Na *reabsorção radicular inflamatória interna*, a polpa inflamada é o tecido envolvido na reabsorção da estrutura radicular. A patogênese da reabsorção interna não é completamente conhecida. Considera-se, aqui, que a polpa coronária necrosada infectada produz um estímulo para uma inflamação nas porções mais apicais da polpa. Se, em casos raros, a polpa inflamada estiver adjacente a uma superfície radicular que tenha perdido sua proteção cementária, a reabsorção radicular interna poderá ocorrer. Assim, tanto a polpa necrosada infectada como a polpa inflamada contribuem para esse tipo de reabsorção radicular.[114,115]

## Consequências do dano ao suprimento neurovascular apical

### Obliteração do canal radicular

A obliteração do canal radicular é comum após as injúrias por luxação (Figura 23.27). A frequência de obliteração do canal parece ser inversamente proporcional à de necrose pulpar. O mecanismo exato da obliteração do canal não é conhecido. Tem sido teorizado que o controle simpático/parassimpático do fluxo sanguíneo para os odontoblastos encontra-se alterado, resultando em produção descontrolada de dentina reparadora.[97] Outra teoria é que a hemorragia e a formação de um coágulo sanguíneo na polpa após a injúria sejam um foco para a calcificação subsequente se a polpa permanecer vital.[97] A obliteração do canal radicular geralmente pode ser diagnosticada dentro do primeiro ano após a injúria,[116] e tem sido observada com mais frequência em dentes com ápices abertos (> 0,7 mm radiograficamente), em dentes com injúrias por luxação extrusiva e lateral e em dentes que tenham sido esplintados rigidamente.[116]

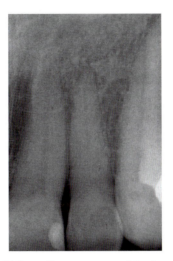

**Figura 23.27** Obliteração quase completa do canal radicular em dente superior 1 ano após luxação grave.

## Necrose pulpar

Os fatores mais importantes para o desenvolvimento da necrose pulpar são o tipo de injúria (menos, se concussão, mais, se intrusão) e o estágio do desenvolvimento radicular (ápice maduro > ápice imaturo).[117] A necrose pulpar pode levar à infecção do sistema de canais radiculares com as seguintes consequências.

## Infecção pulpar

A infecção pulpar em conjunto com a lesão da superfície externa da raiz resulta em reabsorção da raiz e do osso e continuará em seu estado ativo enquanto o estímulo pulpar (infecção) permanecer.

Quando a raiz perde sua proteção cementária, pode ocorrer uma lesão lateral com reabsorção radicular (Figura 23.28).

Para que haja uma infecção do espaço pulpar, a polpa deve primeiramente se tornar necrosada. Isso ocorrerá após uma injúria bastante grave na qual o deslocamento do dente resulte em danos aos vasos sanguíneos apicais.

Em dentes maduros, a regeneração pulpar não pode ocorrer e, geralmente em 3 semanas, a polpa necrosada tornar-se-á infectada. Pelo fato de uma injúria grave ser necessária para que haja necrose pulpar, é frequente que as áreas da raiz que são recobertas por cemento também sejam afetadas resultando na perda de proteção. Nesse momento, produtos bacterianos podem passar através dos túbulos dentinários e estimular uma resposta inflamatória no ligamento periodontal correspondente. O resultado é a reabsorção da raiz e do osso. O infiltrado periodontal consiste de tecido de granulação com linfócitos, plasmócitos e leucócitos polimorfonucleares. As células gigantes multinucleadas reabsorvem a superfície desnuda da raiz e isso continua até que o estímulo (bactérias no canal radicular) seja removido (Figura 23.29).[114] Radiograficamente, a reabsorção é observada como áreas radiolúcidas progressivas da raiz e do osso adjacente (Figura 23.28).

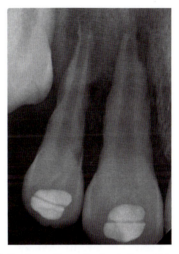

**Figura 23.28** Reabsorção radicular inflamatória causada por infecção do canal 4 semanas após a avulsão, mas nenhum tratamento adicional, exceto a imobilização. Observe as radiolucências nas superfícies das raízes e do osso circundante.

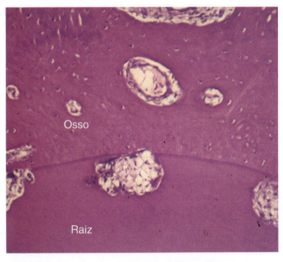

**Figura 23.29** Aparência histológica de osteoclastos reabsorvendo a dentina radicular.

## Tratamento

O dano de inserção em virtude da injúria traumática e a diminuição da inflamação subsequente são o foco da visita de emergência. A atenção do profissional para a infecção pulpar deve ser exatamente de 7 a 10 dias após a injúria.[118,119] A desinfecção do canal radicular remove o estímulo da inflamação perirradicular e a reabsorção irá cessar.[113,118,119] Em muitos casos, uma nova inserção irá se formar, mas se uma grande área da raiz é afetada, a substituição óssea pode ocorrer por mecanismos já descritos.

Novamente, os princípios do tratamento incluem prevenção da infecção do canal radicular ou eliminação das bactérias, se elas estiverem presentes no canal.

### Prevenção da infecção do canal radicular

**Restabelecimento da vitalidade da polpa.** Se a polpa permanecer vital, o canal estará isento de bactérias e desta forma, a reabsorção radicular externa inflamatória não ocorrerá. Em injúrias graves, em que a vitalidade foi perdida, é possível, em um dente imaturo, que ocorra a revascularização do canal se o dente for reposicionado em sua posição original dentro de 45 a 60 minutos da lesão (Figura 23.30).[120] Se o dente foi avulsionado, embebê-lo em doxiciclina por 5 minutos ou cobrir a raiz com minociclina em pó antes do reimplante pode dobrar ou triplicar as chances de revascularização.[42] Entretanto, mesmo sob as melhores condições, a revascularização poderá não ocorrer, o que gera um dilema diagnóstico. Se a polpa revascularizar, a reabsorção radicular externa não ocorrerá e a raiz continuará a se desenvolver e a se fortalecer. Entretanto, se a polpa se tornar necrosada e infectada, a subsequente reabsorção radicular inflamatória externa que se desenvolve poderá resultar em perda do dente em curto tempo. Atualmente, os recursos diagnósticos disponíveis não podem detectar uma polpa vital nessa situação antes de aproximadamente 6 meses de uma revascularização bem-sucedida. Portanto, é importante seguir o cronograma de avaliação recomendado pela IADT e avaliar clínica e radiograficamente a cada vez e se houver mais de um sinal que indique ausência de reparação (como descoloração da coroa, inchaço, paralisação do desenvolvimento radicular ou sinais de reabsorção radicular), deve-se intervir, removendo a polpa necrosada e seguindo as recomendações previamente observadas para uma polpa nesta condição.[100,121]

**Prevenção da infecção endodôntica pelo tratamento do canal em 7 a 10 dias.** Em dentes com ápices fechados, a revascularização não pode ocorrer. Esses dentes devem ser tratados endodonticamente em 7 a 10 dias após a injúria, antes que a polpa necrosada por isquemia se torne infectada.[118,119] Teoricamente, o tratamento destes dentes neste período de tempo pode ser considerado equivalente ao tratamento de um dente com a popa vital. Portanto, o tratamento endodôntico pode ser concluído em uma consulta. Entretanto, o tratamento eficiente imediatamente após uma séria injúria traumática é extremamente difícil e, na opinião dos autores, é vantajoso iniciar o tratamento endodôntico com o preparo químico-mecânico seguido por medicação intracanal com uma mistura cremosa de hidróxido de cálcio (Figura 23.14).[87] O profissional pode então obturar o canal de acordo com a sua conveniência depois que a reparação periodontal da injúria estiver completa, aproximadamente um mês após a consulta de instrumentação. Parece não haver necessidade de tratamento no longo prazo com $Ca(OH)_2$ nos casos em que o tratamento endodôntico é iniciado dentro de 10 dias da lesão. No entanto, se houver sinais claros de infecção quando a polpa necrosada for removida, uma aplicação no longo prazo é recomendada.[100,118]

### Manejo clínico do dente avulsionado

A reparação favorável após uma avulsão requer uma intervenção emergencial rápida, seguida pela avaliação e possível tratamento em momentos decisivos durante a fase de reparação. A emergência de atendimento e a natureza multidisciplinar das avaliações de acompanhamento requerem que tanto o público leigo quanto os profissionais de várias disciplinas estejam conscientes das estratégias de tratamento envolvidas.

### Consequências da avulsão dentária

A avulsão dentária resulta em lesão de inserção e necrose pulpar. O dente é "separado" do alvéolo, principalmente, por causa da ruptura do ligamento periodontal, que deixa células viáveis na maior parte da superfície radicular. Além disso, uma lesão cementária localizada ocorre em virtude do impacto do dente contra o alvéolo.

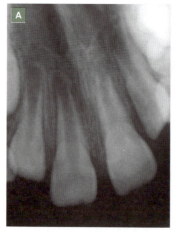 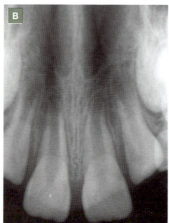 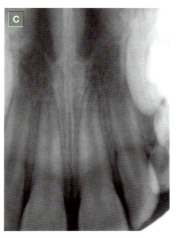

**Figura 23.30 A.** Incisivo central superior após luxação lateral grave. Não respondeu ao teste do frio com $CO_2$, embora os dentes adjacentes tenham apresentado resultados positivos. **B.** Depois de 4 meses, todos os dentes responderam normalmente ao frio. **C.** Depois de 7 meses, havia bons sinais de formação radicular no incisivo.

Se o ligamento periodontal que ficou inserido na superfície radicular não ressecar, as consequências da avulsão dentária geralmente são mínimas.[122,123] As células do ligamento periodontal hidratadas irão manter sua viabilidade e irão se reparar após o reimplante, com uma destruição inflamatória mínima como resultado. Além disso, visto que as áreas da injúria de impacto são localizadas, a inflamação estimulada pelos danos teciduais será igualmente limitada e a reparação favorável, com uma nova reposição de cemento é provável de ocorrer após os episódios inflamatórios iniciais (Figuras 23.31 e 23.32).

Se, por outro lado, ocorrer um ressecamento excessivo antes do reimplante, as células danificadas do ligamento periodontal irão promover uma grave resposta inflamatória sobre uma área difusa da superfície radicular. Ao contrário da situação descrita, em que a área a ser reparada após a resposta inflamatória inicial é pequena, aqui uma grande área da superfície radicular que deve ser reparada por um tecido novo é afetada. Os cementoblastos que se movem mais lentamente não podem recobrir toda a superfície radicular a tempo, e é provável que, em certas áreas, o osso irá se inserir diretamente sobre a superfície da raiz. Durante o período de remodelação óssea fisiológica, toda a raiz será substituída por osso. Isso é denominado substituição óssea ou reabsorção por substituição (Figuras 23.33 e 23.34).[124]

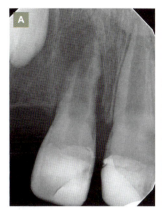
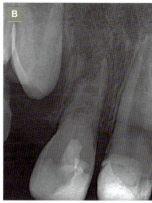

**Figura 23.32 A e B.** Reparação da reabsorção radicular inflamatória externa após tratamento com hidróxido de cálcio durante 9 meses. As radiolucências observadas antes do tratamento desapareceram com o restabelecimento da lâmina dura.

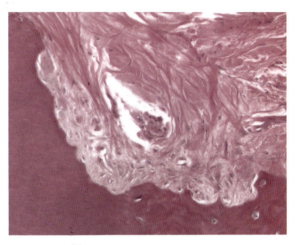

**Figura 23.33** Aspecto histológico de osteoclastos multinucleados (dentinoclastos) que reabsorvem a dentina da raiz.

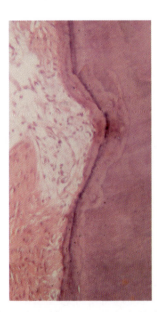

**Figura 23.31** Corte histológico mostrando defeito de reabsorção radicular prévio reparado com novo cemento e ligamento periodontal.

A necrose pulpar sempre ocorre após uma injúria por avulsão. Enquanto uma polpa necrosada não é uma consequência por si só, o tecido necrótico é extremamente suscetível à contaminação bacteriana. Se não ocorrer a revascularização ou um tratamento endodôntico efetivo não for realizado, o espaço pulpar tornar-se-á inevitavelmente infectado. A combinação de bactérias no canal radicular e a lesão do cemento na superfície externa da raiz resultam em uma reabsorção externa inflamatória que

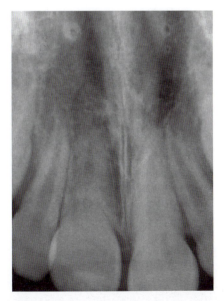

**Figura 23.34** Aparência radiográfica de substituição óssea. A raiz adquire a aparência radiográfica do osso circundante (sem uma lâmina dura). A polpa ainda estava respondendo positivamente no incisivo central superior direito, o qual não estava em erupção e tinha um som de percussão metálico.

pode ser bastante grave e levar a uma rápida perda do dente (Figura 23.28).[114]

Assim, as estratégias de tratamento devem ser sempre consideradas dentro de um contexto de limitação da extensão da inflamação perirradicular, pendendo a balança para uma reparação mais favorável (cementária) do que desfavorável (reabsorção inflamatória ou por substituição).

## Objetivos do tratamento

O tratamento é direcionado para impedir ou minimizar a inflamação resultante das duas principais consequências de uma avulsão dentária, denominadas lesão de inserção e infecção pulpar.

A lesão de inserção, como resultado direto da avulsão, não pode ser evitada. Entretanto, uma lesão adicional considerável pode ocorrer ao ligamento periodontal assim que o dente estiver fora da boca (primeiro, por causa do ressecamento). O tratamento é direcionado para a minimização dessa lesão (e da inflamação resultante), para que as complicações sejam as menores possíveis. Quando uma lesão adicional grave não pode ser evitada e a substituição óssea da raiz é considerada certa, algumas medidas são tomadas para retardar a substituição da raiz pelo osso e manter o dente na boca pelo maior período possível.

Em um dente com o ápice aberto, todos os esforços são feitos para promover a revascularização da polpa, evitando, assim, a infecção do espaço pulpar. Quando a revascularização falha (em um dente com o ápice aberto) ou não é possível (em um dente com o ápice fechado), todos os esforços para o tratamento são realizados para prevenir ou eliminar a infecção do espaço do canal radicular.

## Tratamento clínico

### Tratamento de emergência no local do trauma

Reimplantar, se possível, ou colocar em um meio apropriado de armazenamento.

Como já foi mencionado, a lesão do aparato de inserção que ocorreu na fase inicial da injúria é inevitável, mas geralmente é mínima. Entretanto, todos os esforços são realizados para minimizar a necrose do ligamento periodontal remanescente, enquanto o dente estiver fora da boca. As sequelas pulpares não são levadas em conta inicialmente e serão consideradas em um estágio mais avançado do tratamento.

O fator mais importante para assegurar um resultado favorável após o reimplante é a rapidez com a qual o dente é reimplantado. De máxima importância é a prevenção do ressecamento, que causa perda do metabolismo fisiológico normal e da morfologia das células do ligamento periodontal.[123] Todo esforço deve ser feito para reimplantar o dente dentro dos primeiros 15 a 20 minutos.[121] Isso geralmente requer uma equipe de emergência no local da injúria com algum conhecimento do protocolo de tratamento. O dentista deve se comunicar claramente com as pessoas no local do acidente usando termos leigos se necessário. O ideal seria que esta informação fosse dada anteriormente, como suporte educacional às escolas de enfermagem ou aos treinadores de atletas, por exemplo, mas como isso não é feito, a informação pode ser dada por telefone. O objetivo é reimplantar um dente limpo com uma superfície radicular sem danos, o mais delicadamente possível. Depois disso, o paciente deve ser levado ao consultório imediatamente. Se houver dúvida em relação ao reimplante adequado do dente, ele deve ser armazenado em um meio apropriado até que o paciente possa chegar ao consultório dentário para o reimplante. Os meios de armazenamento sugeridos, por ordem de preferência, são meios especializados, leite, saliva, no vestíbulo da boca e soro fisiológico.[125] A água é o meio de armazenamento menos desejável, porque um ambiente hipotônico causa uma rápida lise celular e aumenta a inflamação durante o reimplante e, portanto, **não** deve ser usada como um meio de armazenamento para dentes avulsionados.[126-129]

Meios de cultura em recipientes de transporte especializados, como solução salina balanceada de Hank (HBSS), mostraram capacidade superior de manter a viabilidade das fibras do ligamento periodontal por longos períodos.[130] No entanto, atualmente eles são considerados impraticáveis, porque precisam estar presentes no local do acidente antes que a injúria ocorra, têm vida útil limitada e são relativamente caros em comparação ao leite. Ao educar pessoas leigas, deve-se, portanto, enfatizar que armazenar um dente avulsionado no leite dará poucas horas extras, especialmente se você o mantiver frio enquanto o paciente estiver sendo transportado para um dentista.

### Tratamento no consultório dentário

#### Visita de emergência

Preparar o alvéolo, preparar a raiz, construir um *splint* funcional, administrar antibióticos locais e sistêmicos.

Se, ao exame, suspeitar-se de uma lesão mais grave, como no sistema nervoso central, um encaminhamento imediato a um especialista apropriado é a prioridade. O foco da consulta de emergência é o aparato de inserção. O objetivo é reimplantar o dente com o mínimo de células lesadas irreversivelmente (que irão causar inflamação) e com uma quantidade máxima de células do ligamento periodontal que possam regenerar e reparar a superfície radicular danificada.

#### Diagnóstico e plano de tratamento

Se o dente foi reimplantado no local da injúria, uma história completa deve ser registrada para avaliar a probabilidade de um resultado favorável. Além disso, a posição do dente reimplantado deve ser avaliada e ajustada se necessário. Em raras ocasiões, o dente pode ser "delicadamente" removido para preparar a raiz a fim de aumentar as chances de um resultado favorável.

Se o paciente se apresentar com o dente fora da boca, o meio de armazenamento deve ser avaliado e, se necessário, o dente deve ser colocado em um meio mais apropriado. A solução salina balanceada de Hank é considerada, atualmente, o melhor meio para este propósito. O leite ou a solução salina fisiológica também são apropriados para fins de armazenamento.

A história médica e do acidente é registrada e um exame clínico realizado. O exame clínico deve incluir um exame do alvéolo para assegurar que este esteja intacto e adequado para o reimplante. O alvéolo é delicadamente irrigado com solução salina e, quando da remoção de coágulos ou fragmentos, suas paredes devem ser cuidadosamente examinadas. O alvéolo e as áreas circunjacentes, incluindo os tecidos moles, devem ser radiografados. Três angulações verticais são necessárias para o diagnóstico da presença de uma fratura radicular horizontal em dentes adjacentes.[100] Os dentes remanescentes tanto na arcada superior como na inferior devem ser examinados para injúrias, como fraturas coronárias. Quaisquer lacerações dos tecidos moles devem ser anotadas.

### Preparação da raiz

A preparação da raiz depende da maturidade do dente (ápice aberto *versus* ápice fechado) e do tempo de ressecamento do dente antes de ser colocado em um meio de armazenamento. Um período de 60 minutos de ressecamento é considerado o ponto em que a sobrevivência das células do ligamento periodontal radicular torna-se improvável.

### Tempo extraoral < 60 minutos

#### Ápice fechado

A raiz deve ser irrigada com água ou solução salina para remover detritos e reimplantada da forma mais delicada possível.

Se o dente tiver ápice fechado, a revascularização não é possível, mas se o tempo de ressecamento do dente tiver sido inferior a 60 minutos (reimplantado ou estocado em um meio apropriado), a chance de reparação periodontal existe. O mais importante é que a chance de uma grave resposta inflamatória no momento do reimplante é reduzida. Um tempo de ressecamento de menos de 15 a 20 minutos é considerado ideal para que possa haver reparação periodontal.[122,123]

#### Ápice aberto

Se disponível, embeber em doxiciclina ou recobrir com minociclina por 5 minutos, remover delicadamente os fragmentos e reimplantar.

Em um dente com o ápice aberto, a revascularização da polpa, bem como a continuidade do desenvolvimento radicular, é possível (Figura 23.35). Cvek *et al.*[42] observaram, em macacos, que a imersão do dente em doxiciclina (1 mg em aproximadamente 20 m$\ell$ de solução salina) por 5 minutos antes do reimplante intensificava significativamente a revascularização. Este resultado foi confirmado em cães por Yanpiset e Trope.[131] Um estudo observou que a cobertura do dente com preparações de minociclina que são usadas rotineiramente na Periodontia (Arestin® ou Dentomycin®) aumentou o índice de uma posterior revascularização em cães.[132] Embora estes estudos em animais não nos ofereçam uma previsão do índice de revascularização em humanos, é razoável esperar que a melhora na revascularização observada em duas espécies animais ocorra também em humanos. Como o dente com ápice fechado, o dente com o ápice aberto também deve ser delicadamente irrigado e reimplantado.

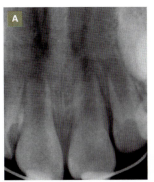 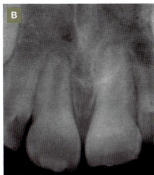

**Figura 23.35** Após avulsão de um dente com o ápice aberto, a revascularização da polpa, assim como o desenvolvimento contínuo da raiz, é possível. **A.** Imediatamente após o reimplante do incisivo central direito. **B.** Acompanhamento 6 meses depois mostra a maturação contínua do dente.

### Tempo extraoral > 60 minutos

#### Ápice fechado

Remover o ligamento periodontal por meio da colocação em ácido por 5 minutos, embeber em fluoreto ou recobrir a raiz com Emdogain®, reimplantar.

Quando a raiz sofreu um ressecamento por 60 minutos ou mais, não se espera que haja sobrevivência das células do ligamento periodontal.[123,133] Nesses casos, a raiz deve ser preparada para se tornar o máximo possível resistente à reabsorção (atentando para o lento processo de substituição óssea). Estes dentes devem ser embebidos em ácido por 5 minutos para remover todo o ligamento periodontal remanescente e, dessa forma, remover o tecido que irá iniciar a resposta inflamatória no reimplante. O dente deve ser então embebido em fluoreto estanhoso a 2% por 5 minutos e reimplantado.[134] Isso não impedirá a reabsorção radicular de substituição; no entanto, é provável que possa atrasar o processo e dar ao paciente mais tempo para planejar a restauração alternativa, como o implante, ou evitar a perda de alvéolo em crianças em crescimento.

Se o dente ficou seco por mais de 60 minutos e não foram tomadas medidas para a preservação do ligamento periodontal, o tratamento endodôntico deve ser realizado extraoralmente. No caso de um dente com o ápice fechado, não existe vantagem para esse passo adicional na consulta de emergência. Entretanto, em um dente com o ápice aberto, o tratamento endodôntico, se realizado após o reimplante, envolve um procedimento de apicificação a longo prazo. Quando o tratamento endodôntico é realizado extraoralmente, ele deve ser realizado assepticamente com o máximo cuidado para garantir um sistema de canais radiculares isento de bactérias.

### Ápice aberto

Reimplantar? Em caso afirmativo, tratar como um dente com o ápice fechado. O tratamento endodôntico deve ser realizado fora da boca.

Visto que estes dentes são de pacientes jovens, nos quais o desenvolvimento facial geralmente está incompleto, muitos odontopediatras consideram o prognóstico tão ruim e as complicações potenciais de anquilose dentária tão graves, que recomendam que estes dentes não sejam reimplantados. Entretanto, existe uma considerável discussão se seria vantajoso reimplantar a raiz mesmo que sua perda fosse inevitável por causa da reabsorção por substituição. Se os pacientes forem acompanhados cuidadosamente e a raiz for submersa no momento apropriado, o comprimento e, mais importante, a largura do osso alveolar seriam mantidos, permitindo que a restauração permanente fosse mais fácil, no momento apropriado, quando o desenvolvimento facial da criança estiver completo.[135-139]

### Preparação do alvéolo

O alvéolo não deve ser molestado antes do reimplante.[140] É relevante a remoção de obstáculos dentro do alvéolo para facilitar a reposição do dente no seu interior. Ele deve ser levemente aspirado se um coágulo sanguíneo estiver presente. Se o osso alveolar sofreu colapso e estiver impedindo o reimplante ou torná-lo traumático, um instrumento rombo deve ser inserido cuidadosamente dentro do alvéolo na tentativa da reposição da parede.

### Esplintagem

Uma técnica de esplintagem que permita o movimento fisiológico do dente durante a reparação e permaneça no local por pouco tempo resulta na diminuição da incidência de anquilose.[113,141] Uma fixação semirrígida (fisiológica) por 7 a 10 dias é recomendada. O *splint* deve permitir o movimento do dente, não deve ter memória (assim o dente não é movido durante a reparação) nem invadir a gengiva e/ou impedir a manutenção de higiene oral na área. Muitos *splints* satisfazem os requisitos aceitáveis (Figura 23.36). Depois que o *splint* é colocado, uma radiografia deve ser realizada para verificar a posição do dente e como uma referência pós-operatória para o futuro tratamento e acompanhamento.

Quando o dente está na melhor posição possível, é importante ajustar a mordida para que ele não seja esplintado em uma posição que cause oclusão traumática. É suficiente 1 semana para criar um suporte periodontal que mantenha o dente avulsionado em posição.[142] Portanto, o *splint* deve ser removido depois de 7 ou 10 dias. A única exceção é a avulsão em conjunção com fraturas alveolares, para a qual é sugerido um tempo de *splint* de 4 a 8 semanas.[121]

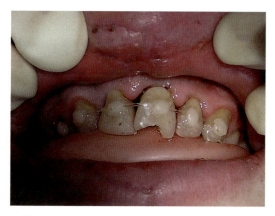

**Figura 23.36** Linha de pesca de monofilamento de 35 libras usada como *splint* após a avulsão do incisivo central superior esquerdo. Observe a placa de cera rosa amaciada que o paciente está mordendo enquanto o *slint* é fixado com compósito.

### Tratamento dos tecidos moles

As lacerações da gengiva alveolar devem ser adequadamente suturadas. As lacerações do lábio são muito comuns nesses tipos de injúria. O dentista deve abordar as lacerações labiais com alguma cautela e uma consulta ao cirurgião plástico poderia ser prudente. Se essas lacerações forem suturadas, deve-se ter cuidado de limpar totalmente a ferida de antemão, porque a sujeira ou até mesmo fragmentos dentários diminutos deixados na ferida afetam a reparação e o resultado estético.

### Terapia complementar

A administração de antibióticos sistêmicos, no momento do reimplante e antes do tratamento endodôntico, é efetiva na prevenção da invasão bacteriana da polpa necrosada e, portanto, da reabsorção inflamatória subsequente.[126] A tetraciclina tem uma vantagem adicional na diminuição da reabsorção radicular, porque afeta a motilidade dos osteoclastos e reduz a efetividade da enzima colagenase.[143]

Para pacientes não suscetíveis à pigmentação por tetraciclina, doxiciclina 2 vezes ao dia, por 7 dias, em doses apropriadas para a idade e peso do paciente é o antibiótico de escolha.[143,144] A penicilina V 500 mg, 4 vezes ao dia, por 7 dias, também tem demonstrado ser benéfica. O conteúdo bacteriano do sulco gengival também deve ser controlado durante a fase de reparação. Além de reforçar a necessidade de uma higiene oral adequada ao paciente, o uso de enxágues com clorexidina por 7 a 10 dias pode ser útil.

A necessidade de analgésicos deve ser avaliada com base nos casos individuais. O uso de uma medicação mais forte para dor do que os anti-inflamatórios não esteroidais, que não necessitam de prescrição, é incomum. O paciente deve ser encaminhado a um médico para consulta em relação a um reforço contra o tétano dentro de 48 horas a partir da consulta inicial.

Segunda consulta

Esta consulta deve ocorrer 7 a 10 dias após a sessão de emergência. Na consulta de emergência, foi colocada ênfase na preservação e na reparação do aparato de inserção. O foco desta segunda visita é a prevenção ou eliminação de agentes irritantes potenciais do espaço do canal radicular. Esses agentes irritantes, se presentes, produzem o estímulo para a progressão da resposta inflamatória e da reabsorção óssea e radicular. Ainda nessa visita, o curso de antibióticos sistêmicos é concluído, o enxágue com clorexidina pode ser interrompido e o *splint* removido na maioria dos casos.

## Tratamento endodôntico

### Tempo extraoral < 60 minutos

#### Ápice fechado

Iniciar o tratamento endodôntico em 7 a 10 dias. Nos casos em que o tratamento endodôntico sofre atraso ou há sinais de reabsorção, deve-se tratar com hidróxido de cálcio "a longo prazo" antes da obturação.

Não existem chances de revascularização destes dentes e o tratamento endodôntico deve ser iniciado na segunda visita, 7 a 10 dias depois da consulta de emergência.[42,145] Se a terapia foi iniciada em seu momento ideal, a polpa deve estar necrosada sem infecção ou com infecção mínima. Portanto, o tratamento endodôntico com um efetivo agente antibacteriano entre as consultas por um período relativamente curto (7 a 10 dias) é suficiente para garantir uma desinfecção efetiva do canal.[56] O tratamento com hidróxido de cálcio a longo prazo deve ser sempre usado quando a injúria ocorreu há mais de 2 semanas antes do início do tratamento endodôntico ou se houver evidência radiográfica de reabsorção.[118]

O canal radicular é completamente instrumentado e irrigado e então preenchido com uma mistura espessa de hidróxido de cálcio e solução salina estéril (a solução anestésica também é um veículo aceitável). O canal é obturado quando o espaço do ligamento periodontal parecer radiograficamente intacto ao redor da raiz (Figura 23.37).

#### Ápice aberto

Evitar o tratamento endodôntico e procurar por sinais de revascularização. Ao primeiro sinal de uma polpa infectada, iniciar o procedimento de apicificação.

Os dentes com ápices abertos têm um potencial para revascularizar e continuar o desenvolvimento da raiz e o tratamento inicial é direcionado para o restabelecimento do suprimento sanguíneo (Figura 23.35).[132,146] O

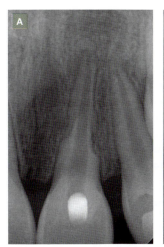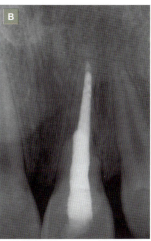

**Figura 23.37 A.** O incisivo central superior esquerdo de uma criança de 10 anos foi avulsionado, reimplantado sem nenhum tratamento adicional, e reabsorção radicular inflamatória grave foi diagnosticada 5 meses depois. Após o tratamento com Ca(OH)$_2$ por 6 meses, o ligamento periodontal foi reparado e o canal, obturado. **B.** Dois anos depois, o dente ainda está estável e funcional.

início do tratamento endodôntico deve ser evitado, caso seja possível, a menos que estejam presentes sinais explícitos de necrose pulpar, como a inflamação perirradicular. O diagnóstico de vitalidade pulpar é extremamente desafiador nesses casos. Após o trauma, o diagnóstico de uma polpa necrosada deve ser particularmente criterioso, uma vez que a infecção nesses dentes é potencialmente mais nociva em virtude da lesão do cemento que acompanha a injúria traumática. A reabsorção radicular inflamatória externa pode ser extremamente rápida nestes dentes jovens, porque os túbulos dentinários são amplos e permitem que os agentes irritantes circulem livremente pela superfície externa da raiz.[42,131]

Os pacientes são chamados a cada 3 a 4 semanas para a realização de testes de sensibilidade. Relatos indicam que os testes térmicos com neve de dióxido de carbono ou diclorodifluorometano, aplicados na margem incisal ou no corno pulpar, são os melhores métodos para testar a sensibilidade, particularmente em dentes jovens permanentes.[30,31,147] Um desses dois testes deve ser incluído na avaliação da sensibilidade destes dentes traumatizados. Sinais radiográficos (destruição apical/ou sinais de reabsorção radicular lateral) e clínicos (dor à percussão e à palpação) de doença são cuidadosamente avaliados. Ao primeiro sinal de doença, o tratamento endodôntico deve ser iniciado e, após a desinfecção do espaço do canal radicular, um procedimento de apicificação deve ser realizado.

### Tempo extraoral > 60 minutos

#### Ápice fechado

Esses dentes são tratados endodonticamente da mesma forma que os dentes que tenham um tempo extraoral < 60 minutos.

*Ápice aberto (se reimplantado)*

Se o tratamento endodôntico não foi realizado fora da boca, iniciar o procedimento de apicificação.

Nestes dentes, a chance de revascularização é extremamente baixa, logo, tentativas são evitadas. Um procedimento de apicificação é iniciado na segunda visita se o tratamento do canal radicular não foi realizado na visita de emergência. Se o tratamento endodôntico foi realizado na visita de emergência, a segunda visita é uma nova convocação para avaliar apenas a reparação inicial.

## Restauração temporária

O selamento efetivo do acesso coronário é essencial para prevenir a infecção do canal entre as consultas. Restaurações temporárias recomendadas são reforçadas com cimento óxido de zinco e eugenol, resina composta de ataque ácido ou cimento ionômero de vidro. A profundidade da restauração temporária é crítica para seu selamento. Uma profundidade de no mínimo 4 mm é recomendada para que uma bolinha de algodão não possa ser colocada; a restauração temporária é colocada diretamente sobre o hidróxido de cálcio na cavidade de acesso. O hidróxido de cálcio deve ser primeiramente removido das paredes da cavidade de acesso, porque é solúvel e será eliminado quando entrar em contato com a saliva, deixando a restauração temporária defeituosa.

Após o início do tratamento endodôntico, o *splint* é removido.

Nesta consulta, a reparação geralmente é suficiente para a realização de um exame clínico detalhado dos dentes adjacentes ao dente avulsionado. Os testes de sensibilidade, a reação à percussão e à palpação e as medidas de sondagem periodontal devem ser cuidadosamente registradas como referência nas visitas de acompanhamento.

## Sessão para obturação do canal radicular

Se o tratamento endodôntico teve início de 7 a 10 dias após a avulsão e os exames clínicos e radiográficos não indicam doença, a obturação do canal radicular nessa visita é aceitável, embora o uso de hidróxido de cálcio a longo prazo seja uma opção comprovada para esses casos. Por outro lado, se o tratamento endodôntico tiver início em mais de 7 a 10 dias após a avulsão ou se uma reabsorção ativa for visível, o espaço pulpar deve ser primeiramente desinfetado antes da obturação do canal radicular. Tradicionalmente, o restabelecimento da lâmina dura é um sinal radiográfico de que a infecção do canal foi controlada. Quando uma lâmina dura intacta for identificada, a obturação do canal radicular pode ser realizada.

O canal é limpo, modelado e irrigado sob estrita assepsia. Após a conclusão da instrumentação, o canal pode ser obturado por qualquer técnica aceitável, com especial atenção para a manutenção da assepsia e para o melhor selamento possível promovido pelo material obturador.

## Restauração permanente

Evidências sugerem que a infiltração pelas restaurações temporárias ou definitivas defeituosas pode resultar em contaminação bacteriana clinicamente relevante do canal radicular após a sua obturação.[148] Portanto, o dente deve receber uma restauração permanente no momento ou logo em seguida à obturação do canal radicular. Como na restauração temporária, a profundidade da restauração é importante para o seu selamento e, por isso, uma restauração o mais profunda possível deve ser realizada. Um pino deve ser evitado, se possível. Porque a maioria das avulsões ocorre na região anterior da boca onde a estética é importante, as resinas compostas associadas a agentes adesivos dentinários são geralmente recomendadas nesses casos. Elas possuem a vantagem adicional de reforçar internamente o dente contra fratura se ocorrer outro traumatismo.

## Cuidados no acompanhamento

As avaliações de acompanhamento devem ocorrer aos 3 e aos 6 meses, e anualmente, por no mínimo 5 anos. Se a reabsorção por substituição for diagnosticada (Figura 23.34), são indicadas revisões periódicas do plano de tratamento a longo prazo. No caso de reabsorção radicular inflamatória (Figura 23.28), uma nova tentativa de desinfecção do espaço do canal radicular por retratamento pode reverter o processo. Os dentes adjacentes e próximos do dente ou dos dentes avulsionados podem mostrar alterações patológicas bem depois do acidente inicial. Portanto, esses dentes devem ser testados a cada nova consulta, e os resultados, comparados aos que foram registrados logo depois do acidente.

---

As referências bibliográficas deste capítulo estão disponíveis no Ambiente de aprendizagem do GEN | Grupo Editorial Nacional.

# Capítulo 24

# Reabsorções Dentárias

Hélio P. Lopes | Isabela N. Rôças | José F. Siqueira Jr.

A reabsorção dentária pode ser definida como um evento fisiológico ou patológico decorrente, principalmente, da ação de células clásticas ativadas, sendo caracterizada pela perda progressiva ou transitória de cemento ou cemento e dentina.[1,2]

A dentina, o cemento e o osso são tecidos mineralizados de origem mesenquimal, sendo o colágeno e a hidroxiapatita seus componentes principais. Embora similares, a presença de um ligamento de, em média 200 μm de espessura, separando os tecidos mineralizados dentários do osso alveolar, determina suscetibilidades diferentes desses tecidos à reabsorção. Assim, os tecidos mineralizados do dente não são normalmente reabsorvidos, enquanto o osso é continuamente remodelado. Algumas hipóteses[3-5] têm sido sugeridas para explicar esta diferença, mas o exato mecanismo pelo qual o processo de reabsorção é inibido ainda é obscuro.

As reabsorções dentárias são um fenômeno estritamente local e podem ser induzidas por fatores traumáticos e/ou infecciosos. Os tipos de traumatismos mais envolvidos são: luxação lateral, intrusão, avulsão seguida de reimplante, fratura radicular e fratura coronária (com lesão de luxação). A necrose pulpar associada a lesões perirradiculares, assim como os movimentos ortodônticos intempestivos, dentes impactados, traumatismo oclusal ou tecido patológico (cistos ou neoplasias), também são relacionados como fatores etiológicos das reabsorções dentárias.[4,6-10]

O traumatismo dental geralmente determina uma lesão complexa das estruturas dentárias e, algumas vezes, também do osso alveolar. Assim, pode resultar em destruição celular direta, pelo esmagamento de células, ou destruição celular indireta, devido à limitação ou à paralisação do suprimento sanguíneo.[7,11,12]

Quando um traumatismo dentário ocasiona ruptura do feixe vasculonervoso apical de um elemento dentário, a polpa dental entra em necrose e, em sequência, bactérias presentes na saliva ou no sulco gengival poderão invadir e colonizar a cavidade pulpar através de túbulos dentinários que possam estar expostos à cavidade bucal ou ao sulco gengival.[7,12,13] Além disso, o traumatismo dentário poderá acarretar o aparecimento de micro e macrofissuras de esmalte, que também funcionam como vias para a invasão bacteriana, já que a polpa dentária necrosada perde seus mecanismos de defesa. Assim, além da injúria traumática que representa o fator desencadeante, a infecção pulpar que representa o fator de manutenção poderá perpetuar a reabsorção dentária de natureza inflamatória.

Portanto, a reabsorção de um dente permanente poderá ser decorrente de traumatismo dentário; de um processo inflamatório crônico do tecido pulpar e/ou periodontal; ou, ainda, ser induzida por meio da pressão exercida pela movimentação ortodôntica dentária, neoplasias ou devido à erupção dentária.[3,6,14-16]

Na patologia das reabsorções dentárias, normalmente há envolvimento pulpar, periodontal ou pulpo-periodontal.

## Ativação e mecanismo da reabsorção

Osteoclastos são células gigantes multinucleadas com origem nos mesmos precursores hemotopoiéticos dos monócitos/macrófagos e que podem apresentar de 50 a 100 μm de diâmetro e 6 a 12 núcleos, alguns atingindo até cerca de 100 núcleos.[17] O tempo de vida do osteoclasto é de aproximadamente 2 semanas.[18] Essa célula participa decisivamente do processo de remodelação óssea, por reabsorver osso, e problemas com ela podem levar a diversas condições patológicas. A diferenciação anormal ou redução no número de osteoclastos pode resultar em osteosclerose/osteopetrose. Por sua vez, doenças caracterizadas pelo excesso de atividade osteoclástica incluem osteoporose, artrite reumatóide, mieloma múltiplo, metástase de câncer, doenças periodontais e lesões perirradiculares.

As atividades osteoblástica e osteoclástica são processos fisiológicos normais do tecido ósseo, o qual sofre reabsorção e aposição, como parte de um processo contínuo de remodelação. Os tecidos mineralizados dos dentes permanentes, ao contrário do osso, não sofrem remodelação e, portanto, não são normalmente reabsorvidos. Eles são protegidos, na superfície radicular, pelo pré-cemento (cementoide) e por cementoblastos (Figura 24.1) e, na cavidade pulpar, pela pré-dentina e por odontoblastos (Figura 24.2). A perda da integridade da camada de odontoblastos e cementoblastos que reveste a pré-dentina e o pré-cemento, respectivamente, causada mecânica ou quimicamente, permite o acesso de células clásticas ao tecido mineralizado e predispõe à reabsorção.

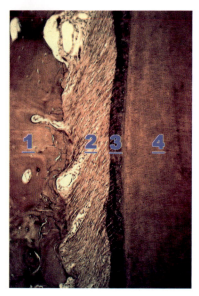

**Figura 24.1** Corte histológico de dente de cão evidenciando (4) dentina, (3) cemento, (2) ligamento periodontal, (1) osso alveolar com área de reabsorção e de aposição de tecido mineralizado. (Cortesia do Prof. R. Holland.)

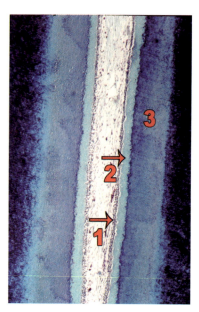

**Figura 24.2** Corte histológico de dente de humano evidenciando (1) camada de odontoblasto, (2) pré-dentina, (3) dentina. (Cortesia do Prof. J. E. Mattos.)

O cemento é um tecido semelhante ao osso; entretanto, ele é mais resistente ao processo reabsortivo que este último. Apenas o terço apical da raiz dental é recoberto por cemento celular, onde estão situados os cementócitos, enquanto o restante da raiz é recoberta por cemento acelular.[19] Entre a camada de cemento periférica e a dentina radicular, encontra-se uma camada de cemento intermediária que parece ser mais hipercalcificada que a dentina adjacente e o cemento periférico.[20] Andreasen[21] acredita que o cemento intermediário possa contribuir para a proteção do ligamento periodontal, já que forma uma barreira contra a passagem de produtos tóxicos oriundos de uma polpa inflamada ou necrosada.

As possíveis razões para o cemento ser significativamente menos afetado por reabsorção do que o osso incluem:

a. Presença de pré-cemento. A reabsorção ocorre em superfícies do osso alveolar não cobertas por osteoide. A porção mineralizada do cemento é revestida por pré-cemento, uma camada de matriz não mineralizada de 3 a 5 μm de espessura, que é continuamente depositada durante a vida. Por sua vez, o osso alveolar apenas é coberto por osteoide (matriz óssea não mineralizada) durante a formação do osso. A matriz não mineralizada tende a resistir à atividade osteoclástica.[22]
b. Restos epiteliais de Malassez podem, de alguma forma, proteger o cemento contra reabsorção.
c. Cementoblastos formam uma camada que reveste a superfície radicular e podem também exercer papel protetor por não responderem a estímulos reabsortivos como o fazem as células que revestem o osso.
d. Ausência de vascularização do cemento.[23]

Embora o dente seja comumente menos afetado do que o osso, o processo de reabsorção dentária parece ser similar ao de reabsorção óssea. No dente e no osso, as células clásticas que participam do processo de reabsorção dentária são usualmente multinucleadas, derivadas da fusão de células precursoras da mesma linhagem embrionária dos monócitos do sangue.[24] Embora aparentemente sejam a mesma célula reabsorvendo substratos diferentes, opta-se por utilizar denominações diferentes de acordo com o tecido afetado: osteoclasto para a célula capaz de reabsorver osso e odontoclasto para a que reabsorve o dente.

Durante a reabsorção dentária, células clásticas são encontradas na interface do tecido mole (polpa ou ligamento periodontal) com o duro (dentina e/ou cemento), alojadas em depressões da matriz óssea calcificada, que são áreas escavadas pelo processo reabsortivo e que representam as lacunas de *Howship* (Figura 24.3A e B). Projetados para o interior da lacuna, estão os prolongamentos citoplasmáticos da célula clástica, semelhantes a uma escova, que são denominados região de bordas pregueadas. As bordas pregueadas aumentam a superfície de contato entre a célula clástica e seu substrato, além de potencializarem o processo reabsortivo devido à sua movimentação e à presença de uma bomba de prótons ($H^+$ ATPase). Adjacente a elas, no citoplasma da célula clástica, há uma zona totalmente desprovida de organelas, contendo um sistema de microfilamentos. Esta é denominada zona clara, envolvida na adesão da célula clástica ao tecido a ser reabsorvido. Essa adesão é firme e cria um espaço extracelular isolado, onde um ambiente ácido, necessário para a reabsorção, é mantido.[25]

O osteoclasto pode existir em dois diferentes *status* funcionais – o móvel e o reabsortivo, os quais apresentam distintas características morfológicas. Quando alcança o sítio reabsortivo, o osteoclasto torna-se polarizado pela reorganização de seu citoesqueleto, dando origem à forma típica reabsortiva que apresenta zona clara e bordas pregueadas envolvidas na reabsorção de osso.

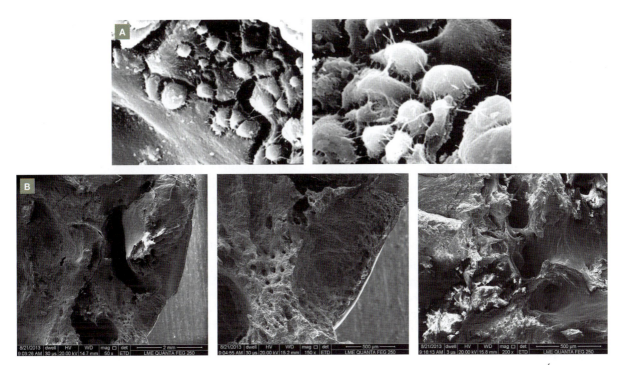

**Figura 24.3** Micrografia eletrônica de varredura (MEV). Reabsorção radicular. **A.** Presença de células clásticas. **B.** Áreas de reabsorção radicular externa em outro dente.

Uma vez ativada, a célula clástica é capaz de promover tanto a dissolução da porção mineral quanto a degradação da matriz orgânica, sem necessitar do auxílio direto de outras células. Em contato com a matriz mineralizada, após a perda do pré-cemento ou da pré-dentina, a célula clástica inicia a destruição tecidual pela liberação de ácidos e enzimas. A porção inorgânica, composta principalmente por cristais de hidroxiapatita, é inicialmente decomposta pela ação de ácidos. Em seguida, a fase orgânica exposta é degradada por enzimas liberadas pela célula clástica e que funcionam bem em ambiente ácido (discutido adiante). Os componentes do tecido mineralizado são então degradados no compartimento extracelular e reduzidos às suas formas elementares, isto é, íons e aminoácidos. Depois de reabsorver o osso a uma profundidade de aproximadamente 50 µm, o osteoclasto se solta, desorganiza seu anel de actina e as bordas pregueadas e migra para seu próximo sítio de reabsorção.[18]

Embora o osteoblasto seja uma célula preferencialmente responsável pela formação de osso, o mecanismo bioquímico da reabsorção óssea inicia-se por meio da ativação desta célula que passa a secretar colagenases que serão responsáveis pela degradação da osteoide, expondo a porção mineralizada do osso à ação dos osteoclastos. No caso da reabsorção dentária, é possível que os odontoblastos e os cementoblastos exerçam tais efeitos.

Duas moléculas são essenciais para que o processo de reabsorção ocorra: o fator estimulador de colônias de macrófagos (M-CSF) e o ligante do receptor para ativação do fator nuclear κB (RANKL). M-CSF direciona a diferenciação das células hematopoiéticas em precursores de macrófagos e osteoclastos.[26] Além disso, M-CSF induz a expressão de RANK nos precursores do osteoclasto, preparando-os para a diferenciação em resposta a RANKL.[27]

Osteoblastos e células do estroma da medula óssea expressam RANKL assim como M-CSF, de acordo com a regulação exercida por algumas moléculas como o hormônio da paratireoide (PTH), prostaglandina $E_2$ ($PGE_2$), 1,25-di-hidroxivitamina $D_3$, interleucina 11 (IL-11), interleucina 1 (IL-1) e o fator de necrose tumoral (TNF).[28-32] RANK e RANKL são membros da família do TNF e da família do receptor para TNF, respectivamente.[33]

Faz-se necessária a interação do osteoblasto com o osteoclasto para que este último seja ativado. Esta interação ocorre, principalmente, por meio da ligação de RANK (presente no osteoclasto) ao RANKL (presente no osteoblasto). Assim, a atividade reabsortiva do osteoclasto é estimulada diretamente por meio desta interação. O aumento da expressão do RANKL estimulada pela atividade de determinadas citocinas é, portanto, responsável pelo aumento da osteoclastogênese.

De acordo com Teitelbaum,[34] RANKL e M-CSF interagem com seus receptores presentes nos precursores do osteoclasto, induzindo a diferenciação destes em osteoclastos. A maturação dos osteoclastos permite que estas células se tornem polarizadas na superfície a ser reabsorvida devido ao surgimento das bordas pregueadas nas mesmas. Dessa maneira, o osteoclasto polarizado poderá aderir à superfície mineralizada do tecido ósseo ou dentário por meio da presença da integrina $\alpha v\beta 3$ na região da zona clara do osteoclasto, a qual é capaz de ligar-se a peptídeos contendo a sequência de aminoácidos Arg-Gly-Asp (RGD), presente em proteínas da matriz óssea como osteopontina e sialoproteína do osso.[35] Após ligação ao osso, as integrinas da superfície do osteoclasto transmitem sinais intracelulares para reorganizar o citoesqueleto e induzir a migração de vesículas acídicas para a região de bordas pregueadas.

A destruição óssea pelo osteoclasto se dá inicialmente pela desmineralização induzida por ácidos na lacuna de reabsorção. A enzima anidrase carbônica II do osteoclasto catalisa a reação entre o dióxido de carbono ($CO_2$) com a água, formando ácido carbônico. Este se dissocia em íons $H^+$ e em íons bicarbonato ($HCO_3^-$). Os prótons ($H^+$) são transferidos para a lacuna de reabsorção com o auxílio das ATPases presentes nas bordas pregueadas. Consequentemente, osteoclasto promove a queda do pH na área em contato com a superfície óssea para aproximadamente 4,5.[34] A desmineralização do tecido promove a exposição da matriz orgânica do mesmo, a qual será degradada pela ação de enzimas proteolíticas, principalmente por catepsinas que apresentam melhor ação em pH ácido que as metaloproteinases de matriz (colagenases).[35]

Células imunes participam ativamente da ativação de osteoclastos durante um processo inflamatório crônico. Macrófagos ativados pela resposta imune celular produzem IL-1, TNF e IL-6, que estimulam a expressão de RANKL por osteoblastos, células do estroma da medula e fibroblastos.[36,37] Linfócitos T podem produzir vários fatores que promovem diretamente a formação do osteoclasto (RANKL e IL-7) ou que agem indiretamente por induzir a produção de RANKL por osteoblastos, fibroblastos e células do estroma da medula (IL-1, IL-6, IL-17). Linfócitos T também produzem moléculas que podem inibir a reabsorção, como IL-4, IL-12, IL-15, IL-18, IL-23 e osteoprotegerina.[38]

A IL-1 é uma das principais citocinas com efeitos pró-reabsortivos.[39,40] Esta citocina é produzida por monócitos/macrófagos, linfócitos T, células da medula óssea e por osteoclastos. Essa citocina, além de induzir o aumento do número de células precursoras dos osteoclastos, pode também estimular osteoclastos maduros.[41] TNF-α também é uma citocina potente em estimular a diferenciação de osteoclastos, sendo que atua independentemente da interação de RANK e RANKL.[42,43]

Estudos têm demonstrado que algumas citocinas e o lipopolissacarídeo (LPS) de bactérias gram-negativas podem induzir diretamente a diferenciação e a ativação de osteoclastos. IL-1 ativa diretamente osteoclastos por meio da ligação ao seu receptor presente nestas células.[44] O receptor para LPS em osteoclastos é o receptor tipo *Toll* 4 (TLR4).[45-47]

Calcitonina (hormônio peptídico secretado pelas células parafoliculares da glândula tireoide), glicocorticoides e a concentração de cálcio e fosfato extracelular podem inibir a reabsorção.[48] Linfócitos T produzem interferon gama (INF-γ), que é capaz de suprimir a osteoclastogênese, já que interfere com a interação RANK-RANKL.[24] Fator transformador do crescimento beta (TGF-β) é secretado por osteoblastos e osteoclastos, sendo responsável pela modulação da reabsorção óssea, pela migração e diferenciação de osteoclastos, além de agir estimulando quimiotaxia, proliferação e diferenciação de osteoblastos.[49] IL-4, óxido nítrico e IL-18 também são potentes inibidores de reabsorção.[41] Outro exemplo é o estrogênio, que é capaz de inibir a produção de IL-1 e de TNF.[30] Antagonistas de IL-1, TNF e IL-6 podem inibir indiretamente a reabsorção.[29]

A osteoprotegerina (OPG) também funciona como inibidor da reabsorção, já que é capaz de ligar-se ao RANKL, impedindo a interação do osteoclasto com o osteoblasto.[50] Essa molécula faz parte da família dos receptores para TNF.[33]

Assim, fatores liberados durante a resposta inflamatória a uma infecção podem estimular a diferenciação dos precursores hematopoiéticos dos osteoclastos, induzindo a formação e o aumento do número destas células, ou podem ativar osteoclastos maduros. Na persistência da inflamação, estes mediadores químicos mantêm a reabsorção. Todavia, são liberados fatores que controlam a reabsorção e, uma vez removido o estímulo à inflamação, tais fatores inibitórios podem se sobrepor aos fatores indutores e então dar início ao processo de reparo das estruturas reabsorvidas.

Nas reabsorções dentárias sempre haverá uma causa representada por fatores desencadeantes que iniciam ou criam as condições iniciais à reabsorção e um estímulo representado por fatores de manutenção que a perpetuam. Baseado no exposto, depreende-se a natureza multifatorial do processo reabsortivo.

## Classificação das reabsorções dentárias

A classificação das reabsorções torna-se difícil, em função da complexidade etiológica. Assim, são classificadas no intuito de selecionar uma terapêutica mais apropriada.

Inicialmente, podemos classificá-las em função da superfície dentária afetada em: *reabsorções externas*, quando se iniciam na superfície radicular externa; *reabsorções internas*, quando se iniciam nas paredes da cavidade pulpar e *reabsorções internas – externas* (perfurantes) quando o processo reabsortivo se estabelece nas superfícies radiculares externas e internas, ocorrendo a comunicação entre as áreas de reabsorção. Nesses casos, geralmente, não é possível identificar em que superfície dentária iniciou-se o processo de reabsorção.

## Reabsorções dentárias externas

A reabsorção dentária externa pode iniciar-se em qualquer ponto da superfície radicular nos dentes erupcionados completamente. No exame radiográfico das reabsorções externas fica mantido o contorno da cavidade pulpar, havendo superposição do canal radicular sobre a área irregular da reabsorção externa (Figura 24.4).

Os tecidos mineralizados dos dentes permanentes não são normalmente reabsorvidos, estando, fisiologicamente, isentos de atividade blástica e clástica. Assim, a superfície radicular é protegida pelo pré-cemento ou cementoide e pela camada de cementoblastos. A camada de pré-cemento funciona como uma barreira orgânica impedindo a atração quimiotática de células clásticas sobre cemento. Contudo, as camadas de cementoblastos e pré-cemento são sensíveis a pequenas agressões físicas, químicas ou biológicas que poderão danificá-las, removendo-as ou acelerando a mineralização do pré-cemento.

Estes eventos expõem áreas de cemento que serão colonizadas por células clásticas, dando início à reabsorção dentária externa. É provável que a exposição de elementos como a hidroxiapatita e/ou determinadas glicoproteínas da matriz mineralizada seja a principal responsável por esta ativação.[5,10,13] A agressão responsável pela lesão dos cementoblastos e do pré-cemento também induz, na região, um processo inflamatório, propiciando um acúmulo maior de mediadores locais da reabsorção.[51]

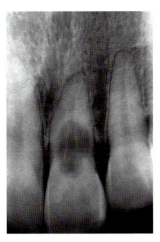

**Figura 24.4** Reabsorção dentária externa. Contorno do canal presente na área de reabsorção externa.

Nas áreas de reabsorção dentária externa, o exame microscópico revela superfícies dentinárias irregulares repletas de odontoclastos em lacunas de Howship, no interior das quais abrem-se numerosos túbulos dentinários sem alteração dos seus diâmetros, mesmo quando observados à microscopia eletrônica de varredura. Na microscopia óptica, os odontoclastos apresentam morfologia variada em seu contorno, forma e distribuição, bem como no número de núcleos, variando de um a sete.[51]

### Reabsorção dentária externa substitutiva

É uma reabsorção dentária externa observada nos reimplantes, transplantes e luxações. Assim, qualquer traumatismo dentário capaz de provocar um dano irreversível ao ligamento periodontal e/ou à superfície radicular pode desencadear uma reabsorção substitutiva, também denominada reabsorção por substituição. Entretanto, a luxação intrusiva e a avulsão dentária, pela extensão do dano ao ligamento periodontal, são os traumatismos responsáveis pelo maior número de reabsorções substitutivas.

Há indícios significativos de que o ligamento periodontal e um (ou mais) fator inibidor da reabsorção liberado pelos cementoblastos e cementoide (pré-cemento) poderiam constituir-se, cada um isoladamente ou em conjunto, em uma proteção para o dente, evitando o aparecimento das condições favoráveis à reabsorção e/ou mantendo afastadas da raiz dentária as células clásticas.[4,5]

Trope e Chivian[5] descrevem que ligamento periodontal, cementoblastos, cementoide e cemento intermediário parecem desempenhar algum papel na resistência da superfície externa da raiz à reabsorção. Acreditam, também, que os restos epiteliais de Malassez da bainha radicular estejam relacionados com a resistência à anquilose e a reabsorção substitutiva da raiz dentária.

Na ausência do ligamento periodontal, ou de parte dele, assim como do fator ou fatores antirreabsortivos, o tecido ósseo fica intimamente justaposto à superfície radicular, estabelecendo uma anquilose dentoalveolar. Essa união direta entre o osso e a raiz favorece a atração e ligação de células clásticas à superfície radicular. Lacunas de reabsorção ativa com osteoclastos podem ser vistas em conjugação com aposição de osso normal realizada pelos osteoblastos.[6,13,14,52] Devido ao ciclo normal de remodelação óssea, o dente anquilosado se converte em parte integrante deste sistema; assim, a raiz é substituída gradualmente por osso.[6]

A reabsorção substitutiva é dependente da destruição do ligamento periodontal. A polpa não está envolvida no processo de reabsorção externa substitutiva. Após o traumatismo e uma vez cessada a inflamação inicial responsável pela remoção dos restos necróticos da área, células adjacentes à raiz desnudada competem para repovoá-la.[52,53] Assim, o reparo será caracterizado por uma competição entre as células vitais do ligamento periodontal remanescente e as células osteogênicas. Em caso de grandes injúrias do ligamento periodontal (mais de 20% da superfície radicular), o número de células vitais remanescentes do ligamento periodontal é muito pequeno ou mesmo inexistente, permitindo que as células osteogênicas se movam da parede do alvéolo e colonizem a superfície radicular danificada. Consequentemente, há formação de tecido ósseo em contato direto com a raiz dentária. Esse fenômeno é denominado anquilose dentoalveolar.[6,10] O processo de remodelação óssea (reabsorção e formação) determina, por meio dos osteoclastos, a reabsorção dos tecidos dentários, enquanto os osteoblastos na fase de formação produzem novo osso na área reabsorvida da raiz. Essa substituição progressiva dos tecidos dentários pelo osso é denominada reabsorção substitutiva.[6,10] A anquilose dentoalveolar e a reabsorção substitutiva não podem ser revertidas porque o tecido ósseo reabsorve e remodela durante toda a vida.

A reabsorção substitutiva é assintomática. Clinicamente, o dente anquilosado mostra-se imóvel (sem mobilidade fisiológica) e, frequentemente, em suboclusão. O dente permanece estável no arco, até uma pequena porção remanescente de raiz. Quando apenas a inserção epitelial sustentar o dente, a exodontia é indicada.

O som à percussão é metálico (alto), claramente diferente dos dentes adjacentes. Pode revelar a anquilose, mesmo antes da radiografia.[2,4,6]

Radiograficamente há o desaparecimento do espaço pericementário e uma substituição contínua da raiz por osso, a qual se origina no segmento apical. As margens da reabsorção são irregulares. O osso adjacente não é reabsorvido, de modo que áreas radiolúcidas não são encontradas no osso junto à raiz reabsorvida (Figura 24.5).

Reabsorções substitutivas recentes apresentam poucos sinais radiográficos, sendo a sua identificação muito

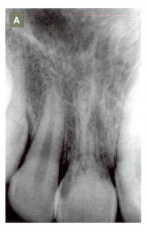 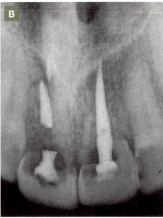

**Figura 24.5 A e B.** Reabsorção dentária externa substitutiva.

difícil. Em reabsorções antigas, as evidências radiográficas são nítidas e a sua identificação torna-se fácil. A reabsorção substitutiva é muito lenta e levará anos (3 a 10) para substituir a raiz dentária.

O traumatismo, além do dano à estrutura periodontal, pode afetar o suprimento neurovascular apical para a polpa dentária. Como consequência, pode ocorrer obliteração da cavidade pulpar ou necrose pulpar. Nos dentes com necrose pulpar, pode ocorrer um processo infeccioso com superposição de uma reabsorção dentária externa substitutiva, a qual, conforme vai progredindo, se encontra com zonas de tecido pulpar necrosado e infectado. O tratamento endodôntico geralmente consegue conter o processo infeccioso, mas não a reabsorção externa substitutiva.[6,8,11,51,53]

Em pacientes jovens, quando a anquilose é acompanhada de suboclusão, a exodontia deve ser levada em consideração, para prevenir a interferência com o crescimento alveolar. Todavia, a exodontia é complicada e pode acarretar perda vertical e horizontal do osso alveolar, com graves comprometimentos estéticos. Nesses casos, pode-se remover a coroa dentária e deixar a raiz no alvéolo para ser paulatinamente substituída por osso. Esse procedimento atenua consideravelmente a perda óssea. O tratamento ortodôntico é contraindicado em dentes anquilosados ou com reabsorções substitutivas.

### Reabsorção dentária externa transitória

Reabsorção dentária transitória ou de superfície é uma reabsorção externa que paralisa sem qualquer intervenção. É autolimitante e prontamente reparada.[4,6,51] Pode se estabelecer em qualquer ponto situado ao longo da raiz dentária.

A reabsorção é paralisada porque:

- A área danificada da raiz e o processo inflamatório instalado não têm magnitude suficiente para manter e dar continuidade à reabsorção
- Um fator inibidor da reabsorção presente na dentina é maior do que o estímulo recebido pelas células clásticas oriundo de pequenas agressões ao complexo protetor da raiz
- A polpa não está envolvida.

Pela falta de estímulo para manter sua ação e/ou para vencer o fator inibidor de reabsorção presente na dentina, as células clásticas cessam a atividade reabsortiva e as do ligamento promovem o reparo da área. Isto caracteriza a reabsorção dentária externa transitória.[3,9,51,53,54]

A reabsorção dentária externa transitória é causada por agressões pouco significativas e de pequeno tempo de ação. Havendo a sobrevivência de grande número de células vitais remanescentes do ligamento periodontal, elas poderão reverter a anquilose inicialmente instalada, paralisando o processo reabsortivo iniciado pelas células elásticas. Tem como etiologia lesões traumáticas de baixa intensidade localizadas nos tecidos de sustentação do dente, como a concussão e a subluxação.

As reabsorções dentárias externas transitórias, embora frequentes quando do exame histológico de dentes humanos extraídos, raramente são observadas no exame radiográfico. Devido ao pequeno tamanho, são de difícil visualização radiográfica.

São autolimitantes e reparam-se espontaneamente, por meio de neoformação cementária, com restabelecimento do contorno original da raiz. Nas cavidades mais profundas, que penetram na dentina, não há restabelecimento do contorno. Segundo Henry e Weinmann,[54] 90% dos dentes normais apresentam este tipo de reabsorção.

Ao exame clínico, o dente apresenta-se com características de normalidade e nenhum tratamento está indicado, em função de a reparação ocorrer espontaneamente.[6,14,51]

### Reabsorção dentária externa por pressão

É uma reabsorção dentária externa determinada por pressão. Pode ser provocada por tratamento ortodôntico, dentes impactados, erupções dentárias, cistos, neoplasias e traumatismo oclusal, e cessa, desde que removida a causa, estando a polpa dentária hígida. Contudo, em determinadas circunstâncias, nas quais a remoção cirúrgica da causa possa comprometer a integridade do feixe vasculonervoso pulpar, o tratamento endodôntico se faz necessário.[2,15,55,56] Quando o tratamento ortodôntico é a causa e o estímulo para a reabsorção, ela cessará após a remoção da força. Nos casos de dentes vitais em que não há paralisação, a reabsorção pode estar associada à patologia pulpar (inflamação pulpar). Nestes casos, a terapia endodôntica é indicada na tentativa de cessar a reabsorção.[2,6,56]

A reabsorção está localizada com mais frequência na região apical dos dentes do que nas paredes laterais.

Não há confirmação de que os dentes traumatizados sejam mais suscetíveis à reabsorção por pressão. Porém, aqueles com sinais de reabsorção antes do tratamento ortodôntico podem ser mais propensos à mesma.[6,57,58]

Quanto aos dentes tratados endodonticamente, não há estudos mostrando diferença em relação aos vitais quanto à reabsorção dentária externa por pressão.[57,59]

### Reabsorção dentária externa associada à infecção da cavidade pulpar

Esta reabsorção progride continuamente e sua paralisação exige a intervenção do profissional que retira ou elimina o fator de manutenção presente no interior do canal radicular.[4,10]

As reabsorções dentárias externas associadas à infecção da cavidade pulpar podem ser classificadas em: reabsorção dentária externa apical; reabsorção dentária externa do segmento médio e reabsorção dentária externa cervical.

### Reabsorção dentária externa apical

É uma reabsorção dentária progressiva localizada no ápice radicular e ocorre em dentes portadores de necrose pulpar e lesão perirradicular crônica.

O processo de reabsorção apical é progressivo, provocando desde pequenas perdas de substâncias, imperceptíveis ao exame radiográfico, até grandes destruições que podem comprometer o sucesso do tratamento endodôntico (Figura 24.6A a C). Também pode estar presente em dentes tratados endodonticamente portadores de lesão perirradicular crônica (Figura 24.7).

Ferlini[60] afirmou que reabsorções dentárias apicais estão presentes na maioria dos dentes com processo perirradicular crônico e são mais facilmente vistas ao exame microscópico óptico ou eletrônico do que no exame radiográfico. Esses achados foram confirmados pelo trabalho de Lauz et al.,[61] em que apenas 19% dos dentes estudados (114 dentes) apresentaram reabsorção apical detectável radiograficamente, enquanto ao exame histopatológico, 81% apresentaram esta condição.

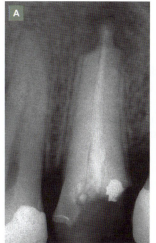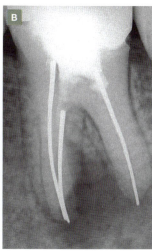

**Figura 24.7** Reabsorção dentária externa apical presente em dente com tratamento endodôntico.

Nas lesões perirradiculares agudas, como o abscesso perirradicular, devido à necrose por liquefação típica, não há favorecimento da instalação de células clásticas na superfície radicular desnuda. Dessa forma, nos abscessos perirradiculares, a raiz envolvida não sofre reabsorções dentárias significativas que possam ser notadas nas radiografias periapicais,[51] exceto quando o abscesso se origina da agudização de uma lesão crônica.

Polpa dental necrosada e infectada constitui-se no principal fator etiológico. As bactérias no interior do sistema de canais radiculares promovem uma inflamação crônica nos tecidos perirradiculares que induzem a liberação de mediadores químicos, como interleucinas,

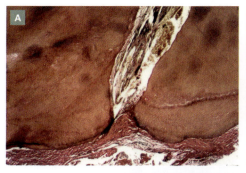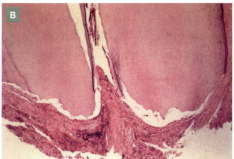

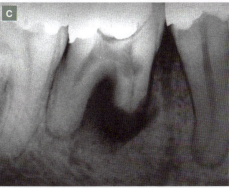

**Figura 24.6** Reabsorção dentária externa apical. **A.** Região apical normal. (Cortesia do Prof. J. E. Mattos.) **B.** Aspecto histológico da reabsorção. (Cortesia da Professora Telma Aguiar.) **C.** Aspecto radiográfico.

prostaglandinas e TNF que podem estimular ou ativar as células clásticas que promovem a reabsorção óssea e dentária apical.[6,12]

A sobreinstrumentação do canal radicular, durante o tratamento endodôntico, pode desencadear a reabsorção inflamatória apical. Porém, a continuidade da reabsorção está ligada à presença de um estímulo de manutenção, representado por uma lesão perirradicular crônica.

As razões para a maior suscetibilidade do ápice radicular em relação à de outras áreas radiculares, quanto à reabsorção dentária externa apical, não estão bem elucidadas. Todavia, admite-se que, estando o processo inflamatório confinado a uma pequena área do ápice radicular, há maior concentração de fatores da reabsorção capazes de vencer a resistência dos tecidos radiculares à instalação do processo patológico. Outra suposição seria a de falhas na junção cemento-dentina ou a pequena espessura do pré-cemento e cemento no canal cementário. Assim, a dentina mineralizada estaria exposta, atraindo as células clásticas da reabsorção. Também se sabe que a fixação inicial dos odontoclastos na superfície radicular ocorre nas áreas entre as inserções das fibras periodontais que, assim, funcionariam como protetoras. Como tem sido citado, a concentração dessas inserções é menor no segmento apical, disto resultando mais áreas a serem alcançadas pela célula de reabsorção.[2,4,5]

A reabsorção apical clinicamente é assintomática. Sintomas que podem levar a seu diagnóstico estão associados à inflamação perirradicular. Radiograficamente observam-se áreas radiotransparentes no ápice radicular e no osso adjacente. Geralmente, há um encurtamento da raiz, representado por um plano perpendicular ao eixo radicular. Entretanto, a reabsorção, na maioria das vezes, é irregular, podendo ser mais acentuada em uma das faces da raiz, adquirindo o aspecto denominado *bico de flauta*. Outras vezes, além do encurtamento da raiz, a reabsorção adentra o canal em sentido coronário. Também a reabsorção do segmento apical, com manutenção do lúmen do canal intacto, é observada. (Figura 24.8A a D.) Histologicamente, a lesão perirradicular tem características de um granuloma ou cisto. Na superfície radicular apical, observa-se reabsorção de cemento, ou cemento e dentina. Ao lado das lacunas de reabsorção podem ser encontradas lacunas remineralizadas.[51,55,60]

O tratamento das reabsorções dentárias externas apicais visíveis radiograficamente deve ser direcionado ao combate da infecção endodôntica. A instrumentação deve ser realizada em toda a extensão do canal remanescente buscando-se, com os instrumentos mais calibrosos, criar um batente ligeiramente aquém da margem mais reabsorvida.

Nas reabsorções apicais, geralmente há um encurtamento da raiz, representado por um plano perpendicular ao eixo radicular. Entretanto, outras vezes, a reabsorção é irregular, podendo ser mais acentuada em uma das faces da raiz, adquirindo o aspecto denominado *bico de flauta*. Nesses casos, a radiografia revela o término da raiz, e não o do canal radicular.

O término do canal radicular pode ser evidenciado por meio da colocação de uma pasta de hidróxido de cálcio com um contrastante (iodofórmio ou óxido de zinco). A pasta deve preencher todo o canal e promover um extravasamento na região apical. A seguir, radiografando-se o dente, observa-se o preenchimento do canal até o ponto onde ocorreu o extravasamento, que aparece com a forma de um cogumelo, sendo o término da raiz visto mais além. Com esse procedimento, podemos determinar o comprimento do canal radicular e o posicionamento do batente apical. Para raízes com dois canais, estes deverão ser preenchidos isoladamente e, a seguir, radiografados.

Solução de hipoclorito de sódio a 2,5% deve ser usada como substância coadjuvante do preparo.[2,62] Após o

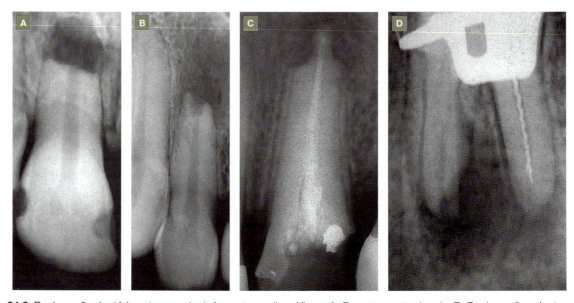

**Figura 24.8** Reabsorção dentária externa apical. Aspectos radiográficos. **A.** Encurtamento da raiz. **B.** Reabsorção adentra o canal. **C.** Manutenção do lúmen do canal. **D.** Bico de flauta.

preparo, a *smear layer* é retirada, preenchendo-se o canal radicular com solução de ácido etilenodiaminotetracético (EDTA) a 17%. A solução permanece no interior do canal por cinco minutos, sendo que, durante os dois primeiros minutos, ela é agitada com uma espiral Lentulo® ou instrumento endodôntico tipo K de diâmetro menor que o empregado no preparo apical. A seguir, o canal radicular é irrigado com hipoclorito de sódio.[2]

O uso de um medicamento intracanal é imprescindível e tem como objetivo eliminar bactérias que permaneceram após o preparo químico-mecânico no interior dos canais radiculares. Como medicamento intracanal, utilizamos uma pasta de hidróxido de cálcio e iodofórmio ou óxido de zinco (proporção de 3:1 em volume), tendo como líquido uma gota de paramonoclorofenol canforado (PMCC) e uma gota de glicerina (HPG).[63,64] A mistura obtida deve apresentar aspecto homogêneo e consistência cremosa. O medicamento deve preencher o canal em toda a extensão, sendo recomendado um pequeno extravasamento da pasta na região apical. A seguir, realiza-se o selamento coronário.

A pasta de hidróxido de cálcio, além da atividade antimicrobiana, atua como uma barreira físico-química, impedindo a proliferação de bactérias residuais, a reinfecção do canal radicular por microrganismos oriundos da cavidade bucal, e a invaginação de tecido de granulação da área reabsorvida ao lúmen do canal radicular. Pode promover também a necrose das células de reabsorção nas lacunas de Howship, neutralizar ácidos de células clásticas, impedindo a dissolução mineral da raiz, e tornar o meio inadequado para a atividade das enzimas ácidas liberadas pela célula clástica.[65]

Geralmente, renovamos a pasta de hidróxido de cálcio 7 dias após a colocação inicial. Persistindo a tumefação apical e/ou o exsudato, recapitula-se o preparo químico-mecânico e renova-se o medicamento, a cada 7 dias. O tempo de permanência da pasta de hidróxido de cálcio no interior do canal radicular está condicionado à terapia endodôntica proposta.

Nos casos em que a medicação intracanal é empregada com objetivo antimicrobiano, após a remissão dos sintomas clínicos, a pasta de hidróxido de cálcio é removida e o canal obturado pela técnica convencional ou da guta-percha termoplastificada. Todavia, em razão de a reabsorção apical alterar a anatomia interna do forame e do canal cementário, o controle longitudinal do material obturador, no interior do canal radicular remanescente, é problemático. Nesses casos, é recomendada a técnica de obturação com tampão apical (Figuras 24.9 a 24.14).

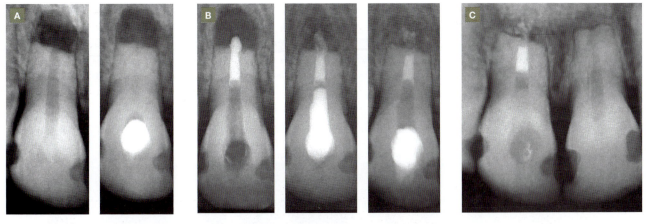

**Figura 24.9** Reabsorção dentária externa apical. Sequência radiográfica. **A.** Inicial, após preparo e colocação de pasta HPG com agente contrastante. **B.** Após obturação com tampão de pasta de hidróxido de cálcio com veículo oleoso. Controle de 6 meses e 1 ano. **C.** Controle de 6 anos.

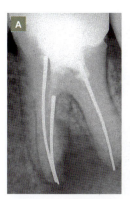 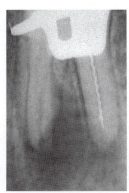 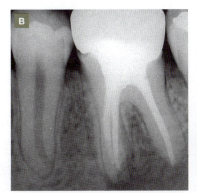 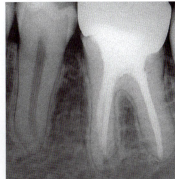

**Figura 24.10** Reabsorção dentária externa apical. Sequência radiográfica. **A.** Inicial e preparo dos canais. **B.** Após obturação com tampão apical de pasta de hidróxido de cácio com veículo oleoso. Controle de 1 e 10 anos.

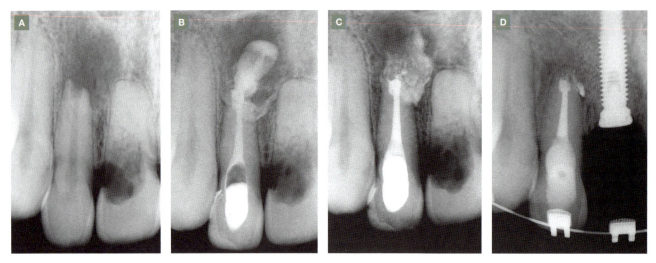

**Figura 24.11** Reabsorção dentária externa apical. Sequência radiográfica. **A.** Inicial. **B.** Após preparo e colocação de pasta HPG com agente contrastante. **C.** Obturação com tampão apical. Controle de 1 ano. **D.** Controle de 2 anos.

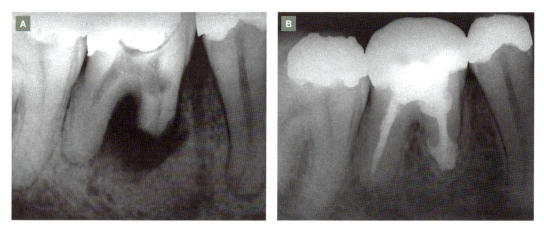

**Figura 24.12** Reabsorção dentária externa apical. Sequência radiográfica. **A.** Inicial. **B.** Após preparo e obturação com tampão apical de pasta de hidróxido de cálcio com veículo oleoso. Controle de 2 anos.

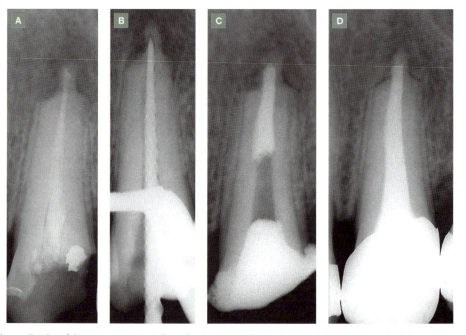

**Figura 24.13** Reabsorção dentária externa apical. Sequência radiográfica. **A.** Inicial. **B.** Preparo. **C.** Obturação com tampão apical de pasta de hidróxido de cálcio com veículo oleoso. **D.** Controle de 2 anos. (Cortesia do Prof. Valdir de Souza.)

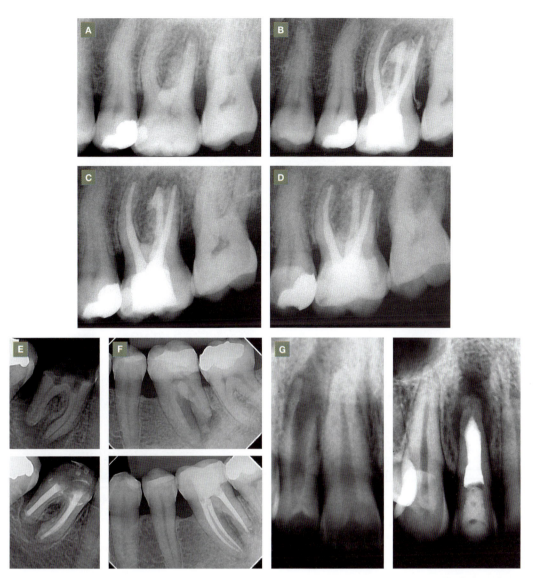

**Figura 24.14** Reabsorção dentária externa apical. Raiz palatina do primeiro molar superior. **A.** Inicial. **B.** Obturação do canal palatino com pasta de hidróxido de cálcio e veículo oleoso. Canais vestibulares com obturação convencional. **C.** Controle de 6 meses. **D.** Controle de 18 meses. **E.** Reabsorção dentária externa apical. Obturação convencional, controle após 2 anos. (Cortesia do Dr. Paulo Camilo.) **F.** Reabsorção dentária externa apical. Obturação convencional. Foi empregada medicação intracanal de HPG com agente contrastante. Obturação com tampão apical de pasta de hidróxido de cálcio com veículo oleoso no canal distal. (Cortesia do Dr. M. A. Toledo.) **G.** Reabsorção dentária externa apical. Foi empregada medicação intracanal de HPG com agente contrastante. Após a obtenção da barreira apical, a obturação convencional foi realizada. (Cortesia da Dra. Tâmara L. L. Fortunato.)

Outra proposta terapêutica é a de que, além da finalidade antimicrobiana, a pasta de hidróxido de cálcio deve funcionar como uma obturação temporária. O objetivo principal de tal proposta é devido ao fato de que essa pasta, ao entrar em contato com o tecido conjuntivo da área de reabsorção, favorece a reparação desta área, a partir da deposição de um tecido mineralizado.[4,66]

Os íons hidroxila, oriundos da dissociação do hidróxido de cálcio em contato com o tecido, causam no mesmo uma zona de desnaturação proteica superficial, que é caracterizada por necrose de coagulação. Devido à baixa solubilidade do hidróxido de cálcio, a cauterização química ocorrida no tecido é superficial e transitória. Igualmente, essa substância promove um ambiente alcalino, impróprio para o desenvolvimento de bactérias na superfície do tecido necrosado. Assim, o tecido fica em condições celulares e enzimáticas para iniciar o seu processo de reparo. Cumpre salientar que, para ocorrer esta reparação, o tecido deve estar organizado e, no máximo, ligeiramente inflamado. De outro modo, essa propriedade do hidróxido de cálcio não será observada.[4,66,67]

Controles clínicos radiográficos são recomendados para se avaliar a evolução do processo reparador. Recomenda-se o primeiro exame 30 dias após a colocação da pasta de hidróxido de cálcio no interior do canal radicular, seguido de controles trimestrais. Embora, em alguns casos, o fechamento apical possa ocorrer dentro de 6 meses, é normal demorar 18 meses ou mais, período este aparentemente relacionado com a extensão da área reabsorvida.

Nesses controles, a troca da pasta de hidróxido de cálcio não é necessária. Entretanto, se o controle radiográfico revelar a reabsorção da pasta no interior do canal, a troca será realizada. Alguns autores têm observado melhores resultados com a renovação mensal da mesma.[4,6,66]

Radiograficamente, obtido o selamento apical, a pasta hidróxido de cálcio é removida do interior do canal radicular até o limite de barreira mineralizada. A seguir, o canal é obturado pela técnica de compactação lateral ou guta-percha termoplastificada. Essa proposta terapêutica tem como inconveniente retardar a restauração definitiva do dente. Isso pode favorecer a contaminação do canal radicular, a fratura do dente e retardar o restabelecimento da função mastigatória e da estética.

Quando reabsorção apical está presente em dentes tratados endodonticamente de maneira deficiente, é indicado o retratamento endodôntico. Se a terapia endodôntica fracassar na interrupção da reabsorção, a cirurgia perirradicular deve ser indicada.

Para dentes portadores de um tratamento endodôntico bem conduzido, a opção poderá ser cirúrgica. Nesse caso, é provável que o fator de manutenção que estimula o processo de reabsorção seja a presença de um biofilme perirradicular, ou mesmo de uma infecção persistente em áreas não acessíveis ao procedimento químico mecânico do canal radicular.

Se as radiografias de controle após 6 meses ou 1 ano mais tarde mostrarem reabsorção continuada ou lesão perirradicular persistente, parte-se para a cirurgia perirradicular, ficando claro, porém, que o tratamento clínico é sempre a primeira opção de resolução para as reabsorções dentárias externas apicais.[2,6,11,15]

### Reabsorção dentária externa lateral

É uma reabsorção dentária externa progressiva estabelecida nos segmentos médio e/ou apical da superfície radicular. A face externa da raiz é, normalmente, bem protegida pelo ligamento periodontal e pelo cemento. Se o ligamento periodontal for perdido, ocorrerá anquilose.

Injúrias traumáticas de baixa intensidade, como oclusão traumática, concussão e subluxação, geralmente não causam necrose pulpar. Assim, após o dano mecânico na superfície da raiz, o tecido lesado será eliminado pela resposta inflamatória local e ocorrerá a reparação com novo cemento e ligamento periodontal, devido à ausência de estímulos para a continuação da resposta inflamatória (reabsorção dentária externa lateral transitória).[6,13,14,51]

Entretanto, injúrias mais graves, como luxações ou avulsões, determinam a ruptura dos vasos sanguíneos do forame apical e, consequentemente, a necrose pulpar isquêmica. Bactérias então alcançarão o canal radicular, através de microrrachaduras do esmalte-dentina ou de túbulos dentinários expostos, estabelecendo-se, em 2 a 3 semanas, um processo infeccioso endodôntico. A reabsorção dentária externa localizada na superfície radicular, vencendo a barreira estabelecida pelo cemento, deixará expostos túbulos dentinários adjacentes. Bactérias e seus produtos presentes no canal radicular podem, através desses túbulos dentinários, alcançar os tecidos periodontais laterais e provocar uma resposta inflamatória (reabsorção dentária externa lateral progressiva), que no exame clínico pode demonstrar uma flutuação, ou até mesmo uma fístula. Também está presente em dentes cujos canais foram tratados de maneira deficiente (Figura 24.15).[6,7,13]

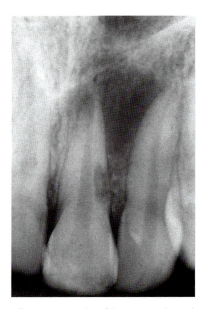

**Figura 24.15** Reabsorção dentária externa lateral progressiva.

A resposta inflamatória no periodonto consiste em um tecido de granulação com numerosos linfócitos, células plasmáticas e leucócitos polimorfonucleares. Ao lado dessa área, a superfície radicular sofre uma reabsorção intensa, com numerosas lacunas de Howship e células multinucleares.[6,8,13,21,51]

Radiograficamente, há perda contínua de tecido dental, associada a zonas radiolúcidas persistentes e progressivas no osso adjacente. Podem estar localizadas nas faces laterais (mesial e distal) ou vestibular ou palatina da raiz dentária. Quando localizadas nas faces vestibular ou lingual, as lesões (reabsorções) movem-se com as variações de angulagem horizontal radiográfica. Devido à falta de comunicação com a cavidade pulpar, é possível distinguir claramente o contorno do canal radicular, por meio da área radiolúcida de reabsorção. Essas características diferenciam as reabsorções externas das internas.

Normalmente, a reabsorção não atinge o lúmen do canal – *reabsorção externa não perfurante*. Porém, às vezes, o processo pode penetrar no canal radicular ou, durante a instrumentação, ocorrer a comunicação – *reabsorção externa perfurante* (reabsorção interna – externa).

Nos casos, considerados não perfurantes, realizamos o tratamento endodôntico em dentes com necrose pulpar ou o retratamento endodôntico de dentes tratados deficientemente, dando ênfase ao combate da infecção endodôntica presente no sistema de canais radiculares. A instrumentação deve ser realizada, visando à limpeza e à modelagem do canal radicular. Solução de hipoclorito de sódio a 2,5% é usada como substância coadjuvante do preparo. A *smear layer* deve ser removida e uma medicação intracanal, usada.

Como medicamento intracanal, devemos usar a pasta HPG com contrastante (iodofórmio ou óxido de zinco). Damos preferência ao uso desta pasta, em função de ela, ao preencher o canal radicular, revelar, radiograficamente, a presença ou não de possível comunicação com a área de reabsorção. A seguir, realiza-se o selamento coronário.[2]

Geralmente renovamos a pasta de hidróxido de cálcio 7 dias após a sua colocação inicial. Persistindo a tumefação, renovamos o preparo químico-mecânico e o medicamento, a cada 7 dias.

Não havendo sintomas clínicos, retiramos a pasta e obturamos o canal radicular. Nesses casos, não há necessidade de usarmos cimentos obturadores à base de hidróxido de cálcio (Figura 24.16).

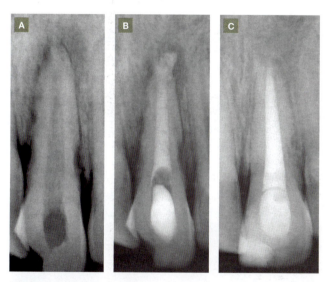

**Figura 24.16** Reabsorção dentária externa lateral não perfurante. Sequência radiográfica. **A.** Inicial. **B.** Após preparo e colocação da pasta HPG com agente contrastante. **C.** Após obturação, controle de 2 anos.

Nos casos considerados perfurantes (interna – externa), após o preparo químico-mecânico e a remoção da *smear layer*, o uso de um medicamento intracanal é imprescindível, tendo como objetivo eliminar bactérias, assim como preencher todo o canal radicular e a região da perfuração (reabsorção). Como medicamento intracanal utilizamos a pasta HPG com contrastante. A mistura obtida deve a apresentar aspecto homogêneo e consistência cremosa. A seguir, realizamos o selamento coronário.

A pasta HPG, além da atividade antimicrobiana, atua como uma barreira físico-química, impedindo a proliferação de bactérias residuais, a reinfecção do canal radicular por bactérias oriundas da cavidade oral e a invaginação de tecido de granulação da área reabsorvida ao lúmen do canal radicular.

Geralmente, renova-se a pasta de hidróxido de cálcio 7 dias após a sua colocação inicial. Persistindo a tumefação e/ou exsudato, recapitula-se o preparo químico-mecânico e renova-se o medicamento, a cada 7 dias. O objetivo precípuo da medicação intracanal com a pasta HPG é o de eliminar a infecção intratubular responsável pela manutenção da reabsorção dentária externa inflamatória progressiva.

Controles clínicos radiográficos são recomendados para se avaliar a evolução do processo reparador. Recomendamos o primeiro exame 30 dias após a colocação da pasta de hidróxido de cálcio no interior do canal radicular, seguido de controles trimestrais. Embora, em alguns casos, o fechamento da perfuração lateral possa ocorrer dentro de 6 meses, é normal demorar 18 meses ou mais, período este aparentemente relacionado com a extensão da área reabsorvida.

Nesses controles, a troca da pasta de hidróxido de cálcio não é necessária. Entretanto, se o controle radiográfico revelar a reabsorção da pasta no interior do canal, a troca será realizada. Alguns autores têm observado melhores resultados com a renovação mensal da mesma.[4,6,66]

Radiograficamente, obtido o selamento da reabsorção lateral perfurante, a pasta de hidróxido de cálcio é removida do interior do canal radicular. A seguir, o canal é obturado pela técnica de compactação lateral ou guta-percha termoplastificada.[1,68]

A proposta terapêutica descrita tem como inconveniente o tempo muito longo que o paciente permanece em tratamento. Assim, após o uso da pasta HPG, com finalidade antimicrobiana, podemos obturar o canal e a área reabsorvida definitivamente. Nesses casos, devemos usar material obturador contendo hidróxido de cálcio. O canal deve ser obturado pela técnica de compactação lateral.

Como rotina, empregamos como material obturador a pasta de hidróxido de cálcio com veículo oleoso (pasta L&C – Lenza Farmacêutica, Belo Horizonte, MG). Nos casos de reabsorções perfurantes, podemos afirmar que o uso do hidróxido de cálcio com veículo oleoso é melhor do que com o aquoso, uma vez que aquele diminui a diluição do material nos fluidos orgânicos da reabsorção, tornando-o menos facilmente absorvível, criando melhores condições para a deposição de tecido duro na reparação da lesão.[2,67,69]

O material obturador deve preencher o canal radicular e a área reabsorvida (Figura 24.17). Podemos, também, obturar o canal, inclusive a área reabsorvida, com MTA (mineral trióxido agregado).[2,4,10]

A opção cirúrgica, dependendo da localização da área de reabsorção, pode ser indicada, quando do fracasso da terapia endodôntica. Em função do tamanho da reabsorção, do comprometimento dos tecidos adjacentes e disseminação do processo infeccioso, a exodontia deve ser indicada.

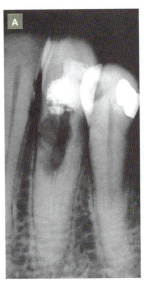
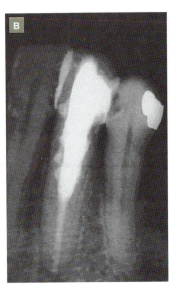

**Figura 24.17** Reabsorção dentária externa lateral perfurante. Sequência radiográfica. **A.** Inicial. **B.** Obturação convencional do segmento apical do canal. Preenchimento da área de reabsorção com pasta de hidróxido de cácio com veículo oleoso. Controle de 2 anos.

### Reabsorção dentária externa cervical invasiva

É uma reabsorção dentária externa progressiva, que se localiza no segmento coronário da raiz, no sentido coroa-ápice, além do epitélio juncional do dente. É também denominada reabsorção inflamatória subepitelial da raiz ou, simplesmente, reabsorção cervical.[5,9,10,70-73] É resultado de uma reação inflamatória do ligamento periodontal advinda de estímulo microbiano oriundo do sulco gengival ou mesmo do canal radicular.[6,13,71] Todavia, para Heithersay,[71] a reabsorção cervical pode também ser oriunda de um distúrbio benigno proliferante fibrovascular ou fibro-ósseo, em que bactérias não têm nenhum papel na patogênese, mas podem tornar-se invasoras secundárias. O nome reabsorção cervical implica que a reabsorção deve ocorrer na área cervical do dente. Porém, a inserção periodontal do dente não está sempre na margem cervical, fazendo com que o mesmo processo possa ocorrer mais apicalmente na superfície radicular.[7,51,57,71,74,75]

Pode ocorrer após anos do acidente traumático, sendo que o paciente, geralmente, não se recorda. Sua exata patogenia não está totalmente esclarecida.[15,71]

De modo geral, ocorrem em dentes reimplantados e anquilosados, em infraoclusão, mas pode ocorrer em dentes luxados. Pode ser consequência, também, de movimentos ortodônticos e cirurgia ortognática.[7,51,57,71,74,75]

Alguns trabalhos relacionam, também, as reabsorções inflamatórias cervicais como consequência do clareamento não vital. Todavia, os dentes que apresentaram reabsorções estavam relacionados com a história de traumatismo.[75-80]

Ocorre em dentes com polpa viva, assim como em dentes tratados endodonticamente. A polpa não exerce nenhum papel na reabsorção cervical e, na maioria das vezes, apresenta-se normal, histologicamente. Devido à origem do estímulo (infecção) geralmente não ser da polpa,

acredita-se que os bactérias do sulco gengival sejam as que estimulam e mantêm a resposta inflamatória no periodonto, no nível da união da raiz.[10,71] Tem-se postulado que bactérias e produtos bacterianos do sulco gengival alcançariam a área via túbulos dentinários da dentina cervical, estimulando e mantendo a resposta inflamatória do periodonto. Na área inflamada e infectada, há produção e liberação de mediadores químicos da reabsorção (citocinas dos macrófagos e linfócitos, além das prostaglandinas) que ativarão as células clásticas a reabsorverem a dentina e o osso. Endotoxinas, produzidas e liberadas por bactérias, também contribuem para a progressão da reabsorção. Deste modo, a reabsorção cervical torna-se progressiva, a qual pode destruir o dente por completo em um curto período.[10,51,71]

A reabsorção cervical é assintomática e, geralmente, detectada por meio do exame radiográfico. Os dentes unirradiculares são, geralmente, os afetados, e o processo tende a ser lento. Como citado, a polpa não está envolvida e os testes de sensibilidade resultantes estarão dentro de limites normais. Se a polpa for exposta por uma reabsorção extensa, será esperada sensibilidade anormal ao estímulo térmico.

A pré-dentina e a camada de odontoblastos parecem funcionar como uma barreira à reabsorção. Quando a pré-dentina é atingida, o processo de reabsorção sofre resistência e continua lateralmente em sentido coronário e apical. Em estados avançados, o tecido de granulação pode ser observado solapando o esmalte da coroa dentária, dando-lhe uma aparência rosada. Esta *mancha rósea* é oriunda do ligamento periodontal, e não da polpa dentária.[6,14,15,55,73] Nestas condições, geralmente o esmalte dentário é fraturado, promovendo a comunicação da reabsorção com o sulco gengival (Figura 24.18A e B).

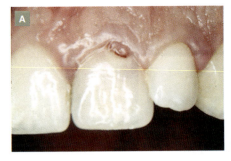
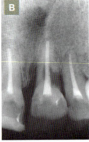

**Figura 24.18** Reabsorção dentária externa cervical invasiva. **A.** Aspecto clínico. **B.** Aspecto radiográfico (incisivo central).

A *mancha rósea* tem sido tradicionalmente descrita como um sinal patognomônico da reabsorção radicular interna, localizada na região coronária e oriunda da polpa dentária. Em consequência, muitos casos de reabsorção cervical são mal diagnosticados e tratados como reabsorção radicular interna.[6,10,55,71]

O aspecto radiográfico da reabsorção cervical é variável. Quando localizada nas faces proximais da superfície radicular, é caracterizada por uma área radiotransparente no interior da raiz, que se expande na dentina em sentidos coronário e apical. As imagens são similares às de cáries profundas. Entretanto, a sondagem revela paredes amolecidas, enquanto nas reabsorções cervicais são duras e resistentes.

A reabsorção óssea sempre acompanha a reabsorção cervical, com imagens que se confundem com bolsas infraósseas de origem periodontal. Entretanto, quando sondadas, diferentemente das bolsas periodontais, sangram abundantemente e uma sensação tátil de esponja é observada, em função da presença de tecido de granulação firmemente aderido à área reabsorvida.

Quando vestibular ou lingual, a imagem radiográfica depende da extensão da área reabsorvida. Inicialmente, uma radiotransparência próxima à margem cervical será observada. Com o progresso da reabsorção sobre a dentina, a área radiotransparente pode estender-se, de um modo considerável, em sentidos apical e coronário. Devido à falta de comunicação com a cavidade pulpar, é possível distinguir claramente o contorno do canal radicular, identificado por linhas radiopacas através da área radiotransparente da reabsorção cervical.

O aspecto histopatológico revela a tentativa de reparação, por meio de um tecido semelhante a osso ou cemento, ocorrendo, algumas vezes, a união do osso e dentina (reabsorção substitutiva).[6,70,71,73] A reabsorção cervical pode se apresentar clínica e radiograficamente na superfície radicular como uma cratera ampla (Figura 24.19A e B) ou como uma pequena abertura (Figura 24.20).

Quando apresentar a forma de uma cratera ampla, onde parte do processo patológico se situa intraóssea e a outra supraóssea o tratamento consiste em expor cirurgicamente a lesão, remover o tecido de granulação e restaurar a área reabsorvida. Todavia, o padrão da extensão da área reabsorvida faz com que a aplicação dos princípios do tratamento seja difícil e complexo. A remoção de todo o tecido de granulação da raiz e do osso, até alcançar o tecido não infectado, é imprescindível para o sucesso do tratamento.

Dependendo da extensão e do local da reabsorção, a osteotomia poderá ser indicada. Após regularização dos bordos e secagem da área reabsorvida, esta será obturada com resina composta ou ionômero de vidro. Se possível, o isolamento absoluto deve ser aplicado durante a fase de obturação da área reabsorvida. A seguir, o retalho mucoperióstico é reposicionado e suturado. Procedimentos de regeneração tecidual guiada são promissores para o tratamento dessas patologias.

Nas reabsorções cervicais, o tratamento endodôntico poderá ou não ser indicado, em função da quantidade de dentina que separa o assoalho da área reabsorvida do lúmen do canal radicular. Entretanto, é aconselhável a terapia endodôntica eletiva, antes da cirurgia.

Nestas reabsorções, após a remoção do tecido patológico, observamos uma loja ampla de paredes firmes e brilhantes. Estas características são fatores marcantes no diagnóstico diferencial de processos cariosos, que também podem ocorrer nas áreas cervicais dos dentes.

É imperioso ressaltar que, radiograficamente, essas entidades patológicas nem sempre são diferenciadas, o que leva muitos profissionais a confundirem reabsorções com cáries cervicais.

No tratamento das reabsorções cervicais de dentes anteriores, como parte do processo está localizado em situação intraóssea, recomenda-se a tração ortodôntica controlada do dente, até que toda a área de reabsorção fique em uma situação supraóssea. Há necessidade, após a extrusão do dente, de realizar sua esplintagem para a formação de osso na região perirradicular, cirurgia para o contorno ósseo e periodontal, além de restauração definitiva.

O material restaurador de escolha da área reabsorvida tem sido, tradicionalmente, os compósitos de micropartículas, face à possibilidade de se obter melhor lisura superficial; entretanto, uma desvantagem importante pode ser a sua radiolucidez. Portanto, compósitos micro-híbridos, em função de sua radiopacidade e melhor reologia, representam melhor alternativa. Apesar da ausência de esmalte nessa área, a hibridização dentinária com sistemas adesivos de última geração promoverá excelente selamento marginal (Figuras 24.21 e 24.22).

À reabsorção cervical, nos casos em que a abertura da área patológica junto à parede externa do dente é

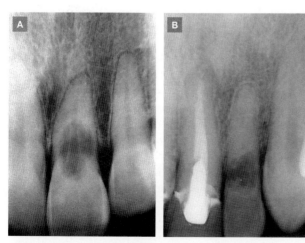

**Figura 24.19 A e B.** Reabsorção dentária externa cervical invasiva. Aspecto de cratera ampla na superfície radicular.

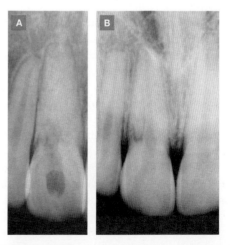

**Figura 24.20 A e B.** Reabsorção dentária externa cervical invasiva. Aspecto de pequena abertura na superfície radicular.

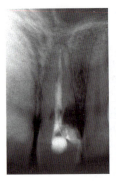 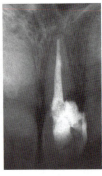 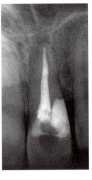

**Figura 24.21** Reabsorção dentária externa cervical invasiva. Abertura ampla na superfície radicular. Retratamento endodôntico e tratamento cirúrgico da reabsorção.

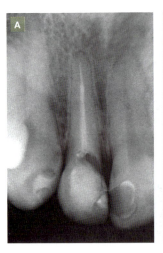 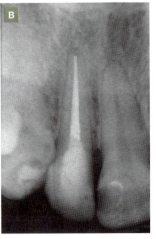

**Figura 24.22** Reabsorção dentária externa cervical invasiva. Abertura ampla na superfície radicular. Retratamento endodôntico e tratamento cirúrgico da reabsorção.

de pequena dimensão, as células reabsortivas penetram no dente (dentina) por meio da pequena área desnuda e causam a expansão da reabsorção no tecido dentinário entre o cemento e a pré-dentina. Geralmente, as polpas se mantêm vivas e o processo reabsortivo não penetra o tecido pulpar devido às qualidades protecionais da pré-dentina, mas espalha-se ao redor do canal radicular de forma irregular. À medida que avança tortuosamente através da dentina, há deposição de tecido duro, de aparência osteoide. A reabsorção cervical com estas características é chamada *reabsorção cervical invasiva*, a qual, radiograficamente, não apresenta um padrão ou modelo definido que possa caracterizá-la; entretanto, revela uma área radiotransparente irregular, geralmente superposta ao canal radicular, que conserva a sua forma original. A lesão (reabsorção) move-se com as variações de angulagem horizontal radiográfica.[3,6,11,70,72]

Devido à expansão da reabsorção cervical invasiva na dentina em sentido coroa-ápice, aliado à pequena abertura da área patológica estar localizada além da inserção epitelial junto à parede externa do dente, o acesso à área de reabsorção será via canal radicular e não cirúrgico, por via externa.

Durante o preparo químico-mecânico, geralmente ocorre a comunicação do canal radicular com a reabsorção cervical invasiva. Em seguida, por escavação obtida por meio de inclinação imprimida a uma broca cirúrgica de Muller (Hager e Messinger), procuramos remover mecanicamente o tecido patológico. É importante ressaltar que, para alcançarmos amplitudes maiores nas inclinações dos instrumentos empregados na escavação, o diâmetro do canal radicular, no segmento cervical, deve ser ampliado.[7,72]

Abundante irrigação com hipoclorito de sódio a 2,5% favorece a retirada de detritos da loja cirúrgica. O uso de ultrassom, assim como de cureta de intermediário longo, também pode auxiliar na remoção do tecido patológico de áreas inacessíveis às brocas cirúrgicas.

A seguir, por aspiração e utilizando cones de papel absorvente, procuramos secar o canal radicular e a loja cirúrgica correspondente à reabsorção. Geralmente, esse procedimento é ineficiente, em razão da intensa hemorragia oriunda da remoção do tecido patológico. Em prosseguimento, com o auxílio de uma espiral Lentulo®, preenchemos o canal radicular e a loja cirúrgica com uma pasta de hidróxido de cálcio com contrastante (proporção 3:1, v:v), veiculada em propilenoglicol ou glicerina. A pasta deve ser manipulada em placa de vidro, por meio de espátula, previamente esterilizadas. A pasta de hidróxido de cálcio deverá ser renovada após 3 a 7 dias nos casos em que não tiver ocorrido o preenchimento total da loja cirúrgica. Isso ocorre devido à presença de tecido patológico não removido, resíduos teciduais ou mesmo coágulo sanguíneo.[2,72]

Cerca de 7 dias depois, a pasta de hidróxido de cálcio é retirada do interior do canal radicular e da loja cirúrgica com limas tipo Hedstrom, acompanhada de abundante irrigação-aspiração com solução de hipoclorito de sódio a 2,5%.[62]

Após secagem por aspiração e cone de papel absorvente, o segmento apical do canal radicular é obturado por meio da técnica de compactação lateral. Apenas o cone de guta-percha principal é carregado com cimento endodôntico em sua extremidade e, a seguir, posicionado no interior do canal radicular. O excesso de cones na câmara pulpar são cortados com instrumentos aquecidos em toda a extensão da reabsorção. Imediatamente depois do corte, realiza-se a compactação vertical do material obturador, usando-se compactador frio. Após a limpeza da loja cirúrgica correspondente à reabsorção, esta é preenchida com pasta de hidróxido de cálcio com veículo oleoso (pasta L&C, Lenza Farmacêutica) ou MTA. Todas as etapas do tratamento são acompanhadas radiograficamente. Após a remoção do excesso do material na câmara pulpar, faz-se o selamento coronário com os materiais restauradores indicados (Figuras 24.23A e B e 24.24A e B).

Dependendo da extensão e da localização da reabsorção cervical, a exodontia deve ser indicada.

### Reabsorção dentária interna

A reabsorção dentária interna pode iniciar-se em qualquer ponto da superfície da cavidade pulpar. Podem ser

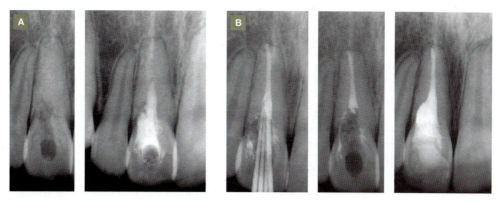

**Figura 24.23** Reabsorção dentária externa cervical invasiva. Abertura pequena na superfície radicular. Tratamento via canal radicular. Sequência radiográfica. **A.** Inicial. Colocação de pasta HPG com agente contrastante. **B.** Obturação convencional do canal. Corte dos cones de guta-percha em toda a extensão da reabsorção. Preenchimento da área de reabsorção com MTA. Controle de 3 anos.

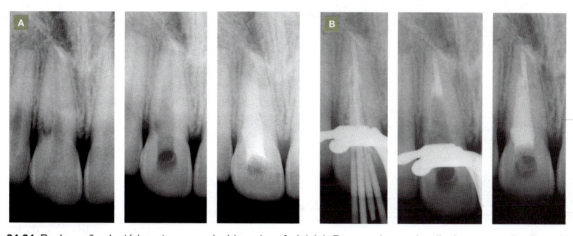

**Figura 24.24** Reabsorção dentária externa cervical invasiva. **A.** Inicial. Preparo do canal radicular e remoção do tecido patológico da área de reabsorção. Preenchimento com pasta HPG com agente contrastante. **B.** Obturação convencional do canal radicular. Corte dos cones de guta-percha em toda a extensão da reabsorção. Preenchimento da área de reabsorção com MTA. Controle de 1 ano.

transitórias ou progressivas. As transitórias envolvem apenas a perda de odontoblastos e pré-dentina, sendo autolimitantes e reparadas por novo tecido duro que pode preencher a lacuna de reabsorção. As progressivas continuam além do local em que a dentina foi exposta após a perda dos odontoblastos e pré-dentina.[6,13,81-83] Quanto ao mecanismo do processo reabsortivo, as reabsorções internas progressivas são classificadas em inflamatória e substitutiva.

### Reabsorção dentária interna inflamatória

A reabsorção dentária interna inflamatória se caracteriza pela reabsorção da face interna da cavidade pulpar, por células clásticas adjacentes ao tecido de granulação da polpa.[4,6,9,51]

Resulta de uma inflamação crônica pulpar, tendo como fatores etiológicos o traumatismo e a infecção. Para que a reabsorção se instale além do tecido de granulação, é necessário que as camadas de odontoblastos e pré-dentina sejam perdidas ou alteradas. O traumatismo e o superaquecimento do dente, por preparo cavitário, podem danificar estas camadas.[5,6,51,83]

Histologicamente, observa-se a transformação do tecido pulpar normal em tecido de granulação, com células gigantes multinucleadas reabsorvendo as paredes dentinárias da cavidade pulpar e avançando em sentido à periferia. A polpa coronária apresenta uma zona com tecido pulpar necrosado e infectado e esse é, aparentemente, o fator de manutenção do processo de reabsorção. Produtos bacterianos acumulados na área necrosada podem alcançar áreas do canal radicular com polpa vital por meio dos túbulos dentinários. Assim, para a reabsorção interna progredir, os túbulos dentinários contaminados devem promover a comunicação da área necrosada com a área do canal com tecido vital. Isso provavelmente explica por que a reabsorção interna progressiva é rara em dentes permanentes. Nos casos em que não há uma área de necrose pulpar, a reabsorção interna é dita transitória. Neste caso, os odontoblastos em uma área da superfície radicular são destruídos e a pré-dentina torna-se mineralizada.[6,9,10,51]

Assintomática, geralmente, a reabsorção dentária interna inflamatória é diagnosticada durante exame radiográfico de rotina. A dor pode estar presente, se a perfuração da coroa ocorrer (mancha rósea) e o tecido metaplásico ficar exposto ao meio oral. Parte da polpa coronária apresenta-se, frequentemente, necrótica, enquanto o segmento pulpar remanescente permanece com vitalidade, podendo, assim, responder ao teste de sensibilidade pulpar. Entretanto, após um período de atividade da reabsorção interna, a polpa pode tornar-se não vital, dando resposta negativa ao teste de sensibilidade. Nestes casos, o desenvolvimento da reabsorção é paralisado.[6,14,51]

Quanto à localização, a reabsorção interna pode ocorrer em qualquer região da cavidade pulpar que apresente polpa viva. Assim, pode localizar-se quer na câmara pulpar, quer no canal radicular. Se ocorrer na coroa do dente, a rede vascular do tecido de granulação pode ser vista através do esmalte como um ponto róseo (*mancha rósea*).[2,6,51,55]

Radiograficamente apresenta-se como uma área radiotransparente, caracterizada por um aumento uniforme, de aspecto ovalado, do canal radicular.

Com o objetivo de estabelecer os corretos planejamento, tratamento e prognóstico, as reabsorções dentárias internas inflamatórias são divididas em *não perfurantes* e *perfurantes* (interna–externa) (Figura 24.25A e B).

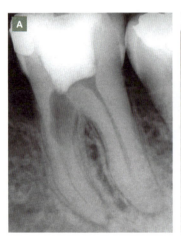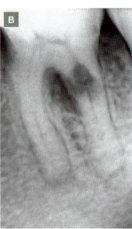

**Figura 24.25** Reabsorção dentária interna inflamatória. **A.** Não perfurante. **B.** Perfurante.

Nos casos considerados *não perfurantes* o tratamento é relativamente fácil. Uma vez diagnosticada a reabsorção, o tratamento endodôntico deve ser realizado prontamente, com o intuito de paralisar o processo. Este cessa quando da remoção da polpa, tendo em vista a interrupção da circulação sanguínea que nutre as células clásticas.

Quanto mais apical estiver localizada, mais difícil se torna a remoção de tecido patológico. Para a remoção do tecido da área de reabsorção, devemos usar solução de hipoclorito de sódio a 2,5%, instrumentos endodônticos dobrados em ângulo (90 graus), ultrassom, brocas de Muller e alargadores Gates Glidden. Se a lesão for extensa, geralmente não é possível remover todo o tecido patológico. O hidróxido de cálcio e iodofórmio + PMCC + glicerina, aplicado como medicamento intracanal, cauteriza o restante do tecido que é posteriormente removido por abundante irrigação com hipoclorito de sódio. A aplicação de hidróxido de cálcio é repetida, com o objetivo de mapear a extensão da área reabsorvida e de se observar a completa remoção do tecido patológico, por meio da tomada radiográfica. A obturação se faz, preferencialmente, com guta-percha termoplastificada. Não há obrigatoriedade de se empregarem cimentos obturadores à base de hidróxido de cálcio (Figura 24.26A a D).

Nos casos considerados *perfurantes*, com presença ou não de lesão no periodonto, o tratamento se torna mais complicado. Pode ser não cirúrgico e cirúrgico.

O tratamento não cirúrgico é semelhante ao empregado na reabsorção dentária externa perfurante (Figura 24.27A e B).

O cirúrgico depende do tamanho e da localização da reabsorção. É realizado após o tratamento do canal radicular.

Quando ela é localizada na região cervical, o envolvimento periodontal é um agravante, determinando solução de continuidade entre o defeito e a cavidade oral, via sulco gengival. Os procedimentos cirúrgicos empregados são semelhantes aos de reabsorção cervical. Dependendo da extensão e da localização da reabsorção interna perfurante, a exodontia deve ser indicada.

Quando localizada no terço apical, é indicada a remoção apical. Em outros segmentos da raiz, quando acessível, procede-se ao fechamento do defeito, com materiais indicados para as obturações retrógradas.

### Reabsorção dentária interna de substituição

A reabsorção dentária interna por substituição se caracteriza radiograficamente por um aumento irregular da cavidade pulpar. O contorno pulpar não é mantido, não havendo, consequentemente, a superposição da cavidade pulpar sobre a área de reabsorção. Histologicamente há metaplasia do tecido pulpar normal por tecido ósseo medular. A reconstituição contínua do tecido ósseo, a expensas da dentina, é responsável pelo aumento gradual da cavidade pulpar. Após algum tempo o processo de reabsorção é suspenso e acontece a obliteração do canal radicular. Tem como fator etiológico o traumatismo, geralmente, de baixa intensidade.[6,14] A análise radiográfica, ao contrário da reabsorção cervical e invasiva, revela ausência da linha radiopaca de demarcação entre o canal radicular e a imagem da reabsorção na dentina.[71] Localiza-se na coroa dentária e nos segmentos radiculares cervical e médio.

Dependendo da localização e da possibilidade de acesso à área de reabsorção, o tratamento endodôntico pode ser instituído, com intuito de paralisar o processo. Os procedimentos técnicos empregados no tratamento são semelhantes aos da reabsorção dentária interna inflamatória não perfurante (Figura 24.28).

Na sequência de imagens (Figuras 24.29 a 24.32) apresentamos mais alguns exemplos de casos clínicos representativos do tratamento endodôntico de dentes portadores de reabsorções dentárias.

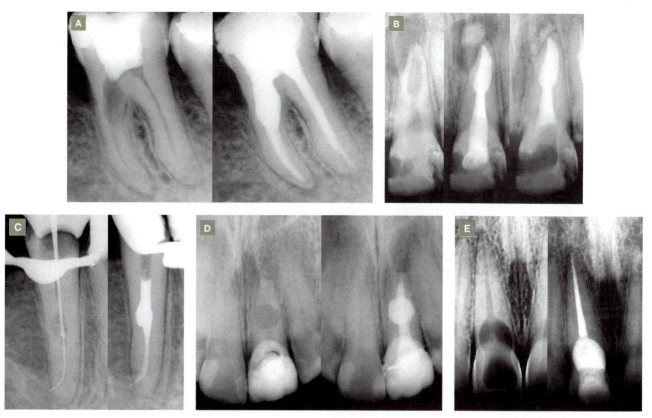

**Figura 24.26** Reabsorção dentária interna inflamatória. Não perfurante. **A.** Molar inferior. (Cortesia da Dra. Melissa Boechat.) **B.** Incisivo central superior. **C.** Canino inferior. **D.** Incisivo central superior. (Cortesia do Dr. Ivan M. Lourenço Filho.) **E.** Incisivo central superior. (Cortesia do Dr. Ridalton Moraes.)

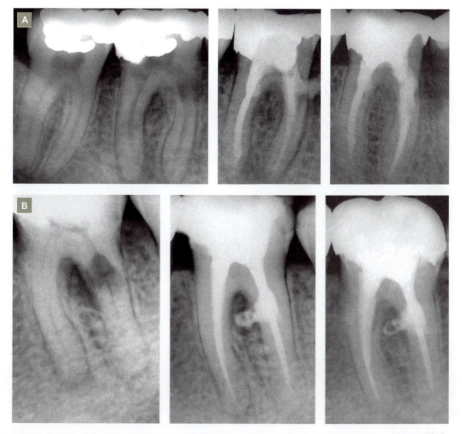

**Figura 24.27** Reabsorção dentária interna inflamatória. Perfurante. **A.** Molar inferior. Raiz mesial controle de 8 anos. **B.** Molar inferior, raiz distal, controle de 2 anos. (Cortesia da Dra. Maria D. Viana.)

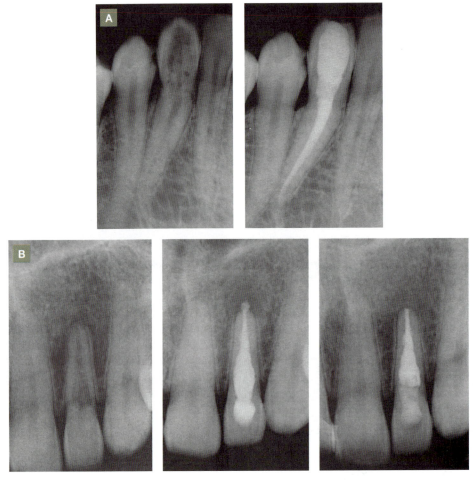

**Figura 24.28** Reabsorção dentária interna de substituição. **A.** Canino inferior. Localizada na coroa dentária (câmara pulpar). Controle de 1 ano. (Cortesia do Coronel-Dentista da Polícia Militar de Minas Gerais José Carlos Mucci.) **B.** Incisivo lateral superior. Localizada nos segmentos cervical e médio. Controle de 2 anos.

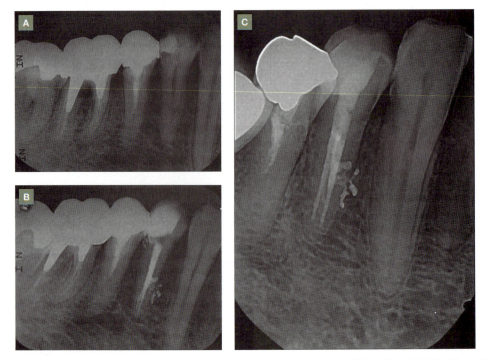

**Figura 24.29** Reabsorção dentária externa inflamatória. Dente 44. Sequência radiográfica. **A.** Inicial. **B.** Final. **C.** Controle de 7 anos. (Cortesia do Coronel-Dentista da Polícia Militar de Minas Gerais José Carlos Mucci.)

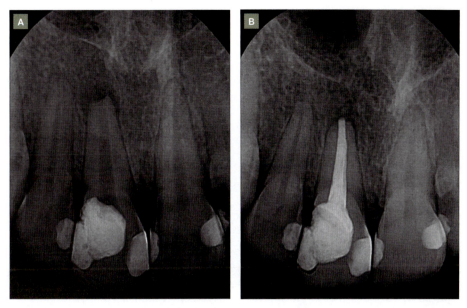

**Figura 24.30** Reabsorção dentária externa inflamatória apical. Dente 11. Sequência radiográfica. **A.** Inicial. **B.** Final. (Cortesia do Dr. Paulo Camilo.)

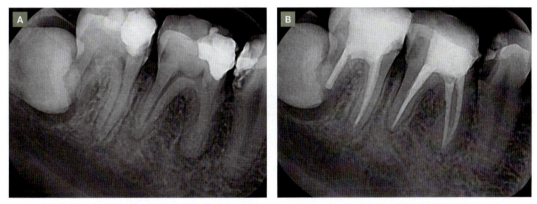

**Figura 24.31** Reabsorção dentária externa por pressão. Dente 47. Sequência radiográfica. **A.** Inicial. **B.** Final. (Cortesia do Dr. Paulo Camilo.)

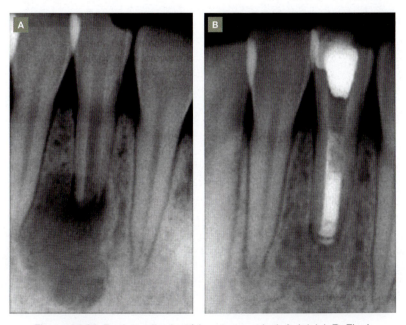

**Figura 24.32** Reabsorção dentária externa apical. **A.** Inicial. **B.** Final.

## Materiais biocerâmicos nas reabsorções dentárias

Desde a introdução do primeiro material biocerâmico, o MTA, em 1990, os cimentos biocerâmicos têm sido amplamente desenvolvidos e pesquisados. Surgiu uma geração inovadora de materiais biocerâmicos (biomateriais) que estão sendo utilizados em situações críticas na Endodontia. Nessas situações (cirurgias apicais, capeamento pulpar, procedimentos regenerativos e reparos de defeitos causados por perfurações acidentais e reabsorções dentárias), ocorre o contato direto entre o biomaterial e os tecidos vivos, e dessa forma, a bioatividade é uma propriedade essencial para a mineralização e o reparo tecidual. Avanços para facilitar a inserção e o escoamento não só proporcionaram vantagens técnicas, mas também mantiveram as propriedades biológicas tão destacadas (biomineralização). A substituição dos agentes radiopacificadores permitiu o uso para dentes anteriores, uma vez que não provocam o manchamento na estrutura dental.[84-88]

Os materiais biocerâmicos, em função de suas propriedades físico-químicas e biocompatibilidade, estão sendo pesquisados e os resultados são encorajadores para aplicação clínica na Endodontia. Estudos futuros são necessários para comprovar, no longo prazo, o sucesso da sua aplicação.[84]

No tratamento de reabsorção interna via canal e comunicante, ou externa por via cirúrgica, a empresa Angelus (Brasil) apresenta o BIO-C Repair, um cimento reparador biocerâmico pronto para uso (*putty*). É apresentado comercialmente em seringa rosqueável, que facilita a remoção do produto para aplicação no local do preparo. Dentre as suas principais características, o fabricante destaca, como benefícios do material, a indução da regeneração tecidual, a ação antibacteriana pelo elevado pH, a inibição da infiltração bacteriana pela expansão de presa e a adesão química à dentina.

---

As referências bibliográficas deste capítulo estão disponíveis no Ambiente de aprendizagem do GEN | Grupo Editorial Nacional.

# Tratamento Endodôntico de Dentes com Rizogênese Incompleta

Capítulo 25

Hélio P. Lopes | José F. Siqueira Jr. | Mônica A. S. Neves | Juan A. Pacheco-Yanes

Um dos grandes problemas encontrados pelo endodontista é o tratamento endodôntico de dentes permanentes com ápice incompletamente formado (Figura 25.1). Embora os mesmos princípios que norteiam a terapêutica endodôntica de dentes completamente desenvolvidos sejam também aplicados aos dentes com rizogênese incompleta, o objetivo, nesses casos, é mais complexo, porque são buscados o completo desenvolvimento radicular nos casos de polpa viva e o fechamento do forame apical por tecido duro calcificado, nos casos de necrose pulpar. Quando um dente com rizogênese incompleta é afetado por cárie ou traumatismo, a polpa requer um manejo adequado, de acordo com o seu grau de inflamação e infecção.[1]

Denomina-se apicigênese (ou apicogênese) à complementação radicular fisiológica em dentes que apresentam tecido pulpar ainda vital, pelo menos no segmento apical do canal radicular, com existência da bainha epitelial de Hertwig viável. Nos casos de dentes com necrose pulpar, a apicificação é um método que induz a formação de uma barreira de tecido calcificado no ápice aberto ou o desenvolvimento apical contínuo de uma raiz incompletamente formada.[1,2]

Traumatismo ou fratura coronária com envolvimento pulpar, assim como a cárie, restauração inadequada e anomalias dentárias como *dens in dente*, constituem-se, geralmente, nos fatores etiológicos que podem causar patologia pulpar em dentes com ápice aberto. A perda dentária prematura pode afetar psicologicamente o paciente, além de acarretar graves alterações nos planos estético e fonético, bem como prejudicar o desenvolvimento da arcada dentária.

Quando a lesão pulpar não se estende até a porção radicular, pode-se conseguir a complementação apical por meio do tratamento conservador da polpa dental. Entretanto, diante da necrose pulpar, inclusive com lesão perirradicular recente ou antiga, o problema torna-se mais complicado e o tratamento, desafiador. Nesses casos, a formação normal e fisiológica do ápice poderá ser

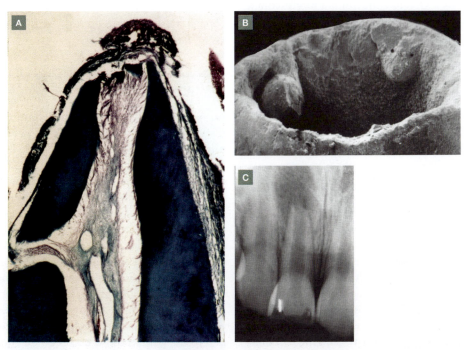

**Figura 25.1** Rizogênese incompleta. **A.** Corte histológico. **B.** Microscopia eletrônica de varredura. **C.** Radiografia.

contida definitivamente e, se não tratado convenientemente, o dente permanecerá com o ápice divergente, sem terminar de formá-lo, em caráter definitivo.

Um dente com rizogênese incompleta e necrose pulpar, com ou sem lesão perirradicular, pode apresentar vários desafios para o sucesso do tratamento, como: (a) o canal radicular pode não ser limpo e desinfetado por protocolos de tratamentos endodônticos convencionais, os quais dependem da ação rigorosa dos instrumentos; (b) após a finalização da fase de desinfecção, a obturação do canal radicular é tarefa difícil devido à ausência de uma barreira apical para conter o material obturador dentro do canal, sem causar danos aos tecidos perirradiculares; (c) mesmo com a reparação perirradicular, a raiz pode permanecer delgada, sendo mais suscetível a uma posterior fratura.[3]

Protocolos de irrigação que empregam novos dispositivos como o EndoVac (SybronEndo),[4] ultrassom,[5] ou o sistema Self-Adjusting File (SAF, ReDent Nova, Israel),[6] podem ser úteis no tratamento de dentes com rizogênese incompleta.

No estudo do problema, deve-se ressaltar que a complementação ou o fechamento do ápice radicular estão relacionados com os seguintes fatores: estágio de desenvolvimento radicular; condições da polpa dental e dos tecidos perirradiculares no momento da intervenção; e a substância empregada.[7]

Várias técnicas, orientações e medicamentos têm sido propostos com relação ao tratamento endodôntico dos dentes com rizogênese incompleta.[8-13] O hidróxido de cálcio, puro ou associado a outras substâncias, tem sido o material de escolha e de maior suporte científico usado no tratamento endodôntico de dentes com rizogênese incompleta. Desse interesse, resultaram estudos clínicos,[8,14,15] bem como histológicos,[16-18] que contribuíram para o melhor conhecimento de sua atuação junto aos tecidos perirradiculares. Quando em contato direto com a polpa ou o ligamento periodontal, o hidróxido de cálcio estimula a neoformação de dentina ou cemento, respectivamente. Embora as propriedades do hidróxido de cálcio sejam reconhecidas, seu mecanismo de ação ainda não foi perfeitamente elucidado. Alguns atribuem esse efeito aos íons hidroxila, enquanto outros julgam que os íons cálcio sejam os responsáveis pela indução do reparo (ver Capítulo 15, Medicação Intracanal).

Tradicionalmente, o método de apicificação com pasta de hidróxido de cálcio envolve a aplicação deste e sua manutenção no canal até o término do fechamento radicular. No entanto, as desvantagens dessa técnica de longo prazo incluem o retardo do tratamento, a dificuldade no acompanhamento dos pacientes, a imprevisibilidade de um selamento apical e o risco de fraturas radiculares devido à presença de paredes finas.[1] O preenchimento dos canais radiculares com curativo de hidróxido de cálcio por períodos prolongados também pode enfraquecer a estrutura dentária,[19] provavelmente pelos efeitos do elevado pH na matriz de colágeno.

Outro material empregado no tratamento de dentes com rizogênese incompleta é o agregado de trióxido mineral (MTA). O MTA é um pó cinza ou branco composto de trióxidos combinados com outras partículas minerais hidrofílicas e que cristalizam na presença de umidade. Comercialmente está disponível nas seguintes marcas: ProRoot-MTA (Dentsply Tulsa Dental Specialties, Tulsa, OK, EUA), MTA-Angelus (Angelus Indústria de Produtos Odontológicos S/A, Londrina, PR, Brasil) e Medcem MTA (Medcem GmbH, Viena, Áustria). O MTA é um material cuja composição química é similar ao cimento Portland agregado a outras substâncias. O ProRoot MTA é composto aproximadamente de 75% de cimento Portland, 20% de óxido de bismuto e 5% de gesso. O MTA Angelus é composto de 80% de cimento Portland e 20% de óxido de bismuto. Atualmente, este cimento também é produzido especificamente para uso odontológico (Medcem Pure Portland Cement). A hidratação do pó com água destilada, solução anestésica ou fisiológica resulta em um gel coloidal, o qual solidifica em menos de 3 horas – ProRoot MTA – e ao redor de 10 minutos – MTA Angelus.[20,21]

O MTA, além de estimular a neoformação dentinária, apresenta atividade antibacteriana satisfatória e promove um selamento adequado, prevenindo a microinfiltração.[22] É um material biocompatível e não tem potencial carcinogênico. É pouco solúvel e a massa obtida não se dilui quando em presença de líquidos teciduais, sendo esta uma vantagem sobre as pastas e cimentos à base de hidróxido de cálcio.[21]

A descoberta de que a dentina é um reservatório de moléculas bioativas que podem ser recrutadas sob demanda vem atraindo esforços para desenvolver novos protocolos e materiais para o tratamento conservador da polpa vital.[23]

Outra opção terapêutica proposta tem sido a "revascularização" ou "revitalização" pulpar, atualmente inserida na Endodontia Regenerativa, com o objetivo de permitir o completo desenvolvimento radicular em dentes com polpa necrosada com ou sem lesão perirradicular (ver adiante).[24]

## Tratamento endodôntico

Ao se realizar o tratamento endodôntico em dentes com rizogênese incompleta, é fundamental que se tenha conhecimento da área onde se irá intervir. A análise radiográfica inicial revela o estágio de desenvolvimento e as condições do segmento apical, que poderá apresentar-se de forma divergente, paralela ou ligeiramente convergente. Contudo, o desenvolvimento radicular no sentido vestibulopalatino é mais lento, sendo, consequentemente, essas paredes mais curtas e o forame apical maior, quando comparados ao plano mesiodistal.[25,26]

Outro aspecto a ser considerado e que define os procedimentos endodônticos a serem empregados é o estado patológico da polpa. Assim, visando a esse objetivo, devemos realizar um exame clínico minucioso. A inspeção, percussão/palpação e o emprego de agentes térmicos e elétricos permitem que se chegue ao diagnóstico correto.

Os testes térmicos e, principalmente, o elétrico podem, algumas vezes, não fornecer respostas precisas. Isto porque, em dentes com rizogênese incompleta, a camada parietal de nervos (plexo de Raschkow) não se encontra desenvolvida e a polpa, sendo ainda pouco inervada, responde menos a esses estímulos.[27,28] Portanto, para o diagnóstico e tratamento adequados, devemos realizar uma sequência de exames, e os dados colhidos devem ser criteriosamente analisados. Quando ainda existirem dúvidas quanto à condição do tecido pulpar, é possível estabelecer um período de espera com controle periódico cuidadoso, objetivando obter dados mais conclusivos.

Vale ressaltar que, após o traumatismo dentário grave em dentes com rizogênese incompleta, especialmente com polpa viva, pode ocorrer a revascularização e a reinervação pulpar. Nesses casos, a revascularização ocorre entre 24 e 48 horas após o traumatismo dentário, mantendo-se a polpa viva. A reinervação pode ocorrer após 40 dias na velocidade de 0,5 mm por dia.[11,27,29,30]

Diante de um dente com rizogênese incompleta que necessite de intervenção endodôntica, três situações distintas da condição pulpar podem ocorrer: dentes com vitalidade pulpar; dentes com tecido pulpar vivo apenas no segmento apical do canal radicular; e dentes com necrose total do conteúdo pulpar.

### Dentes com vitalidade pulpar

Sempre que for diagnosticada a vitalidade pulpar, um tratamento endodôntico conservador é o indicado, evitando-se intervenções no canal radicular. Se a polpa radicular com vitalidade for mantida, a raiz a ser formada será mais organizada e mais bem estruturada, em razão de os odontoblastos serem preservados.

Em dentes com rizogênese incompleta e que apresentam exposição pulpar, o tratamento conservador de eleição é a pulpotomia, na qual se remove a polpa coronária viva, sã ou inflamada, mantendo-se a porção radicular com polpa viva, a fim de permitir a complementação radicular. Nos casos de dor pulpar espontânea ou exposição pulpar, caracterizando uma pulpite irreversível, a pulpotomia é o tratamento mais adequado. Hemorragia não prolongada (> 3 min) quando da remoção da porção coronária pulpar, sangue com coloração vermelho-rutilante e tecido pulpar remanescente de consistência firme e coloração róseo-avermelhada são características clínicas favoráveis ao sucesso da pulpotomia. Alguns profissionais preconizam a realização do tratamento endodôntico convencional, depois de constatada a complementação da rizogênese de um dente submetido à pulpotomia. Portanto, se houver a formação de ponte dentinária na área que a polpa foi excisada, desenvolvimento completo radicular, silêncio clínico e os tecidos perirradiculares se apresentarem normais radiograficamente, parece-nos inoportuno e incoerente realizar tal pulpectomia eletiva. Se, porventura, houver indícios de fracasso ou necessidade de tratamento endodôntico por finalidade protética, a ponte dentinária poderá, na maioria das vezes, ser removida com o auxílio de instrumentos endodônticos forçados contra ela, na entrada do canal radicular.

O hidróxido de cálcio e o MTA são os materiais mais empregados como revestimentos biológicos pulpares. O MTA empregado imediatamente após a pulpotomia em dentes hígidos apresentou excelentes resultados histológicos.[31] Embora o hidróxido de cálcio tenha demonstrado sucesso no longo prazo, o MTA resulta em resultados mais previsíveis em termos de formação da ponte dentinária e restabelecimento da saúde pulpar.[32,33]

### Técnica de pulpotomia

1. Anestesia, isolamento absoluto e antissepsia do campo operatório.
2. Abertura coronária, com remoção completa do teto da câmara pulpar.
3. Remoção da polpa coronária com colher de dentina de intermediário longo até o nível do orifício de entrada do canal.
4. Abundante irrigação-aspiração da câmara pulpar com solução de hipoclorito de sódio de 1 a 2,5%, a fim de reduzir a carga bacteriana.
5. Hemostasia obtida pela aplicação com leve pressão, de bolinhas de algodão embebidas em hipoclorito de sódio, por 2 a 3 minutos. Repetir este procedimento caso seja necessário.
6. Alcançada a hemostasia, uma camada de 2 a 3 mm de pasta de hidróxido de cálcio ou MTA (manipulado de acordo com as recomendações do fabricante) deve ser aplicada sobre o tecido pulpar remanescente. Remover o excesso de material das paredes laterais da câmara pulpar e recobrir com uma base protetora de cimento de ionômero de vidro.
7. Restaurar o dente com o material mais adequado à estrutura coronária remanescente, garantindo um selamento coronário contra infiltração microbiana.

### Dente com tecido pulpar vivo no segmento apical do canal radicular

Geralmente, nos dentes em desenvolvimento em que ocorrem fratura coronária ou processo carioso antigo, com exposição pulpar, a necrose da polpa poderá limitar-se aos segmentos coronário e médio do canal radicular, permanecendo a porção apical inflamada, porém com vitalidade. Isso se deve, provavelmente, à drenagem dos produtos tóxicos do interior do canal radicular ao meio bucal, à dissipação de parte da força traumática no traço de fratura, causando menor dano à circulação vascular apical, e ao fato de a rizogênese incompleta possibilitar ampla circulação sanguínea, o que aumentaria a capacidade de defesa orgânica do tecido pulpar à invasão microbiana.[11]

Nesses casos, procuramos preservar o remanescente de tecido apical com vitalidade e, principalmente, a bainha epitelial de Hertwig, com o objetivo de se alcançar o desenvolvimento radicular.[34-36]

Sendo os elementos de diagnóstico imprecisos, não se deve anestesiar o paciente de imediato, até que clinicamente se possa ter certeza da presença do tecido pulpar vivo.[13] Alguns estudos revelaram remanescente de polpa radicular vital, apesar da presença extensa de lesão perirradicular associada, em dentes com rizogênese incompleta. Portanto, em alguns casos de dente permanente imaturo com necrose pulpar parcial e lesão perirradicular, a pulpotomia pode ser um tratamento alternativo. Nesses casos, todo o tecido necrosado deve ser removido e o material capeador, aplicado sobre o remanescente vivo. Assim procedendo, evita-se danificar este tecido ou mesmo retirá-lo da região apical, o que prejudicaria o desenvolvimento radicular.[13,37]

O mesmo procedimento se aplica aos casos de lesões traumáticas. Nesses, os dentes podem se apresentar insensíveis por vários dias ou semanas após o traumatismo, permanecendo, contudo, na porção terminal do canal radicular, tecido vital, presença que se caracteriza pelo sangramento vivo e consistência firme.[11]

## Técnica mediata

1. Antissepsia da cavidade oral com solução química e preparo do dente, que tem como objetivo a regularização da coroa (nos casos de fratura coronária), a remoção de toda a dentina cariada e de restaurações defeituosas, reconstituindo-se, quando necessário, a coroa dentária com cimento ou resina, bandas ortodônticas, coroas provisórias etc.
2. Isolamento absoluto, com dique de borracha e antissepsia do campo operatório.
3. Abertura coronária que, a princípio, deve ser ampla, em virtude da largura do canal e do volume da câmara pulpar.
4. Irrigação da câmara pulpar com solução de hipoclorito de sódio a 2,5% para neutralização imediata do conteúdo séptico. Exploração do canal radicular transportando a solução de hipoclorito de sódio com auxílio de limas Hedström, até as proximidades do tecido vivo.
5. Determinar, clínica e radiograficamente, o limite coronário do tecido pulpar vivo existente no segmento apical do canal radicular.
6. Anestesia adequada aos casos clínicos, removendo-se ou não, momentaneamente, o isolamento absoluto.
7. Pulpectomia, que deverá estender-se em sentido apical até atingir tecido pulpar vivo, de consistência firme e coloração róseo-avermelhada. Esse limite cervical de corte da polpa, todavia, varia em função da dimensão e da condição do tecido vital existente no segmento apical e do grau de desenvolvimento do ápice radicular. Contudo, de modo geral, deverá se situar no início da divergência apical, ou seja, aproximadamente 2 a 3 mm aquém do ápice radiográfico. A pulpectomia é realizada com limas Hedström de ponta truncada, adequadas ao caso. Jamais se deve utilizar o instrumento extirpa-polpas (ou "extirpa-nervos"), pois, assim procedendo, podem ser removidos o remanescente de tecido apical e da papila apical e a bainha epitelial de Hertwig, ocasionando sérios problemas à complementação radicular.
8. Preparo químico-mecânico, constando de instrumentação e irrigação/aspiração. A instrumentação deve ser realizada com limas Hedström ou tipo K, providas de limitadores do comprimento de trabalho determinado na pulpectomia, empregando-se leve pressão lateral e remoção vertical. Recomenda-se uma instrumentação cuidadosa, porém não vigorosa, principalmente nos casos de grande abertura apical, em que as paredes do canal são muito finas. O preparo visa apenas regularizar as paredes dentinárias e remover os resíduos pulpares, criando espaço para a colocação da pasta de hidróxido de cálcio.
9. Antes, durante e após a instrumentação, devem ser realizadas a irrigação-aspiração e inundação da cavidade pulpar com solução de hipoclorito de sódio a 2,5%, procurando remover raspas de dentina e restos pulpares. A presença desses resíduos sobre o remanescente de tecido apical poderá impedir o contato direto do hidróxido de cálcio com ele, levando a resultados que não os esperados.[18,38] A seguir, realiza-se a secagem do canal radicular pela aspiração, completada por pontas absorventes estéreis no comprimento de trabalho previamente estabelecido.
10. Manipulação e colocação da pasta de hidróxido de cálcio: alguns produtos já se apresentam em forma de pasta; outras formulações são manipuladas usando-se placa de vidro e espátula estéreis, agregando-se o pó ao veículo usado, até se obter massa pastosa, homogênea e com consistência de trabalho (ver Capítulo 15, Medicação Intracanal). Normalmente, empregamos uma pasta de hidróxido de cálcio e iodofórmio (proporção de 3:1 em volume) veiculada em glicerina. Em função de razões cromáticas ou imunológicas, podemos substituir o iodofórmio pelo óxido de zinco.[39] A adição de uma substância radiopacificadora (iodofórmio ou óxido de zinco) permite avaliar radiograficamente a qualidade do preenchimento do canal radicular. A glicerina é um poliálcool hidrossolúvel de aspecto viscoso, que permite a obtenção de uma pasta com boa fluidez e de fácil colocação e remoção do canal radicular. Esse veículo possibilita que a pasta de hidróxido de cálcio eleve o pH do ambiente em curto período, causando uma zona de desnaturação proteica superficial no tecido em contato, o que é caracterizado por uma necrose de coagulação, com espessura variável entre 0,3 e 0,7 mm. Esse efeito parece ser responsável pela indução do reparo por deposição de tecido calcificado. Outro objetivo é o de limitar a invaginação de tecido remanescente apical para o interior do canal radicular (ver Capítulo 15, Medicação Intracanal).[40] A operação de preenchimento é acompanhada com auxílio de exame radiográfico. Preenchido o canal radicular em toda a extensão, promovemos a compactação da pasta com uma pequena mecha de algodão esterilizado, de tamanho adequado, a qual é colocada na embocadura do canal e comprimida com as pontas de uma pinça clínica ou calcador endodôntico, que

funciona como um êmbolo, para assegurar o contato íntimo da pasta com o remanescente de tecido apical, bem como a remoção do excesso de veículo. Espirais de Lentulo também podem ser utilizadas, porém é conveniente adaptar um limitador de penetração, 3 mm aquém do comprimento de trabalho, evitando, assim, a agressão mecânica e a invasão da pasta no tecido remanescente.[10,41] Geralmente, renovamos a pasta de hidróxido de cálcio 7 dias após a colocação inicial. O primeiro curativo pode entrar em contato com exsudato, coágulo sanguíneo e fragmentos teciduais. Assim, o segundo curativo encontrará condições microambientais mais favoráveis ao processo de reparo.

11. Selamento: removido o excesso da pasta existente na câmara pulpar, colocamos, no espaço criado, uma porção de guta-percha e, sobre ela, aplica-se o cimento de ionômero de vidro ou resina fotopolimerizável. Sobre este selamento, reconstruímos a coroa dentária com os materiais obturadores adequados à estrutura remanescente (Figura 25.2).

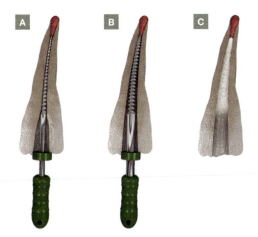

**Figura 25.2** Representação esquemática do tratamento de dente portador de tecido pulpar vivo no segmento apical do canal radicular. **A.** Remanescente pulpar. **B.** Preparo químico-mecânico. **C.** Preenchimento do canal com pasta de hidróxido de cálcio.

## Controle clinicorradiográfico

Utilizamos, como rotina, exames clinicorradiográficos, 1, 3 e 6 meses após a execução da técnica descrita. Pelo exame radiográfico, podemos observar a complementação e o selamento apical (simples, duplo ou total), normalmente 3 a 6 meses após o tratamento.

A renovação periódica da pasta está relacionada com diversos fatores: composição química da pasta, proporção pó/líquido (consistência), natureza química do veículo, diâmetro da abertura do forame apical e eficiência do selamento coronário.

O hidróxido de cálcio, em contato com o tecido pulpar, promove uma necrose superficial, tendo início a formação da barreira cálcica, que provavelmente impede a diluição e a reabsorção da pasta. Nesse caso, não há necessidade da renovação da pasta. Todavia, o hidróxido de cálcio pode ser diluído pelos fluidos teciduais perirradiculares inflamados e, isso ocorrendo, o material não aparece na radiografia ou, então, a densidade radiográfica fica significativamente menor do que aquela obtida no atendimento anterior. Em tais casos, a pasta de hidróxido de cálcio deve ser renovada.

Quando a complementação apical não ocorre, devemos repetir a técnica descrita, sendo possível, durante o novo preparo químico-mecânico, remover restos necróticos residuais. Completada a formação apical, procedemos à remoção da pasta do interior do canal radicular, até o limite da barreira de tecido duro, e realiza-se a obturação do canal, geralmente pela técnica da compactação lateral ou da guta-percha termoplastificada (ver Capítulo 16, Obturação dos Canais Radiculares, Seção 16.2, Princípios e Técnica de Compactação Lateral).

A barreira apical de tecido duro, quando não observada radiograficamente, pode ser constatada clinicamente por meio de um instrumento endodôntico introduzido suavemente no interior do canal radicular. Mesmo estando presente, a radiografia pode não revelar a barreira apical de tecido mineralizado ou pode estar aquém do ápice radiográfico. Isso ocorre em razão da direção do feixe de raios X em relação a uma barreira mineralizada muito delgada (Figura 25.3).

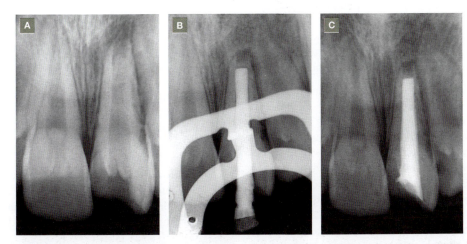

**Figura 25.3** Caso clínico. Incisivo central superior. Técnica imediata. **A.** Radiografia inicial. **B.** Após preparo, preenchimento do canal com pasta de hidróxido de cálcio. Controle de 1 ano. Selamento apical simples. Seleção do cone de guta-percha. **C.** Obturação do canal até a barreira mineralizada. (Cortesia do Dr. Aires Pereira.)

### Técnica imediata

Nesta técnica, imediatamente após o preparo do canal radicular, ou após o uso de um curativo intracanal com pasta de hidróxido de cálcio, selecionamos o cone de guta-percha principal, aproximadamente 2 mm aquém do comprimento de trabalho. A seguir, realizamos a obturação do canal radicular pela manobra do tampão apical, utilizando, como material obturador permanente do segmento apical radicular (tampão apical), uma pasta à base de hidróxido de cálcio ou o MTA. Esse tampão apical, além de servir como barreira mecânica, estimula o fechamento apical (ver Capítulo 16, Obturação dos Canais Radiculares, Seção 16.2, Princípios e Técnica de Compactação Lateral) (Figura 25.4). Essa técnica é indicada nos casos em que o segmento apical apresentar paredes paralelas ou ligeiramente convergentes.

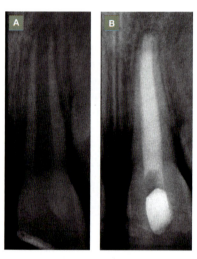

**Figura 25.4** Caso clínico. Incisivo central superior. Técnica imediata. Tampão de pasta hidróxido de cálcio em óleo de oliva (pasta L&C). Controle após 2 anos.

## Dentes com necrose total do conteúdo pulpar

Nos casos de rizogênese incompleta de dentes com necrose pulpar e infectados, com ou sem lesão perirradicular, a reparação e a complementação da raiz estão na dependência do combate à infecção, uma vez que a neoformação cementária não ocorre em caso ainda infectado (ver Capítulo 9, Fundamentação Filosófica do Tratamento Endodôntico).[11,35]

1. Antissepsia da cavidade oral, preparo do dente, isolamento, antissepsia do campo operatório e abertura coronária, conforme já descrito.
2. Neutralização imediata do conteúdo séptico com solução de hipoclorito de sódio a 2,5%. Limas Hedström são empregadas para desalojar o conteúdo séptico e favorecer a penetração da solução de hipoclorito de sódio a 2,5%. É importante que esse instrumento esteja provido de um cursor, delimitando o comprimento, baseado na radiografia de estudo, sempre com alguns milímetros aquém do forame, como medida de segurança. Inundadas a câmara pulpar e a entrada do canal radicular com solução de hipoclorito de sódio a 2,5% (NaOCl), inicia-se, com a lima, um discreto movimento de penetração e rotação, para deslocar os restos necróticos neutralizados pelo contato com o agente químico e que, em seguida serão removidos pela irrigação e aspiração. Essa sequência será repetida várias vezes, aprofundando-se, gradativamente, o instrumento até que se chegue a alguns milímetros da região apical. Essa porção final será neutralizada e removida, após a determinação do comprimento de trabalho.
3. Para se determinar o comprimento de trabalho, adota-se uma medida que fique, aproximadamente, 1 mm aquém do ápice radiográfico.
4. Preparo químico-mecânico, constando de instrumentação e irrigação-aspiração. A instrumentação deve ser feita com limas Hedström ou tipo K, providas de cursores no nível do comprimento de trabalho. O preparo deve ser feito até que todas as irregularidades das paredes dentinárias tenham sido retiradas e alisadas. Mesmo tratando-se de dentes com polpa necrosada, a instrumentação deve ser comedida e metódica, evitando-se a remoção dentinária excessiva e a dilaceração da extremidade radicular. Deve-se aplicar aos instrumentos discretos movimentos de limagem (penetração, pressão lateral e remoção vertical). A substância química auxiliar da instrumentação é o hipoclorito de sódio a 2,5%, que nessa concentração apresenta estabilidade química, propriedades favoráveis, além de ser bem tolerado sob condições clínicas de uso. A instrumentação deverá ser sempre intercalada com irrigação-aspiração e inundação da cavidade pulpar. A irrigação-aspiração final deverá ser feita com soro fisiológico. A seguir, realiza-se a secagem do canal radicular, conforme já descrito.
5. Medicação intracanal: considerando que a apicificação somente ocorre após a eliminação ou redução das bactérias, há a necessidade, nesses casos, de usar uma medicação intracanal com efetiva ação antimicrobiana e de preenchimento. Utilizamos uma pasta de hidróxido de cálcio e iodofórmio (proporção de 3:1 em volume), tendo como líquido 1 gota de paramonoclorofenol canforado (PMCC) e uma de glicerina. A mistura obtida deve apresentar aspecto homogêneo e consistência cremosa. Em função de razões cromáticas ou imunológicas, podemos substituir o iodofórmio pelo óxido de zinco. Essa pasta empregada como medicação intracanal é efetiva contra bactérias encontradas no canal radicular. O hidróxido de cálcio reage com o PMCC, formando o paramonoclofenolato de cálcio, um sal fraco e que libera, progressivamente, o paramonoclorofenol e o hidróxido de cálcio. Assim, o PMCC aumenta o espectro da atividade antimicrobiana do hidróxido de cálcio. Por sua vez, o amplo espectro antimicrobiano do PMCC não interfere no efeito biológico do hidróxido de cálcio, provavelmente em razão de o PMCC não afetar o pH do hidróxido de cálcio.[39]

Tem sido relatado que o PMCC é um medicamento fortemente citotóxico. Entretanto, sabe-se que uma substância pode apresentar efeitos benéficos ou deletérios em função da sua concentração. Quando associado ao hidróxido de cálcio, o paramonoclorofenol é liberado lentamente do paramonoclorofenolato de cálcio. Além do mais, a glicerina associada à pasta reduz a concentração do PMCC, que era de 35% (porção de 6,5:3,5), para cerca de 17,5%. Assim, a redução da concentração e a liberação controlada do PMC permitem maior biocompatibilidade da pasta, sem interferir em sua atividade antimicrobiana.[39] A pasta deve ter a consistência de um creme e preencher homogeneamente todo o canal. Devido às condições do ápice radicular, geralmente pode ocorrer um pequeno extravasamento perirradicular.

Normalmente, renovamos a pasta de hidróxido de cálcio 7 dias após a colocação inicial. A renovação da pasta permite que o hidróxido de cálcio entre em contato com um tecido conjuntivo desenvolvido que poderá favorecer o processo de reparo.[38] Persistindo a tumefação apical e/ou exsudato, renovamos o preparo químico-mecânico e a medicação intracanal. A seguir, realiza-se o selamento coronário de maneira semelhante à já descrita (Figura 25.5).

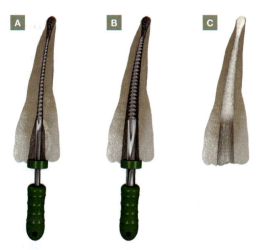

**Figura 25.5** Representação esquemática do tratamento de dente com necrose total do conteúdo pulpar. **A.** Esvaziamento do canal. **B.** Preparo químico-mecânico. **C.** Preenchimento do canal com pasta de hidróxido de cálcio associado ao paramonoclorofenol canforado e à glicerina (HPG).

### Controle clinicorradiográfico

Recomenda-se o primeiro exame 30 dias após a colocação da pasta de hidróxido de cálcio (HPG) no interior do canal radicular, seguido de controles trimestrais. Embora, em alguns casos, a apicificação possa ocorrer em 6 meses, é normal o processo de fechamento apical demorar 18 meses ou mais, tempo esse aparentemente relacionado com o tamanho da lesão perirradicular inicial e com o estágio de desenvolvimento radicular.[11]

A renovação da pasta está relacionada com diversos fatores: composição da pasta, proporção pó/líquido (consistência), natureza do veículo, diâmetro de abertura do forame apical e deficiência do selamento coronário.

Quanto menor a consistência da pasta, maior será a sua diluição junto aos líquidos tissulares. Em relação ao forame apical, quanto maior o diâmetro de abertura, maior a possibilidade da necessidade de troca. Uma ampla área de contato entre a pasta e os tecidos perirradiculares pode acelerar a velocidade de neutralização e/ou de sua diluição. Microinfiltração salivar via selamento coronário também pode acelerar a diluição da pasta de hidróxido de cálcio.

Alguns autores têm observado resultados melhores com a sua renovação mensal.[27,28] Nos controles periódicos, se a pasta permanecer no interior do canal com contraste e nível apical adequados, a renovação não é recomendada. Segundo Felippe et al.,[42] a renovação da pasta de hidróxido de cálcio não é necessária para ocorrer a apicificação.

Na renovação da pasta após 7 dias, quando a pasta HPG já tiver tido tempo suficiente para exercer ótima atividade antimicrobiana, podemos usar o hidróxido de cálcio associado a um veículo inerte, preferencialmente oleoso. Acredita-se que, nos tratamentos endodônticos em dentes com rizogênese incompleta e necrose pulpar, o uso do hidróxido de cálcio com veículo oleoso é melhor do que com o aquoso.[10,39,41,43] Provavelmente, o veículo oleoso diminui a diluição do material nos fluidos orgânicos da região perirradicular, tornando-o menos facilmente absorvível, criando melhores condições para a deposição de tecido duro no fechamento apical.[43]

Obtida a apicificação, a pasta de hidróxido de cálcio deverá ser removida do interior do canal radicular até o limite da barreira calcificada, nem sempre visível em nível radiográfico, mas clinicamente comprovada pelo instrumento endodôntico junto ao ápice.

O canal radicular geralmente permanece amplo, com a forma de bacamarte, o que pode tornar a obturação um procedimento técnico difícil. As técnicas recomendadas são cone de guta-percha moldado, cone invertido, cone pré-fabricado, guta-percha termoplastificada e compactação lateral.

Embora investigações clínicas e histológicas tenham certamente comprovado que as barreiras formadas são resistentes, pode ocorrer seu rompimento se a pressão exercida durante a compactação da guta-percha for demasiadamente exagerada, principalmente em canais amplos.[2]

Dependendo do estágio de desenvolvimento apical do dente com rizogênese incompleta, podemos empregar o MTA como tampão apical na obturação do canal radicular. Após o preparo do canal radicular e do uso da medicação intracanal (HPG) por um tempo mínimo de 3 dias, estando o dente livre de sinais e sintomas de infecção observáveis, sobretudo por inspeção, palpação e percussão, a pasta de hidróxido de cálcio é removida e, a seguir, realiza-se a imediata colocação do MTA. O material pode ser inserido na região apical com o emprego de instrumentos especiais (seringas especiais) ou mesmo levado com auxílio de instrumentos endodônticos de ponta truncada (compactadores). O material deve ser colocado em uma extensão de até 3 mm e seu limite apical comprovado pelo exame radiográfico.

Em casos de forames muito abertos, é recomendado criar uma barreira extrarradicular reabsorvível com sulfato de cálcio, junto aos tecidos perirradiculares, a fim de prevenir o extravasamento do MTA durante a sua colocação.[3] Em seguida, o MTA é colocado conforme já descrito, com menos risco de sobreobturação. Uma bolinha de algodão estéril umedecida em água destilada é colocada sobre o MTA, por um período mínimo de 3 a 4 horas, seguido por um selamento coronário provisório livre de infiltrações. Esse procedimento tem como objetivo manter a hidratação e permitir a solidificação do material. O MTA, em contato com os tecidos perirradiculares, estimula a formação de um selamento biológico do forame apical.[15,31,44] Todavia, Sluyk *et al.*[45] não recomendam esse procedimento, acreditando que a umidade advinda do tecido no local é suficiente para manter as necessidades hidrofílicas do MTA (Figura 25.6).

A proposta terapêutica do tampão apical tem como vantagens: menor número de consultas para a conclusão do tratamento, maior previsibilidade quanto à formação da barreira apical, além de reduzir a necessidade de consultas de acompanhamento. Consequentemente, favorece a não contaminação do canal radicular e permite prontamente o restabelecimento da função mastigatória e da estética (Figuras 25.7 a 25.9).

Em um estudo com incisivos mandibulares imaturos de ovelhas, Andreasen *et al.*[46] concluíram que a resistência à fratura em dentes imaturos tratados com hidróxido de cálcio será 50% menor ao final de 1 ano, por causa do tratamento de canal. Segundo Andreasen *et al.*,[47] a exposição prolongada ao hidróxido de cálcio pode causar alterações estruturais na dentina, tornando o dente mais suscetível à fratura radicular.

Simon *et al.*[48] realizaram um teste para substituir o hidróxido de cálcio por MTA em apicificações de dentes imaturos com polpa necrosada. O hidróxido de cálcio tem muita eficiência, até mesmo na presença de lesão perirradicular, porém, tem muitas desvantagens, como a variação no tempo de tratamento (média de 12,9 meses), a dificuldade de retorno do paciente e a demora no tratamento, despendendo períodos extensos. Como alternativa ao tratamento com hidróxido de cálcio, sugeriram a técnica de tampão apical com o MTA, observando as seguintes vantagens: redução do tempo de tratamento, possibilidade de restaurar o dente com o mínimo atraso, além de evitar mudanças nas propriedades mecânicas da dentina em virtude do uso prolongado de hidróxido de cálcio. Além disso, por causa da atoxicidade, o MTA tem boas propriedades biológicas e estimula a reparação. Os resultados do estudo indicaram sucesso de 81%, porém, novos estudos devem ser feitos para confirmar esses resultados.

Tanto a apicificação em sessão única com tampão apical como a terapia com pasta de hidróxido de cálcio promovem o fechamento apical; porém, não fomentam o completo desenvolvimento radicular.[14,49] Portanto, um

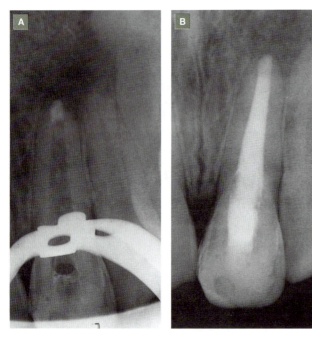

**Figura 25.6** Caso clínico. Incisivo central superior. **A.** Manobra do tampão apical com o MTA. **B.** Obturação do canal.

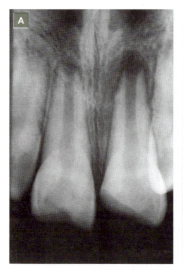 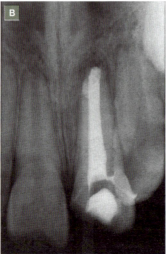 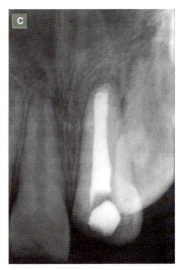

**Figura 25.7** Caso clínico. Incisivo central superior. Manobra do tampão apical. **A.** Radiografia inicial. **B.** Preparo do canal e uso da pasta HPG. Depois de 7 dias da obturação do canal. Manobra do tampão apical de pasta L&C. **C.** Controle de 1 ano.

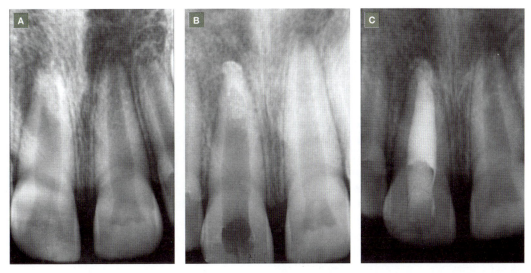

**Figura 25.8** Caso clínico. Incisivo central superior. Manobra do tampão apical. **A.** Radiografia inicial. **B.** Após preparo, uso da pasta HPG como medicação apical. Manobra do tampão apical de pasta L&C. **C.** Obturação do canal. Controle de 6 meses. (Cortesia do Dr. G. Venanzoni.)

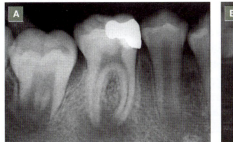 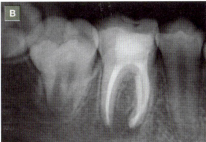 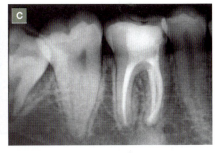

**Figura 25.9** Caso clínico. Molar inferior. Raiz mesial. Rizogênese incompleta. **A.** Radiografia inicial. Após preparo, uso da pasta HPG por 7 dias. Remoção da pasta. **B.** Tampão apical de pasta de hidróxido de cálcio e óleo de oliva (pasta L&C). Obturação dos canais radiculares. **C.** Controle após 6 anos. Selamento apical.

dente imaturo tratado por procedimentos de apicificação pode apresentar cura da lesão perirradicular, mas não alcança as metas de desenvolvimento radicular continuado ou restauração da função do tecido pulpar.

Independente da técnica empregada, o ponto crítico da terapia de dentes necrosados com rizogênese incompleta é o tipo de protocolo de desinfecção e limpeza do canal radicular.

## Endodontia regenerativa

O termo "revascularização" foi usado pela primeira vez na Endodontia por Iwaya *et al.*,[50] em 2001, para definir uma nova opção de tratamento de um dente imaturo permanente com lesão perirradicular e fístula.[51] Atualmente, entende-se por Endodontia Regenerativa um conjunto de procedimentos de base biológica destinado a substituir fisiologicamente estruturas dentárias danificadas, incluindo dentina e estruturas radiculares, assim como células do complexo dentino-pulpar.[52] Os termos revitalização ou revascularização pulpar se enquadram na Endodontia Regenerativa, sendo este último termo o mais citado na literatura atual.[53]

A regeneração pulpar em dentes necrosados e infectados tem sido considerada impossível. Contudo, se for possível criar um meio como descrito nos casos de avulsão, a regeneração poderá ocorrer.[54] Nos últimos anos, novos métodos de terapia têm sido propostos com o objetivo de permitir o completo desenvolvimento radicular em dentes com polpa necrosada, com ou sem lesão perirradicular, e vários trabalhos de revitalização pulpar demonstraram, clinicamente, resultados bem-sucedidos.[24,51,55-62] Segundo esses trabalhos, essa modalidade terapêutica é mais vantajosa quando comparada à apicificação tradicional, pois favorece o contínuo desenvolvimento radicular com o aumento da espessura da parede dentinária e o comprimento da raiz. Todavia, a demonstração de um desenvolvimento radicular continuado não revela se o material radiopaco é dentina, cemento ou osso, por causa da dependência já conhecida das células-tronco de ter um arcabouço e uma combinação de fatores de crescimento apropriados.[63]

Além disso, não se pode afirmar que o novo tecido formado no espaço pulpar seja realmente uma polpa dental.[64] Alguns trabalhos em animais[65,66] demonstraram a presença de fibras do tipo do ligamento periodontal e cemento dentro do canal radicular. Análise histológica de dentes tratados por Endodontia Regenerativa revelaram que o tecido vivo presente no canal não era polpa, mas sim tecido periodontal, isto é, ligamento periodontal, cemento e até vestígios de osso.[67,68]

Nos últimos anos, a pesquisa na área da Endodontia Regenerativa tem apresentado avanços significativos, principalmente com relação à importância da desinfecção do canal radicular e da perpetuação desse estado por meio de um selamento coronário à prova de microinfiltrações.[63] Segundo alguns autores,[24,50,55,56] a revascularização em canais previamente necrosados e infectados só é possível desde que haja uma eficaz desinfecção. Mesmo na presença de ápice aberto, a revascularização pulpar necessita de adequada e criteriosa desinfecção do espaço pulpar antes do procedimento regenerador propriamente dito. Essa desinfecção é realizada principalmente por meio de copiosa e cuidadosa irrigação com solução de hipoclorito de sódio e pela ação de outras substâncias químicas. A ação mecânica de instrumentos endodônticos é, na maioria das vezes, contraindicada, pois agravaria a fragilidade das paredes dentinárias.

Os procedimentos no campo da Endodontia Regenerativa são terapias baseadas em células-tronco.[69] Para Diogenes et al.,[70] o grande potencial desses procedimentos depende de uma perfeita interação da tríade da bioengenharia: células-tronco, arcabouços e fatores de crescimento. Portanto, após o protocolo de desinfecção, é fundamental a sobrevivência das células-tronco, uma vez que elas participam da regeneração tecidual.

Os agentes químicos selecionados para os procedimentos regenerativos devem apresentar, além da propriedade antimicrobiana, a capacidade de promover a sobrevivência, a proliferação e a diferenciação de células-tronco do hospedeiro.[71] Segundo Ring et al.,[71] o hipoclorito de sódio, por não ser biocompatível, pode matar as células-tronco da papila dental, impedindo sua adesão às paredes do canal radicular. Alguns estudos[72,73] demonstraram uma relação de dependência entre a concentração do hipoclorito de sódio e a sobrevivência de células-tronco da papila dental e de células diferenciadas tipo odontoblasto. Com base nesses resultados, Soares et al.[61] recomendaram um protocolo de irrigação usando uma solução de digluconato de clorexidina a 2% durante o preparo químico-mecânico (Figura 25.10). No entanto, outros estudos, como o de Trevino et al.,[74] demonstraram, in vitro, que o digluconato de clorexidina a 2% apresenta alta citotoxicidade para as células-tronco. Atualmente, tanto a American Association of Endodontists[75] como a European Society of Endodontology[76] não recomendam o emprego de clorexidina no protocolo clínico, principalmente na segunda consulta.[77]

Por outro lado, o uso do ácido etilenodiaminotetracético (EDTA) a 17% compensa, em parte, os efeitos deletérios do hipoclorito de sódio, promovendo sobrevivência, migração, diferenciação e adesão das células-tronco da papila dental.[70,78,79] Galler et al.[80] demonstraram, in vitro, que, após o condicionamento da dentina com EDTA a 17%, um tecido conjuntivo mole vascularizado

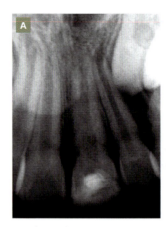 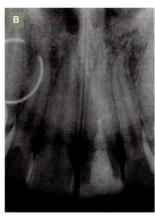

**Figura 25.10** Caso clínico. Incisivo central superior. Revascularização pulpar. **A.** Radiografia inicial. **B.** Controle de 3 anos. (Cortesia da Dra. Fernanda Lins.)

semelhante à polpa dental foi observado onde as células-tronco adjacentes à dentina formaram uma associação íntima com a superfície, diferenciando-se em células semelhantes a odontoblastos que expressavam a sialoproteína dentinária e estendiam processos celulares nos túbulos dentinários. Esses autores concluíram que a descalcificação da superfície dentinária, a remoção da *smear layer*, a exposição dos túbulos dentinários e das fibrilas de colágeno, além da liberação de fatores de crescimento da matriz dentinária, podem ser parâmetros favoráveis à diferenciação celular na interface com a dentina.

Apesar de haver relatos na literatura que apontam altas taxas de resolução dos sinais e sintomas clínicos da doença, o que aumenta o nível de confiança, ainda existem algumas lacunas com relação aos protocolos e resultados da Endodontia Regenerativa.[70,81] Diversos tipos de protocolo de desinfecção têm sido propostos para a revascularização pulpar, na tentativa de se manter a viabilidade celular.[57,59,82,83] As variações no preparo químico-mecânico, no número de consultas, na medicação intracanal, além de fatores etiológicos distintos, demonstram a falta de padronização no protocolo, o que dificulta a avaliação e a comparação dos resultados.

Segundo Diogenes et al.,[70] o fator etiológico da necrose pulpar pode influenciar a taxa de sucesso da revascularização pulpar. Isto porque a composição e a extensão de biofilmes bacterianos formados a partir de um traumatismo associado ou não à fratura radicular podem ser diferentes daqueles biofilmes que se originaram de uma lesão cariosa ou de uma anomalia de desenvolvimento. Portanto, esse achado sugere protocolos diferentes para cada tipo de etiologia.

Outro aspecto crítico que deve ser considerado na seleção de um caso para a terapia de revascularização pulpar refere-se às dimensões do ápice e ao estágio de desenvolvimento radicular. Quanto menor a abertura apical, menor será o suprimento sanguíneo para o interior do dente. Dentes com um fluxo sanguíneo restrito provavelmente terão mais dificuldade em responder ao tratamento, influenciando o prognóstico.[84] Segundo Kling et al.,[85] dentes com diâmetro apical igual a 1,1 mm ou maior são os melhores candidatos para os procedimentos endodônticos regenerativos em dentes necrosados com rizogênese incompleta, pois o ápice aberto permite a distribuição de células-tronco mesenquimais para dentro do espaço pulpar,[69] assim como a migração de células do hospedeiro para formar novos tecidos nesse espaço.[59]

A idade do paciente é outro fator que pode influenciar o prognóstico da revascularização pulpar. De acordo com Garcia-Godoy e Murray,[84] a terapia de revascularização apresenta maior taxa de sucesso quando realizada em pacientes jovens e saudáveis, entre 8 e 16 anos de idade.

Revisões sistemáticas recentes sobre o desfecho da regeneração pulpar mostraram que a taxa de sucesso relacionada com o desenvolvimento radicular foi de aproximadamente 80%, a do fechamento apical foi de 76% e a resolução da patologia perirradicular foi alcançada em cerca de 91%.[86,87] Estes resultados estão de acordo com outros estudos, que relataram que o desenvolvimento continuado da raiz (espessamento das paredes do canal e/ou fechamento apical) após a regeneração pulpar não é previsível;[51,88,89] portanto, os resultados nesse aspecto podem ser mais variáveis. Conde *et al.*[90] apontam que, na literatura atual, poderia existir uma superestimação do sucesso de dentes tratados com regeneração pulpar, sendo provável que casos de sucesso sejam mais frequentemente relatados do que os de fracasso, resultando em viés de publicação.

Embora existam poucos estudos de alta qualidade com uma comparação direta dos desfechos de apicificação e o tratamento endodôntico regenerativo, e que ensaios clínicos multicêntricos randomizados com acompanhamentos de longo prazo e grandes tamanhos amostrais sejam necessários para abordar essa lacuna no conhecimento,[86,87,91] estudos em cães[92] e em humanos[93,94] concluíram que, se os canais com infecção por necrose pulpar forem desinfetados e tratados de forma eficaz, a resposta de revascularização resultante é semelhante à dos dentes imaturos vitais, associando-a com aumentos significativamente maiores no comprimento e espessura da raiz, além da cura das lesões perirradiculares.

### Objetivos do tratamento

- Promoção do completo desenvolvimento radicular com evidências radiográficas de aumento da espessura da parede do canal e do comprimento da raiz, além do fechamento do forame apical
- Manutenção do dente, principalmente durante o desenvolvimento craniofacial
- Tratamento da lesão perirradicular.

### Seleção de casos

- Dente permanente com necrose pulpar e ápice radicular aberto
- Dente que não necessite de retentor intrarradicular
- Paciente sem alergia a medicamentos e antibióticos utilizados no tratamento
- Paciente/responsável cooperativo.

### Esclarecimentos ao paciente/responsável

- Consentimento livre e esclarecido
- Número de consultas (duas ou mais)
- Necessidade do uso de antibióticos
- Possíveis efeitos adversos: descoloração coronária/radicular, ausência de resposta ao tratamento e dor/infecção
- Tratamentos alternativos: apicificação com MTA ou hidróxido de cálcio; exodontia (quando não aproveitável).

Segundo alguns autores,[24,50,56,70,81,95,96] após a desinfecção, o canal deve ser preenchido inicialmente com uma pasta à base da associação de dois ou três antibióticos,[95-98] a fim de maximizar a eliminação de bactérias intracanais. Após 4 semanas, constatado o desaparecimento de sinais e sintomas clínicos de infecção, remove-se a pasta por meio de irrigação e estimula-se o sangramento a partir dos tecidos periapicais para o interior do canal, com o auxílio de uma lima ou uma sonda endodôntica exploradora. Esse método de tratamento utiliza o coágulo sanguíneo como substância de preenchimento do canal radicular. O coágulo atua como matriz (malha ou *scaffold*) para o crescimento de um novo tecido dentro do espaço pulpar, similar à polpa necrosada de um dente reimplantado após um traumatismo dental. O selamento coronário deve possuir dupla camada, a fim de assegurar um meio sem penetração microbiana. Em contato com o coágulo, apoia-se uma camada de MTA, seguido por uma mecha de algodão estéril umedecida com água destilada e, por último, um selador temporário com profundidade adequada. Depois de 2 semanas, mantendo-se os sinais e sintomas clínicos normais, o algodão e o selador temporário são substituídos por uma restauração de resina adesiva (Figura 25.11).

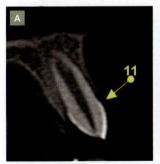 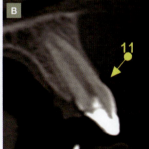

**Figura 25.11** Caso clínico. Incisivo central superior. Revascularização pulpar. **A.** Tomografia computadorizada inicial. **B.** Controle de 10 meses. (Cortesia do Dr. Renato Lenzi.[81])

### Protocolo clínico recomendado

Primeira consulta

1. Anestesia local, isolamento absoluto, limpeza e descontaminação do campo operatório com solução de peróxido de hidrogênio a 3% (água oxigenada a 10 volumes), seguido de hipoclorito de sódio (NaOCl) a 2,5% ou clorexidina a 2%.

2. Acesso coronário irrigando copiosamente a câmara pulpar com NaOCl a 2,5%.
3. Remoção de tecido pulpar necrosado usando instrumentos endodônticos adequados, evitando instrumentação mecânica das paredes do canal radicular.
4. Determinação radiográfica da odontometria com uma lima posicionada a 1 mm do término radicular.
5. Irrigação do canal radicular por meio de agulha de irrigação posicionada a 1 mm do término radicular, de preferência com agulha de ponta fechada e saídas laterais, ou EndoVac. A American Association of Endodontists[75] recomenda a irrigação com NaOCl a 1,5% (20 mℓ/canal por 5 minutos), enquanto a European Society of Endodontology[76] preconiza essa mesma quantidade e tempo, porém empregando NaOCl entre 1,5 e 3%. Em ambos os casos, deve ser seguida de irrigação com soro fisiológico (20 mℓ/canal por 5 minutos) a fim de minimizar os efeitos citotóxicos do hipoclorito de sódio nos tecidos vitais.
6. Secagem do canal com cones de papel estéreis.
7. Irrigação com 20 mℓ de EDTA a 17% por canal.[73,76]
8. Secagem do canal com cones de papel estéreis.
9. Preenchimento do canal com pasta à base de hidróxido de cálcio (Figura 25.12) ou uma associação de dois ou três antibióticos (ciprofloxacino, metronidazol e minociclina) (Figura 25.13). Uma solução com a concentração de cada antibiótico a 1 mg/mℓ já é suficiente para ter efeitos antibacterianos e apresenta reduzida toxicidade às células da papila apical.[99] A pasta feita empiricamente com o pó de cada antibiótico em porções iguais atinge concentração muito maior e muito tóxica às células da papila. Se a pasta antibiótica tripla for utilizada, deve ser garantido que permaneça abaixo do limite amelocementário. A dupla pasta antibiótica sem minociclina ou substituição de minociclina por outro antibiótico (p. ex., clindamicina; amoxicilina; cefaclor) pode ser alternativa.[95,98] A European Society of Endodontology[76] não recomenda o uso de antibióticos tópicos dentro do canal radicular devido a inconvenientes como a descoloração,[100-102] citotoxicidade,[103,104] sensibilização, desenvolvimento de resistência, dificuldade de remoção do canal radicular[105] e diminuição significativa dos valores da microdureza da dentina,[106] recomendando apenas o uso de pasta à base de hidróxido de cálcio.
10. Selamento coronário provisório com 3 a 4 mm de material restaurador temporário, como Cavit, IRM™, ionômero de vidro ou outro material.

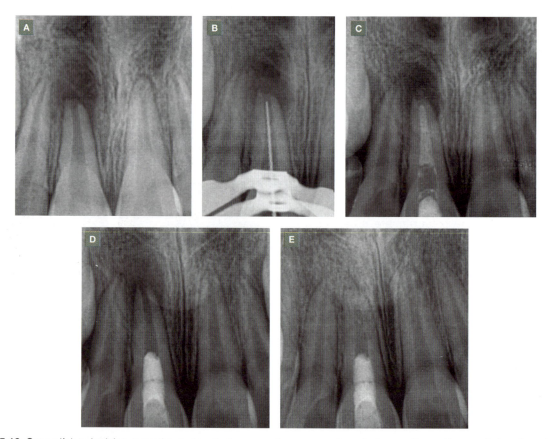

**Figura 25.12** Caso clínico. Incisivo central superior direito com polpa necrosada após traumatismo. Revascularização pulpar tratada com hidróxido de cálcio. Primeira consulta: **A.** Radiografia pré-operatória mostrando lesão perirradicular e rizogênese incompleta. **B.** Radiografia com instrumento guia. **C.** Radiografia de verificação do preenchimento do canal com pasta à base de hidróxido de cálcio e selamento coronário provisório. Consulta final (segunda): **D.** Radiografia pós-operatória imediata após procedimento de revascularização. **E.** Acompanhamento radiográfico de 20 meses mostrando evidência de cura da lesão perirradicular e formação radicular. Paciente assintomático com resposta a teste de sensibilidade térmica negativo. (Cortesia da Professora Dra. Marielena Gamboa-Ruiz, Tufts University, Boston, MA, EUA.)

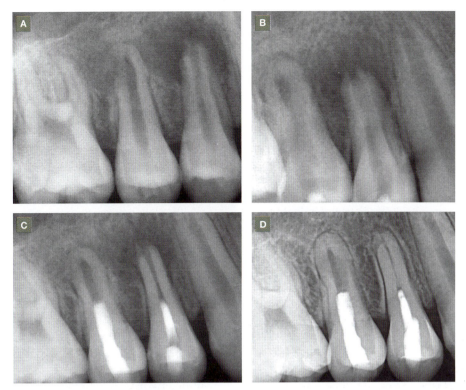

**Figura 25.13** Caso clínico. Primeiro e segundo pré-molares superiores direitos apresentando *dens invaginatus* com polpas necrosadas. Canais tratados com pasta antibiótica tripla (ciprofloxacino, metronidazol e minociclina). Primeira consulta: **A.** Radiografia pré-operatória mostrando lesões perirradiculares e rizogênese incompleta em ambos pré-molares. **B.** Radiografia de verificação do preenchimento do canal com pasta antibiótica tripla e selamento coronário provisório. Consulta final (segunda): **C.** Radiografia pós-operatória imediata após colocação de uma camada de MTA e restauração com resina composta adesiva reforçada. **D.** Acompanhamento radiográfico de 22 meses mostrando evidência de cura das lesões perirradiculares e formação radicular. Paciente assintomático com resposta a teste de sensibilidade térmica negativo. (Cortesia da Professora Dra. Marianella Natera, University of Florida, Gainesville, FL, EUA.)

### Consulta final (segunda)

(Agendada 2 a 4 semanas após a primeira consulta.)

1. Exame clínico prévio para assegurar ausência de sensibilidade moderada ou grave à percussão e à palpação. Caso essa sensibilidade se confirme, ou seja, observada a presença de fístula ou tumefação, deve-se repetir o tratamento da primeira consulta.
2. Anestesia local com mepivacaína a 3% sem vasoconstritor.
3. Isolamento absoluto, limpeza e descontaminação do campo operatório.
4. Acesso ao canal e remoção do medicamento intracanal por meio de irrigação com EDTA a 17% (30 m$\ell$/canal, 10 minutos).
5. Irrigação com 5 m$\ell$ de soro fisiológico estéril.[76]
6. Secagem do canal com cones de papel estéreis.
7. Indução de sangramento no canal girando uma lima nº 25 pré-curvada até 2 mm além do forame apical. O sangramento deve ser mantido a 3 mm da junção cemento-esmalte; após 15 minutos, forma-se um coágulo sanguíneo nesse local. Uma alternativa à criação de um coágulo sanguíneo é o uso de plasma rico em plaquetas, fibrina rica em plaquetas ou matriz de fibrina autóloga.[75,107-113]
8. Colocar matriz de colágeno reabsorvível, tal como CollaPlug™, Collacote™, CollaTape™ (Integra Life-Sciences Corp., Plainsboro, NJ, EUA) ou Hemocolla-gene™ (Septodont, Saint Maur des Fossés, França), sobre o coágulo sanguíneo, permitindo que a matriz se embeba com líquido para evitar a formação de um espaço oco.
9. Uma vez formado o coágulo, coloca-se uma camada de aproximadamente 3 mm de MTA branco sobre este, no nível da junção cemento-esmalte, tendo cuidado com a possível descoloração[102] após contato do material com sangue. Alternativas ao MTA (como biocerâmicos ou cimentos de silicato tricálcico [p. ex., Biodentine®, Septodont, Lancasted, PA, EUA; EndoSequence® BC RRM-Fast Set Putty, Brasseler, EUA]) devem ser consideradas em dentes com os quais haja preocupação estética.
10. Aloca-se uma camada de ionômero de vidro com 3 a 4 mm, fluindo suavemente sobre o MTA, seguido de fotopolimerização por 40 segundos.
11. Restauração com resina composta adesiva reforçada sobre a camada do ionômero de vidro.

Por meio de exame clínico e radiográfico, a proservação deve ser realizada após 3 e 6 meses, e anualmente, durante 4 anos, sendo a tomografia computadorizada de feixe cônico altamente recomendada para avaliação inicial e visitas de acompanhamento.[114] Nesse período, pode-se observar o crescimento radicular, o aumento da espessura da parede do canal e o fechamento do forame apical. Em alguns casos, pode ocorrer resposta pulpar positiva aos testes de frio e/ou elétrico. Todavia, se após 3 meses não se observar o desenvolvimento radicular, deve-se optar pela apicificação tradicional.[24,26]

Segundo a American Association of Endodontist,[75] o grau de sucesso dos procedimentos endodônticos regenerativos é avaliado na medida em que os objetivos primários, secundários e terciários sejam alcançados:

- Objetivo primário: remissão dos sintomas e evidência de reparação óssea
- Objetivo secundário: aumento da espessura da parede e/ou aumento do comprimento da raiz (desejável, mas talvez não essencial)
- Objetivo terciário: resposta positiva aos testes de sensibilidade pulpar (quando alcançados poderiam indicar presença de um tecido pulpar vital mais organizado).

Critérios de sucesso clínicos e radiográficos na proservação aos 6, 12 e 24 meses:

- Ausência de dor
- Ausência de sinais de inflamação (tumefação nos tecidos moles ou fístula)
- Cura da lesão perirradicular óssea preexistente
- Aumento da espessura e do comprimento das raízes
- Resposta positiva aos testes de sensibilidade pulpar.

## Perspectivas futuras

Devido aos resultados clínicos promissores durante os últimos 15 anos, os procedimentos regenerativos ganharam um papel relevante para a pesquisa e clínica endodôntica, estendendo o raio de ação dos endodontistas para a área da biologia celular e engenharia tecidual. Embora ainda haja controvérsias e até lacunas a serem preenchidas, os pesquisadores estão concentrando esforços para alcançar a regeneração de um verdadeiro tecido pulpar,[77] que completará de forma previsível a formação radicular de um dente incompletamente formado, o qual foi inicialmente diagnosticado com polpa necrosada.

Definitivamente, o uso de metodologias baseadas em evidências científicas com uma variedade de abordagens, incluindo matrizes (*scaffolds*) autólogas e sintéticas,[52,113] coleta de várias populações de células-tronco e fatores de crescimento,[112,115,116] o uso de terapia genética[117] e as nanopartículas antibióticas em nanofibras biodegradáveis para obter efeitos antimicrobianos[118-120] são propostas que nos aproximam cada vez mais do sucesso da Endodontia Regenerativa.

### Formas da zona apical após complementação ou fechamento do ápice

As condições histopatológicas dos tecidos pulpar e perirradicular em relação à localização do processo de reparação parecem influenciar as características morfológicas do tecido duro depositado,[2,16,17,28] o qual, radiograficamente,[27,121] poderá apresentar as formas a seguir.

### Em dentes portadores de tecido pulpar vivo no segmento apical do canal radicular

a. **Selamento duplo:** radiograficamente, há formação de barreira de tecido duro, alguns milímetros antes do ápice. Histologicamente, nesses casos, a barreira é constituída de dentina, há deposição lateral desse tecido e selamento apical com cemento, restando, todavia, comunicação entre o periodonto e o tecido conjuntivo semelhante à polpa existente na região apical (Figura 25.14A).

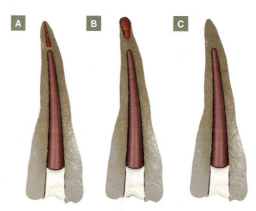

**Figura 25.14** Representação esquemática das formas da zona apical após complementação do ápice. Dentes com tecido pulpar vivo no segmento apical. **A.** Selamento duplo. **B.** Selamento simples. **C.** Calcificação total da porção apical.

b. **Selamento simples:** radiograficamente, há formação de barreira de tecido duro, alguns milímetros antes do ápice. Histologicamente, nesses casos, a barreira é constituída de cemento, há disposição lateral desse tecido, e o ápice, inicialmente, permanece aberto, ocorrendo ampla comunicação entre o periodonto e o tecido conjuntivo existente no interior das paredes radiculares (Figura 25.14B). Com o tempo, o aspecto radiográfico tende a assemelhar-se ao descrito em a.

c. **Calcificação total da porção apical:** observa-se o desenvolvimento radicular, porém ocorre a calcificação maciça da porção terminal da raiz (Figura 25.14C).

### Em dentes com necrose total do conteúdo pulpar

a. **Fechamento em semicírculo:** o ápice se calcifica, tomando a forma de semicírculo, porém o canal permanece com a forma de bacamarte. Histologicamente, o selamento ocorre com cemento ou com tecido cementoide. Radiograficamente, não há comunicação entre o canal e a área perirradicular (Figura 25.15A).[7,16,17,27,121]

b. **Calcificação tênue:** não há evidência radiográfica do fechamento apical, porém uma delgada barreira cálcica pode ser comprovada, junto ao ápice, pelo sentido tátil utilizando um instrumento de pequeno diâmetro. Não há mudança na divergência das paredes do canal radicular (Figura 25.15B).[7,17,27,121]

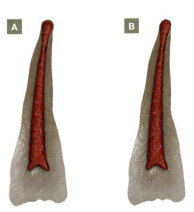

**Figura 25.15** Representação esquemática das formas da zona apical após selamento do ápice. Dentes com necrose total do conteúdo pulpar. **A.** Fechamento em semicírculo. **B.** Barreira tênue de tecido mineralizado.

Estas duas últimas configurações morfológicas não promovem o alongamento radicular, permanecendo o dente mais curto do que o seu homólogo. Entretanto, radiograficamente, em alguns casos, os padrões descritos podem não ser encontrados, apresentando a região apical morfologia atípica.

## Histopatologia da reparação

Radiograficamente, o processo de reparo de dentes com rizogênese incompleta tem sido caracterizado pelo aparecimento de substância radiopaca obstruindo a abertura apical ou, então, por crescimento apical, após haver deposição de barreira de tecido duro.

É provável que o quadro morfológico do processo de reparação da região apical de dentes com rizogênese incompleta deva manter estreitas relações com diferentes fatores, como: estágio de desenvolvimento da raiz do dente; condições da polpa dentária e dos tecidos perirradiculares, no momento da intervenção; e substância utilizada como material obturador.

A reparação apical e perirradicular dos dentes com rizogênese incompleta pode ser efetuada à custa de:

- Odontoblastos: quando alguns fragmentos pulpares são preservados na região apical
- Papila apical e bainha de Hertwig: quando preservadas, mesmo que desorganizadamente e na ausência de lesão perirradicular. Nesse caso, haverá células diferenciando-se em odontoblastos para promover a formação de dentina
- Cementoblastos e células mesenquimais indiferenciadas e jovens do ligamento periodontal, cuja diferenciação e atividade acarretam a produção de matriz cementoide e osteoide para complementar a formação da raiz.[27]

Entretanto, deve-se ressaltar que há duas correntes com relação ao fenômeno biológico do processo de reparação da região apical de dentes com rizogênese incompleta. A primeira considera que não é a colocação de uma substância no interior do canal radicular que irá estimular ou despertar a memória genética das células e provocar o desenvolvimento ou fechamento apical. O processo de reparo ocorre quando os restos necróticos e bactérias do canal radicular são removidos, sendo o material utilizado apenas para preencher o espaço criado e prevenir a reinfecção.[10,54,122] A segunda corrente parte do princípio de que, embora o desenvolvimento ou fechamento apical seja um processo natural, as células do periápice devem ser estimuladas por um ativador biológico com o objetivo de favorecer a reparação.[2,7,8,14]

Se, após a colocação do material obturador, ainda restar apreciável parte de polpa dental na porção apical, a raiz do dente poderá crescer, exibindo características morfológicas semelhantes às de um dente normal. O tecido conjuntivo frouxo, situado em nível apical, apresenta comportamento similar ao localizado na câmara coronária e radicular, quando em contato com o hidróxido de cálcio. No entanto, em muitos casos, o crescimento da raiz se dá em virtude da deposição de cemento.[16,17,27]

A maioria dos autores acredita que a bainha epitelial de Hertwig é de importância básica na complementação apical e, apesar de outrora se admitir sua destruição pelas lesões perirradiculares, hoje se acredita que, depois de um período de inatividade, ela pode se tornar vital e reiniciar sua função, uma vez controlada a infecção.[34,36] Entretanto, os autores que estudaram, histologicamente, o processo de reparação de dentes com rizogênese incompleta não observaram a presença da bainha de Hertwig.[123]

É possível que, melhoradas as condições do periápice, a bainha epitelial de Hertwig possa continuar a sua função com consequente formação radicular. Porém, tem sido demonstrado que, uma vez produzida a formação de abscesso, é pouca ou nula a atividade odontogênica posterior. O fechamento do forame apical seria, então, o resultado de uma proliferação do tecido conjuntivo apical, com sua calcificação posterior, e não uma continuação da função da bainha de Hertwig.[124]

Histologicamente, o mecanismo de complementação ou fechamento apical é obscuro. Todavia, pode-se afirmar que o básico e importante é que todo esse mecanismo de reparação nos dentes com rizogênese incompleta funciona desde que não haja infecção, tampouco substâncias estranhas que hostilizem ou perturbem os tecidos apicais e perirradiculares e que o canal esteja devidamente preenchido com um material obturador.

As referências bibliográficas deste capítulo estão disponíveis no Ambiente de aprendizagem do GEN | Grupo Editorial Nacional.

# Capítulo 26
# Inter-Relação de Endodontia e Periodontia

Ilan Rotstein

A polpa e o ligamento periodontal estão intimamente relacionados. Uma condição patológica em um tecido pode afetar o outro. As doenças endodôntico-periodontais geralmente apresentam desafios para o clínico em relação ao seu diagnóstico, seleção de casos, tratamento e avaliação do prognóstico. Fatores etiológicos como microrganismos, bem como fatores contribuintes como traumatismos, reabsorções radiculares, perfurações e malformação dentária desempenham um papel importante no desenvolvimento e na progressão dessas doenças. O tratamento e o prognóstico das doenças endodôntico-periodontais variam e dependem de etiologia, patogênese e reconhecimento correto de cada condição específica. Portanto, a compreensão da inter-relação das doenças endodônticas e periodontais reforçará a capacidade de o clínico estabelecer diagnósticos corretos, avaliar o prognóstico do dente envolvido e optar por um plano de tratamento apropriado com base em evidências clínicas e biológicas.

## Relações anatômicas

A polpa dental e o periodonto formam um *continuum*, sendo conectados por três vias de comunicação: (1) túbulos dentinários expostos; (2) portais menores de saída; e (3) forame apical.

### Túbulos dentinários expostos

Túbulos dentinários expostos em áreas desprovidas de cemento podem servir como vias de comunicação entre a polpa dental e o ligamento periodontal (Figura 26.1). A exposição dos túbulos dentinários pode ocorrer em virtude de defeitos do desenvolvimento, doença ou procedimentos periodontais ou cirúrgicos. Na região coronária, os túbulos dentinários se estendem da junção amelodentinária (JAD) à polpa e mudam de orientação significativamente na zona de aproximadamente 0,5 mm abaixo da JAD. Os túbulos dentinários radiculares se estendem da polpa para a junção cemento-dentina (JCD). Eles seguem um curso relativamente retilíneo e variam de 1 a 3 μm de diâmetro.[1] O diâmetro dos túbulos diminui com a idade ou em resposta a um estímulo crônico de baixa intensidade que causa aposição de dentina peritubular altamente mineralizada. O número de túbulos dentinários varia de aproximadamente 8.000 na JCD a 57.000 por milímetro quadrado na porção terminal da polpa. Existem cerca de 15.000 túbulos dentinários/mm² na área cervical da raiz.[1,2]

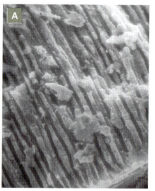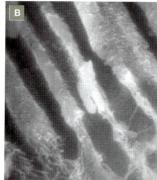

**Figura 26.1 A.** Eletromicrografia de varredura dos túbulos dentinários abertos. **B.** Maior aumento demonstra a ausência de processo odontoblástico.

Quando o cemento e o esmalte não se encontram na junção cemento-esmalte (JCE), estes túbulos ficam expostos, criando, assim, vias de comunicação entre a polpa e o ligamento periodontal. Os pacientes que apresentam hipersensibilidade dentinária cervical são um exemplo deste fenômeno. Fluidos e agentes irritantes podem escoar através dos túbulos dentinários patentes e, na ausência de um esmalte intacto ou de um revestimento cementário, a polpa pode ser considerada exposta ao meio oral através do sulco gengival ou bolsa periodontal. Estudos experimentais demonstram que o material solúvel da placa bacteriana aplicado sobre a dentina exposta pode causar inflamação pulpar, indicando que os túbulos dentinários podem proporcionar acesso imediato entre o periodonto e a polpa.[3]

Estudos de investigação por microscopia eletrônica de varredura demonstraram que a exposição dentinária na JCE ocorreu em cerca de 18% dos dentes em geral e em 25% dos dentes anteriores em particular.[4] Além disso, o mesmo dente pode apresentar diferentes características na JCE, mostrando exposição dentinária em uma superfície, enquanto as outras superfícies estão recobertas por cemento.[5] Essa área torna-se importante na avaliação da progressão dos patógenos endodônticos, bem como no resultado da raspagem radicular e no planejamento da integridade cementária, traumatismo e alteração patológica induzida por clareamento.[6-8] Pode haver outras áreas de comunicação dentinária através de sulcos de desenvolvimento gengivopalatinos ou apicais.[9]

### Outros portais de saída

Canais acessórios e laterais podem estar presentes em qualquer lugar ao longo do comprimento da raiz (Figura 26.2). Sua incidência e localização têm sido bem documentadas tanto em dentes de animais quanto em dentes humanos, utilizando vários métodos. Esses métodos incluem perfusão de corantes, injeção de materiais de impressão, microrradiografia, microscopia óptica e microscopia eletrônica de varredura.[10-16] Estima-se que 30 a 40% desses dentes possuam ramificações e que a maioria delas seja encontrada no terço apical da raiz. No entanto, parece que a incidência da doença periodontal associada a esses tipos de canais é relativamente baixa. Em um estudo com 1.000 dentes humanos com doença periodontal extensa, constatou-se que apenas 2% desses canais estavam associados à bolsa periodontal envolvida.

Ramificações na região de furca de molares também podem ser uma via direta de comunicação entre a polpa e o periodonto.[11,15] A incidência de canais acessórios pode variar de 23 a 79%.[12,13,17] Esses canais acessórios contêm tecido conjuntivo e vasos sanguíneos que conectam o sistema circulatório da polpa com o periodonto. Entretanto, nem todos esses canais estão presentes em toda a extensão da câmara pulpar ao assoalho da furca.[17]

Seltzer *et al.*[18] relataram que a inflamação pulpar pode causar uma reação inflamatória nos tecidos periodontais inter-radiculares. A presença desses canais menores abertos é uma via potencial para a disseminação de microrganismos e seus produtos da polpa para o ligamento periodontal e vice-versa, resultando em um processo inflamatório nos tecidos envolvidos (Figura 26.3).

### Forame apical

O forame apical é a principal via de comunicação entre a polpa e o periodonto. Produtos microbianos e inflamatórios podem sair prontamente através do forame apical, causando doença perirradicular. O ápice também é uma potencial porta de entrada de produtos inflamatórios de bolsas periodontais profundas para a polpa. A inflamação ou a necrose pulpar se estendem para os tecidos perirradiculares, causando uma resposta inflamatória local geralmente associada à reabsorção óssea e radicular.[18] O tratamento endodôntico visa eliminar os fatores etiológicos intrarradiculares, levando, assim, ao reparo dos tecidos perirradiculares afetados.

### Doenças relacionadas

A inflamação da polpa provoca uma resposta inflamatória no ligamento periodontal no forame apical e/ou adjacente à abertura de ramificações.[19] Irritantes de origem pulpar podem penetrar nos tecidos perirradiculares através do forame apical, de ramificações no terço apical do canal radicular ou de túbulos dentinários expostos e acionar uma resposta inflamatória vascular no periodonto. Tais irritantes incluem microrganismos patogênicos vivos, como certas bactérias (incluindo espiroquetas), fungos e vírus,[20-29] bem como patógenos não vivos.[29-33] Muitos deles são semelhantes aos patógenos encontrados na doença periodontal inflamatória. Em certos casos, a doença pulpar irá estimular o crescimento epitelial, afetando a integridade dos tecidos perirradiculares.[34,35] Além disso, técnicas endodônticas descuidadas podem resultar em patologia periodontal.

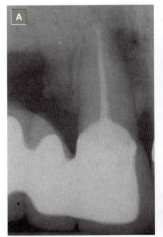
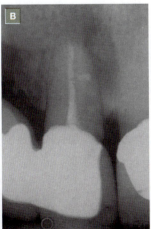
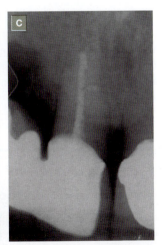

**Figura 26.2** Tratamento endodôntico não cirúrgico de um incisivo central superior com radiolucidez lateral. **A.** Radiografia pré-operatória mostrando canal tratado previamente, com lesão lateral mesial. **B.** O dente foi retratado e o canal radicular obturado com guta-percha termoplastificada. Observar o canal lateral se estendendo em direção à lesão. **C.** Controle de 1 ano mostra evidência de reparo ativo.

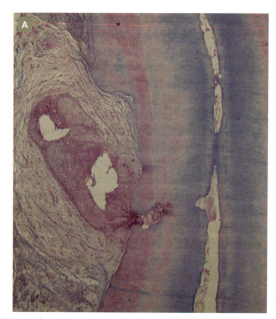 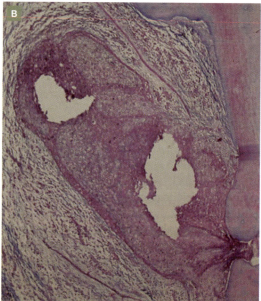

**Figura 26.3** Seção corada com tricrômico de Masson de um incisivo lateral superior com a polpa necrosada associada a processo inflamatório lateral no ligamento periodontal. **A.** Canal principal, canal acessório e resposta inflamatória resultante no ligamento periodontal são evidentes. **B.** Maior aumento da área mostra inflamação crônica com proliferação epitelial.

O efeito da inflamação periodontal sobre a polpa é controverso e existem muitos estudos conflituosos sobre isso.[18,36-43] Tem sido sugerido que a doença periodontal não tem efeito sobre a polpa pelo menos até que envolva o ápice radicular.[38] Por outro lado, vários estudos sugerem que, de alguma forma, o efeito da doença periodontal sobre a polpa seja degenerativo, incluindo um alto índice de calcificações, fibroses e reabsorção de colágeno, bem como um efeito inflamatório direto.[44,45] Em geral, a polpa não é gravemente afetada pela doença periodontal até que a recessão tenha exposto um canal acessório para o meio oral. Neste estágio, os patógenos que migram da cavidade oral para dentro da polpa, através dos canais acessórios, podem causar uma reação inflamatória crônica seguida pela necrose pulpar localizada. Todavia, se a microcirculação vascular do forame apical permanecer intacta, a polpa manterá sua vitalidade.[44] O efeito do tratamento periodontal sobre a polpa é semelhante durante raspagem, curetagem ou cirurgia periodontal se os canais acessórios estiverem injuriados e/ou expostos ao meio oral. Nesses casos, a invasão microbiana, a inflamação secundária e a necrose da polpa podem ocorrer.

## Etiologia

### Patógenos vivos e biofilmes infecciosos

Entre os patógenos vivos encontrados na polpa e nos tecidos perirradiculares em condições de doença estão: bactérias, fungos e vírus (Figuras 26.4 a 26.6). Esses patógenos e seus produtos podem afetar o periodonto de várias maneiras e precisam ser eliminados durante o tratamento endodôntico.

### Bactérias

Bactérias desempenham um papel crucial na formação e na progressão das doenças perirradiculares.[28] Os tecidos perirradiculares são envolvidos quando bactérias invadem a polpa, causando necrose parcial ou total. Kakehashi *et al.*,[46] em um estudo clássico, demonstraram a relação entre a presença de bactérias e a patologia da polpa e dos perirradiculares. Nesse estudo, polpas de ratos normais foram expostas e deixadas expostas ao meio oral. Consequentemente, houve necrose pulpar seguida por inflamação e formação de lesão perirradicular. Entretanto, quando o mesmo procedimento foi realizado em ratos *germ-free*, não somente as polpas se mantiveram vitais e relativamente não inflamadas, como os locais de exposição mostraram evidências de reparação dentinária. Möller *et al.*[47] confirmaram esses achados em macacos e relataram que o tecido pulpar necrótico não infectado não induz lesões perirradiculares ou reações inflamatórias. Todavia, quando a polpa é infectada, lesões perirradiculares se desenvolvem. Korzen *et al.*[48] relataram resultados semelhantes e sugeriram que as infecções pulpares geralmente são infecções mistas por natureza. Coletivamente, esses estudos forneceram evidência-chave em relação ao papel dos microrganismos nas doenças pulpares e perirradiculares.

Blomlöf *et al.*[49] criaram defeitos sobre as superfícies radiculares de dentes extraídos de macacos com ápices abertos ou maduros. Os canais foram infectados ou preenchidos com hidróxido de cálcio e reimplantados em seus alvéolos. Após 20 semanas, os achados de proliferação epitelial abaixo das áreas de dentina desnuda indicaram associação entre o tecido pulpar infectado e a doença periodontal. Jansson *et al.*[50] avaliaram o efeito de patógenos endodônticos na reparação da lesão periodontal marginal de superfícies dentinárias desnudas cercadas

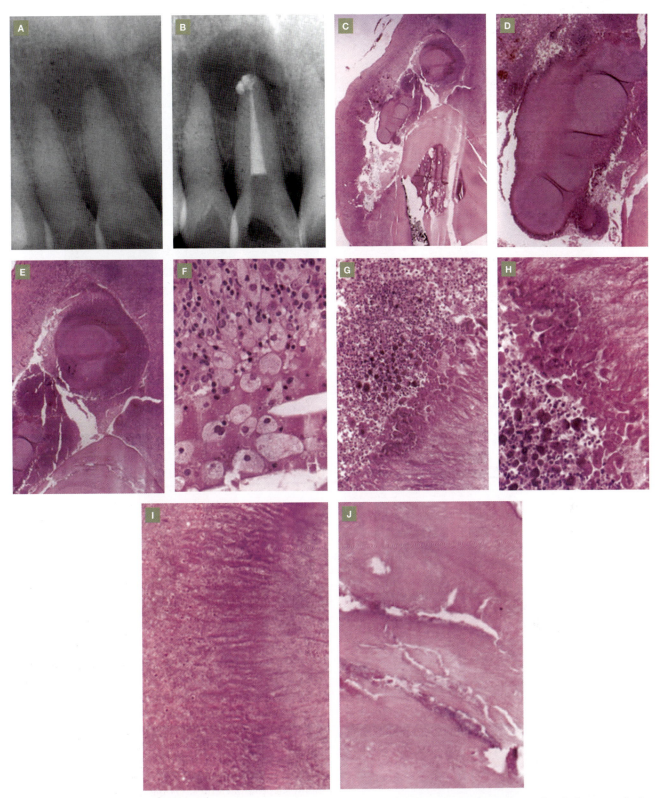

**Figura 26.4** Infecção perirradicular por *Actinomyces*. Este caso demonstra o crescimento de bactérias além do forame apical e sua invasão para o cemento e para os tecidos perirradiculares. **A.** Radiografia de um incisivo central superior com polpa necrosada mostrando ampla lesão perirradicular. **B.** A terapia endodôntica não cirúrgica foi realizada, mas os sintomas persistiram. **C.** Cirurgia perirradicular foi então realizada. A fotomicrografia mostra parte da raiz com a lesão aderida. **D.** Colônias de *Actinomyces* no lúmen da lesão são evidentes. **E.** Maior aumento mostra grande colônia de *Actinomyces*. **F.** Macrófagos atacando as bactérias. **G.** Margem da megacolônia bacteriana mostrando a ausência de células inflamatórias, incapazes de penetrar na colônia. **H.** Maior aumento da colônia bacteriana. **I.** Centro da colônia desprovido de células inflamatórias. **J.** Bactérias viáveis no cemento apical.

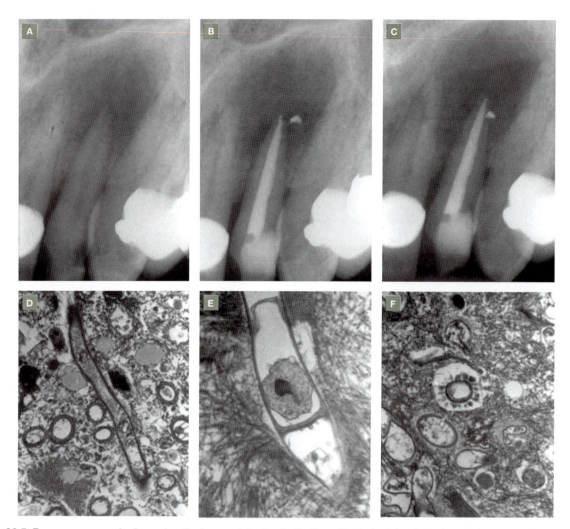

**Figura 26.5** Fungos em uma lesão perirradicular persistente. **A.** Radiografia do incisivo lateral superior com polpa necrosada e radiolucidez perirradicular. **B.** Radiografia pós-operatória imediata ao tratamento não cirúrgico. **C.** Aos 3 meses de controle, o paciente ainda estava sintomático e a radiolucidez perirradicular havia aumentado. **D.** Eletromicrografia de transmissão mostra o crescimento de hifas de um fungo. **E.** Maior aumento das hifas mostrando a parede celular. **F.** Esporos reprodutores dos fungos.

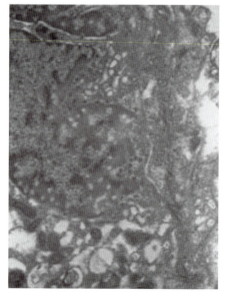

**Figura 26.6** Eletromicrografia de transmissão do núcleo de um macrófago em uma lesão perirradicular, sugerindo uma possível infecção viral.

por ligamento periodontal saudável. Seus resultados mostraram que, em dentes infectados, os defeitos eram recobertos por 20% a mais de epitélio enquanto os dentes não infectados mostravam apenas mais 10% de revestimento por tecido conjuntivo. Eles concluíram que os patógenos nos canais radiculares necrosados podem estimular a proliferação epitelial abaixo das superfícies dentinárias expostas, resultando em comunicação marginal e, assim, aumento da doença periodontal. Jansson et al.,[51] em um estudo radiográfico retrospectivo de 3 anos, avaliaram 175 dentes unirradiculares tratados endodonticamente de 133 pacientes. Os pacientes que participaram do estudo eram propensos a periodontites e exibiam evidências de falhas no tratamento endodôntico. Foi constatado que a perda óssea marginal era aproximadamente 3 vezes maior nestes pacientes quando comparados a pacientes sem infecção endodôntica. Além disso, o efeito da infecção endodôntica sobre a sondagem periodontal profunda e a presença de envolvimento de furca em molares mandibulares também foram investigados.[52] Foi observado que a infecção endodôntica nos molares inferiores estava associada com maior perda de inserção na área de furca. Por isso, foi sugerido que a infecção endodôntica em molares associada à doença periodontal poderia reforçar a progressão da periodontite pela disseminação de patógenos através dos canais acessórios e dos túbulos dentinários.[52] Entretanto, quando a infecção era tratada com sucesso, o vetor periodontal desaparecia, indicando que existia apenas um vetor infeccioso presente.

Bactérias proteolíticas predominam na microbiota do canal radicular, a qual, com o passar do tempo, se torna predominantemente mais anaeróbia.[53,54] Rupf et al.[55] estudaram os perfis dos patógenos periodontais nas doenças pulpares e periodontais associadas ao mesmo dente. Métodos específicos de reação em cadeia da polimerase (PCR) foram usados para detectar *Aggregatibacter* (*Actinobacillus*) *actinomycetemcomitans*, *Tannerella forsythia*, *Eikenella corrodens*, *Fusobacterium nucleatum*, *Porphyromonas gingivalis*, *Prevotella intermedia* e *Treponema denticola*. Esses patógenos foram encontrados em todas as amostras endodônticas e em dentes com lesão perirradicular crônica e periodontite crônica do adulto. Portanto, parece que os patógenos periodontais acompanham as infecções endodônticas e que as inter-relações endodôntico-periodontais são a via crítica para ambas as doenças.

Espiroquetas são um grupo de bactérias associadas tanto à doença endodôntica quanto à doença periodontal. Espiroquetas geralmente são encontradas com mais frequência na placa subgengival do que nos canais radiculares. Vários estudos mostraram uma ampla diversidade de treponemas orais presentes nos biofilmes subgengivais de bolsas periodontais.[56-59] Foi proposto anteriormente que a presença ou a ausência de espiroquetas orais pode ser usada para diferenciar os abscessos endodônticos dos periodontais.[21] Atualmente, entretanto, a presença de espiroquetas no sistema de canais radiculares tem sido bem documentada e demonstrada por diferentes técnicas de identificação, como microscopia de campo escuro, microscopia eletrônica, identificação bioquímica e métodos moleculares.[24,25,60-65]

As diferenças na prevalência de espiroquetas associados às doenças endodônticas relatadas por vários autores podem ser atribuídas aos diferentes métodos de detecção utilizados. Foi demonstrado que as espécies de espiroquetas mais comumente encontradas nos canais radiculares são *Treponema denticola*[62,64] e *Treponema maltophilum*.[63] O principal fator de virulência da espécie – *T. denticola* – inclui proteínas de superfície com atividade citotóxica, como a proteína principal de superfície e o complexo de proteases semelhantes à quimiotripsina, enzimas proteolíticas ou hidrolíticas associadas à membrana e metabólitos.[66] Esta espécie possui um arranjo de fatores de virulência associado à doença periodontal e também pode participar na patogênese da doença perirradicular.[64] Os fatores de virulência do *T. maltophilum* ainda não foram completamente elucidados. Foi proposto que a motilidade do *T. maltophilum*, causada pela rotação de seu flagelo periplasmático, poderia contribuir para sua patogenicidade.[67] Esse microrganismo também foi isolado com frequência em pacientes que apresentavam periodontite de progressão rápida.[68] Entretanto, o papel exato deste microrganismo nas doenças endoperiodontais requer maiores investigações.

Também tem sido sugerido que bactérias na forma L desempenham um papel na doença perirradicular.[69] Foi reconhecido que algumas cepas bacterianas podem passar por uma transição morfológica à forma L após exposição a certos agentes, particularmente a penicilina.[70] A forma L e a forma comum da bactéria podem aparecer individualmente ou juntas e são capazes de se transformar de uma variante para outra com numerosos estágios intermediários e transicionais da forma L. Isso pode ocorrer espontaneamente ou por indução em uma forma cíclica. Em determinadas condições, dependendo dos fatores de resistência do hospedeiro e da virulência bacteriana, as formas L revertem para a forma bacteriana patogênica original podendo ser responsáveis pela exacerbação aguda de lesões perirradiculares crônicas.[69]

### Fungos (leveduras)

A presença e a prevalência de fungos associados à doença periodontal têm sido bem documentadas.[28,71-78] A colonização por fungos tem sido demonstrada em cárie radicular não tratada, túbulos dentinários, dentes com lesão pós-tratamento, ápices de dentes com periodontite apical assintomática, e nos tecidos perirradiculares.[79] A maioria dos estudos relatou que a prevalência de fungos, em amostras do sistema de canais radiculares submetidas à cultura, é variável, podendo alcançar mais de 26% em canais radiculares não tratados[71,80-83] e 33% em canais radiculares tratados previamente[71,75,76,79,84] Alguns estudos, entretanto, demonstraram uma incidência ainda mais alta, isto é, de mais de 55%.[74,85] O fungo predominante foi a *Candida albicans*.[84] Esta espécie foi detectada em 21% dos canais infectados usando *primers* espécie-específicos direcionados para gene do 18S rRNA[83] e também mostrou a capacidade de colonizar as paredes do canal e invadir os túbulos dentinários.[86] Outras espécies, como *C. glabrata*, *C. guillermondii* e *C. inconspicua*[84] e *Rhodotorula mucilaginosa*,[26] também foram detectadas.

Os fatores que afetam a colonização do canal radicular pelos fungos não são totalmente entendidos. Entretanto, parece que entre os fatores predisponentes deste processo estão doenças imunossupressoras, como o câncer,[74] certos medicamentos intracanais,[71] antibióticos locais e sistêmicos[72,87] e insucesso da terapia endodôntica prévia.[76,88] A redução de cepas específicas de bactérias no canal radicular, durante o tratamento endodôntico, pode possibilitar a proliferação excessiva de fungos no ambiente que se tornou pobre em nutrientes.[76,88] Outra possibilidade é que os fungos podem ter acesso ao canal radicular através da cavidade oral como resultado de assepsia precária durante o tratamento endodôntico ou durante os procedimentos pós-operatórios. Foi relatado que aproximadamente 20% dos pacientes com periodontite do adulto também abrigam fungos subgengivais[89,90] e a *C. albicans* foi a espécie isolada mais comum.[91] Além disso, foi demonstrado que a presença de fungos no canal radicular está diretamente associada à sua presença na saliva e em tecidos orais.[26,92] Estes achados reforçam ainda mais a importância do uso de técnicas endodônticas e periodontais assépticas, mantendo a integridade dos tecidos duros dentários e revestindo a coroa dentária, assim que possível, com uma restauração permanente bem selada com a finalidade de prevenir a reinfecção.

### Vírus

Existem fortes evidências que sugerem que os vírus tenham um papel importante nas doenças endodônticas e periodontais. Em pacientes com doença endodôntica e periodontal, o vírus herpes simples foi frequentemente detectado no fluido crevicular gengival e nas biopsias gengivais de lesões periodontais.[93-95] O citomegalovírus humano foi observado em cerca de 65% de amostras de bolsa periodontal e em cerca de 85% de amostras de tecido gengival.[93] O vírus Epstein-Barr tipo I foi observado em mais de 40% de amostras de bolsa e em cerca de 80% de amostras de tecido gengival.[93] Herpes-vírus gengivais foram observados associados a uma grande ocorrência de *P. gingivalis, T. forsythia, P. intermedia, Prevotella nigrescens, T. denticola* e *A. actinomycetemcomitans* sugerindo seu papel na proliferação excessiva de bactérias periodontais patogênicas.[96-98]

A presença de vírus na polpa dental foi primeiramente relatada em um paciente com AIDS.[99] O DNA do vírus HIV também foi detectado em lesões perirradiculares.[100] Entretanto, não foi estabelecido que o vírus HIV possa causar diretamente doença pulpar. O vírus herpes simples também foi estudado em relação à doença endodôntica. Entretanto, parece que, ao contrário do que ocorre na doença periodontal,[101] o vírus herpes simples não desempenha um papel significativo na doença endodôntica.[102,103] Por outro lado, outros tipos comuns de herpes-vírus humanos podem estar envolvidos nas doenças pulpares e perirradiculares. Foi sugerido que o citomegalovírus humano e o vírus Epstein-Barr exerçam um papel na patogênese das lesões perirradiculares sintomáticas.[104-106] Parece que a infecção ativa pode dar origem à produção de um arranjo de citocinas e quimiocinas com o potencial de induzir imunossupressão ou destruição tecidual.[107]

A ativação de herpes-vírus, nas células inflamatórias perirradiculares, pode prejudicar os mecanismos de defesa do hospedeiro e dar origem à proliferação excessiva de bactérias, como é observado nas lesões periodontais. A imunossupressão mediada pelos herpes-vírus pode ser determinante nas infecções perirradiculares por causa das respostas já comprometidas do hospedeiro no tecido granulomatoso.[108] Alterações entre períodos prolongados de latência do herpes-vírus interrompidos por períodos de ativação podem explicar alguns episódios sintomáticos da doença perirradicular. A reativação frequente dos herpes-vírus nos tecidos perirradiculares pode ajudar na rápida destruição perirradicular. A ausência de infecção por herpes-vírus ou de reativação viral pode ser a razão pela qual algumas lesões perirradiculares se mantêm clinicamente estáveis por longos períodos.[105]

### Biofilmes infecciosos

A maioria das bactérias em praticamente todos os ecossistemas naturais cresce em biofilmes e seu crescimento nos tecidos afetados é caracterizado por comunidades envoltas em uma matriz.[109-112] Um biofilme é composto por aproximadamente 15% de células que formam microcolônias (em volume) embebidas em 85% de matriz.[113] As microcolônias são permeadas por canais ramificados que carregam grande quantidade de fluido para a comunidade por fluxo de propagação.[114] A composição estrutural dos biofilmes indica que essas comunidades são reguladas por sinais análogos ao dos hormônios e feromônios que regulam muitas comunidades celulares eucarióticas.[113]

A formação do biofilme tem uma sequência de desenvolvimento que resulta na formação de uma comunidade madura de microcolônias em forma de torre e em forma de cogumelo, com alguma variação entre as espécies. A sequência de eventos geralmente envolvida é adesão microbiana a uma superfície, proliferação celular, produção de matriz e destacamento.[115] A formação do biofilme e o destacamento estão sob o controle de sinais químicos que regulam e guiam a formação de microcolônias envoltas pela matriz e circundadas pelos canais de água.[113] Foi estabelecido que os biofilmes microbianos constituem a estratégia de vida mais "defensiva" que pode ser adotada por células procarióticas.[116] Em meio ambientes muito hostis, como meios extremamente aquecidos, ácidos ou secos, esse modo de crescimento estacionário é basicamente defensivo, porque as células bacterianas não são varridas para áreas onde possam ser mortas.[113]

Biofilmes infecciosos são difíceis de detectar por métodos diagnósticos de rotina e são basicamente tolerantes às defesas do hospedeiro e a terapias antibióticas.[115] Além disso, os biofilmes facilitam a disseminação de resistência antibiótica pela promoção de transmissão horizontal de genes. Eles também são ativamente adaptados às tensões ambientais, como alteração na qualidade nutricional, densidade celular, temperatura, pH e osmolaridade.[117] A inanição prolongada induz à perda do cultivo sob condições padrão, enquanto os microrganismos permanecem metabolicamente ativos e estruturalmente intactos;[118] é considerada a principal razão para o baixo índice de detecção de infecções por biofilme através de métodos rotineiros de cultura. Entretanto, até agora, o exato papel dos biofilmes na inter-relação das doenças endodônticas e periodontais ainda não foi totalmente elucidado.

## Fatores extrínsecos

## Corpos estranhos

Os corpos estranhos geralmente estão associados a processos inflamatórios dos tecidos perirradiculares (Figuras 26.7 e 26.8). Embora as doenças endodônticas e periodontais estejam primariamente associadas à presença de microrganismos, a presença de certas substâncias

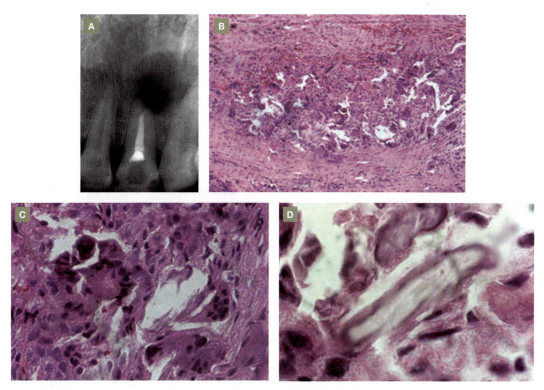

**Figura 26.7** Partículas de corpo estranho em uma lesão perirradicular. **A.** Radiografia de um incisivo central superior sintomático com uma grande lesão perirradicular. O tratamento endodôntico foi realizado 17 anos antes. **B.** A cirurgia perirradicular foi realizada e o tecido perirradicular submetido à análise histológica. A fotomicrografia mostra partículas de corpo estranho na presença de células gigantes. **C.** Maior aumento das partículas de corpo estranho e das células gigantes. **D.** Parte do corpo estranho. Quando colocado sob luz polarizada, respondeu como substância de origem vegetal. O diagnóstico foi presença de fragmentos de uma ponta de papel junto ao forame apical.

estranhas *in situ* pode explicar algumas falhas no tratamento. Exemplos incluem raspas de dentina e cemento,[119-121] amálgama,[121,122] materiais obturadores endodônticos,[119,121-123] fibras de celulose das pontas de papel absorvente,[122,124,125] fios de retração gengival,[126] alimentos leguminosos,[127,128] e depósitos semelhantes a cálculos.[129] Uma reação de corpo estranho pode ocorrer a qualquer dessas substâncias e a resposta clínica pode ser aguda ou crônica. Portanto, clinicamente, essas condições podem ser sintomáticas ou assintomáticas. Microscopicamente, estas lesões demonstram a presença de células gigantes multinucleadas circundando o material estranho em um infiltrado inflamatório crônico. A remoção mecânica ou cirúrgica dos corpos estranhos geralmente consiste no tratamento de escolha.

## Fatores intrínsecos

### Epitélio

Um dos componentes normais do ligamento periodontal lateral e apical são os restos epiteliais de Malassez. O termo restos é enganoso, já que evoca uma visão de discretas ilhas de células epiteliais. Foi demonstrado que esses restos são, na verdade, uma rede tridimensional semelhante a uma rede de pesca entremeada por células epiteliais. Em muitas lesões perirradiculares, o epitélio não está presente e, portanto, presume-se que tenha sido destruído.[130] Se os restos permanecerem, eles poderão responder a estímulos pela proliferação na tentativa de emparedar os irritantes oriundos do forame apical. O epitélio pode estar rodeado por inflamação crônica. Essa lesão é denominada granuloma epitelial e, se não for tratada, o epitélio vai continuar proliferando na tentativa de bloquear a origem da irritação que se comunica com o forame apical.

O termo cisto "baía" foi introduzido para a representação microscópica desta situação.[35] Trata-se de uma lesão inflamatória crônica que tem revestimento epitelial circundando o lúmen, o qual, contudo, possui comunicação direta com o sistema de canais radiculares através do forame apical (Figura 26.9). Por outro lado, um cisto "verdadeiro" é a conclusão da lesão epitelial proliferativa. Ele é uma cavidade tridimensional revestida por epitélio sem comunicação entre o lúmen e o sistema de canais radiculares (Figura 26.10). Quando as lesões perirradiculares são estudadas em relação ao canal radicular, uma clara distinção entre essas duas entidades deve ser estabelecida.[34,35]

Tem havido alguma confusão em relação ao diagnóstico quando as lesões são estudadas apenas em material de biópsia curetado. Visto que o dente não está aderido à lesão, a orientação para o ápice está perdida. Portanto, o critério usado para o diagnóstico de um cisto é uma faixa de epitélio que parece estar revestindo a cavidade.

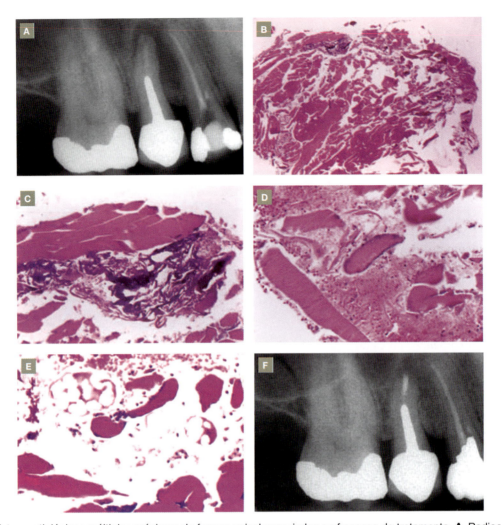

**Figura 26.8** Fatores etiológicos múltiplos próximos do forame apical associados ao fracasso do tratamento. **A.** Radiografia mostrando fracasso do tratamento em um segundo pré-molar superior. O dente foi tratado por reimplante intencional, durante o qual a lesão perirradicular foi removida. **B.** Fotomicrografia da lesão mostrando a presença de material estranho. **C.** Maior aumento mostra material arroxeado não identificado e tecido muscular necrótico ("granuloma de tecido morto"). **D.** Uma área diferente da lesão mostrando músculo necrótico com colônias de bactérias viáveis. **E.** Tecido muscular necrótico infectado por bactérias e presença de lentilhas (granuloma vegetal). **F.** Acompanhamento radiográfico de 1 ano. O dente está assintomático, e consolidação e reparação óssea são evidentes.

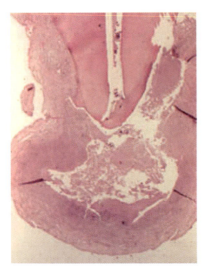

**Figura 26.9** Fotomicrografia mostrando um cisto baía associado a um canal radicular que se abre diretamente para o interior do lúmen da lesão.

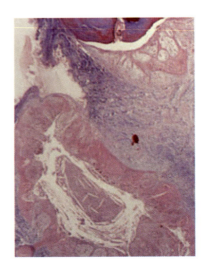

**Figura 26.10** Fotomicrografia de um cisto inflamatório verdadeiro corado com tricrômico de Masson, mostrando uma lesão tridimensional revestida por epitélio, sem conexão com o sistema do canal radicular e com o forame apical.

Portanto é provável que a curetagem tanto de um cisto "baía" quanto de um cisto "verdadeiro" possa levar a um mesmo diagnóstico microscópico. Um cisto "baía" pode ser seccionado de tal forma que possa lembrar ou dar a impressão de um cisto "verdadeiro". A distinção entre cisto "baía" e cisto "verdadeiro" pode ser importante do ponto de vista da reparação. Pode ser que os cistos "verdadeiros" devam ser cirurgicamente removidos, mas os cistos "baía" que se comunicam com o canal radicular podem ser reparados com tratamento não cirúrgico do canal radicular. Visto que o tratamento do canal pode afetar diretamente o lúmen do cisto "baía", a alteração do meio ambiente pode levar à resolução da lesão. O cisto "verdadeiro" é independente do sistema do canal radicular e, portanto, o tratamento do canal convencional pode não ter um efeito sobre o ele.

A formação de um cisto e sua progressão de um cisto "baía" para um cisto "verdadeiro" ocorre com o passar do tempo. Valderhaug,[131] em um estudo realizado em macacos, mostrou a não formação cística até pelo menos 6 meses depois de os conteúdos do canal se tornarem necrosados. Assim, quanto mais tempo a lesão estiver presente, maior a probabilidade de se tornar um cisto "verdadeiro". Entretanto, a incidência de cistos "verdadeiros" provavelmente é inferior a 10%.[34,35] Isso pode explicar o relativo alto índice de sucesso do tratamento não cirúrgico do canal radicular em dentes associados a lesões perirradiculares.

## Colesterol

A presença de cristais de colesterol nas lesões perirradiculares apical é um achado histopatológico comum.[132-136] Com o tempo, os cristais de colesterol são dissolvidos e eliminados deixando espaços em forma de fendas. A incidência de fendas de colesterol relatada na doença perirradicular varia de 18 a 44%.[132,134,135] Tem sido sugerido que os cristais podem ser formados a partir do colesterol liberado por eritrócitos em desintegração presentes em vasos sanguíneos estagnados dentro da lesão perirradicular,[134] de linfócitos, plasmócitos e macrófagos, que morrem em grande quantidade e se desintegram em lesões perirradiculares crônicas,[135] ou de lipídios plasmáticos circulantes.[132] Entretanto, é possível que todos esses fatores possam contribuir para o acúmulo, concentração e cristalização de colesterol em uma lesão perirradicular (Figura 26.11).

Tem sido sugerido que o acúmulo de cristais de colesterol nos tecidos perirradiculares inflamados, em alguns casos, pode causar o fracasso do tratamento endodôntico.[31,136] Parece que macrófagos e células gigantes multinucleadas que se congregam em volta dos cristais de colesterol não são eficientes o bastante para destruir e remover os cristais completamente. Além disso, o acúmulo de macrófagos e de células gigantes ao redor das fendas de colesterol, na ausência de outras células inflamatórias, como neutrófilos, linfócitos e plasmócitos, sugere que os cristais de colesterol induzam uma típica reação de corpo estranho.[31]

## Corpúsculos de Russel

Os corpúsculos de Russel podem ser encontrados na maioria dos tecidos inflamados por todo o organismo, inclusive nos tecidos perirradiculares (Figura 26.12). Eles são pequenos acúmulos esféricos de uma substância eosinofílica encontrada dentro ou próximo de plasmócitos e de outras células linfoides. A presença e a ocorrência dos corpúsculos de Russel nos tecidos orais e nas lesões perirradiculares têm sido bem documentadas.[137-139]

Estudos têm indicado a presença de corpúsculos de Russel em cerca de 80% das lesões perirradiculares. Recentemente, volumosos corpúsculos de Russel intra e extracelular também foram encontrados no tecido pulpar inflamado de dentes com cárie primária.[32] Tem sido sugerido que os corpúsculos de Russel sejam oriundos da síntese de quantidades excessivas de proteína secretória normal por certos plasmócitos envolvidos na síntese ativa de imunoglobulinas. O retículo endoplasmático se torna amplamente distendido, produzindo, assim, grandes inclusões eosinofílicas homogêneas.[140] Entretanto, a incidência de corpúsculos de Russel, seu mecanismo de produção, bem como seu exato papel na inflamação pulpar ainda não foram completamente esclarecidos.

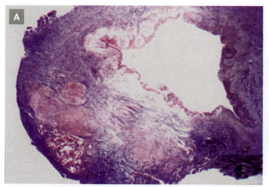
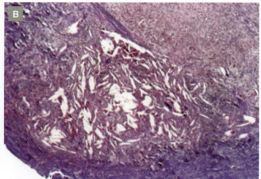

**Figura 26.11** Fendas de colesterol em uma lesão perirradicular. **A.** Fotomicrografia corada com tricrômico de Masson de um cisto com uma espessa parede fibrosa. Embebida na parede, há uma grande coleção de fendas de colesterol. **B.** Maior aumento mostrando fendas vazias, onde o colesterol foi dissolvido durante a preparação histológica.

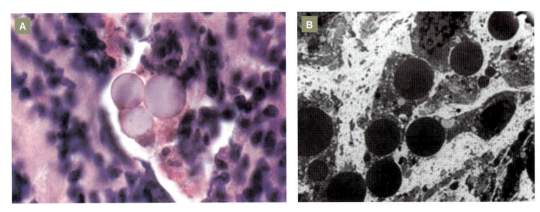

**Figura 26.12 A.** Fotomicrografia de uma lesão perirradicular mostrando a presença de corpúsculos de Russel. **B.** A eletromicrografia de transmissão demonstra a configuração arredondada e amorfa dessas estruturas.

## Corpúsculos hialinos de Rushton

A presença de corpúsculos hialinos de Rushton é uma característica única de alguns cistos odontogênicos. Sua frequência varia de 2,6 a 9,5%.[141] Os corpúsculos hialinos de Rushton geralmente aparecem dentro do revestimento epitelial ou no interior do lúmen cístico (Figura 26.13). Eles possuem uma variedade de aspectos morfológicos, incluindo estruturas lineares (retas ou curvas), irregulares, arredondadas e policíclicas, ou podem aparecer de forma granular.[30,141]

A natureza exata dos corpúsculos hialinos de Rushton não é completamente entendida. Foi sugerido que eles são de natureza ceratinosa,[132] de origem hematogênica,[142] um produto secretório especializado do epitélio odontogênico[143] ou de eritrócitos degenerados.[30] Alguns autores sugerem que os corpúsculos hialinos de Rushton são materiais remanescentes de um procedimento cirúrgico prévio.[144] Ainda não está claro por que a maioria dos corpúsculos hialinos de Rushton se forma no interior do epitélio.

## Cristais de Charcot-Leyden

Os cristais de Charcot-Leyden são cristais originariamente hexagonais e bipiramidais, derivados de grânulos intracelulares de eosinófilos e basófilos.[145-147] Sua presença, na maioria das vezes, está associada com o aumento do número de eosinófilos no sangue periférico ou nos tecidos,

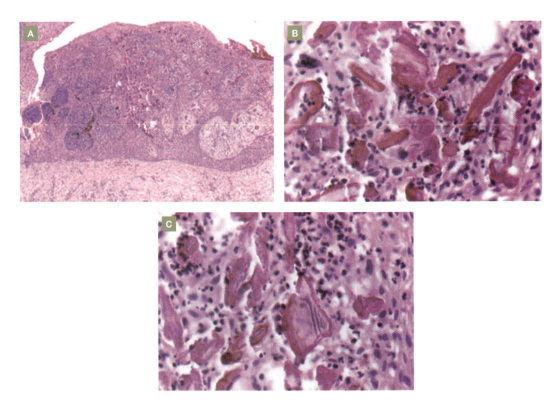

**Figura 26.13 A.** Fotomicrografia mostrando corpúsculos de Rushton no revestimento epitelial de um cisto perirradicular. **B** e **C.** Maior aumento demonstrando o pleomorfismo desses corpúsculos.

nas doenças parasitárias, alérgicas, neoplásicas e inflamatórias.[145,146,148] Tem sido relatado que os macrófagos têm um importante papel na formação dos cristais de Charcot-Leyden em vários processos patológicos.[149] Cristais de Charcot-Leyden e eosinófilos danificados têm sido observados no interior dos macrófagos.[148-150] Tem sido proposto que, após a desgranulação dos eosinófilos, as proteínas dos cristais de Charcot-Leyden possam ser fagocitadas para o interior da membrana acidificada ligada aos lisossomos.[148] Em algum momento, a proteína dos cristais de Charcot-Leyden começa a se cristalizar, formando discretas partículas que, com o tempo, aumentam de volume e densidade. Por fim, esses cristais seriam liberados via exocitose fagossomal ou pela perfuração da membrana do fagossoma e do citoplasma do macrófago, ficando livres no estroma tecidual.

Acredita-se que os macrófagos ativados têm um papel na formação dos cristais de Charcot-Leyden.[33] Além disso, a presença de cristais de Charcot-Leyden pode ser detectada no interior da lesão perirradicular que não se resolveu após o tratamento endodôntico convencional (Figura 26.14). Embora o papel biológico e patológico dos cristais de Charcot-Leyden na doença endodôntica e na doença periodontal ainda seja desconhecido, eles podem estar envolvidos em alguns casos de fracasso do tratamento.

## Fatores contribuintes

### Tratamento endodôntico deficiente

Procedimentos e técnicas endodônticas corretas são fatores-chave para o sucesso do tratamento. Durante a avaliação do índice de retenção dos dentes tratados endodonticamente, foi demonstrado que o tratamento endodôntico não cirúrgico é um procedimento previsível com um excelente prognóstico no longo prazo.[151-153] É imperativo que o sistema de canal radicular seja completamente limpo, modelado e obturado para que sejam obtidos resultados satisfatórios. O tratamento endodôntico incorreto permite a reinfecção, o que frequentemente leva ao insucesso no tratamento.[154]

As falhas endodônticas podem ser tratadas tanto por retratamento quanto por cirurgia perirradicular, com bons índices de sucesso.[155,156] Nos últimos anos, as técnicas de retratamento e cirurgia melhoraram dramaticamente em virtude do uso de microscópio e do desenvolvimento de novos equipamentos.

### Restauração deficiente

A infiltração coronária é uma causa importante de fracasso do tratamento endodôntico. Os canais radiculares podem ser recontaminados por microrganismos por causa da demora na colocação de uma restauração coronária e da fratura da restauração coronária e/ou do dente.[157] Madison e Wilcox[158] observaram que a exposição dos canais radiculares ao meio oral permitia a ocorrência de infiltração coronária, em alguns casos atingindo toda a extensão do canal radicular.

Ray e Trope[159] relataram que dentes com restaurações coronárias defeituosas e obturações endodônticas adequadas tinham uma incidência maior de fracasso do que dentes com obturação inadequada e restaurações adequadas. Os dentes em que tanto as obturações do canal radicular quanto as restaurações eram adequadas apresentavam apenas 9% de fracasso, enquanto os dentes nos quais tanto as obturações do canal radicular quanto as restaurações eram defeituosas apresentavam cerca de 82% de fracasso.[159]

Saunders e Saunders[160] mostraram que a infiltração coronária era um problema clínico significativo em molares obturados. Em um estudo *in vitro*, eles observaram que a compactação do excesso de guta-percha e cimento sobre o assoalho da câmara pulpar, após a conclusão da obturação do canal, não oferecia melhor selamento dos canais radiculares. Portanto, é recomendável que o excesso de obturação de guta-percha seja removido até os orifícios do canal e que o assoalho da câmara pulpar seja protegido com um material restaurador com uma boa capacidade seladora.[160]

A restauração coronária é a primeira barreira contra a infiltração coronária e a contaminação bacteriana do canal radicular tratado. Portanto, a falta de revestimento coronário após o tratamento endodôntico pode comprometer de maneira significativa o prognóstico do dente.[152] Então, é essencial que o sistema de canais radiculares seja protegido por uma boa obturação endodôntica e uma restauração coronária adequada. Todavia, mesmo os materiais restauradores permanentes nem sempre podem evitar a infiltração coronária.[161] Coroas totais cimentadas,[162,163] bem como coroas adesivas à dentina,[164] também mostram infiltração.

Uma revisão sistemática da literatura[165] concluiu que o fator mais significante para a sobrevivência do dente na boca é a colocação de uma restauração coronária após o tratamento endodôntico. Outro estudo[166] examinou os fatores associados ao prognóstico de dentes tratados endodonticamente no longo prazo. Os achados indicaram que: (1) o preparo para pinos e a cimentação devem ser realizados sob isolamento absoluto; (2) o espaço para pinos deve ser preparado com um instrumento aquecido; (3) um mínimo de 3 mm de material obturador deve permanecer no canal; (4) o espaço para pinos deve ser irrigado e preparado da mesma forma que durante o tratamento do canal radicular; (5) restaurações bem adaptadas devem ser colocadas tão logo que possível após o tratamento endodôntico; e (6) o retratamento endodôntico deve ser considerado para dentes com o selamento coronário comprometido por mais de 3 meses. Levando esses fatores em consideração, muitas complicações endodônticas e periodontais podem e devem ser prevenidas. Uma vez que ocorrem, várias modalidades de tratamento podem ser oferecidas ao paciente dependendo do caso.[162,163]

### Traumatismo

O traumatismo aos dentes e ao osso alveolar pode envolver a polpa e o ligamento periodontal. Os dois tecidos podem ser afetados direta ou indiretamente. As injúrias

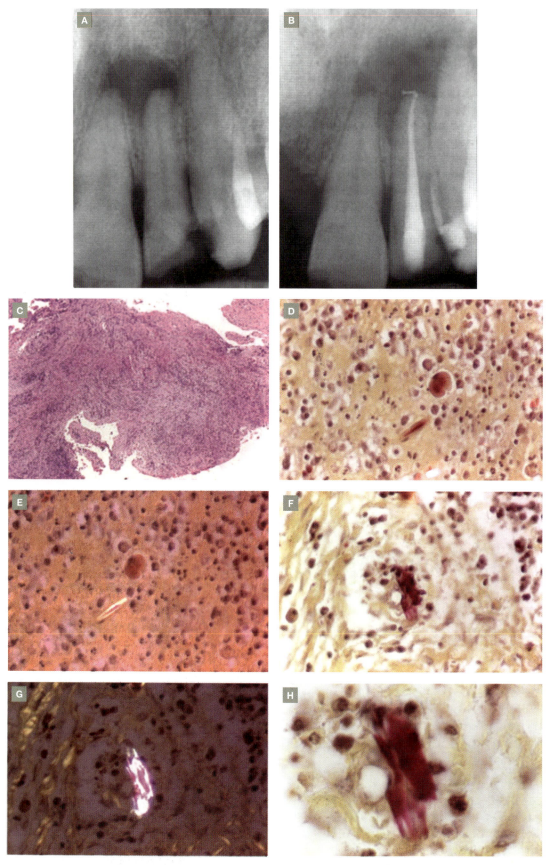

**Figura 26.14** Cristais de Charcot-Leyden em uma lesão perirradicular. **A.** Incisivo lateral superior com polpa necrosada e lesão perirradicular. **B.** Após 9 meses do tratamento endodôntico, o dente ainda estava sintomático e a lesão, maior. **C.** Foi realizada cirurgia perirradicular e a lesão foi submetida à análise microscópica. Fotomicrografia corada com HE mostra somente infiltrado inflamatório agudo e crônico. **D, F** e **H.** Coloração de May-Grunwald-Giemsa revela a presença de cristais de Charcot-Leyden. **E** e **G.** A luz polarizada demonstra refração dos cristais de Charcot-Leyden.

dentárias podem tomar várias formas, mas geralmente podem ser classificadas como fraturas de esmalte, fraturas coronárias sem envolvimento pulpar, fraturas coronárias com envolvimento pulpar, fratura coroa-raiz, fratura radicular, luxação e avulsão.[167] O tratamento do dente acometido por traumatismo varia, dependendo do tipo de injúria, e irá determinar o prognóstico da reparação da polpa e do ligamento periodontal.[168]

### Fratura de esmalte

Envolve apenas o esmalte e inclui lasca do esmalte e fraturas incompletas ou fissuras do esmalte. O tratamento geralmente inclui polimento e alisamento das margens irregulares ou restauração da estrutura de esmalte perdida. Em casos em que somente o esmalte foi envolvido, a polpa geralmente mantém a vitalidade e o prognóstico tanto para a polpa quanto para o periodonto é bom.

### Fratura coronária sem envolvimento pulpar

Esta é uma fratura sem complicações que envolve esmalte e dentina sem exposição pulpar. O tratamento pode incluir restauração com resina composta ou a colagem do fragmento fraturado. Tem sido relatado que a colagem de fragmentos coronários de dentina e esmalte é uma possibilidade conservadora para a restauração da coroa.[169] O prognóstico para a polpa e para o periodonto é bom.

### Fratura coronária com envolvimento pulpar

Esta é uma fratura complicada que envolve esmalte e dentina e exposição da polpa. A extensão da fratura ajuda a determinar os tratamentos pulpares e restauradores necessários.[167] Uma pequena fratura pode indicar tratamento conservador pulpar seguido por restauração com resina composta e ataque ácido. Uma fratura mais extensa pode exigir pulpectomia parcial ou tratamento endodôntico convencional.

O estágio de maturação dentária é um fator importante na escolha entre a pulpectomia parcial ou total.[167] A quantidade de tempo decorrido a partir da injúria geralmente afeta o prognóstico da polpa. Quanto mais cedo o dente for tratado, melhor o prognóstico.

### Fraturas de coroa-raiz

Em geral, essas fraturas são oblíquas e envolvem tanto a coroa quanto a raiz. Elas incluem esmalte, dentina e cemento, podendo incluir ou não a polpa. As fraturas de coroa-raiz podem afetar molares e pré-molares assim como dentes anteriores. A fratura da cúspide que se estende para a região subgengival é um achado comum que geralmente apresenta um desafio diagnóstico e clínico.[167] O tratamento depende da gravidade da fratura e pode variar desde a remoção do fragmento do dente fraturado e apenas a restauração, até o tratamento endodôntico, tratamento periodontal e/ou procedimentos cirúrgicos. Algumas vezes o prognóstico é ruim e o dente precisa ser extraído. Por causa da complexidade desta injúria, uma equipe que inclua endodontistas, periodontistas, ortodontistas e protesistas é altamente recomendável.[167]

### Fraturas radiculares

Basicamente, estes tipos de fratura envolvem cemento, dentina e polpa. Elas podem ser horizontais ou transversas. Clinicamente, as fraturas radiculares podem causar, com frequência, mobilidade dos dentes envolvidos assim como dor à mastigação. Geralmente, um defeito periodontal ou uma fístula está associado com a raiz fraturada. Radiograficamente, uma fratura radicular pode ser visualizada somente se o feixe de raios X passar pela linha de fratura. Fraturas radiculares horizontais e oblíquas são mais fáceis de se detectar radiograficamente, enquanto o diagnóstico de fraturas radiculares verticais é mais desafiador. Uma tecnologia avançada de imagem pode se mostrar benéfica para fins diagnósticos.

O tratamento, quando possível, geralmente inclui reposição do segmento coronário e estabilização por esplintagem.[167] Um *splint* flexível usando fio ortodôntico ou de náilon afixado com resina composta e ataque ácido por períodos acima de 12 semanas irá intensificar o reparo pulpar e periodontal.[170] Os dentes com raízes fraturadas, principalmente fraturas horizontais, não requerem necessariamente o tratamento do canal radicular. Isto depende da localização da fratura na raiz e se a reparação ocorrer sem evidência de doença pulpar.[171]

### Luxações

Esta categoria envolve diferentes tipos de injúrias e deslocamento dentário, incluindo concussão, subluxação, luxação extrusiva, luxação lateral e luxação intrusiva. Geralmente, quanto mais grave for a luxação, maior o dano ao periodonto e à polpa dental.[167]

Nas concussões, o dente está apenas sensível à percussão. Não há aumento na mobilidade e não são observadas alterações radiográficas. A polpa pode responder normalmente aos testes de vitalidade e geralmente não há necessidade de tratamento imediato.[167]

Nas subluxações, os dentes estão sensíveis à percussão e apresentam mobilidade. Geralmente o sangramento sulcular é observado, indicando dano ao ligamento periodontal. Os achados radiográficos não são marcantes e a polpa pode responder normalmente aos testes de vitalidade.[167] Geralmente, não há necessidade de tratamento para as subluxações menores. Se a mobilidade for grave, a estabilização do dente será necessária.

Em luxações extrusivas, os dentes foram parcialmente deslocados do alvéolo e uma maior mobilidade é observada. As radiografias também mostram deslocamento. A polpa geralmente não responde aos testes de vitalidade e necessita de tratamento do canal radicular.[167] O dente requer reposição e esplintagem geralmente por um período de 2 a 3 semanas.

Em luxações laterais, o dente foi deslocado do seu longo eixo. A sensibilidade à percussão pode estar presente ou não. Um som metálico à percussão indica que a raiz foi empurrada para dentro do osso alveolar.[167] O tratamento inclui reposição e esplintagem. As luxações laterais que envolvem fraturas ósseas geralmente necessitam de períodos de esplintagem de mais de 8 semanas. A terapia endodôntica deve ser realizada somente quando um diagnóstico definitivo de pulpite irreversível ou de necrose pulpar foi estabelecido.

Durante as luxações intrusivas, os dentes são empurrados para dentro de seus alvéolos em direção axial. Eles apresentam pouca mobilidade, o que se assemelha à anquilose.[167] O tratamento depende do estágio de desenvolvimento radicular. Se a raiz não estiver completamente formada e apresentar o ápice aberto, o dente pode reerupcionar. Nesses casos, o tratamento do canal radicular não é necessário, já que a polpa pode se revascularizar.[170] Se o dente estiver totalmente desenvolvido, com rizogênese completa, a extrusão ativa é indicada. Nesses casos, o tratamento do canal radicular é indicado, já que a necrose pulpar se desenvolve na maioria dos casos.[170]

### Avulsão

Em casos de avulsão, o dente é totalmente deslocado para fora de seu alvéolo. Se o dente for reimplantado logo após a avulsão, o ligamento periodontal tem uma boa chance de reparação.[167] O tempo extra-alveolar e o meio de armazenamento usado para o transporte do dente são fatores críticos para o sucesso do reimplante. O tratamento do canal radicular dentro de 10 dias a partir da injúria e o grau de recuperação das células do ligamento periodontal irão determinar o sucesso no longo prazo.

## Reabsorções

De acordo com o Glossário de Terminologia Contemporânea para Endodontia, da American Association of Endodontists, a reabsorção radicular é uma condição associada tanto a um processo fisiológico quanto a um processo patológico que resulta na perda de dentina, cemento e/ou osso. Apesar da vasta literatura existente sobre o assunto, esse processo complexo apresenta ainda alguma confusão, principalmente por causa das inúmeras classificações usadas. Portanto, a seguinte classificação é sugerida: reabsorção radicular não infecciosa e reabsorção radicular infecciosa.

## Reabsorção radicular não infecciosa

Este processo ocorre como resultado de uma resposta tecidual a um estímulo não microbiano nos tecidos afetados. Isso inclui reabsorção radicular transitória, reabsorção radicular induzida por pressão e reabsorção por substituição.

### Reabsorção radicular transitória

A reabsorção radicular transitória, ou reabsorção por remodelação, é um processo reparativo que ocorre em resposta a um trauma menor aos dentes normalmente funcionais. Microscopicamente, são observadas pequenas áreas de reabsorção cementária e dentinária. Esse fenômeno não apresenta um problema clínico e pode ser observado apenas microscopicamente.

### Reabsorção induzida por pressão

A reabsorção das raízes de um dente decíduo pelo dente sucessor é um exemplo típico deste tipo de reabsorção. A raiz decídua é reabsorvida sem infecção e geralmente sem inflamação. Se um dente sucessor não estiver presente abaixo do dente decíduo, a reabsorção normalmente sofre um atraso ou não acontece.

As impacções dentárias também podem gerar uma pressão sobre as raízes causando reabsorção. Uma vez removida a força da pressão, o processo de reabsorção cessa. De forma semelhante, as lesões expansivas que exercem pressão, por exemplo, tumores ou cistos, podem causar reabsorção radicular. A remoção da lesão irá interromper o processo de reabsorção. Esse tipo de reabsorção geralmente é assintomático, a menos que ocorra infecção secundária.

A pressão iatrogênica, como movimentos ortodônticos excessivos, também pode causar reabsorção radicular. Dependendo de sua natureza, essas forças podem causar arredondamento e áreas de reabsorção ao longo das superfícies radiculares. A reabsorção cessará uma vez que o estímulo tenha sido removido.

### Reabsorção radicular quimicamente induzida

Certos agentes químicos usados em Odontologia podem causar reabsorção radicular. Relatos clínicos têm demonstrado que o clareamento coronário com alta concentração de agentes oxidantes, como o peróxido de hidrogênio a 30 a 35%, pode induzir a reabsorção radicular.[7,172-177] O irritante químico pode se difundir através dos túbulos dentinários e, quando combinado com calor, pode haver necrose do cemento, inflamação do ligamento periodontal e subsequentemente reabsorção radicular.[8,176,178] É provável que o processo seja reforçado na presença de bactérias.[173,179] A ocorrência de injúria traumática prévia e a idade (pacientes jovens) são possíveis fatores predisponentes.[172]

### Reabsorção radicular por substituição

A reabsorção radicular por substituição, ou anquilose, ocorre após necrose extensa do ligamento periodontal com a formação de osso sobre a área desnuda da superfície radicular.[180] Esta condição é observada, com mais frequência, como uma complicação das luxações, especialmente em dentes avulsionados que tenham ficado fora de seus alvéolos em condições secas por várias horas.

Certos procedimentos periodontais têm sido relatados como indutores da reabsorção radicular por substituição.[181] O potencial para a reabsorção por substituição também foi associado ao reparo de lesões periodontais.[182] O tecido de granulação derivado do osso ou do tecido conjuntivo gengival pode induzir a reabsorção radicular e anquilose. Parece que a incapacidade de formar tecido conjuntivo de inserção sobre a superfície desnuda da raiz é a responsável. As únicas células do periodonto que parecem ter a capacidade de fazer isso são as células do ligamento periodontal.[183] Em geral, se menos de 20% da superfície radicular está envolvida, pode ocorrer a reversão da anquilose.[184] Caso contrário, os dentes anquilosados são incorporados ao osso alveolar e se tornam parte do processo normal de remodelação óssea. Esse processo é gradual e a velocidade pela qual os dentes são substituídos por osso varia, dependendo, principalmente, da taxa metabólica do paciente. Na maioria dos casos, pode levar anos até que a raiz seja completamente reabsorvida.

Clinicamente, a reabsorção radicular por substituição é diagnosticada quando a falta de mobilidade dos dentes anquilosados é determinada.[184] Os dentes também irão apresentar um som metálico à percussão e, após um período de tempo, ficarão em infraoclusão. Radiograficamente, a ausência do espaço do ligamento periodontal é evidente e ocorre a invaginação de osso na raiz.[180]

### Reabsorção radicular invasiva extracanal

A reabsorção radicular invasiva extracanal é uma forma relativamente incomum de reabsorção radicular.[185-187] Ela se caracteriza por uma localização cervical e natureza invasiva. A invasão da região cervical da raiz é predominada por tecido fibrovascular derivado do ligamento periodontal. O processo reabsorve progressivamente o cemento, o esmalte e a dentina, e mais tarde pode envolver o espaço pulpar. Pode não haver sinais ou sintomas a menos que a reabsorção esteja associada à infecção pulpar ou periodontal. A invasão bacteriana secundária para o interior da polpa ou do espaço do ligamento periodontal causará uma inflamação dos tecidos acompanhada de dor. Entretanto, frequentemente, o defeito causado pela reabsorção é detectado somente ao exame radiográfico de rotina. Onde a lesão for visível, os aspectos clínicos variam de um pequeno defeito na margem gengival até uma descoloração rósea da coroa dentária.[185] Radiograficamente, a lesão varia de radiolucidez bem delimitada a radiolucidez de bordas irregulares. Uma linha radiopaca característica geralmente separa a imagem da lesão da imagem do canal radicular, porque a polpa se mantém protegida por uma fina camada de pré-dentina até o fim do processo.[185]

A etiologia da reabsorção cervical invasiva não é totalmente entendida. Entretanto, parece que fatores predisponentes potenciais são as injúrias traumáticas, tratamento ortodôntico e clareamento coronário com agentes oxidantes altamente concentrados.[7,186] O tratamento da condição apresenta problemas clínicos porque o tecido reabsorvido é altamente vascular e a hemorragia resultante pode impedir a visualização e comprometer a colocação da restauração.[187] O sucesso no tratamento depende da remoção completa ou da inativação do tecido reabsorvido. É difícil obter sucesso nas lesões mais avançadas, caracterizadas por uma série de pequenos canais geralmente interligando o ligamento periodontal apical à lesão principal. Na maioria dos casos, é necessária a cirurgia para ter acesso ao defeito da reabsorção e, frequentemente, pode haver perda do osso e do periodonto de inserção. A aplicação tópica de solução aquosa de ácido tricloroacético a 90%, curetagem e selamento do defeito obteve sucesso em muitos casos.[187] Parece que o ácido tricloroacético a 90% tem um efeito amolecedor sobre os tecidos duros dos dentes.[188] Grandes defeitos associados a estágios avançados desta condição têm prognóstico ruim.

A reabsorção radicular por substituição e a reabsorção radicular invasiva extracanal têm sido classificadas separadamente na literatura. Entretanto, a um olhar mais atento, elas parecem ser bastante semelhantes. Histologicamente, o cemento e a dentina são invadidos e reabsorvidos por um tecido não inflamado. Mais tarde, um tecido duro semelhante ao osso é depositado da superfície de dentina reabsorvida levando à anquilose.

## Reabsorção radicular infecciosa

Esse processo ocorre por causa da resposta vascular aos microrganismos que invadem os tecidos afetados. Pode ocorrer tanto no espaço pulpar quanto no periodonto e se localizar tanto no interior do espaço do canal radicular (reabsorção interna) quanto na superfície externa da raiz (reabsorção externa). Na polpa, esse processo está associado a uma resposta inflamatória que progride até que a polpa se torne necrosada. Geralmente, isso também é acompanhado por uma inflamação perirradicular. Praticamente, quase todos os dentes com lesão perirradicular exibirão certo grau de reabsorção radicular.[189] Esta pode estar localizada tanto na região apical quanto na face lateral da raiz, mas ocorre com mais frequência no ápice. Durante os estágios iniciais, a reabsorção não pode ser identificada radiograficamente; entretanto, ela é evidente em cortes histológicos. Se a sua progressão for permitida, o processo de reabsorção pode destruir a raiz inteira. Se for detectada e tratada precocemente, o prognóstico é bom. A remoção do tecido pulpar infectado e a obturação do sistema do canal radicular é o tratamento de escolha.[190,191]

Em alguns casos, ocorre um processo de reabsorção radicular interno como resultado da atividade de células gigantes multinucleadas em uma polpa inflamada. A origem desta condição não é totalmente entendida, mas parece estar relacionada com a inflamação pulpar crônica associada à infecção do espaço pulpar coronário.[192] Essa reabsorção ocorrerá apenas na presença de tecido de granulação e se a camada odontoblástica e a pré-dentina forem afetadas ou perdidas.[180,193] Quando confinada apenas ao espaço dos canais radiculares, as implicações sobre o ligamento periodontal serão mínimas. Entretanto, uma vez que o defeito de reabsorção perfure as paredes da dentina, complicações periodontais aparecerão.

A etiologia deste tipo de reabsorção pode incluir traumas, cáries e infecções periodontais, calor excessivo gerado durante procedimentos restauradores em dentes vitais, uso de ultrassom sem resfriamento suficiente e excessivas forças ortodônticas, entre outros.[192] Portanto, o clínico deve usar soluções irrigadoras suficientes quando estiver realizando raspagem radicular com aparelhos de ultrassom e quando estiver utilizando cauterização durante procedimentos cirúrgicos.

Em geral, a reabsorção radicular interna é assintomática e diagnosticada durante um exame radiográfico de rotina. O diagnóstico precoce é crítico para o prognóstico. O aspecto radiográfico do defeito da reabsorção mostra um contorno distorcido do canal radicular. Um defeito arredondado ou oval no espaço do canal radicular geralmente é observado. Na maioria dos casos, não ocorre a reabsorção do osso adjacente a menos que grandes extensões da polpa se tornem infectadas. Em geral, histologicamente, se observa a presença de tecido pulpar de granulação associado a células gigantes multinucleadas e necrose da polpa mais coronária. Quando diagnosticadas em estágio inicial, o tratamento endodôntico dessas lesões é o indicado. O prognóstico é usualmente excelente.[194]

## Perfurações

As perfurações radiculares são complicações clínicas indesejáveis que podem levar ao insucesso no tratamento. Quando a perfuração ocorre, as comunicações entre o sistema de canais radiculares com os tecidos perirradiculares ou com a cavidade oral podem restringir o prognóstico do tratamento. As perfurações radiculares podem resultar de extensas lesões por cárie, reabsorção ou de acidentes operatórios que ocorram durante a instrumentação do canal radicular ou a preparação para pinos.[195,196]

O prognóstico do tratamento das perfurações radiculares depende do tamanho, da localização, do tempo de diagnóstico e tratamento, do grau do dano periodontal bem como da capacidade de selamento e da biocompatibilidade do material de reparo.[197] Foi reconhecido que o sucesso do tratamento depende principalmente do selamento imediato da perfuração e do controle de infecção apropriado. Alguns materiais têm sido recomendados para selar as perfurações radiculares. São eles, entre outros, mineral trióxido agregado (MTA), Super EBA™, Cavit™, IRM®, cimentos de ionômero de vidro e compósitos.[198-202] Atualmente, o MTA é o mais usado.

Uma modalidade de tratamento excelente e conservadora para perfurações, reabsorções radiculares e certas fraturas radiculares é a extrusão radicular controlada.[203] O procedimento tem bom prognóstico e baixo risco de recidiva e sua versatilidade tem sido demonstrada em várias situações clínicas.[204-206] Ele pode ser realizado imediatamente ou em um período de algumas semanas, dependendo de cada caso. O objetivo da extrusão radicular controlada é modificar os tecidos moles e o osso; portanto, é usada para corrigir discrepâncias gengivais e defeitos ósseos de dentes envolvidos periodontalmente.[204] Também é usada no tratamento de dentes não restauráveis.

O objetivo da erupção forçada em dentes tratados e comprometidos protética e endodonticamente é permitir a restauração do defeito localizado abaixo da crista óssea por meio da movimentação do defeito até um ponto em que o acesso não seja mais um problema.[207] Em todos os casos, a inserção epitelial permanece na junção amelocementária. A erupção forçada também se apresenta como uma boa alternativa para o aumento de coroa clínica, já que previne alterações estéticas e redução desnecessária do suporte ósseo dos dentes adjacentes.

## Malformações de desenvolvimento

Os dentes com malformações do desenvolvimento tendem a falhar na resposta ao tratamento quando estão diretamente associados a uma invaginação ou a um sulco radicular vertical do desenvolvimento.[204] Tais condições podem levar a uma complicação periodontal intratável. Esses sulcos geralmente começam na fossa central dos incisivos centrais e laterais superiores cruzando o cíngulo e continuando apicalmente em direção à raiz por distâncias variáveis. Provavelmente são o resultado de uma tentativa do germe dentário de formar outra raiz. Se a inserção epitelial permanecer intacta, o periodonto se mantém saudável. Entretanto, uma vez que essa inserção é rompida e o sulco torna-se contaminado, uma bolsa infraóssea autossustentável pode ser formada ao longo de toda sua extensão.[204] Esse canal, semelhante a uma fissura, proporciona um foco para o acúmulo de biofilme bacteriano e uma via de progressão da doença periodontal que também pode afetar a polpa. Radiograficamente, a área de destruição óssea segue o curso do sulco.[208]

Do ponto de vista diagnóstico, o paciente pode apresentar sintomas de uma condição periodontal ou uma variedade de condições endodônticas assintomáticas. Se a condição for puramente periodontal, ela pode ser diagnosticada acompanhando visualmente o sulco até a margem gengival e sondando a profundidade da bolsa, que geralmente é tubular em sua forma e encontra-se localizada nesta única área, o contrário do que ocorre em um problema periodontal mais generalizado. O dente responderá aos testes pulpares. A destruição óssea que acompanha o sulco verticalmente pode estar aparente radiograficamente. Se essa condição estiver associada à doença endodôntica, o paciente pode se apresentar clinicamente com alguns sintomas endodônticos.

O prognóstico do tratamento do canal radicular nesses casos é duvidoso e depende da extensão apical do sulco. O clínico deve procurar o sulco, já que ele pode ter sido alterado por um acesso prévio ou por uma restauração colocada na cavidade de acesso. O aspecto de uma área em forma de gota na radiografia deve imediatamente levantar suspeitas. O sulco do desenvolvimento pode, de fato, estar visível na radiografia. Caso isso ocorra, ele aparecerá como uma linha vertical escura. Esta condição deve ser diferenciada de uma fratura vertical, que pode apresentar um aspecto radiográfico semelhante.

O tratamento consiste em desgastar o sulco com uma broca, aplicando substitutos ósseos, e manejo cirúrgico dos tecidos moles e do osso adjacente. Recentemente, foi descrito um caso clínico em que foi usado Emdogain® como tratamento coadjuvante.[208] Os sulcos radiculares são bolsas infraósseas autossustentáveis e por isso o selamento e o alisamento radicular não são suficientes. Embora a natureza aguda do problema possa ser aliviada inicialmente, a fonte de inflamação crônica ou aguda deve ser erradicada por uma abordagem cirúrgica. Ocasionalmente, o dente precisará ser extraído se o prognóstico for ruim.

### Diagnóstico diferencial

Para o diagnóstico diferencial e para fins de tratamento, as chamadas "lesões endo-perio" são melhor classificadas como doenças endodônticas, periodontais ou combinadas.[209] Elas incluem: (1) doenças endodônticas primárias; (2) doenças periodontais primárias; e (3) doenças combinadas. As doenças combinadas incluem: (1) doença endodôntica primária com envolvimento periodontal secundário; (2) doença periodontal primária com envolvimento endodôntico secundário; e (3) doenças verdadeiras combinadas.

Esta classificação se baseia nas vias teóricas que explicam como essas lesões são formadas. Pela compreensão da patogênese, o clínico pode então sugerir um curso de tratamento apropriado e avaliar o prognóstico. Uma vez que as lesões progridem para seu envolvimento final, elas apresentam um quadro radiográfico semelhante e o diagnóstico diferencial se torna um maior desafio.

### Doenças endodônticas primárias

Uma exacerbação aguda de uma lesão perirradicular crônica em um dente com a polpa necrosada pode drenar coronariamente através do ligamento periodontal para o interior do sulco gengival. Essa condição pode imitar clinicamente a presença de um abscesso periodontal. Na realidade, trata-se de uma fístula de origem pulpar que se abre na área do ligamento periodontal. Para fins diagnósticos, é essencial para o clínico inserir um cone de guta-percha, ou outro instrumento explorador, no interior da fístula e tomar uma ou mais radiografias para determinar a origem da lesão. Quando a bolsa é sondada, ela é estreita e sem amplitude. Uma situação semelhante ocorre quando a drenagem do ápice de um molar se estende coronariamente para a área de furca. Isso também pode ocorrer na presença de canais laterais que se estendam de uma polpa necrosada para a área de furca.[209]

As doenças endodônticas primárias geralmente se reparam após o tratamento do canal radicular (Figura 26.15). A fístula que se estende para o sulco gengival ou

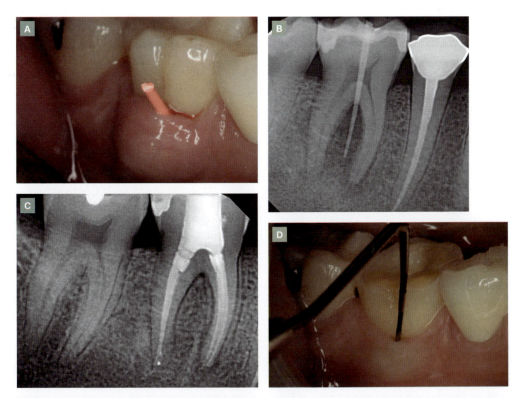

**Figura 26.15** Doença endodôntica primária em um primeiro molar inferior com polpa necrosada. **A.** Abscesso na vestibular do dente é rastreado com um cone de guta-percha. **B.** Radiografia revelando radiolucidez associada às raízes mesial e distal, assim como na área de furca. **C.** Radiografia tomada 4 meses depois do tratamento endodôntico, mostrando reparação óssea ativa. **D.** Clinicamente, o defeito periodontal foi reparado e a sondagem é normal. (Cortesia do Dr. Ziv Simon, Beverly Hills, Califórnia, EUA.)

para a área de furca desaparece em um estágio inicial, uma vez que a polpa necrosada afetada tenha sido removida e os canais radiculares bem limpos, modelados e obturados.[209]

## Doenças periodontais primárias

Essas lesões são causadas primariamente por patógenos periodontais. Neste processo, a periodontite marginal crônica progride apicalmente ao longo da superfície radicular. Na maioria dos casos, os testes pulpares revelam uma reação clinicamente normal (Figuras 26.16 e 26.17). Frequentemente, ocorre acúmulo de placa e cálculo e as bolsas são mais amplas.

O prognóstico depende do estágio da doença periodontal e da eficácia do tratamento periodontal. O clínico também deve estar inteirado do aspecto radiográfico da doença periodontal associada às anomalias radiculares de desenvolvimento (Figura 26.18).

## Doenças combinadas

### Doença endodôntica primária com envolvimento periodontal secundário

Se, após um tempo, uma doença endodôntica primária supurativa não for tratada, ela pode se tornar secundariamente envolvida com uma lesão periodontal marginal (Figuras 26.19 e 26.20). A placa se forma na margem gengival da fístula e leva a uma periodontite marginal. Quando a placa ou o cálculo estiverem presentes, o tratamento e o prognóstico do dente serão diferentes do prognóstico dos dentes envolvidos apenas com uma doença endodôntica primária. Nesse momento, o dente requer tratamento endodôntico e periodontal. Se o tratamento endodôntico for adequado, o prognóstico vai depender da gravidade da lesão periodontal marginal e da eficácia do tratamento periodontal. Somente com o tratamento endodôntico, apenas parte da lesão irá se reparar até o nível da lesão periodontal secundária. Em geral, o reparo dos tecidos danificados pela supuração da polpa pode ser previsível.[209]

As lesões endodônticas primárias com envolvimento periodontal secundário também podem ocorrer como resultado de uma perfuração radicular durante um tratamento de canal ou quando pinos intrarradiculares tenham sido mal colocados durante a restauração. Os sintomas podem ser agudos, com a formação de abscesso periodontal associado a dor, edema, exsudato purulento, formação de bolsa e mobilidade dentária. Às vezes, pode ocorrer uma resposta crônica sem dor, envolvida com o aparecimento súbito de uma bolsa com sangramento à sondagem ou exsudação de pus.

Quando a perfuração radicular está situada próxima à crista alveolar, pode ser possível levantar um retalho e reparar o defeito com um material obturador. Em perfurações mais profundas, ou no teto da furca, o tratamento imediato da perfuração tem um prognóstico melhor do que o tratamento tardio de uma perfuração infectada. Foi demonstrado que o uso de MTA, nesses casos, pode melhorar o reparo do cemento após o tratamento imediato da perfuração.[210]

As fraturas radiculares também podem se apresentar como lesões endodônticas primárias com envolvimento periodontal secundário. Estas ocorrem tipicamente em dentes com a raiz tratada geralmente com pinos e coroas. Os sinais podem variar de um aumento da profundidade local de uma bolsa periodontal à formação de um abscesso periodontal. As fraturas radiculares também se tornaram um grande problema em molares tratados por ressecção radicular.[211,212]

### Doença periodontal primária com envolvimento endodôntico secundário

A progressão apical de uma bolsa periodontal pode continuar até que os tecidos perirradiculares sejam envolvidos. Neste caso, a polpa pode se tornar necrosada como resultado de uma infecção que penetrou através dos canais laterais ou do forame apical (Figura 26.21). Em dentes unirradiculares, o prognóstico geralmente é sombrio. Nos molares, ele pode ser melhor. Já que nem todas as raízes do molar sofrem a mesma perda dos tecidos de suporte, a ressecção radicular pode ser considerada um tratamento alternativo.

O efeito da periodontite progressiva sobre a vitalidade da polpa é controverso.[41,42,44] Se o suprimento de sangue circulante através do forame apical estiver intacto, a polpa tem boas chances de sobrevivência. Tem sido relatado que alterações pulpares em decorrência de doença periodontal são mais prováveis de ocorrer quando o forame apical está envolvido.[44] Nesses casos, bactérias oriundas da bolsa periodontal são a fonte de infecção do canal radicular. Tem sido demonstrada uma forte correlação entre a presença de microrganismos no canal radicular e sua presença nas bolsas das periodontites avançadas.[213,214] O suporte para este conceito veio de estudos nos quais as amostras de culturas obtidas a partir do tecido pulpar e da dentina radicular de dentes humanos envolvidos periodontalmente mostraram crescimento bacteriano em 87% dos dentes.[41,42]

O tratamento da doença periodontal também pode levar ao envolvimento endodôntico secundário. Os canais colaterais e os túbulos dentinários podem ser expostos à cavidade oral pela raspagem, curetagem ou procedimentos de retalhos cirúrgicos. É possível que um vaso sanguíneo, no interior de um canal colateral, possa ser danificado por uma cureta fazendo com que microrganismos sejam forçados para a área durante o tratamento, resultando assim em inflamação pulpar e necrose.

### Doenças verdadeiras combinadas

A doença endodôntico-periodontal combinada ocorre com menos frequência. Ela se forma quando uma doença endodôntica que progrediu coronariamente se junta com uma bolsa periodontal infectada que progrediu apicalmente.[18,215] Nesse tipo de lesão, o grau de perda de

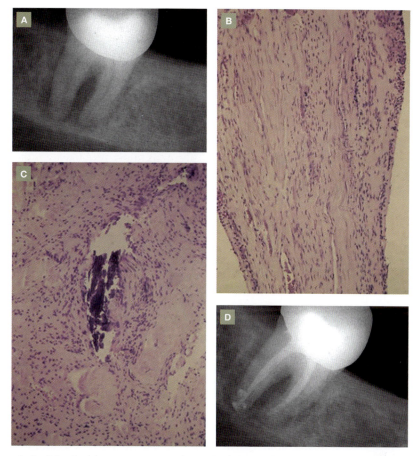

**Figura 26.16** Doença periodontal primária em um segundo molar inferior. O paciente foi encaminhado para tratamento endodôntico. **A.** Radiografia pré-operatória mostrando radiolucidez perirradicular; entretanto, o dente respondia normalmente aos testes de sensibilidade pulpar. O dentista para o qual o paciente foi encaminhado insistia que o tratamento endodôntico deveria ser realizado. **B.** Fotomicrografia do tecido pulpar removido durante o tratamento. Observar a aparência normal da polpa. **C.** Maior aumento mostra componentes celulares normais, bem como microvascularização sanguínea. **D.** Radiografia pós-operatória. O dente foi subsequentemente perdido por doença periodontal.

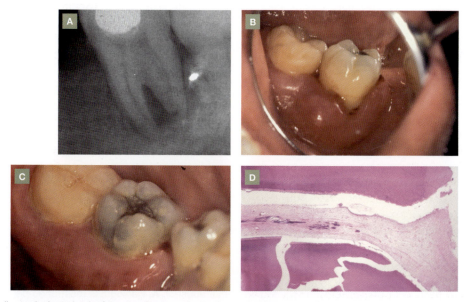

**Figura 26.17** Lesão periodontal primária simulando uma lesão endodôntica. **A.** Radiografia do primeiro molar inferior mostrando radiolucidez perirradicular e reabsorção radicular. **B** e **C.** Vistas lingual e vestibular do dente afetado. Observar a tumefação gengival e a evidência de doença periodontal. Além disso, uma restauração oclusal está presente próxima à câmara pulpar. Apesar da imagem clínica e radiográfica, a polpa respondia normalmente aos testes de vitalidade, indicando que a radiolucidez, a reabsorção e a tumefação gengival eram de origem periodontal. **D.** Fotomicrografia corada com HE mostrando o assoalho da câmara pulpar e a entrada do canal mesial contendo tecido pulpar normal.

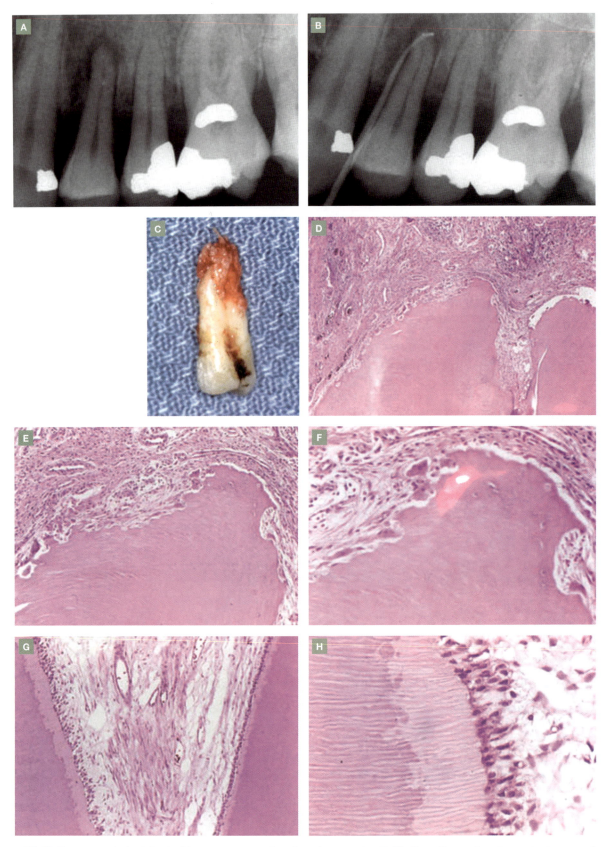

**Figura 26.18** Doença periodontal primária em um segundo pré-molar superior. **A.** Radiografia mostrando perda de osso alveolar e uma lesão perirradicular. Clinicamente, uma bolsa profunda e estreita foi observada na face mesial da raiz. Não havia evidência de cárie e o dente respondia normalmente aos testes de sensibilidade pulpar. **B.** Radiografia mostrando o trajeto da bolsa para região apical com um cone de guta-percha. Foi decidido extrair o dente. **C.** Imagem clínica do dente extraído com a lesão aderida. Observar sulco do desenvolvimento profundo na face mesial radicular. **D.** Fotomicrografia do ápice do dente com a lesão aderida. **E** e **F.** Maior aumento mostra a lesão inflamatória, reabsorção de cemento e dentina e osteoclastos. **G** e **H.** Cortes histológicos da câmara pulpar mostram polpa não inflamada, camada odontoblástica e pré-dentina intacta.

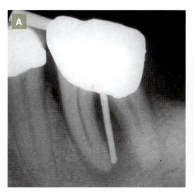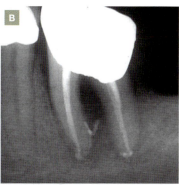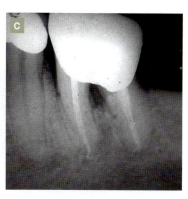

**Figura 26.19** Doença endodôntica primária com envolvimento periodontal secundário em um primeiro molar inferior. **A.** Radiografia pré-operatória demonstrando defeito inter-radicular se estendendo até a região apical da raiz mesial. **B.** Radiografia tirada ao final do tratamento do canal radicular. **C.** Acompanhamento radiográfico de 1 ano mostrando a resolução da maior parte da lesão perirradicular; entretanto, um defeito ósseo na região de furca permaneceu. Observar que o tratamento endodôntico sozinho não proporcionou a reparação completa da lesão. O tratamento periodontal é necessário para reparo posterior da área de furca e dos tecidos gengivais inflamados.

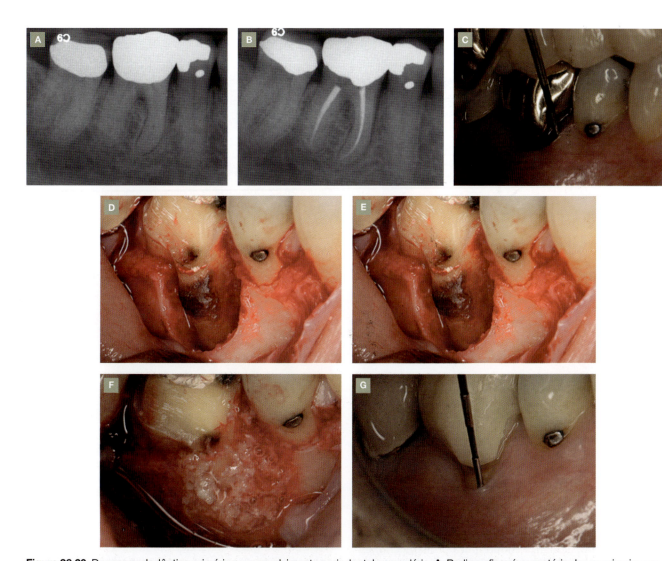

**Figura 26.20** Doença endodôntica primária com envolvimento periodontal secundário. **A.** Radiografia pré-operatória de um primeiro molar inferior direito sintomático. Os testes de sensibilidade da polpa foram negativos. O diagnóstico inicial de lesão perirradicular causada por uma polpa necrosada/infectada foi estabelecido. **B.** O tratamento endodôntico foi feito, entretanto, a bolsa profunda residual (7 a 9 mm) na raiz mesial permaneceu. **C.** O exame revela um grande defeito mucogengival com mínima queratinização e ausência de gengiva inserida. **D.** Após a exploração, foram observadas graves perdas ósseas e cálculos abundantes na raiz mesial. **E.** A superfície da raiz foi desbridada e o defeito ósseo foi limpo. **F.** O defeito ósseo foi reparado com material de enxerto ósseo e membrana refratária. **G.** O acompanhamento de 2 meses mostra a cura ativa do defeito. (Cortesia do Dr. Ziv Simon, Beverly Hills, Califórnia, EUA.)

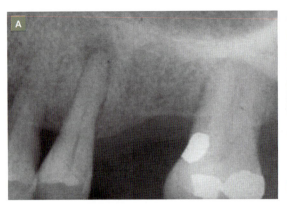
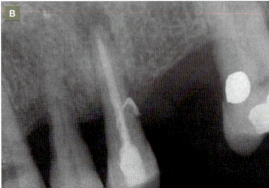

**Figura 26.21** Doença periodontal primária com envolvimento endodôntico secundário em um pré-molar superior. **A.** Radiografia mostrando perda óssea em um terço da raiz e radiolucidez perirradicular separada. A coroa estava intacta, mas os testes de sensibilidade pulpar foram negativos. **B.** Radiografia tirada imediatamente após a terapia do canal radicular mostrando cimento em um canal colateral que foi exposto por causa da perda óssea.

inserção é invariavelmente grande e o prognóstico deve ser contido (Figura 26.22). Isso é particularmente verdadeiro em dentes unirradiculares (Figura 26.23). Nos molares, a ressecção radicular pode ser considerada um tratamento alternativo se nem todas as raízes estiverem gravemente envolvidas. Algumas vezes, procedimentos cirúrgicos suplementares são necessários (Figura 26.24). Na maioria dos casos, o reparo perirradicular pode ser antecipado após tratamento endodôntico bem-sucedido. Os tecidos periodontais, entretanto, podem não responder bem ao tratamento, o que depende da gravidade da doença combinada.

O aspecto radiográfico da doença endodôntico-periodontal combinada pode ser semelhante ao do dente fraturado verticalmente. Uma fratura que tenha invadido o espaço pulpar, com necrose resultante, também pode ser classificada como uma lesão verdadeira combinada e pode não ser receptiva a um tratamento de sucesso. Se uma fístula estiver presente, pode ser necessário levantar um retalho para determinar a etiologia da lesão.

### Prognóstico

O prognóstico do tratamento depende primariamente do diagnóstico da doença endodôntica e/ou periodontal específica. Os principais fatores a serem considerados para a decisão sobre o tratamento são a vitalidade pulpar e a extensão da doença periodontal. O diagnóstico da doença endodôntica primária e da doença periodontal primária geralmente não apresenta dificuldade. Na doença endodôntica primária, a polpa está infectada e necrosada. Por outro lado, em um dente com doença periodontal primária, a polpa está vital e responde aos testes. Entretanto, a doença endodôntica primária com envolvimento periodontal secundário, a doença periodontal primária com envolvimento endodôntico secundário, ou as doenças verdadeiras combinadas são clinicamente bastante semelhantes. Se a lesão for diagnosticada e tratada primeiramente como doença endodôntica, em virtude da falta de evidência de uma periodontite marginal,

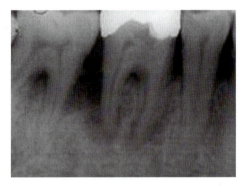

**Figura 26.22** Doença endodôntico-periodontal combinada em um primeiro molar inferior. Radiografia mostrando a progressão individual da doença endodôntica e da doença periodontal. O dente continuou sem tratamento e, consequentemente, as duas lesões se juntaram.

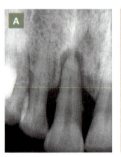
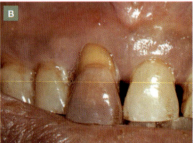

**Figura 26.23** Doença endodôntico-periodontal combinada. **A.** Radiografia mostrando perda óssea em dois terços da raiz com cálculo presente e radiolucidez perirradicular separada. **B.** O exame clínico revelou alteração de cor da coroa do dente envolvido e exsudação de pus no sulco gengival. Os testes de sensibilidade pulpar foram negativos.

e se houver reparo dos tecidos moles à sondagem clínica e cicatrização óssea ao controle radiográfico, um diagnóstico válido retrospectivo pode ser realizado. O grau de reparo que ocorreu após o tratamento do canal radicular irá determinar a classificação retrospectiva. Na ausência de reparo adequado, o tratamento periodontal avançado é indicado.

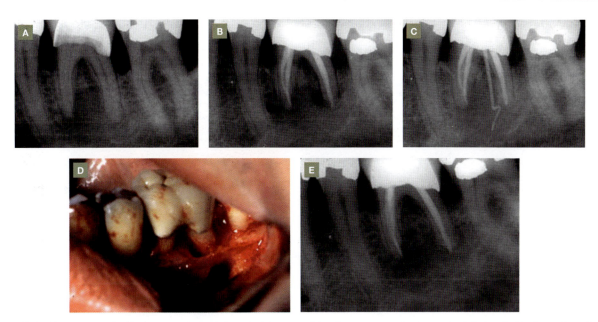

**Figura 26.24** Doenças endodôntica e periodontal verdadeiras combinadas em um primeiro molar inferior. **A.** Radiografia pré-operatória mostrando lesões perirradiculares. Os testes de sensibilidade pulpar foram negativos. **B.** Radiografia pós-operatória imediata do tratamento endodôntico não cirúrgico. **C.** Acompanhamento radiográfico de 6 meses, mostrando que não há evidência de reparação. Um cone de guta-percha foi inserido no sulco gengival vestibular. **D.** Fotografia clínica mostrando o tratamento das superfícies radiculares e a remoção da lesão perirradicular. **E.** Acompanhamento radiográfico de 1 ano mostra evidências de reparo ativo.

O prognóstico e o tratamento de cada tipo de doença endodôntico-periodontal variam. A doença endodôntica primária deve ser tratada apenas pela terapia endodôntica com um bom prognóstico. A doença periodontal primária deve ser tratada apenas pela terapia periodontal. Neste caso, o prognóstico depende da gravidade da doença periodontal e da resposta do paciente. A doença endodôntica primária com envolvimento periodontal secundário deve ser tratada primeiro com terapia endodôntica. Os resultados do tratamento devem ser avaliados 2 a 3 meses após, e só então o tratamento periodontal deve ser considerado. Essa sequência de tratamento proporciona tempo suficiente para o reparo inicial dos tecidos e melhor avaliação da condição periodontal.[216,217] Reduz também o risco potencial de introdução de bactérias e seus produtos durante a fase inicial de reparação. Sob esse aspecto, tem sido sugerido que a remoção agressiva do ligamento periodontal e do cemento adjacente concomitante ao tratamento endodôntico afeta de forma adversa o reparo periodontal.[218] As áreas do canal radicular que não foram agressivamente tratadas mostraram reparo não significativo.[218] O prognóstico da doença endodôntica primária com envolvimento periodontal secundário depende primeiramente da gravidade do envolvimento periodontal, do tratamento periodontal e da resposta do paciente.

A doença periodontal primária com envolvimento endodôntico secundário e as doenças endodôntica e periodontal combinadas necessitam tanto de terapia endodôntica quanto periodontal. Foi demonstrado que a infecção endodôntica tende a provocar a migração epitelial apical a áreas de superfície desnuda de dentina.[49] O prognóstico da doença periodontal primária com envolvimento endodôntico secundário e as doenças verdadeiras combinadas depende precipuamente da gravidade da doença periodontal e da resposta dos tecidos periodontais ao tratamento.

As doenças verdadeiras combinadas geralmente têm um prognóstico mais contido. Em geral, assumindo-se que o tratamento endodôntico tenha sido adequado, o que for de origem endodôntica irá se reparar. Assim, o prognóstico das doenças combinadas depende basicamente da eficácia da terapia periodontal.

As referências bibliográficas deste capítulo estão disponíveis no Ambiente de aprendizagem do GEN | Grupo Editorial Nacional.

# Capítulo 27

# Síndrome do Dente Rachado

Domenico Ricucci

O termo síndrome do dente "rachado" (*cracked tooth syndrome*) foi criado por Cameron em 1964.[1] A síndrome do dente fraturado pode ser definida como uma fratura incompleta de um dente posterior vital, que, ocasionalmente, se estende à polpa. Em geral, esse quadro tem características crônicas. Os estudos epidemiológicos revelam que as fraturas dentárias constituem a terceira causa de perda de dentes nos países industrializados, depois da cárie e da doença periodontal.

## Fatores etiológicos

As forças oclusais são as principais responsáveis pela formação das rachaduras ou fraturas incompletas, geralmente devido ao efeito de cunha na relação cúspide-fossa. As fraturas começam na fossa, ao longo do sulco de desenvolvimento central, se estendem ao longo da crista marginal e progridem através da polpa ou em direção apical, ao longo da raiz.[2]

A presença de restaurações e de lesões cariosas não tratadas é um fator predisponente (Figuras 27.1 e 27.2). Na verdade, a perda da integridade da estrutura coronária em virtude destes fatores é o principal fator predisponente. Restaurações classe I e II (de modo particular, as cavidades mésio-oclusodistais [MOD]) podem aumentar as possibilidades de fratura (Figura 27.1).[3] Em particular, a perda e a consequente restauração das cristas marginais aumentariam sua incidência.[4] Também, a combinação de vários fatores, como restauração e interferências oclusais, tem sido considerada uma possível causa de trincas e fraturas.[3] Por muito tempo, se pensou que a contração de polimerização das resinas compostas pudesse ter um papel determinante nas microfraturas (*microcracks*), mas os dados experimentais não parecem confirmar esta hipótese.[5]

Finalmente, devemos avaliar os fatores iatrogênicos. Trincas foram observadas em épocas passadas associadas ao uso maciço de pinos rosqueáveis, atarraxados na dentina com o objetivo de aumentar a retenção das restaurações diretas. A trinca causada pelos pinos pode se transformar em fratura verdadeira.[6] Felizmente, o recurso deste sistema de retenção parece ter perdido popularidade.

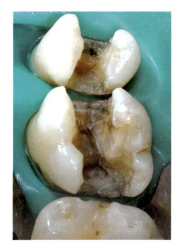

**Figura 27.1** Paciente apresentando dor à mastigação. A restauração mésio-oclusodistal (MOD) preexistente em compósito foi removida para inspeção do assoalho da cavidade em ambos os dentes. A manobra evidenciou uma linha de fratura atravessando todo o assoalho cavitário do primeiro molar em sentido mesiodistal.

## Classificação

As classificações propostas são múltiplas e, em muitos casos, se sobrepõem. Segue a sugerida por Williams:[7]

**Classe I:** fratura vertical incompleta de esmalte e dentina sem envolvimento pulpar.

**Classe II:** fratura coronária incompleta com envolvimento pulpar.

**Classe III:** fratura vertical incompleta com envolvimento periodontal.

**Classe IV:** fratura promove separação completa dos fragmentos.

## Sintomatologia

A sintomatologia que acompanha a fratura incompleta dos tecidos dentais pode variar bastante. Desde a ausência total de sintomas (neste caso, a presença de uma trinca é descoberta ocasionalmente, quando é removida uma

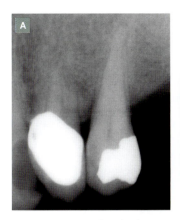
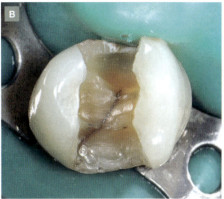

**Figura 27.2** Paciente de 75 anos com queixa de dor recorrente na região superior esquerda. **A.** A radiografia revela um segundo pré-molar com uma restauração oclusodistal em amálgama e uma cavidade cariosa na mesial. O teste de sensibilidade mostra resposta exacerbada e a resposta à percussão é positiva. **B.** Após anestesia, isolamento e remoção da restauração e da cárie mesial, podemos ver uma linha de fratura a partir do centro do assoalho cavitário em direção à região distal.

restauração pelos mais variados motivos) até os casos nos quais a sintomatologia é evidente. É importante ressaltar como a adoção de sistemas de magnificação em Odontologia operatória tem facilitado o diagnóstico precoce dos defeitos estruturais, assim como o reconhecimento das restaurações com margens inadequadas.

Na presença de sintomas, o diagnóstico desta condição pode ser, às vezes, muito difícil.[8,9] Normalmente, os pacientes reclamam de uma sensação de incômodo ou dor a partir de um dente, que se inicia com a mastigação de alimentos sólidos e que desaparece com o cessar da pressão. Geralmente, o paciente é incapaz de indicar o dente responsável e, às vezes, pode não distinguir completamente o quadrante envolvido. Outras vezes, pode indicar o lado, mas não a arcada. Comumente, está relacionado com uma história de numerosos tratamentos dentários com resultados insatisfatórios.[8]

Como já destacado, os dentes afetados pela síndrome podem apresentar restaurações de extensão variada. Com o aumento da experiência sobre trincas dentárias e o aumento da atenção da clínica cotidiana sobre esse problema, a síndrome do dente fraturado vem sendo diagnosticada com maior frequência.[10] Os dentes mais atingidos seriam, segundos alguns autores, os molares e os pré-molares superiores, seguidos dos molares inferiores.[11] Segundo outros autores,[10] a síndrome se observa mais frequentemente nos molares inferiores com extensas restaurações e em pacientes com mais de 50 anos.

Em um estudo conduzido por 1 ano, Ron e Lee[10] analisaram todos os dentes com diagnóstico de fratura, avaliando o tipo de cavidade e restaurações presentes, as características dos dentes antagonistas, a posição na arcada, a idade e o sexo, bem como os sinais e sintomas clínicos resultantes dos tratamentos realizados. As fraturas foram encontradas com maior frequência nos dentes sem restauração (60,4%) e com restaurações de classe I (29,2%). A faixa etária mais atingida foi aos 40 anos, com frequência similar entre os dois sexos. Os mais atingidos foram os molares superiores (33,8% o primeiro molar, e 23,4% o segundo) em relação aos molares inferiores (20,1% o primeiro, 16,2% o segundo). No geral, 96,1% respondiam ao teste "de mordida" e 81,1% das fraturas estavam orientadas em relação mesiodistal. Os autores concluíram que, quando se examina um molar superior hígido, que é sensível a alterações térmicas e ao teste de mordida, deve ser considerada uma fratura mesiodistal como possível causa.

É importante ressaltar que, em algumas situações clínicas particulares, para realizar um diagnóstico preciso, devemos realizar procedimentos invasivos. É o caso dos dentes com restaurações que geram uma sintomatologia difusa e para os quais não é possível realizar um diagnóstico preciso com inspeção e imagem radiográfica. A presença de restaurações coronárias impede a visão do tecido cariado subjacente ou uma fratura atingindo o assoalho da cavidade.[12] Portanto, está justificado realizar remoção completa do material restaurador presente e de um eventual tecido cariado, para exibir o tecido dentário remanescente (Figuras 27.1 e 27.2A e B). A exploração do assoalho da cavidade representa um estágio fundamental; tem como finalidade decidir se a polpa pode ser conservada sob uma restauração que proteja as cúspides.

A exploração do assoalho cavitário após a remoção dos materiais restauradores e do tecido cariado permite evidenciar linhas de fraturas responsáveis pela sintomatologia pulpar. O prognóstico torna-se incerto se houver extensão em sentido apical da linha de fratura ao longo do perfil distal. Em muitos casos, somente depois do acesso à câmara pulpar isto poderá ser avaliado. Mesmo que um envolvimento periodontal não seja detectável, é fácil prever que um defeito periodontal poderá se instalar ao longo da extensão apical da fratura. Assim, é difícil decidir se o elemento pode ser tratado ou se deve ser extraído. Qualquer decisão terapêutica deve ser tomada com o acordo e o consentimento do paciente. O ideal seria remarcar o paciente para uma consulta de diagnóstico meticulosa, em que seria fornecida informação adequada para melhorar o relacionamento dentista-paciente, diminuindo os riscos de um problema legal no futuro.

Em outros casos, a intervenção exploratória elimina qualquer dúvida sobre a possibilidade de tratamento do elemento dentário. Se a eliminação do teto da câmara pulpar, após a confecção do acesso, revelar uma linha de fratura que atravessa por inteiro o assoalho da câmara pulpar no sentido vestibulolingual, a extração pode ser a única solução viável.

Um aspecto importante a ser considerado é que, nas situações crônicas, há a possibilidade de desenvolvimento de processo carioso na dentina adjacente à linha de fratura. Isto não é incomum, visto que a linha de fratura usualmente é colonizada sempre por bactérias. Se for observada cárie em volta da fratura, todo o tecido amolecido deverá ser eliminado e o término apical do defeito, localizado. Em casos avançados, quando a degeneração pulpar já estiver instalada, os sintomas podem ser mais precisos. Infelizmente, muitas vezes, quando o paciente é capaz de distinguir o dente responsável, a fratura já atingiu a inserção periodontal e o prognóstico é desfavorável.

## Aspectos microbiológicos e patológicos das fraturas

Todas as falhas de continuidade do esmalte e da dentina subjacente constituem uma ameaça à integridade da polpa e favorecem a entrada e a colonização de bactérias orais. Em dentes nos quais as linhas de fratura do esmalte são visíveis apenas sob magnificação, a dissolução química do esmalte revela uma quantidade enorme de material orgânico, superior ao que poderia ser detectado pela simples observação clínica. Na literatura, existem poucos estudos sobre os aspectos microbiológicos das fraturas. Cúspides fraturadas de dentes com trincas foram examinadas ao microscópio eletrônico de varredura (MEV) e bactérias com diversas morfologias foram encontradas: cocos, bacilos e formas filamentosas; muitas delas em franca proliferação.[13]

Parece evidente que a gravidade da resposta pulpar varia segundo a extensão da trinca da dentina em direção pulpar. Embora, inicialmente, a fratura não envolva toda a espessura dentinária, sem alcançar a câmara pulpar por via direta, a polpa é comumente exposta através dos túbulos dentinários adjacentes à linha de fratura. Estes são imediatamente colonizados, permitindo que produtos bacterianos penetrem precocemente no tecido pulpar e iniciem uma reação inflamatória inicial.

Quando uma fratura em estado avançado envolve por completo a dentina e se estabelece uma comunicação direta entre o ambiente oral e a polpa, esta última será invariavelmente afetada de forma irreversível. A Figura 27.3 ilustra os eventos histológicos e histobacteriológicos que se observam quando a polpa é atingida por uma linha de fratura. O caso se refere ao segundo molar inferior de uma paciente de 61 anos, portadora de uma acentuada sintomatologia dolorosa espontânea. O dente estava isento de cárie, mas com sinais evidentes de envolvimento periodontal (Figura 27.3A). A inspeção clínica revela uma linha de fratura estendida em toda a superfície oclusal. A paciente rejeitou qualquer tipo de tratamento conservador e o dente foi extraído (Figuras 27.3B). O exame histológico sucessivo evidenciou que a fratura atingiu a câmara pulpar (Figura 27.3C, D e E). Bactérias são evidentes em toda a profundidade da fratura e o tecido pulpar apresenta inflamação intensa, com áreas de abscesso (Figura 27.3F a H).

As seguintes sugestões são adequadas para ajudar o clínico a realizar escolhas prudentes e ponderadas:

1. Nos casos em que os sintomas clínicos parecem indicar um envolvimento reversível da polpa e o clínico opta pela manutenção da vitalidade pulpar, o paciente deve ser informado de que a extensão real da linha de fratura em direção à polpa não é previsível somente com parâmetros clínicos, e que a progressão de uma linha de fratura é dinâmica. Portanto, a remoção da polpa pode se tornar necessária em qualquer momento após o tratamento conservador.
2. Mesmo procedendo-se à remoção da polpa, um envolvimento eventual do assoalho da câmara e da área de furca nem sempre é diagnosticado. Da mesma forma, não é possível quantificar a eventual extensão da fratura ao longo da superfície externa da raiz em direção apical. Então, a partir de certo momento, o problema deixa de ser de interesse apenas endodôntico, passando a ser também de interesse periodontal. O prognóstico da unidade dente-restauração está estritamente ligado à propagação apical da fratura e à instauração de uma franca linha de fratura vertical. O paciente deve ser informado e conscientizado dessas possíveis evoluções negativas e dos riscos relacionados com tratamentos complexos de êxito não previsível.

## Tratamento

Quando o diagnóstico da síndrome do dente rachado é confirmado antes que se tenha um comprometimento pulpar irreversível, o clínico pode optar pela manutenção da vitalidade pulpar. O objetivo do tratamento restaurador é minimizar a flexão das cúspides comprometidas para prevenir a propagação da fratura.[14] Portanto, a primeira intervenção indicada é desgastar o dente para retirá-lo de oclusão. Então, remove-se a restauração presente para visualizar o piso da cavidade e, caso seja feita a opção de manter a polpa vital, a cavidade deve ser restaurada com cimento de óxido de zinco e eugenol. A seguir, as duas partes são imobilizadas com uma banda ou um anel ortodôntico.

Promove-se, então, um acompanhamento atento da sintomatologia do dente. Uma alternativa é preparar o dente e colocar uma coroa acrílica devidamente adaptada e polida.[15,16] Se, após o período de 1 a 2 semanas, não surgirem sintomas, pode ser programada uma restauração coronária total.[7] Como alternativa à remoção agressiva da estrutura dentária para uma coroa total, os recentes avanços da tecnologia adesiva e materiais compósitos permitem preparos coronários parciais e restaurações com incrustações em cerâmica e compósito.[17] A escolha entre uma restauração coronária total ou parcial depende de uma série de fatores, dentre os quais a quantidade de tecido residual e a extensão gengival do traço de fratura. Nos casos em que

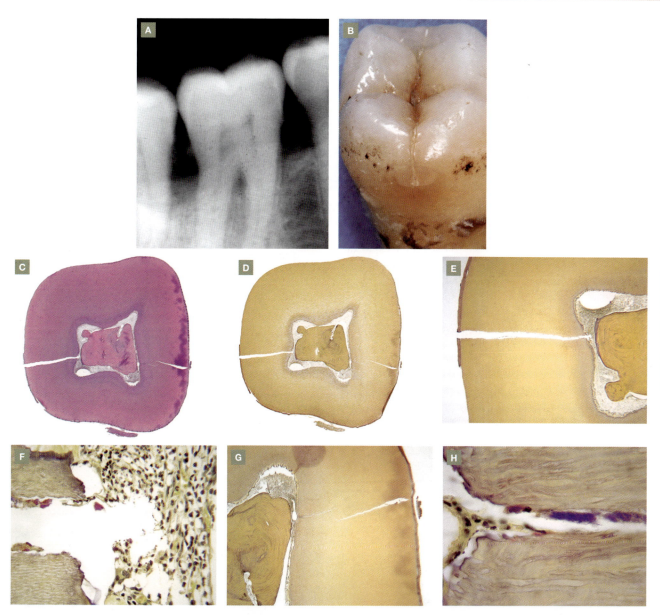

**Figura 27.3** Paciente de 61 anos se apresenta para tratamento de emergência com queixa de forte dor na área de molares direitos. A coroa do segundo molar não apresenta cárie à inspeção, mas é visível uma fratura no esmalte ao longo do sulco central por toda a superfície oclusal. **A.** Radiografia revela comprometimento periodontal avançado e calcificações ocupando quase totalmente o volume da câmara pulpar. A paciente rejeitou qualquer tratamento conservador e optou pela extração do elemento. **B.** Uma fotografia da face distal após a extração mostra o comprometimento da crista marginal distal. O dente foi processado para análise histológica (**C**) e histobacteriológica (**D**). Decidiu-se pela realização de seções seriadas com plano transversal. Podemos notar a fratura presente em todas as seções, assim como a massa calcificada que ocupa grande parte da câmara pulpar (hematoxilina & eosina e Brown & Brenn modificado, aumento original de 10×). **E.** Metade distal de um corte passando apicalmente pela junção esmalte-cemento. Visão que mostra a linha de fratura conectando a superfície externa da raiz com a câmara pulpar. Área vazia no alto da câmara pulpar é um abscesso (Brown & Brenn modificado, aumento original 25×). **F.** Área na qual a fratura penetra no tecido pulpar. Destruição do tecido e inflamação intensa (Brown & Brenn modificado, 400×). **G.** Porção mesial. A linha de fratura aparece menos marcada (Brown & Brenn modificado, 25×). **H.** Maior aumento da área pulpar adjacente à fratura em G. Bactérias sendo fagocitadas por leucócitos atraídos para a região (Brown & Brenn modificado, 1.000×).

a polpa parece irreversivelmente comprometida, é indicado o tratamento endodôntico. A pulpectomia deve ser necessariamente seguida de uma restauração coronária que proteja as cúspides (*onlay* ou coroas totais). Um exemplo de reconstrução total com coroas, após a pulpectomia, pode ser visto nas Figura 27.4A a E.

É desaconselhável proceder com uma restauração direta após a pulpectomia, deixando as cúspides residuais sem proteção. O efeito de cunha continuará favorecendo a propagação da linha vertical de fratura, estimulando cedo ou tarde a formação de uma fratura vertical total. O insucesso de uma escolha restauradora imprópria está ilustrado na Figura 27.5A a F: o paciente não aceitou uma restauração total, optando por uma restauração direta de compósito para reparar uma extensa destruição coronária; dois anos depois, uma fratura foi identificada (Figura 27.5F).

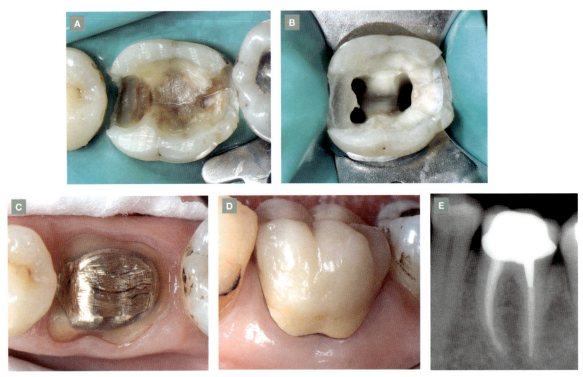

**Figura 27.4** Paciente de 45 anos apresentando restauração extensa de amálgama e recidiva de cárie em molar inferior. O dente se apresentou sensível à temperatura e à mastigação. **A.** Após a limpeza da cavidade, podemos ver, sobre o seu assoalho, uma fratura mesiodistal. Na presença de periodonto ainda íntegro na vertente distal, o plano de tratamento consistiu em biopulpectomia, seguida da reconstrução com pino metálico fundido e coroa metalocerâmica. **B.** Após a intrumentação endodôntica, a linha de fratura é visível sobre o assoalho distal. **C.** O pino é cimentado e as margens do preparo são refinadas. **D.** A restauração é cimentada. **E.** Radiografia após a cimentação da coroa protética.

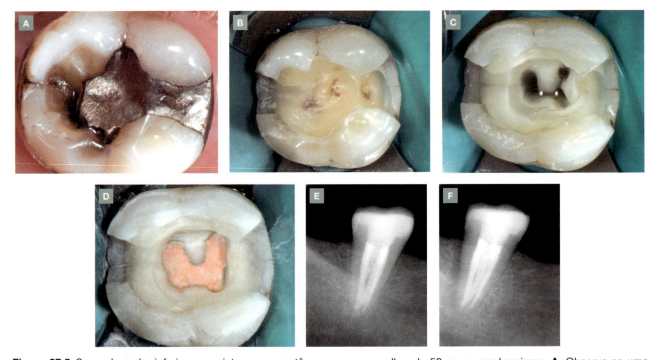

**Figura 27.5** Segundo molar inferior com sintomas espontâneos em uma mulher de 52 anos com bruxismo. **A.** Observa-se uma restauração de amálgama fraturada na porção distal e uma linha de fratura comprometendo a crista marginal distal. A sondagem periodontal não mostra profundidade patológica na vertente distal. **B.** O material de restauração foi removido e a crista marginal, eliminada. **C.** Removido o teto da câmara pulpar e preparada a entrada dos canais, a fratura parece comprometer significativamente a porção distal do dente. **D.** Tratamento endodôntico concluído. A paciente não aceitou uma restauração coronária com cobertura de cúspides e o molar foi reconstruído com resina composta. **E.** Radiografia pós-operatória. **F.** Após dois anos, a paciente se apresenta com dor no molar; a sondagem mostra uma bolsa distal de 10 mm. A radiografia mostra um defeito ósseo angular distal estendido ao ápice radicular. A fratura nesse momento já é completa, e o elemento está condenado.

Qualquer que seja o tipo de restauração, todos os casos com trincas devem ser periodicamente controlados clínica e radiograficamente de maneira criteriosa. O prognóstico permanece incerto enquanto existir a possibilidade de a linha de fratura se propagar verticalmente, comprometendo o periodonto (Figura 27.5F).

Nos casos em que a fratura atingir o assoalho da câmara pulpar ou já possuir algum comprometimento periodontal com sondagem positiva, a extração parece ser a decisão terapêutica mais aceitável. Da mesma forma, nos casos extremos, quando a fratura for completa e os fragmentos apresentarem mobilidade, a extração é recomendada.

As referências bibliográficas deste capítulo estão disponíveis no Ambiente de aprendizagem do GEN | Grupo Editorial Nacional.

# Índice Alfabético

**A**
Abertura coronária, 223
Abscesso(s)
- apical, 116
-- agudo, 117
-- crônico, 117
- dentoalveolares, 116
- perirradicular, 116
-- agudo, 28, 35, 684, 702, 703
--- anestesia, 168
--- em pacientes de risco, 703
--- secundário, 688
-- crônico, 47
- vias de disseminação e drenagem, 37
Ação
- de êmbolo, 161
- química, 265
Acesso
- à câmara pulpar, 224
- coronário, 223
-- grupos dentais, 230
--- acesso minimamente invasivo, 247
--- incisivos e caninos inferiores 4, 5, 12, 13, 37-41, 235
--- incisivos e caninos superiores 4, 5, 12, 13, 29, 30, 230
--- molares inferiores área de eleição 4, 5, 12, 13, 45-50, 241
--- molares superiores 4, 5, 12, 13, 33-36, 233
--- pré-molares inferiores 4, 5, 12, 13, 42-44, 239
--- pré-molares superiores 4, 5, 12, 13, 31, 32, 231
-- etapas operatórias, 224
--- forma de conveniência, 230
--- limpeza e antissepsia do campo operatório, 230
--- preparo da câmara pulpar, 228
- localização da entrada dos canais radiculares, 242
- princípios básicos gerais, 223
Acessórios de documentação, 629
Acidentes e complicações na instrumentação, 440
Ácido
- cítrico, 492
- etilenodiaminotetracético dissódico (EDTA), 491
Aço inoxidável, 287
Acroseal, 527
*Actinomyces*, 71, 593
- *gerencseriae*, 85
- *israelii*, 76, 85
- *viscosus*, 71
Adenosina trifosfatase, 490
Adesivos dentinários, 680

Afastamento atraumático do retalho cirúrgico, 641
Agentes anestésicos
- características, 159
- utilizados em endodontia, 159
*Aggregatibacter (Actinobacillus) actinomycetemcomitans*, 85
Agitação
- mecânica por instrumentos expansíveis, 280
- ultrassônica
-- contínua, 477
-- passiva, 476
Agregado de trióxido mineral, 721
Agressão, 24
- aos tecidos perirradiculares, 69
- bacteriana, 20
-- resposta dos tecidos perirradiculares à, 27
- resposta da polpa à, 19
Água
- de cal, 493
- oxigenada, 493
- sanitária, 483
Agulha(s)
- Endo-Eze, 470
- irrigadoras
-- diâmetro, 469
-- tipo Luer, 469
-- tipo Max-i-Probe, 470
AH 26, 525
AH Plus, 525
ALARA, 146, 150
Alargador(es)
- Gates-Glidden, 352, 458, 459
- La Axxess, 356
- largo, 354, 458
Alargamento, 367
Aldeídos, 501
Alvéolo, preparação, 736
Ameloblastoma, 59
Amoxicilina, 703, 704
- ácido clavulânico, 703
Ampliação
- cervical, 390
- da constrição apical, 387
- do diâmetro apical de canais radiculares, 395
- e modelagem, 364
Analgesia preemptiva, 164, 698
Analgésicos, 689
- anti-inflamatórios não esteroidais, 692
Análise por micrografia eletrônica de varredura, 428, 435
Anamnese, 96
- história médica e odontológica, 98
- queixa principal, 98

Anatomia
- da cavidade pulpar, 184
- do canal radicular, 182
Anestesia, 159, 638
- em cardiopatas, 170
- em gestantes e lactantes, 169
- fracasso, 163
-- estado psicológico do paciente, 164
-- medidas alternativas em caso, 162
--- mandibular, 162
--- maxilar, 163
- indicações para técnicas anestésicas, 162
- indolor, 160
- infiltrativa por vestibular ou lingual, 164
- intraligamentar, 164
- intraóssea, 167
- intrapulpar, 166
- local, 121
- maxilar, 163
- pulpar, razões do fracasso, 163
- quando anestesiar, 161
- suplementar, 164
Anestésicos
- de longa duração, 699
- preaquecidos, 160
- tópicos, 160
Angulação
- horizontal, 137
- vertical, 670
Ângulo
- agudo de inclinação da hélice, 296
- da ponta, 295, 299, 300
- máximo em torção, 424
Ansiedade, 122
Ansiolítica, medicação 637
Antibióticos, 501, 696, 701
- na prevenção da dor pós-operatória e *flare-ups*, 696
- resistência a, 707
- sistêmicos, 701
-- escolha, 704
-- indicações, 702
Antibioticoterapia, 701
Anticorpos, 46
Antissepsia, 153
Ápice
- aberto, 735, 736, 737, 738
- fechado, 735
Apicificação, 723
Archaea (arqueias), 86
Arco, 172
Áreas radiolúcidas, 52
Arestas, 295
- de corte, 301
Arrombamento do forame apical, 445
Arteríolas, 19
Articaína, 127

Aspectos radiográficos de interesse
    endodôntico, 129
Aspiração simples, 471
Assepsia, 255
Ativação
- e mecanismo da reabsorção, 739
- sônica ou ultrassônica do NaOCl, 278
Atividade
- antimicrobiana, 481, 485
- biológicas, 505
- de solvente de tecido, 480
- desodorizante, 487
- do hidróxido de cálcio, 505
- física, 515
- lubrificante, 481
- quelante, 481
- solvente, 484
Ausência
- de exsudação persistente, 539
- de odor, 539
- de sintomatologia, 539
Autoclaves, 155
Avaliação histológica do sucesso
    endodôntico, 576
Avental, 153
Avulsão, 790
- dentária, 703
- - consequências, 732
- e reimplante, 739
Azitromicina, 703

**B**
Bactérias, 778
- e polpa, 254
- presentes no momento da obturação, 89
Bacteriemia
- após procedimentos endodônticos, 711
- e infecção focal, 94
*Bacteroides melaninogenicus*, 68
Barreira
- apical de tecido duro, 723
- de biocerâmica, 724
- física, 500
- intraorifício, 538
- química, 498
Base(s), 501
- da ponta, 295
Batente apical, 387
Biocompatibilidade, 482
Biofilme(s)
- e lesão perirradicular, 77, 79
- endodôntico
- - dinâmica da formação, 79
- - padrão de colonização e, 74
- infecciosos, 782
- patógenos vivos e, 778
- perirradicular, 2
- pulpar, 2
Biologia pulpar e perirradicular, 2
Biopolímero da mamona, 661
Biopulpectomia, 253, 517
Biossegurança, 153
Bloqueio do nervo
- alveolar superior posterior, 163
- infraorbitário, 163
Braço pantográfico, 629
Bupivacaína, 127

**C**
Cabeça óptica, 629
Cabo, 294, 297
Calçados, 153
Calcificação
- tênue, 774
- total da porção apical, 774

Calcitonina, 742
Camada odontoblástica, 6
Câmara pulpar, 185
- acesso à, 224
- preparo, 228
Campo
- de visão, 139, 635
- operatório iluminado, 629
*Campylobacter*
- *gracilis*, 85
- *rectus*, 85
Canal(is), 296, 304
- acessórios, 189
- em C, 191
- infectados, 382
- não infectados, 383
- não tratado, 670
- obturados
- - com guta-percha e cimento, 606
- - com pastas e cimentos, 611
- radiculares, 32, 186, 451
- - ampliação do diâmetro apical, 395
- - anatomia do sistema, 182
- - apical, 191
- - avaliação da anatomia e da
      morfologia, 145
- - cateterismo ou exploração inicial, 389
- - classificação, 376
- - exploração inicial, 389
- - instrumentação, 388
- - irrigação, 468
- - localização, 223, 388
- - obliteração, 730
- - obturação, 521, 724
- Preparo químico-mecânico dos canais
    radiculares, 364
- - classificação, 376
- - método geométrico, 376
- - considerações gerais, 405
- - - deslocamento apical, 406
- - - desvantagens, 407
- - - extrusão de material do canal via
        forame apical, 406
- - - vantagens, 405
- - instrumentação, 392
- - - ampliação do diâmetro apical de canais
        radiculares, 395
- - - do segmento
- - - - apical, 394
- - - - cervical, 392
- - - de canais radiculares, 388
- - - não segmentada, 395, 403
- - - segmentada, 392, 403
- - - - com movimento de rotação
          alternada, 404
- - - - com segmentos cervicais
          achatados, 405
- - - - híbrida, 404
- - instrumentos endodônticos especiais de
      Ni-Ti mecanizados, 399
- - - princípios gerais, 401
- - limite apical de instrumentação, 378
- - - canais
- - - - infectados, 382
- - - - não infectados, 383
- - - considerações de ordem
- - - - anatômica, 378
- - - - prática, 384
- - manobras, 397
- - - desgaste anticurvatura, 398
- - - patência do canal cementário, 398
- - movimento dos instrumentos
      endodônticos, 366
- - - de alargamento, 366
- - - - contínuo, 372

- - - - e limagem, 375
- - - - parcial à direita, 368
- - - - parcial alternado, 370
- - - de exploração ou cateterismo, 366
- - - de limagem (raspagem), 374
- - - de remoção, 366
- - - vantagens e deficiências, 373
- - objetivos, 356
- - - ampliação e modelagem, 364
- - - desinfecção e limpeza, 366
- - pré-instrumentação, 388, 402
- - - ampliação cervical, 390
- - - complementação da exploração, 391
- - - cateterismo ou exploração inicial do
        canal radicular, 389
- - - instrumentação inicial ou leito do
        canal, 391
- - - localização do canal radicular, 388
- - terminologia, 386
- - - ampliação da constrição apical, 387
- - - batente apical, 387
- - - comprimento
- - - - de patência do canal, 387
- - - - de trabalho, 387
- - - desgaste anticurvatura, 387
- - - diâmetro
- - - - anatômico, 386
- - - - cirúrgico, 386
- - - - instrumentação, 386
- - - - apical, 387
- - - - cervical, 387
- - - - convencional ou não segmentada, 387
- - - - segmentada, 387
- - - instrumento de patência, 387
- - - irrigação-aspiração, 386
- - - leito do canal (*glide path*), 388
- - - patência
- - - - do forame apical, 387
- - - - do canal cementário, 387
- - - segmentada
- - - - ápice-coroa, 387
- - - - coroa-ápice, 387
- - - segmento
- - - - apical do canal, 387
- - - - cervical ou coronário, 387
- - - soluções irrigantes, 387
- - - substância química auxiliar, 387
- - prevenção da infecção, 732
- - realização do preparo no sentido
      coroa-ápice, 427
- - sessão para obturação, 738
- - substâncias químicas empregadas no
      preparo, 479, 483
*Candida albicans*, 67
Canino(s), 199
- inferior, 207
- superior, 207
Cânulas
- Aspiradoras, 468
- irrigadoras Endo-Eze Irrigator, 470
- NaviTip da Ultradent, 470
Capeamento pulpar, 721
*Capnocytophaga gingivalis*, 85
Cardiopatas, pacientes, 120
- cuidados com o uso de medicamentos
    em, 121
Cáries
- dental, exposição pulpar, 72
- reação do complexo dentinopulpar à, 16
Cateterismo, 367, 389
*Catonella morbi*, 85
Cavidade(s)
- de acesso
- - complexas, 520
- - simples, 520

- óssea idiopática, 53
- pulpar
- - anatomia, 184
- - nos grupos dentários, 193
Células
- clástica, 740, 741
- NK, 46
Celulose, 597
Cemento, 9, 740
- neoformado, 581
Cementoblastoma, 63
Cementoblastos, 41
*Centipeda periodontii*, 85
Cicatrizes ósseas, 62
Ciclo-oxigenase 2 (COX-2), 31
Cimento(s)
- à base de ionômero de vidro, 528
- à base de óxido de zinco e eugenol, 524
- à base de resina plástica, 525, 526
- à base de silicone, 528
- AH 26, 525
- AH Plus, 525
- Apexit, 527
- Apexit Plus, 527
- BC Sealer, 533
- Bio-C Sealer, 534
- BioRoot RCS, 532
- BioRoot RCS, 533
- Bioseal GuttaFlow, 528
- com hidróxido de cálcio Sealapex, 526
- de silicato de cálcio, 461
- Endo-C.P.M. Sealer, 530
- endodôntico(s), 524
- - experimental da Faculdade de Odontologia de Araraquara da UNESP, 532
- EndoRez, 526
- EndoSequence, 533
- Epiphan Root Canal Sealer, 526
- GuttaFlow, 528, 529
- GuttaFlow 2, 529
- GuttaFlow Bioseal, 529
- iRoot SP, 531, 532
- Ketac™-Endo, 528
- MTA Plus, 531
- MTA Sealer, 532
- MTA-Fillapex, 530
- NeoMTA Plus, 531
- obturador, preparo, 547
- que contêm hidróxido de cálcio, 526
- que contêm MTA à base de silicato de cálcio e biocerâmicos, 529
- RoekoSeal, 528
- RSA GuttaFlow, 528
- Sealer 26, 528
- Sealer Plus, 525, 526
- Sealer Plus BC, 534
- TotalFill BC Sealer, 533
Ciprofloxacino, 726
Cirurgia perirradicular, 625
- anestesia, 169
- isolamento em, 180
Cisto(s)
- de Gorlin, 58
- de Kledstadt, 55
- dentígero, 56
- do canal incisivo, 54
- do ducto
- - incisivo, 54
- - nasopalatino, 54
- folicular, 56
- nasoalveolar, 55
- nasolabial, 55
- nasopalatino, 54
- odontogênico calcificante, 58

- ósseo
- - de Stafne, 52
- - estático, 52
- paradentário, 56
- periodontal lateral, 58
- perirradicular, 28, 43
- - formação, 46
- - reparo, 47
Citocinas, 33
Claustrofóbicos, pacientes, 178
Clindamicina, 705
Clorexidina, 267, 489, 504
- irrigação final com solução, 277
Clorofórmio, 610
Colaboradores, pacientes, 112
Colesterol, 785
Colocação do cone principal, 547
Compactação
- lateral
- - princípios, 536
- - propriamente dita, 548
- - técnica, 536, 543
- vertical final, 549
Complementação do cateterismo, 391
Complemento, 46
Complexo(s)
- dentinopulpar, 2
- - reação à cárie, 16
- imunes, 33
- principal de histocompatibilidade, 46
Comportamento elástico
- em flexão, 290
- em torção, 290
- na flambagem, 290
Compressão das estruturas tridimensionais, 137
Comprimento
- da ponta, 299
- de patência do canal, 387
- de trabalho, 387
- patente do canal, 381
Comunidade(s)
- bacterianas endodônticas, 77
- como unidade de patogenicidade, 76
Concentração, 486
Concussão, 730
Cone
- de guta-percha, descontaminação, 542
- de resina, 523
- principal
- - cimentação, 552
- - colocação, 547
- - seleção, 544
Conicidade dos instrumentos, 307
Contra-ângulo
- 1:1 MK Life, 346
- 3LD-DURATEC, 347
- Direct, 346
- M4, 347
- TEP-E10R, 347
Controle
- clinicorradiográfico, 765, 767
- da ansiedade, 122
- da dor pós-operatória, 122
- da infecção
- - efeito da medicação intracanal, 271
- - efeito da obturação, 275
- - efeito do preparo químico-mecânico, 260
- - uso sistêmico de antibióticos, 283
Corpo(s), 294
- estranhos, 782
Corpúsculos
- de Russel, 785
- hialinos de Rushton, 786

Corrosão dos instrumentos endodônticos, 361
- alveolar, 361
- por placas, 361
- puntiforme ou por pite, 362
- química, 361
- tipos, 361
- uniforme ou generalizada, 361
Corticosteroides, 501
CRCS, 527
Crepitação óssea, 100
Crianças e adolescentes vítimas de maus-tratos, lesões endodônticas em, 112
Cristais de Charcot-Leyden, 786
Cromo, 287
Cuidados no atendimento de pacientes com necessidades especiais, 120
Cuidados pós-operatórios, 652
Curativo pulpar, 720
Cureta de dentina, 174
Cúspide talão, 222

**D**

Dano
- ao suprimento neurovascular apical, 730
- concomitante ao periodonto, 720
Defeito(s)
- de Stafne, 52
- Defeitos do processo de fabricação de instrumentos endodônticos, 358
- ósseo estático, 52
Defesas do hospedeiro contra a infecção, 13
Deformação, 289
- elástica, 289
- plástica, 290
Degrau, 441
*Dens*
- *evaginatus*, 222
- *in dente*, 217
- *invaginatus*, 217
Dente(s)
- avulsionado, manejo clínico, 732
- com aparelho ortodôntico, isolamento, 177
- com canal tratado, microbiota em, 90
- com necrose total do conteúdo pulpar, 766, 774
- com vitalidade pulpar, 763
- com tecido pulpar vivo no segmento apical do canal radicular, 763
- errado, 672
- imaturo, 723
- nos arcos, inclinação, 193
- portadores de tecido pulpar vivo no segmento apical do canal radicular, 774
- que necessitam de cirurgia periodontal, isolamento, 178
- que necessitam de reconstrução coronária provisória, isolamento, 177
Dentina, 3
- composição, 3
- do manto, 4
- esclerosada, 4
- intertubular, 4
- intratubular, 4
- permeabilidade e sensibilidade, 4
- primária, 4
- reacional, 4
- reparadora, 4
- secundária, 4
- terciária, 4
- - formação, 16
- - reacional ou reparadora, 17
- tipos, 4

Depressão mandibular lingual da glândula submandibular, 52
Derivados fenólicos, 501
Descontaminação dos cones de guta-percha, 542
Desgaste anticurvatura, 387, 398
Desinfecção, 153
- e limpeza do sistema de canais radiculares, 366
Desvio apical, 443
Diabetes melito, pacientes portadores de, 124
Diagnóstico, 98, 678
- apical, 116
- cirúrgico de fratura vertical da raiz (FVR), 653
- diferencial, 793
- pulpar, 113
Dialister
- invisus, 72, 84
- pneumosintes, 84
Diâmetro
- anatômico, 386
- cirúrgico, 386
- do preparo apical, 261
- externo dos instrumentos, 306
Dimensões dos instrumentos, 306
Dinâmica dos fluidos, 469
Dipirona, 692
Displasia
- cemento-óssea, 60
- - florida, 62
- - focal, 61
- - periapical
- - - em fase intermediária, 61
- - - em sua fase inicial, 61
- - perirradicular em fase mais madura, 61
- fibrosa, 60
Dispositivo EDDY, 475
Distorção geométrica, 138
Diversidade da microbiota, 82
Divisor de luz, 629
Divulsão atraumática, 641
Doença(s)
- endodônticas primárias, 793
- - com envolvimento periodontal secundário, 794
- periodontal(is), 73
- - primárias, 794
- - - com envolvimento endodôntico secundário, 794
- verdadeiras combinadas, 794
Dor
- crônica persistente pós-obturação, 667
- de origem perirradicular, 682
- de origem pulpar, 679
- do dente despolpado, 119
- duração, 119
- e doença pulpar e perirradicular, 118
- em pulpite irreversível, 24
- estratégias para controle, 698
- fatores que amenizam, 120
- fatores que exacerbam, 120
- frequência, 119
- intensidade, 119
- irradiada, 119
- localização, 119
- orofacial complexa, avaliação e manejo, 149
- pós-operatória, 122
- pós-obturação, 688
- tempo de evolução, 119
Doxiciclina, 706
Ductibilidade, 292
Dureza, 292

**E**
Easy Clean, 474
Efeito
- do veículo na atividade antimicrobiana, 508
- mola, 291
Eikenella corrodens, 85
Eixo do instrumento, 296
Elasticidade, 290
Embriologia do complexo dentinopulpar, 2
Emergência, 678
Encruamento, 292
EndoActivator, 474
Endocardite bacteriana, 123
- tratamento odontológico e, 713
Endodontia
- acidentes e complicações em, 440
- anestesia em, 159
- antibióticos sistêmicos em, 701
- e periodontia, 776
- isolamento absoluto em, 171
- regenerativa, 769
Endosolv E, 612
Ensaios mecânicos, 422
Enterococcus
- faecalis, 76, 90, 91, 273, 590
- faecium, 273
Envolvimento microbiano, 594
Epitélio, 783
Equipamentos de proteção individual, 153
Equipe de trabalho, 629
Eritromicina, 706
Espaçador, seleção, 543
Espaço para retentores intrarradiculares, 555
Espiral Lentulo, 516
Espiroquetas, 781
Esplintagem, 736
Estabilidade dimensional, 525
Estágio do desenvolvimento do dente, 719
Esterilização
- de cones de obturação, 157
- de dentes humanos extraídos, 157
- de limas endodônticas, 156
- dos cones de papel, 157
- e desinfecção em endodontia, 152
Esteroides, 695
Estímulo à reparação por tecido mineralizado, 501
Estratégias para controle da dor, 698
Eubacterium, 67, 71, 73
- infirmum, 85
- nodatum, 76
Eucaliptol, 610
Eugenol, 520, 524
Exame(s)
- clínico, 99, 633, 715
- complementares, 102
- dos tecidos
- - duros, 715
- - moles intraorais, 715
- externo, 715
- objetivo, 99
- radiográfico, 102, 635, 716
- subjetivo, 98
- tomográfico, 635
Exame(s) clínico do paciente endodôntico, 96
- exploração cirúrgica, 105
- inspeção, 99
- - bucal, 99
- - mobilidade dentária, 101
- palpação, 100
- - apical, 100
- percussão horizontal e vertical, 100
- sondagem periodontal, 101
- testes clínicos pulpares, 105
- complementares, 102
- objetivo, 99
- radiográfico, 102
- subjetivo, 98
Exostoses, 62
- em tuberosidade, 62
- palatinas, 63
- subpônticas, 62
- vestibulares, 62, 63
Exploração, 367
- cirúrgica, 105
Exposição pulpar, 72
Exsudação persistente, 500, 703
Extensor para binocular, 629
Extirpa-polpas, 308
Extrator pneumático, 602

**F**
Fabricação dos instrumentos endodônticos, 293
- nomenclatura, 294
- partes dos instrumentos, 297
Fagócitos, 15
Falso canal, 447
Fator(es)
- de crescimento
- - de queratinócitos, 42
- - endotelial vascular, 662
- - epidermal, 42
- - epitelial, 662
- de virulência bacteriana, 512
- predisponentes da dor endodôntica pós-operatória, 691
Felipressina, 128
Fenda em bloco, isolamento em, 177
Fibras do tipo C pulpares, 161
Fibroma ossificante central, 62
Filifactor alocis, 85
Fio
- de corte, 295, 301
- dental, 174
Fissuras radiculares, 672
Fistulografia, 117
Flare-up, 686
Fluido dentinário, 70
Fluxometria laser Doppler, 111
Fonte de luz, 629
Forame apical, 777
Força, 289
Formação
- da loja cística, 44
- de dentina terciária, 4
Formas da zona apical após complementação ou fechamento do ápice, 774
Fracasso endodôntico
- causas, 588
- etiologia, 598
- infiltração coronária como causa, 595
- tratamento, 588
Fragilidade, 292
Fratura(s)
- coronária(s), 718
- - com envolvimento pulpar, 789
- - complicada, 718
- - sem envolvimento pulpar, 789
- de alargadores Gates-Glidden e Largo, 437, 458
- de coroa-raiz, 718, 726, 728, 789
- de esmalte, 789
- de instrumentos, 448
- - na região apical, 655

- - endodônticos, 420, 421
- dúctil, 421
- frágil, 420
- por dobramento, 449
- - em torção, 429
- por fadiga, 450
- por flexão rotativa, 430, 449
- por torção, 422, 449
- - recomendações clínicas, 426
- radiculares, 133, 718, 726, 729, 789
- - verticais, diagnóstico, 148
- vertical/oblíqua, 672
*Fretibacterium fastidiosum*, 85
Fungos, 86, 781
Fusão, 217
*Fusobacterium*, 67, 73, 76
- *nucleatum*, 71, 76, 76, 84, 90, 273

## G

*Gemella morbillorum*, 85
Geminação, 217
Gestantes, pacientes, 125
Glândula submandibular, depressão mandibular lingual da, 52
Glicerina, 493, 503
Glicocorticosteroides, 695
Glyde, 492
Gorro, 153
Grampos, 173
*Granulicatella adiacens*, 85
Granuloma, 39
- central de células gigantes, 53
- epiteliado, 28, 42
- perirradicular, 28, 41
Guia radial, 296
Guta-percha, 521

## H

Halógenos, 501
Haste
- de acionamento, 294, 297
- de corte, 295, 301
Hélice, 295
Hidroxiapatita nanoparticulada associada ao polímero ácido polilático glicólico, 661
Hidróxido, 501
- de cálcio, 502, 765
- - com a PMCC, 509
- - com clorexidina, 511
- - desinfecção do canal pelo, 507
- - extravasamento das pastas, 515
- - outras propriedades, 514
- - preenchimento do canal radicular com pasta, 516
- - resistência microbiana ao, 507
Hipersensibilidade dentinária, 679
Hipertensão arterial, pacientes com, 122
Hipoclorito de sódio, 483
Hipoxia tecidual, 161
Histopatologia da reparação, 775
História
- e exame clínico, 714
- médica e odontológica, 98
Humanização do atendimento, 111

## I

Ibuprofeno, 692
Imunidade
- adaptativa, 15
- celular, 15
- humoral, 15
- inata, 14
Inativação de produtos microbianos, 500
Incidentaloma, 109

Incidentalose, 109
Incisão, 639
Incisivo(s), 195
- central superior, 207
- inferiores, 207
- lateral superior, 207
Inclinação dos dentes nos arcos, 193
Indução de reparo por tecido mineralizado, 513
Infecção(ões), 20, 24
- concomitante por herpes-vírus, 89
- endodôntica(s), 79, 257
- - microrganismos em, 86
- extrarradicular, 80, 91, 593
- intrarradicular, 589
- - persistente, 80
- - primária, 79, 80
- - secundária, 80, 89
- persistentes, 89, 667
- pulpar, 731
- secundárias, 668
- - em virtude da infiltração coronária, 596
- sintomáticas, 87
Infiltração coronária, 595
Inflamação, 20, 24
- da polpa, 20
- persistente, 668
- pulpar, 18
Inibição da reabsorção radicular externa, 514
Injeção
- Intraligamentar, 164
- lenta da solução, 160
Injúrias por luxações, 718, 730
Inspeção, 99
- bucal, 99
- visual, 544
Instrumentação, 386, 392
- apical, 387
- cervical, 387
- com movimento de rotação alternada, 404
- convencional ou não segmentada, 387
- de canais radiculares, 388
- - com segmentos cervicais achatados, 405
- - com um único instrumento de NiTi mecanizado, 419
- do segmento
- - apical, 394
- - cervical, 392
- híbrida, 404
- inicial ou leito do canal, 391
- limite apical, 378
- não segmentada, 395, 403
- segmentada, 387, 392, 403
- substâncias químicas auxiliares, 479
Instrumento(s), 474
- ajustáveis ou expansíveis, 264
- BT-RaCe®, 340, 341
- C⁺, 318
- C-Pilot®, 318
- conicidade, 307
- de acabamento, 328
- de patência, 387
- diâmetro externo, 306
- dimensões, 306
- endodônticos, 286
- - corrosão, 361
- - de aço inoxidável e níquel titânio, 286
- - defeitos do processo de fabricação, 358
- - dispositivos mecânicos de acionamento, 346

- - empregados no cateterismo de canais radiculares atresiados, 317
- - especiais de aço inoxidável mecanizados, 352
- - especiais de NiTi mecanizados, 322
- - - empregados na instrumentação de canais radiculares, 399
- - - mecanizados para o retratamento de canais radiculares, 320
- - fratura, 420, 421
- - manuais, 516
- - propriedades mecânicas, 289
- - vantagens e deficiências do movimento, 373
- F1, 329
- F2, 330
- F3, 330
- F4, 330
- F5, 330
- FKG RaCe®, 326
- Flexicut CC⁺®, 314
- Hyflex® CM, 335
- Hyflex® EDM, 336
- K-CC⁺®, 313
- K-Colorinox®, 313
- K-FlexoFile®, 314
- K-Nitiflex®, 315
- manuais versus rotatórios, 263
- modeladores, 328
- Mtwo, 331
- Mtwo retratamento, 321
- PathFile®, 318
- Pré-SAF, 342
- PreRaCe®, 327
- Prodesign R, 344
- ProGlider, 339
- ProTaper® Universal, 327
- ProTaper® específico para o retratamento, 320
- ProTaper® Gold, 331
- ProTaper® Next, 330
- RaCe®, 302, 326
- RaCe® ISO 10, 319
- Reciproc®, 332
- Reciproc® Blue, 332, 333
- S1, 328
- S2, 328
- ScoutRaCe®, 320
- Self-Adjusting File (SAF), 342
- SX, 328
- tipo K, 308
- TRUEShape®, 338
- WaveOne, 333
- WaveOne Gold, 334
- X1-Blue file, 345
- XP-Endo® Finisher, 336, 337, 473
- XP-Endo® Shaper, 337, 338
Interações bacterianas sinérgicas, 88
Intermediário, 294, 298
Iodeto de potássio iodetado, 258, 501
Irrigação, 386, 471
- com pressão negativa, 471
- com pressão positiva, 471
- dos canais radiculares, 468
- - aspectos físicos, 468
- final com MTAD, 278
- final com solução de clorexidina, 277
- simples, 469
- substâncias químicas empregadas no preparo de canais radiculares, 479
- ultrassônica passiva, 278
Isolamento
- absoluto, 171
- de dentes
- - com aparelho ortodôntico, 177

- - que necessitam de cirurgia periodontal, 178
- - que necessitam de reconstrução coronária provisória, 177
- de pacientes claustrofóbicos, 178
- em cirurgias perirradiculares, 180
- em fenda ou em bloco, 177
- momento, 174
Istmos, 190

**J**

*Jonquetella anthropi*, 85
Junção cemento-dentinária, 379

**L**

*Lactobacillus casei*, 72, 76
Lactobacilos, 67, 72
Lacunas de Howship, 11
Largura da guia, 297
Laser, 281
Leito do canal, 388
Lençol de borracha, 171
Lesão(ões)
- central de células gigantes, 53
- de origem não endodôntica, 131
- endodônticas em crianças e adolescentes vítimas de maus-tratos, 112
- endoperiodontais, 131
- fibro-ósseas benignas, 60
- perirradicular, 116
- - anomalias e variações anatômicas com, 657
- - assintomática, 28, 38, 43, 116
- - - em fase inicial, 39
- - - granuloma, 39
- - canais calcificados com presença, 657
- - com grandes extensões de perdas ósseas solucionadas por meio da microcirurgia perirradicular com uso de biomateriais, 660
- - crônicas extensas com exsudato persistente, 656
- - de origem endodôntica, 13
- - detecção, 142
- - e biofilmes, 78, 79
- - inflamatórias diagnóstico diferencial, 50
- - lateral, 13
- - mediadores químicos envolvidos na patogênese, 31
- - na furca, 13
- - periapical, 13
- - pós-tratamento, 588
- - presença de degraus em dentes com, 656
- - que não responderam a tratamento endodôntico primário e/ou retratamento, 654
- - sintomática, 34, 116
- - - secundária, 688
- pós-tratamento, 588
Leucotrienos, 31
Leveduras, 781
Licor de Labarraque, 483
Lidocaína, 127
Liga metálicas, 286
- níquel-titânio NiTi, 287
- - com memória controlada, 288
- - Fase R, 288
- - M-Wire, 288
Ligamento periodontal, 8
Limagem, 374
Limas
- endodônticas
- - acondicionamento, 155
- - esterilização, 156

- tipo Hedstrom, 315, 317
Limite
- apical
- - de instrumentação, 378
- - de obturação, 540
- de escoamento, 292
- de resistência, 292
- elástico, 291
Limpeza, 153
- do campo operatório, 230
- manual, 154
- ultrassônica, 154
Lincosamidas, 706
Linfócitos, 32
- T citotóxicos, 46
Lipopolissacarídeos, 46
Líquido
- de Dakin, 483
- de Dausfrene, 483
Locais cirúrgicos em potencial, avaliação, 143
Localização do canal radicular, 388
Lupas, 627
Luvas, 153
Luxação, 789
- extrusiva, 730
- intrusiva, 730
- lateral, 730

**M**

Macrófagos, 32
Macrolídeos, 701
Magnificação, 627
Maleabilidade, 291
Malformações de desenvolvimento, 792
Mancha rósea, 752, 756
Manobra, 397
- do tampão apical, 553
Manutenção das restaurações coronárias complexas, 601
Matéria orgânica, 486
Materiais
- bioceramicos nas reabsorções dentárias, 760
- em estado plástico, 524
- em estado sólido, 521
- obturadores, 521
- retro-obturadores, 649
Mediadores químicos, 15, 23
- envolvidos na patogênese das lesões perirradiculares, 31
Medicação
- ansiolítica, 637
- intracanal, 271, 497
- - classificação química, 501
Mepivacaína, 127
Métodos
- computacionais, 183
- fisiométricos de diagnóstico, 110
- geométrico, 376
- mecânicos de agitação, 473
- multissônico, 282
- sônico de agitação, 474
- ultrassônicos de agitação, 475
Microbiologia endodôntica, 66
Microbiota
- diversidade, 82
- em dentes com canal tratado fracasso estabelecido, 90
Microcânula aspiradora do sistema EndoVac, 470
Microcirurgia perirradicular
- contraindicações locais, 631
- contraindicações sistêmicas, 630

- em raízes palatinas de dentes superiores com lesões periapicais e proximidade do seio maxilar, 659
- etapas cirúrgicas, 638
- etapas pré-cirúrgicas, 630
- indicações, 652
- protocolo de preparo do paciente, 637
- protocolo medicamentoso para, 637
- seleção dos casos, 632
- surgimento do conceito, 626
Microrganismos e as patologias pulpar e perirradicular, 66
Microscopia operatória e diagnóstico, 108
Microscópio operatório, 628
Microtomografia computadorizada, 184
Mobilidade dentária, 101
*Mogibacterium timidum*, 85
Momento da obturação, 539
Morfologia endodôntica, 132
Movimento
- de alargamento, 367, 373, 444
- - contínuo, 372
- - e limagem, 375
- - parcial à direita, 368
- - parcial alternado ou reciprocante, 370
- de exploração ou cateterismo, 367
- de limagem, 374, 444
- de remoção, 367
- dos instrumentos endodônticos, 366
MTAD, 492
- irrigação final com, 278
*Mycobacterium tuberculosis*, 52, 152

**N**

Não anti-inflamatórios não esteroidais (AINE), 693
Não ultrapassagem do segmento fraturado do instrumento, 457
NaOCl, 265, 266
- ativação sônica ou ultrassônica, 278
Necessidades especiais, pacientes com, 120
Necropulpectomia, 256, 518
Necrose, 20, 24
- assintomática anestesia, 168
- de coagulação, 26
- de liquefação, 26
- gangrenosa, 26
- parcial, 161
- pulpar, 26, 115, 731
- - com lesão perirradicular sintomática, 683
- total da polpa, 20
Neoformação de cemento, 581
Níquel, 286
Nomenclatura diagnóstica recomendada pela AAE/ABE, 113
Norepinefrina, 128
Núcleo, 297, 304
Número
- de células bacterianas, 88
- de hélices, 296

**O**

Obliteração do canal radicular, 730
Obturação
- com compactações deficientes, 606
- compactadas, 607
- dos canais radiculares, 521, 724
- em sessão única versus duas ou mais sessões, 539
- limite apical, 540
- momento, 539
- sessão única versus duas sessões, 268
Óculos de proteção, 153
Odor, ausência, 539

# Índice Alfabético

Óleo de oliva, 503
*Olsenella*, 72, 85
- *uli*, 85
Opioides, 694
Osso
- alveolar, 12
- normal, 10
Osteíte
- condensante, 117
- esclerosante, 117
Osteoclastos, 30
Osteoescleroses idiopáticas, 62
Osteoma, 63
Osteomielite
- crônica esclerosante focal, 117
- esclerosante focal, 117
Osteonecrose dos maxilares associada ao uso de medicamentos, 64
Osteoprotegerina, 29
Osteotomia, 642
Otimização da desinfecção pós-preparo, 276
Oxalato de potássio, 680
Óxido nítrico sintase, 31
Oxímetro de pulso, 110

## P

Pacientes
- cardiopatas, 120, 121
- colaboradores, 112
- com diabetes melito, 124
- com endocardite bacteriana, 123
- com hipertensão arterial, 122
- com necessidades especiais, 120
- gestantes, 125
- refratários, 112
- simuladores, 112
Padrão de colonização, 74
Palpação, 100
- apical, 100
Paracetamol, 693
Paramonoclorofenol canforado, 503
Parede do canal, 296
Parte de trabalho, 295, 298
*Parvimonas*, 76
- *micra*, 71, 72, 76, 85
Passo da hélice, 296
Pasta
- HCX, 518
- HPG, 509, 518, 751
Patência
- do canal cementário, 387, 398
- do forame apical, 387
- foraminal, 385
Patógenos vivos e biofilmes infecciosos, 778
Patologia
- perirradicular, 13, 27, 130
- - microrganismos e, 66
- pulpar, 13, 19, 130
- - microrganismos e, 66
*Peptostreptococcus*, 67, 73, 76
Percussão horizontal e vertical, 100
Perfil
- da seção reta transversal, 305
- psicológico do paciente, 111
Perfuração, 792
- apicais, 655
- coronária, 459
- intraóssea, 459
- - subgengival supraóssea, 459
- - supragengival, 459
- endodônticas, 459
- radicular, 463, 670
- - apical, 465

- - cervical, 463
- - média, 464
Periodontia e endodontia, 776
- diagnóstico diferencial, 793
- doenças relacionadas, 777
- etiologia, 778
- fatores
- - contribuintes, 787
- - extrínsecos, 782
- - intrínsecos, 783
- prognóstico, 798
- relações anatômicas, 776
Periodontite apical, 116
- assintomática, 116
- sintomática, 116
Permeabilidade
- dentinária, redução, 16
- e sensibilidade, 4
Peróxido
- de hidrogênio, 493
- de ureia, 491
Perspectivas temporais, 138
pH da solução, 485
Pinça
- perfuradora, 172
- porta grampo, 173
Pino(s)
- metálico por ultrassom, remoção, 603
- pré-fabricados, 556
Plano de prescrição flexível, 699
Plasma rico em plaquetas, 662
Plasmócitos, 33
Plasticidade, 291
Polietilenoglicol, 503
Pólipo pulpar, 114
Polpa
- composição, 5
- dental, vias de infecção, 70
- funções, 5
- necrosada, tratamento, 723
- normal, 113
- propriamente dita, 6
Ponta, 295, 298
*Porphyromonas*, 71, 73s, 76
- *endodontalis*, 71, 76, 88, 89
- *gingivalis*, 76
Porta-lençol, 172
Portais de saída, 777
Pré-cemento, 41
Pré-dentina, 4
Pré-instrumentação, 388, 402
Pré-molares
- inferiores, 202
- superiores, 202
Preparação
- da raiz, 735
- do alvéolo, 736
- para o tratamento endodôntico, 152
Preparo químico-mecânico dos canais radiculares, 364
- classificação, 376
- - método geométrico, 376
- considerações gerais, 405
- - deslocamento apical, 406
- - desvantagens, 407
- - extrusão de material do canal via forame apical, 406
- - vantagens, 405
- instrumentação, 392
- - ampliação do diâmetro apical de canais radiculares, 395
- do segmento
- - apical, 394
- - cervical, 392
- - de canais radiculares, 388

- - não segmentada, 395, 403
- - segmentada, 392, 403
- - - com movimento de rotação alternada, 404
- - - com segmentos cervicais achatados, 405
- - - híbrida, 404
- instrumentos endodônticos especiais de Ni-Ti mecanizados, 399
- - princípios gerais, 401
- limite apical de instrumentação, 378
- - canais
- - - infectados, 382
- - - não infectados, 383
- - considerações de ordem
- - - anatômica, 378
- - - prática, 384
- manobras, 397
- - desgaste anticurvatura, 398
- - patência do canal cementário, 398
- movimento dos instrumentos endodônticos, 366
- - de alargamento, 366
- - - contínuo, 372
- - - e limagem, 375
- - - parcial à direita, 368
- - - parcial alternado, 370
- - de exploração ou cateterismo, 366
- - de limagem (raspagem), 374
- - de remoção, 366
- - vantagens e deficiências, 373
- objetivos, 356
- - ampliação e modelagem, 364
- - desinfecção e limpeza, 366
- pré-instrumentação, 388, 402
- - ampliação cervical, 390
- - complementação da exploração, 391
- - cateterismo ou exploração inicial do canal radicular, 389
- - instrumentação inicial ou leito do canal, 391
- - localização do canal radicular, 388
- terminologia, 386
- - ampliação da constrição apical, 387
- - batente apical, 387
- - comprimento
- - - de patência do canal, 387
- - - de trabalho, 387
- - desgaste anticurvatura, 387
- - diâmetro
- - - anatômico, 386
- - - cirúrgico, 386
- - - instrumentação, 386
- - - apical, 387
- - - cervical, 387
- - - convencional ou não segmentada, 387
- - - segmentada, 387
- - instrumento de patência, 387
- - irrigação-aspiração, 386
- - leito do canal (*glide path*), 388
- - patência
- - - do forame apical, 387
- - - do canal cementário, 387
- - segmentada
- - - ápice-coroa, 387
- - - coroa-ápice, 387
- - segmento
- - - apical do canal, 387
- - - cervical ou coronário, 387
- - soluções irrigantes, 387
- - substância química auxiliar, 387
Presença de corpos estranhos na região perirradicular, 656
Prevenção da infecção do canal radicular, 732

*Prevotella*, 71, 73, 76
- *baroniae*, 89
Prilocaína, 127
Primeiro
- molar
- - inferior, 209, 217
- - superior, 209, 213
- pré-molar
- - inferior, 208
- - superior, 208
Problema da infecção, 68
Processamento dos artigos endodônticos, 154
Processo de retro-obturação propriamente dito, 649
Profilaxia antibiótica, 709
Prognóstico, 798
Proliferação epitelial no granuloma, 41
Propilenoglicol, 503
*Propionibacterium*, 71
- *acnes*, 76
- *propionicum*, 85, 92, 593
Propriedades mecânicas dos instrumentos endodônticos, 289
- deformação, 289
- - elástica, 289
- - plástica, 290
- - ductibilidade, 292
- - dureza, 292
- - efeito mola, 291
- - elasticidade, 290
- - encruamento, 292
- - força, 289
- - fragilidade, 292
- - limite
- - - de escoamento, 292
- - - de resistência, 292
- - - elástico, 291
- - maleabilidade, 291
- - plasticidade, 291
- - resistência mecânica, 289
- - rigidez, 292
- - tenacidade à fratura, 292
- - tensão, 289
Proservação, 617
Prostaglandinas, 31
ProTaper®, 320, 331
- Next, 330
- Universal, 327, 330
Protetor gengival fotopolimerizável, 174
Protocolo clínico com base em estratégia antimicrobiana, 283
Pseudômonas, 67
*Pseudoramibacter*, 72
- *alactolyticus*, 72, 76, 85
*Pulp Tester*, 22
Pulpectomia, 722
Pulpite, 20
- irreversível, 22
- - anestesia, 168
- - assintomática, 114
- - dor em, 24
- - sintomática, 114, 681
- - reversível, 20, 21, 113, 680
Pulpotomia
- parcial, 721
- total, 722
*Pyramidobacter piscolens*, 85

## Q
Queixa principal, 98, 715
Quelantes, 481
Queratocisto odontogênico, 57
Quimiocinas, 31

## R
Radiografia na endodontia, 129
- pós-operatório, 134
- pré-operatório, 130
- transoperatório, 133
Radiopacidade, 504
*Radix*
- *entomolaris*, 217
- *paramolaris*, 217
Raiz, preparação, 735
Ranhuras, 358
Rastreamento radiográfico de fístulas, 117
Reabsorção(ões), 790
- cervical invasiva, 754
- dentária(s), 739
- - classificação, 742
- - externas, 132, 742
- - - apical, 745
- - - cervical invasiva, 752
- - - inflamatória, controle, 500
- - - lateral, 750
- - - por pressão, 744
- - - substitutiva, 743
- - - transitória, 744
- - interna, 132, 754
- - - de substituição, 756
- - - inflamatória, 755
- induzida por pressão, 790
- óssea e resposta imune, 28
- radicular, 41, 717
- - diagnóstico, avaliação e tratamento, 146
- - infecciosa, 791
- - inflamatória
- - - externa, 730
- - - interna, 730
- - invasiva extracanal, 791
- - não infecciosa, 790
- - por substituição, 790
- - quimicamente induzida, 790
- - transitória, 790
Reação do complexo dentinopulpar à cárie, 16
Rebarbas, 359
Redução
- da permeabilidade dentinária, 16
- do avanço do instrumento em sentido apical, 426
Refratários, pacientes, 112
Regime profilático, 712
Reinstrumentação dos canais radiculares, 613
Remoção
- da restauração coronária, 600
- - complexa, 601
- de pino metálico por ultrassom, 603
- de retentores
- - intrarradiculares, 603
- - pré-fabricados, 605
- do material obturador do canal radicular, 606
- ou não da *smear layer*, 494
Reparação
- dos tecidos perirradiculares, 573
- pós-tratamento endodôntico, 572
- - princípios, 572
Resíduos metálicos, 360
Resistência
- a antibióticos, 707
- - mecanismos genéticos e bioquímicos, 708
- de um instrumento, 449
- do hospedeiro, 89
- mecânica, 289
- microbiana ao hidróxido de cálcio, 507
- por bactérias orais, 709

Resposta
- dos tecidos perirradiculares à agressão bacteriana, 27
- imune
- - à infecção, 14
- - adaptativa, 15, 32
- - inespecífica, 31
- - inflamação inicial, 18
- - reabsorção óssea e, 28
- tecidual a procedimentos endodônticos, 574
Ressecção radicular, 644
Ressonância magnética, 136
Restauração
- deficiente, 787
- permanente, 738
- temporária, 738
Restos epiteliais de Malassez, 41, 42, 46
Retalhos
- cirúrgicos, 640
- mucogengivais, 640
- sulculares, 640
Retratamento, 256, 518
- de dentes submetidos à cirurgia perirradicular, 616
- endodôntico, 598, 600
- manual versus mecanizado, 623
- remoção da obturação prévia, 620
- rotatório *versus* reciprocante, 623
Retro-obturação, 648
Retropreparo, 646
Revascularização pulpar, 726
Rigidez, 292
Ruído anatômico, 137

## S
Saúde perirradicular, preservando a, 256
Secagem do canal, 546
Segmentada
- ápice-coroa, 387
- coroa-ápice, 387
Segmento
- apical do canal, 387
- cervical ou coronário, 387
Segundo
- molar
- - inferior, 209, 217
- - superior, 209, 213
- pré-molar
- - inferior, 208
- - superior, 208
Selamento
- antibacteriano, 720
- apical, 536
- coronário, 519, 537
- duplo, 774
- lateral, 537
- simples, 774
Seleção
- do cone principal, 544
- do espaçador, 543
Sensibilização central, 676
Sepultamento microbiano, 275
Seringas, 469
Sessão para obturação do canal radicular, 738
Sialoadenites litiásicas, 51
Sialolitíases, 51
Síndrome
- de Gorlin-Goltz, 58
- do dente rachado, 800
- - aspectos microbiológicos e patológicos das fraturas, 802
- - classificação, 800
- - fatores etiológicos, 800

- - sintomatologia, 800
- - tratamento, 802
Sinusite odontogênica, 674
Sistema
- complemento, 31
- de canais radiculares, 186
- de instrumento único, 264
- de radiografias digitais, 129
- GentleWave®, 282, 475
- RinsEndo®, 472
*Slackia exigua*, 85
*Smear layer*, 5, 493
Sobreinstrumentação, 445
Sobreobturação, 594, 668
Soda clorada, 483
Solubilização da matéria orgânica, 500
Solução(ões)
- anestésicas locais, 127
- de Milton, 483
- irrigantes, 387, 482
Solvente, 610
- de matéria orgânica, 514
Sonda endodôntica tipo rhein, 229
Sondagem periodontal, 101
*Staphylococcus*
- *aureus*, 701
- *epidermidis*, 67
*Streptococcus*, 72, 89
- *anginosus*, 85
- *mitis*, 67
- *mutans*, 67, 72
- *salivarius*, 67
- *sanguinis*, 67
Subinstrumentação, 446
Subluxação, 730
Substância(s)
- química auxiliar, 387, 479
- químicas empregadas no preparo de canais radiculares, 479, 483
Sucesso endodôntico
- avaliação histológica, 576
- influência do material obturador no, 578
Sugador de saliva, 174
Sulco radicular, 217
Sulfato
- de bário, 518
- de cálcio, 531
Superfície do canal, 296
Suspensão dos detritos, 482

## T

Tábua cortical, 12
*Tannerella forsythia*, 84
Taurodontismo, 217
Tecidos perirradiculares, 8, 31
Técnica(s)
- da aplicação da guta-percha, 106
- da compactação vertical de Schilder, 559
- da mordida, 107
- de cone único, 550
- de identificação de fraturas com o uso de corantes, 107
- de imagem avançadas, 136
- de injeção de guta-percha termoplastificada, 565
- de onda contínua de compactação, 562
- de pulpotomia, 763
- de retropreparo, 647
- de termoplastificação da Guta-Percha, 559
- do Thermafil/GuttaCore®, 570
- do uso do gás refrigerante, 106
- híbrida de Tagger, 566
Temperatura da solução de NaOCl, 486
Tempo extraoral
- < 60 minutos, 735, 737
- > 60 minutos, 735, 737
Tenacidade à fratura, 292
Tensão, 289
- superficial, 479
Terapia
- endodôntica, avaliação do sucesso, 598
- fotodinâmica, 281
- previamente iniciada, 116
Terminologia diagnóstica, 113
Teste(s)
- clínicos pulpares, 105
- elétricos, 716
- da anestesia seletiva, 106
- de cavidade, 106
- para identificação de fraturas, 107
- pelo calor, 106
- pelo frio, 106
- perirradiculares, 22, 26, 27
- pulpar(es), 21, 25, 26
- - elétrico, 106
- térmicos, 105, 716
Tipos clonais virulentos, 88
Tomografia computadorizada de feixe cônico, 137, 138, 635, 717
- aplicações, 142
- aquisição de imagens e reconstrução, 139
- avaliação dos resultados do tratamento endodôntico, 150
- classificação, 139
- dose eficaz, 140
- futuro, 150
- limitações, 141, 636
- - da radiografia convencional, 137
- precisão dos exames produzidos pela, 636
- vantagens, 140
Torque máximo
- de fratura de um instrumento, 449
- em torção, 425
*Torus*
- *mandibular*, 62
- *palatino*, 62
Tramadol, 695
Transiluminação, 109
Transporte apical, 443
Tratamento
- da polpa vital, 720
- de dentes
- - infectados, 256
- - não infectados, 253
- endodôntico
- - de dentes com rizogênese incompleta, 761, 762
- - deficiente, 787
- odontológico e endocardite bacteriana, 713

Tratos mortos, 17
Traumatismo dentário, 714
- dano concomitante ao periodonto, 720
- estágio do desenvolvimento do dente, 719
- exame(s)
- - clínico, 715
- - dos tecidos
- - - duros, 715
- - - moles intraorais, 715
- - externo, 715
- - radiográficos, 716
- fratura(s)
- - coroa-raiz, 718
- - coronária(s), 718
- - - complicada, 718
- - radiculares, 718
- história
- - do acidente, 715
- - e exame clínico, 714
- incidência, 708
- injúrias por luxações, 718
- plano de tratamento restaurador, 720
- tempo entre o trauma e o tratamento, 720
- testes térmicos e elétricos, 716
*Treponema*, 84
- *denticola*, 89
Triclorometano, 610
Trincas de esmalte, 718
Trombose do seio cavernoso, 38
Tuberculose ganglionar, 52
Tubo de cianoacrilato, 174
Túbulos dentinários, 4, 70
- expostos, 776

## U

Ultrapassagem e não remoção do segmento fraturado do instrumento, 455
Ultrassonografia, 136
Urgência, 678

## V

Vasoconstritores, 128
*Veillonella*, 76
- *parvula*, 85
Vênulas, 19
Vértice da ponta, 299
Vias
- da dor, 689
- de infecção da polpa dental, 70
Vibringe®, 475
Vírus, 86, 782
Viscosidade, 480

## X

Xilol, 610
XP Clean, 474

## Z

Zona(s)
- crítica apical, 378
- da polpa, 6
- de Weil, 6
- pobre em células, 6
- rica em células, 6